人体解剖与组织胚胎学词典

主　编　高英茂　柏树令
副主编　宋天保　李金莲　武玉玲　王怀经
　　　　李云庆　章静波　张绍祥
编　者（以姓氏笔画为序）
　　　　王怀经　方秀斌　刘树伟　李云庆
　　　　李金莲　李洪鹏　李瑞锡　杨　琳
　　　　汪华侨　宋天保　张远强　张绍祥
　　　　武玉玲　罗学港　赵玲辉　柏树令
　　　　高英茂　郭顺根　席焕久　唐军民
　　　　章静波　曾园山　蔡文琴　蔡维君
秘　书　房桂珍

人民卫生出版社

图书在版编目（CIP）数据

人体解剖与组织胚胎学词典 / 高英茂，柏树令主编
. 一北京：人民卫生出版社，2019
ISBN 978-7-117-27410-4

Ⅰ. ①人… Ⅱ. ①高… ②柏… Ⅲ. ①人体解剖学-词典②人体组织学- 人体胚胎学 - 词典 Ⅳ. ①R32-61

中国版本图书馆 CIP 数据核字（2018）第 282662 号

人卫智网	**www.ipmph.com**	**医学教育、学术、考试、健康，购书智慧智能综合服务平台**
人卫官网	**www.pmph.com**	**人卫官方资讯发布平台**

人体解剖与组织胚胎学词典

主　　编：高英茂　柏树令
出版发行：人民卫生出版社（中继线 010-59780011）
地　　址：北京市朝阳区潘家园南里 19 号
邮　　编：100021
E - mail：pmph @ pmph.com
购书热线：010-59787592　010-59787584　010-65264830
印　　刷：北京虎彩文化传播有限公司
经　　销：新华书店
开　　本：787 × 1092　1/16　　**印张**：67
字　　数：2318 千字
版　　次：2019 年 3 月第 1 版　2019 年 3 月第 1 版第 1 次印刷
标准书号：ISBN 978-7-117-27410-4
定　　价：360.00 元
打击盗版举报电话：010-59787491　E-mail：WQ @ pmph.com
（凡属印装质量问题请与本社市场营销中心联系退换）

前　言

人体解剖与组织胚胎学是基础医学中的一个二级学科，含人体解剖学、组织学和胚胎学三个三级学科。在医学发展的历史长河中，该学科是出现最早、最经典的一门人体科学。然而，随着现代科学技术的发展，人体解剖与组织胚胎学的内涵不断丰富、外延不断拓展，穿越了该学科的传统概念，衍生出了神经解剖学、断层影像解剖学、体质人类学、数字解剖学、组织工程、生殖工程、干细胞理论、畸形学和实验畸形学等新的亚学科，逐步形成了一个既传统又现代的学科群。在现代医学中，该学科群的基础地位之高、辐射范围之广、专业名词之多、涉及科学领域之大早已为医学界所熟知。在医学教育中，该学科群是基础医学中的支柱学科，其课时数最多，学习难度最大，专业名词繁多，专业名词的科学概念不易界定、难以记忆且必须记忆。人体解剖与组织胚胎学在医学科学和医学教育中的这些特点使我们萌生了编写一本精品专业大词典的想法。因为我们坚信，书是传授知识、传承文明的载体，辞书是为读书人答疑、解惑永不疲倦的老师。人类的进步和社会的发展离不开书，读懂书的内涵、深解书的精髓离不开辞书。一个学科的形成和发展要经历许多年的凝练，凝练的结晶就是若干科学规律的发现和若干科学概念的形成，一个学科的专业名词正是这些科学规律和科学概念的集中体现，读懂了这些专业名词，也就掌握了该学科的核心内涵。

在全国科学技术名词审定委员会的统一规范和直接领导下，人体解剖与组织胚胎学名词审定委员会经过近5年的辛勤工作，圆满完成了该学科专业名词的定名和定义，并于2014年先后公布和出版了《人体解剖学名词》（第2版）和《组织学与胚胎学名词》（第2版）。在全国科学技术名词审定委员会、中国解剖学会及人民卫生出版社的大力支持下，我们组织了全国重点高校的20多位资深教授，以两本审定名词为基础，适当增加了一些学科边缘和学科交叉性名词，适度深化和拓宽了名词的释义，添加了近千幅插图，并将人体解剖学、组织学和胚胎学三个学科的专业名词融为一体，统一了三个学科共用名词的命名和释义，形成了一本图文并茂、文图交融、三位一体、词条近万的《人体解剖与组织胚胎学词典》。书末附有英中文和中英文两个索引，检索十分方便。

尽管主编、副主编和编者都有多年的高校教学和科研经历，都曾主编或参编过多本科技专著或教科书，也曾主持或参加过专业名词的审定，并有着很强的科学精神、敬业精神和奉献精神，但都没有编写如此庞杂的专业性词典的经历，对专业名词释义的深浅掌控、词的编码和词序的编排、名词的文释与图解之间的契合等方面都缺少经验，因而书中不尽如人意，甚至差错之处在所难免，敬请读者批评指正。

高英茂　柏树令

2018年6月

编排和使用说明

1. 本词典按学科体系及科学概念的相关性编排词序。全书分 3 篇，第 1 篇为人体解剖学，编码为 01；第 2 篇为组织学，编码为 02；第 3 篇为胚胎学，编码为 03。篇下分章，第 1 篇含 6 章，其序码由 01.01 至 01.06；第 2 篇含 19 章，其序码由 02.01 至 02.19；第 3 篇含 13 章，其序码由 03.01 至 03.13。章下不再分节。章内各名词按名词的概念相关性排序，其序码之前冠以所在篇和章的篇序码和章序码即为该名词的检索用编码。例如第 1 篇第 2 章的第 115 个名词的编码为 01.02.0115；第 2 篇第 3 章的第 16 个名词的编码为 02.03.016。

2. 为了检索方便，在正文后附有英中文和中英文两个索引，前者按英文名词的首字母顺序排列，后者按中文名词的首字拼音顺序排列，名词后面的两个数码分别表示该名词的编码和其所在的页码。

3. 正文中各名词之后给出了与该名词概念相当的英文词。如有两个以上的英文同义词，词间用逗号分开。英文名词一般用单数，除人名、地名等特定情况外，首字母均小写。

4. 图随文走，文图交融。各章内的插图按出场的先后排序，其图号由该图的序码冠以该图所在的篇序码和章序码组成。例如第 2 篇第 5 章第 3 图的图号为 02.05.03。

5. 名词中的中括号“[ ]”内的字可以省略。

6. 在人体解剖与组织学中，有很多结构的名词是共有的。本书统一了这些名词的定名、定义，并将微细层面的结构名词归入组织学，将宏观层面的结构名词归入人体解剖学。

目　录

01　人体解剖学

02　组　织　学

03 胚胎学

索　引

01 人体解剖学

01.01 绪　　论

01.01.001　解剖学　anatomy

生物学和医学的分支，研究生命体结构及结构间关系的科学。主要包括人体解剖学、表面解剖学、模型解剖学、运动解剖学、虚拟解剖学、艺术解剖学、X 线解剖学、动物解剖学、植物解剖学和比较解剖学等。

01.01.002　人体解剖学　human anatomy

研究正常人体形态结构及其发生、发展的一门科学，是一门比较古老的形态学科，属于生物科学中形态学范畴。其任务是揭示人体各器官、系统的形态和结构特征，各器官、结构间的毗邻关系及其变异与功能的学科。

01.01.003　系统解剖学　systematic anatomy, descriptive anatomy

又称描述解剖学。按人体各器官功能系统，即运动系统、消化系统、呼吸系统、泌尿系统、生殖系统、脉管系统、感觉器、神经系统和内分泌系统阐述正常人体器官形态结构、相关功能及其发生发展规律的学科。

01.01.004　局部解剖学　topographic anatomy, regional anatomy

按人体的某一局部，如头部、颈部、胸部、背部、腹部、盆会阴部和四肢等描述人体各器官的配布位置关系及浅深层次结构和毗邻的学科。也有将外科手术学基础与局部解剖学结合构成外科手术学与局部解剖学。

01.01.005　应用解剖学　applied anatomy

从应用角度描述人体结构的解剖学。其宗旨是将解剖学知识在临床诊断和治疗（包括外科技术）中的实际应用。

01.01.006　临床解剖学　clinical anatomy

从临床应用角度描述人体器官结构及其在治疗中应用的新科学。是应用于临床诊断和治疗的解剖学。与外科解剖学和显微外科解剖学密切相关。因腔镜技术产生及应用而突显的腔镜解剖学是其内涵的标识。

01.01.007　外科解剖学　surgical anatomy

旨在直接密切联系临床外科手术而进行的解剖学研究。其研究的结果应用于临床手术治疗实践，减少手术并发症和后遗症的发生，从而减少患者的损伤与痛苦，达到更快恢复和治愈的目的。

01.01.008　断层解剖学　sectional anatomy

用人体解剖断层与影像断层的方法，研究原位状态下人体各局部和器官的断面形态、形态变化和位置关系，追踪连续断层进行器官结构的三维重建和定量分析，从而阐释人体形态结构和基本功能的边缘学科。

01.01.009　X 线解剖学　X-ray anatomy

运用 X 线摄影技术研究人体形态结构的解剖学。自伦琴 1895 年发现 X 线后，医学上就根据 X 线使人体内部器官和结构形成影像的原理，了解人体正常形态结构及其功能状况，以达到诊断之目的。X 线解剖学奠定了影像医学的基础。

01.01.010　表面解剖学　surface anatomy

联系临床应用，研究人体表面形态特征的解剖学。从人的体表标记和骨性标记入手，联系其深层次结构及其间的相关联系，为诊查和处理人体内部器官疾病提供依据。

01.01.011　数字解剖学　digital anatomy

运用信息科学技术和数字化手段研究人体形态、结构和功能的解剖学科。是传统解剖学与信息学、数学、工程学、影像技术、计算机科学、虚拟现实和仿真技术等多领域交叉的边缘学科，是人体解剖学领域中出现的一门新的分支学科。

01.01.012　比较解剖学　comparative anatomy

系统比较所有生命机体的结构和功能的解剖学，实际上系不同动物与植物彼此结构间的一种比较观。

01.01.013 腐蚀解剖学 corrosion anatomy

使用特殊制剂对器官结构所进行的研究。将整个或部分器官用化学物质腐蚀后，取出其内经过特殊处理耐受腐蚀作用的血管、淋巴管等管道进行观察，例如利用血管内塑料铸型方法，用酸或碱腐蚀尸体，观察血管的走行或分布规律。

01.01.014 发育解剖学 developmental anatomy

是胚胎学分支。主要涉及机体的细胞、组织结构和器官甚至整个机体的发生、发展过程。从受精卵的分裂、分化，到个体形成的演变过程以及成为成熟个体的发生发展的变化与规律。

01.01.015 生理解剖学 physiological anatomy

又称功能解剖学。研究生物体组织、器官和结构与其正常功能关系的科学。

01.01.016 实地解剖学 practical anatomy

又称解剖学实习。用动手解剖和示教方法进行的解剖学学习方法。

01.01.017 模型解剖学 artificial anatomy

用模型或其他制品对机体的器官形态、结构及其间的关系进行研究的解剖学科。模型的各层次能取下来，以显露其深层次器官及部位的位置。是学习解剖学不可或缺的科学领域。

01.01.018 运动解剖学 locomotive anatomy

在正常人体解剖学基础上，研究体育运动对人体形态结构产生的影响和发展规律，探索人体机械运动与体育动作的关系的学科。是隶属运动人体科学范畴的一门基础学科。是人体解剖学的一个分支。

01.01.019 巨视解剖学 macroanatomy

又称大体解剖学（gloss anatomy），侧重于用肉眼观察人体形态结构的解剖学。

01.01.020 微视解剖学 microanatomy

借用显微镜或电子显微镜等可以扩大人体视野的设备，观察人体各种细胞组织、器官和结构微细构造的解剖学。

01.01.021 艺术解剖学 artistic anatomy

又称美术解剖学。用于绘画和雕塑的解剖学研究。

01.01.022 相关解剖学 homologic anatomy

研究身体相关部位的解剖学。

01.01.023 医用解剖学 medical anatomy

又称应用解剖学（applied anatomy）、外科解剖学（surgical anatomy）。研究与体内疾病的诊断和病情相关的解剖学。

01.01.024 显微外科解剖学 microsurgical anatomy

当外科手术已能缝合细小血管和神经建立了显微外科时，解剖学也相应地发展建立了显微外科解剖学。

01.01.025 病理解剖学 pathological anatomy

研究病变组织的解剖学。对死亡患者进行病理剖检即尸体剖验（autopsy，尸检）是本学科的基本研究方法，经肉眼和显微镜系统观察人体形态结构改变，可以查明死因，对疾病做出全面正确的诊断。

01.01.026 机能解剖学 functional anatomy

在有机体的生活过程中，研究其生活器官的形态与结构变化规律；或者在人为的特定情况下，改变外界条件影响的动态变化过程中，观察与研究机体器官的形态结构变化规律的解剖学。

01.01.027 年龄解剖学 age anatomy

又称成长解剖学。研究不同年龄段的人体形态结构及其发展变化的解剖学。通常指研究从个体生后的发育与成长，包括幼年、少年、青年、成年乃至老年等以年龄变化为特征的研究人体形态的学科。

01.01.028 模型解剖学 plastic anatomy

借助模型或人体模型进行的解剖学研究，尤指可以拆开的模型。

01.01.029 齿科解剖学 dental anatomy

研究牙齿及其相关部位的解剖学。

01.01.030 神经解剖学 neuroanatomy

研究中枢神经系统形态结构的科学。

01.01.031 直观解剖学 transcendental anatomy

研究人体的正常结构和形态以及身体各部分器官结构相似性和同源性的解剖学。

01.01.032 解剖学姿势 anatomical position

为了说明人体各部或各结构的位置关系，特规定一种标准姿势，称解剖学姿势。在描述人体结构时以此为标准。这一特定的解剖学姿势规定如下：身体直立，两眼平视正前方，两足并拢，足尖向前，双上肢下垂于躯干的两侧，掌心向前。

01.01.033 解剖学术语 anatomical term

用于表达人体结构两点之间相对位置关系的专业术语。人体结构及其位置的命名是按照人体的标准解剖学姿势所规定的方向与定位的术语来描述的。从而可以正确描述人体各器官结构的相互位置关系。这些规定的名称和术语是解剖学工作者的共识。

01.01.034 上 superior

近颅者为上。按照解剖学姿势，头在上，故头（颅）侧为上。如眼位于鼻的上方。在四足动物颅侧与上的含义相同。

01.01.035 下 inferior

近足者为下。按照解剖学姿势，足在下，远离头（颅）侧的为下。如口位于鼻的下方。为与比较解剖学相统一，在四足动物尾侧相当于下。

01.01.036 颅侧 cranial

近头者为颅侧。为了与比较解剖学相统一，在描述四足动物体的器官结构时，运用了颅侧与尾侧的概念，颅侧即头侧或近头侧。

01.01.037 尾侧 caudal

朝向尾的位置或远离头侧的位置。比较解剖学中描述部位高低关系的名词。在人体解剖学中与下部的意义相同。

01.01.038 前 anterior

距身体腹侧面近者为前，或称腹侧。是背侧的反义词，可通用于人体和四足动物体。

01.01.039 后 posterior

距身体背侧面近者为后。又称背侧，与前或腹侧相对应，为人体和四足动物体通用名词。

01.01.040 内 internal

表示与空腔相互位置关系的名词，是对人体的空腔脏器而言，近内腔者为内。例如气管内、食管内等。

01.01.041 外 external

对人体的空腔脏器而言，远离内腔者为外。例如胃道是位于胃内的结构，而大网膜是胃外结构。

01.01.042 内侧 medial

是描述人体各部位与正中矢状面之间相对距离位置关系的名词，距人体正中矢状面近者为内侧，如眼位于鼻的外侧，耳的内侧。

01.01.043 外侧 lateral

距人体正中矢状面远者为外侧。例如上肢位于躯干的外侧。

01.01.044 浅 superficial

描述与皮肤表面相对距离关系的名词。距皮肤近者为浅，反之为深。例如腓肠肌是小腿的浅层肌。

01.01.045 深 profundal

远离皮肤而距人体内部中心近者为深。例如与腓肠肌相比，胫骨后肌是小腿的深层肌。

01.01.046 近侧 proximal

描述人体四肢结构的术语。距肢根部较近者为近侧。如肱骨头位于上肢的近侧端。

01.01.047 远侧 distal

距肢根部较远者为远侧。例如与肱骨头相比，手位于上肢的远侧。

01.01.048 尺侧 ulnar

与人体上肢的前臂内侧与下肢的小腿内侧相一致，依据尺桡骨和胫腓骨的位置而命名。前臂近尺骨者为尺侧，也即前臂的内侧。

01.01.049 桡侧 radial

前臂近桡骨者为桡侧，与前臂的外侧相一致。

01.01.050 胫侧 tibial

即小腿的内侧，胫骨在小腿的内侧，在小腿距胫骨近者为胫侧。

01.01.051 腓侧 fibular

小腿距腓骨近者为腓侧，即小腿的外侧。

01.01.052 垂直轴 vertical axis

上自头侧，下至尾侧并与地平面相垂直的轴。见图 01.01.01。

01.01.053 矢状轴 sagittal axis

又称“腹背轴”。从前至后或从腹侧面至背侧面，同时与垂直轴和冠状轴呈直角交叉的水平线。见图 01.01.01。

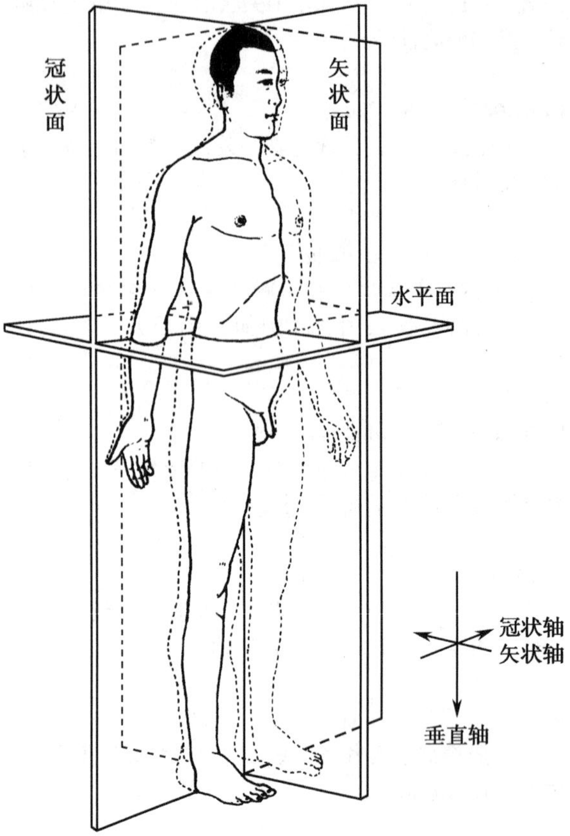

图 01.01.01　人体的轴和面

01.01.054　冠状轴　frontal axis

左右方向与水平面平行，与人体垂直轴和矢状轴相垂直的水平线，又称额状轴。见图 01.01.01。

01.01.055　矢状面　sagittal plane

前后方向，将人体分成左、右两部的纵切面。该切面与水平面和冠状面互相垂直。见图 01.01.01。

01.01.056　正中矢状面　median sagittal plane

经过人体正中的矢状面。该切面恰位于人体正中线并将人体分为左、右二等份。

01.01.057　冠状面　frontal plane

左右方向即按冠状轴的方向，将人体分为前、后两部的纵切面。该切面与矢状面及水平面互相垂直，将身体分为前部和后部。见图 01.01.01。

01.01.058　水平面　horizon plane

与地平面平行，与矢状面和冠状面相互垂直的人体平面，又称横切面，该平面是将人体分为上、下两部的平面。见图 01.01.01。

01.01.059　变异　variation

人体的结构虽然基本相同，但由于遗传、社会、环境、营养、职业与锻炼等的不同而有所区别，解剖学可观察到器官形态、血管分支、神经分支及行径与书本描述的不完全一致。这些结构虽然与正常形态不完全相同，超出生物统计学检测的正常值和变动范围，但不影响功能称为解剖学的变异。

01.01.060　异常　abnormal

人体的形态结构，因遗传和环境因素影响，从胚胎发生时产生器质性改变，超出变异范围，统计学上出现率极低，甚至影响正常生理功能者，称为异常。

01.01.061　头　head

人体的最上端部分，由颅部和面部组成。颅的内腔称颅腔，容纳脑、脑被膜、脑脊液等；面部有眼、耳、鼻、口等器官。

01.01.062　颅　cranium, skull

头的骨性部分，由高度分化的 23 块扁骨和不规则骨构成，中耳的 3 对听小骨未计入。具有支持保护脑和视、听、嗅等特殊感觉器官的功能，并且是呼吸、消化系统的起始部。

01.01.063　额区　frontal region

被覆额骨的头部区域。指眶以上的部分，由额鳞组成。与眶上神经伴行的眶上动脉，经眶上孔到额部；与滑车上神经伴行的滑车上动脉也分布到额区。这是三叉神经痛患者眶上缘内侧处有压痛的解剖学基础。

01.01.064　顶区　parietal region

对应顶骨轮廓的颅表面区域。该区的顶骨厚 0.5~1.0cm，分为外板、板障和内板三层。外板较厚，张力耐受性大，内板较薄，质地脆弱。

01.01.065　枕区　occipital region

对应枕骨部位的颅表面区域。组织结构由浅入深分为 5 层，依次为皮肤、皮下组织、帽状腱膜及枕额肌枕腹，腱膜下疏松组织与颅骨的骨外膜。

01.01.066　颞区　temporal region

头部被覆两侧颞骨的颅表面区域，位于颅顶的两侧。上界为上颞线，下界为颧弓上缘，前界为额骨和颧骨结合部，后界为上颞线的后下段。组织结构层次由浅入深为皮肤、浅筋膜、颞筋膜、颞肌和颅骨骨膜。

01.01.067　乳突区　mastoid region

颞骨乳突所对应的区域,位于耳廓后方。

01.01.068　面　face

位于头的前面,介于额与颏之间,在眶上缘、颧弓上缘、外耳门上缘至乳突连线前下方的区域。面部分为眶区、鼻区、口区和面侧区4个部分。面部有眼、鼻、口、耳等感觉器官。

01.01.069　眶区　orbital region

眶口所对应的区域和相关结构。包括眉,上、下眼睑,睫毛等结构。眉弓为眶上缘上方额结节下方的弓形隆起,恰对应大脑额叶下缘,其内份有额窦。

01.01.070　鼻区　nasal region

位于面中部,鼻所在的部位。鼻是人和高等动物的嗅觉器官和呼吸器官。

01.01.071　口区　oral region

位于面下部,颞部的口周围区域,包括唇和口。口唇系构成口腔可活动的前壁,分上唇和下唇,外被皮肤,中间为口轮匝肌,内面为黏膜。

01.01.072　颏区　mental region

位于面的最下部。下牙槽神经出颏孔后称颏神经,分布于颏区皮肤。

01.01.073　眶下区　infraorbital region

鼻及两侧眶区以下的面部区域。位于眶下缘中点下方约0.8cm处的眶下孔,为眶下神经,血管浅出处,为眶下神经阻滞的麻醉进针点。

01.01.074　颊区　buccal region

位于面部两侧,大致范围与颊肌一致。面神经的颊支,自腮腺前缘浅出,支配颊肌和口周围肌。

01.01.075　颧区　zygomatic region

被覆颜面两侧颧骨的区域。位于面部颧骨轮廓内,颊区上方突起的部分。该区的显著标志是颞骨颧突和颧骨颞突共同构成的颧弓。颧弓下缘与下颌切迹间的半月形中点,是咬肌神经封闭及上、下颌神经阻滞麻醉的针刺点。

01.01.076　耳区　auricular region

位于面部两侧,耳廓所在区域。耳甲腔前方的扁平突起为耳屏,其前上方约1cm处可摸到颞浅动脉搏动。

01.01.077　腮腺咬肌区　parotideomasseteric region

腮腺和咬肌所在的下颌支外面和下颌后窝区域,属于面侧区。其上界为颧弓与外耳道,下界为下颌骨下缘平面,前界为咬肌前缘,后界为乳突和胸锁乳突肌上部前缘。其内有腮腺、咬肌、腮腺管及相关颈外动脉等血管。

01.01.078　颈　neck

头和胸部、上肢两者之间的区域。位于颅底、下颌骨下缘与胸廓上口之间人体结构总称。分为两侧斜方肌前缘之间和脊柱颈段前方的固有颈区和两侧斜方肌与脊柱颈段之间的项区。固有颈部又分三区即颈前区、胸锁乳突肌区和颈外侧区。

01.01.079　颈前三角　anterior triangle of neck

颈部前面的区域,又称“颈前区(anterior region of neck)”。内侧界为颈前部正中线,后外侧界为胸锁乳突肌前缘,底为下颌骨下缘和下颌角及到乳突的投影区,顶指向胸骨柄。该区又以舌骨为界,分为舌骨上、下区。见图01.01.02。

01.01.080　二腹肌三角　digastric triangle

又称“下颌下三角(submandibular triangle)”。上界为下颌骨下缘及至乳突的投影区,后下界为二腹肌后腹和茎突舌骨肌,前下界为二腹肌前腹。见图01.01.02。

01.01.081　颈动脉三角　carotid triangle

后界为胸锁乳突肌上份前缘,前下界为肩胛舌骨肌上腹,前上界为茎突舌骨肌和二腹肌后腹之间的三角区。颈动脉三角内有颈总动脉及其分支、颈内静脉及其属支、舌下神经及其降支、迷走神经及其分支、膈神经及颈深淋巴结等。见图01.01.02。

01.01.082　肩胛舌骨肌气管三角　omotracheal triangle

又称肌三角muscular triangle。前界为舌骨至胸骨的颈前正中线,后下界为胸锁乳突肌前缘,后上界为肩胛舌骨肌上腹之间的三角区。三角内有甲状腺、甲状旁腺、气管颈部、食管颈部、颈前淋巴结和舌骨下肌群等。见图01.01.02。

01.01.083　颏下三角　submental triangle

两侧界为两侧的二腹肌前腹,顶为下颌,下界为舌骨体,底由两侧的下颌舌骨肌构成。三角浅面由浅入深依次为皮肤、浅筋膜及颈筋膜浅层,深面为口膈,其内有1~3个颏下淋巴结。见图01.01.02。

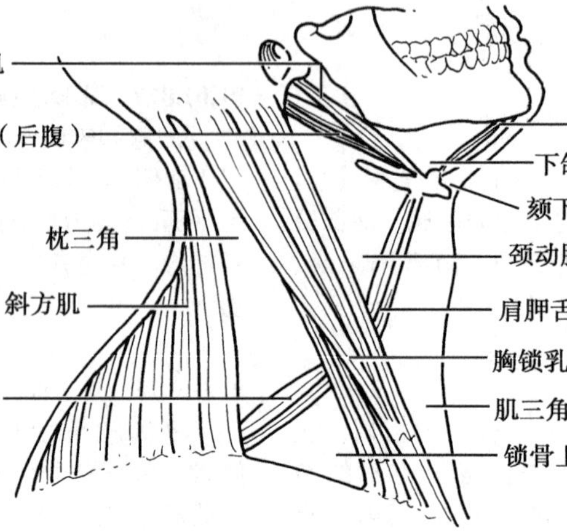

图 01.01.02　颈部的分区

01.01.084　胸锁乳突肌区　sternocleidomastoid region

胸锁乳突肌在颈部所占据和覆盖的区域。位于两侧颈阔肌深面。肌纤维分别起自胸骨柄前面和锁骨的胸骨端。该两头向上汇合，构成锁骨上小窝。区内有颈动脉鞘及其所含的颈总动脉、颈内动静脉和迷走神经。区内还有颈袢、颈丛、颈交感干及颈深淋巴结等。见图 01.01.02。

01.01.085　锁骨上小窝　lesser supraclavicular fossa

在胸锁关节上方胸锁乳突肌下部起始点的胸骨头和锁骨头之间锁骨上方和后方的三角形间隙，被颈外筋膜覆盖，在体表形成凹陷称锁骨上小窝。

01.01.086　颈后三角　posterior triangle of neck

又称颈外侧区。前界为胸锁乳突肌后缘，后界为斜方肌前缘，下界为锁骨中 1/3 部的上缘围成的三角区。顶由颈深筋膜封套层构成，底由覆盖于头夹肌、肩胛提肌和斜角肌表面的椎前筋膜形成。肩胛舌骨肌下腹将该三角区再分为上方的枕三角和下方的肩胛舌骨肌锁骨三角。

01.01.087　肩胛舌骨肌斜方肌三角　trigonum omotrapezium

又称枕三角 occipital triangle。由胸锁乳突肌上缘、斜方肌前缘和肩胛舌骨肌下腹上缘围成的三角区。是颈后三角较大的上部，浅层由浅入深依次为皮肤、浅筋膜和颈筋膜浅层，深面为椎前筋膜。底从上向下依次排列头夹肌、肩胛提肌、中斜角肌和后斜角肌，头半棘肌有时出现于三角的顶。三角内有副神经等结构。见图 01.01.02。

01.01.088　肩胛舌骨肌锁骨三角　omoclavicular triangle

又称锁骨上大窝 greater supraclavicular fossa。锁骨上方，在体表呈明显的凹陷。由胸锁乳突肌后缘、肩胛舌骨肌下腹下缘和锁骨上缘中 1/3 部上缘围成。深面的底是斜角肌下份及椎前筋膜。三角内有前斜角肌、膈神经、臂丛。还有胸膜顶、肺尖、锁骨下动脉分支、锁骨下静脉属支及淋巴结等。见图 01.01.02。

01.01.089　颈后区　posterior region of neck

又称项区 nuchal region。颈部的后面，斜方肌前缘与脊柱颈部后面之间的区域。上界即脊柱区的上界，下界为第 7 颈椎棘突至两侧肩峰的连线。位于项区的水平皱褶称项褶，是项部与背部的分界线。

01.01.090　躯干　trunk

身体的主要部分，除了头和四肢以外的躯体部分。头与四肢附着于其上。分为胸部、腹部和盆部等。

01.01.091　前正中线　anterior median line

沿身体前面正中所作的垂线。见图 01.01.03。

01.01.092　胸骨线　sternal line

沿胸骨体最宽处的两侧缘所作的垂线。见图 01.01.03。

01.01.093　胸骨旁线　parasternal line

沿胸骨线与锁骨中线之间连线的中点所作的垂线。见图 01.01.03。

01.01.094　锁骨中线　midclavicular line

经锁骨中点向下所作的垂线。见图 01.01.03。

01.01.095　乳头线　mamillary line

通过乳头中心的垂线。

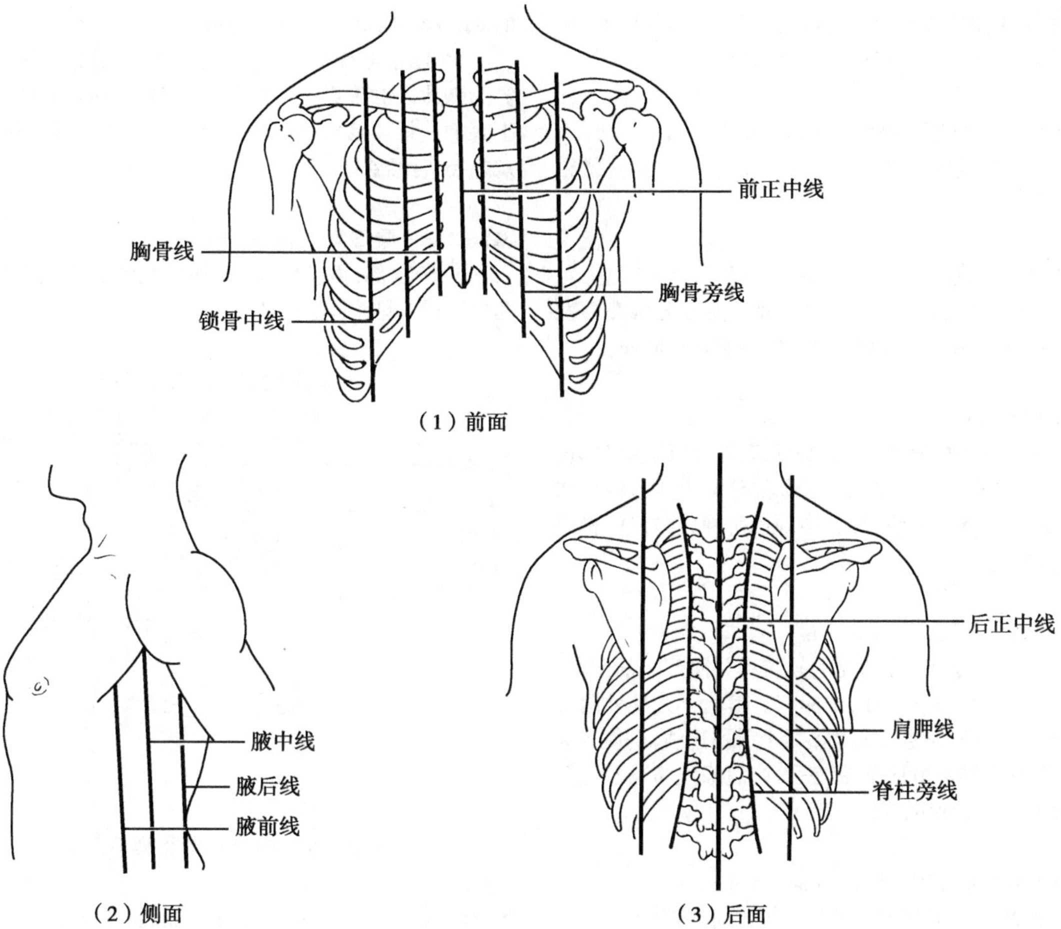

图 01.01.03　胸部标志线

01.01.096　腋前线　anterior axillary line

沿腋前襞向下所作的垂线。见图 01.01.03。

01.01.097　腋中线　midaxillary line

沿腋前、后线之间连线的中点所作的垂线。见图 01.01.03。

01.01.098　腋后线　posterior axillary line

沿腋后襞向下所作的垂线。见图 01.01.03。

01.01.099　肩胛线　scapular line

上肢下垂时经肩胛骨下角所作的垂线。见图 01.01.03。

01.01.100　脊柱旁线　paravertebral line

沿肩胛线与脊柱线之间连线的中点所作的垂线。见图 01.01.03。

01.01.101　后正中线　posterior median line

沿身体后面正中即椎骨棘突所作的垂线。见图 01.01.03。

01.01.102　脊柱线　vertebral line

又称椎骨线。沿各个椎骨横突尖向下所作的一条垂线。

01.01.103　肋下平面　subcostal plane

通过第 10 肋骨的下缘，围绕躯干的横断面。在躯干前面经两侧肋弓最低点，在躯干的后方，它通过第 3 腰椎体的上部。

01.01.104　幽门平面　transpyloric plane

胸骨柄的胸骨上切迹与耻骨联合上缘之间连线中点的横切面；或胸骨体下端与脐之间中点水平围绕躯干的横断面。相当于第 1、2 腰椎之间的椎间盘水平面。

01.01.105　髂嵴上平面　supracristal plane

经两侧髂嵴最高点的平面。前面为脐，后方平第

4腰椎棘突或第3与第4腰椎间盘的躯干横断面。可见空肠、回肠、升、降结肠等器官的切面。

01.01.106　结节间平面　transtubercular plane

经两侧髂结节之间连线的平面。约平第5腰椎体高度。

01.01.107　棘间平面　interspinous plane

经两侧髂前上棘连线的平面。前方为两侧髂前上棘，后方为第5腰椎与骶椎之间的躯体横断面。

01.01.108　背　back

身体躯干的背侧，项部以下至臀部以上的部分。可分为胸背区、腰区和骶尾区等部分。由浅入深层次结构为皮肤，浅、深筋膜，肌层，血管，神经，脊柱，椎管及其内容物等。

01.01.109　背区　back region

脊柱及其后方和两侧的软组织共同配布的区域。又称"脊柱区(vertebral region)"。其上界为枕外隆凸和上项线，下界为尾骨尖至髂后上棘的连线，两侧界为自上而下连结斜方肌前缘、三角肌后缘上份、腋后襞、腋后线、髂嵴后份的连线。

01.01.110　胸背区　thoracodorsal region

上界为项区下界，下界为第12胸椎棘突、第12肋下缘、第11肋前份的连线。区内有斜方肌、背阔肌、竖脊肌、胸腰筋膜等结构。胸神经后支的皮支从棘突两侧发出，上部神经分支横行向外侧，下部神经分支斜向外下，分布到胸背区和腰区。

01.01.111　骶区　sacral region

相当于骶骨在背部的投影区。骶正中嵴下部，第4、5骶椎后面的切迹与尾骨构成骶管裂孔，为椎管的下口，其两侧突起的骶角可扪及，为骶管麻醉进针标志。骶尾神经后支的皮神经分布于该区。

01.01.112　肩胛区　scapular region

相当于肩胛骨在背部的投影区。可见到高耸的肩胛冈，两侧肩胛冈内侧端连线平第3胸椎棘突。外侧端是肩部最高点肩峰，上肢下垂时可触及肩胛骨下角。两侧肩胛骨下角连线平第7胸椎棘突平面。

01.01.113　肩胛下区　infrascapular region

背部脊柱两侧肩胛骨下方的区域，下界同胸背区下界。在斜方肌外下方，肩胛骨下角内侧的肌间隙为肩胛旁三角，又称听诊三角。是背部听诊呼吸音最清晰的部位。

01.01.114　腰区　lumbar region

第12肋与髂嵴之间，背的下部，脊柱两侧区。上界为胸背区的下界，下界为两侧髂嵴后份至两侧髂后上棘的连线。第1~3腰神经后支的外侧支，组成臀上皮神经，行经腰区。

01.01.115　腰三角　lumbar triangle

位于背部，由背阔肌、腹外斜肌和髂嵴围成的三角形区域。见图01.01.04。

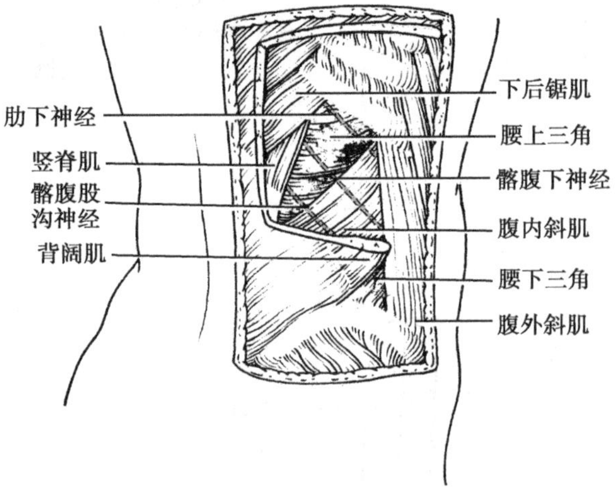

图01.01.04　腰上三角和腰下三角

01.01.116　腰上三角　superior lumbar triangle

位于背阔肌深面，第12肋下方，腹后壁薄弱之一。其内下界为竖脊肌外侧缘，外下界为腹内斜肌后缘，上内界为下后锯肌和第12肋。三角的底为腹横肌起始部的腱膜，腱膜的深面有与第12肋平行排列的肋下神经、髂腹下神经和髂腹股沟神经。腱膜前面有肾与腰方肌，为肾手术入路部位。见图01.01.04。

01.01.117　腰下三角　inferior lumbar triangle

位于腰区下部，腰上三角外下方。由髂嵴、腹外斜肌后缘和背阔肌前下缘围成，该三角的底为腹内斜肌，表面仅被覆皮肤和浅筋膜。是腰疝的好发部位。人右侧腰下三角前方为阑尾和盲肠投影区，盲肠后位阑尾炎时，该区有明显的压痛。见图01.01.04。

01.01.118　骶尾区　sacrococcyx region

两侧髂后上棘和尾骨尖三点所围成的三角区。位于躯干背侧下部中间区域，深面有骶骨和尾骨。

01.01.119　胸　thorax

颈部与腹部之间的躯干上半部分。其上部两侧连接上肢，由胸壁、胸腔及胸腔内脏器等构成。包括

12 块胸椎、12 对肋和胸骨及附着的肌肉和筋膜等结构。膈肌将胸腔与腹腔分隔,胸内容纳心、肺等器官。

01.01.120　胸骨区　sternal region

胸骨表面的胸壁区域。胸骨角两侧连结第 2 肋软骨。胸骨角平主动脉弓起始处,恰是气管杈、左主支气管与食管交叉处和第 4 胸椎体下缘。

01.01.121　锁骨下窝　infraclavicular fossa

锁骨中、外 1/3 交界处下方的凹陷。在其深面有腋动脉、腋静脉和臂丛神经通过,在其外侧锁骨下方一横指处可触到喙突。

01.01.122　锁骨胸肌三角　clavipectoral triangle

位于锁骨深面,由三角肌、胸大肌及锁骨构成。向外下延续为三角胸大肌间沟,内容纳头静脉,穿深筋膜注入锁骨下静脉或腋静脉。

01.01.123　胸肌区　pectoral region

以胸大肌为界的胸部表面区域。位于胸廓前上部、与胸肌相对应的部分。包括乳房区和乳房下区。

01.01.124　乳房区　mammary region

胸肌区乳房所在的区域。位于胸前部,胸大肌与胸筋膜的表面,上起自第 3 肋下达第 6 肋,内侧在胸骨旁线,外侧达腋中线。乳头平对第 4 肋间隙或者第 5 肋。

01.01.125　乳房下区　inframammary region

两侧每个乳房下方的胸廓前侧区,又称乳房下部。

01.01.126　腹　abdomen

躯干的一部分,位于胸部和盆部之间。由腹壁、腹腔及腹腔脏器等构成。腹壁所围成的内腔为腹腔。腹腔内有脏器、血管、神经、淋巴管和淋巴结及腹膜等结构。见图 01.01.05。

01.01.127　上腹部　epigastrium

通过两侧肋弓最低点所作的肋下平面以上的腹部。见图 01.01.05。

01.01.128　中腹部　mid-abdomen

肋下平面和结节间平面之间的腹部。见图 01.01.05。

01.01.129　下腹部　hypogastrium

通过两侧髂结节所作结节间平面以下的腹部。见图 01.01.05。

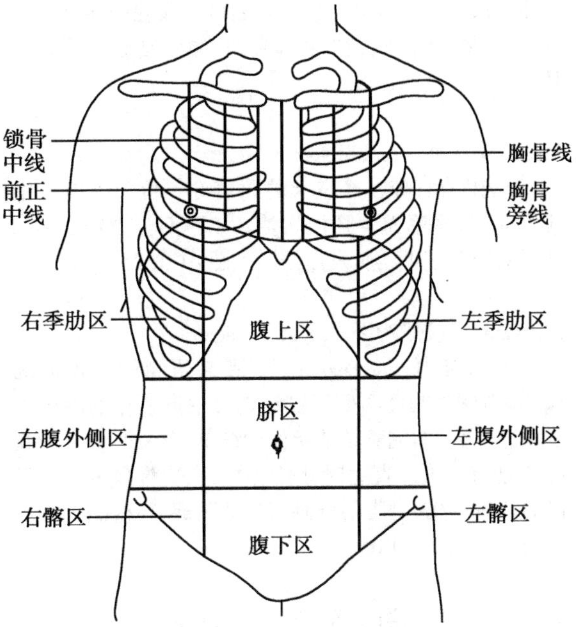

图 01.01.05　胸腹部的标志线及分区

01.01.130　季肋区　hypochondriac region

上腹部被经两侧腹股沟韧带中点所作的两个矢状面分成的左、右两侧区域。位于肋弓的深面。右季肋区腹壁投影的主要腹腔器官是,右半肝大部分,部分胆囊,结肠右曲和右肾上部;而左季肋区投影的是左半肝小部分、脾、胰尾、胃大弯、结肠左曲及左肾上部等。见图 01.01.05。

01.01.131　腹上区　epigastric region

上腹部被经两侧腹股沟韧带中点所作的两个矢状面分成的中间区域。投影在该区的腹腔器官主要有左半肝大部与右半肝小部、十二指肠、腹主动脉及下腔静脉等。见图 01.01.05。

01.01.132　腹上窝　epigastric fossa

又称上腹窝。上腹区腹前壁上的小窝,位于胸骨剑突下正中区域的局部凹陷。

01.01.133　腹外侧区　lateral region of abdomen

又称左、右腰区。中腹部被经两侧腹股沟韧带中点所作的两个矢状面分成的左、右两侧区域。投影在右腰区的脏器有升结肠,部分回肠和右肾下部;投影在左腰区的脏器包括降结肠,部分空肠和左肾下部。见图 01.01.05。

01.01.134　脐区　umbilical region

中腹部被经两侧腹股沟韧带中点所作的两个矢

状面分成的中间区域。投影在脐区的腹腔脏器有胃大弯,横结肠,大网膜,左、右输尿管,腹主动脉及下腔静脉等。见图 01.01.05。

01.01.135　脐　umbilicus

出生前脐带在腹壁上的附着处。位于腹前正中线上,一般平第 3、4 腰椎间隙。该平面上方约 2~5cm 处平对肠系膜下动脉发出处。见图 01.01.05。

01.01.136　腹股沟区　inguinal region

又称髂区 iliac region。下腹部两侧的三角形区域,其内侧界为经两侧腹股沟韧带中点所作的两个矢状面,上界为两侧髂结节所作的结节间平面,下界为腹股沟韧带。人体直立时,腹股沟区承受腹内压力比平卧时高约 3 倍,是腹前外侧壁的薄弱部,腹壁疝的多发部位。见图 01.01.05。

01.01.137　腹股沟三角　inguinal triangle

又称海氏三角 Hesselbach triangle。位于腹前壁下部,由腹直肌外侧缘、腹股沟韧带内侧半和腹壁下动脉围成的三角区。区内无腹肌,腹横筋膜相对薄弱,腹股沟管浅环也在此区,故该三角区是腹前外侧区的薄弱区。

01.01.138　耻区　pubic region

又称腹下区 hypogastric region。下腹部位于经两侧腹股沟韧带中点所作两个矢状面的中间区域。投影至该区的腹腔主要器官有:回肠袢、充盈膀胱、子宫、部分乙状结肠和左、右输尿管等。见图 01.01.05。

01.01.139　盆部　pelvic part

位于躯干下部,骨盆构成了盆部的支架,由骶骨、尾骨、左右髋骨连接构成的环。其内面有盆壁肌及其筋膜,骨盆下口由盆底肌及其筋膜封闭。

01.01.140　会阴　perineum

盆膈以下封闭骨盆下口的全部软组织的总称。似菱形,有狭义和广义之分。狭义的会阴指肛门与外生殖器之间狭小区域的软组织。广义的会阴指封闭小骨盆下口的所有软组织。其前界为耻骨联合下缘,后界为尾骨尖,两侧为耻骨下支、坐骨支、坐骨结节和骶结节韧带。两侧坐骨结节间连线将会阴分为前方的尿生殖三角区和后方肛门三角区。

01.01.141　臀裂　clunial cleft

又称肛隙 anal cleft;臀间沟。两侧臀部之间的沟。注意与臀沟的区别,后者指人体臀区与股后区之间的分界。

01.01.142　肛区　anal region

又称肛三角。两侧坐骨结节连线向后与尾骨尖围成的三角区。中央有肛管通过。肛管内有肛门内括约肌和外括约肌,前者属于不随意肌,后者属于随意肌。

01.01.143　尿生殖区　urogenital region

又称尿生殖三角。以两侧坐骨结节连线向前与耻骨联合下缘中点形成三角区。该区由浅入深依次为皮肤、会阴浅筋膜、会阴浅隙与会阴深隙。皮肤柔薄色深,长有阴毛,富有汗腺和皮脂腺。男性有尿道,女性有尿道和阴道通过。

01.01.144　四肢　limbs

包括左、右上肢和左、右下肢。

01.01.145　上肢　upper limb

包括上肢带和自由上肢两部分。位于躯干上部的两侧,与颈、胸、脊柱区相连,是人体运动的重要部分。自由上肢再分为臂、前臂和手 3 部分。见图 01.01.06。

01.01.146　肩　shoulder

为上肢近端肢根部分。包括腋区、三角肌区和肩胛区。位于肩关节的上方的肩峰为肩部的最高的骨性标志。其后内可摸到肩胛冈,向前内可摸到锁骨全长,喙突在锁骨中、外 1/3 交界的锁骨下窝中。见图 01.01.06。

01.01.147　腋区　axillary region

位于肩关节的下方,臂上段与胸前外侧壁上部之间的区域。当上肢外展时,该区出现向上的穹窿状皮肤凹陷,其深面的四棱锥体形腔隙称腋窝,由顶、底和四壁构成。

01.01.148　腋窝　axillary fossa

臂上部内侧和胸外侧壁之间的锥形腔隙。有顶、底和 4 壁。前壁为胸大肌、胸小肌;后壁为肩胛下肌、大圆肌、背阔肌和肩胛骨;内侧壁为上部胸壁和前锯肌;外侧壁为喙肱肌、肱二头肌短头和肱骨。顶即上口,为锁骨、肩胛骨上缘和第 1 肋围成的三角形间隙。底由腋筋膜和皮肤构成。腋窝内容有臂丛锁骨下部及其分支、腋静脉、腋动脉及分支、腋淋巴结及结缔组织等。见图 01.01.06。

01.01.149　三角肌区　deltoid region

三角肌所在的区域。该区皮肤较厚,皮下组织较致密,有腋神经皮支又称臂外侧上皮神经从三角肌后缘浅出。三角肌从前、后、外侧包绕肩关节,旋肱前动脉、旋肱后动脉与腋神经一起分布到三角肌、肱骨和肩关节等。见图 01.01.06。

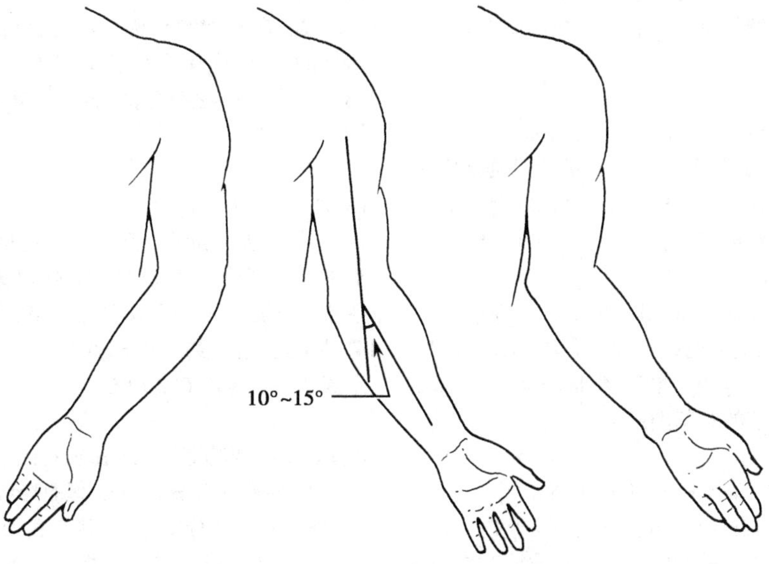

图 01.01.06　上肢

01.01.150　自由上肢　free upper limb

游离于躯干外的上肢部分。包括臂、前臂和手。人的上肢运动较灵活、骨骼较轻巧、关节囊薄而松弛，无坚韧的侧副韧带、肌肉数量多，形态细长而小。见图 01.01.06。

01.01.151　臂　arm

自肩部下界起至肱骨内、外上髁上方两横指处的环形线之间的部分。借肱骨和臂内、外侧肌间隔分为臂前区和臂后区。见图 01.01.06。

01.01.152　臂前区　anterior brachial region

肱骨和臂内、外侧肌间隔以前的部分。臂前区的主要结构包括臂肌前群、头静脉、贵要静脉、皮神经、肱动脉、肱静脉及其分支和正中神经等诸多的血管及神经等结构。见图 01.01.06。

01.01.153　肱二头肌外侧沟　lateral bicipital sulcus

肱二头肌外侧的皮肤浅沟。发自手背静脉网桡侧的头静脉在臂前区上行于肱二头肌外侧沟，穿锁胸筋膜，注入腋静脉或锁骨下静脉。

01.01.154　肱二头肌内侧沟　medial bicipital sulcus

肱二头肌内侧的皮肤浅沟。由手背静脉网尺侧发出的贵要静脉向上走行于肱二头肌内侧沟下半，穿臂筋膜入肱静脉或腋静脉。

01.01.155　臂后区　posterior brachial region

肱骨和臂内、外侧肌间隔以后的部分。皮肤较厚，浅筋膜较致密。主要结构包括浅静脉、皮神经、肱三头肌、肱骨肌管及其内的桡神经与肱深血管组成的桡神经血管束，以及与尺侧上副动脉伴行的尺神经等重要结构。

01.01.156　肘　elbow

臂和前臂之间的关节及其紧接的周围部分。介于臂与前臂之间，肱骨内、外上髁连线的上两横指与下两横指所作的环行线分别为其上界和下界。分为肘前区和肘后区。见图 01.01.06。

01.01.157　肘前区　anterior cubital region

通过肱骨内、外上髁的冠状面以前的部分。主要结构包括臂前群肌远段，前臂前群肌的近段以及肱动脉、正中神经等结构。见图 01.01.06。

01.01.158　肘窝　cubital fossa

肘关节前面的三角形凹窝。其尖指向远侧、底位于近侧。该窝外侧界为肱桡肌，内侧界为旋前圆肌，上界为肱骨内、外上髁之间的连线。窝内主要结构自外向内有肱二头肌腱和桡神经及其分支、肱动脉及其两条伴行静脉和分支以及正中神经等。见图 01.01.06。

01.01.159　肘后区　posterior cubital region

位于肘关节后面，通过肱骨内、外上髁的冠状切面以后的部分。主要结构包括皮肤、皮肤与鹰嘴之间的鹰嘴皮下囊，深筋膜、肱三头肌腱、肘肌、血管和尺神经等结构。

01.01.160　肘后三角　posterior cubital triangle

肘关节屈曲成直角时，肱骨内上髁、外上髁和尺骨鹰嘴 3 点之间形成的一个等腰三角形区称肘后三角，尖指向远端。当肘关节伸直时，上述三点成一直线。

01.01.161　肘外侧三角　lateral cubital triangle

屈肘 90° 时，从桡侧观察肱骨外上髁、桡骨头和尺骨鹰嘴尖之间形成的等腰三角形，尖指向前方，三角的中心点可用作肘关节的穿刺进针点。

01.01.162　肘后窝　posterior cubital fossa

位于肘关节后面，肘关节伸直时，位于肱骨外上髁后面与尺骨鹰嘴外侧的凹陷。窝的深面恰对肱桡关节，窝底可触及桡骨头。肘关节积液时此窝因肿胀而消失，经此可作肘关节穿刺。

01.01.163　前臂　forearm

上肢的下部，介于肘部和手之间的部位，以尺、桡骨和前臂骨间膜为界分为前臂前区和前臂后区。见图 01.01.06。

01.01.164　前臂前区　anterior antebrachial region

前臂的前侧表面区，位于尺、桡骨和前臂骨间膜以前的部分。主要结构为前臂前群肌，包括肱桡肌、旋前圆肌、桡侧腕屈肌、掌长肌、尺侧腕屈肌、指浅屈肌、拇长屈肌、指深屈肌和旋前方肌，以及血管和神经等结构。见图 01.01.06。

01.01.165　前臂后区　posterior antebrachial region

尺、桡骨和前臂骨间膜以后的部分。主要包括前臂后群肌、骨间后血管神经束中的骨间后动静脉、桡神经深支和骨间后神经等结构。

01.01.166　前臂外侧缘　lateral border of forearm

肱骨外上髁和桡骨茎突的连线，是前臂前区和后区的外侧分界线。肌皮神经分布于前臂外侧缘皮肤称前臂外侧皮神经。见图 01.01.06。

01.01.167　前臂内侧缘　medial border of forearm

肱骨内上髁和尺骨茎突的连线，是前臂前区和后区的内侧分界线。走行在尺神经沟内的尺神经，穿尺侧腕屈肌起点，至前臂前内侧份，并伴尺动脉，下行于尺侧腕屈肌与指伸屈肌之间。见图 01.01.06。

01.01.168　手　hand

腕、掌及指的合称，位于上肢的远端。手是用于劳动的器官，具有抓握能力，其血管容易受压。掌浅弓与掌深弓的广泛吻合，稳定了手掌和手指的血供。见图 01.01.06。

01.01.169　腕　wrist

介于前臂和掌之间相连接的区域，或四肢动物胸肢的相应部分。是前臂的屈、伸肌腱、血管和神经到达手部的通路。可分为腕前区与腕后区，其上界为尺、桡骨茎突近侧两横指的环行线，下界相当于屈肌支持带下缘水平。见图 01.01.06。

01.01.170　腕前区　anterior region of wrist

腕的前面部分。皮肤薄而松弛，浅筋膜内有前臂内、外侧皮神经分支分布，并有数量较多的浅静脉和浅淋巴管；深筋膜增厚形成腕掌侧韧带和屈肌支持带。架于腕桡侧隆起和尺侧隆起之间的屈肌支持带，将腕沟变成腕管。见图 01.01.06。

01.01.171　腕后区　posterior region of wrist

腕的背侧部分。皮肤比腕前区厚，浅筋膜薄，头静脉和贵要静脉分别起自腕后区桡侧和尺侧的浅筋膜内。桡神经浅支与头静脉伴行，越过伸肌支持带浅面下降，在手鼻烟窝附近分成 4~5 支指背神经。深筋膜内有伸肌支持带和腕伸肌腱及腱鞘。

01.01.172　掌　palm

手在握拢时，指尖触着的一面或脚的接触地面部分。分手掌和足掌，前者位于手的前面，后者位于足的底面。人手掌部的纹理称掌纹，分为远侧与近侧掌纹和桡侧纵纹，掌纹异常可能与染色体病有关。人足底前内侧与前外侧隆起以及足跟是体重的三个支撑点。见图 01.01.06。

01.01.173　手背　dorsum of hand, back of hand

掌骨和腕骨背面对应的部位。皮肤薄而柔软，富有弹性。有毛发和皮脂腺。浅筋膜薄而疏松有利于皮肤的移动。拇指内收时，第 1 骨间背侧肌构成纵行隆起，桡动脉从隆起近侧入手掌，在此可扪及搏动。手部皮肤切口按张力线方向切开，有利于切口的愈合。

01.01.174　手掌　palm of hand

手指和腕之间的前面，腕和手指之间的过渡区。该区皮肤厚而坚韧，富含汗腺，无毛囊和皮脂腺。掌心处的许多穿行纤维将皮肤与掌腱膜紧密连接，使浅筋膜被分割成无数小网格。手掌面有弯曲时的典型皱纹。是手的屈侧凹陷部分。见图 01.01.06。

01.01.175　鱼际　thenar, thenar eminence

手肌外侧肌群在手掌侧拇指基部形成的肌性隆起块及其相关组织。构成鱼际的肌包括拇短展肌、拇短屈肌、拇指对掌肌和拇收肌。见图 01.01.06。

01.01.176　小鱼际　hypothenar, hypothenar eminence

手肌内侧肌群在手掌小指侧形成的肌性隆起及其相关组织。小鱼际肌包括小指展肌、小指短屈肌和小指对掌肌。由尺神经分支支配。见图 01.01.06。

01.01.177　手指　finger

人体上肢远端能拿东西的部分,系上肢最远端部分,可灵活运动。借掌指关节与手掌相连。正常人体每侧有 5 个手指:拇指、示指、中指、环指和小指。见图 01.01.06。

01.01.178　拇指　thumb

从桡侧起手的第 1 个手指。5 指中的最前轴,由近、远两节指骨及其周围软组织构成,借第 1 掌指关节与第 1 掌骨相连。拇指腕掌关节为鞍状关节,能完成拇指的对掌运动,活动范围大,是实现手的握、持、捏、拿功能的重要部分。拇指只有单一的前指骨间纹。见图 01.01.06。

01.01.179　示指　index finger

从桡侧起第 2 个手指。由近、中、远节指骨及周围软组织构成。又称食指。其掌指关节可做屈伸与收展运动。与其他各指一样,示指末节掌面皮肤的沟与纹理具有个体间差异,用墨汁印在纸上出现特征性外观称手印,可作为个体识别的证据。见图 01.01.06。

01.01.180　中指　middle finger

从桡侧起第 3 个手指。由近、中、远节指骨及周围软组织构成。掌侧面皮肤上有近节、中节及末节指骨间纹;背侧面有后指骨间褶,是掌指关节与指间关节的表面标志。见图 01.01.06。

01.01.181　环指　ring finger

从桡侧起第 4 个手指。由近、中、远节指骨及周围软组织构成。又称无名指。与其他各指一样,环指尖也有皮纹,因人而异,胎儿时期就可辨认。见图 01.01.06。

01.01.182　小指　little finger

从桡侧起第 5 个手指。由近、中、远节指骨及周围软组织构成。运动小指的 3 块肌分别是小指展肌、小指短屈肌和小指对掌肌,均受尺神经支配,具有小指外展、小指向手掌方向运动、屈掌指关节、伸指间关节功能。见图 01.01.06。

01.01.183　手指背面　dorsal surface of finger

手指后面,拇指背面略朝向外侧。发自腕背支的掌背动脉,分支成 2 条指背动脉,走行于指背的两侧。

01.01.184　手指掌面　palmar surface of finger

手指前面,拇指的掌面朝向内侧。由掌浅弓凸面发出的 3 条指掌侧总动脉,沿第 2~4 掌骨间隙前行,在掌指关节处分 2 支指掌侧固有动脉,分布至第 2~5 指的相对缘。

01.01.185　下肢　lower limb

与躯干下部直接相连的肢体。前方以腹股沟与腹部分界,后方以髂嵴与腰、骶部分界,上端内侧为会阴部,包括臀、股、膝、小腿、踝及足部,骨骼粗壮,肌肉发达;主要功能为使身体直立、支持体重、行走和运动。

01.01.186　髋　hip

髋关节及其侧面的身体区域。是骨盆侧方从腰部延伸到大腿的隆起,由髂嵴、股骨大转子及相连的软组织构成。

01.01.187　臀区　gluteal region

骨盆后外侧面近似方形的区域。其上界为髂嵴,下界为臀沟,外侧界为大转子至髂前上棘连线,内侧界为臀裂。可扪及髂嵴全长及其前后端的髂前上棘和髂后上棘。髂结节、股骨大转子、坐骨结节等都是常用的体表标志。

01.01.188　臀沟　gluteal sulcus

臀区与股后区的分界,是两者之间形成的皮肤皱褶。与臀间沟不同,臀间沟指两侧臀部之间的裂隙,位于骶区下方,可触及尾骨尖等结构。

01.01.189　自由下肢　free lower limb

游离于躯干之外的下肢部分,包括大腿、小腿和足。下肢不但具有行走和运动功能,还可支持体重使人体直立。下肢的骨骼比上肢粗大,稳固性强,下肢肌较发达。

01.01.190　股　thigh

又称大腿。下肢髋部与膝之间的部分,上借腹股沟和臀沟与腹部及臀部分界,下方借通过髌骨上缘上方两横指处所做的水平面与膝分界,内侧以腹股沟与会阴分界,以股骨为支架,周围附着肌群,肌群内有重要血管、神经穿过,构成股部。

01.01.191　股前区　anterior region of thigh

从股骨内、外上髁各作一条垂线,两垂线之间前方,缝匠肌内侧缘以外的部分。股前区浅筋膜中富含脂肪,有腹壁浅动脉、腹壁浅静脉、旋髂浅动脉等浅动脉、大隐静脉等浅静脉以及淋巴管、淋巴结及皮神经等广泛分布于此区。

01.01.192　股三角　femoral triangle

股前内侧区上 1/3 部的一个呈底向上尖朝下的倒三角形凹陷部位,系由肌肉形成的三角形区域。上界为腹股沟韧带,外侧界为缝匠肌内侧缘,内侧界为长收肌内侧缘,其后壁自内侧向外侧依次为长收肌、耻骨肌、髂腰肌。内容物主要有股神经及其分支、股动脉及其分支、股静脉及其属支、股管、腹股沟深淋巴结及脂肪组织等。

01.01.193　股后区　posterior region of thigh

从股骨内、外上髁各作一条垂线,两垂线间的后方区域。皮肤薄,浅筋膜厚,在阔筋膜和股二头肌之间股后皮神经沿股后正中线下行到腘窝上角,发出分支分布到股后区等。

01.01.194　股内侧区　medial region of thigh

从股骨内、外上髁各作一条垂线,两垂线之间前方、缝匠肌内侧缘的内侧部分。耻骨肌、股薄肌、长收肌、短收肌和大收肌以及股动脉、闭孔神经前后支等结构位于该区。

01.01.195　膝　knee

股与小腿之间的关节区。其范围从髌骨上缘两横指的水平面到胫骨粗隆水平面。分为膝前区、膝后区、胫腓上关节和膝关节等。

01.01.196　膝前区　anterior region of knee

膝部以经过股骨内、外上髁所作的垂线为界,两垂线之间前方的区域。主要结构有皮肤、筋膜、滑液囊和肌腱等。伸膝可触及髌骨、髌韧带等。髌韧带两侧为髌下脂垫充填,屈膝时,此区凹陷,为关节腔穿刺点。

01.01.197　膝后区　posterior region of knee

膝关节的后部。以股骨内外上髁的垂线为界,两垂线之间膝部后面区域,主要有腘窝及其内的腘动脉、腘静脉和胫神经等。

01.01.198　腘窝　popliteal fossa

膝关节后方呈菱形的间隙。其上外侧界为股二头肌,上内侧界为半腱肌和半膜肌,下内侧界为腓肠肌内侧头,下外侧界为腓肠肌外侧头和跖肌。腘窝的底自上而下为股骨腘面、膝关节囊后壁、腘斜韧带和腘肌,顶为腘筋膜。腘窝内含有腘动脉、腘静脉和胫神经等重要结构。

01.01.199　小腿　leg

膝关节与踝关节之间的下肢部位。其体表标志为:上端的前方可见隆起的胫骨粗隆;外侧稍上方为腓骨小头;下端的内、外侧分别为隆起的内、外踝。分为小腿前区、小腿后区和小腿外侧区。

01.01.200　小腿前区　anterior crural region

小腿前群肌所在部位。主要结构包括小腿前群肌、腓总神经及其分支、胫前动脉、胫前静脉及分支等。

01.01.201　小腿后区　posterior crural region

小腿后群肌所在部位。主要结构包括浅层的腓肠肌、比目鱼肌和深层的胫骨后肌、趾长屈肌和跗长屈肌等小腿后肌群与胫神经、胫后动脉、胫后静脉及其分支等。

01.01.202　腓肠　calf, sura

小腿后方主要由腓肠肌的肌腹构成的隆起。腓肠神经与腓肠内侧皮动脉、腓肠中间皮动脉和腓肠外侧皮动脉走行在小腿腓肠肌浅面。

01.01.203　小腿外侧区　lateral crural region

小腿外侧肌群所在的部位。主要结构包括腓骨长肌、腓骨短肌、腓总神经及其发出的腓浅神经和腓深神经,还有腓动脉、腓静脉及其分支等。

01.01.204　踝前区　front part of ankle

又称距小腿前区 anterior talocrural region。踝部的上界为平内、外踝基部的环线,下界为内、外踝尖通过足背和足跟的连线,此区以内、外踝为界,前方为踝前区。浅层结构皮肤较薄,皮下组织疏松,少脂肪,清晰可见浅静脉与肌腱等结构。见图 01.01.07。

01.01.205　踝后区　back part of ankle

又称距小腿后区 posterior talocrural region。踝前区的后部,内、外踝界限的后方为踝后区。该区跟腱与内外踝间各有一浅沟,内侧浅沟有小腿屈肌腱及从小腿后区入足底的血管和神经;外侧浅沟有小隐静脉、腓肠神经及腓骨长短肌腱通过。见图 01.01.07。

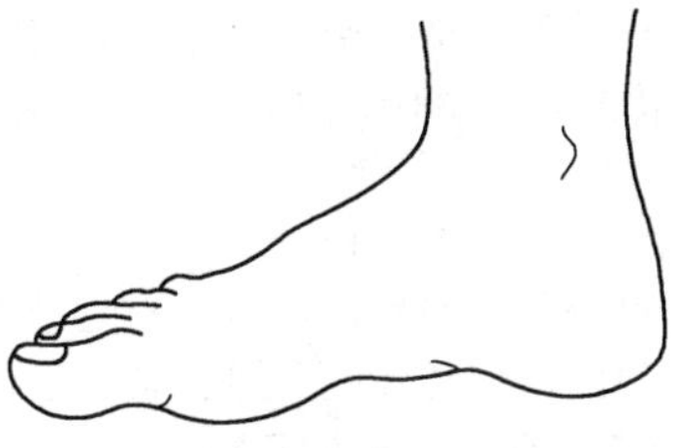

（1）正常足的外观（站立时）

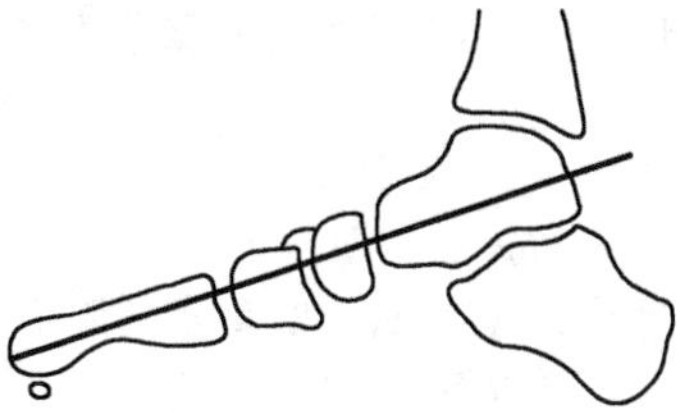

（2）正常足纵弓X线像（站立时）

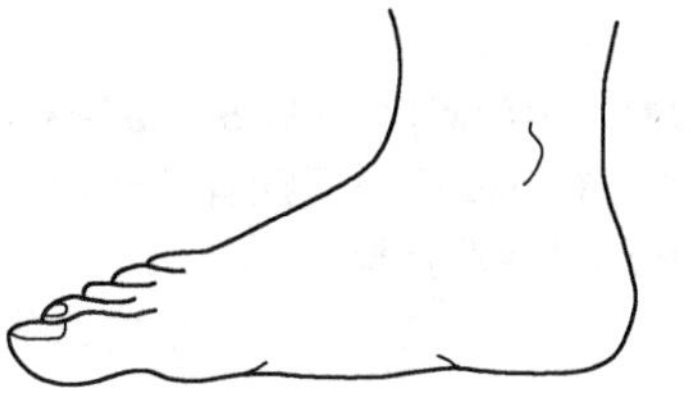

（3）扁平足的外观（站立时）

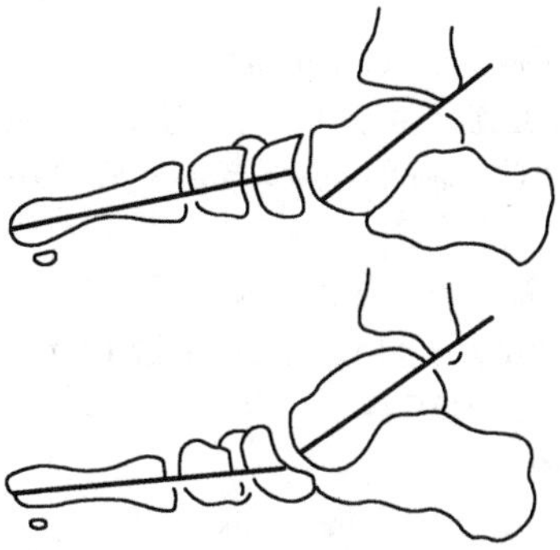

（4）扁平足的X线像（站立时）

图 01.01.07　足

01.01.206　足　foot

人体赖以站立和行走的下肢远侧部，即小腿的远端。包括跗、跖和趾及其周围组织。分足背与足底两部分。内侧缘中部稍后，可触及足舟骨粗隆；外侧缘中部，足跟与小趾尖连线中点处可触及第5跖骨粗隆。见图 01.01.07。

01.01.207　跗　tarsus

足的近侧半，位于胫腓骨远端与跖骨近端之间的区域。即7块跗骨所在的部位。

01.01.208　跟区　calcaneal region

足的后部，跟骨所在区域。足跟是附着于其上的跟腱活动的杠杆，也是构成足内侧纵弓的后支柱。见图 01.01.07。

01.01.209　跖　metatarsus

足的远侧，介于跗骨与趾骨之间，跗跖关节与跖趾关节两关节的中间区。由5块跖骨及其周围组织构成。

01.01.210　足背　dorsum of foot

以足的内、外侧缘为界，足的上表面为足背。其浅筋膜疏松，少脂肪，在跖骨远侧端皮下，跖背静脉合成足背静脉弓，弓两端沿足两侧缘上行，外侧汇入小隐静脉，内侧汇入大隐静脉。见图 01.01.07。

01.01.211　足底　sole of foot

足的下表面。皮肤致密坚厚，深筋膜分浅深两层。浅层覆盖足底肌表面，两侧薄而中间厚，有较多纵行纤维，称足底腱膜。深层覆盖骨间肌跖侧称为骨间足底筋膜。足底不平，形成足弓，分为内、外侧纵弓和横弓。足弓是人体直立行走和负重装置，有保护足底血管、神经免于受压的作用。

01.01.212　足外侧缘　lateral border of foot

又称足腓侧缘。足的外侧边缘。皮肤厚，移动性差，致密而坚韧，浅筋膜内纤维束将皮肤和足底深筋膜紧密连结。由于持重，常因摩擦皮肤增厚形成胼胝。

01.01.213　足内侧缘　medial border of foot

又称足胫侧缘。足的内侧边缘。足内侧面可见从踇趾的跖趾关节到足跟的凹的纵弓称跖内侧弓。足内侧深部有供应足底内侧肌、关节等结构的足底内侧动、静脉和神经通过。见图 01.01.07。

01.01.214　足趾　toe

下肢最远端部分，借跖趾关节与跖骨相连。正常每侧有5个足趾，踇趾由近、远两节趾骨及其周围软组织构成，其余4趾分别由近、中、远3节趾骨及其周围软组织构成。覆盖于每一趾末节背面的一层角质结构称趾甲。

01.01.215　蹞趾　great toe

内侧第1个足趾。由近、远节趾骨及其周围软组织构成。足底肌内侧群包括蹞展肌、蹞短肌和蹞收肌的肌腱分别止于蹞趾的第1趾骨底。包于蹞趾甲周的组织的肉芽肿可引起疼痛称嵌甲。见图01.01.07。

01.01.216　第2趾　second digit of foot

内侧第2个足趾。由近、中、远节趾骨及其周围软组织构成,足趾以此为轴做收、展运动。见图01.01.07。

01.01.217　第3趾　third digit of foot

内侧第3个足趾。由近、中、远节趾骨及周围软组织构成。见图01.01.07。

01.01.218　第4趾　fourth digit of foot

外侧第2个足趾。由近、中、远节趾骨及周围软组织构成。见图01.01.07。

01.01.219　小趾　little toe

最外侧的足趾。由近、中、远节趾骨及其周围软组织构成。足底外侧群肌包括小趾展肌与小趾短屈肌,二者分别起自跟骨跖面和第5跖骨底,均止于小趾的第1趾骨底。见图01.01.07。

01.01.220　足趾背面　dorsal surface of toe

足趾的上表面。除一般结构外还有趾甲与甲床。趾甲为皮肤的附属结构。甲床是观察人体微循环的常用部位。见图01.01.07。

01.01.221　足趾底面　plantar surface of toe

足趾的下表面。蹞趾有类似动物脚爪的圆形趾甲,其跖面可伴发胼胝。

(中国医科大学　柏树令)

01.02　运动系统

01.02.0001　骨学　osteology

研究骨的形态、结构及其生长发育和功能的科学。

01.02.0002　骨　bone

具有一定形态、构造,外被骨膜,内含骨髓,能进行新陈代谢和生长发育,并有修复和改建能力的器官。见图01.02.001。

01.02.0003　骨骼系统　skeletal system

以骨为支架并以关节、韧带、结缔组织和软骨连接而形成的支持,保护和运动体系。见图01.02.001。

01.02.0004　骨性部　bony part

构成骨骼系统的骨性部分。

01.02.0005　软骨部　cartilaginous part

构成骨骼系统的软骨部分。

01.02.0006　长骨　long bone

形态上呈长管状的骨,具有一体两端,外被骨膜,内有髓腔容纳骨髓,主要分布于四肢。见图01.02.002。

01.02.0007　骨干　diaphysis, shaft

长骨的体。见图01.02.002。

01.02.0008　滋养孔　nutrient foramen

位于骨表面的孔,可以供营养骨的血管穿入。见图01.02.002。

01.02.0009　滋养管　nutrient canal

营养骨的血管在骨内穿行形成的管道。

01.02.0010　骨端　extremity

长骨的两端。

01.02.0011　骺　epiphysis

长骨发生过程中,其两端膨大的软骨部,骨化后与骨干之间留有一骺线。见图01.02.002。

01.02.0012　干骺端　metaphysis

骨干与骺相邻的部分。

01.02.0013　骺软骨　epiphysial cartilage

构成骺板的透明软骨,其软骨细胞分裂增殖及骨化,使骨不断加长,成年后此软骨骨化,骨干与骺融为一体。

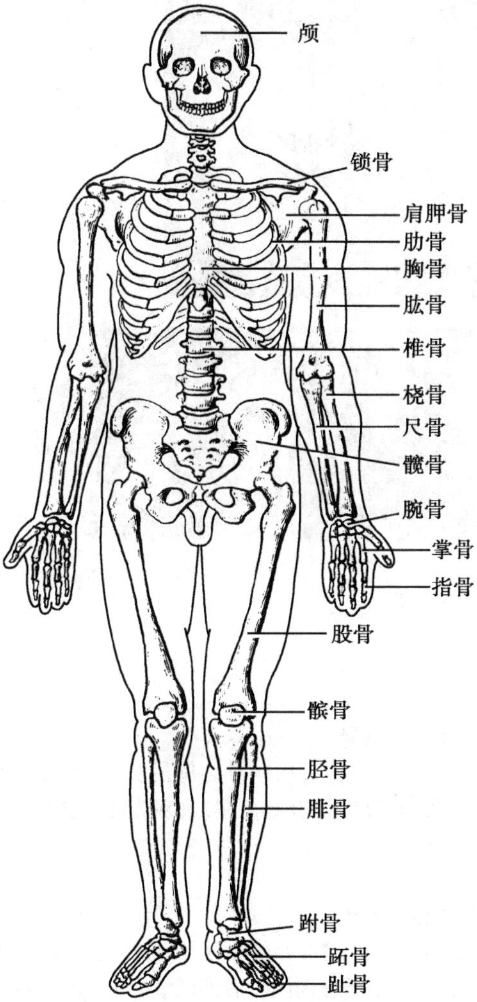

图 01.02.001 全身骨骼

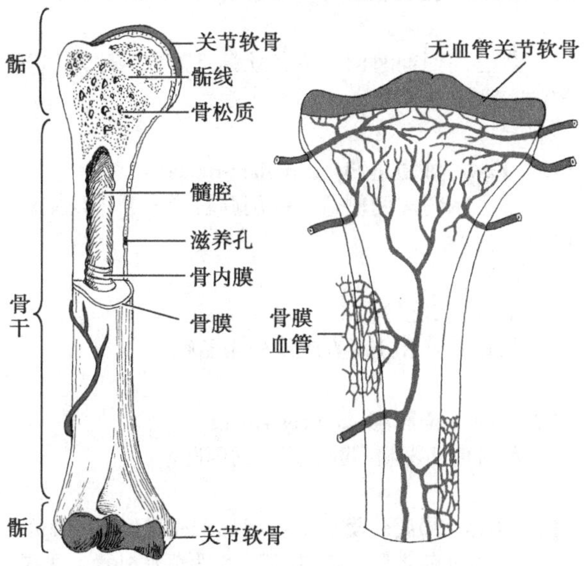

图 01.02.002 长骨的构造及血液供应

01.02.0014 骺线 epiphysial line

成年后骺软骨骨化，骨干与骺融为一体，形成的一条致密骨线，为长骨生长停止的标志。见图 01.02.002。

01.02.0015 短骨 short bone

一种形态呈立方体的骨，多成群分布于连结牢固且运动灵活的部位，如腕骨和跗骨。见图 01.02.003。

01.02.0016 扁骨 flat bone

一种形态呈板状的骨，主要构成颅腔、胸腔和盆腔的壁，起保护作用，如颅盖诸骨和肋骨。见图 01.02.003。

01.02.0017 不规则骨 irregular bone

形态不规则的骨，如椎骨。见图 01.02.023。

01.02.0018 含气骨 pneumatic bone

有些骨内有腔洞，与外界相通，充满空气称含气骨，如上颌骨。见图 01.02.018。

01.02.0019 籽骨 sesamoid bone

发生在某些肌腱内的扁圆形小骨，髌骨是人体最大的籽骨。见图 01.02.001。

01.02.0020 骨密质 compact bone

又称密质骨。肉眼观察呈致密如象牙的骨组织，耐压性大，主要配布于骨表面。见图 01.02.003。

01.02.0021 骨皮质 cortical bone

分布于成熟骨表面的骨密质。

01.02.0022 骨松质 spongy bone，cancellous bone

又称松质骨。肉眼观察含有大量孔隙，呈蜂窝状结构的骨组织，例如长骨的两端。见图 01.02.003。

01.02.0023 骨膜 periosteum

除关节面部分外，骨表面被覆的一层纤维结缔组织膜，内含丰富的成骨细胞、血管和神经，对骨的营养、再生和感觉起重要作用。见图 01.02.002。

01.02.0024 髓腔 medullary cavity

长骨骨干内的管腔，容纳骨髓，儿童 5 岁前为红骨髓，5 岁以后为黄骨髓。见图 01.02.002。

01.02.0025 中轴骨骼 axial skeleton

包括躯干骨和颅骨。见图 01.02.001。

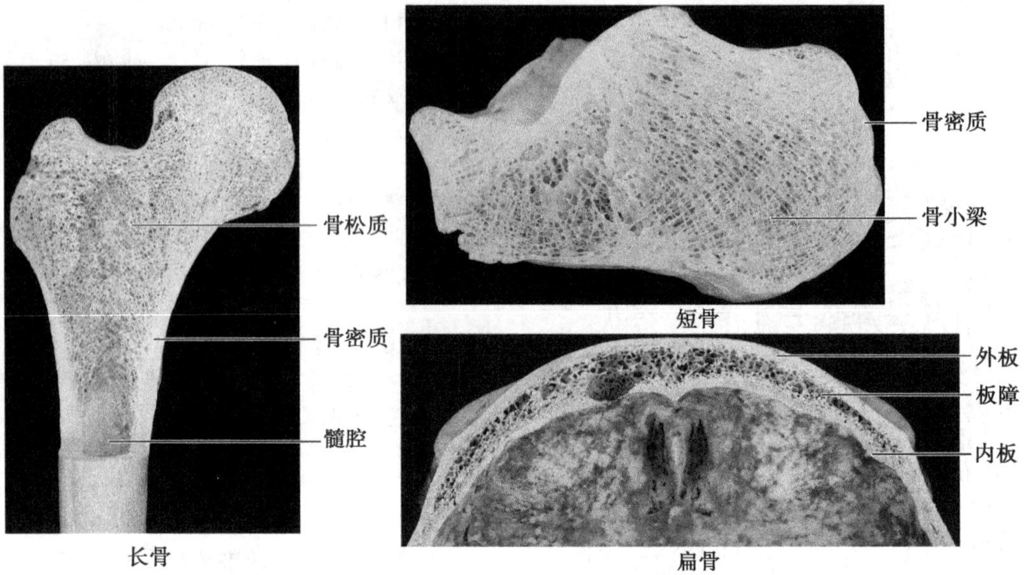

图 01.02.003　骨的内部构造

01.02.0026　脑颅　cerebral cranium, neurocranium

又称“神经颅”。颅以眶上缘和外耳门上缘连线分界,后上部为脑颅。由8块脑颅骨围成颅腔,包括成对的顶骨、颞骨和不成对的额骨、枕骨、蝶骨、筛骨。

01.02.0027　颅骨膜　pericranium

颅外表面的骨膜。

01.02.0028　颅腔　cranial cavity

构成脑颅的8块骨,即成对的颞骨、顶骨和不成对的额骨、筛骨、蝶骨和枕骨围成的容纳脑的空腔。

01.02.0029　颅盖　calvaria

颅腔的顶。呈穹窿形,由额骨、枕骨和顶骨构成。

01.02.0030　外板　outer plate

颅骨外层的骨密质,厚而坚韧,富有弹性。见图 01.02.003。

01.02.0031　内板　inner plate

颅骨内层的骨密质,薄而松脆,骨折多见于内板。见图 01.02.003。

01.02.0032　板障　diploe

颅骨内、外板之间的骨松质。见图 01.02.003。

01.02.0033　板障管　diploic canal

颅骨内、外板之间的容板障静脉通过的弯曲管道。

01.02.0034　缝骨　sutural bone

亦称“缝间骨”,指颅缝之间的骨块,由孤立骨化中心形成的骨岛,不恒定存在,人字缝常有缝骨。见图 01.02.051。

01.02.0035　翼点　pterion

额骨、顶骨、蝶骨大翼和颞骨鳞部相交成的“H”形骨缝所在部位,系蝶囟闭合后的区域。见图 01.02.009。

01.02.0036　上矢状窦沟　sulcus for superior sagittal sinus

颅盖内面额嵴向后在矢状缝下形成的逐渐加宽的沟,容纳上矢状窦。

01.02.0037　颗粒小凹　granular foveola

上矢状窦沟两侧适应蛛网膜粒形成的不规则颗粒状压迹。

01.02.0038　动脉沟　arterial groove

颅骨内面由脑膜动脉形成的压迹。

01.02.0039　静脉沟　venous groove

颅骨内面由脑膜静脉形成的压迹。

01.02.0040　颅底外面　external surface of base of skull

颅窝的底部为颅底,其下表面为颅底外面。见图 01.02.004。

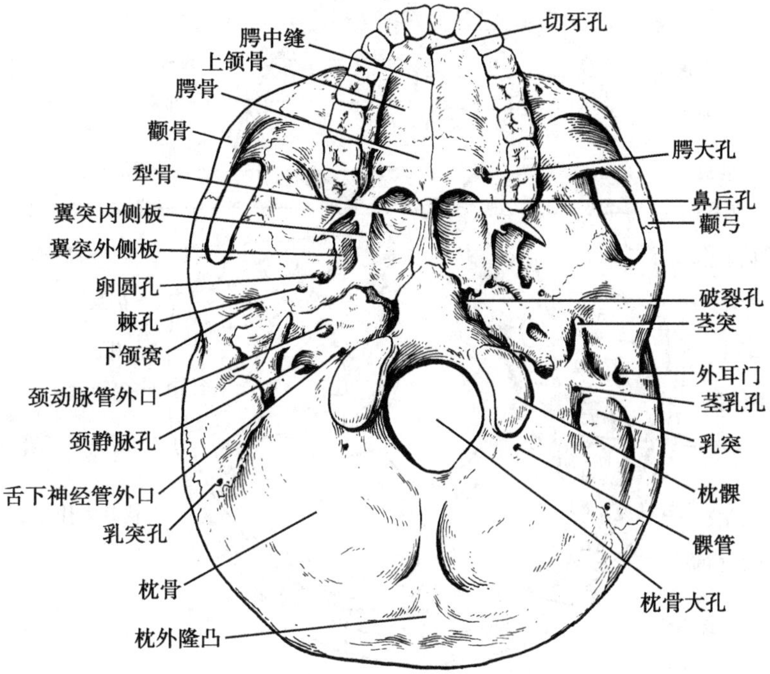

图 01.02.004　颅底外面观

01.02.0041　颈静脉孔　jugular foramen

枕骨颈静脉突和颞骨岩部颈静脉窝之间的岩枕裂后端不规则裂孔。其前部通过岩下窦，中部通过舌咽神经、迷走神经和副神经，后部通过颈内静脉。见图01.02.004。

01.02.0042　岩枕裂　petrooccipital fissure

颞骨岩部与枕骨基底部之间的裂缝。见图01.02.005。

01.02.0043　蝶岩裂　sphenopetrosal fissure

颞骨岩部与蝶骨大翼之间的裂缝。

01.02.0044　破裂孔　foramen lacerum

枕骨基底部两侧与蝶骨体及颞骨岩部尖端之间形成的不规则孔。活体孔由纤维软骨封闭，有神经、小静脉及小淋巴管等通过。见图01.02.004。

01.02.0045　骨腭　bony palate

在颅底前部位于两侧牙槽突之间，由上颌骨腭突与腭骨水平板构成。

01.02.0046　腭大管　greater palatine canal

腭骨垂直板上颌面后方斜行的腭大沟进入上颌骨内转变成管道即腭大管，其内有腭大血管和神经通过。

01.02.0047　腭大孔　greater palatine foramen

腭大管靠近腭横缝的外侧腭缘的开口，有深血管沟自孔向前，有腭大动脉、腭静脉及腭前神经通过。见图01.02.004。

01.02.0048　切牙窝　incisive fossa

位于颅底面前方正中，切牙孔所在处的凹陷。

01.02.0049　［切牙窝］切牙管　incisive canal

切牙孔到鼻腔的管道。见图01.02.007。

01.02.0050　［切牙窝］切牙孔　incisive foramina

位于腭正中缝的前端。分外侧切牙孔和正中切牙孔。前者有腭大血管和鼻腭神经终末支穿过，后者开口于外侧切牙孔的前、后壁。其内分别有鼻腭神经左、右支穿过。见图01.02.004。

01.02.0051　腭隆起　palatine protuberance

腭中缝两侧的纵行隆起。

01.02.0052　腭圆枕　palatine torus

上颌骨腭突边缘不平坦，常出现的纵行隆起。

01.02.0053　颅底内面　internal surface of base of skull

颅窝底部的上表面，凹凸不平，由额骨、筛骨、蝶骨、颞骨及枕骨构成，可分为颅前、颅中和颅后三个颅窝。见图01.02.005。

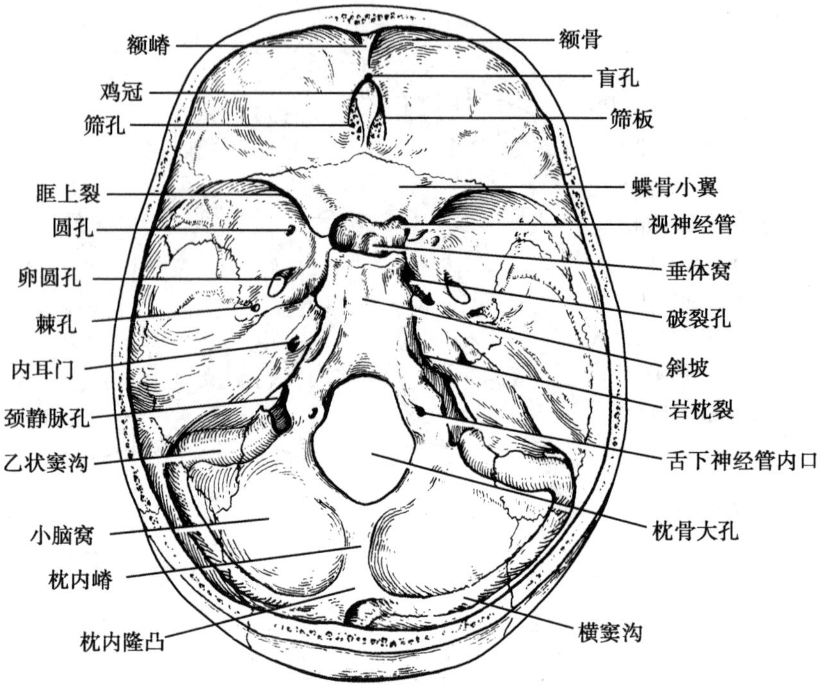

图 01.02.005　颅底内面观

01.02.0054　脑回压迹　impressions for cerebral gyrus

颅腔内面凹凸不平,与脑表面相适应的凹陷部分。

01.02.0055　大脑轭　cerebral juga

颅腔的内面凹凸不平,与脑表面相适应的隆起部分。

01.02.0056　颅前窝　anterior cranial fossa

颅底内面凹陷前面最浅的部分,与大脑额叶相接。前界为额鳞,后界以蝶骨小翼后缘与颅中窝相邻。由额骨眶部、筛骨筛板、蝶骨小翼及蝶骨体的前部构成。见图 01.02.005。

01.02.0057　颅中窝　middle cranial fossa

颅前、后窝之间的颅底内面凹陷。前界以蝶骨小翼后缘和部分蝶骨体与颅前窝相邻,后界以颞骨岩部上缘及鞍背与颅后窝为界,两侧为颞骨鳞部及蝶骨大翼。见图 01.02.005。

01.02.0058　颅后窝　posterior cranial fossa

颅底内面凹陷后面最深的部分,容小脑、脑桥和延髓。前界以颞骨岩部上缘及鞍背与颅中窝分界,两侧界为顶乳突缝,后侧以枕骨鳞部的横沟为界。见图 01.02.005。

01.02.0059　斜坡　clivus

枕骨大孔前方,斜向前上方的部分,由枕骨底部、蝶骨体后部及鞍背构成。见图 01.02.005。

01.02.0060　面颅　facial cranium, viscerocranium

又称内脏颅。颅以眶上缘和外耳门上缘的连线为界,前下部的骨性结构。

01.02.0061　眶　orbit

又称眶腔。额部下方,容纳眼球及附属结构的四棱锥形深腔,底朝向前外,尖向后内。见图 01.02.006。

01.02.0062　眶口　orbital aperture, orbital opening

四棱锥形眶腔的底,呈四边形,向前、下、外侧倾斜。

01.02.0063　眶缘　orbital margin

眶口的四边。

01.02.0064　眶上缘　supraorbital margin

眶口上缘,由额骨构成,外侧锐薄,内侧圆钝。见图 01.02.015。

01.02.0065　眶下缘　infraorbital margin

眶口下缘,由颧骨和上颌骨相接而成。见图 01.02.006。

01.02.0066　眶外侧　lateral orbital margin

眶口的外侧缘,由颧骨蝶突及额骨颧突构成。见图 01.02.006。

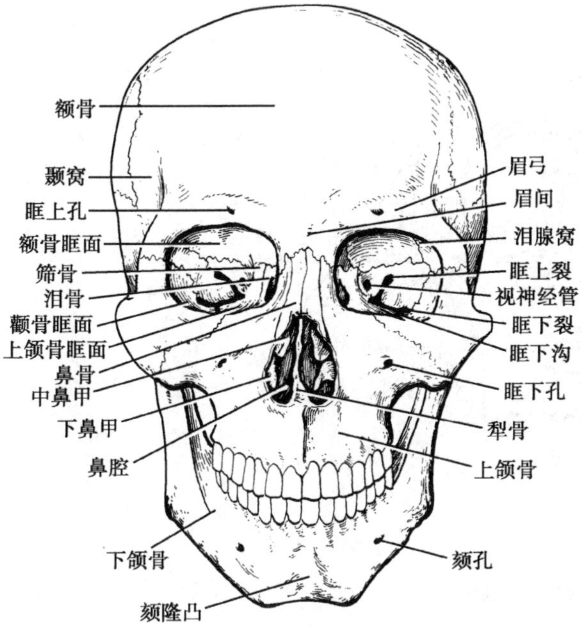

图 01.02.006　颅前面观

01.02.0067　眶内侧缘　medial orbital margin

眶口的内侧缘，由额骨及上颌骨额突构成。见图 01.02.006。

01.02.0068　眶上壁　superior orbital wall

又称眶顶，roof of orbit。由额骨眶部及蝶骨小翼构成，形成眶顶，与颅前窝相邻。见图 01.02.006。

01.02.0069　眶下壁　inferior orbital wall

又称眶底 floor of orbit，由上颌骨眶面、颧骨眶面及颧骨眶突构成，形成眶底。见图 01.02.006。

01.02.0070　眶底　floor of orbit

见 01.02.079。

01.02.0071　眶外侧壁　lateral wall of orbit

由颧骨和蝶骨构成，较厚。见图 01.02.006。

01.02.0072　眶内侧壁　medial wall of orbit

薄而狭长，由上颌骨额突、泪骨、筛骨眶板及蝶骨体构成。见图 01.02.006。

01.02.0073　筛前孔　anterior ethmoidal foramen

额筛缝上，位置居前的小孔，有筛前血管和神经通过。

01.02.0074　筛后孔　posterior ethmoidal foramen

额筛缝上，位置居后的小孔，有筛后血管和神经通过。

01.02.0075　泪沟　lacrimal sulcus

上颌窦裂孔的前方向后下方达下鼻道的浅沟，与泪骨的泪沟和下鼻甲围成鼻泪管。见图 01.02.018。

01.02.0076　泪囊窝　fossa for lacrimal sac

眶内侧壁前下方容纳泪囊的长圆形窝。

01.02.0077　眶上裂　superior orbital fissure

眶外侧壁与上壁交界处的后份，通颅中窝的狭长裂隙。见图 01.02.006。

01.02.0078　眶下裂　inferior orbital fissure

眶外侧壁与下壁交界处的后份，通颞下窝和翼腭窝的狭长裂隙。见图 01.02.006。

01.02.0079　骨性鼻腔　bony nasal cavity

面颅中央，介于两侧眶和上颌骨之间的不规则通气管道。被骨性鼻中隔分为左、右两半。见图 01.02.006。

01.02.0080　梨状孔　piriform aperture

又称鼻前孔 anterior nasal aperture。骨性鼻腔前端呈梨形的开口。

01.02.0081　骨性鼻后孔　bony posterior nasal aperture

骨性鼻腔后端的开口，通咽腔。见图 01.02.006。

01.02.0082　腭鞘管　palatovaginal canal

介于腭骨垂直板的蝶突与蝶骨翼突内侧板的鞘突之间，有翼腭神经节的咽支通过。

01.02.0083　犁鞘管　vomerovaginal canal

位于犁骨翼与蝶骨鞘突之间，有上颌动脉至咽部的小分支通过。

01.02.0084　犁嘴管　vomerorostral canal

犁骨上缘与蝶骨鞘突之间的小沟。

01.02.0085　骨鼻中隔　bony septum of nose

将骨性鼻腔分为左、右两半，由筛骨垂直板和犁骨构成的结构。见图 01.02.006。

01.02.0086　上鼻道　superior nasal meatus

上鼻甲与中鼻甲之间的鼻道。见图 01.02.007。

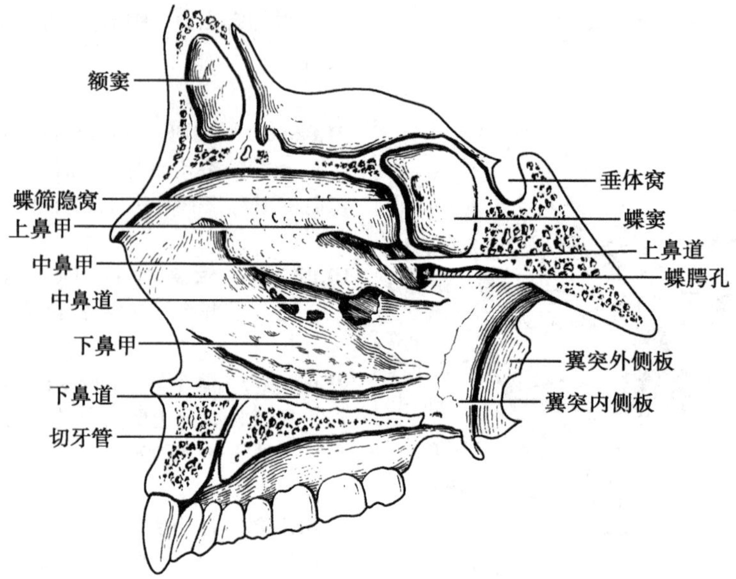

图 01.02.007　鼻腔外侧壁

01.02.0087　中鼻道　middle nasal meatus

中鼻甲与下鼻甲之间的鼻道。见图 01.02.007。

01.02.0088　下鼻道　inferior nasal meatus

下鼻甲下方的鼻道。见图 01.02.007。

01.02.0089　鼻泪管　nasolacrimal canal

连通鼻腔和泪囊窝的膜性管道。上部包埋在眶壁骨质中,下部在鼻腔外侧壁黏膜深面,开口于下鼻道外侧壁的前部。见图 01.02.008。

01.02.0090　蝶筛隐窝　sphenoethmoidal recess

上鼻甲后上方与蝶骨体之间的凹陷,是蝶窦的开口处。见图 01.02.007。

01.02.0091　鼻咽道　nasopharyngeal meatus

各鼻甲后端至咽鼓管咽口之间的浅沟。

01.02.0092　蝶腭孔　sphenopalatine foramen

由腭骨上缘的蝶腭切迹与蝶骨体下面围成,沟通翼腭窝及鼻腔。见图 01.02.007。

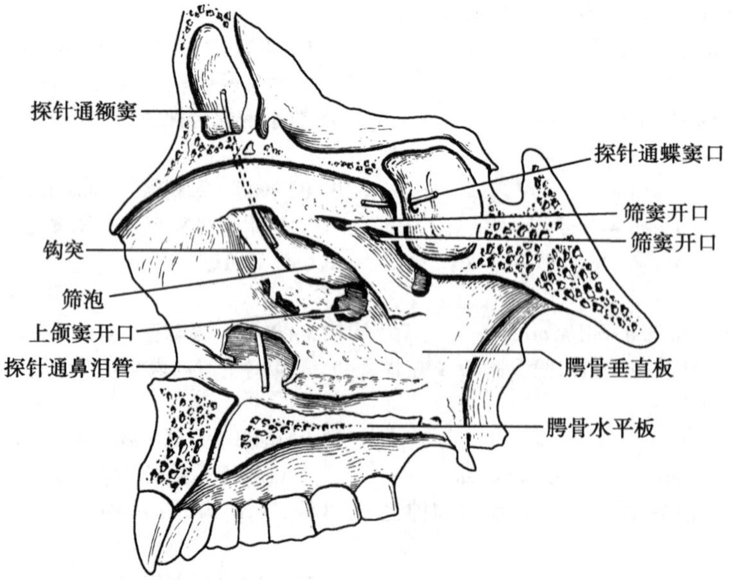

图 01.02.008　鼻腔外侧壁(切除部分鼻甲)

01.02.0093　颞窝　temporal fossa

颅骨侧面，颞线至颧弓之间的宽浅凹陷，容纳颞肌。见图 01.02.006。

01.02.0094　颧弓　zygomatic arch

颧骨颞突与颞骨颧突连成的弓形骨板。架于颞窝和颞下窝之间。其上、下缘分别有颞筋膜和咬肌附着。见图 01.02.009。

01.02.0095　颞下窝　infratemporal fossa

上颌骨体与颧骨后方的不规则间隙，向上通颞窝。

01.02.0096　翼腭窝　pterygopalatine fossa

颞下窝内侧，上颌骨体、蝶骨翼突和腭骨之间狭窄间隙。见图 01.02.010。

01.02.0097　翼上颌裂　pterygomaxillary fissure

上颌骨与蝶骨翼突之间的"V"形裂隙。上颌动脉经此裂入翼腭窝。

01.02.0098　颅囟　cranial fontanelle

婴幼儿颅骨骨化未完成，在多块颅骨交界处仍为结缔组织膜连结的区域。见图 01.02.011。

01.02.0099　前囟　anterior fontanelle

又称额囟 frontal fontanelle。呈菱形，位于冠状缝与矢状缝相接处。见图 01.02.011。

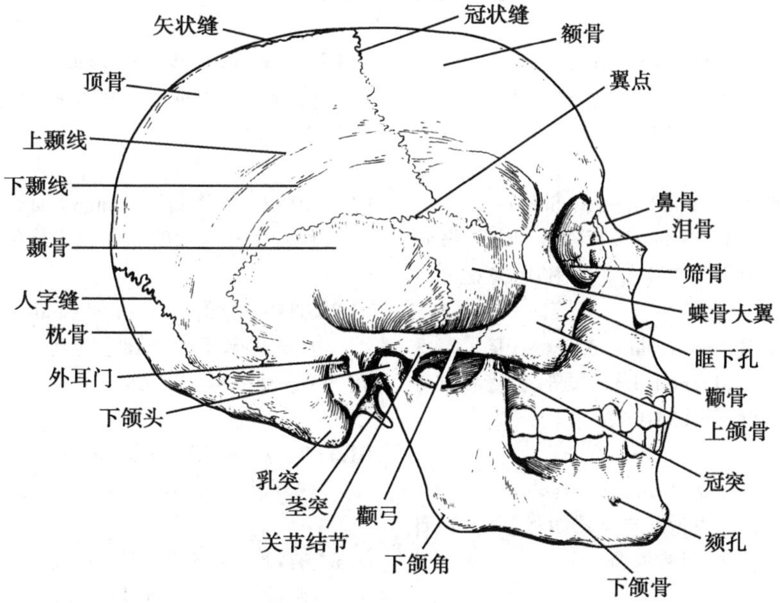

图 01.02.009　颅侧面观

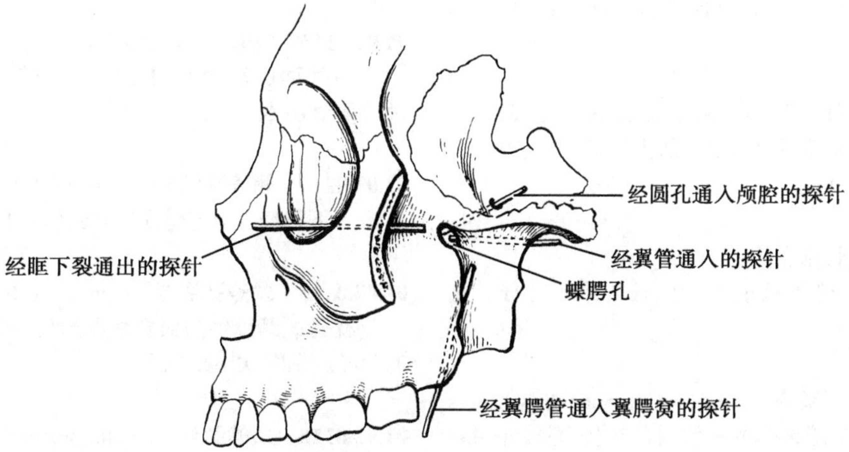

图 01.02.010　翼腭窝

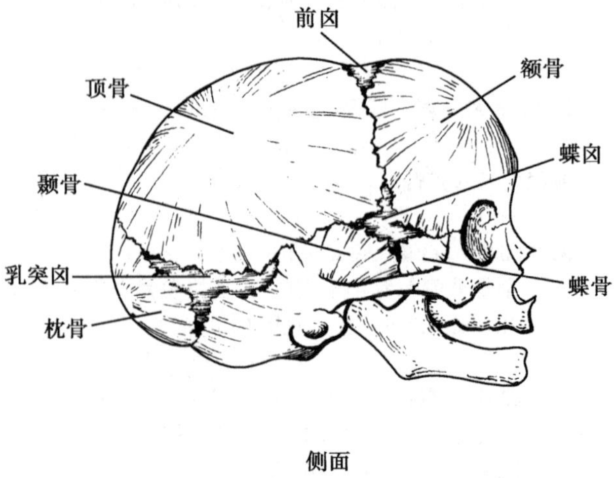

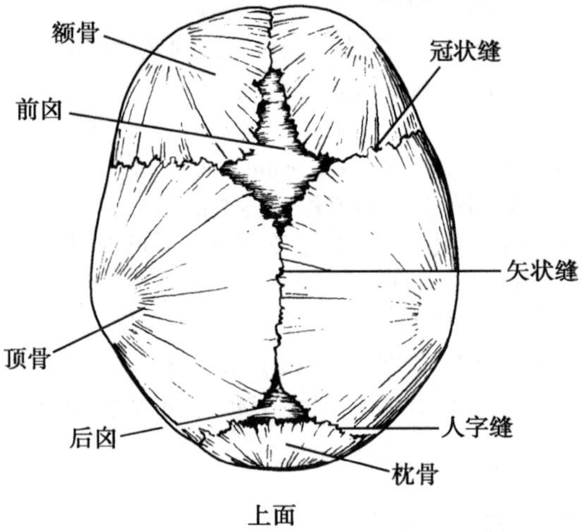

图 01.02.011　新生儿颅

01.02.0100　后囟　posterior fontanelle

又称枕囟 occipital fontanelle。呈三角形,位于矢状缝与人字缝相接处。见图 01.02.011。

01.02.0101　前外侧囟　anterolateral fontanelle

又称蝶囟 sphenoidal fontanelle。额骨、顶骨、颞骨和蝶骨大翼相接处,闭合后称翼点。见图 01.02.011。

01.02.0102　后外侧囟　posterolateral fontanelle

又称乳突囟 mastoid fontanelle。顶骨、枕骨和颞骨相接处,闭合后称星点。见图 01.02.011。

01.02.0103　脑颅骨　bone of cerebral cranium

参与围成颅腔的 8 块骨。包括成对的颞骨、顶骨和不成对的额骨、筛骨、蝶骨和枕骨。

01.02.0104　枕骨　occipital bone

8 块脑颅骨之一,位于颅的后下部,呈勺状。见图 01.02.004。

01.02.0105　枕骨大孔　foramen magnum of occipital bone

枕骨前下部卵圆形或梨形的大孔,沟通颅腔与椎管。见图 01.02.005。

01.02.0106　枕骨基底部　basilar part

枕骨在枕骨大孔前方近似长方形的部分。见图 01.02.005。

01.02.0107　岩下窦沟　sulcus for inferior petrosal sinus

颞骨岩部后缘内侧的一浅沟,与枕骨底部外侧缘共同构成,沟内有岩下窦。

01.02.0108　咽结节　pharyngeal tubercle

枕骨底部下面中部的小结节,为咽缝的附着部。见图 01.02.004。

01.02.0109　枕骨侧部　lateral part of occipital bone

枕骨大孔两侧的部分。见图 01.02.005。

01.02.0110　枕髁　occipital condyle

枕骨侧部下面卵圆形隆起,有光滑关节面与寰椎相关节。见图 01.02.004。

01.02.0111　髁窝　condylar fossa

枕髁后方的小窝。见图 01.02.004。

01.02.0112　舌下神经管　hypoglossal canal

由枕骨大孔前外侧缘通向枕髁前外上方的管道。有舌下神经通过。见图 01.02.004。

01.02.0113　髁管　condylar canal

由外面的髁窝通向颅内的管道,有髁管静脉通过。见图 01.02.004。

01.02.0114　颈静脉结节　jugular tubercle

舌下神经管上方骨面的卵圆形隆起。

01.02.0115　颈静脉切迹　jugular notch

枕骨颈静脉突前面宽而深的切迹,构成颈静脉孔的后界。见图 01.02.004。

01.02.0116　颈静脉突　jugular process

枕髁后部外侧的四方形突起。见图 01.02.004。

01.02.0117　乳突旁突　paramastoid process

颈静脉突下面的隆起，有时与寰椎相接。见图 01.02.004。

01.02.0118　枕鳞　occipital squama

枕骨大孔后方的贝壳状骨板。见图 01.02.004。

01.02.0119　乳突缘　mastoid border

枕鳞前下部粗糙而微曲的边缘，邻接颞骨乳突部。见图 01.02.004。

01.02.0120　人字缘　lambdoid border

枕鳞后上部呈锯齿状的边缘，与顶骨枕缘相接形成人字缝。见图 01.02.009。

01.02.0121　顶间骨　interparietal bone

夹在两侧顶骨之间的小骨块，属枕鳞的一部分。

01.02.0122　枕外隆凸　external occipital protuberance

枕鳞外面中部的隆起。见图 01.02.004。

01.02.0123　枕外嵴　external occipital crest

枕骨大孔后缘至枕外隆凸的骨嵴。见图 01.02.004。

01.02.0124　最上项线　highest nuchal line

枕外隆凸两侧上下两对弓状线的上一对。为帽状腱膜及枕肌的附着部。

01.02.0125　上项线　superior nuchal line

枕外隆凸两侧上下两对弓状线的下一对。有斜方肌、胸锁乳突肌附着。

01.02.0126　下项线　inferior nuchal line

枕鳞外面，自枕外嵴中点斜向两侧外下的弓状线，为头后大、小直肌的附着部。

01.02.0127　枕平面　occipital plane

枕鳞以上项线为界的上面。

01.02.0128　项平面　nuchal plane

枕鳞以上项线为界的下面。

01.02.0129　十字隆起　cruciform eminence

枕鳞内面中部将枕鳞分为 4 个凹面的十字形骨隆起。见图 01.02.005。

01.02.0130　枕内隆起　internal occipital protuberance

十字隆起的骨嵴交会处。见图 01.02.005。

01.02.0131　枕内嵴　internal occipital crest

枕骨大孔后缘至枕内隆凸的嵴状隆起。见图 01.02.005。

01.02.0132　横窦沟　sulcus for transverse sinus

自枕内隆凸伸向两侧的横行浅沟，容纳横窦。见图 01.02.005。

01.02.0133　枕窦沟　sulcus for occipital sinus

枕内嵴两侧的细小浅沟，多不明显。容纳横窦。见图 01.02.005。

01.02.0134　大脑窝　cerebral fossa

枕鳞内面由十字隆起划分为 4 个凹面，上两个为大脑窝，呈三角形。见图 01.02.005。

01.02.0135　小脑窝　cerebellar fossa

枕鳞内面由十字隆起分为 4 个凹面，下两个为小脑窝，近似四边形。见图 01.02.005。

01.02.0136　蝶骨　sphenoid bone

颅底中部，枕骨的前方，整体形似蝴蝶，分体、大翼、小翼和翼突 4 部分。见图 01.02.012。

01.02.0137　蝶骨体　body of sphenoid bone

蝶骨中间部的立方形骨块，内部空腔为蝶窦。见图 01.02.012。

01.02.0138　蝶轭　jugum sphenoidale

蝶骨体上面前部的光滑处。

01.02.0139　交叉前沟　sulcus prechiasmaticus

鞍结节前方、两侧视神经孔之间的横行沟隙。见图 01.02.013。

01.02.0140　蝶鞍　sella turcica

蝶骨体上面呈马鞍状，与鞍背共同组成的结构。

01.02.0141　鞍结节　tuberculum sella

垂体窝前方的圆形隆起。

01.02.0142　中床突　middle clinoid process

鞍结节两侧的小结节。

01.02.0143　垂体窝　hypophysial fossa

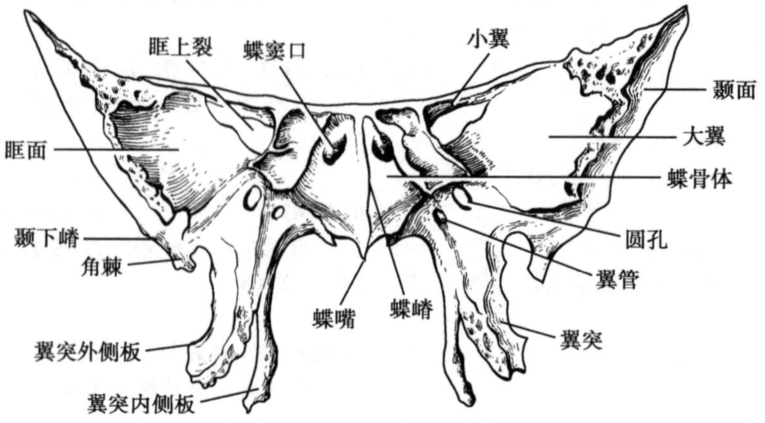

图 01.02.012　蝶骨(前面)

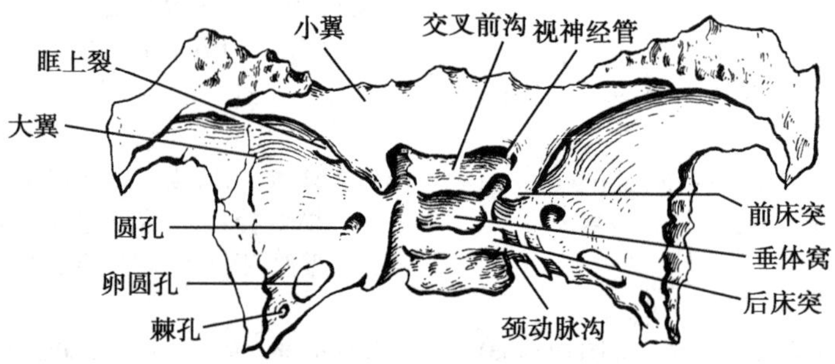

图 01.02.013　蝶骨(上面)

蝶鞍中部的凹陷。见图 01.02.013。

01.02.0144　鞍背　dorsum sella

垂体窝后方的方形骨板。见图 01.02.005。

01.02.0145　后床突　posterior clinoid process

鞍背两侧向外上方的结节状突起。见图 01.02.013。

01.02.0146　颈动脉沟　carotid sulcus

蝶鞍两侧、破裂孔至眶上裂之间的浅沟。见图 01.02.013。

01.02.0147　蝶小舌　sphenoidal lingula, lingula of sphenoid

颈动脉沟后端外缘的一薄骨片,自体与大翼之间凸向后。

01.02.0148　蝶嵴　sphenoidal crest

蝶骨体前面正中的三角形锐嵴,与筛骨垂直板相接,构成骨性鼻中隔的一部分。

01.02.0149　蝶嘴　sphenoidal rostrum

蝶骨体下面正中的三角形锐嵴,嵌入犁骨翼的前部。

01.02.0150　蝶窦　sphenoidal sinus

蝶骨体内部不规则的空腔,由薄骨板分为左、右两腔。见图 01.02.007。

01.02.0151　蝶窦中隔　septum of sphenoidal sinus

分隔蝶窦为左、右两腔的薄骨板。

01.02.0152　蝶窦口　aperture of sphenoidal sinus

蝶嵴两侧的圆形孔。直径 2~3mm,开口于蝶筛隐窝。见图 01.02.012。

01.02.0153　蝶甲　sphenoidal concha

蝶骨体前下方的两块薄而弯曲的骨板。上面凹陷,构成蝶窦的前壁和部分下壁。

01.02.0154　蝶骨小翼　lesser wing of sphenoid bone

蝶骨体上部向两侧伸出的三角形薄骨板。外侧端尖细,内侧端以上、下两个根连于蝶骨体。见图 01.02.012、图 01.02.013。

01.02.0155　蝶形隆起　sphenoid jugum

蝶骨小翼间结合部。

01.02.0156 视神经管 optic canal

蝶骨小翼两根之间的圆形孔道。有视神经、眼动脉通过。见图 01.02.013。

01.02.0157 前床突 anterior clinoid process

颅中窝视神经管开口外侧，是蝶骨小翼后缘内侧端呈结节状凸向后方的结构，为小脑幕前端的附着部。见图 01.02.013。

01.02.0158 蝶骨大翼 greater wing of sphenoid bone

蝶骨体的侧面伸向外上方不规则骨块。分颞、眶和大脑面。见图 01.02.012。

01.02.0159 蝶骨颧缘 zygomatic margin of sphenoid bone

蝶骨与颧骨相接的缘。分隔蝶骨的眶面和颞面。

01.02.0160 额缘 frontal margin of sphenoid bone

蝶骨与额骨相接的缘，为三角形的粗面。

01.02.0161 蝶骨顶缘 parietal margin of sphenoid bone

蝶骨眶面与大脑面移行处的锐薄骨缘。构成眶上裂的下界。

01.02.0162 蝶骨鳞缘 squamosal margin of sphenoid bone

蝶骨与颞骨鳞部相接的缘呈锯齿状。

01.02.0163 蝶骨颞下嵴 infratemporal crest of sphenoid bone

蝶骨颞面外下方的一条横行骨嵴。分颞面为上、下两部分。见图 01.02.012。

01.02.0164 蝶骨大脑面 cerebral surface of sphenoid bone

蝶骨大翼的上面光滑而凹陷，构成颅中窝的底。

01.02.0165 蝶骨颞面 temporal surface of sphenoid bone

蝶骨的颞面由颞下嵴分为上、下两部分，上部为颞面。构成颞窝的一部分。见图 01.02.012。

01.02.0166 蝶骨颞下面 infratemporal surface of sphenoid bone

蝶骨的颞面由颞下嵴分为上、下两部分，下部为颞下面。移行于翼突外侧板。

01.02.0167 蝶骨上颌面 maxillary surface of sphenoid bone

蝶骨大翼邻接上颌骨的骨面。

01.02.0168 蝶骨眶面 orbital surface of sphenoid bone

蝶骨大翼前内侧的方形骨板，构成眶外侧壁的后部。见图 01.02.012。

01.02.0169 圆孔 foramen rotundum

蝶骨大翼前内侧有沟通颅中窝与翼腭窝的圆形孔洞。上颌神经通过该孔。见图 01.02.012。

01.02.0170 卵圆孔 foramen ovale

位于圆孔的后外侧，沟通颅中窝与颅底下方的卵圆形孔洞。有下颌神经通过。见图 01.02.013。

01.02.0171 蝶导静脉孔 emissary foramen

又称蝶导血管孔。卵圆孔前内侧的小孔。有蝶导静脉通过。

01.02.0172 棘孔 foramen spinosum

卵圆孔后外侧孔。有脑膜中动脉和下颌神经脑膜支通过。见图 01.02.013。

01.02.0173 无名小管 innominate canaliculus

又称岩孔。卵圆孔附近岩小神经通过的孔隙。不恒定出现。

01.02.0174 蝶棘 spine of sphenoid bone

蝶骨颞面后端，棘孔后方向下的骨性小突起。其末端为蝶下颌韧带及翼棘韧带的附着部。见图 01.02.012。

01.02.0175 咽鼓管沟 sulcus for auditory tube

蝶骨大翼与颞骨岩部交界处在颅底下面形成一凹陷的沟。向后外方通入中耳鼓室。

01.02.0176 蝶骨翼突 pterygoid process of sphenoid bone

自大翼与体的连接处下垂，由内、外两片骨板组成。见图 01.02.012。

01.02.0177 翼突外侧板 lateral pterygoid plate

自大翼与体的连接处垂向下内、外两片骨板，外侧短宽而薄的一片。见图 01.02.012。

01.02.0178 翼突内侧板 medial pterygoid plate

自大翼与体的连接处垂向下内、外两片骨板，内侧狭长的一片。见图 01.02.012。

01.02.0179 蝶骨翼切迹 pterygoid fissure, pterygoid notch

翼突内、外侧板下端之间的弧形切迹。

01.02.0180　蝶骨翼窝　pterygoid fossa of sphenoid bone

翼突内、外侧板之间的楔形深窝。

01.02.0181　蝶骨舟状窝　scaphoid fossa of sphenoid bone

翼突根部后上方的卵圆形浅窝。有腭帆张肌附着。

01.02.0182　蝶骨鞘突　vaginal process of sphenoid bone

翼突内侧板根部凸向内侧的薄骨板，与犁骨翼及腭骨蝶突相接。

01.02.0183　腭鞘沟　palatovaginal sulcus

翼突内侧板下方的沟状结构。与腭骨蝶突形成腭鞘管，内有上颌动脉咽支和翼腭神经节通过。

01.02.0184　犁鞘沟　vomerovaginal sulcus

蝶骨体和鞘突之间的浅沟，与犁骨翼形成犁鞘管。

01.02.0185　翼钩　pterygoid hamulus

翼突内侧板下端向外侧弯曲形成的钩状结构。

01.02.0186　翼钩沟　sulcus of pterygoid hamulus

翼钩外侧的小凹槽。是翼钩与腭帆张肌肌腱之间滑膜囊存在处。

01.02.0187　翼管　pterygoid canal

蝶骨翼突内侧板根部，开口于翼腭窝和颅底破裂孔前缘。管内有同名神经和血管通过。见图01.02.012。

01.02.0188　翼棘突　pterygospinous process

位于蝶棘和翼突外侧板上部之间，由翼棘韧带骨化而形成。

01.02.0189　颞骨　temporal bone

一对形状不规则的脑颅骨。位于颅两侧，参与构成颅底和颅腔侧壁。见图01.02.014。

01.02.0190　颞骨岩部　petrous part of temporal bone

又称颞骨锥部 pyramid part of temporal bone。位于颅底蝶骨和枕骨之间，向上和前内侧倾斜，颞骨呈三棱锥形的部分。分为1底、1尖、3面（即前面、后面和下面）、3缘（即上缘、后缘和前缘），尖向前内，底向后外。内有内耳迷路。见图01.02.014。

01.02.0191　颞骨枕缘　occipital margin of temporal bone

乳突与枕骨下缘外侧角至颈静脉突之间连接的锯状后缘。

01.02.0192　颞骨乳突　mastoid process of temporal bone

颅外面颞鳞后下方，外耳门后方的肥厚骨突起。见图01.02.014。

01.02.0193　乳突切迹　mastoid notch

乳突的内侧面有较深的乳突切迹，为二腹肌后腹附着点。

01.02.0194　乙状窦沟　sulcus for sigmoid sinus, sigmoid sulcus

位于颅后窝，介于横窦沟与颈静脉孔之间，容纳乙状窦。见图01.02.014。

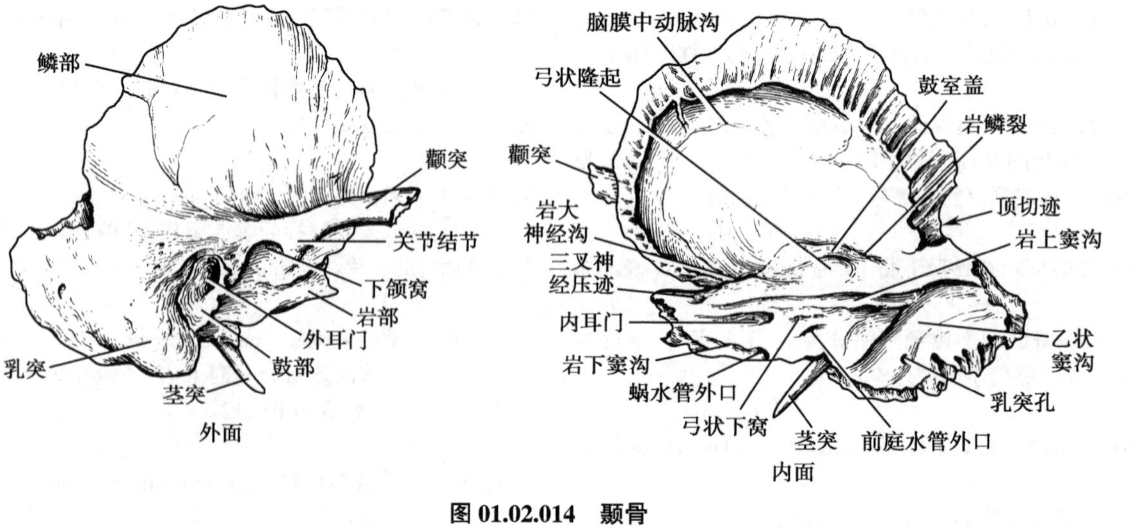

图01.02.014　颞骨

01.02.0195　枕动脉沟　sulcus for occipital artery, occipital groove

乳突切迹内侧容纳枕动脉的浅沟。

01.02.0196　乳突孔　mastoid foramen

乳突切迹后上方的1~3个小圆孔,出现率为78.3%,有枕动脉的分支及小静脉通过。见图01.02.014。

01.02.0197　岩部尖　apex of petrous part

颞骨岩部尖端,钝而不规则。位于蝶骨大翼后缘和枕骨基底部之间夹角内,有颈动脉管的内口并构成破裂孔后外侧界。

01.02.0198　颈动脉管　carotid canal

颞骨椎体底面的管,颈内动脉由此通过。

01.02.0199　颈鼓小管　caroticotympanic canaliculi

开口于颈动脉管的小管,是颈内动脉鼓室支和颈动脉交感丛的通道。

01.02.0200　肌咽鼓管　musculotubal canal

起于颞骨岩部前缘,靠近与鳞部交接处通入鼓室的骨性管道。

01.02.0201　鼓膜张肌半管　semicanal for tensor tympanic muscle

肌咽鼓管被肌咽鼓管隔分为上、下两个半管,上部半管便是,较小,为容纳鼓膜张肌的半管。

01.02.0202　咽鼓管半管　semicanal for auditory tube

肌咽鼓管的下半部的半管,以其鼓室口开口于鼓室。

01.02.0203　肌咽鼓管隔　septum of musculotubal canal

肌咽鼓管前缘发出的一个薄水平骨板。将肌咽鼓管分为上、下两个半管。上面较小容纳鼓膜张肌,下面较大是咽鼓管半管。

01.02.0204　鼓室盖　tegmen tympani

弓状隆起外侧骨质较薄部分。为乳突窦顶延伸至鼓室和鼓膜张肌半管上部的薄骨板。见图01.02.014。

01.02.0205　弓状隆起　arcuate eminence

颞骨岩部前面中央有前半规管形成的圆形骨性隆起。见图01.02.014。

01.02.0206　岩大神经管裂孔　hiatus of canal for greater petrosal nerve

又称"面神经管裂孔"。颞骨岩部前面,弓状隆起之前的骨裂孔。内有岩大神经通过。

01.02.0207　岩小神经管裂孔　hiatus of canal for lesser petrosal nerve

又称"鼓室小管上口"。颞骨岩部前面、岩大神经裂孔前外侧,有一较小的岩小神经管裂孔。见图01.02.014。

01.02.0208　岩大神经沟　sulcus for greater petrosal nerve

岩大神经管裂孔向前延伸的一条浅沟。见图01.02.014。

01.02.0209　岩小神经沟　sulcus for lesser petrosal nerve

岩小神经管裂孔向前延伸的一条浅沟,不恒定。

01.02.0210　三叉神经压迹　trigeminal impression

颞骨岩部前面近尖端处有一光滑的压迹。容纳三叉神经节。见图01.02.014。

01.02.0211　岩上窦沟　groove for the superior sagittal sinus

颞骨岩部上缘最长,形成介于岩部前面和后面之间的沟。容纳岩上窦。见图01.02.014。

01.02.0212　内耳门　internal acoustic pore

颞骨岩部后面中央部的大孔。通内耳道。见图01.02.014。

01.02.0213　内耳道　internal acoustic meatus

颞骨岩部后面中央部横贯岩部的短管。出口为内耳门,有面神经、前庭蜗神经及迷路动脉通过。

01.02.0214　弓状下窝　subarcuate fossa

位于颞骨岩部后面,内耳门后上方的骨性陷窝,有岩上窦等结构通过。见图01.02.014。

01.02.0215　前庭水管　vestibular aqueduct

在内耳门后方的骨性管道。容纳内淋巴囊、内淋巴管和一对小动、静脉。

01.02.0216　前庭水管外口　external aperture of vestibule aqueduct

内耳门后外侧的一个几乎隐藏于薄骨板内的小裂缝。通向前庭水管。见图01.02.014。

01.02.0217　颈静脉孔内突起　intrajugular process

颞骨岩部下面，颈静脉孔上壁的骨性突起。

01.02.0218　蜗水管　aqueduct of cochlea

位于颞骨岩部内，将前庭迷路的外淋巴液向蛛网膜下腔引流的管道。

01.02.0219　蜗水管外口　external aperture of aqueduct of cochlea

颈静脉窝前内侧三角形压迹底部的小孔。有外淋巴管及静脉通过。见图 01.02.014。

01.02.0220　颈静脉窝　jugular fossa

颞骨岩部下面，颈动脉管外口后方的深窝。容纳颈静脉上球。

01.02.0221　乳突小管　mastoid canaliculus

颞骨岩部下面颈静脉窝外侧的小管。容纳迷走神经耳支。

01.02.0222　鼓室小管　tympanic canaliculus

位于颞骨岩部，自鼓室前壁向前的小管。在岩部前面经小管上口出鼓室，内有舌咽神经鼓室支及咽升动脉鼓室支通过。

01.02.0223　岩小窝　petrosal fossula

颞骨岩部下面，蜗水管外口、颈静脉窝和颈动脉管外口之间的骨嵴上的一小浅窝。内有鼓室小管下口。

01.02.0224　颞骨茎突　styloid process of temporal bone

颞骨下面向前下方突出的细而长的骨性突起。数毫米至 2.5cm 不等。见图 01.02.014。

01.02.0225　茎乳孔　stylomastoid foramen

茎突和乳突之间的孔。为面神经管外口。有面神经和茎乳动脉通过。

01.02.0226　岩鼓裂　petrotympanic fissure

颞骨鼓部内侧与岩部相接，形成岩鼓裂。

01.02.0227　岩鳞裂　petrosquamous fissure

在下颌窝内侧，颞骨岩部前缘外侧部与颞骨鳞部相接，形成岩鳞裂。见图 01.02.014。

01.02.0228　鼓乳裂　tympanomastoid fissure

外耳门后方延续至茎突根部的骨缝。是颞骨鼓部与乳突部相结合的部位。

01.02.0229　鼓室　tympanic cavity

颞骨岩部内的不规则含气小腔。是中耳的组成部分，有 6 个壁，内有听小骨、听骨链、肌、肌腱、韧带、血管和神经等。

01.02.0230　面神经管　canal for facial nerve, facial canal

位于颞骨岩部内有面神经等结构通过的管道。自内耳道底水平向外走行，继而垂直下降，经茎乳孔出颅。

01.02.0231　面神经管膝　geniculum of facial canal

位于颞骨岩部，面神经管水平部向垂直部移行处，容纳膝神经节等。

01.02.0232　鼓索小管　canaliculus for chorda tympani

位于颞骨岩部的一个小管。自鼓室前壁向前，穿岩鼓裂出鼓室，内有鼓索等结构通过。

01.02.0233　鼓部　tympanic part

在颞骨鳞部下方及乳突部前方，侧面观为一向后方卷曲的薄骨板，构成外耳门和外耳道前壁、下壁及后壁的一部分。见图 01.02.014。

01.02.0234　鳞鼓裂　squamotympanic fissure

位于下颌窝后面，关节窝内侧与鼓部之间的裂隙。为鳞部与鼓部的融合处。

01.02.0235　鼓环　tympanic annulus, tympanic ring

颞骨鼓部在出生时是一个上部缺陷的半圆形不完整骨环，称为鼓环。

01.02.0236　外耳道　external acoustic meatus

从外耳门至鼓膜的管道。由外侧的软骨部和内侧的骨性部构成。见图 01.02.014。

01.02.0237　外耳门　external acoustic pore

颞骨鼓部的大孔，向内通入外耳道。见图 01.02.014。

01.02.0238　鼓大棘　greater tympanic spine

外耳道鼓切迹的前缘。

01.02.0239　鼓小棘　lesser tympanic spine

外耳道鼓切迹的后缘。

01.02.0240　鼓沟　tympanic sulcus

外耳道后面内侧壁上的一半环形浅沟。供鼓膜附着。

01.02.0241　鼓切迹　tympanic notch

外耳道的鼓环上部,被鼓膜松弛部覆盖。

01.02.0242　茎突鞘　sheath of styloid process

颞骨鼓部下缘薄锐不平,移行为茎突鞘。包绕茎突根部外侧面。

01.02.0243　顶切迹　parietal notch, parietal incisure

颞骨鳞部顶缘与乳突部交界处的凹形切迹。

01.02.0244　颞面　temporal surface

颞骨鳞部外侧骨面,光滑略向外凸,构成颞肌附着的颞窝一部分。见图 01.02.014。

01.02.0245　颞中动脉沟　sulcus for middle temporal artery

外耳道上方的骨性线形浅凹。容纳颞中动脉。

01.02.0246　颞骨颧突　zygomatic process of temporal bone

颞骨鳞部前下部向前凸的骨突。与颧骨的颞突构成颧弓。见图 01.02.014。

01.02.0247　乳突上嵴　supramastoid crest

外耳门上方的骨嵴。向后上弯曲越过颞中动脉沟后部,延伸至乳突上方,有颞筋膜和颞肌附着。见图 01.02.014。

01.02.0248　道上三角　suprameatal triangle

乳突上嵴的前端和外耳道后上象限之间的三角形骨性凹陷区域。

01.02.0249　道上棘　suprameatal spine

道上三角前方、外耳门后上方的小骨性突起。不恒定。

01.02.0250　下颌窝　mandibular fossa

颞骨颧突根部下面与颞骨鼓部之间的深窝。见图 01.02.014。

01.02.0251　颞骨关节面　articular surface of temporal bone

位于下颌窝,呈卵圆形深凹,表面平滑,容纳颞下颌关节的关节盘。见图 01.02.014。

01.02.0252　关节结节　articular tubercle

下颌窝前缘的半圆柱形横行突起,为下颌窝的前界。见图 01.02.014。

01.02.0253　窝后结节　postglenoid tubercle

位于下颌窝后方,呈圆锥状,从侧面将关节面和鼓部分开。见图 01.02.014。

01.02.0254　窝后孔　postglenoid foramen

外耳道前方,颞骨鳞部与鼓部融合处的骨孔。较罕见。

01.02.0255　颞骨大脑面　cerebral surface of temporal bone

颞骨鳞部的内面。呈凹形,表面光滑,有颞叶脑回压迹和脑膜中动脉沟。见图 01.02.014。

01.02.0256　顶骨　parietal bone

位于颅顶中部,左、右各一,不规则四边形,形成颅顶大部和两侧。见图 01.02.009。

01.02.0257　脑膜中动脉沟　sulcus for middle meningeal artery

靠近顶骨额缘的浅沟。从蝶角和下缘前半斜向前上,容纳脑膜中动脉远侧端。见图 01.02.014。

01.02.0258　顶骨外面　external surface of parietal bone

顶骨外侧表面,光滑呈凸面,中央有顶结节。见图 01.02.009。

01.02.0259　上颞线　superior temporal line

横过顶骨外面,位于下颞线上方,为颞筋膜附着处。见图 01.02.009。

01.02.0260　下颞线　inferior temporal line

横过顶骨外面,位于上颞线下方,为颞肌附着部的上界。见图 01.02.009。

01.02.0261　顶结节　parietal tuber, tuberosity

位于顶骨外面中央,是顶骨骨化中心所在处。

01.02.0262　顶骨枕缘　occipital border of parietal bone

位于顶骨后方,呈深锯齿状,与枕骨连接,构成人字缝内侧半。见图 01.02.009。

01.02.0263　顶骨鳞缘　squamosal border of parietal bone

位于顶骨下方,前部呈斜截面,被蝶骨大翼覆盖;中部呈弓形斜面,被颞骨鳞部覆盖;后部短锯齿状,与乳突连接。见图 01.02.009。

01.02.0264　顶骨矢状缘　sagittal border of parietal bone

位于顶骨上方,呈锯齿状,与对侧顶骨形成矢状缝。见图 01.02.009。

01.02.0265　顶骨额缘　frontal border of parietal bone

位于顶骨前方，呈深锯齿状，斜面的上部向外，下部向内与额骨连接构成冠状缝的内侧半。见图 01.02.009。

01.02.0266　顶骨额角　frontal angle of parietal bone

位于顶骨前上角，约呈 90°，为矢状缘和额缘的会合处。见图 01.02.009。

01.02.0267　顶骨枕角　occipital angle of parietal bone

位于顶骨后上角，基本呈圆形，为矢状缘和枕缘的会合处。

01.02.0268　顶骨蝶角　sphenoid angle of parietal bone

顶骨的前下部，顶骨的鳞缘与额缘会合处，呈锐角。与蝶骨大翼相接。见图 01.02.009。

01.02.0269　乳突角　mastoid angle

顶骨的后下角，顶骨的鳞缘与枕缘会合处，呈直角。与颞骨的乳突部相接。见图 01.02.009。

01.02.0270　顶孔　parietal foramen

顶骨外面后上部，靠近上缘处，有 1~4 个小孔。出现率为 74%，有枕动脉脑膜支和小静脉通过。

01.02.0271　额骨　frontal bone

近似贝壳形，位于脑颅的前方，构成颅盖和颅底前部。分为额鳞、眶部及鼻部。见图 01.02.015。

01.02.0272　额鳞　frontal squama

瓢形或贝壳形的扁骨，构成额骨的大部分。内含空腔称额窦，有内、外两面及后缘。见图 01.02.015。

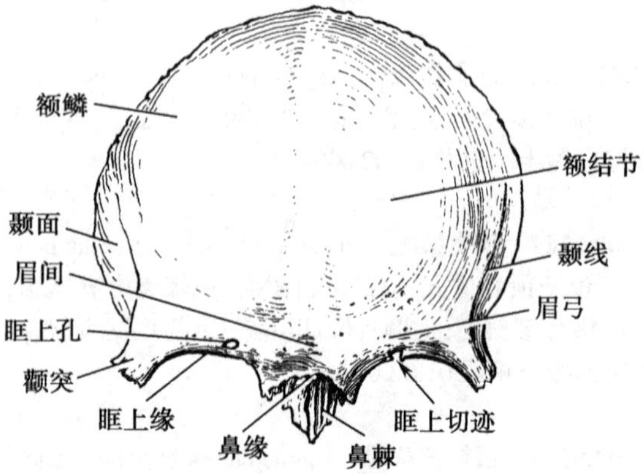

图 01.02.015　额骨（前面）

01.02.0273　额结节　frontal tuber

位于额鳞中部偏下方，左、右各有一隆起称额结节。两侧多不对称。见图 01.02.015。

01.02.0274　眉弓　superciliary arch

额结节的下方，左、右各有一弓状隆起称为眉弓。其突度有性别差异，男大于女。见图 01.02.015。

01.02.0275　眉间　glabella

两侧眉弓内侧端之间的光滑骨面。见图 01.02.015。

01.02.0276　眶上切迹　supraorbital notch, supraorbital incisure

眶上缘的外侧 2/3 锐薄，内侧 1/3 钝圆，两者交界处见一切迹，为眶上切迹。有眶上血管、神经通过。见图 01.02.015。

01.02.0277　眶上孔　supraorbital foramen

眶上切迹的开口处若被一骨桥封闭，就形成眶上孔。孔内有眶上血管、神经通过。见图 01.02.015。

01.02.0278　额切迹　frontal notch

眶上孔或眶上切迹的内侧的一个切迹。

01.02.0279　额孔　frontal foramen

呈孔状的额切迹。

01.02.0280　颞线　temporal line

自颧突向后发出的一弓状线。分上、下两支，分别移行于顶骨的上、下颞线。见图 01.02.015。

01.02.0281　额面　frontal surface

颞线将额鳞的外面分为内、外侧 2 部，前者为额面。

01.02.0282　颧突　zygomatic process

上颌骨眶上缘的外端延伸出的一个三角形的突起，与颧骨相接。见图 01.02.015。

01.02.0283　额骨内面　internal surface of frontal bone

额鳞的内面或脑面凹陷。表面凹凸不平，与脑表面相适应，凹陷的部分为脑压迹，隆起的部分为大脑轭。

01.02.0284　额嵴　frontal crest

上矢状窦沟或矢状沟行向前下方，沟的两缘相合而成的一个嵴。

01.02.0285　盲孔　foramen cecum

额嵴的下端终止处的小孔。通常闭锁不通，有时则有小静脉经此至上矢状窦。见图 01.02.005。

01.02.0286　顶缘　parietal margin

又称“额鳞的后缘”。厚而呈锯齿状，此缘中间大部分与顶骨相接，其两侧呈三角形的粗面，与蝶骨大翼相接。见图 01.02.009。

01.02.0287　鼻部　nasal part

自额鳞的中部向下突出，介于左、右眶部之间。见图 01.02.006。

01.02.0288　鼻棘　nasal spine

额骨前缘正中向前下方的突起。前接鼻骨，后方与筛骨正中板相连，构成鼻中隔的一部分，两侧形成鼻腔的一部分。见图 01.02.015。

01.02.0289　滑车凹　trochlear fovea

在额骨眶面前内侧部有一小凹。其出现率约为90.3%。

01.02.0290　滑车棘　trochlear spine

额骨滑车凹处的相关韧带骨化后形成的小棘状结构。

01.02.0291　前筛骨孔　anterior ethmoid canals

与筛骨相邻接的孔，有筛前神经和筛前动脉通过。

01.02.0292　后筛骨孔　posterior ethmoid canals

与筛骨相邻接的孔，有筛后神经和筛后动脉通过。

01.02.0293　泪腺窝　fossa for lacrimal gland

额骨眶面前外侧部接颧骨，此处有一浅窝，容纳泪腺。见图 01.02.006。

01.02.0294　筛切迹　ethmoidal notch

分隔左、右眶部的深切迹，有筛骨嵌入其中。

01.02.0295　额窦口　aperture of frontal sinus

左、右额窦通入鼻腔的开口。

01.02.0296　额窦中隔　septum of frontal sinus

分隔额窦腔的不规则骨性隔。

01.02.0297　额缝　frontal suture

新生儿的额鳞分为两半，中间由此缝分开，8 岁左右额缝消失，但也有人终生不融合。

01.02.0298　筛骨　ethmoid bone

由薄骨板构成，近立方体形，冠状切面呈“巾”字形，内含许多不规则小腔。于颅底的前部及左、右两眶之间构成眶的内侧壁、鼻中隔、鼻腔上壁及外侧壁的一部分。见图 01.02.016。

01.02.0299　筛板　cribriform plate

有许多小孔的方形薄骨板，嵌入额骨的筛骨切迹中，构成鼻腔上壁的一部分。见图 01.02.016。

01.02.0300　筛孔　cribriform foramina

筛板上的小孔。共 20 个左右，内有嗅神经通过。见图 01.02.005。

01.02.0301　鸡冠　crista galli

筛板正中的三角形突起。后部低而薄，前部高起，为大脑镰前端的附着部。见图 01.02.016。

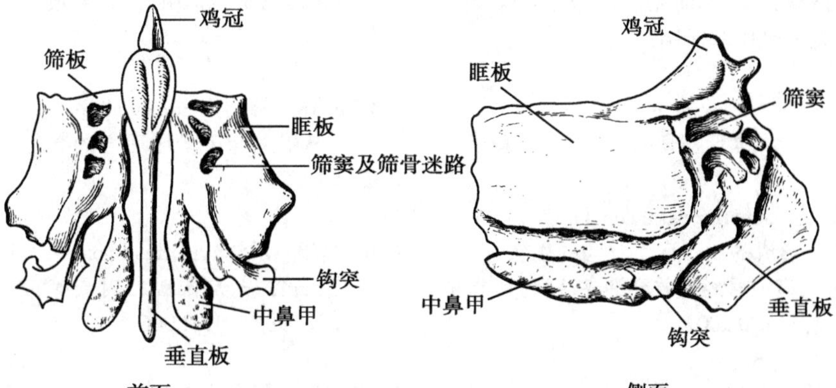

图 01.02.016　筛骨

01.02.0302　鸡冠翼　ala of crista galli

鸡冠下部向左、右侧分出的两个突起。与额骨相接，参与盲孔的构成。

01.02.0303　垂直板　perpendicular plate

亦称“正中板”。自筛骨的筛板正中下垂，构成骨性鼻中隔的上部。垂直板上部有许多细沟或细管，有嗅神经通过。见图 01.02.016。

01.02.0304　筛骨迷路　ethmoidal labyrinth

并列于垂直板的两侧，由很薄、大小不等的骨泡构成。见图 01.02.016。

01.02.0305　筛窦　ethmoidal sinus

又称筛小房 ethmoidal cellules。蜂窝状骨泡。筛窦分前、中、后 3 群。前、中群开口于中鼻道，后群开口于上鼻道，个别气房开口于蝶筛隐窝。见图 01.02.017。

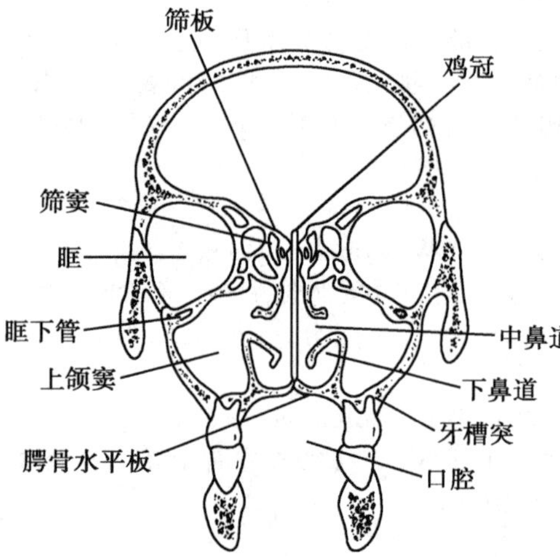

图 01.02.017　颅冠状切面（通过第 3 磨牙）

01.02.0306　眶板　orbital plate

筛骨迷路的外侧壁。薄而光滑，呈方形，构成眶内侧壁的大部分。见图 01.02.016。

01.02.0307　最上鼻甲　supreme nasal concha

在上鼻甲的后上方，常常出现的一个更小的鼻甲。

01.02.0308　上鼻甲　superior nasal concha

鼻腔外侧壁上形成的 2 个向下卷曲的壳状骨片，表面有细沟及小凹，有血管经过并容纳黏液腺，其上方者为最上鼻甲。见图 01.02.007。

01.02.0309　中鼻甲　middle nasal concha

两侧上鼻甲下方的壳状骨片，较大，突向外下，前端接上颌骨的筛骨嵴，而后端窄细，附着于腭骨的筛骨嵴。见图 01.02.007。

01.02.0310　筛泡　ethmoidal bulla

在中鼻道的外侧壁上部的一圆形膨隆。内容筛窦中群。见图 01.02.008。

01.02.0311　钩突　uncinate process

眶板前下方的一个弯向后下方的钩状突起。呈桥状跨越半月裂孔，上缘游离，构成半月裂孔的内侧界。见图 01.02.008。

01.02.0312　筛漏斗　ethmoidal infundibulum

中鼻道向前上方移行形成。有前群筛窦开口，漏斗向上经额鼻管与额窦相通。见图 01.02.008。

01.02.0313　半月裂孔　semilunar hiatus

筛泡与钩突之间的半月形裂隙。见图 01.02.008。

01.02.0314　面颅骨　bone of facial cranium

构成面部基础的骨，共 15 块。共同围成口腔，并与脑颅骨共同围成眶腔及鼻腔。见图 01.02.006。

01.02.0315　下鼻甲　inferior nasal concha

附着于上颌体和腭骨垂直板骨面上的薄而卷曲的小骨片。见图 01.02.007。

01.02.0316　泪突　lacrimal process

下鼻甲上缘中部有 3 个突起，前方的较小，突向上方称为泪突。与泪骨下缘相接，构成鼻泪管的一部分。

01.02.0317　上颌突　maxillary process

下鼻甲上缘，中部向外下方卷曲的部分。其与上颌骨及腭骨的上颌突相接，形成上颌窦内侧壁的一部分。

01.02.0318　筛突　ethmoidal process

下鼻甲上缘中份居后方的突起。与筛骨的钩突相接。

01.02.0319　泪骨　lacrimal bone

左、右各一，居眶腔之内侧壁前方，质薄而脆，分 2 面 4 缘。见图 01.02.006。

01.02.0320　泪后嵴　posterior lacrimal crest

泪骨外侧面上的一纵嵴。将此面分为前、后两部。

01.02.0321　泪钩　lacrimal hamulus

泪后嵴的下端向前弯曲成钩状的部分。此钩与上颌骨的眶面相接,构成鼻泪管上口的一部分。

01.02.0322　鼻骨　nasal bone

两侧上颌骨额突之间成对的长方形骨板。构成鼻腔上壁的一部分。见图 01.02.006。

01.02.0323　筛沟　ethmoidal sulcus

鼻骨内面上、下走行的纵沟。有筛前神经的分支通过。

01.02.0324　鼻骨孔　nasal foramina

鼻骨外侧面中部的一小孔。其内有小静脉通过。

01.02.0325　犁骨　vomer

位于左、右鼻腔之间矢状位四边形的扁平薄骨板。构成鼻中隔的下部及后部。见图 01.02.006。

01.02.0326　犁骨翼　ala of vomer

犁骨上缘两侧呈翼状的突出。

01.02.0327　犁骨沟　vomerine groove

犁骨外侧面上斜向前下方至左、右鼻腔的沟。有鼻腭神经和蝶腭动脉通过。

01.02.0328　犁骨鼻后孔嵴　vomerochoanal crest

犁骨后缘构成的分隔鼻后孔的嵴状结构部分。

01.02.0329　犁骨楔状部　cuneiform part of vomer

犁骨侧面观的前下部分。

01.02.0330　上颌骨　maxilla

成对的含气骨,与下颌骨共同构成颜面的大部并参与构成口腔上壁、鼻腔外侧壁及眶下壁。见图 01.02.018。

01.02.0331　上颌体　body of maxilla

上颌骨的主体部,内含上颌窦,分为眶面、鼻面、前面、颞下面。见图 01.02.018。

01.02.0332　眶下管　infraorbital canal

上颌骨上面[眶面]中部的纵沟向前延伸形成的管道。开口于眶下孔,有同名神经和血管通过。见图 01.02.018。

01.02.0333　眶下沟　infraorbital groove

上颌骨上面中部的纵沟。有眶下神经和血管通过。见图 01.02.018。

01.02.0334　眶下孔　infraorbital foramen

上颌骨尖牙窝的上方的椭圆形大孔。为眶下沟及眶下管的前方开口,有眶下血管及神经穿出。见图 01.02.018。

01.02.0335　尖牙隆起　canine eminence

上颌骨切牙窝与尖牙窝之间的垂直隆起。

01.02.0336　上颌骨尖牙窝　canine fossa of maxilla

上颌骨牙槽轭外上侧处一浅窝。为尖牙的附着部。见图 01.02.018。

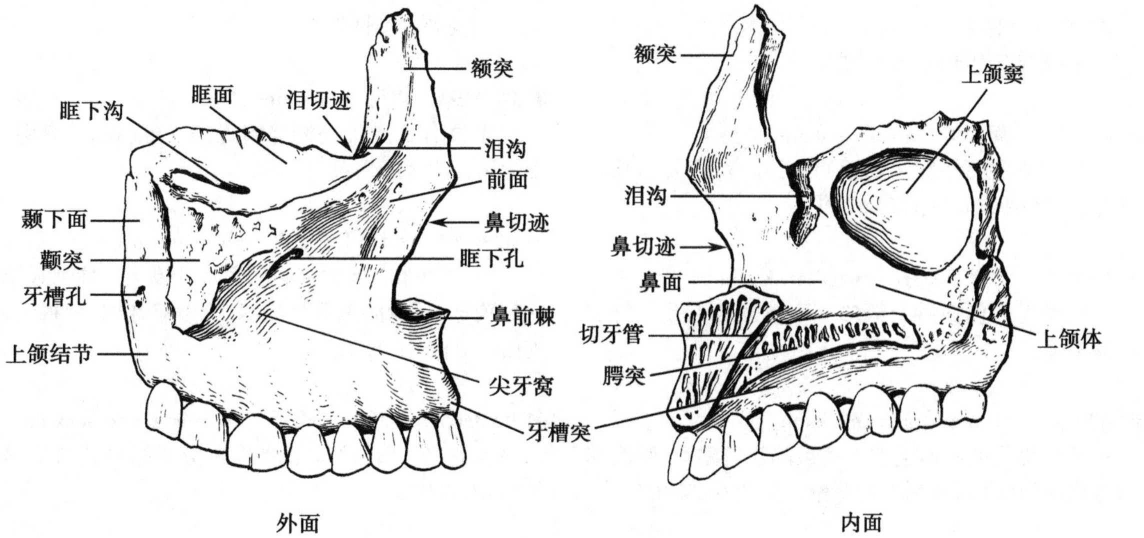

图 01.02.018　上颌骨

01.02.0337　上颌骨切牙窝　incisive fossa of maxilla

上颌骨的外侧面下方、切牙床上方的一处浅窝。见图 01.02.018。

01.02.0338　鼻切迹　nasal notch

眶下孔内侧的深切迹，构成梨状孔的外侧界及下界。见图 01.02.018。

01.02.0339　鼻前棘　anterior nasal spine

鼻切迹的内下端与对侧相愈合形成的小突起，其尖端与鼻中隔软骨相接。见图 01.02.018。

01.02.0340　眶下缝　infraorbital suture

从眶下缘至眶下孔的骨缝。

01.02.0341　牙槽孔　alveolar foramen

位于颞下面中部的 2~3 个小孔。见图 01.02.018。

01.02.0342　牙槽管　alveolar canal

上颌骨牙槽孔导入的小管。其内有血管和神经通过。见图 01.02.018。

01.02.0343　上颌结节　maxillary tuberosity

上颌骨后面下部粗糙的圆形隆起。与腭骨的锥突相接，有时也与蝶骨翼突外侧板相连，为翼内肌部分肌纤维的附着部。见图 01.02.018。

01.02.0344　鼻甲嵴　conchal crest

上颌骨内侧面泪沟前侧的一斜嵴，与下鼻甲相接。见图 01.02.018。

01.02.0345　泪缘　lacrimal margin

上颌骨鼻面与泪骨相接的缘。

01.02.0346　腭大沟　greater palatine sulcus

上颌骨腭突外侧缘附近的纵沟。有腭大动脉以及腭前神经通过。见图 01.02.019。

01.02.0347　上颌窦裂孔　maxillary hiatus

上颌骨内侧面后上部的一不规则的大孔。与上颌窦相通。

01.02.0348　上颌窦　maxillary sinus

上颌体内的锥形空腔。其尖部朝向颧突，底部朝向鼻腔，有上、下、前、后及内侧壁。见图 01.02.018。

01.02.0349　额突　frontal process

自上颌体突向后上方的细长骨板。见图 01.02.018。

01.02.0350　泪前嵴　anterior lacrimal crest

额突内侧面的近前缘的锐嵴。

01.02.0351　泪切迹　lacrimal notch

额突后缘较厚，呈沟状与泪沟相移行，此缘与上颌体眶面的内侧缘前端之间形成的切迹。见图 01.02.018。

01.02.0352　筛嵴　ethmoidal crest

额突内侧面上部粗糙面下方的一个斜行嵴。见图 01.02.018。

01.02.0353　腭突　palatine process

自上颌体内侧面水平突向内侧的肥厚的三角形骨板。与对侧者相结合，构成鼻腔下壁及口腔上壁的大部。见图 01.02.018。

01.02.0354　鼻嵴　nasal crest

上颌骨腭正中缝向鼻腔的一个嵴状耸起。其与犁骨下缘相接，前端明显高起。

01.02.0355　切牙骨　incisive bone

曾称“门齿骨”。上颌骨的切牙骨。胚胎学用语。

01.02.0356　切牙缝　incisive suture

切牙骨与固有上颌骨之间的骨缝。一般很快发生融合，但有的人生后或中年时才消失。

01.02.0357　腭棘　palatine spine

腭沟处的骨性隆起。

01.02.0358　腭沟　palatine sulcus

上颌骨在腭突外侧缘附近的一处纵沟。有腭大动脉和腭前神经通过。

01.02.0359　上颌骨牙槽突　alveolar process of maxilla

自上颌体向下方突出的弓状牙槽突。前部较窄，后部较宽，下缘游离为牙槽缘，缘上有牙槽，牙根嵌入其内。见图 01.02.018。

01.02.0360　上颌骨牙槽弓　alveolar arch of maxilla

又称“牙槽缘”。上颌骨牙槽突的弓状游离缘。见图 01.02.018。

01.02.0361　上颌骨牙槽　dental alveoli of maxilla

位于双侧上颌骨牙槽缘装载牙齿的小窝。牙根嵌入其内,尖牙的牙槽深,而磨牙的牙槽最宽。

01.02.0362　上颌骨牙槽间隔　interalveolar septa of maxilla

上颌骨牙槽之间的间隔。

01.02.0363　上颌骨牙根间隔　interradicular septa of maxilla

上颌骨牙根之间的间隔。

01.02.0364　上颌骨牙槽轭　juga alveolaria of maxilla

上颌体前下部牙槽突外面的数个纵行隆起。见图 01.02.018。

01.02.0365　上颌骨牙槽骨　alveolar bone of maxilla

上颌骨包绕牙的部分,借牙周膜与牙根紧密相连。见图 01.02.018。

01.02.0366　腭骨　palatine bone

位于上颌骨腭突与蝶骨翼突之间,呈"L"形,左、右对称,构成鼻腔的外侧壁及硬腭的后部的骨。该骨参与眶下壁、翼腭窝及翼突窝的组成,可分为水平板、垂直板及眶突、蝶突、锥突。见图 01.02.019。

01.02.0367　腭骨垂直板　perpendicular plate of palatine bone

腭骨长形的薄骨板。构成鼻腔外侧壁的后份。分为内、外 2 面及前、后、上、下 4 缘。见图 01.02.008、图 01.02.019。

01.02.0368　蝶腭切迹　sphenopalatine notch

腭骨垂直板上缘眶突与蝶突之间的深切迹。其向上移行于蝶突,向下与锥突相延续,在整颅上是蝶腭孔的下缘。见图 01.02.019。

01.02.0369　腭骨锥突　pyramidal process of palatine bone

由腭骨的水平部与垂直部的连接处突向后下外方,呈锥形的骨突并嵌入蝶骨翼突的翼切迹中。见图 01.02.019。

01.02.0370　腭小管　lesser palatine canal

翼腭管的分支管。有腭中神经及腭后神经通过。

01.02.0371　鼻甲嵴　conchal crest

腭骨垂直板鼻面上有前、后方向并行的 2 条纵嵴,下方者为鼻甲嵴。为下鼻甲附着部。

01.02.0372　腭骨筛嵴　ethmoidal crest of palatine bone

腭骨垂直板鼻面上有前、后方向并行的 2 条纵嵴,上方者为筛嵴。为中鼻甲附着部。

01.02.0373　腭骨眶突　orbital process of palatine bone

蝶腭切迹的前部。为锥形的突起,根部狭窄,上端宽广,自垂直部的前部突向外上方。见图 01.02.019。

01.02.0374　腭骨蝶突　sphenoidal process of palatine bone

蝶腭切迹的后部。为薄扁的突起,位于眶突的后下方,分为上、内、外 3 面及前、后 2 缘。见图 01.02.019。

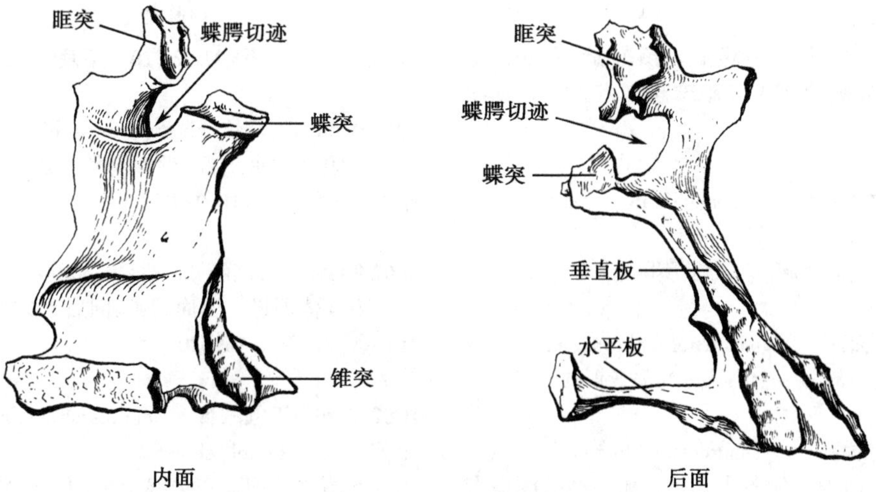

图 01.02.019　腭骨

01.02.0375　腭骨水平板　horizontal plate of palatine bone

构成骨腭后份的骨片。腭骨水平部呈方形，有上、下 2 面及前、后、内、外 4 缘。见图 01.02.019。

01.02.0376　腭小孔　lesser palatine foramina

腭大孔后侧的小孔。为翼腭管的分支——腭管的开口，有腭中神经及腭后神经通过。

01.02.0377　鼻后嵴　posterior nasal spine

鼻嵴后端的突起。

01.02.0378　腭嵴　palatine crest

腭骨水平板腭面近后缘处有一横嵴。构成骨腭的后部，为腭帆张肌附着部。

01.02.0379　颧骨　zygomatic bone

位于额骨与上颌骨之间，近似菱形的成对的骨。分为颊、颞、眶 3 面，前上、前下、后上、后下、后内 5 缘及额蝶、颞、上颌 3 个突起。见图 01.02.009。

01.02.0380　颧骨颞突　temporal process of zygomatic bone

外形扁平，突向后方，以锯齿状缘与颞骨的颧突相接，构成颧弓。见图 01.02.009。

01.02.0381　颧骨额突　frontal process of zygomatic bone

又称"腭蝶突"。厚而呈锯齿状，上接额骨颧突，形成颧额缝。见图 01.02.009。

01.02.0382　颧骨眶隆起　orbital eminence of zygomatic bone

颧骨眶面内缘的小隆起。颧额缝下 1cm，有外侧颊韧带、外侧睑韧带和眼球悬韧带附着。见图 01.02.009。

01.02.0383　颧骨缘结节　marginal tubercle of zygomatic bone

颧骨颞缘上的隆起。有颞筋膜附着。

01.02.0384　颧眶孔　zygomaticoorbital foramen

颧骨眶面中部的一个小孔。为颧骨管的开口。

01.02.0385　颧面孔　zygomaticofacial foramen

颧骨外侧面内上侧一小孔。有颧神经的颧面支及血管通过。

01.02.0386　颧颞孔　zygomaticotemporal foramen

颧骨颞面的一孔。有颧神经的颧颞支通过。

01.02.0387　下颌骨　mandible

居面部下方的一块呈马蹄形的骨。为面颅骨中最大者。与左、右颞骨构成颞下颌关节，分为一体及左、右两支。见图 01.02.020。

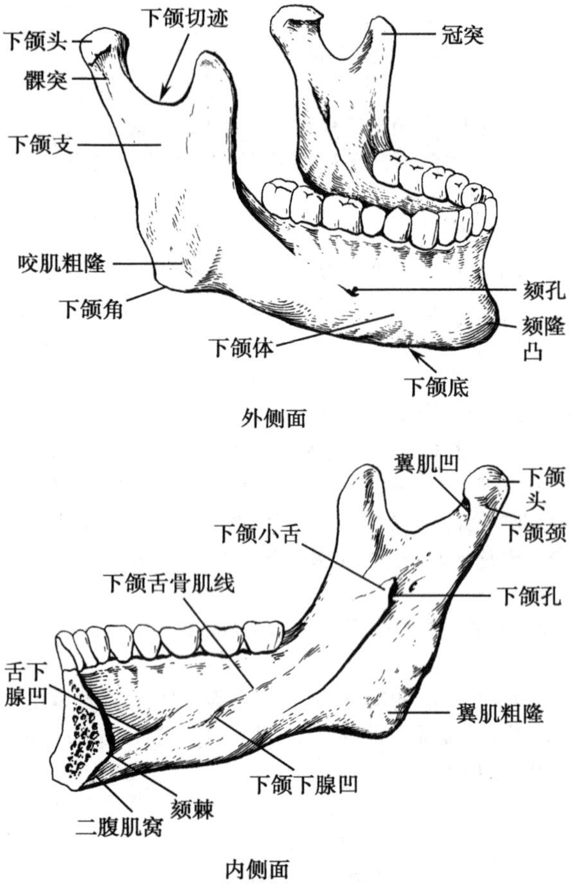

图 01.02.020　下颌骨

01.02.0388　下颌体　body of mandible

下颌骨的水平部，近似马蹄形。有上、下两缘及内、外两面。见图 01.02.020。

01.02.0389　下颌底　base of mandible

下颌体下缘。厚而圆钝，向后外方移行于下颌支的下缘。见图 01.02.020。

01.02.0390　下颌联合　mandibular symphysis，mentalis symphysis

下颌体外侧面正中线上部的一个微嵴。为胚胎时期下颌骨左、右两半愈合的痕迹。

01.02.0391　颏隆凸　mental protuberance

下颌体外侧面正中嵴下方的三角形隆起。见图 01.02.020。

01.02.0392　颏结节　mental tubercle

颏隆凸中央的一个结节状突起。两侧高起中央微凹。见图 01.02.020。

01.02.0393　颏孔　mental foramen

颏结节的外侧,相当于第 2 前磨牙牙槽轭前下方的孔。有颏血管及神经通过。见图 01.02.020。

01.02.0394　［下颌骨］斜线　oblique line of mandible

从颏结节向后上方发出的一条到达下颌支前缘的隆线。

01.02.0395　二腹肌窝　digastric fossa

颏棘下外方左、右的椭圆形浅窝。有二腹肌附着。见图 01.02.020。

01.02.0396　颏棘　mental spine

位于下颌骨内侧面正中线上的上、下 2 对小棘。上方者较为显著,为颏舌肌附着部,下方者为颏舌骨肌的附着部。见图 01.02.020。

01.02.0397　下颌舌骨肌线　mylohyoid line

下颌骨从二腹肌窝的上方开始,向后上外方至下颌支附近处的一条隆线。见图 01.02.020。

01.02.0398　下颌圆枕　mandibular torus

下颌骨舌面常有发育程度不等的圆形或椭圆形或纹状的骨性隆起。一般与前磨牙相对。

01.02.0399　舌下腺凹　sublingual fovea, sublingual fossa

下颌舌骨肌线前端上方的光滑浅凹。为舌下腺所在处。见图 01.02.020。

01.02.0400　下颌下腺凹　submandibular fovea, submandibular fossa

舌下腺凹的后下侧的一处浅凹。为下颌下腺所在处。见图 01.02.020。

01.02.0401　下颌骨牙槽部　alveolar part of mandible

下颌骨体上围绕并固定下颌诸牙的部分。见图 01.02.020。

01.02.0402　下颌骨牙槽弓　alveolar arch of mandible

下颌骨牙槽突的弓状游离缘。

01.02.0403　下颌骨牙槽　dental alveoli of mandible

容纳下颌牙牙根的小窝。位于下颌体的上缘,牙根嵌入其内。尖牙的牙槽深,而磨牙的牙槽最宽。

01.02.0404　下颌骨牙槽间隔　interalveolar septa of mandible

下颌骨牙槽之间的间隔。

01.02.0405　下颌骨牙根间隔　interradic-ular septa of mandible

下颌骨牙根之间的间隔。

01.02.0406　下颌骨牙槽轭　alveolar yoke of mandible

下颌骨体前下部牙槽突外面的数个纵行隆起。见图 01.02.020。

01.02.0407　下颌骨牙槽骨　alveolar bone of mandible

下颌骨包绕牙根的部分。借牙周膜与牙根紧密相连。见图 01.02.020。

01.02.0408　下颌支　ramus of mandible

下颌底向后外方延伸形成的骨板。分为内、外 2 面,前、后、上、下 4 缘及冠突、髁突 2 个突起。见图 01.02.020。

01.02.0409　下颌角　angle of mandible

下颌支后缘与下颌体下缘相会处形成的钝角。见图 01.02.020。

01.02.0410　咬肌粗隆　masseteric tuberosity

下颌支外侧面下部的一粗糙面,为咬肌附着处。见图 01.02.020。

01.02.0411　翼肌粗隆　pterygoid tuberosity

下颌小舌后下侧骨面粗糙的部位,为翼内肌抵止部。见图 01.02.020。

01.02.0412　下颌孔　mandibular foramen

下颌支内侧面中部稍上方的一处小孔。有下牙槽神经和血管通过。见图 01.02.020。

01.02.0413　下颌小舌　mandibular lingual

下颌孔前内侧的锐薄骨片,是蝶下颌韧带附着处。见图 01.02.020。

01.02.0414　下颌管　mandibular canal

下颌孔向下贯穿于下颌支及下颌体骨质中的管道。此管呈弓形，其前端开口于颏孔，有下牙槽神经和血管通过。见图 01.02.020。

01.02.0415　下颌舌骨沟　mylohyoid groove

自下颌小舌的后缘向前下方走行的深沟。见图 01.02.020。

01.02.0416　［下颌骨］冠突　coronoid process of mandible

下颌切迹前方向上的突起。是颞肌与咬肌的附着处。见图 01.02.020。

01.02.0417　颞肌嵴　temporal crest

位于下颌骨冠突内面，向下至第 3 磨牙处，为颞肌附着点之一。见图 01.02.020。

01.02.0418　下颌切迹　mandibular notch

冠突与髁突之间的半月形切迹。见图 01.02.020。

01.02.0419　髁突　condylar process

下颌切迹后方向上的一个突起。与颞骨下颌窝构成颞下颌关节。见图 01.02.020。

01.02.0420　下颌头　head of mandible

髁突上端的肥厚部，呈横椭圆形。见图 01.02.020。

01.02.0421　下颌颈　neck of mandible

下颌头下方较细的部分。见图 01.02.020。

01.02.0422　翼肌凹　pterygoid fovea

下颌颈前面的一处小凹。为翼外肌抵止部。见图 01.02.020。

01.02.0423　舌骨　hyoid bone

位于颈前部呈蹄铁形的骨。以韧带与颞骨的茎突相连，可分为体、大角及小角。见图 01.02.021。

01.02.0424　舌骨体　body of hyoid bone

舌骨中部的方形骨板。前面凸隆，向前上方，由“十”字形的隆线分为 4 个浅窝，均为肌附着部。见图 01.02.021。

01.02.0425　舌骨小角　lesser cornu of hyoid bone

自舌骨体外侧端，突向后外方，成对圆锥形的骨突。一般以纤维组织与舌骨体相连。见图 01.02.021。

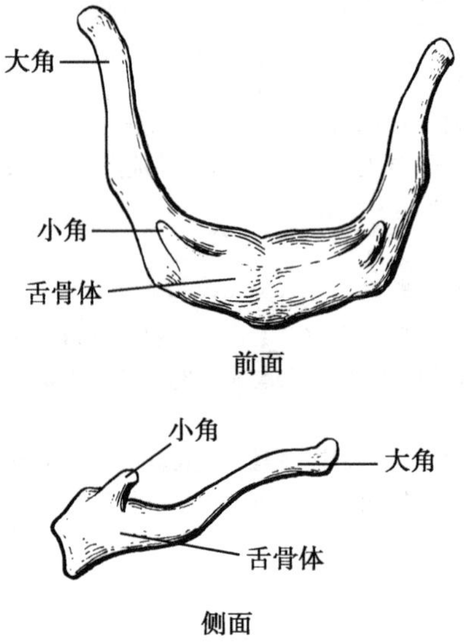

图 01.02.021　舌骨

01.02.0426　舌骨大角　greater cornu of hyoid bone

舌骨体向后外侧延伸的长突。见图 01.02.021。

01.02.0427　脊柱　verterbral column

由多个椎骨借椎间盘、关节及韧带紧密连结而成，构成人体的中轴。其作用是保护脊髓及神经根，支持身体，传递重力，参与胸腔、腹腔及盆腔的构成，同时也是一些骨骼肌的附着部。见图 01.02.022。

01.02.0428　椎管　verterbral canal

由游离椎骨的椎孔和骶骨的骶管连接而成。上接枕骨大孔与颅腔相通，下达骶管裂孔而终。其内容有脊髓、脊髓被膜、脊神经根、血管及少量结缔组织等。

01.02.0429　［脊柱］椎间孔　intervertebral foramen

由相邻椎骨的上、下切迹围成。有脊神经通过。

01.02.0430　［脊柱］颈曲　cervical curvature of vertebral column

脊柱颈段的生理弯曲。颈曲突向前方。其范围自寰椎至第 2 胸椎，直立时很明显，但在垂头屈胸时则消失。见图 01.02.022。

01.02.0431　［脊柱］胸曲　thoracic curvature of vertebral column

脊柱胸段的生理弯曲。胸曲突向后方。自第 2 胸椎中部至第 12 胸椎中部。见图 01.02.022。

01.02.0432　［脊柱］腰曲　lumbar curvature of vertebral column

脊柱腰段的生理弯曲。腰曲突向前方。始于第 12 胸椎中部,终于骶岬附近。于第 3 与第 4 腰椎间最明显,直立时突出,垂头屈胸时略减小。见图 01.02.022。

01.02.0433　［脊柱］骶曲　sacral curvature of vertebral column

骶骨前面凹陷。骶曲突向后上方,自骶岬附近至尾骨间。出现于胚胎的第 5 个月。见图 01.02.022。

01.02.0434　椎骨　vertebra

构成脊柱的不规则骨。由前方短圆柱形的椎体和后方板状的椎弓组成。幼年时为 32 块或 33 块,成年后骶、尾椎各融合成一块骶骨和尾骨,共 26 块。见图 01.02.023。

01.02.0435　椎体　vertebral body

位于椎骨前方,是椎骨负重的主要部分,呈短圆柱状。内部充满松质,表面密质较薄,上、下面皆粗糙,借椎间盘与相邻椎骨相接。见图 01.02.023。

01.02.0436　椎间面　intervertebral surface

椎体的上、下面。平坦而粗糙,有椎间盘附着。见图 01.02.023。

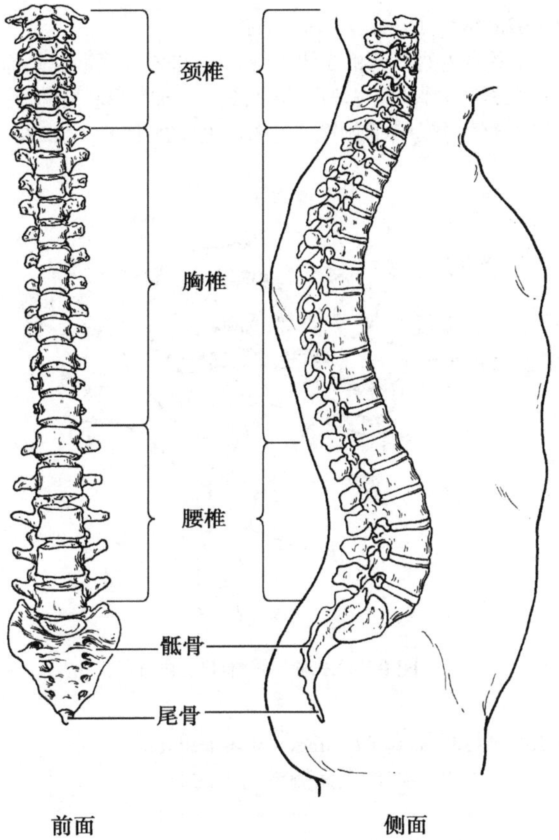

图 01.02.022　脊柱

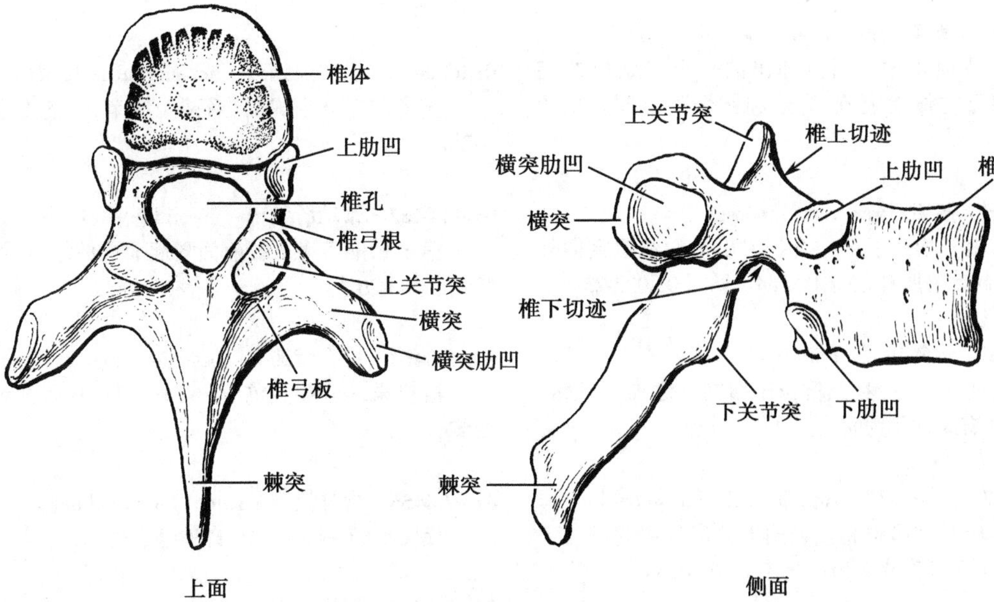

图 01.02.023　胸椎

01.02.0437 ［椎体］环状突 annular apophysis of vertebral body

椎体环形骨化中心形成的椎体椎间面的边缘。出现于 8 岁，18 岁时与椎体融合。

01.02.0438 椎弓 vertebral arch

由椎体后方两侧发出的弓形骨板。与椎体围成椎孔。见图 01.02.023。

01.02.0439 椎弓根 pedicle of vertebral arch

椎弓紧连椎体的缩窄部分。细而短、水平位。见图 01.02.023。

01.02.0440 椎弓板 lamina of vertebral arch

椎弓后部，呈板状，由两侧椎弓根向后内扩展变宽而成。上缘及前下面粗糙，为黄韧带附着处。见图 01.02.023。

01.02.0441 椎上切迹 superior vertebral notch

椎弓根上缘的凹陷。见图 01.02.023。

01.02.0442 椎下切迹 inferior vertebral notch

椎弓根下缘的凹陷。见图 01.02.023。

01.02.0443 椎孔 vertebral foramen

椎体后方，由椎体和椎弓共同围成。椎孔连成一管，容纳并保护脊髓及其被膜。见图 01.02.023。

01.02.0444 棘突 spinous process

椎弓背面正中向后方伸出的一个矢状位的突起。尖端可在体表扪到，为肌和韧带附着部。见图 01.02.023。

01.02.0445 横突 transverse process

椎弓根和椎弓板的结合处发出呈额状位突向外侧的骨突起。为肌和韧带附着部。见图 01.02.023。

01.02.0446 肋突 costal process

横突的一部分，在颈椎位于横突孔之前，与肋骨同源，因此有时称其为肋突。

01.02.0447 上关节突 superior articular process

从椎板与椎弓根相接处向上伸出的突起。与上位椎骨的下关节突相关节。见图 01.02.023。

01.02.0448 下关节突 inferior articular process

从椎板与椎弓根相接处向下伸出的突起。与下位椎骨的上关节突相关节。见图 01.02.023。

01.02.0449 颈椎 cervical vertebra

构成脊柱颈部的 7 块椎骨。椎体较小，横断面呈椭圆形，椎孔较大，呈三角形，第 1、2、7 颈椎因形状特殊，称特殊颈椎，余为普通颈椎。见图 01.02.024、图 01.02.027。

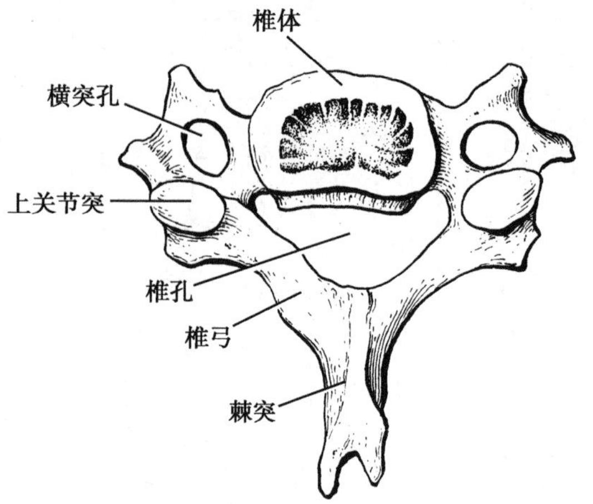

图 01.02.024 颈椎（上面）

01.02.0450 椎体钩 uncus of vertebral body

第 3~7 颈椎体上面侧缘向上的突起。

01.02.0451 横突孔 transverse foramen

颈椎横突根部的一处圆孔。有椎血管通过。见图 01.02.024。

01.02.0452 横突前结节 anterior tubercle of transverse

横突末端分裂成前、后两个结节，其前方者为前结节。

01.02.0453 颈动脉结节 carotid tubercle

第 6 颈椎横突末端前面隆起而成的结节，颈总动脉经过其前方。

01.02.0454 横突后结节 posterior tubercle of transverse

横突末端分裂成前、后两个结节，其后方者为后结节。

01.02.0455 脊神经沟 sulcus for spinal nerve

横突上的一深沟。有脊神经通过。

01.02.0456 寰椎 atlas

又称"第 1 颈椎"。位于脊柱最上端，与枕髁相关节。呈不规则环形，无椎体、棘突和关节突，由前弓、后弓及侧块组成。见图 01.02.025。

01.02.0457　寰椎侧块　lateral mass of atlas

寰椎两侧骨质肥厚的部分。连接寰椎前、后弓，位置略倾斜。见图 01.02.025。

01.02.0458　［寰椎］上关节面　superior articular surface of atlas, superior articular facet

寰椎侧块上面的椭圆形凹陷关节面。向内上方与枕骨髁相关节。见图 01.02.025。

01.02.0459　［寰椎］下关节面　inferior articular surface of atlas, inferior articular facet

寰椎侧块下面的圆形关节面。向内下方与枢椎上关节面相关节。见图 01.02.025。

01.02.0460　寰椎前弓　anterior arch of atlas

寰椎无椎体，代之以较短的弓状骨块。其后面正中有齿突凹，与枢椎的齿突相关节。见图 01.02.025。

01.02.0461　齿突凹　dental fovea of atlas

位于寰椎前弓后面正中，圆形或卵圆形的关节面。与枢椎齿突相关节。见图 01.02.025。

01.02.0462　寰椎前结节　anterior tubercle of atlas

位于寰椎前弓前面正中的小结节。见图 01.02.025。

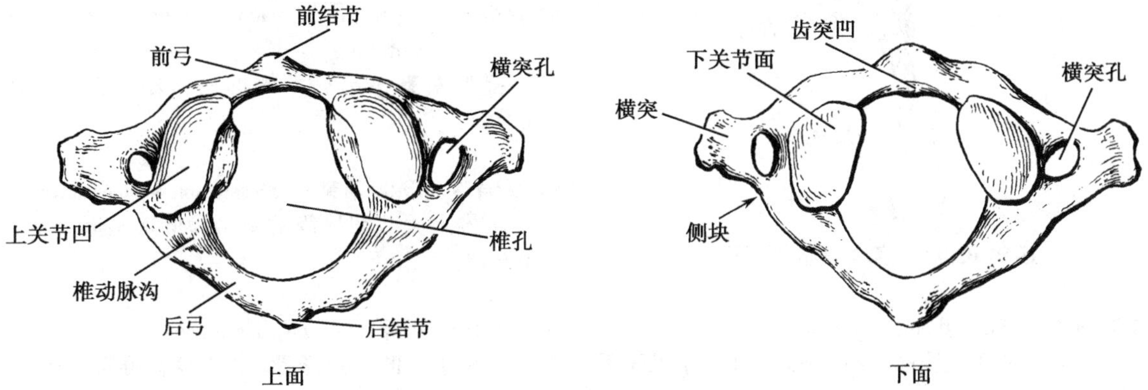

图 01.02.025　寰椎

01.02.0463　寰椎后弓　posterior arch of atlas

寰椎的后部，与前弓及侧块共同组成寰椎。较长，上面有横行的椎动脉沟，沟内有同名动脉通过。见图 01.02.025。

01.02.0464　椎动脉沟　groove for vertebral artery

位于侧块上关节面后方，外侧端接横突孔，有椎动脉通过。见图 01.02.025。

01.02.0465　寰椎后结节　posterior tubercle of atlas

寰椎后弓中点略向后方的突起。见图 01.02.025。

01.02.0466　枢椎　axis

又称“第 2 颈椎”。最肥厚的颈椎。特点是椎体向上伸出齿突，与寰椎齿突凹相关节。见图 01.02.026。

01.02.0467　齿突　dens, odontoid process of axis

自第 2 颈椎椎体发出的指状突起。高约 1.5cm，与寰椎齿突凹相关节，系初始的寰椎的椎体，发育过程中脱离寰椎。见图 01.02.026。

01.02.0468　齿突尖　apex of dens

齿突的尖部。有齿突韧带附着。见图 01.02.026。

01.02.0469　齿突前关节面　anterior articular facet of dens

齿突前卵圆形的关节面。见图 01.02.026。

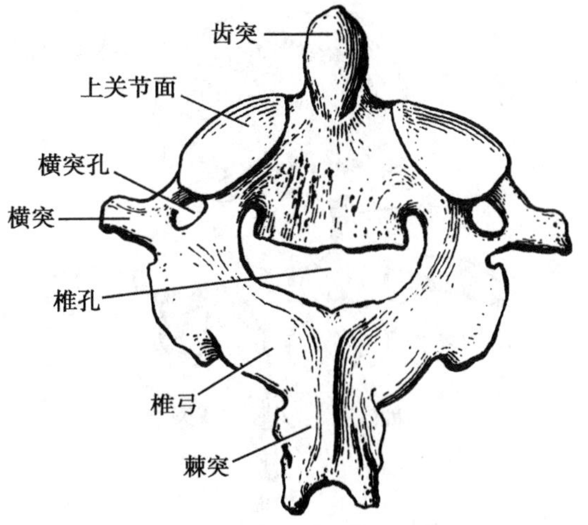

图 01.02.026　枢椎（上面）

01.02.0470　齿突后关节面　posterior articular facet of dens

齿突后卵圆形的关节。见图 01.02.026。

01.02.0471　隆椎　vertebra prominens

又称“第 7 颈椎”。棘突特长且粗大，末端不分叉，呈结节状，近水平位，皮下易于触及，常作为计数椎骨的标志。见图 01.02.027。

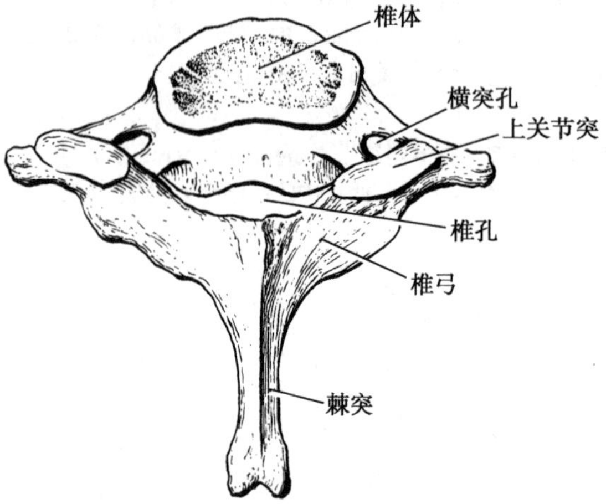

图 01.02.027　第 7 颈椎（上面）

01.02.0472　胸椎　thoracic vertebra

上承颈椎，下接腰椎，共 12 块。从上向下椎体逐渐增大，横截面近似心形。关节突的关节面几乎呈冠状位，棘突较长，向后下方倾斜，呈叠瓦状排列。有支持肋骨的作用，参与胸廓的构成。见图 01.02.023。

01.02.0473　上肋凹　superior costal fovea

胸椎椎体的后外侧上缘处有与肋骨的肋头相关节的半圆形关节面。见图 01.02.023。

01.02.0474　下肋凹　inferior costal fovea

胸椎椎体的后外侧下缘处有与肋骨的肋头相连接的半圆形关节面。见图 01.02.023。

01.02.0475　横突肋凹　transverse costal fovea

胸椎横突尖端前面的凹面。与肋结节相关节。见图 01.02.023。

01.02.0476　腰椎　lumbar vertebra

上承胸椎，下接骶椎。由 5 块不规则骨组成。椎体粗壮，横断面呈肾形。椎孔呈卵圆形或三角形。上、下关节突粗大，其关节面近矢状位。棘突宽而短，为板状，呈矢状方向平伸向后。见图 01.02.028。

01.02.0477　［腰椎］副突　accessory process of lumbar vertebra

腰椎横突根部后下侧的一个小结节。见图 01.02.028。

01.02.0478　［腰椎］乳突　mamillary process of lumbar vertebra

腰椎上关节突后缘的一个卵圆形隆起。见图 01.02.028。

01.02.0479　骶骨　sacrum，sacral bone

腰椎下方的三角形骨。由 5 块骶椎融合而成。位居两髋骨之间，上接第 5 腰椎，而下与尾骨相连。见图 01.02.029、图 01.02.030。

01.02.0480　骶椎　sacral vertebra

位于盆腔的后上部，上承腰椎，下接尾椎。胚胎早期共有 5 块骶椎，后融合为 1 块骶骨。

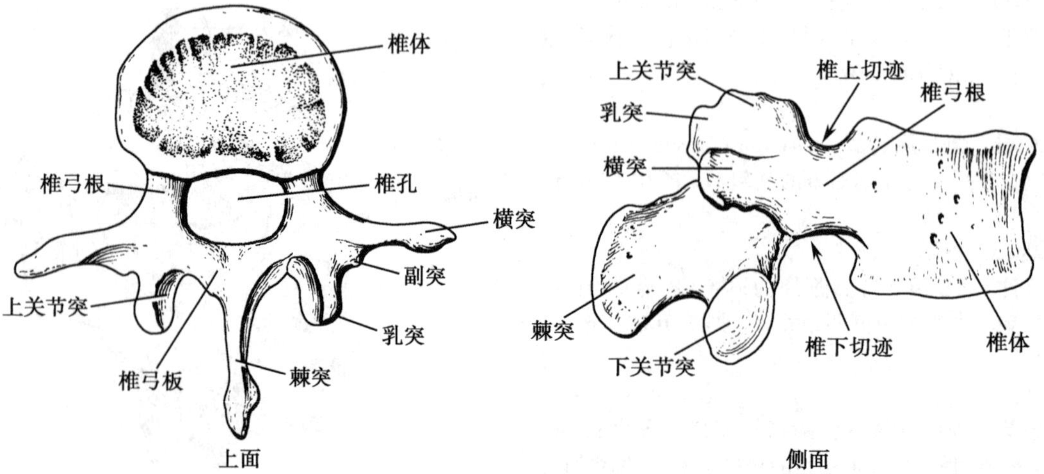

图 01.02.028　腰椎

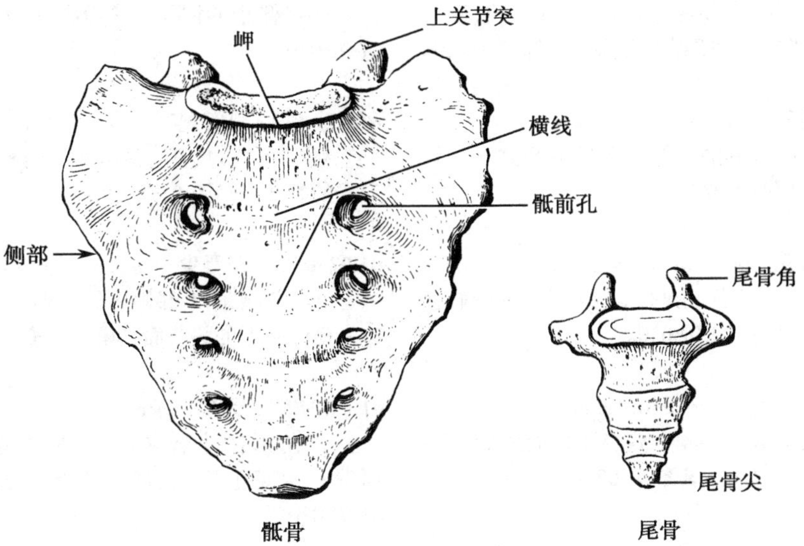

图 01.02.029　骶骨和尾骨（前面）

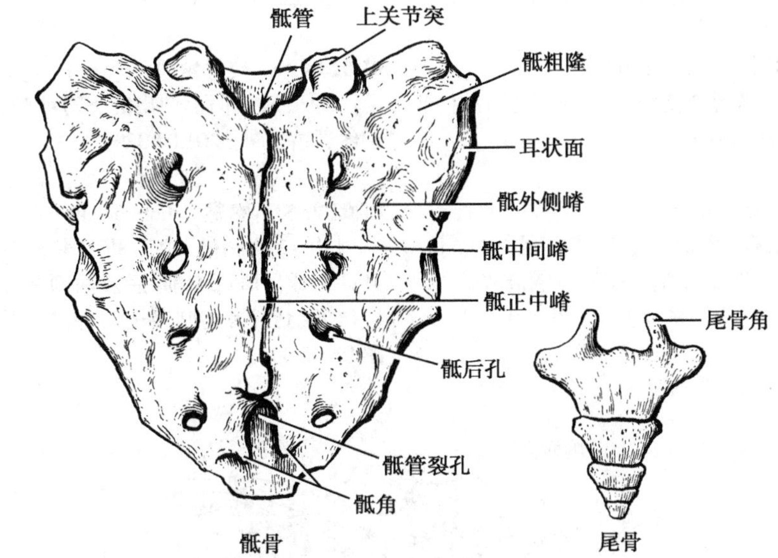

图 01.02.030　骶骨和尾骨（后面）

01.02.0481　骶骨底　base of sacrum

在骶骨的上缘，由第 1 骶椎的上部构成，与第 5 腰椎相接。见图 01.02.029。

01.02.0482　［骶骨］岬　promontory of sacrum

骶骨上缘中份向前的隆突。为女性骨盆内测量的一个重要标志。见图 01.02.029。

01.02.0483　骶翼　ala of sacrum

第 1 骶椎伸向两侧的部分。此部向下移行于骶骨的外侧部。

01.02.0484　［骶骨］上关节突　superior articular process of sacrum

骶管上口外上侧的突起。与第 5 腰椎下关节突形成腰骶关节。见图 01.02.030。

01.02.0485　［骶骨］耳状面　auricular surface of sacrum

骶骨上外侧部两侧有呈耳廓状的关节面。与髂骨的耳状面形成骶髂关节。见图 01.02.030。

01.02.0486　骶粗隆　sacral tuberosity

骶骨耳状面后方凹凸不平的骨面。见图 01.02.030。

01.02.0487 横线 transverse line，transverse ridge

骶骨前面中部4条骶椎融合的痕迹。见图 01.02.029。

01.02.0488 骶前孔 anterior sacral foramen

骶骨横线两端各具的一孔。有骶神经前支及其伴行血管通过。见图 01.02.029。

01.02.0489 骶后孔 posterior sacral foramen

位于骶骨背面骶中间嵴外侧，共 4 对。有骶血管和神经后支通过。见图 01.02.030。

01.02.0490 骶正中嵴 median sacral crest

骶骨背面正中部由 3~4 个结节连接而成的纵形隆起，为棘突愈合的痕迹。见图 01.02.030。

01.02.0491 骶中间嵴 intermediate sacral crest

骶骨背面正中嵴两侧的 2 条纵嵴。由第 1 至第 4 骶椎关节突连成，其外侧有 4 对骶后孔。见图 01.02.030。

01.02.0492 骶外侧嵴 lateral sacral crest

骶后孔外侧由 4 个隆起形成的一条断续的粗线融合的遗迹。见图 01.02.030。

01.02.0493 骶角 sacral horn

骶管裂孔两侧由第 5 骶椎下关节突构成的结构。位于骶中间嵴下方。可在体表扪到。临床行骶管麻醉时，常以骶角作为确定骶管裂孔位置的标志。见图 01.02.030。

01.02.0494 骶管 sacral canal

由各骶椎的椎孔连接而成，是椎管的延续。见图 01.02.030。

01.02.0495 骶管裂孔 sacral hiatus

骶管下端的裂孔，是第 4~5 骶椎的椎弓板缺如而形成的裂孔。见图 01.02.030。

01.02.0496 骶骨尖 apex of sacrum

第 5 骶椎体下部构成的狭小部。垂直向下，下面有一横卵圆形的关节面与尾骨相连。

01.02.0497 尾骨 coccyx

三角形的小骨块，由 4~5 节退化的尾椎融合而成。上宽下窄，朝向前下方。见图 01.02.029、图 01.02.030。

01.02.0498 尾椎 coccygeal vertebra

胚胎早期共有尾椎 4~5 节，融合后形成一块尾骨。

01.02.0499 尾骨角 cornu of coccyx

尾骨底部向上伸出的一对突起，接骶骨角。有骶神经通过。见图 01.02.029。

01.02.0500 胸廓 thoracic cage

由 12 块胸椎、12 对肋、1 块胸骨及其之间的连结共同构成。胸廓有前、后及两侧壁及上、下 2 口，有弹性与活动性，参与呼吸运动，支持、保护胸腔器官。见图 01.02.031。

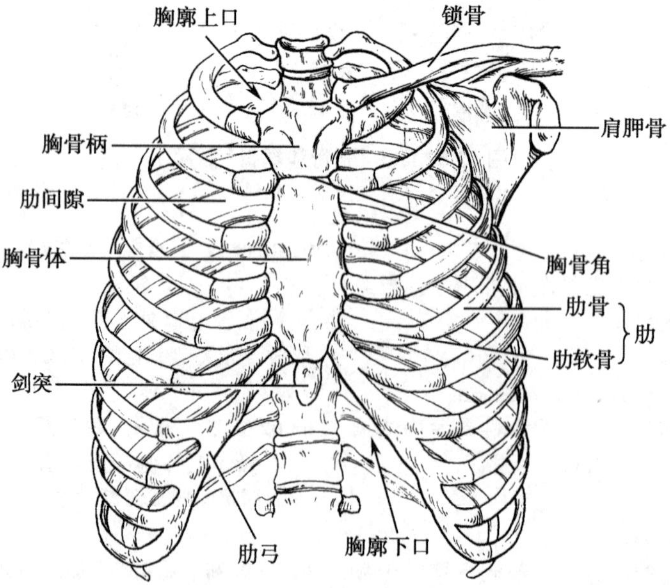

图 01.02.031 胸廓（前面）

01.02.0501　胸壁　thoracic wall

由皮肤、浅深筋膜、胸上肢肌、腹肌上部、胸廓、肋间组织及胸内筋膜等构成。分为胸前区、胸外侧区和胸背区。

01.02.0502　胸腔　thoracic cavity

胸壁与膈围成的空腔。内有心、肺等重要器官。

01.02.0503　胸廓上口　superior aperture of thorax, inlet of thorax

又称“胸廓入口”。由胸骨柄上缘、第 1 肋及其肋软骨和第 1 胸椎椎体围成，呈肾形，斜向前下方，横径大于矢状径，是胸腔与颈部的通道。见图 01.02.031。

01.02.0504　胸廓下口　inferior aperture of thorax, outlet of thorax

又称“胸廓出口”。由第 12 胸椎、第 11 及 12 对肋前端及肋弓和剑突围成，宽而不整，斜向后下，横径大于矢状径。见图 01.02.031。

01.02.0505　肺沟　pulmonary sulcus of throax

从胸廓内面观察胸廓后壁时，在脊柱两侧各有的一处宽沟。容纳肺的后缘。

01.02.0506　肋弓　costal arch

第 8~10 对肋前端借肋软骨与上位肋软骨连接所形成的弓状结构。见图 01.02.031。

01.02.0507　肋间隙　intercostal space

相邻两肋之间的间隙。有肋间肌、肋间血管和肋间神经通过。见图 01.02.031。

01.02.0508　胸骨下角　infrasternal angle

两侧肋弓在剑突下方形成的角。是心包腔穿刺部位之一。

01.02.0509　胸廓骨　thoracic bone

构成胸廓的骨。包括胸椎、肋骨和胸骨。见图 01.02.001。

01.02.0510　肋　rib

构成胸廓的扁长而弯曲的骨板，由肋骨与肋软骨组成，共 12 对。见图 01.02.032。

01.02.0511　真肋　true rib

以肋软骨与胸骨连接的上 7 对肋。见图 01.02.031。

01.02.0512　假肋　false rib

与胸骨不直接相连的下 5 对肋。见图 01.02.031。

01.02.0513　浮肋　floating rib

前端游离于腹壁肌层中的第 11、12 对肋。见图 01.02.031。

01.02.0514　肋软骨　costal cartilage

各肋骨前端，扁圆形，由透明软骨构成，终生不骨化。见图 01.02.031。

01.02.0515　肋骨　costal bone

属扁骨，细长呈弓形，分为一体和前、后两端。见图 01.02.031。

01.02.0516　肋头　costal head

肋骨后端膨大部称肋头。有关节面与胸椎肋凹相关节。见图 01.02.032。

01.02.0517　肋头关节面　articular facet of costal head

肋头末端的关节面。见图 01.02.032。

01.02.0518　肋头嵴　crest of costal head

肋头关节面上的一横行嵴。

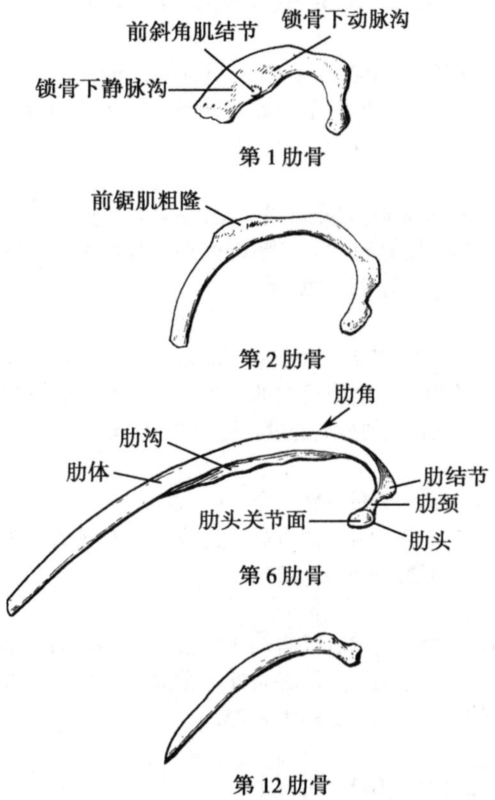

图 01.02.032　肋骨

01.02.0519　肋颈　costal neck

肋骨小头外侧稍细的部分。前后扁平。见图01.02.032。

01.02.0520　肋颈嵴　crest of costal neck

肋颈上缘锐薄而粗糙的部分。为肋横突前韧带的附着部。

01.02.0521　肋体　shaft of rib

扁而弯曲,介于肋结节与肋骨前端之间的肋骨主体。见图01.02.032。

01.02.0522　肋结节　costal tubercle

肋颈与肋体交接处的后面,肋颈外侧的粗糙突起。有关节面与相应胸椎的横突肋凹相关节。见图01.02.032。

01.02.0523　肋结节关节面　articular facet of costal tubercle

肋结节内下部的一卵圆形关节面。与相应胸椎的横突肋凹相关节。

01.02.0524　肋角　costal angle, angle of rib

肋体的后份急转弯处。见图01.02.032。

01.02.0525　肋沟　costal groove, costal sulcus

肋骨体内面近下缘处的一条沟。为肋间神经及血管的通道。见图01.02.032。

01.02.0526　前斜角肌结节　scalene tubercle

第1肋骨肋体上面稍近内缘处的结节。有前斜角肌附着。见图01.02.032。

01.02.0527　锁骨下动脉沟　sulcus for subclavian artery

前斜角肌结节后方的一处浅沟。有锁骨下动脉及第1胸神经的分支经过。见图01.02.032。

01.02.0528　锁骨下静脉沟　sulcus for subclavian vein

前斜角肌结节前方的一处浅沟。有锁骨下静脉在沟内通过。见图01.02.032。

01.02.0529　前锯肌粗隆　tuberosity for serratus anterior

第2肋骨肋体外面向外上方的一处粗面。为前锯肌的附着部。见图01.02.032。

01.02.0530　胸骨　sternum

长方形扁骨,上宽下窄,前凸后凹,位于胸前壁正中,可分柄、体和剑突3部分。见图01.02.033。

01.02.0531　胸骨柄　manubrium sterni

胸骨上端宽厚部分。上缘中份为颈静脉切迹,两端有锁切迹与锁骨相连结,柄外侧缘上份接第1肋软骨。见图01.02.033。

01.02.0532　锁切迹　clavicular notch

颈静脉切迹两侧,向上后外侧的卵圆形关节面。与锁骨的胸骨端相关节。见图01.02.033。

01.02.0533　颈静脉切迹　jugular notch

又称"胸骨上切迹"。胸骨柄上缘中部一个浅而宽的切迹。见图01.02.033。

01.02.0534　胸骨角　sternal angle

胸骨柄与胸骨体连接处微向前突的部分。两侧与第2肋软骨相关节,是计数肋的标志。见图01.02.033。

01.02.0535　胸骨体　body of sternum

其外侧缘与第2~7肋软骨相关节的薄而狭长、呈长方形的骨板。见图01.02.033。

01.02.0536　剑突　xiphoid process

与胸骨体下端相连的结构。幼年为软骨,老年后完全骨化。扁而细长,有时向前弯曲或向一侧倾斜,形状变化较大,下端游离。见图01.02.033。

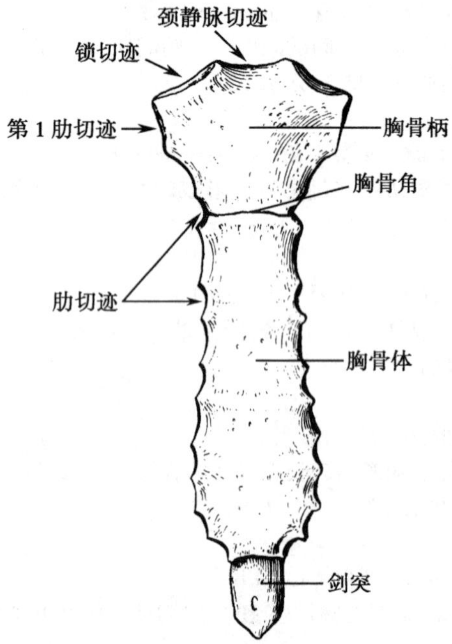

图01.02.033　胸骨(前面)

01.02.0537　肋切迹　costal notch

胸骨外侧缘分别与第 1~7 肋软骨相连的部位。见图 01.02.033。

01.02.0538　胸骨上骨　suprasternal bone

胸锁韧带内的一块小骨，由胸骨上软骨骨化而成。

01.02.0539　附肢骨骼　appendicular skeleton

包括上肢骨及下肢骨，分别由肢带骨和自由肢骨组成。见图 01.02.001。

01.02.0540　上肢骨　bone of upper limb

由上肢带骨和自由上肢骨组成。由于人类上肢从支持功能解放出来，上肢骨成为轻巧灵活的运动器官。见图 01.02.001。

01.02.0541　上肢带骨　shoulder girdle

又称“肩带骨”。由锁骨及肩胛骨组成，连结上肢与躯干。见图 01.02.001。

01.02.0542　肩胛骨　scapula

三角形扁骨，贴于胸廓后外侧上部，介于第 2~7 肋骨间。可分前、后 2 个面，上、内侧、外侧 3 个缘和上、外侧、下 3 个角。见图 01.02.034。

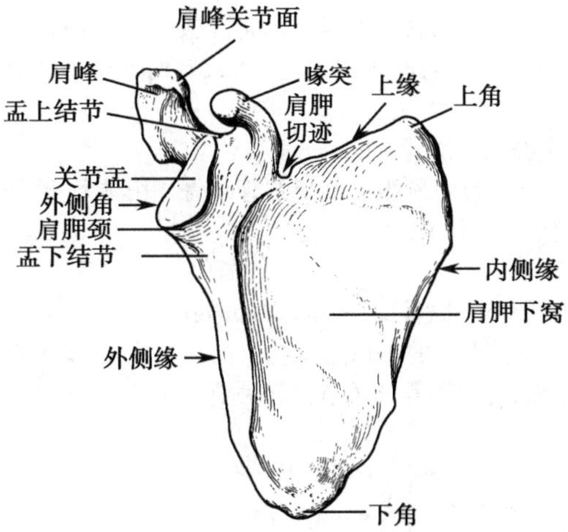

图 01.02.034　肩胛骨（前面）

01.02.0543　肩胛下窝　subscapular fossa

肩胛骨的前面微凹，对向肋骨的大的浅窝。见图 01.02.034。

01.02.0544　肩胛冈　spine of scapula

肩胛骨后面上部，斜向外方的嵴。见图 01.02.035。

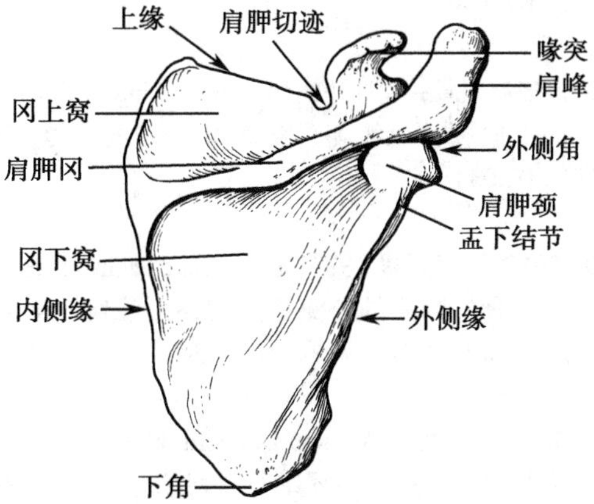

图 01.02.035　肩胛骨（后面）

01.02.0545　冈上窝　supraspinous fossa

肩胛冈上方的较小浅窝。见图 01.02.035。

01.02.0546　冈下窝　infraspinous fossa

肩胛冈下方的较大浅窝。见图 01.02.035。

01.02.0547　肩峰　acromion

肩胛冈外端游离的扁平突起。有上、下两面及内、外两缘。见图 01.02.035。

01.02.0548　肩峰关节面　articular facet of acromion

肩峰内缘较短，前端有一向内上方的卵圆形关节面。与锁骨肩峰端相关节。见图 01.02.034。

01.02.0549　肩峰角　acromial angle

肩峰外侧缘与肩胛冈连续处。

01.02.0550　肩胛骨喙突　coracoid process of scapula

自肩胛颈突向前外方弯曲的指状突起。见图 01.02.034。

01.02.0551　肩胛切迹　scapular notch

肩胛骨上缘外侧端的切迹，有肩胛上神经通过。见图 01.02.034。

01.02.0552　［肩胛骨］上角　superior angle of scapula

近似直角，位于肩胛骨上缘与内侧缘的会合处。相当于第 2 肋骨上缘的高度，有肩胛提肌附着。见图 01.02.034。

01.02.0553　［肩胛骨］下角　inferior angle of scapula

呈锐角，位于肩胛骨内侧缘与外侧缘的会合处。相当于第 7 肋或肋间隙的高度，为大圆肌的附着部。

见图 01.02.034。

01.02.0554 ［肩胛骨］外侧角 lateral angle of scapula

位于肩胛骨上缘与外侧缘会合处的肥厚部分。见图 01.02.034。

01.02.0555 ［肩胛骨］关节盂 glenoid cavity of scapula

肩胛骨外侧角的外侧面上的梨形浅窝。向前外方，与肱骨头相关节。见图 01.02.034。

01.02.0556 盂上结节 supraglenoid tubercle

关节盂上方的一粗涩结节，为肱二头肌长头腱附着点。见图 01.02.034。

01.02.0557 盂下结节 infraglenoid tubercle

关节盂下方的一粗涩结节，为肱三头肌长头腱附着点。见图 01.02.034。

01.02.0558 肩胛颈 neck of scapula

肩胛骨关节盂内侧较细的部分。见图 01.02.034。

01.02.0559 锁骨 clavicle

略呈"S"形，横跨胸廓前上部，水平位于颈根部，内侧端连接胸骨锁切迹，外侧端与肩胛骨肩峰关节面相关节的骨。见图 01.02.036。

01.02.0560 胸骨端 sternal end

锁骨的内侧端。与胸骨柄的锁切迹相关节。见图 01.02.036。

01.02.0561 胸骨关节面 sternal articular facet

锁骨胸骨端三角形向内下方并偏向前方的关节面。见图 01.02.036。

01.02.0562 肋锁韧带压迹 impression for costoclavicular ligament

又称"肋粗隆"。锁骨下面内侧端的粗涩骨面，肋锁韧带的附着部。见图 01.02.036。

01.02.0563 锁骨体 shaft of clavicle

介于锁骨内、外侧两端之间的部分。见图 01.02.036。

01.02.0564 锁骨下肌沟 subclavian groove

锁骨体部下面外侧的一浅纵沟。内有锁骨下肌。

01.02.0565 肩峰端 acromial end

锁骨外侧端。扁平，末端有卵圆形的关节面。见图 01.02.036。

01.02.0566 喙锁韧带粗隆 tuberosity for coracoclavicular ligament

锁骨体外侧部下面后缘有一粗隆。有喙锁韧带附着。

01.02.0567 锥状结节 conoid tubercle

位于锁骨体外侧部下面、喙锁韧带粗隆的内侧部，有锥状韧带附着。

01.02.0568 斜方线 trapezoid line

又称"斜方韧带线"。喙锁韧带粗隆向前外方的粗线，是斜方韧带的附着处。

01.02.0569 自由上肢骨 bone of free upper limb

由肱骨、桡骨、尺骨、手骨组成。见图 01.02.001。

01.02.0570 肱骨 humerus

上肢骨中最粗且最长的管状骨。由体及上、下两端组成。见图 01.02.037。

01.02.0571 肱骨头 head of humerus

肱骨上端的半球形结构。向内上后方，有光滑的关节面，与肩胛骨的关节盂相关节。见图 01.02.037。

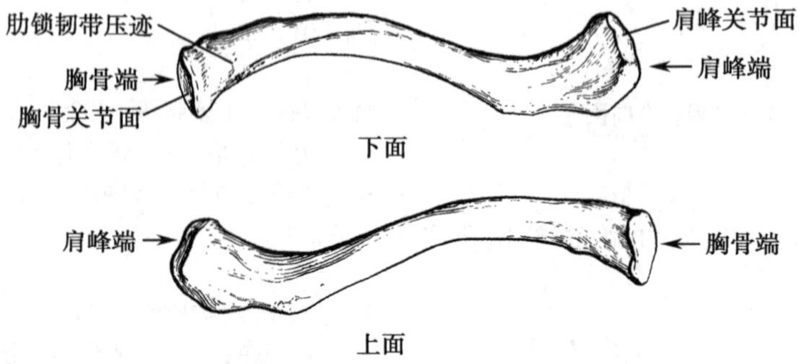

图 01.02.036 锁骨

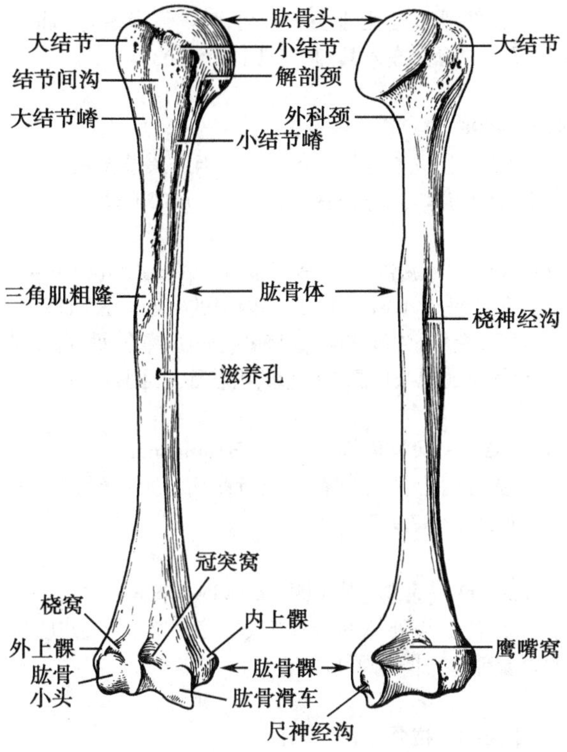

图 01.02.037 肱骨

01.02.0572 解剖颈 anatomical neck

肱骨头周围稍细呈环状的部分。为肩关节囊的附着部。见图 01.02.037。

01.02.0573 外科颈 surgical neck

肱骨上端与体交界处稍细的部分。解剖颈下 2~3cm 处，为肱骨骨折易发处。见图 01.02.037。

01.02.0574 大结节 greater tubercle

位于肱骨上端外侧的一个结节状骨突。以解剖颈与肱骨头的关节面相隔。见图 01.02.037。

01.02.0575 小结节 lesser tubercle

位于肱骨上端前方的结节。较大结节小，但很显著。见图 01.02.037。

01.02.0576 结节间沟 intertubercular sulcus

肱骨大、小结节之间的纵沟。有肱二头肌长头腱通过。见图 01.02.037。

01.02.0577 大结节嵴 crest of greater tubercle

大结节向下方移行的粗嵴。见图 01.02.037。

01.02.0578 小结节嵴 crest of lesser tubercle

小结节向下方移行的粗嵴。见图 01.02.037。

01.02.0579 肱骨体 shaft of humerus

肱骨上、下两端之间的部分。上半部呈圆柱形，下半部呈三棱柱形。有前外侧、后外侧、后 3 个面和前、内侧、外侧 3 个缘。见图 01.02.037。

01.02.0580 ［肱骨体］前内侧 anteromedial surface of shaft of humerus

肱骨前缘与内侧缘之间的骨面。见图 01.02.037。

01.02.0581 ［肱骨体］前外侧面 anterolateral surface of shaft of humerus

介于肱骨前缘与外侧缘之间的骨面。见图 01.02.037。

01.02.0582 ［肱骨］后面 posterior surface of humerus

介于肱骨内侧缘与外侧缘之间的后部。

01.02.0583 桡神经沟 sulcus for radial nerve, groove for radial nerve

肱骨体后面中部有一条自后上方斜向外下方的浅沟。有桡神经及肱深血管经过。见图 01.02.037。

01.02.0584 肱骨肌管 humeromuscular tunnel

肱三头肌内、外侧头、长头和肱骨桡神经沟之间形成的由内上向外下围绕肱骨中份后面的螺旋形管道。因管内有桡神经及伴行的肱深动脉通过，故又称“桡神经管”。

01.02.0585 ［肱骨］内侧缘 medial border of humerus

自小结节嵴向下达内上髁的一条骨嵴，下段呈嵴状。有喙肱肌、肱肌及肱三头肌内侧头附着。见图 01.02.037。

01.02.0586 ［肱骨］内侧髁上嵴 medial supracondylar ridge of humerus

肱骨体内侧缘下份延伸到内侧髁的骨嵴。前唇有肱肌与旋前圆肌起点，后唇为肱三头肌内侧头起点，两唇之间为内侧肌间隔。

01.02.0587 ［肱骨］髁上突 supracondylar process of humerus

内上髁上端向下弯曲的突起变异。

01.02.0588 ［肱骨］外侧缘 lateral border of humerus

始于大结节的后下部，向下终于肱骨外上髁。其上端欠光滑，有小圆肌及肱三头肌外侧头附着。

01.02.0589　外侧髁上嵴　lateral supracondylar ridge

肱骨外上髁前外侧面的一处浅压迹。为前臂浅群伸肌的附着部。

01.02.0590　三角肌粗隆　deltoid tuberosity

肱骨体中部外侧面上呈“V”形的粗面。为同名肌肉附着处。见图 01.02.037。

01.02.0591　肱骨髁　condyle of humerus

肱骨远端的膨大部。

01.02.0592　肱骨小头　capitulum of humerus

肱骨下端外侧部前面的半球状突起。与桡骨头的关节凹相关节。见图 01.02.037。

01.02.0593　肱骨滑车　trochlea of humerus

肱骨下端内侧部滑车状的关节面。与尺骨滑车切迹相关节。见图 01.02.037。

01.02.0594　鹰嘴窝　olecranon fossa

肱骨滑车后面上方的一处深窝。伸肘时尺骨鹰嘴的前端嵌入其内。见图 01.02.037。

01.02.0595　冠突窝　coronoid fossa

肱骨滑车前面上方的一小窝。呈卵圆形，屈肘时，尺骨的冠突嵌入其内。见图 01.02.037。

01.02.0596　桡窝　radial fossa

肱骨小头前面上方有一窝。当肘关节全屈时，桡骨小头的前缘与此窝相接触。见图 01.02.037。

01.02.0597　［肱骨］内上髁　medial epicondyle of humerus

位于肱骨下端内侧、滑车内侧的突起。大而显著，其前下面粗糙，为旋前圆肌、桡侧腕屈肌、掌长肌、指浅屈肌、尺侧腕屈肌及尺侧副韧带的附着部。见图 01.02.037。

01.02.0598　尺神经沟　sulcus for ulnar nerve

肱骨内上髁后方有一纵行浅沟。尺神经由此经过。见图 01.02.037。

01.02.0599　［肱骨］外上髁　lateral epicondyle of humerus

肱骨小头外侧的骨性突起。为前臂浅层伸肌群的附着部。见图 01.02.037。

01.02.0600　桡骨　radius

位于前臂外侧的一块骨。可分为体及上、下两端。见图 01.02.038。

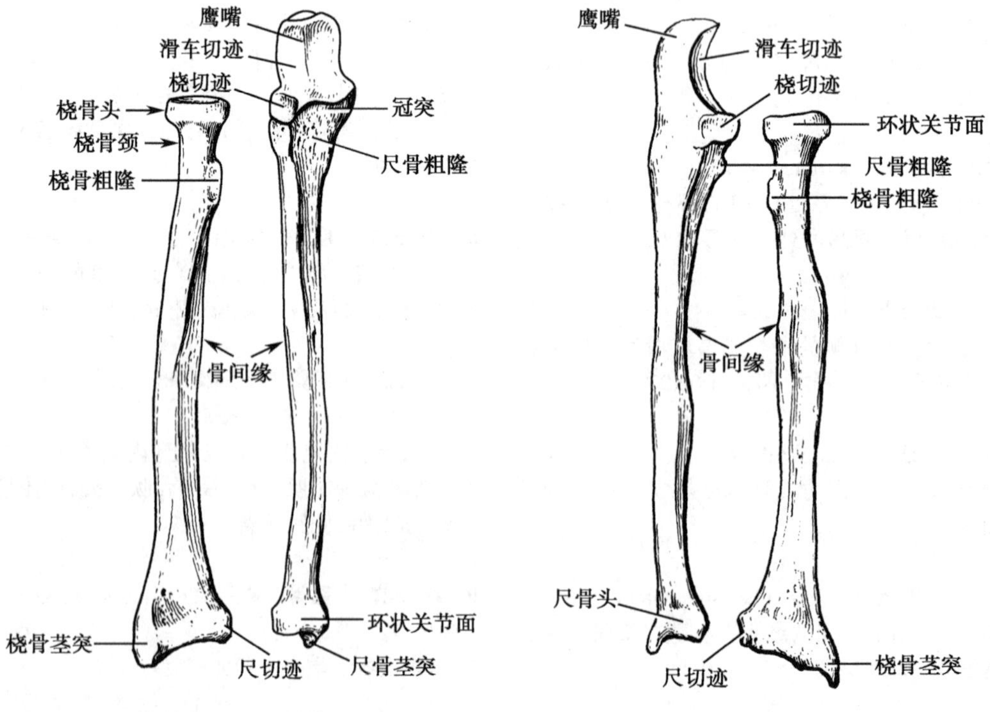

图 01.02.038　桡骨和尺骨

01.02.0601　桡骨头　head of radius

桡骨上端的膨大处。圆盘状，头上面的关节凹与肱骨小头相关节。周围的环状关节面与尺骨桡切迹相关节。见图 01.02.038。

01.02.0602　［桡骨］关节凹　articular fovea of radius

桡骨头上面凹陷的关节凹。呈圆盘状，与肱骨小头相关节。

01.02.0603　［桡骨］环状关节面　articular circumference of radius

桡骨头周缘的光滑关节面。与尺骨的桡切迹相关节。见图 01.02.038。

01.02.0604　桡骨颈　neck of radius

桡骨头下方略细的部分。见图 01.02.038。

01.02.0605　桡骨体　shaft of radius

桡骨两端之间的部分。呈三棱柱形，分前、后、内侧 3 缘，内侧缘为薄锐的骨间缘，下端前凹后凸，外侧向下突出，正面观约呈 9.3° 的弧度凸向外方。

01.02.0606　桡骨粗隆　radial tuberosity

桡骨颈内下方的粗隆。显著存在者约占 75.4%。见图 01.02.038。

01.02.0607　［桡骨］前面　anterior surface of radius

其上部狭窄而凹陷，为拇长屈肌的附着处；下部宽广平坦，有旋前方肌附着。于上、中 1/3 交界处，可见滋养孔。

01.02.0608　［桡骨］后面　posterior surface of radius

其上部圆隆光滑，中部凹陷，为拇长展肌及拇短伸肌的附着部。下部圆隆而宽广。

01.02.0609　［桡骨］外侧面　lateral surface of radius

外形凸隆，上部有旋后肌附着，中部有一卵圆形的粗面，为旋前圆肌的附着处。下部光滑。

01.02.0610　旋前肌粗隆　pronator tuberosity

桡骨外侧面中部卵圆形的粗面。为旋前圆肌的附着处。

01.02.0611　［桡骨］骨间缘　interosseous border of radius

桡骨前、后面之间前臂骨间膜的附着部，又称“骨间嵴”。自桡骨粗隆后缘，向下分为两支，分别移行于尺骨切迹的前、后缘。其上部圆钝，而下部锐薄。见图 01.02.038。

01.02.0612　［桡骨］前缘　anterior border of radius

介于外侧面与前面之间。自桡骨粗隆前外侧部的下方，斜向外下方，达桡骨茎突的前缘。上、下部显著，分别为指浅屈肌桡侧头及拇长屈肌的起始部；中部钝圆不明显。

01.02.0613　［桡骨］后缘　posterior border of radius

介于外侧面与背侧面之间。自桡骨粗隆的后面，斜向外下方，除中部明显外，其余均钝圆而不明显。

01.02.0614　［桡骨］茎突　styloid process of radius

桡骨下端外侧粗糙面上朝向下方的锥状突起。其根部及末端分别为肱桡肌及腕关节桡侧副韧带的附着部。见图 01.02.038。

01.02.0615　桡骨背侧结节　dorsal tubercle of radius

在腕背面中点外侧可触及向后凸出的结节。

01.02.0616　尺切迹　ulnar notch

桡骨下端内侧的半圆形凹面。与尺骨头相关节。见图 01.02.038。

01.02.0617　腕关节面　carpal articular surface

桡骨下端的下面与腕骨相关节的光滑三角形凹面。

01.02.0618　尺骨　ulna

位于前臂的内侧呈三棱柱形的长管状骨。可分为一体及上、下两端。见图 01.02.038。

01.02.0619　鹰嘴　olecranon

尺骨滑车切迹后上方的突起，根部较细，向下移行于尺骨体，有肱三头肌腱附着。见图 01.02.038。

01.02.0620　［尺骨］冠突　coronoid process of ulna

尺骨滑车切迹前下方的突起。冠突外侧的斜方形凹陷为桡切迹，与桡骨头相关节。见图 01.02.038。

01.02.0621　尺骨粗隆　ulnar tuberosity

冠突下方的粗糙隆起。为肱肌及前臂骨间膜的斜索附着处。见图 01.02.038。

01.02.0622　滑车切迹　trochlear notch

尺骨上端前面的一处半圆形深凹。与肱骨滑车相关节。见图 01.02.038。

01.02.0623　桡切迹　radial notch

尺骨上端外侧面上呈斜方形凹陷的关节面。与桡骨头相关节。见图 01.02.038。

01.02.0624　尺骨体　shaft of ulna

尺骨上、下两端之间的部分。上部呈三棱柱形，下部呈圆柱形，分为前、后、内侧 3 面及前、后、骨间缘 3 缘。

01.02.0625　［尺骨］前面　anterior surface of ulna

上部宽广而凹陷，为指深屈肌附着处；下部狭窄而凸隆，为旋前方肌附着处；中部稍偏上有 1~3 个以上滋养孔。

01.02.0626　［尺骨］后面　posterior surface of ulna

朝向后外方，上部被一条自桡切迹后缘斜向背侧缘的斜线分为上小、下大两部分。前者为肘肌的附着部，后者为拇长展肌、拇长伸肌及示指固有伸肌附着处。

01.02.0627　［尺骨］内侧面　medial surface of ulna

光滑而凸隆，上部为指深屈肌附着。

01.02.0628　［尺骨］骨间缘　interosseous border of ulna

又称"外侧缘""骨间嵴"。介于尺骨前、后两面之间。上部显著，向上移行于旋后肌嵴；下部逐渐不明显。此缘为骨间膜的附着部。见图 01.02.038。

01.02.0629　［尺骨］前缘　anterior border of ulna

钝圆，介于前面与内侧面之间。上方起自尺骨粗隆的内上侧，向下终于尺骨茎突的前面，为指深屈肌及旋前方肌附着处。

01.02.0630　［尺骨］后缘　posterior border of ulna

钝圆，介于内侧面和后面之间。上方起自鹰嘴尖端的后面，斜向外下方，终于尺骨茎突。此缘上部明显，为尺侧腕屈肌及指深屈肌的附着处。

01.02.0631　旋后肌嵴　supinator crest

桡切迹后下方的一处纵嵴。为旋后肌附着处。

01.02.0632　尺骨头　head of ulna

尺骨下端膨大呈球形的部分。见图 01.02.038。

01.02.0633　环状关节面　articular circumference

球形尺骨头周缘的关节面。与桡骨的尺切迹相关节。见图 01.02.038。

01.02.0634　［尺骨］茎突　styloid process of ulna

尺骨下端后内侧一个向下的锥形突起。体表可触及。见图 01.02.038。

01.02.0635　手骨　bone of hand

包括腕骨、掌骨和指骨。见图 01.02.039。

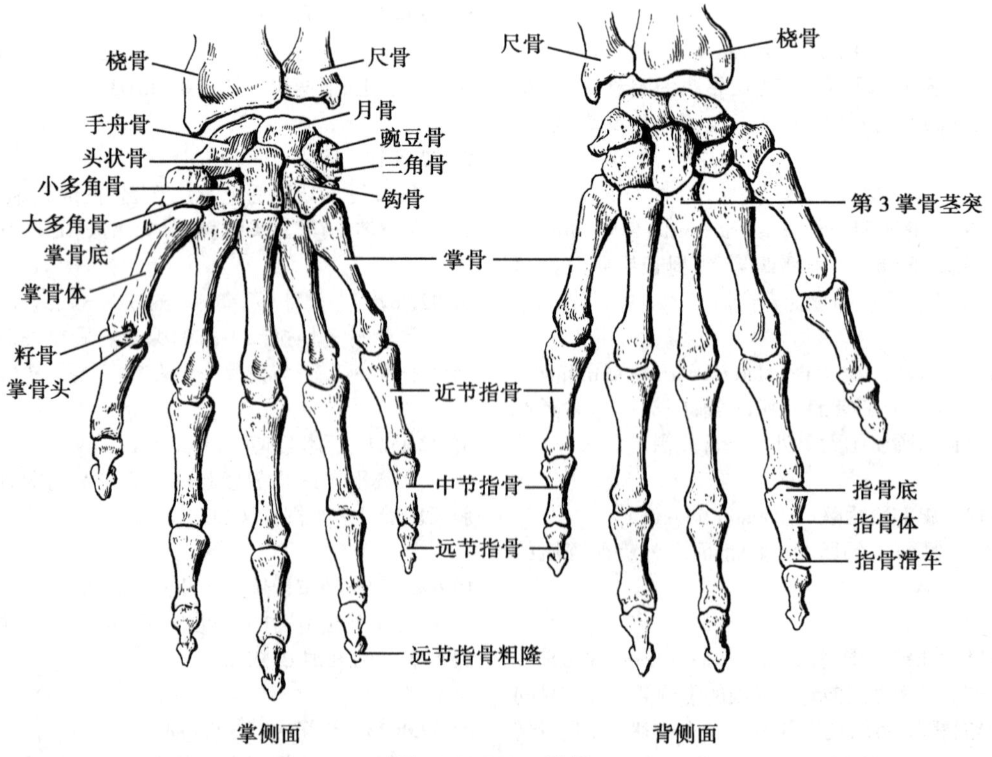

图 01.02.039　手骨

01.02.0636　腕骨　carpal bone

手部小型群集短骨，共 8 块。在手腕部排成近、远 2 列，近侧列由桡侧向尺侧为：手舟骨、月骨、三角骨和豌豆骨；远侧列为：大多角骨、小多角骨、头状骨和钩骨。见图 01.02.039。

01.02.0637　中央骨　central bone

手舟骨、头状骨及小多角骨的背侧［变异］。

01.02.0638　手舟骨　scaphoid bone

近侧列腕骨中最大者。其长轴斜向前外下方，上面凸隆，呈三角形，向外上方，与桡骨相接。下面也凸隆，由一微嵴分为内、外 2 部，分别与小多角骨及大多角骨相关节。见图 01.02.039。

01.02.0639　舟骨结节　tubercle of scaphoid bone

位于手舟骨掌侧面下部的一个结节。为腕横韧带与拇短展肌的附着部。

01.02.0640　月骨　lunate bone

半月形，介于手舟骨与三角骨之间的骨。上面光滑而凸隆，与桡骨和桡尺远侧关节盘相接。下面凹陷，由后外方的微嵴分成内、外 2 部，与钩骨和头状骨相关节。掌侧面呈三角形，宽广而粗糙。见图 01.02.039。

01.02.0641　三角骨　triquetral bone

基底向外上方，尖部向内下方的一块锥形骨。其掌侧面有卵圆形的关节面，与豌豆骨相关节。见图 01.02.039。

01.02.0642　豌豆骨　pisiform bone

形似豌豆，为腕骨中最小者。掌侧面粗糙而凸隆，背侧面有椭圆形的关节面，与三角骨相关节，其内、外两面均粗糙。见图 01.02.039。

01.02.0643　大多角骨　trapezium bone

介于舟骨与第 1 掌骨之间的一块骨。上面凹陷，向内上方，与舟骨相关节。下面有鞍状关节面，向外下方，与第 1 掌骨底相关节。见图 01.02.039。

01.02.0644　大多角骨结节　tubercle of trapezium bone

大多角骨掌侧面上的长嵴状隆起。为腕横韧带、拇短展肌及拇对掌肌的附着部。

01.02.0645　小多角骨　trapezoid bone

远侧列腕骨中最小者，近似楔形，被第 2 掌骨底、大多角骨、舟骨及头状骨包绕。见图 01.02.039。

01.02.0646　头状骨　capitate bone

腕骨中最大者。居腕骨的中央，与第 3 掌骨底相对应。见图 01.02.039。

01.02.0647　钩骨　hamate bone

介于头状骨与三角骨之间的一块楔形骨。上面狭窄，有向外上方的关节面，与月骨相关节。其下面宽广，被一微嵴分成内、外 2 部，分别与第 5 及第 4 掌骨底相关节。见图 01.02.039。

01.02.0648　钩骨钩　hamulus of hamate bone, hook of hamate bone

钩骨掌侧面，上部弯向外方的扁突。

01.02.0649　腕骨沟　carpal groove, sulcus of wrist

腕骨群体掌面，桡侧由舟骨结节和大多角骨结节，尺侧由豌豆骨和钩骨钩组成的隆起之间所形成的纵沟。有屈指肌腱和正中神经通过。

01.02.0650　掌骨　metacarpal bone

介于腕骨与指骨之间的短管状骨，共 5 块。可分为底、体和头三部分。见图 01.02.039。

01.02.0651　掌骨底　base of metacarpal bone

掌骨的近端。见图 01.02.039。

01.02.0652　掌骨体　shaft of metacarpal bone

掌骨头与掌骨底之间的部分。呈棱柱形，微向背侧弯曲。见图 01.02.039。

01.02.0653　掌骨头　head of metacarpal bone

掌骨的远端。上有球形的关节面，关节面大部分位于掌侧，小部分在背侧面，与第 1 节指骨底相关节。见图 01.02.039。

01.02.0654　第 3 掌骨茎突　styloid process of third metacarpal bone

第 3 掌骨背外侧部的一处突起。见图 01.02.039。

01.02.0655　指骨　phalanx

手部小的短管状骨，属于长骨，有 14 节。其中除拇指只有 2 节外，其余各指均为 3 节。每节指骨可分底、体、头三部分。见图 01.02.039。

01.02.0656　近节指骨　proximal phalanx

第 1 节指骨。最长，底有卵圆形凹陷的关节面，与掌骨头相关节。见图 01.02.039。

01.02.0657 中节指骨 middle phalanx

第 2 节指骨。较近节指骨短。底有两个凹陷的关节面,其间以微嵴相隔,与近节指骨头相关节。见图 01.02.039。

01.02.0658 远节指骨 distal phalanx

第 3 节指骨。最小。底呈不规则形,与中节指骨相关节,底的掌侧面微凹,为指深屈肌的附着部。见图 01.02.039。

01.02.0659 指骨底 base of phalanx

指骨近端较宽广的部分。见图 01.02.039。

01.02.0660 指骨体 shaft of phalanx

指骨近、远两端之间的部分。体的掌侧面凹陷;背侧面凸隆。见图 01.02.039。

01.02.0661 指骨头 head of phalanx

指骨的远端。见图 01.02.039。

01.02.0662 指骨滑车 trochlea of phalanx

近节和中节指骨头远端的滑车状结构。与远端的指骨底形成关节。见图 01.02.039。

01.02.0663 远节指骨粗隆 tuberosity of distal phalanx

远节指骨远端的粗糙隆起。见图 01.02.039。

01.02.0664 下肢骨 bone of lower limb

由下肢带骨和自由下肢骨组成。骨粗壮,具有支持和移动身体的功能。见图 01.02.001。

01.02.0665 下肢带骨 pelvic girdle

又称"髋带骨"。由一对髋骨构成。连结下肢与躯干。见图 01.02.001。

01.02.0666 髋骨 hip bone

由髂骨、坐骨及耻骨 3 部分组成。幼年时,三骨借软骨相连,成年后三骨在髋臼处相互愈合。为不规则扁板状的骨块,中部略窄,上、下两端宽广,位于躯干下端的两侧。见图 01.02.040~ 图 01.02.042。

01.02.0667 髋臼 acetabulum

髋骨外侧面中部的半球形深窝。朝向前外及下方。由髂骨体、坐骨体及耻骨体构成,与股骨头相关节。见图 01.02.040。

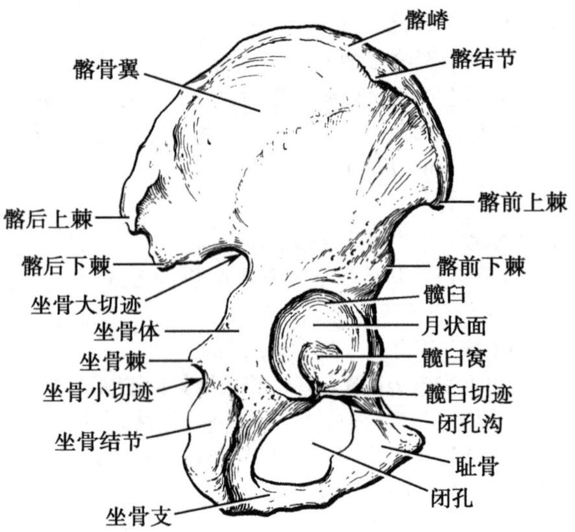

图 01.02.040 髋骨(外面)

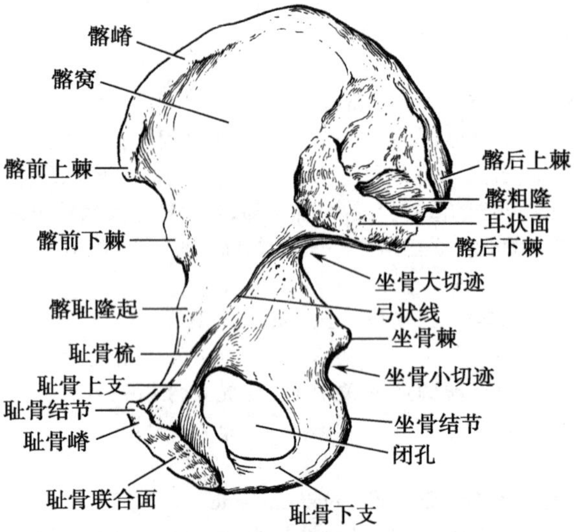

图 01.02.041 髋骨(内面)

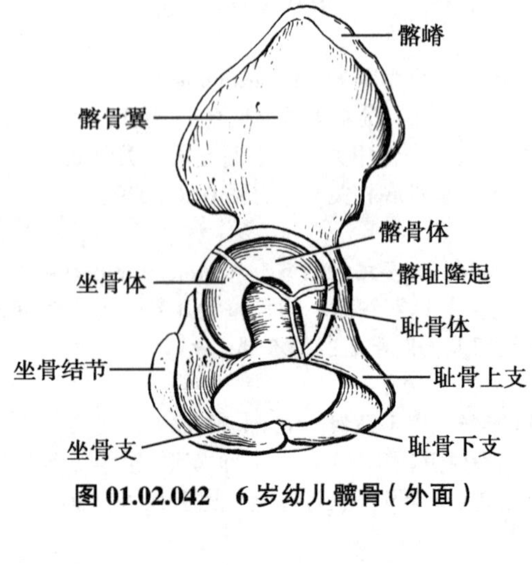

图 01.02.042 6 岁幼儿髋骨(外面)

01.02.0668　髋臼缘　margin of acetabulum

围绕髋臼周边的堤状缘。位于髋关节囊内，表面有透明软骨覆盖。见图 01.02.040。

01.02.0669　髋臼窝　acetabular fossa

髋臼中央深而粗糙的部分。见图 01.02.040。

01.02.0670　髋臼切迹　acetabular notch

髋臼边缘下部的一切迹。有髋臼横韧带附着。见图 01.02.040。

01.02.0671　月状面　lunate surface

髋臼窝内一个平滑的半月状关节面。上部略宽广，前后端略窄。见图 01.02.040。

01.02.0672　闭孔　obturator foramen

坐骨与耻骨之间的卵圆形大孔。边缘锐利，有闭孔膜附着。见图 01.02.040。

01.02.0673　髂骨　ilium

位于髋骨上部的一块长方形骨。可分为髂骨体、髂骨翼、两面及前、后、上 3 缘。

01.02.0674　髂骨体　body of ilium

髂骨下部肥厚而不规则的部分，构成髋臼的上半部。见图 01.02.042。

01.02.0675　髋臼上沟　supraacetabular groove

髋臼后上方的沟。是股直肌反折头的附着点。

01.02.0676　髂骨翼　ala of ilium

髂骨上部宽广的部分，中部较薄，周缘肥厚。见图 01.02.040。

01.02.0677　弓状线　arcuate line

髂窝下界呈弓形的圆钝骨嵴。是髂骨翼与髂骨体的分界线，亦为大、小骨盆的分界线。见图 01.02.041。

01.02.0678　髂嵴　iliac crest

髂骨翼的上缘，呈 “S” 状弯曲。前部凹向内方，后部凹向外方，前、后部均较厚，中部较薄。见图 01.02.040。

01.02.0679　[髂嵴]外唇　outer lip of iliac crest

髂嵴的外侧缘，呈锐线状。

01.02.0680　髂结节　tubercle of iliac crest

外唇距髂前上棘 5~7cm 处向外突出的部分。见图 01.02.040。

01.02.0681　中间线　intermediate line

外唇和内唇之间的一条不明显的隆线。为腹内斜肌的附着部。此线的前、后部均较宽，而中间部较细。

01.02.0682　[髂嵴]内唇　inner lip of iliac crest

髂嵴呈锐线状的内侧缘。

01.02.0683　髂前上棘　anterior superior iliac spine

髂嵴向前下方突出的前端。为腹股沟韧带及缝匠肌的附着部。见图 01.02.040。

01.02.0684　髂后上棘　posterior superior iliac spine

髂嵴后端突向后下方的棘。为骶结节韧带、骶髂后长韧带及多裂肌附着处。见图 01.02.040。

01.02.0685　髂前下棘　anterior inferior iliac spine

髂骨前缘下部形成的一隆起。为股直肌的附着部。见图 01.02.040。

01.02.0686　髂后下棘　posterior inferior iliac spine

髂骨后缘、髂后上棘下方的一锐薄的突起。为骶结节韧带附着部。见图 01.02.040。

01.02.0687　髂窝　iliac fossa

髂骨翼内侧面光滑并凹陷的前部。构成大骨盆的后外侧壁。见图 01.02.041。

01.02.0688　臀面　gluteal surface

髂骨翼的外侧面。前部凸隆，向前外方，后部凹陷，向后外方。

01.02.0689　臀前线　anterior gluteal line

髂骨外侧面，前方最长的一条粗线。为臀小肌起始部与臀中肌起始部之间的骨线。

01.02.0690　臀后线　posterior gluteal line

髂骨外侧面，稍后方的一条粗线。为臀中肌起始部与臀大肌起始之间的骨线。

01.02.0691　臀下线　inferior gluteal line

髂骨外侧面，下方最短的一条粗线。为臀小肌起始部与股直肌起始部之间的骨线。

01.02.0692　骶盆面　sacropelvic surface

髂骨翼内面后部粗糙、不规则的区域。位于髂窝后侧，包括髂粗隆与耳状面两部分。见图 01.02.041。

01.02.0693　［髂骨］耳状面　auricular surface of ilium

髂骨内侧面后部粗糙的耳状关节面。与骶骨的耳状面相关节。见图 01.02.041。

01.02.0694　髂粗隆　iliac tuberosity

耳状面后上方的一处粗糙面。为部分竖脊肌、多裂肌及骶髂后短韧带的附着部。见图 01.02.041。

01.02.0695　坐骨大切迹　greater sciatic notch

髂后下棘与坐骨棘之间构成的深切迹。见图 01.02.040。

01.02.0696　坐骨　ischium

位于髋骨的后下部，可分为坐骨体和坐骨支两部分。见图 01.02.040~ 图 01.02.042。

01.02.0697　坐骨体　body of ischium

坐骨上部肥厚的部分。近似锥体形，构成髋臼的后下部。可分为内侧、外侧、后 3 面和前、后 2 缘。见图 01.02.042。

01.02.0698　坐骨支　ramus of ischium

自坐骨体的下方弯向前上内方的部分。内外两面平坦，上缘锐薄，下缘钝而粗糙，其前端移行于耻骨下支。见图 01.02.040。

01.02.0699　坐骨结节　ischial tuberosity, tuberosity of ischium

坐骨体与坐骨支移行处后部粗糙肥厚的隆起。见图 01.02.040。

01.02.0700　坐骨棘　ischial spine

坐骨体后缘下部的三角形突起。是尾骨肌、肛提肌、上孖肌及骶棘韧带的附着部。见图 01.02.040。

01.02.0701　坐骨小切迹　lesser sciatic notch

坐骨棘与坐骨结节之间形成的深切迹。见图 01.02.040。

01.02.0702　耻骨　pubis

位于髋骨的前下部，可分为耻骨体、耻骨上支及耻骨下支。见图 01.02.040~ 图 01.02.042。

01.02.0703　耻骨体　body of pubis

耻骨的主体部。连接髂骨体与坐骨体，较肥厚，构成髋臼的前下部。见图 01.02.042。

01.02.0704　耻骨结节　pubic tubercle

耻骨梳向前终于的小结节。有腹股沟韧带附着。见图 01.02.041。

01.02.0705　耻骨联合面　symphysial surface

耻骨上、下支的内侧，长卵圆形的粗面。与对侧同名骨面相连。见图 01.02.041。

01.02.0706　耻骨嵴　pubic crest

从耻骨结节向内侧延伸至中线的一粗钝骨嵴。见图 01.02.041。

01.02.0707　耻骨上支　superior ramus of pubis

自耻骨体延向前内下方的三棱柱形骨块。其内侧端呈锐角弯曲，移行于耻骨下支。可分为前、后、下 3 面和上、前 2 个缘。见图 01.02.041。

01.02.0708　髂耻隆起　iliopubic eminence

耻骨体与髂骨体的愈合处。骨面粗糙而隆。见图 01.02.041。

01.02.0709　耻骨梳　pectin pubis

耻骨上支锐薄的上缘。为腹股沟镰、陷窝韧带、反转韧带附着部。见图 01.02.041。

01.02.0710　闭孔嵴　obturator crest

耻骨上支的前缘。自尺骨结节向后，终于髋臼切迹，有耻骨束韧带附着。

01.02.0711　闭孔沟　obturator groove

耻骨上支下面，自前外侧向后内侧的深沟。有闭孔血管、神经通过。见图 01.02.040。

01.02.0712　闭孔前结节　anterior obturator tubercle

位于闭孔前方的小隆起。

01.02.0713　闭孔后结节　inferior obturator tubercle

位于闭孔后方的小隆起，有时出现。

01.02.0714　耻骨下支　inferior ramus of pubis

自耻骨上支的内侧端向下方弯曲而薄平部。可分为前、后两面及内、外两缘。见图 01.02.041。

01.02.0715　骨盆　pelvis

由左、右髋骨、骶骨、尾骨及耻骨联合连结而成的骨环。具有保护盆腔器官及传递重力的作用。

01.02.0716 界线 terminal line

大、小骨盆的分界。由耻骨联合上缘、耻骨嵴、耻骨梳、弓状线和骶岬围成。

01.02.0717 大骨盆 greater pelvis

位于界线上方及左、右髂窝之间，由第5腰椎及髂骨翼构成的结构。前方开放，下部变窄移行于小骨盆。见图01.02.001。

01.02.0718 小骨盆 lesser pelvis

位于界线的下方，由骶骨、尾骨、髂骨、坐骨及耻骨构成的结构。可分为骨盆上口、骨盆腔及骨盆下口。见图01.02.043。

01.02.0719 骨盆上口 superior pelvic aperture, pelvic inlet

近似心形，由界线围成的结构。其前方以耻骨梳为界，两侧界为弓状线，其后界为骶岬。见图01.02.080。

01.02.0720 骨盆下口 inferior pelvic aperture, pelvic outlet

骨盆出口。后方为尾骨尖，两侧为左、右骶结节韧带及坐骨结节，前方为坐骨下支、耻骨下支及耻骨弓状韧带，形状不规则，较上口狭窄。见图01.02.080。

01.02.0721 耻骨弓 public arch

在骨盆下口前方，介于两侧坐骨下支及两侧耻骨下支之间的深切迹。见图01.02.080。

01.02.0722 耻骨下角 subpubic angle

又称"耻骨角"。在骨盆下口的前方，介于两侧坐骨下支及两侧耻骨下支之间的夹角。男性为锐角，女性为钝角。见图01.02.080。

01.02.0723 骨盆腔 pelvic cavity

由前方的左、右耻骨，后方的骶骨及尾骨，两侧的髂骨及坐骨围成的短而弯曲的空腔。前壁短而后壁长。见图01.02.080。

01.02.0724 骨盆轴 pelvic axis

贯穿骨盆径线中点的曲线，与骶骨盆面平行。此轴表示分娩时胎儿头经过的路径。见图01.02.043。

01.02.0725 ［骨盆］直径 true conjugate diameter of pelvis, anteroposterior diameter of pelvis

又称"［骨盆］前后径""正中直径""真直径"。自骶岬正中至耻骨联合上缘中点的连线。其平均长度为11.6cm。见图01.02.043。

01.02.0726 ［骨盆］横径 transverse diameter of pelvis

左、右弓状线间的最大距离。其平均值为12.3cm。见图01.02.043。

01.02.0727 ［骨盆］斜径 oblique diameter of pelvis

骶髂关节至对侧髂耻隆起的距离。其平均值为12.7cm。见图01.02.043。

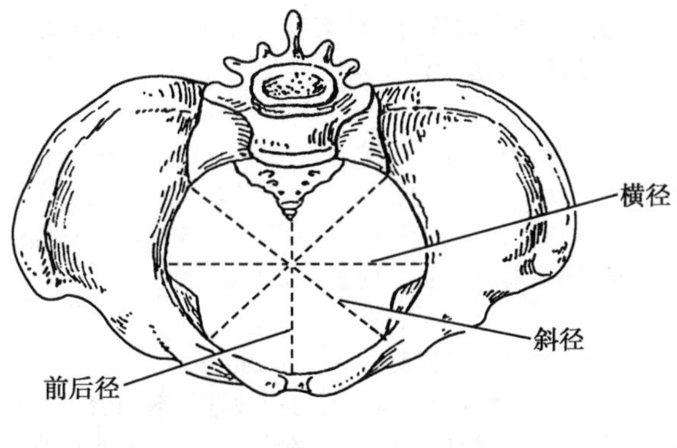

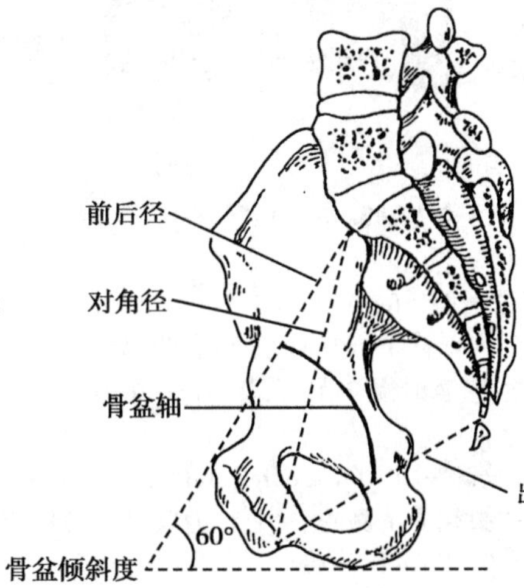

图01.02.043 耻骨联合（冠状切面）

01.02.0728　骨盆倾斜度　inclination of pelvis

人体直立时骨盆入口平面与地平面所形成的角度。一般男性约为 50°~55°，女性为 55°~60°。见图 01.02.043。

01.02.0729　自由下肢骨　bone of free lower limb

包括股骨、髌骨、胫骨、腓骨、足骨。见图 01.02.001。

01.02.0730　股骨　femur

位于大腿，人体中最长，最大的管状骨。分为一体及上、下两端。见图 01.02.044。

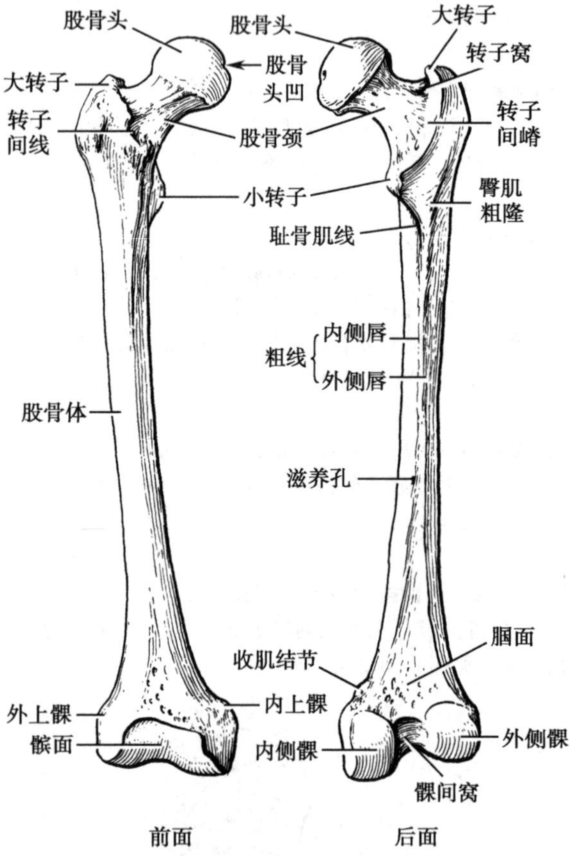

图 01.02.044　股骨

01.02.0731　股骨头　femoral head

股骨上端向前内上方弯曲、呈球形的部分。上有光滑的关节面，与髋臼相关节。见图 01.02.044。

01.02.0732　股骨头凹　fovea of femoral head

股骨头中央稍靠下侧的一小窝，为股骨头韧带的附着部。见图 01.02.044。

01.02.0733　股骨颈　neck of femur

股骨头的外下方较细的部分。呈长方形，朝向前内上方，男女纵径分别为 3.13cm 和 2.7cm。横径分别为 2.4cm 和 2.17cm。前面平坦，后面凹陷，上缘钝圆，下缘锐薄。见图 01.02.044。

01.02.0734　［股骨］颈干角　collodiaphysial angle, neck-shaft angle of femur

股骨颈与股骨体之间形成的角度。儿童平均 151.7°，成人约 131.8°，髋部矫正手术应维持这个角度。见图 01.02.044。

01.02.0735　［股骨］前倾角　anteversion angle of femur

股骨颈与股骨体呈一定前倾的角度。平均值为 7.88°。见图 01.02.044。

01.02.0736　大转子　greater trochanter

股骨颈和股骨体连接处上外侧的方形隆起。外侧面宽广粗糙的骨嵴，附着有臀中肌；内侧面有深窝称转子窝，为闭孔外肌腱附着。上缘肥厚，系梨状肌附着点，下缘骨嵴附着有股外侧肌。前缘较宽，有臀小肌附着。见图 01.02.044。

01.02.0737　转子窝　trochanteric fossa

大转子内侧面的一个较深的凹陷。为闭孔内、外肌腱与上、下孖肌肌腱的附着处。见图 01.02.044。

01.02.0738　小转子　lesser trochanter

股骨颈和股骨体连接处的内下方一个较小的圆锥形隆起。其后面平滑，前面粗糙，前面为腰大肌附着处。见图 01.02.044。

01.02.0739　转子间线　intertrochanteric line

大、小转子之间前面隆起的连接线。从大转子内上斜向内下方，经过小转子下面终于股骨体的后面。为髂股韧带附着处。该韧带具有限制髋关节过度伸展的功能。见图 01.02.044。

01.02.0740　转子间嵴　intertrochanteric crest

大、小转子之间后面较大的隆起。自大转子的后上方斜向内下方止于小转子。其中部偏上，有方形结节，附着有股方肌。见图 01.02.044。

01.02.0741　股骨距　femoral calcar

位于小转子深面股骨颈、体连接部内后方的致密骨板。是股骨体后内侧骨密质向骨松质内的延伸。

01.02.0742　方形结节　quadrate tubercle

位于转子间嵴中部上方的结节，为股方肌的止点。

01.02.0743　股骨体　shaft of femur

股骨两端的中间部。略弓向前，上段呈圆柱形，中段呈三棱柱形，下段前后略扁。股骨体被肌包绕，前面与外侧面近侧 3/4 有骨中间肌附着，远侧 1/4 适合膝关节周围肌的滑动。髌面上方 5~6cm 处被髌上囊覆盖。见图 01.02.044。

01.02.0744　［股骨］粗线　linea aspera of femur

股骨体后面的一个纵行骨嵴，称粗线。分内侧唇与外侧唇。外侧唇终于臀肌粗隆，内侧唇终于小转子和转子间线，有肌肉附着。见图 01.02.044。

01.02.0745　［股骨］外侧唇　lateral lip of linea aspera

股骨粗线的外侧缘。终于臀肌粗隆，为臀大肌的附着点。见图 01.02.044。

01.02.0746　［股骨］内侧唇　medial lip of linea aspera

股骨粗线的内侧缘。分出两条线，一条终于小转子，称耻骨肌线，是耻骨肌附着部。另一条止于转子间线。见图 01.02.044。

01.02.0747　耻骨肌线　pectineal line

股骨粗线内侧唇向上内延续终于小转子的一条线。有耻骨肌附着。见图 01.02.044。

01.02.0748　臀肌粗隆　gluteal tuberosity

股骨粗线外侧唇向上外移行而形成的粗糙部。是一条细长的凹或嵴，如有明显突出部分称第三转子。该粗隆为臀大肌、大收肌、股内侧与外侧肌以及短收肌和耻骨肌等的附着点。见图 01.02.044。

01.02.0749　第三转子　third trochanter

臀肌粗隆上方有时形成异常粗大的圆形结节。不恒定。

01.02.0750　［股骨］腘面　popliteal surface of linea aspera

股骨后面的粗线内、外侧唇显著向下分开，止于股骨外上髁。内侧唇低平，终于股骨内上髁。内外两唇之间在股骨体下端后面围成的三角形骨面。见图 01.02.044。

01.02.0751　内侧髁上线　medial supracondylar line

由股骨粗线内侧唇向内下方延伸至股骨内上髁形成的线。为腘面的内侧界。其近侧 2/3 模糊不清，有股内侧肌附着，并有由收肌管入腘窝的股血管绕过。在收肌结节上 3~4cm 处，有大收肌腱腱膜附着。见图 01.02.044。

01.02.0752　外侧髁上线　lateral supracondylar line

由粗线外侧唇向外下方延伸至股骨外上髁形成的线。为腘面的外侧界，较为显著。其近侧 2/3 有股二头肌短头与外侧肌间隔附着。其远侧 1/3，常延伸至腘面，有跖肌附着。见图 01.02.044。

01.02.0753　［股骨］内侧髁　medial condyle of femur

股骨体下端向内侧膨大的隆起。向后方卷曲。髁的前、后、下面光滑，其前方关节面构成髌面。见图 01.02.044。

01.02.0754　［股骨］内上髁　medial epicondyle of femur

股骨内侧髁的内侧面最突起处。体积较大，有胫侧副韧带附着。髁顶部有收肌结节，是大收肌附着点。见图 01.02.044。

01.02.0755　收肌结节　adductor tubercle

股骨内上髁上方的一个三角形突起。有大收肌附着。见图 01.02.041。

01.02.0756　［股骨］外侧髁　lateral condyle of femur

股骨体下端向外侧膨大的隆起。向后方卷曲，较内侧髁宽广，前面更突出，其前方关节面与髌骨相关节。见图 01.02.044。

01.02.0757　［股骨］外上髁　lateral epicondyle of femur

股骨外侧髁外侧面最突起处。较小，有腓侧副韧带附着。髁的下面有腘肌沟，有腘肌肌腱经过。见图 01.02.041。

01.02.0758　腘肌沟　groove for popliteus

股骨外上髁下方的深沟。屈膝时有腘肌肌腱经过。

01.02.0759　髌面　patellar surface

股骨内侧髁和外侧髁前方的关节面彼此相连形成的面。股骨髌面与髌骨的后面关节面相关节。见图 01.02.044。

01.02.0760　髁间切迹　intercondylar notch

股骨髌面下缘的弧形凹陷。其两侧稍凸，内侧较狭窄且偏斜，外侧较宽阔而平坦。见图 01.02.044。

01.02.0761　髁间窝　intercondylar fossa

股骨内侧髁和外侧髁后面之间的深窝。窝的外侧壁稍凹陷，后面有前交叉韧带附着。其内侧壁也凹陷，前面有后交叉韧带附着。见图 01.02.044。

01.02.0762　髁间线　intercondylar line

股骨髁间窝与腘平面之间的一条横行隆线。为膝关节囊和腘斜韧带附着处。见图 01.02.044。

01.02.0763　髌骨　patella

包埋于膝关节前方的股四头肌腱内的三角形扁平骨。是人体内最大的籽骨。其骨化中心较多，女性 3~4 岁出现，男性较晚，至青春期才骨化完毕。见图 01.02.045。

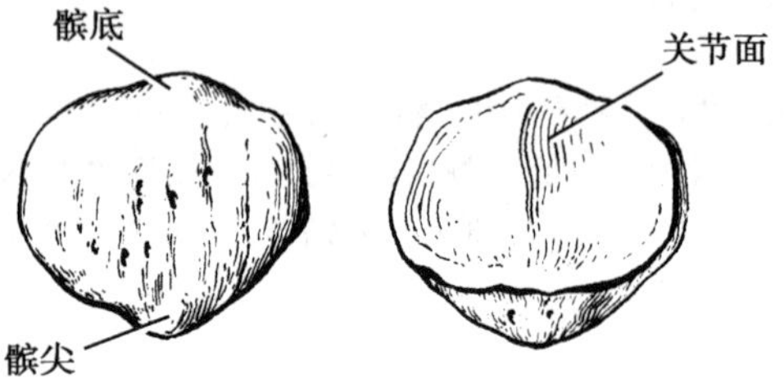

图 01.02.045　髌骨(右侧)

01.02.0764　髌底　base of patella

髌骨的上缘。宽广而肥厚，向前下方倾斜，除其近后缘处以外，均有股四头肌腱附着。见图 01.02.045。

01.02.0765　髌尖　apex of patella

由髌骨内、外侧锐薄的边缘向下移行会合而成。其下部粗糙，有来自股内侧肌与股外侧肌腱延伸部形成的内侧与外侧髌支持带附着。髌尖下部位置表浅，外力直接打击易引发骨折。见图 01.02.045。

01.02.0766　[髌骨]关节面　articular surface of patella

在髌骨后面光滑的、与股骨的髌面相对的关节面。上有一纵行钝嵴，分内、外两部。外侧部宽阔，内侧部有上宽下窄条纹区。参与膝关节的构成。见图 01.02.045。

01.02.0767　[髌骨]前面　anterior surface of patella

髌骨的前面扁平，呈上宽下窄的三角形的骨面。表面较粗糙而隆凸，并有许多血管孔。见图 01.02.046。

01.02.0768　胫骨　tibia

位于小腿内侧三棱柱形的长管状骨。分为一体和两端。男性略长于女性，左侧略高于右侧。对支持体重起重要作用。见图 01.02.043。

01.02.0769　[胫骨]内侧髁　medial condyle of tibia

胫骨上端膨大向内侧突出所形成。内侧髁较大，其上面与股骨内侧髁相关节。见图 01.02.046。

01.02.0770　[胫骨]外侧髁　lateral condyle of tibia

胫骨上端膨大向外侧突出所形成的骨面。外侧髁较小而突出，其上面的关节面与股骨外侧髁相关节。见图 01.02.046。

01.02.0771　腓关节面　fibular articular facet

胫骨外侧髁后外下方的圆形关节面。与腓骨头相关节。其周缘较粗糙，被韧带所附着。见图 01.02.046。

01.02.0772　[胫骨]上关节面　superior articular surface of tibia, superior articular facet of tibia

胫骨内侧髁和外侧髁上面凹陷、呈卵圆形的关节面。与股骨内、外侧髁的关节面相关节。左、右上关节面之间有髁间隆起。见图 01.02.046。

01.02.0773　髁间前区　anterior intercondylar area

髁间隆起前方凹陷的粗糙面。为前交叉韧带附着处。见图 01.02.046。

01.02.0774　髁间后区　posterior intercondylar area

髁间隆起后方凹陷的粗糙面。为后交叉韧带附着处。见图 01.02.046。

01.02.0775　髁间隆起　intercondylar eminence

胫骨内侧髁和外侧髁上关节面之间的粗糙隆凸。其尖端有髁间内侧结节与髁间外侧结节。见图 01.02.046。

01.02.0776　髁间内侧结节　medial intercondylar tubercle

髁间隆起尖端内侧的圆形隆起。位于胫骨内侧髁上关节面外侧缘的中部。见图 01.02.046。

01.02.0777　髁间外侧结节　lateral intercondylar tubercle

髁间隆起尖端外侧的圆形隆起。位于胫骨外侧髁上关节面内侧缘的中部。见图 01.02.046。

01.02.0778　胫骨体　shaft of tibia

胫骨骨干。呈三棱柱形，具有三面三缘。前缘上部锐薄，下部圆钝。内侧缘上部有胫侧副韧带和比目鱼肌附着。外侧缘锐薄，又称骨间缘，有小腿骨间膜附着。其中胫骨体的前缘和内侧面可在体表扪及。见图 01.02.046。

01.02.0779　胫骨粗隆　tibial tuberosity, tuberosity of tibia

胫骨上端前面与胫骨体交界处的三角形粗糙隆起。其上部隆凸而光滑，有髌韧带附着。下部粗糙，可

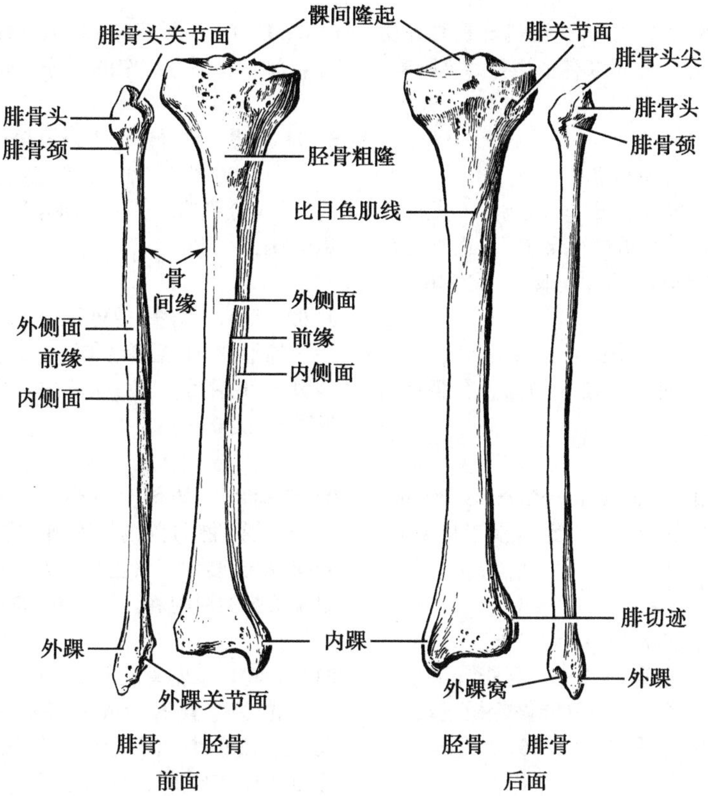

图 01.02.046　胫骨和腓骨(右侧)

触摸到,其与皮肤仅隔一个髌下皮下囊。可在体表扪及。见图 01.02.046。

01.02.0780　髂胫束粗隆　tuberosity for iliotibial tract

胫骨外侧髁前外侧面上方的粗糙隆起。有髂胫束附着。

01.02.0781　[胫骨]内侧面　medial surface of tibia

位于胫骨体内侧缘和前缘之间的骨面。朝向前内方,宽阔而光滑,几乎全部位居皮下。近侧 3/4 朝向外侧,远侧 1/4 转向前方。上部宽而粗糙,为缝匠肌、股薄肌及半腱肌附着。下部隆凸,其远侧端的内侧向下内突出为内踝。见图 01.02.046。

01.02.0782　[胫骨]后面　posterior surface of tibia

胫骨体后表面。在其内侧缘与外侧缘之间,上、下部宽阔,中部狭窄。该面上部有比目鱼肌线。见图 01.02.046。

01.02.0783　比目鱼肌线　soleal line

位于胫骨体后面上部的斜行骨嵴。起自腓关节面后面,斜向下内至内侧缘中、上 1/3 交界处,有比目鱼肌和腘筋膜附着。此线中部向下发出纵向骨嵴,将胫骨体后面分为内外两部,分别附着趾长屈肌和胫骨后肌。线下方还可见滋养孔。见图 01.02.046。

01.02.0784　[胫骨]外侧面　lateral surface of tibia

胫骨体的前缘和外侧缘之间的部分。朝向前外方,上 2/3 部有胫骨前肌附着,下 1/3 从内至外依次有胫骨前肌腱,踇长伸肌,胫前血管、神经,趾长伸肌和第 3 腓骨肌所跨越。其下端隆突有腓切迹。见图 01.02.046。

01.02.0785　[胫骨]前缘　anterior border of tibia

胫骨体前方,自胫骨粗隆的外侧缘弯向内下方,终于内踝的前缘。上部薄锐,下部钝圆,有深筋膜附着,全程在体表均可以扪及。见图 01.02.046。

01.02.0786　[胫骨]内侧缘　medial border of tibia

起于胫骨内侧髁的后缘,向下至内踝的后缘。上部为腘筋膜、胫侧副韧带及半膜肌纤维束附着。其下方为比目鱼肌一些纤维所附着处。

01.02.0787　[胫骨]骨间缘　interosseous border of tibia

又称“胫前外侧缘”。位于胫骨外侧的骨嵴,自腓关节面的前缘向下终于腓切迹的前缘。外侧缘近侧的骨间膜上有胫前血管穿过的大孔，其远侧部是腓外切迹前界，有胫前韧带附着。骨间缘有小腿骨间膜附着。见图 01.02.046。

01.02.0788 内踝 medial malleolus

胫骨下端内侧面粗糙而隆凸，向内侧下方发出的膨大突起。内踝外侧面有光滑的关节面，下缘有三角韧带附着的切迹。可在体表扪及。见图 01.02.046。

01.02.0789 内踝沟 medial malleolar sulcus

在胫骨下端内踝后面内侧较深的沟。有胫骨后肌腱和趾长屈肌腱经过。

01.02.0790 内踝关节面 articular facet of medial malleolus

内踝外侧面光滑的关节面。与距骨滑车相关节。见图 01.02.046。

01.02.0791 腓切迹 fibular notch

胫骨下端外侧面三角形的切迹。与腓骨下端的内侧面构成胫腓连结。胫腓连结只能做轻微运动，足背屈时腓骨可轻度外旋。见图 01.02.046。

01.02.0792 ［胫骨］下关节面 inferior articular surface of tibia

胫骨下端下面的关节面。呈四方形，光滑而微凹，与距骨滑车相关节。见图 01.02.043。

01.02.0793 腓骨 fibula

位于小腿外侧的细长的管状骨。分为一体和上、下两端。男性左、右侧腓骨平均长度分别为 35.2cm 和 35.3cm；女性左、右侧腓骨平均长度分别为 32.21cm 和 32.23cm。见图 01.02.046。

01.02.0794 腓骨头 fibular head

腓骨上端的膨大。内侧面有关节面与胫骨相关节，外侧面有一粗隆，为股二头肌和位于膝关节外侧、起自股骨外上髁的腓侧副韧带附着处。其前后面分别有腓骨小头前、后韧带附着。见图 01.02.046。

01.02.0795 腓骨头关节面 articular surface of fibular head

位于腓骨头内侧面的圆形关节面。朝向前内上方，与胫骨外侧髁的腓关节面相关节，构成胫腓关节，系微动关节。见图 01.02.046。

01.02.0796 腓骨头尖 apex of fibular head

腓骨头的最上端呈结节状突起。有多块肌和韧带附着。见图 01.02.046。

01.02.0797 腓骨颈 neck of fibula

腓骨头下方缩窄的部分。见图 01.02.043。

01.02.0798 腓骨体 shaft of fibula

腓骨的骨干，细长，呈三棱柱形，有三面及三缘。前、后缘分别有小腿前肌间隔与小腿后肌间隔附着。见图 01.02.046。

01.02.0799 ［腓骨］外侧面 lateral surface of fibula

腓骨的前、后缘之间，呈沟状。上 3/4 向外方，有腓骨长肌附着。下 1/4 转向后方，有腓骨短肌附着。见图 01.02.046。

01.02.0800 ［腓骨］内侧面 medial surface of fibula

又称"腓骨前内侧缘面"或"前面"。位于腓骨的骨间缘与前缘之间，上窄下宽。有趾长伸肌、第 3 腓骨肌及踇长伸肌附着。见图 01.02.046。

01.02.0801 ［腓骨］后面 posterior surface of fibula

位于腓骨的骨间缘和后缘之间。中部有滋养孔，上 2/3 部前面有胫骨后肌附着，内侧嵴的后面有比目鱼肌和踇长屈肌附着，下 1/3 部转向内侧。见图 01.02.046。

01.02.0802 ［腓骨］内侧嵴 medial crest of fibula

起于腓骨头内侧，向下移行于外踝前缘，将腓骨后面上 2/3 骨间缘和后缘之间分为前、后两部分。前部位于骨间缘与内侧嵴之间，向内侧、上下窄，中间宽且微凹。后部向后方，分别有肌附着。

01.02.0803 ［腓骨］前缘 anterior border of fibula

自腓骨头的前面向下达外踝外侧面，上部薄锐，下部分叉，为小腿前肌间隔的附着处。见图 01.02.046。

01.02.0804 皮下三角区 triangular subcutaneous area

腓骨前缘下部分叉形成前、后两个骨嵴之间的区域。与外踝外侧面延续。

01.02.0805 ［腓骨］骨间缘 interosseous border of fibula

又称腓骨骨间嵴。腓骨体的内侧缘。锐薄，向上几乎与前缘会合，向下连接内侧嵴，有小腿骨间膜附着。见图 01.02.046。

01.02.0806 ［腓骨］后缘 posterior border of fibula

起自腓骨头后面，下至腓骨踝沟的内侧，其上部钝圆，下部薄锐，为小腿后肌间隔的附着处。

01.02.0807　外踝　lateral malleolus

腓骨下端向外侧的膨大。呈锥形，比内踝长而显著。其内侧面的前上部，有微凹陷的三角形外踝关节面，与距骨相关节。外侧面凸隆，居皮下。见图 01.02.046。

01.02.0808　外踝关节面　articular facet of lateral malleolus

外踝呈锥形，比内踝长而显著，外踝内侧的前上部有微凹的三角形关节面。与距骨相关节。见图 01.02.046。

01.02.0809　外踝窝　lateral malleolar fossa

位于外踝关节面后下方的小凹窝。为胫腓横韧带和距腓后韧带的附着处。见图 01.02.046。

01.02.0810　踝沟　lateral malleolar sulcus

位于腓骨下端外踝后缘的浅沟。沟内有腓骨长肌和腓骨短肌的肌腱通过。

01.02.0811　足骨　bone of foot

构成足的骨，包括 7 块跗骨、5 块跖骨和 14 块趾骨。在皮下均可触及。见图 01.02.047。

01.02.0812　跗骨　tarsal bone，tarsus

位于足的后半部，胫骨、腓骨和跖骨之间的短骨群，共 7 块。包括距骨、跟骨、足舟骨、外侧楔骨、内侧楔骨、中间楔骨和骰骨。见图 01.02.047。

01.02.0813　距骨　talus

跗骨之最高者，位于胫骨、腓骨和跟骨之间的短骨。分头、颈、体三部分。其前端为头，头后方为距骨颈，其余部分为距骨体。与胫骨及腓骨形成踝关节。偶有先天性垂直距骨出现，属于距骨的变异。可引起儿童严重的扁平足。见图 01.02.047。

01.02.0814　距骨头　head of talus

距骨的前端，呈圆形斜向前内下方。距骨头的前面有舟关节面与足舟骨相关节。距骨头足底面被两条微嵴分为三个关节面。见图 01.02.047。

01.02.0815　［距骨］舟关节面　navicular articular surface of talus

距骨头前面的关节面。向前凸隆，呈卵圆形，与足舟骨相关节。见图 01.02.047。

01.02.0816　距骨颈　neck of talus

介于距骨头、体之间狭细的部分。上面粗糙，下面有较深的距骨沟。构成跗骨窦的顶，有距跟骨间韧带和颈韧带附着。其外侧有距腓前韧带附着。

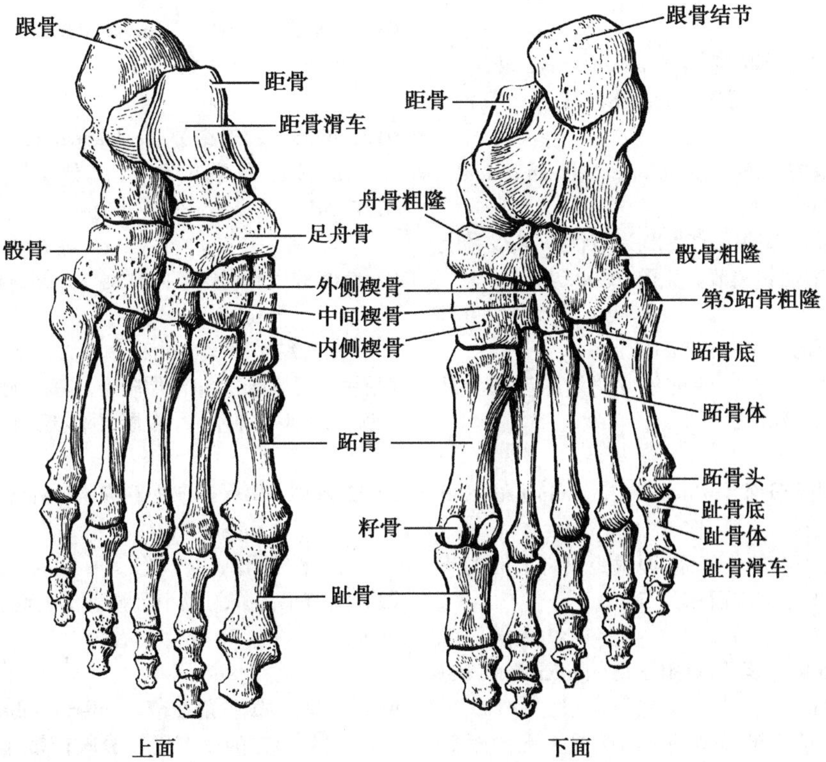

图 01.02.047　足骨

01.02.0817　距骨体　body of talus

近似四方形，可分为上、下、内侧、外侧四个面。上面与胫骨的远端相关节，足底面与跟骨相关节，内侧面与外侧面分别与内踝和外踝相关节。

01.02.0818　距骨滑车　trochlea of talus

由距骨体的上面、内侧面内踝关节面与外侧面的外踝关节面共同构成。与胫、腓骨下端相关节。构成距小腿关节和踝关节呈前宽后窄的关节面。见图 01.02.047。

01.02.0819　［距骨］上面　superior surface of talus

距骨体上面宽广而平滑，在横径上微凸，纵径上微凹，与胫骨下关节面相关节。上面的后部形成一个延长的三角形区域，当足背屈时与胫腓后韧带接触。

01.02.0820　［距骨］内踝面　medial malleolar facet of talus

位于距骨体内侧面的上部，呈半月形的关节面。与内踝相关节。

01.02.0821　［距骨］外踝面　lateral malleolar facet of talus

距骨体外侧面上呈三角形的关节面。与外踝相关节。在外踝下方 2cm 处可摸到腓骨肌滑车（结节）。见图 01.02.047。

01.02.0822　［距骨］外侧突　lateral process of talus

由距骨外踝面的尖端向外侧凸出形成。

01.02.0823　后跟关节面　posterior calcanean articular surface

距骨体下面后部凹陷的菱形关节面。与跟骨上面中部的后距关节面相关节。见图 01.02.047。

01.02.0824　距骨沟　sulcus of talus

距骨颈下面自后内方向前外方斜行的深沟。是跟骨中后关节面的分界线。

01.02.0825　中跟关节面　middle calcanean articular surface

距骨体下面中部的关节面，即载距突之上的关节面。与跟骨上的中距关节面相关节。

01.02.0826　前跟关节面　anterior calcanean articular surface

距骨体下面前部的关节面。与跟骨上的前距关节面相关节。其远侧与舟关节面相延续。在中跟关节面与前跟关节面的内侧，部分距骨头被关节软骨覆盖，且与跟、舟骨延续，并与跟舟足底韧带相连。

01.02.0827　距骨后突　posterior process of talus

距骨体的后端突向后下方形成的骨块。有时距骨后突有一个单独的骨化中心，其骨化后与距骨其他部分借软骨相连或独立分开，形成三角骨。

01.02.0828　［距骨后突］内侧结节　medial tubercle of posterior process

位于距骨后突长屈肌腱沟内侧的结节。

01.02.0829　［距骨后突］外侧结节　lateral tubercle of posterior process

位于距骨后突长屈肌腱沟外侧的结节。

01.02.0830　距上骨　supratalus bone

有时出现在位于距骨前上方的豌豆大小的圆形骨。属于距骨的变异。

01.02.0831　跟骨　calcaneus

足骨中最大者，近似长方形，位于距骨的下方。其后部为肥大的跟骨体，体的后端为跟骨结节。整块跟骨分为上、下、前、后和内侧与外侧 6 个面。见图 01.02.047。

01.02.0832　跟骨体　calcaneal body

跟骨后部肥大的部分。

01.02.0833　跟骨结节　calcaneal tuberosity

跟骨体后端的隆凸部分。呈卵圆形。见图 01.02.047。

01.02.0834　跟骨结节内侧突　medial process of calcaneal tuberosity

跟骨结节下面内侧有一较大突起。隆突内侧缘有䠴展肌和屈肌支持带浅层附着。其远侧全部为足底腱膜和趾短屈肌所附着。小趾展肌附着于跟骨结节外侧突。

01.02.0835　跟骨结节外侧突　lateral process of calcaneal tuberosity

又称“跟骨小结节（lesser tubercle of calcaneus）”。跟骨结节下面外侧较小且显著的突起。为小趾展肌附着处。

01.02.0836　跟骨前结节　anterior tubercle of calcaneus

跟骨前方的小突起。分歧韧带起于该结节，止于骰骨和足舟骨。

01.02.0837　载距突　sustentaculum tali

跟骨上面内侧的一扁平突起。位于距跟舟关节的背侧部。其足底面被䟢长屈肌压出一条沟，两侧缘是屈肌支持带的深部附着点。其上面有凹陷的中距关节面。与跟骨体的中跟关节面构成关节。载距突又是踝关节内侧韧带胫跟部与距跟内侧韧带的附着点。

01.02.0838　䟢长屈肌腱沟　sulcus for tendon of flexor hallucis longus

在距骨后突后面及跟骨载距突的下面，自后上方向前下方斜行的浅沟。有䟢长屈肌腱通过。

01.02.0839　跟骨沟　calcaneal sulcus

跟骨后距关节面前方的深沟。与距骨沟一起构成跗骨窦。沟底粗糙，是距跟骨间韧带和趾短伸肌附着部位。

01.02.0840　跗骨窦　tarsal sinus

由跟骨沟与距骨沟相合构成。其底部为距跟骨间韧带及趾短伸肌的附着处。

01.02.0841　前距关节面　anterior talar articular surface

跟骨上面前侧的小关节面。与距骨体的前跟关节面相关节。

01.02.0842　中距关节面　middle talar articular surface

载距突上面凹陷的关节面。与距骨体的中跟关节面相关节。

01.02.0843　后距关节面　posterior talar articular surface

跟骨上面中部卵圆形隆凸的关节面。与距骨体的后跟关节面相关节。

01.02.0844　腓骨长肌腱沟　sulcus for tendon of peroneus longus

跟骨外侧面滑车突后下侧与骰骨下面锐嵴的前方有一条斜向前内方的浅沟。内有腓骨长肌腱通过。

01.02.0845　腓骨肌滑车　peroneal trochlea

又称"滑车突（trochlear process）"。跟骨外侧面远侧部的一大小变化极大的结节。可在外踝下方2cm处摸到。

01.02.0846　骰关节面　cuboid articular surface

跟骨前面的一个鞍状关节面。与骰骨后面近似三角形的鞍状关节面相关节。见图01.02.047。

01.02.0847　足舟骨　navicular bone

介于距骨头与3块楔骨之间的一块呈舟形的跗骨。呈舟状，分前、后、上、下、内侧、外侧6个面。前面凸隆，后面有卵圆形凹陷的关节面，上面凸隆，下面粗糙凹陷，内、外侧面粗糙，均有重要结构相关联。见图01.02.047。

01.02.0848　舟骨粗隆　tuberosity of navicular bone

足舟骨内侧面向下方的圆形隆起。为胫骨后肌腱附着处。见图01.02.047。

01.02.0849　楔骨　cuneiform bone

位于足舟骨和第1~3跖骨之间3块呈楔形的骨。内侧楔骨最长，中间楔骨最短小，外侧楔骨介于前两者之间。3块楔骨的上下面均有楔舟背侧及跖侧等韧带附着。见图01.02.047。

01.02.0850　内侧楔骨　medial cuneiform bone

位于内侧，底部向下，尖部向上，最长，与足舟骨、第1跖骨、第2跖骨和中间楔骨相关节。内侧面有肌腱经过，上面有韧带附着，下面有肌腱附着。见图01.02.044。

01.02.0851　中间楔骨　intermediate cuneiform bone

在内侧楔骨的外侧，短小，与足舟骨、第2跖骨、内侧楔骨和外侧楔骨相关节。上面粗糙有韧带附着，下面锐薄有肌及韧带附着。坚韧的股骨间韧带将中间楔骨的内、外侧面的非关节区连于相邻的楔骨。见图01.02.047。

01.02.0852　外侧楔骨　lateral cuneiform bone

位于外侧，基底部向上方，尖部向下方。前后方和内外侧面均有关节面，分别与足舟骨、第3跖骨、中间楔骨和骰骨相关节。上面有韧带附着，下面有肌腱附着。见图01.02.047。

01.02.0853　骰骨　cuboid bone

位于跗骨远侧列的最外侧呈不规则的立方形短骨。近侧与跟骨、远侧与第4跖骨、第5跖骨、内侧与外侧楔骨相关节。骰骨有一个骨化中心，胎儿第8个月至生后之间出现。见图01.02.047。

01.02.0854　骰骨粗隆　tuberosity of cuboid bone

骰骨下面有一跖长韧带附着处的锐嵴，此嵴向外侧形成的一个隆起粗糙面。见图01.02.047。

01.02.0855　跟突　calcaneal process

骰骨下面朝向后方的突起。有支撑跟骨的作用。

见图 01.02.047。

01.02.0856　跖骨　metatarsal bone

介于跗骨及趾骨之间的短管状骨，共 5 块。分底、体和头 3 部分，分类上属于长骨。见图 01.02.044。

01.02.0857　跖骨底　base of metatarsal bone

跖骨的后端略膨大，呈楔形，与跗骨相关节。其上下面都很粗糙，分别有跗跖背侧韧带和跗跖跖侧韧带附着。见图 01.02.047。

01.02.0858　跖骨体　shaft of metatarsal bone

跖骨头和跖骨底之间的部分。体的上面两端较窄，中部稍宽。其内、外侧面均比上面宽阔，各面均有肌附着。见图 01.02.047。

01.02.0859　跖骨头　head of metatarsal bone

跖骨的前端呈结节状，与相应近节趾骨底相关节。头的两侧稍凹陷，周围呈结节状，是跖趾关节副韧带的附着部位。见图 01.02.047。

01.02.0860　第 1 跖骨　first metatarsal bone

短而粗，跖骨头大，骨体强壮，呈棱柱形，底的近侧面较大。底部有鞍状关节面，与内侧楔骨相关节，其头部与近节趾骨底相关节见图 01.02.047。

01.02.0861　第 1 跖骨粗隆　tuberosity of first metatarsal bone

第 1 跖骨底下面的隆起。是腓骨长肌腱及部分胫骨前肌的肌腱附着处。见图 01.02.047。

01.02.0862　第 2 跖骨　second metatarsal bone

最长的跖骨，底部有 4 个关节面，分别与外侧与中间楔骨及第 3 跖骨相关节，头部与第 2 近节趾骨底相关节。见图 01.02.047。

01.02.0863　第 3 跖骨　third metatarsal bone

较第 2 跖骨短，底的后部有三角形关节面与外侧楔骨相关节，底的内、外侧有关节面分别与第 2、4 跖骨相关节。见图 01.02.047。

01.02.0864　第 4 跖骨　fourth metatarsal bone

底的后部有四边形关节面与骰骨相关节。底的内侧前后方各有关节面分别与第 3 跖骨、外侧楔骨相关节。后一个关节面有时缺如。见图 01.02.047。

01.02.0865　第 5 跖骨　fifth metatarsal bone

较第 1 跖骨略长，底部后面与骰骨、内侧与第 4 跖骨相关节。底部外侧有第 5 跖骨粗隆。见图 01.02.047。

01.02.0866　第 5 跖骨粗隆　tuberosity of fifth metatarsal bone

第 5 跖骨底后外侧的乳头状隆起。是腓骨短肌腱附着处。见图 01.02.047。

01.02.0867　趾骨　phalange of toe

足部的短管状骨，共 14 块，分类上属于长骨。踇趾为两节，其余 4 趾均为三节。每节趾骨均分为趾骨底、趾骨体和趾骨头 3 部分，趾骨头的顶端为趾骨滑车。见图 01.02.047。

01.02.0868　近节趾骨　proximal phalanx

各趾骨中最长的骨块，共 5 块。底部后面有卵圆形关节面，与相应跖骨头相关节。远侧端呈滑车状，中部凹陷，两侧面凸隆，连接中节趾骨底。见图 01.02.047。

01.02.0869　中节趾骨　middle phalanx

在第 2~5 趾是位于中间的一节趾骨，短小。底部有两处呈凹陷形的关节面，与近节趾骨滑车相关节，远侧端为趾骨滑车，与远节趾骨底相接。见图 01.02.047。

01.02.0870　远节趾骨　distal phalanx

各趾中最远侧的一节趾骨。底较宽，接中节趾骨滑车。前端变宽，下面粗糙，形成远节趾骨粗隆。见图 01.02.047。

01.02.0871　趾骨底　base of phalanx

趾骨的近侧端。后面有关节面。第 1 趾骨底与跖骨小头构成跖趾关节。见图 01.02.047。

01.02.0872　趾骨体　shaft phalanx

趾骨的底和头之间的骨体部分。见图 01.02.044。

01.02.0873　趾骨头　head of phalanx

趾骨的远侧端。见图 01.02.047。

01.02.0874　趾骨滑车　trochlea of phalanx

近节趾骨、中节趾骨远侧端均呈滑车状。其中部凹陷，两侧隆凸，分别与远侧的趾骨底形成趾间关节。为屈戌关节，可做屈伸运动。见图 01.02.047。

01.02.0875　远节趾骨粗隆　tuberosity of distal phalanx

远节趾骨远端的粗糙隆起。

（中国医科大学　柏树令　辽宁医学院　席焕久）

01.02.0876　法兰克福平面　Frankfurt horizontal

又称“耳眼平面(Ohr-Augen-Ebene)”。由左右两侧耳门上点[po]和左侧眶下点[or]3点所组成的水平面,是颅骨测量和活体测量中最重要的平面。可用摩里逊定颅器和立方定颅器及水平定位针确定颅骨的这一平面。活体测量时耳眼平面大致与人体直立、眼向正前方平视时头部位置相当。

01.02.0877　人体测量　anthropometry

传统的人体测量包括骨骼测量和活体测量(含尸体)两部分,是对个体大小,形体和功能等的度量,应用于体质人类学、古人类学、法医学、医学和人体工效学等。按照国际标准确定测点,运用标准测量器材测量线形度、围度等。

01.02.0878　眉间点　glabella

额骨鼻部的两眉弓之间点。为正中矢状面上向前最突出的一点。当眉间区十分平坦,无法确定出最凸点时,可借两侧眉弓的趋势来确定此点。见图01.02.048。

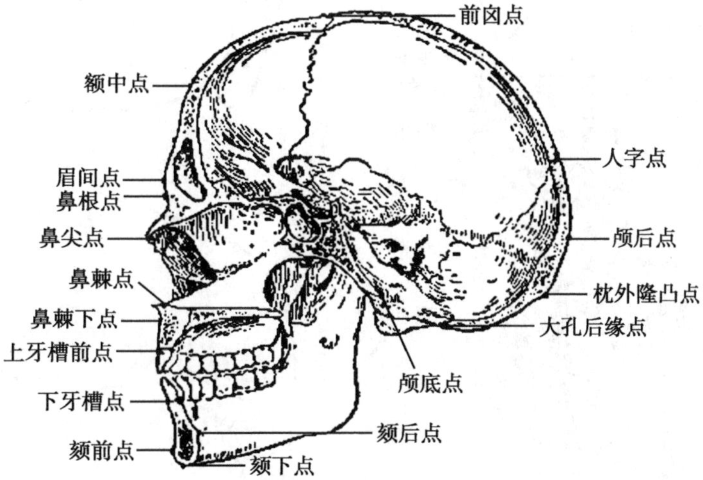

图 01.02.048　颅骨正中矢状面观

01.02.0879　眉间上点　ophryon

两侧额骨颞嵴相距最近处的连线与正中矢状面相交之点。见图01.02.049。

01.02.0880　额缝点　metopion

又称“额中点”。两侧额结节最突出点的连线与正中矢状面相交之点。

01.02.0881　冠颞点　stephanion

颅骨冠状缝与颞线相交之点。见图01.02.049。

01.02.0882　前囟点　bregma

矢状缝与冠状缝的交点。如果因骨缝扭曲而使此点偏离正中矢状面时,则以此两缝的主轴相交之点为前囟点。见图01.02.049。

01.02.0883　颅顶点　vertex

颅骨在法兰克福平面时,正中矢状面上最高的一点。人字点矢状缝与人字缝的交点,又称“后囟点”。当骨缝扭曲或有顶枕间骨存在时,以此两缝的主轴相交点为人字点。见图01.02.048。

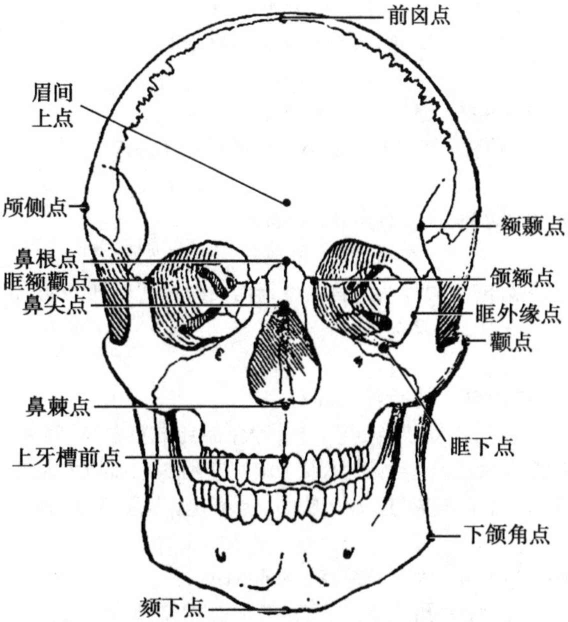

图 01.02.049　颅骨前面观

01.02.0884 人字点 lambda

矢状缝与人字缝的交点，又称“后囟点”。当骨缝扭曲或有顶枕间骨存在时，以此两缝的主轴相交点为人字点。见图 01.02.048。

01.02.0885 颅后点 opisthokranion

颅骨在正中矢状面上最向后凸，也就是离眉间点最远的一点。该点通常在枕外隆凸的上方，可由眉间点测量颅最大长径以确定此点。见图 01.02.050。

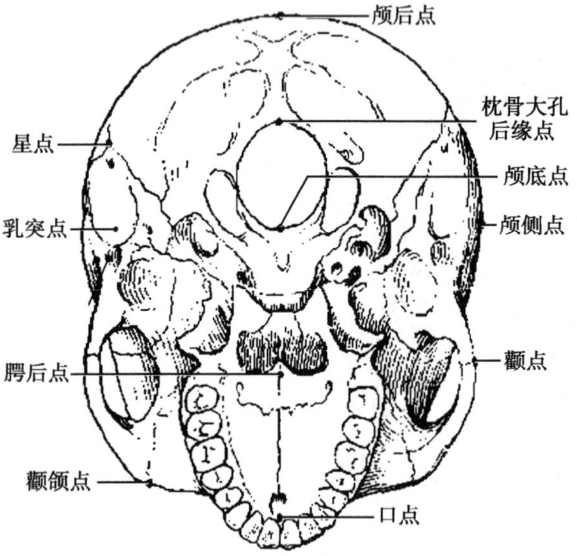

图 01.02.050 颅骨底面观

01.02.0886 翼上骨 epipteric bone

翼区的蝶、顶、额和颞 4 骨间单独的小骨块。

01.02.0887 缝间骨 intersuture bone

颅缝间经常镶嵌的小骨。见图 01.02.051。

01.02.0888 印加骨 Inca bone

又称“顶枕间骨”。出现在顶骨与枕骨之间人字点附近的缝间骨。因首次见于南美洲古代印加人而命名。见图 01.02.051。

01.02.0889 枕后点 opisthion

又称“大孔后缘点”。枕骨大孔后缘与正中矢状面相交最向后之点。若该处有结节或切迹存在时，则以大孔缘后部的总的轮廓与正中矢状面交点确定。见图 01.02.052。

01.02.0890 大孔前缘点 endobasion

枕骨大孔前缘与正中矢状面相交最向后之点。若该处有结节时，则以大孔缘前部总的轮廓与正中矢状面交点确定之。

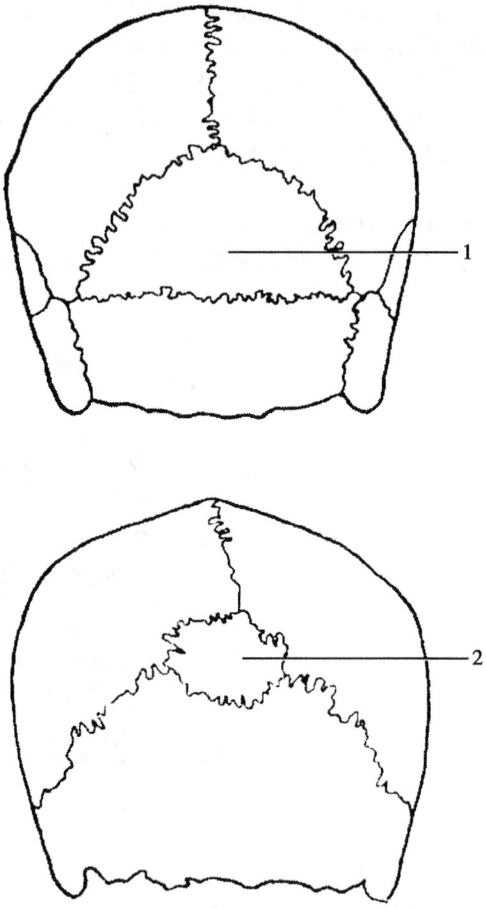

图 01.02.051 缝间骨

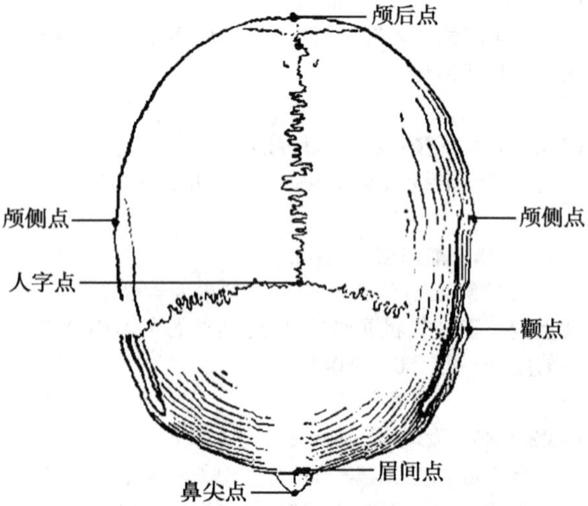

图 01.02.052 颅骨测点 4

01.02.0891　颅底点　basion, hypobasion

枕骨大孔前缘与正中矢状面相交最向下之点。此点应与大孔前缘点区分开。见图 01.02.048。

01.02.0892　颞点　krotaphion

当翼区为“H”形时，蝶顶缝的后端点。见图 01.02.053。

01.02.0893　蝶点　sphenion

位于颅骨翼区。当翼区为蝶顶型（即“H”形）时，蝶顶缝的前端便是。见图 01.02.053。

01.02.0894　鞍背点　klition

位于颅底内面的颅中窝上，鞍背上缘与正中矢状面的交点。

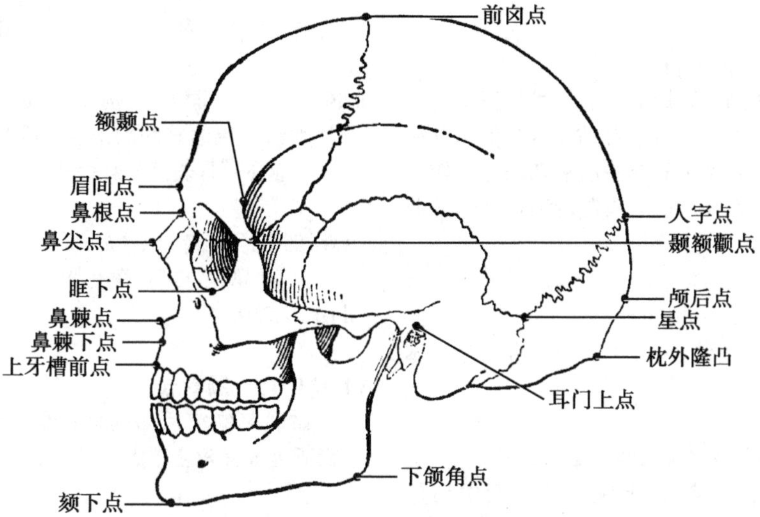

图 01.02.053　颅骨侧面观

01.02.0895　蝶骨点　sphenoidale

位于颅底内面的颅中窝上，视交叉沟之后缘（即鞍结节的前缘）与正中矢状面的交点。用于测量蝶骨角。

01.02.0896　颞下点　infratemporale

位于颅底外面，蝶骨大翼颞下嵴的最向内侧之点。用于测量颅骨最小宽度。见图 01.02.050。

01.02.0897　星点　asterion

人字缝、枕乳突缝和顶乳突缝的交点。若此处有缝间骨存在，则以 3 缝之主轴的交点为星点。见图 01.02.054。

01.02.0898　耳点　auriculare

颞骨颧突根部之点。位于外耳门上缘点的外上方。见图 01.02.053。

01.02.0899　外耳门上缘点　porion

又称“耳门上点”。平分外耳门为前后两半的垂直线与外耳门上缘的交点。见图 01.02.053。

01.02.0900　乳突点　mastoideale

在乳突尖端，向下外侧方最突出之点。见图 01.02.054。

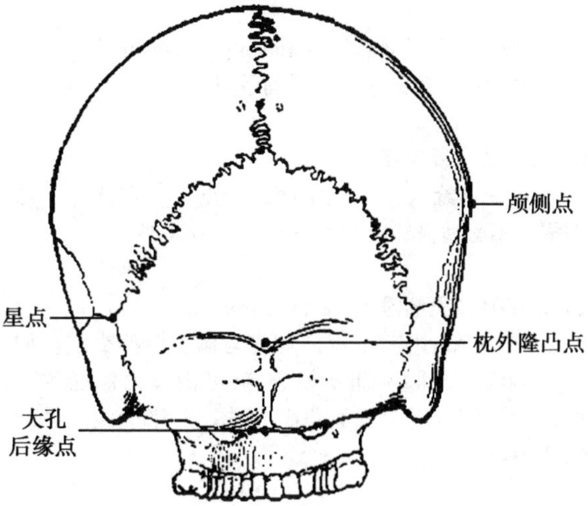

图 01.02.054　颅骨后面观

01.02.0901　颅侧点　euryon

颅侧壁最向外突出之点。通常位于顶骨上，较少位于颞骨鳞部的上部。以此点测定颅骨的最大横径。见图 01.02.054。

01.02.0902　冠缝点　coronale

冠状缝上最外侧之点。见图 01.02.049。

01.02.0903　额颞点　frontotemporale

额骨上两侧颞嵴间距离最近的一点。见图01.02.052。

01.02.0904　鼻根点　nasion

鼻额缝与正中矢状面的交点。如果两侧鼻额缝高度相差过大,则取其平均位置以确定此点。见图01.02.049。

01.02.0905　鼻棘点　nasospinale

梨状孔左、右两侧下缘最低点的切线与正中矢状面相交之点。如果梨状孔下缘有鼻前窝或鼻前沟存在难于确定时,可参照鼻腔底前部的水平来确定。如果鼻前棘相当发达,此点可由正中向左侧稍移开。见图01.02.049。

01.02.0906　鼻棘下点　subspinale

鼻棘根部在正中矢状面向牙槽突转折之处。见图 01.02.053。

01.02.0907　上牙槽前点　prosthion, exoprothion

又称"上齿槽前缘点"。上颌骨前面两中切牙之间最前凸的一点。该点与上牙槽点有区别。见图01.02.053。

01.02.0908　上牙槽点　supradentale, hypoprothion

两中切牙间的牙槽隔最前下点。

01.02.0909　鼻尖点　rhinion

鼻骨下缘与正中矢状面的交点。如在鼻骨下缘破损时不必勉强确定此点。见图 01.02.053。

01.02.0910　上颌额点　maxillofrontale

又称"颌额点"。眶内侧缘与额颌缝的交点。如眶内侧缘中段圆钝而不易定点,可由眶内侧缘的下段向上沿结合眶上内侧角眶缘的走向来确定。见图01.02.049。

01.02.0911　眶内缘点　dakryon

在眶内侧壁,额骨、泪骨及上颌骨额突的交接处。

01.02.0912　泪点　lacrimale

眶内侧壁泪后嵴与额泪缝相交之点。

01.02.0913　眶外缘点　ektokonchion

与眶上、下缘大致平行而平分眼眶入口的直线与眶外缘相交点。见图 01.02.049。

01.02.0914　眶下缘点　orbitale

又称"眶下点"。当颅骨在法兰克福平面时,眶下缘最下的一点。如眶下缘圆钝,应取钝缘的适中部分作为眶缘,切不可偏向眶内或眶外。见图01.02.049。

01.02.0915　颧颌点　zygomaxillare

颧上颌缝最低的一点。若最低处是一条线,则颧颌点是该线的最前点。见图 01.02.050。

01.02.0916　颧眶点　zygoorbitale

眶缘与颧颌缝间的交点。因为眶缘通常近圆形,这一点应在面骨表面与眶面相交处。

01.02.0917　颧点　zygion

又称"颧弓点"。颧弓上最向外突出的一点。见图 01.02.050。

01.02.0918　颧骨点　jugale

颧骨额蝶突后面的垂直缘与颧骨颞突上面的水平缘所组成交角之顶点。见图 01.02.053。

01.02.0919　口后点　staphylion

硬腭后部,两侧腭后切迹缘的切线与正中矢状面相交之点。

01.02.0920　口点　orale

在硬腭前部,两侧上中切牙牙槽后缘的切线。见图 01.02.050。

01.02.0921　腭后点　staphylion

位于硬腭后部,两侧腭后切迹缘切线与正中矢状面的交点。见图 01.02.050。

01.02.0922　上牙槽后点　alveolon

上颌牙槽后缘的切线与硬腭中线的交点。见图01.02.050。

01.02.0923　上牙槽突最侧点　ectomalare

上颌牙槽突最向外侧之点,通常在上颌第二磨牙之外侧。

01.02.0924　上牙槽最内点　endomalare

位于上颌第二磨牙牙槽内侧缘中点。

01.02.0925　颞额颧点　frontomalare temporale

颧额缝的最外一点。见图 01.02.053。

01.02.0926　眶额颧点　frontomalare orbitale

眶外缘与颧额缝相交之点。如眶外缘圆钝，应取钝缘的适中部分作为眶缘。见图 01.02.049。

01.02.0927　下牙槽点　infradentale

又称“切牙点”。两中央切牙间牙槽隔最向上向前之点。见图 01.02.048。

01.02.0928　下牙槽前点　infradentale anterius

在下颌牙槽突、左、右中切牙之间的牙槽间隔上，为此牙槽间隔向前最突出的一点。此点的位置相当于新生儿的下颌联合骨缝的上端。

01.02.0929　颏下点　gnathion

下颌骨下缘与正中矢状面相交之点。见图 01.02.048。

01.02.0930　颏后点或颏棘点　genion

在下颌骨的下颌体内侧面上，颏棘的尖端。当颏棘成对出现于下颌联合的内侧面时，则取左、右两侧颏棘的连线与正中矢状面的交点。见图 01.02.048。

01.02.0931　颏孔点　mentale

下颌骨颏孔下缘的最低点。有时下颌骨的一侧同时出现两个以上的颏孔（在古人类尤为多见），则该点定为主颏孔下缘最低之点。见图 01.02.049。

01.02.0932　下颌角点　gonion

位于下颌角区的外侧面，下颌体下缘与下颌支后缘相交处的最下最后和最向外凸之点。当 3 个方面不能兼顾时，主要考虑向外凸之处。如果下颌角转折处成弧形弯曲，则可取下颌体下缘与下颌支后缘夹角的平分线与下颌缘角区相交之点。见图 01.02.049。

01.02.0933　髁突内点　condylion mediale

下颌髁突向内最突出之点。

01.02.0934　髁突外点　condylion latarale

下颌髁突向外最突出之点。

01.02.0935　颏前点　pogonion

下颌骨下部在正中矢状面上向前最突出之点。见图 01.02.048。

01.02.0936　喙突尖点　coronion

下颌喙突尖端之点。

01.02.0937　额中点　metopion

左、右侧额结节最高点的连线与正中矢状面的交点。见图 01.02.049。

01.02.0938　眉间上点　ophryon

左、右眉毛上缘的切线与正中矢状面的交点。此点通常位于眉间点上方数毫米处。

01.02.0939　眶上缘间中点　supraorbitale

左、右侧眶上缘最高点的连线与正中矢状面的交点。

01.02.0940　发缘点　trichion

又称“发际点”。前额发缘与正中矢状面相交之点。当发际中部有尖突时，应以发际的走向确定此点而不受此中央尖突的影响。

01.02.0941　头顶点　vertex

当头部位于眼耳平面时，头顶在正中矢状面上最高之点。

01.02.0942　头后点　opisthocranion

头枕部在正中矢状面上向后最突出之点，即距离眉间最远之点。

01.02.0943　头侧点　euryon

头两侧向外最突出之点。

01.02.0944　枕外隆凸点　inion

枕外隆凸在正中矢状面上最突出之点。测量时可用手指触摸确定，如枕外隆凸很突出，可取稍下之点，即向下转折处。

01.02.0945　额颞点　frontotemporale

额部两侧颞嵴之间距离最近之点。通常位于眉上外侧缘之上方，可用手指按摸来确定。

01.02.0946　颧点　zygion

颧弓上向外侧最突出之点。一般在颊部的后外方，有时在接近外耳处。见图 01.02.052。

01.02.0947　乳突点　mastoideale

乳突外表上最低的一点。

01.02.0948　耳屏点　tragion

耳屏上缘与前缘相交之点。

01.02.0949　鼻背点　sellion

又称“鼻梁点”“鼻凹点”。从侧面观察，鼻背在正中矢状面上的最凹点。

01.02.0950　鼻下点　subnasale
鼻中隔向上唇转折之点。

01.02.0951　鼻翼点　alare
鼻翼最外侧点。

01.02.0952　龈点　prosthion
上颌两侧切牙间的牙龈向下最突之点。测量时需翻开上唇。

01.02.0953　上唇点　labrale superius
又称"上唇中点"。上唇皮肤与黏膜即唇红的交界线与正中矢状面相交之点。

01.02.0954　口裂点　stomion
当上下唇正常闭合时，其闭合缝与正中矢状面相交之点。

01.02.0955　下唇点　labrale inferius
又称"下唇中点"。下唇黏膜部即唇红的下缘与正中矢状面相交之点。

01.02.0956　口角点　cheilion
正常闭口时，口裂两侧末端之点。

01.02.0957　颏上点　supramentale
颏唇沟最深处与正中矢状面的交点。

01.02.0958　颏下点　gnathion
当头部位于眼耳平面时，下颌在正中矢状面上最向下之点。见图 01.02.053。

01.02.0959　眼内角点　endocanthion
上、下眼睑内侧端相交之点，通常在泪阜的内侧。

01.02.0960　眶下点　orbitale
眶下缘最低之点。常位于眶下缘外侧 1/3 段上，是决定眼耳平面的基点之一。见图 01.02.049。

01.02.0961　眼外角点　ectocanthion
上、下眼睑外侧端相交之点。

01.02.0962　内眦目褶　epicanthus
又称蒙古褶 Mongoloid fold。系上睑向眼内角延续而形成的皮肤皱襞。因多见于蒙古人种，故又称蒙古褶。

01.02.0963　耳上点　superaurale
当头部位于眼耳平面时，耳廓上缘最高之点。

01.02.0964　耳后点　postaurale
当头部位于眼耳平面时，耳廓后缘向后最突出之点。

01.02.0965　耳下点　subaurale
当头部位于眼耳平面时，耳垂最低点。

01.02.0966　耳根上点　otobasion
又称"耳上基点"。耳廓附着线最上端之点。

01.02.0967　耳根下点　otobasion
又称"耳下基点"。耳廓附着线最下端之点。

01.02.0968　耳前点　preaurale
与耳后点等高点，位于耳根上点与耳根下点的连线上。

01.02.0969　耳结节点　tuberculare
耳廓上的达尔文结节。达尔文结节缺失则不定此点。

01.02.0970　达尔文结节　Darwinian point
位于耳轮后上部内侧缘的小突起。

01.02.0971　喉结节点　larynx point
在正中矢状面上，喉结节向前最突出的一点。见图 01.02.055。

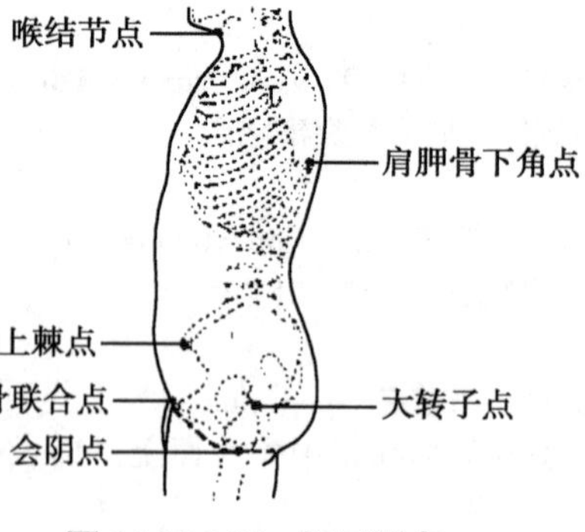

图 01.02.055　躯干测点

01.02.0972　颈窝点　fossa jugularis point
左、右侧锁骨胸骨端上缘的连线与正中矢状面的交点。见图 01.02.056。

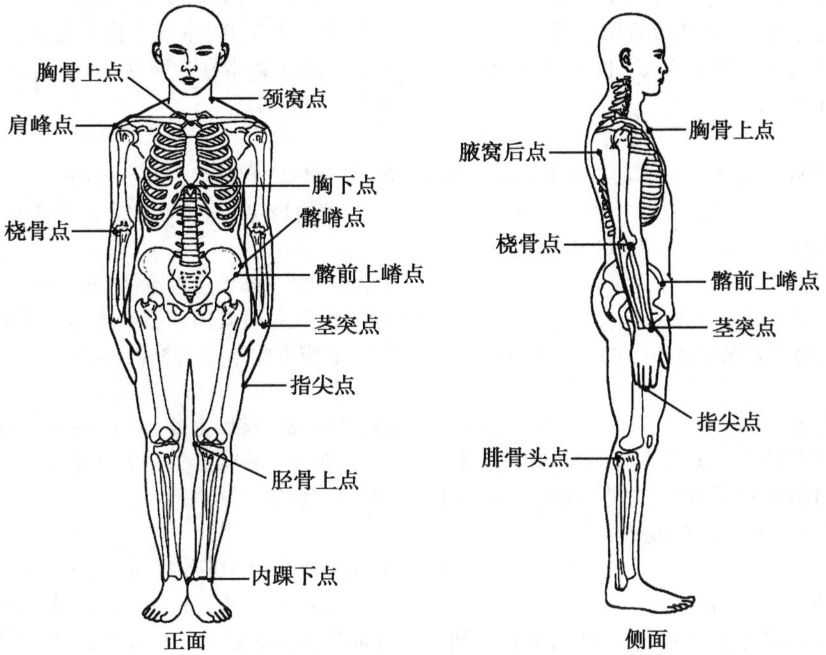

图 01.02.056　活体体部测点 1

01.02.0973　胸上点　suprasternale

胸骨柄上缘颈静脉切迹与正中矢状面相交之点，亦称胸骨上点。见图 01.02.056。

01.02.0974　胸中点　masosternale

左、右第 4 胸肋关节中点的连线与正中矢状面的交点。

01.02.0975　胸下点　substernale

胸骨体下缘和剑突相连的部位与正中矢状面的交点。在胸骨体与剑突连接处的下方的三角形凹陷中，易触及此点。见图 01.02.056。

01.02.0976　乳头点　thelion

乳头的中心点。仅在儿童、男性和乳房不下垂的女性才能确定此点。

01.02.0977　脐点　omphalion

脐中央之点。

01.02.0978　耻骨联合点　symphysion

耻骨联合上缘与正中矢状面相交之点。用手指摸可寻得此点。见图 01.02.055。

01.02.0979　会阴点　perineum point

左、右两侧坐骨结节最下点的连线与正中矢状面的交点。被测者先以双下肢稍分开的姿势站立。将人体测高仪的活动尺座上的直尺靠在右大腿的内侧面并将它向上移动而紧压耻骨，然后使被测者双下肢并拢。活动尺座上直尺所靠的部位即为会阴点。见图 01.02.055。

01.02.0980　颈点　cervicale

第 7 颈椎棘突尖端最突出之点。

01.02.0981　颈根外侧点　lateral neck root point

在外侧颈区，斜方肌前缘与颈根外侧部位上，连接颈窝点和颈点的曲线之交点。

01.02.0982　腰点　lumbale

第 5 腰椎棘突尖端之点。确定此点时，一般可使被测者向前弯腰，然后自第 7 颈椎开始向下数，数至第 5 腰椎。

01.02.0983　肩峰点　acromion point

肩胛骨肩峰向外最突出之点。用手指沿着肩胛骨的肩胛冈或沿锁骨骨干向外触摸，便可寻得此点。见图 01.02.056。

01.02.0984　腋窝前点　anterior armpit

在腋窝前壁上端，胸大肌附着部的最下端之点。上臂下垂时，在腋窝部水平地插入一根木棒，很容易确定此点。

01.02.0985 腋窝后点 posterior armpit point

在腋窝后壁上端,大圆肌附着部的最下端之点。上臂下垂时,在腋窝部水平地插入一根木棒,很容易确定此点。见图 01.02.056。

01.02.0986 肩胛骨下角点 angulus inferior scapulae point

肩胛骨下角的最低点。见图 01.02.055。

01.02.0987 肘尖点 olecranon point

尺骨鹰嘴在肘背侧面的最突出点。

01.02.0988 桡骨点 radiale

桡骨头上端最高点。上肢下垂,手掌贴附大腿,此点在肘关节外侧面一小凹中。前臂作旋前旋后动作时则更易确定此点。见图 01.02.056。

01.02.0989 茎突点 stylion

桡骨茎突最尖端之点。拇指外展时,拇长展肌、拇长伸肌、拇短伸肌腱之间形成一个三角形深窝。在此三角之底易寻得此点。尺侧茎突点为尺骨茎突的最下点,手腕弯曲时,在尺骨茎突端易找到此点。见图 01.02.056。

01.02.0990 桡侧掌骨点 metacarpale radiale

示指掌指关节向外侧最突出之点。见图 01.02.057。

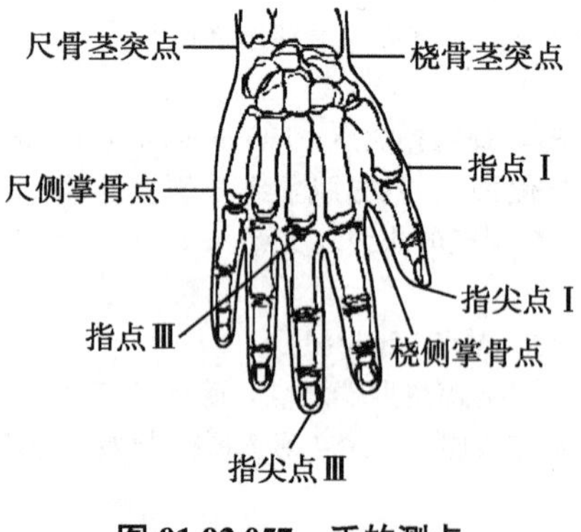

图 01.02.057 手的测点

01.02.0991 尺侧掌骨点 metacarpale ulnare

小指掌指关节尺侧向外侧最突出之点。见图 01.02.057。

01.02.0992 指点 phalangia

近节指骨底部关节面背侧缘最近侧之点。通常在后面附加罗马数字表示第几指,如 phⅢ 即表示中指的指点。见图 01.02.057。

01.02.0993 指尖点 dactylion

当上肢下垂,掌面朝内靠拢大腿外侧面时,指尖最向下点。通常在后面附加罗马数字以表示第几指。见图 01.02.057。

01.02.0994 髂嵴点 iliocristale

髂嵴最向外侧突出之点。见图 01.02.056。

01.02.0995 髂前上棘点 iliospinale anterius

髂前上棘向前最突出之点。可用手指沿髂嵴向前下触摸得此点。见图 01.02.056。

01.02.0996 髂后上棘点 iliospinale posterius

髂后上棘向后方最突出之点。此点在皮肤上呈现一小窝,很容易确定。

01.02.0997 大转子点 trochanterion

股骨大转子最高的一点。使被测者大腿外展,体部向外展的大腿侧屈。此时,大转子部位皮肤形成一凹窝,由此窝可寻得此点。见图 01.02.055。

01.02.0998 胫骨上点 tibiale

胫骨内侧髁的内侧缘最高之点。见图 01.02.056。

01.02.0999 髌骨中点 patella center

髌底最高点与髌尖最下端连线的中点。

01.02.1000 腓骨头点 caput fibula point

腓骨头向外侧最突出的一点。见图 01.02.056。

01.02.1001 胫骨前下点 anterior distal end of tibia point

胫骨下端下关节面前缘最向前的一点。

01.02.1002 内踝点 sphyrion

亦称"内踝下点"。内踝最下之点。

01.02.1003 足跟点 pternion

足长轴在矢状方向时,足跟向后最突出之点。见图 01.02.058。

01.02.1004 胫侧跖骨点 metatarsale tibiale

足内侧缘第 1 跖骨头向内侧最突出之点。见图 01.02.058。

01.02.1005 腓侧跖骨点 metatarsale fibulare

足外侧缘第 5 跖骨头最向外侧突出之点。见图 01.02.058。

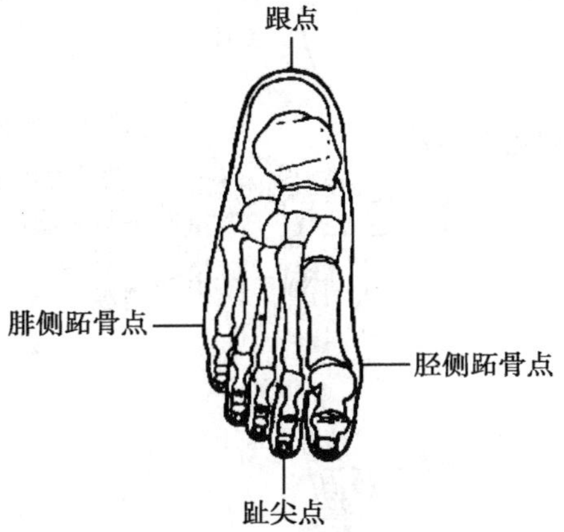

图 01.02.058　足的测点

01.02.1006　外踝点　lateral malleolus point, malleolus fibula point

腓骨外踝最下端的一点。

01.02.1007　趾尖点　acropodion, akropodion

足趾向前最突出之点。有时在第 1 趾，有时在第 2 趾。见图 01.02.058。

（辽宁医学院　席焕久）

01.02.1008　关节学　arthrology

研究骨与骨之间连结的形态、功能及其变化规律的科学。

01.02.1009　关节　arthrosis, articulation, joint, Junction

骨与骨之间的间接连结，是骨连接的最高分化方式。见图 01.02.059。

01.02.1010　纤维连结　fibrous joint

两骨或多骨之间以纤维结缔组织连结的骨连接方式。见图 01.02.059。

01.02.1011　韧带连结　syndesmosis

在两骨或多骨之间呈索状、短板状或膜状的纤维结缔组织连结的骨连接方式。见图 01.02.059。

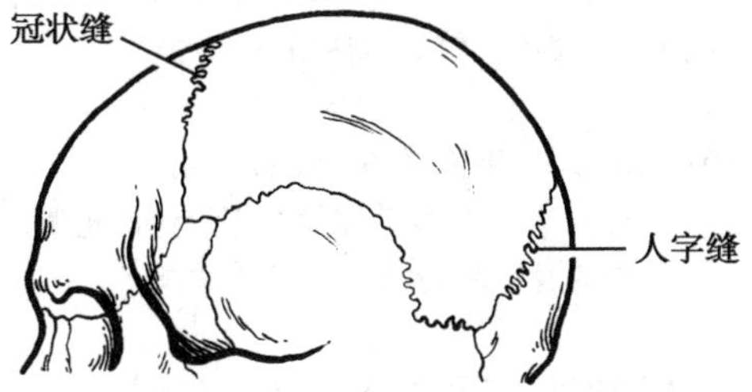

纤维连结（缝）

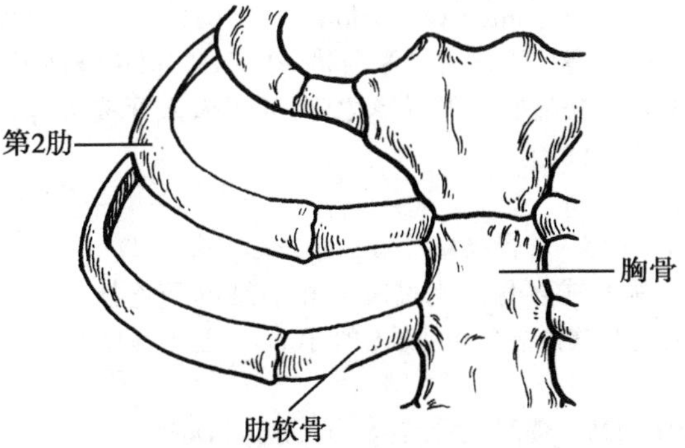

软骨连结（纤维软骨联合）

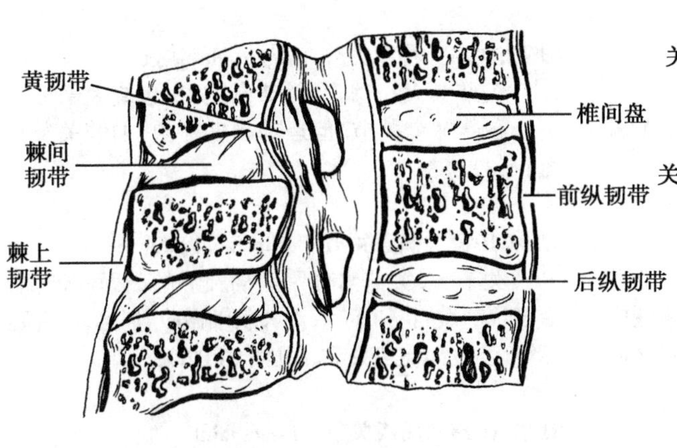

纤维连结（韧带连结）

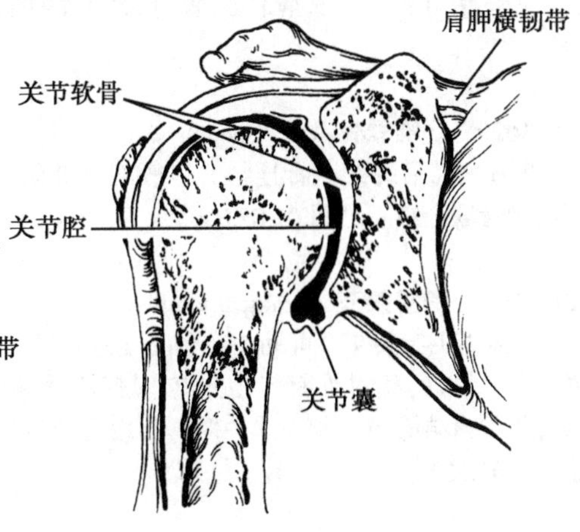

滑膜关节

图 01.02.059　骨连接的分类

01.02.1012　缝　suture

两骨或多骨的边缘借少量纤维结缔组织连结，见于颅骨间，如颅的矢状缝和冠状缝等。如果缝骨化，则称为骨性结合。见图 01.02.059。

01.02.1013　锯状缝　serrate suture

相邻两骨相接的边缘呈锯齿状，相互交错，如矢状缝和冠状缝。见图 01.02.059。

01.02.1014　鳞缝　squamous suture

相邻两骨相接的边缘薄锐，相互重叠呈鱼鳞状。如顶骨与颞骨之间的鳞缝等。见图 01.02.059。

01.02.1015　平缝　plane suture

相邻两骨边缘平滑，无交错重叠。如腭正中缝。

01.02.1016　夹合缝　wedge-and-groove suture, schindylesis

一块骨嵌于另一块骨裂隙中的连接方式。

01.02.1017　嵌合　gomphosis, peg and socket joint, dentoalveolar join

一块骨的连接面呈深沟状，另一骨则以锐缘嵌入其中。如蝶嘴嵌入犁骨翼之间，牙根嵌入牙槽骨等。见图 01.02.020。

01.02.1018　软骨连结　cartilaginous joint

两骨或多骨之间借软骨相连结的骨连接方式。包括透明软骨结合和纤维软骨联合。见图 01.02.059。

01.02.1019　透明软骨结合　synchondrosis

两骨或多骨之间借透明软骨相连结，一般会骨化形成骨性结合。如长骨的骺软骨、幼儿的蝶枕结合等。

01.02.1020　纤维软骨联合　symphysis

两骨之间借纤维软骨连结。一般不会骨化，如椎间盘、耻骨联合等。见图 01.02.059。

01.02.1021　滑膜关节　synovial joint

又称"间接连结""可动关节（diarthrosis）"。简称"关节"。关节的相对骨面互相分离，其间有含滑液的腔隙，周围借结缔组织相连。一般具有较大的活动性。见图 01.02.060。

01.02.1022　单关节　simple joint

仅由两骨参与构成的关节。如肩关节、髋关节等。见图 01.02.059。

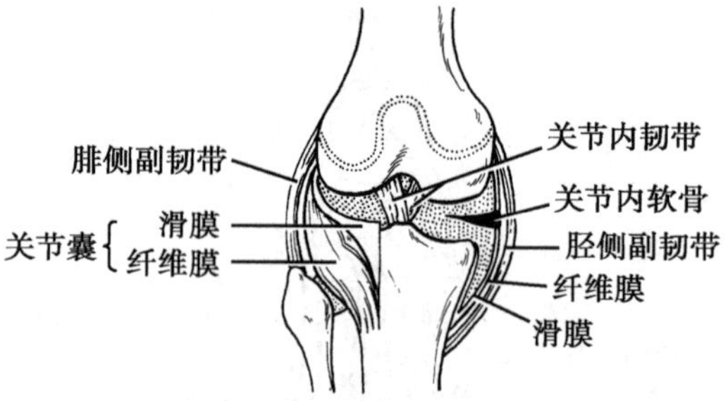

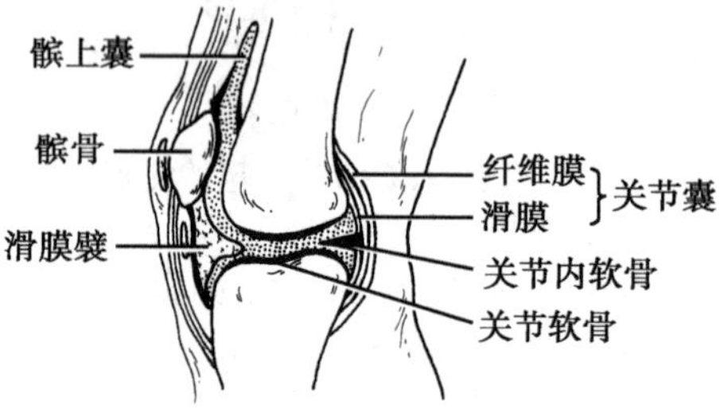

图 01.02.060　滑膜关节的构造

01.02.1023　复关节　compound joint

由两块以上的骨参与构成的关节。如肘关节、桡腕关节、膝关节等。见图 01.02.059。

01.02.1024　平面关节　plane joint

相对两骨的关节面均较平坦而光滑，大小一致，可作轻微滑动或转动。如腕骨间关节。

01.02.1025　球窝关节　ball and socket joint

关节头大呈球形，关节窝小而浅，与关节头接触面小。可作屈、伸、收、展、旋内、旋外和环转运动，如肩关节。见图 01.02.059。

01.02.1026　杵臼关节　spheroidal joint

关节头大呈球形，关节窝较深，包绕大部分关节头。亦属球窝关节，但运动幅度受限，如髋关节。见图 01.02.083。

01.02.1027　椭圆关节　ellipsoidal joint

关节头、关节窝分别呈椭圆形的凸面和凹面，可沿冠状轴做屈、伸运动，沿矢状轴做收、展运动，并可作环转运动，如桡腕关节。见图 01.02.061。

01.02.1028　屈戌关节　hinge joint

又称"滑车关节"。关节头中部凹陷呈滑车状，关节窝中部有嵴，通常只能在冠状轴上作屈、伸运动。如指骨间关节。见图 01.02.061。

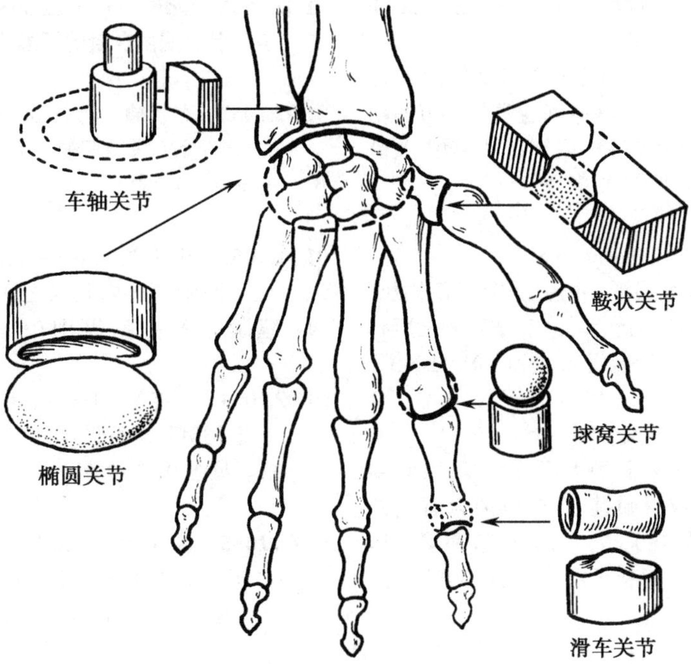

图 01.02.061　滑膜关节的类型

01.02.1029　双髁状关节　bicondylar joint
股骨的内、外侧髁与胫骨内、外侧髁构成的关节，关节面之间有半月板。见图 01.02.061。

01.02.1030　车轴关节　trochoid joint, pivot joint
关节面位于骨的侧面，关节头呈圆柱状，关节窝凹陷，常与韧带连成环形，可循垂直轴旋转。如桡尺近侧关节。

01.02.1031　鞍状关节　sellar joint, saddle joint
相对两骨的关节面都呈鞍状，互为关节头和关节窝，可沿冠状、矢状两轴做屈、伸、收、展和环转运动。如拇指腕掌关节。见图 01.02.061。

01.02.1032　关节软骨　articular cartilage
覆盖于滑膜关节关节头和关节窝表面光滑的薄层软骨，多为透明软骨，少数为纤维软骨。终生不骨化。见图 01.02.060。

01.02.1033　关节面　articular surface
构成关节的各相关骨的接触面。多为一凸一凹，凸者称关节头，凹者称关节窝。

01.02.1034　关节头　articular head
构成关节的关节面中隆凸的一端。见图 01.02.059。

01.02.1035　关节窝　articular fossa
构成关节的关节面中凹陷的一端。

01.02.1036　关节腔　articular cavity
关节囊滑膜层和关节软骨共同围成的密闭潜在腔隙。腔内含少量滑液，呈负压，对维持关节的稳定起一定作用。见图 01.02.059。

01.02.1037　关节盘　articular disc
两关节面之间的纤维软骨板。周缘附于关节囊，分隔关节腔，可使关节面更加适配，可增加运动范围并减轻震荡。见图 01.02.060。

01.02.1038　关节半月板　articular meniscus
膝关节内的关节盘，呈半月形。有内侧半月板和外侧半月板两块，使关节面更为相适，对关节的运动起缓冲作用。见图 01.02.060。

01.02.1039　关节唇　articular labrum
附于关节窝周缘的纤维软骨环。可加深关节窝，增大关节面，增加关节的稳固性，如关节盂、唇等。

01.02.1040　关节囊　articular capsule
结缔组织膜构成的囊，附着于关节面周缘及其相邻的骨面上，并与骨膜融合，包围关节，封闭关节腔。分内、外两层。见图 01.02.060。

01.02.1041 ［关节囊］纤维膜 fibrous membrane of articular capsule

关节囊的外层。厚而坚韧,由致密结缔组织构成,含有丰富的血管和神经。其厚度通常与关节的功能相关。有些部分可明显增厚形成韧带,以增强关节稳定性,限制过度运动。见图 01.02.060。

01.02.1042 滑膜 synovial membrane

关节囊的内层。薄而柔滑,由疏松结缔组织构成,包被着关节内除关节软骨、关节盘和关节唇以外的所有结构,富含血管网,可分泌、吸收滑液。见图 01.02.060。

01.02.1043 滑膜襞 synovial fold

有些关节囊的滑膜表面积大于纤维膜,滑膜卷折重叠突向关节腔形成滑膜襞,有时襞内含有脂肪则成为滑膜脂垫。它们在关节内可起调节和填充作用,并增大了滑膜面积,有利于滑液的分泌和吸收。见图 01.02.060。

01.02.1044 滑膜绒毛 synovial villus

滑膜内表面形成的许多小突起。量少,呈淡红色、光滑、明亮,并随年龄的增长而增大和增多。

01.02.1045 囊状隐窝 sacciform recess

滑膜膨出呈深窝状的隐窝。常不太明显。

01.02.1046 滑液 synovial fluid

由关节囊滑膜产生的透明蛋白样黏液。能润滑、保护关节面,提供了关节内的液态环境,同时有利于关节软骨等结构的新陈代谢。

01.02.1047 韧带 ligament

连接相邻两骨之间的致密纤维结缔组织束。可加强关节的稳固性或限制关节的过度运动。见图 01.02.060。

01.02.1048 囊外韧带 extracapsular ligament

关节囊外的韧带,如膝关节的腓侧副韧带。见图 01.02.060。

01.02.1049 囊韧带 capsular ligament

关节囊纤维膜局部增厚形成的纤维束,属于囊外韧带。如髋关节的髂股韧带。

01.02.1050 囊内韧带 intracapsular ligament

关节囊内的韧带。其表面有滑膜包裹,如膝交叉韧带。见图 01.02.060。

01.02.1051 颅缝 cranial suture

各颅骨之间由少量的纤维结缔组织连结形成的缝。

01.02.1052 冠状缝 coronal suture

位于额骨后缘与两侧顶骨前缘之间的缝,呈冠状位。见图 01.02.059。

01.02.1053 矢状缝 sagittal suture

位于两侧顶骨内侧缘之间的缝,呈矢状位,前接冠状缝,后接人字缝。见图 01.02.009。

01.02.1054 人字缝 lambdoid suture

位于两侧顶骨后缘与枕骨鳞部上缘之间的缝,呈人字形。见图 01.02.059。

01.02.1055 枕乳突缝 occipitomastoid suture

位于枕骨鳞部与颞骨乳突部后缘之间,上方连接人字缝。见图 01.02.009。

01.02.1056 蝶额缝 sphenofrontal suture

位于额骨眶部后方与蝶骨小翼之间的缝。

01.02.1057 蝶筛缝 sphenoethmoidal suture

位于蝶骨前缘与筛板后缘之间的缝。

01.02.1058 蝶鳞缝 sphenosquamosal suture

位于颞骨鳞部前缘与蝶骨大翼后缘之间的锯齿状缝。见图 01.02.009。

01.02.1059 蝶顶缝 sphenoparietal suture

位于蝶骨大翼的上缘与顶骨下缘之间的缝。见图 01.02.009。

01.02.1060 额缝 frontal suture, metopic suture

位于两侧额骨内侧缘之间的缝。通常在 6 岁左右消失。

01.02.1061 鳞顶缝 squamosoparietal suture

位于颞骨鳞部与顶骨下缘之间的缝。见图 01.02.009。

01.02.1062 顶乳突缝 parietomastoid suture

位于顶骨后下角与颞骨乳突部之间的缝。见图 01.02.009。

01.02.1063 鳞乳突缝 squamosomastoid suture

位于颞骨鳞部和乳突部之间的闭锁部分遗留的

缝。见图 01.02.009。

01.02.1064　额鼻缝　frontonasal suture
位于额骨前下缘与鼻骨后缘之间的缝。见图 01.02.006。

01.02.1065　额筛缝　frontoethmoidal suture
位于额骨眶面下缘与筛骨眶板上缘之间的缝。

01.02.1066　额上颌缝　frontomaxillary suture
位于额骨前下缘与上颌骨的额突之间的缝。

01.02.1067　额泪缝　frontolacrimal suture
位于泪骨上缘与额骨眶面前部之间的缝。

01.02.1068　额颧缝　frontozygomatic suture
位于额骨颧突与颧骨额突之间的缝。见图 01.02.006。

01.02.1069　颧上颌缝　zygomaticomaxillary suture
位于上颌骨的颧突与颧骨的上颌突之间的缝。见图 01.02.006。

01.02.1070　筛上颌缝　ethmoidomaxillary suture
位于筛骨眶板下缘与上颌骨体的眶面之间的缝。

01.02.1071　筛泪缝　ethmoidolacrimal suture
位于泪骨眶面后部与筛骨眶板前缘之间的垂直缝。

01.02.1072　蝶犁缝　sphenovomerian suture
位于蝶骨体下面与犁骨后部之间的缝。

01.02.1073　蝶颧缝　sphenozygomatic suture
位于蝶骨大翼眶面和颧部额突之间的缝。组成眶的外侧壁。

01.02.1074　蝶上颌缝　sphenomaxillary suture
位于蝶骨翼突与上颌骨体之间的不连续缝。

01.02.1075　颞颧缝　temporozygomatic suture
位于颞骨颧突与颧骨颞突之间的缝。

01.02.1076　鼻骨间缝　internasal suture
位于两侧鼻骨内侧缘之间，于正中线处形成的缝。见图 01.02.006。

01.02.1077　鼻上颌缝　nasomaxillary suture
位于鼻骨外缘与上颌骨的额突之间的缝。见图 01.02.006。

01.02.1078　泪上颌缝　lacrimomaxillary suture
位于泪骨内缘与上颌骨额突之间的缝。

01.02.1079　泪鼻甲缝　lacrimoconchal suture
位于泪骨和下鼻甲之间的缝。

01.02.1080　上颌间缝　intermaxillary suture
位于上颌骨腭突之间的缝。

01.02.1081　腭上颌缝　palatomaxillary suture
位于上颌骨腭突和腭骨水平板之间的缝。

01.02.1082　腭筛缝　palatoethmoidal suture
位于腭骨和筛骨之间的缝。

01.02.1083　腭正中缝　median palatine suture
位于两侧腭骨水平板之间的缝。

01.02.1084　腭横缝　transverse palatine suture
位于上颌骨腭突和腭骨水平板之间的缝。见图 01.02.004。

01.02.1085　颅结合　cranial synchondroses, synchondroses of cranium
幼年时颅的软骨性结合。包括蝶筛结合、蝶枕结合、蝶岩结合、岩枕结合、枕内结合等，随年龄逐渐骨化而在成年后形成骨性结合。

01.02.1086　蝶枕结合　sphenooccipital synchondrosis
蝶骨体部和枕骨基底部之间的透明软骨结合。

01.02.1087　蝶岩结合　sphenopetrosal synchondrosis
蝶骨与颞骨岩部之间的透明软骨结合。

01.02.1088　岩枕结合　petrooccipital synchondrosis
颞骨岩部与枕骨之间的透明软骨结合。

01.02.1089　枕内结合　intraoccipital synchondrosis
新生儿枕骨内各部之间的透明软骨结合。包括枕内后结合和枕内前结合。

01.02.1090　枕内后结合　posterior intraoccipital synchondrosis
新生儿的枕骨侧部和鳞部之间的透明软骨结合。

01.02.1091　枕内前结合　anterior intraoccipital synchondrosis

新生儿的枕骨侧部和基底部之间的透明软骨结合。

01.02.1092　蝶筛结合　sphenoethmoidal synchondrosis

蝶骨体与筛骨迷路后部之间的透明软骨结合。

01.02.1093　翼棘韧带　pterygospinous ligament

位于蝶骨棘与蝶骨翼突外侧板后缘上部之间的膜性韧带。

01.02.1094　茎突舌骨韧带　stylohyoid ligament

连于颞骨茎突尖端和舌骨小角之间的纤维索。

01.02.1095　颞下颌关节　temporomandibular joint

由下颌骨的下颌头和颞骨下颌窝及关节结节形成的关节。又称下颌关节，囊内有关节盘。见图01.02.062。

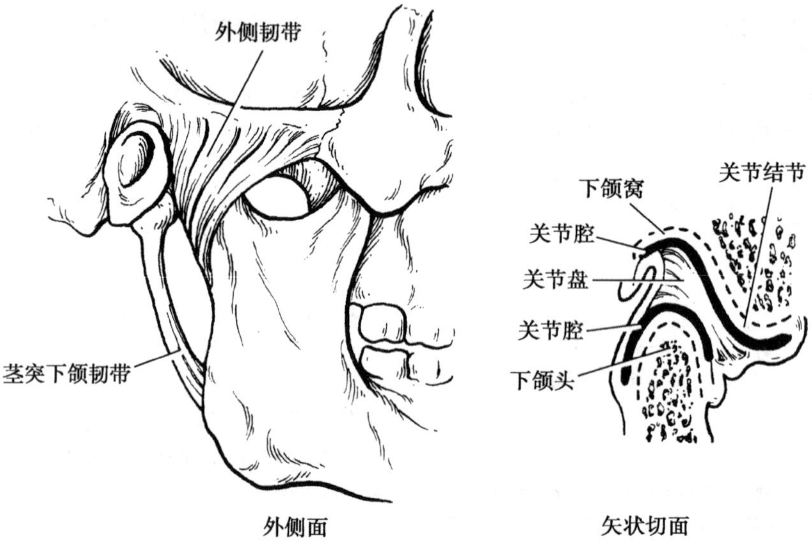

图 01.02.062　颞下颌关节

01.02.1096　［颞下颌］关节盘　articular disc of temporomandibular joint

颞下颌关节囊内关节面之间的纤维软骨盘。呈椭圆形，上面如鞍状，前凹后凸，使关节面更适应，可调节关节的运动。见图 01.02.062。

01.02.1097　颞下颌外侧韧带　lateral temporomandibular ligament

起自颞骨颧突下缘，止于下颌头和下颌颈，呈三角形的韧带。与关节囊外侧壁愈合，可限制下颌头向前方运动。见图 01.02.062。

01.02.1098　颞下颌内侧韧带　medial temporomandibular ligament

颞下颌关节囊内侧壁增厚所形成的纤维束。不如外侧韧带明显。

01.02.1099　上滑膜　superior synovial membrane

衬贴于关节盘上方颞下颌关节囊内面的滑膜。

01.02.1100　下滑膜　inferior synovial membrane

衬贴于关节盘下方颞下颌关节囊内面的滑膜。

01.02.1101　蝶下颌韧带　sphenomandibular ligament

该关节囊内侧扁而薄的韧带。连于蝶骨蝶棘与下颌小舌之间。

01.02.1102　茎突下颌韧带　stylomandibular ligament

由颈深筋膜增厚而成，起于颞骨茎突尖部，止于下颌角和下颌支的后缘。见图 01.02.062。

01.02.1103　寰枕关节　atlantooccipital joint

两侧枕髁与寰椎侧块的上关节凹构成的联合关节。两侧关节同时活动，可使头作俯仰和侧屈运动。见图 01.02.063。

01.02.1104　寰枕前膜　anterior altantooccipitalmembrane

连于枕骨大孔前缘与寰椎前弓上缘之间的纤维膜。较宽阔，多与关节囊愈合，是前纵韧带的最上部分。见图 01.02.063。

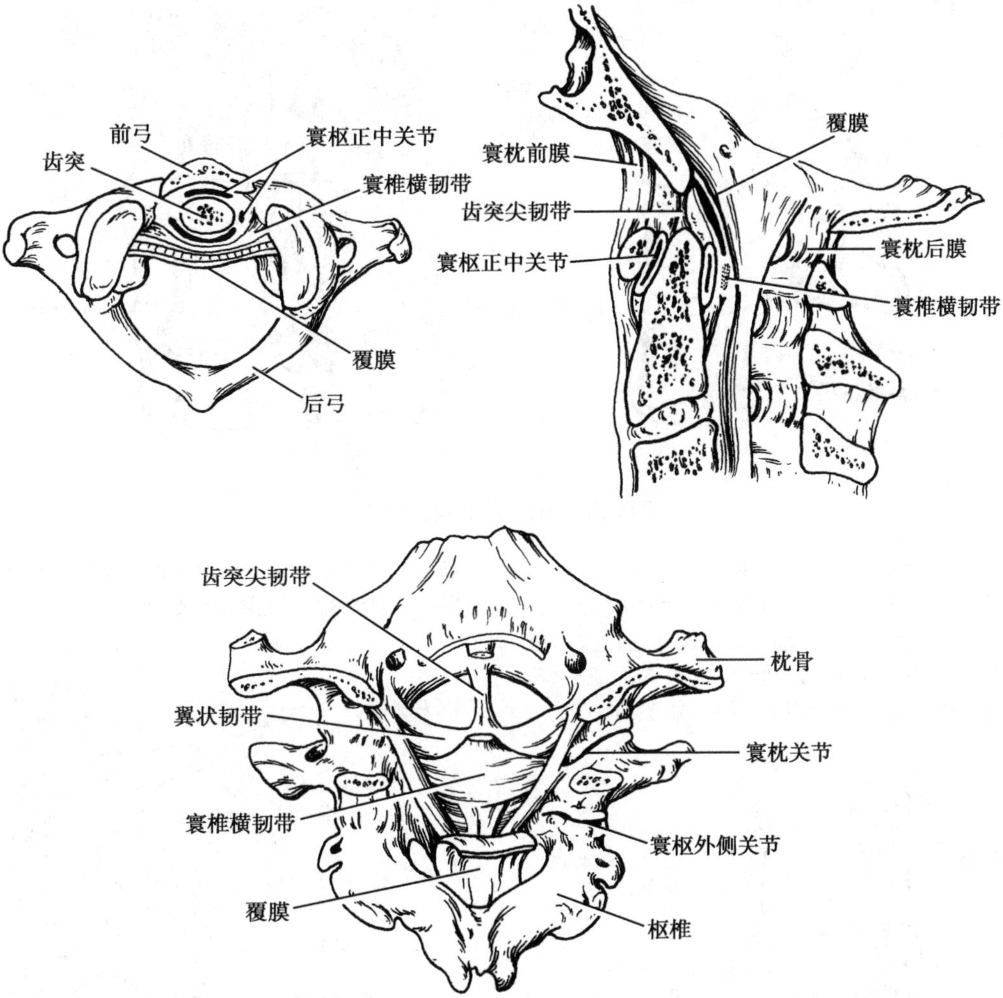

图 01.02.063　寰枕、寰枢关节

01.02.1105　寰枕后膜　posterior atlantooccipital membrane

连于枕骨大孔后缘与寰椎后弓上缘之间的纤维膜。见图 01.02.063。

01.02.1106　寰枕外侧韧带　lateral atlantooccipital ligament

连于寰椎横突上面与枕骨颈静脉突之间的韧带。可加强关节囊外侧壁。见图 01.02.063。

01.02.1107　椎骨连结　vertebral joint

相邻椎骨之间借韧带、软骨和滑膜关节相连结。可分椎体间连结与椎弓间连结。见图 01.02.064、图 01.02.065。

01.02.1108　棘间韧带　interspinous ligament

位于相邻各棘突之间的薄层纤维，前接黄韧带。后方接棘上韧带。见图 01.02.065。

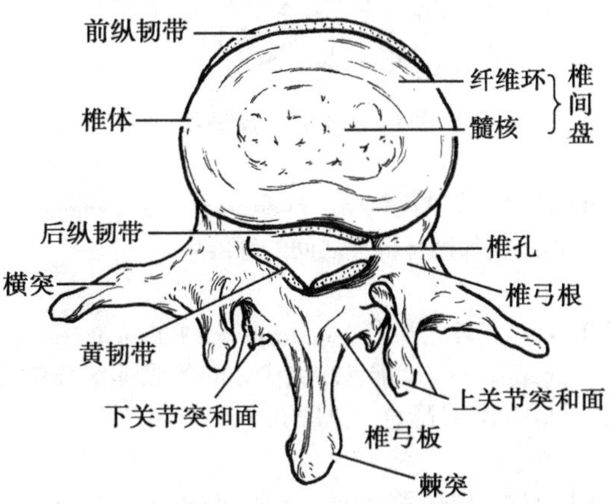

图 01.02.064　椎间盘和关节突

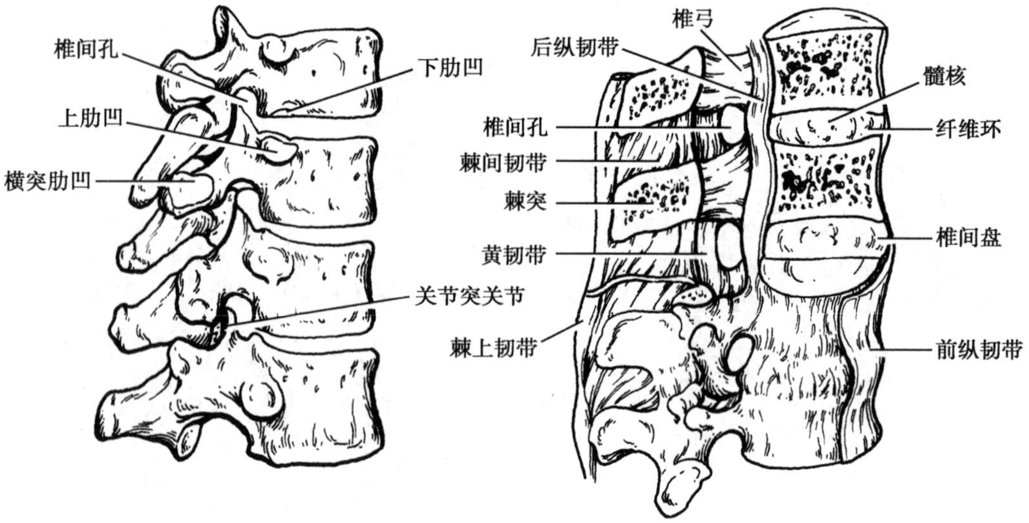

图 01.02.065 椎骨间的连结

01.02.1109 黄韧带 ligamenta flava

又称“弓间韧带”。位于椎管内,连结相邻椎弓板间的韧带,由黄色的弹性纤维构成。起于上位椎弓板下缘前面,止于下位椎弓板上缘后面,参与围成椎管,并有限制脊柱过度前屈的作用。见图 01.02.066。

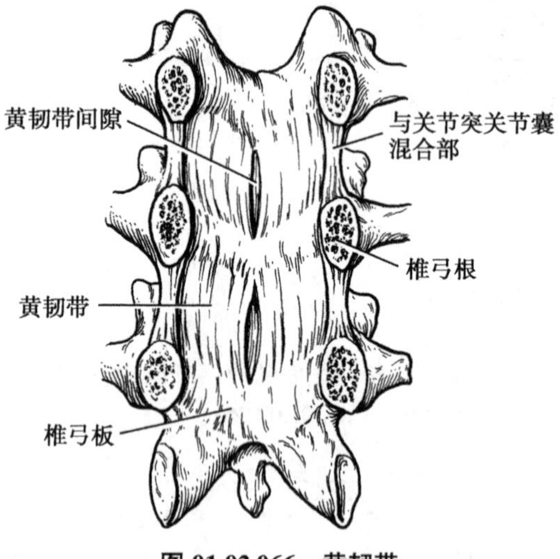

图 01.02.066 黄韧带

01.02.1110 横突间韧带 intertransverse ligament

连结相邻椎骨横突之间的纤维束。

01.02.1111 棘上韧带 supraspinous ligament

连结胸、腰、骶椎各棘突尖之间的纵形细长韧带。前方与棘间韧带融合。见图 01.02.065。

01.02.1112 项韧带 ligamentum nuchae

位于枕外隆凸、枕外嵴、寰椎后结节及第 2~7 颈椎棘突之间的矢状位三角形弹性纤维膜。后缘游离而肥厚,有肌肉附着。见图 01.02.067。

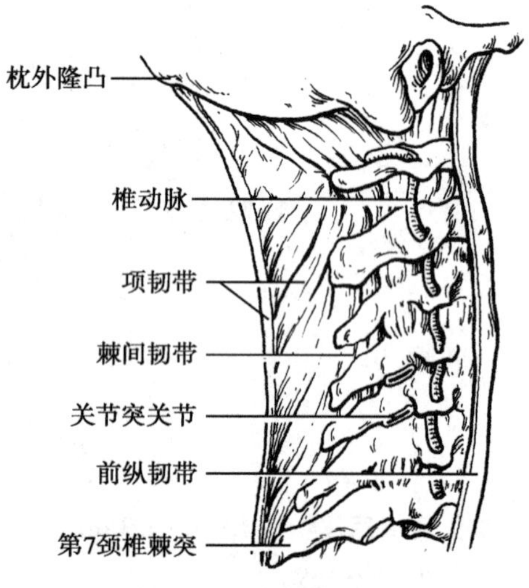

图 01.02.067 项韧带

01.02.1113 椎间联合 intervertebral symphysis

位于相邻椎体之间,由椎间盘连同附于椎体上、下面的透明软骨板形成。见图 01.02.065。

01.02.1114 椎间盘 intervertebral disc

连结相邻两个椎体间的纤维软骨盘。由纤维环和髓核构成。可缓冲震荡,增加脊柱的运动幅度。成人有 23 个椎间盘。见图 01.02.065。

01.02.1115 纤维环 annulus fibrosus

位于椎间盘的周围部,环绕髓核的周围,由多层同心圆状排列的纤维软骨环组成。坚韧有弹性,紧密连结相邻的椎体的上下面，具有保护髓核并限制其向周围膨出的作用。见图 01.02.064。

01.02.1116 髓核 nucleus pulposus

位于椎间盘中央部，是呈白色柔软而富有弹性的胶冻状物质。为胚胎时脊索的残留物。见图 01.02.064。

01.02.1117 前纵韧带 anterior longitudinal ligament

上方起自枕骨大孔前缘，向下经寰椎前结节及各椎体前面，止于第 1 或 2 骶椎椎体的宽而坚韧的纤维束。可限制脊柱的过度后伸和椎间盘向前脱出。见图 01.02.064、图 01.02.065。

01.02.1118 后纵韧带 posterior longitudinal ligament

位于椎管的前壁，细长而坚韧的韧带。起于第 2 颈椎体，向上续于覆膜，向下沿各椎体后面下行至骶管。可限制脊柱过度前屈。见图 01.02.064、图 01.02.065。

01.02.1119 寰枢关节 atlanto-axial joint

寰椎和枢椎之间的关节。包括左、右寰枢外侧关节和寰枢正中关节。

01.02.1120 寰枢正中关节 median atlantoaxial joint

由齿突前、后关节面与寰椎前弓后面的齿突凹和寰椎横韧带共同构成的关节。见图 01.02.063。

01.02.1121 寰齿前关节 anterior atlantodentalis joint

由枢椎齿突的前关节面与寰椎的齿突凹构成的关节。见图 01.02.063。

01.02.1122 寰齿后关节 posterior atlantodentalis joint

由枢椎齿突的后关节面与寰椎横韧带构成的关节。见图 01.02.063。

01.02.1123 寰枢外侧关节 lateral atlantoaxial joint

由寰椎侧块的下关节面与枢椎上关节面构成的关节。

01.02.1124 翼状韧带 alar ligament

强韧的圆索状韧带，左、右各一。位于寰椎横韧带上方，起自齿突尖两侧，向外上方止于枕髁内侧面粗糙部。

01.02.1125 齿突尖韧带 apical ligament of dens

位于两侧翼状韧带上缘之间，连结齿突尖与枕骨大孔前缘的细小索状纤维束。

01.02.1126 寰椎十字韧带 cruciform ligament of atlas

由寰椎横韧带的上脚、下脚和寰椎横韧带共同构成的十字形的韧带。

01.02.1127 纵束 longitudinal band

寰椎横韧带中部向上、下各发出一条纵行纤维束。向上的末端附于枕骨大孔前缘为上脚，向下的附于枢椎体后面为下脚。

01.02.1128 寰椎横韧带 transvers ligament of tlas

坚韧而肥厚，连结寰椎左、右侧块内侧面的韧带。前面微凹，中部略宽，有一纤维软骨构成的关节面，与齿突相关节。防止齿突后退。

01.02.1129 覆膜 tectorial membrane

位于椎管内，坚韧而宽阔的纤维膜。自枕骨斜坡向下沿齿突及其周围韧带后面下降，在枢椎体后面移行为后纵韧带。

01.02.1130 关节突关节 zygapophysial joint

由相邻椎骨上、下关节突的关节面构成的关节。只能作轻微滑动。

01.02.1131 腰骶连结 lumbosacral joint

第 5 腰椎和第 1 骶椎间的连结。

01.02.1132 髂腰韧带 iliolumbar ligament

起于第 5 腰椎横突，止于髂窝后缘和髂嵴后部内唇的强韧、肥厚的三角形韧带。见图 01.02.077。

01.02.1133 骶尾关节 sacrococcygeal joint

第 5 骶椎与第 1 尾椎之间借椎间盘连结构成的关节。

01.02.1134 骶尾后浅韧带 superficial posteriorsacrococcygeal ligament

棘上韧带的延续，自骶管裂孔的边缘沿尾骨后面下降。

01.02.1135 骶尾后深韧带 deep posterior sacrococcygeal ligament

后纵韧带的延续，沿第 5 骶椎和第 1 尾椎后面下降，在第 1 尾椎下缘与终丝及骶尾后浅韧带愈合。

01.02.1136 骶尾前韧带 anterior sacrococcygeal ligament

前纵韧带的延续，下行终止于骶骨和尾骨前面。见图 01.02.077。

01.02.1137 骶尾外侧韧带 lateral sacrococcygeal ligament

连接骶骨外侧缘下部和第 1 尾椎横突的韧带。

01.02.1138　尾侧韧带　caudal ligament

连结尾骨尖与皮肤之间的韧带。

01.02.1139　脊柱　vertebral column

由椎骨借椎间盘、关节及韧带紧密连结而成，构成人体的中轴。其作用是保护脊髓及神经根，支持身体，传递重力，参与胸腔、腹腔及盆腔的构成，同时也是一些骨骼肌的附着部。见图 01.02.068。

01.02.1140　脊柱沟　vertebral groove

位于棘突纵嵴两侧的纵行浅沟。容纳背部深层肌肉。

01.02.1141　胸廓　thoracic cage

由 12 块胸椎、12 对肋、1 块胸骨及其之间的连结共同构成。胸廓有前、后及两侧 4 壁及上、下 2 口，有弹性与活动性，参与呼吸运动，支持、保护胸腔器官。见图 01.02.069。

01.02.1142　胸廓连结　thoracic joint

参与构成胸廓的各骨之间的连结。包括韧带连结、软骨连结和滑膜关节。

01.02.1143　胸骨结合　sternal synchondrosis

胸骨柄与胸骨体及胸骨体与剑突之间的软骨连结。

01.02.1144　剑胸结合　xiphisternal synchondrosis

位于胸骨剑突和胸骨体之间的透明软骨连结。

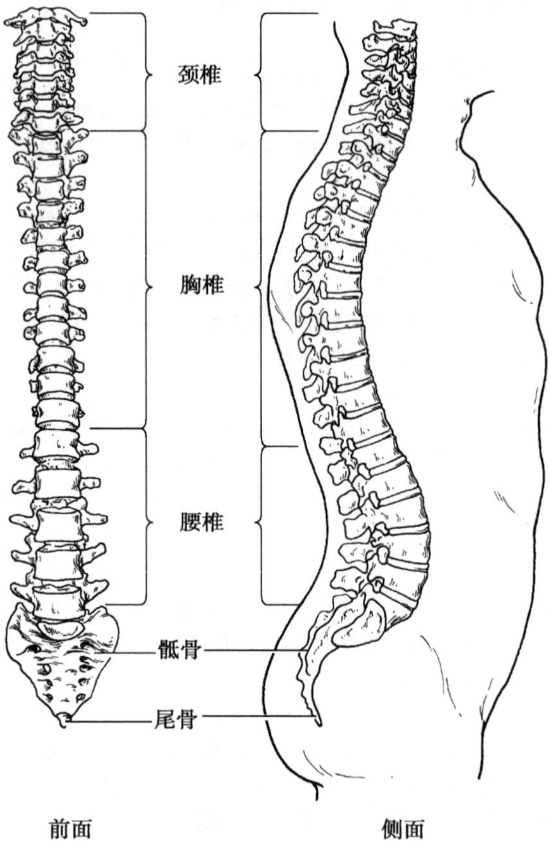

图 01.02.068　脊柱

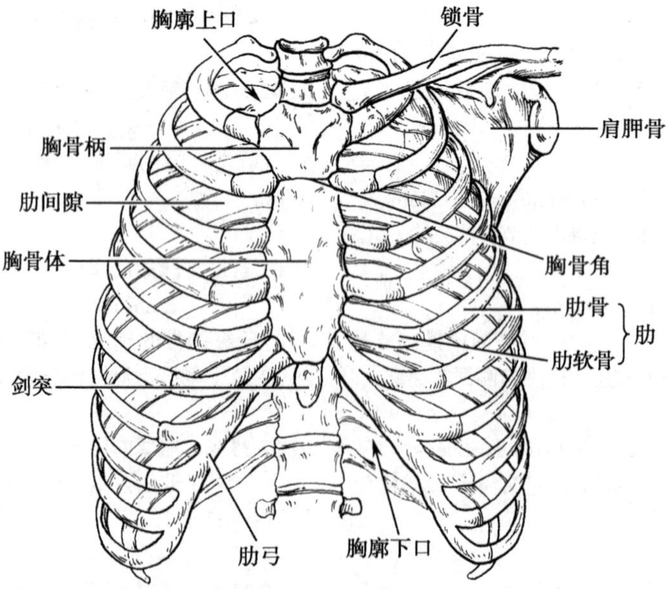

图 01.02.069　胸廓

01.02.1145　柄胸结合　manubriosternal synchondrosis

位于胸骨柄下缘和胸骨体上缘之间的纤维软骨连结。

01.02.1146　柄胸联合　manubriosternal symphysis

位于胸骨柄和胸骨体之间的纤维软骨连结。

01.02.1147　肋椎关节　costovertebral joint

肋骨与胸椎之间的关节。包括肋头关节和肋横突关节。见图 01.02.070。

01.02.1148　肋头关节　joint of costal head

由肋头关节面和相应相邻两个胸椎体的肋凹构成。属微动关节。见图 01.02.070。

01.02.1149　肋头辐状韧带　radiate ligament of costal head

位于关节囊的前方,连接肋头和两相邻胸椎体及其椎间盘的纤维束。

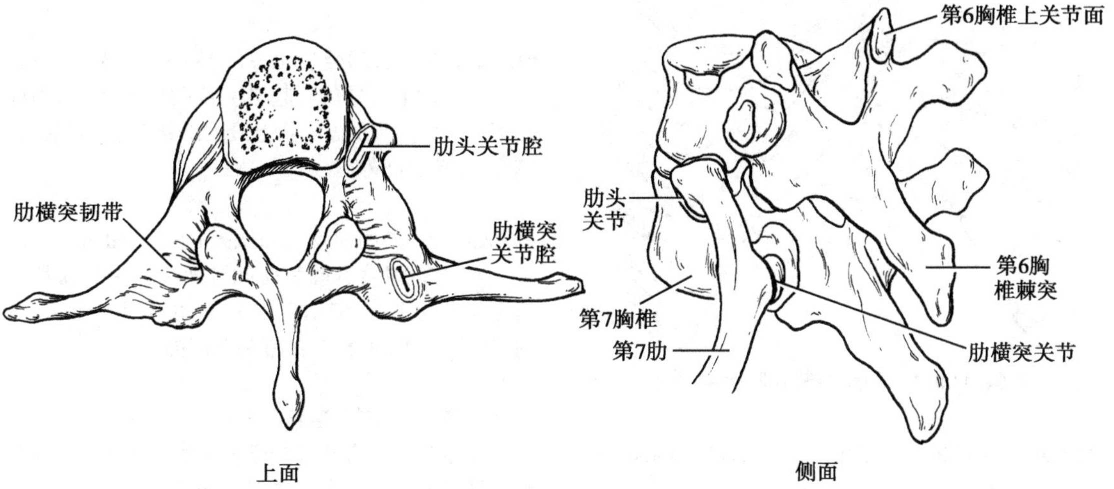

图 01.02.070　肋椎关节

01.02.1150　肋头关节内韧带　intraarticular ligament of costal head

位于关节囊内,连结肋头嵴和椎间盘的韧带。分隔关节腔为上、下两部,第 1 及第 10~12 肋头关节内无此韧带。

01.02.1151　肋横突关节　costotransverse joint

由肋结节关节面与相应胸椎的横突肋凹构成。属微动关节。见图 01.02.070。

01.02.1152　肋横突韧带　costotransverse ligament

连结肋颈的后面及其相应胸椎横突前面的短纤维。见图 01.02.070。

01.02.1153　肋颈韧带　ligament of neck of rib

连结肋颈的后面和横突前面之间的坚韧短纤维。

01.02.1154　肋横突上韧带　superior costotransverse ligament

起自肋颈嵴,向外上方止于上位胸椎横突的下缘。其外侧与肋间内韧带相移行,内侧与椎体或副韧带围成胸神经后支通过的孔。

01.02.1155　肋横突外侧韧带　lateral costotransverse ligament

从横突尖部后面起斜行到相邻肋结节的粗糙非关节部之间的纤维束。

01.02.1156　肋结节韧带　ligament of tubercle of rib

自横突尖部止于肋结节的短而坚韧纤维。

01.02.1157　副韧带　accessory ligament

在肋横突上韧带内侧的一条细薄腱索状韧带。起自肋颈斜向内上方,止于上位胸椎横突和下关节突的根部。

01.02.1158　腰肋韧带　lumbocostal ligament

胸腰筋膜浅层的一部分,位于第 12 肋的肋颈和第 1 腰椎横突根部之间。

01.02.1159　肋横突孔　costotransverse foramen

肋颈、横突及肋颈韧带围成的裂隙。

01.02.1160　胸肋关节　sternocostal joint

由第 2~7 对肋软骨与胸骨相应的肋切迹构成的关节。属于微动关节。见图 01.02.071。

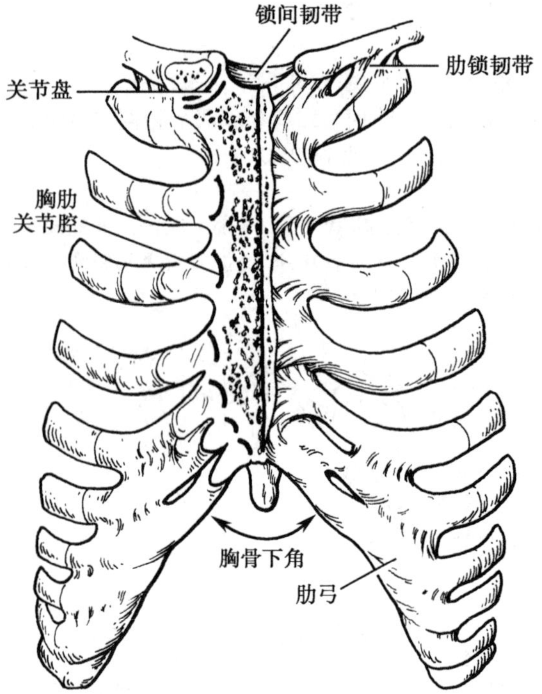

图 01.02.071 胸肋关节和胸锁关节

01.02.1161 胸肋关节内韧带 intraarticular sternocostal ligament

起于第 2 肋软骨内侧端,向内与胸骨的第 2 肋切迹相连的韧带。一般出现在第 2 胸肋关节。

01.02.1162 胸肋辐状韧带 radiate sternocostal ligament

起自肋软骨内侧端前面,辐射状分布于胸骨前、后面,呈三角形,薄而宽阔。浅层纤维与对侧同名韧带相交错。见图 01.02.071。

01.02.1163 胸骨膜 sternal membrane

胸肋辐状韧带与胸大肌的起始腱愈合形成的膜状结构。覆盖于胸骨前面。

01.02.1164 肋剑突韧带 costoxiphoid ligament

连结第 6 或第 7 肋软骨的前、后面到胸骨剑突前、后面的纤维束。

01.02.1165 第一胸肋结合 sternocostal synchodrosis of first rib

第 1 肋前端与胸骨柄之间借软骨直接结合的结构。位于胸锁关节的下方。

01.02.1166 肋软骨连结 costochondral joint

由肋软骨外侧端嵌入肋骨前端的凹陷部形成的连结。周围有骨膜包绕。见图 01.02.071。

01.02.1167 肋软骨间连结 interchondral joint

第 8~10 肋软骨中相邻的两个肋软骨的边缘以菱形光滑的关节面相接构成。关节腔大小不一,关节囊薄并且覆以一层滑膜。见图 01.02.071。

01.02.1168 肋软骨间韧带 interchondral ligament

肋软骨间关节的内、外侧的纤维组织,附着于上下肋软骨的表面。

01.02.1169 肋间外膜 external intercostal membrane

位于肋间隙前端,起自上位肋软骨下缘,斜向前内下方,止于下位肋软骨上缘的纤维膜。内侧接胸骨侧缘,外接肋间外肌。

01.02.1170 肋间内膜 internal intercostal membrane

位于肋间隙后端和肋间外肌内面的纤维膜。起自上位肋骨下缘,斜向后内下方,止于下位肋骨上缘,内、外侧分别接肋横突韧带和肋间内肌。

01.02.1171 上肢带连结 joint of shoulder girdle

上肢带骨(肩胛骨和锁骨)之间以及它们与躯干骨之间的连结。如胸锁关节、肩锁关节等。

01.02.1172 喙肩韧带 coracoacromial ligament

位于肩胛骨喙突和肩峰之间的三角形韧带。其尖附着于肩峰尖部的前方,其底附着于喙突外侧缘。其与喙突、肩峰共同构成喙肩弓,架于肩关节上方,有防止肱骨头向上脱位的作用。见图 01.02.072。

01.02.1173 肩胛上横韧带 superior transverse scapular ligament

连结肩胛骨背侧面上缘和喙突基底部的韧带。横跨肩胛切迹的上方,与此切迹围成一孔,内有肩胛上神经通过。

01.02.1174 肩胛下横韧带 inferior transverse scapular ligament

连结肩胛冈的外侧缘与关节盂缘的膜性韧带。其与骨面之间围成一孔,有血管、神经通过。

01.02.1175 肩锁关节 acromioclavicular joint

由锁骨的肩峰端与肩胛骨的肩峰关节面所构成的关节。属于平面关节。是肩胛骨活动的支点。见图 01.02.072。

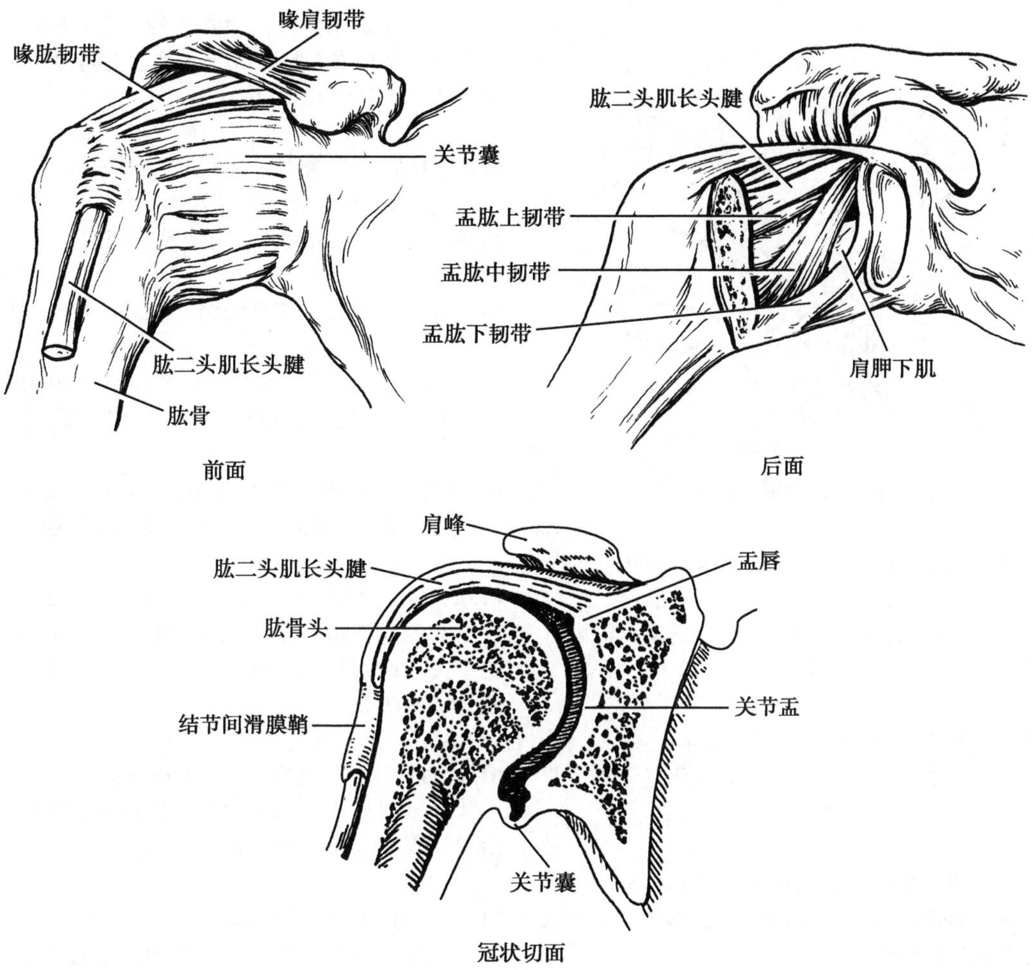

图 01.02.072 肩关节

01.02.1176 肩锁韧带 acromioclavicular ligament
肩锁关节囊上部增厚的部分。呈长方形,连于锁骨肩峰端和肩峰之间的上面。

01.02.1177 肩锁关节盘 acromioclavicular disc
肩锁关节内关节面之间的一层纤维软骨。位于关节腔上部,呈楔形。

01.02.1178 喙锁韧带 coracoclavicular ligament
连结锁骨下面的喙突粗隆和肩胛骨喙突之间的强韧纤维束。可分为内、外侧两部,有固定关节的作用。

01.02.1179 斜方韧带 trapezoid ligament
连结锁骨下面的喙突粗隆和肩胛骨喙突的韧带。位于喙锁韧带前外侧,呈斜方形。

01.02.1180 锥状韧带 conoid ligament
斜方韧带的后内侧,呈锥状,较厚的韧带。

01.02.1181 底部连结 bottom connection
锁骨下面的后缘,尖部连结喙突根部的内侧缘和后缘,部分与肩胛上横韧带愈合。

01.02.1182 胸锁关节 sternoclavicular joint
由锁骨的胸骨端与胸骨的锁切迹及第 1 肋软骨的上面构成的关节,内有关节盘。是上肢骨与躯干骨连结的唯一关节。属于多轴关节。见图 01.02.073。

01.02.1183 胸锁关节盘 sternoclavicular disc
胸锁关节面之间的纤维软骨。上方附着于锁骨关节面的上后缘,下方附着于第 1 肋软骨,周缘附着于关节囊。见图 01.02.073。

01.02.1184 胸锁前韧带 anterior sternoclavicular ligament
关节囊前面的宽阔韧带。上方附着于锁骨胸骨端的前上面,斜向下内,止于胸骨柄的前上部和第 1 肋软骨。见图 01.02.073。

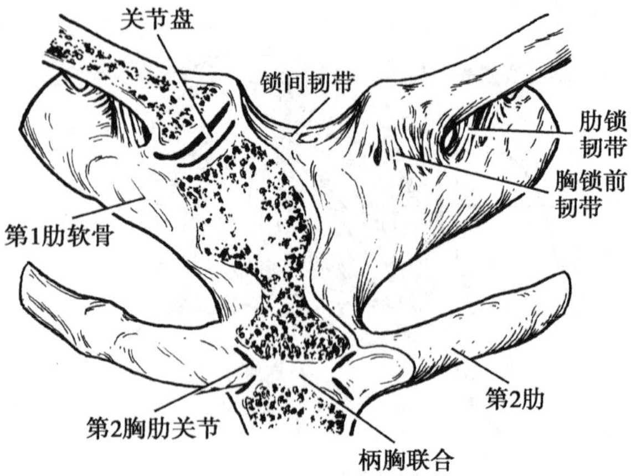

图 01.02.073　胸锁关节

01.02.1185　胸锁后韧带　posterior sternoclavicular ligament

位于关节囊的后面,从锁骨胸骨端的后面向内下方,止于胸骨柄后上部的韧带。

01.02.1186　肋锁韧带　costoclavicular ligament

上方起于锁骨内侧端的肋粗隆,向下止于第 1 肋的强韧纤维束。见图 01.02.073。

01.02.1187　锁间韧带　interclavicular ligament

连结两侧锁骨胸骨端的上缘,横跨胸骨柄颈静脉切迹的韧带。见图 01.02.073。

01.02.1188　自由上肢连结　joint of free upperlimb

自由上肢骨与上肢带骨之间以及自由上肢骨之间的连结。

01.02.1189　肩关节　shoulder joint

由肱骨头和肩胛骨的关节盂构成的关节,也称盂肱关节。属于多轴球窝关节,是上肢最大的关节,也是全身最灵活的关节。见图 01.02.072。

01.02.1190　盂唇　glenoid labrum

附着于关节盂周缘的纤维软骨环。主要起加深关节窝、增大关节面的作用。见图 01.02.072。

01.02.1191　盂肱韧带　glenohumeral ligament

位于关节囊前壁的内侧面,分上、中、下三部,起于关节盂边缘,止于肱骨小结节至肱骨解剖颈下部的韧带。有加强关节囊前壁的作用。见图 01.02.072。

01.02.1192　喙肱韧带　coracohumeral ligament

肩关节囊上方宽阔而强韧的韧带。连结喙突根部的外侧缘和肱骨大、小结节的前面之间,并与冈上肌腱愈合。见图 01.02.072。

01.02.1193　肱横韧带　transverse humeral ligament

连于大、小结节之间肱骨的固有韧带。与结节间沟共同围成一管,有肱二头肌长头腱通过。

01.02.1194　肱二头肌滑液鞘　synovial sheath of biceps brachii

肩关节囊滑膜层在肱骨结节间沟向外膨出,包裹肱二头肌长头腱形成的鞘。见图 01.02.072。

01.02.1195　肩胛下肌囊　bursa musculi subscapularis

位于肩胛下肌腱和关节囊之间的滑膜囊。

01.02.1196　肘关节　elbow joint, cubital joint

由肱骨下端与桡、尺骨上端构成的复关节。包括三个关节:肱尺关节、肱桡关节和桡尺近侧关节。见图 01.02.074。

01.02.1197　肱尺关节　humeroulnar joint

由肱骨滑车和尺骨滑车切迹构成的关节。属于滑车关节。见图 01.02.074。

01.02.1198　肱桡关节　humeroradial joint

由肱骨小头和桡骨头关节凹构成的关节。属于球窝关节。见图 01.02.074。

01.02.1199　桡尺近侧关节　proximal radioulnar joint

由桡骨环状关节面和尺骨桡切迹与桡骨环状韧带共同组成的关节。见图 01.02.074。

01.02.1200　纤维－骨环　fibro-osseous ring

由尺骨的桡切迹与桡骨环状韧带共同组成的结构。见图 01.02.074。

01.02.1201　尺侧副韧带　ulnar collateral ligament

位于肘关节囊的尺侧,起于肱骨内上髁,向下呈扇形扩展,分为前、中、后部,止于尺骨滑车切迹内侧缘的韧带。见图 01.02.074。

01.02.1202　桡侧副韧带　radial collateral ligament

位于肘关节囊桡侧,起于肱骨外上髁,向下止于桡骨环状韧带的纤维束。见图 01.02.074。

01.02.1203　桡骨环状韧带　annular ligament of radius

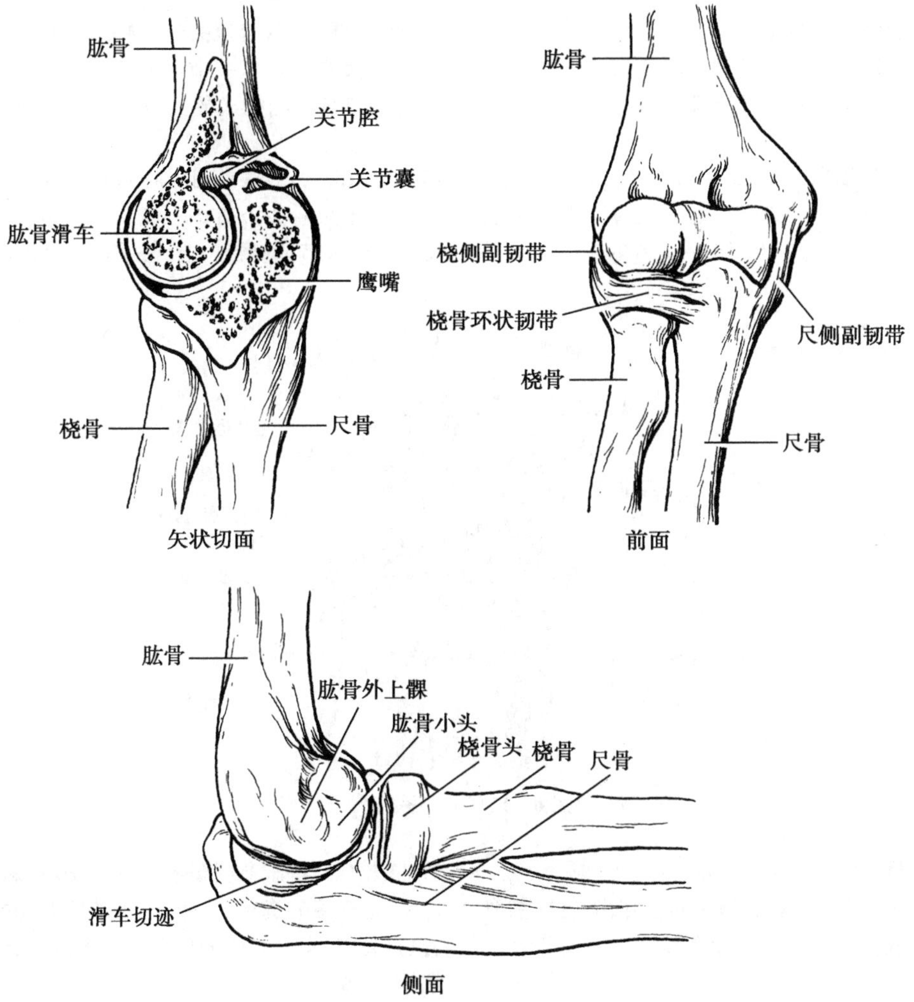

图 01.02.074　肘关节

位于桡骨环状关节面周围的韧带。两端分别附着于尺骨桡切迹的前、后缘，与尺骨桡切迹共同构成一个上口大、下口小的纤维－骨环，容纳桡骨头。见图 01.02.074。

01.02.1204　桡尺连结　radioulnar syndesmosis

桡、尺骨借桡尺近侧关节、桡尺远侧关节、前臂骨间膜和韧带共同构成的连结。共同完成前臂的旋前、旋后运动。见图 01.02.075。

01.02.1205　方形韧带　quadrate ligament

连结桡骨颈和尺骨桡切迹下缘之间的薄而松弛的韧带。

01.02.1206　前臂骨间膜　interosseous membrane of forearm

连结于尺骨和桡骨的骨间缘之间的纤维膜。上方起于桡骨粗隆下方 2~3cm，下至桡骨的尺切迹。前臂处于半旋前位时最紧张，是骨间膜的最大宽度。见图 01.02.075。

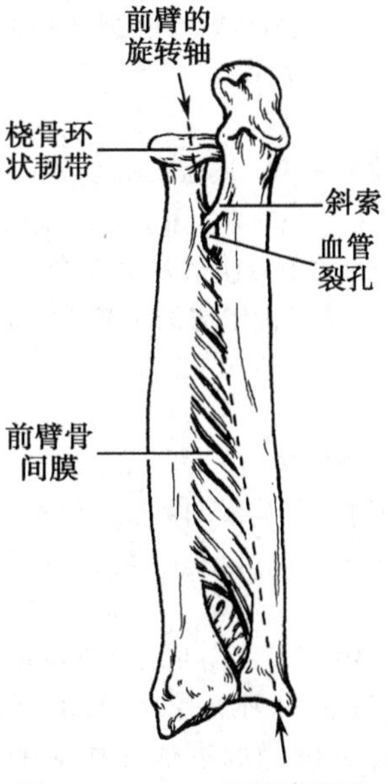

图 01.02.075　前臂骨间膜

01.02.1207　斜索　oblique cord

前臂骨间膜上缘的一条斜带状纤维索。起自尺骨粗隆的外侧缘，止于桡骨粗隆稍下方。

01.02.1208　下斜韧带　inferior oblique ligament

位于骨间膜下缘的韧带。起于尺骨下端的稍上方，斜向外下方，止于桡骨尺切迹后上方的骨间嵴。

01.02.1209　桡尺远侧关节　distal radioulnar joint

由尺骨头环状关节面与桡骨尺切迹及尺骨头下方的关节盘共同构成的关节结构。见图 01.02.076。

01.02.1210　尺骨关节盘　articular disc of ulna

位于尺骨头下方的三角形纤维软骨。参与构成桡尺远侧关节和桡腕关节。见图 01.02.076。

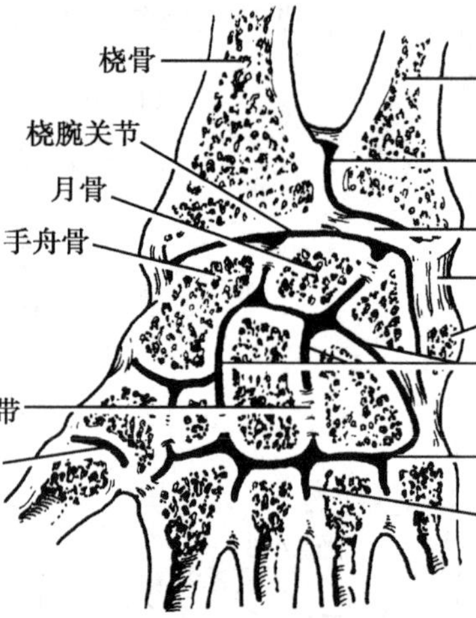

图 01.02.076　手关节

01.02.1211　囊状隐窝　sacciform recess

桡尺远侧关节关节囊的滑膜向上膨出，突向前臂骨间膜下部的前面而形成的囊状腔隙。

01.02.1212　手关节　joint of hand

连结腕骨、掌骨和指骨的关节。包括桡腕关节、腕骨间关节、腕掌关节、掌骨间关节、掌指关节和指骨间关节。见图 01.02.076。

01.02.1213　桡腕关节　radiocarpal joint

又称"腕关节(wrist joint)"。由桡骨的腕关节面和尺骨头下方的关节盘组成的关节窝与手舟骨、月骨和三角骨的近侧关节面组成的关节头构成的结构。属典型的椭圆关节。见图 01.02.076。

01.02.1214　腕骨间关节　intercarpal joint

相邻各腕骨之间构成的关节。包括近侧列腕骨间关节、远侧列腕骨间关节和腕中关节。见图 01.02.076。

01.02.1215　腕中关节　mediocarpal joint

介于远、近侧两列腕骨之间，由近侧列腕骨的远侧面与远侧列腕骨的近侧面构成的关节。见图 01.02.076。

01.02.1216　桡腕背侧韧带　dorsal radiocarpal ligament

位于关节囊的背面，连结桡骨下端的后缘和舟骨、月骨、三角骨背面的韧带。最终移行于腕骨间背侧韧带。

01.02.1217　桡腕掌侧韧带　palmar radiocarpal ligament

位于关节囊前外侧，起于桡骨下端的前缘及茎突，行向下内止于舟骨、月骨、三角骨和头状骨的前面。

01.02.1218　尺腕掌侧韧带　palmar ulnocarpal ligament

连于尺骨茎突基底部和关节盘前缘至月骨、三角骨以及头状骨之间的纤维束。

01.02.1219　腕辐状韧带　radiate carpal ligament

位于腕关节的掌侧面的纤维结构。大部分纤维起于头状骨头，呈放射状止于舟骨、月骨和三角骨，另一部分纤维连于大、小多角骨与舟骨以及钩骨与三角骨之间。

01.02.1220　腕尺侧副韧带　ulnar carpal collateral ligament

起于尺骨茎突尖的扇形纤维结构。分为两束，一束止于三角骨的内侧和背侧，另一束止于豌豆骨及腕横韧带上缘。见图 01.02.076。

01.02.1221　腕桡侧副韧带　radial carpal collateral ligament

起于桡骨茎突尖前面，放射状止于舟骨、头状骨以及大多角骨的结缔组织结构。

01.02.1222　腕骨间背侧韧带　dorsal intercarpal ligament

位于近侧列和远侧列腕骨之间的背侧，连结相邻腕骨的纤维束。

01.02.1223　豌豆骨关节　joint of pisiform bone

豌豆骨与三角骨之间的连结。有独立的关节囊和关节腔。关节囊周围有豆钩韧带和豆掌韧带。

01.02.1224　豆钩韧带　pisohamate ligament

连结豌豆骨与钩骨钩之间的韧带。

01.02.1225　豆掌韧带　pisometacarpal ligament

连结豌豆骨与第5掌骨底之间的韧带。

01.02.1226　腕掌关节　carpometacarpal joint

由远侧列腕骨的远侧面与5个掌骨底构成的关节。可分为拇指腕掌关节和第2至第5腕掌关节两种。见图01.02.076。

01.02.1227　腕掌背侧韧带　dorsal carpometacarpal ligament

连结远侧列腕骨背侧面和第2~4掌骨底背侧之间的数条坚韧的短韧带。

01.02.1228　腕掌掌侧韧带　palmar carpometacarpal ligament

连结远侧列腕骨掌侧和第2~4掌骨底掌侧之间的数条坚韧的短韧带。其中连结第3掌骨的有三条，分别起自大多角骨、头状骨和钩骨。

01.02.1229　腕掌骨间韧带　interosseous carpometacarpal ligament

连结钩骨、头状骨与第3、4掌骨底和连结大多角骨与第2掌骨底的两条小而坚韧的韧带。

01.02.1230　拇指腕掌关节　carpometacarpal joint of thumb

由大多角骨与第1掌骨底构成的关节。属于鞍状关节。为人类及灵长目动物所特有。关节囊松弛，可作屈、伸、收、展、环转和对掌运动。见图01.02.076。

01.02.1231　掌骨间关节　intermetacarpal joint

位于第2~5掌骨相邻的掌骨底之间的平面关节，共有3个。其关节腔与腕掌关节腔交通。见图01.02.076。

01.02.1232　掌骨背侧韧带　dorsal metacarpal ligament

连结第2~5掌骨底背侧面之间的横行短韧带。

01.02.1233　掌骨掌侧韧带　palmar metacarpal ligament

连结第2~5掌骨底掌侧面之间的横行短韧带。

01.02.1234　掌骨骨间韧带　interosseous metacarpal ligament

位于各掌骨底侧面之间的韧带。附着于掌骨间关节面远侧面，封闭掌骨间关节的远侧端。

01.02.1235　掌骨间隙　intermetacarpal space

相邻掌骨之间的空隙。

01.02.1236　掌指关节　metacarpophalangeal joint

由掌骨头与近节指骨底构成的关节。

01.02.1237　［掌指关节］侧副韧带　collateral ligament

位于掌指关节的两侧，掌骨头侧方的后结节与指骨底两侧之间的强韧韧带。

01.02.1238　［掌指关节］掌侧韧带　palmar ligament

位于关节的掌侧面的韧带，其由纤维软骨构成，疏松地附着于掌骨，紧密地连结第1指骨底，两侧分别与掌骨深横韧带和侧副韧带愈合。

01.02.1239　掌骨深横韧带　deep transverse metacarpal ligament

三条分别连结第2与第3掌骨头、第3与第4掌骨头和第4与第5掌骨头的短宽而扁的纤维束。

01.02.1240　指骨间关节　interphalangeal joint

由近节指骨滑车与中节指骨底（拇指为远节指骨底）以及中节指骨滑车与远节指骨底构成的关节。共9个。

01.02.1241　［指间关节］侧副韧带　collateral ligament

位于指骨间关节的两侧的韧带。圆隆强韧，连结近节指骨远侧端侧面与中节指骨近侧端侧面以及中节指骨远侧端侧面与远节指骨近侧端侧面。

01.02.1242　［指间关节］掌侧韧带　palmar ligament

位于两侧副韧带间的掌侧面较强韧的纤维软骨样结构。连结近节指骨远侧端与中节指骨近侧端的掌侧面以及中节指骨的远侧端与远节指骨近侧端的掌侧面。

01.02.1243　下肢带连结　joint of pelvic girdle

包括骶髂关节、耻骨联合、髋骨与脊柱间的韧带连结及髋骨的固有韧带。

01.02.1244　耻骨联合　pubic symphysis

两侧耻骨的联合面之间借纤维软骨连结构成的结构。见图 01.02.077。

01.02.1245　耻骨上韧带　superior pubic ligament

连于两侧耻骨之间,中部与耻骨间纤维软骨板愈合,向两侧延伸至耻骨结节的韧带。图 01.02.077。

01.02.1246　耻骨前韧带　anterior pubic ligament

位于耻骨联合前面的左、右交错的斜行纤维。

01.02.1247　耻骨弓状韧带　arcuate pubic ligament

呈弓状横跨耻骨联合下缘的较厚的韧带,连接两侧耻骨下支,形成耻骨弓。图 01.02.077。

01.02.1248　耻骨间盘　interpubic disc

位于两侧耻骨联合面之间的纤维软骨盘。与耻骨联合面的软骨紧密连结。图 01.02.077。

01.02.1249　耻骨联合腔　pubic symphysis cavum

位于耻骨间盘内后上部的矢状位纵行裂隙。见图 01.02.077。

01.02.1250　闭孔膜　obturator membrane

封闭闭孔的一薄层纤维膜。附于闭孔的周缘,上部与闭孔沟之间围成闭膜管。见图 01.02.078。

01.02.1251　闭膜管　obturator canal

由闭孔膜上部与闭孔沟围成的管道。有闭孔神经、血管通过。

01.02.1252　骶髂关节　sacroiliac joint

由骶骨的耳状面和髂骨的耳状面构成的关节。关节面凹凸不平,彼此结合很紧密。见图 01.02.078。

01.02.1253　骶髂前韧带　anterior sacroiliac ligament

位于骶髂关节前面的韧带。连结骶骨盆面的侧缘与髂骨。见图 01.02.079。

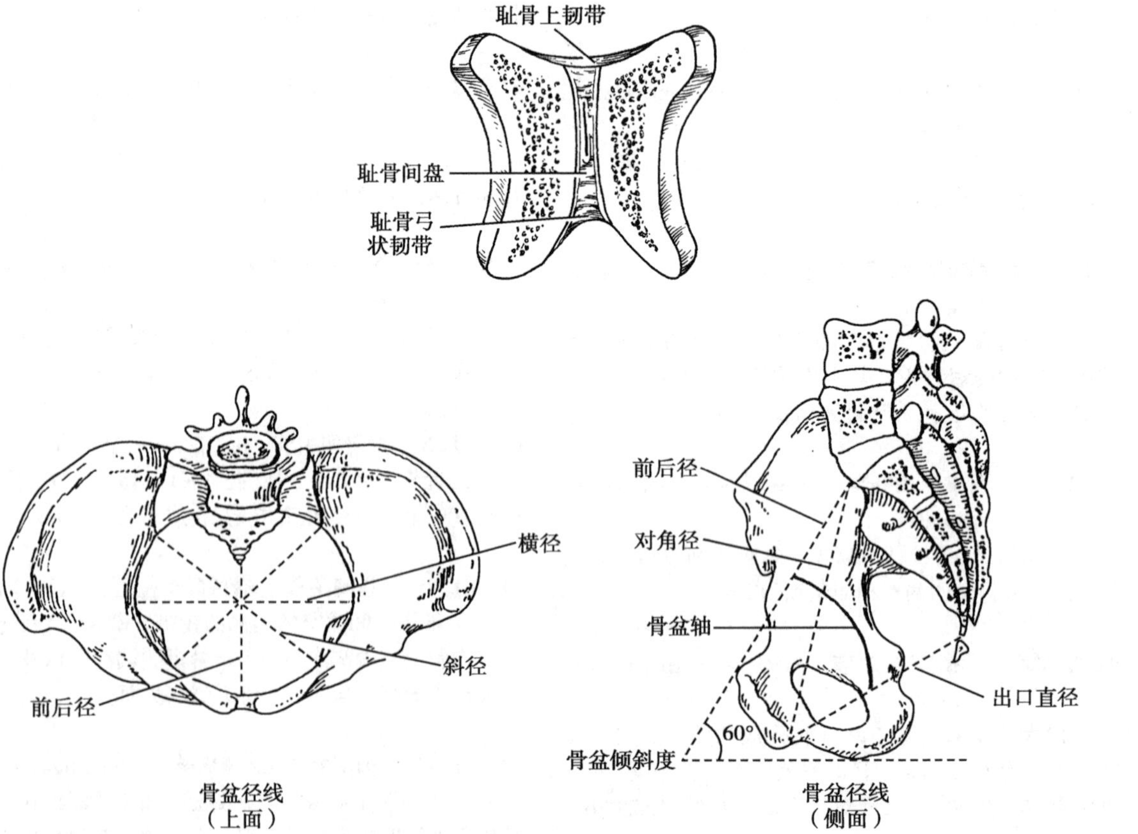

图 01.02.077　耻骨联合及骨盆径线

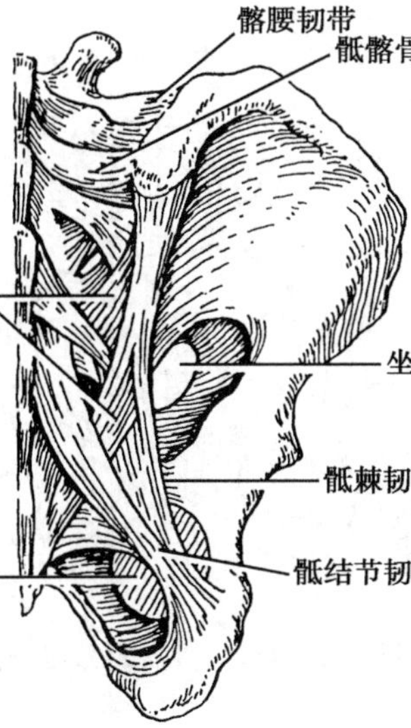

图 01.02.078　骨盆的韧带（后面）

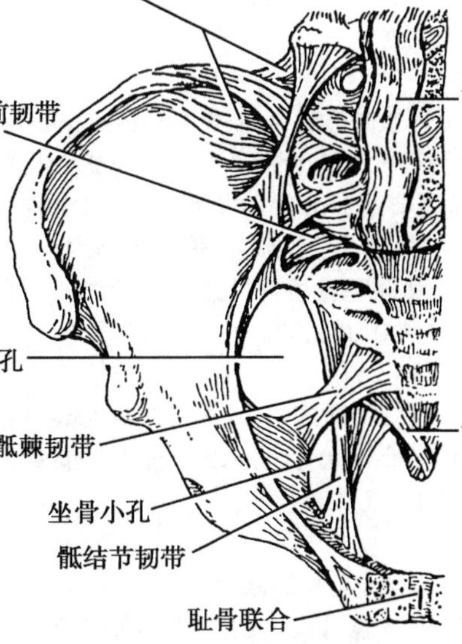

图 01.02.079　骨盆的韧带（前面）

01.02.1254　骶髂骨间韧带　interosseous sacroiliac ligament

髂骨粗隆与骶骨粗隆之间纵横交错的连结纤维。见图 01.02.078。

01.02.1255　骶髂后韧带　posterior sacroiliac ligament

位于骶髂骨间韧带表面的多条纤维束。见图 01.02.078。

01.02.1256　骶髂后短韧带　short posterior sacroiliac ligament

起自骶中间嵴和骶外侧嵴，止于髂后上棘和髂嵴后段的内侧唇的韧带。

01.02.1257　骶髂后长韧带　long posterior sacroiliac ligament

起自第 3、4 骶椎棘突，止于髂后上棘和髂嵴后段的内侧唇的韧带。外侧与骶结节韧带相接，内侧连结胸腰筋膜。

01.02.1258　骶结节韧带　sacrotuberous ligament

位于骨盆后方的扇形强韧带。起自髂后下棘、骶骨下部外侧缘、尾骨上部侧缘，斜向外下方，止于坐骨结节内侧缘。见图 01.02.078、图 01.02.079。

01.02.1259　镰状突　falciform process

骶结节韧带延伸至坐骨支的一部分纤维，呈钩状。

01.02.1260　骶棘韧带　sacrospinous ligament

位于骶结节韧带的前方，起自骶、尾骨的外侧缘，呈三角形，止于坐骨棘的韧带。其起始部被骶结节韧带所遮掩。见图 01.02.078、图 01.02.079。

01.02.1261　坐骨大孔　greater sciatic foramen

由坐骨大切迹、骶结节韧带、骶棘韧带和坐骨棘围成的孔。见图 01.02.078、图 01.02.079。

01.02.1262　坐骨小孔　lesser sciatic foramen

由坐骨体、坐骨棘、骶棘韧带、骶结节韧带围成。有闭孔内肌腱、闭孔内肌神经、阴部内血管和阴部神经通过。见图 01.02.079。

01.02.1263　骨盆　pelvis

左、右髋骨和骶、尾骨以及其间的骨连接构成。分为上方的大骨盆和下方的小骨盆。见图 01.02.077~图 01.02.079。

01.02.1264　大骨盆　greater pelvis

由骶骨岬向两侧经弓状线、耻骨梳、耻骨结节至耻骨联合上缘构成环形界线，其上方的髂骨翼和骶骨围成的区域叫大骨盆。由于骨盆向前倾斜状，故大骨盆几乎没有前壁。图 01.02.077。

01.02.1265　小骨盆　lesser pelvis

是大骨盆向下延伸的骨性狭窄部，也称固有盆腔，可分为骨盆上口、骨盆下口和骨盆腔。骨盆上口由大骨盆的环线界限构成，骨盆下口由尾骨尖、骶结节韧带、坐骨结节、坐骨支、耻骨支和耻骨联合下缘围成，呈菱形。见图 01.02.077、图 01.02.079。

01.02.1266　耻骨弓　arcus pubis

两侧坐骨支与耻骨下支连结构成耻骨弓。见图 01.02.077。

01.02.1267　耻骨下角　subpubic angle

两侧耻骨弓之间的夹角。见图 01.02.077。

01.02.1268　骨盆腔　pelvic cavity

骨盆上下口之间的腔。见图 01.02.080。

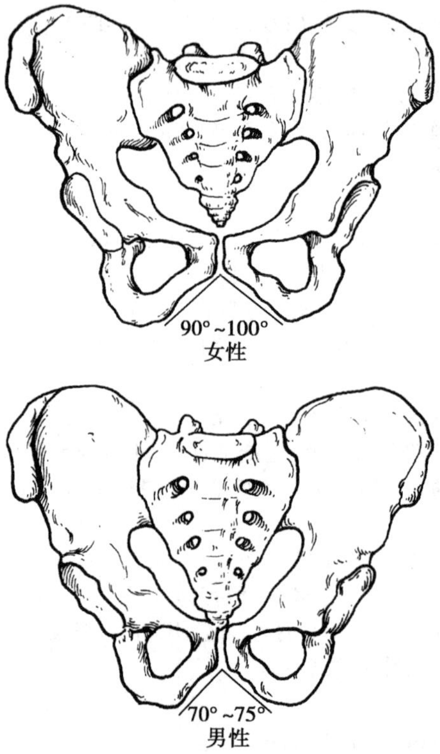

图 01.02.080　骨盆的性差

01.02.1269　股骶弓　femoral–sacral arch

人体直立时，人体重量自第 5 腰椎、骶骨经两侧的骶髂关节、髋臼传导至两侧的股骨头，再由股骨头向下到达下肢，这种弓形力传递线称为骶股弓。见图 01.02.081。

01.02.1270　坐骶弓　ischio sacral arch

当人在坐位时，重力由骶髂关节传导至两侧坐骨结节，此种弓形的力传递称为坐骶弓。见图 01.02.081。

01.02.1271　约束弓　restraint arch

骨盆前部有两条约束弓。一条在耻骨联合处连接两侧耻骨上支，可防止股骶弓被挤压；另一条为两侧坐骨支和耻骨下支连成的耻骨弓，能约束坐骶弓不致散开。见图 01.02.081。

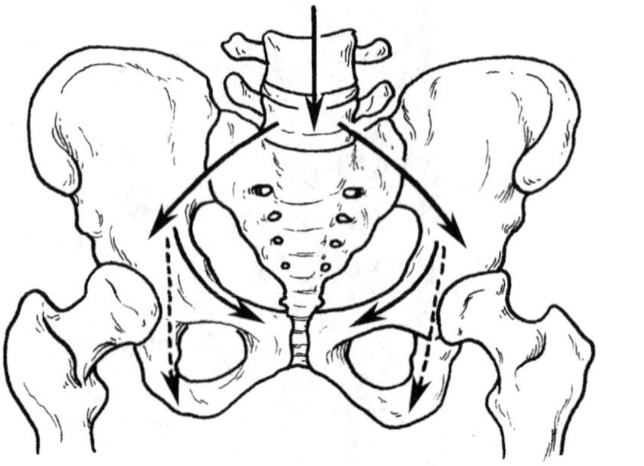

图 01.02.081　骨盆的力传导方向

01.02.1272　骨盆倾斜度　inclination of pelvis

直立时，骨盆向前倾斜，骨盆上口的平面与水平面构成约 50° ~55° 的角（女性可 60°），称为骨盆倾斜度。见图 01.02.077。

01.02.1273　骨盆的性差　sex difference of pelvis

全身骨骼中，男、女骨盆的性差别最为显著。由于女性骨盆还要适应分娩的需要。因此，女性骨盆外形短而宽，骨盆上口近似圆形，较宽大，骨盆下口和耻骨下角较大，女性耻骨下角可达 90° ~100°，男性则为 70° ~75°。见图 01.02.080。

01.02.1274　自由下肢连结　joint of free lower limb

自由下肢骨与髋骨之间以及自由下肢骨之间的连结。见图 01.02.082。

01.02.1275　髋关节　hip joint

由股骨头与髋臼构成的关节。属杵臼关节。见图 01.02.082。

01.02.1276　轮匝带　zona orbicularis

由紧贴滑膜层的关节囊纤维层环形增厚而成，环绕股骨颈中部。可约束股骨头向外脱出。见图 01.02.083。

01.02.1277　髂股韧带　iliofemoral ligament

起自髂前下棘和髋臼边缘，扇形分散向下经关节囊前方止于转子间线，长而坚韧，呈人字形的韧带。可限制大腿过伸。见图 01.02.082。

01.02.1278　坐股韧带　ischiofemoral ligament

起自坐骨体，斜向外上方经股骨颈后面，止于大转子根部。可限制大腿旋内运动。见图 01.02.082。

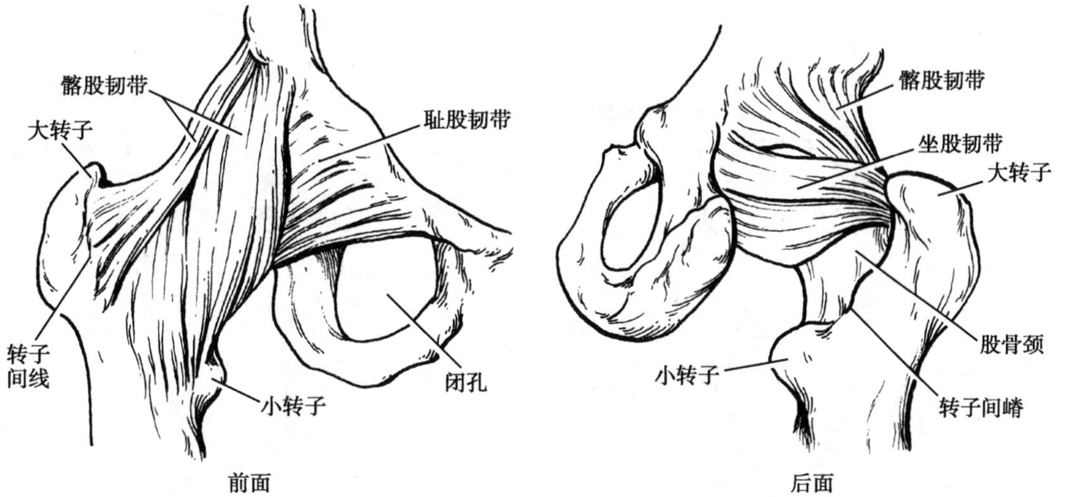

图 01.02.082 髋关节

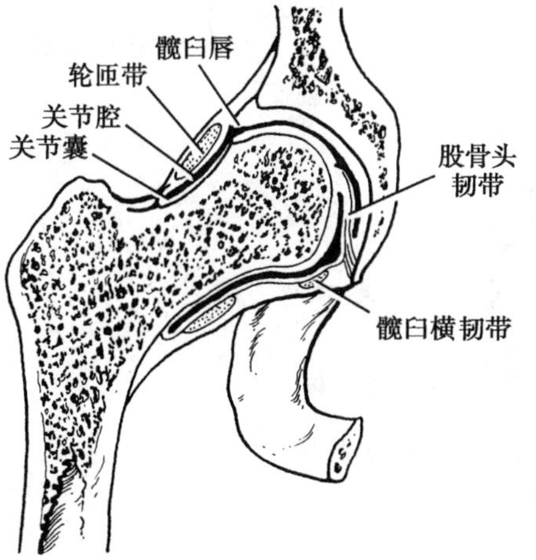

图 01.02.083 髋关节(冠状切面)

01.02.1279 耻股韧带 pubofemoral ligament

起自髂耻隆起、耻骨上支、闭孔嵴及闭孔膜,斜向外下,移行于关节囊前下壁。可限制大腿的外展及旋外运动。见图 01.02.082。

01.02.1280 髋臼唇 acetabular labrum

由髋臼的周缘和髋臼横韧带的纤维软骨构成。增加髋臼的深度。见图 01.02.083。

01.02.1281 髋臼横韧带 transverse acetabular ligament

髋关节囊内横跨髋臼切迹的韧带。扁平而强韧,与髋臼切迹围成一孔,有血管、神经通过。见图 01.02.083。

01.02.1282 股骨头韧带 ligament of head of femur

髋关节囊内韧带。连结于股骨头凹和髋臼切迹两端及髋臼横韧带之间,外有滑膜包被,内有营养股骨头的血管。见图 01.02.083。

01.02.1283 膝关节 knee joint

由股骨下端、胫骨上端以及髌骨构成的关节。是人体最大、最复杂的关节。见图 01.02.084。

01.02.1284 外侧半月板 lateral meniscus

位于胫骨外侧髁关节面上的纤维软骨。近似环形,内薄外厚,上面光滑微凹,与股骨外侧髁相接。见图 01.02.084。

01.02.1285 板股前韧带 anterior menis-cofemoral ligament

起自外侧半月板后部的韧带。沿后交叉韧带前方斜向内上方,止于股骨内侧髁。

01.02.1286 板股后韧带 posterior meniscofemoral ligament

起自外侧半月板后缘的韧带。沿后交叉韧带后方斜向内上方,止于股骨内侧髁。

01.02.1287 内侧半月板 medial meniscus

位于胫骨内侧髁关节面上的纤维软骨。呈“C”形,内薄外厚,前窄后宽,上面光滑微凹,与股骨内侧髁相接,外缘与关节囊及胫侧副韧带紧密相连。见图 01.02.084。

01.02.1288 膝横韧带 transverse ligament of knee

连于外侧半月板前面的隆凸边缘和内侧半月板前角之间的圆索状横行韧带。有时缺如。见图 01.02.085。

01.02.1289 膝交叉韧带 cruciate ligament of knee

位于膝关节囊内中央稍后方,连结股骨和胫骨之间的坚强韧带。可分为前、后交叉韧带。见图 01.02.084、图 01.02.085。

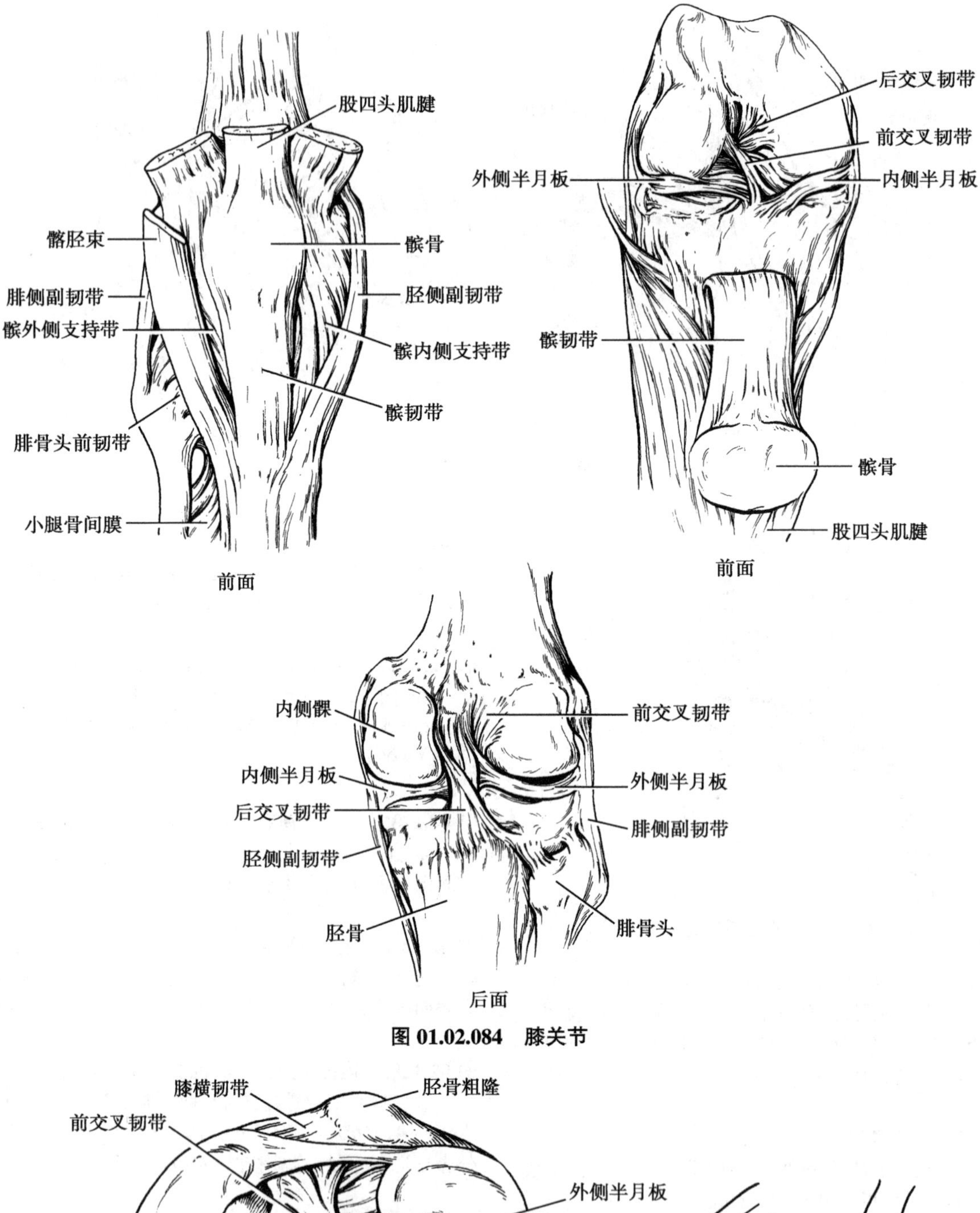

图 01.02.084　膝关节

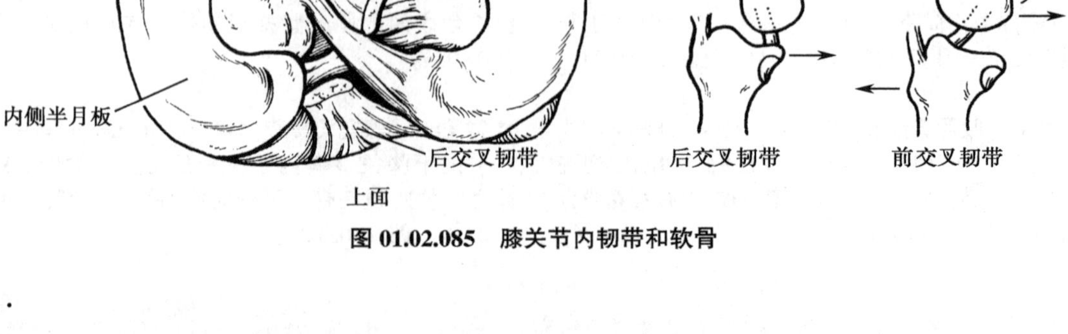

图 01.02.085　膝关节内韧带和软骨

01.02.1290 前交叉韧带 anterior cruciate ligament

起自胫骨髁间隆起的前方,斜向后外上方,止于股骨外侧髁的内侧面上部的一条韧带。伸膝时最紧张,防止胫骨前移和膝过伸。见图 01.02.084、图 01.02.085。

01.02.1291 后交叉韧带 posterior cruciate ligament

起自胫骨髁间隆起的后方,斜向前上方,附于股骨内侧髁的外侧面的一条韧带。屈膝时最紧张,可防止胫骨后移。见图 01.02.084、图 01.02.085。

01.02.1292 髌下滑膜襞 infrapatellar synovial fold

位于前交叉韧带前方,滑膜突入关节腔内形成隆起的滑膜皱襞。

01.02.1293 翼状襞 alar fold

膝关节囊纤维膜内面的滑膜在髌骨的两侧向上方延伸突入关节腔内形成的两条含脂肪垫的滑膜皱襞,充填关节腔内的空隙。

01.02.1294 髌滑膜襞 patellar synovial fold

两侧翼状襞向上方逐渐愈合形成的一条带状皱襞。经关节腔斜行达股骨髁间窝的前缘。

01.02.1295 胫侧副韧带 tibial collateral ligament

位于关节囊的内侧,起自股骨内上髁,向下止于胫骨内侧髁,前部与髌内侧支持带愈合,后部与关节囊和内侧半月板结合的宽扁束状韧带。见图 01.02.084。

01.02.1296 腓侧副韧带 fibular collateral ligament

起自股骨外上髁,向下止于腓骨头的索状纤维束。位于关节囊的外侧,与关节囊之间留有间隙。见图 01.02.084。

01.02.1297 腘斜韧带 oblique popliteal ligament

半膜肌肌腱的延续部分,位于关节囊的后壁。起自胫骨内侧髁后部,斜向上外方,止于股骨外上髁。可防止膝关节过度前伸。

01.02.1298 腘弓状韧带 arcuate popliteal ligament

位于膝关节囊后外侧的韧带。起自腓骨头后面,斜向后上方,分前、后部,前部与腓肠肌外侧头相连,后部止于胫骨髁间后区后缘。

01.02.1299 髌韧带 patellar ligament

股四头肌腱的下续部分,肥厚而坚韧。位于关节囊的前部,起自髌骨下缘,止于胫骨粗隆。内、外侧分别移行为髌内、外侧支持带。见图 01.02.084。

01.02.1300 髌内侧支持带 medial patellar retinaculum

股内侧肌腱的一部分。起自股内侧肌腱及髌底,沿髌韧带向下内侧止于胫骨上端的内侧面。见图 01.02.084。

01.02.1301 髌外侧支持带 lateral patellar retinaculum

股外侧肌腱的一部分。起自股外侧肌腱及髌底,沿髌韧带向下外侧止于胫骨上端的外侧面,外侧与髂胫束愈合。见图 01.02.084。

01.02.1302 膝脂体 patellar fat pad

膝关节内,滑膜与关节囊纤维层之间的一层含有脂肪组织的脂肪垫。充填于关节腔内。

01.02.1303 髌下脂体 infrapatellar fat pad

位于髌骨、股骨髁下方,胫骨髁上方与髌韧带之间的膝脂体。并向两侧延伸。

01.02.1304 髌上囊 suprapatellar bursa

膝部最大的滑膜囊。自关节腔向上呈囊状膨出,位于股骨体下部和股四头肌腱之间。

01.02.1305 髌前皮下囊 subcutaneous prepatellar bursa

位于髌骨前面皮下的滑膜囊。较大,与关节腔不相通。

01.02.1306 髌前筋膜下囊 subfascial prepatellar bursa

位于髌骨前面股四头肌腱和阔筋膜之间的滑膜囊。

01.02.1307 髌前腱下囊 subtendinous prepatellar bursa

位于髌骨骨膜和股四头肌腱之间的滑膜囊。不恒定,且与关节腔不相通。

01.02.1308 髌下皮下囊 subcutaneous infrapatellar bursa

位于胫骨粗隆下部和皮肤之间的滑膜囊。不恒定,与关节腔不相通。

01.02.1309 半膜肌囊 bursa of semimembranosus

位于半膜肌腱和腓肠肌内侧头浅部间的滑膜囊。部分与关节腔相通。

01.02.1310 膝前囊 genual bursa

俗称"鹅足囊"。位于缝匠肌、股薄肌及半腱肌的肌腱和胫侧副韧带之间的滑膜囊。形似鹅足。

01.02.1311 腓肠肌外侧囊 lateral brusa of gastrocnemius muscle

位于腓肠肌外侧头与关节囊之间的滑膜囊。有时与关节腔相通。

01.02.1312　股二头肌囊　bursa of biceps femoris

位于股二头肌腱和腓侧副韧带之间的滑膜囊。

01.02.1313　腘肌囊　popliteal bursa

位于腘肌的起始部与关节囊之间的滑膜囊。

01.02.1314　胫腓关节　tibiofibular joint

由胫骨外侧髁的腓关节面与腓骨头关节面构成的关节。见图 01.02.086。

01.02.1315　腓骨头前韧带　anterior ligament of fibular head

起自腓骨头前面，向内上方止于胫骨外侧髁前面的韧带。

01.02.1316　腓骨头后韧带　posterior ligament of fibular head

起自腓骨头后面，斜向上方，止于胫骨外侧髁的后面韧带。

01.02.1317　胫腓连结　tibiofibular syndesmosis

胫骨的腓切迹和腓骨下端的内侧面组成的连结结构。

01.02.1318　小腿骨间膜　crural interosseous membrane

连于胫、腓骨骨间缘之间的坚韧纤维膜。

01.02.1319　胫腓前韧带　anterior tibiofibular ligament

连于胫骨下端踝关节面前缘和腓骨下端前缘之间的坚韧三角形韧带。见图 01.02.086。

01.02.1320　胫腓后韧带　posterior tibiofibular ligament

连结胫、腓骨下端后面的韧带。较胫腓前韧带强韧。见图 01.02.086。

01.02.1321　骨间韧带　interosseous ligament

连结胫、腓骨下端相邻面之间的众多强韧的短纤维。见图 01.02.086。

01.02.1322　胫腓横韧带　transverse tibiofibular ligament

连结胫骨后面的下缘和外踝的内侧面之间的强韧索状韧带。

01.02.1323　足关节　joint of foot

包括距小腿关节、跗骨间关节、跗跖关节、跖骨间关节、跖趾关节、趾骨间关节。见图 01.02.087。

01.02.1324　距小腿关节　talocrural join

又称“踝关节”。由胫、腓骨的下端与距骨滑车构成。见图 01.02.086、图 01.02.087。

01.02.1325　内侧韧带　medial ligament

又称“三角韧带”。位于踝关节内侧的强韧三角形韧带。起自内踝尖，向下呈扇形展开，止于足舟骨、距骨和跟骨。见图 01.02.086。

01.02.1326　胫舟部　tibionavicular part

内侧韧带的前部。起自内踝的前面，止于舟骨粗隆及跟舟足底韧带的内侧缘。见图 01.02.086。

01.02.1327　胫跟部　tibiocalcaneal part

内侧韧带的中间部。肥厚坚韧，起自内踝前缘，止于跟骨的载距突。见图 01.02.086。

01.02.1328　胫距前部　anterior tibiotalar part

起自内踝前缘，止于距骨内踝关节面前缘，是内侧韧带的胫距前部分。见图 01.02.086。

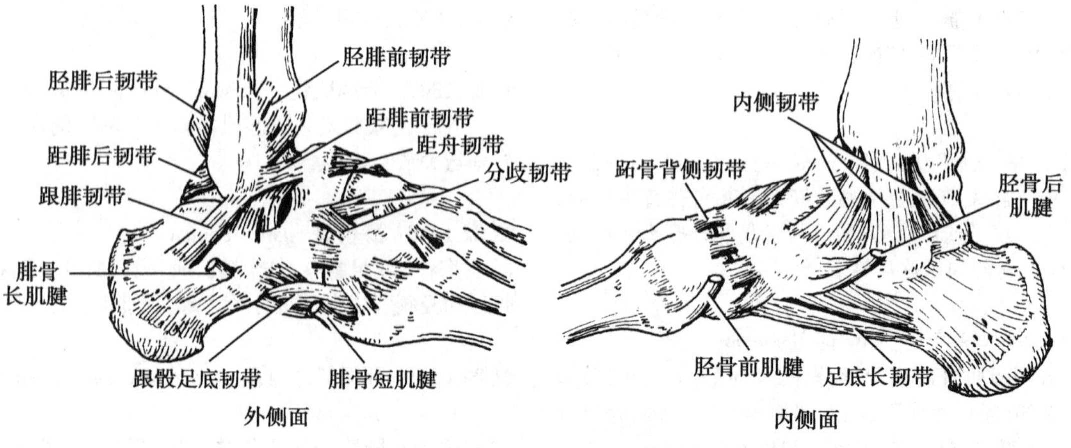

图 01.02.086　踝关节周围韧带

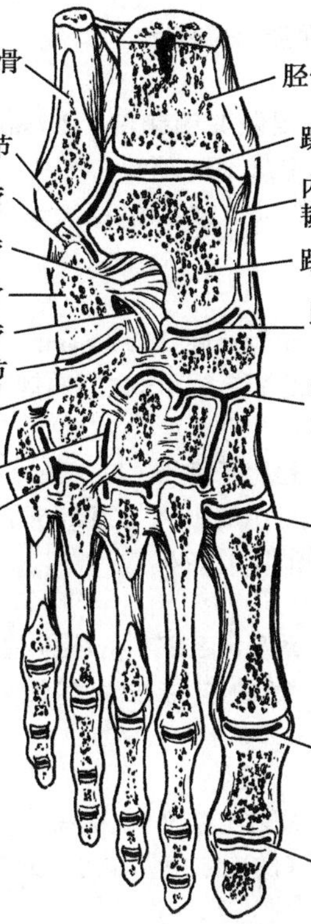

图 01.02.087　足关节(水平切面)

01.02.1329　胫距后部　posterior tibiotalar part

起自内踝,止于距骨的内侧面及距骨后突内侧的小结节,是内侧韧带的胫距后部分。见图 01.02.086。

01.02.1330　距腓前韧带　anterior talofibular ligament

位于踝关节外侧的韧带。起自外踝前缘,向前内止于距骨外踝关节面的前方及距骨颈的外侧面。见图 01.02.086。

01.02.1331　距腓后韧带　posterior talofibular ligament

位于踝关节外侧的韧带。位置较深,很强韧,起自外踝后缘,水平向后止于距骨后突。见图 01.02.086。

01.02.1332　跟腓韧带　calcaneofibular ligament

起自外踝尖前方,向后下止于跟骨外侧面中部的小结节的一强韧的圆形纤维束。见图 01.02.086。

01.02.1333　跗骨间关节　tarsotarsal joint

跗骨诸骨间构成的关节的总称。包括:距跟关节又称距下关节、距跟舟关节和跟骰关节等。见图 01.02.087。

01.02.1334　距下关节　subtalar joint

又称"距跟关节"。由距骨的跟骨关节面和跟骨的后关节面构成。见图 01.02.087。

01.02.1335　距跟外侧韧带　lateral talocalcaneal ligament

短而扁,位于跟腓韧带前上方的韧带。起自距骨外侧突,向后下止于跟骨外侧面。

01.02.1336　距跟内侧韧带　medial talocalcaneal ligament

细而强韧,起自距骨后突的内侧结节,向前下方止于跟骨载距突的后面的韧带。

01.02.1337　距跟前韧带　anterior talocalcaneal ligament

又称"距跟颈韧带"。起自跗骨窦入口的外侧,向上内止于距骨颈的韧带。具有防止足过度内翻的作用。

01.02.1338　距跟后韧带　posterior talocalcaneal ligament

起自距骨后突及长屈肌腱沟的下缘,止于跟骨后关节面后侧的韧带。

01.02.1339　跗横关节　transverse tarsal joint

又称"Chopart 关节"。由跟骰关节和距跟舟关节联合构成的关节。但两关节腔互不相通,关节线呈"S"形横过跗骨中份。见图 01.02.087。

01.02.1340　距跟舟关节　talocalcaneonavicular joint

由距骨头的舟骨关节面和足舟骨的距骨关节面、跟骨的前、中关节面以及跟舟足底韧带的上面共同构成的关节。见图 01.02.087。

01.02.1341　跟骰关节　calcaneocuboid joint

由跟骨的骰骨关节面与骰骨的后关节面构成的关节。见图 01.02.087。

01.02.1342　楔舟关节　cuneonavicular joint

由足舟骨的前关节面和 3 块楔骨的后关节面构成的关节。关节腔与第 2、3 跗跖关节和第 1、2 跖骨间关节相通。见图 01.02.087。

01.02.1343　楔间关节　intercuneiform joint

位于 3 块楔骨相互接触面之间的关节。关节面近似平面或轻度弯曲。见图 01.02.087。

01.02.1344　楔骰关节　cuneocuboid joint

位于外侧楔骨的外侧面和骰骨内侧面之间的关节。见图 01.02.087。

01.02.1345　跗骨骨间韧带　interosseous ligament of tarsus

连于相邻跗骨之间的深韧带。常常紧密连接在一起。

01.02.1346　距跟骨间韧带　interosseous talocalcaneal

ligament

起于跗骨窦的顶部，止于跟骨后关节面的前方，宽阔、扁平的强韧纤维束。见图 01.02.087。

01.02.1347 楔骰骨间韧带 interosseous cuneocuboid ligament

位于骰骨和外侧楔骨之间的韧带。连结两骨的相对面，与楔骰背侧韧带及足底韧带愈合。

01.02.1348 楔间骨间韧带 interosseous intercuneiform ligament

连接 3 块楔骨相邻接触面的短纤维束。

01.02.1349 跗骨背侧韧带 dorsal ligaments of tarsus

连接跗骨背侧面的一组韧带。包括距舟韧带、分歧韧带、楔间骨间韧带、楔骰韧带、骰舟韧带、楔舟韧带、跟骰韧带等。

01.02.1350 距舟韧带 talonavicular ligament

又称"背侧韧带"。宽而薄，起于距骨颈的上面和外侧面，止于足舟骨上面的韧带。见图 01.02.086。

01.02.1351 楔间背侧韧带 dorsal intercuneiform ligament

2 条连接 3 块楔骨背侧面的纤维束。

01.02.1352 楔骰背侧韧带 dorsal cuneocuboid ligament

连接外侧楔骨的上面和骰骨背侧缘之间的纤维束。

01.02.1353 骰舟背侧韧带 dorsal cuboideonavicular ligament

连接足舟骨上面和骰骨上面之间的纤维束。

01.02.1354 分歧韧带 bifurcated ligament

起自跟骨前部背面，向前分为两股，分别止于足舟骨和骰骨。是一强韧的韧带，呈"Y"形。见图 01.02.087。

01.02.1355 跟舟韧带 calcaneonavicular ligament

分歧韧带的内侧部，起于跟骨前关节面的外侧，斜向前内方，止于舟骨的外侧面。

01.02.1356 跟骰韧带 calcaneocuboid ligament

分歧韧带的外侧部，起于跟骨前关节面的外侧，止于骰骨上面。

01.02.1357 楔舟背侧韧带 dorsal cuneonavicular ligament

起于足舟骨上面，向前外方，止于 3 块楔骨的上面。3 条细而强韧的韧带。

01.02.1358 跟骰背侧韧带 dorsal calcaneocuboid ligament

位于跟骰关节背侧面，连于跟骨和骰骨上面的纤维束。

01.02.1359 跗骨足底韧带 plantar ligament of tarsus

位于足底连结各跗骨之间的韧带。

01.02.1360 足底长韧带 long plantar ligament

位于足底连结跟骨与第 2~5 跖骨底的长而宽阔的韧带。见图 01.02.086。

01.02.1361 跟骰足底韧带 plantar calcaneocuboid ligament

位于足底的连结跟骨和骰骨的韧带。见图 01.02.086。

01.02.1362 楔舟足底韧带 plantar cuneonavicular ligament

位于足底的连结楔骨和舟骨的韧带。

01.02.1363 骰舟足底韧带 plantar cuboideonavicular ligament

位于足底的连结骰骨和舟骨的韧带。

01.02.1364 楔间足底韧带 plantar intercuneiform ligament

位于足底的连结各楔骨之间的韧带。

01.02.1365 楔骰足底韧带 plantar cuneocuboid ligament

位于足底的连结楔骨和骰骨的韧带。

01.02.1366 跗跖关节 tarsometatarsal joint

在足由 3 块楔骨和骰骨的前端与 5 块跖骨底构成的关节。属平面关节，可作轻微滑动。见图 01.02.087。

01.02.1367 跗跖背侧韧带 dorsal tarsometatarsal ligament

位于足背侧连结跗骨和跖骨的韧带。

01.02.1368 跗跖足底韧带 plantar tarsometatarsal ligament

位于足底的连结跗骨和跖骨的韧带。

01.02.1369 楔跖骨间韧带 interosseous cuneometatarsal ligament

位于楔骨和跖骨间的韧带。

01.02.1370 跖骨间关节 intermetatarsal joint

在足由第 2~5 跖骨底的毗邻面借韧带连结构成

的关节。属平面关节，活动甚微。见图 01.02.087。

01.02.1371　跖骨骨间韧带　interosseous metatarsal ligament

位于跖骨各骨之间的韧带。

01.02.1372　跖骨背侧韧带　dorsal metatarsal ligament

位于足背侧的连结各跖骨的韧带。

01.02.1373　跖骨足底韧带　plantar metatarsal ligament

位于足底的连结各跖骨的韧带。

01.02.1374　跖骨间隙　intermetatarsal space

各跖骨间的间隙。见图 01.02.087。

01.02.1375　跖趾关节　metatarsophalangeal joint

在足由跖骨头与近节趾骨底构成的关节。可作轻微的屈、伸、收、展运动。见图 01.02.087。

01.02.1376　［跖趾关节］侧副韧带　collateral ligament of metatarsophalangeal joint

位于跖趾关节两侧的韧带。见图 01.02.087。

01.02.1377　足底韧带　plantar ligament

位于跖趾关节足底面的韧带。见图 01.02.086。

01.02.1378　跖骨深横韧带　deep transverse metatarsal ligament

位于相邻跖趾关节之间的韧带。

01.02.1379　趾骨间关节　interphalangeal joints of foot

由各趾相邻的两节趾骨底与滑车构成的关节。可作屈、伸运动。见图 01.02.087。

01.02.1380　跟舟足底韧带　plantar calcaneonavicular ligament

又称“跳跃韧带（spring ligament）”。位于足底，连结跟骨与舟骨之间的宽而肥厚的纤维带。对维持足的内侧纵弓起重要作用。

01.02.1381　足弓　arch of foot; arcus plantaris; foot arch; instep; plantar arch

跗骨和跖骨借其连接形成凸向上的弓，称为足弓。足弓习惯上可分为前后方向的内、外侧纵弓和内外方向的一个横弓。见图 01.02.088。

01.02.1382　内侧纵弓　inside longitudinal arch

由跟骨、距骨、舟骨、3 块楔骨和内侧的 3 块跖骨连接构成，弓的最高点为距骨头。内侧纵弓前端的承重点在第 1 跖骨头，后端的承重点在跟骨的跟结节。内侧纵弓比外侧纵弓高，活动性大，更具有弹性。见图 01.02.088。

01.02.1383　外侧纵弓　lateral longitudinal arch

由跟骨、骰骨和外侧的 2 块跖骨连接构成，弓的最高点在骰骨。外侧纵弓的运动幅度非常有限，活动度较小，适合传递重力和推力，而不是吸收这些力。见图 01.02.088。

01.02.1384　横弓　transverse arch

由骰骨、3 块楔骨和跖骨连接构成，弓的最高点在中间楔骨。横弓呈半穹窿形，其足底的凹陷朝内，当两足紧紧并拢时，则形成一完整的穹窿。见图 01.02.088。

（中国医科大学　李洪鹏）

01.02.1385　肌学　myology

研究阐述运动系统中肌的形态结构、起止配布和功能等相关知识的科学。

01.02.1386　肌腹　muscle belly

肌的两大结构之一（肌包括肌腹和肌腱），主要由骨骼肌肌纤维（即肌细胞）构成。是肌的动力部分。见图 01.02.090。

01.02.1387　肌腱　tendon

除肌腹外，肌的另一个重要结构，由平行致密的胶原纤维构成，色白、强韧，一端续接肌腹，另一端附着于骨或皮肤等。见图 01.02.089、图 01.02.090。

01.02.1388　皮肌　cutaneous muscle

一端附着于骨或筋膜，另一端附着于皮肤的肌。主要位于头面部，如表情肌。

01.02.1389　关节肌　articular muscle

一端附着于骨，另一端附着于关节囊的肌。功能为牵拉关节囊免受挤压。如膝关节肌。

01.02.1390　交叉肌　cruciate muscle

肌束交叉排列。

01.02.1391　半羽肌　unipennate muscle

肌纤维斜行排于腱的一侧，形如半侧鸟羽毛状。如拇长屈肌。见图 01.02.090。

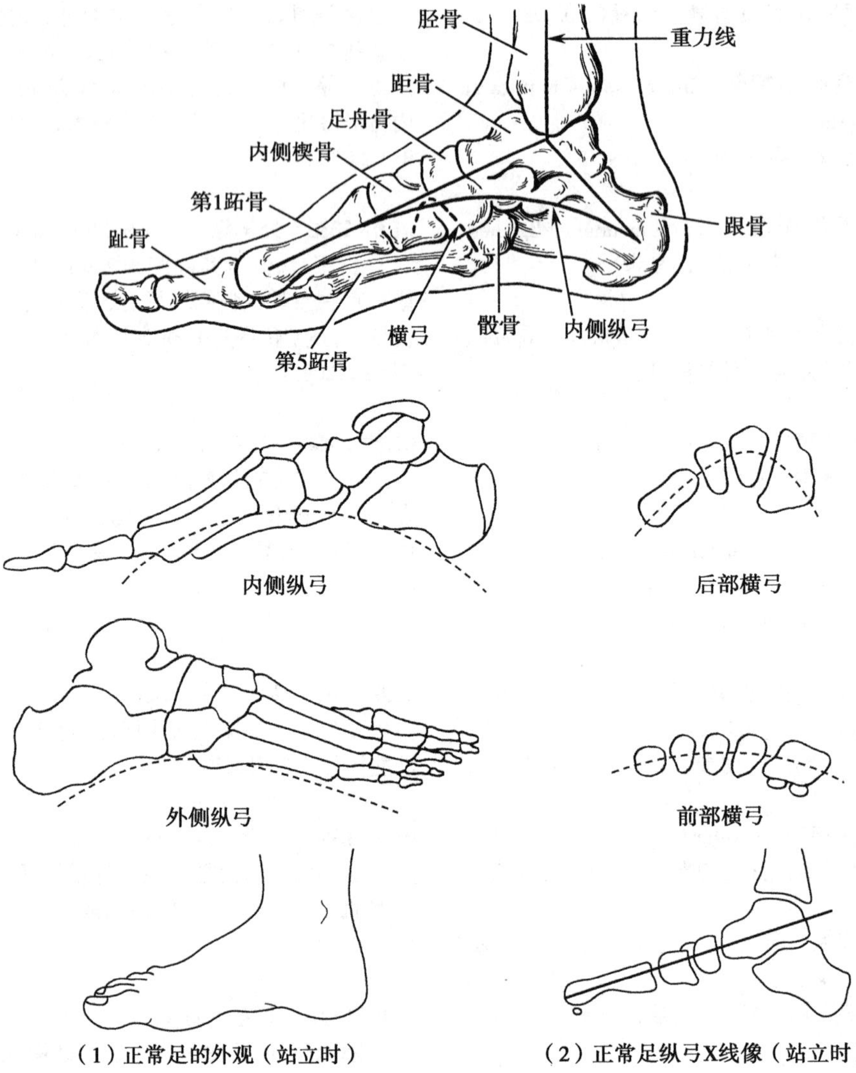

图 01.02.088　足弓

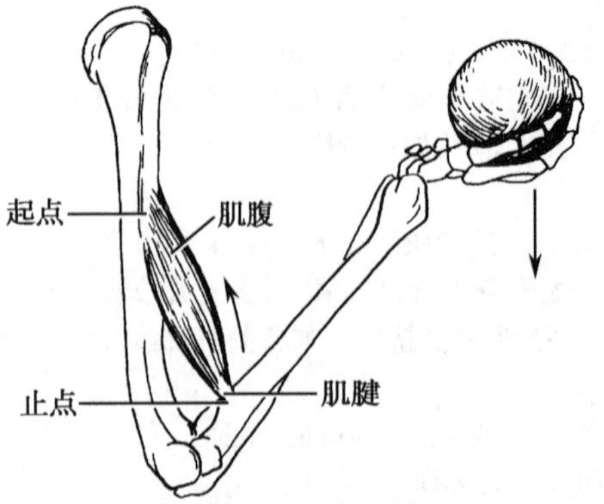

图 01.02.089　肌的起点和止点

01.02.1392　羽肌　bipennate muscle

肌束排于腱两侧，形如鸟羽毛。如胫骨后肌。见图 01.02.090。

01.02.1393　多羽肌　multipennate muscle

由多个小的半羽肌或羽肌组成。如三角肌。见图 01.02.090。

01.02.1394　梭形肌　fusiform muscle

肌束排列方向与腱的方向一致或基本一致，形如条带状。如半腱肌。

01.02.1395　方形肌　quadrate muscle

外形呈方形的肌。如旋前方肌。

01.02.1396　三角形肌　triangular muscle

外形呈三角形的肌。如三角肌。

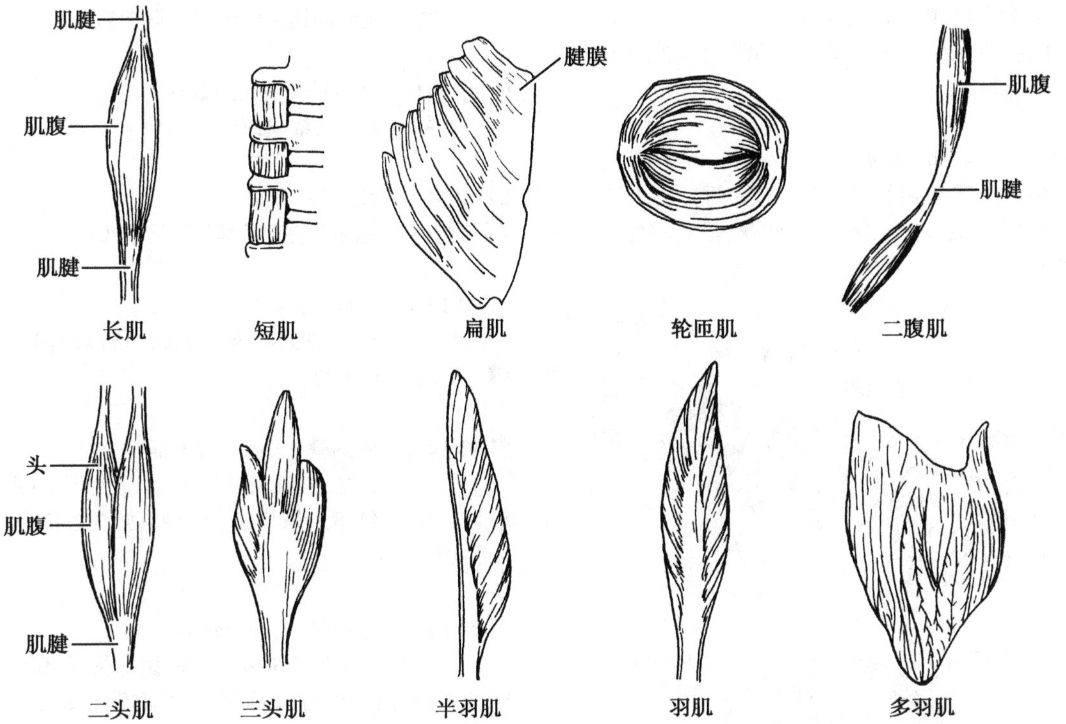

图 01.02.090　肌的各种形态

01.02.1397　长肌　long muscle

肌体长，肌束平行排列，收缩时肌明显缩短，形成大幅度的运动，多见于四肢。如缝匠肌。见图 01.02.090。

01.02.1398　短肌　short muscle

肌体短小的肌，多具有明显的节段性，收缩幅度小，多见于躯干深层。如肋间肌。见图 01.02.090。

01.02.1399　扁肌　flat muscle

宽扁的薄片状肌，又称阔肌。多见于胸壁和腹壁，除运动功能外还兼有保护内脏的作用。如背阔肌。见图 01.02.090。

01.02.1400　括约肌　sphincter

位于管腔末端的环形肌，常特别增厚，收缩时关闭管腔，舒张时使管腔开放。如肛门外括约肌。

01.02.1401　开大肌　dilatator

配布于孔裂周围呈放射状排列的肌，收缩时使孔裂开大。

01.02.1402　轮匝肌　orbicular muscle

形肌纤呈环形排列的肌，位于孔裂周围，收缩时可关闭孔裂。如眼轮匝肌。见图 01.02.090。

01.02.1403　屈肌　flexor muscle

配布于关节屈侧的肌，使关节屈。

01.02.1404　伸肌　extensor muscle

配布于关节伸侧的肌，使关节伸。

01.02.1405　收肌　adductor muscle

配布于关节的内侧，使关节做内收运动的肌。

01.02.1406　展肌　abductor muscle

配布于关节的外侧，使关节做外展运动的肌。

01.02.1407　回旋肌　rotator muscles

使关节回旋（旋内或旋外）的肌。

01.02.1408　中间腱　intermediate tendon

介于同一个肌两肌腹之间的腱。如二腹肌。

01.02.1409　腱划　tendinous intersection

腹直肌特有的腱性结构，横行，共 3~4 条，由结缔组织构成，是肌节愈合的痕迹。

01.02.1410　腱弓　tendinous arch

增厚的筋膜束，多呈弓状跨越血管神经束的上方，能防止肌收缩时血管神经受压。如旋前圆肌近端的腱弓。

01.02.1411 腱膜 aponeurosis

阔肌的腱性部分，呈膜状。如腹外斜肌腱膜。见图 01.02.090。

01.02.1412 腱鞘 tendinous sheath

包绕肌腱的鞘管，便于肌的运动。位于活动范围较大部位的肌腱，如腕、手指和踝、足趾等处。见图 01.02.091。

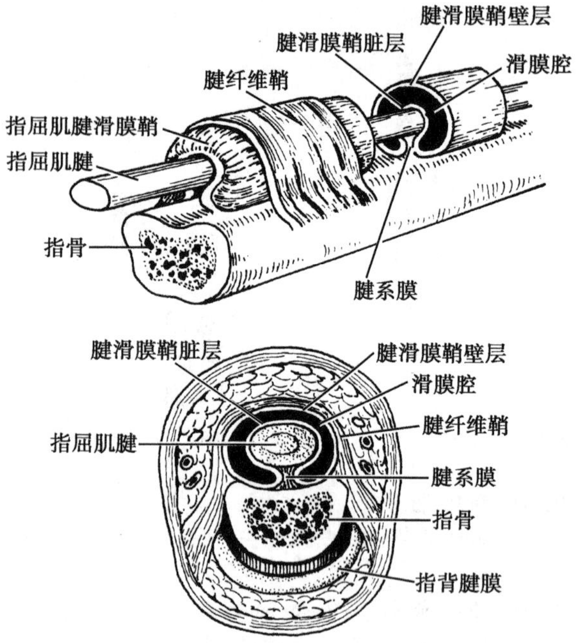

图 01.02.091 腱鞘模式图

01.02.1413 (腱鞘)纤维层 fibrous layer

腱鞘的外层纤维性结构，呈 C 形附着于骨，形成骨纤维性管道，是腱鞘的支撑部分。见图 01.02.091。

01.02.1414 (腱鞘)滑膜层 synovial layer

又称腱滑膜鞘 synovial sheath of tendon。分脏、壁两层，分别包在肌腱表面和衬于纤维层内面，两层通过腱系膜相互移行，构成双层鞘，两层间含少量滑液，以减少肌腱滑动时的摩擦。见图 01.02.091。

01.02.1415 腱系膜 mesotendon

腱滑膜鞘从骨面移行到肌腱的部分。腱的神经血管由腱系膜进入腱。见图 01.02.091。

01.02.1416 腱束包膜 peritendon

包被腱纤维束的结缔组织。

01.02.1417 肌外膜 epimysium

包被肌表面的结缔组织膜。属深筋膜。

01.02.1418 肌束膜 perimysium

包被肌束的结缔组织膜。

01.02.1419 肌内膜 endomysium

包被肌束内每条肌纤维的结缔组织膜。

01.02.1420 筋膜 fascia

结缔组织构成的膜性结构，包括浅筋膜和深筋膜。见图 01.02.092。

01.02.1421 浅筋膜 superficial fascia

位于皮肤之下，又称皮下组织、皮下脂肪或皮下筋膜，由疏松结缔组织构成，富含脂肪，包被全身各部。见图 01.02.092。

01.02.1422 深筋膜 deep fascia

又称固有筋膜。由致密结缔组织构成，位于浅筋膜的深面，包被体壁、四肢的肌和血管神经等。见图 01.02.092。

01.02.1423 肌滑车 muscular trochlea

由纤维结缔组织构成的 C 形环，有肌腱通过。如二腹肌在舌骨上的滑车。

01.02.1424 滑膜囊 synovial bursa

封闭的结缔组织囊。壁薄，内有滑液，位于肌或肌腱与骨面相接触处，以减少两者之间的摩擦。

01.02.1425 头肌 muscles of head

配布于头部的肌群。可分为面肌(表情肌)和咀嚼肌。见图 01.02.093。

01.02.1426 面肌 facial muscle

配布于面部的扁薄皮肌群，位置浅表，大多起自颅骨的不同部位，止于面部皮肤。收缩时形成面部表情，又称表情肌。见图 01.02.093。

01.02.1427 颅顶肌 epicranius

颅顶部阔而薄的肌，包括左、右枕额肌。见图 01.02.093。

01.02.1428 枕额肌 occipitofrontalis

由前方的额腹、后方的枕腹及中间的帽状腱膜构成。见图 01.02.093。

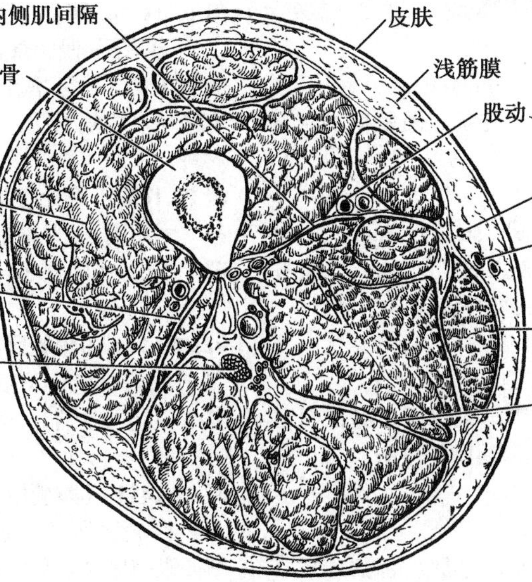

图 01.02.092 大腿中部水平切面（示筋膜）

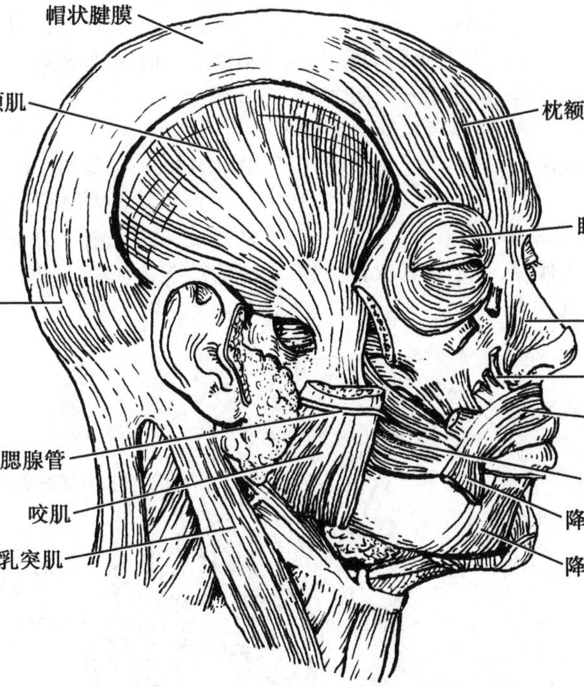

图 01.02.093 头肌（右侧面）

01.02.1429 额腹 frontal belly

枕额肌前方的肌腹。位于额部皮下，止于眉部皮肤，收缩时可提眉并使额部皮肤出现横行波纹。见图 01.02.093。

01.02.1430 枕腹 occipital belly

枕额肌后方的肌腹。位于枕部皮下，起自枕骨，收缩时向后牵拉帽状腱膜，但难以意识控制。见图 01.02.093。

01.02.1431 颞顶肌 temporoparietalis

不恒定的薄肌片，位于枕额肌的额腹与耳前肌和耳上肌之间。起自耳上肌附近,止于帽状腱膜。见图 01.02.093。

01.02.1432 帽状腱膜 galea aponeurotica

又称颅顶腱膜。是额肌和枕肌之间坚韧的致密腱膜。见图 01.02.093。

01.02.1433 (帽状)腱膜下间隙 subaponeurotic space

位于帽状筋膜与颅骨骨膜之间的间隙,含少量疏松结缔组织。头皮撕脱伤,多由此分离。

01.02.1434 降眉间肌 procerus

位于前额下部枕额肌额腹与眼轮匝肌眶部深面以及两眉之间的小肌。作用为降眉间部皮肤。

01.02.1435 鼻肌 nasalis

配布于鼻孔周围的几块薄扁小肌。包括开大和缩小鼻孔的肌。见图 01.02.093。

01.02.1436 (鼻肌)横部 transverse part

位于外鼻下部两侧的皮下,在提上唇肌的深面,起自上颌骨尖牙及侧切牙的牙槽,肌纤维先斜向上外方,绕过鼻翼逐渐增宽,弯向内方,在鼻背两侧肌借以腱膜相连。收缩时使鼻孔缩小。

01.02.1437 (鼻肌)翼部 alar part

起自鼻肌横部上方的上颌骨,止于鼻翼软骨。收缩时牵引鼻翼向下外,使鼻孔扩大。

01.02.1438 降鼻中隔肌 depressor septi

分有深、浅两部,浅部起自口轮匝肌,深部起自上颌骨中切牙的牙槽轭,止于鼻中隔软骨下面,作用为向下牵拉鼻中隔。

01.02.1439 眼轮匝肌 orbicularis oculi

位于眼裂周围的椭圆形肌。分眶部、睑部、泪囊部。见图 01.02.093。

01.02.1440 (眼轮匝肌)睑部 palpebral part

眼轮匝肌位于眼睑的部分。单独收缩时可眨眼,与眶部共同收缩时,使眼裂闭合。见图 01.02.094。

01.02.1441 (眼轮匝肌)眶部 orbital part

眼轮匝肌位于眼睑的部分。与睑部纤维共同收缩使眼裂闭合。见图 01.02.094。

01.02.1442 (眼轮匝肌)泪腺部 lacrimal part

眼轮匝肌位于泪囊旁边的部分。泪囊部纤维可牵拉扩大泪囊,使囊内产生负压,利于泪液引流。见图 01.02.095。

01.02.1443 皱眉肌 corrugator supercilii

位于眼轮匝肌眶部及枕额肌额腹深面、两侧眉弓之间,起自额骨鼻部,肌纤维斜向上外,止于眉部皮肤,收缩时牵眉向内下,使鼻根部皮肤产生纵沟,出现皱眉的表情。

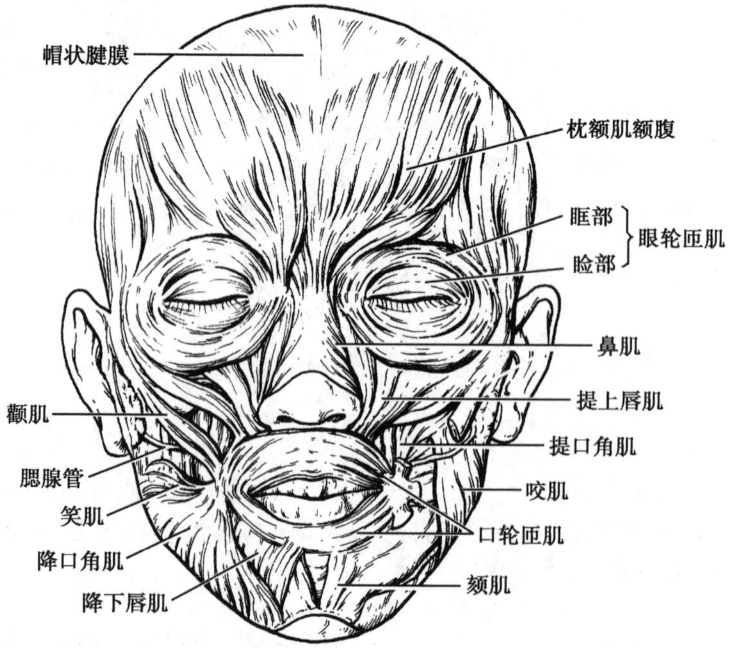

图 01.02.094 头肌(前面)

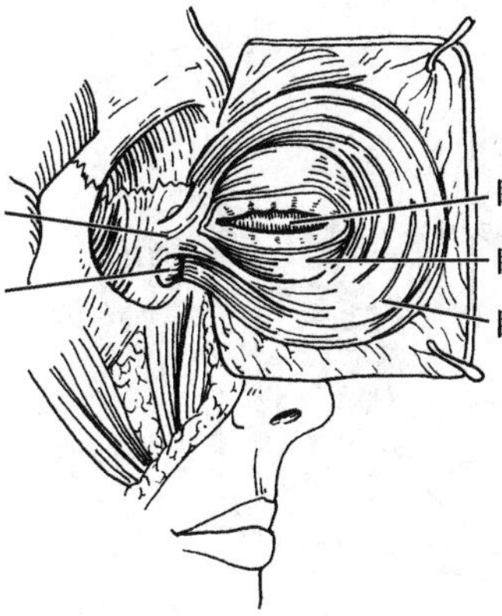

图 01.02.095 眼轮匝肌泪囊部与泪囊的关系

01.02.1444 降眉肌 depressor supercilii

枕额肌额腹的延续部分,起自鼻根部,向上止于眉间部皮肤,牵引眉间部皮肤向下,使鼻根部皮肤产生横纹。

01.02.1445 耳前肌 auricularis anterior

位于耳前方,运动耳廓的小肌。起自帽状腱膜,止于耳廓软骨的前部,可向前牵引耳廓。该肌常退化缺如。

01.02.1446 耳上肌 auricularis superior

位于耳上方呈三角形的小肌。肌腹阔而薄,起自帽状腱膜,止于耳廓软骨上方,作用为上提耳廓。

01.02.1447 耳后肌 auricularis posterior

位于耳后,起自乳突外面,止于耳部软骨后面的小肌,牵引耳廓向后。

01.02.1448 口角轴 modiolus

又称口角蜗轴。位于口角外侧的结节样纤维肌性团块,有数肌附着。见图 01.02.094。

01.02.1449 口轮匝肌 orbicularis oris

环绕口裂的环形肌,收缩时闭口,并使上、下唇与牙贴紧。见图 01.02.093。

01.02.1450 (口轮匝肌)缘部 marginal part

口轮匝肌位于唇红边缘组织内的肌纤维。见图 01.02.094。

01.02.1451 (口轮匝肌)唇部 labial part

口轮匝肌的主要部分。分四部分配布于口周的四个象限,每一部分都附着于口角轴的外侧。

01.02.1452 降口角肌 depressor anguli oris

起于下颌骨,止于口角蜗轴,作用为向下牵口角。见图 01.02.094。

01.02.1453 颏横肌 transversus menti

降口角肌与颈阔肌相延续,部分肌纤维向下越过颏结节和中线,与对侧降口角肌交织,组成颏横肌。

01.02.1454 笑肌 risorius

位于口角的两侧的辐射状肌束,起自腮腺筋膜,止于口角轴的外侧份。参与张口、上提口角动作,利于形成微笑或大笑表情。见图 01.02.094。

01.02.1455 颧大肌 zygomaticus major

索状肌束,起至颧骨,止于口角轴。拉口角向外上方。见图 01.02.094。

01.02.1456 颧小肌 zygomaticus minor

居颧大肌的内侧,起至颧骨,止于口角上内侧的皮下。拉口角向外上方。

01.02.1457 提上唇肌 levator labii superioris

起自上唇上方,止于上唇外侧部的口轮匝肌。作用为提上唇。见图 01.02.093。

01.02.1458 提上唇鼻翼肌 levator labii superioris alaeque nasi

起于上颌骨的额突,止于鼻孔外侧及口轮匝肌。作用为扩张鼻孔,上提鼻翼和上唇,使鼻唇沟加深。

01.02.1459 降下唇肌 depressor labii inferioris

起自下颌骨的斜线、颏孔内侧的骨面,止于口角轴、口轮匝肌。在中线处双侧肌纤维交织。作用为降下唇。见图 01.02.093。

01.02.1460 提口角肌 levator anguli oris

起自上颌骨,止于口角轴上份。作用为提口角。见图 01.02.094。

01.02.1461 降口角肌 depressor anguli oris

起自下颌骨,止于口角轴。作用为降口角。见图 01.02.093。

01.02.1462 颊肌 buccinator

起自三个磨牙对应的上颌骨和下颌骨牙槽突的外面与后方的翼下颌缝,上部和下部肌纤维在口角部交叉,分别交织于下唇和上唇的口轮匝肌,中间部纤维止于口角轴。作用为向后牵拉口角;使颊部贴近牙齿,咀嚼时把食物挤入上牙与下牙咬合面之间;用于吹奏;

参与微笑。婴幼儿吸吮时，使唇颊贴紧牙齿，帮助吸吮。见图 01.02.093。

01.02.1463　颏肌　mentalis

位于降下唇肌的深面，呈锥状，起自下颌骨侧切牙和中切牙的牙槽轭部，终于颏部皮肤，收缩时上提颏部皮肤，使下唇突向前。见图 01.02.094。

01.02.1464　咀嚼肌　masticatory muscles

配布于颞下颌关节周围，执行咀嚼功能的肌群。包括咬肌、颞肌、翼外肌和翼内肌。见图 01.02.093。

01.02.1465　咬肌　masseter

起自颧弓的下缘和内面，纤维斜向后下，止于咬肌粗隆。收缩时，上提下颌骨，同时向前牵引下颌骨。见图 01.02.093。

01.02.1466　（咬肌）浅部　superficial part

咬肌以肌腱起自颧弓前2/3的部分。见图 01.02.093。

01.02.1467　（咬肌）深部　deep part

咬肌以肌性起始于颧弓后 1/3 及其内侧面的部分。

01.02.1468　咬肌间隙　masseter space

位于咬肌深部与下颌支上部之间的潜在间隙，含疏松结缔组织。咬肌的血管、神经通过下颌切迹进入此隙，从深面进入咬肌。

01.02.1469　颞肌　temporalis

起自颞窝，呈扇形，肌束向下会聚，经颧弓深面，止于下颌骨的冠突。收缩时，使下颌骨上提。见图 01.02.093。

01.02.1470　翼外肌　lateral pterygoid

在颞下窝内，起自蝶骨大翼下面和翼突外侧，向后外止于下颌颈。两侧肌同时收缩，作张口运动；一侧收缩，将下颌移推向对侧。见图 01.02.096。

01.02.1471　翼内肌　medial pterygoid

起自翼突窝，止于下颌角内面的翼肌粗隆。收缩时上提下颌骨，并拉向前。见图 01.02.096。

01.02.1472　翼下颌间隙　pterygomandibular space

位于翼内肌与下颌支之间，与咬肌间隙隔以下颌支，两间隙经下颌切迹相通。见图 01.02.096。

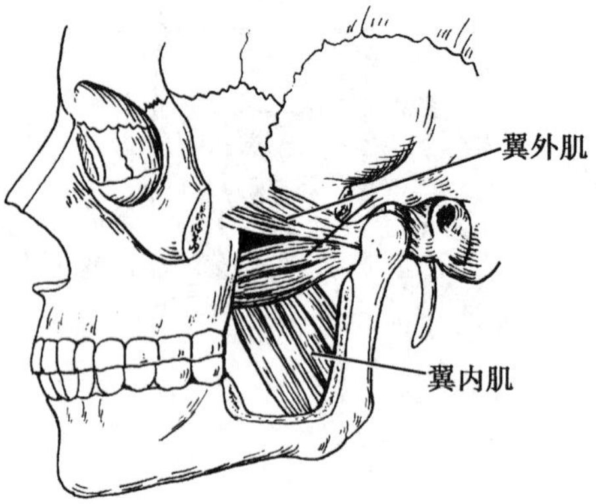

图 01.02.096　翼内肌和翼外肌

01.02.1473　颊咽筋膜　buccopharyngeal fascia

覆盖在颊肌和咽肌外面的深筋膜。

01.02.1474　咬肌筋膜　masseteric fascia

包被咬肌的深筋膜。

01.02.1475　腮腺筋膜　parotid fascia

包绕腮腺的纤维结缔组织膜，构成腮腺的筋膜鞘。

01.02.1476　颞筋膜　temporal fascia

覆盖在颞肌表面的筋膜，致密而坚韧，上方附着于颞上线，向下分为浅、深两层，分别附着于颧弓的外面和内面。

01.02.1477　（颞筋膜）浅层　superficial layer

颞筋膜附着于颧弓外面的部分，为颅顶帽状腱膜向颞区的延续。见图 01.02.093。

01.02.1478　（颞筋膜）深层　deep layer

覆盖整个颞肌的致密结缔组织膜。起自上颞线，附着于颧弓的内面。

01.02.1479　颈肌　muscles of neck

配布于颈部的肌。分为颈浅肌、舌骨上肌、舌骨下肌和颈深肌数个肌群。见图 01.02.099。

01.02.1480　颈阔肌　platysma

位于颈部浅筋膜内的皮肌，薄而宽。起自胸大肌和三角肌表面的筋膜，向上内止于口角、下颌骨下缘及面部皮肤。作用为向下拉口角及下颌；下颌固定时，该肌收缩使颈部皮肤出现皱褶。见图 01.02.097。

01.02.1481　胸锁乳突肌　sternocleidomastoid

居颈部前外侧、颈阔肌的深面。以两个头分别起自胸骨柄前面和锁骨的内侧端，二头会合形成浑圆的

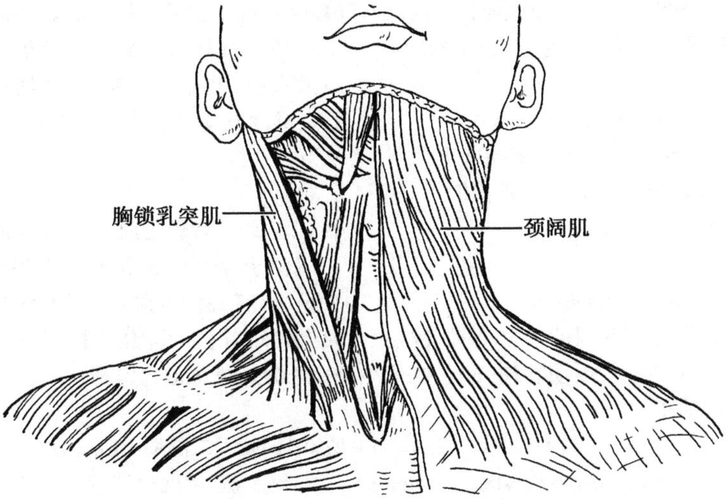

图 01.02.097　颈浅肌(前面)

肌腹,上端以短腱止于颞骨乳突。一侧肌收缩使脸转向对侧伴头部向同侧倾斜;两侧收缩可使面部上仰;寰枕关节固定时,双侧肌收缩时,屈颈。见图 01.02.093、图 01.02.097。

01.02.1482　颈长肌　longus colli

位于寰椎至第 3 胸椎椎体的前外侧。分上中下 3 部,中间部宽,肌纤维呈垂直方向排列,上、下两部尖细,肌纤维斜行,两侧肌呈"括号"状。双侧收缩使颈前屈,单侧收缩使颈侧屈。见图 01.02.098。

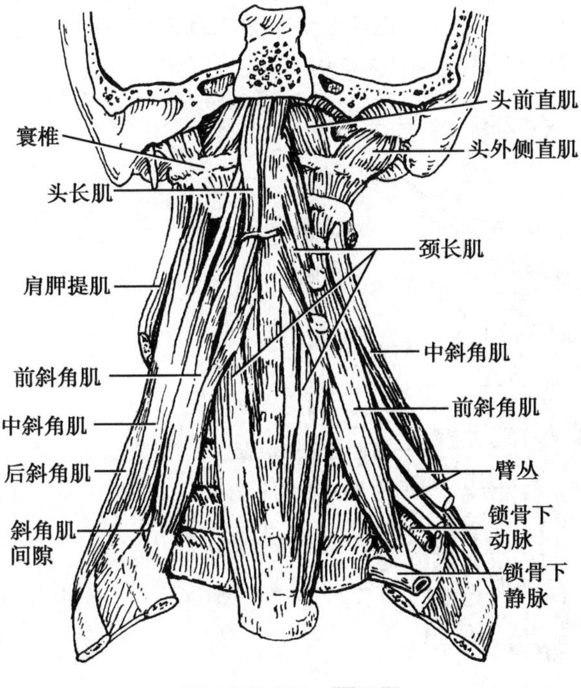

图 01.02.098　颈深肌

01.02.1483　椎动脉三角　triangle of vertebral artery

居颈根部,三角的外侧界为前斜角肌,内侧界为颈长肌,下界为锁骨下动脉第 1 段。内有椎动脉等结构。见图 01.02.098。

01.02.1484　头长肌　longus scapitis

起自第 3~6 颈椎横突前结节,纤维斜向内上方止于枕骨底部下面。两侧肌同时收缩使头前屈,一侧收缩使头屈向同侧。见图 01.02.098。

01.02.1485　前斜角肌　scalenus anterior

起自第 3~6 颈椎横突前结节,肌纤维斜向前下,止于第 1 肋上面的前斜角肌结节,双侧肌收缩,屈颈;单侧收缩使颈侧屈;头固定时,可提肋助吸气。见图 01.02.101。

01.02.1486　中斜角肌　scalenus medius

起自枢椎横突和第 2~5 颈椎横突后结节前方,纤维向下,止于第 1 肋上面的肋结节与锁骨下动脉沟之间。下端固定时,收缩可屈颈;上端固定,收缩时可上提第 1 肋,助吸气。见图 01.02.101。

01.02.1487　后斜角肌　scalenus posterior

起自第 4~6 颈椎横突后结节,止于第 2 肋,下端固定时,收缩可屈颈,上端固定时可协助上提第 2 肋,助吸气。见图 01.02.101。

01.02.1488　小斜角肌　scalenus minimus

出现率约 80%,位于前、中斜角肌之间,起自第 7 颈椎横突,肌腹为中斜角肌所覆盖,以坚韧的腱止于第 1 肋骨。

01.02.1489　头前直肌　rectus capitis anterior

附着于寰椎横突根部前上缘与枕骨髁前方骨面之间。参与头前屈,完成“点头”动作。见图 01.02.098。

01.02.1490　头外侧直肌　rectus capitis lateralis

居头前直肌外侧,连结于寰椎横突末端前上缘与枕骨髁前外侧骨面之间。作用与头前直肌相似,一侧肌收缩参与头侧屈动作。见图 01.02.098。

01.02.1491　枕下肌　suboccipital muscles

附于寰椎、枢椎和枕骨三者间的 4 对小肌,包括头后大、小直肌和头上、下斜肌。运动寰枕关节,执行仰头或使面转向同侧的动作。

01.02.1492　头后小直肌　rectus capitis posterior minor

起自寰椎后结节,向上止于枕骨下项线内侧份。参与仰头动作。

01.02.1493　头后大直肌　rectus capitis posterior major

位于头后小直肌的外侧和浅面,起自枢椎棘突,斜向外上,止于枕骨下项线外侧份。参与仰头和转面动作。

01.02.1494　头上斜肌　obliquus capitis superior

起自寰椎横突末端上缘,止于枕骨的上项线与下项线之间。参与仰头动作。

01.02.1495　头下斜肌　obliquus capitis inferior

起自枢椎棘突,止于寰椎横突。参与仰头和转面动作。

01.02.1496　枕下三角　suboccipital triangle

位于枕骨后下方的三角形区域。上内侧界为头后大直肌,上外侧界为头上斜肌,下外侧界为头下斜肌。椎动脉由外侧向内侧横行于三角内,动脉下方有枕下神经浅出。

01.02.1497　舌骨上肌　suprahyoid muscles

位于舌骨与下颌骨之间的肌群,每侧 4 块。包括二腹肌、茎突舌骨肌、下颌舌骨肌和颏舌骨肌。作用为上提舌骨,舌骨固定时,可下拉颌骨而张口。见图 01.02.099、图 01.02.101。

01.02.1498　二腹肌　digastric muscle

具有前、后两个肌腹和一个中间腱。前腹起自下颌骨二腹肌窝,斜向后下;后腹起自乳突内侧,斜向前下,两腹由中间腱相连,中间腱通过腱滑车固定于舌骨。作用为降下颌骨、上提舌骨。见图 01.02.099、图 01.02.101。

01.02.1499　茎突舌骨肌　stylohyoid muscle

位于二腹肌后腹旁边,起自茎突,止于舌骨,作用为拉舌骨向后上方。见图 01.02.101。

01.02.1500　下颌舌骨肌　mylohyoid muscle

位于二腹肌前腹的深面、呈三角形的阔肌。起自下颌骨的下颌舌骨肌线,后部纤维向下内止于舌骨体;中、前部纤维则左右在中线会合,止于正中缝,构成口腔底。作用为上提舌骨和口腔底,也可降下颌骨。见图 01.02.100、图 01.02.101。

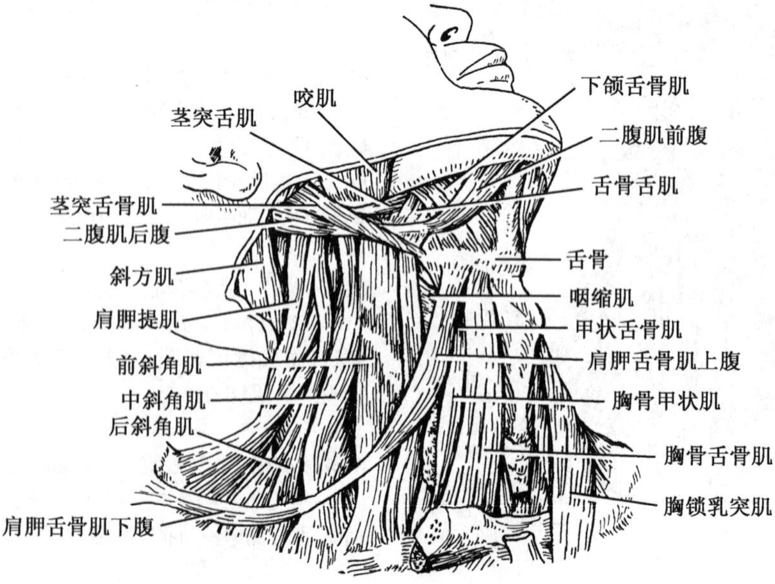

图 01.02.099　颈肌(侧面)

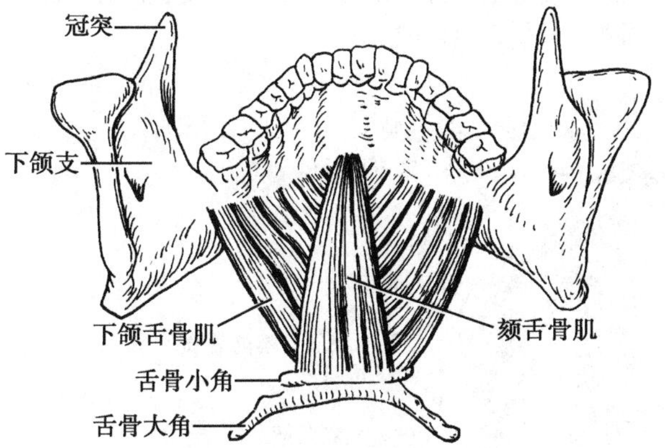

图 01.02.100　口底部肌(后面)

01.02.1501　颏舌骨肌　geniohyoid

位于下颌舌骨肌深面,起自下颌骨颏棘,止于舌骨。作用为上提舌骨,舌骨固定时,可降下颌骨。见图 01.02.100。

01.02.1502　下颌下间隙　submandibular space

在下颌下三角内的筋膜间隙,顶为下颌舌骨肌下面的筋膜,底为颈筋膜浅层,其前、后界分别为二腹肌的前、后腹。间隙内主要有下颌下腺及其周围的神经,血管和淋巴结等。见图 01.02.099。

01.02.1503　口膈　oral diaphragm

位于颏下三角的深面,由两侧下颌舌骨肌及其筋膜构成。见图 01.02.101。

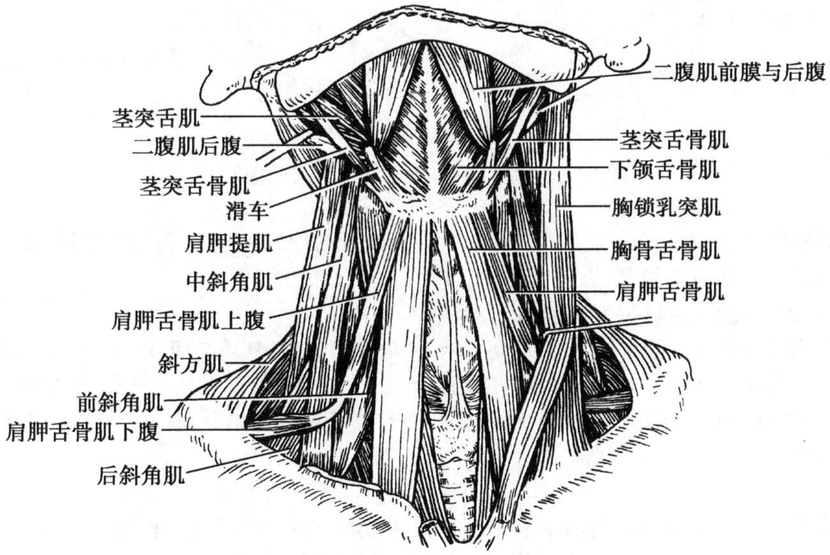

图 01.02.101　颈肌(前面)

01.02.1504　舌下间隙　sublingual space

口膈上面与口底黏膜下面之间的结缔组织间隙。

01.02.1505　舌骨下肌　infrahyoid muscles

位于颈前部舌骨下方的薄片状肌群,覆盖于喉和气管及甲状腺的前面,每侧 4 块,包括胸骨舌骨肌、肩胛舌骨肌、胸骨甲状肌和甲状舌骨肌。作用为下降舌骨和喉。见图 01.02.099。

01.02.1506　胸骨舌骨肌　sternohyoid muscle

薄片带状肌,起自锁骨内侧端和胸骨柄,止于舌骨体下缘内侧半。作用为降舌骨。见图 01.02.101。

01.02.1507　肩胛舌骨肌　omohyoid muscle

细长的带状肌,有上、下两个肌腹和一个膜性中间腱。上腹在胸骨舌骨肌的外侧,上端附着于舌骨体下缘外侧半,下端续接于中间腱;下腹起自肩胛骨上缘或肩胛横韧带,止于中间腱。作用为下降舌骨。见图 01.02.101。

01.02.1508　胸骨甲状肌　sternothyroid muscle

位于胸骨舌骨肌深面,起自胸骨柄后面和第 1 肋软骨后缘,止于甲状软骨板斜线。作用为下降甲状软骨。见图 01.02.099。

01.02.1509　甲状舌骨肌　thyrohyoid muscle

在胸骨甲状肌的上方,被胸骨舌骨肌遮盖,起自甲状软骨斜线,止于舌骨体与舌骨大角交界处下缘。作用为下降舌骨;舌骨固定,可上提喉。见图 01.02.099。

01.02.1510　甲状腺提肌　levator glandulae thyroideae

连于舌骨与甲状腺峡部或椎体叶之间的细小肌束,有时仅为结缔组织纤维束。

01.02.1511　颈筋膜　cervical fascia

即颈部的深筋膜，位于浅筋膜和颈阔肌深面，包绕颈项部的肌、器官和血管神经束，形成筋膜鞘和筋膜间隙。见图 01.02.102。

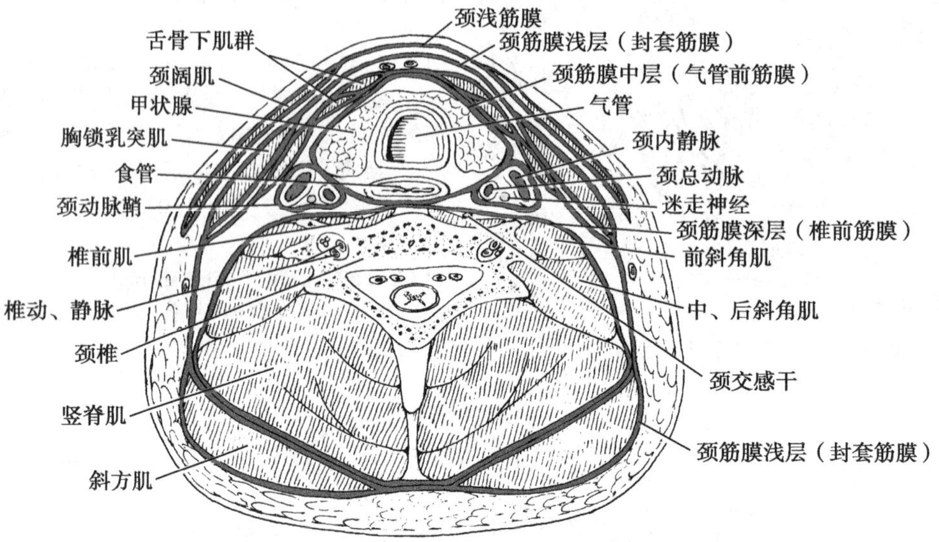

图 01.02.102　颈部水平切（示颈部筋膜）

01.02.1512　（颈筋膜）浅层　superficial layer

又名封套筋膜。围绕整个颈部，在颈前正中，左右侧筋膜相续；两侧，包绕胸锁乳突肌和斜方肌的浅面和深面；后方附着于项韧带和第 7 颈椎棘突，向上附着于下颌骨下缘、下颌角、乳突尖、上项线和枕外隆凸，向下附着于胸骨颈静脉切迹、胸锁关节、锁骨上缘和肩峰。见图 01.02.102。

01.02.1513　胸骨上间隙　suprasternal space

覆盖舌骨下肌的封套筋膜，在胸骨颈静脉切迹上方 3~5cm 处分为浅深两层，下端分别附于胸骨柄的前缘和后缘，两层间的潜在间隙，就是胸骨上间隙，内有连接左、右颈前静脉的颈静脉弓。

01.02.1514　锁骨上间隙　supraclavicular space

是封套筋膜在锁骨上方分为浅深两层所形成的潜在间隙。经胸锁乳突肌后方与胸骨上间隙相通；内有颈前静脉、颈外静脉末段及疏松组织。

01.02.1515　（颈筋膜）气管前层　pretracheal layer

在舌骨下肌群深面，包绕颈部的消化、呼吸系统器官；包绕甲状腺形成甲状腺鞘，在两侧，包绕颈总动脉、颈内动脉、颈内静脉和迷走神经，形成颈动脉鞘。见图 01.02.102。

01.02.1516　颈动脉鞘　carotid sheath

气管前筋膜向两侧延续，包裹颈总动脉、颈内动脉、颈内静脉和迷走神经所形成的纤维鞘状结构。见图 01.02.102。

01.02.1517　气管前间隙　pretracheal space

位于气管前筋膜与气管颈部之间的潜在间隙，内有气管前淋巴结、甲状腺下静脉、甲状腺奇静脉丛等。见图 01.02.102。

01.02.1518　（颈筋膜）椎前层　prevertebral layer

覆盖在椎前肌和斜角肌的前方的筋膜，上起自颅底，下续前纵韧带及胸内筋膜。见图 01.02.102。

01.02.1519　腋鞘　axillary sheath

椎前层筋膜向腋窝延续，包裹腋动脉、腋静脉和臂丛的锁骨下部分，形成的纤维鞘状结构。

01.02.1520　椎前间隙　prevertebral space

位于脊柱颈部和椎前筋膜之间的潜在间隙。

01.02.1521　背肌　muscle of back

位于背部，附着于脊柱的肌群。按肌的配布层次分为背浅肌群和背深肌群，前者包括斜方肌、背阔肌、肩胛提肌和菱形肌等；后者包括夹肌和竖脊肌等。按位置和作用分两类，一类呈离中性配布，作用于上肢和胸廓，可参与呼吸，称外在背肌；另一类呈向中性配布，作用于脊柱和肋骨后部，称内在背肌。见图 01.02.102、图 01.02.103。

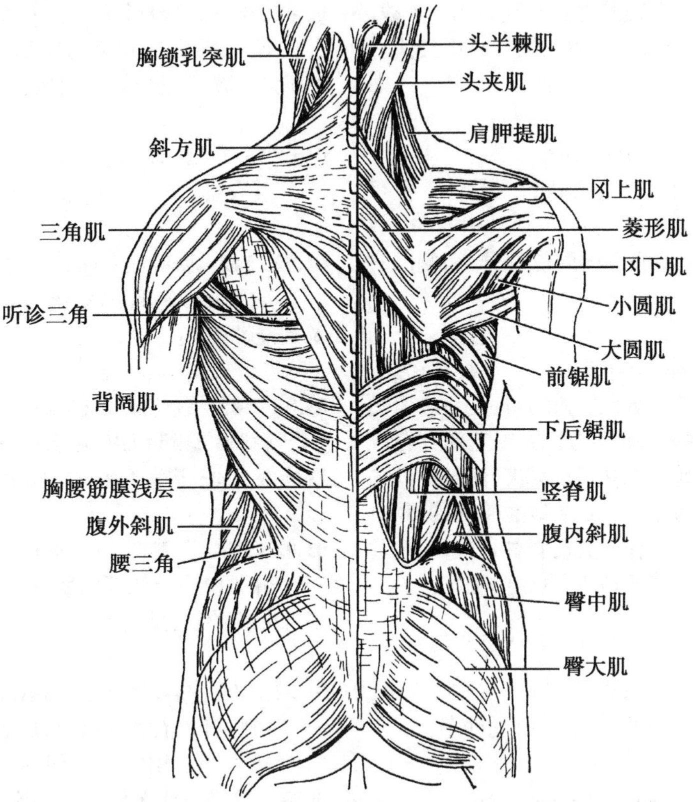

图 01.02.103　背肌

01.02.1522　斜方肌　trapezius

起自上项线、枕外隆凸、项韧带及全部胸椎棘突，止于锁骨外 1/3、肩峰、肩胛冈。作用为向中线拉肩胛骨。上部纤维可提肩胛骨，做耸肩动作，下部纤维可降肩胛骨。见图 01.02.102、图 01.02.103。

01.02.1523　项横肌　transversus nuchae

位于皮下的一对小肌，常缺如。起自枕外隆凸，肌纤维沿上项线向外，与胸锁乳突肌腱交错后止于乳突。收缩时可紧张枕部的筋膜及皮肤。

01.02.1524　背阔肌　latissimus dorsi

位于腰背部的大型三角形阔肌。起自下 6 个胸椎棘突、全部腰椎棘突、髂嵴。上部被背阔肌覆盖，肌纤维向外上集中止于肱骨小结节嵴。作用为使肩关节后伸、内收及内旋，完成"背手"的动作。见图 01.02.102、图 01.02.103。

01.02.1525　大菱形肌　rhomboideus major

薄片状肌，呈菱形，居斜方肌深面。起自上位 4 个胸椎的棘突，肌束向外下止于肩胛骨脊柱缘。作用为内收及旋转肩胛骨，并上提肩胛骨使之接近中线。见图 01.02.103。

01.02.1526　小菱形肌　rhomboideus minor

位于大菱形肌上方，呈窄带状，起自下位两个颈椎的棘突，止于肩胛骨脊柱缘的上部。作用与大菱形肌相似。

01.02.1527　肩胛提肌　levator scapulae

起自上位颈椎横突，止于肩胛骨内侧角。作用为上提肩胛骨。见图 01.02.103。

01.02.1528　下后锯肌　serratus posterior inferior

位于背阔肌中部深面的薄片状肌，借腱膜起自下位两个胸椎棘突及上位两个腰椎棘突，肌纤维斜向外上方，止于下位 4 肋骨的肋角，作用为拉肋骨向后下，并固定肋骨，协助膈的吸气运动。见图 01.02.103。

01.02.1529　上后锯肌　serratus posterior superior

位于菱形肌深面的片状薄肌。起自项韧带下部、第 6、7 颈椎和第 1、2 胸椎棘突，肌纤维斜向外下方，止于第 2~5 肋骨肋角的外侧面，作用为上提肋骨以助吸气。

01.02.1530　头夹肌　splenius capitis

位于上后锯肌深面，起自下位颈椎棘突、上位胸椎棘突与相应的棘上韧带，向外上止于乳突和上项线。该肌一侧收缩使头向同侧旋转，两侧同时收缩使头后仰。见图 01.02.103。

01.02.1531　颈夹肌　splenius cervicis

位于上后锯肌深面的纵行束状肌。起自下位颈椎棘突、上位胸椎棘突及其棘上韧带，向外上止于 1~3 颈椎横突。一侧肌收缩使头颈向同侧旋转，两侧同时收缩使头颈后仰。

01.02.1532　竖脊肌　erector spinae

又称骶棘肌。背肌中最大最长的肌，是强有力的脊柱伸肌，纵列于脊柱棘突的两侧，从腰骶部直至颅骨。起自骶骨背面、髂嵴后端和腰椎棘突，肌纤维向外上分为 3 列，分别止于肋骨、腰椎及胸椎横突、颞骨乳突、胸椎和颈椎棘突等处。作用为使脊柱挺伸，一侧收缩，可使脊柱侧屈。加强该肌训练，利于防驼背。见图 01.02.103。

01.02.1533　髂肋肌　iliocostalis

竖脊肌的外侧列肌束，止于第 1~12 肋肋角。

01.02.1534　腰髂肋肌　iliocostalis lumborum

髂肋肌的腰部纤维，起自骶骨背面和髂嵴后端，止于第 6~12 肋骨肋角下缘。

01.02.1535　胸髂肋肌　iliocostalis thoracis

髂肋肌的胸部肌束，起自第 6~12 肋肋角腰髂肋肌止点内侧，向上止于第 1~6 肋肋角下缘。

01.02.1536　颈髂肋肌　iliocostalis cervicis

髂肋肌的颈部肌束，起于第 1~6 肋肋角胸髂肋肌止点的内侧，纤维向上止于第 4~6 颈椎横突后结节。

01.02.1537　最长肌　longissimus

竖脊肌的中间一列肌束，肌体长，故名。起自骶骨背面和腰椎棘突，止于腰椎、胸椎横突，向上达颞骨乳突。

01.02.1538　胸最长肌　longissimus thoracis

最长肌的腰部肌束，在腰部与腰髂肋肌融合，肌束向上附着于胸椎横突尖和下位肋的肋角与肋结节之间。

01.02.1539　颈最长肌　longissimus cervicis

止于颈椎的最长肌肌束，起自第 1~6 胸椎横突，止于第 2~7 颈椎横突。

01.02.1540　头最长肌　longissimus capitis

最长肌止于乳突的肌束，起自第 3~7 颈椎及第 1~3 胸椎横突，止于颞骨乳突。

01.02.1541　棘肌　spinalis

竖脊肌的内侧列肌束，止于胸椎和颈椎棘突。

01.02.1542　胸棘肌　spinalis thoracis

棘肌止于胸部的肌束，起自骶骨背面，止于腰椎及胸椎棘突。

01.02.1543　颈棘肌　spinalis cervicis

棘肌的颈部肌束，起自第 6、第 7 颈椎及第 1、第 2 胸椎棘突，止于第 2~4 颈椎棘突。

01.02.1544　头棘肌　spinalis capitis

棘肌中止于枕部的肌束，起自下位颈椎与上位胸椎棘突，纤维上行止于枕骨。作用是使头后伸。

01.02.1545　横突棘肌　transversospinales

居竖脊肌深面的短小肌群，位于椎骨棘突两侧与横突之间的沟内，两侧肌束呈八字形连结着棘突与横突。纤维由浅至深可分为半棘肌、多裂肌和回旋肌 3 组。作用为启动伸脊柱。

01.02.1546　半棘肌　semispinalis

横突棘肌中的浅层肌束，肌纤维较长，起自椎骨横突，依其上端的止点不同，分为胸半棘肌、颈半棘肌和头半棘肌。该肌一侧收缩使相应部分脊柱或头颈转向对侧，双侧收缩则伸脊柱，使头颈后仰。见图 01.02.103。

01.02.1547　胸半棘肌　semispinalis thoracis

半棘肌位于胸部的肌束，起自胸椎横突，纤维向内上，跨过 3~4 个椎骨后止于棘突。

01.02.1548　颈半棘肌　semispinalis cervicis

半棘肌位于颈部的肌束，起自颈椎横突，纤维向内上止于第 2~7 颈椎棘突。

01.02.1549　头半棘肌　semispinalis capitis

半棘肌止于枕骨的肌束，较发达，起自胸椎横突，纤维上行止于上、下项线之间的骨面。见图 01.02.103。

01.02.1550　多裂肌　multifidi

横突棘肌的中层肌束，起自骶骨背面、腰椎和胸椎横突及第4~7颈椎的关节突,肌束斜向上内跨越2~3个椎骨后,止于上位椎骨的棘突。

01.02.1551 回旋肌 rotator

横突棘肌的深层肌束,分为腰、胸和颈回旋肌。肌纤维起自下位椎骨横突根部和关节突,止于上位椎骨棘突根部及部分椎板。仅连结相邻椎骨的肌束称短回旋肌,中间跨越一个椎骨的肌束称长回旋肌。作用为启动旋转脊柱和(或)伸脊柱。

01.02.1552 腰回旋肌 rotator lumborum

回旋肌的腰部肌束,起自腰椎横突根部和关节突,止于上位腰椎棘突根部以及部分椎板。

01.02.1553 胸回旋肌 rotator thoracis

回旋肌的胸部肌束,起自胸椎横突根部和关节突,止于上位胸椎棘突根部以及部分椎板。

01.02.1554 颈回旋肌 rotator cervicis

回旋肌的颈部肌束,起自颈椎横突根部和关节突,止于上位颈椎棘突根部以及部分椎板。

01.02.1555 椎骨间肌 intervertebralmuscle

连结相邻两椎骨或肋骨与椎骨的肌束。包括棘间肌、横突间肌和肋提肌(见胸肌)。起稳定相邻椎骨和整个脊柱的作用。

01.02.1556 棘间肌 interspinales

连结相邻椎骨棘突的小肌。依部位,分为颈棘间肌、胸棘间肌和腰棘间肌。分别居颈、胸和腰椎的棘突之间。

01.02.1557 横突间肌 intertransversarii

位于相邻椎骨横突之间的小肌。依部位,分为腰横突间肌,进而分为外侧部和内侧部(居相邻腰椎肋突之间和乳突之间);胸横突间肌;颈横突间肌,进而分为颈横突间后肌和前肌(分别居相邻颈椎横突后结节之间和相邻颈椎横突前结节之间)。

01.02.1558 胸腰筋膜 thoracolumbar fascia

背部深筋膜在第12肋与髂嵴之间的增厚部分,分为后、中、前三层,包绕竖脊肌和腰方肌。见图01.02.103、图01.02.104。

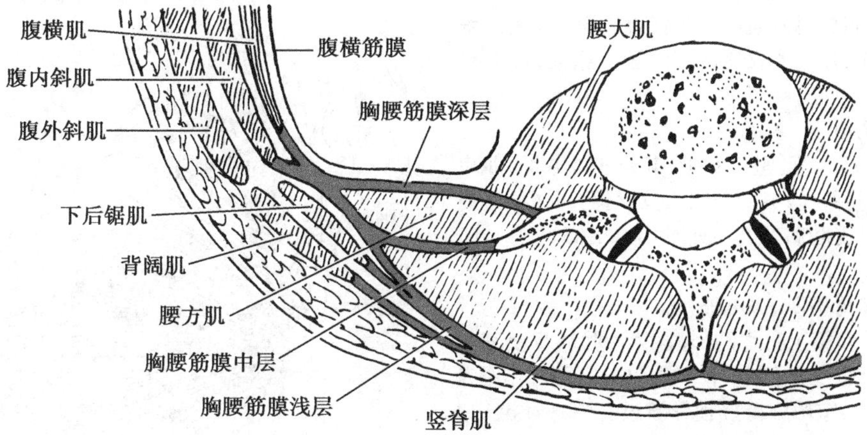

图 01.02.104 胸腰筋膜

01.02.1559 项筋膜 nuchal fascia

颈部深筋膜的一部分,上附于枕外隆凸和上项线,向下续于胸腰筋膜。

01.02.1560 胸肌 muscle of thorax

配布于胸部的肌。包括胸上肢肌和胸固有肌两群,前者起于胸前外侧壁,止于上肢骨,后者参与构成胸壁。见图01.02.105。

01.02.1561 胸骨肌 sternalis

位于胸骨两侧,胸大肌浅面的纵行薄片状肌。属变异肌,出现率不高。

01.02.1562 胸大肌 pectoralis major

呈扇形,分别起自锁骨内侧2/3、胸骨前面外侧缘及第1~6肋软骨的前面、腹外斜肌腱膜或腹直肌鞘上端,各部肌束向外上汇聚,在肱骨上端内侧,肌束呈扇柄状交错,以扁腱止于肱骨大结节嵴。作用使肱骨内收和旋内。上肢固定时,可牵引躯体向上,也可提肋协助吸气。见图01.02.105。

01.02.1563 (胸大肌)锁骨部 clavicular part

胸大肌起自锁骨内侧2/3段的肌束,整体呈三角形。将手放在桌面下方,向上用力,可感觉到此部肌束的收缩。见图01.02.105。

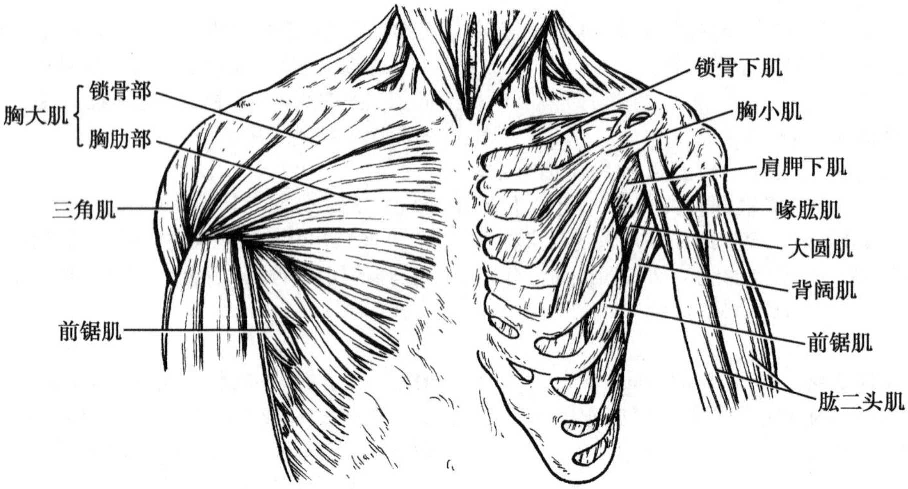

图 01.02.105　胸肌

01.02.1564　（胸大肌）胸肋部　sternocostal part

胸大肌起自胸骨前面及第 1~6 肋软骨的部分。是胸大肌三部分中最大的一部分。将手用力向下压桌面，可感觉到此部肌束的收缩。见图 01.02.105。

01.02.1565　（胸大肌）腹部　abdominal part

胸大肌起自腹外斜肌腱膜或腹直肌鞘上端的狭细肌束。肌纤维向外上，形成腋前襞下缘。见图 01.02.105。

01.02.1566　胸小肌　pectoralis minor

位于胸大肌深面，呈三角形，起自第 3~5 肋，肌束向上外，止于肩胛骨喙突。作用为拉肩胛骨向前下；肩胛骨固定时，可提肋助吸气。见图 01.02.105。

01.02.1567　锁骨下肌　subclavius

位于锁骨和第 1 肋之间，起自第 1 肋软骨及其与胸骨的结合部，肌束向上外，止于锁骨中段下面，作用为拉锁骨向下内。作用为抵抗锁骨被过分向外牵拉（如拔河）。对锁骨下方的神经血管起保护作用，尤其是锁骨骨折时，断端不易刺伤神经血管。见图 01.02.105。

01.02.1568　胸肌筋膜　pectoral fascia

覆盖胸大肌的深筋膜。附着于锁骨和胸骨，向下与腹壁筋膜相连，向外侧与背部筋膜相连。

01.02.1569　锁胸筋膜　clavipectoral fascia

胸部深筋膜位于喙突、锁骨下肌与胸小肌上缘之间的部分。有胸肩峰动脉、胸外侧神经、头静脉等穿经此筋膜。

01.02.1570　前锯肌　serratus anterior

位于胸廓侧面的大型阔肌，以肌齿起自上位 8~9 个肋骨的外侧面，肌束贴肩胛下肌前方向后包绕胸廓，止于肩胛骨内侧缘和下角。作用为拉肩胛骨向前并紧贴胸廓，下部纤维使肩胛骨下角旋外，助外展的臂举高，当肩胛骨固定时，可上提肋骨助深吸气。该肌瘫痪（胸长神经损伤），肩胛骨的内侧缘翘起，形成“翼状肩”或称“天使肩”。见图 01.02.105、图 01.02.106。

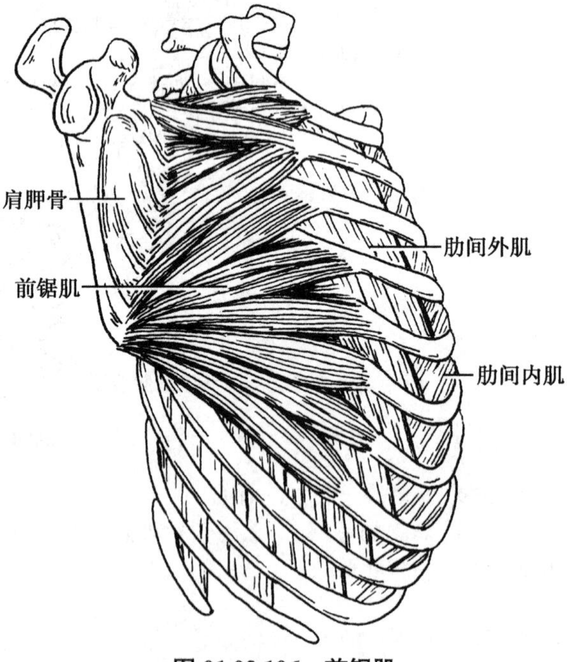

图 01.02.106　前锯肌

01.02.1571　肋提肌　levatores costarum

呈三角形节段性肌束，位于脊柱的两侧，共 12 对，起自第 7 颈椎和第 1~11 胸椎横突尖，斜向外下方，止于下位肋骨肋结节外侧的肋骨上缘，作用为协助肋间外肌，增大肋间隙以助吸气。

01.02.1572 肋长提肌 levatores costarum longi

肋提肌的下 4 对，肌束较长，起自横突尖，纤维向外下跨越一条肋骨，止于下位肋骨。

01.02.1573 肋短提肌 levatores costarum breves

肋提肌的上 8 对，起自横突尖，纤维向外下，止于邻近肋骨。

01.02.1574 肋间外肌 intercostales externi

位于各肋间隙的浅层，共 11 对。起自肋骨下缘，肌束斜向前下，止于下位肋骨上缘。作用为提肋，使胸廓前后径与横径扩大，助吸气。见图 01.02.106。

01.02.1575 肋间外膜 external intercostales membrane

肋间隙的前部的致密结缔组织膜。肋间隙的前部无肋间外肌，由肋间外膜代替。见图 01.02.105。

01.02.1576 肋间内肌 intercostales interni

位于肋间外肌深面，起自肋骨的上缘，肌束斜向后上，止于上位肋骨下缘，作用为降肋助呼气。见图 01.02.106。

01.02.1577 肋间内膜 internal intercostal membrane

肋间隙后部的致密结缔组织膜。肋间内肌后部肌束只达肋角，向后即由肋间后膜所代替。

01.02.1578 肋间最内肌 intercostales intimi

位于肋间隙中份，肋间内肌内面，肌束斜向后上。作用与肋间内肌相似。

01.02.1579 肋下肌 subcostales

位于胸后壁下部的肋间隙中，居肋间内肌的内面。形态、大小不恒定，多呈薄片状。起自肋角的内面，向后下跨越 1~2 个肋间隙，止于下位肋的上缘。肌纤维方向与肋间内肌相同。作用为降肋助呼气。

01.02.1580 胸横肌 transversus thoracis

胸前壁后面的片状肌，起自胸骨后面下部，纤维向上外，止于第 2~6 肋的内面，作用为降肋助呼气。

01.02.1581 胸膜腔 pleural cavity

肺的脏胸膜与壁胸膜相互移行围成的封闭性潜在间隙，左右各一，呈负压。炎症或创伤时，可造成胸膜腔积液或气胸。

01.02.1582 胸内筋膜 endothoracic fascia

位于壁层胸膜深面的一层致密结缔组织膜，衬于胸壁内面和膈的上面。

01.02.1583 膈 diaphragm

位于胸、腹腔之间的穹窿形阔肌。肌纤维起自胸廓下口内面及腰椎前面，各部肌纤维呈弓形向上、向中央集中止于中心腱。膈是主要的呼吸肌。膈发生于颈部肌节，因此神经支配来自颈丛。见图 01.02.107。

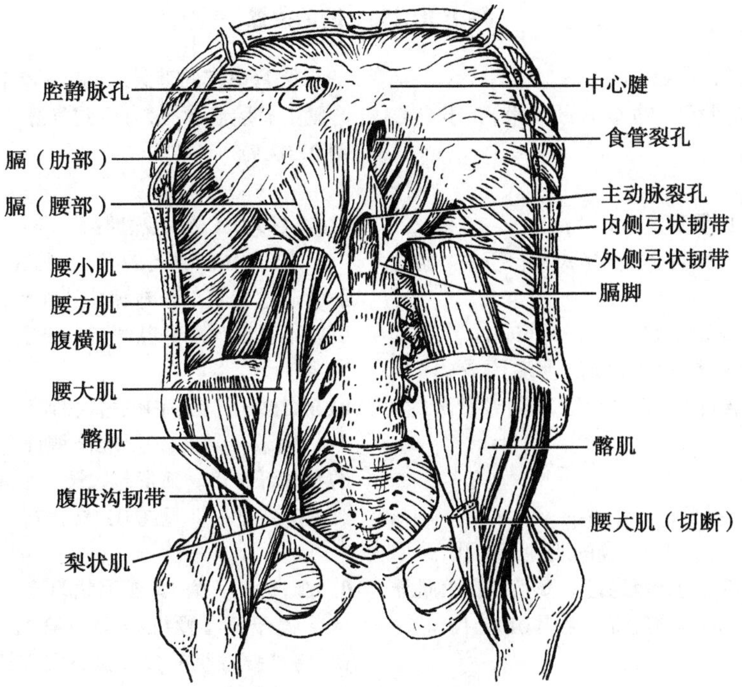

图 01.02.107 膈与腹后壁肌

01.02.1584　腰肋三角　lumbocostal triangle

位于膈的腰部与肋部起点之间的三角形区域，尖向上，底为第 12 肋。由膜封闭。

01.02.1585　胸肋三角　sternocostal triangle

位于膈的胸骨部与肋部起点之间的三角形间隙，有腹壁上血管和来自腹壁及肝上面的淋巴管通过。

01.02.1586　（膈）腰部　lumbar part

以腱性的左右膈脚起自第 1~3 个腰椎及其椎间盘的前外侧面以及内弓状韧带和外侧弓状韧带，纤维拱形向上止于中心腱。见图 01.02.107。

01.02.1587　（膈）右脚　right crus

以腱性起始于上 3 位腰椎体及椎间盘的前外侧面，腱纤维的下端与脊柱前纵韧带融合，上端移行为肌束，止于中心腱。右脚内侧缘腱纤维的上端与左脚内侧缘纤维的上端在第 12 胸椎前面呈拱形相互移行，形成主动脉裂孔。见图 01.02.107。

01.02.1588　（膈）左脚　left crus

以腱性起始于上 2 个腰椎体及椎间盘的前外侧面，腱纤维的下端与脊柱前纵韧带融合，上端移行为肌束，止于中心腱。内侧缘腱纤维的上端与右膈脚的腱纤维形成主动脉裂孔。见图 01.02.108。

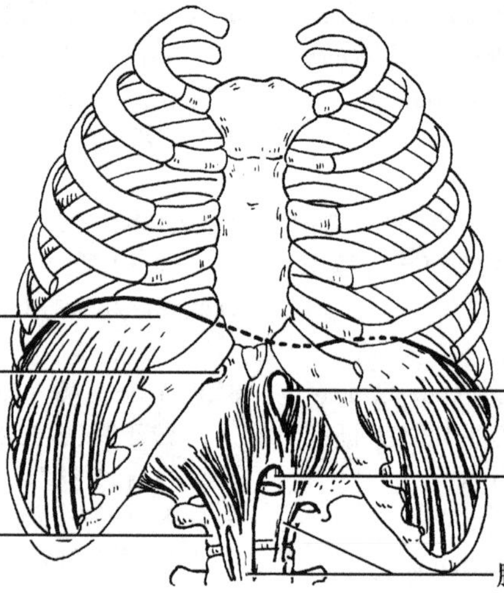

图 01.02.108　膈的位置

01.02.1589　（膈）肋部　costal part

膈肌起自下 6 对肋骨和肋软骨的肌束，止于中心腱。见图 01.02.107。

01.02.1590　（膈肌）胸骨部　sternal part

膈肌起自剑突后面的肌束，向中央移行于中心腱。

01.02.1591　（膈肌）主动脉裂孔　aortic hiatus

由左右膈脚内侧缘腱性纤维的上端围成的“拱门”。位于第 12 胸椎前方，有主动脉和胸导管通过。见图 01.02.107。

01.02.1592　（膈）食管裂孔　esophageal hiatus

位于主动脉裂孔左前上方、膈的肌性部的孔，约平第 10 胸椎。有食管和迷走神经通过。食管裂孔由肌纤维围成，有利于防止胃内容物反流。见图 01.02.107。

01.02.1593　（膈）中心腱　central tendon

膈穹窿部的腱膜结构。是各部肌纤维的止点。中心腱上有腔静脉孔，有下腔静脉通过。见图 01.02.107、图 01.02.108。

01.02.1594　（膈）腔静脉孔　vena caval foramen

位于中心腱上的孔道，约在第 8 胸椎水平，下腔静脉通过其中。腔静脉孔的大小，不因膈收缩而变化，所以不影响下腔静脉回流。见图 01.02.107。

01.02.1595　（膈）内侧弓状韧带　medial arcuate ligament

附着于第 1、2 腰椎体侧面与第 1 腰椎横突之间的弓状纤维束。弧形越过腰大肌前方。是膈肌腰部纤维的起点之一。见图 01.02.107。

01.02.1596　（膈）外侧弓状韧带　lateral arcuate ligament

连于第 1 腰椎横突与第 12 肋之间的弓状纤维束，跨越腰方肌前方。膈肌腰部纤维的一部分起自于此。见图 01.02.107。

01.02.1597 （膈）正中弓状韧带 median arcuate ligament

左右膈脚内侧缘腱纤维上端相互移行形成的结构，构成主动脉裂孔的边缘，跨越腹主动脉前方。见图01.02.108。

01.02.1598 腹肌 muscles of abdomen

配布于腹壁的肌群。包括腹前外侧群和后群。作用为形成腹壁、保护内脏、增加腹压；使躯干前屈、侧屈、旋转和旋转。见图01.02.104。

01.02.1599 腹直肌 rectus abdominis

位于腹前壁正中线两旁的带状肌，居腹直肌鞘中，上宽下窄。上端附着于耻骨联合和耻骨嵴，下端附着于胸骨剑突和第5~7肋软骨前面。站立时，该肌收缩使躯干前屈，仰卧时肌收缩，可坐起（肌下端固定），也可后滚翻（上端固定）。见图01.02.109。

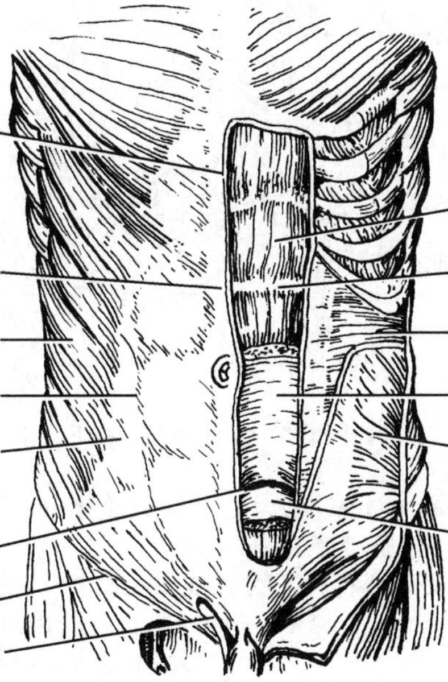

图 01.02.109 腹前壁肌

01.02.1600 腱划 tendinous intersections

腹直肌的3~4个腱性结构，为肌节愈合的痕迹。与腹直肌鞘的前层紧密结合。

01.02.1601 腹直肌鞘 sheath of rectus abdominis

由腹前外侧壁3块扁肌的腱膜共同形成的鞘状结构，包绕着腹直肌。见图01.02.111。

01.02.1602 （腹直肌鞘）前层 anterior layer

由腹外斜肌腱膜与腹内斜肌腱膜的前层构成。与腹直肌腱划紧密愈合。见图01.02.111。

01.02.1603 （腹直肌鞘）后层 posterior layer

由腹内斜肌腱膜的后层与腹横肌腱膜构成。弓状线以下后层缺如。见图01.02.109。

01.02.1604 弓状线 arcuate line

脐平面以下腹直肌鞘后层纤维向前层迁移所留下的弓状游离缘。见图01.02.109。

01.02.1605 锥状肌 pyramidalis

位于腹直肌鞘内腹直肌下端前面的三角形小肌，常缺如。

01.02.1606 腹外斜肌 obliquus externus abdominis

位于腹前外侧壁浅层的阔肌，以8个肌齿起自下8位肋骨的外侧面，肌纤维斜向前下，后部肌纤维向下止于髂嵴前部，前部肌纤维向内移行为腱膜至腹直肌前面形成腹直肌前层；下部形成腹股沟韧带。该肌参与形成腹壁、保护内脏、增加腹压；使躯干前屈、侧屈、旋转和环转。见图01.02.109。

01.02.1607 腹股沟韧带 inguinal ligament

又称腹股沟弓，腹外斜肌腱膜下缘增厚向内卷曲的结缔组织束带，连于髂前上棘与耻骨结节之间。见图01.02.107。

01.02.1608 腔隙韧带 lacunar ligament

又称陷窝韧带，是腹股沟韧带内侧端的一束片状腱纤维，向下后方反折，附着于耻骨梳。

01.02.1609 耻骨梳韧带 pectineal ligament

附于耻骨梳表面的纤维结缔组织膜，是腔隙韧带的延伸部分。

01.02.1610 反转韧带 reflected ligament

腹股沟韧带附着于耻骨结节处的薄层腱纤维束，经精索后方斜行向上内反转，止于腹白线。见图 01.02.110。

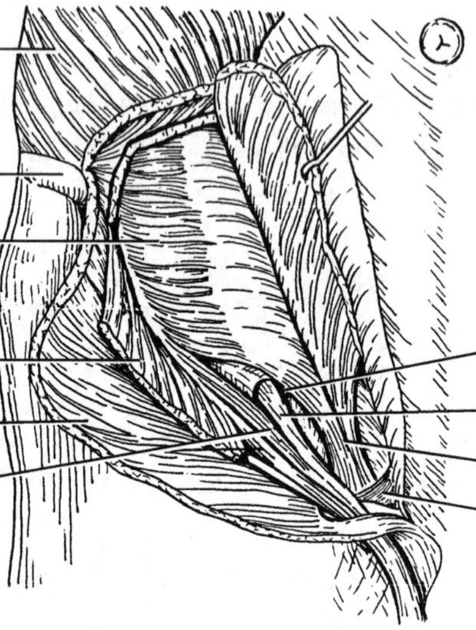

图 01.02.110 腹前壁肌（右下部）

01.02.1611 腹股沟管浅环 superficial inguinal ring

又称腹股沟管皮下环。是腹外斜肌腱膜在耻骨结节外上方的纤维分开形成的三角形裂孔。见图 01.02.109。

01.02.1612 （腹股沟管浅环）内侧脚 medial crus

腹股沟管浅环上内侧份附于耻骨联合的纤维。见图 01.02.109。

01.02.1613 （腹股沟管浅环）外侧脚 lateral crus

腹股沟管浅环外下份附于耻骨结节的纤维。见图 01.02.109。

01.02.1614 （腹股沟管浅环）脚间纤维 intercrural fibers

腹股沟管浅环两脚之间疏散的横行纤维。

01.02.1615 腹内斜肌 obliquus internus abdominis

位于腹外斜肌深面的阔肌，肌纤维方向与腹外斜肌纤维相互垂直。起于胸腰筋膜、髂嵴和腹股沟韧带外侧 1/2，后部肌束向上止于下位 3 个肋骨，大部分肌束向前上方移行为腱膜并分为两层，分别参与腹直肌鞘前层和后层的形成，末端在中心交织形成腹白线。作用为参与形成腹壁、保护内脏、增加腹压；使躯干前屈、侧屈和旋转。见图 01.02.109、图 01.02.110。

01.02.1616 提睾肌 cremaster

包绕精索和睾丸的稀疏肌束。由腹内斜肌下部的肌纤维发出，可反射性地提升睾丸。见图 01.02.110。

01.02.1617 腹横肌 transversus abdominis

位于腹内斜肌深面的阔肌，肌纤维水平配布，起自下 6 对肋软骨的内面、胸腰筋膜、髂嵴和腹股沟韧带的外侧 1/3，肌束横行向前内，在半月线附近移行为腱膜，参与腹直肌鞘后层的形成，末端交织于腹白线，作用为参与形成腹壁、保护内脏、增加腹压；协同使躯干前屈、侧屈和旋转。见图 01.02.109。

01.02.1618 腹股沟镰 inguinal falx

又称联合腱，由腹内斜肌腱膜与腹横肌前下部腱膜会合形成的膜状结构，止于耻骨梳内侧端及耻骨结节附近。见图 01.02.110。

01.02.1619 白线 linea alba

亦称腹白线，为腹直肌鞘的纤维在腹前壁正中线上相互交织形成的致密结缔组织条带。见图 01.02.111。

01.02.1620 脐环 umbilical ring

脐动、静脉穿越腹白线处，形成的圆形疏松组织瘢痕。见图 01.02.109。

01.02.1621 白线支座 adminiculum lineae albae

三角形的扁平腱纤维束，位于耻骨联合上方、腹直肌下端深面，是腹白线下端的支托结构。

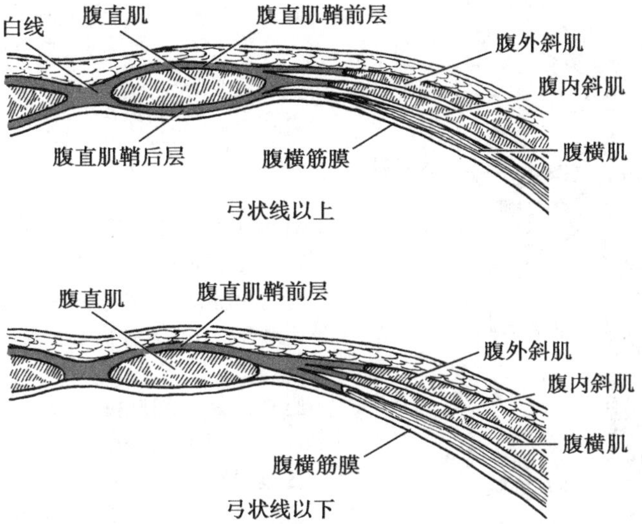

图 01.02.111　腹直肌鞘

01.02.1622　阴茎悬韧带　suspensory ligament of penis

阴茎深筋膜在阴茎体基本消失，在阴茎根部相对发达，形成阴茎悬韧带，连结于阴茎根与耻骨联合前面及腹白线下端。起悬吊阴茎的作用。

01.02.1623　阴蒂悬韧带　suspensory ligament of clitoris

由腹直肌末端腱的纤维与腹白线纤维在耻骨联合前方相互交织，形成的细索状结构，与阴蒂根相连。

01.02.1624　阴茎袢状韧带　fundiform ligament of penis

从腹白线下端发出的带状结缔组织纤维束。向下分为左、右两束包绕阴茎。

01.02.1625　腰三角　lumbar triangle

在腰部由髂嵴、腹外斜肌后缘、背阔肌下缘所围成的三角形区域。三角的底为腹内斜肌。是腰部的薄弱部位。

01.02.1626　腹横筋膜　transverse fascia

位于壁腹膜的深面、衬贴于腹横肌和腹直肌内面的筋膜。见图 01.02.109。

01.02.1627　腹股沟管深环　deep inguinal ring

又称腹股沟管腹环，腹股沟管的内口，位于腹前壁的后面，在腹股沟韧带中点上方约 1.5cm 处，为腹横筋膜向外突而形成的卵圆形凹陷。见图 01.02.110。

01.02.1628　腹股沟管　inguinal canal

位于腹前外侧壁下部的潜在性管隙。位于腹股沟韧带内侧半上方、自外上斜向内下、长约 4~5cm。男性有精索、女性有子宫圆韧带通过。见图 01.02.110。

01.02.1629　凹间韧带　interfoveolar ligament

腹股沟管深环内侧腹横筋膜增厚的部分，附着于腹横肌下缘与腹股沟韧带中点之间。向上沿腹壁下动脉呈扇形展开。

01.02.1630　腰方肌　quadratus lumborum

呈长方形，位于腰大肌外侧，起自髂嵴后份，向上止于第 12 肋和第 1~4 腰椎横突。功能为下拉第 12 肋和侧屈脊柱。见图 01.02.107。

01.02.1631　半月线　linea semilunaris

腹前外侧壁 3 对扁肌的腱膜与肌性部移行处的纵行凹陷区，位于腹直肌鞘外侧缘，两侧一起略呈括号状。见图 01.02.109。

01.02.1632　上肢肌　muscles of upper limb

配布于上肢的肌群，分为上肢带肌、臂肌、前臂肌和手肌。见图 01.02.112。

01.02.1633　三角肌　deltoid

呈三角形多羽状肌，起自锁骨外侧段、肩峰和肩胛冈，肌纤维向外下方集中包绕肩关节的上方，向下止于肱骨体外侧的三角肌粗隆。该肌形成肩部的圆隆外形，肌的外下部是肌注预防针的常用部位。作用为外展肩关节，前部肌束可以使肩关节屈和旋内，后部肌束能使肩关节伸和旋外。见图 01.02.112。

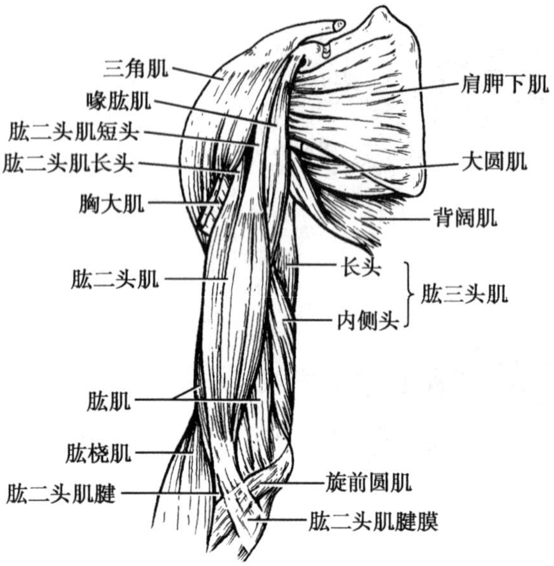

图 01.02.112　肩及臂前群肌

01.02.1634　冈上肌　supraspinatus

位于并起自肩胛骨冈上窝,肌纤维向外至肩峰和喙肩韧带下方移行为肌腱,腱纤维与肩关节囊愈合,末端止于肱骨大结节上部。作用为使肩关节外展。见图 01.02.113。

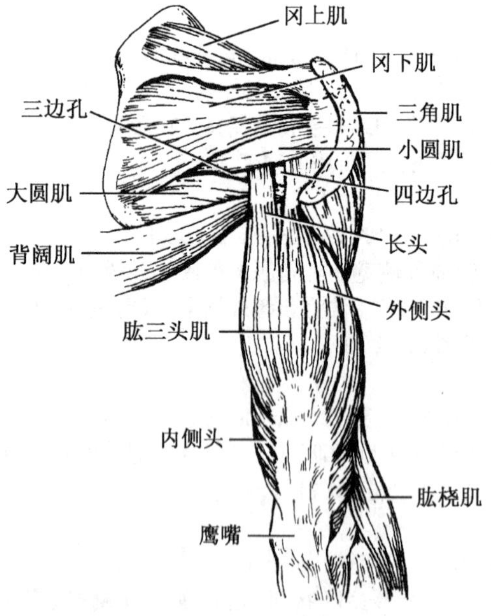

图 01.02.113　肩及臂后群肌

01.02.1635　冈下肌　infraspinatus

位于冈下窝,并起自冈下窝,肌纤维向外上移行为肌腱,腱纤维与肩关节囊愈合,末端止于肱骨大结节中部。作用为使肩关节旋外。见图 01.02.113。

01.02.1636　小圆肌　teres minor

位于冈下肌下方,起自肩胛骨外侧缘背面,肌纤维沿肩胛骨外侧缘向外上移行为肌腱,腱纤维与关节囊愈合,末端止于肱骨大结节下部。作用为使肩关节旋外。见图 01.02.113。

01.02.1637　肩胛下肌　subscapularis

呈三角形,位于并起自肩胛下窝,肌纤维向上外移行为肌腱,腱纤维与肩关节囊前方愈合,末端止于肱骨小结节。作用为使肩关节内收和旋内。见图 01.02.112。

01.02.1638　肌腱袖　musculotendinous cuff

由冈上肌、冈下肌、小圆肌和肩胛下肌四肌的肌腱包绕肩关节并与关节囊愈合,形成的腱性致密结缔组织结构,是肩关节重要的动态稳定装置。

01.02.1639　大圆肌　teres major

位于小圆肌下方,起自肩胛骨下角背面,肌纤维向上外经肱三头肌长头前面,止于肱骨小结节嵴。作用为使肩关节内收和旋内。见图 01.02.113。

01.02.1640　肱二头肌　biceps brachii

梭形长肌,起端有长、短两个头。长头起自肩胛骨盂上结节,短头起自肩胛骨喙突,两头在臂前面的中下部合并成一个肌腹,继而移行为肌腱止于桡骨粗隆,一部分腱纤维分散斜向内下,交织于前臂的深筋膜。作用为屈肘关节,前臂旋前时能使其旋后,还能协助屈肩关节。见图 01.02.112。

01.02.1641　(肱二头肌)长头　long head

肱二头肌起自肩胛骨盂上结节的头,以细长的腱通过肩关节囊,经结节间沟下降,周围包以腱鞘。见图 01.02.112。

01.02.1642　结节间腱鞘　intertubercular tendinous sheath

包绕肱二头肌长头的腱鞘,鞘的滑膜层是肩关节囊的滑膜突出而成,故鞘腔与肩关节囊相通。

01.02.1643　(肱二头肌)短头　short head

肱二头肌起自肩胛骨喙突的头,起始端为腱性,位于喙肱肌的外侧。见图 01.02.112。

01.02.1644　肱二头肌腱膜　bicipital aponeurosis

由肱二头肌下端的肌腱在肘前方分出的膜状腱纤维,向内下方分散展开,与前臂的深筋膜交织愈合。上肢自然下垂时,肱二头肌的张力可通过这部分纤维使前臂自动轻微旋后。

01.02.1645 喙肱肌 coracobrachialis

位于肱二头肌短头后内方，起自肩胛骨喙突，止于肱骨中部的内侧。作用为使肩关节前屈和内收，但力度不大。见图 01.02.112。

01.02.1646 肱肌 brachialis

位于肱二头肌下半部深面，起自肱骨体下半部的前面，止于尺骨粗隆。作用为屈肘关节。见图 01.02.112。

01.02.1647 肱三头肌 triceps brachii

上臂后面唯一的肌，起端有 3 个头。分别起自肩胛骨盂下结节、肱骨桡神经沟的外上方和内下方骨面，三头向下会合，以坚韧的膜状肌腱止于尺骨鹰嘴。作用为伸肘关节，长头还可使肩关节后伸和内收。见图 01.02.112、图 01.02.113。

01.02.1648 （肱三头肌）长头 long head

肱三头肌起自肩胛骨盂下结节的头。起始端为肌腱，向下续于肌腹，插于大、小圆肌之间。见图 01.02.112、图 01.02.113。

01.02.1649 （肱三头肌）外侧头 lateral head

肱三头肌起自肱骨后面桡神经沟外上方的骨面的头，主要为肌性。见图 01.02.112、图 01.02.113。

01.02.1650 （肱三头肌）内侧头 medial head

肱三头肌起自肱骨后面桡神经沟内下方的骨面的头，主要为肌性，被外侧头覆盖。见图 01.02.112。

01.02.1651 三边孔 trilateral foramen

大圆肌、小圆肌与该二肌止点之间的肱骨形成一个大的三角形间隙。肱三头肌长头穿经三角的中部，形成内、外两区。内侧者称为三边孔，又称三边隙。由大、小圆肌和肱三头肌长头内侧缘围成。孔内有旋肩胛动脉通过。见图 01.02.112、图 01.02.113。

01.02.1652 四边孔 quadrilateral foramen

大圆肌、小圆肌与该二肌止点之间的肱骨形成一个大的三角形间隙，肱三头肌长头穿经三角的中部，形成内、外两区。外侧者称为四边孔，又称四边隙。由大、小圆肌、肱三头肌长头肱骨围成。孔内有腋神经、旋肱后动脉通过。见图 01.02.113。

01.02.1653 肘肌 anconeus

位于肘关节后外方的三角形小肌，起自肱骨外上髁，止于尺骨上端背面。主要作用为启动伸肘关节。见图 01.02.117。

01.02.1654 肘关节肌 articularis cubiti

又称肘下肌，是由肱三头肌内侧头向下伸出的少量肌纤维，下端止于肘关节囊后上方。伸肘时，该肌工作先于肱三头肌的收缩，向上牵拉肘关节囊，避免关节囊受挤压。

01.02.1655 旋前圆肌 pronator teres

前臂旋前的两肌之一，有两个起始头，肌的主要部分起自肱骨内上髁前面、前臂深筋膜，另一部分肌纤维起自尺骨冠突内侧缘，两起始部的肌纤维斜向外下合并为肌腹，止于桡骨外侧面中段。作用为使前臂旋前，屈肘关节。见图 01.02.114。

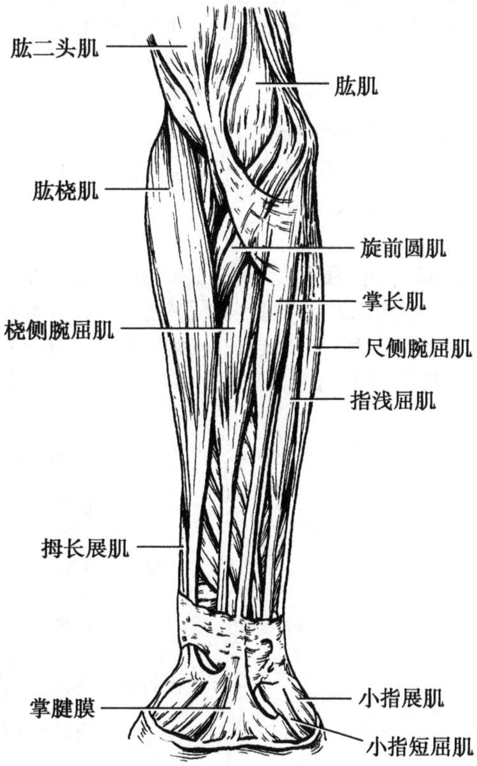

图 01.02.114 前臂前群肌（浅层）

01.02.1656 （旋前圆肌）肱头 humeral head

旋前圆肌起自肱骨内上髁的部分，其肌纤维构成该肌的主要部分。见图 01.02.112。

01.02.1657 （旋前圆肌）尺头 ulnar head

旋前圆肌起自尺骨冠突内侧缘的部分。

01.02.1658 桡侧腕屈肌 flexor carpi radialis

起自肱骨内上髁前面及前臂深筋膜，肌腹呈梭形，向下移行为肌腱，止于第 2 掌骨底掌侧面。作用为屈腕关节、屈前臂。见图 01.02.114。

01.02.1659　掌长肌　palmaris longus

起自肱骨内上髁前面,肌腹较小。下端的肌腱细长,越过腕部前面至手掌,腱纤维散开形成掌腱膜。作用为屈腕,屈前臂;而主要功能是通过掌腱膜紧张手掌的皮肤,利于抓握。见图 01.02.114。

01.02.1660　尺侧腕屈肌　flexor carpi ulnaris

以两个起始点,分别起自肱骨内上髁前面和尺骨上端后缘,两头的肌束合成肌腹,向下移行为肌腱,止于豌豆骨,作用为屈腕关节;也可内收腕关节、屈肘关节。见图 01.02.114。

01.02.1661　(尺侧腕屈肌)肱头　humeral head

尺侧腕屈肌起自肱骨内上髁前面的部分,是该肌的主要部分。

01.02.1662　(尺侧腕屈肌)尺头　ulnar head

尺侧腕屈肌起自尺骨上 1/2 后缘的部分,附着处的骨面为细长的线状。

01.02.1663　指浅屈肌　flexor digitorum superficialis

以 3 个起点,分别起自肱骨内上髁、尺骨和桡骨前面,三个起点有膜性腱连在一起,各起点的肌纤维会合成肌腹,向下移行为两束肌腱,继而分成 4 条腱,经腕管进入手掌,对应行向第 2~5 指,每个腱末端各分成两束,分别止于第 2~5 指中节指骨体的前面两侧。作用为屈第 2~5 指近侧指间关节和掌指关节;也可屈腕、屈肘。见图 01.02.114。

01.02.1664　(指浅屈肌)肱尺头　humeroulnar head

指浅屈肌起自肱骨内上髁及尺骨上的部分。该二部肌纤维所形成的肌腱,主要至第 4、5 指。

01.02.1665　(指浅屈肌)桡头　radial head

指浅屈肌起自桡骨前面的部分。该部肌纤维形成的肌腱主要至第 2、3 指。

01.02.1666　指深屈肌　flexor disitorum profundus

起自尺骨上端前面及邻近的骨间膜,肌腹向下移行为肌腱,继而分为 4 条腱,经腕管进入掌,对应行向第 2~5 指,末段穿指浅屈肌各相应肌腱的分叉处,分别止于第 2~5 指远节指骨底掌侧面。作用为屈第 2~5 指的远侧、近侧指间关节和掌指关节以及腕关节。见图 01.02.115。

01.02.1667　拇长屈肌　flexor pollicis longus

起自桡骨上端前面及附近的骨间膜,肌腹向下行移行为腱,经腕管进入手掌,止于拇指远节指骨底掌侧面。作用为屈拇指指间关节和掌指关节。见图 01.02.115。

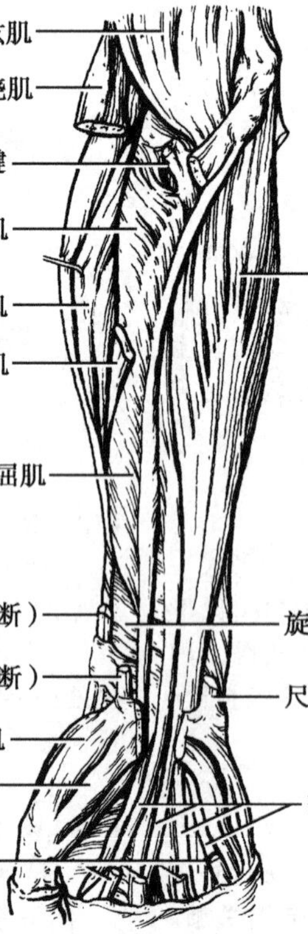

图 01.02.115　前臂前群肌(深层)

01.02.1668　旋前方肌　pronator quadratus

四方形扁肌，起自尺骨下 1/4 的掌侧面，肌纤维横行向外，止于桡骨下端的外侧缘。作用为使前臂旋前。见图 01.02.115。

01.02.1669　肱桡肌　brachioradialis

起自肱骨外上髁上方，肌腹在肌的下 1/3 处移行为扁腱，止于桡骨茎突。作用为屈肘关节，前臂旋前时可旋后。该肌与起自内上髁的肌协同，屈肘状态时，稳定肘关节。见图 01.02.114。

01.02.1670　桡侧腕长伸肌　extensor carpi radialis longus

以伸肌总腱起自肱骨外上髁以及邻近的深筋膜，肌腹的下端移行为肌腱，穿经腕背侧伸肌支持带深面的第 2 个骨筋膜管，止于第 2 掌骨底。主要作用为伸腕，也可使腕外展。见图 01.02.115。

01.02.1671　桡侧腕短伸肌　extensor carpi radialis brevis

以伸肌总腱起自肱骨外上髁以及邻近的深筋膜，与桡侧腕长伸肌并行，肌腱穿过腕背侧伸肌支持带深面的第 2 个骨筋膜管，止于第 3 掌骨底。作用为伸腕和腕外展。见图 01.02.116。

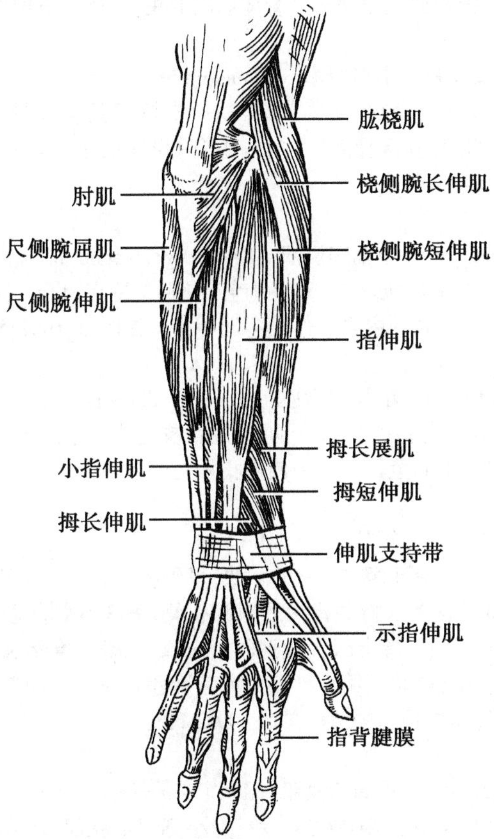

图 01.02.116　前臂后群肌（浅层）

01.02.1672　指伸肌　extensor digitorum

以伸肌总腱起自肱骨外上髁以及邻近的深筋膜，肌腹向下移行为 4 条扁腱，穿过腕背侧伸肌支持带深面的第 4 个骨筋膜管，对应行向第 2~5 指，以指背腱膜分别止于第 2~5 指中节和远节指骨底。作用为伸指和伸腕。见图 01.02.116。

01.02.1673　腱间结合　intertendinous connections

手背远侧部、掌骨头附近连结 4 条指伸肌腱的横行腱纤维。具有整合 4 条肌腱统一活动的功能。

01.02.1674　小指伸肌　extensor digiti minimi

以伸肌总腱起自肱骨外上髁以及邻近的深筋膜，附于指伸肌内侧，肌体细长，下端的肌腱穿过腕背侧伸肌支持带深面的第 5 个骨筋膜管，移行为指背腱膜，止于小指中节和远节指骨底。作用为伸小指。见图 01.02.116。

01.02.1675　尺侧腕伸肌　extensor carpi ulnaris

有两个起始点，一是起自以伸肌总腱起自肱骨外上髁以及邻近的深筋膜，二是起自尺骨中段的后面，两部形成肌腹，远端移行为肌腱，穿过腕背侧伸肌支持带深面的第 6 个骨筋膜管，止于第 5 掌骨底。作用为伸腕、使腕内收。见图 01.02.116。

01.02.1676　（尺侧腕伸肌）肱头　humeral head

尺侧腕伸肌起自肱骨外上髁的部分，是伸肌总腱的一部分。

01.02.1677　（尺侧腕伸肌）尺头　ulnar head

尺侧腕伸肌起自尺骨中段后面的部分，被肌腹所覆盖，起始处骨面呈细长的线状。

01.02.1678　旋后肌　supinator

起自肱骨外上髁和尺骨近侧，肌纤维斜向下外并向前包绕桡骨，止于桡骨上 1/3 的前面骨面。作用为使前臂旋后。见图 01.02.117。

01.02.1679　拇长展肌　abductor pollicis longus

肌纤维起自桡、尺骨背面中段偏上和相应的骨间膜，肌腱穿过腕背侧伸肌支持带深面的第 1 个骨筋膜管，止于第 1 掌骨底的外侧。作用为外展拇指。见图 01.02.117。

01.02.1680　拇短伸肌　extensor pollicis brevis

起自桡、尺骨和骨间膜背面，肌腱细长，穿过腕背侧伸肌支持带深面的第 1 个骨筋膜管，止于拇指近节指骨底的背面。作用为伸拇指。见图 01.02.117。

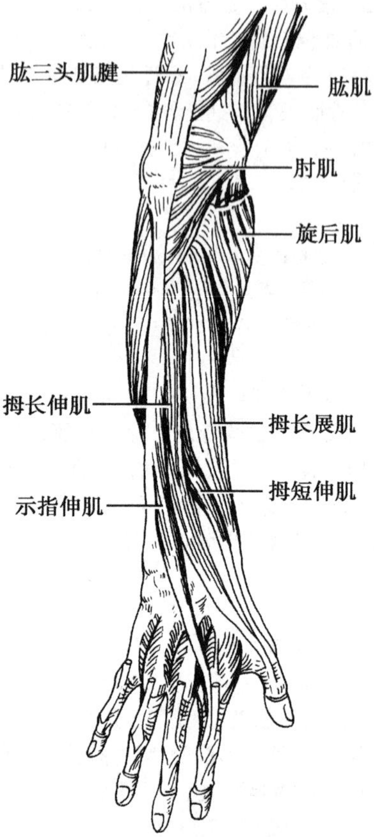

图 01.02.117 前臂后群肌(深层)

01.02.1681 拇长伸肌 extensor pollicis longus

起自桡骨下段和相应骨间膜的背面,肌腱细长,穿过腕背侧伸肌支持带深面的第 3 个骨筋膜管,止于拇指远节指骨底的背面,作用为伸拇指。见图 01.02.117。

01.02.1682 示指伸肌 extensor indicis

起自桡、尺骨中段和相应骨间膜的背面,肌腱细长,穿过腕背侧伸肌支持带深面的第 4 个骨筋膜管,止于示指的指背腱膜。作用为伸示指。见图 01.02.117。

01.02.1683 掌短肌 palmaris brevis

小鱼际近侧部浅筋膜内的横行肌纤维。属皮肌,收缩时小鱼际近侧部的皮肤形成皱褶。

01.02.1684 拇短展肌 abductor pollicis brevis

鱼际肌之一,起自屈肌支持带、舟骨,止于拇指近节指骨底的外侧。作用为外展拇指。见图 01.02.115。

01.02.1685 拇短屈肌 flexor pollicis brevis

居鱼际内,起自屈肌支持带、大多角骨,止于拇指近节指骨底外侧,作用为屈拇指近节指骨。见图 01.02.115。

01.02.1686 (拇短屈肌)浅头 superficial head

拇短屈肌起自腕横韧带的头。

01.02.1687 (拇短屈肌)深头 deep head

拇短屈肌起自腕骨沟底的头。

01.02.1688 拇对掌肌 opponens pollicis

鱼际肌之一,起自屈肌支持带、大多角骨,止于第 1 掌骨体掌侧面。作用为使拇指做对掌动作。

01.02.1689 拇收肌 adductor pollicis

有斜头和横头两个起始点,分别起自屈肌支持带、头状骨和第 3 掌骨体掌侧面,止于拇指近节指骨。作用为内收拇指、屈拇指近节指骨。见图 01.02.118。

01.02.1690 (拇收肌)斜头 oblique head

拇收肌起自屈肌支持带桡侧和头状骨的头,肌体呈束状。

01.02.1691 (拇收肌)横头 transverse head

拇收肌起自第 3 掌骨体前面的头,肌体呈三角形。

01.02.1692 小指展肌 abductor digiti minimi

位于小鱼际肌内,起自屈肌支持带及豌豆骨,止于小指近节指骨底的内侧。作用为外展小指。见图 01.02.118。

01.02.1693 小指短屈肌 flexor digiti minimi brevis

小鱼际肌之一,起自钩骨、屈肌支持带,止于小指近节指骨底的内侧。作用为屈小指。见图 01.02.118。

01.02.1694 小指对掌肌 opponens digiti minimi

居小鱼际内,起自钩骨、屈肌支持带,止于第 5 掌骨体内侧的全长。作用使小指做对掌动作。

01.02.1695 蚓状肌 lumbricales

手中间肌群之一,共 4 块,呈细梭状,第 1、2 蚓状肌起自第 2、3 指的指深屈肌腱桡侧,第 3、4 蚓状肌起自第 3、4、5 指指深屈肌腱的相对缘,肌腱经掌指关节的桡侧向前止于第 2~5 指的指背腱膜。作用为屈掌指关节,伸指骨间关节。见图 01.02.118。

01.02.1696 骨间背侧肌 dorsal interossei

居掌骨间隙内,共 4 块,为小型双羽状肌,起自第 1~5 掌骨对缘,肌纤维移行于肌腱,第 1 骨间背侧肌止

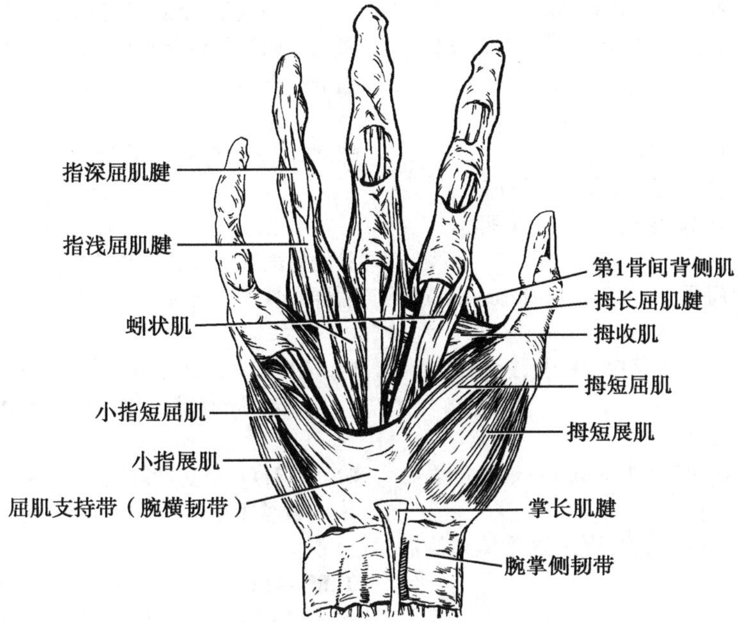

图 01.02.118　手肌（浅层）

于示指近节指骨底的外侧和指背腱膜，第 2、3 骨间背侧肌止于中指近节指骨底部的两侧及指背腱膜，第 4 骨间背侧肌止于环指近节指骨底的内侧及指背腱膜。第 1、4 骨间背侧肌展第 2、4 指离开中指；第 2、3 骨间背侧肌维持中指处于中立位。各肌均可屈掌指关节；伸指骨间关节。见图 01.02.119。

01.02.1697　骨间掌侧肌　palmar interossei

位于掌骨间隙内，共 3 块，为小型单羽状肌，起自第 2 掌骨体的内侧和第 4、5 掌骨体的外侧面，肌纤维移行于肌腱，第 1 骨间掌侧肌止于第 2 指近节指骨底内侧和指背腱膜；第 4、5 骨间掌侧肌分别止于第 4、5 指近节指骨底的外侧和指背腱膜。作用为收第 2、4、5 指（向中指靠拢）。各肌俱可屈掌指关节、伸指骨间关节。见图 01.02.119。

01.02.1698　腋筋膜　axillary fascia

腋窝底部的深筋膜。为胸前外侧区深筋膜浅层向外的延续。中央有皮神经、浅血管和浅淋巴管穿过，而呈筛状，又名筛状筋膜。

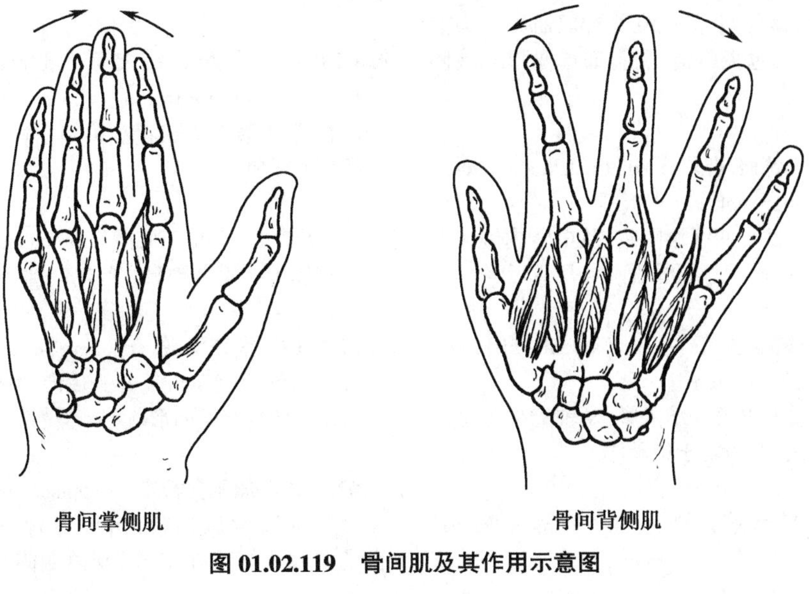

图 01.02.119　骨间肌及其作用示意图

01.02.1699 三角肌筋膜 deltoid fascia

三角肌部的深筋膜，与胸前外侧区深筋膜及臂前区深筋膜相续。

01.02.1700 臂筋膜 brachial fascia

臂部的深筋膜，包被臂肌，并发出纤维深入前、后肌群之间，附于肱骨体两侧，形成内、外侧肌间隔。

01.02.1701 臂内侧肌间隔 medial brachial intermuscular septum

由臂筋膜发出的纤维隔膜，附于肱骨体内侧骨面。

01.02.1702 臂外侧肌间隔 lateral brachial intermuscular septum

由臂筋膜发出的纤维隔膜，附于肱骨体外侧的骨面。

01.02.1703 臂前骨筋膜鞘 anterior osseofascial compartment of arm

上臂部前面的深筋膜、内侧肌间隔、外侧肌间隔和肱骨体前面围成的骨筋膜鞘。其内含有臂部的屈肌群、肱血管、肌皮神经、正中神经、尺神经等。

01.02.1704 臂后骨筋膜鞘 posterior osseofascial compartment of arm

上臂部后面的深筋膜、内侧肌间隔、外侧肌间隔和肱骨体后面围成的骨筋膜鞘。其内有肱三头肌、肱深动脉、肱深静脉、桡神经和尺神经。

01.02.1705 前臂筋膜 antebrachial fascia

前臂部的深筋膜。上份包绕前臂肌肌腹并为前臂肌提供起点，下份包绕肌腱，在腕部增厚形成腕侧韧带。

01.02.1706 前臂内侧肌间隔 medial antebrachial intermuscular septum

由前臂深筋膜发出的纤维隔膜，从前臂内侧伸入前臂肌前、后群之间，附着于尺骨鹰嘴和尺骨后缘。

01.02.1707 前臂外侧肌间隔 lateral antebrachial intermuscular septum

由前臂深筋膜发出的纤维隔膜，从前臂外侧缘伸入前臂肌前、后群之间，附着于桡骨体。

01.02.1708 前臂前骨筋膜鞘 anterior osseofascial compartment of forearm

由前臂前面的深筋膜、内、外侧肌间隔、尺骨、桡骨的前面及前臂骨间膜共同围成的空间。内含前臂肌前群和骨间前血管、神经束等。

01.02.1709 前臂后骨筋膜鞘 posterior osseofascial compartment of forearm

由前臂后面的深筋膜、内、外侧肌间隔、尺骨、桡骨的后面和前臂骨间膜共同围成的空间。内有前臂肌后群和骨间后血管、神经束等。

01.02.1710 鱼际筋膜 thenar fascia

被覆于鱼际肌表面的手掌深筋膜浅层。

01.02.1711 小鱼际筋膜 hypothenar fascia

被覆于小鱼际肌表面的手掌深筋膜浅层。

01.02.1712 骨间掌侧筋膜 palmar interosseous fascia

覆盖于骨间掌侧肌和掌骨的表面的筋膜。位于指深屈肌腱的深方。

01.02.1713 拇收肌筋膜 fascia of adductor pollicis

骨间掌侧筋膜在第 3 掌骨前面向桡侧分出一部分，覆盖在拇收肌表面，称拇收肌筋膜。

01.02.1714 手背筋膜 dorsal fascia of hand

手背部的深筋膜，分浅、深两层，浅层是腕后区伸肌支持带的延续，深层为骨间背侧筋膜。

01.02.1715 手背腱膜 aponeurosis dorsalis manus

指伸肌腱与手背筋膜的浅层结合形成的腱膜结构。

01.02.1716 骨间背侧腱膜 dorsal interosseous aponeurosis

覆盖在第 2~5 掌骨和第 2~4 骨间背侧肌表面的手背筋膜深层。

01.02.1717 手背皮下间隙 dorsal subcutaneous space

浅筋膜与手背腱膜之间的间隙。

01.02.1718 指背腱膜 aponeurosis dorsalis digiti

由指伸肌腱越过掌骨头后向两侧扩展，包绕掌骨头和近节指骨背面而形成，又称腱帽。

01.02.1719 伸肌支持带 extensor retinaculum

又称腕背侧韧带，由前臂背侧及手背面的深筋膜在腕背侧增厚形成，其内侧附着于尺骨茎突和三角骨，外侧附着于桡骨远端外侧。伸肌支持带发出 5 个纤维隔，附着于尺、桡骨的背面，形成 6 个骨纤维性管道，限制和约束经过腕背区的肌腱。见图 01.02.116。

01.02.1720　掌浅横韧带　superficial transverse metacarpal ligament

相邻掌骨头掌侧面之间的韧带，位于指蹼深面。

01.02.1721　掌腱膜　palmar aponeurosis

手掌深筋膜浅层与掌长肌肌腱在掌心共同形成的腱性膜结构，呈三角形，质地坚韧，近侧与掌长肌腱相连。也可认为是掌长肌肌腱的纤维在掌部分散形成的膜状结构。

01.02.1722　手骨筋膜鞘　fascia sheath of hand bones

在手掌，由深筋膜的浅、深两层，掌内、外侧肌间隔和第 1、5 掌骨围成 3 个骨筋膜鞘，分别称为外侧鞘、中间鞘和内侧鞘。

01.02.1723　（手掌）外侧鞘　lateral compartment

又名鱼际鞘，由鱼际肌表面的筋膜、外侧肌间隔和第 1 掌骨围成。内有 4 块鱼际肌、拇长屈肌腱及其腱鞘；拇指的血管、神经等。

01.02.1724　（手掌）中间鞘　intermediate compartment

由掌腱膜，内、外侧肌间隔，骨间掌侧肌的筋膜内侧部及拇收肌筋膜围成。内有指浅、深屈肌的 8 条肌腱及屈肌总腱鞘、4 块蚓状肌；掌浅弓、指的血管和神经等。

01.02.1725　（手掌）内侧鞘　medial compartment

又名小鱼际鞘，由小鱼际表面的筋膜、内侧肌间隔和第 5 掌骨围成。内有 3 块小鱼际肌和小指的血管、神经等。

01.02.1726　拇收肌鞘　compartment of adductor pollicis

由拇收肌的筋膜、骨间掌侧肌的筋膜、第 1 掌骨和第 3 掌骨共同围成，内容拇收肌。

01.02.1727　拇收肌后间隙　posterior space of adductor pollicis

拇收肌与骨间掌侧肌筋膜之间的潜在腔隙。

01.02.1728　掌中隔　palmar intermediate septum

由掌腱膜外侧缘发出的纤维隔膜，斜向内后附着于第 3 掌骨体前缘。

01.02.1729　掌中间隙　midpalmar space

位于手掌中间鞘尺侧半的潜在间隙，以掌中间隔与鱼际间隙分开。该间隙位于屈肌总腱鞘的深面，近侧经腕管与前臂屈肌后间隙相通；远侧经第 2~4 蚓状肌达第 2~4 指蹼间隙，并与指背相交通。

01.02.1730　鱼际间隙　thenar space

位于中间鞘桡侧半的潜在间隙，居掌中间隔、外侧肌间隔与拇收肌筋膜之间。其近侧端为盲端，远侧经第 1 蚓状肌与示指背侧相通。

01.02.1731　（掌腱膜）横束　transverse fasciculi

即掌腱膜的横行纤维。在掌骨小头平面横行连结第 2~5 指的掌腱膜纤维束。

01.02.1732　指蹼间隙　fingerweb space

在第 2~5 掌骨头之间，掌腱膜的横行纤维与束纵行纤维围成的 3 个纤维间隙，是手掌、手背与手指的掌、背侧之间的通道。

01.02.1733　腕掌侧韧带　palmar carpal ligament

前臂深筋膜在腕前区的增厚形成的横行纤维束带，与腕背区的伸肌支持带向续。见图 01.02.118。

01.02.1734　屈肌支持带　flexor retinaculum

位于腕掌侧韧带远侧深面的致密结缔组织束带，厚而坚韧。韧带的尺侧附于豌豆骨和钩骨，桡侧附于手舟骨和大多角骨，封闭腕骨沟形成腕管。见图 01.02.118。

01.02.1735　腕管　carpal canal

由屈肌支持带和腕骨沟共同围成管道。管内有指浅、深屈肌腱及其滑膜鞘，拇长屈肌腱及其滑膜鞘和正中神经通过。见图 01.02.118。

01.02.1736　腕尺侧管　ulnar carpal canal

腕掌侧韧带的远侧部与屈肌支持带尺侧部之间形成的间隙。有尺神经和尺动脉通过。

01.02.1737　腕桡侧管　radial carpal canal

屈肌支持带桡侧端分为两层附着于舟骨结节和大多角骨结节，形成的间隙称为腕桡侧管，内有桡侧腕屈肌腱及其腱鞘的末端。

01.02.1738　腱交叉　tendinous chiasma

指浅屈肌腱止于内侧 4 指中节指骨体两侧之前的交叉纤维。

01.02.1739　下肢肌　muscles of lower limb

配布于下肢的肌群,包括髋肌、大腿肌、小腿肌和足肌。见图 01.02.120。

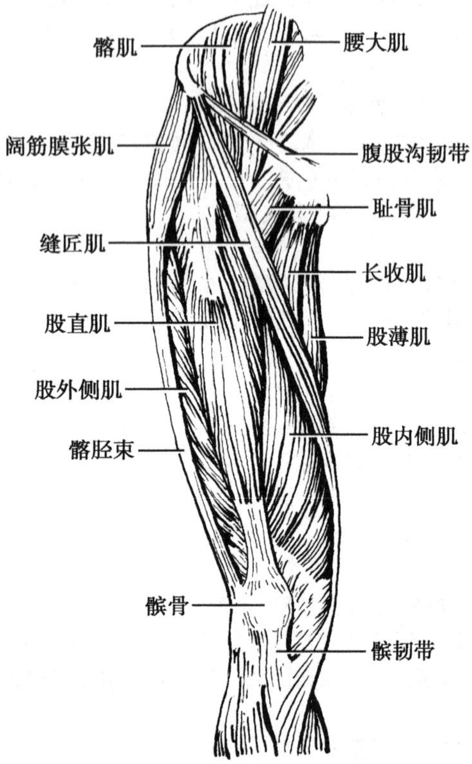

图 01.02.120　髋肌和大腿前内侧群肌(浅层)

01.02.1740　髂腰肌　iliopsoas

由腰大肌和髂肌组成,作用为使髋关节前屈和旋外;下肢固定时,可屈躯干。见图 01.02.120。

01.02.1741　髂肌　iliacus

髂腰肌的一部分,呈扇形,起自髂窝,与腰大肌会合后,经腹股沟韧带深面,止于股骨小转子(作用见髂腰肌)。见图 01.02.120。

01.02.1742　腰大肌　psoas major

髂腰肌居内侧的部分,起自腰椎体侧面和横突,肌束向下与髂肌会合,经腹股沟韧带深面,止于股骨小转子(作用见髂腰肌)。见图 01.02.120。

01.02.1743　腰小肌　psoas minor

出现率为 50%,起自第 12 胸椎,贴腰大肌前面下行,止于髂耻隆起。作用为紧张髂筋膜。

01.02.1744　臀大肌　gluteus maximus

位于臀部肌的浅层,大而肥厚,呈平行四边形,起自髂骨翼外面和骶骨背面,肌束斜向下外,止于髂胫束和股骨的臀肌粗隆。作用为使髋关节伸和旋外,下肢固定时能伸直躯干,防止躯干前倾。臀大肌形成臀部的圆隆外形,是临床肌内注射的部位。见图 01.02.121。

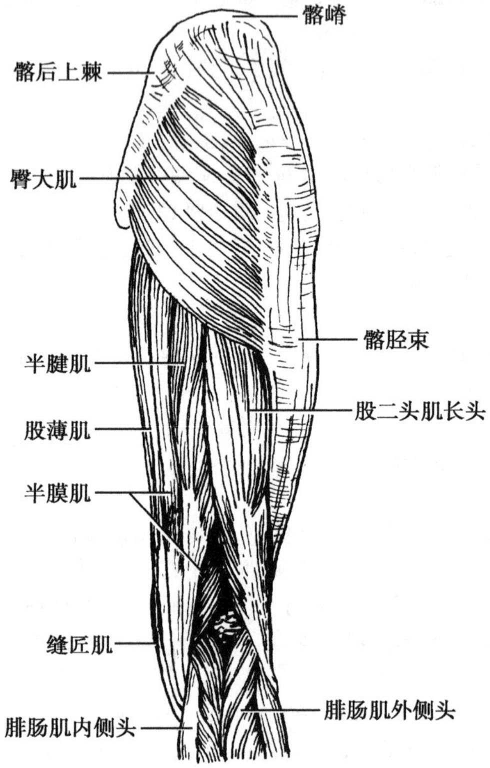

图 01.02.121　髋肌和大腿后群肌(浅层)

01.02.1745　臀中肌　gluteus medius

位于臀大肌深面,但其前上部位于皮下。肌体呈扇形,起自髂骨翼外面,止于股骨大转子。前部肌束使髋关节外展、内旋,后部肌束使髋关节外旋。单腿站立时,臀中肌收缩,维持直立、防止倾倒。见图 01.02.124。

01.02.1746　臀小肌　gluteus minimus

位于臀中肌深面,外形与臀中肌相似,起自髂骨翼外面,止于股骨大转子前缘。功能与臀中肌相似。前部肌束使髋关节外展、内旋,后部肌束使髋关节外旋。见图 01.02.124。

01.02.1747　臀肌腱膜　gluteal aponeurosis

臀大肌外上缘的致密臀筋膜,覆盖臀中肌的前 2/3,并为臀中肌提供起始附着处。

01.02.1748　臀筋膜　gluteal fascia

臀部的深筋膜。上部覆盖臀中肌,并与髂嵴的骨面愈合。在臀大肌上缘分两层包裹臀大肌，至该肌下缘又合并成一层，延续为股后部深筋膜。

01.02.1749　阔筋膜张肌　tensor fasciae latae

位于大腿上部前外侧，起自髂前上棘，肌腹在阔筋膜两层之间，向下与髂胫束相续，末端止于胫骨外侧髁。作用为紧张阔筋膜并屈髋。见图 01.02.120。

01.02.1750　梨状肌　piriformis

呈三角形，起自盆内骶骨前面两侧，向外穿出坐骨大孔达臀部，止于股骨大转子尖端。作用为外旋、外展髋关节。见图 01.02.122、图 01.02.123。

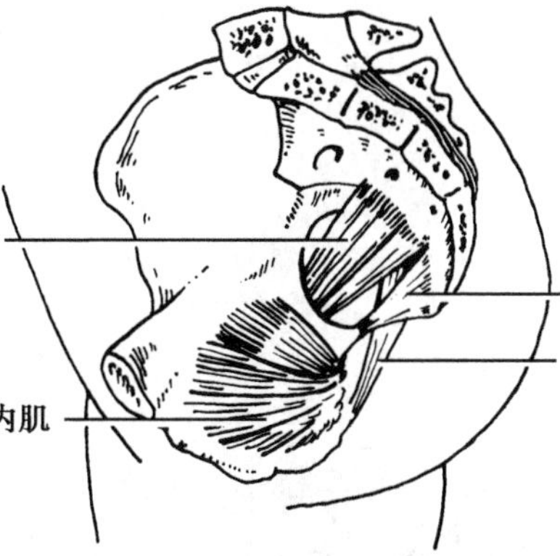

图 01.02.122　右侧骨盆内面肌

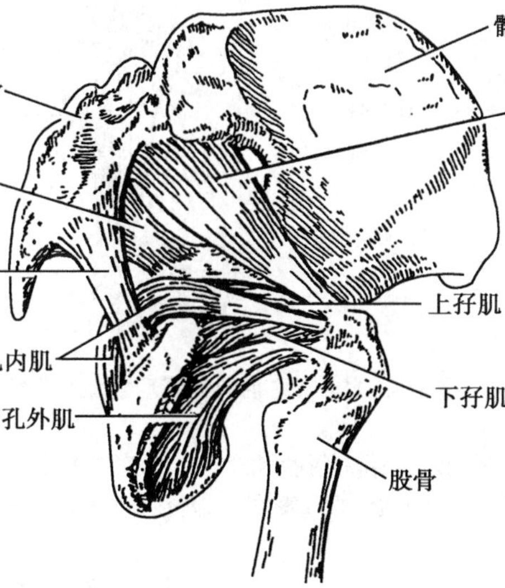

图 01.02.123　臀肌深层

01.02.1751　梨状肌上孔　suprapitiform foramen

梨状肌上缘与坐骨大切迹上部之间的孔隙。孔内自外向内依次排列着臀上神经、臀上动脉和臀上静脉。见图 01.02.123。

01.02.1752　梨状肌下孔　infrapiriform foramen

梨状肌下缘与坐骨棘和骶棘韧带之间的孔隙。自外向内依次有坐骨神经、股后皮神经、臀下神经、臀下动脉、臀下静脉、阴部内动脉、阴部内静脉和阴部神经。见图 01.02.122。

01.02.1753　闭孔内肌　obturator internus

起自闭孔膜内面及其周围骨面，肌纤维向后集中形成肌腱，由坐骨小孔出骨盆转折向外，止于转子窝。作用为外旋髋关节。见图 01.02.121。

01.02.1754　上孖肌　gemellus superior

位于闭孔内肌腱上方的小肌，起自坐骨棘及坐骨结节，止于转子窝。作用为协同闭孔内肌外旋髋关节。见图 01.02.123。

01.02.1755　下孖肌　gemellus inferior

位于闭孔内肌腱下方的小肌，起自坐骨棘及坐骨结节，止于转子窝。作用为协同闭孔内肌外旋髋关节。见图 01.02.123。

01.02.1756　股方肌　quadratus femoris

肌体呈方形，起自坐骨结节，向外止于转子间嵴。作用为外旋髋关节。该肌恰居坐骨神经上段的前方，屈髋时可防止神经受摩擦，有保护坐骨神经的作用。见图 01.02.124。

01.02.1757　缝匠肌　sartorius

全身最长的扁带状肌，起自髂前上棘，经大腿前

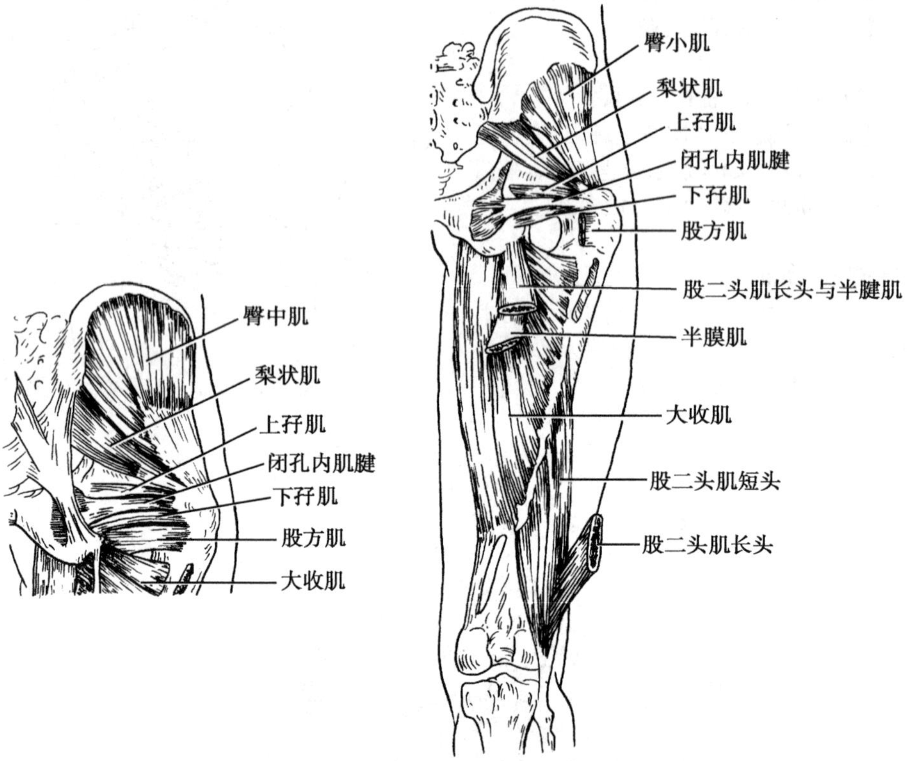

图 01.02.124　髋肌和大腿后群肌(深层)

面斜向下内,止于胫骨上端的内侧面。作用为屈髋和屈膝关节,形成“坐小板凳”体位。还可使已屈的膝关节旋内。见图 01.02.120。

01.02.1758　股四头肌　quadriceps femoris

全身最大的肌,有 4 个起始头,即股直肌、股内侧肌、股外侧肌和股中间肌。分别起自髂前下棘、股骨粗线内、外侧唇、股骨体的前面,各部肌纤维汇合,在髌骨上方形成股四头肌腱,包绕髌骨后下行,在髌骨下缘更名为髌韧带,末端止于胫骨粗隆。作用为伸膝关节,也可屈髋关节。见图 01.02.120。

01.02.1759　股直肌　rectus femoris

股四头肌最前方的部分,有直头和反折头两个起始部,前者起自髂前下棘,后者起自髋臼前面上方的沟内和髋关节纤维囊。肌纤维呈羽状排列,下端移行为肌腱。见图 01.02.120。

01.02.1760　(股直肌)直头　straight head

股直肌起自髂前下棘的头,腱性,较大,是股直肌的主要部分。

01.02.1761　(股直肌)反折头　reflected head

起自髋臼前面上方的沟内和髋关节纤维囊的头。腱性,较薄。两头起始后随即合并,移行为羽状肌腹。

01.02.1762　(股四头肌)股外侧肌　vastus lateralis

股四头肌起自股骨粗线外侧唇的部分。肌纤维绕过股骨体内侧至前面,移行于股中间肌肌腱。见图 01.02.120。

01.02.1763　(股四头肌)股中间肌　vastus intermedius

股四头肌起自股骨体前面的部分。位于股直肌深面,居股内、外侧肌之间。上 1/3 为肌腹,向下移行为膜状扁腱。

01.02.1764　(股四头肌)股内侧肌　vastus medialis

股四头肌起自股骨粗线内侧唇的部分。肌纤维绕过股骨体外侧至前面,移行于股中间肌肌腱。见图 01.02.120。

01.02.1765　髌韧带　popliteal ligament

股四头肌腱的一部分。特指髌骨下缘至胫骨粗隆之间的部分。见图 01.02.120。

01.02.1766　膝关节肌　articularis genus

起自股骨下端前面小片状肌，下端止于膝关节囊的上端，伸膝时，该肌先行收缩，牵拉关节囊向上，免遭挤压。

01.02.1767　耻骨肌　pectineus

肌体呈长方形，较短，位于髂腰肌内侧，起自耻骨支、坐骨支前面，止于股骨耻骨肌线。作用为内收、外旋髋关节。见图 01.02.120。

01.02.1768　长收肌　adductor longus

三角形，居耻骨肌内下方，起自耻骨支、坐骨支前面，止于股骨粗线。作用为内收、外旋髋关节。见图 01.02.120。

01.02.1769　短收肌　adductor brevis

近似三角形的扁肌，在耻骨肌和长收肌深面，起自耻骨支、坐骨支前面，止于股骨粗线。作用为内收、外旋髋关节。见图 01.02.125。

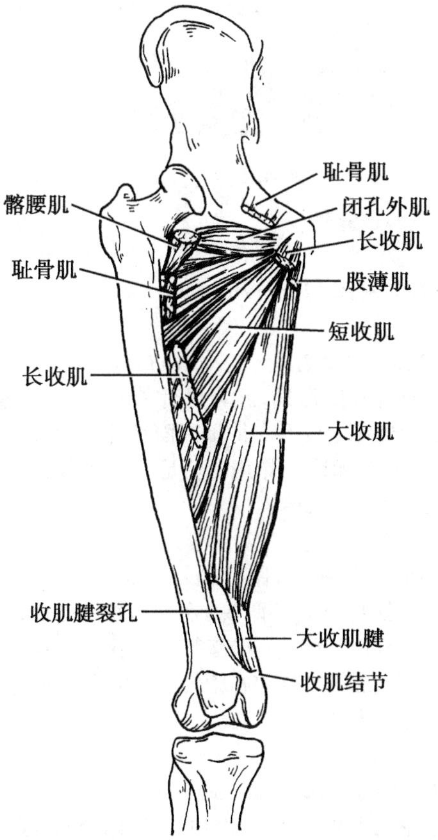

图 01.02.125　大腿内侧群肌(深层)

01.02.1770　大收肌　adductor magnus

大而厚的三角形肌，起自耻骨支、坐骨支、坐骨结节，止于股骨粗线和内上髁的收肌结节。作用为内收、外旋髋关节。见图 01.02.124。

01.02.1771　小收肌　adductor minimus

大收肌上外侧缘的部分肌束，起于耻骨支，水平走行，止于股骨粗线内侧唇。有内收、外旋髋关节的作用。

01.02.1772　股薄肌　gracilis

长形扁肌，起自耻骨支、坐骨支前面，止于胫骨上端内侧面。作用为内收、外旋髋关节。见图 01.02.120。

01.02.1773　闭孔外肌　obturator externus

位于股方肌深面，起自闭孔膜外面及其周围骨面，经股骨颈后方，止于转子窝。作用为外旋髋关节。见图 01.02.125。

01.02.1774　股二头肌　biceps femoris

位于股后部外侧，有长、短两个头，分别起自坐骨结节和股骨粗线，两头会合后移行为肌腱，止于腓骨头。作用为伸髋关节、屈膝关节并使膝关节微旋外。见图 01.02.121。

01.02.1775　(股二头肌)长头　long head

股二头肌起自坐骨结节的头。见图 01.02.121。

01.02.1776　(股二头肌)短头　short head

股二头肌起自股骨粗线中下部的头，附着处呈线状。见图 01.02.124。

01.02.1777　半腱肌　semitendinosus

位于股后部内侧，起自坐骨结节，下端肌腱细长，止于胫骨上端内侧。作用为伸髋关节、屈膝关节并内旋膝关节。见图 01.02.121。

01.02.1778　半膜肌　semimembranosus

位于半腱肌深面，上部以扁薄的腱膜起自坐骨结节，肌下端以腱止于胫骨内侧髁后面。作用为伸髋关节、屈膝关节并微旋外。见图 01.02.121。

01.02.1779　腘绳肌　hamstring muscles

起自坐骨结节的各肌，合称腘绳肌。包括股二头肌、半腱肌和半膜肌。与大腿前面的股四头肌互为拮抗肌。见图 01.02.121。

01.02.1780　胫骨前肌　tibialis anterior

起自胫骨外侧面，肌腹向下移行为肌腱，在踝前区经伸肌上、下支持带深面，止于内侧楔骨内侧面和第 1 跖骨底。作用伸踝关节(背屈)、使足内翻。见图 01.02.126。

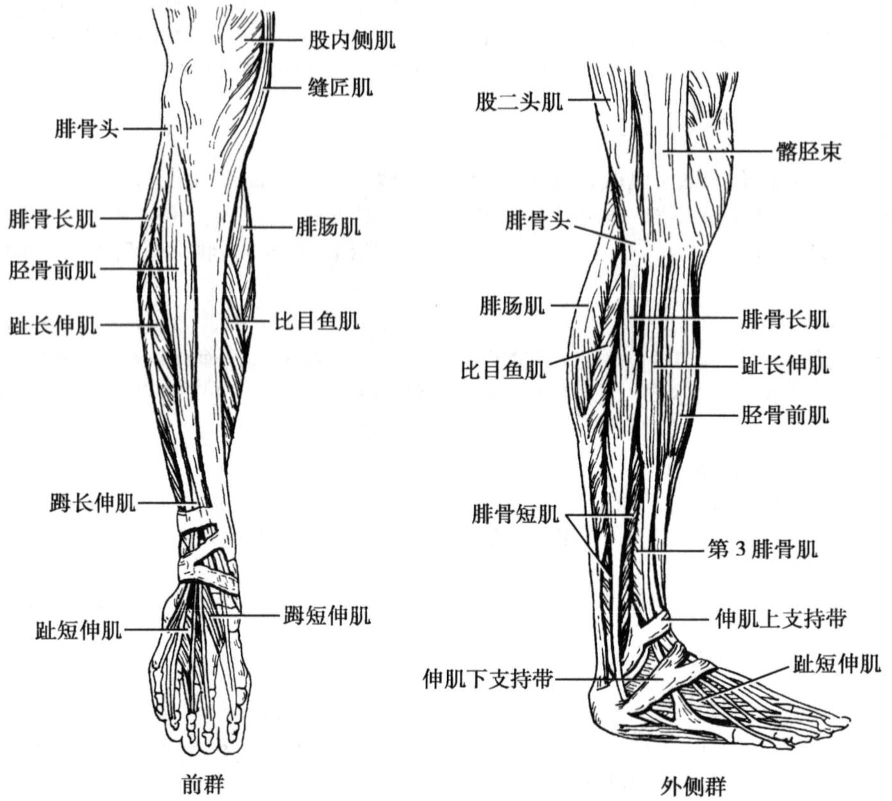

图 01.02.126　小腿前外侧群肌和足背肌

01.02.1781　趾长伸肌　extensor digitorum longus

起自腓骨上端前面、胫骨上端前外侧面和小腿骨间膜，是典型的半羽状肌，肌纤维斜向内下移行为肌腱，经踝前区的伸肌上、下支持带深面至足背，分为 4 个腱到第 2~5 趾，形成趾背腱膜止于中节、远节趾骨底。作用为伸踝关节、伸趾。见图 01.02.126。

01.02.1782　第 3 腓骨肌　peroneus tertius

由趾长伸肌的一束纤维形成一条独立肌腱，止于第 5 跖骨底。可使足外翻。见图 01.02.126。

01.02.1783　踇长伸肌　extensor hallucis longus

起自胫、腓骨上端和骨间膜前面，位于胫骨前肌和趾长伸肌之间，肌纤维下行移行于肌腱，止于趾远节趾骨底的背面。见图 01.02.126。

01.02.1784　腓骨长肌　peroneus longus

肌体细长，起自腓骨外侧面，下端移行为肌腱，通过腓骨肌上、下支持带深面，经外踝后方转向前，绕至足底，斜行向足内侧止于内侧楔骨和第 1 跖骨底。作用为使足外翻和屈踝关节（跖屈）。还对维持足弓起重要作用。见图 01.02.126。

01.02.1785　腓骨短肌　peroneus brevis

在腓骨长肌深面，起自腓骨外侧面，下端移行为肌腱，经腓骨肌上、下支持带深面至外踝后方转向前，止于第 5 跖骨粗隆。作用为使足外翻和屈踝关节（跖屈）。见图 01.02.126。

01.02.1786　小腿三头肌　triceps surae

由腓肠肌（内、外两头）和比目鱼肌组成，肌腹膨隆形成“小腿肚子”，下端移行为粗壮的跟腱，止于跟骨。作用为屈踝关节和屈膝关节。强力收缩时可“踮起脚后跟”。见图 01.02.126。

01.02.1787　腓肠肌　gastrocnemius

小腿三头肌的浅部，以内、外侧两个头，起自股骨内、外上髁后面，两头立即会合形成膨隆的肌腹，约在小腿中点移行为肌腱。见图 01.02.127。

01.02.1788　（腓肠肌）外侧头　lateral head

腓肠肌起自股骨外上髁后面的头，以肌性起始为主。见图 01.02.126、图 01.02.127。

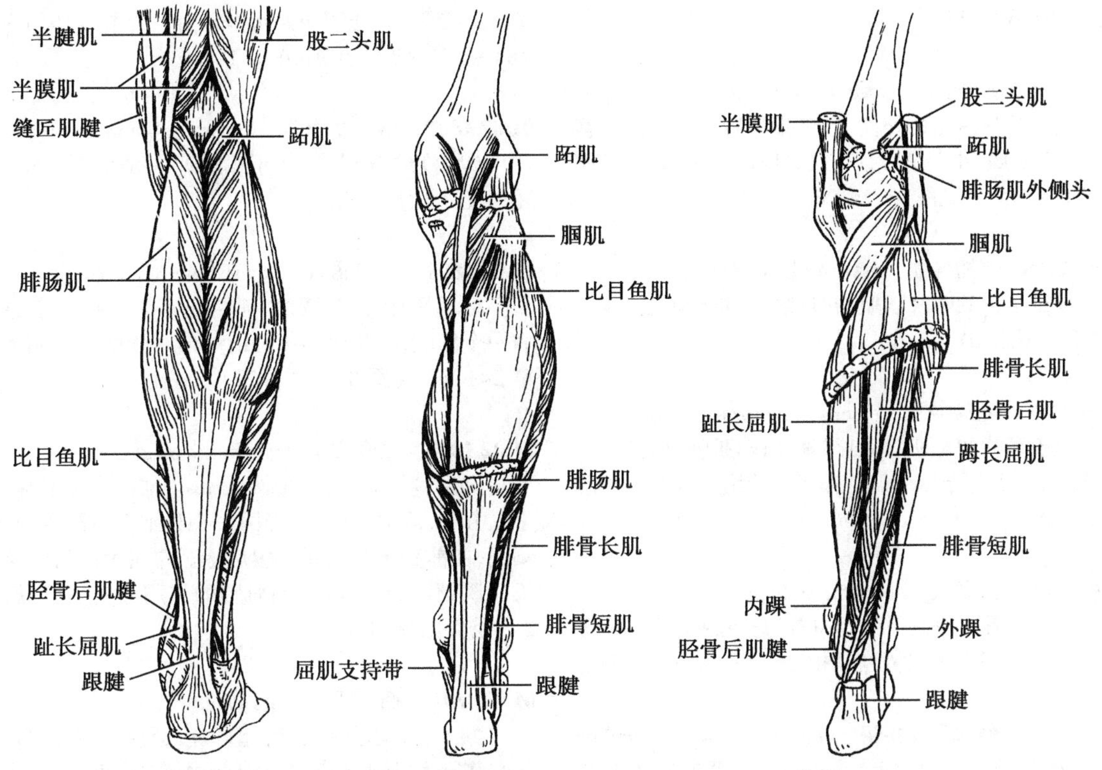

图 01.02.127　小腿后群肌

01.02.1789　（腓肠肌）内侧头　medial head

腓肠肌起自股骨内上髁后面，以腱性起始为主。见图 01.02.127。

01.02.1790　比目鱼肌　soleus

小腿三头肌的深部，起自腓骨后面的上部和胫骨比目鱼肌线，肌束向下移行为肌腱，与比目鱼肌肌腱愈合，构成跟腱。见图 01.02.127。

01.02.1791　比目鱼肌腱弓　tendinous arch of soleus

比目鱼肌在胫、腓骨起点之间形成弧形的腱纤维弓形结构，其下有胫神经及血管穿过。该弓可防止肌收缩时对神经血管造成卡压。

01.02.1792　跖肌　plantaris

起自股骨外侧髁后面，肌腹很小，肌腱细长，向内侧斜行于腓肠肌和比目鱼肌之间，依跟腱内侧缘下行，下端与跟腱结合止于跟骨结节。随小腿三头肌发挥屈踝、屈膝功能。见图 01.02.127。

01.02.1793　跟腱　tendo calcaneus

腓肠肌和比目鱼肌的肌腱合并后的粗壮肌腱，是全身最强大的腱。但过分用力弹跳等动作可致其损失甚至断裂。见图 01.02.127。

01.02.1794　腘肌　popliteus

肌体呈三角形，下方以肌纤维附着于胫骨比目鱼肌线以上的骨面，肌纤维向外上移行为肌腱，跨越关节间隙和外侧半月板，附着于股骨外侧髁的外侧面上缘。作用为屈膝并使小腿旋内。人体直立时，膝关节形成锁定的稳态，屈膝时该肌先行收缩，使股骨微微外旋，解除锁定。见图 01.02.127。

01.02.1795　胫骨后肌　tibialis posterior

该肌与趾长屈肌和𧿹长屈肌均位于小腿三头肌深面，三肌均为典型双羽状肌。胫骨后肌起自胫骨、腓骨和小腿骨间膜的后面，肌纤维斜向肌体中间的肌腱，腱的下段通过内踝后方的踝管，止于足舟骨粗隆及楔骨。作用为屈踝关节和使足内翻，还有维持足纵弓的作用。见图 01.02.127。

01.02.1796　趾长屈肌　flexor digitorum longus

位于胫骨后肌的内侧，起自胫骨后面，肌纤维在肌体中部移行为肌腱，下段细长，经内踝后方、屈肌支持带深面的踝管至足底，继而分为 4 条肌腱止于第 2~5 趾的远节趾骨底。作用为屈踝关节和屈第 2~5

趾。见图 01.02.127。

01.02.1797 踇长屈肌 flexor hallucis longus

位于胫骨后肌的外侧，起自腓骨后面下 2/3，肌腱经踝管至足底，止于踇趾远节趾骨底。作用为屈趾，使足跖屈和内翻。见图 01.02.126。

01.02.1798 踇短伸肌 extensor hallucis brevis

位于足背的薄片状肌，起自跟骨，止于踇趾，作用为伸趾。见图 01.02.126。

01.02.1799 趾短伸肌 extensor digitorum brevis

位于足背的扁肌，起自跟骨，前端肌腱分为四束，止于第 2~5 趾近节趾骨底。作用为伸第 2~5 趾。见图 01.02.126。

01.02.1800 踇展肌 abductor hallucis

起自跟骨内侧结节和足舟骨，止于踇趾近节趾骨底之内侧。作用为踇外展和屈踇趾。见图 01.02.128。

01.02.1801 伸肌下支持带 inferior extensor retinaculum

又名小腿十字韧带。是小腿深筋膜在踝关节前方增厚形成的横行纤维带，对越过踝关节的肌腱起约束作用。进入足背的血管、神经也行于韧带深面。见图 01.02.126。

01.02.1802 踇短屈肌 flexor hallucis brevis

起自内侧楔骨跖面，止于踇趾近节趾骨底和第 1 跖骨头下面的两个籽骨。作用为屈踇趾。见图 01.02.128。

01.02.1803 踇收肌 adductor hallucis

有斜头和横头两个头，分别起自第 2~4 跖骨底，第 3~5 跖趾关节囊，两头末端会合止于踇趾近节趾骨底。作用为内收踇趾、屈踇趾。见图 01.02.128。

01.02.1804 （踇收肌）斜头 oblique head

踇收肌起自第 2~4 跖骨底的头。肌纤维合成浑圆的肌体，斜向前，外末端与横头会合止于踇趾近节趾骨底。见图 01.02.128。

01.02.1805 （踇收肌）横头 transverse head

踇收肌起自第 3~5 跖趾关节囊的头。肌纤维呈横位行向外，与斜头会合，止于踇趾近节趾骨底。见图 01.02.128。

01.02.1806 小趾展肌 abductor digiti minimi

起自跟骨，止于小趾近节趾骨底外侧。作用为外展小趾、屈小趾。见图 01.02.128。

01.02.1807 小趾短屈肌 flexor digiti minimi brevis

起自第 5 跖骨底，止于小趾近节趾骨底。作用为屈小趾。见图 01.02.128。

01.02.1808 趾短屈肌 flexor digitorum brevis

起自跟骨，肌腹圆润，前端分为 4 个肌束，各移行为一个细腱，止于第 2~5 趾的中节趾骨底。作用为屈第 2~5 趾。见图 01.02.128。

01.02.1809 足底方肌 quadratus plantae

又称副屈肌 flexor accessorius。居趾短屈肌深面，略呈方形，后端以内、外侧两个头分别起自跟骨内、外侧面，向前止于趾长屈肌腱后缘。作用为向后牵拉趾长屈肌腱，以矫正趾长屈肌腱的作用方向，利于屈第 2~5 趾。见图 01.02.128。

01.02.1810 蚓状肌 lumbricales

共 4 块，均呈细梭状，起自趾长屈肌各腱的内侧，前端移行为肌腱，经第 2~4 趾的内侧转向趾背侧，止于各趾背腱膜。作用为屈跖趾关节，伸趾间关节。见图 01.02.128。

01.02.1811 骨间足背肌 dorsal interossei

共 4 块，均为小型羽状肌，起自跖骨相对面，肌束移行于肌腱，其中，第 1、2 骨间背侧肌止于第 2 趾的近节趾骨底两侧和趾背腱膜；第 3、4 骨间背侧肌止于第 3~4 趾的近节趾骨底的外侧和趾背腱膜。作用为外展第 2~4 趾离开第 2 趾的中线，并屈跖趾关节，伸趾间关节。

01.02.1812 骨间足底肌 plantar interossei

共 3 块，均为小型单羽状肌，起自第 3~5 跖骨内侧缘，肌纤维移行于内侧的肌腱，由各趾根内侧转到趾背，止于第 3~5 趾的近侧趾骨底的内侧和趾背腱膜。作用为内收第 3~5 趾靠向第 2 趾并屈跖趾关节，伸趾间关节。

01.02.1813 阔筋膜 fascia lata

位于大腿的深筋膜特称阔筋膜。纤维结缔组织极为致密，紧裹整个大腿，上部附于腹股沟韧带；外侧附于髂嵴；内侧附于耻骨弓和坐骨结节；后面附于尾骨和骶骨背面，与臀筋膜相续，向下与腘筋膜相续。

01.02.1814 髂胫束 iliotibial tract

阔筋膜外侧部分特别增厚，坚韧，上端分两层，包夹着阔筋膜张肌，下端附于胫骨外侧髁。

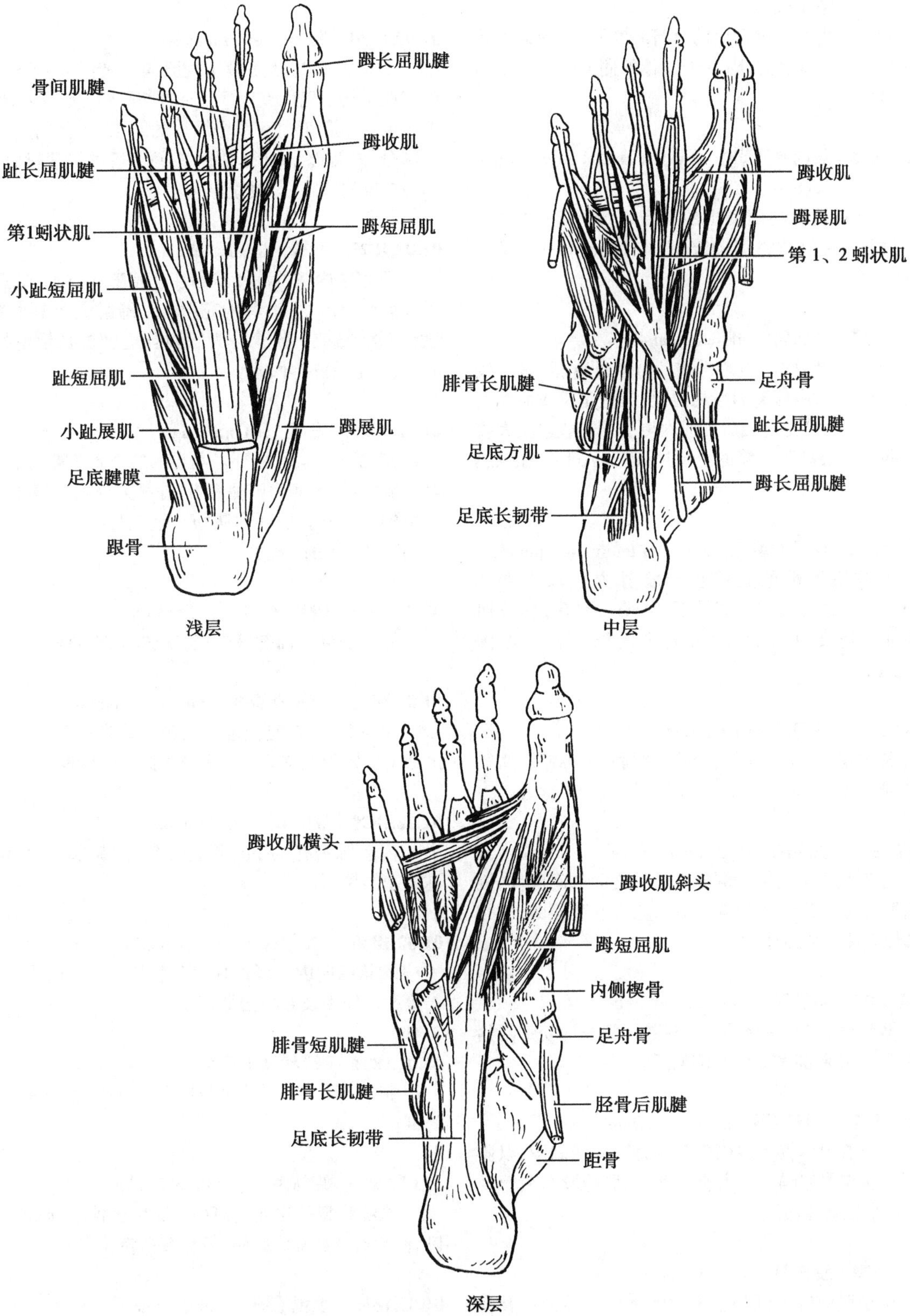

图 01.02.128　足底肌

01.02.1815 股外侧肌间隔 lateral femoral intermuscular septum

由阔筋膜的外侧发出的纵行纤维隔,向内插入骨前群肌与后群肌之间,附着于股骨外侧的骨面。见图 01.02.092。

01.02.1816 股内侧肌间隔 medial femoral intermuscular septum

由阔筋膜的内侧发出的纵行纤维隔,向外插入骨前群肌与后群肌之间,附着于股骨内侧骨面。见图 01.02.092。

01.02.1817 收肌管 adductor canal

位于大腿中 1/3 内侧份的一个肌性管隙,呈三棱形,长约 15cm,内侧壁为股内侧肌,后壁是长收肌和大收肌,前壁(顶)是缝匠肌和股内侧肌同长收肌及大收肌之间的一层腱膜。管的上口通股三角,下口称收肌腱裂孔,通腘窝。

01.02.1818 收肌腱裂孔 adductor tendinous opening

大收肌下端的肌腱止于股骨内上髁上方的收肌结节,腱与股骨下端之间形成一裂孔,即收肌腱裂孔,是收肌管的下口,向下后通腘窝。见图 01.02.125。

01.02.1819 髂筋膜 iliac fascia

覆盖在髂腰肌表面的结缔组织膜,也称髂腰肌筋膜,较厚,属于腹内筋膜的一部分。

01.02.1820 肌腔隙 lacuna musculorum

位于腹股沟韧带外侧份与髂骨之间的间隙,内侧以髂耻弓与血管腔隙相隔。肌腔隙中有髂腰肌、股神经和股外侧皮神经通过。

01.02.1821 髂耻弓 iliopectineal arch

髂腰筋膜发出的纤维束,附着于腹股沟韧带与髂耻隆起,将肌腔隙和血管腔隙隔开。

01.02.1822 血管腔隙 lacuna vasorum

位于腹股沟韧带内侧份与耻骨之间的间隙,以髂耻弓与肌腔隙相隔。管内有股动脉、股静脉和股管及其股深淋巴结等通过。

01.02.1823 股三角 femoral triangle

位于股前区上部的三角形区域。上界为腹股沟韧带,外侧界为缝匠肌内侧缘,内侧界为长收肌内侧缘,尖向下通收肌管,前壁为阔筋膜,后壁为髂腰肌、耻骨肌和长收肌及其筋膜构成凹槽。见图 01.02.120。

01.02.1824 股鞘 femoral sheath

腹横筋膜与髂筋膜从腹股沟韧带深面向下延伸包绕股动脉、股静脉上部形成的筋膜鞘,呈漏斗形,长约 3~4cm。股鞘内有两个纵行的纤维隔,将鞘腔分为三部分,外侧部容纳股动脉,中间部容纳股静脉,内侧部为空虚的管隙,称股管。

01.02.1825 股管 femoral canal

股鞘中内侧的漏斗状潜在性管隙,长约 1.5cm,位于股静脉上端内侧,其内充填有结缔组织和 1~2 个腹股沟深淋巴结。股管是为股静脉适度扩张预留的空间,便于下肢静脉回流。

01.02.1826 股环 femoral ring

股管的上口称股环。前界为腹股沟韧带,后界为耻骨梳韧带,内侧为腔隙韧带,外侧为分隔股静脉及其内侧的纤维隔。股环由腹膜外组织封闭,是腹膜腔的薄弱区,股疝由此发生。

01.02.1827 股环隔 femoral septum

覆盖股环上面的薄层膜状疏松结缔组织。

01.02.1828 隐静脉裂孔 saphenous hiatus

又称卵圆窝,是阔筋膜在耻骨结节外下方 3cm 处形成的卵圆形凹陷。大隐静脉由此注入股静脉。

01.02.1829 镰状缘 falciform margin

隐静脉裂孔的下外缘,呈向上的弧形,居大隐静脉末端的深面。

01.02.1830 (镰状缘)上角 superior cornu

镰状缘向内上延伸附着于耻骨结节的筋膜纤维,与腹股沟韧带及腔隙韧带相接。

01.02.1831 (镰状缘)下角 inferior cornu

镰状缘向外上延伸与耻骨肌筋膜相续的筋膜纤维。

01.02.1832 筛筋膜 cribriform fascia

隐静脉裂孔表面的薄层筋膜由于神经、血管及淋巴管穿行,形成筛状孔眼,故称筛筋膜。

01.02.1833 小腿筋膜 crural fascia

包裹小腿肌的深筋膜,较致密,上部为小腿肌提供起点,下部在踝关节周围增厚,形成支持带。

01.02.1834 腘筋膜 popliteal fascia

包绕膝部覆盖腘窝的深筋膜，向上续于大腿阔筋膜，向下移行为小腿深筋膜。

01.02.1835 小腿前骨筋膜鞘 anterior osseofascial compartments of leg

由小腿前区深筋膜，小腿前肌间隔，胫、腓骨及骨间膜共同围成的骨筋膜区域，容纳小腿前群肌、胫前血管和腓深神经。

01.02.1836 小腿外侧骨筋膜鞘 lateral osseofascial compartments of leg

由小腿前外区深筋膜、小腿后肌间隔、腓骨共同围成的区域，容纳小腿外侧肌群及腓浅神经。

01.02.1837 小腿后骨筋膜鞘 posterior osseofascial compartments of leg

由小腿后区深筋膜、小腿后肌间隔、胫骨与腓骨及其骨间膜围的区域。小腿后骨筋膜鞘又借小腿后筋膜分成浅、深两部。浅部容纳小腿三头肌，浅部筋膜鞘向下逐渐缩窄，包绕跟腱及其深面的脂肪组织。深部容纳小腿后区深层肌、血管神经束。

01.02.1838 小腿前肌间隔 anterior crural intermuscular septum

由小腿深筋膜发出的纤维隔，插入小腿前肌群与外侧肌群之间，附着于腓骨前缘。分隔小腿前群和外侧群肌。

01.02.1839 小腿后肌间隔 posterior crural intermuscular septum

由小腿深筋膜发出的纤维隔，插入小腿后肌群与外侧肌群之间，附着于腓骨后缘。分隔小腿后群和外侧群肌。

01.02.1840 伸肌上支持带 superior extensor retinaculum

小腿深筋膜在踝前上部增厚，形成的半环形纤维带。位于踝关节前上方，附着于胫、腓骨下段骨面。见图 01.02.126。

01.02.1841 伸肌下支持带 inferior extensor retinaculum

小腿深筋膜在足背近侧增厚，形成横置的“Y”形致密结缔组织带。其外侧端附于跟骨上面，内侧端以上、下两束，分别附着于内踝和足内侧缘并与足底深筋膜融合。伸肌上、下支持带对进入足背的肌腱起约束作用。见图 01.02.126。

01.02.1842 屈肌支持带 flexor retinaculum

小腿深筋膜在内踝与跟骨之间增厚，附着于内踝与跟骨内侧面，与跟骨共同构成踝管。小腿后区的肌腱、血管神经由踝管进入足底。

01.02.1843 腓骨肌上支持带 superior peroneal retinaculum

小腿深筋膜在外踝后下部增厚，附着于外踝与跟骨外侧面，将腓骨长、短肌腱约束于外踝的后方。

01.02.1844 腓骨肌下支持带 inferior peroneal retinaculum

小腿深筋膜在踝下方增厚，附着于跟骨前外侧部与伸肌下支持带的外侧端，与伸肌下支持带相续。将腓骨长、短肌腱约束于跟骨外侧面。

01.02.1845 足背筋膜 dorsal fascia of foot

足背的深筋膜，分浅、深两层，浅层为伸肌下支持带的延续，附着于足两侧缘的骨膜，深层又叫骨间足背筋膜，包绕骨间足背肌及跖骨骨膜。

01.02.1846 足底腱膜 plantar aponeurosis

又称跖腱膜，是足底深筋膜的中间部，较厚，呈三角形，后端狭细附于跟骨结节，前端呈扇形分为 5 个纤维束至各趾，腱膜的两侧向深面发出两个肌间隔，分别附于第 1、5 跖骨，将足底分为三个骨筋膜鞘，容纳足底的三群肌肉。该腱膜形成足纵弓的弓弦，对维持足纵弓起重要作用。见图 01.02.128。

01.02.1847 （足底腱膜）横束 transverse fasciculi

足底腱膜的前部在跖骨底部位纤维分为 5 个纤维束，各束之间由横向纤维相连，称横束。

01.02.1848 跖浅横韧带 superficial transverse metatarsal ligament

又名足底跖间韧带，位于足底跖骨头的稍远端跖侧面，呈横行的束状纤维韧带，与足底腱膜浅层融合，横向连结着跖腱膜行向各趾的纵行纤维束。

01.02.1849 滑膜囊 synovial bursa

含有潜在性腔隙的密闭结缔组织扁囊，大小不一，从直径几毫米至几厘米，腔内含少量滑液。存在于易发生相对运动的两结构之间，如皮肤、肌肉、肌腱、韧带与骨之间、皮肤与肌腱之间或其他两种结构之间。作用为增加滑润、减少摩擦、提高运动灵活性。炎症发生时，即形成滑膜囊炎。

01.02.1850　皮下囊　subcutaneous bursa

位于皮肤与骨或肌腱之间的滑膜囊，位置表浅，如鹰嘴皮下囊。

01.02.1851　肌下囊　submuscular bursa

位于肌或肌腱与骨之间的滑膜囊，如三角肌下囊。

01.02.1852　筋膜下囊　subfascial bursa

位于筋膜与骨或肌腱之间的滑膜囊，如髌前筋膜下囊。

01.02.1853　腱下囊　subtendinous bursa

位于肌腱与骨之间的滑膜囊，如冈下肌腱下囊。

01.02.1854　腭帆张肌囊　bursa of tensor veli palatini

位于腭帆张肌腱与蝶骨钩突之间的滑膜囊。

01.02.1855　喉结皮下囊　subcutaneous bursa of laryngeal prominence

位于喉部皮下、甲状软骨前突前面的滑膜囊。

01.02.1856　舌骨下囊　infrahyoid bursa

位于胸骨舌骨肌附着处与舌骨体之间的滑膜囊。

01.02.1857　舌骨后囊　retrohyoid bursa

位于舌骨后方胸骨舌骨肌附着处的滑膜囊。

01.02.1858　斜方肌腱下囊　subtendinous bursa of trapezius

位于斜方肌肩胛冈止点深面的滑膜囊。

01.02.1859　肩峰皮下囊　subcutaneous acromial bursa

位于肩部皮肤与肩峰之间的滑膜囊。

01.02.1860　肩峰下囊　subacromial bursa

位于肩峰与冈上肌腱之间的滑膜囊，向前可延至喙肩韧带的下方。

01.02.1861　三角肌下囊　subdeltoid bursa

位于三角肌中部上份与肱骨大结节之间的滑膜囊。

01.02.1862　喙肱肌囊　coracobrachial bursa

位于喙肱肌肌腱与喙突之间的滑膜囊。

01.02.1863　冈下肌腱下囊　subtendinous bursa of infraspinatus

位于冈下肌腱与肩关节囊或大结节之间的滑膜囊。

01.02.1864　肩胛下肌腱下囊　subtendinous bursa of subscapularis

位于肩胛下肌腱与肩胛骨外侧角前面的滑膜囊，与关节腔相通，多视为肩关节滑膜向外突出而形成。

01.02.1865　大圆肌腱下囊　subtendinous bursa of teres major

位于大圆肌肌腱附着处深面的滑膜囊。

01.02.1866　背阔肌腱下囊　subtendinous bursa of latissimus dorsi

位于背阔肌腱与大圆肌腱之间的滑膜囊。

01.02.1867　鹰嘴皮下囊　subcutaneous bursa of olecranon

位于皮肤与尺骨鹰嘴之间的滑膜囊。

01.02.1868　鹰嘴腱内囊　intratendinous bursa of olecranon

位于肱三头肌腱两层腱膜之间的滑膜囊。

01.02.1869　肱三头肌腱下囊　subtendinous bursa of triceps brachii

位于肱三头肌腱与尺骨鹰嘴之间、鹰嘴腱内囊深部的滑膜囊。

01.02.1870　肱二头肌桡骨囊　bicipitoradial bursa

位于肱二头肌肌腱与桡骨粗隆之间的滑膜囊。

01.02.1871　肘部骨间囊　interosseous cubital bursa

位于肱二头肌腱与尺骨冠突之间的滑膜囊。

01.02.1872　桡侧腕短伸肌囊　bursa of extensor carpi radialis brevis

位于桡侧腕短伸肌腱与第3掌骨底之间的滑膜囊。

01.02.1873　拇长展肌和拇短伸肌腱鞘　tendinous sheath of abductor longus and extensor brevis pollicis

分别包绕拇长展肌腱和拇短伸肌腱的腱鞘，两者位于腕背部第1骨筋膜管内。

01.02.1874　桡侧腕伸肌腱鞘　tendinous sheath of extensores carpi radiales

分别包绕桡侧腕长伸肌腱和桡侧腕短伸肌腱的腱鞘，均位于腕背部第2骨筋膜管内。

01.02.1875　拇长伸肌腱鞘　tendinous sheath of extensor pollicis longus

包绕拇长伸肌腱的腱鞘，位于腕背部第 3 骨筋膜管内。

01.02.1876　指伸肌和示指伸肌腱鞘　tendinous sheath of extensor digitorum and extensor indicis

包绕指伸肌腱和示指伸肌腱的腱鞘，位于腕背部第 4 骨筋膜管内。

01.02.1877　小指伸肌腱鞘　tendinous sheath of extensor digiti minimi

包绕小指伸肌腱的腱鞘，位于腕背部第 5 骨筋膜管内。

01.02.1878　尺侧腕伸肌腱鞘　tendinous sheath of extensor carpi ulnaris

包绕尺侧腕伸肌腱的腱鞘，位于腕背部第 6 骨筋膜管内。

01.02.1879　桡侧腕屈肌腱鞘　tendinous sheath of flexor carpi radialis

包绕桡侧腕屈肌腱的腱鞘。居腕掌侧。

01.02.1880　屈肌总腱鞘　common flexor sheath

包绕指浅屈肌腱和指深屈肌腱的腱鞘。居腕部掌侧。

01.02.1881　拇长屈肌腱鞘　tendinous sheath of flexor pollicis longus

包绕拇长屈肌腱的腱鞘。居腕、掌部掌侧。

01.02.1882　指腱鞘　tendinous sheaths of fingers

包绕手指掌侧指浅屈肌腱和指深屈肌腱的腱鞘。

01.02.1883　指纤维鞘　fibrous sheaths of fingers

由致密结缔组织纤维形成的指腱鞘外层，两侧附着于指骨，整体形成骨纤维管道，具有支持和约束肌腱的作用，也为屈指提供滑车作用。

01.02.1884　纤维鞘环状部　annular part of fibrous sheath

在近节指骨和中节指骨中间部，指纤维鞘中呈横向排列的纤维。

01.02.1885　纤维鞘交叉部　cruciform part of fibrous sheath

在指间关节掌侧，腱纤维鞘中薄而松弛呈斜行交叉的纤维。构成指屈时的滑车。

01.02.1886　指滑膜鞘　synovial sheaths of fingers

位于指纤维鞘之内，由滑膜构成的双层圆筒状的鞘，内层包在肌腱表面，称为脏层，外层贴附于指纤维鞘的内表面，称为壁层；脏、壁两层互相移行，之间为腔隙，内含少量滑液，以利肌腱在鞘内自由滑动。

01.02.1887　腱系膜　mesotendon

滑膜鞘从骨面过渡到肌腱的双层滑膜襞，位于指浅屈肌腱和指深屈肌腱的背侧与指骨之间。支配肌腱的血管由系膜进入肌腱。见图 01.02.091。

01.02.1888　腱纽　vincula tendinum

腱系膜的大部分因运动而退化，仅在血管进入肌腱处保留下来，这部分腱系膜包绕着血管形成细索状结构——腱纽。见图 01.02.091。

01.02.1889　长纽　vinculum longum

连于指浅屈肌腱或指深屈肌腱背侧和近节指骨底之间的腱纽，细而长。

01.02.1890　短纽　vinculum breve

连于指浅屈肌腱或指深屈肌腱末端的背侧与近节或中节指骨远端的腱纽，略呈三角形，较短。

01.02.1891　指背腱膜　aponeurosis dorsal digiti

又称腱帽。指伸肌肌腱越过掌骨头后向两侧扩展，形成的膜状结构，包绕着掌骨头和近节指骨背面。继而指腱膜分为 3 个纤维束，中间束止于中节指骨底，两条侧束末端合并止于远节指骨底。见图 01.02.091。

01.02.1892　腱间结合　intertendinous connections

连结第 2~5 指伸肌腱之间的横向腱样结缔组织束，位于掌骨头背侧附近。

01.02.1893　转子皮下囊　subcutaneous trochanteric bursa

位于臀外侧皮肤与股骨大转子之间的滑膜囊。

01.02.1894　臀大肌转子囊　trochanteric bursa of gluteus maximus

位于臀大肌肌腱与股骨大转子之间的滑膜囊。

01.02.1895　臀中肌转子囊　trochanteric bursae of gluteus medius

包括两个滑膜囊：一是臀中肌浅转子囊，位于臀中肌肌腱与股骨大转子之间；二是臀中肌深转子囊，位于臀中肌肌腱与梨状肌之间。

01.02.1896 臀小肌转子囊 trochanteric bursa of gluteus minimus

位于臀小肌肌腱与股骨大转子之间的滑膜囊。

01.02.1897 梨状肌囊 bursa of piriformis

位于梨状肌肌腱与大转子之间的滑膜囊。

01.02.1898 闭孔内肌坐骨囊 sciatic bursa of obturator internus

位于闭孔内肌肌腱与坐骨小切迹软骨面之间的滑膜囊。

01.02.1899 闭孔内肌腱下囊 subtendinous bursa of obturator internus

位于闭孔内肌绕过坐骨小切迹处的滑膜囊。

01.02.1900 臀肌间囊 intermuscular bursae of glutei

位于臀大肌肌腱与股骨臀肌粗隆附近之间的2~3个小滑膜囊,又称臀肌股骨囊。

01.02.1901 臀大肌坐骨囊 sciatic bursa of gluteus maximus

位于臀大肌与坐骨结节之间的滑膜囊。

01.02.1902 髂耻囊 iliopectineal bursa

位于髂腰肌与髂耻隆起和髋关节囊之间的滑膜囊,常与髋关节腔相交通。

01.02.1903 髂肌腱下囊 subtendinous bursa of iliacus

位于髂腰肌肌腱与股骨小转子之间的滑膜囊。

01.02.1904 股二头肌上囊 superior bursa of biceps femoris

位于股二头肌起始部与半膜肌起始部之间的滑膜囊。

01.02.1905 髌前皮下囊 subcutaneous prepatellar bursa

位于膝前皮肤与髌骨前面之间的滑膜囊。

01.02.1906 髌前筋膜下囊 subfascial prepatellar bursa

位于阔筋膜与股四头肌腱之间的滑膜囊。

01.02.1907 髌前腱下囊 subtendinous prepatellar bursa

位于股四头肌腱与髌骨之间的滑膜囊,不恒定。

01.02.1908 髌上囊 suprapatellar bursa

位于髌骨上方,股四头肌腱与股骨前面之间的滑膜囊,通常与膝关节腔相交通。

01.02.1909 滑膜襞 synovial folds

突向关节腔的滑膜,常成簇存在。

01.02.1910 髌上滑膜襞 suprapatellar synovial fold

位于膝关节囊内髌骨上方的滑膜襞。

01.02.1911 髌下滑膜襞 infrapatellar synovial fold

位于膝关节囊内髌骨下方的滑膜襞。

01.02.1912 髌内侧滑膜襞 medial patellar synovial fold

位于膝关节囊内髌骨内侧的滑膜襞。

01.02.1913 翼状襞 alar folds

在膝关节囊内,位于髌骨两侧向上伸展的脂肪垫。

01.02.1914 髌下皮下囊 subcutaneous infrapatellar bursa

位于胫骨粗隆下部皮肤与髌韧带之间的滑膜囊,不恒定。

01.02.1915 髌下深囊 deep infrapatellar bursa

位于髌韧带与胫骨前面之间的滑膜囊。

01.02.1916 胫骨粗隆皮下囊 subcutaneous bursa of tibial tuberosity

位于皮肤与胫骨粗隆之间的滑膜囊。

01.02.1917 缝匠肌腱下囊 subtendinous bursae of sartorius

位于缝匠肌肌腱与其深面的股薄肌、半腱肌肌腱之间的滑膜囊。

01.02.1918 鹅足囊 anserine bursa

位于膝关节内侧,缝匠肌、股薄肌和半腱肌三肌腱与胫侧副韧带之间的滑膜囊。三条肌腱之间由致密纤维膜相连,形似鹅足,故名鹅足囊。

01.02.1919 股二头肌下腱下囊 inferior subtendinous bursa of biceps femoris

位于股二头肌腱与膝关节腓侧副韧带之间的滑膜囊。

01.02.1920 腘肌下隐窝 subpopliteal recess

又名腘肌囊。位于股骨外侧髁上方,腘肌肌腱与膝关节囊间的滑膜囊，常与膝关节腔相通。

01.02.1921 腓肠肌外侧头腱下囊 subtendinous bursa of lateral head of gastrocnemius

位于腓肠肌外侧头起始腱与膝关节囊之间的滑膜囊，有时与膝关节腔相交通。

01.02.1922 腓肠肌内侧头腱下囊 subtendinous bursa of medial head of gastrocnemius

位于腓肠肌内侧头起始腱与膝关节囊之间的滑膜囊，与膝关节腔和半膜肌囊相交通。

01.02.1923 半膜肌囊 bursa of semimembranosus

位于半膜肌肌腱与膝关节囊之间的滑膜囊，有时与膝关节腔相交通。

01.02.1924 外踝皮下囊 subcutaneous bursa of lateral malleolus

位于皮肤与外踝之间的滑膜囊。

01.02.1925 内踝皮下囊 subcutaneous bursa of medial malleolus

位于皮肤与内踝之间的滑膜囊。

01.02.1926 胫骨前肌腱下囊 subtendinous bursa of tibialis anterior

位于胫骨前肌腱与内侧楔骨之间的滑膜囊。

01.02.1927 跟皮下囊 subcutaneous calcaneal bursa

位于皮肤与跟骨后面之间的滑膜囊。

01.02.1928 跟腱囊 bursa of tendo calcaneus

位于跟腱与跟骨后面之间的滑膜囊。

01.02.1929 胫骨前肌腱鞘 tendinous sheath of tibialis anterior

包绕胫骨前肌腱的腱鞘。位于伸肌支持带的深面。

01.02.1930 踇长伸肌腱鞘 tendinous sheath of extensor hallucis longus

包绕踇长伸肌腱的腱鞘。位于伸肌支持带上、下两臂的深面。

01.02.1931 趾长伸肌腱鞘 tendinous sheath of extensor digitorum longus

包绕趾长伸肌腱的腱鞘。位于伸肌下支持带的深面。

01.02.1932 趾长屈肌腱鞘 tendinous sheath of flexor digitorum longus

包绕趾长屈肌腱的腱鞘。位于踝管内。

01.02.1933 胫骨后肌腱鞘 tendinous sheath of tibialis posterior

包绕胫骨后肌腱的腱鞘。位于踝管内。

01.02.1934 踇长屈肌腱鞘 tendinous sheath of flexor hallucis longus

包绕踇长屈肌腱的腱鞘。位于踝管内。

01.02.1935 腓骨肌总腱鞘 common sheath of peronei

包绕腓骨长肌腱和腓骨短肌腱的腱鞘。位于腓侧支持带的深面。

01.02.1936 腓骨长肌足底腱鞘 plantar tendinous sheath of peroneus longus

包绕腓骨长肌腱斜跨足底段的腱鞘，为腓骨肌总腱鞘向前延伸部分。

01.02.1937 趾腱鞘 tendinous sheaths of toe

包绕足趾趾长屈肌腱和趾短屈肌腱的腱鞘，由趾纤维鞘和趾滑膜鞘组成。

01.02.1938 趾滑膜鞘 synovial sheaths of toes

由双层滑膜构成的圆筒状鞘，结构与作用与指滑膜鞘相似。

01.02.1939 （趾）腱纽 vincula tendinum

（趾）腱系膜退化，仅在血管出入肌腱处留下包绕着血管所形成的结构，与手指的腱滑膜鞘形成腱纽相似。

01.02.1940 趾纤维鞘 fibrous sheaths of toes

由致密结缔组织形成的骨纤维性管道，其结构与作用与指纤维鞘相似。

01.02.1941 纤维鞘环状部 annular part of fibrous sheath

在近节趾骨和中节趾骨中间部，趾纤维鞘中呈横向排列的纤维。

01.02.1942 纤维鞘交叉部 cruciform part of fibrous sheath

在趾间关节的跖侧面，趾纤维鞘中的薄而松弛、呈斜行交叉的纤维。形成屈趾的滑车。

（复旦大学上海医学院　李瑞锡）

01.03 内 脏 学

01.03.0001 内脏学 splanchnology

研究内脏器官的位置、形态结构和功能的科学。包括消化、呼吸、泌尿和生殖系统的器官,以及某些与内脏器官密切相关的结构,如胸膜、腹膜和会阴等,也归于内脏学范畴。

01.03.0002 内脏 viscera

包括消化、呼吸、泌尿和生殖系统的器官。大部分器官位于胸腔、腹腔和盆腔内;消化和呼吸系统的部分器官位于头颈部,泌尿、生殖和消化系统的部分器官位于会阴部。内脏器官根据其结构,可分为中空性器官和实质性器官两大类。

01.03.0003 中空性器官 tubular organ

呈管状或囊状,内部均有空腔,如消化道、呼吸道、泌尿道和生殖道。中空性器官的管壁由3~4层组织构成,其中,消化道由4层组织构成,而呼吸道、泌尿道和生殖道由3层组织构成。以消化道为例,由内向外依次为:黏膜、黏膜下层、肌层和外膜。见图01.03.001。

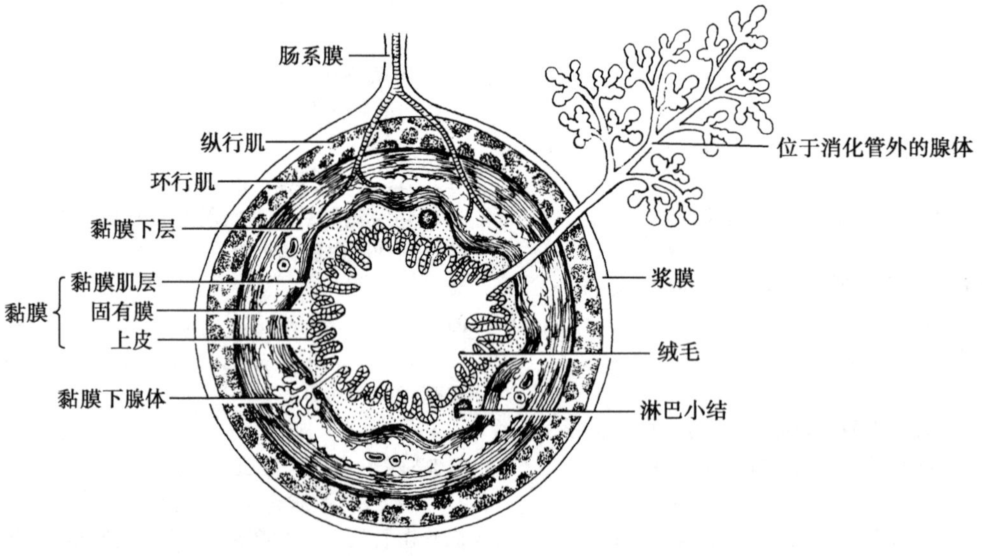

图 01.03.001 肠壁的一般构造模式图

01.03.0004 实质性器官 parenchymatous organ

多属腺组织,表面包以结缔组织的被膜或浆膜,内部没有特定的空腔;分布于实质性器官的血管、神经和淋巴管,以及该器官的导管出入之处,常为一凹陷,称为"门"。

01.03.0005 消化系统 alimentary system, digestive apparatus

将摄取的食物进行物理性和化学性消化,吸收营养物质,并将食物残渣排出体外的系统。该系统由消化管和消化腺组成,消化管分为口腔、咽、食管、胃、小肠和大肠,消化腺包括口腔腺、肝、胰和消化管壁内的许多小腺体。见图01.03.002。

01.03.0006 消化管 alimentary canal

从口腔到肛门的管道。分为口腔、食管、胃、小肠和大肠。小肠又分为十二指肠、空肠和回肠;大肠分为盲肠、结肠、直肠和肛管。通常将从口腔到十二指肠的管道称为上消化道,空肠以下的部分称为下消化道。见图01.03.002。

01.03.0007 消化腺 alimentary gland

分泌消化液的腺体。包括大消化腺和小消化腺两类。大消化腺位于消化管壁之外,为一独立的器官,所分泌的消化液经导管排入消化管腔内,如大唾液腺、肝和胰。小消化腺分布于消化管壁内,位于黏膜层或黏膜下层,如唇腺、颊腺、舌腺、食管腺、胃腺和肠腺等。见图01.03.001。

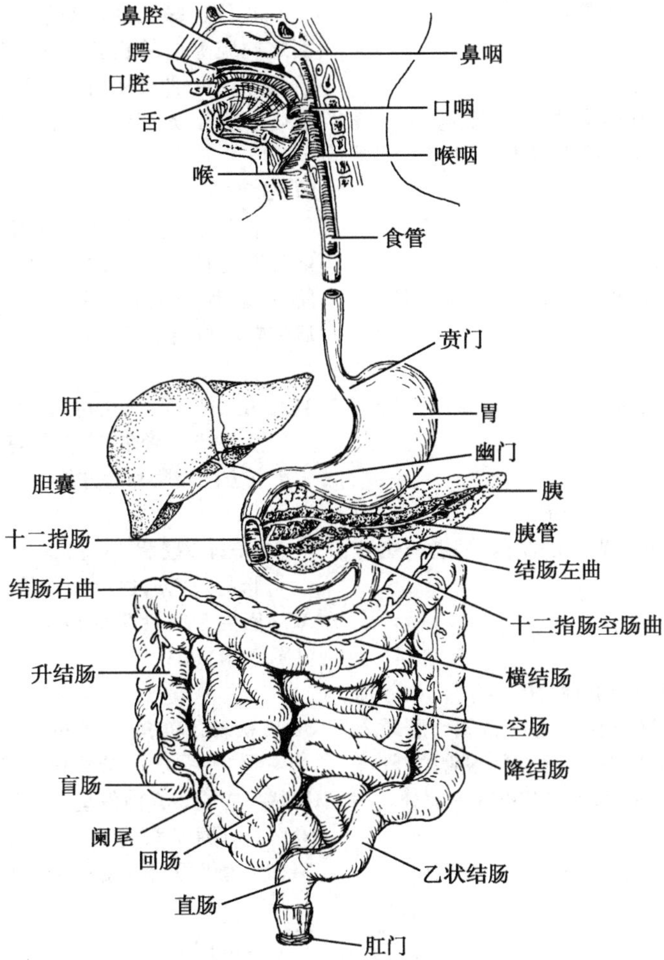

图 01.03.002　消化系统概观

01.03.0008　口　mouth

消化管的起始部,包括口唇、颊、腭、牙和舌等器官。见图 01.03.003。

01.03.0009　口腔　oral cavity

消化管的起始部,其前壁为上、下唇,侧壁为颊,上壁为腭,下壁为口腔底;向前经口裂通向外界,向后经咽峡与咽相通。口腔借上、下牙弓和牙龈分为前外侧部的口腔前庭和后内侧部的固有口腔。口腔内有牙和舌等器官。见图 01.03.003。

01.03.0010　口腔前庭　oral vestibule

位于上、下列牙弓和牙龈与唇、颊之间的呈蹄铁形的腔隙,向前经口裂与外界相通。唇、颊黏膜与上、下颌牙龈相移行处,构成口腔前庭的上穹和下穹。

01.03.0011　口裂　oral fissure, orifice of mouth

由上、下唇的游离缘共同围成的裂隙。

01.03.0012　口唇　oral lip

上唇和下唇的总称。从外向内分别由皮肤、口轮匝肌和黏膜构成。口唇的游离缘是皮肤与黏膜的移行部,称为唇红;其内无黏液腺,但含有皮脂腺,而且是体表毛细血管最丰富的部位,呈红色,缺氧时呈绛紫色,临床称发绀。见图 01.03.003。

01.03.0013　上唇　upper lip

位于外鼻与口裂之间,两侧借鼻唇沟与颊为界。上唇较宽,其表面正中线有一垂直浅沟,称为人中。见图 01.03.003。

01.03.0014　人中　philtrum

上唇表面正中线上的一条垂直的浅沟。人中中、上 1/3 的交界处即中医学人中穴的位置。针刺该穴,可调整机体的功能活动。

01.03.0015　上唇结节　tubercle of upper lip

上唇游离缘中点处的一小隆起。

01.03.0016 下唇 lower lip

位于口裂与横行的颏唇沟之间,两侧移行于颊部。下唇较上唇窄,其下界颏唇沟以下为颏部。见图 01.03.003。

01.03.0017 唇联合 labial commissure

上、下唇在左右两端的结合处,又称口角,其位置约平对第一前磨牙。

01.03.0018 口角 angle of mouth

唇联合。

01.03.0019 鼻唇沟 nasolabial sulcus

上唇外面两侧与颊部交界处的浅沟,是唇与颊的分界。

01.03.0020 颊 cheek

口腔的侧壁,借鼻唇沟与上唇为界;自外向内分别由皮肤、颊肌、颊脂体和黏膜构成。在上颌第二磨牙牙冠相对的颊黏膜有腮腺管乳头,其上有腮腺管的开口;颊黏膜的黏膜下层有小的颊腺,为口腔腺的一部分。

01.03.0021 颊脂体 buccal fat pad

在覆盖颊肌外面的颊咽筋膜与下颌支和咬肌内面之间腔隙内的脂肪团块。颊脂体在婴儿时期较发达,有协助颊肌作吸吮活动的作用,但在患长期消耗性疾病的患者,颊脂体消失,面颊深陷,呈恶病质面容。

01.03.0022 固有口腔 oral cavity proper

位于上、下列牙弓和牙龈与咽峡之间的腔隙。其前界和外侧界为上、下列牙弓和牙龈,顶的前部为硬腭,后部为软腭,底为肌肉、黏膜和舌构成的口腔底,向后借咽峡与咽相通。

01.03.0023 腭 palate

为固有口腔的上壁,呈穹窿状,分隔口腔与鼻腔,分为前方的硬腭和后方的软腭两部分。见图 01.03.003。

01.03.0024 硬腭 hard palate

腭的前 2/3,由上颌骨腭突和腭骨水平板构成,其鼻侧面由呼吸性黏膜被覆,口腔面由口腔黏膜覆盖。见图 01.03.003。

01.03.0025 软腭 soft palate

腭的后 1/3,主要由腭腱膜、腭肌、腭腺、血管、神经和黏膜构成。其前份呈水平位,后份向后下倾斜,称为腭帆。自腭帆两侧向下方分出两条黏膜皱襞,前方的一对为腭舌弓,后方的一对为腭咽弓。见图 01.03.003。

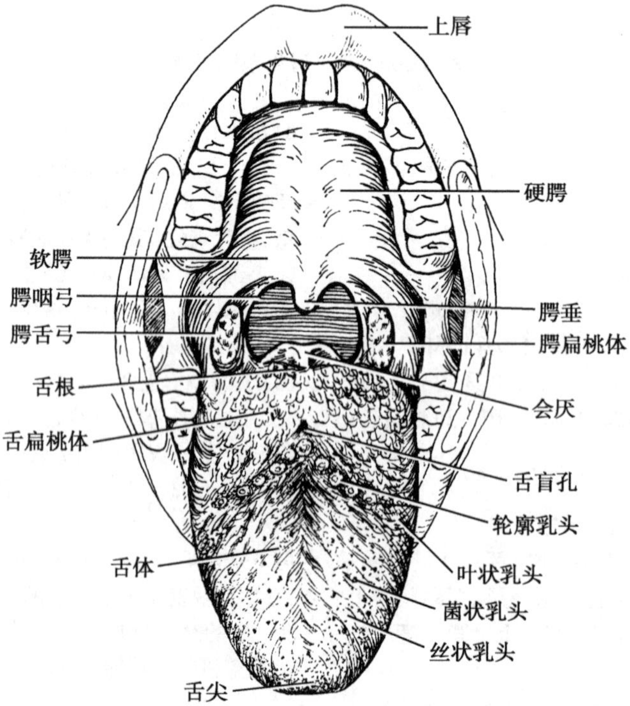

图 01.03.003 口腔及咽峡

01.03.0026　腭缝　palatine raphe

沿腭正中线上的一条略呈白色的黏膜隆起，有时亦呈凹陷的细沟状。该缝向前达切牙后方，终于一丘状隆起，为切牙乳头。

01.03.0027　口腔黏膜　mucous membrane of mouth

覆盖在口腔内的一层复层扁平上皮和固有层，无黏膜肌层，内含大量的腺体。

01.03.0028　上唇系带　frenulum of upper lip

上唇内面正中线上的黏膜皱襞，连接上唇与牙龈。

01.03.0029　下唇系带　frenulum of lower lip

下唇内面正中线上的黏膜皱襞，连接下唇与牙龈。

01.03.0030　牙周组织　periodontium

牙根周围支持、固定和保护牙的组织结构，包括牙周膜、牙龈和牙槽骨3部分。见图01.03.004。

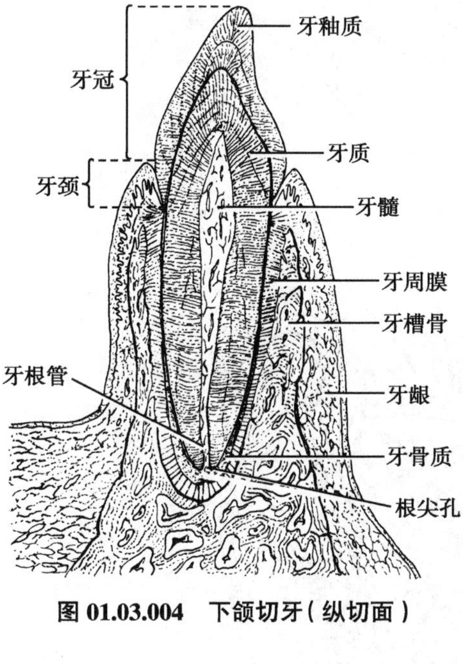

图 01.03.004　下颌切牙（纵切面）

01.03.0031　牙龈　gum, gingiva

包绕在上、下颌骨牙槽突及牙颈部的口腔黏膜。其内血管丰富，呈淡红色，坚韧而有弹性；因缺少黏膜下层，直接与骨膜紧密相连，故牙龈不能移动。见图01.03.004。

01.03.0032　龈缘　gingival margin

牙龈位于牙颈和牙冠之间的游离缘所形成的皱襞。其上皮属复层扁平上皮，因在咀嚼中不断受到食物摩擦，故上皮出现角化现象。

01.03.0033　龈乳头　gingival papilla

龈缘在相邻两牙之间的高起处，又称牙间乳头。是由上皮下固有膜内的结缔组织向上皮层突入而形成。

01.03.0034　龈沟　gingival sulcus, gingival groove

龈缘与牙颈之间的一狭窄环沟。龈缘是龈沟的边界，呈波形分布。

01.03.0035　舌下阜　sublingual caruncle

舌系带根部两侧的一对小黏膜隆起。其上有下颌下腺和舌下腺管的开口。见图01.03.005。

01.03.0036　舌下襞　sublingual fold

从舌下阜向口底后外侧延续的带状黏膜皱襞。其深面有舌下腺，表面有舌下腺小管的开口。见图01.03.005。

01.03.0037　腮腺管乳头　papilla of parotid duct

平对上颌第二磨牙牙冠颊黏膜上的隆起。为腮腺管开口处。

01.03.0038　腭横襞　transverse palatine fold

硬腭前部，腭缝两侧由黏膜形成的横行的嵴状皱襞。其数目和明显程度均有个体差异，新生儿和婴儿比较明显，而成人趋向消失。

01.03.0039　切牙乳头　incisive papilla

腭缝前端，切牙后方的一丘状黏膜隆起。有时其中央有一小窝或盲囊，为胚胎时期切牙管下端的残疾，其深面为切牙管开口处的切牙窝。

01.03.0040　口腔腺　oral gland, gland of oral cavity

向口腔内排出分泌物即唾液的腺体。包括三对大唾液腺和许多小唾液腺。大唾液腺包括腮腺、下颌下腺和舌下腺，小唾液腺包括唇腺、颊腺、舌腺等。见图01.03.006。

01.03.0041　大唾液腺　major salivary gland

包括腮腺、下颌下腺和舌下腺，其腺体离口腔黏膜有一段距离，故其分泌物经导管排入口腔。见图01.03.006。

01.03.0042　舌下腺　sublingual gland

位于下颌舌骨肌上方、舌下襞的深面、下颌骨舌

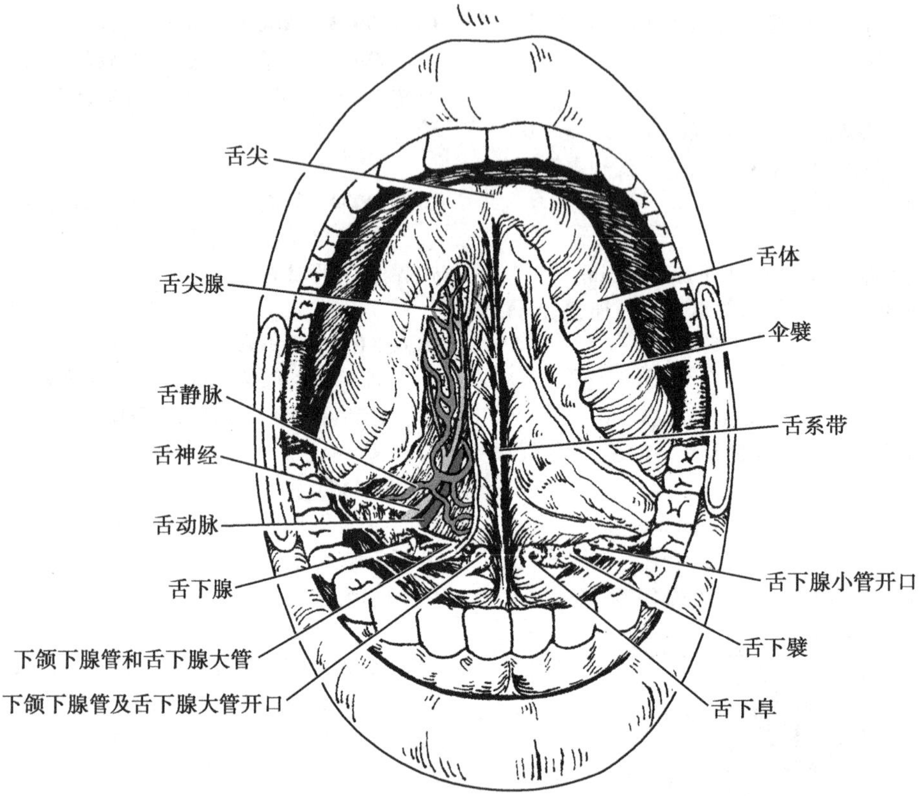

图 01.03.005　舌下面

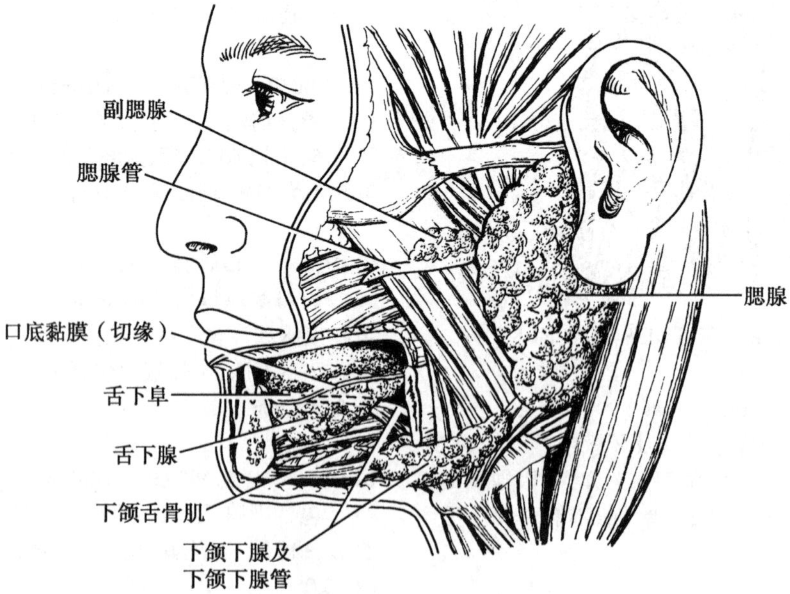

图 01.03.006　大唾液腺

面的舌下腺窝内。是三对大唾液腺中最小的一对，腺体细长、扁平，状如杏仁，由一条舌下腺大管和数条舌下腺小管分别开口于舌下阜和舌下襞黏膜表面。见图01.03.006。

01.03.0043　舌下腺大管　major sublingual duct

舌下腺的排泄管，多为一条，自腺体前部发出，位于下颌下腺管的外侧，多半与下颌下腺管汇合，共同开口于舌下阜，也可单独开口于舌下阜。见图01.03.005。

01.03.0044　舌下腺小管　minor sublingual duct

舌下腺的排泄管，短而细，约5~15条，排列在腺体的上缘，直接开口于舌下襞黏膜表面。见图01.03.005。

01.03.0045　下颌下腺　submandibular gland

位于下颌体下缘与二腹肌前、后腹所围成的下颌下三角内，大小似核桃，呈扁椭圆形，经下颌下腺管开口于舌下阜。见图01.03.006。

01.03.0046　下颌下腺管　submandibular duct

下颌下腺的导管，长约5cm，在下颌舌骨肌后缘附近，自腺体内侧面发出，沿口底黏膜深面前行，开口于舌下阜。见图01.03.005、图01.03.006。

01.03.0047　腮腺　parotid gland

最大的唾液腺，呈不规则楔形，大部位于外耳道前下方、下颌支与胸锁乳突肌之间的下颌后窝内，分为浅、深两部。由腮腺前沿发出腮腺管，开口于腮腺管乳头。见图01.03.006。

01.03.0048　［腮腺］浅部　superficial part of parotid gland

腮腺的一部分，略呈三角形，上达颧弓，下至下颌角，前至咬肌后1/3的浅面，后至胸锁乳突肌前缘，并与腮腺深部相续。

01.03.0049　［腮腺］深部　deep part of parotid gland

腮腺的一部分，位于下颌后窝和下颌支深面，又称下颌后突，分为上面、前内侧面和后内侧面。上面与外耳道软骨部及下颌关节后部相邻，前内侧面与下颌支后缘及咬肌后部相接，后内侧面与乳突、茎突及起于茎突的肌相邻。

01.03.0050　咽旁间隙　parapharyngeal space

位于咽腔侧方的咽上缩肌与翼内肌和腮腺深叶之间的间隙。前为翼下颌韧带及下颌下腺上缘；后为椎前筋膜。间隙呈倒立锥体形，底在上为颅底的颞骨和蝶骨，尖向下止于舌骨。由茎突及附着其上的诸肌将该间隙分为前后两部，前部称咽旁前间隙，后部为咽旁后间隙。

01.03.0051　副腮腺　accessory parotid gland

分布于腮腺管附近的附属腺体，出现率约为35%，其组织结构与腮腺相同，但其形态不一、大小不等，副腮腺导管汇入腮腺管。见图01.03.006。

01.03.0052　腮腺管　parotid duct

腮腺的排泄导管。由腮腺小叶内及小叶间导管逐级汇集而成。自腮腺浅部前缘发出，于颧弓下一横指处横过咬肌表面至其前缘，斜穿颊肌，开口于上颌第二磨牙牙冠相对处颊黏膜上的腮腺乳头。自耳轮脚向鼻翼和口角连线的中点，作一连线，其中1/3段为腮腺管的体表投影。见图01.03.006。

01.03.0053　小唾液腺　minor salivary gland

位于口腔各部黏膜内或黏膜下层的黏液腺，直接开口于黏膜，或间接以许多小导管开口于口腔，如唇腺、颊腺、腭腺、磨牙腺和舌腺等。

01.03.0054　磨牙腺　molar gland

位于颊黏膜内、颊腺的后方、靠近腮腺管末端附近的黏液腺。腺体较颊腺稍大，其导管开口于第三磨牙附近的颊黏膜。也被称为颊腺中较大者。

01.03.0055　舌前腺　anterior lingual gland

位于舌尖下面的黏膜下，呈纺锤形的混合腺，左、右各一，又称舌尖腺。腺体无分泌管，借4~7条小导管，开口于伞襞内侧附近的黏膜。舌前腺不仅被舌黏膜覆盖，而且也被来自茎突舌肌和下纵肌的肌束所掩盖。

01.03.0056　牙　teeth

位于口腔前庭与固有口腔之间，镶嵌于上、下颌骨牙槽内，呈弓形排列的器官，由牙质、釉质、牙骨质和牙髓组成，分为牙冠、牙颈和牙根三部分，具有咀嚼食物和辅助发音的功能。人的一生有乳牙和恒牙两组牙。见图01.03.007、图01.03.008。

01.03.0057　牙冠　crown of tooth

牙露出牙龈之外，暴露于口腔的部分。切牙的牙冠扁平，呈凿状；尖牙的牙冠呈锥形；前磨牙的牙冠较大，呈方圆形；磨牙的牙冠最大，呈方形。见图01.03.004。

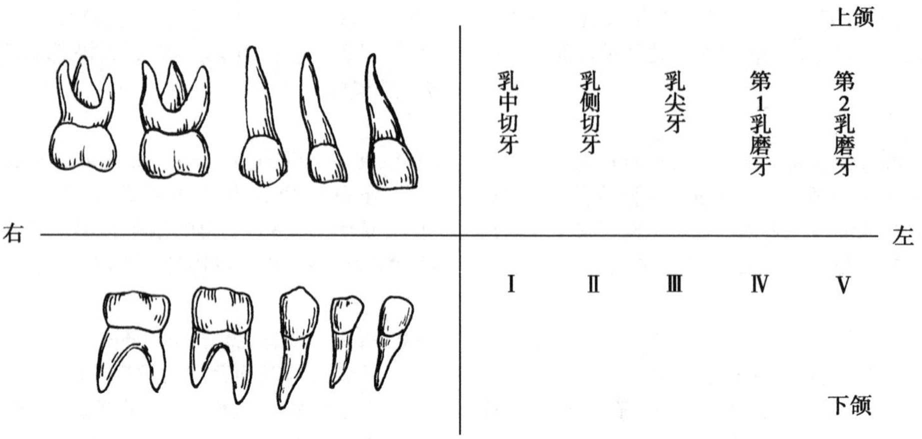

图 01.03.007　乳牙的名称及符号

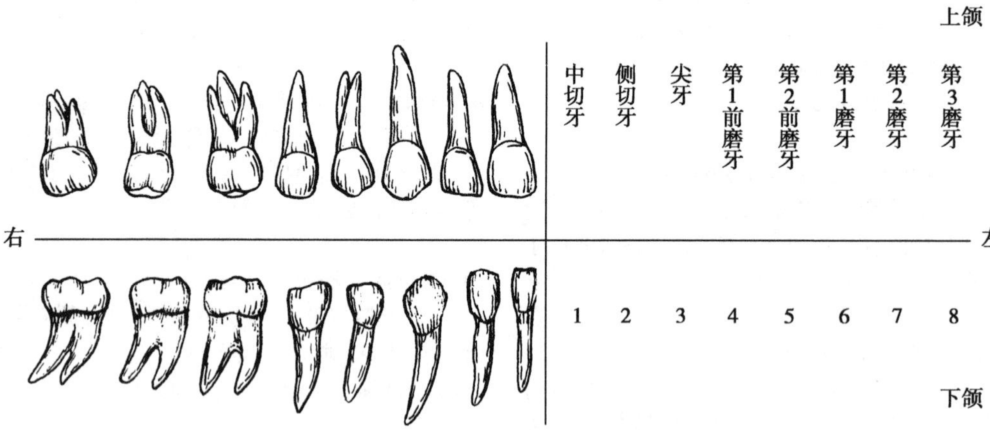

图 01.03.008　恒牙的名称及符号

01.03.0058　牙尖　cuspis of tooth

除切牙之外，牙1~5个尖状隆起。是由牙裂分隔，牙前磨牙有两个牙尖，称为双尖牙；磨牙有4~5个牙尖，称多尖牙。

01.03.0059　尖顶　apex of cuspis

牙尖的尖部。见图01.03.008。

01.03.0060　牙结节　tubercle of tooth

位于切牙和尖牙牙冠舌面的球状隆起。见图01.03.008。

01.03.0061　［牙］横嵴　transverse ridge of tooth，transverse crest of tooth

两个相邻牙尖之间的横行隆起。

01.03.0062　［牙］三角嵴　triangular ridge of tooth，triangular crest of tooth

位于磨牙牙尖之间的三角形隆起。

01.03.0063　临床牙冠　clinical crown of tooth

牙龈以上的牙冠部分。

01.03.0064　牙颈　neck of tooth

位于牙冠和牙根之间，被牙龈所包盖的部分。见图01.03.004。

01.03.0065　牙根　root of tooth

牙嵌入上、下颌骨牙槽内的部分，呈锥形，其末端狭细的部分称为牙根尖。见图01.03.004。

01.03.0066　牙根尖　apex of root of tooth

牙根末端狭细的部分，其尖端有一开口，称牙根尖孔。牙的血管、神经通过牙根尖孔进入牙根管和牙冠腔。见图 01.03.004。

01.03.0067 临床牙根 clinical root of tooth
位于牙龈以下的部分。见图 01.03.008。

01.03.0068 殆面 occlusal surface
上、下列牙弓在咀嚼时，牙冠相对应面，又称咀嚼面。见图 01.03.008。

01.03.0069 ［牙］前庭面 vestibular surface of tooth
牙冠朝向口腔前庭，与唇和颊相接触的面，即牙冠外面。

01.03.0070 ［牙］唇面 labial surface of tooth
切牙和尖牙的前庭面。见图 01.03.008。

01.03.0071 ［牙］颊面 buccal surface of tooth
前磨牙和磨牙的前庭面。

01.03.0072 ［牙］舌面 lingual surface of tooth
牙冠与舌相对应的面，即牙冠的内面。

01.03.0073 ［牙］腭面 palatal surface of tooth
牙冠的舌面。

01.03.0074 ［牙］邻接面 approximal surface of tooth
牙冠彼此之间相邻接的面。

01.03.0075 ［牙］近中面 mesial surface of tooth
每个牙牙冠靠近中线的邻接面。

01.03.0076 ［牙］远中面 distal surface of tooth
每个牙牙冠远离中线的邻接面。

01.03.0077 ［牙］接触区 contingent area of tooth
牙冠邻接面相互接触的区域。

01.03.0078 ［牙］基嵴 cingulum, basal of tooth ridge
切牙和尖牙舌面接近牙颈处的隆起，是胚胎发育期 4 个发育叶中的一个所形成。

01.03.0079 ［牙］缘嵴 marginal crest of tooth, marginal ridge of tooth
切牙和尖牙舌面上部近切缘的条状隆起，是胚胎发育期 4 个发育叶的 3 个所形成。

01.03.0080 ［牙］切缘 incisal margin of tooth
切牙和尖牙的咀嚼面。见图 01.03.008。

01.03.0081 牙腔 dental cavity
牙冠腔与牙根管的合称，又称髓腔。见图 01.03.004。

01.03.0082 牙冠腔 pulp chamber
牙冠和牙颈内的宽阔腔隙。见图 01.03.004。

01.03.0083 牙根管 root canal, pulp canal
牙根内的细管。见图 01.03.004。

01.03.0084 牙根尖孔 apical foramen
牙根管在牙根尖端的开口。见图 01.03.004。

01.03.0085 牙髓 dental pulp
牙腔内容物，属胚胎性结缔组织，含丰富的血管和神经。因牙腔周围为坚硬的牙质，牙髓发炎时，致牙腔内压力增高，压迫神经和血管，引起剧烈疼痛。见图 01.03.004。

01.03.0086 牙冠髓 coronal pulp
位于牙冠腔内的牙髓。见图 01.03.004。

01.03.0087 牙根髓 radicular pulp
位于牙根管内的牙髓。见图 01.03.004。

01.03.0088 牙乳头 papilla of tooth
胚胎学用语，填充于帽状造釉器凹陷内的间充质，两者共同构成乳牙原基。

01.03.0089 牙质 dentine of tooth
又称牙本质。牙的主要组成成分，呈淡黄色，为有机物、无机物和水的结合物，属于钙化的结缔组织。其组织结构由牙质纤维和牙质间质共同组成，具有坚韧性。见图 01.03.004。

01.03.0090 牙骨质 cement, cementum
包被在牙根和牙颈部牙质表面的结构，类似于骨组织，又称黏合质。其色微黄，较牙质色浅，所含有机物较多，主要为胶原纤维，无机物以钙盐为主。见图 01.03.004。

01.03.0091 釉质 enamel
被覆在牙冠部牙质表面的高度钙化的结构，为人体内最坚硬的组织，又称珐琅质。因其钙化程度较高，呈半透明状，质坚而脆。见图 01.03.004。

01.03.0092 牙周膜 periodontal membrane, periodontium

位于牙根与牙槽骨之间的致密结缔组织膜，主要由胶原纤维束组成，具有固定牙根、缓解咀嚼时所产生压力，以及为牙提供感觉信息的作用，又称牙周韧带。见图 01.03.004。

01.03.0093 嵌入性牙周膜 periodontium insertionis

牙根周围呈放射状排列的胶原纤维束。一端埋于牙骨质的浅层，另一端埋于牙槽骨壁内，将牙根牢固地嵌入牙槽内。

01.03.0094 牙周纤维 desmodontium

在嵌入性牙周膜胶原纤维束之间的疏松结缔组织内穿行的纤维。与牙及牙槽骨不相连，但却包绕在结缔组织内血管、神经和淋巴管的周围，咀嚼时减轻嵌入性牙周膜对上述结构的压力。

01.03.0095 上牙弓 upper dental arch

由镶嵌入上颌骨牙槽内的牙排列而成。见图 01.03.003。

01.03.0096 下牙弓 lower dental arch

由镶嵌入下颌骨牙槽内的牙排列而成。

01.03.0097 切牙 incisor

位于上、下牙弓正中线两侧的第 1 和第 2 牙，共 8 枚，分别称为上、下颌中切牙和侧切牙。其牙冠扁平，呈凿状，可用以切断食物。见图 01.03.004、图 01.03.005。

01.03.0098 尖牙 canine tooth

位于上、下牙弓正中线两侧的第 3 牙，共 4 枚，又称犬牙。其牙冠呈锥形，只有一个牙尖，属单尖牙，可用于撕咬食物。见图 01.03.004、图 01.03.005。

01.03.0099 前磨牙 premolar

位于上、下牙弓中线两侧的第 4 和第 5 牙，共 8 枚，近中线为第一前磨牙，远中线者为第二前磨牙。其牙冠较具有协助磨牙研碎食物的功能。见图 01.03.004、图 01.03.005。

01.03.0100 磨牙 molar

位于上、下牙弓正中线两侧的第 6、7、8 牙，共 12 枚，近中线者为第一磨牙，依次为第二磨牙和第三磨牙。其中第三磨牙萌出时间最晚，又称迟牙，该牙通常到青春期才萌出，也称智牙。磨牙牙冠最大，呈方形，有 4~5 个牙尖，又称多尖牙，具有研磨和粉碎食物的功能。见图 01.03.004、图 01.03.005。

01.03.0101 迟牙 wisdom tooth

第三磨牙因萌出时间较晚，故名迟牙，一般要到青春期萌出，又名智牙。

01.03.0102 乳牙 deciduous tooth

人的一生中先后有两组牙发生，第一组牙称乳牙。一般自生后 6 个月开始萌出，共 20 枚，上、下各 10 枚，到 3 岁左右出齐。见图 01.03.004。

01.03.0103 恒牙 permanent tooth

乳牙脱落后萌出的第二组牙，共 32 枚，上、下各 16 枚，自 6 岁左右开始，至 21 岁前后全部萌出。见图 01.03.005。

01.03.0104 牙间隙 interdental space

相邻牙之间的间隙。见图 01.03.003。

01.03.0105 舌 tongue

位于口腔底的肌性器官。由纵、横和垂直三种不同方向的骨骼肌交织而成，表面被覆黏膜，分为舌体和舌根两部分，具有协助咀嚼、吞咽、感受味觉和发音等功能。见图 01.03.009。

01.03.0106 舌体 body of tongue

舌背有一“V”形的界沟，其前 2/3 为舌体，是舌可以游离活动的部分。见图 01.03.009。

01.03.0107 舌根 root of tongue

舌背“V”形界沟之后的部分，占舌的后 1/3，以舌肌固定于舌骨和下颌骨等处。见图 01.03.009。

01.03.0108 舌背 dorsum of tongue

舌的上面。见图 01.03.009。

01.03.0109 沟前部 presulcal part

舌背界沟之前的部分，即舌体。见图 01.03.009。

01.03.0110 沟后部 postsulcal part

舌背界沟之后的部分，即舌根。见图 01.03.009。

01.03.0111 舌下面 inferior surface of tongue

舌的下面。见图 01.03.005。

01.03.0112 伞襞 fimbriated fold

舌系带两侧各一条与舌侧缘平行、边缘不齐，有许多锯齿状突起的小皱襞。见图 01.03.005。

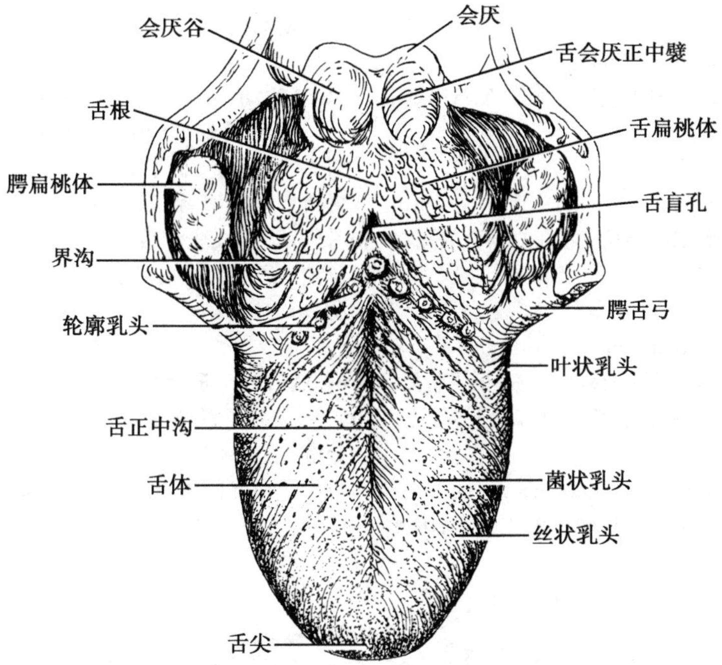

图 01.03.009 舌(背面)

01.03.0113 舌缘 margin of tongue

舌的上、下面在舌体两侧相互移行处。见图 01.03.005。

01.03.0114 舌尖 apex of tongue

舌体的前端。见图 01.03.005。

01.03.0115 舌黏膜 lingual mucous membrane

被覆于舌表面的黏膜,于舌根处向两侧返折至腭扁桃体及咽侧壁,向后与会厌黏膜相延续,于舌下面返折至口腔底。舌体背面黏膜呈淡红色,表面有许多称为舌乳头的小突起;舌根背面黏膜表面有淋巴组织组成的舌扁桃体;舌下面黏膜光滑细腻,色泽红润。见图 01.03.003。

01.03.0116 舌系带 frenulum of tongue

舌黏膜在舌下面返折至口腔底时,在正中线上形成的一条黏膜皱襞,向下连于口腔底前部。见图 01.03.005。

01.03.0117 圆锥乳头 conical papilla

稀疏分布于舌体背面黏膜的圆锥状突起。被认为是丝状乳头的变形,又称圆锥乳头。

01.03.0118 豆状乳头 lentiform papilla

又称"舌滤泡"。位于舌根背面黏膜表面,由淋巴组织组成的丘状隆起。其形状及大小不等,约 30~100 个,总称舌扁桃体。

01.03.0119 舌正中沟 median sulcus of tongue

舌背正中线上的一条不明显的矢状纵沟。沟的后端与"V"形界沟的顶点相汇。见图 01.03.009。

01.03.0120 界沟 terminal sulcus

舌背上,舌体与舌根之间的一条向前开放的"V"形浅沟。界沟之前为舌体,界沟之后为舌根。见图 01.03.009。

01.03.0121 舌盲孔 foramen cecum of tongue

界沟尖端处的一小凹,是胚胎时期甲状舌管的遗迹。见图 01.03.009。

01.03.0122 甲状舌管 thyroglossal duct

胚胎学用语,甲状腺发生的最初阶段,上皮在舌盲孔下陷形成的管。甲状腺借甲状舌管下降至颈部的正常位置,生后甲状舌管自行退化闭锁,若退化不全而残存,则形成甲状舌管囊肿。

01.03.0123 舌扁桃体 lingual tonsil

舌根背部黏膜表面,由淋巴组织形成的丘状隆起，即舌滤泡的总称。见图 01.03.009。

01.03.0124　舌滤泡　lingual follicle

舌根背部黏膜表面由淋巴组织组成的丘状隆起，总称舌扁桃体。见图 01.03.009。

01.03.0125　舌中隔　septum of tongue

由纤维结缔组织形成的结构，垂直位于舌的正中矢状面内，分舌体为左、右两部。

01.03.0126　旁中隔　paramedian septum

由纤维组织构成，位于颏舌肌外侧，向后抵舌骨体，又称舌骨舌膜。其内含有舌动脉、舌静脉和舌下神经。

01.03.0127　舌腱膜　aponeurosis of tongue

与舌背黏膜紧密相接的一层致密的固有膜，因无黏膜下层，又有许多舌肌纤维起止于此，致使其成为一种腱性结构。

01.03.0128　舌肌　muscle of tongue

属于骨骼肌，构成舌的主体，包括舌外肌和舌内肌。舌外肌起于舌周围各骨，止于舌内，有颏舌肌、舌骨舌肌和茎突舌肌等；舌内肌起自舌内，止于舌内，有舌纵肌、舌横肌和舌垂直肌。舌外肌收缩可改变舌的位置，舌内肌收缩可改变舌的形态。见图 01.03.010、图 01.03.011。

01.03.0129　颏舌肌　genioglossus

起自下颌体后面的颏棘，肌纤维呈扇形向后上方分散，下部纤维止于舌骨体，其余大部分纤维止于舌背正中线两侧的舌腱膜。两侧同时收缩，拉舌向前下方，即伸舌；单侧收缩可使舌尖伸向对侧。见图 01.03.011。

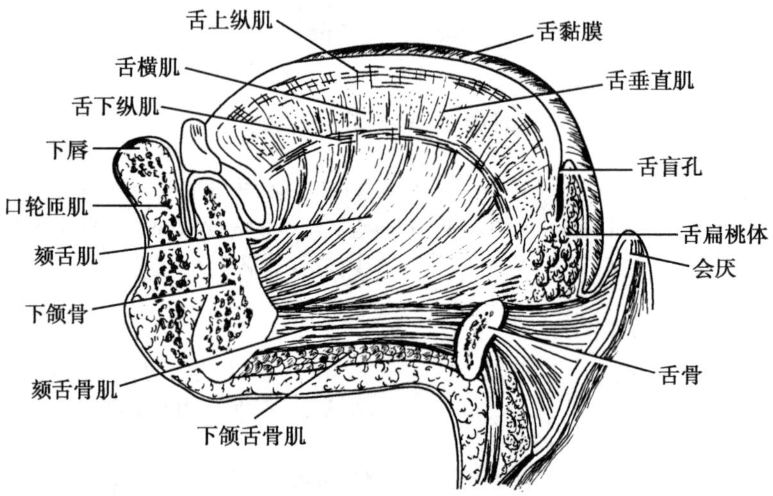

图 01.03.010　舌内肌（矢状切面）

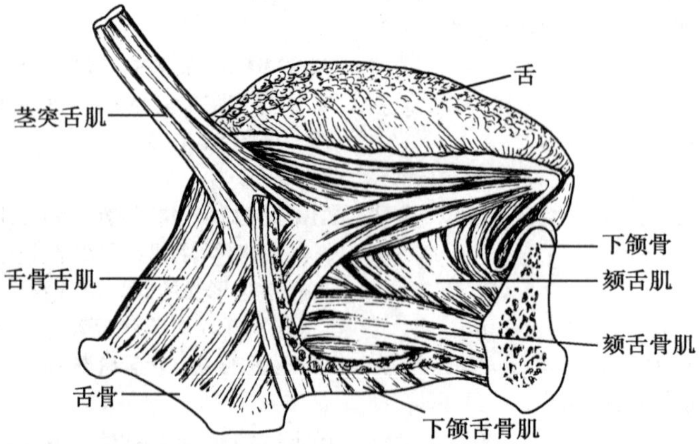

图 01.03.011　舌外肌

01.03.0130　舌骨舌肌　hyoglossus

一对四边形的扁肌。起自舌骨大角和舌骨体侧部的前面，斜向前上方，止于舌侧部的舌腱膜。该肌收缩时，具有拉舌向后下方的作用。见图 01.03.011。

01.03.0131　小角舌肌　chondroglossus

起于舌骨小角基底部的内侧面及其附近的舌骨体，止于舌侧部的舌腱膜。该肌有时被认为是舌骨舌肌的一部分，具有与舌骨舌肌相同的拉舌向后下方，即降舌的作用。

01.03.0132　茎突舌肌　styloglossus

起自茎突前面和外侧面，斜向前下方，行于舌骨舌肌上段的外侧，止于舌骨舌肌外面的舌腱膜。该肌收缩时，具有牵舌向后上方的作用。见图 01.03.011。

01.03.0133　[舌]上纵肌　superior longitudinal muscle

位于舌背黏膜下方，由细小的纵行和斜行肌纤维束组成，起自舌根黏膜下的纤维层和舌中隔，向前止于舌尖边缘，沿途有纤维止于舌腱膜，具有使舌向上方卷起的作用。见图 01.03.010。

01.03.0134　[舌]下纵肌　inferior longitudinal muscle

位于舌下面黏膜深处，颏舌肌和舌骨舌肌之间，起自舌根，向前止于舌尖部的舌腱膜。具有使舌缩短，即舌尖向下，舌背隆起的作用。见图 01.03.010。

01.03.0135　舌横肌　transverse muscle of tongue

位于上纵肌和下纵肌之间，为多数横行的小肌束，起自舌中隔两侧，向左右横行，止于舌背、舌侧缘和舌下面的舌腱膜。具有使舌两边向内上方卷起，舌体增厚的作用。见图 01.03.010。

01.03.0136　舌垂直肌　vertical muscle of tongue

起自舌背腱膜，直贯舌质，止于舌下面黏膜，与舌横肌和上、下纵肌纤维相互垂直交错。使舌体变薄、变宽。见图 01.03.010。

01.03.0137　咽　pharynx

消化管上端扩大的部分。呈上宽下窄、前后略扁的漏斗形肌性管道，长约 12cm；位于第 1~6 颈椎体前方，上端起自颅底，下端约在第 6 颈椎体下缘移行为食管。咽是消化管和呼吸道的共同通道。见图 01.03.002、图 01.03.012。

01.03.0138　咽门　fauces

软腭后部与舌根之间的腔。

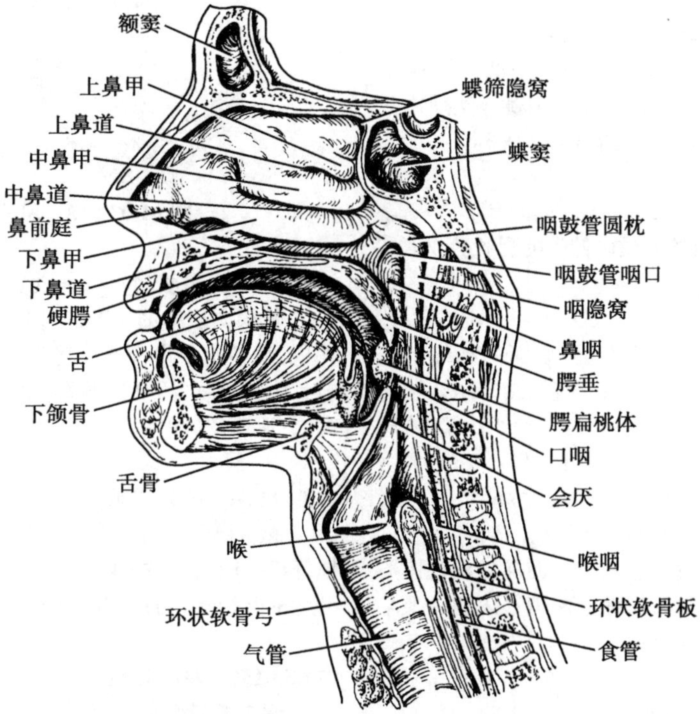

图 01.03.012　头颈部正中矢状切面

01.03.0139　咽峡　isthmus of fauces

由腭垂、腭帆游离缘、两侧腭舌弓及舌根共同围成的口腔与咽之间的狭窄部。是由口腔进入咽腔的隘道。

01.03.0140　腭帆　velum palatinum, palatine velum

软腭后份向后下方悬垂呈帆状，故名。见图01.03.003。

01.03.0141　腭垂　uvula

腭帆后缘游离，其中部垂向下方的突起，又称悬雍垂，其形态、大小均有个体差异。见图01.03.003。

01.03.0142　腭舌弓　palatoglossal arch

自腭帆两侧各向下方分出两条黏膜皱襞，其中前方的一对向下续于舌侧缘，称为腭舌弓。见图01.03.003。

01.03.0143　腭咽弓　palatopharyngeal arch

自腭帆两侧各向下方分出两条黏膜皱襞，其中后方的一对，向下移行于咽侧壁，称腭咽弓。见图01.03.003。

01.03.0144　腭扁桃体　palatine tonsil

位于口咽部侧壁，腭舌弓和腭咽弓之间的扁桃体窝内的、呈椭圆形的淋巴上皮器官。具有防御功能。见图01.03.003、图01.03.009。

01.03.0145　扁桃体小窝　tonsillar fossula

扁桃体表面黏膜上大小不等的小凹，约10~20个。是由黏膜上皮下陷所形成，并向扁桃体实质内呈囊状陷入，几乎贯穿扁桃体。见图01.03.003。

01.03.0146　扁桃体隐窝　tonsillar crypt

扁桃体小窝向扁桃体实质内伸入的囊状分支。

01.03.0147　扁桃体囊　tonsillar capsule

包绕腭扁桃体的外侧面及前、后面的结缔组织囊。其前下部附于舌侧缘，周围以疏松结缔组织连于咽上缩肌，并向扁桃体内发出许多结缔组织小梁，构成支架。

01.03.0148　半月襞　semilunar fold

腭扁桃体内侧面上部，有一个大而深的扁桃体隐窝的半月形开口，其上壁的前缘由黏膜形成的一条半月形皱襞。

01.03.0149　三角襞　triangular fold

自腭舌弓向后延伸的一个三角形的黏膜皱襞，遮于扁桃体的前下面。

01.03.0150　扁桃体窝　tonsillar fossa

位于口咽部侧壁、腭舌弓和腭咽弓之间的三角形隐窝，内容腭扁桃体。见图01.03.003。

01.03.0151　扁桃体上窝　supratonsillar fossa

传统认为是扁桃体窝上份未被腭扁桃体充满的空间，即腭扁桃体上端与扁桃体窝上缘之间的凹陷。实际上它是腭扁桃体内侧面上部伸入扁桃体实质内、大而深的扁桃体隐窝，其开口呈半月形。见图01.03.003。

01.03.0152　腭肌　muscle of palate

位于软腭和咽峡的肌群。包括腭舌肌、腭咽肌、腭帆张肌、腭帆提肌和腭垂肌。见图01.03.013。

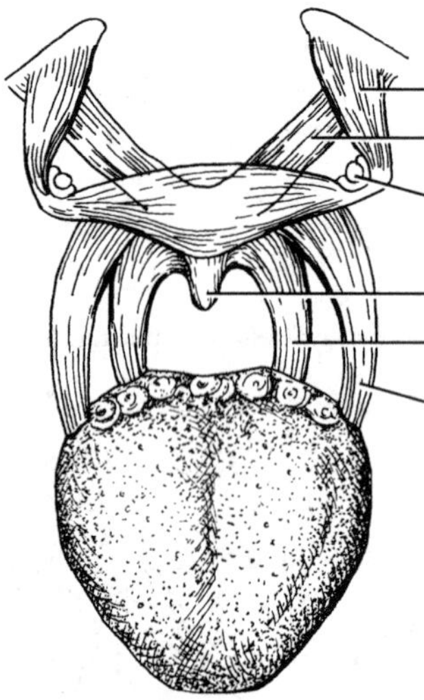

图01.03.013　腭肌模式图

01.03.0153　腭腱膜　palatine aponeurosis

软腭实质中的一薄而坚韧的纤维板，由结缔组织构成，系腭肌的附着点。其前2/3较厚，于腭骨后缘处与骨膜相延续，两侧接咽侧壁的纤维膜，向后至软腭游离缘，逐渐变薄而消失。

01.03.0154　腭帆提肌　levator veli palatini

起自颞骨岩部基底面和颈动脉管外口前面的肌，肌纤维行向前下方入咽，止于腭腱膜。具有提升腭帆，开大咽鼓管咽口的作用。见图01.03.013。

01.03.0155　腭帆张肌　tensor veli palatini

起自蝶骨角棘至翼突根部之间的骨面、蝶骨舟状窝、咽鼓管软骨外侧板和咽鼓管膜板等处的肌，肌纤维向前下方移行成小腱，绕过翼突钩，分散止于腭腱膜。具有紧张腭肌、扩大咽鼓管的作用。见图 01.03.013。

01.03.0156 腭垂肌 musculus uvulae

位于腭垂内的一对小肌束，起自鼻后棘和腭腱膜，止于腭垂尖部。具有使腭垂缩短并提向后上方的作用。见图 01.03.013。

01.03.0157 腭舌肌 palatoglossus

位于腭舌弓内，起自舌侧缘后部，肌束向内上方分散止于腭腱膜腹侧面的肌。左、右共同收缩使腭帆下降，缩小咽峡。见图 01.03.013。

01.03.0158 腭咽肌 palatopharyngeus

位于腭咽弓内，起自喉咽后壁的咽纤维膜及甲状软骨板后缘内侧，向内上方止于腭腱膜的背、腹两面和咽鼓管软骨的肌。收缩时使腭咽弓紧张，向中线靠拢，缩小咽峡，使腭帆后缘与咽后壁接触，借此分隔鼻咽腔和口咽腔。见图 01.03.013。

01.03.0159 咽腔 cavity of pharynx

咽的内腔，是消化管和呼吸道的共同通道。其顶壁为颅底，略呈拱顶状，称咽穹；其前壁借鼻后孔、咽峡和喉口与鼻腔、口腔和喉腔相通，相应部位分别为鼻咽部、口咽部和喉咽部。见图 01.03.012。

01.03.0160 咽穹 fornix of pharynx

咽腔的上壁，略呈拱顶状，为颅底的蝶骨体、枕骨基底部和颞骨岩部及覆盖上述各骨表面的黏膜。黏膜内有淋巴组织，称为鼻咽扁桃体。

01.03.0161 鼻咽 nasopharynx, nasal part of pharynx

咽的上部，位于鼻腔后方，上达颅底，下至腭帆游离缘平面续口咽，向前经鼻后孔通鼻腔。见图 01.03.012。

01.03.0162 咽扁桃体 pharyngeal tonsil

鼻咽上壁后部黏膜内的丰富淋巴组织，又称鼻咽扁桃体。其构造与腭扁桃体相似。幼儿时期较发达，6~7 岁开始萎缩，10 岁以后完全退化。

01.03.0163 咽囊 pharyngeal bursa

发育过程中，咽侧壁内胚层向鳃弓伸出的盲囊遗迹，成人偶见。

01.03.0164 咽鼓管咽口 pharyngeal opening of auditory tube

鼻咽腔两侧壁上，下鼻甲后方约 1cm 处的咽鼓管漏斗状开口。鼻咽腔经此口通过咽鼓管与中耳的鼓室相通；该口平时是关闭的，当吞咽或用力张口时，空气经咽鼓管进入鼓室，维持鼓膜两侧的气压平衡。见图 01.03.012。

01.03.0165 咽鼓管圆枕 tubal torus, torus tubarius

咽鼓管咽口的前、上、后方的弧形隆起。是寻找咽鼓管咽口的标志。见图 01.03.012。

01.03.0166 咽鼓管咽襞 salpingopharyngeal fold

咽鼓管圆枕的后唇向下延伸形成的一条垂直走行的黏膜皱襞，内含咽鼓管咽肌。

01.03.0167 咽鼓管腭襞 salpingopalatine fold

咽鼓管前唇至软腭之间的一条小的黏膜皱襞。

01.03.0168 提肌圆枕 torus of levator, torus levatorius

在咽鼓管咽口下方一条向前下方斜行的隆起，为腭帆提肌经过所形成的黏膜皱襞。

01.03.0169 咽鼓管扁桃体 tubal tonsil

咽鼓管咽口周围至软腭之间的许多颗粒状淋巴组织，系咽扁桃体的延续。

01.03.0170 咽隐窝 pharyngeal recess

咽鼓管圆枕后方与咽后壁之间的纵行深窝，是鼻咽癌的好发部位。见图 01.03.012。

01.03.0171 口咽 oropharynx, oral part of pharynx

位于腭帆游离缘与会厌上缘平面之间的部位，上续鼻咽，下通喉咽，向前经咽峡通口腔。其前壁为舌根，侧壁有一对腭扁桃体。见图 01.03.012。

01.03.0172 会厌谷 epiglottic vallecula

舌会厌正中襞两侧的深窝，为食物易存留处。见图 01.03.014。

01.03.0173 舌会厌正中襞 median glossoepiglottic fold

在舌根后部正中与会厌之间的一呈矢状位的黏膜皱襞。

01.03.0174 舌会厌外侧襞 lateral glossoepiglottic fold

舌根两侧与会厌之间的一对黏膜皱襞。

01.03.0175 喉咽 laryngopharynx, laryngeal part of pharynx

咽的最下部，上自会厌上缘平面，下至第 6 颈椎体下缘平面与食管相续，是咽腔最狭窄的部分，其前壁上份有喉口通咽腔。见图 01.03.012。

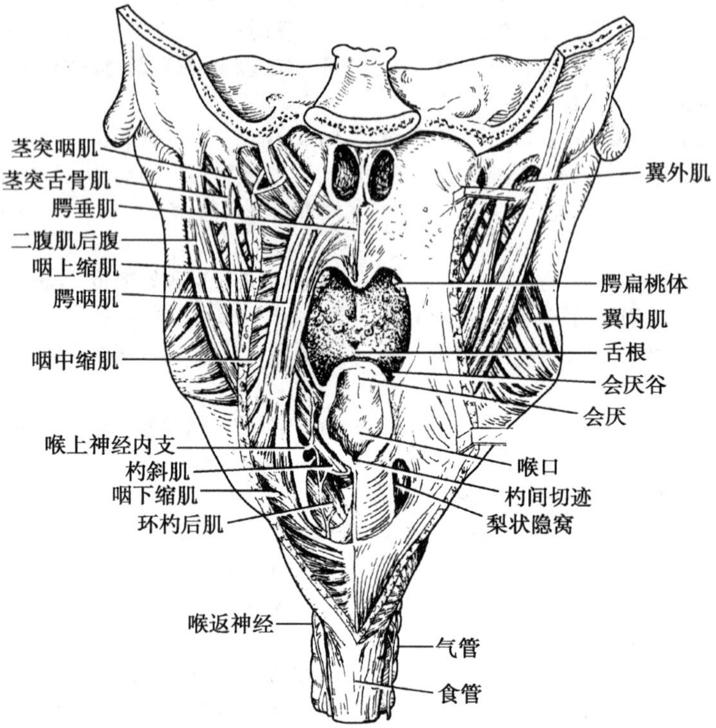

图 01.03.014　咽腔（切开咽后壁）

01.03.0176　喉咽突　laryngopharyngeal process

喉咽部的前壁，为喉向后突入口咽部的部分，其上端为喉口，两侧为梨状隐窝。

01.03.0177　梨状隐窝　piriform recess

喉口两侧的深窝，左、右各一。其内侧界为杓会厌襞，外侧界为甲状软骨和甲状舌骨膜，该窝黏膜的深面有喉内神经的分支穿过甲状舌骨膜，窝内可有异物积存。见图 01.03.014。

01.03.0178　喉神经襞　fold of laryngeal nerve

梨状隐窝外侧壁黏膜面上的一条向内下斜行的皱襞，内有喉上神经内支和喉上动脉通过。

01.03.0179　咽颅底筋膜　pharyngobasilar fascia

咽壁上的强韧纤维膜，位于咽壁黏膜与肌膜之间，其上部坚韧肥厚，牢固地附着于颅底下面，称为咽颅底筋膜；主要由结缔组织构成，含大量弹力纤维。

01.03.0180　咽肌　muscle of pharynx

构成咽壁的肌，属骨骼肌，包括相互交织的数条斜行的咽缩肌和纵行的咽提肌。咽缩包括咽上缩肌、咽中缩和咽下缩肌 3 对，同时收缩时，可缩小咽腔。见图 01.03.014、图 01.03.015。

01.03.0181　咽缝　raphe of pharynx

三对咽缩肌的止点在咽后壁正中线会合形成的一条垂直结缔组织索。其上部较明显，含较多结缔组织，向下逐渐变弱。见图 01.03.015。

01.03.0182　翼突下颌缝　pterygomandibular raphe

又称“颊咽缝”。颊咽筋膜在翼突钩与下颌骨颊肌嵴之间增厚的结缔组织束。

01.03.0183　咽上缩肌　superior constrictor of pharynx

呈薄板状，略为方形，肌纤维分别起自蝶骨翼突内侧板后缘及翼突钩、翼突下颌缝、下颌舌骨线后部和舌根侧缘，略呈水平位止于咽缝。收缩时与咽中缩肌、咽下缩肌共同缩小咽腔，推食物入食管。见图 01.03.015。

01.03.0184　［咽上缩肌］翼咽部　pterygopharyngeal part of superior constrictor of pharynx

咽上缩肌起自蝶骨翼突内侧板后缘及翼突钩的部分。

01.03.0185　［咽上缩肌］颊咽部　buccopharyngeal part of superior constrictor of pharynx

咽上缩肌起自翼突下颌缝的部分。

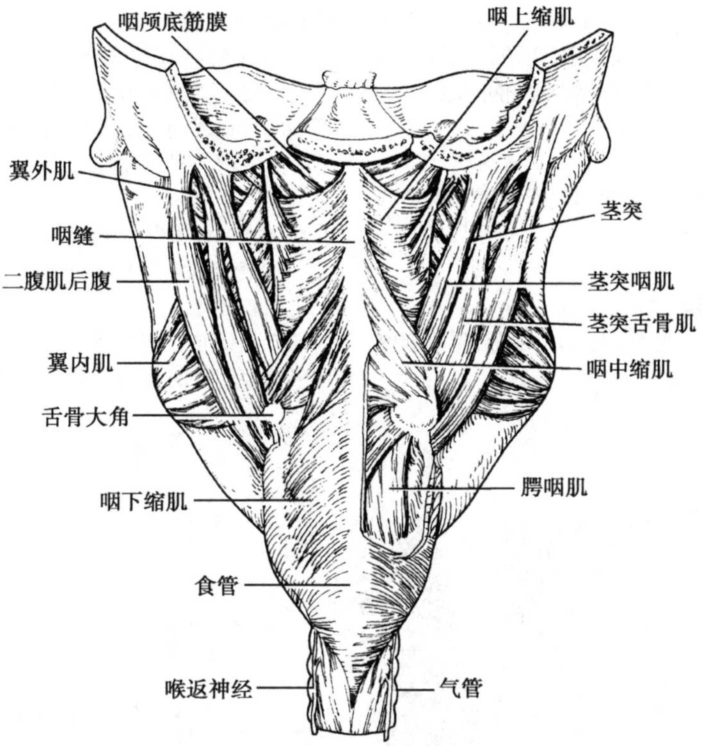

图 01.03.015 咽肌(后面)

01.03.0186 [咽上缩肌]下颌咽部 mylopharyngeal part of superior constrictor of pharynx

咽上缩肌起自下颌舌骨线的部分。

01.03.0187 [咽上缩肌]舌咽部 glossopharyngeal part of superior constrictor of pharynx

咽上缩肌起自舌根侧缘,与舌横肌相延续的部分。

01.03.0188 茎突咽肌 stylopharyngeus

起自茎突根部的后内侧,向内下方斜行,经咽中缩肌和咽上缩肌之间,分散止于咽中缩肌上缘和咽后壁的肌。具有上提咽,并缩短咽腔的作用。见图01.03.015。

01.03.0189 咽鼓管咽肌 salpingopharyngeus

腭咽肌止于咽鼓管软骨的肌束,与茎突咽肌、腭咽肌共同组成咽壁一层不完整的纵行肌层;收缩时可上提咽,协助吞咽,还可上提喉,封闭喉口。

01.03.0190 咽中缩肌 middle constrictor of pharynx

起自舌骨,肌纤维向后内绕咽后壁呈扇形分布,在咽后壁中线与对侧同名肌会合,止于咽缝。收缩时与咽上缩肌、咽下缩肌共同缩小咽腔,推食物入食管。见图 01.03.015。

01.03.0191 [咽中缩肌]小角咽部 chondropharyngeal part of middle constrictor of pharynx

咽中缩肌起自舌骨小角和茎突舌骨韧带下部的肌束。

01.03.0192 [咽中缩肌]大角咽部 ceratopharyngeal part of middle constrictor of pharynx

咽中缩肌起自舌骨大角的肌束。

01.03.0193 咽下缩肌 inferior constrictor of pharynx

起自甲状软骨斜线、后缘及其下角和环状软骨后外侧缘的肌,肌纤维向后内呈扇形分布,止于咽缝。收缩时与咽上缩肌、咽中缩肌共同缩小咽腔,推食物入食管。见图 01.03.015。

01.03.0194 [咽下缩肌]甲咽部 thyropharyngeal part of inferior constrictor of pharynx

咽下缩肌起自甲状软骨斜线、后缘及其下角的部分。

01.03.0195 [咽下缩肌]环咽部 cricopharyngeal part of inferior constrictor of pharynx

咽下缩肌起自环状软骨的部分。

01.03.0196　咽周间隙　peripharyngeal space

覆盖咽壁的部分颊咽筋膜周围，由疏松结缔组织填充形成的间隙，可分为咽后间隙和咽外侧间隙。

01.03.0197　咽后间隙　retropharyngeal space

咽周间隙的一部分，位于颊咽筋膜咽部与椎前筋膜之间。

01.03.0198　咽外侧间隙　lateropharyngeal space

又称"咽旁间隙"。咽周间隙的一部分，位于咽壁的外侧。

01.03.0199　食管　esophagus

消化管各部中最狭窄的部分，为前、后扁平的肌性管状器官。上端于第6颈椎体下缘平面与咽相接，下端约平第11胸椎高度与胃贲门相续，全长约25cm。可分为颈部、胸部和腹部3部分。见图01.03.016。

01.03.0200　［食管］颈部　cervical part of esophagus

食管起自咽至胸骨颈静脉切迹平面的一段，长约5cm。前面借疏松结缔组织附于气管后壁，后面借疏松结缔组织连于脊柱颈段和颈长肌，两侧为颈总动脉和甲状腺侧叶的后面。见图01.03.016。

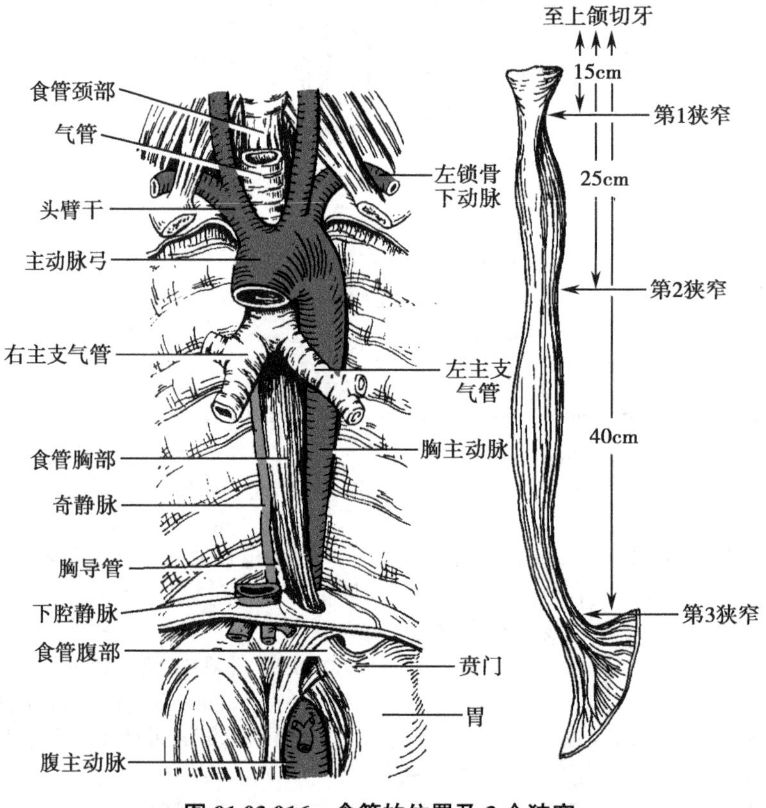

图01.03.016　食管的位置及3个狭窄

01.03.0201　［食管］胸部　thoracic part of esophagus

食管自胸骨颈静脉切迹平面至膈食管裂孔一段，长18~20cm。在上纵隔内位于气管和脊柱之间，下纵隔内沿胸主动脉右侧下行，约在第7胸椎高度向左偏斜，越过胸主动脉前方，穿膈食管裂孔入腹腔。见图01.03.016。

01.03.0202　［食管］腹部　abdominal part of esophagus

食管自膈食管裂孔至胃贲门的一段，长约1~2cm。见图01.03.016。

01.03.0203　环状软骨食管腱　cricoesophageal tendon

起自环状软骨板后面上部至食管的纵行纤维腱。

01.03.0204　支气管食管肌　bronchoesophageal muscle

左主支气管与食管之间的平滑肌束。

01.03.0205　胸膜食管肌　pleuroesophageal muscle

食管与左纵隔胸膜间的平滑肌束。

01.03.0206　食管上括约肌　upper esophageal sphincter

食管肌层中的环形肌，在环状软骨处增厚形成的括约肌。

01.03.0207　食管下括约肌　lower esophageal sphincter

食管肌层中的环形肌，在食管与胃连接处增厚形成的括约肌。

01.03.0208　食管后间隙　retroesophageal space

食管与脊柱之间的疏松结缔组织间隙。其内有右肋间动脉、右肋间静脉、奇静脉、胸导管、半奇静脉和副半奇静脉的末段等结构。

01.03.0209　胃　stomach

消化管各部中最膨大的部分，位于食管末端与十二指肠之间，具有容纳和消化食物的作用。通常分为贲门部、胃底、胃体和幽门部4部分。见图01.03.017。

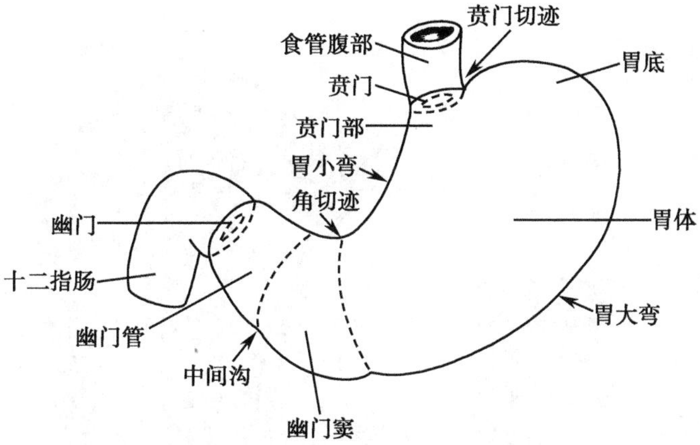

图 01.03.017　胃的形态和分部

01.03.0210　[胃]前壁　anterior wall of stomach

胃朝向前上方的壁，又称前上面。其左侧部位于左肋缘的后方，与膈相邻，中间部位于剑突下方，直接与腹前壁相邻，右侧部与肝左叶和方叶相邻；当胃空虚时，横结肠亦可位于胃前壁前方。

01.03.0211　[胃]后壁　posterior wall of stomach

胃朝向后下方的壁，又称后下面。胃后壁与膈、左肾上腺、左肾前上部、脾动脉、脾静脉、胰、脾、横结肠及其系膜和结肠左曲等器官相邻；上述器官共同构成胃床。

01.03.0212　胃大弯　greater curvature of stomach

胃前、后壁相接的下缘处所形成的凸向左下方的弓状缘。自贲门切迹开始，以锐角向左后上方作弓状弯曲至胃底，然后向前下方走行，并逐渐向右续于幽门。全长为胃小弯的4倍。见图01.03.017、图01.03.018。

01.03.0213　胃小弯　lesser curvature of stomach

胃前、后壁相接的上缘处所形成的凹向右上方的弓状缘，与小网膜相连。由食管右缘向下延续，经右膈脚交叉纤维前方、胰网膜隆突下方，弯曲向右止于幽门。见图01.03.017、图01.03.018。

01.03.0214　角切迹　angular incisure

胃小弯近幽门处向右的角状弯曲。见图01.03.017。

01.03.0215　贲门部　cardiac part

胃贲门附近的部分。该部与胃的其他部分无明显的界限。见图01.03.017。

01.03.0216　贲门　cardia

食管入胃的开口，即胃的入口。贲门约在第8胸椎水平正中面左侧、第7肋软骨后方，距切牙约40cm。见图01.03.017。

01.03.0217　胃底　fundus of stomach

又称"胃穹窿(fornix of stomach)"。胃贲门平面以上，向左上方膨隆的部分。其内常含吞咽时进入胃的空气，X线胃片上可见此气泡。见图01.03.017。

01.03.0218　贲门切迹　cardiac incisure

胃贲门的左侧，食管末端左缘与胃大弯起始部之间的锐角。见图01.03.017。

01.03.0219　贲门皱襞　cardiac fold

贲门切迹的内面，有与切迹一致的黏膜皱襞，称为贲门皱襞，具有遮盖贲门的作用。

01.03.0220　胃体　body of stomach

胃底与角切迹之间的大部分。见图 01.03.017。

01.03.0221　胃道　stomach street

沿胃小弯处有 4~5 条较恒定的纵行皱襞，皱襞间的沟称胃道。见图 01.03.018。

01.03.0222　胃管　gastric canal

当胃斜肌收缩时，沿胃小弯从贲门至角切迹一段，形成一个暂时被分离的管。其形态与胃道一致，食入的流质则由贲门沿胃管流向幽门。

01.03.0223　幽门部　pyloric part

在角切迹相对应的胃大弯侧有一膨隆，由角切迹向该膨隆作一切面，自该切面向右至幽门的部分为幽门部。当胃蠕动时，幽门部可缩窄成管状，此时又称胃峡，有控制胃内容物过快进入肠管的作用。见图 01.03.017、图 01.03.018。

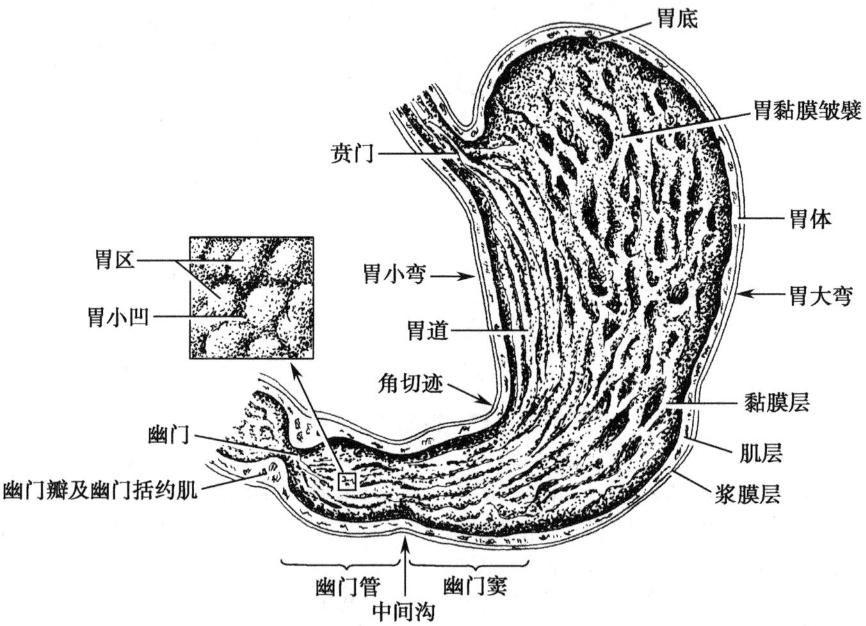

图 01.03.018　胃的黏膜

01.03.0224　中间沟　intermedial sulcus

幽门部胃大弯处的一不甚明显的浅沟，将幽门部分为右侧的幽门管和左侧的幽门窦。见图 01.03.017、图 01.03.018。

01.03.0225　幽门窦　pyloric antrum

中间沟左侧，靠近角切迹处的膨大部分，通常属于胃的最低部，胃溃疡和胃癌多发于幽门窦近胃小弯处。见图 01.03.017、图 01.03.018。

01.03.0226　幽门管　pyloric canal

中间沟右侧靠近幽门的部分。长约 2~3cm，终于幽门。见图 01.03.017、图 01.03.018。

01.03.0227　幽门　pylorus

胃移行为十二指肠处的开口，是胃的出口。由于幽门括约肌的存在，在幽门表面有一缩窄的环形沟，幽门前静脉横过幽门前方，为胃手术提供了确定幽门的标志。见图 01.03.017、图 01.03.018。

01.03.0228　［胃壁］肌层　muscular layer of stomach wall

构成胃壁的肌，由外纵、中环、内斜三层平滑肌构成。外纵肌是食管纵肌的延续，肌纤维呈放射状排列，在胃大、小弯处增厚，胃体前、后壁较稀疏；中环肌较纵肌发达，环绕胃的全部，在幽门处增厚，形成幽门括约肌；内斜肌纤维薄弱且不完整，收缩时在胃小弯处形成胃管。见图 01.03.019。

01.03.0229　幽门括约肌　sphincter of pylorus, pyloric sphincter

由胃的环层肌在幽门处增厚而成的肌肉，位于幽门瓣的深面。有延缓胃内容物排空和防止肠内容物反流至胃的作用。见图 01.03.018。

01.03.0230　斜纤维　oblique fiber

胃肌的内层，由食管的环形肌移行而来。分布于胃的前、后壁，起支持胃的作用。见图 01.03.019。

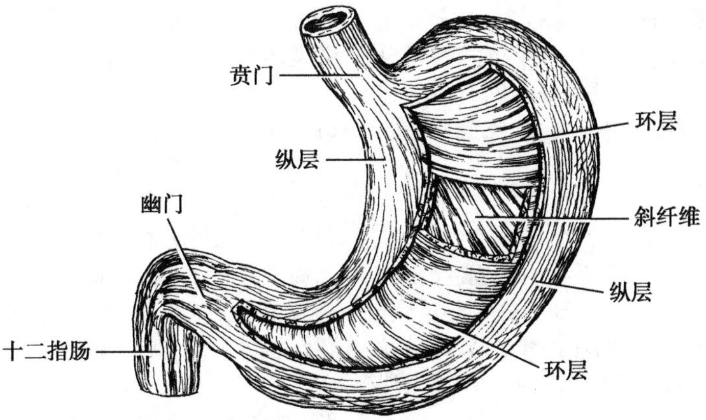

图 01.03.019　胃壁肌

01.03.0231　胃襞　gastric fold

胃黏膜和黏膜下层在胃内共同形成皱襞。多为纵行。胃襞排列不甚规则,高低不一,在贲门和幽门处多呈放射状排列;胃空虚时胃襞增多,充盈时减少,甚或消失。见图 01.03.018。

01.03.0232　胃区　gastric area

胃黏膜的表面被众多的浅沟交织呈网状,将胃黏膜分隔成直径 1~6mm 的小丘,称为胃区。见图 01.03.018。

01.03.0233　绒毛襞　villous fold

胃腺开口之间的肉眼看不到的细小的上皮皱襞。

01.03.0234　胃小凹　gastric pit

胃区表面许多下陷的小凹。系胃腺的开口。见图 01.03.018。

01.03.0235　小肠　small intestine

消化管中最长的一段,上起自幽门,下续盲肠,分为十二指肠、空肠和回肠。成人小肠长 5~7m,是消化和吸收的重要器官,并具有某些内分泌功能。见图 01.03.002。

01.03.0236　系膜缘　mesenteric border

空肠和回肠属腹膜内位器官,共同被肠系膜悬系于腹后壁,合称系膜小肠,其有肠系膜附着的边缘称系膜缘。见图 01.03.020。

01.03.0237　游离缘　free border

空肠和回肠系膜缘的相对缘,又称对系膜缘。见图 01.03.020。

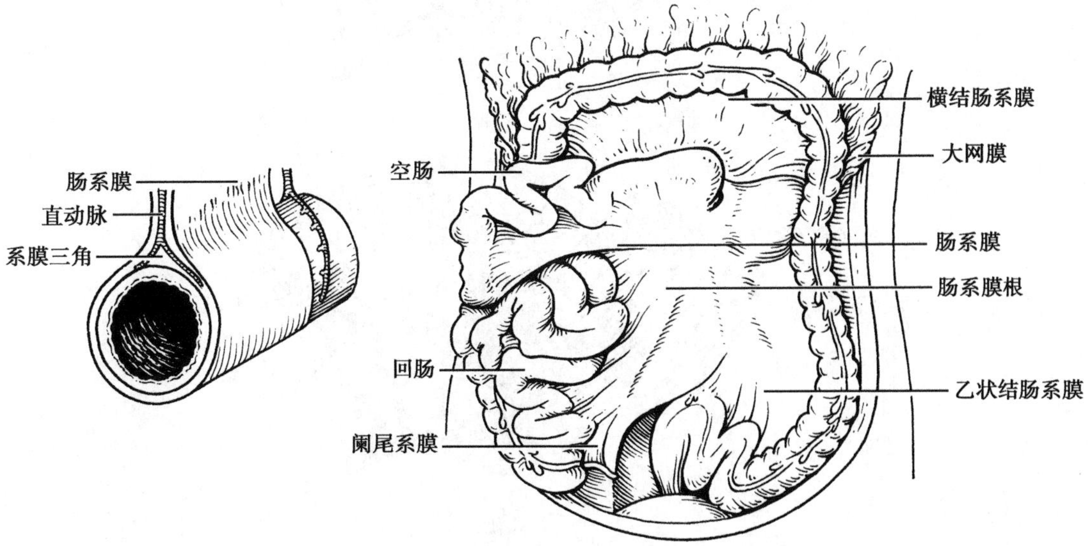

图 01.03.020　肠系膜

01.03.0238 ［小肠］肌层 muscular layer of small intestine

构成小肠壁的肌，由内环行和外纵行两层平滑肌构成，内层较厚，外层较薄。两层肌之间有肌间神经丛，含有自主神经节细胞和神经纤维，支配肠壁肌运动。

01.03.0239 环状襞 circular fold

由小肠黏膜和黏膜下层共同形成，向肠腔突出的环形隆起，与肠轴相垂直。十二指肠上部无环状襞，十二指肠水平部至空肠中段之间环状襞最密集，最发达，自空肠中段以下至回肠中段之间逐渐减少，终至消失。见图 01.03.021。

01.03.0240 孤立淋巴滤泡 solitary lymphatic follicle

散在于小肠黏膜固有膜内的淋巴小结。各段小肠黏膜中均存在，其数量可因年龄和营养状况而不同，大小和位置亦有差异，总的是越向小肠远段数量越多，体积越大。见图 01.03.021。

01.03.0241 集合淋巴滤泡 aggregated lymphatic follicle

又称"派尔斑（Peyer's patch）"。由许多孤立淋巴滤泡聚集而成，呈长椭圆形，常见于回肠下部对肠系膜缘的肠壁内。肠伤寒的病变发生于集合淋巴滤泡，可并发肠穿孔或肠出血。见图 01.03.021。

01.03.0242 十二指肠 duodenum

位于胃幽门与十二指肠空肠曲之间的部分小肠。全长约 25cm，因相当于十二个手指横向并列的长度而得名。十二指肠是小肠中长度最短、管径最大、位置最为固定的部分，其始、末两端均被腹膜包裹，较为活动，属腹膜内位器官，其余大部分为腹膜外位器官，被腹膜覆盖固定于腹后壁。见图 01.03.022。

01.03.0243 ［十二指肠］上部 superior part of duodenum

又称"十二指肠上水平部"。位于胃幽门与十二指肠上曲之间的部分，长 4~5cm。自胃幽门起始后，水平行向右后方，至胆囊颈后下方急转向下，移行为十二指肠降部。见图 01.03.022。

01.03.0244 十二指肠球 duodenal bulb

又称"壶腹"。十二指肠上部近侧与幽门相连接的一段肠管，长约 2.5cm，壁薄、腔大，黏膜面光滑平坦无环状襞。临床常称此段为十二指肠球，是十二指肠溃疡及穿孔的好发部位。

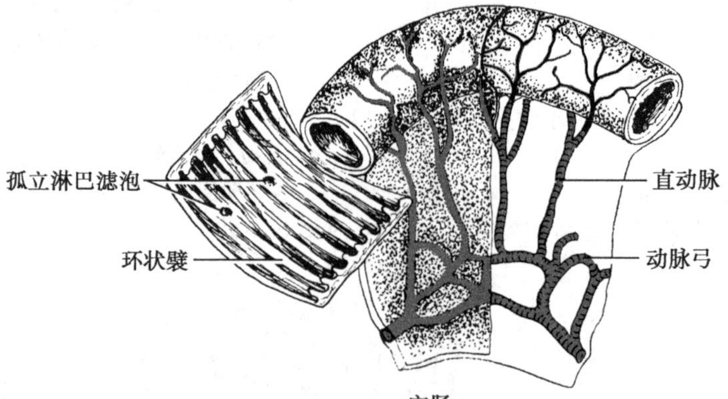

空肠

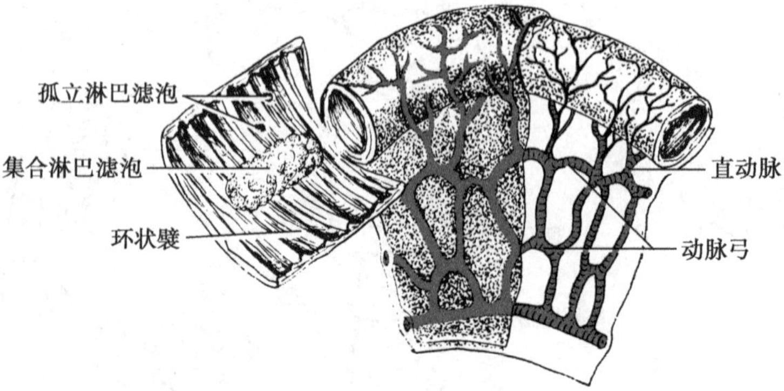

回肠

图 01.03.021 空肠与回肠

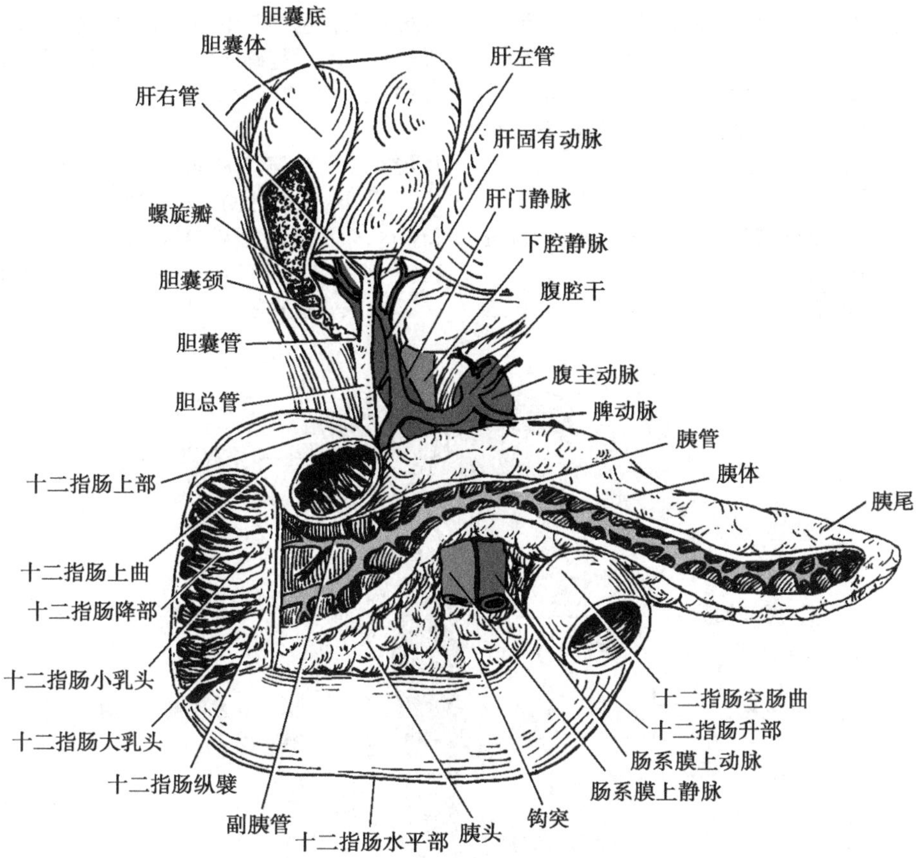

图 01.03.022 胆道、十二指肠和胰

01.03.0245 ［十二指肠］降部 descending part of duodenum

位于十二指肠上曲和下曲之间的部分，长 7~8cm。起自十二指肠上曲，垂直下行于第 1~3 腰椎体和胰头右侧，至第 3 腰椎体右侧，弯向左，移行为十二指肠水平部。见图 01.03.022。

01.03.0246 十二指肠纵襞 longitudinal fold of duodenum

位于十二指肠降部后内侧壁上的一条纵行的黏膜皱襞。由胆总管沿降部长轴穿行黏膜下而形成。见图 01.03.022。

01.03.0247 十二指肠大乳头 major duodenal papilla

十二指肠纵襞下端的一个乳头状隆起，是肝胰壶腹的开口处。见图 01.03.022。

01.03.0248 十二指肠小乳头 minor duodenal papilla

位于十二指肠大乳头上方 1~2cm 处的又一较小隆起，为副胰管的开口处，不恒定。见图 01.03.022。

01.03.0249 ［十二指肠］水平部 horizontal part of duodenum

起于十二指肠下曲，横过下腔静脉和第 3 腰椎体前方，至腹主动脉前方、第 3 腰椎体左前方的部分，移行为升部，长 10~12cm。见图 01.03.022。

01.03.0250 ［十二指肠］升部 ascending part of duodenum

始自水平部末端，斜向左上方至十二指肠空肠曲的部分，移行为空肠。长 2~3cm。见图 01.03.022。

01.03.0251 十二指肠上曲 superior duodenal flexure

十二指肠上部与降部转折处形成的弯曲。见图 01.03.022。

01.03.0252 十二指肠下曲 inferior duodenal flexure

十二指肠降部与水平部转折处形成的弯曲。见图 01.03.022。

01.03.0253 十二指肠空肠曲 duodenojejunal flexure

十二指肠与空肠转折处所形成的弯曲。见图 01.03.022。

01.03.0254 十二指肠悬肌 suspensory muscle of duodenum

十二指肠空肠曲后壁的一束由肌纤维和结缔组织形成的结构，将十二指肠空肠曲固定在右膈脚上。其上部起自膈右脚，富有横纹肌纤维，中部主要由弹力纤维组成，下部以平滑肌纤维附着于十二指肠空肠曲上部的后面，见图 01.03.023。

01.03.0255 十二指肠悬韧带 suspensory ligament of duodenum

又称“屈氏韧带（ligament of Treitz）”。由十二指肠悬肌和包绕其下段表面的腹膜皱襞构成。在腹部外科手术中是确定空肠起始部的重要标志。见图 01.03.023。

01.03.0256 空肠 jejunum

系膜小肠的近侧 2/5 为空肠。常位于左腹外侧区和脐区，管径较粗，管壁较厚，血管较多，颜色较深，呈粉红色；肠系膜内血管分布到空肠的动脉弓级数较少，只有 1~2 级，直血管较长。见图 01.03.002、图 01.03.021。

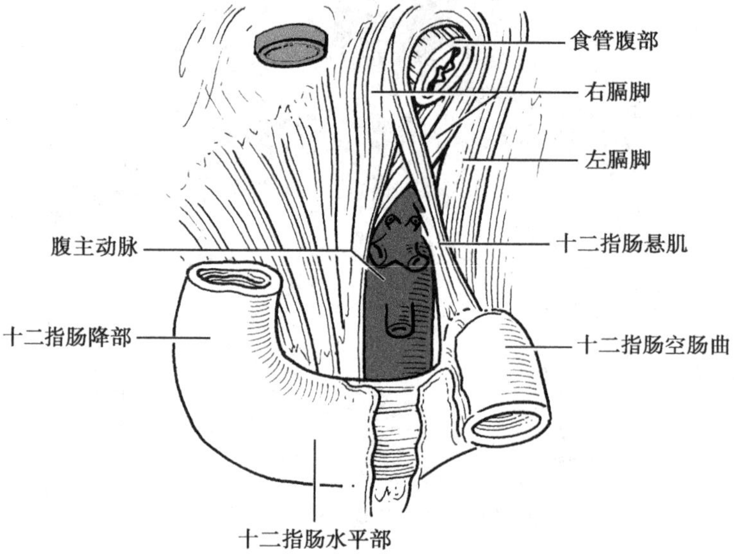

图 01.03.023 十二指肠悬肌

01.03.0257 回肠 ileum

系膜小肠的远侧 3/5 为回肠。常位于脐区、右腹股沟区和盆腔内，管径较细，管壁较薄，血管较少，颜色较浅，呈粉灰色；肠系膜内血管分布到回肠的动脉弓级数较多，可达 4~5 级，直血管较短。见图 01.03.002、图 01.03.021。

01.03.0258 回肠憩室 ileal diverticulum

又称 Meckel 憩室，由胚胎时期卵黄囊管近端残留未闭所致，出现率约为 3%。回肠憩室多出现于距回盲瓣 50~100cm 的回肠对系膜缘，呈长 2~5cm 的囊袋状突起，管径与回肠近似。憩室内易发生炎症或合并溃疡穿孔，因其位置靠近阑尾，临床上易与阑尾炎混淆。

01.03.0259 大肠 large intestine

从盲肠至肛门之间的粗大肠管，围绕在小肠的周围。分为盲肠［包括阑尾］、结肠和直肠（包括肛管）三部分。大肠较小肠管径较粗，管壁较薄，位置较为固定；具有吸收水分、维生素和无机盐，并将食物残渣形成粪便，排出体外的功能。见图 01.03.002。

01.03.0260 盲肠 cecum

大肠的起始部，左侧与回肠相连接，下端为盲端，向上至回盲瓣水平延续为升结肠，全长 6~8cm。盲肠主要位于右髂窝内，属腹膜内位器官，因无系膜或仅有短小系膜，故其位置相对较固定。见图 01.03.002、图 01.03.024。

01.03.0261 回盲瓣 ileocecal valve

又称“回盲乳头（ileocecal papilla, ileal papilla）”。回盲口肠壁内的环形肌增厚并覆以黏膜形成的上、下两片突向盲肠肠腔的半月形黏膜皱襞。两片皱襞分别称上唇和下唇。回盲瓣具有阻止小肠内容物过快流入大肠，以便食物在小肠内充分消化吸收，并防止盲肠内容物反流入小肠的功能。见图 01.03.025。

01.03.0262 ［回盲瓣］上唇 upper lip of ileocecal valve

回盲瓣口上方的半月形黏膜皱襞，附着于回肠与结肠交界线上。见图 01.03.025。

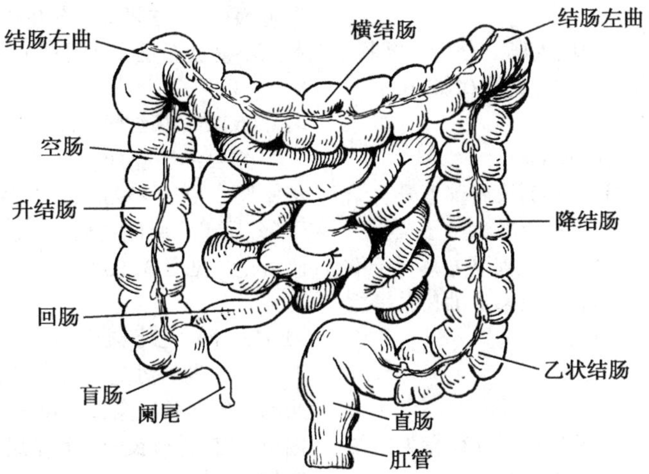

图 01.03.024　小肠和大肠

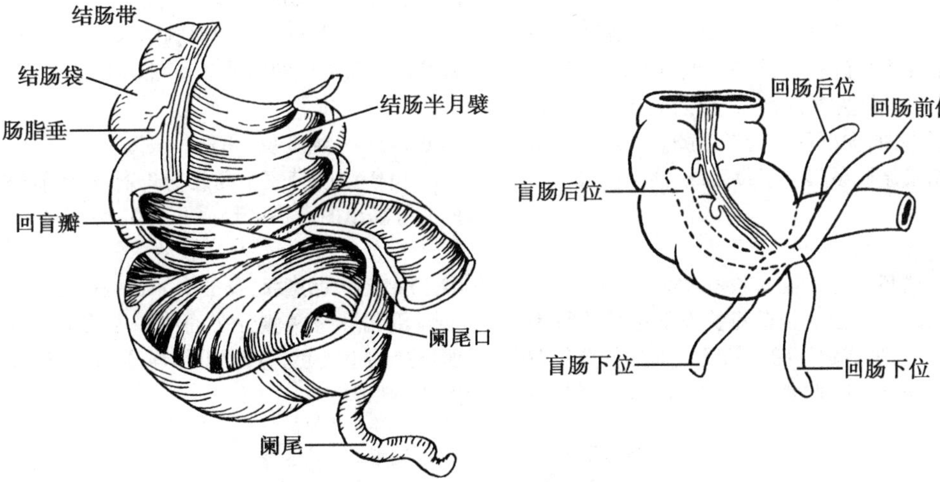

图 01.03.025　盲肠和阑尾

01.03.0263　[回盲瓣]下唇　lower lip of ileocecal valve

回盲瓣口下方的半月形黏膜皱襞，附着于回肠与盲肠交界线上。见图 01.03.025。

01.03.0264　回盲瓣口　orifice of ileocecal valve

回盲瓣上、下唇之间的卵圆形裂隙。见图 01.03.025。

01.03.0265　回盲瓣系带　frenulum of ileocecal valve

回盲瓣上、下唇的前、后端相互结合，并分别向前、后延伸形成的膜性嵴。见图 01.03.025。

01.03.0266　回盲口　ileocecal orifice

回肠末端向盲肠的开口。见图 01.03.025。

01.03.0267　阑尾　vermiform appendix

又称"蚓突"。从盲肠下端后内侧壁向外延伸的细管状器官，外形酷似蚯蚓。阑尾长 5~7cm，其根部位置较为固定，多数在回盲口后下方 2cm 处开口于盲肠；在体表的投影位于右髂前上棘与脐连线的中、外 1/3 交点处。见图 01.03.025。

01.03.0268　阑尾口　orifice of vermiform appendix

阑尾向盲肠的开口，多位于回盲口后下方约 2cm 处。阑尾口的下缘有一条不明显的半月形黏膜皱襞，称为阑尾瓣，该瓣有防止粪便或异物坠入阑尾腔的作用。见图 01.03.025。

01.03.0269　阑尾集合淋巴滤泡　aggregated lymphatic follicle of vermiform appendix

位于阑尾壁黏膜下层的淋巴组织。

01.03.0270　结肠　colon

位于盲肠与直肠之间的一段大肠。分为升结肠、横结肠、降结肠和乙状结肠四部分。见图 01.03.024。

01.03.0271　升结肠　ascending colon

在右髂窝起自盲肠上端，沿右侧腹后壁上升至结肠右曲的一段结肠。全长约 15cm，上升途中经腰方肌和右肾前面，在肝右叶下方，转折向左前下方移行于横结肠。升结肠属腹膜间位器官，无系膜，后面借结缔组织固定于腹后壁。见图 01.03.025。

01.03.0272　结肠右曲　right colic flexure

又称"肝曲"。升结肠至肝右叶下方移行为横结肠的转折处所形成的弯曲。见图 01.03.024。

01.03.0273　横结肠　transverse colon

结肠右曲至结肠左曲之间的一段结肠。全长 40~50cm，在右季肋区起自结肠右曲，向左行，形成一向下的弧形弯曲，至左季肋区，在脾的脏面下份转折向下，形成结肠左曲，向下移行为降结肠。横结肠为腹膜内位器官，由横结肠系膜连于腹后壁，活动度较大。见图 01.03.024。

01.03.0274　结肠左曲　left colic flexure

又称"脾曲"。横结肠至脾脏面下份处移行为降结肠的转折处所形成的弯曲。结肠左曲的位置较右曲偏高，相当于第 10~11 肋水平，内侧与左肾相邻，后方贴近胰尾，前方邻胃大弯并被肋弓掩盖，故结肠左曲的肿瘤不易被扪及。见图 01.03.024。

01.03.0275　降结肠　descending colon

起自结肠左曲至左髂嵴处移行为乙状结肠的一段结肠。全长 25~30cm，沿左肾外侧缘和腰方肌前面下降，属于腹膜间位器官，无系膜，借结缔组织固定于腹后壁。见图 01.03.024。

01.03.0276　乙状结肠　sigmoid colon

自左髂嵴处起自降结肠，至第 3 骶椎平面续于直肠的一段结肠。全长约 40cm，呈"乙"形弯曲，属腹膜内位器官，借较长的乙状结肠系膜连于骨盆侧壁，活动度较大，可降至盆腔。见图 01.03.024。

01.03.0277　结肠半月襞　semilunar fold of colon

结肠袋之间的横沟向肠腔内深陷，致使肠黏膜向肠腔内隆起形成的皱襞。见图 01.03.024。

01.03.0278　结肠袋　haustrum of colon

由于结肠带短于肠管的长度，使肠管皱缩所形成的向外膨出的囊状突起。见图 01.03.026。

01.03.0279　肠脂垂　epiploic appendices

沿结肠带两侧分布的许多由浆膜包含脂肪组织所形成的小突起。其大小不等，形态不定，呈黄色。见图 01.03.026。

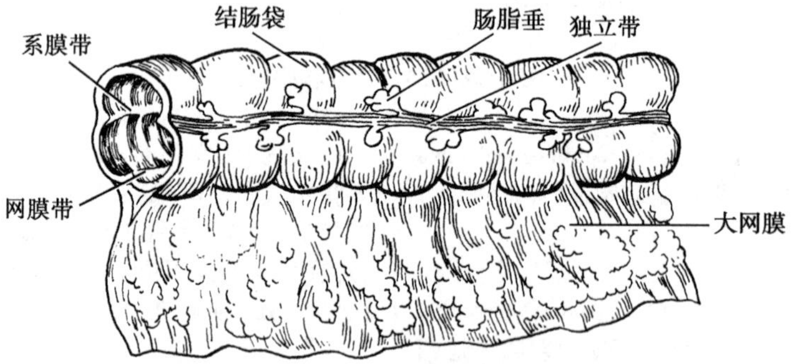

图 01.03.026　结肠的特征性结构

01.03.0280　结肠带　colic band

由大肠壁纵行肌增厚所形成的结构，沿大肠纵轴平行排列，共三条。分别称为结肠系膜带、网膜带和独立带，3 条结肠带汇聚于阑尾根部。见图 01.03.026。

01.03.0281　结肠系膜带　mesocolic band

因被结肠系膜所附着而得名。在横结肠，位于肠管后缘，由横结肠系膜附着于腹后壁；在升结肠和降结肠，位于肠管后内侧缘无腹膜覆盖的裸区，借结缔组织附着于腹后壁；在乙状结肠，位于肠管后内侧，借乙状结肠系膜连于腹后壁。见图 01.03.026。

01.03.0282　网膜带　omental band

仅在横结肠一段被大网膜附着而得名。网膜带在横结肠位于肠管的前上缘，在升结肠、降结肠和乙状结肠均位于肠管的后外侧缘。见图 01.03.026。

01.03.0283　独立带　free band

位于结肠系膜带和网膜带之间的一条结肠带。独立带游离于肠管表面，在横结肠位于肠管下缘，在升结肠、降结肠和乙状结肠均位于肠管前缘。见图01.03.026。

01.03.0284　直肠　rectum

大肠位于乙状结肠和肛门之间的部分。位于盆腔，全长10~14cm，自第3骶椎前方起自乙状结肠，沿骶、尾骨前面下行，穿盆膈移行于肛管。见图01.03.024。

01.03.0285　［直肠］骶曲　sacral flexure of rectum

直肠上段沿骶尾骨盆面下降所形成的一个凸向后方的弓形弯曲，距肛门7~9cm。见图01.03.027。

01.03.0286　［直肠］会阴曲　perineal flexure of rectum

直肠末段绕过尾骨尖，转向后下方所形成的一个凸向前的弓形弯曲，距肛门3~5cm。见图01.03.027。

01.03.0287　直肠壶腹　ampulla of rectum

直肠下部，肛管上方的膨大部分。见图01.03.027。

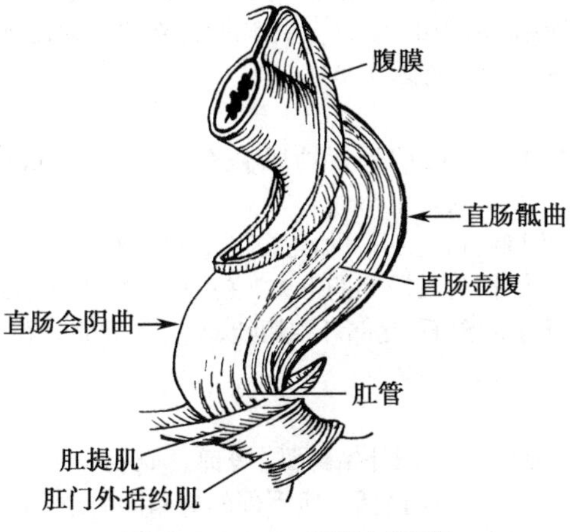

图01.03.027　直肠与肛管

01.03.0288　直肠横襞　transverse fold of rectum

直肠内由黏膜和环形肌构成的三个半月形的横向皱襞。具有阻挡粪便的作用。见图01.03.028。

01.03.0289　上直肠横襞　superior transverse fold of rectum

3条直肠横襞中最上方者，位于直肠与乙状结肠交界处，多位于肠腔左壁上，距肛门约11cm。见图01.03.028。

01.03.0290　中直肠横襞　middle transverse fold of rectum

3条直肠横襞中居中间者，为最大的横襞，位置最恒定，通常位于直肠壶腹稍上方的右前壁上，距肛门约7cm。见图01.03.028。

01.03.0291　下直肠横襞　inferior transverse fold of rectum

3条直肠横襞中最下方者，位置不恒定，多位于直肠腔左侧壁，距肛门约5cm。见图01.03.028。

01.03.0292　直肠尾骨肌　rectococcygeal muscle

起于尾骨前韧带，止于直肠下端后面的平滑肌。排便时有固定直肠下端的作用。

01.03.0293　直肠尿道肌　rectourethral muscle

起自直肠会阴曲，止于尿道膜部的平滑肌。

01.03.0294　直肠膀胱肌　rectovesical muscle

起自直肠纵肌，止于膀胱底两侧的平滑肌。

01.03.0295　肛管　anal canal

直肠壶腹下端以下的狭细部分，其上界为直肠穿过盆膈的平面，下界为肛门，全长约4cm。肛管被肛门括约肌包绕，平时处于收缩状态，有控制排便的作用。见图01.03.028。

01.03.0296　肛柱　anal column

肛管内面6~10条纵行的黏膜皱襞。肛柱在儿童时期比较显著，成年时则不明显，其黏膜下有动、静脉丛分布，当静脉丛曲张时，为构成原发性内痔的基础。见图01.03.028。

01.03.0297　肛窦　anal sinus

每一肛瓣与其相邻的两个肛柱下端之间形成的开口向上的隐窝。肛窦深3~5mm，其窦底有肛腺的开口，其内常有粪便积存，感染后易致肛窦炎，严重者可形成肛门周围脓肿或肛瘘等。见图01.03.028。

01.03.0298　肛瓣　anal valve

各肛柱下端彼此相连的半月形黏膜皱襞。见图01.03.028。

01.03.0299　肛直肠线　anorectal line

各肛柱上端的连线，即直肠与肛管的分界线。见图01.03.028。

01.03.0300　齿状线　dentate line

又称为“肛皮线”。连接各肛柱下端与各肛瓣边缘的锯齿状环行线。齿状线有重要的临床意义，其上方的肠管由内胚层泄殖腔演化而来，内面为黏膜，黏膜

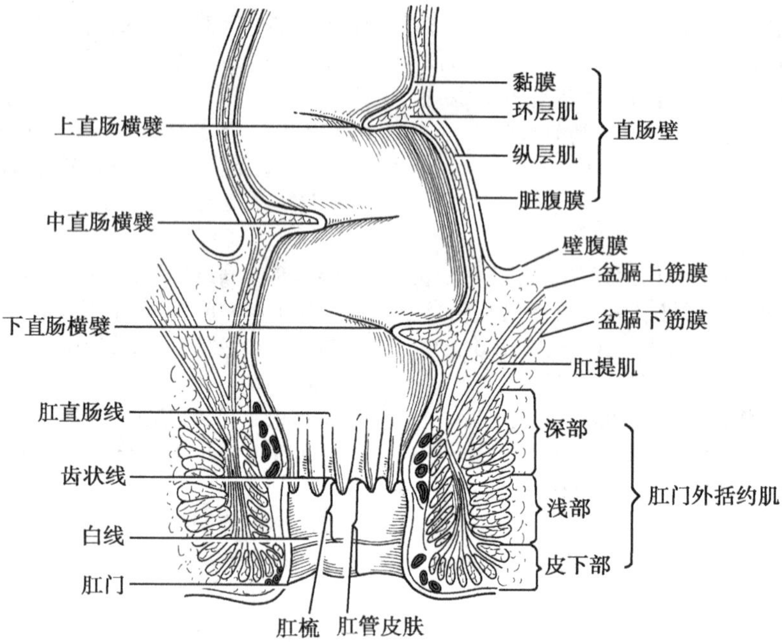

图 01.03.028　直肠和肛管的冠状切面

上皮为单层柱状上皮,癌变时为腺癌,其下方的肠管由外胚层的原肛演化而来,内面为皮肤,为复层扁平上皮,癌变时为鳞状细胞癌。另外,齿状线上下的肠管在动脉供应、静脉回流、淋巴引流,以及神经分布等方面都不同。见图 01.03.028。

01.03.0301　白线　white line

肛梳下缘一条不甚明显的环形线,又称 Hilton 线。该线位于肛门外括约肌皮下部与肛门内括约肌下缘之间的水平,故活体肛诊时可触知此处为一环形的浅沟,即括约肌间沟。见图 01.03.028。

01.03.0302　肛梳　anal pecten

又称"痔环"。齿状线下方一宽约 1cm 的环状区域。其皮下组织和肛柱部的黏膜下有丰富的静脉丛,当静脉发生曲张时,突向肛管腔,称为痔;发生在齿状线以上者为内痔,齿状线以下者为外痔,上、下皆有者为混合痔。见图 01.03.028。

01.03.0303　肛门　anus

肛管的下口,为一前后纵行的裂孔,周围有肛门内、外括约肌和肛提肌,其周围皮肤富含色素,呈暗褐色,并有丰富的肛周腺和皮脂腺。见图 01.03.028。

01.03.0304　肛门内括约肌　sphincter ani internus

直肠壁环形肌增厚形成的平滑肌管,环绕肛管上 3/4,具有协助排便,但无括约肛门的作用。

01.03.0305　肛门外括约肌　sphincter ani externus

环绕肛门内括约肌周围的骨骼肌,受意识支配,有控制排便的功能。按其纤维所在部位分为皮下部、浅部和深部。见图 01.03.029。

01.03.0306　[肛门外括约肌]皮下部　subcutaneous part

为围绕肛管下端的环形肌束,位于肛门内括约肌下缘和外括约肌浅部的下方,在肛门口附近和白线下方位于皮肤深面,此部纤维切断,不会致大便失禁。见图 01.03.029。

01.03.0307　[肛门外括约肌]浅部　superficial part

为围绕肛门内括约肌下部的椭圆形肌束,位于皮下部的深面。前、后分别附着于会阴中心腱和尾骨尖,具有控制排便的功能。见图 01.03.029。

01.03.0308　[肛门外括约肌]深部　deep part

为围绕在肛门内括约肌上部的环形肌束,位于浅部的深面,具有控制排便的功能。见图 01.03.029。

01.03.0309　肛直肠环　anorectal ring

肛门内括约肌、直肠下份的纵行肌、肛门外括约肌的浅部和深部,以及肛提肌等,在肛管和直肠移行处形成的肌性环。该环在肠管的两侧和后方发达,前方纤维较少,若外科手术不慎切断此环,可致大便失禁。见图 01.03.029。

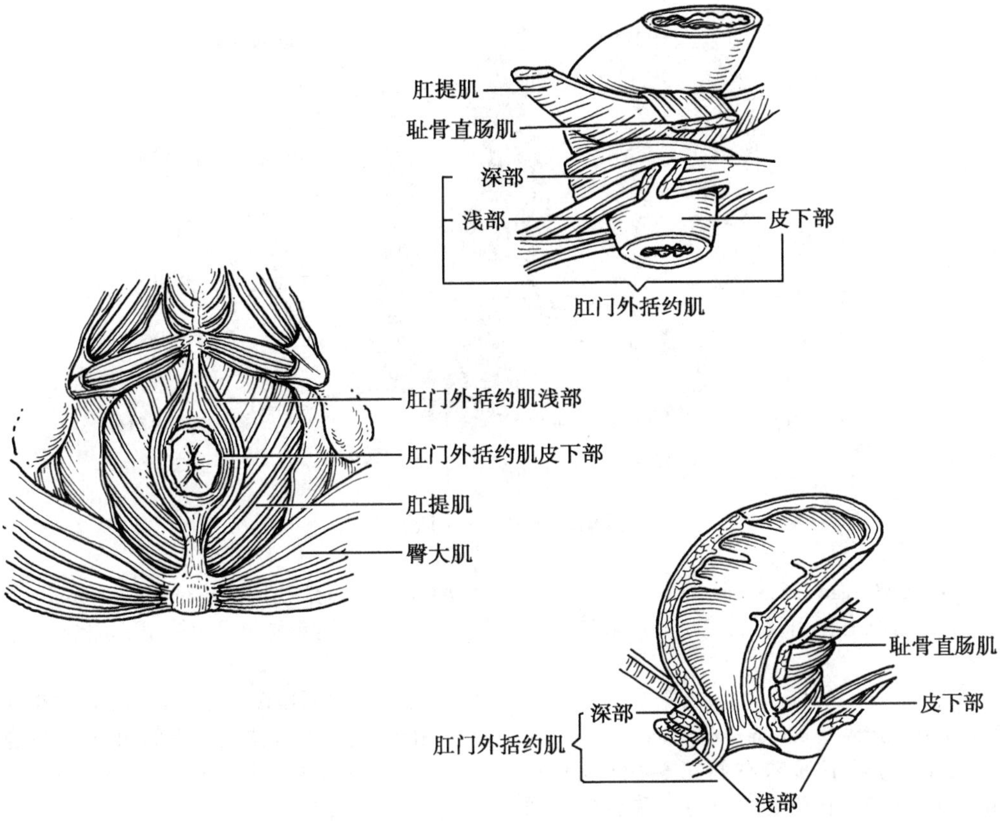

图 01.03.029 肛门括约肌

01.03.0310 肝 liver

人体内最大的消化腺。大部分位于右季肋区和腹上区，小部分位于左季肋区；是机体新陈代谢最活跃的器官，不仅参与蛋白质、脂类、糖类和维生素等物质的合成、转化和分解，还参与激素和药物的转化和解读，另外，具有分泌胆汁和胚胎时期造血功能。见图 01.03.030、图 01.03.031。

01.03.0311 ［肝］膈面 diaphragmatic surface of liver

肝的上面，即与膈接触的膨隆面。其上有矢状位的镰状韧带附着，将肝分为左、右两叶。按照部位，膈面可分为上部、前部、右部和后部四部分。见图 01.03.030。

01.03.0312 ［肝］上部 superior part of liver

膈面上，冠状韧带前层附着线附近的区域，借膈与右肺底、心包和心等相邻。见图 01.03.030。

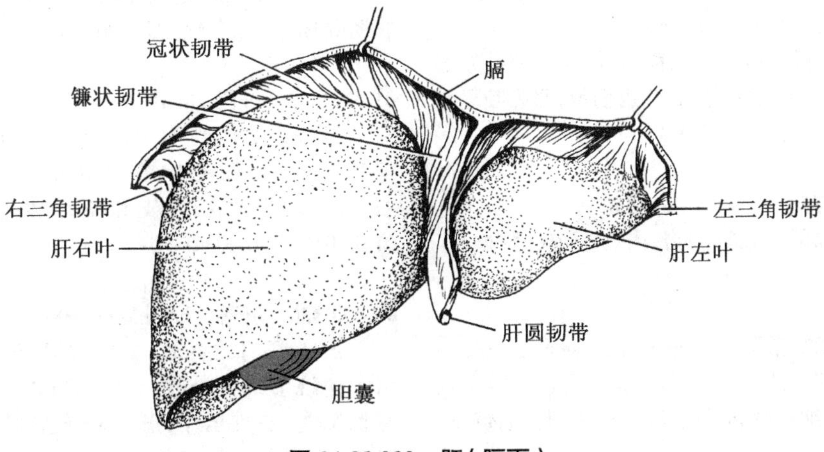

图 01.03.030 肝（膈面）

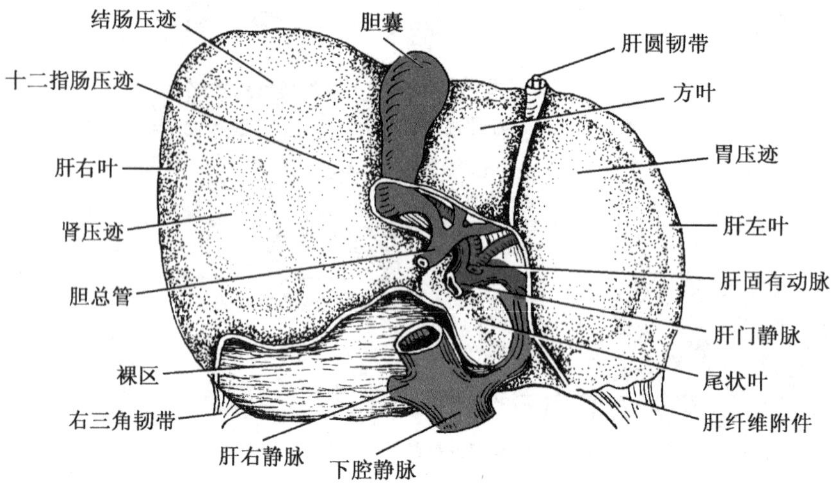

图 01.03.031 肝(脏面)

01.03.0313 心压迹 cardiac impression

膈面上,由心脏占位引发的、位于下腔静脉左前方的浅凹。

01.03.0314 [肝]前部 anterior part of liver

呈三角形,与膈下面和右侧第6~10肋相对,左侧与第7、8肋相对,在胸骨角下方与胸骨剑突和腹前壁相邻,被肝镰状韧带分为左、右两叶。见图01.03.030。

01.03.0315 [肝]右部 right part of liver

于腋中线处,借膈与第7~11肋相对的肝脏部分。见图01.03.030。

01.03.0316 [肝]后部 posterior part of liver

位于膈面的后上方,冠状韧带前层以后的肝脏部分,包括裸区、尾状叶及左叶后部。见图01.03.031。

01.03.0317 裸区 bare area of liver

肝膈面后部没有被腹膜被覆,直接与膈相贴的部分。裸区略呈三角形,尖部为右三角韧带,底为腔静脉窝。见图01.03.030、图01.03.031。

01.03.0318 腔静脉沟 sulcus for vena cava

裸区左侧部的一较宽的沟,内有下腔静脉通过。见图01.03.031。

01.03.0319 静脉韧带裂 fissure for ligamentum venosum

肝脏面中部有略呈"H"形的3条沟。其中左侧纵沟的后部为容纳静脉韧带的裂隙,称为静脉韧带裂。见图01.03.031。

01.03.0320 静脉韧带 venous ligamentum

胎儿时期的静脉导管闭锁而形成的韧带状结构。

01.03.0321 [肝]脏面 visceral surface of liver

肝的下面,为朝向后下方的凹面,与腹腔脏器相邻。见图01.03.030、图01.03.031。

01.03.0322 胆囊窝 fossa for gallbladder

肝脏面"H"形沟的右纵沟前部的一浅窝,容纳胆囊。见图01.03.030、图01.03.031。

01.03.0323 肝圆韧带裂 fissure for ligamentum teres hepatis

肝脏面"H"形沟中,左纵沟的前部,有肝圆韧带通过。见图01.03.030、图01.03.031。

01.03.0324 肝圆韧带 ligamentum teres hepatis

胎儿时期的脐静脉闭锁而成的韧带状结构,经肝镰状韧带的游离缘内行至脐。见图01.03.030、图01.03.031。

01.03.0325 肝门 porta hepatis

肝脏面"H"形沟中,介于方叶和尾状叶之间的横沟。位于脏面正中,有左、右肝管,肝固有动脉左、右支,肝门静脉左、右支和神经、淋巴管出入。见图01.03.030、图01.03.031。

01.03.0326 肝蒂 hepatic pedicle

出入肝门的肝管、血管、淋巴管和神经被结缔组织包绕形成的结构。其中,肝左、右管居前,肝固有动脉左、右支居中,肝门静脉左、右支居后。见图01.03.030、图01.03.031。

01.03.0327 网膜结节 omental tuber osity

静脉韧带左侧的肝左叶脏面近肝门处的圆形隆起。

01.03.0328 食管压迹 esophageal impression

位于肝左叶后缘，由食管压成的浅凹。

01.03.0329 胃压迹 gastric impression

于肝左叶脏面，网膜结节左侧区，由胃前壁和贲门压成的圆形凹陷。见图 01.03.030、图 01.03.031。

01.03.0330 十二指肠压迹 duodenal impression

位于肝右叶脏面的中部，肝门的右侧，由十二指肠压成的凹陷。见图 01.03.030、图 01.03.031。

01.03.0331 结肠压迹 colic impression

位于肝右叶脏面的前部，结肠右曲和横结肠起始部压成的凹陷。见图 01.03.030、图 01.03.031。

01.03.0332 肾压迹 renal impression

位于肝右叶脏面，结肠压迹的后部，由右肾压成的凹陷。见图 01.03.030、图 01.03.031。

01.03.0333 肾上腺压迹 suprarenal impression

位于肾压迹的后上方，近肝后缘处，由肾上腺压成的凹陷。

01.03.0334 肝纤维附件 fibrous appendix of liver

肝左缘后端的肝实质逐渐消失，形成的一条结缔组织索。见图 01.03.030、图 01.03.031。

01.03.0335 ［肝］下缘 inferior border of liver

肝的膈面与脏面在前方相交的缘，又称前缘。下缘薄而锐利，在胆囊窝处有胆囊切迹，在肝圆韧带通过处有肝圆韧带切迹。见图 01.03.030、图 01.03.031。

01.03.0336 肝圆韧带切迹 notch for ligamentum teres hepatis

肝下缘左侧的切迹，系肝圆韧带裂的延续，又称脐切迹，内有肝圆韧带通过。见图 01.03.030、图 01.03.031。

01.03.0337 胆囊切迹 notch for gallbladders

肝下缘右侧的切迹，为胆囊窝的前缘，圆钝而不明显，胆囊底位于此处。见图 01.03.030、图 01.03.031。

01.03.0338 肝叶 lobe of liver

肝的分叶。在膈面，借镰状韧带将肝分为肝左叶和肝右叶；在脏面，借“H”形沟将肝分为肝左叶、肝右叶、方叶和尾状叶。在肝内借肝裂将肝分为肝左叶即左半肝和肝右叶即右半肝，前者再分为尾状叶、左外叶和左内叶，后者分为右前叶和右后叶。见图 01.03.030、图 01.03.031。

01.03.0339 肝段 segment of liver

在肝内，根据 Glisson 系统的分支、分布和肝静脉的走行将肝分成 8 个节段，即 Couinaud 肝段。见图 01.03.032。

01.03.0340 肝裂 hepatic fissure

肝内缺少格利森（Glisson）系统的部位，是肝内分叶和分段的界线。肝裂不仅是肝内分叶、分段的自然界限，也是肝部分切除的适宜部位。较恒定的肝裂有正中裂、左叶间裂、右叶间裂、左段间裂、右段间裂和背裂。见图 01.03.032。

01.03.0341 正中裂 median fissure

肝中部的一条肝裂。其投影在肝的膈面相当于自肝前缘胆囊切迹的中点至下腔静脉左缘的连线，在脏面相当于胆囊窝和腔静脉沟。此裂将肝分为左半肝和右半肝，裂内有肝中静脉走行。见图 01.03.032、图 01.03.033。

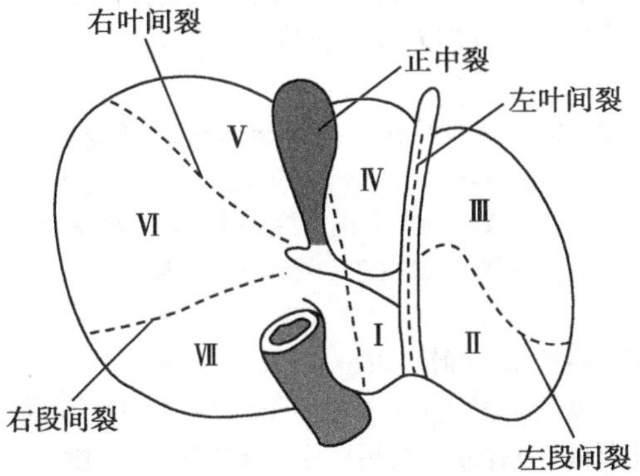

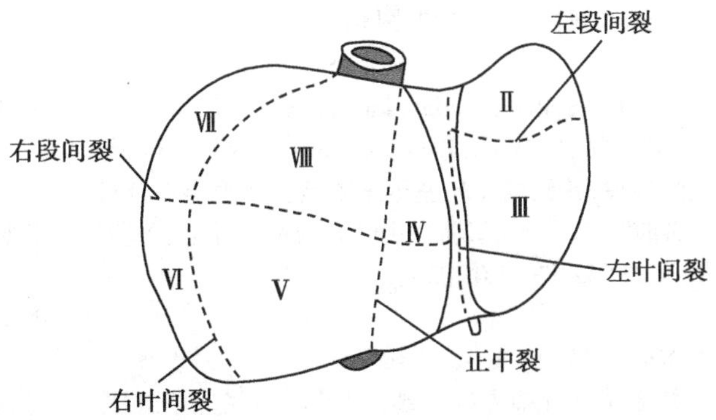

图 01.03.032 肝裂与肝段

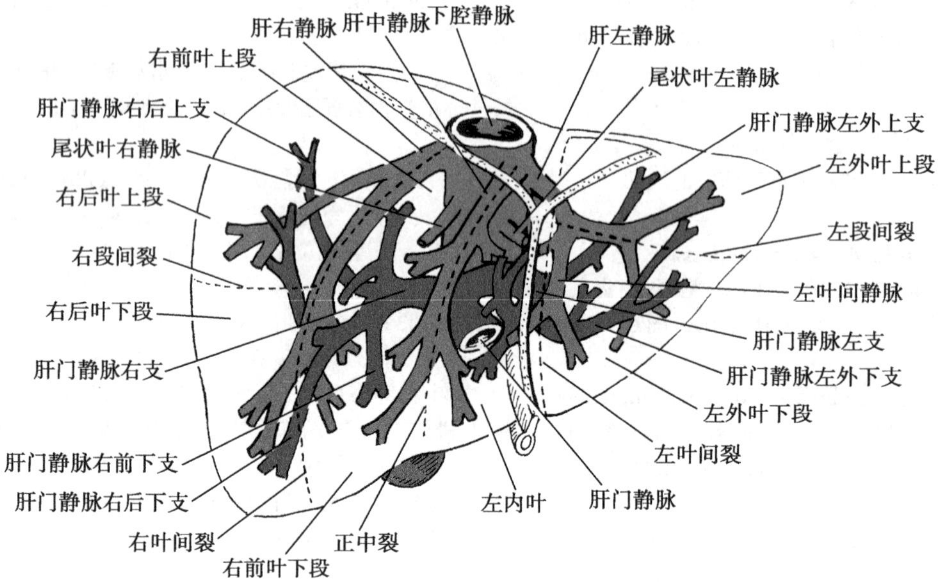

图 01.03.033　肝内管道与肝裂

01.03.0342　左叶间裂　left interlobar fissure

位于正中裂左侧的肝裂。其表面投影在膈面相当于镰状韧带的附着线，在脏面与左纵沟一致。此裂将左半肝分为左外叶和左内叶，裂内有肝左静脉的左叶间支走行。见图 01.03.033。

01.03.0343　右叶间裂　right interlobar fissure

位于正中裂右侧。在膈面的投影相当于自肝前缘胆囊切迹右侧部的外、中 1/3 交界处，斜向右上方至下腔静脉右缘的连线，在脏面连于肝门右端。此裂将右半肝分为右前叶和右后叶，裂内有肝右静脉走行。见图 01.03.032、图 01.03.033。

01.03.0344　左段间裂　left intersegmental fissure

其表面投影在膈面相当于自肝左静脉汇入下腔静脉处与肝左缘中、上 1/3 交界处的连线，转至脏面横向右止于肝圆韧带裂上 1/3 处。此裂将左外叶分为上、下两段。见图 01.03.032、图 01.03.033。

01.03.0345　右段间裂　right intersegmental fissure

其表面投影在肝脏面相当于肝门右端与肝右缘中点的连线，转到膈面向左至正中裂。此裂将右前叶分为右前叶上、下段，又将右后叶分为右后叶上、下段。见图 01.03.032、图 01.03.033。

01.03.0346　背裂　dorsal fissure

位于尾状叶前方的肝裂。上起自肝左、中、右静脉出肝处即第二肝门，下至第一肝门，在肝上极形成的一弧形线，将尾状叶与左内叶和右前叶分开。

01.03.0347　肝右叶　right lobe of liver

在肝的膈面，肝镰状韧带右侧大而厚的部分；在脏面，位于胆囊窝和腔静脉沟右侧、即右纵沟右侧的部分。在肝内，位于正中裂右侧的部分。肝右叶又可被右叶间裂分为右前叶和右后叶。见图 01.03.032、图 01.03.033。

01.03.0348　右前叶　right anterior lobe

位于正中裂右侧、右叶间裂左前方的肝叶。又可被右段间裂分为右前叶上段和右前叶下段。见图 01.03.032、图 01.03.033。

01.03.0349　右前叶上段　superior segment of right anterior lobe

又称“段Ⅷ”。位于正中裂右侧、右段间裂上方的肝脏部分。见图 01.03.032、图 01.03.033。

01.03.0350　右前叶下段　inferior segment of right anterior lobe

又称“段Ⅴ”。位于正中裂右侧、右段间裂下方的肝脏部分。见图 01.03.032、图 01.03.033。

01.03.0351　右后叶　right posterior lobe

又称“后段”。位于右叶间裂右后方的肝脏部分，被右段间裂分为右后叶上段和右后叶下段。见图 01.03.032、图 01.03.033。

01.03.0352　右后叶上段　superior segment of right posterior lobe

又称"段Ⅶ"。位于右叶间裂右后方、右段间裂上方的肝脏部分。见图 01.03.032、图 01.03.033。

01.03.0353　右后叶下段　inferior segment of right posterior lobe

又称"段Ⅵ"。位于右叶间裂右后方、右段间裂下方的肝脏部分。见图 01.03.032、图 01.03.033。

01.03.0354　肝左叶　left lobe of liver

在肝的膈面,肝镰状韧带左侧小而薄的部分;在脏面,位于肝圆韧带裂和静脉韧带裂左侧、即左纵沟左侧的部分;在肝内,位于正中裂左侧的部分。又被左叶间裂分为左内叶和左外叶。见图 01.03.032、图 01.03.033。

01.03.0355　左内叶　left medial lobe

又称"内侧段""段Ⅳ"。位于正中裂与左叶间裂之间的肝脏部分。见图 01.03.032、图 01.03.033。

01.03.0356　方部　quadrate part

方叶所属的部分。见图 01.03.030、图 01.03.031。

01.03.0357　左外叶　left lateral lobe

位于左叶间裂外侧的肝脏部分。该叶又被左段间裂分为左外叶上段和左外叶下段。见图 01.03.032、图 01.03.033。

01.03.0358　左外叶上段　superior segment of left lateral lobe

又称"段Ⅱ"。位于左叶间裂左侧、左段间裂上方的肝脏部分。见图 01.03.032、图 01.03.033。

01.03.0359　左外叶下段　inferior segment of left lateral lobe

又称"段Ⅲ"。位于左叶间裂左侧、左段间裂下方的肝脏部分。见图 01.03.032、图 01.03.033。

01.03.0360　方叶　quadrate lobe

位于肝门之前,肝圆韧带裂与胆囊窝之间的肝脏部分。见图 01.03.030、图 01.03.031。

01.03.0361　尾状叶　caudate lobe

位于肝门之后、静脉韧带裂与腔静脉沟之间的部分。在肝内被背裂隔成一独立单位,又称段Ⅰ。该叶又被正中裂分为尾状叶左段和尾状叶右段。见图 01.03.030、图 01.03.032。

01.03.0362　乳头突　papillary process

尾状叶左前角向前下方呈圆形的突起。

01.03.0363　尾状突　caudate process

尾状叶右前角向右延伸与右叶实质相连的隆起。

01.03.0364　[肝]纤维膜　fibrous membrane of liver

包绕肝的腹膜与肝实质之间的一层完整的结缔组织膜。

01.03.0365　血管周围纤维囊　perivascular fibrous capsule

肝纤维膜在肝门处包绕肝门静脉、肝动脉和肝管,并向肝内延伸形成血管周围纤维囊,又称 Glisson 囊,该囊在肝内,随着肝门静脉、肝动脉的分支和各级胆管延伸至小叶间,分布在肝小叶周围。

01.03.0366　肝总管　common hepatic duct

由肝左、右管汇合而成,长约 3cm,位于肝十二指肠韧带内,与胆囊管汇合成胆总管。见图 01.03.034。

01.03.0367　肝右管　right hepatic duct

由肝右叶的小叶间胆管在肝门处汇合而成的管道。见图 01.03.034。

01.03.0368　[肝右管]前支　anterior branch

由肝右前叶上、下段内的小叶间胆管汇合而成的肝内肝管。

01.03.0369　[肝右管]后支　posterior branch

由肝右后叶上、下段内的小叶间胆管汇合而成的肝内肝管。

01.03.0370　肝左管　left hepatic duct

由肝左叶的小叶间胆管汇合而成的管道。

01.03.0371　[肝左管]外侧支　lateral branch

由肝左外叶上、下段内的小叶间胆管汇合而成的肝内肝管。

01.03.0372　[肝左管]内侧支　medial branch

由肝左内叶内的小叶间胆管汇合而成的肝内肝管。

01.03.0373　尾状叶右管　right duct of caudate lobe

由尾状叶右段的小叶间胆管汇合而成的肝内肝管,通常汇入肝右管。

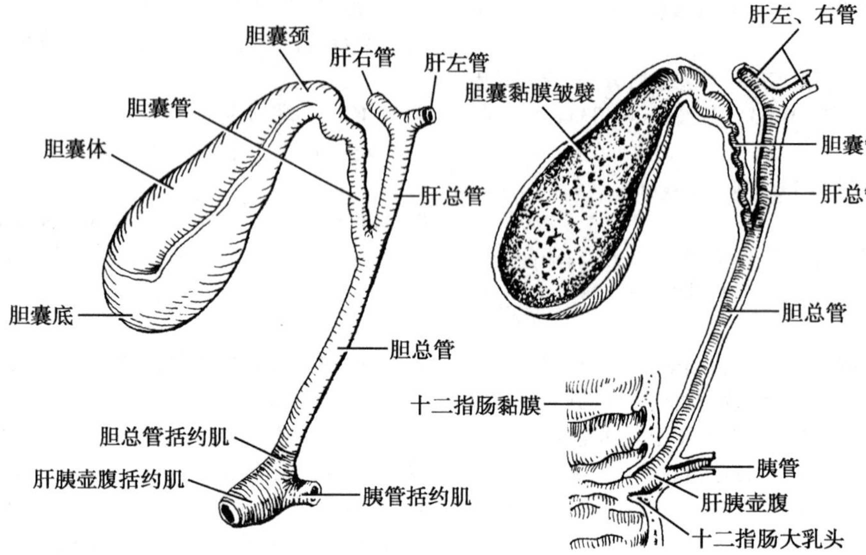

图 01.03.034　胆囊与输胆管道

01.03.0374　尾状叶左管　left duct of caudate lobe

由尾状叶左段的小叶间胆管汇合而成的肝内肝管，通常汇入肝右管。

01.03.0375　胆囊　gallbladder

位于肝脏面的胆囊窝内，呈梨形的囊状器官，具有储存和浓缩胆汁的功能。见图 01.03.034、图 01.03.030。

01.03.0376　胆囊底　fundus of gallbladder

胆囊凸向前下方，越过肝脏下缘，呈钝圆形的盲端。其体表投影位置在右腹直肌外缘或右锁骨中线与右肋弓交点处。胆囊炎时，该处可有压痛。见图 01.03.034、图 01.03.030、图 01.03.031。

01.03.0377　胆囊体　body of gallbladder

位于胆囊底和胆囊颈之间的部分。与胆囊底、颈之间无明显的界限。见图 01.03.034。

01.03.0378　胆囊颈　neck of gallbladder

胆囊体移行为胆囊管的部分。细而弯曲，起始部膨大，形成哈特曼囊（Hartmann's pouch）。见图 01.03.034。

01.03.0379　胆囊管　cystic duct

由胆囊颈延续而成的管道，长 2~3cm，末端与肝总管汇合成胆总管。见图 01.03.034。

01.03.0380　螺旋襞　spiral fold

又称"螺旋瓣""海斯特瓣（Heister's valve）"。胆囊颈和胆囊管内呈螺旋状的黏膜皱襞。螺旋襞具有控制胆汁流入和流出的功能，有时较大的结石，由于螺旋襞的阻碍而嵌顿于此。见图 01.03.034。

01.03.0381　胆总管　common bile duct

由肝总管和胆囊管汇合而成的管道，长 4~8cm，走行于肝十二指肠韧带内，开口于十二指肠大乳头。见图 01.03.034。

01.03.0382　胆总管括约肌　sphincter of common bile duct

胆总管末端壁内增厚的环形平滑肌，收缩时可关闭胆总管下端。见图 01.03.034。

01.03.0383　肝胰壶腹　hepatopancreatic ampulla

又称"法特壶腹（Vater's ampulla）"。胆总管与胰管汇合后的膨大部。见图 01.03.034。

01.03.0384　肝胰壶腹括约肌　sphincter of hepatopancreatic ampulla

位于肝胰壶腹壁内的环形平滑肌，又称 Oddi 括约肌。见图 01.03.034。

01.03.0385　胰　pancreas

人体的第二大消化腺，由外分泌部和内分泌部组成，分别分泌胰液和胰岛素。见图 01.03.035。

01.03.0386　胰头　head of pancreas

胰的右端膨大部分，位于第 2 腰椎体前方，被十二指肠所包绕。见图 01.03.035。

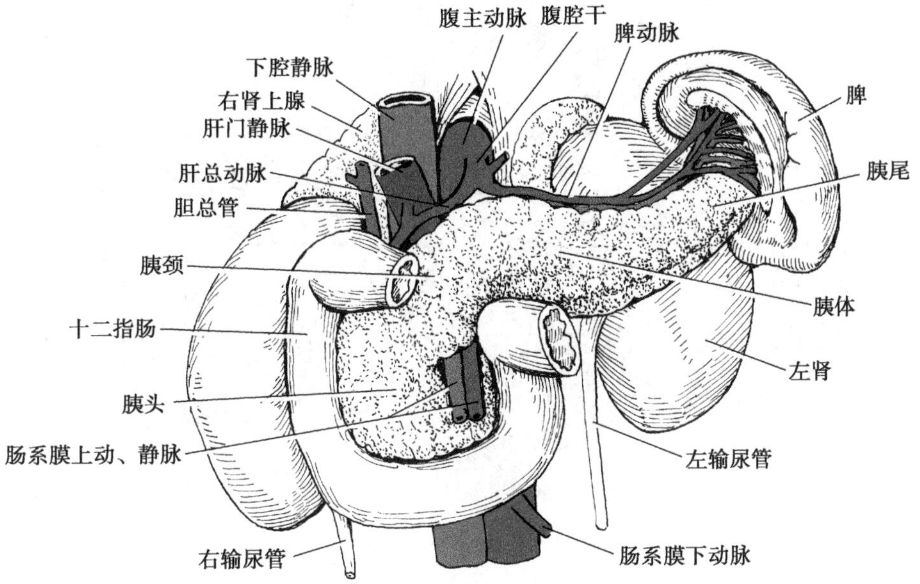

图 01.03.035 胰的分部与毗邻

01.03.0387 [胰]钩突 uncinate process of pancreas

胰头后下部向左后下方呈钩状的突起。

01.03.0388 胰切迹 notch of pancreas

钩突左侧的凹缘。

01.03.0389 胰颈 neck of pancreas

胰头与胰体之间狭窄扁薄的部分。其前上方邻接胃幽门,后面有肠系膜上静脉通过,并与脾静脉合成肝门静脉。见图 01.03.035。

01.03.0390 胰体 body of pancreas

胰的中间部,即胰颈与胰尾之间的部分。位于第1腰椎前方,呈三棱柱形。见图 01.03.035。

01.03.0391 [胰]前面 anterior surface of pancreas

隔网膜囊与胃后壁相邻的面,略向前上方隆凸。见图 01.03.035。

01.03.0392 [胰]后面 posterior surface of pancreas

胰腺与腹后壁相邻的面,较平坦。

01.03.0393 [胰]下面 inferior surface of pancreas

胰腺朝向前下方的面,略呈"S"状弯曲。

01.03.0394 [胰]上缘 superior border of pancreas

胰腺前、后面相交的缘,右侧较钝,左侧狭窄锐薄,似嵴状。见图 01.03.035。

01.03.0395 [胰]前缘 anterior border of pancreas

胰腺前、下面相交的缘,锐薄。见图 01.03.035。

01.03.0396 [胰]下缘 inferior border of pancreas

胰腺下、后面相交的缘,较钝。

01.03.0397 网膜结节 omental tuberosity

胰上缘中部,或近胰头处的一明显钝隆起。见图 01.03.035。

01.03.0398 胰尾 tail of pancreas

胰行向左上方至左季肋区与脾脏面相接触的狭细部分。见图 01.03.035。

01.03.0399 胰管 pancreatic duct

胰液的主要排泄管。位于胰实质内,从胰尾到胰头,最后与胆总管汇合成肝胰壶腹,开口于十二指肠大乳头。见图 01.03.036。

01.03.0400 胰管括约肌 sphincter of pancreatic duct

胰管末端壁内的环形平滑肌。见图 01.03.034。

01.03.0401 副胰管 accessory pancreatic duct

胰头上部的小胰管。引流胰头前上部分泌的胰液,开口于十二指肠小乳头。见图 01.03.036。

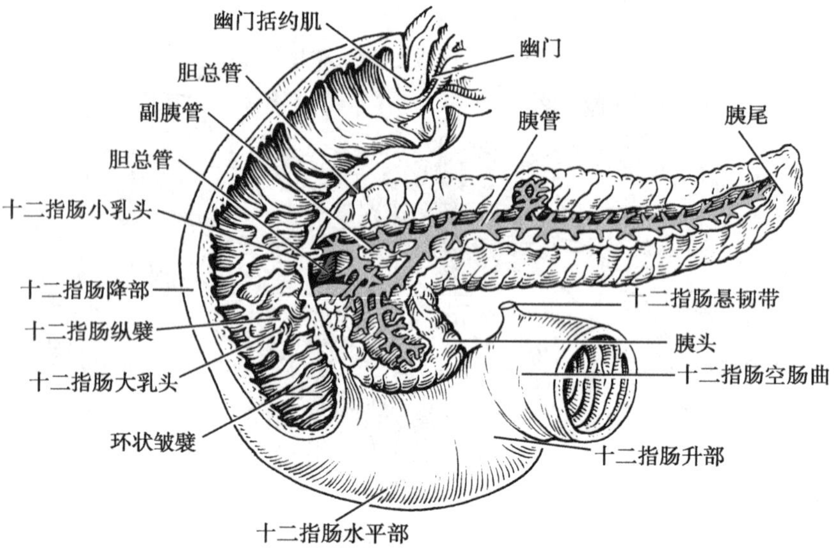

图 01.03.036　胰管

01.03.0402　副胰　accessory pancreas

又称“异位胰”“迷走胰”。分布于胃壁、肠壁等处的游离胰组织，发生率为 0.2% 左右。

（山东大学医学院　王怀经）

01.03.0403　呼吸系统　respiratory system, respiratory apparatus

由呼吸道和肺组成。呼吸道包括鼻、咽、喉、气管和支气管等。肺由肺实质和肺间质组成，前者包括支气管树和肺泡；后者包括结缔组织、血管、淋巴管、淋巴结和神经等。该系统的主要功能是进行气体交换，即吸入氧，排出二氧化碳。见图 01.03.037。

01.03.0404　鼻　nose

呼吸道的起始部，也是嗅觉器官，位于面部中央，由外鼻、鼻腔和鼻旁窦组成。鼻以骨和软骨为支架，外面覆以皮肤与肌，内衬黏膜。见图 01.03.037。

01.03.0405　外鼻　external nose

呈锥体形，其高低在不同人种之间有巨大差异。以鼻骨、上颌骨额突和鼻软骨为支架，外被皮肤和少量皮下组织，可分为骨部和软骨部。软骨部的皮肤富含皮脂腺和汗腺，成为痤疮、酒糟鼻和疖肿的好发部位。见图 01.03.037。

01.03.0406　鼻根　root of nose

外鼻与额部相连的狭窄部分，在左、右眶腔之间，眉间下方。在皮肤和少量皮下组织的深面，为鼻骨、上颌骨额突与额骨鼻部的连接处。见图 01.03.040。

01.03.0407　鼻背　back of nose

俗称鼻梁，为鼻根与鼻尖之间的部分。鼻背上部称为鼻桥，以骨性结构作支架，较硬而固定；下部以软骨为支架，较软而略有弹性。见图 01.03.040。

01.03.0408　鼻尖　apex of nose

外鼻前下端隆起的部分。鼻翼大软骨构成其支架。外面的皮肤较厚，且与深部皮下组织、软骨膜连接紧密，故发炎时，局部肿胀压迫神经末梢，疼痛明显。见图 01.03.040。

01.03.0409　鼻翼　wing of nose

鼻尖两侧呈半圆形隆起的部分。其支架由鼻翼大软骨和鼻翼小软骨构成。其下缘游离，当呼吸困难时，可出现明显扇动。见图 01.03.040。

01.03.0410　鼻软骨　nasal cartilage

构成外鼻下部支架的数块透明软骨，包括鼻翼大软骨、鼻翼小软骨、鼻副软骨、鼻中隔软骨和犁鼻软骨。它们借致密的结缔组织彼此相连，并一起附着于梨状孔边缘。

01.03.0411　鼻翼大软骨　major alar cartilage

成对弯曲如马蹄形的薄软骨板，位于鼻尖两侧，鼻背板下方，构成鼻翼的主要支架，分为内、外侧脚。内、外侧脚于鼻尖处相交形成穹窿部，两侧穹窿部围成鼻孔前部，构成鼻尖部的支架。

01.03.0412　内侧脚　medial crus

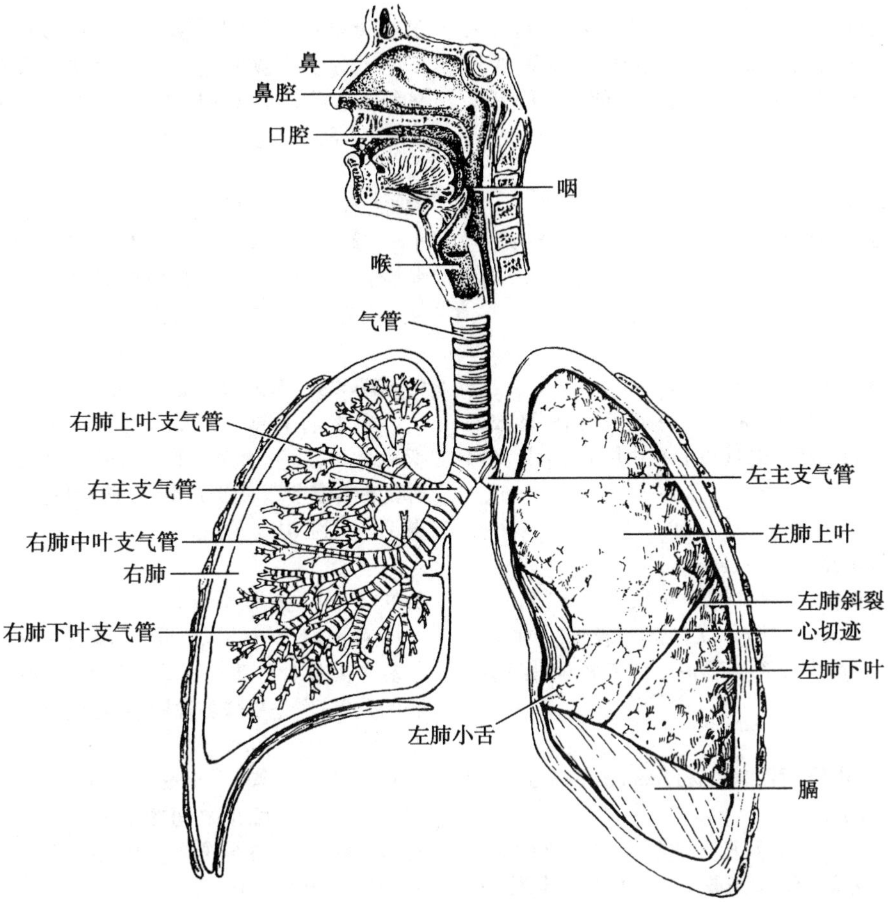

图 01.03.037 呼吸系统概观

鼻翼大软骨内侧弯曲部分，较狭小，借结缔组织与对侧同名软骨和鼻中隔软骨相连，构成鼻尖及鼻柱的前部。

01.03.0413 外侧脚 lateral crus

鼻翼大软骨外侧弯曲部分，较内侧脚宽大，构成鼻翼的大部，下缘游离，构成鼻孔外侧缘前部的基础。

01.03.0414 鼻翼小软骨 minor alar cartilage

位于鼻翼后部，鼻翼大软骨与上颌骨额突之间的小块软骨。数目不定，每侧可有 2~4 块。它是鼻翼软骨环的重要组成部分。

01.03.0415 鼻副软骨 accessory nasal cartilage

又称"鼻种子软骨"。多位于鼻背板与鼻翼大软骨之间的软骨。数目及位置均不恒定，有时缺如。

01.03.0416 鼻中隔软骨 septal cartilage of nose

又称"鼻隔板"。鼻腔内一不规则之四边形的薄软骨板。边缘较厚，中部较薄，构成鼻中隔前下部的基础。有外侧突和后突两个突起。

01.03.0417 外侧突 lateral process

由鼻中隔软骨前上部增宽形成的两个三角形软骨板，是构成鼻外侧中部的基础，故又称鼻背板。借结缔组织纤维牢固地连接于鼻骨下方。该软骨对保持鼻部通气功能的正常起重要作用。

01.03.0418 后突 posterior process

又称"蝶突(sphenoidal process)"。鼻中隔软骨后角尖细形突起。向后上方嵌入筛骨垂直板与犁骨之间，有的可直达蝶骨，在小儿较明显。

01.03.0419 犁鼻软骨 vomeronasal cartilage

窄而薄的软骨片，长 7~15mm。位于鼻中隔软骨后下缘下部两侧，前鼻棘后上方。附着于犁骨、上颌骨与鼻中隔软骨。对犁鼻器有保护与支持的作用。

01.03.0420 鼻腔 nasal cavity

由骨与软骨作支架的腔隙，内覆皮肤与黏膜，被鼻中隔分为左、右两腔。前方借鼻孔开口于颜面，通外界，后方借鼻后孔与咽相通。可分为鼻前庭与固有鼻腔。见图 01.03.038。

01.03.0421　鼻孔　nare, nostril

鼻腔向前通外界处，左、右各一，近似卵圆形，由鼻翼和鼻柱围成。为气体出入的门户。鼻孔的形状因人种不同而异，国人鼻孔一般近似圆形。

01.03.0422　鼻后孔　posterior nare

鼻腔向后通鼻咽处，左、右各一，近似卵圆形或四边形，由骨和黏膜构成。骨性鼻后孔由腭骨、犁骨和蝶骨翼突内侧板构成。

01.03.0423　鼻中隔　nasal septum

由筛骨垂直板、犁骨和鼻中隔软骨为支架，覆以黏膜而成的结构，分为骨部、软骨部及膜部。构成固有鼻腔内侧壁。鼻中隔垂直居正中线者较少，多偏向左侧。

01.03.0424　［鼻中隔］膜部　membranous part of nasal septum

又称"膜性中隔""鼻能动中隔"。位于鼻中隔前下部，由皮肤、皮下组织及降鼻中隔肌构成的结构，黏膜内有丰富毛细血管。

01.03.0425　［鼻中隔］软骨部　cartilaginous part of nasal septum

由鼻中隔软骨与鼻翼大软骨内侧角构成的结构，位于鼻中隔前部。此部分有运动性，在鼻部受压时，鼻中隔不致发生骨折。

01.03.0426　［鼻中隔］骨部　bony part of nasal septum

位于鼻中隔后部，主要由筛骨垂直板与犁骨构成的结构。筛骨垂直板构成鼻中隔的上 1/3，后下方与犁骨相连，前下方接鼻中隔软骨。

01.03.0427　犁鼻器　vomeronasal organ

嗅觉附属器官，左、右各一，胚胎 12 周时，曾高度发育，其黏膜与嗅部黏膜相似，有神经分布。出生后退化为一盲管，开口于鼻腭圆枕后上方。

01.03.0428　鼻前庭　nasal vestibule

鼻腔前下部的扩大部，位于鼻尖与鼻翼内面。前壁为鼻尖，后下壁为上颌骨，内侧壁为鼻中隔前下部，外侧壁为鼻翼。内覆皮肤、汗腺与皮脂腺，并有坚硬的鼻毛。见图 01.03.038。

01.03.0429　鼻阈　nasal limen

鼻前庭上方的弧形隆起，鼻翼大软骨外侧脚上缘与鼻中隔软骨外侧突下缘连接处，为鼻前庭与固有鼻腔的分界，也是皮肤与黏膜移行处。见图 01.03.038。

01.03.0430　嗅沟　olfactory sulcus

鼻堤与鼻腔顶之间的浅沟，左、右各一。若该区黏膜红肿，有脓性分泌物，则提示筛窦后组有感染性病变。见图 01.03.038。

01.03.0431　最上鼻甲　supreme nasal concha

上鼻甲上方的不明显隆起，由筛骨迷路内侧壁的薄骨片并覆以黏膜而成。最上鼻甲可单侧或双侧存在。存在最上鼻甲时，最上鼻甲与上鼻甲之间的浅沟称最上鼻道，在 75% 的个体中有后筛窦的开口。见图 01.03.038。

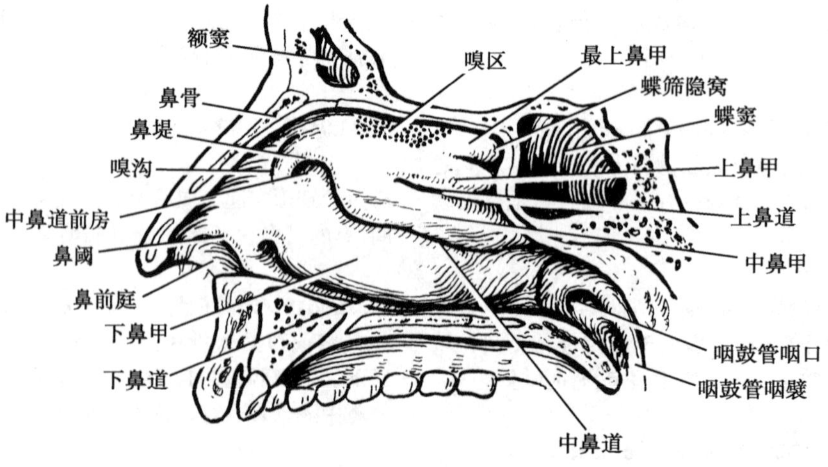

图 01.03.038　鼻腔外侧壁（右侧）

01.03.0432　上鼻甲　superior nasal concha

位于中鼻甲的后上方，由筛骨迷路内侧壁向下卷曲的薄骨片并覆以黏膜构成。该鼻甲甚短，突出不明显，有时仅为一黏膜皱襞。见图 01.03.038。

01.03.0433　中鼻甲　middle nasal concha

位于上、下鼻甲之间，由筛骨迷路内侧壁向下卷曲的薄骨片并覆以黏膜构成。中鼻甲的深面为半月裂孔、筛漏斗和筛泡。见图 01.03.038。

01.03.0434　下鼻甲　inferior nasal concha

位于鼻腔外侧壁最下方，由下鼻甲骨覆以黏膜构成的结构。下鼻甲表面覆盖的黏膜较厚，其游离缘一般向下凸隆。见图 01.03.038。

01.03.0435　鼻黏膜　mucous membrane of nose

覆盖于鼻腔与鼻旁窦内表面的上皮组织。分为鼻前庭黏膜，固有鼻腔黏膜与鼻旁窦黏膜。可分泌黏液，对空气有增加温度与湿度及净化灰尘与异物的作用。

01.03.0436　呼吸区　respiratory region

固有鼻腔之上鼻甲以下的部分，内覆厚度不均的黏膜，呈红色或粉色，是空气出入的通道。有丰富的静脉丛和鼻腺。见图 01.03.038。

01.03.0437　嗅区　olfactory region

上鼻甲平面以上的鼻黏膜部分。包括鼻中隔上部，黏膜薄弱，活体呈苍白或淡黄色，内含嗅细胞，感受嗅觉刺激。见图 01.03.038。

01.03.0438　鼻甲海绵丛　cavernous plexus of conchae

鼻甲部黏膜中含有丰富的静脉网或丛，形成静脉海绵体，易充血胀大，外观红蓝色。

01.03.0439　鼻堤　agger nasi

中鼻道前房上方的弧形隆起。由中鼻甲附着处前端伸向前下方并逐渐消失，新生儿比较显著。其深面有 1~2 个前筛窦的小房。见图 01.03.038。

01.03.0440　蝶筛隐窝　sphenoethmoidal recess

位于上鼻甲或最上鼻甲后上方的窝。此处含有蝶窦的开口。见图 01.03.038。

01.03.0441　上鼻道　superior nasal meatus

鼻腔内上鼻甲与中鼻甲之间的间隙。上鼻道较狭窄，有后筛窦的开口。见图 01.03.038。

01.03.0442　中鼻道　middle nasal meatus

鼻腔内中鼻甲与下鼻甲之间的间隙。中鼻道外侧壁有筛泡和钩突两个突起，其间为半月裂孔。半月裂孔的前上端为筛漏斗，额窦开口于此，稍后方可见前筛窦的开口，最后部为上颌窦的开口。中筛窦开口于筛泡或其稍上方。见图 01.03.038。

01.03.0443　中鼻道前房　atrium of middle meatus

中鼻道前部的浅凹陷，其前上方的弧形隆起为鼻堤。见图 01.03.038。

01.03.0444　筛泡　ethmoidal bulla

半月裂孔上界的一圆枕形隆起，主要由中筛窦向内侧膨隆并覆以黏膜形成。该窦开口于筛泡或其稍上方。见图 01.03.039。

01.03.0445　筛漏斗　ethmoidal infundibulum

半月裂孔前端的漏斗状管道，有额窦和前筛窦的开口。以筛漏斗为中心的附近区域，包括中鼻甲、钩突、筛泡、半月裂孔、筛漏斗以及额窦、前筛窦和上颌窦的自然开口，合称为“鼻道窦口复合体”，如该区域发生解剖变异或病理改变，将导致鼻窦炎。见图 01.03.039。

01.03.0446　半月裂孔　semilunar hiatus

将中鼻甲切除后，在中鼻道的中部凹向上的弧形窄裂。长 15~20mm，其前端的漏斗状管道为筛漏斗，有额窦和前筛窦的开口，后部为上颌窦开口。见图 01.03.039。

01.03.0447　下鼻道　inferior nasal meatus

下鼻甲与鼻腔底之间的间隙。下鼻道前后部窄，中部宽而高。其外侧壁前段近下鼻甲附着处骨质较薄，是上颌窦穿刺冲洗的最佳进针部位。通常在下鼻道前上部距离鼻孔约 3cm 处有鼻泪管的开口。见图 01.03.039。

01.03.0448　鼻泪管口　orifice of nasolacrimal duct

位于下鼻道前上部，距鼻孔 3cm 处向内下方的鼻泪管开口。经下鼻道行上颌窦开窗术时，窗口的高度应限制在下鼻甲附着处 0.5cm 以下，以避免损伤鼻泪管口。

01.03.0449　鼻咽道　nasopharyngeal meatus

又称“后鼻沟”。各鼻道和鼻甲后方与咽腔移行处的浅纵沟，左、右各一。见图 01.03.038。

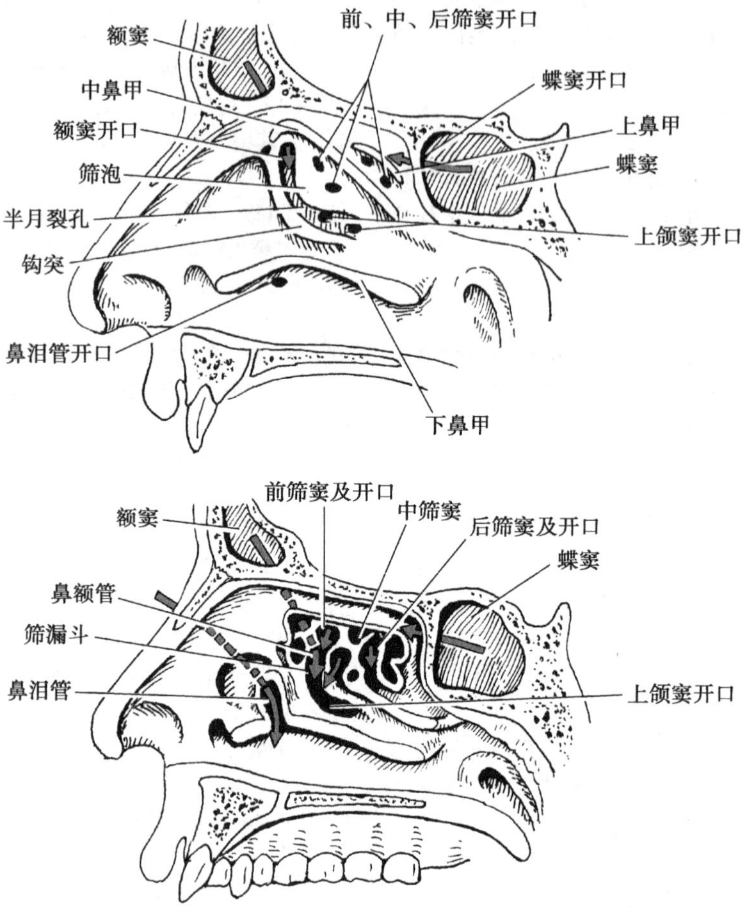

图 01.03.039　鼻旁窦开口(上、中、下鼻甲及筛骨迷路内侧壁切除)

01.03.0450　切牙管　incisive duct

位于上颌骨腭突内的管腔,后上方与鼻腔相通,内有腭大动脉终支及鼻腭神经通过,男性平均长约16mm,女性长约14.9mm。见图01.03.039。

01.03.0451　鼻旁窦　paranasal sinus

又称"副鼻窦"。开口于鼻腔的骨性腔洞,位于额骨、筛骨、蝶骨与上颌骨内。窦内面被覆黏膜,可湿润和温暖吸入空气,对发音起共鸣作用。见图01.03.040。

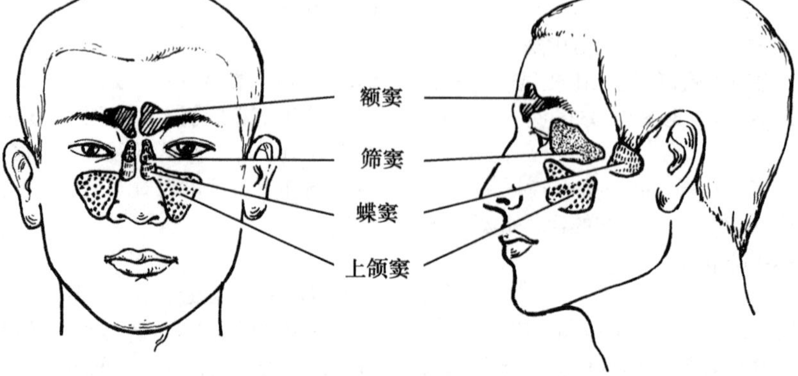

图 01.03.040　鼻旁窦体表投影

01.03.0452　上颌窦　maxillary sinus

鼻旁窦中最大者，位于上颌骨体内，近似三角形的腔洞。以鼻腔外侧壁为基底，顶向颧骨突，大小与形状个体之间相差很大。开口于中鼻道的半月裂孔。见图 01.03.040。

01.03.0453　蝶窦　sphenoidal sinus

位于蝶骨体内、鼻腔上后方的窦腔，邻近后筛窦。多被蝶窦中隔分为左、右两腔，开口于同侧鼻腔的蝶筛隐窝。见图 01.03.038。

01.03.0454　额窦　frontal sinus

位于额骨额鳞下部内的腔洞，数目、大小与形状不一，一般为三角形，多左、右各一。开口于中鼻道的筛漏斗。见图 01.03.038。

01.03.0455　筛窦　ethmoidal sinus

鼻腔外侧壁上部与两眶之间筛骨迷路内的海绵状小气房，每侧有 3~18 个，分为前、中、后筛窦。气房的排列及伸展范围极不规则，两侧亦通常不对称。见图 01.03.040。

01.03.0456　前筛窦　anterior ethmoidal sinus

位于筛窦前部的腔洞，最多可有 11 个小房，多开口于中鼻道的筛漏斗，有时开口于筛泡、筛泡上方的中鼻道或鼻额管。见图 01.03.039。

01.03.0457　中筛窦　middle ethmoidal sinus

位于筛窦中部的腔洞，一般有 3 个窦，多开口于中鼻道或筛泡上方。见图 01.03.039。

01.03.0458　后筛窦　posterior ethmoidal sinus

位于筛窦后部的腔洞，一般有 1~7 个小房，开口于上鼻道，有时开口于最上鼻道或蝶窦。见图 01.03.039。

01.03.0459　喉　larynx

由喉软骨、韧带、喉肌及喉黏膜构成的一个器官，位于颈前部。成人喉上界多与第 3 颈椎体高度一致，下界平第 6 颈椎体下 1/3 处。为空气进出的管道，也是发音器官，同时有部分味觉功能。见图 01.03.037。

01.03.0460　喉软骨　laryngeal cartilage

构成喉的支架的软骨，包括单个的甲状软骨、环状软骨与会厌软骨和成对的杓状软骨、小角软骨及楔状软骨，尚有数目不定的籽状软骨与麦粒软骨。见图 01.03.041、图 01.03.044 和图 01.03.045。

01.03.0461　喉关节　laryngeal joint

喉内软骨之间的连结，以利于喉的运动。包括环甲关节、环杓关节以及小角软骨与杓状软骨和环状软骨间的连结。见图 01.03.042。

01.03.0462　甲状软骨　thyroid cartilage

位于环状软骨与会厌软骨之间，构成喉前壁和侧壁的大部，分为左、右两板。形似盾牌，为最大的喉软骨。甲状软骨在 18 岁时即可出现骨化现象，约 65 岁完全骨化。一般男性的骨化程度较女性明显。见图 01.03.041。

01.03.0463　喉结　laryngeal prominence

甲状软骨前角上端向前突出的部位，在成年男子特别突出，形成喉结。见图 01.03.041。

01.03.0464　右板　right lamina

甲状软骨的右侧部分，近似四边形，前缘与左板愈合形成前角。见图 01.03.041。

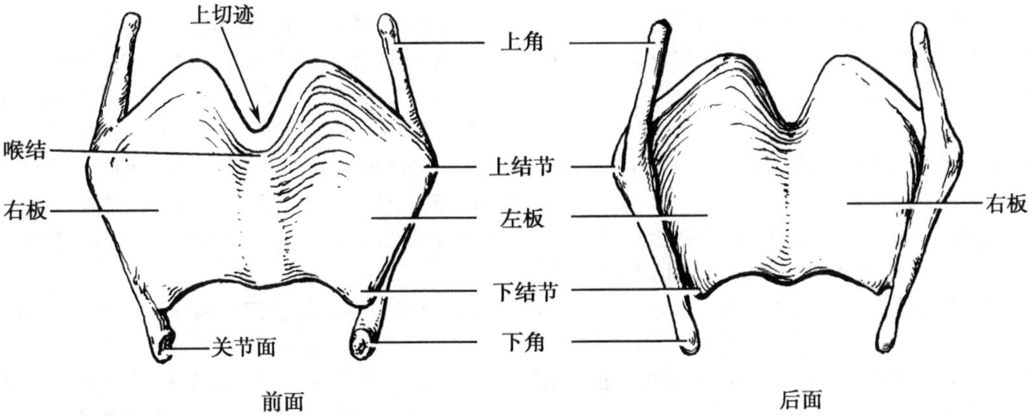

图 01.03.041　甲状软骨内、外侧面观

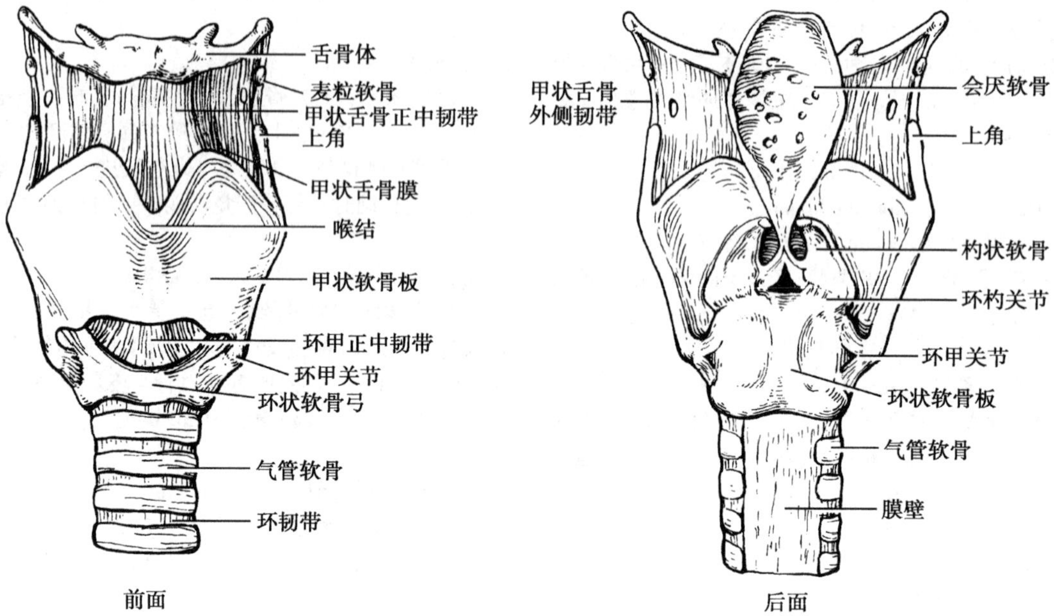

图 01.03.042 喉软骨连接

01.03.0465 左板 left lamina

甲状软骨的左侧部分,近似四边形,前缘与右板愈合形成前角。见图 01.03.041。

01.03.0466 [甲状软骨]上切迹 superior thyroid notch

甲状软骨前角上方两板间的凹陷。见图 01.03.041。

01.03.0467 [甲状软骨]下切迹 inferior thyroid notch

甲状软骨前角下方两板间的凹陷。见图 01.03.041。

01.03.0468 上结节 superior thyroid tubercle

斜线后上方的小结节,较显著,位于上角基底部稍前下方。见图 01.03.041。

01.03.0469 下结节 inferior thyroid tubercle

斜线前下端的小结节,较小,位于甲状软骨板下缘近中点处。见图 01.03.041。

01.03.0470 [甲状软骨]斜线 oblique line of thyroid cartilage

甲状软骨板外面的一条不很明显的粗线,由后上方斜向前下方。为胸骨甲状肌、甲状舌骨肌、咽下缩肌与椎前筋膜的附着处。

01.03.0471 [甲状软骨]上角 superior cornu of thyroid cartilage

甲状软骨的后缘向上的一对突起,较细长,伸向上后内方,末端稍膨大。借甲状舌骨外侧韧带与舌骨大角相连接。见图 01.03.041。

01.03.0472 [甲状软骨]下角 inferior cornu of thyroid cartilage

甲状软骨后缘向下的一对突起,较粗短,伸向下前内方。其末端的内侧面有一圆形小关节面,与环状软骨外侧部的甲关节面相接,组成环甲关节。见图 01.03.041。

01.03.0473 甲状软骨孔 thyroid foramen

位于甲状软骨板上,近甲状软骨上缘和甲状上结节附近偶有的被喉上血管、神经穿过而形成的孔。

01.03.0474 甲状舌骨膜 thyrohyoid membrane

位于舌骨与甲状软骨上缘间的结缔组织膜。上方附着于舌骨体后上缘及舌骨大角,下方附着于甲状软骨上缘的上角和前面,由弹性纤维构成。正中部和两侧后缘增厚分别称甲状舌骨正中韧带和甲状舌骨外侧韧带,其两侧的中间部分较薄,喉上神经内支以及喉上动、静脉穿过此处的中部入喉。见图 01.03.043。

01.03.0475 甲状舌骨正中韧带 median thyrohyoid ligament

甲状舌骨膜中间增厚的部分,下方附着于甲状软骨上切迹,向上经过舌骨体后面附着于舌骨上缘。见图 01.03.042。

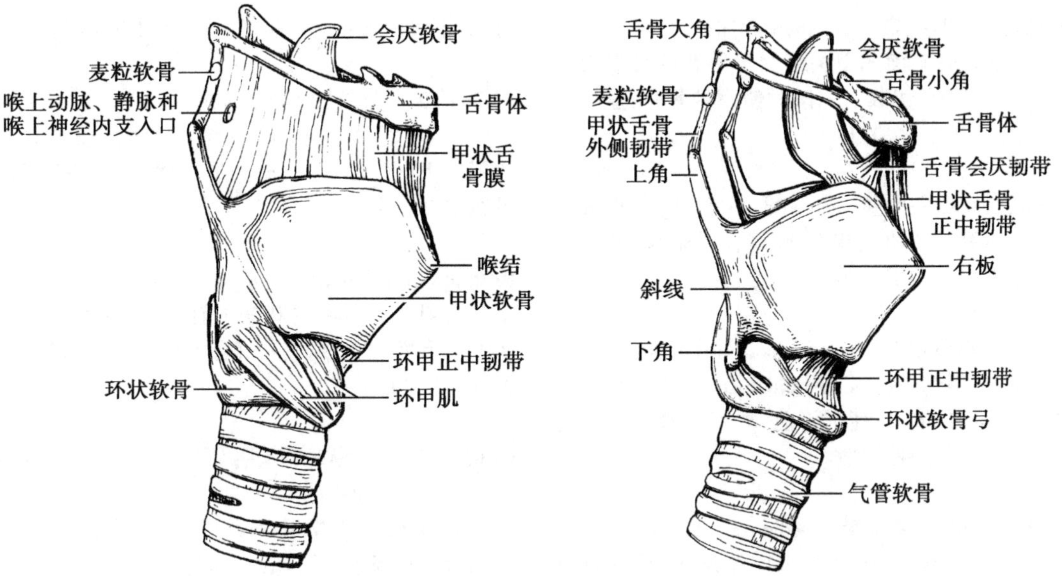

图 01.03.043　喉软骨连接（侧面）

01.03.0476　会厌软骨前脂体　preepiglottic adipose body

位于会厌软骨舌面下部的脂肪组织，可分隔会厌舌面与甲状舌骨膜。

01.03.0477　甲状舌骨外侧韧带　lateral thyrohyoid ligament

甲状舌骨膜的两侧部分，由舌骨大角末端向下连于甲状软骨上角尖端，此韧带中部内常含有麦粒软骨。见图 01.03.042。

01.03.0478　麦粒软骨　triticeal cartilage

数目不定，一般为一对包含于甲状舌骨外侧韧带内、形似麦粒状的小纤维软骨块，为胚胎期甲状软骨与舌骨直接连接的残余物。见图 01.03.042。

01.03.0479　环状软骨　cricoid cartilage

喉部唯一完整的软骨环。位于甲状软骨下方，较甲状软骨小，但厚而且坚实，由环状软骨板和环状软骨弓构成。环状软骨对支撑呼吸道，保持其畅通具有重要作用，若损伤可产生喉狭窄。见图 01.03.043。

01.03.0480　环状软骨弓　arch of cricoid cartilage

位于环状软骨前外侧，较狭窄，构成喉下部的前壁以及外侧壁的部位。环状软骨弓平对第 6 颈椎，是颈部重要的体表标志。见图 01.03.044。

01.03.0481　环状软骨板　lamina of cricoid cartilage

位于环状软骨后方的软骨板，较宽阔，近似六边形，构成喉后壁的大部。其上缘两侧各有一长圆形的杓关节面，与杓状软骨构成环杓关节。每侧板弓交界处外侧各有一小圆形的甲关节面，与甲状软骨下角形成环甲关节。见图 01.03.044。

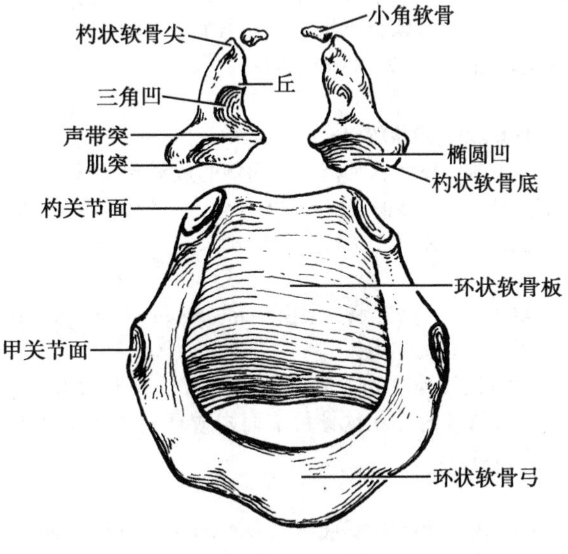

图 01.03.044　环状软骨和杓状软骨（前面）

01.03.0482　杓关节面　arytenoid articular surface

在环状软骨板上缘两侧的 2 个椭圆形关节面，朝向上外方，与杓状软骨底的关节面形成环杓关节。见图 01.03.044。

01.03.0483　甲关节面　thyroid articular surface

位于环状软骨弓与环状软骨板交界处外侧的 2 个圆形关节面，朝向后外方，与甲状软骨下角形成环甲关节。见图 01.03.044。

01.03.0484　环甲关节　cricothyroid joint

由环状软骨侧面的甲关节面与甲状软骨下角的环状软骨关节面所组成。前倾时使声带紧张，复位时使声带松弛。见图 01.03.042。

01.03.0485　环甲关节囊　capsule of cricothyroid joint

包绕环甲关节的关节囊，较薄而且弛缓，外被环甲韧带加固。见图 01.03.042。

01.03.0486　角环韧带　ceratocricoid ligament

又称"环甲韧带(cricothyroid ligament)"。位于环甲关节囊外的韧带，包括环甲前、环甲侧及环甲后韧带，以增强环甲关节稳固性。

01.03.0487　环甲正中韧带　median cricothyroid ligament

弹性圆锥中部的纤维组织增厚形成，呈垂直方向，系于甲状软骨下缘与环状软骨弓之间的韧带。急性喉阻塞时，常在此处穿刺，以建立暂时通气道。见图 01.03.042。

01.03.0488　环状软骨气管韧带　cricotracheal ligament

连于环状软骨下缘与第一气管软骨环上缘之间的结缔组织膜。见图 01.03.042。

01.03.0489　杓状软骨　arytenoid cartilage

坐落于环状软骨板上缘两侧的成对软骨，构成喉后壁的上部。形似三棱锥体形，分为一尖、一底、两突和三面。见图 01.03.044。

01.03.0490　杓状软骨关节面　articular surface of arytenoid cartilage

杓状软骨底面近肌突根部附近的光滑关节面，与环状软骨的杓状软骨关节面构成环杓关节。见图 01.03.044。

01.03.0491　杓状软骨底　base of arytenoid cartilage

杓状软骨的下面，凹陷形成光滑关节面，与环状软骨板上缘的杓关节面构成环杓关节。见图 01.03.044。

01.03.0492　[杓状软骨]前外侧面　anterolateral surface of arytenoid cartilage

杓状软骨朝向前外侧的一个面，该面上有一弓状嵴。

01.03.0493　弓状嵴　arcuate crest

位于杓状软骨前外侧面的弓状隆起，凸向后下方，其下脚向前终于声带突。见图 01.03.044。

01.03.0494　椭圆凹　oblong fovea

弓状嵴下部将杓状软骨前外侧面分为上、下两个小凹。下面的小凹，呈椭圆形，较浅，有声带肌和甲杓外肌附着。见图 01.03.044。

01.03.0495　三角凹　triangular fovea

弓状嵴下部将杓状软骨前外侧面分为上、下两个小凹。上面的小凹，呈三角形，较深，有腺体存在。见图 01.03.044。

01.03.0496　[杓状软骨]内侧面　medial surface of arytenoid cartilage

较狭窄而平滑，由喉黏膜覆盖，其下缘构成声门裂的软骨间部。见图 01.03.044。

01.03.0497　[杓状软骨]后面　posterior surface of arytenoid cartilage

呈三角形，光滑而凹陷，被杓横肌遮盖。

01.03.0498　杓状软骨尖　apex of arytenoid cartilage

位于杓状软骨顶部，向后内方弯曲与小角软骨连结的部分。见图 01.03.044。

01.03.0499　声带突　vocal process

由杓状软骨底向前伸出的突起，细而尖锐，富有坚韧性，有声韧带附着。其长度男性约 0.43cm，女性约为 0.38cm。见图 01.03.044。

01.03.0500　肌突　muscular process

由杓状软骨底向外侧伸出的突起。大部分喉肌，如环杓后肌、环杓侧肌、杓斜肌及杓横肌和甲杓外肌的一部分肌纤维等附着于此。见图 01.03.044。

01.03.0501　环杓关节　cricoarytenoid joint

由杓状软骨底关节面与环状软骨板上缘外侧部的杓关节面构成的一对滑膜关节。可做滑动及回旋运动，缩小或开大声门裂。见图 01.03.042。

01.03.0502　环杓关节囊　capsule of cricoarytenoid joint

绕环杓关节的关节囊，薄而松弛。见图 01.03.042。

01.03.0503　环杓后韧带　posterior cricoarytenoid ligament

由环杓关节囊的后部纤维增厚形成的韧带，起自环状软骨板上缘，略向外上方止于杓状软骨底内后部，可限制杓状软骨在环状软骨上过度的向前运动。

01.03.0504　环状软骨咽韧带　cricopharyngeal ligament

由左、右小角软骨尖部起始的纤维束向下内呈“Y”形汇合后形成的单一的下脚，抵止于环状软骨上缘。

01.03.0505　籽软骨　sesamoid cartilage

喉部散在的颗粒状小软骨块，数目不定，一般可有数个，随其位置不同名称也各异，如位于声韧带前端的称前籽软骨，位于杓状小角关节外侧的称后籽软骨。

01.03.0506　楔状软骨　cuneiform cartilage

位于杓状会厌襞后部、小角软骨前上方的一对小棒状纤维软骨块，可缺如。

01.03.0507　小角软骨　corniculate cartilage

一对椭圆形小纤维软骨块，位于杓状软骨尖的上方，为杓状软骨向后内方的延续。该软骨上端游离，下端与杓状软骨连接。见图 01.03.044。

01.03.0508　会厌软骨　epiglottic cartilage

一薄而具有弹性的树叶状软骨板，位于舌根和舌骨体的后方，喉口的前方。上宽下窄，上端游离，下端借甲状会厌韧带连于甲状软骨前角内面上部。见图 01.03.045。

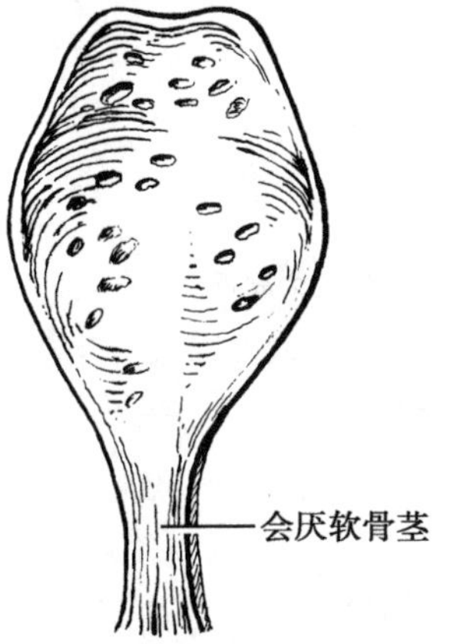

图 01.03.045　会厌软骨(后面)

01.03.0509　会厌软骨茎　stalk of epiglottis

会厌软骨的附着部，细长，连结于喉结的背面、甲状软骨上切迹的下方。见图 01.03.045。

01.03.0510　会厌结节　tubercle of epiglottis

会厌软骨后面下部突出的部分，由纤毛呼吸黏膜覆盖，其内容纳黏液腺，并有喉内神经的分支穿过。

01.03.0511　甲状会厌韧带　thyroepiglottic ligament

连结会厌软骨茎和甲状软骨上切迹下方的结缔组织膜。由弹性纤维构成，厚而坚实。

01.03.0512　舌骨会厌韧带　hyoepiglottic ligament

连结于舌骨下缘和会厌软骨舌面之间，呈水平位的韧带，与甲状舌骨膜之间被脂肪组织所分隔。见图 01.03.047。

01.03.0513　喉肌　muscle of larynx

调节喉部发音的数块横纹肌。具有紧张或松弛声带、缩小或开大声门裂以及缩小喉口的作用，可分为内、外两群。见图 01.03.048。

01.03.0514　环甲肌　cricothyroid muscle

唯一的一对外群喉肌。起于环状软骨弓前外侧面，斜向后方止于甲状软骨下角和下缘。收缩时将增加甲状软骨前角与杓状软骨间距，紧张并拉长声带。见图 01.03.043。

01.03.0515　[环甲肌]直部　straight part of cricothyroid muscle

环甲肌的上部肌纤维，倾斜度较小，向后至甲状软骨板下缘后部。当直部肌束收缩时，可使甲状软骨做前倾运动，紧张声带。见图 01.03.043。

01.03.0516　[环甲肌]斜部　oblique part of cricothyroid muscle

环甲肌的下部肌纤维，斜向后外侧，至甲状软骨下角的前缘。当斜部肌束收缩时，可使甲状软骨向前滑动。见图 01.03.043。

01.03.0517　环杓后肌　posterior cricoarytenoid muscle

成对，起自环状软骨板后面，斜向上外方，止于同侧杓状软骨的肌突。此肌收缩时能使环杓关节在垂直轴上旋转，拉肌突转向内下，使声带突转向外上，开大声门裂。见图 01.03.046。

01.03.0518　角环肌　ceratocricoid muscle

由环状软骨下缘起始，向外侧止于甲状软骨下角的肌束。仅部分人可见。

01.03.0519　环杓侧肌　lateral cricoarytenoid muscle

起自环状软骨弓上缘和弹性圆锥的外面，斜向后上方止于杓状软骨肌突的前面的肌肉，此肌收缩使肌突向前下方运动，声带突向内侧转，缩小声门裂。见图 01.03.047。

01.03.0520　声带肌　vocalis muscle

甲杓肌下部肌束，位于声襞内，声韧带的外侧。其收缩使声襞变短而松弛。见图 01.03.048。

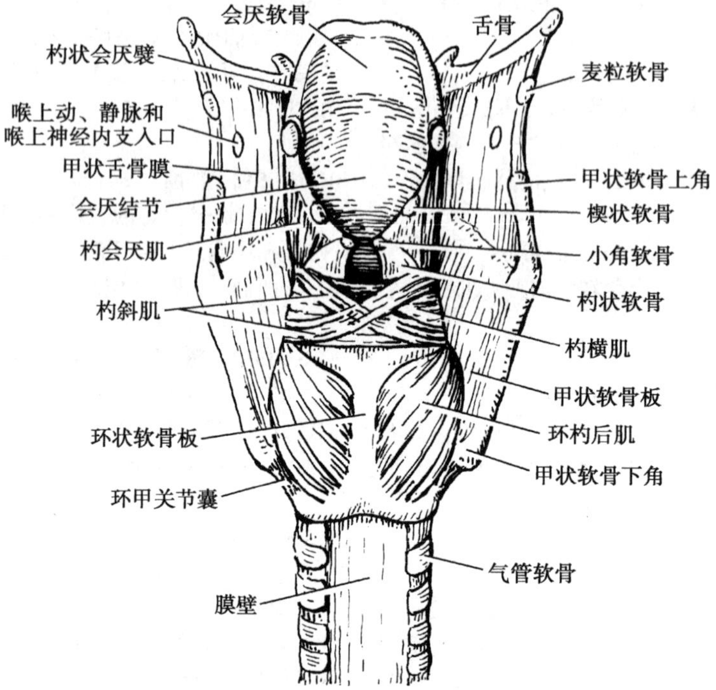

图 01.03.046　喉内肌(后面)

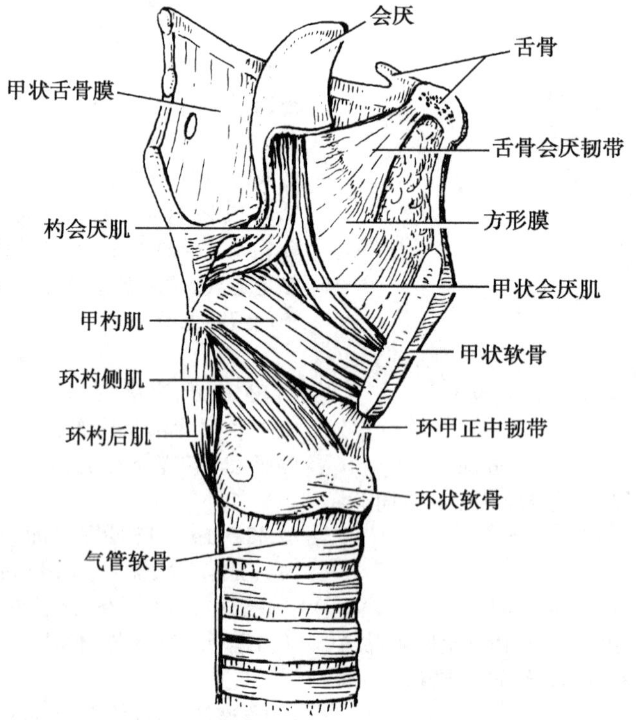

图 01.03.047　喉内肌(侧面)

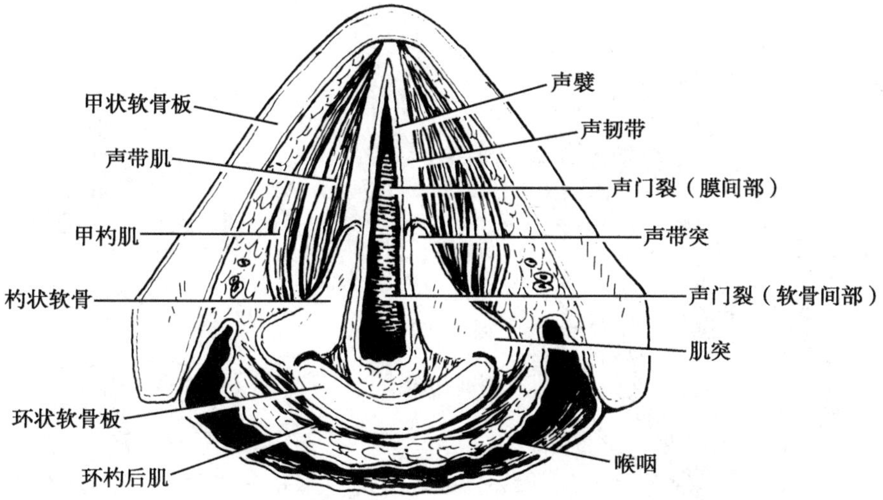

图 01.03.048　喉内肌（通过声带水平切面）

01.03.0521　甲杓肌　thyroarytenoid

起自甲状软骨前角后面，向后止于杓状软骨外侧面的肌肉。上部肌束位于前庭韧带外侧，收缩能缩短前庭襞，下部肌束位于声襞内，收缩能使声襞变短而松弛。见图 01.03.047。

01.03.0522　甲状会厌部　thyroarytenoid part

甲杓肌的一部分，起自甲状软骨后面中部，甲杓肌起点的外侧，斜向后上方，一部分止于会厌软骨侧缘与杓会厌肌混合；另一部分止于杓会厌襞内的组织结构。其作用可将会厌软骨拉向前下方，使喉口及喉前庭扩大。

01.03.0523　杓斜肌　oblique arytenoid

位于杓横肌的后面，起自杓状软骨肌突，斜向上行，两侧交叉止于对侧杓状软骨尖的肌肉。其作用是缩小喉口，与杓横肌共同收缩则关闭喉口。见图 01.03.046。

01.03.0524　杓会厌部　aryepiglottic part

位于杓状会厌襞内，杓斜肌向上的延续。起自杓状软骨尖，止于会厌软骨外侧缘及甲状会厌韧带。收缩时可将会厌拉向后下方，关闭喉口。

01.03.0525　杓横肌　transverse arytenoid

在杓状软骨后面，杓斜肌深面的肌肉，肌束横行，连接两侧杓状软骨肌突及其外侧缘。该肌收缩使声带略紧张，缩小喉口及喉前庭。见图 01.03.046。

01.03.0526　喉腔　laryngeal cavity

由喉软骨、韧带和纤维膜、喉肌、喉黏膜等围成的管腔。上起自喉口，与咽腔相通；下连气管，与肺相通。从上向下可分为喉前庭、喉中间腔和声门下腔。

01.03.0527　喉口　aperture of larynx

喉腔的上口，由位于前方的会厌上缘、两侧的杓状会厌襞及后方的杓间切迹围成。正常呼吸时呈开放状态，吞咽时关闭。见图 01.03.049。

01.03.0528　会厌　epiglottis

舌根后方帽舌状的结构，由会厌软骨作基础，被以黏膜而成。于舌根之间有左、右成对的凹窝，为骨刺容易进入部位，其后方是喉的入口。吞咽时会厌关闭，阻止食物进入气管或支气管。

01.03.0529　杓状会厌襞　aryepiglottic fold

连接杓状软骨尖与会厌软骨侧缘的黏膜皱襞。是喉黏膜与咽黏膜的移行处，构成喉口的两侧缘。该皱襞内含有茎突咽肌、甲状会厌肌、杓会厌肌等肌纤维，以及小角软骨和楔状软骨。见图 01.03.049。

01.03.0530　楔状结节　cuneiform tubercle

楔状软骨上的小隆起，位于小角结节前外侧，被杓状会厌襞所包裹。

01.03.0531　小角结节　corniculate tubercle

小角软骨上结节状的小隆起。位于杓状软骨尖内上方，被杓状会厌襞所包裹。

01.03.0532　杓间切迹　interarytenoid notch

两侧小角结节间的间隙，内含杓间襞。见图 01.03.049。

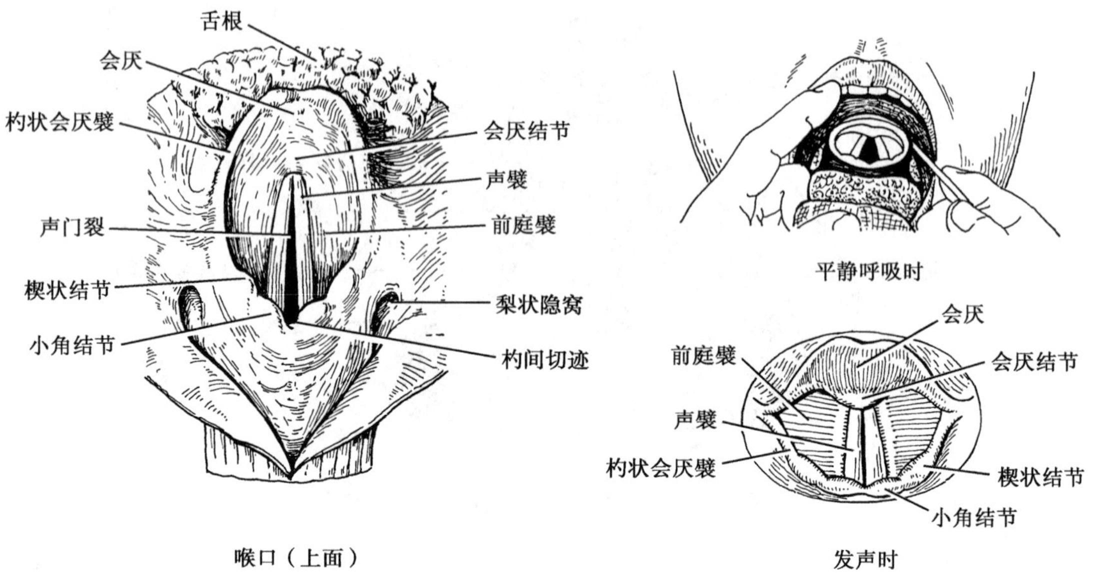

图 01.03.049　喉口（上面及平静呼吸、发声时声带的变化）

01.03.0533　喉前庭　vestibule of larynx

喉腔的上部，上界为喉口、下界为两侧的前庭襞及其间的前庭裂、上宽下窄、呈漏斗形的喉腔部位。

01.03.0534　前庭裂　vestibular fissure

两侧前庭襞之间的裂隙。较宽，位于声门裂的上方。

01.03.0535　前庭襞　vestibular fold

又称"室襞"。连于甲状软骨前角后面与杓状软骨声带突上方前内侧缘，呈矢状位粉红色的黏膜皱襞。前庭襞的黏膜松弛，发声时边缘呈凸面向上的弧形，喉室入口开大，黏液流出，使声带润滑；呼吸时边缘展直，喉室入口呈裂隙状。见图 01.03.049。

01.03.0536　喉中间腔　intermedial cavity of larynx

喉腔中间部。上界为前庭襞和前庭裂，下界为声襞和声门裂，两侧向外侧突出的间隙为喉室。是气体出入必经之路。

01.03.0537　喉室　ventricle of larynx

喉中间腔侧壁上的一梭形的隐窝，开口于前庭襞和声襞之间。内衬有喉黏膜，外面有甲杓肌覆盖。在每侧的前部，有口通喉小囊。

01.03.0538　喉小囊　laryngeal saccule

在前庭襞与甲状软骨之间向前上方突入喉壁的一囊状隐窝。呈圆锥形，稍向后弯曲。囊内分泌物可防止声襞干燥脱水和感染。

01.03.0539　声门　glottis

声带和声门裂的总称。是肺部压出的空气通过声带的出口。声门的大小受到声带的控制。不同的声门大小导致不同的语音音色。见图 01.03.050。

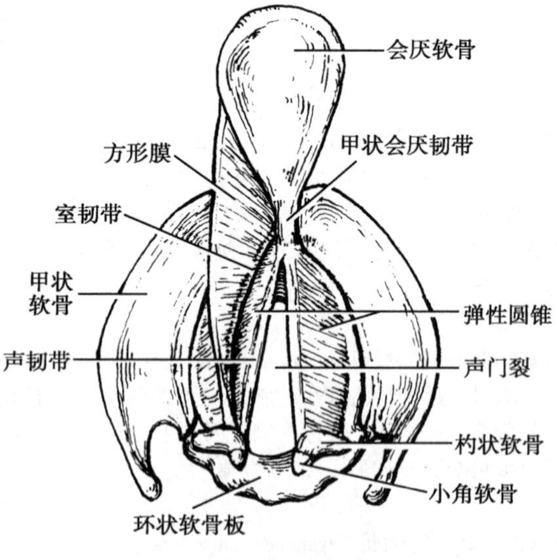

图 01.03.050　方形膜和弹性圆锥（上面）

01.03.0540　声门裂　fissure of glottis

位于两侧声襞及杓状软骨底和声带突之间的裂隙，比前庭裂狭长，是喉腔最狭窄之处。呈三角形，前窄后宽，分为前、后两部分。前部称膜间部，又称声带部；后部称软骨间部。见图 01.03.049。

01.03.0541　声襞　vocal fold

紧张于甲状软骨前角内面中央两侧与杓状软骨声带突之间的白色黏膜皱襞。形成声门裂前外侧缘，与发音有关。见图 01.03.049。

01.03.0542　杓间襞　interarytenoid fold

位于两杓状软骨尖之间的黏膜皱襞，在声襞水平面、声门裂的后部。见图 01.03.049。

01.03.0543　膜间部　intermembranous part

又称"声带部"。位于两侧声带之间的部分，占声门裂的前 2/3。

01.03.0544　软骨间部　intercartilaginous part

又称"呼吸部"。占声门裂后 1/3，位于两侧杓状软骨底和声带突之间的部分。此部的黏膜称后连合，呈黄色，为喉结核的好发部位。声带前端交会处的黏膜称前连合。

01.03.0545　声门下腔　infraglottic cavity

声襞和声门裂与环状软骨下缘之间的喉腔部分。侧界由环状软骨和弹性圆锥围成。上小下大，向下通气管。其黏膜下组织疏松，炎症时易发生喉水肿。

01.03.0546　喉纤维弹性膜　laryngeal fibroelastic membrane

位于喉腔黏膜深面，为广阔的含弹性纤维的结缔组织膜。以喉室为界，分为上、中、下三部。上部叫方形膜，下部称弹性圆锥，中部位于喉室的外侧壁内。

01.03.0547　方形膜　quadrangular membrane

起始于甲状软骨前角后面和会厌软骨两侧缘，向后附着于杓状软骨前内侧缘的弹性纤维膜。构成喉前庭外侧壁的基础。其上缘较强厚，包于杓状会厌襞内，对该襞有支持作用。下缘较薄且游离，呈水平位，称前韧带即室韧带。见图 01.03.050。

01.03.0548　前庭韧带　vestibular ligament

前方连结甲状软骨前角内面、会厌软骨的下方，后方连结于杓状软骨声带突上方的前外侧面，构成前庭襞支架的韧带。见图 01.03.050。

01.03.0549　弹性圆锥　elastic conus

又称"环甲膜"。圆锥形的弹性纤维膜。尖附着于甲状软骨前角内面，底附着于环状软骨上缘和杓状软骨声带突，上缘游离增厚，为声襞的支架。前部的纤维组织增厚，系于甲状软骨下缘与环状软骨弓之间。见图 01.03.051。

01.03.0550　声韧带　vocal ligament

弹性圆锥上缘游离增厚部分，紧张于甲状软骨前角后面至声带突之间。在男性平均长 1.7cm，女性为 1.3cm，较前庭韧带短。见图 01.03.051。

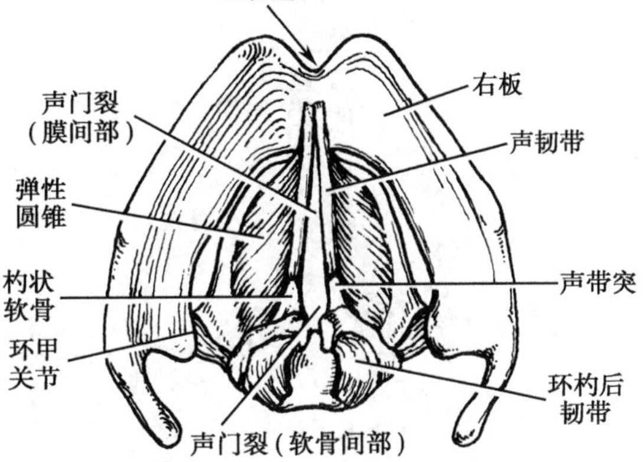

图 01.03.051　弹性圆锥（上面）

01.03.0551　声带　vocal cord

包括声韧带、声带肌和喉黏膜。是重要的发音结构。一般认为，声带癌、声带小结和息肉好发于声带前、中 1/3 交界处，恰在膜部中点。因此处在振动时，振幅最大而易受损伤。见图 01.03.048。

01.03.0552　气管　trachea

由气管软骨、平滑肌和结缔组织构成的通气管道。位于喉与气管杈之间，由 14~17 个气管软骨环组成，按行程分颈部和胸部。有一定活动度。见图 01.03.052。

01.03.0553　［气管］颈部　cervical part of trachea

上方平第 6 颈椎下缘，下方前面平胸骨颈静脉切迹，后面平第 2~3 胸椎之间的气管节段，向下移行为气管胸部。包括 6~8 个气管软骨环。见图 01.03.052。

01.03.0554　［气管］胸部　thoracic part of trachea

位于上纵隔中央，上端在颈静脉切迹平面与气管颈部相连，下端平胸骨角平面分为左、右主支气管的气管节段。见图 01.03.052。

01.03.0555　气管软骨　tracheal cartilage

气管的支架结构。由 14~17 个缺口向后、呈 C 形的透明软骨环构成，约占气管圆周的 2/3，后壁由气管膜壁封闭。见图 01.03.052。

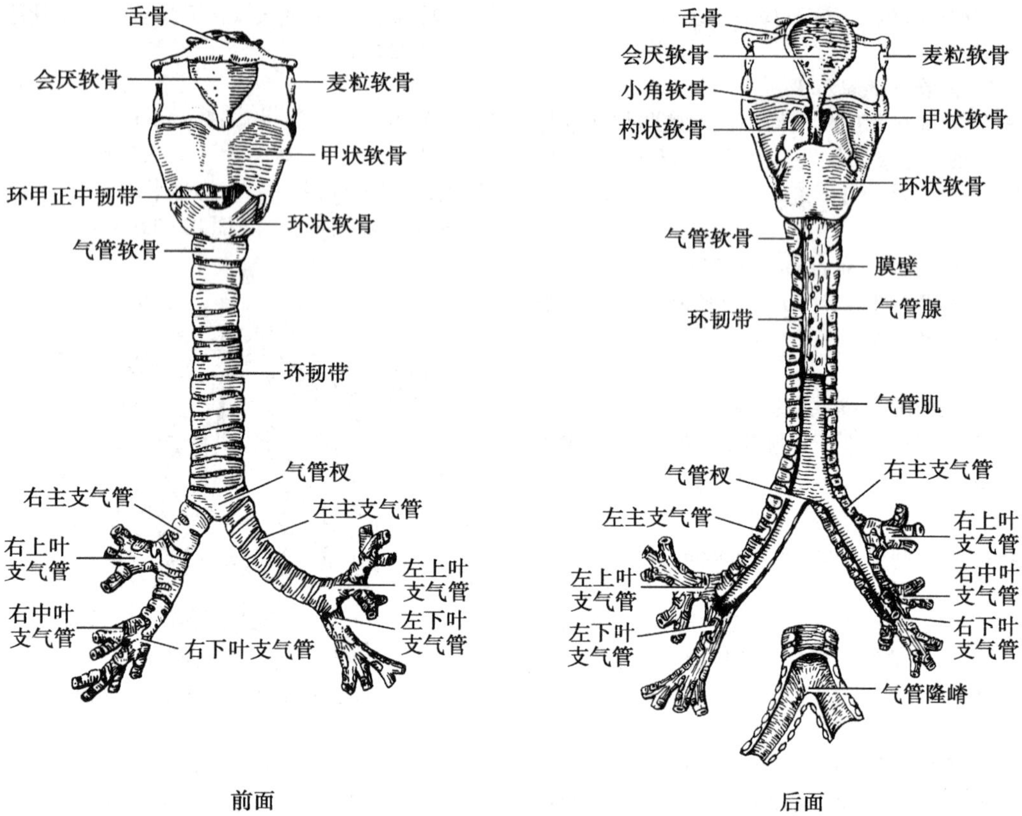

图 01.03.052　气管与支气管

01.03.0556　气管肌　tracheal muscle

封闭气管软骨后壁缺口的横行平滑肌。见图 01.03.052。

01.03.0557　环状韧带　anular ligament

位于相邻气管软骨间起连结作用的弹性纤维。见图 01.03.052。

01.03.0558　膜壁　membranous wall

由弹性纤维以及平滑肌构成的膜结构，封闭气管软骨后壁缺口。具有一定的舒缩性，有利于其后方食管的扩张。见图 01.03.052。

01.03.0559　气管杈　bifurcation of trachea

气管下端分为左、右主支气管的分叉结构。一般位于胸骨角与第 4 胸椎体下缘的平面。见图 01.03.052。

01.03.0560　气管隆嵴　carina of trachea

气管杈处软骨环下缘中部向下形成一尖形突起，由此在气管杈内形成的一向上凸出的半月状嵴。气管隆嵴略偏向左侧，是支气管镜检查时判断气管分叉的定位标志。见图 01.03.053。

01.03.0561　支气管　bronchi

气管在气管杈处分为左、右主支气管，主支气管在肺门附近分出肺叶支气管，肺叶支气管入肺后再分为肺段支气管，其后在肺内呈树状反复分支。支气管分支总共可达 23~25 级，最后一级分支称呼吸性细支气管，连于肺泡。见图 01.03.053。

01.03.0562　支气管树　bronchial tree

将肺内支气管剥制出来，或在活体用支气管造影观察时，支气管反复分支，形如树状。见图 01.03.054。

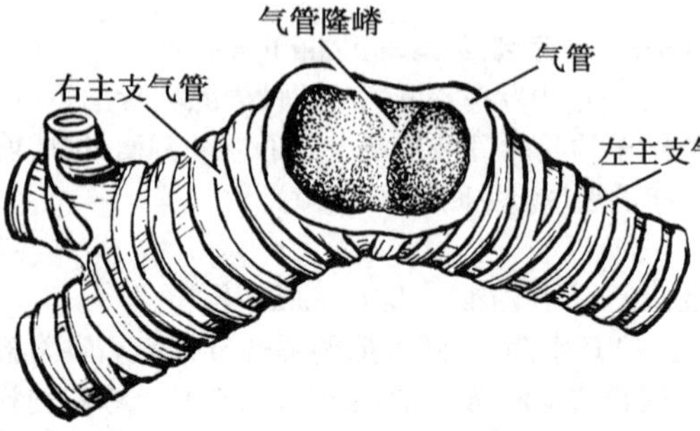

图 01.03.053　气管隆嵴

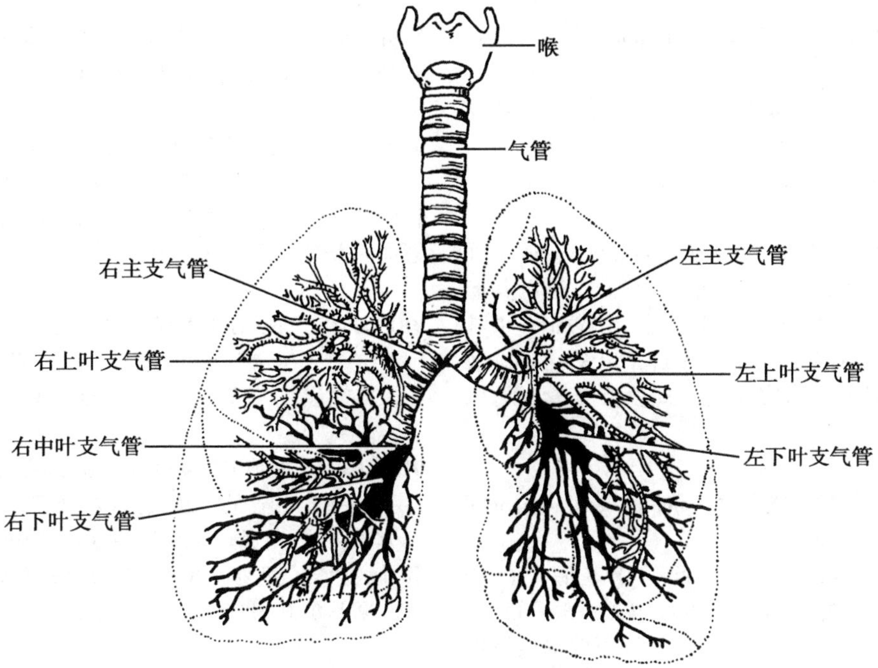

图 01.03.054　支气管树整体观

01.03.0563　右主支气管　right principal bronchus

主支气管是位于气管杈与肺门之间的管道，左、右各一。位于右侧的称为右主支气管。它粗短而陡直，平均长度约 2cm，约在第 5 胸椎体高度进入右肺门。见图 01.03.052。

01.03.0564　左主支气管　left principal bronchus

主支气管是位于气管杈与肺门之间的管道，左、右各一。位于左侧的称为左主支气管。它细长而倾斜，平均长度约 4.72cm，约在第 6 胸椎高度进入左肺门。见图 01.03.052。

01.03.0565　肺叶支气管　lobar bronchi

左、右主支气管进入肺门后分支进入肺叶的支气管。右肺有 3 支肺叶支气管，左肺有 2 支肺叶支气管。见图 01.03.052。

01.03.0566　肺段支气管　segmental bronchi

每一个肺叶支气管经肺门入肺后再分为三级的肺段支气管。见图 01.03.058。

01.03.0567　右肺上叶支气管　right superior lobar bronchus

右主支气管进入肺门后分支进入右肺上叶的支气管。见图 01.03.054。

01.03.0568　尖段支气管　apical segmental bronchus，BⅠ

右肺上叶支气管的分支，斜向外上方，分布于肺尖，为肺结核的好发部位。但由于此处引流通畅，不易形成肺空洞。见图 01.03.058。

01.03.0569　后段支气管　posterior segmental bronchus，BⅡ

右肺上叶支气管的分支，向后外方并稍偏向上方，分布于右肺上叶的下部，为肺脓肿的好发部位。见图 01.03.058。

01.03.0570　前段支气管　anterior segmental bronchus，BⅢ

右肺上叶支气管的分支，向前下方而行，分布于右肺上叶的前下部。见图 01.03.060。

01.03.0571　右肺中叶支气管　right middle lobar bronchus

在右肺上叶支气管起始部下方约 1.8cm 处，自右肺中间支气管前壁向右肺中叶发出的长 1~2cm 的支气管。见图 01.03.052、图 01.03.054。

01.03.0572　外侧段支气管　lateral segmental bronchus，BⅣ

中叶支气管入中叶后大多数分为两支，其中向外侧的一支分布于中叶的外侧段。见图 01.03.058。

01.03.0573　内侧段支气管　medial segmental bronchus，BⅤ

中叶支气管入中叶后大多数分为两支，向前下方的一支位于中叶的内侧段。见图 01.03.058。

01.03.0574　右肺下叶支气管　right inferior lobar bronchus

右主支气管的延续，向后外方，首先发出上段支气管，主干继续向后下外侧进行，总称基底干或肺基底段支气管。见图 01.03.054。

01.03.0575　上段支气管　superior segmental bronchus，BⅥ

由右肺下叶支气管的后壁发出的支气管，其起始部与右中叶支气管起始部相对，绝大多数低于中叶支气管起点 0.4~0.6cm，分布于右肺下叶的上部。吸入的液体或固体异物容易进入此段支气管。见图 01.03.058。

01.03.0576　内侧底段支气管　medial basal segmental bronchus，BⅦ

又称"心底段支气管"。起始于基底干内侧壁、右肺中叶支气管起始部的远侧约 0.5cm 处，长 0.4~1.6cm，向下内方行进，分布于右肺下叶的内侧部肺门以下的部位。见图 01.03.058。

01.03.0577　前底段支气管　anterior basal segmental bronchus，BⅧ

长约 1.04cm，多数直接起自基底干支气管前外侧壁。向下前方而行，分布于前面的下外侧部和相邻的膈面及肋面的前下部。见图 01.03.058。

01.03.0578　外侧底段支气管　lateral basal segmental bronchus，BⅨ

基底干支气管的两个终末支之一。直接发自基底干者占 96%，长约 1.11cm，向外下方行进，分布于肋面的后外侧部和邻近的膈面。见图 01.03.058。

01.03.0579　后底段支气管　posterior basal segmental bronchus，BⅩ

基底干支气管的另一终末支。长度平均为 2.21cm，行向下后外，分布于肋面的后下部和相邻的膈面及椎旁面。见图 01.03.058。

01.03.0580　左肺上叶支气管　left superior lobar bronchus

左主支气管进入肺门后，由前外侧壁发出的进入左肺上叶的支气管，平均长度 1.0cm，绝大多数分为上、下两支，其分布范围相当于右肺的上叶和中叶。见图 01.03.054。

01.03.0581　尖后段支气管　apicoposterior segmental bronchus，BⅠ+BⅡ

由左肺上叶支气管上支分出后，继续上升约 1cm，再分为尖支和后支，尖支分布于肺尖，后支分布于后下角和斜裂面的上部。见图 01.03.058。

01.03.0582　上舌段支气管　superior lingular bronchus，BⅣ

左肺上叶支气管下支分为上、下两支，上支即上舌段支气管，分布于左肺小舌根部的肋面、内侧面及斜裂面的中部。见图 01.03.058。

01.03.0583　下舌段支气管　inferior lingular bronchus，BⅤ

左肺上叶支气管下支分为上、下两支，下支即下舌段支气管，分布于左肺小舌尖部。见图 01.03.058。

01.03.0584　左肺下叶支气管　left inferior lobar bronchus

左主支气管的延续，进入左肺下叶，其分支形式和分布区域与右肺下叶基本一致，但内侧底段支气管和前底段支气管多为共干，然后再分为两个肺段支气管。见图 01.03.052。

01.03.0585　肺段支气管支　segmental bronchial branch

肺段支气管分出的亚段级支气管。

01.03.0586　肺　lung

呼吸系统中最重要的器官。位于胸腔内，纵隔两侧，分为左肺和右肺。生活状态下的正常肺，色浅红，质柔软，呈海绵状，富有弹性。见图 01.03.055。

01.03.0587　右肺　right lung

位于气管、食管、心及大血管的右侧，居胸腔右半部分，较短而粗大，一般被斜裂和水平裂分为上、中、下三个叶。见图 01.03.055。

01.03.0588　左肺　left lung

位于气管、食管、心及大血管的左侧，居胸腔左半部分，较窄长，一般被斜裂分为上、下两个叶。见图 01.03.055。

01.03.0589　肺底　base of lung

又称"膈面"。肺的下面，位于膈肌顶部上方，由于膈的压迫，肺底呈半月形的凹陷。右肺肺底隔膈肌与肝右叶的上面相邻，左肺肺底隔膈肌与肝左叶的上面、胃底和脾相邻。见图 01.03.055。

01.03.0590　肺尖　apex of lung

肺的上端，圆钝，与胸膜顶紧密相贴。肺尖在锁骨内侧 1/3 段后方突向上 2~3cm，经胸廓上口平面达颈根部，与上纵隔各结构的毗邻关系密切。见图 01.03.055。

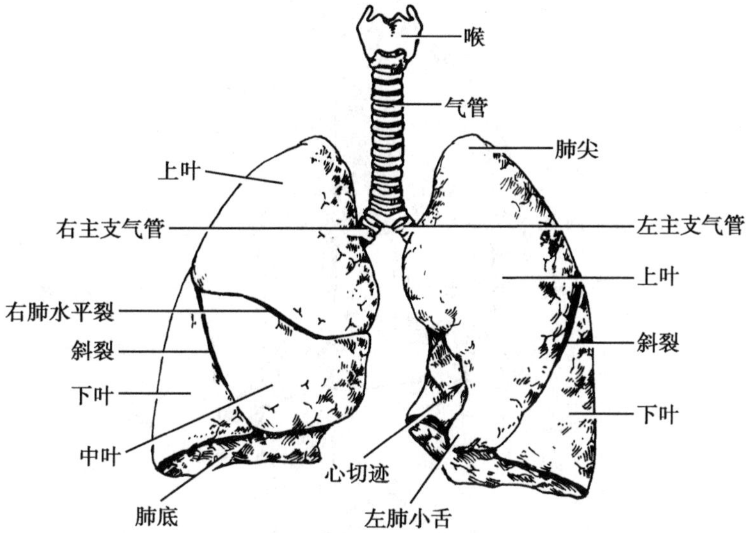

图 01.03.055　肺的形态

01.03.0591　［肺］肋面　costal surface of lung

肺的外侧面，为三个面中最大者，较隆凸，与胸廓的前、后和外侧壁接触。肺肋面上有与肋骨数目相等、方向一致的肋骨压迹，其中最上方最显著的一个称第1肋骨压迹，可作为与肺尖的分界线。见图 01.03.055。

01.03.0592　［肺］内侧面　medial surface of lung

大部分与纵隔相接触，分为前、后两部，即纵隔部和脊柱部。纵隔部有肺门存在。两肺的纵隔部均与心相邻较凹陷，形成心压迹，以左侧的更为明显。见图 01.03.055。

01.03.0593　脊柱部　vertebral part

肺内侧面后部与胸椎体相接触的部位，占内侧面后方的小部分。

01.03.0594　纵隔部　mediastinal part

肺内侧面前部与纵隔相接触的部位，占内侧部前方的大部分。见图 01.03.055。

01.03.0595　心压迹　cardiac impression

两肺的纵隔部与心邻接处的凹陷，形成心的压迹。左肺的心压迹与左心室的前面、左面和左心耳以及动脉圆锥前面和右心室的一部分相接处，右肺的心压迹与右心耳的前面、右心房的前面、右面及右心室前面的一部分相接触。见图 01.03.056。

01.03.0596　［肺］膈面　diaphragmatic surface of lung

又称"肺底"。肺的下面，位于膈肌顶部上方，由于膈的压迫，呈半月形的凹陷。见图 01.03.055。

01.03.0597　叶间面　interlobar surface

肺的水平裂面或斜裂面。

01.03.0598　前缘　anterior border

此缘最锐薄，突向前方，与心包相接，为肋面与内侧面在前方的分界线。右肺前缘近乎垂直位，而左肺前缘自上而下有尖前切迹、心切迹和左肺小舌。见图 01.03.055。

01.03.0599　左肺心切迹　cardiac notch of left lung

左肺前缘下部的一明显的缺口。见图 01.03.056。

01.03.0600　左肺小舌　lingula of left lung

左肺心切迹下方一向前内方的突起，又称舌叶，为左肺上叶向前下方的突出部。见图 01.03.056。

01.03.0601　［肺］下缘　inferior border of lung

肋面与膈面和膈面与内侧面的分界线，下缘的位置随呼吸运动而明显的变化。见图 01.03.055。

01.03.0602　肺门　hilum of lung

位于肺的前纵隔部，心切迹的后上方，是支气管和肺血管等出入肺的门户，临床上常称第一肺门。并将肺叶支气管、动脉、静脉、淋巴管及神经出入肺门处称第二肺门。见图 01.03.056。

01.03.0603　肺根　root of lung, radix of lung

出入肺门诸结构的总称。包括主支气管、肺动脉、肺静脉、支气管动脉、支气管静脉、神经、淋巴管、淋巴结等，借疏松结缔组织连结，由胸膜包绕组成。见图 01.03.057。

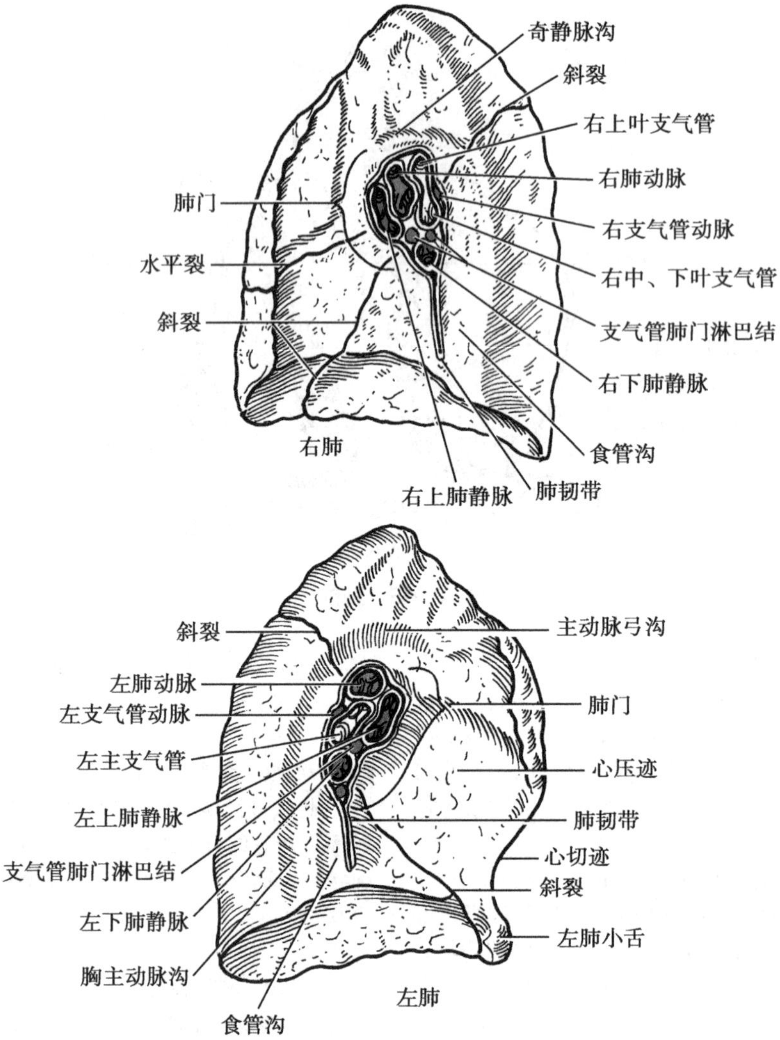

图 01.03.056 肺和肺门结构

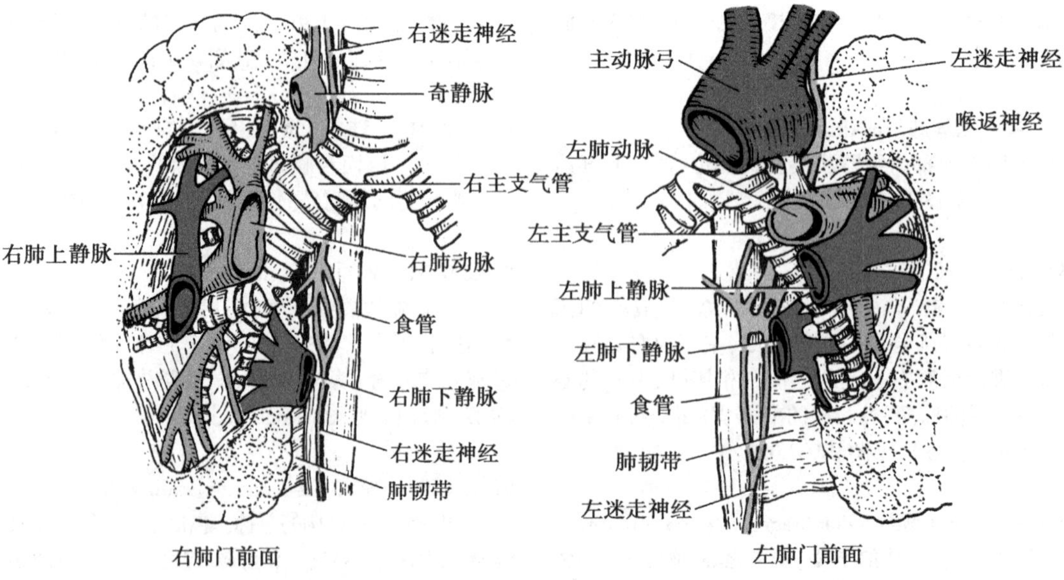

图 01.03.057 肺根的结构

01.03.0604　［肺］斜裂　oblique fissure of lung

将右肺下叶与中叶和上叶分开，将左肺分为上、下两叶的裂隙，左、右肺斜裂的经过及位置关系基本一致，但右肺斜裂较左肺者稍近于水平位。见图 01.03.055。

01.03.0605　右肺水平裂　horizontal fissure of right lung

较短，分割右肺上叶和中叶的裂隙，在肋面近腋中线处起自斜裂，约与第 4 肋的行程一致，水平向前在第 4 肋软骨胸骨端水平与肺前缘相交，然后转向纵隔面止于肺门前方。见图 01.03.055。

01.03.0606　支气管肺段　bronchopulmonary segment

每一肺段支气管及其分布区域的肺组织的总称。无论在结构还是功能上都可作为一个独立的单位。每一支气管肺段均呈圆锥形，尖向肺门，底位于肺表面。见图 01.03.058、图 01.03.059。

01.03.0607　右肺上叶　superior lobe of right lung

位于斜裂的前上方。包括肺尖、肺前缘、肋面前上部和内侧面前上方的大部分。可分为三个段，即尖段、后段和前段。见图 01.03.055。

01.03.0608　尖段　apical segment，SⅠ

右肺尖的部分，一般以第 1 肋骨压迹和尖前切迹的平面与前段和后段分界。在少数标本表面上，尖段与后段间可见一切迹，将两段分开。见图 01.03.058。

01.03.0609　后段　posterior segment，SⅡ

居右肺上叶肺尖下方的后外侧部的结构。上方与尖段相接，前方与前段邻接，二者间一般借裂间嵴为界。见图 01.03.058。

01.03.0610　前段　anterior segment，SⅢ

右肺尖下方的前内侧部。上方与尖段相接，二者间以第 1 肋骨压迹和尖前切迹为界。后方与后段相接，二者间以裂间嵴为界。见图 01.03.058。

01.03.0611　右肺中叶　middle lobe of right lung

位于斜裂与水平裂之间，包括肋面和纵隔面的前下部、前缘的下部及肺底的一小部分。较小，呈楔形。可分为两个段，即外侧段和内侧段。见图 01.03.055。

01.03.0612　外侧段　lateral segment，SⅣ

居中叶外侧部的肺段。上方借水平裂面与上叶的前段相邻，后下外方借斜裂面与下叶前基底段相邻，内侧与内侧段相邻。见图 01.03.058。

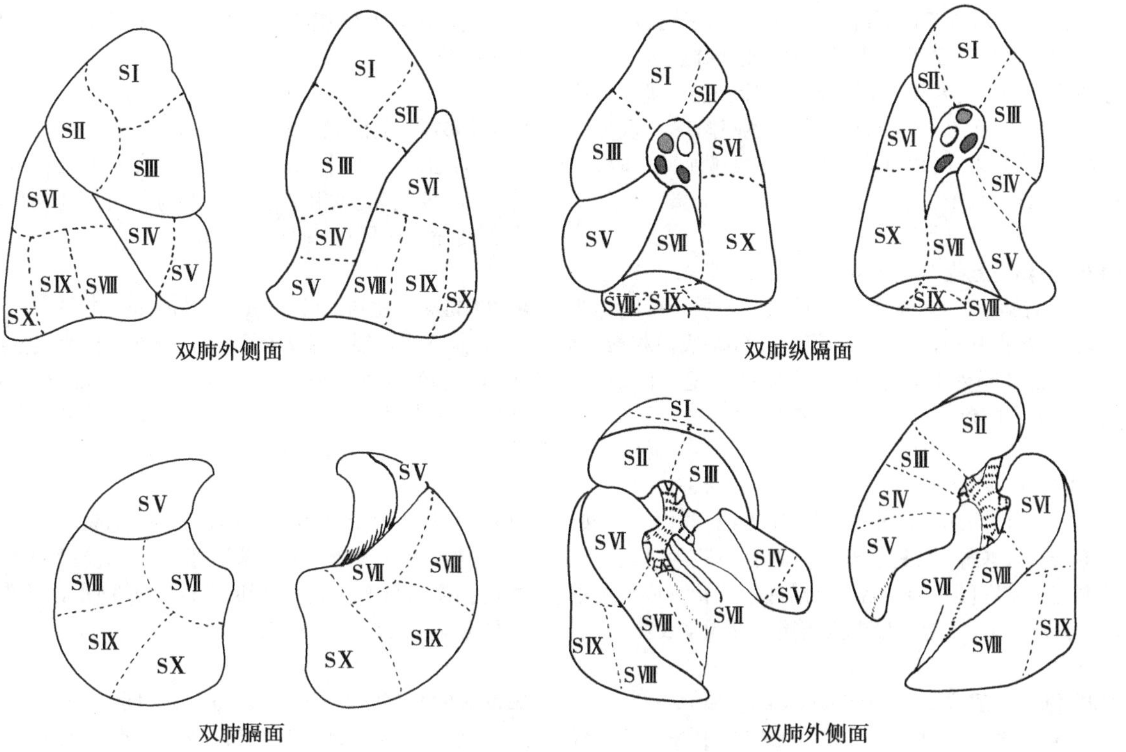

图 01.03.058　肺段支气管与支气管肺段

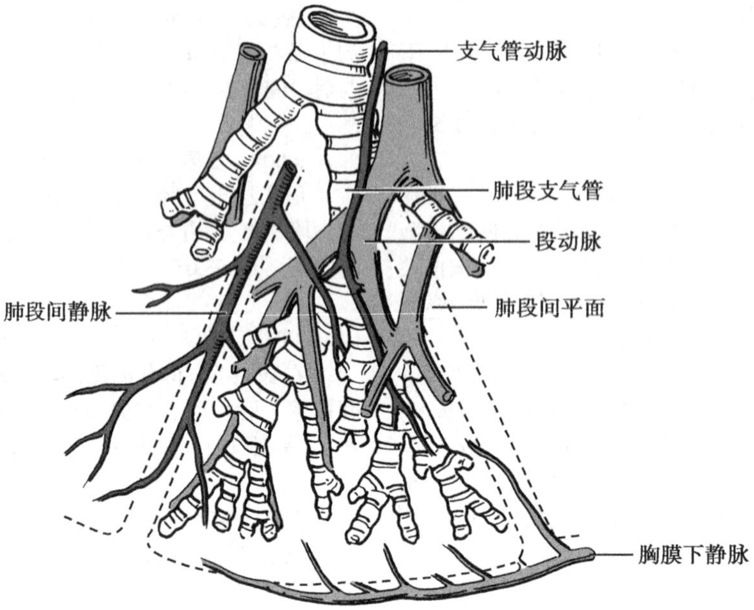

图 01.03.059　肺段内结构及肺段间静脉

01.03.0613　内侧段　medial segment, SⅤ

居中叶内侧部的肺段。上方借水平裂面与上叶的前段相邻,外侧与外侧段相接。下方为膈面,内侧面为纵隔面。见图 01.03.058。

01.03.0614　右肺下叶　inferior lobe of right lung

位于叶间裂的后下方的肺叶,包括肺底的绝大部分、肋面的大部、纵隔面的后下部及后缘的大部分。形状略似椎体形,尖向上,底面向下呈凹陷形。可分为5个段,即上段、内侧底段、前底段、外侧底段和后底段。见图 01.03.055。

01.03.0615　上段　superior segment, SⅥ

居右肺下叶上部,下叶中最大的一段。前上面为斜裂面,与上叶后段相毗邻;下方与各基底段相接,其间有切迹或额外裂相分隔;肋面紧贴胸壁内面;椎旁面与食管和胸椎相邻。见图 01.03.058。

01.03.0616　内侧底段　medial basal segment, SⅦ

位于下叶的内下部,前面为斜裂面,与中叶相邻。外侧与前底段相接,其下部偏内侧有下腔静脉沟。后外侧与外侧底段相接。后方与后底段相接。底面为膈面,与膈相邻。后上方与上段相接。见图 01.03.058。

01.03.0617　前底段　anterior basal segment, SⅧ

位于肺下叶的前下部。后上方与上段相接。前面为斜裂面,与中叶相邻。后方与外侧底段相接。内侧与内侧底段相接。外侧面为肋面,紧贴胸壁内面。底面为膈面,与膈相邻。见图 01.03.058。

01.03.0618　外侧底段　lateral basal segment, SⅨ

居下叶下部后外侧的肺段。前内方与前底段相接,后内方与后底段相接,外侧面为肋面,底面为膈面,上方与上段相接,内侧与内侧底段相接。见图 01.03.058。

01.03.0619　后底段　posterior basal segment, SⅩ

居右肺下叶后下部的肺段。上方与上段相接,前方与前、外侧底段相邻,后外侧面为肋面,内侧面为椎旁面,底面为膈面。见图 01.03.058。

01.03.0620　左肺上叶　superior lobe of left lung

位于叶间裂前上方的肺叶。较下叶稍小,包括肺尖、肺前缘、肋面的前上部分,膈面的一小部分及内侧面前上方的大部分。一般分为4个段,即尖后段、前段、上舌段和下舌段。见图 01.03.055。

01.03.0621　尖后段　apicoposterior segment, SⅠ+SⅡ

包括肺尖及上叶后上部。前下方与前段相邻,下方借斜裂面与下叶上段相邻,后外侧面为肋面,内侧面是椎旁面。见图 01.03.058。

01.03.0622　前段　anterior segment, SⅢ

肺的上叶上部的前下部,位于尖后段的前下方,尖前切迹与第一心切迹之间。下方与上舌段相接,两者以第一心切迹为界。见图 01.03.058。

01.03.0623　上舌段　superior lingular segment, SⅣ

位于上叶下部的上半部。上方与前段相接,下方与下舌段相接,外下方借斜裂面与下叶的内侧底段相接,外侧面为肋面,内侧面与心包相接。见图 01.03.058。

01.03.0624　下舌段　inferior lingular segment, SⅤ

居上叶最下部的肺段。上部与上舌段相接,后方借斜裂面与内侧底段相接。外侧面为肋面,内侧面与心包相接。见图 01.03.058。

01.03.0625　左肺下叶　inferior lobe of left lung

位于叶间裂后下方的肺叶,呈椎体形。包括肺底的绝大部分,肋面的大部分,内侧面的一部分及后缘的大部分。可分为 5 个段,即上段、内侧底段、前底段、外侧底段和后底段。有时内侧底段和前底段为一个段,故又合称前内侧底段。见图 01.03.055。

01.03.0626　上段　superior segment, SⅥ

居左肺下叶的上部。前方借斜裂面与上叶尖后段和前段相接,下方与各基底段相接,肋面与胸壁内面相贴,椎旁面与主动脉和胸椎相邻接。见图 01.03.058。

01.03.0627　内侧底段　medial basal segment, SⅦ

又称"心底段(cardiac basal segment)"。居下叶下部内前侧的肺段。上方与上段相接,前上方借斜裂面与舌叶上、下舌段相邻,后方与外侧底段和后底段相邻,外面为肋面,内侧面与心包相贴,底为膈面。由于内侧底段和前底段支气管多共干,故又合称前内侧底段。见图 01.03.058。

01.03.0628　前底段　anterior basal segment, SⅧ

居下叶下部内前部的肺段。上方与上段相接,前上方借斜裂面与舌叶上、下舌段相邻,后方与外侧底段和后底段相邻,外面为肋面,内侧面与心包相贴,底面为膈面。由于内侧底段和前底段支气管多共干,故又合称前内侧底段。见图 01.03.058。

01.03.0629　外侧底段　lateral basal segment, SⅨ

位于下叶基底的后外侧部。前内方与前内侧底段相接。外侧面为肋面,与肋胸膜相贴。底面为膈面,与膈相邻。见图 01.03.058。

01.03.0630　后底段　posterior basal segment, SⅩ

居左肺下叶后下部的肺段。上方与上段相接,前外方与前内侧底段和外侧底段相接,后外侧面为肋面,内侧面为椎旁面,底面为膈面。见图 01.03.058。

01.03.0631　胸膜肺区　pleuropulmonal region

除去纵隔的胸腔。

01.03.0632　胸内筋膜　endothoracic fascia

一层致密的结缔组织膜,衬于肋和肋间肌内面。此筋膜厚薄不匀,在胸骨、肋和肋间隙内面的部分较厚,脊柱两侧较薄。

01.03.0633　胸膜上膜　suprapleural membrane

又称"希布森膜(Sibson membrane)"。覆盖在胸膜顶外面的一层结缔组织,为胸内筋膜增厚而成,附着于第 1 肋内侧缘和第 7 颈椎横突,内有斜角肌的纤维。

01.03.0634　膈胸膜筋膜　phrenicopleural fascia

在膈胸膜与膈之间的薄层胸内筋膜。

01.03.0635　胸膜腔　pleural cavity

胸膜的脏、壁两层在肺根处相互转折移行所形成的一个密闭的潜在的腔隙。左、右各一,互不相通,腔内有少量浆液,可减少呼吸时的摩擦,腔内为负压,有利于肺扩张。

01.03.0636　胸膜　pleura

一薄层浆膜,可分为脏胸膜与壁胸膜两部。脏胸膜被覆于肺的表面,与肺紧密结合而不能分离,并伸入肺叶间裂内。壁胸膜贴附于胸壁内面、膈上面和纵隔表面。脏胸膜与壁胸膜在肺根处相互移行,脏胸膜与壁胸膜之间是一个封闭胸膜腔。见图 01.03.060。

01.03.0637　胸膜顶　cupula of pleura

肋胸膜和纵隔胸膜向上的延续,突至胸廓上口平面以上,与肺尖表面的脏胸膜相对。在胸锁关节与锁骨中、内 1/3 交界处之间,胸膜顶高出锁骨上方 2.5cm。见图 01.03.061。

01.03.0638　脏胸膜　visceral pleura

又称"肺胸膜(pulmonary pleura)"。覆盖于肺表面,深入至叶间裂内的一层胸膜。

01.03.0639　壁胸膜　parietal pleura

被覆于胸壁内面、纵隔两侧和膈上面,并突至颈根部胸廓上口平面以上的一层胸膜。

01.03.0640　纵隔胸膜　mediastinal pleura

贴附于纵隔两侧的壁层胸膜,又称纵隔板。由于心和心包偏于左侧,使左、右纵隔胸膜既不平行,也不对称。

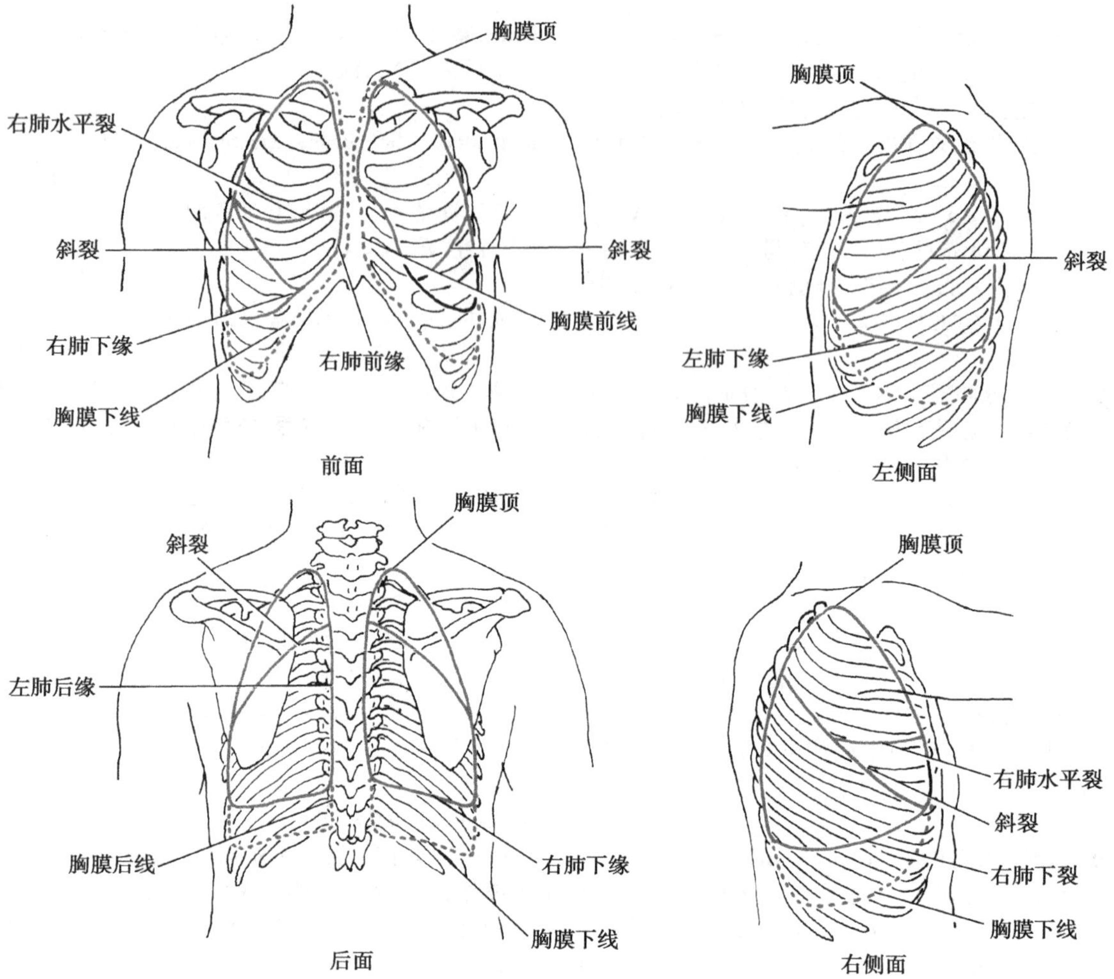

图 01.03.060　胸膜与肺的体表投影

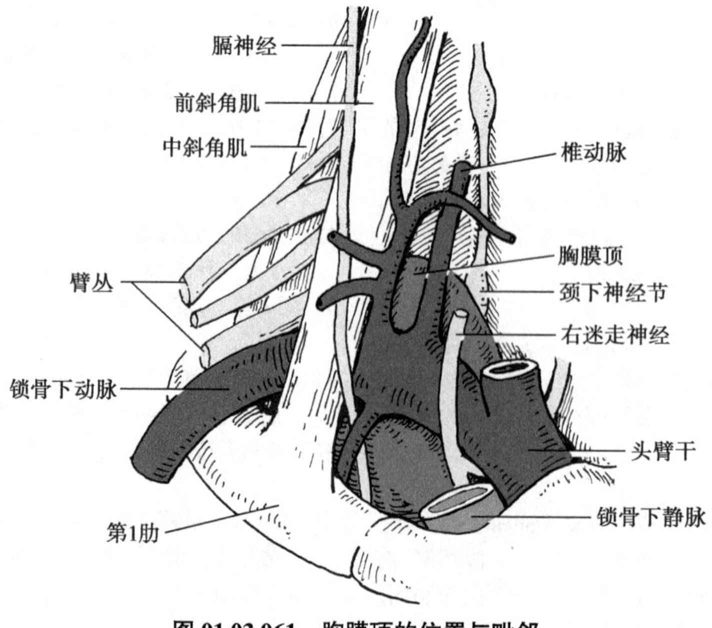

图 01.03.061　胸膜顶的位置与毗邻

01.03.0641　肋胸膜　costal pleura, costal part

贴附于肋骨和肋间的壁层胸膜。

01.03.0642　膈胸膜　diaphragmatic pleura, diaphragmatic part

贴附于膈上面的壁层胸膜，与膈不易分离。

01.03.0643　胸膜隐窝　pleural recess

不同部分的壁胸膜返折并相互移行处的胸膜腔，即使在深吸气时，肺缘也达不到其内。主要包括肋膈隐窝、肋纵隔隐窝和膈纵隔隐窝等。

01.03.0644　肋膈隐窝　costodiaphragmatic recess

肋胸膜和膈胸膜相互移行所形成的一个半环形间隙。即使在深吸气时，肺下缘也不能充满此间隙，是直立位胸膜腔的最低点，胸腔积液首积聚于此。

01.03.0645　肋纵隔隐窝　costomediastinal recess

在胸膜腔前方，覆盖心包表面的纵隔胸膜与肋胸膜转折之处，肺前缘未能伸入。由于左肺前缘有心切迹存在，故左侧肋膈隐窝较大。

01.03.0646　膈纵隔隐窝　phrenicomediastinal recess

位于膈胸膜与纵隔胸膜之间，因心尖向左侧突出而形成的隐窝，故该隐窝仅存于左侧胸膜腔。

01.03.0647　肺韧带　pulmonary ligament

肺内侧面，脏层胸膜形成的卷筒样结构，上半包绕肺根，下半形成肺韧带，其内有小血管和淋巴结等。由于此韧带的存在，当人工呼吸时，可将肺压向纵隔而不被压向上方。见图 01.03.057。

01.03.0648　纵隔　mediastinum

左、右纵隔胸膜之间的器官、结构和结缔组织的总称。纵隔呈矢状位，位于胸腔正中偏左，上窄下宽，前短后长。纵隔的前界为胸骨，后界为脊柱，两侧为纵隔胸膜，上界为胸廓上口，下界为膈。见图 01.03.062、图 01.03.063、图 01.03.065。

01.03.0649　上纵隔　superior mediastinum

上界为胸廓上口，下界为通过胸骨角和第四胸椎下缘平面。前界为胸骨柄，后界为上位 4 个胸椎体，两侧为纵隔胸膜。其内包括：胸腺上份、头臂静脉和上腔静脉，主动脉弓及其分支，气管、食管、胸导管及迷走神经、胸神经、膈神经和左喉返神经等。见图 01.03.064~图 01.03.067。

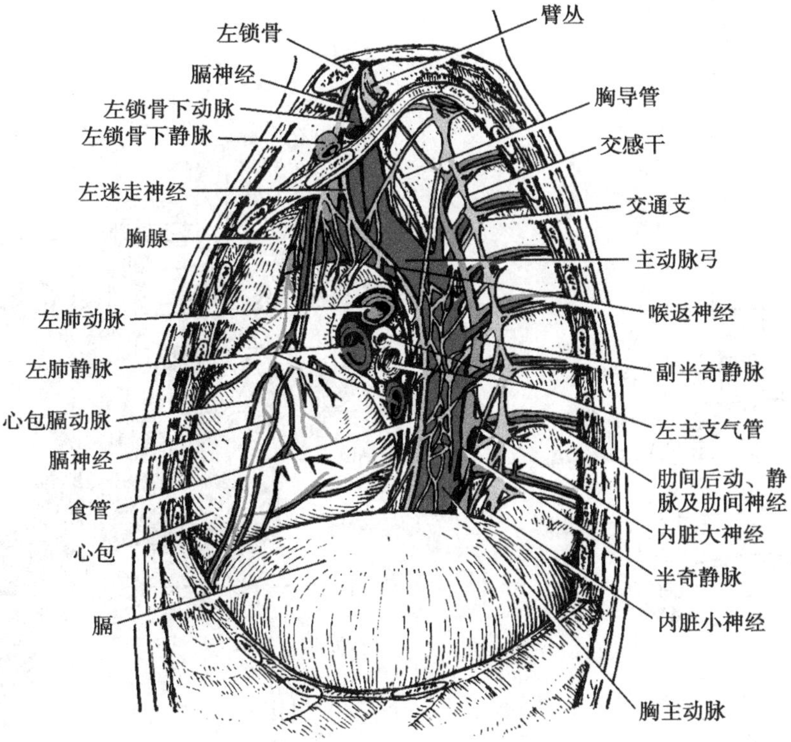

图 01.03.062　纵隔左侧面观

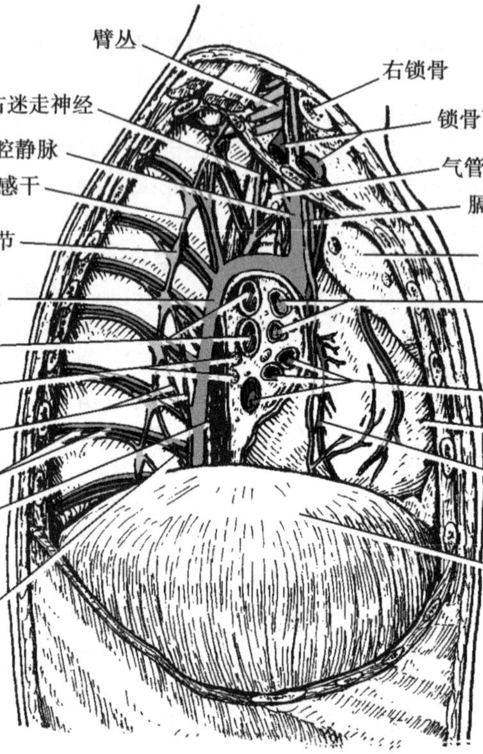

图 01.03.063　纵隔右侧面观

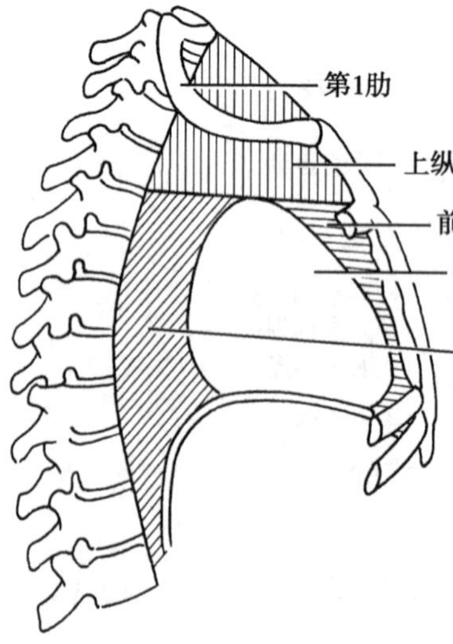

图 01.03.064　纵隔分区

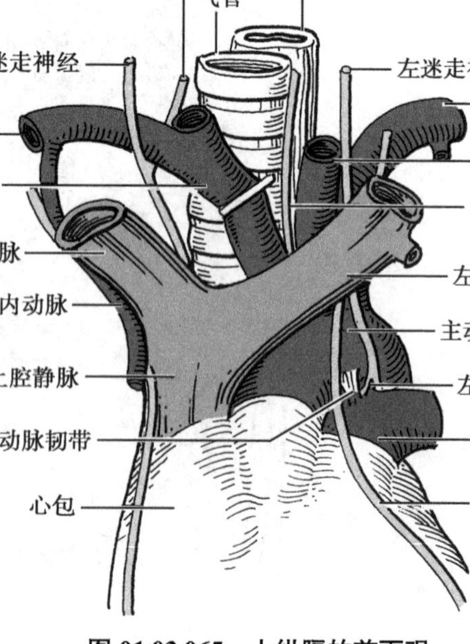

图 01.03.065　上纵隔的前面观

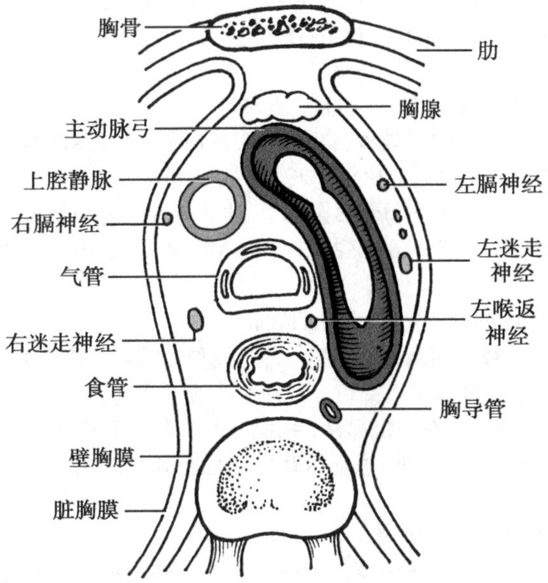

图 01.03.066　上纵隔

01.03.0650　下纵隔　inferior mediastinum

上界为上纵隔的下界，下界为膈，两侧为纵隔胸膜。以心包为界，下纵隔从前到后可分为前纵隔、中纵隔、后纵隔。见图 01.03.064。

01.03.0651　前纵隔　anterior mediastinum

位于心包和胸骨体之间的纵隔部分。内含胸腺下份、纵隔淋巴结、胸廓内动脉纵隔支及少量疏松结缔组织。见图 01.03.064。

01.03.0652　中纵隔　middle mediastinum

位于前、后纵隔之间的纵隔部分。包含心、升主动脉、上腔静脉根部、肺动脉及其分支、肺静脉、奇静脉末端、心包与心包腔、膈神经、心包膈动脉等。见图 01.03.064。

01.03.0653　后纵隔　posterior mediastinum

位于心包与脊柱胸部之间的纵隔部分。其内包括气管杈及左、右主支气管、食管及周围神经丛、胸导管、奇静脉、半奇静脉、交感干胸段等。见图 01.03.064。

01.03.0654　纵隔间隙　mediastinum space

纵隔内各器官之间的窄隙，由疏松结缔组织填充，以适应器官活动和容积改变。包括胸骨后间隙、气管前间隙、气管隆嵴下间隙、血管前间隙和食管后间隙等。见图 01.03.067。

01.03.0655　胸骨后间隙　retrosternal space

位于胸骨后方，胸内筋膜前方，向下至膈的空隙。该间隙的炎症可向膈蔓延，甚而穿破膈扩散至腹膜外脂肪层。见图 01.03.067。

01.03.0656　气管前间隙　pretracheal space

位于气管前筋膜与气管颈部之间的间隙，内有气管前淋巴结、甲状腺下静脉、甲状腺奇静脉丛、甲状腺最下动脉、头臂干及左头臂静脉，小儿的胸腺上部。见图 01.03.067。

01.03.0657　气管隆嵴下间隙　subcarinal of trachea space

位于气管分为左、右主支气管的气管杈下方，间隙内有一巨大淋巴结，为纵隔内最大、最常见的淋巴结。

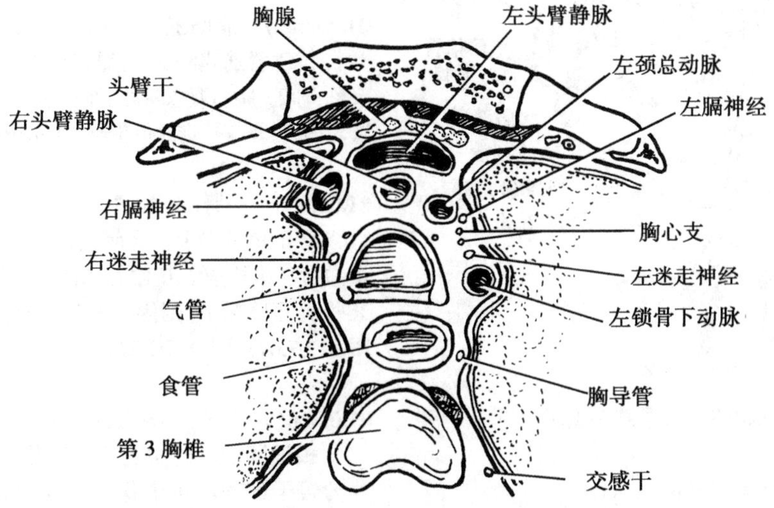

图 01.03.067　上纵隔各结构排列关系

01.03.0658　血管前间隙　prevascular space

位于上腔静脉前方的间隙,间隙内约有 3 个纵隔前淋巴结。

01.03.0659　食管后间隙　retroesophageal space

位于上纵隔后部与后纵隔内,食管与胸内筋膜间,内有奇静脉、胸导管和副半奇静脉等器官。该间隙向上通咽后间隙,向下可经膈的裂隙与腹膜后隙相通。

（山东大学医学院　刘树伟）

01.03.0660　泌尿生殖系统　urogenital system

包括所有泌尿器官和生殖器官。泌尿器官的主要功能是排泄。生殖器官为繁衍种族的器官。这两种器官虽然功能上截然不同,但在发生上却属于同源器官,结构上密切相关,功能上相互联系,故统称之。见图 01.03.068。

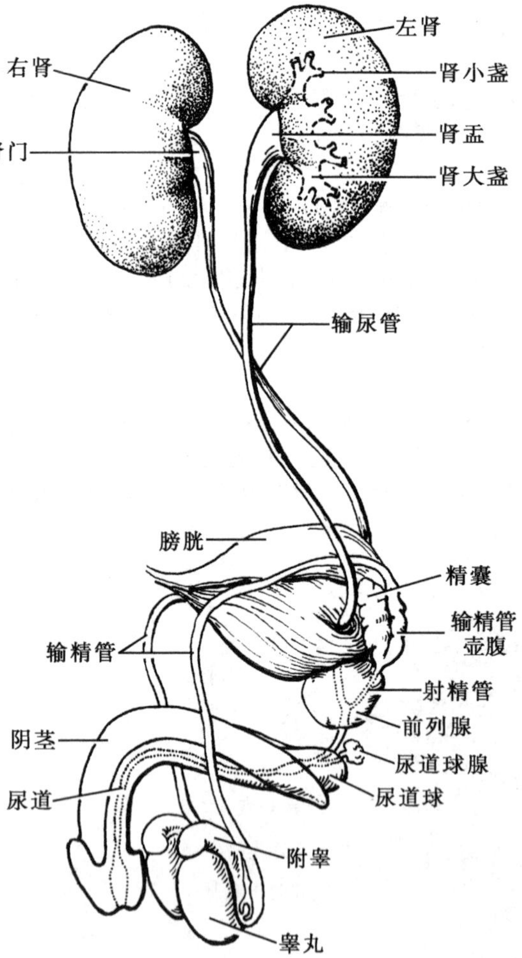

图 01.03.068　泌尿系统概观

01.03.0661　泌尿器官　urinary organ

包括肾、输尿管、膀胱及尿道。其功能除排泄代谢废物外,还有维持体液和电解质平衡等其他功能。见图 01.03.068、图 01.03.069。

01.03.0662　肾　kidney

位于腹膜后方,脊柱两侧,形似蚕豆,红褐色的器官。右侧肾一般比左侧低 1~2cm。主要功能是排出机体内的代谢产物和多余的水,调节体液中若干物质的浓度。见图 01.03.068、图 01.03.070、图 01.03.075。

01.03.0663　肾门　renal hilum

肾内侧缘中部凹陷。是肾动脉、肾静脉、淋巴管、神经和肾盂出入部位。肾门的边缘称为肾唇,有前唇和后唇,具有一定弹性,手术需分离肾门时,牵拉前唇和后唇可扩大肾门,显露肾窦。见图 01.03.068。

01.03.0664　肾窦　renal sinus

肾门向肾内延续的一个较大腔隙。窦内含有肾动脉的主要分支、肾静脉的主要属支、肾小盏、肾大盏、肾盂和脂肪等。见图 01.03.071。

01.03.0665　肾筋膜　renal fascia

又称“杰罗塔筋膜(Gerota fascia)”。包于肾和肾上腺的周围,并以结缔组织小梁及隔障穿过脂肪囊与肾纤维囊相连,为固定肾的主要结构。见图 01.03.072、图 01.03.073。

01.03.0666　肾旁脂体　pararenal adipose body of kidney

肾后筋膜的后方与腰方肌筋膜和腹横肌筋膜的前方含有的大量脂肪组织。为腹膜外脂肪一部分,并且在肾下端和外侧较多,其厚度与全身脂肪的发达程度一致。

01.03.0667　脂肪囊　fatty renal capsule

位于肾筋膜深面,纤维囊外面,囊状的脂肪组织层,又称肾床。脂肪囊以肾的后面和边缘为厚,可经肾门延至肾窦内,对肾有一定的保护与支持作用。见图 01.03.073。

01.03.0668　[肾]纤维囊　fibrous capsule

肾的固有筋膜,薄而坚韧,由致密结缔组织及少量弹力纤维构成。正常时,纤维囊易从肾表面剥离;在某些病理情况下,则因与肾实质粘连而难以剥离。见图 01.03.071、图 01.03.072。

01.03.0669　肾段　renal segment

根据肾动脉的主要分支所分布的范围,将肾实质分为若干区段。每个肾一般分为五段,即上段、上前段、下前段、下段、后段。见图 01.03.074。

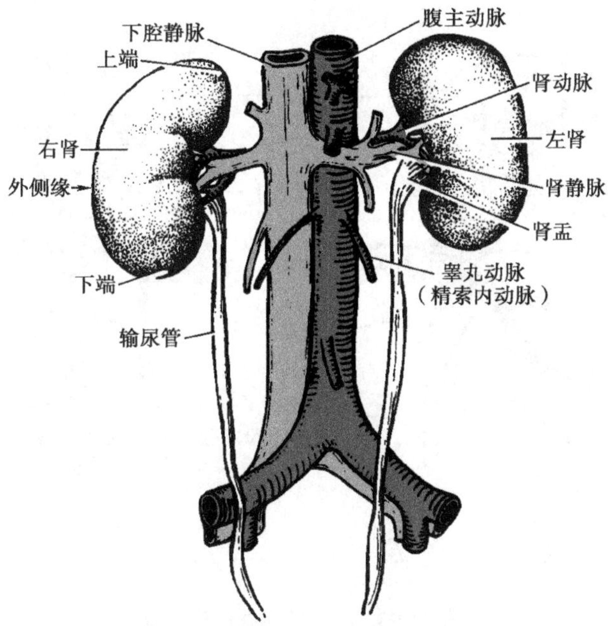

图 01.03.069　肾与输尿管（前面）

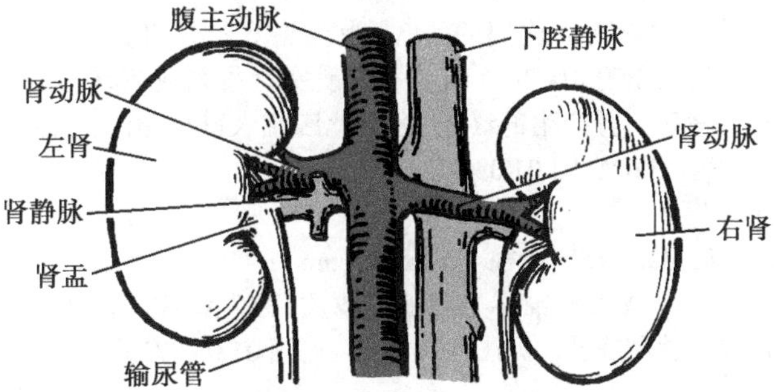

图 01.03.070　肾（后面）

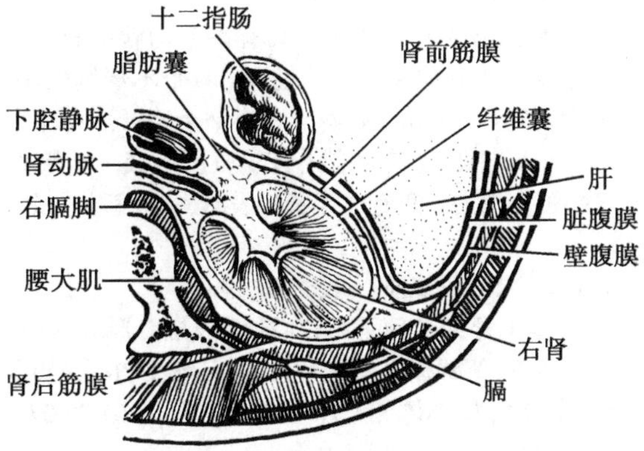

图 01.03.072　肾的被膜（水平切面）

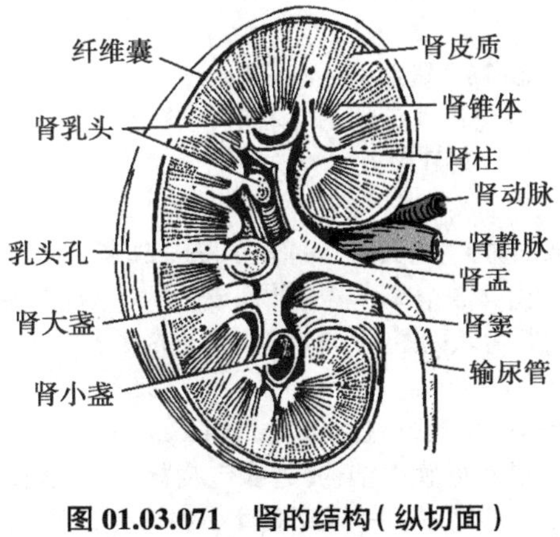

图 01.03.071　肾的结构（纵切面）

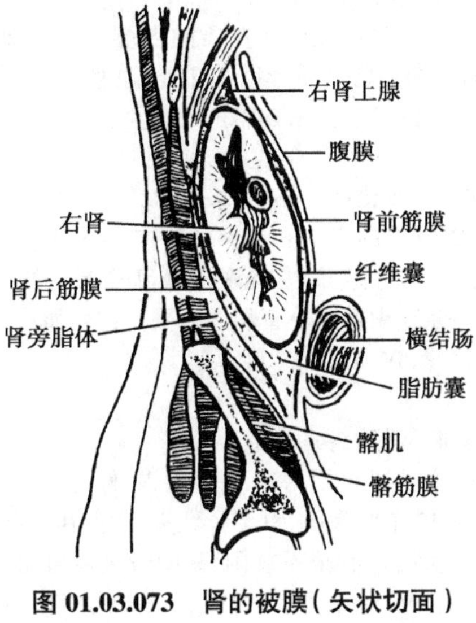

图 01.03.073　肾的被膜（矢状切面）

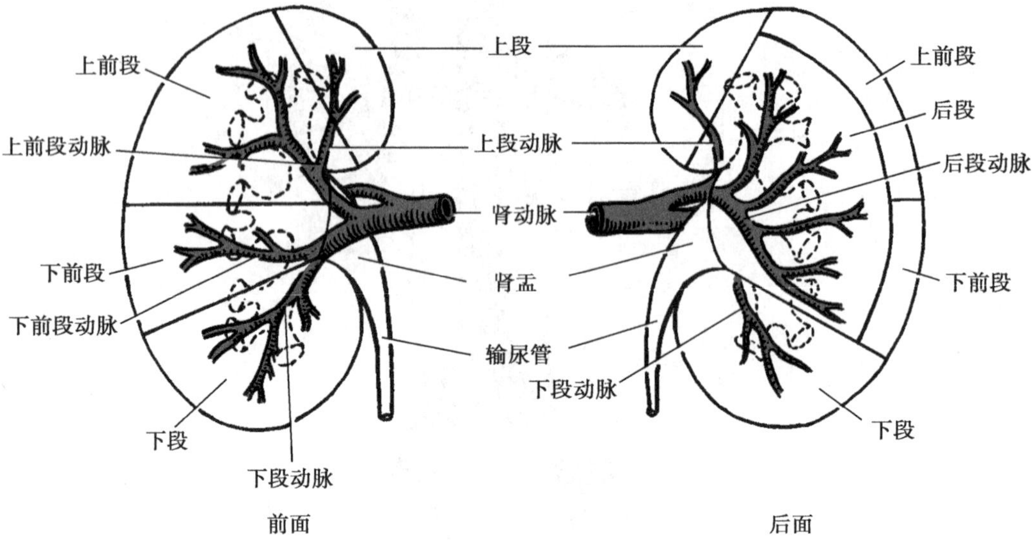

图 01.03.074　肾的血管与肾段

01.03.0670　肾叶　renal lobe

胎儿和婴儿肾的表面具有许多沟状的肾裂。肾裂将肾表面分成 8~21（一般为 14）个不规则的小区，称为肾叶。肾的前、后两半各有 7 个肾叶。每个肾叶由一个肾锥体及其对应的肾皮质所构成。1 岁以后，肾裂逐渐消失。正常成人肾的表面，一般不分叶。

01.03.0671　肾皮质　renal cortex

位于肾的被膜下，肾实质的浅层。厚 0.5~1.5cm。富有血管，新鲜标本呈红褐色，内有细小的红色点状颗粒，主要由肾小体和肾小管组成。见图 01.03.071、图 01.03.072。

01.03.0672　肾髓质　renal medulla

位于肾实质深层，在皮质的内侧，由 15~20 个肾锥体构成，约占肾实质厚度的 2/3。血管较少，在新鲜标本上呈淡红色。见图 01.03.071。

01.03.0673　肾锥体　renal pyramid

肾髓质中的有 15~20 个呈圆锥形的肾组织。其底朝皮质，尖向肾窦，内有许多颜色较深的放射状条纹。这些条纹由肾直小管和血管平行排列而成。见图 01.03.071、图 01.03.072。

01.03.0674　肾乳头　renal papilla

肾锥体尖端钝圆，突入肾小盏内，称为肾乳头。每侧肾有 7~12 个肾乳头，每个肾乳头上有 10~30 个乳头孔。肾乳头的形状很不规则，其中较大者可由 2~3 个肾锥体的尖端合并而成，为复乳头。见图 01.03.071、图 01.03.072。

01.03.0675　乳头孔　papillary foramen

肾乳头顶端的小孔，为乳头管的开口。每个肾乳头上有 10~30 个乳头孔。乳头孔排列成筛状，又名筛区。肾产生的终尿，经由此区流入肾小盏内。见图 01.03.071、图 01.03.072。

01.03.0676　肾柱　renal column

嵌入肾锥体之间的肾皮质，称为肾柱，内含叶间动脉和静脉。见图 01.03.071、见图 01.03.072。

01.03.0677　肾盂　renal pelvis

由 2~3 个肾大盏汇合形成的扁漏斗状的囊腔，离开肾门向下弯行，约在第 2 腰椎上缘水平逐渐变细与输尿管相移行。肾盂的容量成人平均为 7.5ml（3~10ml）。见图 01.03.069、图 01.03.072。

01.03.0678　肾盏　renal calice

包绕肾乳头的漏斗状膜性管道。分为肾大盏和肾小盏。见图 01.03.071。

01.03.0679　肾大盏　major renal calice

由 2~3 个肾小盏合并而成。2~3 个肾大盏再汇合形成肾盂。见图 01.03.071、图 01.03.072。

01.03.0680　肾小盏　minor renal calice

漏斗形膜性结构，边缘包绕肾乳头，承接由乳头孔流入的终尿。一侧肾的肾小盏约有 7~8 个，有时一个肾小盏可包绕 2~3 个肾乳头，故肾小盏的数目较肾乳头数少。见图 01.03.071、图 01.03.072。

01.03.0681　输尿管　ureter

成对的、位于腹膜外隙的肌性管道。约平第 2 腰椎上缘起自肾盂末端，终于膀胱。长 20~30cm，管径平均 0.5~1.0cm，全长分腹部、盆部和壁内部。见图 01.03.075~ 图 01.03.077。

01.03.0682　［输尿管］腹部　abdominal part of ureter

输尿管自肾盂下端至骨盆入口处的一段。走行于腰大肌前面并与睾丸血管或卵巢血管交叉。交叉点以上部分称输尿管腰部，以下部分称输尿管髂部。见图 01.03.077。

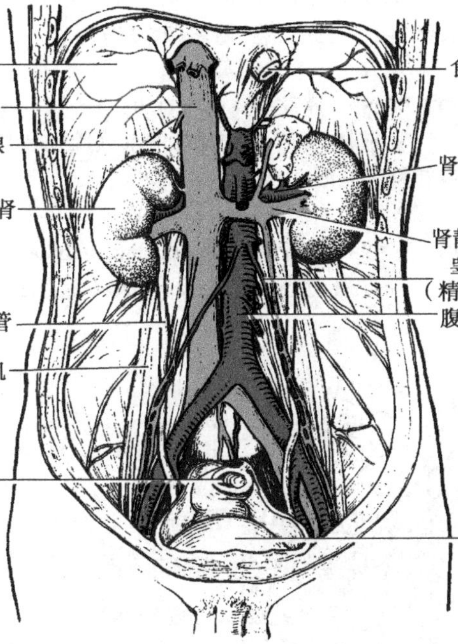

图 01.03.075　肾的位置

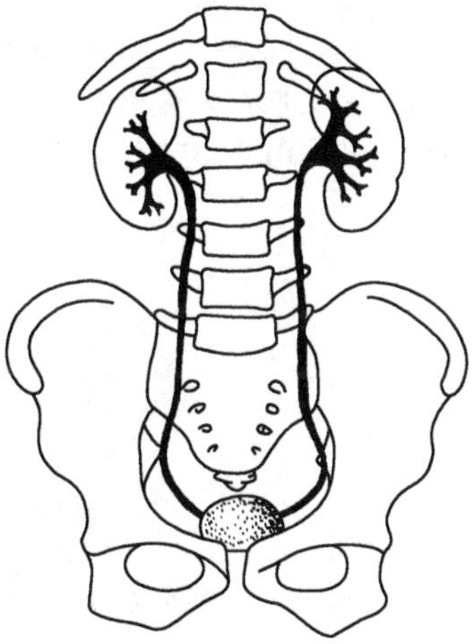

图 01.03.076　肾与输尿管造影

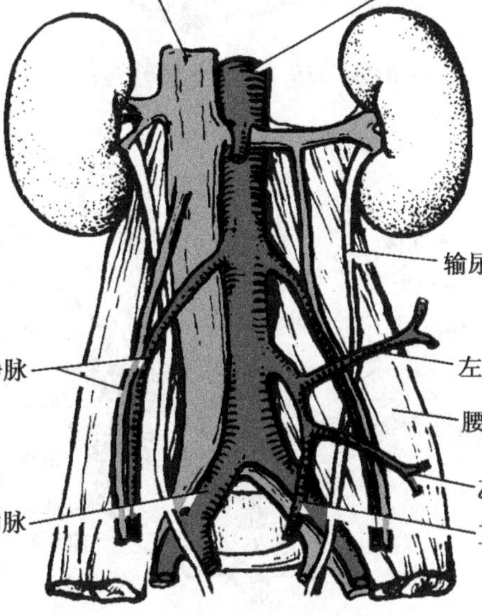

图 01.03.077　男性输尿管走行

01.03.0683 ［输尿管］盆部 pelvic part of ureter

输尿管自小骨盆入口平面至坐骨棘水平的一段。经盆腔侧壁和髂内血管、腰骶干和骶髂关节前方下行，跨过闭孔神经血管束，达坐骨棘水平。见图 01.03.078。

01.03.0684 ［输尿管］壁内部 intramural part of ureter

输尿管位于膀胱壁内的一段，长约 1.5cm，自外上向内下斜穿膀胱壁，开口于膀胱三角的外侧角。当膀胱充盈时，壁内部管腔闭合，加之输尿管的蠕动，可阻止尿液由膀胱向输尿管回流。

01.03.0685 膀胱 urinary bladder

储存尿液的肌性囊状器官。位于小骨盆腔的前部，空虚时呈锥体形，充盈时呈卵圆形，顶部可高出耻骨上缘。成人膀胱容量为 300~500ml，分尖、体、底和颈四部。见图 01.03.078、图 01.03.080。

01.03.0686 膀胱尖 apex of bladder

膀胱的前面，朝向前上方，借脐正中韧带连到脐。见图 01.03.079。

01.03.0687 膀胱体 body of bladder

膀胱尖与底之间的部位。见图 01.03.080。

01.03.0688 膀胱底 fundus of bladder

膀胱的后面，朝向后下方，呈三角形。有时凸隆，在老年人更为显著。见图 01.03.079。

01.03.0689 膀胱颈 neck of bladder

膀胱的最下部，与男性的前列腺底和与女性的盆膈相接。见图 01.03.079。

01.03.0690 脐正中韧带 median umbilical ligament

脐尿管遗迹形成的皱襞，故又名脐尿管索，借此

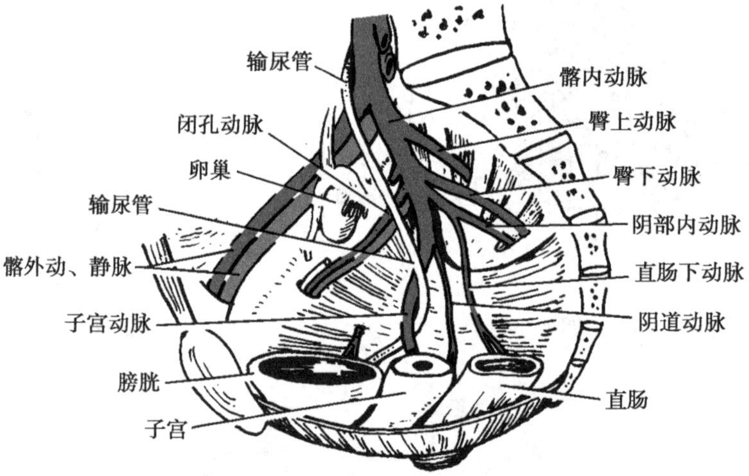

图 01.03.078 女性输尿管走行

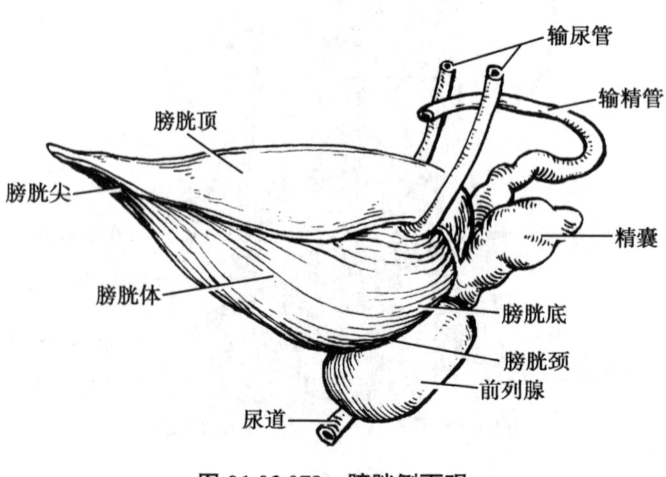

图 01.03.079 膀胱侧面观

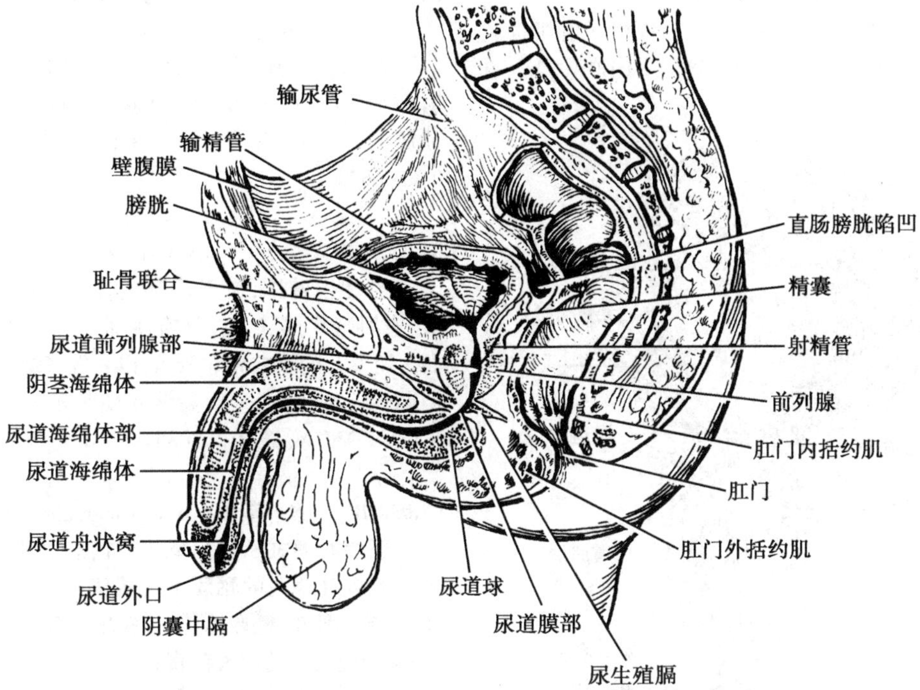

图 01.03.080　膀胱（男性盆腔正中矢状切面）

将膀胱尖连于脐。脐尿管下部的管腔可终生存在，其管壁内面衬以移行上皮，可与膀胱相通。

01.03.0691　［膀胱］肌层　muscular layer of urinary bladder

膀胱壁内的平滑肌，较厚，肌束间结缔组织丰富。肌纤维相互交错，可区分为内纵、中环和外纵三层。在尿道内口处，中层肌纤维增厚形成括约肌。肌层内有丰富的神经纤维分布，多系副交感神经。

01.03.0692　膀胱逼尿肌　detrusor of bladder

肌束起自耻骨体，纵行向上至膀胱的下表面，越过膀胱尖，沿着膀胱底下行。男性附着于前列腺，女性则附着于阴道前面。收缩时挤压尿液排出。

01.03.0693　耻骨膀胱肌　pubovesical muscle

起自膀胱颈，向前下走行，止于耻骨联合下缘肌束。两侧的肌束近似“V”形，起到固定膀胱颈的作用。

01.03.0694　膀胱三角　trigone of bladder

在膀胱底的内面，位于左、右输尿管口和尿道内口之间，呈三角形的区域。此处膀胱黏膜与肌层紧密连接，缺少黏膜下层组织，无论膀胱扩张还是收缩始终保持平滑。是膀胱肿瘤的好发部位。见图 01.03.081。

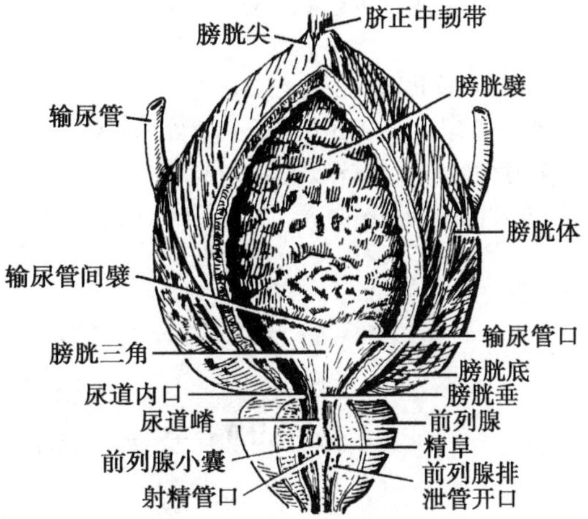

图 01.03.081　膀胱前面观

01.03.0695　输尿管间襞　interureteric fold

两个输尿管口之间的横行皱襞，膀胱镜下所见为一苍白带，是临床寻找输尿管口的标志。见图 01.03.081。

01.03.0696　输尿管口　ureteric orifice

成对，构成膀胱三角的两个后外侧角。膀胱收缩时两口距离约 2.5cm，舒张时可增至约 5cm。见图 01.03.081。

01.03.0697　尿道内口　internal urethral orifice

尿道在膀胱颈下端的开口。周围由平滑肌构成的膀胱括约肌环绕。见图 01.03.081、图 01.03.082。

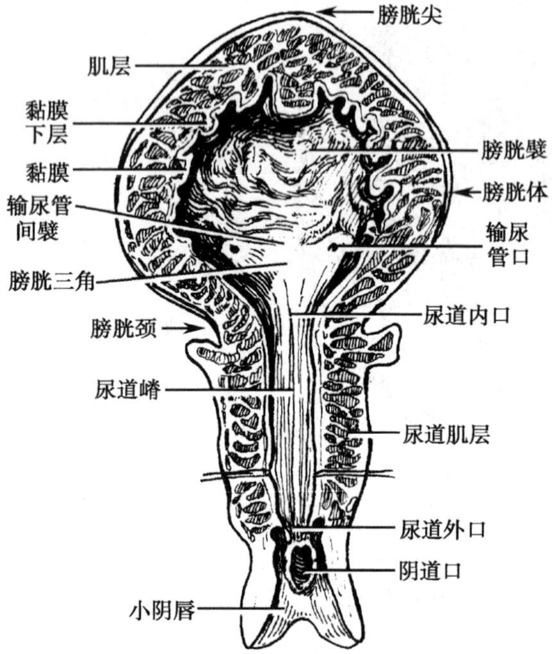

图 01.03.082　女性尿道

01.03.0698　膀胱垂　vesical uvula

在男性尿道内口后方膀胱三角处的纵嵴状隆起。因前列腺中叶增大推挤形成。多见于中年以后的成年男性，女性此结构则不显著。见图 01.03.081。

01.03.0699　男性内生殖器　male internal genital organ

包括生殖腺（睾丸）、输精管道（附睾、输精管、射精管和尿道）以及附属腺（精囊、前列腺、尿道球腺）。主要作用是产生、储存和运送精子。见图 01.03.083。

01.03.0700　睾丸　testis, testicle

男性生殖腺，位于阴囊内，左、右各一。呈椭圆形，表面光滑，橙白色，分前、后缘，上、下端和内、外侧面。新生儿的睾丸相对较大，以后发育缓慢，至性成熟期即迅速增大，老人则萎缩变小而随之性功能衰退。见图 01.03.084、图 01.03.085。

01.03.0701　睾丸鞘膜　tunica vaginalis of testis

胚胎时睾丸从腹后壁下降时腹膜鞘突包绕睾丸构成的包绕睾丸的鞘膜囊。从睾丸反折到阴囊的内面，形成鞘膜的壁层，覆盖在睾丸表面的一层为脏层，脏、壁两层之间的腔为鞘膜腔。见图 01.03.084。

01.03.0702　［睾丸鞘膜］壁层　parietal layer of tunica vaginalis

从睾丸反折到阴囊内面的睾丸鞘膜。见图 01.03.084。

01.03.0703　［睾丸鞘膜］脏层　visceral layer of tunica vaginalis

覆盖在睾丸表面的睾丸鞘膜。

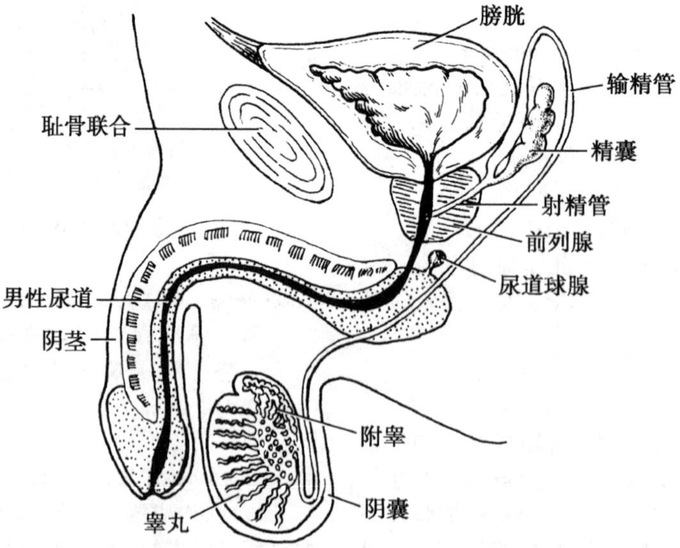

图 01.03.083　男性生殖系统概观

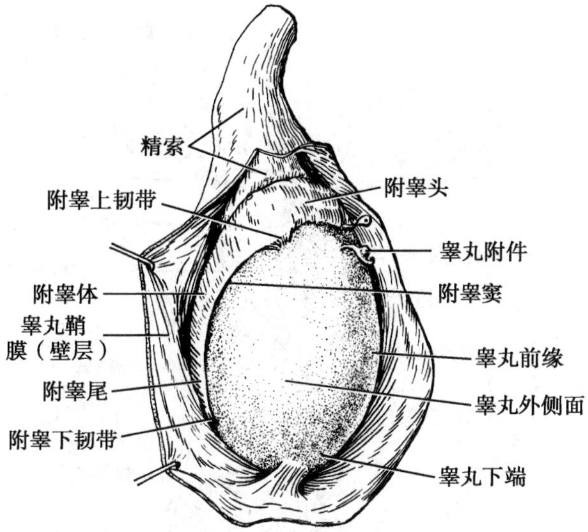

图 01.03.084　睾丸与附睾(右侧)

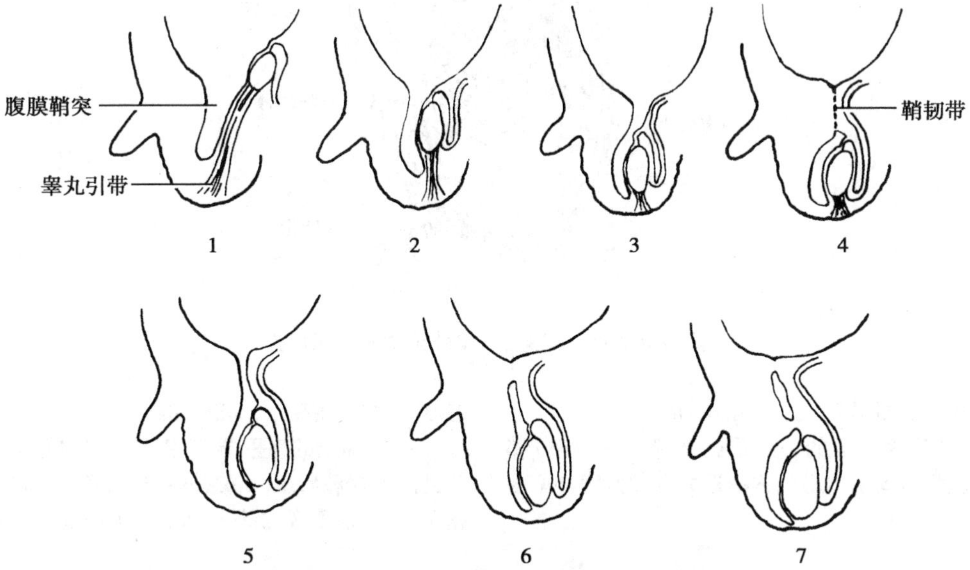

图 01.03.085　睾丸下降和先天性鞘膜异常

1~4. 睾丸下降过程；5. 先天性交通性鞘膜积液；6. 婴儿型鞘膜积液；7. 精索鞘膜积液

01.03.0704　睾丸引带　gubernaculum of testis

睾丸下降前为起自睾丸原基下端的纤维性肌性带，与阴囊相连。该韧带不断缩短，引导睾丸逐渐下降至阴囊。见图 01.03.085。

01.03.0705　附睾上韧带　superior ligament of epididymis

将附睾头固定至睾丸的韧带。见图 01.03.084。

01.03.0706　附睾下韧带　inferior ligament of epididymis

将附睾体和附睾尾固定至睾丸的韧带。见图 01.03.084。

01.03.0707　附睾窦　sinus of epididymis

附睾的外侧面与睾丸之间纵行的浆膜腔隙。见图 01.03.084。

01.03.0708　白膜　tunica albuginea

睾丸鞘膜脏层深面的一层富有弹性纤维的致密结缔组织膜，白色，厚而坚韧。于睾丸后缘上部伸入睾丸实质，形成睾丸纵隔。见图 01.03.086。

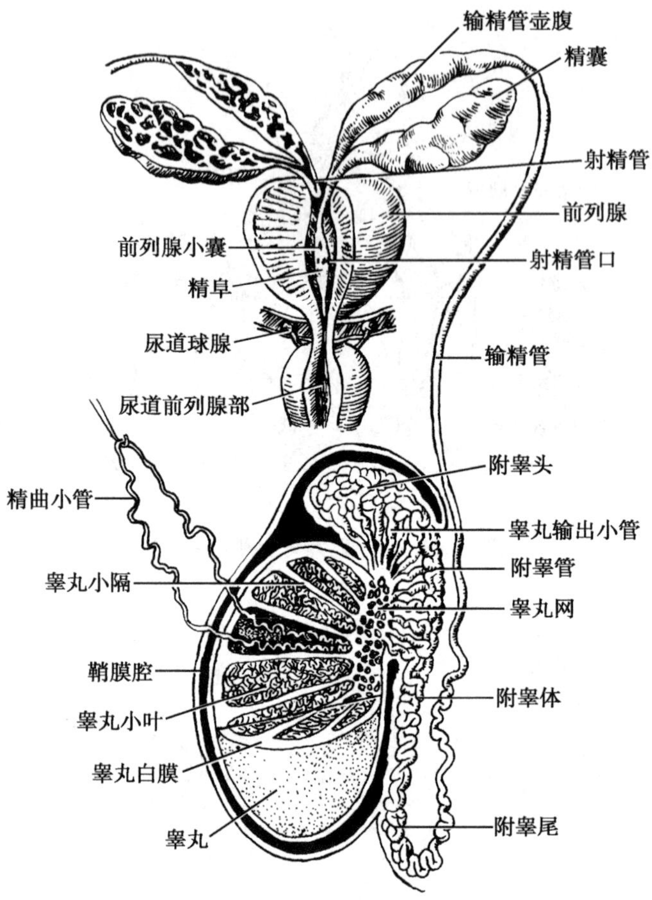

图 01.03.086　睾丸、附睾的结构及排精径路

01.03.0709　睾丸纵隔　mediastinum testis

近睾丸后缘上部的一团致密结缔组织，与白膜相连，呈上宽下窄的卵圆形，内有睾丸网和血管。见图01.03.086。

01.03.0710　睾丸小隔　septulum testis

自睾丸纵隔发出的呈放射状走行的结缔组织隔，伸入睾丸实质内，最后连于白膜。睾丸实质被睾丸小隔分成250个左右呈锥体状的睾丸小叶。见图01.03.086。

01.03.0711　睾丸小叶　lobule of testis

睾丸实质被睾丸小隔分成的锥体形结构。其底部接白膜，尖部接睾丸纵隔。每个睾丸小叶含有2~4条生精小管。见图01.03.086。

01.03.0712　睾丸实质　parenchyma of testis

白膜包绕的睾丸深部的结构，由250个左右的锥体形的睾丸小叶构成。见图01.03.086。

01.03.0713　附睾　epididymis

一对细长的扁平器官，主要由附睾管构成。紧贴睾丸的上端和后缘，略偏外侧，呈新月形。可暂时储存精子、分泌附睾液，供精子营养。见图01.03.086。

01.03.0714　附睾头　head of epididymis

附睾的上端膨大钝圆，称附睾头。由睾丸输出小管弯曲盘绕而成。附于睾丸上端的后部，借睾丸输出小管与睾丸相连。见图01.03.086。

01.03.0715　附睾体　body of epididymis

附睾的中部，呈圆柱形，介于附睾头与尾之间，由附睾管迂曲盘回而成。与睾丸后缘借疏松结缔组织相连。见图01.03.086。

01.03.0716　附睾尾　tail of epididymis

附睾体的尖细下端，由附睾管迂曲盘回而成。凭借结缔组织与睾丸鞘膜脏层相连。附睾尾转向后内上方，移行于输精管。见图01.03.086。

01.03.0717　附睾小叶　lobule of epididymis

又称“附睾圆锥”，8~15 个。每条睾丸输出小管在附睾头内起初为直管，而后变粗并呈高度弯曲状，形成圆锥形的小叶。

01.03.0718　迷小管　aberrant ductule

从中肾小管退化后的遗迹。管腔窄、有盲端。通常与附睾管的尾部连接或与输精管的起始部相连。

01.03.0719　上迷小管　superior aberrant ductule

出现在附睾头，与睾丸网相连的小管，是头端中肾小管退化后的遗迹。

01.03.0720　下迷小管　inferior aberrant ductule

与附睾管的尾部连接或与输精管的起始部相连的小管，是尾端中肾小管退化后的遗迹。

01.03.0721　睾丸附件　appendix of testis

在睾丸上端，附睾头的下方，卵圆形无柄，是中肾旁管上端的剩件。与女性的输卵管漏斗相当。

01.03.0722　附睾附件　appendix of epididymis

附睾头上小而有柄的小体，是未完全退化的中肾小管的遗迹。

01.03.0723　旁睾　paradidymis

弯曲小管形成的小体，位于附睾头的上方、精索的内前方。旁睾管衬以纤毛柱状上皮，是尾端中肾小管的遗迹。

01.03.0724　输精管　deferent duct

一条长约 50cm 的肌性管道，是附睾管的远端延续，将精液运送到射精管中。输精管全程较长，按部位可分为睾丸部、精索部、腹股沟部及盆部。见图 01.03.087。

01.03.0725　输精管壶腹　ampulla of deferent duct

输精管末端管腔呈梭形扩大，即输精管壶腹，走行在膀胱后面。壶腹表面呈结节状，内腔凸凹不平。下端逐渐变细，与精囊的排泄管合成射精管。见图 01.03.087。

01.03.0726　壶腹憩室　diverticula ampullae

射精管壶腹黏膜上皮较厚，且有局部下陷，形成的一些腺状憩室，有活跃的分泌功能。

01.03.0727　射精管　ejaculatory duct

由输精管的末端与精囊的排出管汇合而成的管道，长约 2cm，起始于前列腺底，终止于精阜前列腺小囊两裂隙样的开口上或开口内。见图 01.03.086。

01.03.0728　精囊　seminal vesicle

又称“精囊腺”。长椭圆形的囊状器官。位于膀胱底的后方、输精管壶腹的下外侧，左、右各一，其分泌物参与精液的组成。见图 01.03.087。

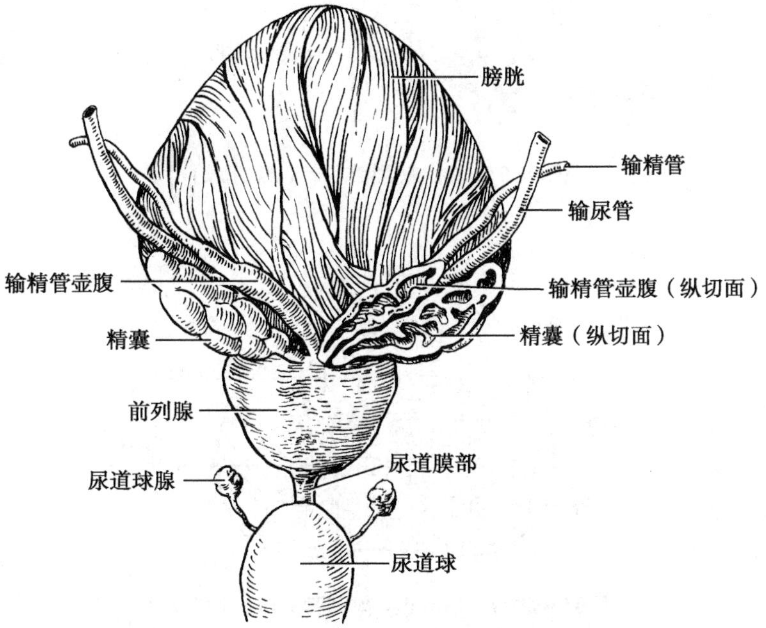

图 01.03.087　膀胱、前列腺、精囊和尿道球腺（后面）

01.03.0729　精索　spermatic cord

从腹股沟管深环穿经腹股沟管，出腹股沟管浅环后延至睾丸上端的圆索状结构。主要由输精管、进出睾丸的血管、淋巴管和神经包以被膜而成。见图 01.03.084。

01.03.0730　精索被膜　tunica of spermatic cord

精索表面包裹的腹部诸扁肌及其腱膜和筋膜的总称。由内向外依次为精索内筋膜、提睾肌筋膜和精索外筋膜。见图 01.03.094。

01.03.0731　精索外筋膜　external spermatic fascia

精索被膜的外层，由腹外斜肌腱膜延续而成。见图 01.03.094。

01.03.0732　提睾肌　cremaster muscle

腹内斜肌和腹横肌最下部发出的一些细散肌束，包绕精索和睾丸，成为菲薄的提睾肌。可反射性地收缩而提起睾丸。见图 01.03.094。

01.03.0733　精索内筋膜　internal spermatic fascia

精索被膜的内层。是一层围绕精索的薄而疏松的膜，来自腹横筋膜。见图 01.03.094。

01.03.0734　鞘突剩件　vestige of vaginal process

又称"鞘韧带（vaginale ligament）"。胚胎期腹膜鞘突根部的残留物。含有平滑肌纤维、大量弹力纤维和疏松结缔组织。

01.03.0735　前列腺　prostate，prostatic gland

为男性生殖器附属腺中最大的实质性器官，位于膀胱与盆膈之间，呈板栗样的器官。仅有 1 个，由腺组织和平滑肌构成。其分泌物含有前列腺素，是精液的主要组成部分，有营养和增加精子活动的作用。见图 01.03.088~ 图 01.03.090。

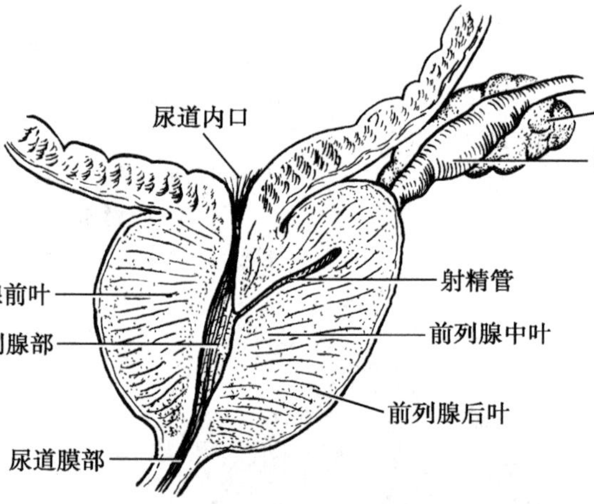

图 01.03.088　前列腺分叶（纵切面）

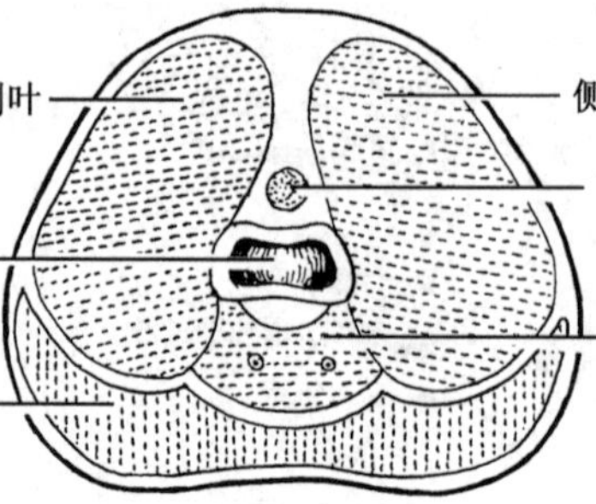

图 01.03.089　Lowsley 前列腺分叶（横切面）

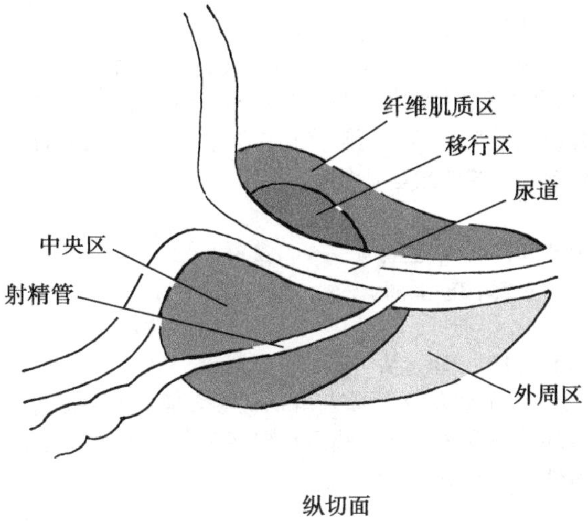

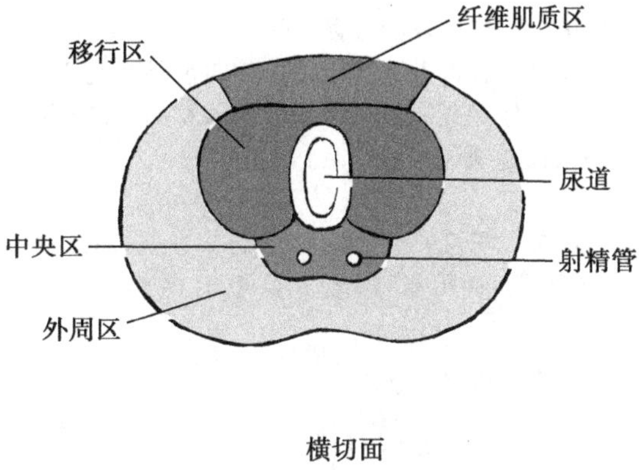

图 01.03.090 McNeal 前列腺分区

01.03.0736 前叶 anterior lobe of prostate

前列腺中左、右侧叶和尿道之间的一小部分，临床上无重要性。见图 01.03.088。

01.03.0737 后叶 posterior lobe of prostate

在射精管后下方，前列腺中、左右两侧叶及尿道后面的前列腺部分。直肠指诊可直接触摸到后叶。此叶很少发生肥大。见图 01.03.088。

01.03.0738 前列腺左侧叶 left lobe of prostate

左、右侧叶紧贴尿道侧壁，位于后叶的前面、前叶和中叶的两侧。两侧叶若发生肥大时，可从两侧压迫尿道，而致尿潴留。见图 01.03.089。

01.03.0739 前列腺右侧叶 right lobe of prostate

尿道前列腺部和中叶的右侧部。见图 01.03.089。

01.03.0740 前列腺中叶 middle lobe of prostate

又称“前列腺峡”。呈上宽下尖的楔形，位于尿道后部，两侧叶、射精管和后叶之间。老年人的中叶往往肥大，轻度的形成膀胱垂，严重时可压迫尿道而致排尿困难。见图 01.03.088。

01.03.0741 前列腺尖 apex of prostate

前列腺下端的尖细部，朝向前下方。见图 01.03.088。

01.03.0742 前列腺底 base of prostate

前列腺上端的宽大部，前面与膀胱颈相邻接，并有尿道穿入，后部有双射精管贯穿。见图 01.03.088。

01.03.0743 前列腺前面 anterior surface of prostate

前列腺尖与底的前面凸隆。

01.03.0744 前列腺后面 posterior surface of prostate

前列腺体的后面，平坦，朝向后下方。沿正中线处有一浅纵沟，称前列腺沟。活体直肠指诊可扪及此沟，患前列腺肥大时，此沟消失。

01.03.0745 前列腺下外侧面 posterolateral surface of prostate

前列腺体的下外侧方位，呈钝圆形。

01.03.0746 前列腺鞘 prostatic sheath

由盆筋膜脏层构成的结缔组织鞘，包绕在前列腺囊的外面，在囊与鞘之间有前列腺静脉丛。囊与鞘均较坚韧，因此当前列腺肿大时，往往向内挤压尿道。

01.03.0747 前列腺囊 prostatic capsule

又称前列腺固有囊，由结缔组织和平滑肌纤维包在前列腺外表面形成的囊状结构。对前列腺有固定的作用。

01.03.0748 耻骨前列腺肌 puboprostatic muscle

耻骨尾骨肌围绕尿道、前列腺的部分。在前列腺前方和耻骨联合下方与耻骨前列腺内、外侧韧带联合。

01.03.0749 尿道球腺 bulbourethral gland

位于会阴深横肌内如豌豆大小的球形腺体，左右各一，质坚实，呈黄褐色，直径 0.5~0.8cm。其分泌物是精液的成分之一，有刺激精子活动的作用。见图 01.03.116。

01.03.0750 尿道球腺导管 duct of bulbourethral gland

尿道球腺的排泄管。细长，向前下方穿进尿道球，开口于尿道壶腹的后下壁。此腺管的开口，为一对小裂孔，仅能通过一根鬃毛。

01.03.0751 男性外生殖器官 external genital organ of male

包括阴阜、阴茎和阴囊。见图 01.03.091。

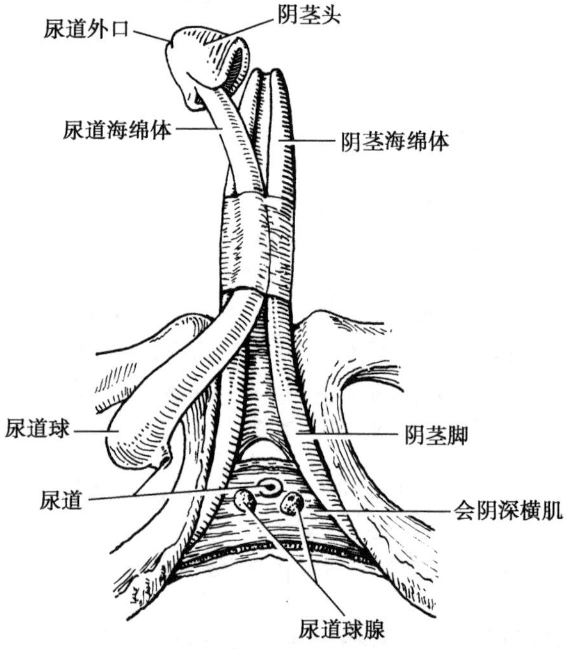

图 01.03.091 阴茎的海绵体

01.03.0752 阴茎 penis

男性性交及排尿器官。主要由两条阴茎海绵体和一条尿道海绵体组成，外包筋膜和皮肤。有排尿和射精的作用。见图 01.03.091。

01.03.0753 阴茎根 root of penis

阴茎后端，包括左右阴茎海绵体脚及尿道球。藏于阴囊和会阴部皮肤深面，固定于耻骨下支和坐骨支，故称此部为固定部。见图 01.03.093。

01.03.0754 阴茎体 body of penis

阴茎中部，内有阴茎海绵体和尿道海绵体的大部。呈圆柱形，外面包裹皮肤，以韧带悬垂于耻骨联合的前下方，因此又称此部为可动部。勃起时，阴茎体会变得粗硬而长。见图 01.03.093。

01.03.0755 阴茎脚 crus of penis

起于阴茎后面的一对钝而纵长的圆柱状突起。分别牢固地附着在同侧坐骨支外侧的边缘上，并被坐骨海绵体肌覆盖。两阴茎脚在下联合处汇合，并延续形成阴茎体的阴茎海绵体。见图 01.03.091。

01.03.0756 阴茎背 dorsum of penis

阴茎的前上面。

01.03.0757 阴茎头 glans

又称龟头，为阴茎前端蕈状膨大部。由尿道海绵体的前端膨大而成。外面有阴茎包皮，头的尖端有尿道外口。见图 01.03.091。

01.03.0758 阴茎头冠 corona of glans

阴茎头底隆凸的游离缘。见图 01.03.091。

01.03.0759 阴茎头中隔 septum of glans

阴茎头腹侧面中线的一浅沟，阴茎头中隔位于该沟与尿道之间，将阴茎头腹侧部分为左、右两半。

01.03.0760 阴茎颈 neck of penis

阴茎头冠后方较细的部分，为阴茎头与体的移行部。

01.03.0761 阴茎包皮 prepuce of penis

阴茎颈部的皮肤恰在阴茎头的后方离开阴茎表面，并向回返折形成双层的皮肤皱褶。其内、外层分别形成包皮内、外板。包皮过长或包茎可能成为阴茎癌的诱发因素，应及时行包皮环切术。

01.03.0762 包皮系带 frenulum of prepuce

冠状沟腹侧正中部位的一条与包皮内板相连的一皱襞。行包皮环切术时，须注意勿伤及包皮系带，以免术后影响阴茎正常的勃起。

01.03.0763 阴茎缝 raphe of penis

阴茎后面中线上富于色素的缝线。向下连于阴囊缝。

01.03.0764 阴茎海绵体 cavernous body of penis

平行排列在尿道海绵体背侧的一对由血管性海绵体组织构成的柱状结构。两海绵体前 1/3 相互连接，后端分开形成海绵体脚，分别固定在耻骨和坐骨下支，为坐骨海绵体肌所附着。见图 01.03.091。

01.03.0765　尿道海绵体　cavernous body of urethra

位于阴茎海绵体的尿道沟内的一块与阴茎海绵体类似的勃起结构。比较纤细，围绕尿道，位于阴茎的正中。见图 01.03.091。

01.03.0766　尿道球　bulb of urethra

尿道海绵体后端膨大。位于两侧阴茎海绵体脚的中间，连于尿道膜部，包于球海绵体肌内，于尿生殖膈下筋膜附着，大小约似莲子，后上面有尿道穿入其内。见图 01.03.091。

01.03.0767　阴茎海绵体白膜　albuginea of penis cavernous body

包裹在阴茎海绵体表面的一层纤维组织膜。由致密的胶原纤维和弹力纤维组成，紧紧包围在阴茎海绵体表面，富于伸展性，较尿道海绵体白膜略厚。见图 01.03.092。

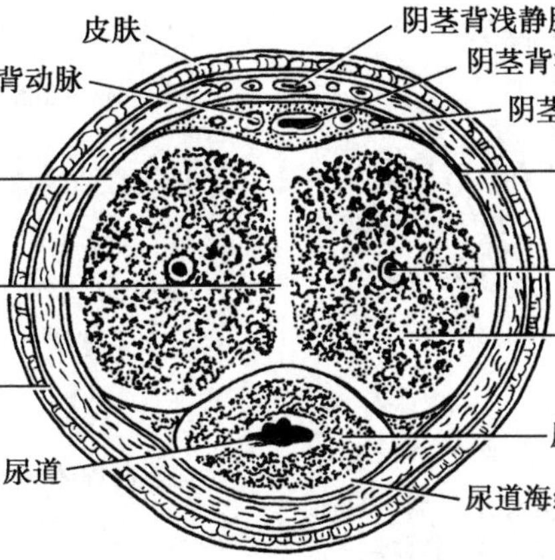

图 01.03.092　阴茎中部横切面

01.03.0768　尿道海绵体白膜　albuginea of urethra cavernous body

包裹在尿道海绵体表面的一层纤维组织膜。由致密的胶原纤维和弹力纤维组成，紧紧包围在尿道海绵体表面，富于伸展性，较阴茎海绵体白膜薄。见图 01.03.092。

01.03.0769　阴茎中隔　septum of penis

白膜在两个阴茎海绵体间形成的隔。至阴茎末端，隔间常有空隙，两个海绵体彼此相通。见图 01.03.092。

01.03.0770　阴茎海绵体小梁　trabecula of penis cavernous body

由结缔组织、弹力纤维和平滑肌构成的小梁。伸入阴茎海绵体，彼此交织成网，其中有迂曲的螺旋动脉。阴茎勃起时，小梁内的螺旋动脉和平滑肌松弛。

01.03.0771　尿道海绵体小梁　trabecula of penis cavernous body

参与尿道海绵体组成的小梁。结构与大小与阴茎海绵体小梁相当，但较之更精细，大小几乎均一，网眼更小。

01.03.0772　阴茎海绵体腔　caverns of penis cavernous body

阴茎海绵体小梁间的腔隙。彼此相通，被有内皮，并与血管相通，周围的小梁含有丰富的静脉丛。中央部的腔隙较大，周围部较小。

01.03.0773　尿道海绵体腔　caverns of urethra cavernous body

尿道海绵体小梁间的腔隙。彼此相通，被有内皮，并与血管相通，周围的小梁含有丰富的静脉丛。尿道海绵体腔各部大小相仿，中央有尿道通过。

01.03.0774　螺旋动脉　helicine artery

由阴茎深动脉或阴茎背动脉发出，呈螺旋状弯曲的动脉。管壁厚薄不一，厚的部分内膜增厚，形成纵行隆起，突入管腔，与动脉长轴平行，略呈螺旋状排列，具有瓣膜作用。阴茎勃起时，螺旋动脉舒张而充血。

01.03.0775　海绵体静脉　cavernous vein

阴茎的深部静脉。由阴茎近段 1/3 的导静脉合并形成，在阴茎门处走行于尿道球和阴茎海绵体之间，而后分成两支汇入阴部内静脉，其主要回流阴茎海绵体和尿道海绵体的静脉血液。

01.03.0776　阴茎浅筋膜　superficial fascia of penis

阴茎筋膜的浅层。为纵行纤维，共同包绕两个阴茎海绵体，主要由疏松结缔组织构成，内含少量平滑肌纤维，但缺乏脂肪，向周围分别移行于阴囊的肉膜、会阴浅筋膜及腹前壁的浅筋膜。见图01.03.092。

01.03.0777　阴茎深筋膜　deep fascia of penis

阴茎筋膜的深层。为环形纤维，分别包绕每个阴茎海绵体，并形成阴茎隔。见图01.03.092。

01.03.0778　男性尿道　male urethra

起于膀胱的尿道内口，终于阴茎头的尿道外口的一条细长管状器官。长16~22cm，分为前列腺部、膜部和海绵体部。兼具排尿和排精的功能。见图01.03.093。

01.03.0779　前列腺部　prostatic part

男性尿道通过前列腺内的一段。自前列腺底进入，向前下方斜贯前列腺，由前列腺尖穿出后移行于膜部。其中部直径最大，是尿道的最宽处，下段狭窄。见图01.03.093。

01.03.0780　尿道嵴　urethral ridge

尿道前列腺部后壁的一条狭窄的纵嵴。

01.03.0781　精阜　seminal colliculus

尿道嵴中部的一纺锤状隆起。在其后壁两侧有一对射精管的开口。见图01.03.093。

01.03.0782　前列腺小囊　prostatic utricle

伸入前列腺中叶后方前列腺实质内的一个小盲囊，约0.4~0.6cm。囊壁由纤维组织、肌纤维和黏膜构成。在黏膜上有许多小腺泡的开口。它是旁中肾管尾端退化后的遗迹，无生理功能，是子宫和阴道的同源器官，故又名男性子宫或男性阴道。

01.03.0783　前列腺窦　prostatic sinus

尿道嵴两侧的一浅压迹。其底部有许多前列腺小管的开口。

01.03.0784　尿道膜部　membranous part of urethra

男性尿道穿过尿生殖膈的一段。长约1.2cm，为尿道三段中最短部分，壁很薄，为膜性尿道，此处由尿道括约肌的随意肌环绕。是除尿道外口以外最狭窄部，同时也是尿道最固定处，故常易受到损伤。见图01.03.093。

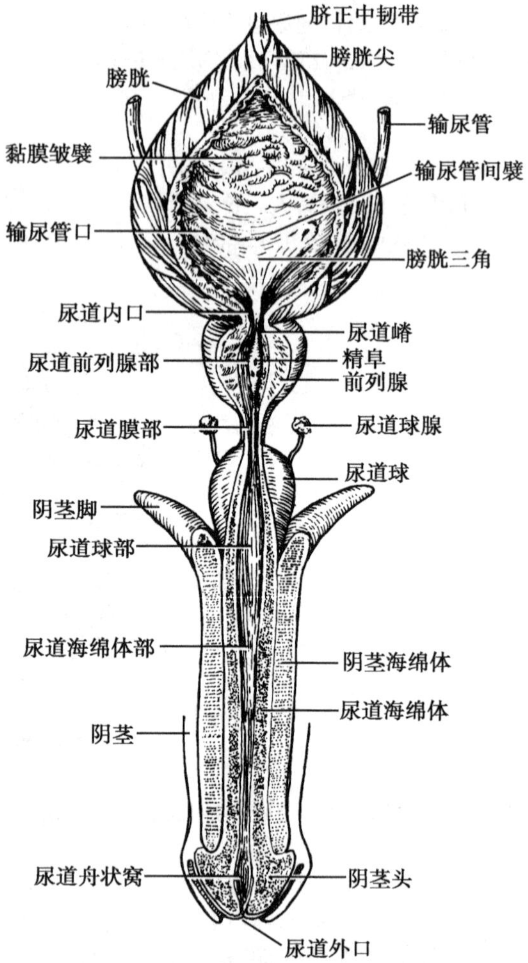

图01.03.093　膀胱和男性尿道(前面)

01.03.0785　尿道海绵体部　cavernous part of urethra

男性尿道最长的部分。由尿道膜部末端起始，终于尿道外口，长约15cm，全部贯穿于尿道海绵体内，海绵体部又可以细分为球部、阴茎部及阴茎头部，两端较宽大，中间段比较窄。见图01.03.093。

01.03.0786　尿道舟状窝　navicular fossa of urethra

阴茎头内尿道海绵体部末端膨大而形成的一个舟状小窝。见图01.03.093。

01.03.0787　舟状窝瓣　valve of navicular fossa

尿道舟状窝后部的上前壁有一薄的瓣状黏膜皱襞。

01.03.0788　尿道外口　external orifice of urethra

尿道的出口。为尿道最狭窄的部分，矢状裂隙，长0.6cm，每侧皆以较小的唇为界。见图01.03.094。

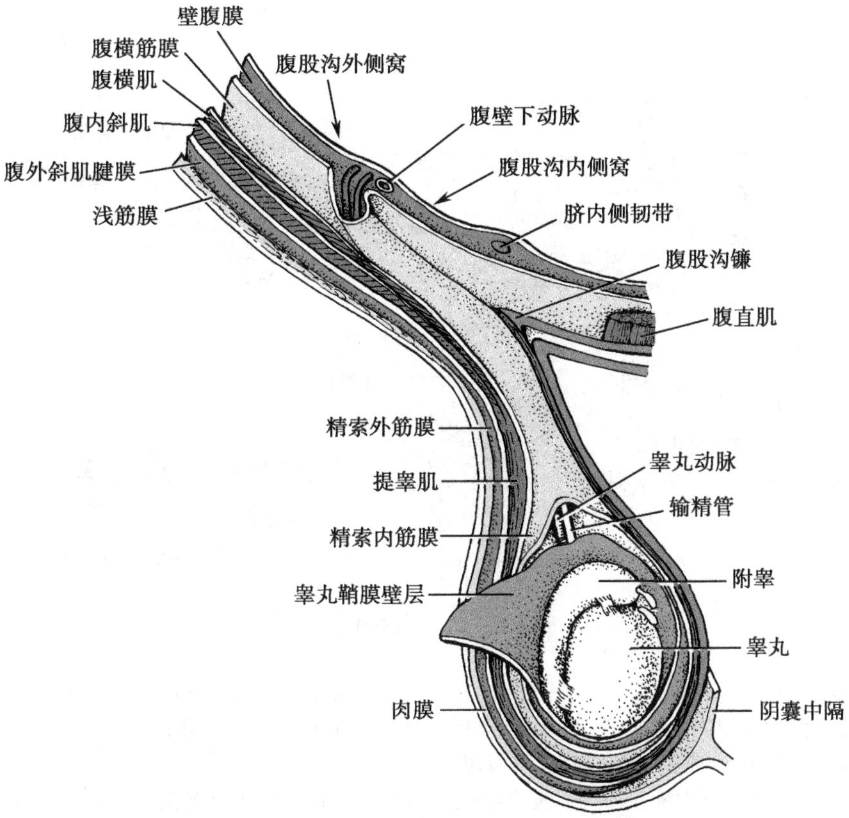

图 01.03.094　阴囊结构及其内容模式图

01.03.0789　尿道陷窝　urethral lacuna

尿道腺排泄管开口于黏膜面上,呈现许多针尖样大小不等的小窝。

01.03.0790　尿道腺　urethral gland

尿道黏膜下层的许多黏液腺,尿道前壁最多。

01.03.0791　尿道旁管　paraurethral duct, paraurethral canal

尿道腺的排泄管,开口于尿道黏膜面上,形成尿道陷窝。

01.03.0792　阴囊　scrotum

阴茎与会阴间的皮肤囊袋。被中隔分为两半,每侧含有睾丸、附睾和精索的阴囊部,下垂于耻骨联合下方,两侧股上部前内侧。表面皮肤薄而柔软,带褐色,常形成皱襞。见图 01.03.083、图 01.03.094。

01.03.0793　阴囊缝　raphe of scrotum

阴囊皮肤中线的一条沟或缝线。划分其表面为左、右两半,为左、右生长隆起愈合的痕迹,此缝决定于从生殖隆起发育来的阴囊为双侧性器官。它前达阴茎根,连于阴茎缝,后至会阴中线,沿会阴中线抵肛门。

01.03.0794　阴囊中隔　septum of scrotum

呈矢状位的阴囊间隔。分阴囊为左、右两个腔,由阴囊壁除皮肤外的所有层次组成。

01.03.0795　肉膜　dartos coat

阴囊壁自外向内的第二层,为弹性囊。由稀疏的平滑肌纤维和致密结缔组织及弹力纤维组成,壁厚 0.1~0.2cm,此层相当于皮下组织,但缺乏脂肪,故与皮肤紧密愈着。在正中面参与阴囊中隔的构成;向上连于阴茎浅筋膜。见图 01.03.094。

01.03.0796　肉膜肌　dartos muscle

肉膜内含有的平滑肌纤维。可随外界温度的变化而舒缩,以调节阴囊内的温度,有利于精子的发育与生存。

01.03.0797　女性内生殖器　internal genital organ of female

包括生殖腺(卵巢)、输送管道(输卵管、子宫和阴道)以及附属腺(前庭大腺)。见图 01.03.095。

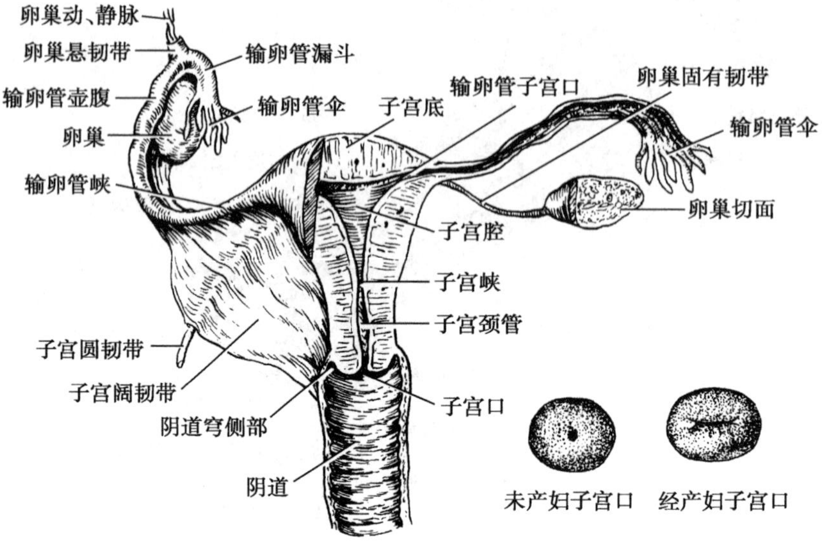

图 01.03.095　女性内生殖器(前面)

01.03.0798　卵巢　ovary

女性生殖腺。位于盆腔内,左、右各一,灰红色,呈扁卵圆形,可分为内、外侧面,前、后两缘和上、下两端。卵巢的大小和形状,因年龄不同而异。在成年人,约相当于本人拇指远节指头大小。见图 01.03.095、图 01.03.096。

01.03.0799　卵巢内侧面　medial surface of ovary

卵巢朝向盆腔的面,多与回肠相邻,又称肠面。

01.03.0800　卵巢外侧面　lateral surface of ovary

卵巢与卵巢窝相邻的面。

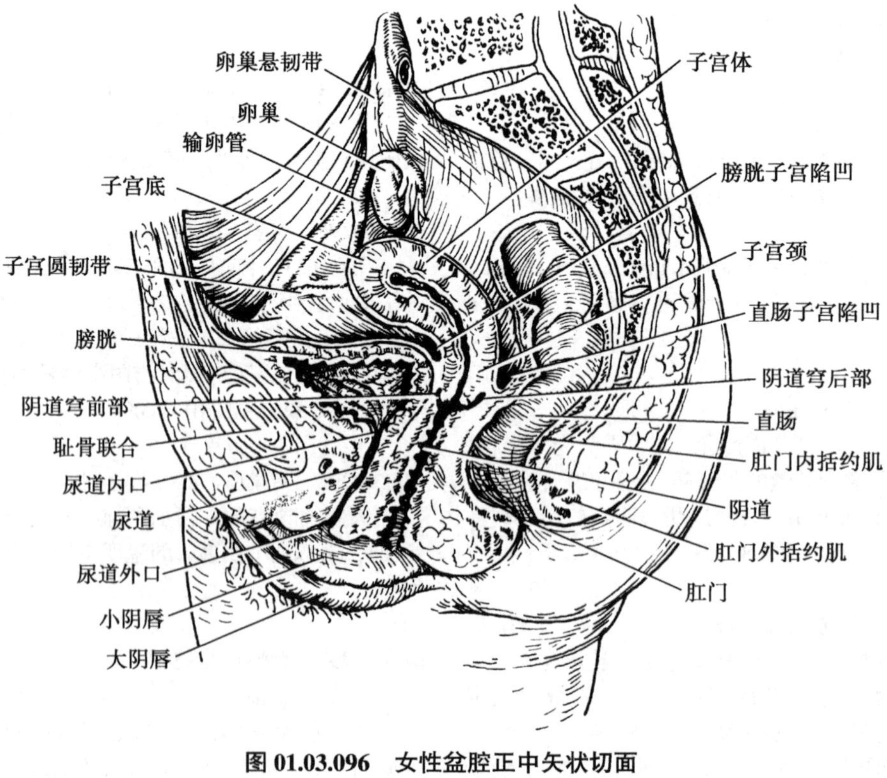

图 01.03.096　女性盆腔正中矢状切面

01.03.0801　卵巢独立缘　free border of ovary

卵巢的后缘。游离，较凸隆，朝后内方。

01.03.0802　卵巢系膜缘　mesovarian border of ovary

卵巢的前缘。其上有与子宫阔韧带相连的卵巢系膜附着。此缘较平直，其中央有一裂隙，称卵巢门，是卵巢血管、淋巴管和神经出入之处。

01.03.0803　卵巢输卵管端　tubal extremity of ovary

卵巢上端。与输卵管伞相接触，并有卵巢悬韧带相连。

01.03.0804　卵巢子宫端　uterine extremity of ovary

卵巢下端。借卵巢固有韧带与子宫相连。

01.03.0805　［卵巢］白膜　tunica albuginea

卵巢上皮深面的致密结缔组织。

01.03.0806　卵巢固有韧带　proper ligament of ovary

又称"卵巢子宫索"。由结缔组织和平滑肌纤维构成的韧带，表面覆以腹膜，形成腹膜皱襞，自卵巢下端连至输卵管与子宫结合处的后下方。见图01.03.095。

01.03.0807　输卵管　uterine tube

输送卵子的肌性管道。长10~14cm，左、右各一，内侧端连子宫底的两侧，外端达卵巢上方，游离于腹腔内，位于子宫阔韧带的上缘内。见图01.03.095。

01.03.0808　输卵管漏斗　infundibulum of uterine tube

输卵管末端呈漏斗状膨大的部分。向后下弯曲覆盖在卵巢后缘和内侧面。漏斗的中央，有输卵管腹腔口。见图01.03.095。

01.03.0809　输卵管伞　fimbria of uterine tube

输卵管腹腔口周围，输卵管末端的边缘形成许多细长的指状突起，盖于卵巢表面。见图01.03.099。

01.03.0810　卵巢伞　ovarian fimbria

输卵管伞中一条较大的连于卵巢的突起。卵巢伞可能是引导卵子进入输卵管腹腔口的通道。

01.03.0811　输卵管壶腹　ampulla of uterine tube

输卵管最长、最粗的一段。约占输卵管全长的2/3，粗而弯曲，壁薄腔大，血管丰富，卵子通常在此部与精子结合成受精卵。是宫外孕的好发部位。见图01.03.095。

01.03.0812　输卵管峡　isthmus of uterine tube

子宫外侧角水平向外延伸管腔狭窄的一段结构。约占输卵管全长的1/3。短而直，壁较厚，血管较少，水平向外移行为壶腹部，是输卵管结扎术的常选部位。见图01.03.095。

01.03.0813　输卵管襞　uterine tubal fold

输卵管黏膜形成的无数个呈纵行分支的皱襞。

01.03.0814　子宫　uterus

孕育胎儿的肌性器官，主要由平滑肌构成。壁厚腔小，富有扩展性。其形状、大小、位置及结构，随年龄不同和妊娠状况而改变。未孕育过的成年子宫，呈前后略扁的倒置梨形，可分为底、体、颈三部。见图01.03.097、图01.03.098。

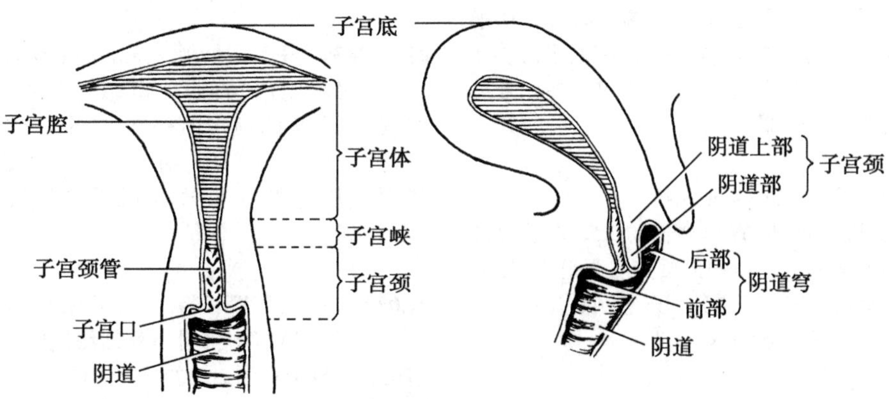

图 01.03.097　子宫的分部

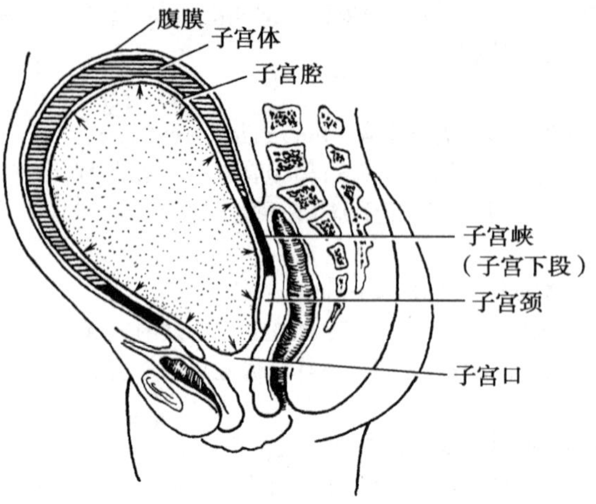

图 01.03.098　妊娠和分娩期的子宫

01.03.0815　子宫体　body of uterus

子宫底与子宫颈之间的部分。上宽下窄，前面较平，后面较凸隆，两侧缘圆隆，有子宫阔韧带附着。子宫体前面的上外侧，子宫角的下方，有子宫圆韧带起始。见图 01.03.098。

01.03.0816　子宫底　fundus of uterus

子宫上端的钝圆隆起。位于两侧输卵管子宫口以上的部分。此部游离，与回肠袢和乙状结肠相接触。见图 01.03.097。

01.03.0817　子宫右角　right horn of uterus

子宫右侧缘的上部与右侧输卵管相接处。

01.03.0818　子宫左角　left horn of uterus

子宫左侧缘的上部与左侧输卵管相接处。

01.03.0819　子宫峡　isthmus of uterus

子宫体与子宫颈阴道上部的上端之间较为狭细的部分。非妊娠时，子宫峡长约 1cm，妊娠期子宫峡伸展变长，形成“子宫下段”，且壁变薄，产科常在此处进行剖宫产。见图 01.03.098。

01.03.0820　子宫颈　neck of uterus

子宫下段长而狭细的部分，长约 2.5cm，呈圆柱状，前后扁，中部较粗。子宫颈下段突入阴道内，故又被分为子宫颈阴道上部及阴道部。子宫颈是炎症和癌肿的多发部位。见图 01.03.098。

01.03.0821　子宫颈阴道上部　supravaginal part of cervix

阴道上方的子宫颈部分。约占子宫颈全长的 2/3，两侧与子宫主韧带相连接。见图 01.03.097。

01.03.0822　子宫颈阴道部　vaginal part of cervix

子宫颈突入阴道的部分。约占子宫颈全长的 1/3，其末端圆隆平滑，中央有子宫口。见图 01.03.097。

01.03.0823　子宫口　orifice of uterus

子宫在阴道的开口。未产妇呈横椭圆形，经产妇呈不规则横裂。见图 01.03.098。

01.03.0824　前唇　anterior lip

子宫口的前缘，短而厚。

01.03.0825　后唇　posterior lip

子宫口的后缘，长而圆隆。

01.03.0826　子宫腔　cavity of uterus

子宫体内的腔，呈前后略扁的倒三角形，两端通输卵管，尖端向下通子宫颈管。子宫腔多呈等腰三角形，亦有呈菱形和伞形者。见图 01.03.097。

01.03.0827　子宫颈管　canal of cervix of uterus

子宫颈内的细腔，呈梭形，上、下端较细，中部较宽大。有上、下两口。上口称颈管内口，通子宫腔；下口称颈管外口，即子宫口，通阴道。见图 01.03.097。

01.03.0828　子宫旁组织　parametrium

子宫阔韧带包裹卵巢、输卵管和子宫圆韧带，以及韧带内的血管、淋巴管、神经和大量疏松结缔组织，被统称为子宫旁组织。

01.03.0829　子宫颈旁组织　paracervix

子宫旁组织在子宫颈周围尤为发达，又称子宫颈旁组织。该组织与阴道旁组织、膀胱旁组织、直肠旁组织相连，易因附近器官病变诱发盆腔炎症。

01.03.0830　子宫主韧带　cardinal ligament of uterus

又名子宫横韧带。由结缔组织和平滑肌组成，位于子宫阔韧带的基部，从子宫颈两侧延伸至盆侧壁，下方与盆膈上筋膜愈着。此韧带是维持子宫颈正常位置，防止子宫脱垂的重要结构。见图 01.03.099。

01.03.0831　子宫骶韧带　uterosacral ligament

直肠子宫襞内平滑肌和结缔组织构成的韧带样结构。起自子宫颈上端的子宫肌层，向后绕直肠侧壁，与直肠肌层交织，并止于第 2~3 骶椎的前面。此韧带向后上牵引子宫颈，与子宫圆韧带协同维持子宫的前屈位。见图 01.03.099。

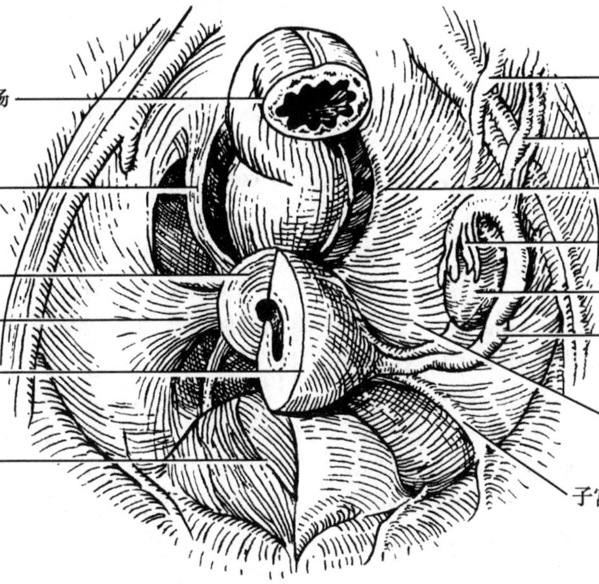

图 01.03.099　子宫的固定装置

01.03.0832　子宫圆韧带　round ligament of uterus

结缔组织和平滑肌纤维组成的圆索。起于子宫体前面上外侧，在阔韧带前叶的覆盖下向前外侧弯行，穿经腹股沟管，止于阴阜和大阴唇皮下，功能是维持子宫前倾。见图 01.03.099。

01.03.0833　阴道　vagina

连接子宫和外生殖器的肌性管道。是女性的性交器官，也是排出月经和娩出胎儿的管道，由黏膜、肌层和外膜组成，富伸展性。见图 01.03.097。

01.03.0834　阴道穹　fornix of vagina

阴道的上端宽阔，包绕子宫颈阴道部，在二者之间形成的环形凹陷。可分为前部、后部和侧部。见图 01.03.097。

01.03.0835　[阴道穹]前部　anterior part of vaginal fornix

在子宫颈阴道部前方的环形腔隙。见图 01.03.097。

01.03.0836　[阴道穹]后部　posterior part of vaginal fornix

在子宫颈阴道部后方的环形腔隙。位置最深，并与直肠子宫陷凹紧密相邻，二者间仅隔以阴道壁和一层腹膜。临床上可经后穹引流凹陷内的积液。见图 01.03.097。

01.03.0837　[阴道穹]侧部　lateral part of vaginal fornix

在子宫颈阴道部两侧的环形腔隙。

01.03.0838　[阴道]前壁　anterior wall of vagina

靠近腹侧的阴道壁。较短，长 6~7cm，上部借膀胱阴道隔与膀胱底、颈相邻，下部与尿道后壁直接相贴。

01.03.0839　[阴道]后壁　posterior wall of vagina

靠近于背侧的阴道壁。长 7.5~9cm，上部与直肠子宫陷凹相邻，中部借直肠阴道隔与直肠壶腹相邻，下部与肛管之间有会阴中心腱。

01.03.0840　处女膜　hymen

女性阴道外口的一层有孔的薄膜，位于阴道口和阴道前庭的分界处。由含有微细血管的结缔组织和黏膜构成。处女的处女膜较完整，可呈环形、半月形、伞形或筛状。见图 01.03.100。

01.03.0841　处女膜痕　hymenal carunculae

处女膜破裂后，残余的处女膜形成的若干乳头状突起，其基底部有不规则瘢痕。

01.03.0842　阴道褶　rugae of vagina

阴道前、后壁黏膜的多条横皱襞。阴道下部褶密而高，少女尤为明显。

01.03.0843　褶柱　column of ruga

阴道褶在前、后壁中线处增高所形成的前后两条纵形隆起。

01.03.0844 后褶柱 posterior column of ruga

阴道后壁上边界明显的纵向嵴。

01.03.0845 前褶柱 anterior column of ruga

阴道前壁上边界明显的纵向嵴。

01.03.0846 阴道尿道隆嵴 urethral carina of vagina

阴道前褶柱下部较大的部分，向下延至尿道外口。

01.03.0847 海绵体膜 spongy membrane

尿道黏膜深面的一薄层海绵体膜，由弹性纤维、静脉丛和平滑肌纤维束构成。

01.03.0848 女性外生殖器 external genital organs of female

又称女阴（vulva）。包括阴阜、大阴唇、小阴唇、阴蒂、阴道前庭和前庭球。见图 01.03.100。

01.03.0849 阴阜 mons pubis

耻骨联合前方的圆形隆起。由大量富含皮下脂肪的结缔组织形成，性成熟期后，生有阴毛。在成人，阴阜被阴毛覆盖，阴毛区上界是水平的。见图 01.03.100。

01.03.0850 大阴唇 greater lip of pudendum

两个纵行隆起的皮肤皱襞，富有弹性。从阴阜向后伸展到会阴，形成女阴裂的外侧缘。在发生学上与男性的阴囊相当。见图 01.03.100。

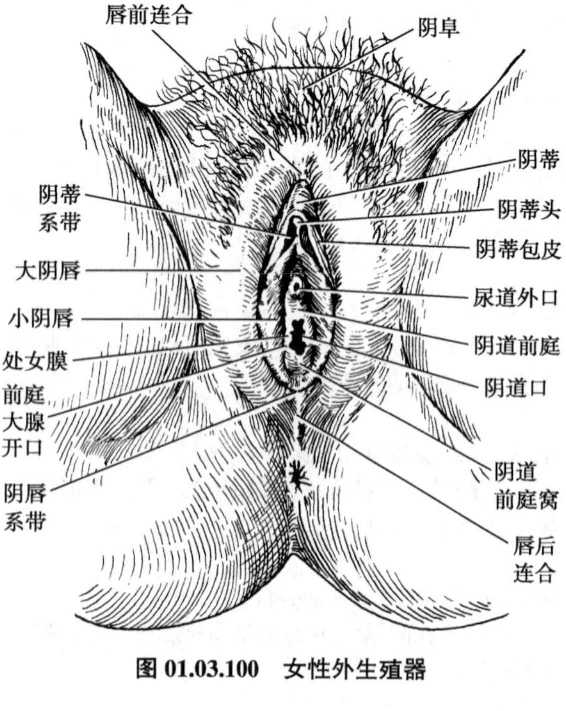

图 01.03.100 女性外生殖器

01.03.0851 唇前连合 anterior labial commissure

大阴唇的前部较厚并与对侧相连形成的部位。向上移行于阴阜。见图 01.03.100。

01.03.0852 唇后连合 posterior labial commissure

左、右大阴唇后端的联合。覆盖着会阴体，是外阴的后界，与肛门之间的距离为 2.5~3cm。见图 01.03.100。

01.03.0853 女阴裂 vulval cleft, pudendal cleft

两大阴唇间的裂隙。在成年处女或肥胖女性，大阴唇较厚实，两侧多相互接触，女阴裂多呈闭合状态。见图 01.03.100。

01.03.0854 小阴唇 lesser lip of pudendum

位于大阴唇内侧的两个片状皮肤皱襞，表面光滑无阴毛，富于弹性。从阴蒂斜向后外下方，长约 4cm。小阴唇外侧面呈暗蓝色，内侧面呈蔷薇色，滑润，富有皮脂腺。小阴唇皮下无脂肪组织，但含有大量弹性纤维、少量平滑肌和丰富的静脉丛。见图 01.03.100。

01.03.0855 阴唇系带 frenulum of pudendal labia

连接两侧小阴唇后端的横行皱襞，为阴道前庭的后界。于经产妇，阴唇系带多由于分娩而被撕裂。见图 01.03.100。

01.03.0856 阴道前庭 vaginal vestibule

两小阴唇之间的菱形区。前为阴蒂，后为阴唇系带。阴道前庭的前方有尿道外口，后方有阴道口、处女膜，左、右两侧各有一前庭大腺开口。见图 01.03.100。

01.03.0857 阴道前庭窝 vestibular fossa of vagina

阴道口后方与阴唇后连合之间的一陷窝。见图 01.03.100。

01.03.0858 前庭球 bulb of vestibule

相当于男性的尿道海绵体，呈蹄铁形，位于阴道口两侧。在阴道口前方借较窄的前庭球连合相连，分为中间部和两侧部。中间部较小，位于尿道外口与阴蒂体之间的皮下；侧部较大，位于大阴唇皮下。见图 01.03.101、图 01.03.118。

01.03.0859 前庭球中间部 intermediate part of bulb

又称"球连合（commissure of bulb）"。前庭球的前端尖锐，与对侧者连合的连合部。在阴蒂和尿道之间，借助两条细弱的勃起组织束与阴蒂头紧密连接。见图 01.03.101。

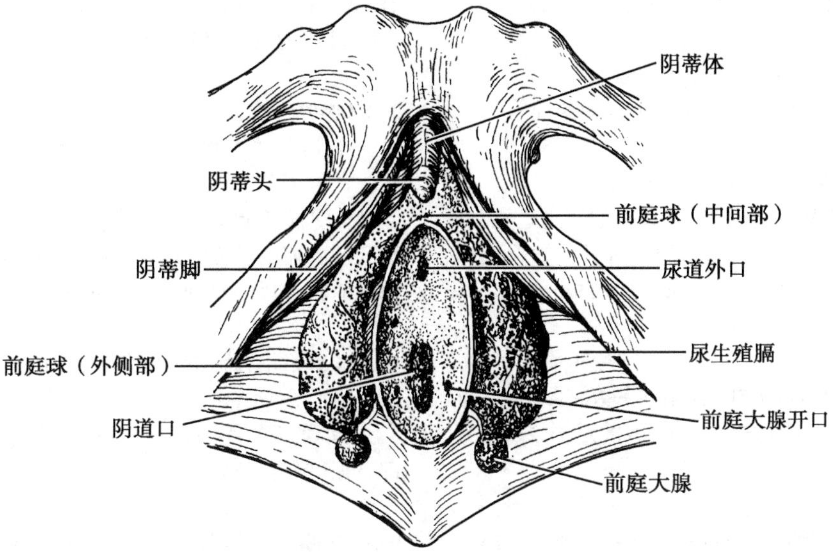

图 01.03.101　阴蒂、前庭球和前庭大腺

01.03.0860　阴道口　vaginal orifice

女尿道后下方的裂孔。它的大小可以变化，当分娩时阴道能极度扩张，而在性交时可轻度扩张。见图 01.03.101。

01.03.0861　前庭小腺　lesser vestibular gland, Skene's gland

位于阴道前庭后部，阴道口附近皮下的许多小黏液腺。其排泄管在阴道口附近，开口于阴道前庭，分泌物的性质和作用与前庭大腺相同。

01.03.0862　前庭大腺　greater vestibular gland

又称"巴氏腺（Bartholin gland）"。与男性的尿道球腺相当，为两个黄豆大小的圆形或卵圆形小体，呈红黄色，位于阴道口两侧，前庭球的后内侧，与前庭球相接或重叠，其深部依附于会阴深横肌，其表面覆盖球海绵体肌即阴道括约肌。其导管开口于阴道前庭，分泌物黏稠，有润滑阴道前庭的作用。见图 01.03.118。

01.03.0863　阴蒂　clitoris

位于两侧小阴唇汇合处顶端的结构。分为三部分：前端为阴蒂头，中间为阴蒂体，后部为阴蒂脚。在发生学和组织结构上与男性的阴茎相当，具有勃起功能。见图 01.03.118、图 01.03.101。

01.03.0864　阴蒂脚　crus of clitoris

阴蒂海绵体后端，呈圆柱形，附着于耻骨下支和坐骨下支的骨膜上。向内上方至耻骨联合下缘附近。见图 01.03.101。

01.03.0865　阴蒂体　body of clitoris

左右阴蒂海绵体在中线处连合形成的结构。表面覆以阴蒂包皮。见图 01.03.101。

01.03.0866　阴蒂头　glans of clitoris

海绵体勃起组织的一个圆形小结节。其上皮有高度敏感性，是性反应的重要结构。在行人工流产手术时，要注意不要触及阴蒂头。见图 01.03.101。

01.03.0867　阴蒂系带　frenulum of clitoris

小阴唇前端连于阴蒂包皮的皱襞。在经产妇不明显。见图 01.03.100。

01.03.0868　阴蒂包皮　prepuce of clitoris

小阴唇前端一对皱襞在阴蒂上方会合成包绕阴蒂的结构。见图 01.03.100。

01.03.0869　阴蒂海绵体　cavernous body of clitoris

相当于男性的尿道海绵体，是两个细长的勃起组织，位于阴道口两侧。在阴道口前方借较窄的前庭球连合相连。可分为中间部和两个侧部。侧部较大，位于大阴唇皮下；中间部较小，位于尿道外口与阴蒂体之间的皮下。

01.03.0870　海绵体中隔　septum of cavernous body

又称"梳状隔（pectiniform septum）"。阴蒂海绵体表面有一定量的弹性纤维和平滑肌束，纤维沿海绵体中央聚集形成一个梳状中隔，两侧海绵体间有血液交通。

01.03.0871　阴蒂筋膜　fascia of clitoris

包围两个阴蒂海绵体的致密纤维组织。

01.03.0872　女性尿道　female urethra

起始于膀胱的尿道内口，短而直的管道。在耻骨联合的后方向前下行于阴道前方，然后穿过会阴膜，终止于尿道外口。其长 3~5cm，直径约 6mm。见图 01.03.101。

01.03.0873　女性尿道外口　external orifice of female urethra

位于阴道口的前方，约在阴蒂的后方 2.5cm 处。见图 01.03.100。

01.03.0874　女尿道嵴　urethral ridge, urethral crest

位于尿道后壁正中线的一纵行黏膜皱襞。

01.03.0875　乳房　breast, mamma

位于胸大肌前方的半球形突出物，由腺组织、结缔组织和脂肪组织构成。是女性的泌乳器官。受孕妇女乳腺迅速发育，胎儿分娩后分泌乳汁，哺育胎儿。男性乳房不发育。见图 01.03.102。

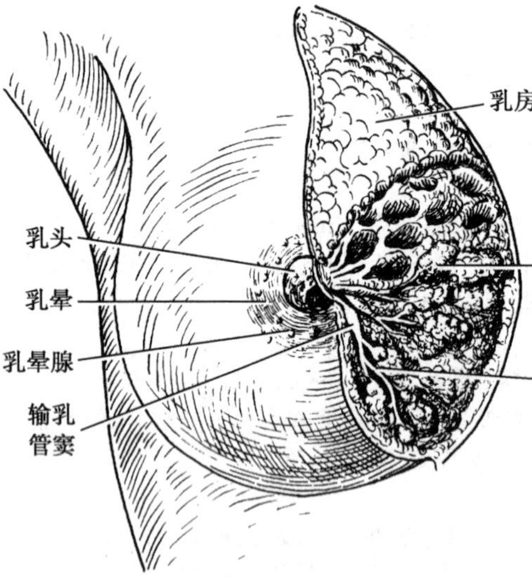

图 01.03.102　成年女性乳房

01.03.0876　乳头　nipple

乳房的中央突出物。形状各异，表面有许多裂隙和陷凹。凹内有输乳管开口。男性乳头位于锁骨中线与第 4 肋间隙相交处，女性乳头的位置变化较大。乳头内有平滑肌，机械性刺激会引起平滑肌纤维反射性收缩，从而导致乳头勃起。见图 01.03.102。

01.03.0877　乳房体　body of breast

乳房的主体部分，由乳腺和脂肪组织组成。

01.03.0878　乳腺　mammary gland

乳房的主要结构，主要由分泌乳汁的腺泡、输出乳汁的导管以及其间的结缔组织构成，有 15~20 个乳腺叶。乳腺于青春期受卵巢激素影响开始发育。妊娠期和哺乳期的乳腺有泌乳活动，称活动期乳腺；无分泌功能的乳腺，称静止期乳腺。见图 01.03.102。

01.03.0879　［乳腺］外侧突　lateral process of mammary gland

又称“腋突（axillary process）”。乳腺的上外侧部，可延伸至腋窝。

01.03.0880　乳腺叶　lobe of mammary gland

乳腺内以乳头为中心呈放射状分布的 15~20 个锥形结构，每一乳腺叶有一输乳管。每个乳腺叶又被分为若干个乳腺小叶。见图 01.03.103。

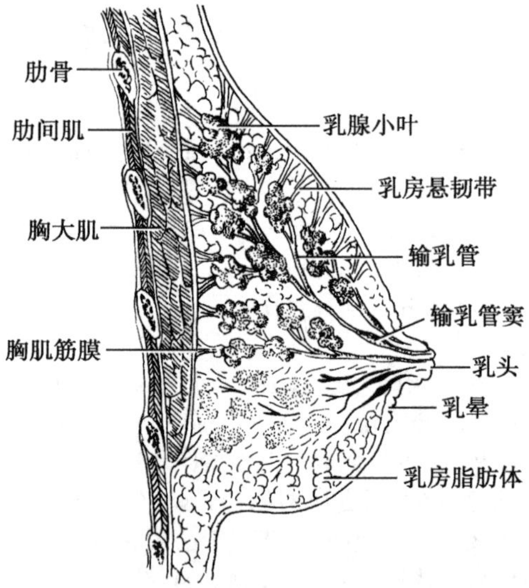

图 01.03.103　女性乳房的结构（矢状切面）

01.03.0881　乳腺小叶　lobule of mammary gland

乳腺叶被结缔组织分隔成的若干小叶。每个乳腺小叶为一个复管泡状腺，小叶间结缔组织内含大量脂肪组织。各小叶的排泄管在腺内汇合成输乳管。见图 01.03.102。

01.03.0882　输乳管　lactiferous duct

各乳腺小叶排泄管在乳腺叶内汇合而成的输送乳汁的管道，开口于乳头的输乳孔。该管共有 15~20 条，均以乳头为中心，呈集合状排列。乳腺叶和输乳管均以乳头为中心呈放射状排列，故乳腺手术时宜做放射状切口，可减少对乳腺叶和输乳管的损伤。见图01.03.102。

01.03.0883　输乳管窦　lactiferous sinus

输乳管进入乳头前的局部纺锤形膨大，称输乳管窦，其末端再次变细，最后开口于乳头的输乳孔。见图 01.03.102。

01.03.0884　乳晕　areola of breast

围绕乳头的环形色素沉着区。因为皮下有乳晕腺，表面可见斑点样小突起。其颜色因个人的皮肤颜色、年龄和功能状态而不同。幼女的乳晕呈蔷薇色，孕妇和经产妇因色素沉着较多而呈黑褐色。见图01.03.103。

01.03.0885　副乳房　accessory breast

出现于两正常乳腺外的泌乳腺体。多在腋窝和胸部两侧，有的出现于腹部。

01.03.0886　乳房悬韧带　suspensory ligament of breast

又称“库珀韧带（Cooper ligament）”。乳腺周围的纤维组织发出许多小的纤维束，浅面连于皮肤和乳头，深面连于胸筋膜，对乳房起支持和固定作用。在乳腺癌患者，由于该韧带相对缩短，牵引皮肤内陷而出现诸多小凹，使乳房表面呈“橘皮样”改变。见图01.03.103。

01.03.0887　会阴　perineum

有广义和狭义之分。广义的会阴是指盆膈以下封闭骨盆下口的全部软组织，其境界与骨盆下口一致。狭义的会阴仅指肛门和外生殖器之间的软组织。男性是指阴茎根部至肛门之间的部位；女性则指阴道前庭后端（唇后连合）至肛门之间的区域。因其深部有会阴中心腱，故在产科接生时应对其进行保护。见图01.03.104。

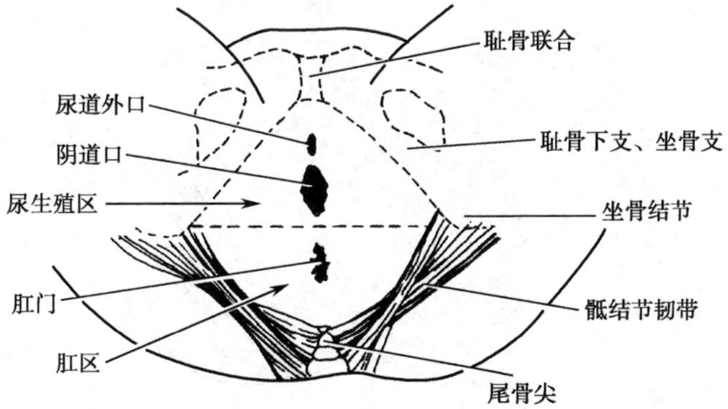

图 01.03.104　会阴的周界和分部

01.03.0888　会阴缝　perineal raphe

会阴皮肤正中线的一条深色缝线。在男性向前连接阴囊缝和阴茎缝。

01.03.0889　会阴肌　perineal muscle

分为浅、深两层，浅层包括会阴浅横肌、坐骨海绵体肌及球海绵体肌三对；深层包括会阴深横肌及尿道括约肌，深层两肌合称为尿生殖三角肌。见图 01.03.105。

01.03.0890　会阴中心腱　perineal central tendon

又称“会阴体（perineal body）”。一纤维性中隔，长约 1.3cm。位于会阴缝深部，两侧会阴肌间。有肛门外括约肌、球海绵体肌及成对的会阴浅横肌、会阴深横肌和肛提肌等附着于此；直肠壶腹和肛管的纵肌层亦参与其组成。此腱有加固盆底的作用。见图01.03.105。

01.03.0891　盆膈　pelvic diaphragm

又称“盆底”。由肛提肌、尾骨肌及覆盖于两肌上、下面的盆膈上筋膜和盆膈下筋膜所构成的结构。盆膈封闭骨盆下口，具有支持和固定盆内脏器的作用，并与排便、分娩等有关。见图 01.03.106。

01.03.0892　肛提肌　levator ani muscle

位于直肠周围并与尾骨肌共同形成盆膈的肌，左、右各一。该肌起自骨盆两侧壁，止于直肠两侧壁下部，分为耻骨直肠肌、耻骨尾骨肌和髂骨尾骨肌，是托起盆底、协助排便和括约肛管的重要结构。见图01.03.106、图 01.03.107、图 01.03.110、图 01.03.119。

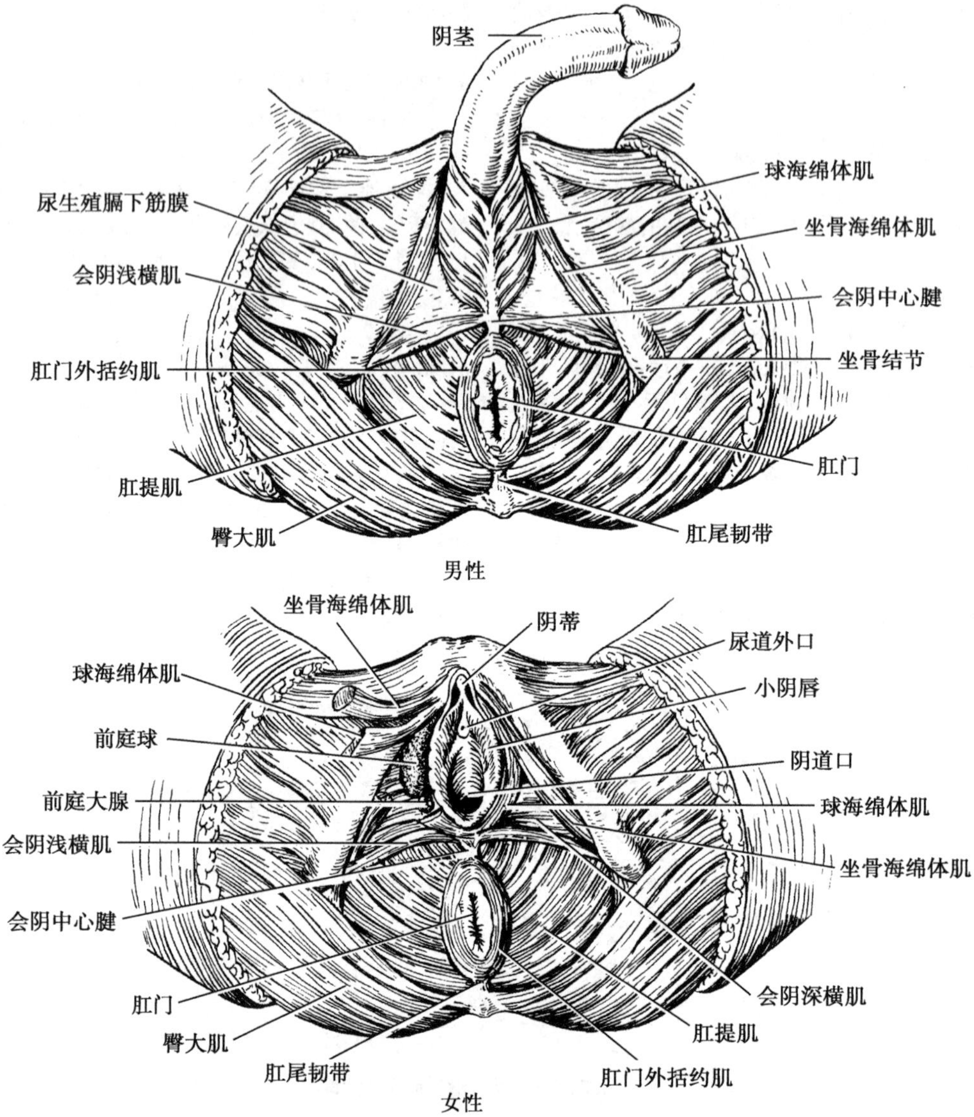

图 01.03.105　会阴肌

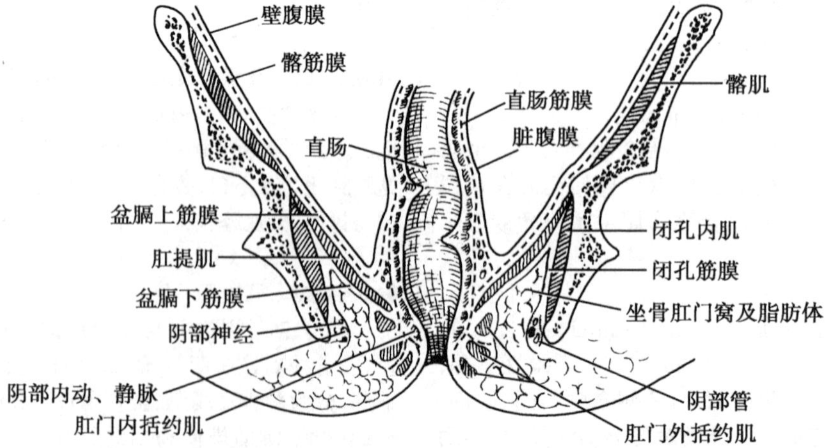

图 01.03.106　盆腔冠状切面模式图（经直肠）

01.03.0893　耻尾肌　pubococcygeus

肛提肌的重要部分，分为提肌板和肛门悬韧带两部分。起于耻骨背面，盆筋膜腱弓前部，两侧肌束在肛尾缝交叉成一致密的腱膜，对盆腔脏器有坚强的支持作用，少数纤维不交叉直接附着于尾骨尖。耻尾肌纤维在靠近肛管直肠结合处，沿肛管向下延伸，形成肛管的纵肌。见图01.03.107、图01.03.108。

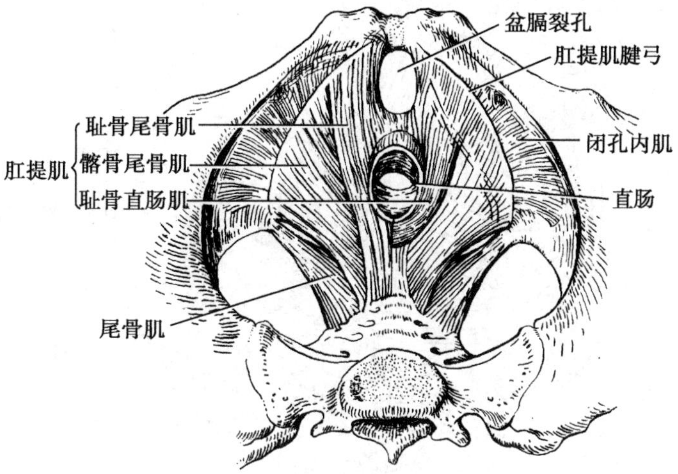

图01.03.107　肛提肌和尾骨肌(上面)

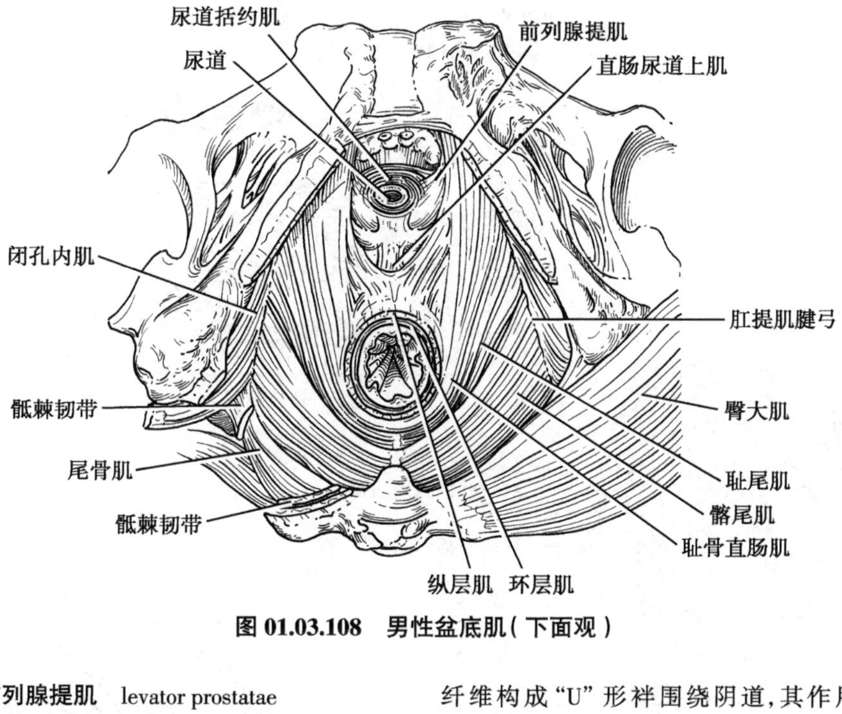

图01.03.108　男性盆底肌(下面观)

01.03.0894　前列腺提肌　levator prostatae

在男性，此肌纤维经前列腺尖的两侧，向后止于会阴中心腱，其作用是悬吊固定前列腺。见图01.03.108。

01.03.0895　耻骨阴道肌　pubovaginalis

又称"阴道括约肌"。起自耻骨盆面和肛提肌腱弓的前份，肌纤维沿尿道及阴道两侧排列，并与尿道壁和阴道壁的肌层交织，然后同对侧的肌纤维构成"U"形袢围绕阴道，其作用是协助缩小阴道。

01.03.0896　耻骨直肠肌　puborectalis

起自耻骨盆面和肛提肌腱弓前份，向后止于肛管侧壁、后壁及会阴中心腱。在直肠肛管移行处，两侧肌束构成"U"形袢，是肛直肠环的主要组成部分。见图01.03.109、图01.03.110。

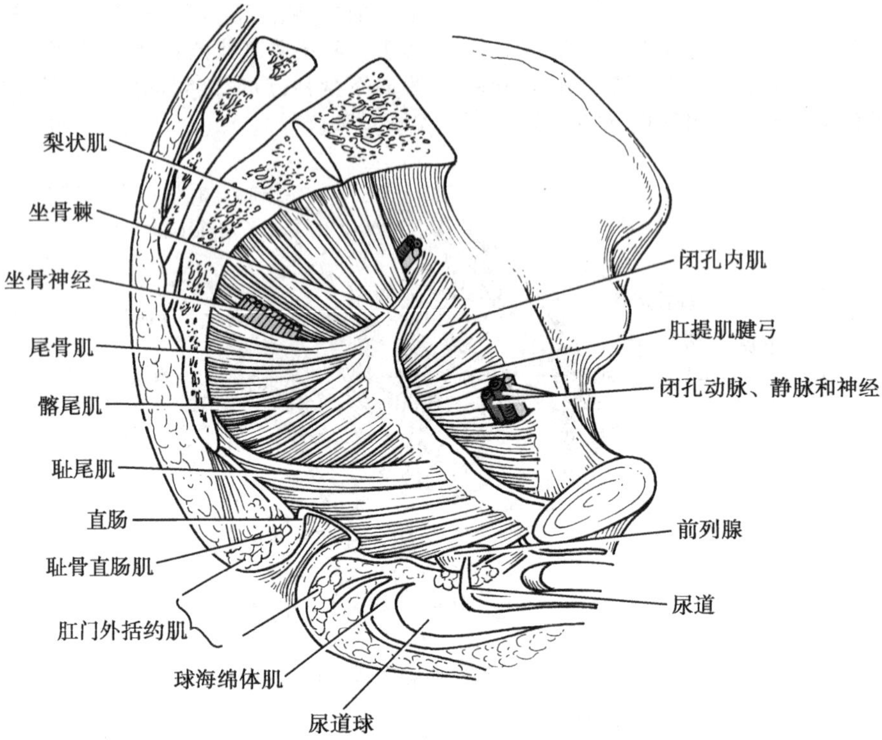

图 01.03.109　盆壁肌

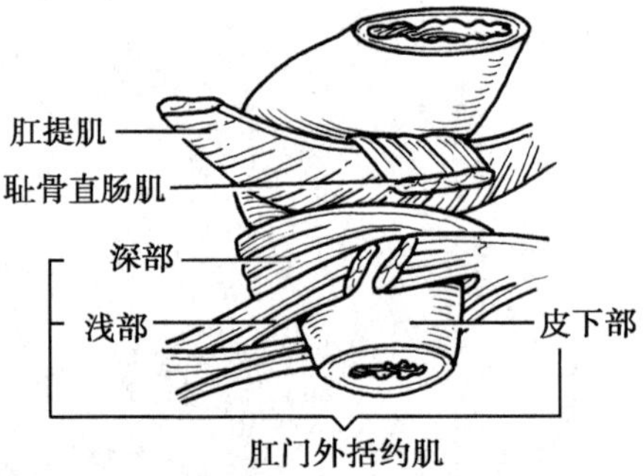

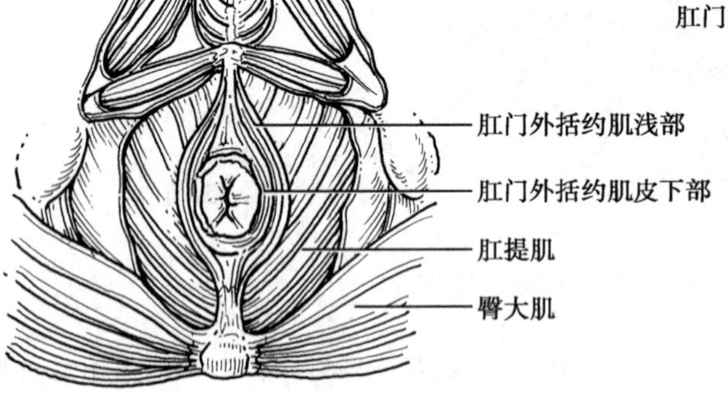

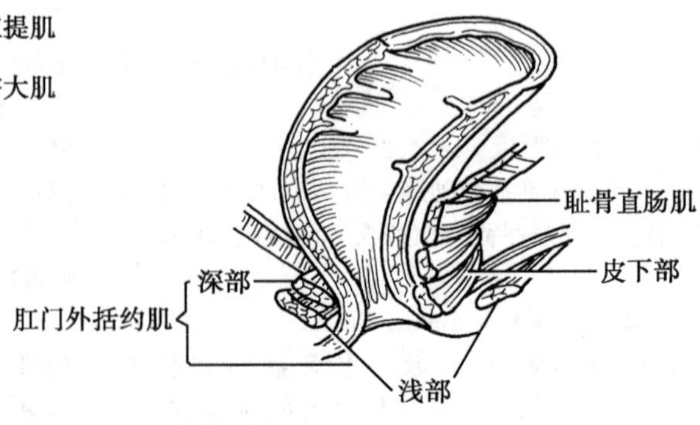

图 01.03.110　肛门括约肌

01.03.0897　髂尾肌　iliococcygeus

是肛提肌后份宽而薄的部分。起自肛提肌腱弓的后份和坐骨棘盆面止于尾骨侧缘及肛尾韧带。其肌纤维行向内、下、后，后部纤维止于尾骨外侧缘和尖，前部纤维止于尾骨尖与肛门之间的中线上，与对侧的纤维交织成肛尾韧带。见图 01.03.108、图 01.03.109。

01.03.0898　肛提肌腱弓　tendinous arch of levator ani

又称"盆筋膜腱弓"。闭孔内肌筋膜上部增厚形成的弓形肌腱，位于耻骨体盆面与坐骨棘之间，为肛提肌起端和盆膈上筋膜的附着处。见图 01.03.107、图 01.03.109。

01.03.0899　肛尾韧带　anococcygeal ligament

肛管后连接尾骨与肛管之间的结缔组织束。主要由肛门外括约肌的深部和浅部肌纤维组成。在临床上可分隔为肛门后深、浅间隙。见图 01.03.105。

01.03.0900　尾骨肌　coccygeus

位于肛提肌后方的三角形肌，紧贴骶棘韧带的上面，起自坐骨棘盆面，止于尾骨及骶骨下部的侧缘。尾骨肌收缩时可使尾骨向前外侧运动，若两侧同时收缩则使尾骨向前运动。见图 01.03.107、图 01.03.109。

01.03.0901　肛门外括约肌　external anal sphincter

环绕肛门周围的环形骨骼肌。有缩肛作用，可随意控制。按其所在部位的深浅分为分皮下部、浅部和深部。见图 01.03.110、图 01.03.111。

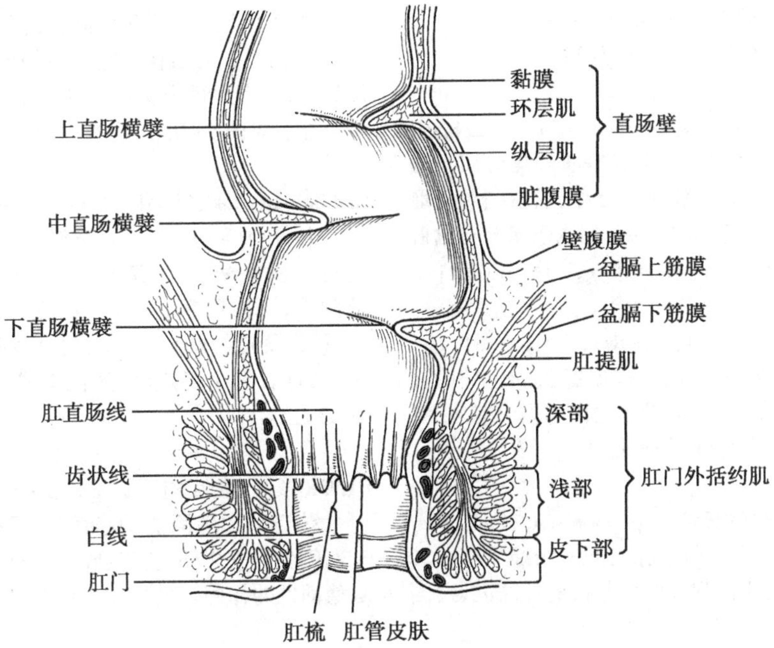

图 01.03.111　直肠与肛管的冠状切面

01.03.0902　盆筋膜　pelvic fascia

腹内筋膜的直接延续，被覆于盆腔诸肌及脏器表面。分为盆筋膜壁层、盆膈筋膜和盆筋膜脏层。

01.03.0903　盆壁筋膜　parietal pelvic fascia

覆盖在盆腔前、后和两侧壁内面以及梨状肌、闭孔内肌表面的筋膜，向下至盆底与盆膈上筋膜相续。

01.03.0904　闭孔筋膜　obturator fascia

盆筋膜壁层的一部分。遮盖闭孔内肌内侧面即盆面。上方附着于弓状线后部，并连于髂筋膜。向前渐与髂筋膜分离而附着于闭孔内肌起始点的周缘。见图 01.03.106、图 01.03.119。

01.03.0905　盆脏筋膜　visceral pelvic fascia

包绕在盆腔脏器和血管、神经周围的结缔组织的总称。其中包绕在脏器周围的叫脏器筋膜，它们形成囊或鞘。包绕在一些容积经常变化的器官，如膀胱、直肠等周围的筋膜比较薄而疏松；而包绕在体积较恒定的器官，如前列腺等器官周围者则坚韧厚实。

01.03.0906 前列腺筋膜 prostatic fascia

前列腺外层被膜，即来源于直肠膀胱之间的盆筋膜。它紧贴在前列腺的前面和侧面，含有丰富的静脉血管网和疏松结缔组织。

01.03.0907 腹膜会阴筋膜 peritoneoperineal fascia

又称“迪氏筋膜(Denonvillier's fascia)”。一个来自盆脏筋膜的呈冠状位的结缔组织隔。在男性称直肠膀胱隔。此隔上起直肠膀胱陷凹底的腹膜外面，向下经盆膈连于会阴中心腱，两侧附着于盆侧壁。在女性称直肠阴道隔，位于直肠与阴道之间。

01.03.0908 直肠膀胱隔 rectovesical septum

上起直肠膀胱陷凹底的腹膜外面、向下经盆膈连于会阴中心腱，两侧附着于盆侧壁的结缔组织隔。

01.03.0909 直肠阴道隔 rectovaginal septum

位于直肠与阴道之间的结缔组织隔。

01.03.0910 盆膈上筋膜 superior fascia of pelvic diaphragm

又称“盆膈内筋膜”。盖于肛提肌和尾骨肌上面的盆膈筋膜。其上方起自肛提肌腱弓，前方附着于耻骨体背面，向外与闭孔筋膜相交织，向内下折转至盆腔脏器，移行于盆脏筋膜。见图 01.03.111、图 01.03.114。

01.03.0911 盆筋膜腱弓 tendinous arch of pelvic fascia

又称“肛提肌腱弓”。闭孔内肌筋膜的上部明显增厚形成的弓形肌腱，位于耻骨体盆面与坐骨棘之间，为肛提肌起端和盆膈上筋膜的附着处。

01.03.0912 耻骨前列腺韧带 puboprostatic ligament

在男性，耻骨联合与前列腺之间的结缔组织。其内侧部较坚韧，附着于前列腺筋膜与耻骨体之间，两侧同名韧带与耻骨联合下缘之间留有一窄隙，允许阴茎背静脉通过；其外侧部较薄弱，从盆筋膜腱弓向内附着于前列腺筋膜或膀胱前外侧壁。该韧带对膀胱起固定作用。

01.03.0913 耻骨膀胱韧带 pubovesical ligament

在女性，耻骨联合与膀胱颈之间的结缔组织束，分两条耻骨膀胱侧韧带和一条耻骨膀胱中韧带。耻骨膀胱韧带发育不良是导致女性尿失禁的原因之一。

01.03.0914 盆膈下筋膜 inferior fascia of pelvic diaphragm

又称“盆膈外筋膜”。覆盖于肛提肌与尾骨肌下面的盆膈筋膜。为臀筋膜向会阴的直接延续。见图 01.03.111、图 01.03.114。

01.03.0915 尿生殖膈 urogenital diaphragm

由尿生殖膈上、下筋膜及其间的会阴深横肌、尿道括约肌组成的结构。它可封闭尿生殖三角，男性有尿道，女性有尿道和阴道通过。加强盆底，协助承托盆腔脏器。见图 01.03.112、图 01.03.116、图 01.03.118。

01.03.0916 会阴深隙 deep perineal space

位于尿生殖膈上、下筋膜之间的空隙。在男性，内有会阴深横肌、尿道括约肌、尿道球腺、尿道膜部及阴茎动脉、阴茎背神经等；在女性，内有会阴深横肌、尿道阴道括约肌、尿道、阴道及阴蒂背神经等。该区较封闭，发生炎症时，脓液即潴留于间隙内。见图 01.03.112。

01.03.0917 会阴深横肌 deep transverse muscle of perineum

位于尿生殖膈上、下筋膜之间的肌，肌束横行，张于两侧坐骨支之间，止于会阴中心腱，有加强会阴中心腱稳固性的作用。见图 01.03.113、图 01.03.114。

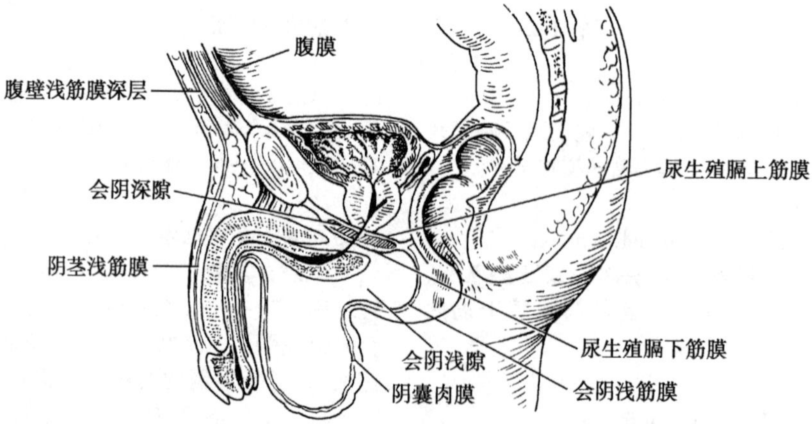

图 01.03.112 会阴筋膜模式图(矢状切面)

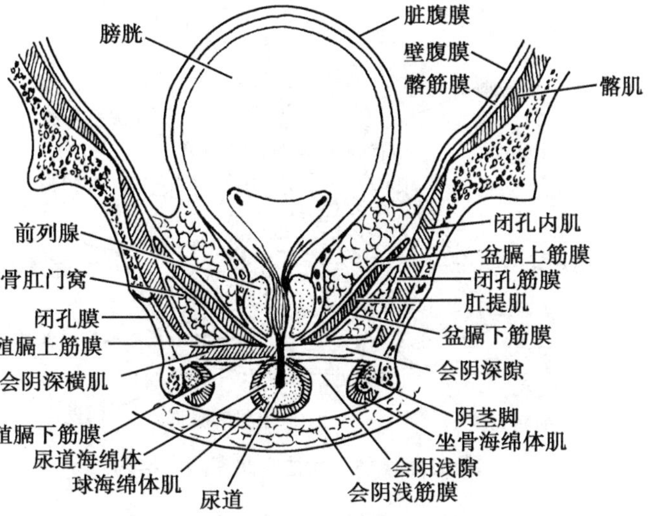

图 01.03.113　男性盆腔冠状切面模式图（经膀胱）

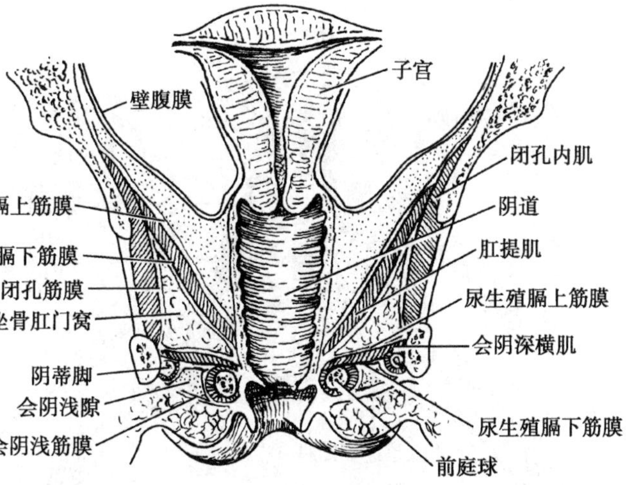

图 01.03.114　女性盆腔冠状切面模式图（经阴道）

01.03.0918　尿道括约肌　sphincter of urethra

又称“尿道阴道括约肌”。在会阴深横肌前方的肌，肌束围绕尿道膜部，为随意肌。在女性则环绕尿道和阴道。收缩时可紧缩尿道和阴道，故又称尿道阴道括约肌。见图 01.03.115。

01.03.0919　尿道阴道括约肌　urethrovaginal sphincter

位于会阴深横肌前方的肌，肌束环绕尿道和阴道，为随意肌，收缩时可紧缩尿道和阴道。见图 01.03.115。

01.03.0920　尿生殖膈上筋膜　superior fascia of urogenital diaphragm

衬于尿生殖膈上面的筋膜。其两侧缘附着于坐骨下支和耻骨下支，前后缘于尿生殖三角肌前后缘，均与尿生殖膈下筋膜愈着。见图 01.03.113、图 01.03.114。

01.03.0921　尿生殖膈下筋膜　inferior fascia of urogenital diaphragm

又称“会阴膜”“深会阴筋膜（deep perineal membrane）”。衬于尿生殖膈下面的筋膜。是几乎水平伸展穿过尿生殖三角的三角形膜。它贴附于坐骨耻骨支骨膜，尖端附着于耻骨的弓状韧带。见图 01.03.113、图 01.03.114、图 01.03.117。

01.03.0922　会阴横韧带　transverse ligament of perineum

尿生殖膈上、下筋膜在前方彼此融合形成的加厚部分。见图 01.03.116。

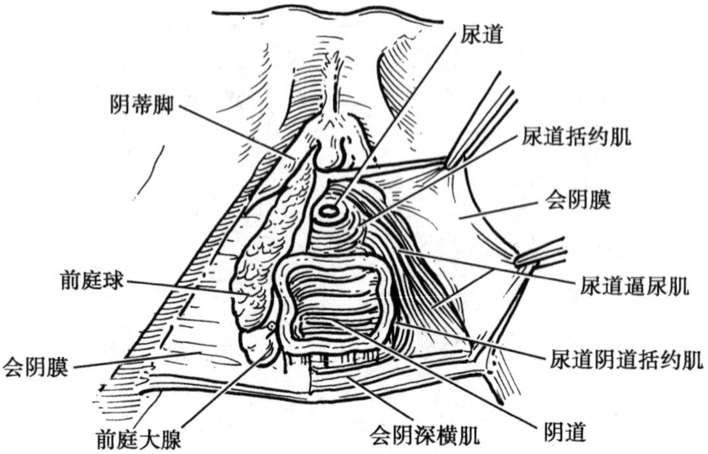

图 01.03.115　女性会阴深隙内结构

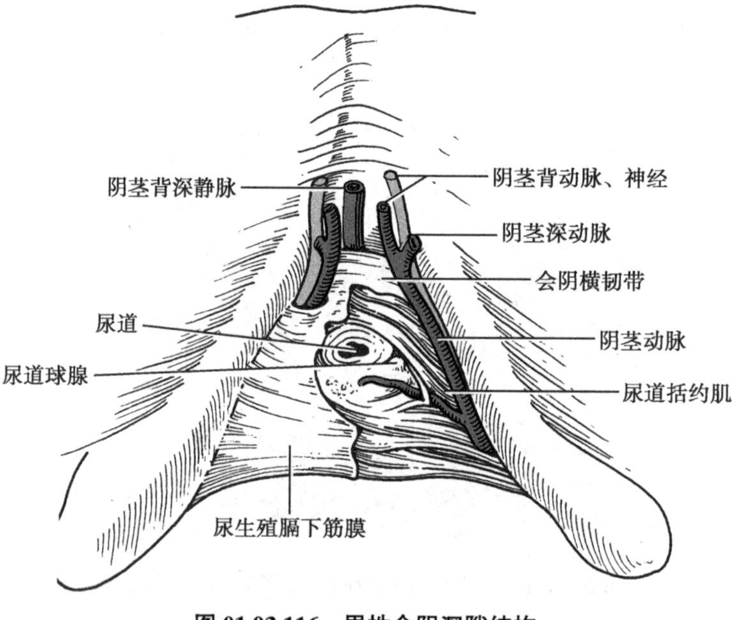

图 01.03.116　男性会阴深隙结构

01.03.0923　会阴浅隙　superficial perineal space

位于会阴浅筋膜与尿生殖膈下筋膜之间的空隙。会阴浅隙向前上方开放，与阴囊、阴茎和腹壁相通。包含着阴茎海绵体、尿道海绵体、坐骨海绵体、球海绵体和会阴浅横肌以及阴部血管和神经的分支。见图 01.03.117、图 01.03.118。

01.03.0924　会阴浅横肌　superficial transverse muscle of perineum

一条起于坐骨结节，横行向内，止于会阴中心腱的狭窄肌，几乎是横向穿过肛管前方的会阴浅间隙。见图 01.03.105。

01.03.0925　坐骨海绵体肌　ischiocavernosus

又名“阴茎勃起肌”。在男性，自坐骨结节的内侧沿坐骨升支与耻骨降支向上止于阴茎海绵体的肌肉。收缩时可协助阴茎勃起。在女性此肌薄弱，称阴蒂勃起肌。见图 01.03.105。

01.03.0926　球海绵体肌　bulbocavernosus muscle, bulbospongiosus

又称“阴道缩肌”。位于阴道两侧，覆盖前庭球及前庭大腺的肌。部分肌纤维围绕尿道口，有括约尿道的作用；部分肌纤维为肛门外括约肌的直接延续，能紧缩阴道。还有一部分肌纤维压迫阴蒂背静脉，使阴蒂勃起。见图 01.03.105。

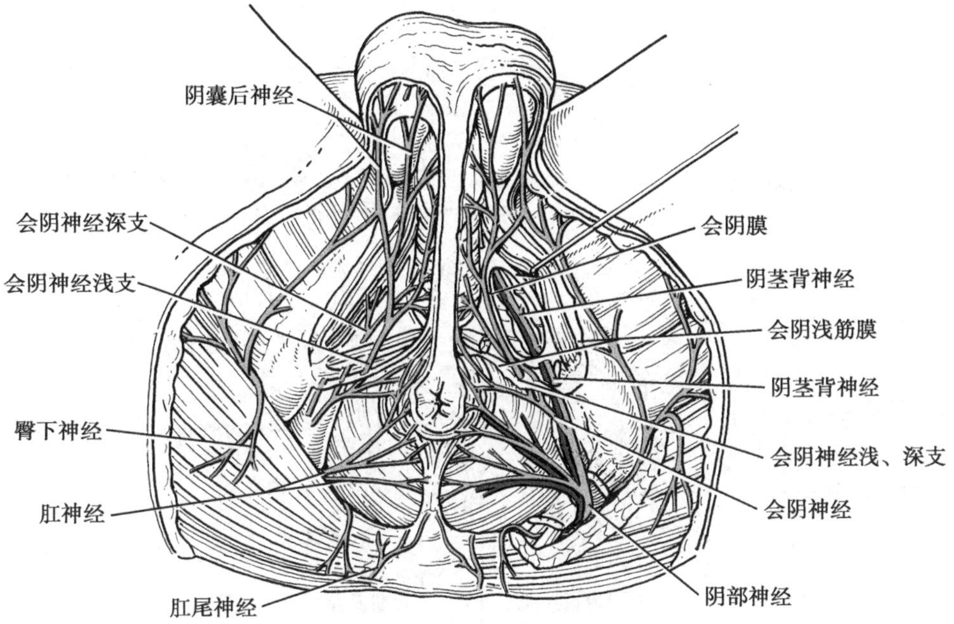

图 01.03.117　男性会阴浅隙结构

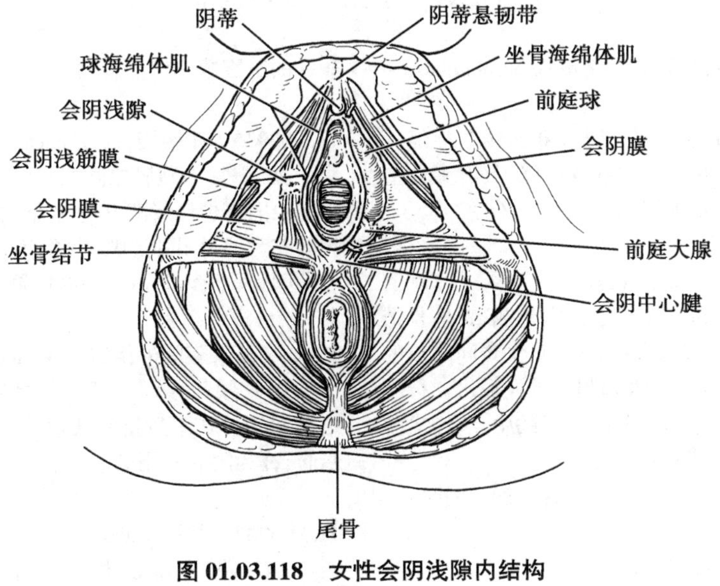

图 01.03.118　女性会阴浅隙内结构

01.03.0927　会阴浅筋膜　superficial fascia of perineum

又称“科利斯筋膜(Colles' fascia)”。向上与腹壁浅筋膜深层相续,向后附于尿生殖膈后缘,向两侧附于耻骨下支和坐骨支,并与阴囊肉膜和阴茎浅筋膜相连续的筋膜。

01.03.0928　肛区　anal region

又称“肛门三角”。一个包含肛管及坐骨肛门窝等结构的三角区域。其境界为:前界是两侧坐骨结节中点的连线,两侧界为骶结节韧带,后界为尾骨尖。

01.03.0929　坐骨肛门窝　ischioanal fossa, ischiorectal fossa

位于肛管的两侧与坐骨结节之间,略似尖朝上,底朝下的锥形间隙。窝尖由盆膈下筋膜与闭孔筋膜会合而成,窝底为肛门三角区的浅筋膜及皮肤。坐骨肛门窝内有大量脂肪组织和会阴部的血管、神经、淋巴管等。该处是脓肿好发部位,若肛窦炎穿过肠壁经此窝穿通皮肤时,则形成肛瘘。见图 01.03.106、图 01.03.114、图 01.03.119。

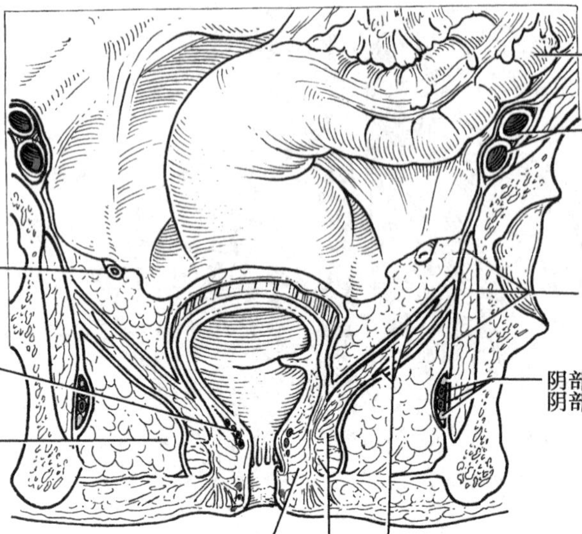

图 01.03.119 坐骨肛门窝（冠状面）

01.03.0930 坐骨肛门窝脂体 adipose body of ischioanal fossa

坐骨肛门窝内除血管、淋巴管、淋巴结及神经外的大量脂肪组织。排便时利于肛管扩张，具有弹性垫的作用。见图 01.03.106、图 01.03.119。

01.03.0931 阴部管 pudendal canal

又称 Alcock 管。位于坐骨肛门窝外侧壁，坐骨结节上方 3~4cm 处，闭孔筋膜与会阴浅筋膜共同围成的管状裂隙。其中有阴部内血管和阴部神经通过。行会阴部手术时，常在坐骨结节与肛门连线的中点，经皮刺向坐骨棘下方，进行阴部神经阻滞。

（山东大学医学院　刘树伟）

01.03.0932 腹膜 peritoneum

全身面积最大、配布最复杂的浆膜。由单层扁平间皮细胞及少量结缔组织构成，薄而光滑，呈半透明状，分为壁腹膜和脏腹膜。见图 01.03.120。

01.03.0933 壁腹膜 parietal peritoneum

衬于腹、盆腔壁内表面的腹膜，又称腹膜壁层。见图 01.03.120。

01.03.0934 脏腹膜 visceral peritoneum

覆盖腹、盆腔脏器表面的腹膜。脏腹膜紧贴脏器表面，从组织结构和功能可视为脏器的一部分，如胃和肠壁的脏腹膜为该器官的外膜。见图 01.03.120。

01.03.0935 腹膜腔 peritoneal cavity

脏、壁两层腹膜之间相互移行围成的潜在性间隙。腹膜腔内有少量浆液，在脏器活动时可减少摩擦。男性腹膜腔为一封闭的腔隙；女性腹膜腔则借输卵管腹腔口经输卵管、子宫、阴道与外界相通。见图 01.03.120。

01.03.0936 腹膜外组织 extraperitoneal tissue

壁腹膜较厚，其与腹、盆壁内面之间的一层疏松结缔组织。在腹后壁和腹前壁下部，其内含有较多的脂肪，称为腹膜外脂肪。

01.03.0937 腹腔 abdominal cavity

膈以下，盆膈以上，腹前壁和腹后壁之间的腔。腹膜腔位于腹腔之内，但腹、盆腔脏器均位于腹腔之内，腹膜腔之外。

01.03.0938 结肠上区 supracolic compartment

又称“膈下间隙”。介于膈与横结肠及其系膜之间的部位。该区又以肝为界，分为肝上间隙和肝下间隙。见图 01.03.121。

01.03.0939 肝上间隙 suprahepatic space

位于膈与肝上面之间的间隙。该间隙借肝镰状韧带分为右肝上间隙和左肝上间隙。见图 01.03.121。

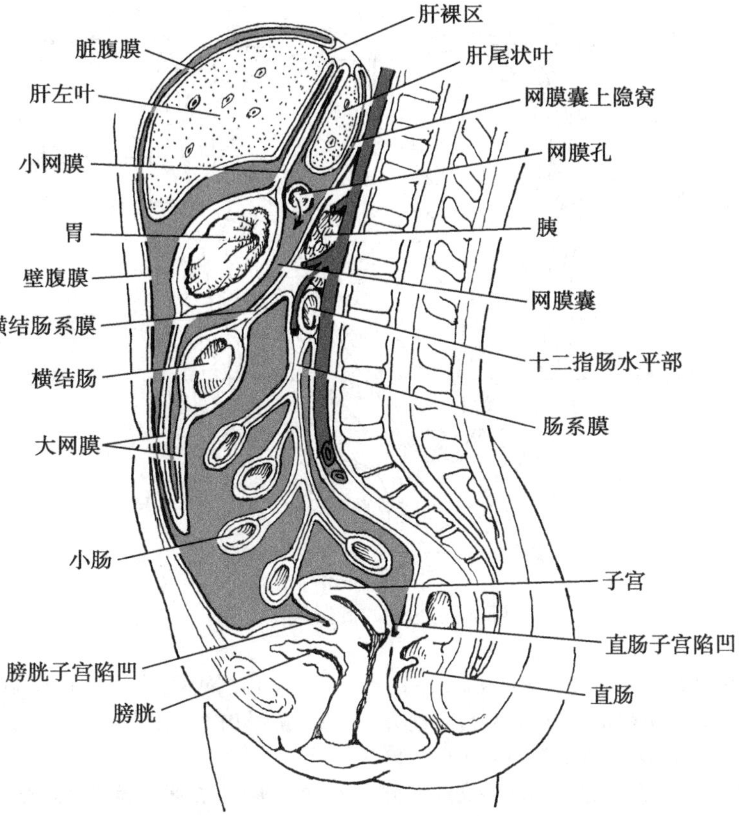

图 01.03.120　腹膜腔正中矢状切面模式图(女性)

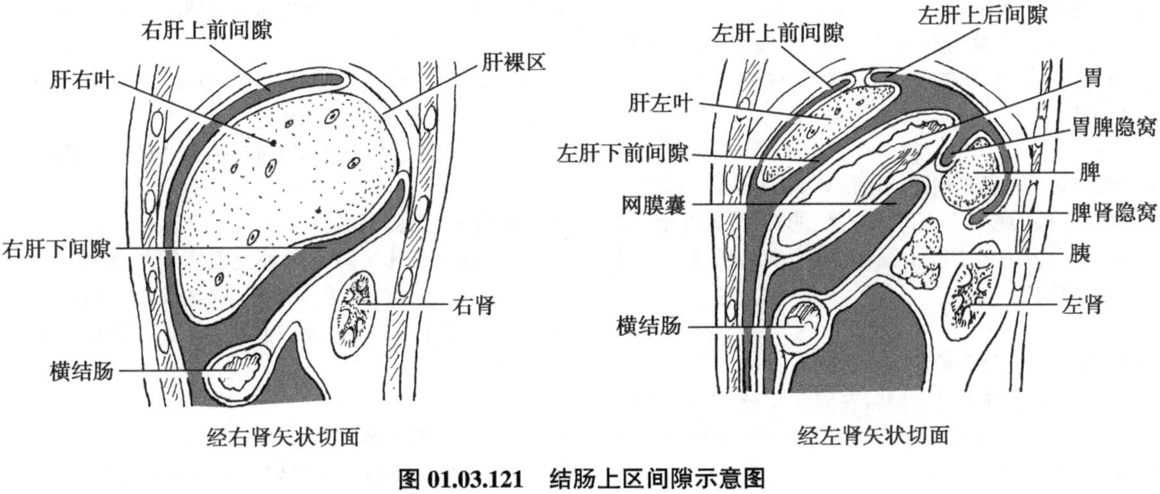

图 01.03.121　结肠上区间隙示意图

01.03.0940　右肝上间隙　right suprahepatic space

肝上间隙位于肝镰状韧带右侧的部分,其左界为肝镰状韧带,后方达冠状韧带上层,右侧向下通右结肠旁沟。见图 01.03.122。

01.03.0941　左肝上间隙　left suprahepatic space

肝上间隙位于肝镰状韧带左侧的部分,被左三角韧带分为前方的左肝上前间隙和后方的左肝上后间隙。见图 01.03.121。

01.03.0942　左肝上前间隙　anterior left suprahepatic space

左肝上间隙位于左三角韧带前方的部分,其右界为肝镰状韧带,后方为左三角韧带的前层。见图 01.03.121。

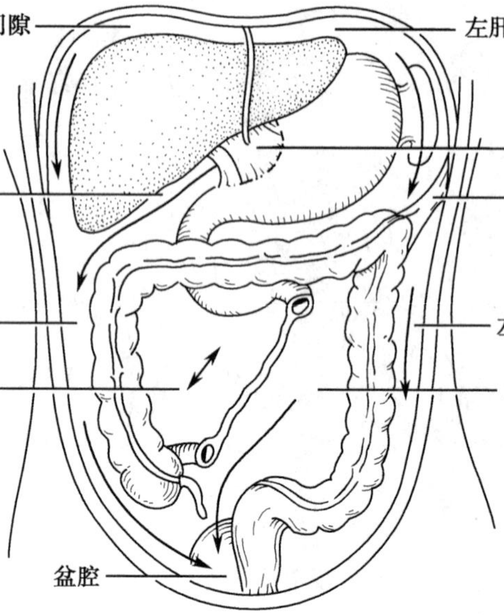

图 01.03.122　腹膜腔的交通

01.03.0943　左肝上后间隙　posterior left suprahepatic space

左肝上间隙位于左三角韧带后方的部分，其前方为左三角韧带后层，上方为膈，下方是肝左叶上面。该间隙与左肝上前间隙在左三角韧带游离缘相交通。见图 01.03.121。

01.03.0944　肝下间隙　subhepatic space

位于肝下面与横结肠及其系膜之间的间隙，借肝圆韧带分为右肝下间隙和左肝下间隙。见图 01.03.122。

01.03.0945　右肝下间隙　right subhepatic space

肝下间隙位于肝圆韧带右侧的部分，其左侧为肝圆韧带，上方为肝右叶下面，下界为横结肠及其系膜。见图 01.03.121。

01.03.0946　左肝下间隙　left subhepatic

肝下间隙位于肝圆韧带左侧的部分，以小网膜和胃为界，分为前方的左肝下前间隙和后方的左肝下后间隙。见图 01.03.122。

01.03.0947　左肝下前间隙　anterior left subrahepatic space

左肝下间隙位于小网膜和胃前方的部分，其上方为肝左叶脏面，下为横结肠及其系膜，右侧为肝圆韧带。见图 01.03.121。

01.03.0948　左肝下后间隙　posterior left subrahepatic space

又称“网膜囊”。位于小网膜和胃后方的扁窄间隙。见图 01.03.121。

01.03.0949　左膈下腹膜外间隙　left subphrenic extraperitoneal space

位于胃裸区与膈之间的间隙，其左、右界分别为胃膈韧带的左、右层，内有血管和迷走神经后干等结构。

01.03.0950　右膈下腹膜外间隙　right subphrenic extraperitoneal space

位于肝裸区与冠状韧带前、后层之间的间隙。

01.03.0951　结肠下区　infracolic compartment

横结肠及其系膜与盆底上面之间的区域。内有空肠、回肠、盲肠、阑尾、结肠以及盆腔诸器官。包括四个间隙：左、右结肠旁沟及左、右肠系膜窦。见图 01.03.122。

01.03.0952　肠系膜窦　mesenteric sinus

位于肠系膜根与升、降结肠之间的间隙，分为左、右肠系膜窦。见图 01.03.122。

01.03.0953　左肠系膜窦　left mesenteric sinus

向下开口的斜方形窦，位于小肠系膜根左侧。其内侧界为小肠系膜根，外侧界为降结肠，上界为横结肠及其系膜的左 1/3 部，下界为乙状结肠及其系膜，后界为腹后壁。左肠系膜窦向下可通盆腔，如有炎性渗出物或积液可流入盆腔。见图 01.03.122。

01.03.0954　右肠系膜窦　right mesenteric sinus

呈三角形，位于小肠系膜根右侧的窦。内侧界为小肠系膜根，外侧界为升结肠，上界为横结肠及系膜的右 2/3 部，后界为腹后壁。其下方有回肠末端相隔，故间隙内的炎性渗出物常积存于局部。见图 01.03.122。

01.03.0955　腹膜外间隙　extraperitoneal space

腹膜与腹内筋膜之间的疏松结缔组织间隙。

01.03.0956　腹膜后间隙　retroperitoneal space

腹后壁壁腹膜和腹内筋膜之间的间隙，其上界为膈，并经腰肋三角与后纵隔相通，向下在骶骨岬平面与盆腔的腹膜后间隙相延续，两侧向前续于腹前外侧壁的腹膜外组织；其内有肾、肾上腺、输尿管、腹部大血管、神经、淋巴结等重要结构，并有大量疏松结缔组织。见图 01.03.123。

01.03.0957　耻骨后间隙　retropubic space

又称"雷丘斯间隙（Retzius' space）""膀胱前间隙"。其前界为耻骨联合、耻骨上支及闭孔内筋膜，后界在男性为膀胱、前列腺，女性为膀胱，两侧界为脐内侧韧带，上界为壁腹膜返折至膀胱上面处，下界在男性为盆膈和耻骨前列腺韧带，女性为盆膈和耻骨膀胱韧带。

01.03.0958　腹膜外筋膜　extraperitoneal fascia

在腹前外侧壁，位于腹横筋膜与壁腹膜之间的疏松结缔组织，向后与腹膜后间隙内的疏松结缔组织相延续，又称腹膜外组织、腹膜外脂肪、腹膜下筋膜等。

01.03.0959　腹膜内位器官　intraperitoneal organ

各面均被腹膜包被的内脏器官，如胃、十二指肠上部、空肠、回肠、盲肠、阑尾、横结肠、乙状结肠、脾、卵巢和输卵管等。见图 01.03.124。

01.03.0960　腹膜外器官　extraperitoneal organ

只有一面为腹膜被覆的器官。多为前面，其位置固定，如十二指肠降部和水平部，直肠中、下段，胰，肾上腺，肾、输尿管和空虚的膀胱等。见图 01.03.124。

01.03.0961　腹膜间位器官　interperitoneal organ

表面大部分被腹膜覆盖的内脏器官，如肝、胆囊、升结肠、降结肠、子宫、膀胱和直肠上段等。见图 01.03.124。

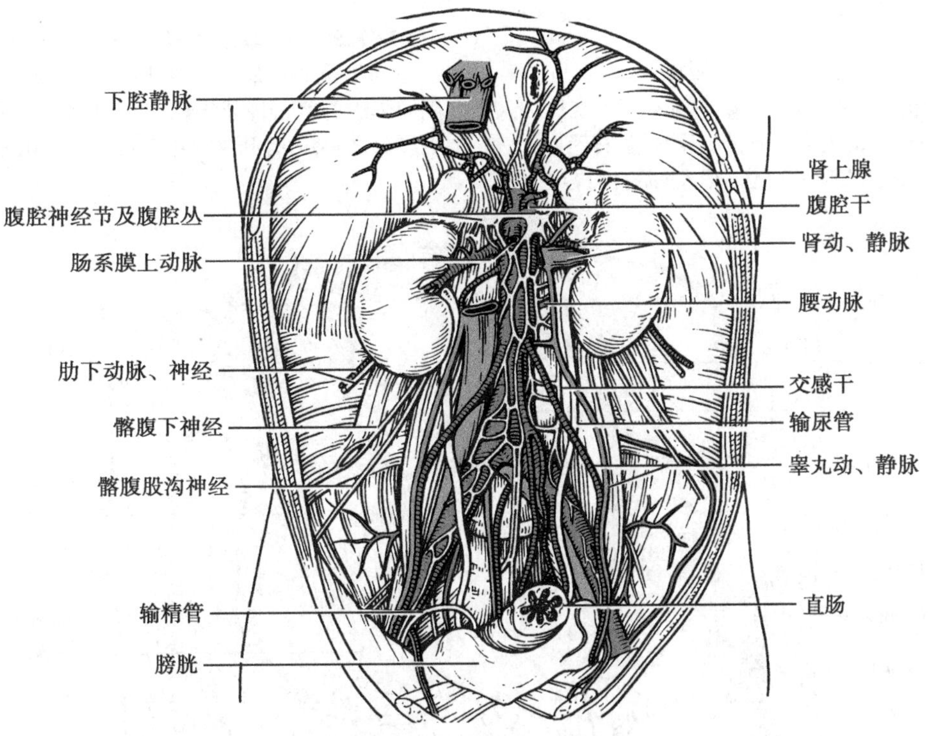

图 01.03.123　腹膜后间隙的结构

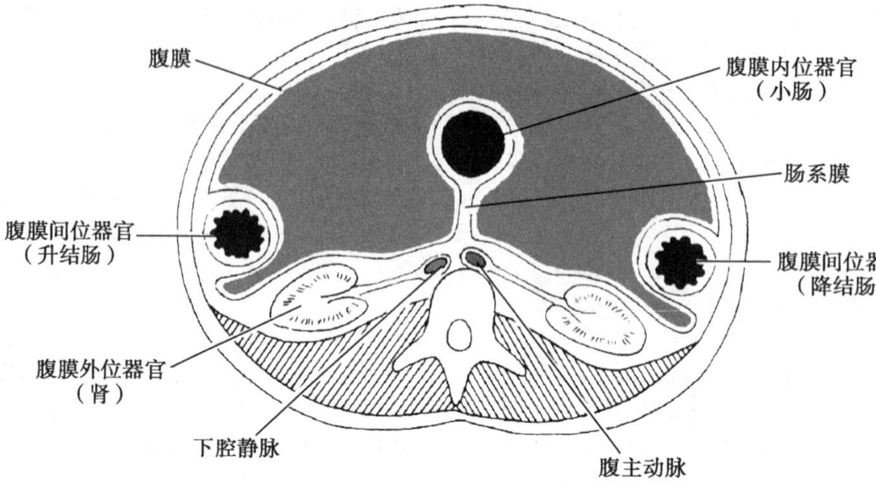

图 01.03.124　腹膜与脏器关系示意图

01.03.0962　网膜囊　omental bursa

小网膜和胃后壁与腹后壁壁腹膜之间的一扁窄而不规则的间隙，为腹膜腔的一部分，又称小腹膜腔，实为左肝下后间隙。其前壁为小网膜、胃后壁腹膜和大网膜前两层；下壁为大网膜前两层和后两层的返折处；后壁为大网膜后两层、横结肠及其系膜，以及覆盖在胰、左肾和左肾上腺等处的腹膜；上壁为肝尾状叶和膈下面的腹膜，左界为胃脾韧带、脾和脾肾韧带；右界为网膜孔。

01.03.0963　网膜孔　omental foramen

又称"温斯洛孔（Winslow foramen）"。在成年人，是一约为 3cm 高的垂直裂隙，位于网膜囊右壁上方，是网膜囊与大腹膜腔的唯一通道。成人网膜孔可容 1~2 指。其上界为肝尾状叶，下界为十二指肠球，前界为肝十二指肠韧带，后界为覆盖在下腔静脉表面的腹膜。见图 01.03.126。

01.03.0964　网膜囊前庭　vestibule of omental bursa

自网膜孔进入网膜囊之处，即为网膜囊前庭，位于小网膜后方，肝尾状叶突下方，十二指肠上部上方和胰头之前方。

01.03.0965　网膜囊上隐窝　superior omental recess

胃胰襞将网膜囊分成上、下两个隐窝，其上方为网膜囊上隐窝，自网膜囊前庭向上移行于肝尾状叶和膈腰部之间，内有肝尾状叶套入。见图 01.03.125。

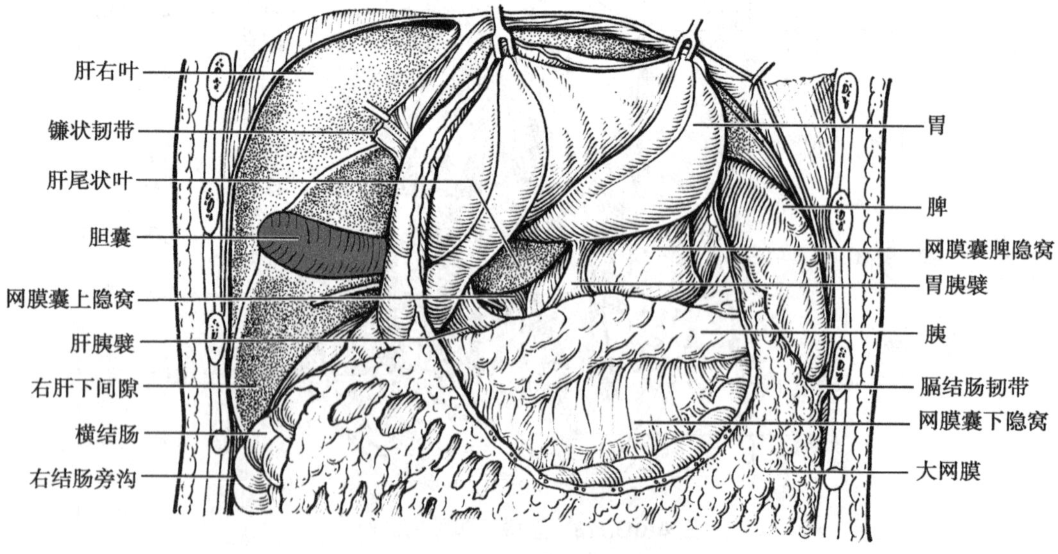

图 01.03.125　胃胰襞和肝胰襞

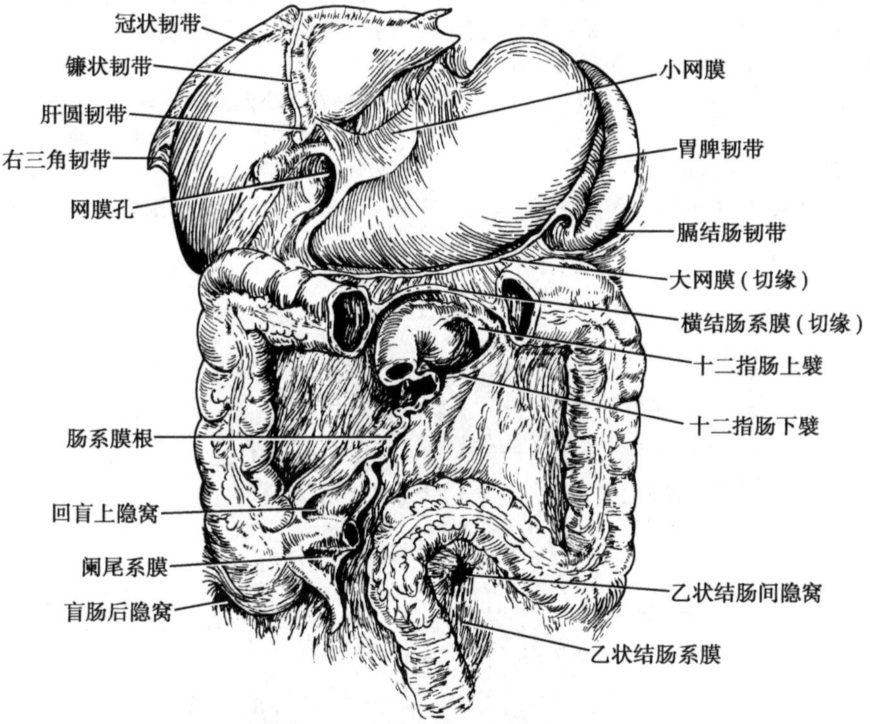

图 01.03.126　腹膜形成的结构

01.03.0966　网膜囊下隐窝　inferior omental recess

胃胰襞下方的隐窝，自网膜囊前庭向左下方移行于胃后壁，腹后壁壁腹膜、横结肠及其系膜之间。见图 01.03.125。

01.03.0967　脾隐窝　splenic recess

网膜囊沿胰体向左后上方达脾门的隐窝，位于胃脾韧带和脾肾韧带之间。见图 01.03.125。

01.03.0968　胃胰襞　gastropancreatic fold

胃左动脉从网膜囊后壁、胰头的上缘走行于胃小弯到达胃贲门处，而使腹膜形成的一个新月形的皱襞。是胃手术时寻找胃左动、静脉的标志。见图 01.03.125。

01.03.0969　肝胰襞　hepatopancreatic fold

又称“右胃胰襞”。肝总动脉或肝固有动脉从腹后壁向前进入小网膜时所升起的腹膜皱襞。见图 01.03.125。

01.03.0970　肠系膜　mesentery

将空、回肠连于腹后壁的双层腹膜结构。面积较大，整体呈扇形。其内有肠系膜上血管的分支和属支、淋巴管、淋巴结和神经等。见图 01.03.128。

01.03.0971　肠系膜根　radix of mesentery

肠系膜向后集中附于腹后壁的部分，长约 15cm，自第 2 腰椎左侧斜向右下方至右骶髂关节前方。见图 01.03.126。

01.03.0972　结肠系膜　mesocolon

将结肠固定于腹壁并保持一定位置的双层腹膜结构。见图 01.03.126。

01.03.0973　横结肠系膜　transverse mesocolon

将横结肠连于腹后壁横行的双层腹膜结构。其根部起自结肠右曲，止于结肠左曲。系膜两层间含有横结肠血管、淋巴管、淋巴结和神经丛等。见图 01.03.128。

01.03.0974　升结肠系膜　ascending mesocolon

将升结肠连于腹后壁的双层腹膜结构。偶尔出现，且较窄。

01.03.0975　降结肠系膜　descending mesocolon

固定降结肠于腹后壁的双层腹膜结构。常缺如。

01.03.0976　乙状结肠系膜　sigmoid mesocolon

将乙状结肠连于左下腹的双层腹膜结构，其根部附于左髂窝和骨盆左后壁。该系膜较长，使乙状结肠活动度较大，故易发生乙状结肠扭转。系膜两层间含有乙状结肠和直肠上血管、淋巴管、淋巴结和神经丛等。见图 01.03.126。

01.03.0977　阑尾系膜　mesoappendix

将阑尾连于小肠系膜下端的三角形系膜。其游离缘内有阑尾血管、淋巴管、神经，故阑尾切除术时，应从系膜游离缘进行血管结扎。见图 01.03.126。

01.03.0978　小网膜　lesser omentum

连于肝门与胃小弯和十二指肠上部之间的双层腹膜结构，可分为肝胃韧带和肝十二指肠韧带两部分。见图 01.03.126、图 01.03.127。

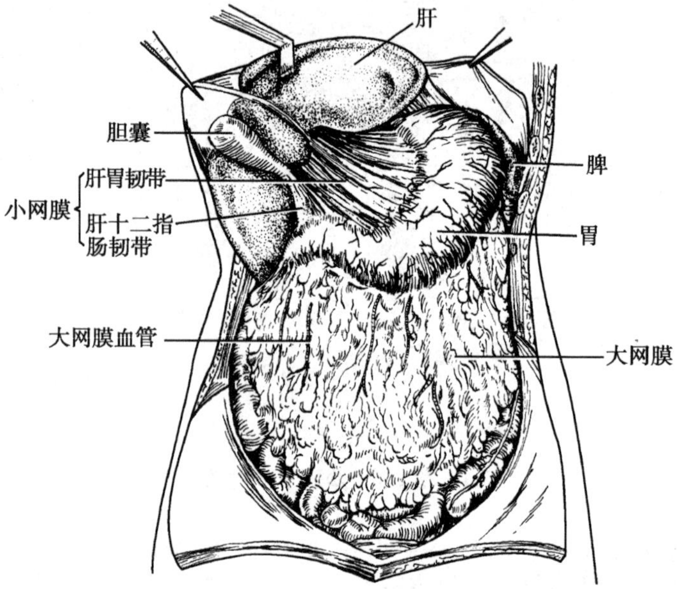

图 01.03.127　网膜

01.03.0979　肝胃韧带　hepatogastric ligament

从肝门向下延伸到胃小弯的左侧小网膜，内有胃左血管、胃右血管、淋巴结、神经等。见图 01.03.127。

01.03.0980　肝十二指肠韧带　hepatoduodenal ligament

连接肝脏面与十二指肠上部之间的右侧小网膜。其内主要有右前方的胆总管、左前方的肝固有动脉以及两者后方的肝门静脉。见图 01.03.127。

01.03.0981　肝结肠韧带　hepatocolic ligament

肝右叶下面与结肠右曲之间的腹膜皱襞，是肝十二指肠韧带向右的延续。

01.03.0982　大网膜　greater omentum

连于胃大弯与横结肠之间的双层腹膜结构，呈围裙状下垂并覆盖横结肠和大部分的空肠和回肠。大网膜由四层腹膜折叠而成，前两层由胃前壁、胃后壁腹膜延续而来，向下至脐平面，然后向后返折并向上附着于横结肠，形成后两层。见图 01.03.125、图 01.03.127。

01.03.0983　胃膈韧带　gastrophrenic ligament

胃贲门左侧和食管腹段连于膈下面的双层腹膜结构。

01.03.0984　胃裸区　bare area of stomach

胃膈韧带两层之间相距较远，使部分胃后壁缺少腹膜覆盖而形成的裸区。

01.03.0985　胃脾韧带　gastrosplenic ligament

连于胃底部和脾门间的双层腹膜结构，与大网膜的左端相续，内含胃短动脉，为脾动脉向胃底的分支。见图 01.03.126。

01.03.0986　胃结肠韧带　gastrocolic ligament

成人大网膜前两层和后两层常粘连愈着，遂使前两层上部直接由胃大弯连至横结肠，称为胃结肠韧带，内有胃网膜左、右血管。

01.03.0987　膈结肠韧带　phrenicocolic ligament

膈与结肠左曲之间的腹膜结构，可固定结肠左曲并从下方承托脾。见图 01.03.125、图 01.03.126。

01.03.0988　脾肾韧带　splenorenal ligament

自脾门至左肾前面的双层腹膜结构,韧带内含胰尾及脾血管、淋巴管、神经丛等。

01.03.0989　肝韧带　ligament of liver

连接肝与腹壁及其周围脏器的腹膜结构,包括肝胃韧带、肝十二指肠韧带、镰状韧带、冠状韧带和左、右三角韧带,另有肝圆韧带。见图 01.03.126。

01.03.0990　镰状韧带　falciform ligament of liver

位于膈穹窿下方和肝上面之间矢状位的双层腹膜结构。位于前正中线右侧,其前部沿腹前壁上份向下连于脐,侧面观呈镰刀状,其游离缘的下缘肥厚,内含肝圆韧带。见图 01.03.126。

01.03.0991　冠状韧带　coronary ligament

由膈下及肝上面的腹膜移行而成的结构,呈冠状位,由上、下两层腹膜构成。上层向前与镰状韧带右层相延续,下层起于小网膜后层。见图 01.03.126。

01.03.0992　右三角韧带　right triangular ligament

在肝冠状韧带的右侧端处,一短小的"V"形腹膜皱襞,连于肝右叶的外后面与膈之间。见图 01.03.126。

01.03.0993　左三角韧带　left triangular ligament

肝左叶上面与膈之间由前、后两层腹膜构成的三角形韧带。前层续于镰状韧带的左层,后层在静脉韧带裂上端起于小网膜前层,前、后两层于韧带的左端融合。见图 01.03.126。

01.03.0994　肝肾韧带　hepatorenal ligament

冠状韧带下层向下延续至右肾上腺的腹膜皱襞。

01.03.0995　腹膜襞　peritoneal fold

腹、盆壁与脏器之间,或脏器与脏器之间腹膜形成隆起,其深部常有血管走行。

01.03.0996　腹膜隐窝　peritoneal recess

在腹膜皱襞之间,或皱襞与腹、盆壁之间形成的腹膜凹陷。

01.03.0997　陷凹　pouch

腹膜隐窝中较大者称为陷凹。

01.03.0998　十二指肠上襞　superior duodenal fold

又称"十二指肠空肠襞"。十二指肠升部左侧与横结肠系膜根之间的一腹膜皱襞,相当于第 2 腰椎平面,呈半月形。手术时以此确认空肠起始部。见图 01.03.126。

01.03.0999　十二指肠上隐窝　superior duodenal recess

位于十二指肠升部的左侧,十二指肠上襞的深面的隐窝,开口向下方。见图 01.03.128。

01.03.1000　十二指肠下襞　inferior duodenal fold

又称"十二指肠结肠系膜襞(duodenomesocolic fold)"。自十二指肠升部向左延伸至腹主动脉的皱襞,平第 3 腰椎平面,呈三角形,其上缘游离。见图 01.03.128。

01.03.1001　十二指肠下隐窝　inferior duodenal recess

位于十二指肠升部左侧的一个隐窝,与第 3 腰椎相对,在三角形十二指肠下襞的后方。见图 01.03.128。

01.03.1002　十二指肠旁襞　paraduodenal fold

十二指肠上、下襞向左延伸的部分,长约 5cm,其游离缘内含有肠系膜下静脉和左结肠动脉升支。

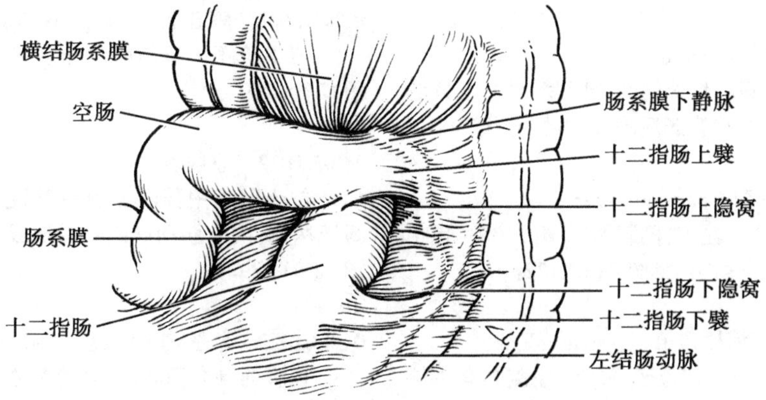

图 01.03.128　十二指肠上下襞

01.03.1003　十二指肠旁隐窝　paraduodenal recess

位于十二指肠升部稍左侧和稍后方、十二指肠旁襞后方的一个隐窝。成人较少见，新生儿较多。

01.03.1004　十二指肠后隐窝　retroduodenal recess

最大的十二指肠隐窝，但不多见。位于十二指肠水平部和升部的后方、腹主动脉的前方，其开口向左下方。

01.03.1005　十二指肠空肠隐窝　duodenojejunal recess

位于横结肠系膜根部，沿系膜根部横向延伸，也称结肠系膜间隐窝。

01.03.1006　回盲上隐窝　superior ileocecal recess

位于回肠末端的前方和上方，由回盲血管襞围成，其后方为回肠及其系膜，右为升结肠，开口向左下。见图 01.03.126。

01.03.1007　盲肠血管襞　vascular cecal fold

盲肠前动、静脉穿过形成的腹膜皱襞，又称回盲上襞。

01.03.1008　回盲下隐窝　inferior ileocecal recess

位于阑尾系膜与回盲下皱襞之间的隐窝。出现率 85%，有时阑尾藏于此处。

01.03.1009　回盲襞　ileocecal fold

由回肠末端的前面和对系膜缘以及盲肠临近部位延伸至阑尾系膜前面的腹膜所形成的皱襞，其深面一般不含血管。

01.03.1010　盲肠后隐窝　retrocecal recess

位于盲肠后面与后腹壁之间的隐窝。其前壁为盲肠，后壁为腹后壁的壁腹膜，两侧为盲肠襞。见图 01.03.126。

01.03.1011　盲肠襞　cecal fold

覆盖盲肠的脏腹膜形成的两个腹膜皱襞，自盲肠连至腹后壁壁腹膜，构成盲肠后隐窝的两个侧壁。

01.03.1012　结肠旁沟　paracolic sulci

左、右结肠外侧与左、右侧腹壁之间的裂隙，包括左结肠旁沟和右结肠旁沟。见图 01.03.122。

01.03.1013　左结肠旁沟　left paracolic sulcus

又称“降结肠旁沟”。位于降结肠左侧与其左侧腹壁之间的裂隙。由于膈结肠韧带的限制，不与结肠上区相通，但向下可通盆腔。见图 01.03.122。

01.03.1014　右结肠旁沟　right paracolic sulcus

又称“升结肠旁沟”。位于升结肠右侧与其右侧腹壁之间的裂隙。右结肠旁沟向上通肝肾隐窝，向下可通盆腔。见图 01.03.122、图 01.03.125。

01.03.1015　乙状结肠间隐窝　intersigmoid recess

位于乙状结肠左后方，乙状结肠系膜与腹后壁之间的隐窝，其后壁内有左输尿管经过。见图 01.03.126。

01.03.1016　膈下隐窝　subphrenic recess

位于膈及横结肠及其系膜之间的腹膜隐窝，又称结肠上隐窝。该隐窝被肝分为肝上隐窝和肝下隐窝。

01.03.1017　肝下隐窝　subhepatic recess

位于肝与横结肠及其系膜之间的腹膜隐窝，被肝圆韧带和静脉韧带分为左、右肝下隐窝；左肝下隐窝即网膜囊，右肝下隐窝即肝肾隐窝。

01.03.1018　肝肾隐窝　hepatorenal recess

位于肝右叶与右肾之间，其左界为网膜孔和十二指肠降部，右界为右结肠旁沟。仰卧时，肝肾隐窝为腹膜腔最低部位，腹膜腔内的液体易积存于此。

01.03.1019　腹前壁腹膜　peritoneum of anterior abdominal wall

衬于腹前壁内面的壁腹膜。见图 01.03.129。

01.03.1020　脐正中襞　median umbilical fold

位于脐与膀胱尖之间的一条腹膜皱襞，内含脐尿管闭锁后形成的脐正中韧带。见图 01.03.129。

01.03.1021　膀胱上窝　supravesical fossa

位于脐正中襞与脐内侧襞之间的腹膜隐窝。见图 01.03.129。

01.03.1022　脐内侧襞　medial umbilical fold

位于脐正中襞两侧的一对腹膜皱襞。自脐连至膀胱两侧，内含脐动脉闭锁后形成的脐内侧韧带。见图 01.03.129。

01.03.1023　腹股沟内侧窝　medial inguinal fossa

在腹前壁内面脐内、外侧襞之间恰与腹股沟管浅环相对的一个凹窝。是腹前壁的薄弱部位，腹腔的内容物可由此突出形成腹股沟疝。见图 01.03.129。

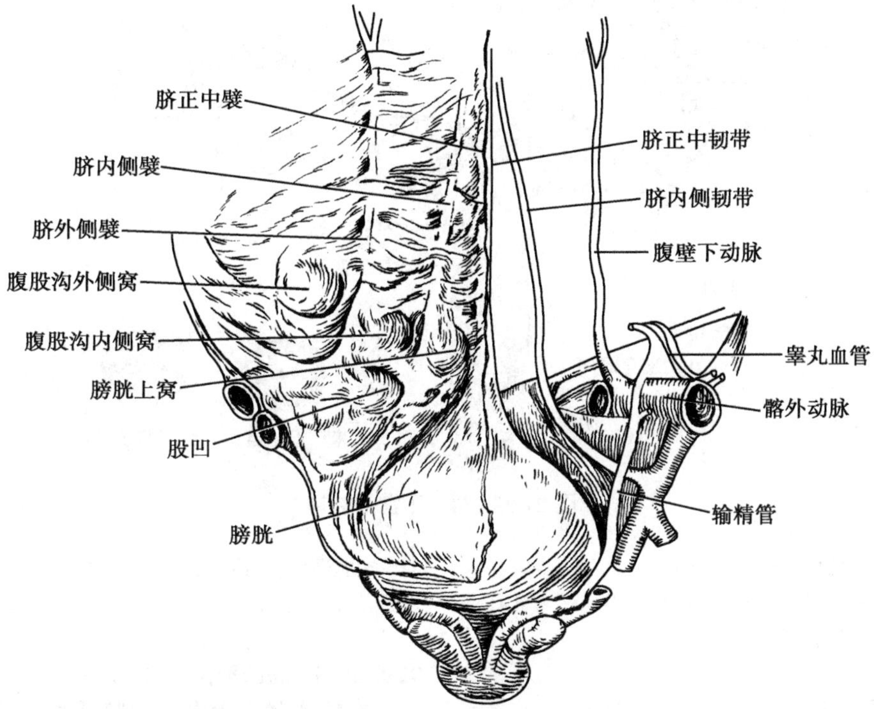

图 01.03.129　腹前壁内面的腹膜皱襞和腹膜隐窝

01.03.1024　腹股沟三角　inguinal triangle

又称"海氏三角(Hesselbach's triangle)"。腹股沟韧带内侧半、腹直肌外侧缘与腹壁下动脉围成的三角形区域。

01.03.1025　脐外侧襞　lateral umbilical fold

又称"腹壁动脉襞"。分别位于左、右脐内侧襞的外侧的一对腹膜皱襞,内含腹壁下动脉。见图01.03.129。

01.03.1026　腹股沟外侧窝　lateral inguinal fossa

在腹前壁内面脐外侧襞的外侧,恰与腹股沟管深环相对的一个凹窝。见图 01.03.129。

01.03.1027　膀胱横襞　transverse vesical fold

腹膜的一横襞,在膀胱排空时由膀胱横向两侧至盆腔侧壁的腹膜皱襞。

01.03.1028　膀胱旁窝　paravesical fossa

由覆盖膀胱前上面的腹膜在两侧形成的凹窝。是腹前壁的薄弱部位,腹腔内容物也可由此突出形成腹股沟疝。

01.03.1029　泌尿生殖系统腹膜　urogenital peritoneum

覆盖泌尿生殖系统器官的腹膜的总称。

01.03.1030　子宫阔韧带　broad ligament of uterus

子宫侧缘向外侧延展到达骨盆侧壁的双层腹膜皱襞,近似四方形,上缘游离,内含输卵管;外侧缘附着于骨盆;下缘附着于盆底。子宫阔韧带可限制子宫向两侧移位。见图 01.03.095。

01.03.1031　子宫系膜　mesometrium

子宫阔韧带的大部分。沿子宫角的系膜缘和子宫体及颈的两侧转折于子宫而形成子宫外膜。见图01.03.130。

01.03.1032　输卵管系膜　mesosalpinx

子宫阔韧带位于输卵管与卵巢系膜根之间的部分。见图 01.03.130。

01.03.1033　卵巢系膜　mesovarium

卵巢前缘与子宫阔韧带后叶间的部分,由阔韧带后叶向后包裹卵巢所形成。见图 01.03.130。

01.03.1034　卵巢悬韧带　suspensory ligament of ovary

卵巢的固定装置之一,由腹膜形成的皱襞,自骨盆缘至卵巢的输卵管端,内含卵巢血管、淋巴管、神经丛、结缔组织和平滑肌纤维,为手术时寻找卵巢血管的标志。见图 01.03.095。

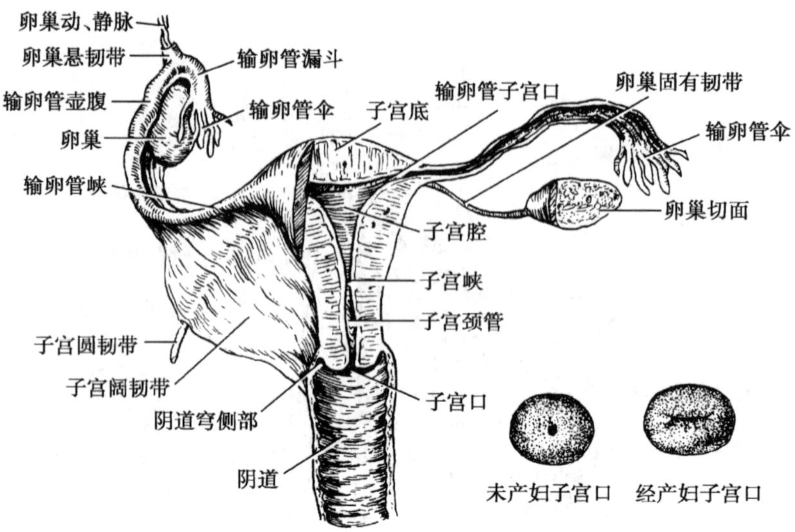

图 01.03.130　子宫阔韧带

01.03.1035　卵巢窝　ovarian fossa

卵巢外侧面贴靠盆侧壁的部位。相当于髂内、外动脉的夹角处，窝底有腹膜覆盖。

01.03.1036　直肠子宫襞　rectouterine fold

直肠子宫陷凹两侧的弓状腹膜皱襞，相当于男性的直肠膀胱襞，其内有大量的平滑肌和纤维束。

01.03.1037　直肠子宫陷凹　rectouterine pouch

又称"道格拉斯腔(Douglas pouch)"。腹膜在直肠与子宫之间移行形成的陷凹，较深，是立位和半卧位时女性腹膜腔的最低部位，腹膜腔的积液常积聚于此，可经阴道后穹穿刺或引流。见图 01.03.120。

01.03.1038　膀胱子宫陷凹　vesicouterine pouch

女性膀胱与子宫之间腹膜腔形成的陷凹。见图 01.03.120。

01.03.1039　直肠膀胱陷凹　rectovesical pouch

盆腔内膀胱与直肠之间的腹膜凹陷，凹底距肛门约 7.5cm，为男性站立位时腹膜腔的最低处。见图 01.03.080。

（山东大学医学院　王怀经）

01.04　脉　　管

01.04.0001　脉管学　angiology

研究心血管系统和淋巴系统的形态、结构和功能的科学。主要功能是将营养物质和氧气运送到全身的组织和器官，将代谢产物运送到肺、肾和皮肤等器官排出体外，将激素运送到相应器官，维持人体内环境平衡与稳定。

01.04.0002　心血管系统　cardiovascular system

由心和血管（动脉、毛细血管和静脉）组成的一个完全封闭的血液循环管道。它以心脏为动力中心，通过血管将血液运抵全身各器官、组织。并将身体产生的废物运到相应的器官排出体外。见图 01.04.01。

01.04.0003　淋巴系统　lymphatic system

循环系统的组成部分，是静脉回流的辅助装置。由淋巴管道、淋巴组织和淋巴器官组成。主要功能是运输淋巴液入静脉。此外，淋巴结、扁桃体和脾还有生成淋巴细胞和抗体，以及清除体内微生物等有害物质作用。对机体的防御功能有重要作用。见图 01.04.01。

01.04.0004　侧副血管　collateral vessel

血管主干在行程中发出的侧支，常与主干平行。在血管主干发生栓塞时，侧副血管可通过增加血流量缓解栓塞血管的远端组织缺血。见图 01.04.02。

01.04.0005　吻合血管　anastomotic vessel

邻近的中、小动脉之间，中、小静脉之间，甚至动脉与静脉之间存在的直接沟通的血管。通过这些吻合血管支形成血管吻合。具有缩短循环时间、途径，调节血流量和体温等诸多作用。见图 01.04.02。

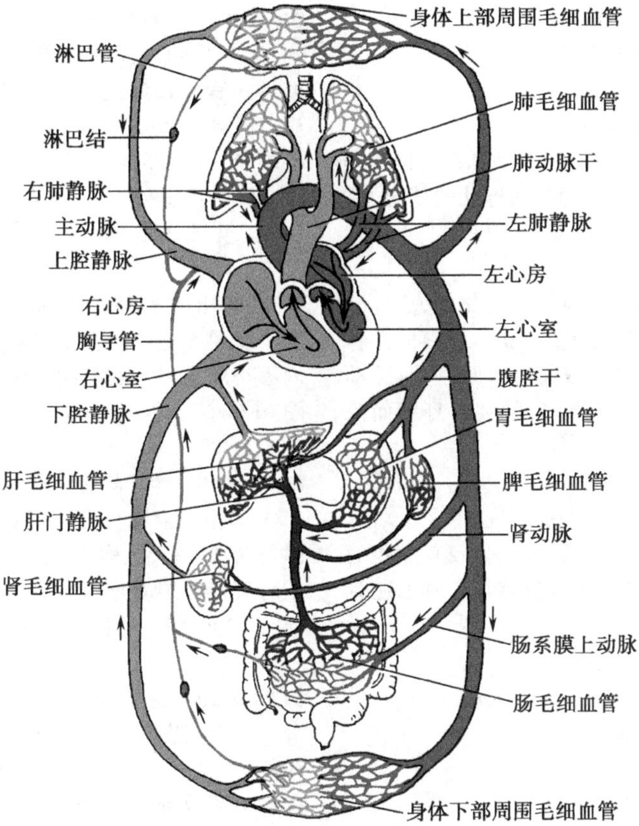

图 01.04.01　血液循环示意图

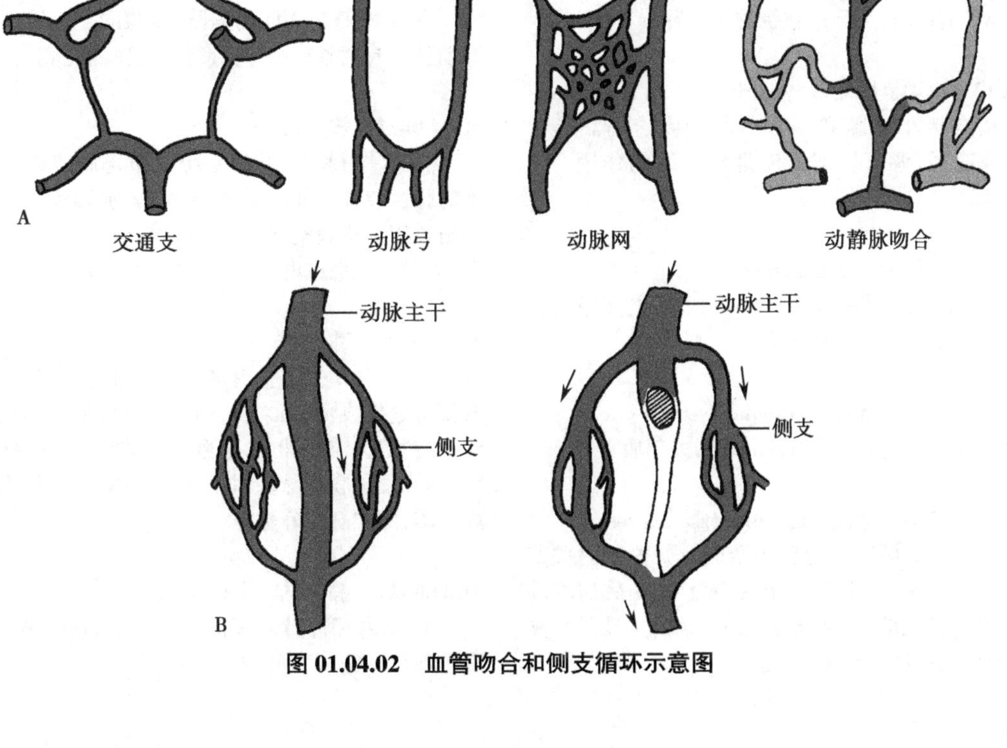

图 01.04.02　血管吻合和侧支循环示意图

01.04.0006 血管丛 vascular plexus

众多小血管交织成丛的结构。

01.04.0007 怪网 miraculous rete

又称"异网(foreign rete)"。一条动脉在行程中分成许多细支,并迂曲缠绕相互吻合成短球状的结构。

01.04.0008 动脉 artery

运送血液离开心的血管。从心室发出后,反复分支,越分越细,最后移行于毛细血管。进入器官的动脉及其分支称中动脉,壁内含丰富的平滑肌,称肌性动脉。动脉的管壁较厚,管腔呈圆形,并随心舒缩而搏动。见图 01.04.01。

01.04.0009 滋养动脉 nutrient artery

又称"骨髓动脉"。经滋养管进入骨及其髓腔的大小不等的动脉,常有 1~2 条小静脉伴行。例如肱骨滋养动脉和腓骨滋养动脉。

01.04.0010 神经滋养血管 vasa nervorum

为神经提供血供的血管。

01.04.0011 动脉环 arterial circle

动脉与动脉之间借交通支相连形成的血管环。

01.04.0012 血管环 vascular circle

又称"环状血管症(annular vessel symptom)"。在胚胎血管发育过程中,由于弓动脉系统的分化发育异常,形成对气管或食管环形包绕的血管环,产生压迫。

01.04.0013 小动静脉吻合 arteriolovenular anastomosis

直接连接小动脉和小静脉间的吻合管。具有缩短循环途径,调节局部血流量和温度的作用。见图 01.04.02。

01.04.0014 动脉网 arterial rete

在功能活动多或易受压的部位,邻近的多条动脉分支常吻合成网。见图 01.04.02。

01.04.0015 关节血管环 articular vascular circle

动脉网或弓在关节周围常形成的关节血管环。

01.04.0016 关节血管网 articular vascular rete

关节或关节周围的血管吻合网。如位于肘关节背侧的肘关节动脉网和分布于肩峰表面,由胸肩峰动脉的肩峰支,旋肱前、后动脉分支以及肩胛上动脉分支互相吻合形成的肩峰动脉网等。

01.04.0017 静脉 vein

导血回心的血管。起始于毛细血管的静脉端,在回心过程中逐渐汇合成中静脉、大静脉,最后注入心房。静脉管壁较薄,弹性小,管腔大,血液在静脉内流动缓慢。可分为肺循环的静脉和体循环的静脉两大部分。除肺静脉外,其他所有静脉内皆为含 CO_2 高的静脉血。见图 01.04.01。

01.04.0018 皮静脉 cutaneous vein

又称"皮下静脉"或"浅静脉"。位于皮下浅筋膜内不与动脉伴行的静脉。如头静脉、贵要静脉等。见图 01.04.64、图 01.04.65。

01.04.0019 伴行静脉 accompanying vein

体循环静脉分深、浅两类,深静脉位于深筋膜深面与动脉伴行,故称伴行静脉。其名称、行程和引流范围与其伴行的动脉相同,一般中等动脉均由两条静脉伴行,如尺动脉、胫前动脉等都分别有两条伴行静脉。

01.04.0020 浅静脉 superficial vein

又称"皮下静脉"。位于皮下浅筋膜内的静脉。浅静脉数目多,不与动脉伴行,有各自独立的名称、行程和引流范围,但最终均注入深静脉。许多浅静脉具有瓣膜,顺血流而开启,逆血流而关闭,保持静脉血单向向心流动。临床可通过浅静脉取血检查或输入液体、药物。见图 01.04.64。

01.04.0021 深静脉 deep vein

位于深筋膜深面的静脉,多与同名动脉伴行。中等动脉常有两条静脉伴行,行于肢体的屈侧。

01.04.0022 瓣 valve

又称"瓣膜"。脉管系统中防止血液或淋巴液逆流的膜性装置。如房室瓣、半月瓣、静脉瓣和淋巴管内的瓣膜等。瓣膜犹如一个阀门,顺流而开启,逆流而关闭,以保证血液或淋巴液按一定的方向流动。

01.04.0023 静脉瓣 venous valve

静脉内具有防止血液逆流的瓣膜。由静脉管壁内膜折叠形成,薄而柔软,形状像袋口朝向心脏的半月状小袋,顺血流而开启,逆血流而关闭。有些静脉无瓣膜,例如硬脑膜静脉窦和板障静脉;有些静脉无功能性静脉瓣,例如肝门静脉等。

01.04.0024 静脉丛 venous plexus

在体内深静脉之间的吻合。如椎内、外静脉丛,直肠静脉丛等。见图 01.04.65。

01.04.0025　静脉网　venous rete

在体表浅静脉之间的吻合。如手背静脉网和足背静脉网等。见图 01.04.64。

01.04.0026　静脉窦　venous sinus

管腔不规则，管壁结构不典型的静脉扩大部。如巩膜静脉窦、海绵窦、硬脑膜静脉窦等。

01.04.0027　导静脉　emissary vein

穿过颅骨，连接颅内硬脑膜窦、板障静脉与颅外静脉的静脉血管。是沟通颅内外静脉血管的桥梁。如乳窦导静脉、蝶导静脉、枕静脉等。见图 01.04.60。

01.04.0028　脉管壁血管　vascular vessel

又称营养血管。这些小血管进入外膜后，分布到大血管外膜和中膜内再次分支形成毛细血管，营养大血管的外膜和中膜。

01.04.0029　心　heart

中空的纤维肌性器官，是维持血液循环的肌泵。既是心血管系统的动力装置，又具有重要的内分泌功能。心脏位于胸腔内，膈肌的上方，两肺之间，约 2/3 在中线左侧。心脏借房间隔和室间隔分为互不相通的左、右两半，每半又分为心房和心室。故心有四个腔，即右心房、右心室、左心房和左心室。见图 01.04.03。

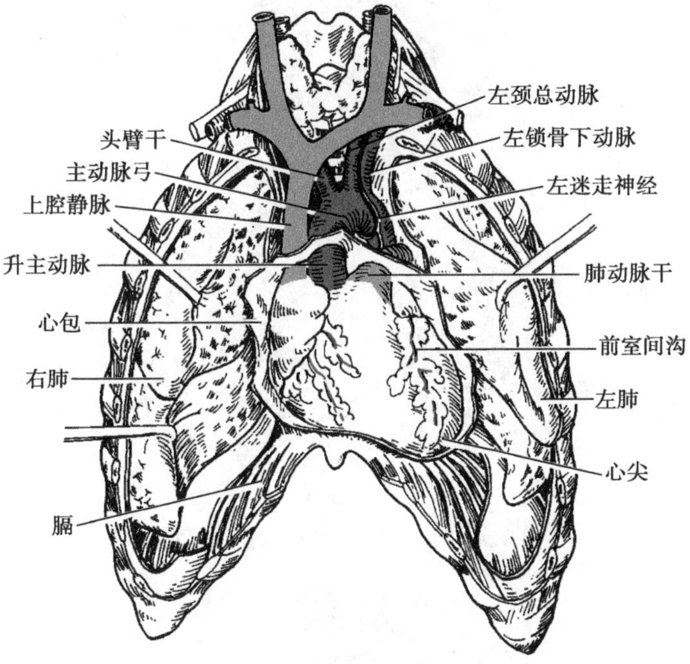

图 01.04.03　心的位置

01.04.0030　心底　cardiac base

出入心的大血管根部被心包返折缘固定的部分。朝向右后上方，大部分由左心房、小部分由右心房构成。左心房两侧分别有左右两对肺静脉注入，右心房上下有上下腔静脉注入。心底前部的肺动脉干起于右心室，行向左上方。升主动脉发至左心室。见图 01.04.03。

01.04.0031　［心］胸肋面　sternocostal surface of heart

又称"［心］前面"。与胸骨及肋软骨相邻的心脏面。朝向前上方，大部分由右心房和右心室构成，小部分由左心室和左心耳构成。膈心包被胸膜和肺的前缘遮盖，只有下方一个小三角区域与胸骨下部和左侧第 4~6 肋软骨为邻。见图 01.04.03。

01.04.0032　［心］膈面　diaphragmatic surface of heart

又称"［心］下面"。膈心包与膈相邻的心脏面。大致呈水平位，朝向后下方，并稍向前下方及心尖方向倾斜，大部分由左心室，小部分由右心室构成。见图 01.04.03。

01.04.0033　［心］肺面　pulmonary surface of heart

心脏朝向肺的面。即心的左侧面与右侧面。膈心包该面和纵隔胸膜与肺的纵隔面相毗邻。见图 01.04.03。

01.04.0034　［心］右缘　right border of heart

与右心房相对应的心脏边缘。心的右缘略向右侧凸出,大致呈垂直位。形态圆钝,无明显边缘线,膈心包与膈神经、心包膈血管、纵隔胸膜以及右肺相毗邻。见图 01.04.03。

01.04.0035　心尖　cardiac apex

朝向左前下方,由左心室构成,与左胸前壁贴近的心脏部分。在左侧第 5 肋间隙、锁骨中线内侧 1~2cm 处可摸到心尖的搏动。见图 01.04.03。

01.04.0036　心尖切迹　cardiac apical incisure

前、后室间沟在心尖右侧会合处的小凹陷。见图 01.04.04。

01.04.0037　前室间沟　anterior interventricular groove

心的胸肋面自冠状沟向心尖右侧延伸的浅沟。与室间隔的前缘一致,是左、右心室在心前表面的分界。被左冠状动脉前室间支、心大静脉和脂肪组织等充填。见图 01.04.04、图 01.04.05。

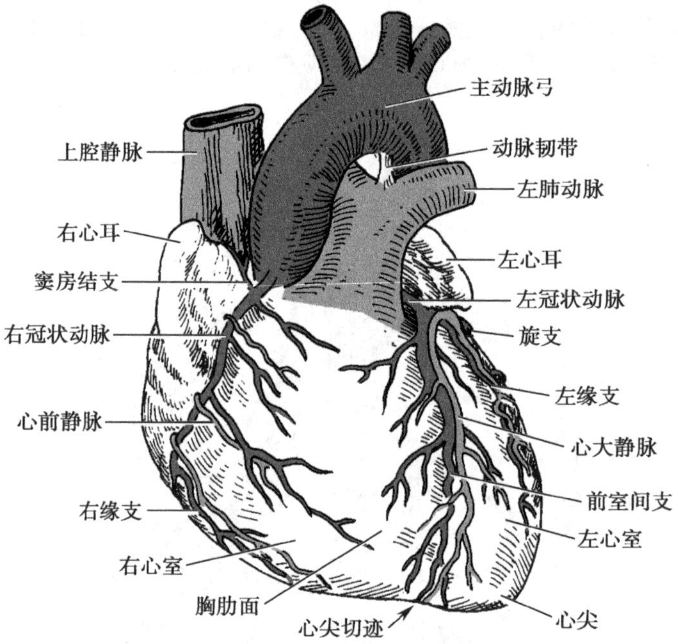

图 01.04.04　心的外形和血管(前面)

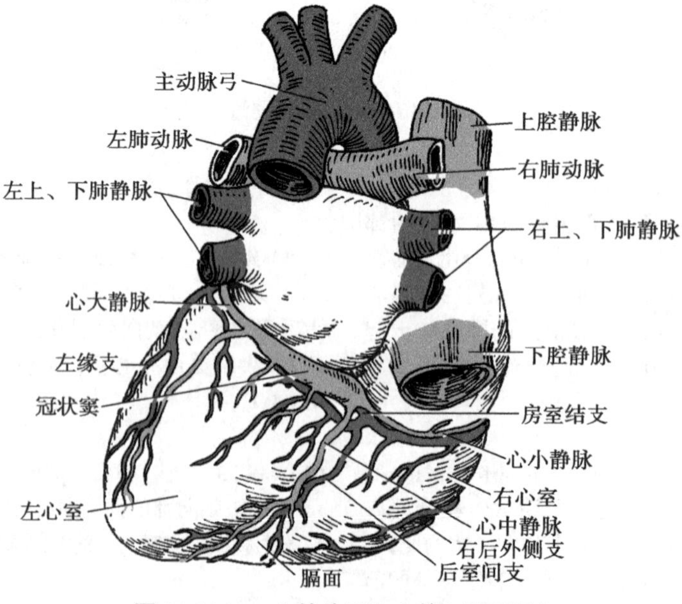

图 01.04.05　心的外形和血管(后下面)

01.04.0038　后室间沟　posterior interventricular groove

心膈面自冠状沟向心尖延伸的浅沟。与室间隔的下缘一致，是左、右心室在心下表面的分界。被右冠状动脉后室间支、心中静脉和脂肪组织充填。见图01.04.05。

01.04.0039　冠状沟　coronary sulcus

又称"房室沟"。呈冠状位，近似环形的沟，前方被肺动脉干所中断，是心房与心室在心表面的分界标志。内容右冠状动脉、左旋支、冠状窦等结构。见图01.04.03、图01.04.04。

01.04.0040　房室隔　atrioventricular septum

房间隔和室间隔之间的过渡与重叠区域。其上界是间隔上的二尖瓣环，下界为三尖瓣隔侧尖附着缘，前界右侧为室上嵴，左侧为主动脉右瓣环；后界为冠状窦口前缘至隔侧尖的垂线。房室隔右侧为右心房，左侧为左心室。流入道后部和流出道前部，其前部的膜部后下缘处有房室束，其后部左有二尖瓣环和室间隔肌，右有薄层右心房肌。见图01.04.06、图01.04.07。

01.04.0041　心室　cardiac ventricle

心脏内部下面的两个腔，左侧称"左心室"，右侧称"右心室"。心室壁厚，左心室壁厚约为右心室壁厚的3倍，心室肌肉发达。左心室与主动脉相连，右心室与肺动脉相连。血液由心房流入心室后，由心室射入动脉，分别输送到肺部与全身的各个部分。见图01.04.08。

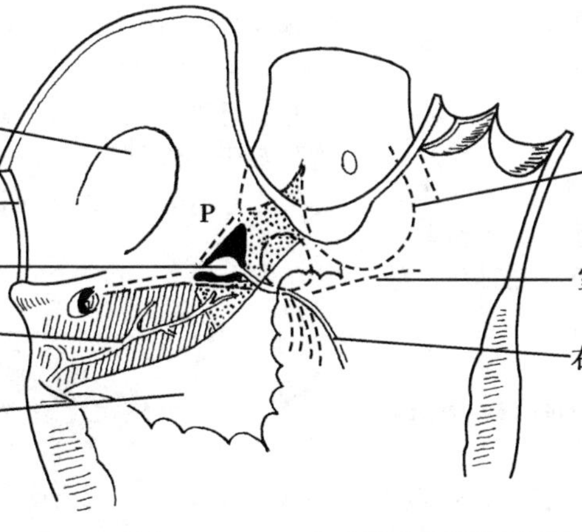

图 01.04.06　房室隔右侧面示意图

P：转折点；黑区：中心纤维体（表面有房室结）；
点区：房室隔前部；斜线区：房室隔后部

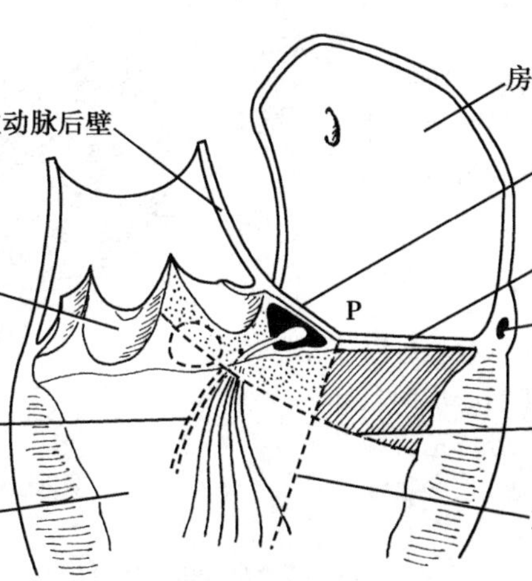

图 01.04.07　房室隔左侧面示意图

P：转折点；黑区：中心纤维体（表面有房室结）；
点区：房室隔前部；斜线区：房室隔后部

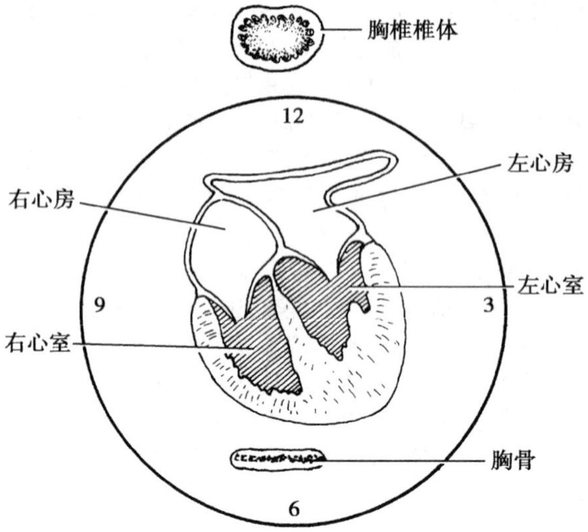

图 01.04.08 心腔的方位示意图

01.04.0042 室间隔 interventricular septum

又称室中隔,系左、右心室之间的间隔。呈 45°角倾斜,其上方呈斜位,向下至心尖呈顺时针方向作螺旋状扭转。前部弯曲,后部平直,从而使室间隔中部明显凸向右心室,凹向左心室。分为肌部和膜部。见图 01.04.07、图 01.04.10。

01.04.0043 [室间隔]肌部 muscular part of interventricular septum

位于室间隔下方的大部分,由心肌和心内膜构成,厚度 1~2cm,其左侧面的心内膜深面有左束支及其分支通过,右侧面有右束支通过。见图 01.04.07。

01.04.0044 [室间隔]膜部 membranous part of interventricular septum

室间隔房与室交界部位的一卵圆形,缺乏肌质的薄膜区,是室间隔缺损的好发部位。其上界为主动脉右后半月瓣及左后半月瓣下缘,前缘与下缘为室间隔肌部,后缘是右心房壁。见图 01.04.11。

01.04.0045 心房 cardiac atrium

心脏内部上面与心室相通的两个腔。右心房是最靠右侧的心腔,构成心右缘,左心房位于右心房的左后方。右心房与上、下腔静脉相连。左心房与左右肺静脉相连。心房与心室之间有房室口相通,心房收缩时血液流入心室。见图 01.04.17。

01.04.0046 心耳 auricle of heart

心房向前方突出的耳状小囊,是心房一部分。左右心耳内因有梳状肌而凹凸不平。当心功能障碍时,血流缓慢,在心耳处易形成血栓。见图 01.04.04。

01.04.0047 房间隔 interatrial septum

左、右心房之间,由两层心内膜中间夹心房肌纤维和结缔组织构成的间隔。其前缘对向升主动脉中央,后缘与房间沟一致。房间隔右侧面中下部的卵圆窝是房间隔最薄弱之处,是胚胎时期卵圆孔闭合后的遗迹。见图 01.04.11。

01.04.0048 房室口 atrioventricular orifice

左、右心房与左、右心室之间的开口。二尖瓣环和三尖瓣环分别围绕左、右房室口,为心瓣膜和心肌提供附着点。左、右心房内的血液分别经此出口进入左、右心室。见图 01.04.08。

01.04.0049 心肌 myocardium

心壁主要组成部分,位于心内膜与心外膜之间,由心肌纤维组成。包括心房肌和心室肌两部分,二者均附着于心纤维骨骼,彼此分离,互不延续,从而致心房与心室不同时收缩。见图 01.04.09。

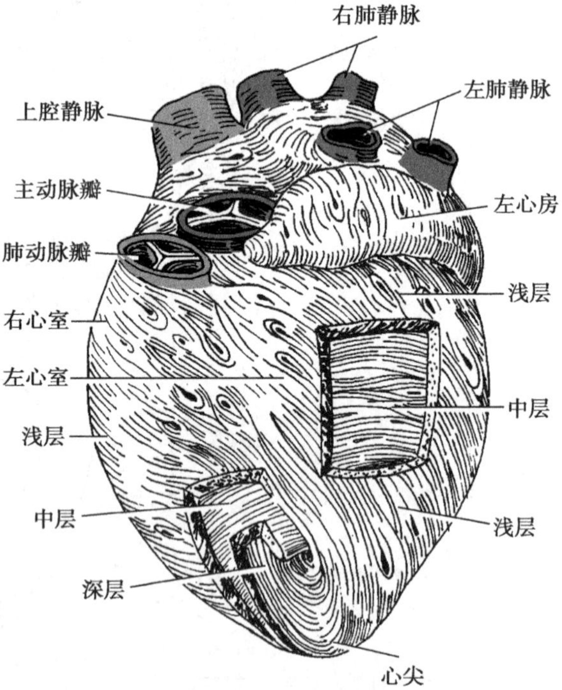

图 01.04.09 心肌层

01.04.0050 肉柱 trabeculae carneae

心室室壁上的许多交错排列的肌隆起。其中连于室间隔和右心室前乳头肌根部之间的肉柱称隔缘肉柱,内有右束支通过。见图 01.04.10。

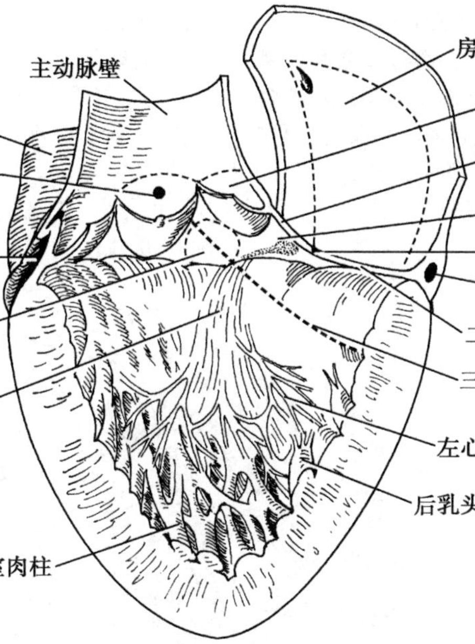

图 01.04.10　房间隔与室间隔（左面）

01.04.0051　心涡　vortex of heart

心尖部的心肌纤维盘旋并传入深部的旋涡结构。系浅层心肌纤维在心尖处呈旋涡状排列的一种形态。见图 01.04.09。

01.04.0052　乳头肌　papillary muscle

附着于心室壁而尖端突向心室腔的锥状肉柱。由乳头肌发出的腱索连结房室瓣。乳头肌结构与功能的完整，对房室瓣的正常关闭具有重要意义。见图 01.04.10、图 01.04.11。

01.04.0053　腱索　chordae tendineae

连接乳头肌和房室瓣的结缔组织细索。由于其对瓣膜的牵引作用，使心室收缩时瓣膜不至于翻入心房内。腱索过长、缩短或断裂可导致心脏瓣膜功能不全，重者造成瓣膜关闭不全。引发心脏病，产生心脏杂音。见图 01.04.17。

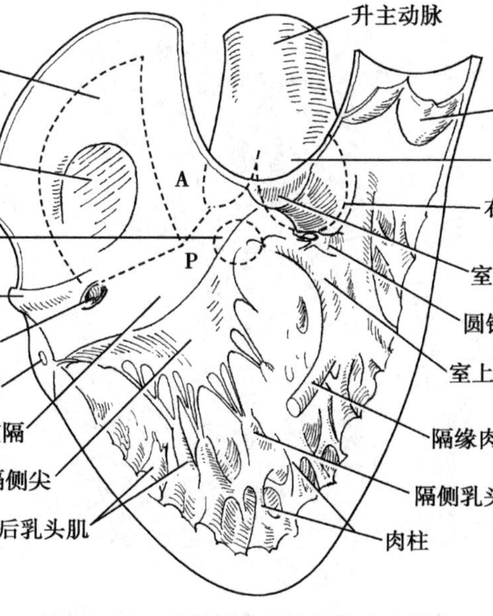

图 01.04.11　房间隔与室间隔（右面）

01.04.0054　左心室条索　left ventricular band

又称假腱索 false tendo。在左心室各壁之间或室壁与乳头肌之间的一种跨越心室腔的条索状结构。多从室间隔至后乳头肌、左心室前壁和前乳头肌，发出这些游离于室腔的细条索。其内大都有 Purkinje 纤维，为左束支分支，小儿左心室条索出现率约占 63%，成人约占 71%。见图 01.04.10。

01.04.0055　左纤维三角　left fibrous trigone

主动脉左瓣环外侧与二尖瓣环连接处，呈三角形区域。体积较小，其前方与主动脉左瓣环相连。向后方发出纤维带，与右纤维三角发出的纤维带共同形成二尖瓣环。它是二尖瓣手术时的重要外科标志，也是易于损伤冠状动脉的部位。见图 01.04.12、图 01.04.13。

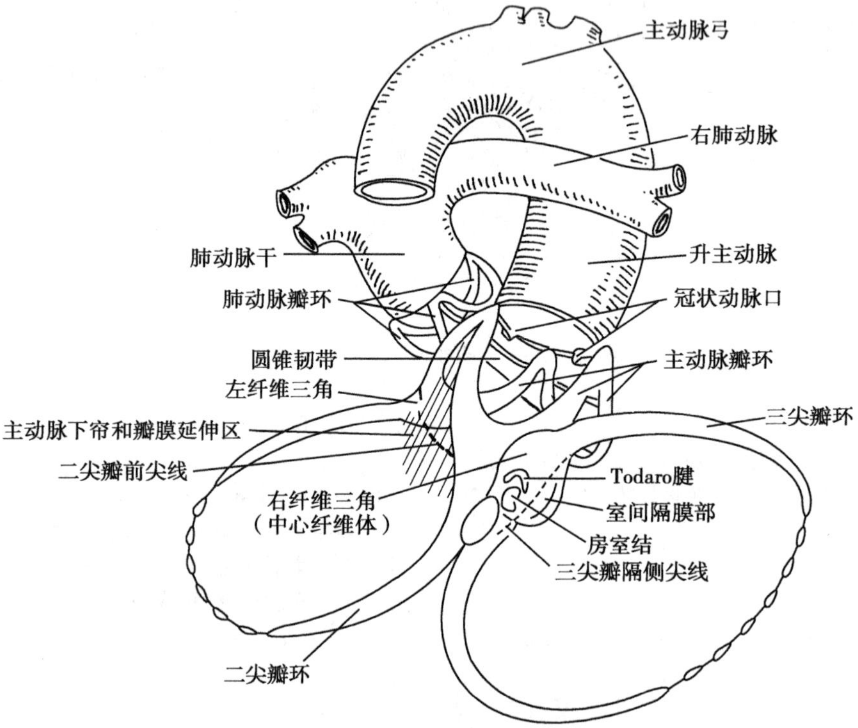

图 01.04.12　心纤维性骨骼模式图

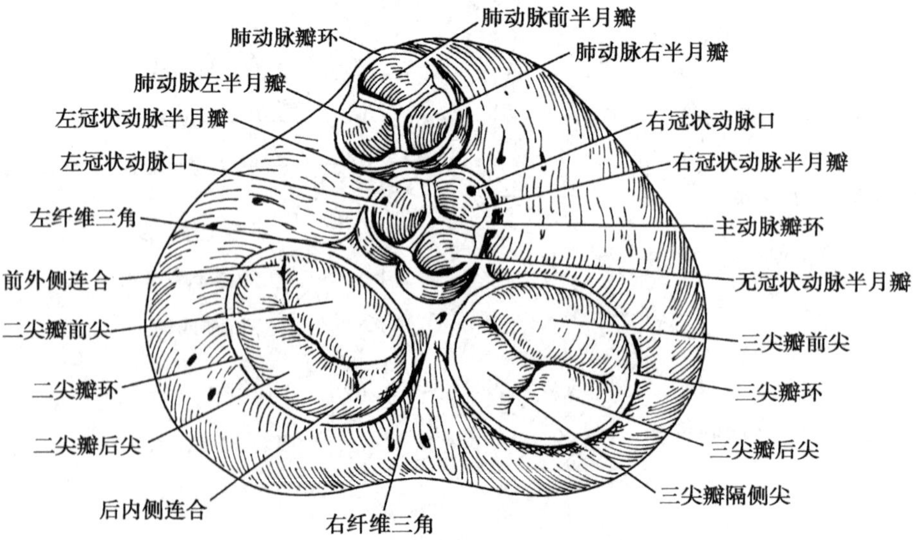

图 01.04.13　心瓣膜和纤维环的上面观

01.04.0056 心纤维性骨骼 cardiac fibrous skeleton

又称心纤维性支架，位于房室口、肺动脉口和主动脉口的周围，由致密结缔组织构成。心纤维性骨骼质地坚韧而富有弹性，为心肌纤维和心瓣膜提供了附着处，在心肌运动中具有支持和稳定作用。人的心纤维性骨骼随着年龄的增长可产生不同程度的钙化或骨化。心纤维性骨骼涵盖左、右纤维三角、4个纤维环（肺动脉瓣环、主动脉瓣环、二尖瓣环和三尖瓣环）、圆锥韧带、室间隔膜部与瓣膜间隔等。见图 01.04.12、图 01.04.13。

01.04.0057 右纤维三角 right fibrous trigone

又称"中心纤维体"。二尖瓣环、三尖瓣环和主动脉后瓣环之间的三角区。其前方与室间隔膜部延续，向后发出一圆形纤维束称托达罗腱（Todaro tendon）。位于右心房心内膜深面，终止于下腔静脉瓣的前端。房室束穿过右纤维三角的右上面，行向下，在室间隔膜部和肌部交界处离开。见图 01.04.14。

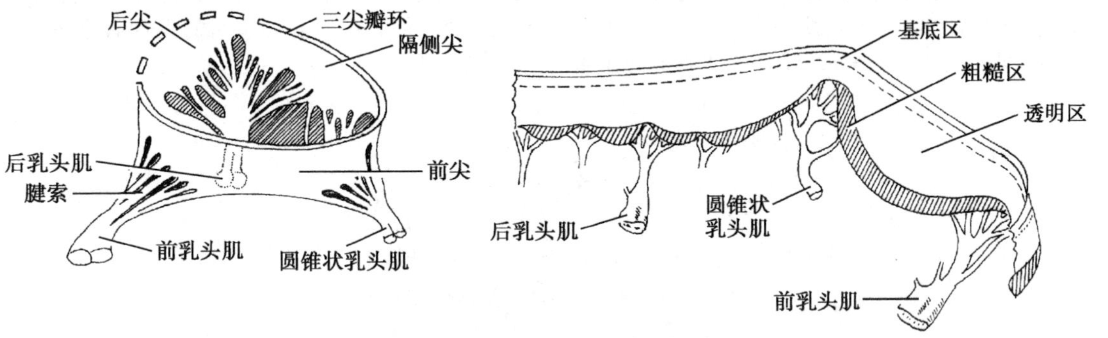

图 01.04.14 三尖瓣复合体示意图

01.04.0058 左纤维环 left fibrous ring

位于左房室口和主动脉口周缘的纤维环。为二尖瓣和主动脉瓣的附着处。见图 01.04.13。

01.04.0059 右纤维环 right fibrous ring

位于右房室口与肺动脉口周缘的纤维环。由致密结缔组织构成，其中主要为弹性纤维和少量脂肪细胞，并含有硫酸软骨素。为三尖瓣和肺动脉瓣的附着处。见图 01.04.13。

01.04.0060 漏斗腱 infundibular tendon

又称圆锥韧带。连于漏斗后面与主动脉之间的纤维束。是室间隔膜部的延续。见图 01.04.12。

01.04.0061 心传导系 conduction system of heart

心脏由具有自律性与传导性特殊心肌细胞构成的传导系统。位于心壁内，由心肌细胞特化而成。其主要功能是产生和传导兴奋，调控心的节律性活动。包括窦房结、结间束、房室结、房室束、右束支、左束支和浦肯野纤维等。见图 01.04.15。

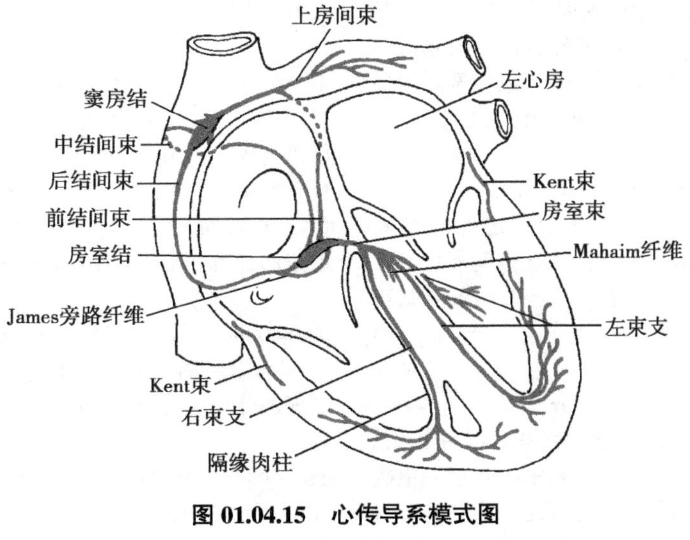

图 01.04.15 心传导系模式图

01.04.0062 窦房结 sinuatrial node

心的正常起搏点。位于上腔静脉与右心房交界处腔耳角的心外膜下。即在界沟上 1/3 的心外膜下。呈长梭形或半月形，其长轴与界沟大致平行。头部朝向前上方，尾部伸向下腔静脉口。结的中央有窦房结动脉穿过。是心传导系统的重要组成部分。见图 01.04.13、图 01.04.15。

01.04.0063 结间束 internodal tract

窦房结与房室结之间的传导束。到达心房肌和房室结，由浦肯野细胞和心房肌细胞组成。结间束有三条：前结间束、中结间束和后结间束。心脏兴奋由窦房结产生传到房室结的信息传递过程是由结间束来完成的。见图 01.04.15、图 01.04.16。

01.04.0064 房室交界区 atrioventricular junction region

又称房室结区，为心传导系于心房与心室互相连接部位的特化心肌结构。在房室隔内，其部位基本与房室隔右侧面的 Koch 三角一致。由房室结、房室结的心房扩展部（结间束的终末部）以及房室束（His 束）的近侧部（穿部和未分叉部）3 部分组成。房室交界区将发自窦房结的兴奋延搁后按顺序有序下传至心室，使心房肌与心室肌的运动有序进行。见图 01.04.16。

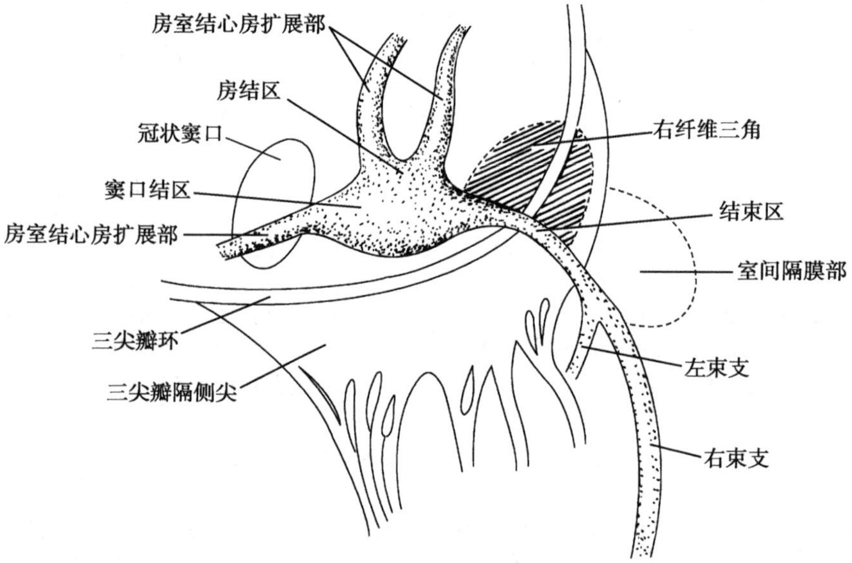

图 01.04.16 房室交界区的位置和分部示意图

01.04.0065 房室结 atrioventricular node

是房室交界区的中央部分扁而薄的结构，是心的正常次级起搏点。位于房间隔下部右侧心内膜的深面，冠状窦口的前上方 Koch 三角内，呈扁椭圆形的结构。由此发出房室束入室间隔。见图 01.04.12。

01.04.0066 房室束 atrioventricular bundle

又称希氏束 His bundle。起于房室结前端，穿右纤维三角前行，沿室间隔膜部后下缘至室间隔肌部上缘分为左、右束支，走行在心内膜下，损伤后易导致束支传导阻滞。见图 01.04.15。

01.04.0067 右束支 right bundle branch

由希氏束发出细长的圆索状兴奋传导纤维束。沿室间隔膜部下缘、在右侧心内膜深面下行，经右室圆锥乳头肌的后方，向下沿隔缘肉柱到达右心室前乳头肌根部后分散为浦肯野纤维。与工作心肌相连结。见图 01.04.15。

01.04.0068 左束支 left bundle branch

其主干呈瀑布状从希氏束的分叉部发出，为沿室间隔左侧心内膜深面下行的兴奋性传导纤维束。在肌性室间隔上、中 1/3 交界水平分为前、后两支或前、中、后 3 支，分布于前、中、后乳头肌根部和室间隔，然后分散成浦肯野纤维与工作心肌相连结。见图 01.04.15。

01.04.0069 心内膜下支 subendocardial branch

房室束的左束支在主动脉瓣下缘潜至心内膜下形成的分支。见图 01.04.15。

01.04.0070 心内膜 endocardium

衬在心腔内面的一层光滑的薄膜，由内皮和内皮下层构成。心内膜的内皮与大血管内皮相连续。内皮下层位于基膜外,主要由结缔组织构成。心的各个瓣膜均由心内膜夹一层致密结缔组织折叠而构成。见图 01.04.17。

01.04.0071　右心房　right atrium

位于左心房右前方的心房,是 4 个心腔中最靠右的一个。分前、后两部,前部称固有心房;后部为腔静脉窦。固有心房由原始心房发育而来,腔面有许多梳状肌隆起而凹凸不平;腔静脉窦内壁光滑,上、下分别有上腔静脉口和下腔静脉口。右心房的前下方有右房室口,通入右心室。见图 01.04.17。

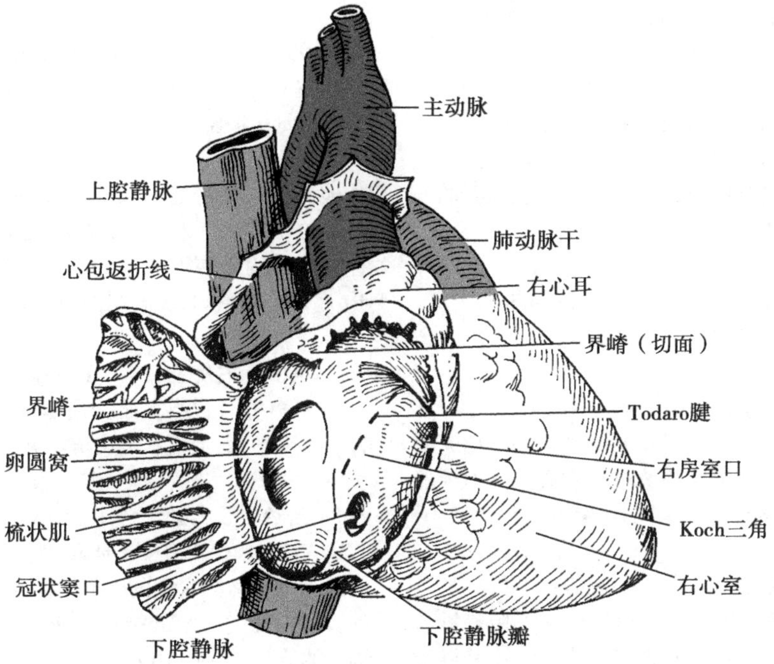

图 01.04.17　右心房内面观(虚线示 Todaro 腱的位置)

01.04.0072　[右心房]梳状肌　pectinate muscle of right atrium

右心房的固有心房腔面有许多大致平行的梳状肌的肌束。它们起自界嵴,终止于右房室口,在右心耳处交织成网状的肌小梁,导致右心房腔面凹凸不平,血流缓慢时易形成血栓。见图 01.04.17。

01.04.0073　界沟　sulcus terminalis

位于上、下腔静脉入口前缘处的一条纵行于右心房表面的浅沟。见图 01.04.17。

01.04.0074　界嵴　crista terminalis

右心房的腔面,与界沟相对应的纵行肌隆起。为固有心房内梳状肌的起始部。见图 01.04.17。

01.04.0075　腔静脉窦　sinus venarum cavarum

在右心房后部,由原始静脉窦演变而成的静脉窦。为上腔静脉、冠状窦与下腔静脉内的静脉血液的注入部位。见图 01.04.17。

01.04.0076　卵圆窝　fossa ovalis

胎儿时期卵圆孔闭合后的遗迹。在右心房的后内侧壁或房间隔下部卵圆形的浅凹。通常出生后 1 年左右,当左心房压力大于右心房时,卵圆孔瓣紧贴继发隔,继而互相黏合,孔被封闭。房间隔缺损常发生在该处,也是从右心房进入左心房心导管穿刺的理想部位。见图 01.04.17。

01.04.0077　卵圆窝缘　limbus fossa ovalis

卵圆窝前缘、后缘和上缘隆起的边缘。是胚胎时期卵圆孔闭锁后的遗迹。可作为心导管从房间隔入左心房的标志。见图 01.04.17。

01.04.0078　卵圆孔　foramen ovale

位于胎儿心脏继发隔上的一个卵圆形孔道。通常由原发隔覆盖,可控制血液方向。从胎儿下腔静脉进入右心房的血液,在静脉瓣的导引下,大部通过卵圆孔注入左心房。出生后卵圆孔闭合形成卵圆窝。见图 01.04.11。

01.04.0079　右心耳　right auricle

自右心房左前方的锥体形盲囊突出部。呈三角形，遮盖升主动脉根部的右侧面。其内面梳状肌发达，似海绵状，当心功能障碍时，心耳处因血流缓慢，血液的淤积，易导致血栓形成。见图 01.04.16。

01.04.0080　上腔静脉口　orifice of superior vena cava

上腔静脉的入口。位于右心房的后部上方，内壁光滑，无瓣膜。见图 01.04.17。

01.04.0081　下腔静脉口　orifice of inferior vena cava

下腔静脉的入口。位于右心房的后部下方，内壁光滑，其前缘有胚胎时残留的下腔静脉瓣。此瓣胎儿期较大。见图 01.04.15。

01.04.0082　静脉间结节　intervenous tubercle

右心房上、下腔静脉开口间的小隆起。

01.04.0083　下腔静脉瓣　valve of inferior vena cava

位于下腔静脉口前缘，呈半月形的瓣膜。胎儿时该瓣较大，具有引导从下腔静脉进入右心房的血液经卵圆孔流向左心房的作用。见图 01.04.17。

01.04.0084　冠状窦口　orifice of coronary sinus

心的静脉血回心的主要入口。位于下腔静脉口和右房室口之间，心壁静脉包括经心大，小，中静脉和右心房斜静脉送的静脉血经该口回心。窦口下部有半月形的冠状窦瓣。见图 01.04.17、图 01.04.18。

01.04.0085　冠状窦瓣　valve of coronary sinus

位于冠状窦口下部，呈半月形的瓣膜。由覆盖有内皮细胞的血管内膜折叠成双层构成。其间夹有结缔组织。见图 01.04.17。

01.04.0086　心最小静脉孔　foramina venarum minimarum

右心房壁上一些直径小于 0.5mm 的小孔，心最小静脉经此孔将血液直接汇入心脏。

01.04.0087　右心室　right ventricle

位于右心房左前下方的心腔部分，占据大部心胸肋面和大约心膈面一半的心室。整体略呈三棱锥体形，底即右房室口，尖朝向左前下方。见图 01.04.19。

01.04.0088　右房室口　right atrioventricular orifice

右心房与右心室之间通道的入口。在口的周缘有三尖瓣环，其上附有三尖瓣。见图 01.04.17。

01.04.0089　三尖瓣复合体　tricuspid valve complex

三尖瓣环、三尖瓣、腱索和乳头肌在结构和功能上为一个整体。它们的功能是共同保证血液的单向流动。其中任何一部分结构损伤，都将会导致血流动力学上的改变。见图 01.04.14。

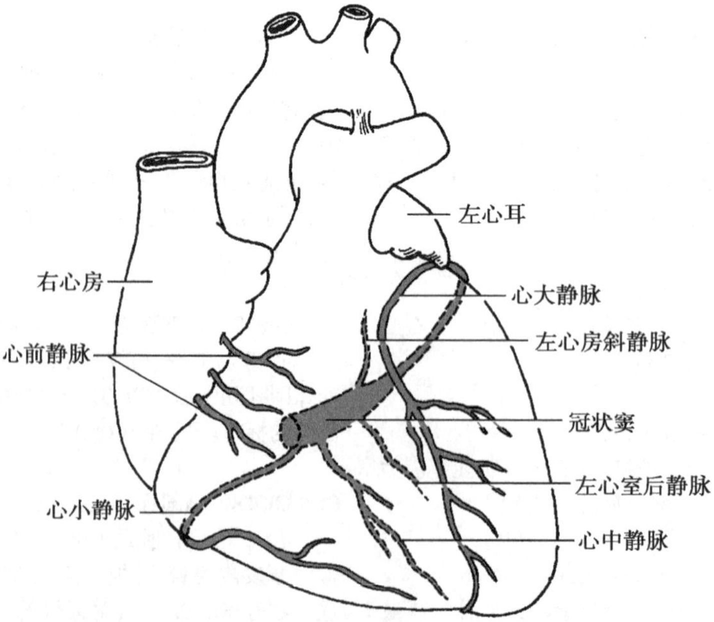

图 01.04.18　心的静脉模式图

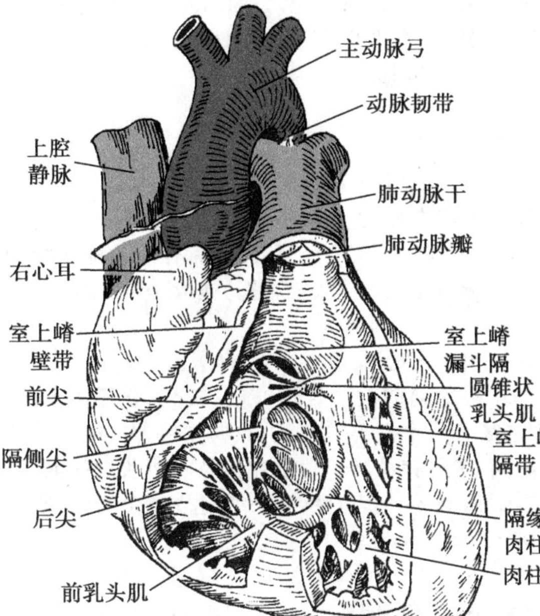

图 01.04.19　右心室内部结构

01.04.0090　右房室瓣　right atrioventricular valve

又称"三尖瓣(tricuspid valve)"。右房室口周缘纤维环上附着的三片略呈三角形的瓣膜。分为前尖、后尖和隔侧尖。其基底附着于房室口周围的三尖瓣环上。瓣膜心房面光滑,心室面粗糙,为腱索的附着处。见图 01.04.16。

01.04.0091　[右房室瓣]前尖　anterior cusp of right atrioventricular valve

三尖瓣中最大的一个瓣。位于动脉圆锥和右房室口之间,主要附着于室上嵴后外侧面的房室结合处。并沿室上嵴的隔脚延伸至膜性室间隔,终止于前隔连合。见图 01.04.14。

01.04.0092　[右房室瓣]后尖　posterior cusp of right atrioventricular valve

三尖瓣后侧的瓣膜。完全附着于右心室壁,与房室结合部的隔面相对的瓣膜,限于下隔连合和前下连合的范围。右心室前乳头肌和后乳头肌有腱索附着于其尖。见图 01.04.14。

01.04.0093　隔侧尖　septal cusp

右房室口三尖瓣中邻近室间隔膜部的一片瓣膜。其附着缘是科赫三角(Koch triangle)的一个边界。自右心室后壁上的下隔连合开始,跨过室间隔肌部,斜行横过室间隔膜部,最后至前隔连合。从隔侧乳头肌与后乳头肌发出的腱索附着于其上。见图 01.04.14。

01.04.0094　室上嵴　supraventricular crest

右房室口和肺动脉口之间的室壁上一较宽的弓形肌性隆起。室上嵴把右心室分成后下方的流入道即窦部和前上方的流出道即漏斗部。流入道从有房室口延伸到右心室尖部;流出道从右心室的室上嵴至肺动脉口这一光滑区域。后者又称动脉圆锥或漏斗部。见图 01.04.19。

01.04.0095　动脉圆锥　conus arteriosus

又称漏斗部。右心室室上嵴上方的光滑区域。位于右心室前上方,内壁光滑无肉柱,呈锥体状。其上端借肺动脉口通肺动脉干。上界为肺动脉口,下界为室上嵴,前壁为右心室前壁,内侧壁为室间隔。见图 01.04.19。

01.04.0096　肺动脉口　orifice of pulmonary trunk

右心室流出道上端的开口,通肺动脉干。口周有肺动脉环环绕,3 个袋装肺动脉瓣附着于其上。见图 01.04.19。

01.04.0097　肺动脉瓣　valve of pulmonary trunk

肺动脉口的周缘的动脉环上,附有三个袋状半月形的瓣膜。分别称前半月瓣、左半月瓣和右半月瓣。瓣缘向上突至肺动脉主干之腔内。瓣中点增厚处称半月瓣小结,瓣膜与肺动脉壁之间袋状间隙为肺动脉窦。有防止血液反流回右心室的功能。见图 01.04.19。

01.04.0098　[肺动脉瓣]前半月瓣　anterior semilunar valve of pulmonary trunk

位于肺动脉口前侧的半月形瓣膜。基底部附着于肺动脉环上,瓣缘向上突到肺动脉主干的腔内。见图 01.04.13。

01.04.0099　[肺动脉瓣]左半月瓣　left semilunar valve of valve of pulmonary trunk

位于肺动脉口左侧的半月形瓣膜。见图 01.04.13。

01.04.0100　[肺动脉瓣]右半月瓣　right semilunar valve of valve of pulmonary trunk

位于肺动脉口右侧的半月形瓣膜。见图 01.04.13。

01.04.0101　[肺动脉]半月瓣小结　nodule of sem-ilunar valve

肺动脉瓣膜游离缘中点增厚的部分。为小而致密的纤维性结节,有细小的纤维从小结放射走行到其所附着的游离缘。

01.04.0102　[肺动脉]半月瓣弧缘　lunula of semilunar valve

又称肺动脉半月瓣弧影。肺动脉瓣膜游离缘的半月形变区。位于半月瓣小结的两侧，凹陷的呈新月形的游离缘。

01.04.0103 ［右心室］前乳头肌 anterior papillary muscle of right ventricle

右心室有前、后、内侧［隔侧］3组乳头肌。前乳头肌较大，1~2个。位于右心室的前壁中下部，尖端发出腱索连于三尖瓣前尖和后尖。见图01.04.14。

01.04.0104 ［右心室］后乳头肌 posterior papil-lary muscle of right ventricle

右心室后乳头肌较前乳头肌小，附着于右心室的隔壁。发出腱索大多连于三尖瓣的后尖和隔侧瓣尖。见图01.04.14。

01.04.0105 隔侧乳头肌 septal papillary muscle

右心室隔侧中上部一组数量较多，体积较小的乳头肌。其中位于室上嵴隔带上端附近较大的一个乳头肌，又称"圆锥乳头肌"。其腱索连于三尖瓣前尖和隔侧尖，其后下方有房室束的右束交通过。见图01.04.19。

01.04.0106 隔缘肉柱 septomarginal trabecula

又称"节制索（moderator band）"。前乳头肌根部一条横过室腔至室间隔下部的肌束。是右心室流出道的下界，有防止心室过度扩张的功能。房室束发出的右束支与前乳头肌的供应血管可经隔缘肉柱到前乳头肌。见图01.04.19。

01.04.0107 左心房 left atrium

位于右心房的左后方的心腔。分为前方的左心耳和后方的左心房窦。左心房构成心底的大部，是4个心腔最靠后的心腔。其前方有升主动脉和肺动脉，后方隔着心包与食管相毗邻。见图01.04.20。

01.04.0108 左心耳 left auricle

左心房向前的小锥形突出。较右心耳狭长，壁厚，边缘有几个深陷的切迹，突向左前方。位于肺动脉左侧，覆盖肺动脉干根部左侧及左冠状沟的前面，与二尖瓣毗邻。其内壁含有发达的梳状肌。见图01.04.18、图01.04.20。

01.04.0109 左心房窦 sinus of left atrium

又称固有心房。其腔面光滑，后壁两侧有左、右各一对肺静脉开口。开口处无静脉瓣，有心房肌环绕肺静脉延伸10~20mm，称心肌袖，具有括约肌的功能。心肌袖含有心传导组织，故临床上心房颤动的异常激动点可位于肺静脉开口处。用射频消融方法处理肺静脉开口周围及左心耳基底部心房壁可治疗心房颤动。见图01.04.20。

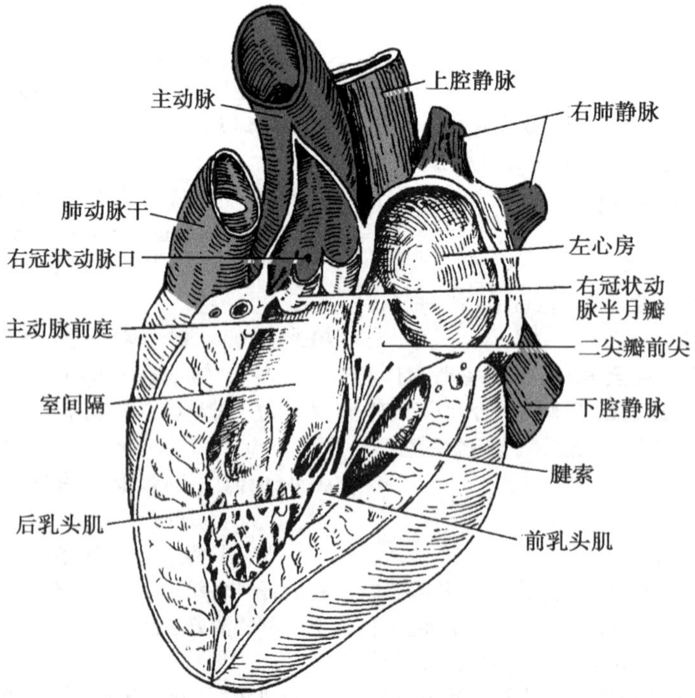

图01.04.20 左心房和左心室

01.04.0110 ［左心房］梳状肌 pectinate muscle of left atrium

左心房前壁的大致平行的肌束为梳状肌。该肌束欠发达，而且分布不均，致右心房内壁内面有凹凸不平呈海绵状。当心房内血流缓慢时，易导致血栓形成。见图 01.04.17。

01.04.0111 卵圆孔瓣 valve of foramen ovale

又称"隔镰（septal falx）"。胎儿卵圆孔位于房间隔中下部左心房侧的连续中断处一个帽边状瓣膜。卵圆孔瓣呈单瓣样结构，是遮盖卵圆孔的原发隔组织。当胎儿生后，卵圆孔瓣与房间隔左侧黏合，使孔封闭。

01.04.0112 肺静脉口 orifices of pulmonary vein

在左心房窦后壁两侧，每侧分别各有上下两个肺静脉的开口。开口处无静脉瓣，但有心房肌环绕达 1~2cm，称心肌袖。具有括约肌的作用。见图 01.04.20。

01.04.0113 左心室 left ventricle

位于右心室左后下方的心室。室腔近似圆锥形，构成心尖和心的左缘。室腔以二尖瓣前尖为界分为左心室流入道即窦部和流出道即主动脉前庭两部分。左心室与主动脉连通。左心室壁常有一些游离于室腔的左室条索。见图 01.04.20。

01.04.0114 左房室口 left atrioventricular orifice

左心房与左心室之间的通道。它既是左心房的出口，又是左心室的入口。为二尖瓣环所环绕，其上附着二尖瓣瓣叶。见图 01.04.20。

01.04.0115 二尖瓣复合体 mitral complex

二尖瓣及其相关结构在功能上为一个整体称二尖瓣复合体。包括二尖瓣环、二尖瓣、腱索和乳头肌。正是由于它们在功能上互相依赖，不可或缺，任何部分功能不全均可导致血液的流向发生改变。见图 01.04.20。

01.04.0116 左房室瓣 left atrioventricular valve

又称"二尖瓣（mitral valve）"。附于左房室口周缘二尖瓣环上的两片近似三角形的心瓣膜，分前尖和后尖。瓣膜基底部附着于左房室口的二尖瓣环上。其心房面光滑，心室面粗糙，有腱索附着。借腱索连于乳头肌，有阻止左心室的血液反流回左心房的作用。见图 01.04.13。

01.04.0117 ［左房室瓣］前尖 anterior cusp of left atrioventricular valve

二尖瓣中呈半卵圆形，较大位于前内侧的瓣膜，为介于左房室口与主动脉口之间的右前侧，一个较大的左房室瓣的瓣叶。腱索附着于其游离缘。见图 01.04.13。

01.04.0118 ［左房室瓣］后尖 posterior cusp of left atrioventricular valve

在左房室口的左后方的一个瓣叶。该瓣膜略似长条形，比前尖相对较小，附着在二尖瓣环后方的左侧处。见图 01.04.13。

01.04.0119 ［左房室瓣］连合尖 commissural cusp of left atrioventricular valve

位于前、后两个瓣尖基底区连合处的瓣膜组织。为二尖瓣狭窄的瓣膜连接部位。见图 01.04.13。

01.04.0120 主动脉口 aortic orifice

左心室流出道的出口。位于左房室口的右前上方，为主动脉瓣环所环绕，其周缘附有 3 个半月形的主动脉瓣。见图 01.04.13。

01.04.0121 主动脉前庭 aortic vestibule

又称主动脉圆锥或主动脉下窦。左心室流出道，位于左心室的前内侧部分。由室间隔上部和二尖瓣前尖组成。室间隔构成流出道的前内侧壁，二尖瓣前尖构成其后外侧壁。该部室壁光滑无肉柱，缺乏伸展性和收缩性。其上界为主动脉口，下界为二尖瓣前尖下缘平面。见图 01.04.20。

01.04.0122 主动脉瓣 aortic valve

左心室流出道出口周缘的纤维主动脉瓣环上附着的三个半月形袋状瓣膜。瓣膜大而坚韧，按瓣膜的方位分为左半月瓣、右半月瓣和后半月瓣。其三个瓣尖的凸缘附着在主动脉口的主动脉瓣环上，每个瓣尖为心内膜两层间夹有纤维组织的皱襞。见图 01.04.13。

01.04.0123 ［主动脉瓣］后半月瓣 posterior semilunar valve of aortic valve

主动脉口 3 个主动脉瓣中位于后侧的半月形瓣膜。见图 01.04.13。

01.04.0124 ［主动脉瓣］左半月瓣 left semilunar valve of aortic valve

3 个主动脉瓣中位于左侧的半月形瓣膜。见图 01.04.13。

01.04.0125 ［主动脉瓣］右半月瓣 right semilunar valve of aortic valve

主动脉口位于右侧的半月形瓣膜。见图 01.04.13。

01.04.0126 [主动脉]半月瓣小结 nodules of semilunar valve

每个主动脉瓣游离缘的中点处都有一纤维组织集聚的小结。主动脉瓣游离缘上的小结与肺动脉瓣的小结相比较更粗大、更明显。

01.04.0127 [主动脉]半月瓣弧缘 lunula of semilunar valve

又称"主动脉半月瓣弧影"。三个主动脉瓣游离缘的半月形变薄区。位于主动脉瓣尖小结的两侧，接近游离缘及瓣尖最外侧部。

01.04.0128 主动脉窦 aortic sinus

每个主动脉的瓣膜相对的主动脉壁向外膨出，使主动脉的半月瓣与主动脉壁之间形成袋状的间隙。分为右冠状动脉半月瓣窦，左冠状动脉半月瓣窦和无冠状动脉半月瓣窦。见图 01.04.20。

01.04.0129 [左心室]前乳头肌 anterior papillary muscle of left ventricle

附着于左心室前外侧壁的中部，常为单个粗大的锥状肌束。发出腱索连于二尖瓣前、后尖的外侧半和前外侧连合。见图 01.04.20。

01.04.0130 [左心室]后乳头肌 posterior papillary muscle of left ventricle

位于左心室后壁内侧部的肌束。起自左心室隔壁，从其圆形的游离端发出腱索，连于二尖瓣的两个尖瓣的内侧半和后内侧连合。见图 01.04.12。

01.04.0131 心包 pericardium

包裹心和出入心的大血管根部的圆锥形纤维浆膜囊。位于胸骨体和第 2~6 肋软骨后方的中纵隔内。分内、外两层，外层为纤维心包，内层为浆膜心包。见图 01.04.21。

01.04.0132 纤维心包 fibrous pericardium

围绕密闭的双层浆膜心包，由增强的纤维结缔组织组成心包的外层囊。向上与出入心的大血管外膜相移行，向下与膈的中心腱紧密相连。纤维性心包伸缩性小，较坚韧。见图 01.04.21。

01.04.0133 胸骨心包韧带 sternopericardial ligament

将心包前壁连于胸骨的结缔组织称上、下胸骨心包韧带。起固定心包到胸骨上的作用。

01.04.0134 浆膜心包 serous pericardium

位于心包囊内层的双层膜性囊。可分为脏层和壁层。壁层衬贴于纤维性心包的内面，脏层（心外膜）覆于心肌的外面。由疏松结缔组织被覆单层间皮组成。见图 01.04.21。

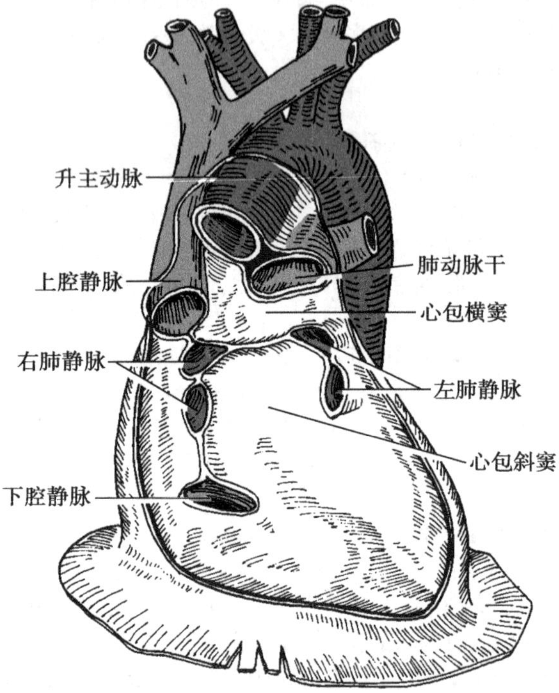

图 01.04.21 心包

01.04.0135 [心包]壁层 parietal layer of pericardium

包在心脏和大血管根部的纤维浆膜囊。由纤维心包和浆膜心包的壁构成。见图 01.04.21。

01.04.0136 [心包]脏层 visceral layer of pericardium

又称"心外膜(epicardium)"。覆盖心的外表面，由紧贴在心肌外面的单层间皮及其深面的疏松结缔组织组成。与心包壁层构成双层膜性浆膜囊。见图 01.04.21。

01.04.0137 心包腔 pericardial cavity

浆膜性心包脏、壁两层在出入心的大血管根部相移行，两层之间的间隙。由间皮衬里的心包腔内含有少许浆液，起润滑作用。

01.04.0138 心包横窦 transverse sinus of pericardium

心包腔位于升主动脉、肺动脉干后方与上腔静脉、左心房前壁前方之间的部分。窦的前壁为主动脉、肺动脉，后壁为上腔静脉和左心房。见图 01.04.21。

01.04.0139 心包斜窦 oblique sinus of pericardium

又称 Haller 窦。心包腔位于左心房后壁，左右肺静脉,下腔静脉与心包后壁之间的间隙。其上端闭锁,下端连于心包腔本部,形状如开口向下稍偏左侧的盲囊。仰卧位时,是心包腔的最低部位,此间隙积脓时不易引流。见图 01.04.21。

01.04.0140　托达罗腱　Todaro tendon

下腔静脉口前方心内膜下可触摸到的一个腱性结构。向前经房间隔附着于中心纤维体,向后与下腔静脉瓣相连续。见图 01.04.12、图 01.04.17。

01.04.0141　科赫三角　Koch triangle

右心房冠状窦口前内缘,三尖瓣隔侧尖附着缘和托达罗腱之间的三角区。房室结在该三角前部的心内膜深面,其尖对着膜性室间隔的房室部。Koch 三角为心内直视手术时的重要标志。见图 01.04.17。

（中国医科大学　柏树令）

01.04.0142　肺动脉干　pulmonary trunk

起自右心室的肺动脉口,在升主动脉的前方向左后上方斜行为一短而粗的动脉干。至主动脉弓的下方分为左、右肺动脉。在肺动脉口周缘有 3 个彼此相连的肺动脉瓣环,环上附有 3 个半月形的肺动脉瓣。见图 01.04.19。

01.04.0143　肺动脉窦　sinus of pulmonary trunk

肺动脉瓣与肺动脉壁之间的袋状间隙。分内、外和后 3 个肺动脉窦。当心室收缩时,血液冲开肺动脉瓣进入肺动脉干;当心室舒张时,肺动脉窦被倒流的血液充盈,使 3 个瓣膜相互靠拢,肺动脉口紧密关闭,阻止血液反流入心室。见图 01.04.13。

01.04.0144　肺动脉杈　bifurcation of pulmonary trunk

在主动脉弓下方,肺动脉干分为左、右肺动脉处。在肺动脉干分叉处稍左侧有一纤维性的动脉韧带,连于主动脉弓下缘。

01.04.0145　右肺动脉　right pulmonary artery

起自肺动脉干,水平向右,经升主动脉和上腔静脉的后方横行向右达右肺门的一条大动脉。见图 01.04.05。

01.04.0146　[右肺动脉]上叶支　superior lobar branch of right pulmonary artery

右肺动脉在升主动脉和上腔静脉后方进入右肺上叶的分支。其亚分支有尖支、前升支、前降支、后升支和后降支。

01.04.0147　[右肺动脉]尖支　apical branch of right pulmonary artery

右肺动脉上叶支进入右肺尖段的分支。

01.04.0148　[右肺动脉]前支　anterior branch of right pulmonary artery

右肺动脉上叶支进入右肺前段的分支。

01.04.0149　[右肺动脉]前降支　anterior descending branch of right pulmonary artery

右肺动脉上叶支前支进入右肺前段的下降支。

01.04.0150　[右肺动脉]前升支　anterior ascending branch of right pulmonary artery

右肺动脉的上叶支前支进入右肺前段的上升支。

01.04.0151　[右肺动脉]后支　posterior branch of right pulmonary artery

右肺动脉上叶支进入右肺上叶后段的分支。

01.04.0152　[右肺动脉]后升支　posterior ascending branch of right pulmonary artery

右肺动脉的上叶支后支进入右肺上叶后段的上升支。

01.04.0153　[右肺动脉]后降支　posterior descending branch of right pulmonary artery

右肺动脉的上叶支后支进入右肺上叶后段的下降支。

01.04.0154　[右肺动脉]中叶支　middle lobar branch of right pulmonary artery

右肺动脉进入右肺中叶的分支,其分支有内侧支和外侧支。

01.04.0155　[右肺动脉]外侧支　lateral branch of right pulmonary artery

右肺动脉中叶支进入右肺中叶外侧段的分支。

01.04.0156　[右肺动脉]内侧支　medial branch of right pulmonary artery

右肺动脉中叶支进入右肺中叶内侧段的分支。

01.04.0157　[右肺动脉]下叶支　inferior lobar branch of right pulmonary artery

右肺动脉进入右肺下叶的分支,包括下叶上支、前底支、外侧底支、内侧底支、后底支。

01.04.0158 ［右肺动脉］下叶上支 superior branch of inferior lobe of right pulmonary artery

右肺动脉下叶支进入右肺下叶上段的分支。

01.04.0159 ［右肺动脉］底部 basal part of right pulmonary artery

右肺动脉的下叶支分出上支后的主干部，分成前底支、外侧底支、内侧底支、后底支 4 支。

01.04.0160 ［右肺动脉］内侧底支 medial basal branch of right pulmonary artery

右肺动脉下叶支进入右肺下叶内侧底段的右肺动脉底部的分支。

01.04.0161 ［右肺动脉］前底支 anterior basal branch of right pulmonary artery

右肺动脉下叶支进入右肺下叶前底段的右肺动脉底部的分支。

01.04.0162 ［右肺动脉］外侧底支 lateral basal branch of right pulmonary artery

右肺动脉下叶支进入右肺下叶外侧底段的右肺动脉底部的分支。

01.04.0163 ［右肺动脉］后底支 posterior basal branch of right pulmonary artery

右肺动脉下叶支进入右肺下叶后底段的右肺动脉底部的分支。

01.04.0164 左肺动脉 left pulmonary artery

进入左肺的肺动脉，较短，水平向左，经食管、胸主动脉前方至左肺门分两支进入左肺上、下叶。见图 01.04.05、图 01.04.32。

01.04.0165 ［左肺动脉］上叶支 superior lobar branch of left pulmonary artery

左肺动脉进入左肺上叶的分支。

01.04.0166 ［左肺动脉］尖支 apical branch of left pulmonary artery

左肺动脉上叶支进入左肺上叶尖段的分支。

01.04.0167 ［左肺动脉］前支 anterior branch of left pulmonary artery

左肺动脉上叶支进入左肺上叶前段的分支。

01.04.0168 ［左肺动脉］前降支 anterior descending branch of left pulmonary artery

左肺动脉前支进入左肺上叶前段后向下走行的分支。

01.04.0169 ［左肺动脉］前升支 anterior ascending branch

左肺动脉前支进入左肺上叶前段后向上走行的分支。

01.04.0170 ［左肺动脉］后支 posterior branch of left pulmonary artery

左肺动脉上叶支进入左肺上叶后段的分支。

01.04.0171 ［左肺动脉］舌支 lingular branch of left pulmonary artery

左肺动脉上叶支进入左肺上、下舌段的分支。

01.04.0172 ［左肺动脉］上舌支 superior lingular branch of left pulmonary artery

左肺动脉舌支进入上舌段的分支。

01.04.0173 ［左肺动脉］下舌支 inferior lingular branch of left pulmonary artery

左肺动脉舌支进入下舌段的分支。

01.04.0174 ［左肺动脉］下叶支 inferior lobar branch of left pulmonary artery

左肺动脉进入左肺下叶的分支。

01.04.0175 ［左肺动脉］下叶上支 superior branch of inferior lobe

左肺动脉下叶支进入左肺下叶上段的分支。

01.04.0176 ［左肺动脉］底部 basal part of left pulmonary artery

左肺动脉下叶支分出下叶上支后的主干，分成前底支、外侧底支、内侧底支、后底支 4 支。

01.04.0177 ［左肺动脉］内侧底支 medial basal branch of left pulmonary artery

进入左肺下叶内侧底段的左肺动脉底部的分支。

01.04.0178 ［左肺动脉］前底支 anterior basal branch of left pulmonary artery

进入左肺下叶前底段的左肺动脉底部的分支。

01.04.0179 ［左肺动脉］外侧底支 lateral basal branch of left pulmonary artery

进入左肺下叶外侧底段的左肺动脉底部的分支。

01.04.0180 ［左肺动脉］后底支 posterior basal branch of left pulmonary artery

进入左肺下后底段的左肺动脉底部的分支。

01.04.0181 动脉韧带 arterial ligament

又称"动脉导管索"。由肺动脉干分叉处连至主动脉弓下缘的纤维结缔组织索。是胎儿时期动脉导管在出生后闭锁的遗迹。见图 01.04.04。

01.04.0182 动脉导管 ductus arteriosus

胚胎时期连结肺动脉和主动脉弓之间的导管。小儿出生后，动脉导管即在功能上关闭，绝大多数婴儿生后 3 个月左右在解剖上逐渐闭合成为动脉韧带，若不闭合即称为动脉导管未闭。见图 01.04.04。

01.04.0183 动脉导管三角 ductus arteriosus triangle

主动脉弓左前方有一个三角形区域，其前界为左膈神经，后界为左迷走神经，下界为左肺动脉。三角内有动脉韧带、左喉返神经和心浅丛，该三角是临床手术寻找动脉导管的标志。见图 01.04.07。

01.04.0184 主动脉 aorta

体循环的动脉主干。从左心室出发，先向上后弯曲呈弓形向左后，沿脊柱下降，穿膈的主动脉裂孔入腹腔，在第 4 腰椎体下缘处分为左、右髂总动脉。根据其行程可分为三部：升主动脉、主动脉弓和降主动脉。见图 01.04.03。

01.04.0185 升主动脉 ascending aorta

起自左心室主动脉口，位于肺动脉与上腔静脉之间，向右前上方至右侧第 2 胸肋关节后方移行为主动脉弓的大动脉。自其根部发出左、右冠状动脉。见图 01.04.21。

01.04.0186 主动脉球 aortic bulb

升主动脉起始部的膨大处，其内壁有三个半月形的主动脉瓣附着。见图 01.04.13。

01.04.0187 主动脉窦 aortic sinus

又称"瓦氏窦（Valsalva antrum）"。主动脉瓣相对的动脉壁向外膨出，瓣膜与主动脉壁之间的袋状间隙。通常根据有无冠状动脉的开口，将主动脉半月瓣及其相应的窦命名为右冠状动脉半月瓣（窦）、左冠状动脉半月瓣（窦）和无冠状动脉半月瓣（窦）。见图 01.04.13。

01.04.0188 右冠状动脉 right coronary artery

起自主动脉右窦的一条冠状动脉。经肺动脉根部及右心耳之间，沿右冠状沟走行，绕过心右缘，继续在膈面的冠状沟内走行，在房室交点处常分为两支即后室间支和右旋支。右冠状动脉一般分布于右房、右室前壁大部分，右室侧壁和后壁的全部，左室后壁的一部分和室间隔后 1/3。见图 01.04.04。

01.04.0189 ［右冠状动脉］房室支 atrioventricular branch

右冠状动脉的终末分支之一，继房室结分支之后发出，常有 1~2 支。

01.04.0190 动脉圆锥支 branch of arterial conus

右冠状动脉向右室壁发出的第一个分支。分布于动脉圆锥，与前室间支的同名分支吻合，该吻合为左、右冠状动脉间重要的侧支循环。

01.04.0191 窦房结支 branch of sinuatrial node

至窦房结的一条右冠状动脉分支，近 60% 的人起于右冠状动脉近侧端 1~2cm 处，沿右心耳内侧面上行，至窦房结。见图 01.04.04。

01.04.0192 ［右冠状动脉］心房支 atrial branch

右冠状动脉的分支血管，由右冠状动脉的前支及侧支组成。

01.04.0193 右缘支 right marginal branch

沿心锐缘左行，分布至附近心室壁的右冠状动脉的分支，恒定，较粗大，是冠状动脉造影确定心缘的标志血管。见图 01.04.04。

01.04.0194 ［右冠状动脉］心房中间支 intermediate branch of atrium

右冠状动脉的分支，供应右心房。

01.04.0195 后室间支 posterior interventricular branch

右冠状动脉的终支。与左冠状动脉的前室间支相吻合，沿途分支至左、右心室后壁、及发室间隔支至室间隔后 1/3。见图 01.04.05。

01.04.0196 ［右冠状动脉］室间隔支 branch of interventricular septum

右冠状动脉后室间支的较小分支，供应后 1/3 室间隔。

01.04.0197 ［右冠状动脉］房室结支 branch of atrioventricular node

至房室结的一条右冠状动脉分支血管，约 93% 的人在房室交点处起于右冠状动脉主干或其分支，向深部进入科赫三角的深面，末端穿入房室结，供应房室结与房室束的近侧端。见图 01.04.05。

01.04.0198 右旋支 right circumflex branch

右冠状动脉的终支之一，起始后左行，与左冠状动脉的旋支形成多种形式的吻合，出现率为 60%。

01.04.0199 左冠状动脉 left coronary artery

发自左主动脉窦的一条冠状动脉，较右冠状动脉短粗。经肺动脉起始部和左心耳之间，沿冠状沟向左前方行 5~10mm 后，分为前室间支和旋支。左冠状动脉一般分布于左房、左室前壁，左室侧壁和膈面，右室前壁的一部分和室间隔前 2/3。见图 01.04.04。

01.04.0200 前室间支 anterior interventricular branch

左冠状动脉的一个分支。沿前室间沟下行，绕过心尖切迹终于后室间沟下 1/3 处。其分支分布于左室前壁、右室前壁一小部分及室间隔的前 2/3 区域。见图 01.04.04。

01.04.0201 ［左冠状动脉］圆锥支 branch of left coronary arterial conus

左冠状动脉的一分支，分布至动脉圆锥，与右冠状动脉圆锥支吻合形成动脉环。见图 01.04.04。

01.04.0202 ［左冠状动脉］外侧支 lateral branch of left coronary artery

至左室前壁大部及靠近前室间沟的右室前壁的左冠状动脉支。

01.04.0203 ［左冠状动脉］室间隔支 branch of interventricular septum

左冠状动脉前室间支的一个分支，分布于室间隔前 2/3。

01.04.0204 旋支 circumflex branch

左冠状动脉分支之一。沿冠状沟向左行，绕过心左缘至左心室膈面，至心的左缘和后室间沟之间的中点附近，其亚分支有左缘支、左室后支、窦房结支等。见图 01.04.04。

01.04.0205 心房吻合支 atrial anastomotic branch

左冠状动脉旋支的亚分支，经房间隔与右冠状动脉相吻合。

01.04.0206 ［左冠状动脉］房室支 atrioventricular branch

旋支的分支，在左冠状动脉优势型中供应房室交界区。

01.04.0207 左缘支 left marginal branch

旋支在越过左缘处的恒定分支。分布于左室侧壁，是冠状动脉造影辨认血管分支的标志之一。见图 01.04.04、图 01.04.05。

01.04.0208 ［左冠状动脉］心房中间支 intermediate branch of atrium

旋支供应左心房的分支。

01.04.0209 ［左冠状动脉］左室后支 posterior branch of left ventricle

分布于左室膈面外侧部的左冠状动脉分支。较大的旋支发出的左室后支也可分布至左室后乳头肌。

01.04.0210 ［左冠状动脉］窦房结支 branch of sinuatrial node of left coronary artery

从旋支起始段发出，沿左房前壁向上向右分布于窦房结的分支。约 40% 的人此支起于左冠状动脉旋支。见图 01.04.04。

01.04.0211 ［左冠状动脉］房室结支 branch of atrioventricular node

分布于房室结的左冠状动脉支。较长可达房室交点处，近 7% 的人此支起于左冠状动脉旋支。见图 01.04.05。

01.04.0212 ［左冠状动脉］心房支 atrial branch

左冠状动脉供应左心房的前壁、外侧壁以及后壁的细小的分支。

01.04.0213 主动脉弓 aortic arch

升主动脉的延续，自右侧第 2 胸肋关节高度向左后呈弧形弯曲，移行为主动脉弓，跨过左肺根，在第 4 胸椎体下缘移行为降主动脉。从弓的凸侧由右向左依次发出头臂干、左颈总动脉和左锁骨下动脉。主动脉弓壁外膜下有丰富的游离神经末梢称压力感受器，能感受血压的变化。见图 01.04.04。

01.04.0214　主动脉峡　aortic isthmus

胚胎时期的主动脉囊与背主动脉连接处的狭细部分。位于左锁骨下动脉起始处与动脉导管附着处之间。

01.04.0215　主动脉小球　aortic glomera

主动脉弓下方，靠近动脉韧带处有2~3个粟粒状小体，称主动脉小球，是化学感受器。

01.04.0216　头臂干　brachiocephalic trunk

主动脉弓的凸侧从右向左发出的第一个分支，向右上方斜行至右胸锁关节后方分为右颈总动脉和右锁骨下动脉。见图01.04.22。

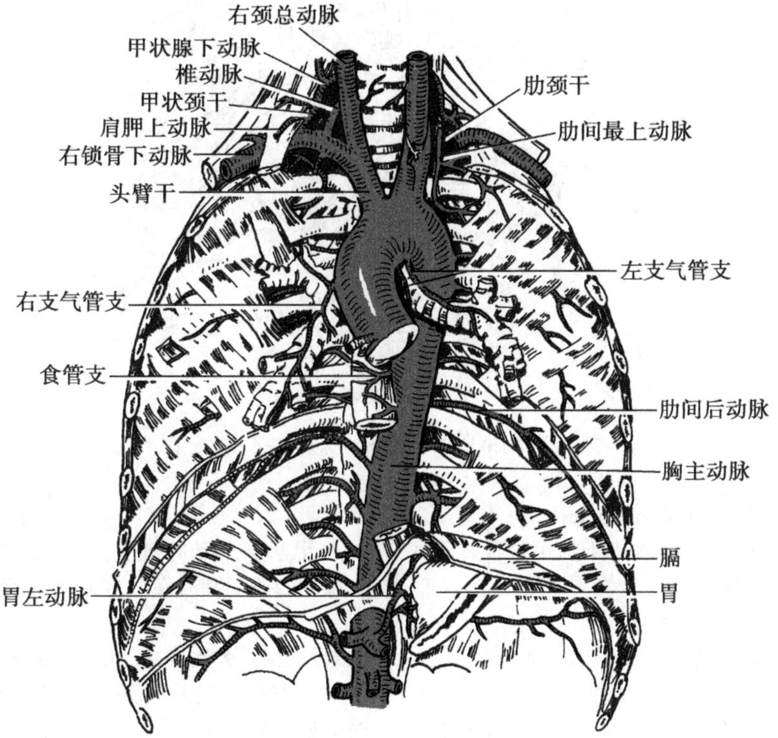

图01.04.22　胸主动脉及其分支

01.04.0217　甲状腺最下动脉　arteria thyroidea ima

可分别起自头臂干、主动脉弓、颈总动脉或胸廓内动脉，供应甲状腺分支。在气管前方上升，至甲状腺峡，参与甲状腺动脉之间在腺内、外的吻合。

01.04.0218　颈总动脉　common carotid artery

头颈部的主要动脉干。右侧发自头臂干，左侧直接发自主动脉弓。两侧颈总动脉均经过胸锁关节后方，沿气管和喉外侧上升，至平对甲状软骨上缘分为颈内动脉和颈外动脉。见图01.04.22。

01.04.0219　颈动脉小球　carotid glomus

又称“颈动脉体（carotid body）”。一个扁椭圆形小体，借结缔组织连于颈动脉杈的后方，为化学感受器，可感受血液中二氧化碳分压、氧分压和氢离子浓度变化。

01.04.0220　颈动脉窦　carotid sinus

颈总动脉末端和颈内动脉起始部膨大的部分，窦壁外膜较厚，其中有丰富的游离神经末梢，为压力感受器。见图01.04.23。

01.04.0221　颈动脉杈　carotid bifurcation

颈总动脉分为颈外和颈内动脉的分杈处。见图01.04.23。

01.04.0222　颈外动脉　external carotid artery

颈总动脉两分支之一，初居颈内动脉的前内侧，后经前方绕至其前外侧，上行穿经腮腺实质，达下颌颈高度分为颞浅动脉和上颌动脉两终支。见图01.04.23。

01.04.0223　甲状腺上动脉　superior thyroid artery

颈外动脉的第1分支。起自颈外动脉的起始处，行向前下方，分布到甲状腺上部和喉。见图01.04.23。

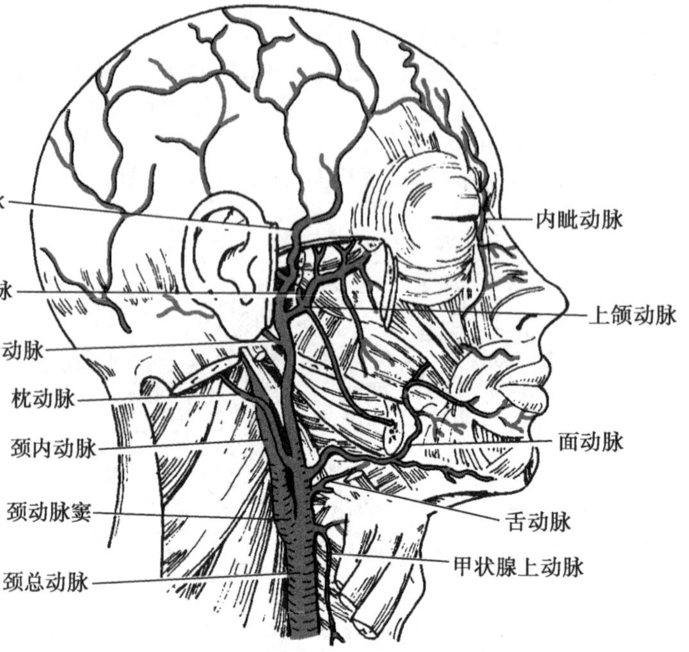

图 01.04.23　颈外动脉及其分支

01.04.0224　舌骨下支　infrahyoid branch

颈外动脉的一个小支，沿舌骨下缘甲状舌骨肌深面走行并与周围血管吻合，供应舌骨下肌群。

01.04.0225　［甲状腺上动脉］胸锁乳突肌支　sternocleidomastoid branch

起自甲状腺上动脉，向外下行跨过颈动脉鞘并供应胸锁乳突肌内侧区。该动脉也可直接起自颈外动脉。

01.04.0226　喉上动脉　superior laryngeal artery

伴喉上神经走行于甲状舌骨肌深面的动脉，穿过甲状舌骨膜下部，供应喉上部并与附近动脉分支及甲状腺下动脉的喉下支相吻合。

01.04.0227　环甲肌支　cricothyroid branch

甲状腺上动脉的一个分支，横过环甲韧带上部，与附近血管吻合，供应环甲肌。

01.04.0228　［甲状腺上动脉］前腺支　anterior glandular branch of superior thyroid artery

甲状腺上动脉分支。沿甲状腺侧叶上极的内侧面走行，主要分布于甲状腺侧叶的前面，发一支越过峡部上方与其他分支吻合。

01.04.0229　［甲状腺上动脉］后腺支　posterior glandular branch of superior thyroid artery

甲状腺上动脉分支，沿甲状腺侧叶后面下降，供应腺的内侧面和后面。与甲状腺下动脉吻合。

01.04.0230　外侧腺支　lateral glandular branch

甲状腺上动脉的分支，供应甲状腺的外侧面。有时缺如。

01.04.0231　咽升动脉　ascending pharyngeal artery

从颈外动脉的内侧壁发出的分支，在颈外和颈内动脉之间上行，沿咽侧壁上升至颅底，发出咽支，鼓室下动脉和脑膜后动脉。

01.04.0232　脑膜后动脉　posterior meningeal artery

咽升动脉的终末分支，通过颈静脉孔到达颅后窝。

01.04.0233　［咽升动脉］咽支　pharyngeal branch

咽升动脉分支，由其发出 3~4 个细支供应咽缩肌和茎突肌，且有不恒定分支分布于腭。咽动脉向前下行于咽上缩肌上缘和腭帆提肌之间，并与腭帆提肌伴行到软腭，分支供应腭扁桃体及一侧咽鼓管。

01.04.0234　鼓室下动脉　inferior tympanic artery

咽升动脉小细支，穿鼓室小管与舌咽神经的鼓室支共同分布于鼓室内侧壁。

01.04.0235　舌动脉　lingual artery

在甲状腺上动脉的稍上方，平舌骨大角处发自颈外动脉，分布到舌、舌下腺、口底和腭扁桃体。舌动脉有名的分支有舌背支、舌下动脉、舌深动脉和舌骨上支。见图 01.04.23。

01.04.0236　［舌动脉］舌骨上支　suprahyoid branch of lingual artery

沿舌骨上缘走行的舌动脉小分支。与对侧舌骨上支动脉相吻合，供应邻近结构。

01.04.0237　舌下动脉　sublingual artery

自舌骨舌肌前缘起自舌动脉，向前穿行于舌肌和下颌骨之间，到达舌下腺、下颌舌骨肌和颊、牙龈黏膜供血的动脉。

01.04.0238　［舌动脉］舌背支　dorsal lingual branch of lingual artery

起自舌动脉第 2 段的分支，通常为 2~3 个小血管。向上延伸至舌背部，为黏膜、腭舌弓、扁桃体、软腭和会厌供血，与对侧的舌背动脉吻合。

01.04.0239　舌深动脉　deep lingual artery

舌动脉的末端，位于舌系带附近、舌下襞处。

01.04.0240　面动脉　facial artery

于颈动脉三角内起自颈外动脉，穿经下颌下三角，在咬肌止点前缘处入面部。面动脉行程迂曲。斜向前上行，经口角和鼻翼外侧至内眦，改称内眦动脉。见图 01.04.23。

01.04.0241　腭升动脉　ascending palatine artery

靠近面动脉的起始处的分支，供应腭帆提肌和腭扁桃体、咽鼓管等。

01.04.0242　扁桃体支　tonsillar branch

面动脉在咽部上行的分支，于翼突内侧和茎突舌骨肌之间上行进入扁桃体下极，供应扁桃体和舌根。

01.04.0243　颏下动脉　submental artery

面动脉的恒定分支，走行于下颌下腺内侧的沟内。其内侧为肩胛舌骨肌，上方为下颌骨下缘，终止于二腹肌前腹。颏下动脉主干全长为 4.3cm，供血范围包括同侧颌下区和部分下唇、颏部。

01.04.0244　［面动脉］腺支　glandular branch of facial artery

面动脉途经下颌下腺外侧面时发出 3~4 支供应该腺及邻近肌肉、淋巴结和皮肤的分支。

01.04.0245　下唇动脉　inferior labial artery

近口角处由面动脉发出的分支。向前上行于降口角肌深面，穿口轮匝肌并在肌肉和黏膜之间弯曲走向下唇缘，供应下唇腺、下唇黏膜和肌肉，并与对侧下唇动脉及下牙槽动脉的颏支相吻合。

01.04.0246　上唇动脉　superior labial artery

面动脉的分支之一，比下唇动脉大而弯曲，在口轮匝肌和口唇黏膜之间弯曲走向上唇缘，并与对侧同名血管相吻合。除分布在上唇外，尚发一中隔支和翼支。前者分布于鼻中隔前下部，后者分布于鼻翼。

01.04.0247　鼻中隔支　nasal septal branch

上唇动脉在鼻中隔下部和前部发出的分支。

01.04.0248　鼻外侧支　lateral nasal branch

面动脉的分支，在鼻翼外侧处，分布至鼻背和鼻翼并与对侧鼻外侧支相吻合，此动脉也可由上唇动脉的分支代替。

01.04.0249　内眦动脉　angular artery

面动脉行程迂曲，斜向前上行，经口角和鼻翼外侧至内眦，改称内眦动脉。见图 01.04.23。

01.04.0250　舌面干　linguofacial trunk

从颈外动脉发出的舌动脉与面动脉共干。

01.04.0251　枕动脉　occipital artery

颈外动脉的分支，从颈部向后走行，经颞骨乳突的枕动脉沟，斜穿枕部一些肌肉而达枕部皮下，枕大神经在上项线平面距正中线 2cm 处斜穿斜方肌腱膜，然后与枕动脉伴行，走向颅顶。见图 01.04.23。

01.04.0252　［枕动脉］乳突支　mastoid branch of occipital artery

枕动脉的一个分支，自乳突孔进入颅腔，供应硬脑膜、板障及乳突小房。有时缺如。

01.04.0253　［枕动脉］耳支　auricular branch of occipital artery

枕动脉不恒定的分支，经乳突孔入颅分布至硬脑膜及乳突小房。

01.04.0254　［枕动脉］胸锁乳突肌支　sternocleidomastoid branch of occipital artery

供应胸锁乳突肌的枕动脉分支。常有上、下两支，上支和副神经一起进入胸锁乳突肌深面；下支与甲状腺上动脉的胸锁乳突肌支吻合。

01.04.0255　［枕动脉］脑膜支　meningeal branch of occipital artery

枕动脉发出进入颅后凹，供应硬脑膜的分支。分支不恒定。一支或多支不等。

01.04.0256　［枕动脉］枕支　occipital branch of occipital artery

分布至枕部皮肤、骨膜和枕肌等的枕动脉终末分支。

01.04.0257　［枕动脉］降支　descending branch of occipital artery

枕动脉在头上斜肌之上发出的分支。分浅支和深支，供应斜方肌和颈深肌。

01.04.0258　耳后动脉　posterior auricular artery

起自颈外动脉后壁的一个分支血管。发出部位大都低于或平乳突尖，较恒定，其主干及枕支是耳后皮瓣的轴心血管。

01.04.0259　茎乳动脉　stylomastoid artery

耳后动脉或枕动脉的分支，供应鼓室的前部及乳突小房。它还进入茎乳孔供应面神经和骨半规管。

01.04.0260　鼓室后动脉　posterior tympanic artery

发自茎乳动脉，分布于鼓室后部、鼓膜、镫骨肌、乳突和乳突小房的动脉。

01.04.0261　乳突支　mastoid branch

供应乳突和乳突小房等部位的鼓室后动脉分支。

01.04.0262　镫骨肌支　stapedial branch

供应镫骨肌等部位的鼓室后动脉分支。

01.04.0263　耳支　auricular branch

供应耳翼及附近皮肤的耳后动脉分支。

01.04.0264　枕支　occipital branch

分布于枕额肌枕腹和耳廓后上部头皮的耳后动脉分支。

01.04.0265　［耳后动脉］腮腺支　parotid branch

耳后动脉在腮腺和茎突之间上行时，发出的供应腮腺的分支。

01.04.0266　颞浅动脉　superficial temporal artery

颈外动脉发出的分支。在腮腺内直行上升，经外耳门前方至颞部皮下，分支分布于额、颞、顶部软组织及腮腺、眼轮匝肌等。见图 01.04.23。

01.04.0267　［颞浅动脉］腮腺支　parotid branch

供应腮腺及颞下颌关节的颞浅动脉分支。

01.04.0268　面横动脉　transverse facial artery

颞浅动脉供应面部的分支。在腮腺和颧弓之间发自颞浅动脉的前壁，沿咬肌表面前行，营养腮腺和邻近的表情肌。

01.04.0269　耳前支　anterior auricular branch

颞浅动脉供应耳部结构的分支。常为 1~2 支，分布至耳廓前外侧面和外耳道。

01.04.0270　颧眶动脉　zygomaticoorbital artery

颞浅动脉供应眼外眦部结构的分支。发自颞浅动脉的前壁，沿颧弓上缘前行至眼外眦，分布至眼轮匝肌。

01.04.0271　颞中动脉　middle temporal artery

颞浅动脉供应颞肌的分支。在颧弓稍上方发自颞浅动脉的前内侧壁，向深面穿过颞筋膜进入颞肌。

01.04.0272　［颞浅动脉］额支　frontal branch

颞浅动脉的两终支之一，于颧弓后端发自颞浅动脉，行向前上，分布至眼轮匝肌、额肌、帽状腱膜及额部皮肤等。

01.04.0273　［颞浅动脉］顶支　parietal branch

颞浅动脉的两终支之一，于颧弓后端发自颞浅动脉，沿颞筋膜表面行向后上，分布于顶部的帽状腱膜及头皮等结构。

01.04.0274　上颌动脉　maxillary artery

颈外动脉的两终支之一，于下颌颈高度发自颈外动脉，弯曲前行进入翼腭窝，被翼外肌分为三段。见图 01.04.23。

01.04.0275　耳深动脉　deep auricular artery

上颌动脉第 1 段供应耳前深部结构的分支。分布至颞下颌关节后部、外耳道及鼓膜的外面。

01.04.0276　鼓室前动脉　anterior tympanic artery

上颌动脉第 1 段供应鼓室的较细分支。经鼓室裂进入鼓室，分布至鼓室黏膜。

01.04.0277 下牙槽动脉 inferior alveolar artery

上颌动脉第1段供应下颌牙齿及齿龈的分支。发自上颌动脉第1段的下壁，与下牙槽神经伴行，经下颌孔进入下颌骨内，分布至下颌牙齿和齿龈。

01.04.0278 ［下牙槽动脉］牙支 dental branch

下牙槽动脉供应牙齿的分支。在下颌骨内发自下牙槽动脉，经各牙齿的牙根管至下颌牙齿。

01.04.0279 ［下牙槽动脉］牙周支 peridental branch

下牙槽动脉供应牙龈及牙周组织的分支。在下颌骨内发自下牙槽动脉，分布至牙周组织和牙龈。

01.04.0280 下颌舌骨肌支 mylohyoid branch

下牙槽动脉供应下颌舌骨肌的分支。在下牙槽动脉进入下颌孔之前发出，分布至下颌舌骨肌。

01.04.0281 颏动脉 mental artery

下牙槽动脉的终支，经颏孔穿出的分支。分布至颏孔邻近组织，与下唇动脉和颏下动脉吻合。

01.04.0282 脑膜中动脉 middle meningeal artery

上颌动脉第1段供应硬脑膜的主要分支。发自上颌动脉第1段的上壁，上行经棘孔入颅，分布至硬脑膜。见图01.04.23。

01.04.0283 脑膜副支 accessory meningeal branch

上颌动脉第1段供应硬脑膜的细小分支。出现率约为50%，发自上颌动脉第1段的上壁，经卵圆孔入颅分布于硬脑膜。

01.04.0284 岩支 petrosus branch

脑膜中动脉供应鼓膜张肌的分支。经面神经管入鼓室，分布至鼓膜张肌。

01.04.0285 鼓室上动脉 superior tympanic artery

脑膜中动脉供应鼓室内结构的分支。经鼓室小管上口进入鼓室，分布至鼓室内结构。

01.04.0286 ［脑膜中动脉］额支 frontal branch of middle meningeal artery

脑膜中动脉的两终支之一，分布于额部、顶部的硬脑膜及其邻近颅盖骨。

01.04.0287 ［脑膜中动脉］顶支 parietal branch of middle meningeal artery

脑膜中动脉的两终支之一，分布于枕部的硬脑膜及邻近颅盖骨。

01.04.0288 ［脑膜中动脉］眶支 orbital branch of middle meningeal artery

脑膜中动脉供应眶内结构的细小分支。在颅内发自脑膜中动脉，向前经眶上裂或蝶骨大翼上的小孔入眶，分布至眶内结构。

01.04.0289 泪腺动脉吻合支 anastomotic branch with lacrimal artery

脑膜中动脉的较小分支。在颅内发自脑膜中动脉，向前经眶上裂与泪腺动脉形成吻合。

01.04.0290 翼突脑膜动脉 pterygomeningeal artery

脑膜中动脉供应颅内外结构的分支。自脑膜中动脉或上颌动脉发出，经卵圆孔入颅腔，供应翼肌、鼓膜张肌、下颌神经及耳神经节、颅中窝的脑膜和三叉神经节等。

01.04.0291 咬肌动脉 masseteric artery

上颌动脉第2段供应咬肌的分支。发自上颌动脉第2段的上壁，经下颌切迹向外分布至咬肌。

01.04.0292 颞深前动脉 anterior deep temporal artery

上颌动脉第2段供应颞肌和颅骨前部的分支。发自上颌动脉第2段的上内侧壁，于颞肌与颅骨之间行向上，分布于颞肌和邻近颅骨。

01.04.0293 颞深后动脉 posterior deep temporal artery

上颌动脉第2段供应颞肌和颅骨后部的分支。发自上颌动脉第2段的上内侧壁，于颞肌与颅骨之间行向后上，分布于颞肌和颅骨。

01.04.0294 翼肌支 pterygoid branch

上颌动脉第2段供应翼内、外肌的分支，多为数支，分布于翼内肌和翼外肌。

01.04.0295 颊动脉 buccal artery

上颌动脉第2段供应颊的分支。发自上颌动脉的下壁，沿颊肌上缘前行，分布于颊肌及邻近表情肌。

01.04.0296 上牙槽后动脉 posterior superior alveolar artery

上颌动脉第3段供应上颌牙的分支。发自上颌动脉的下壁，常为2~3支，经上颌骨后面进入上颌骨，分布至上颌牙和牙龈。

01.04.0297 ［上牙槽后动脉］牙支 dental branch

上牙槽后动脉供应上颌牙的分支。在上颌骨内发出,经牙根管分布至上颌后部的牙。

01.04.0298 [上牙槽后动脉]牙周支 peridental branch

上牙槽后动脉供应上颌牙龈和牙周组织的分支。在上颌骨内发出,分布至上颌后部的牙周组织和牙龈。

01.04.0299 眶下动脉 infraorbital artery

上颌动脉的直接延续,经眶下裂、眶下沟和眶下管,与眶下神经伴行入眶,末梢经眶下孔至面部。分布至下眼睑、鼻外侧面和上唇。

01.04.0300 上牙槽前动脉 anterior superior alveolar artery

眶下动脉供应上颌前部牙及牙周组织的分支。在眶下管内发自眶下动脉,分布至上颌前部牙及牙周组织。

01.04.0301 [上牙槽前动脉]牙支 dental branch

上牙槽前动脉供应上颌前部牙齿的分支。在上颌骨内发出,经牙根管分布至上颌前部的牙齿。

01.04.0302 [上牙槽前动脉]牙周支 peridental branch

上牙槽前动脉供应上颌齿龈和牙周组织的分支,在上颌骨内发出,分布至上颌前部的牙龈和牙周组织。

01.04.0303 翼管动脉 artery of pterygoid canal

上颌动脉第3段的分支。经翼管至咽腔上部,供应咽腔上部结构及咽鼓管等。

01.04.0304 [上颌动脉]咽支 pharyngeal branch of maxillary artery

上颌动脉第3段供应咽上段的细小分支。

01.04.0305 腭降动脉 descending palatine artery

上颌动脉第3段供应上腭的分支。在翼腭窝内发自上颌动脉的下壁,进入翼腭管,在管内分为腭大动脉和腭小动脉,分别经腭大孔和腭小孔穿出,分布至上腭。

01.04.0306 腭大动脉 greater palatine artery

腭降动脉供应硬腭部的分支。在翼腭管内发自腭降动脉,下行经腭大孔穿出,转向前分布至硬腭前部的黏膜及牙龈。

01.04.0307 [腭降动脉]咽支 pharyngeal branch of descending palatine artery

腭降动脉分布至鼻咽部的细小分支。

01.04.0308 腭小动脉 lesser palatine artery

腭降动脉供应软腭的分支。在翼腭管内发自腭降动脉,下行经腭小孔穿出,转向后分布至软腭及扁桃体。

01.04.0309 蝶腭动脉 sphenopalatine artery

供应鼻腔内结构的上颌动脉终末分支。在翼腭窝内发自上颌动脉第3段的上壁,前行经蝶腭孔即翼腭孔入鼻腔,分数支分布至鼻甲、鼻道、鼻旁窦及鼻中隔。

01.04.0310 鼻后外侧动脉 posterior lateral nasal artery

蝶腭动脉供应鼻腔外侧壁的分支。在蝶腭动脉穿出蝶腭孔后发出,一般为3支,沿鼻腔侧壁前行,分布于鼻腔外侧壁的鼻甲与鼻道。

01.04.0311 鼻中隔后支 posterior septal branch

蝶腭动脉供应鼻中隔的分支。在蝶腭动脉穿出蝶腭孔后发出,沿鼻中隔侧面前行,分数支分布至鼻中隔后部。

01.04.0312 颈内动脉 internal carotid artery

颈总动脉的两大分支之一。于甲状软骨上缘高度由颈总动脉发出,上行经颈动脉管入颅,营养脑及眶内结构。颈内动脉行程可分为颈部、岩部、海绵窦部和大脑部4段。见图01.04.23、图01.04.24。

01.04.0313 [颈内动脉]颈部 cervical part of internal carotid artery

颈内动脉从起始部至颈动脉管外口的一段,此段一般没有分支,易于与颈外动脉区分。见图01.04.23。

01.04.0314 [颈内动脉]岩部 petrosal part of internal carotid artery

颈内动脉位于颞骨岩部颈动脉管内的部分,此段发出数个细小分支。

01.04.0315 颈鼓动脉 caroticotympanic artery

颈内动脉岩部发出的供应鼓室黏膜的细支,经颈鼓小管进入鼓室,分布至鼓室的黏膜。

01.04.0316 翼管支 branch of pterygoid canal

颈内动脉不恒定的较小分支,进入翼管与上颌动脉吻合。

01.04.0317 [颈内动脉]海绵窦部 cavernous part of internal carotid artery

颈内动脉穿行于蝶鞍两侧海绵窦内的部分。发出数个细支供应邻近结构。

01.04.0318　小脑幕底支　tentorial basal branch

颈内动脉海绵窦部供应小脑幕基底部的较小分支。

01.04.0319　小脑幕缘支　tentorial marginal branch

颈内动脉海绵窦部供应小脑幕游离缘的较小分支。

01.04.0320　［颈内动脉］脑膜支　meningeal branch of internal carotid artery

颈内动脉海绵窦部供应颅前窝硬脑膜的较小分支。

01.04.0321　三叉神经节支　branch of trigeminal ganglion

颈内动脉海绵窦部供应三叉神经节的细小分支。

01.04.0322　三叉神经支　trigeminal branch

颈内动脉海绵窦部供应三叉神经的细小分支。

01.04.0323　滑车神经支　trochlear branch

颈内动脉海绵窦部供应滑车神经的细小分支。

01.04.0324　海绵窦支　branch of cavernous sinus

颈内动脉海绵窦部供应海绵窦的细小分支。

01.04.0325　垂体下动脉　inferior hypophysial artery

颈内动脉供应垂体的较小分支。由颈内动脉的海绵窦部发出，在垂体的后方与对侧同名动脉吻合，分布至垂体。

01.04.0326　［颈内动脉］大脑部　cerebral part of internal carotid artery

颈内动脉穿出海绵窦后的一段。末端分为大脑前和大脑中动脉两终支。见图 01.04.24。

01.04.0327　垂体上动脉　superior hypophysial artery

由颈内动脉的海绵窦部发出，在垂体的前方与对侧同名动脉吻合，颈内动脉供应垂体的较小分支。分布至垂体。

01.04.0328　［颈内动脉］斜坡支　clival branch of internal carotid artery

颈内动脉大脑部供应斜坡蝶鞍部的细小分支。

01.04.0329　眼动脉　ophthalmic artery

颈内动脉供应眶内结构的分支。自颈内动脉的大脑部发出，向前经视神经管入眶，分布至眼内结构。见图 01.04.25。

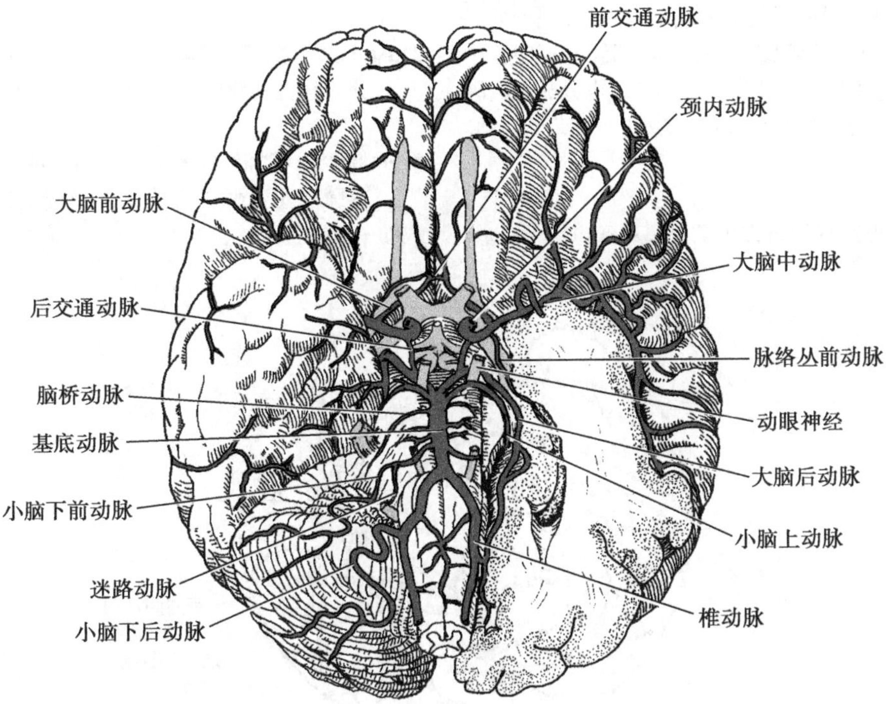

图 01.04.24　脑底的动脉

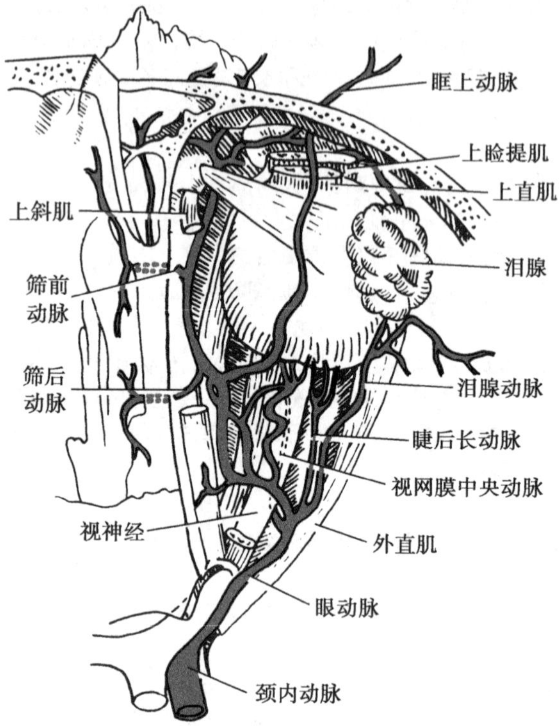

图 01.04.25　眼的动脉

01.04.0330　视网膜中央动脉　central artery of retina

是供应视网膜内层的唯一动脉，在视神经管处起自眼动脉，经视神经穿眼球壁进入视网膜。视网膜中央动脉在视神经盘处先分为上、下 2 支，再分成视网膜鼻侧上、鼻侧下和视网膜颞侧上、颞侧下 4 支小动脉。见图 01.04.25。

01.04.0331　视网膜颞侧上小动脉　superior temporal arteriole of retina

视网膜中央动脉分布至视网膜外上部的分支。见图 01.04.26。

01.04.0332　视网膜颞侧下小动脉　inferior temporal arteriole of retina

视网膜中央动脉分布至视网膜外下部的分支。见图 01.04.26。

01.04.0333　视网膜鼻侧上小动脉　superior nasal arteriole of retina

视网膜中央动脉分布至视网膜内上部的分支。见图 01.04.26。

01.04.0334　视网膜鼻侧下小动脉　inferior nasal arteriole of retina

视网膜中央动脉分布至视网膜内下部的分支。见图 01.04.26。

01.04.0335　黄斑上小动脉　superior macular arteriole

视网膜中央动脉分布至黄斑上部的分支。

01.04.0336　黄斑下小动脉　inferior macular arteriole

视网膜中央动脉分布至黄斑下部的分支。

01.04.0337　视网膜内侧小动脉　medial arteriole of retina

分布至视网膜的视乳头与黄斑之间的细小动脉。

01.04.0338　视神经血管环　vascular circle of optic nerve

由睫状短动脉的分支在巩膜围绕视神经吻合形成的一小动脉环。

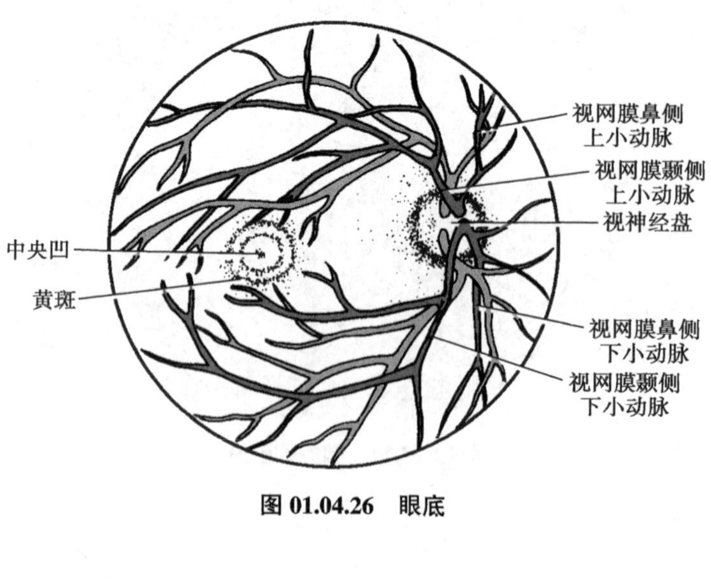

图 01.04.26　眼底

01.04.0339　泪腺动脉　lacrimal artery

眼动脉供应泪腺的分支。在视神经管出口处发自眼动脉,伴泪腺神经沿外直肌上缘至泪腺。见图01.04.25。

01.04.0340　脑膜中动脉吻合支　anastomotic branch with middle meningeal artery

泪腺动脉发出的与脑膜中动脉相应分支形成吻合的分支。

01.04.0341　睑外侧动脉　lateral palpebral artery

眼动脉供应上、下眼睑外侧部的分支。

01.04.0342　结膜后外侧动脉　lateral posterior conjunctival artery

上、下睑动脉弓供应结膜的小支。

01.04.0343　脑膜返支　recurrent meningeal branch

泪腺动脉发出的细支,分布至脑膜。

01.04.0344　睫后短动脉　short posterior ciliary artery

眼动脉的分支,常为6~12支。穿入眼球壁,分布至脉络膜和睫状突。

01.04.0345　睫后长动脉　long posterior ciliary artery

眼动脉的分支,常为2支,穿入巩膜,经巩膜与脉络膜间至睫状肌。见图01.04.25。

01.04.0346　眼肌动脉　muscular artery

眼动脉的分支,常为2支,分布至眼肌。

01.04.0347　睫前动脉　anterior ciliary artery

眼动脉或眼肌动脉供应脉络膜前部、睫状突、巩膜的分支,并形成虹膜动脉环。

01.04.0348　结膜前动脉　anterior conjunctival artery

睫前动脉供应结膜的细小分支。

01.04.0349　巩膜外动脉　episcleral artery

睫前动脉供应巩膜的若干小分支,在巩膜表面与睫后动脉吻合。

01.04.0350　筛后动脉　posterior ethmoidal artery

眼动脉供应筛窦后部、鼻腔外侧壁后部的分支。见图01.04.25。

01.04.0351　眶上动脉　supraorbital artery

眼动脉的直接延续,经眶上切迹出眶分布至眼轮匝肌、额窦及额部皮肤。见图01.04.25。

01.04.0352　板障支　diploic branch

眶上动脉供应额骨板障的细支。

01.04.0353　筛前动脉　anterior ethmoidal artery

眼动脉供应筛窦前部的分支。见图01.04.25。

01.04.0354　脑膜前支　anterior meningeal branch

筛前动脉供应颅前窝脑膜的分支。

01.04.0355　鼻中隔前支　anterior septal branch

筛前动脉供应鼻中隔的分支。在筛板上面发自筛前动脉,下降入鼻腔分布至鼻中隔前上部。

01.04.0356　鼻前外侧支　lateral anterior nasal branch

筛前动脉供应鼻腔侧壁的分支。在筛板上面发自筛前动脉,下降入鼻腔分布至鼻腔外侧壁的前上部。

01.04.0357　睑内侧动脉　medial palpebral artery

眼动脉供应上、下眼睑内侧部的分支。

01.04.0358　结膜后内侧动脉　medial posterior conjunctival artery

睑内侧动脉供应眼结膜的细小分支。

01.04.0359　上睑弓　superior palpebral arch

睑内、外侧动脉在上睑内吻合形成的动脉弓。常为平行的双弓,分别位于睑板的上缘和游离缘。

01.04.0360　下睑弓　inferior palpebral arch

睑内侧动脉与泪腺动脉的分支在下睑内交通吻合形成动脉弓。

01.04.0361　滑车上动脉　supratrochlear artery

眼动脉的分支,供应额部内侧份的肌、额骨及皮肤,与位于其外侧的眶上动脉构成吻合。

01.04.0362　鼻背动脉　dorsal nasal artery

眼动脉在眶内的分支,经睑内侧韧带上方穿出,分布至鼻部。又称鼻外动脉。

01.04.0363　脑动脉　cerebral artery

供应脑的动脉的统称,按脑的动脉血供来源归纳为颈内动脉系和椎－基底动脉系。

01.04.0364　后交通动脉　posterior communicating artery

大脑动脉环即 Willis 环的一部分。连结大脑后动脉和颈内动脉末段。见图 01.04.24。

01.04.0365　脉络丛前动脉　anterior choroidal artery

颈内动脉或大脑中动脉供应侧脑室脉络丛、内囊及丘脑诸结构的分支。见图 01.04.24。

01.04.0366　侧脑室脉络丛支　choroidal branch of lateral ventricle

脉络丛前动脉分布至侧脑室脉络丛的分支。

01.04.0367　第三脑室脉络丛支　choroidal branch of third ventricle

脉络丛前动脉或大脑后动脉分布至第三脑室脉络丛的分支。

01.04.0368　前穿质支　branch of anterior perforated substance

大脑前动脉发出经前穿质进入大脑半球深部供应纹状体及内囊的动脉。

01.04.0369　视束支　branch of optic tract

脉络丛前动脉供应视束的较小分支。

01.04.0370　外侧膝状体支　branch of lateral geniculate body

脉络丛前动脉供应外侧膝状体的细小分支。

01.04.0371　内囊支　branch of internal capsule

脉络丛前动脉供应内囊的分支。

01.04.0372　苍白球支　branch of globus pallidus

脉络丛前动脉供应苍白球的分支。

01.04.0373　尾状核尾支　branch of tail of caudate nucleus

脉络丛前动脉供应尾状核尾部的分支。

01.04.0374　灰结节支　branch of tuber cinereum

脉络丛前动脉供应灰结节的分支。

01.04.0375　下丘脑核支　branch of hypothalamic nuclei

脉络丛前动脉供应下丘脑的分支。

01.04.0376　黑质支　branch of substantia nigra

脉络丛前动脉供应黑质的分支。

01.04.0377　红核支　branch of red nucleus

脉络丛前动脉供应红核的分支。

01.04.0378　杏仁体支　branch of amygdaloid body

脉络丛前动脉供应杏仁体的分支。

01.04.0379　大脑前动脉　anterior cerebral artery

颈内动脉的两终支之一。于大脑半球内侧面，沿胼胝体沟后行。供应大脑半球内侧面和额叶底面的一部分皮质等结构。借前交通动脉与对侧同名动脉相连。见图 01.04.27。

01.04.0380　［大脑前动脉］交通前部　precommunicating part of anterior cerebral artery

大脑前动脉自起始部至前交通动脉之间的一段。即 A_1 段。

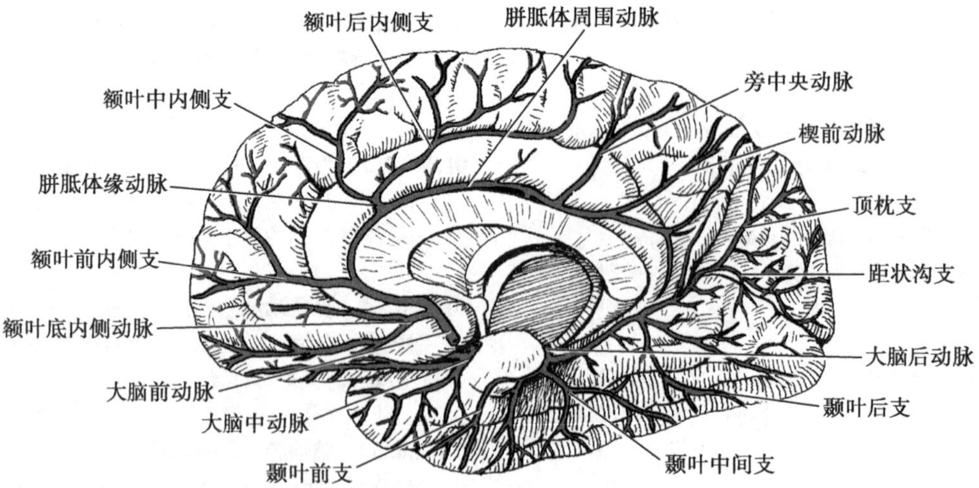

图 01.04.27　大脑半球的动脉（内侧面）

01.04.0381　前内侧中央动脉　anteromedial central artery

又称“前内侧丘纹动脉”。自大脑前动脉或前交通动脉发出的供应丘脑和纹状体的分支。

01.04.0382　短中央动脉　short central artery

大脑前动脉供应大脑半球额叶下面皮质和丘脑与纹状体的分支。

01.04.0383　长中央动脉　long central artery

又称“返动脉”。大脑前动脉供应嗅球根部的分支。

01.04.0384　前交通动脉　anterior communicating artery

大脑动脉环前部的一段，连接左、右大脑前动脉。见图 01.04.24。

01.04.0385　［大脑前动脉］交通后部　postcommunicating part of anterior cerebral artery

又称“胼胝体周围动脉”。大脑前动脉发出前交通动脉以后的部分，走行于胼胝体沟中。即 A_2 段。见图 01.04.27。

01.04.0386　额叶底内侧动脉　basomedial frontal artery

大脑前动脉的分支，分布至大脑半球底面与内侧面交界处及嗅球嗅束等。见图 01.04.27。

01.04.0387　胼胝体缘动脉　callosomarginal artery

大脑前动脉行于大脑半球内侧面扣带沟内的分支。见图 01.04.27。

01.04.0388　额叶前内侧支　anteromedial frontal branch

胼胝体缘动脉供应大脑额叶内侧面前部的分支。见图 01.04.27。

01.04.0389　额叶中内侧支　mediomedial frontal branch

胼胝体缘动脉供应大脑额叶内侧面中部的分支。见图 01.04.27。

01.04.0390　额叶后内侧支　posteromedial frontal branch

胼胝体缘动脉供应大脑额叶内侧面后部的分支。见图 01.04.27。

01.04.0391　扣带支　cingular branch

胼胝体缘动脉供应扣带回的较小分支。

01.04.0392　旁中央动脉　paracentral artery

胼胝体缘动脉供应旁中央小叶的分支。见图 01.04.27。

01.04.0393　楔前动脉　precuneal artery

胼胝体缘动脉的延续，分布至楔回前部。见图 01.04.27。

01.04.0394　顶枕动脉　parietooccipital artery

大脑后动脉行于顶枕沟内的分支。见图 01.04.27。

01.04.0395　大脑中动脉　middle cerebral artery

颈内动脉的两终支之一。沿大脑半球外侧裂行向后，供应大脑半球上外侧面的大部分和岛叶皮质等结构。见图 01.04.28、图 01.04.29。

01.04.0396　蝶骨部　sphenoid part

大脑中动脉靠近蝶骨的一段。

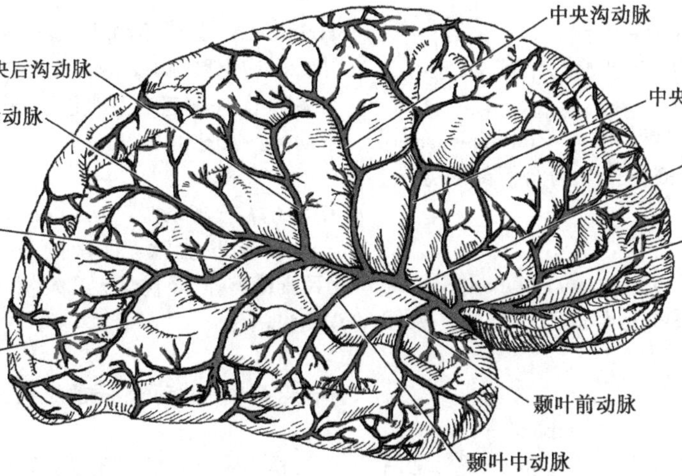

图 01.04.28　大脑半球的动脉（外侧面）

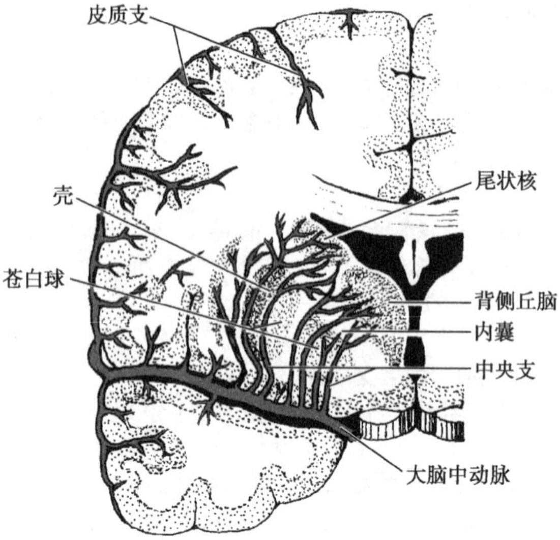

图 01.04.29　大脑中动脉的皮质支和中央支

01.04.0397　前外侧中央动脉　anterolateral central artery
大脑中动脉供应基底核及内囊的分支。见图 01.04.29。

01.04.0398　内侧支　medial branch
又称"上终支（superior terminal branch）"。大脑中动脉的两终支之一，位置偏上。

01.04.0399　外侧支　lateral branch
又称"下终支（inferior terminal branch）"。大脑中动脉的两终支之一，位置偏下。

01.04.0400　岛部　insular part
大脑中动脉行经岛叶的一段。

01.04.0401　岛动脉　insular artery
大脑中动脉岛部供应岛叶皮质的分支。

01.04.0402　额叶底外侧动脉　basolateral frontal artery
大脑中动脉供应大脑半球外侧面下部的分支。见图 01.04.28。

01.04.0403　颞叶前动脉　anterior temporal artery
大脑中动脉供应颞叶上面前部的分支。见图 01.04.28。

01.04.0404　颞叶中动脉　middle temporal artery
大脑中动脉供应颞叶上面中部的分支。见图 01.04.28。

01.04.0405　颞叶后动脉　posterior temporal artery
大脑中动脉供应颞叶上面后部的分支。见图 01.04.28。

01.04.0406　［大脑中动脉］终部　terminal part or cortical part
又称"［大脑中动脉］皮质部（cortical part）"。大脑中动脉离开岛叶以后的部分。

01.04.0407　中央沟动脉　artery of central sulcus
大脑中动脉的分支之一，沿中央沟走行分布。见图 01.04.28。

01.04.0408　中央前沟动脉　artery of precentral sulcus
由大脑中动脉发出，沿中央前沟走行分布。见图 01.04.28。

01.04.0409　中央后沟动脉　artery of postcentral sulcus
由大脑中动脉发出，沿中央后沟走行分布。见图 01.04.28。

01.04.0410　顶叶前动脉　anterior parietal artery
大脑中动脉岛部供应顶叶前部的分支。

01.04.0411　顶叶后动脉　posterior parietal artery
大脑中动脉岛部供应顶叶后部的分支。见图 01.04.28。

01.04.0412　角回动脉　artery of angular gyrus
大脑中动脉的终支之一，供应颞顶部和枕部。见图 01.04.28。

01.04.0413　锁骨下动脉　subclavian artery
供应上肢、胸及头颈部分结构的动脉干。右侧发自头臂干，左侧起自主动脉弓，至第 1 肋外侧缘移行为腋动脉。见图 01.04.30。

01.04.0414　椎动脉　vertebral artery
锁骨下动脉第 1 段的分支。向上穿第 6~第 1 颈椎横突孔，经枕骨大孔入颅，营养脑和脊髓。见图 01.04.30。

01.04.0415　［椎动脉］椎前部　prevertebral part of vertebral artery
椎动脉进入横突孔以前的部分，位于椎动脉三角内。见图 01.04.30。

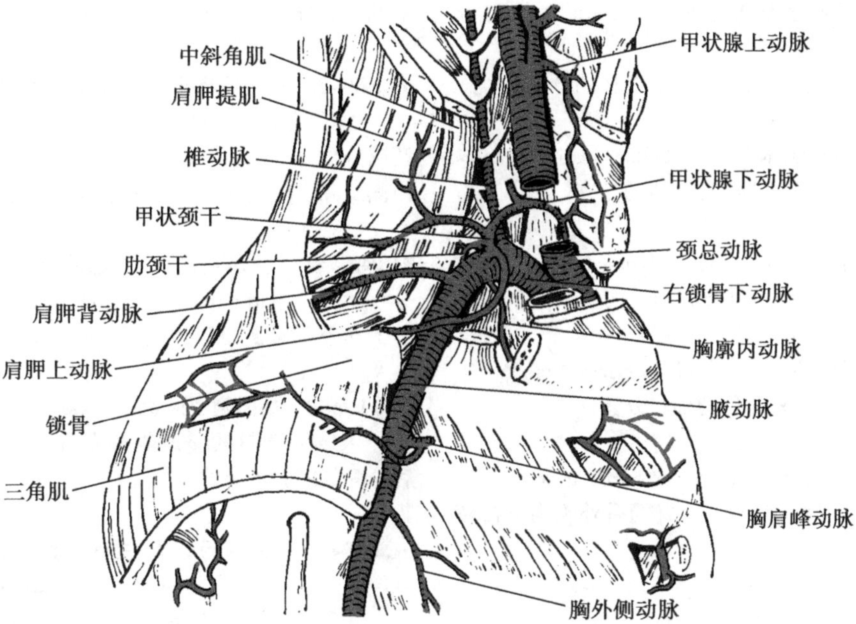

图 01.04.30　锁骨下动脉及其分支

01.04.0416　［椎动脉］横突部　transverse part of vertebral artery

又称"［椎动脉］颈部"。椎动脉位于上 6 个颈椎横突孔内的部分。见图 01.04.30。

01.04.0417　［椎动脉］脊支　spinal branch of vertebral artery

又称"［椎动脉］根支"。椎动脉的分支，经椎间孔进入椎管分布至脊髓及其被膜。

01.04.0418　［椎动脉］肌支　muscular branch of vertebral artery

椎动脉的小分支，由椎动脉的横突部发出分布于颈深部肌。

01.04.0419　［椎动脉］寰椎部　atlantic part of vertebral artery

椎动脉位于寰椎上面椎动脉沟内的一段。

01.04.0420　［椎动脉］颅内部　intracranial part of vertebral artery

椎动脉经枕骨大孔进入颅内的部分。见图 01.04.31。

01.04.0421　［椎动脉］脑膜支　meningeal branch of vertebral artery

椎动脉自枕骨大孔处发出的分支，分布于颅后窝的脑膜。

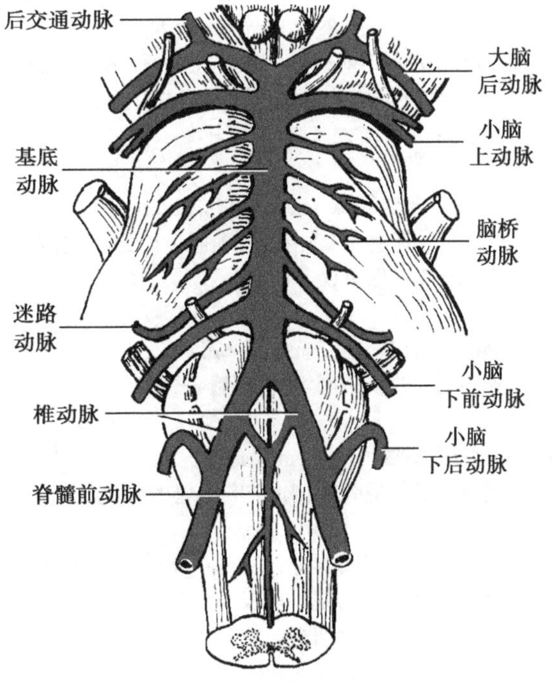

图 01.04.31　脑干动脉供应概况（腹侧面）

01.04.0422　脊髓前动脉　anterior spinal artery

椎动脉颅内部的分支。左、右两脊髓前动脉，常合并成一条，沿脊髓前正中裂下行，营养脊髓。见图 01.04.31。

01.04.0423　小脑下后动脉　posterior inferior cerebellar artery

椎动脉供应小脑后下部的分支。见图 01.04.31。

01.04.0424 第四脑室脉络丛支 choroidal branch of fourth ventricle

小脑下后动脉供应第四脑室脉络丛的分支。

01.04.0425 小脑扁桃体支 cerebellar tonsillar branch

小脑下后动脉供应小脑扁桃体的分支。

01.04.0426 延髓内侧支 medial oblongatal branch

椎动脉供应延髓前正中部的细小分支。

01.04.0427 延髓外侧支 lateral oblongatal branch

椎动脉供应延髓外侧部的细小分支。

01.04.0428 脊髓后动脉 posterior spinal artery

椎动脉供应脊髓的分支,沿脊髓后外侧沟下行营养脊髓。

01.04.0429 基底动脉 basilar artery

左、右椎动脉合并而成的动脉,位于脑桥腹侧面的基底沟内。见图 01.04.31。

01.04.0430 小脑下前动脉 anterior inferior cerebellar artery

基底动脉供应小脑前下部等结构的分支。见图 01.04.31。

01.04.0431 迷路动脉 labyrinthine artery

又称"内耳道支"。由基底动脉发出的小支,经内耳道进入内耳。见图 01.04.31。

01.04.0432 前庭支 vestibular branch

迷路动脉供应椭圆囊、半规管壶腹的分支。

01.04.0433 蜗支 cochlear branch

迷路动脉供应螺旋神经节和蜗管的分支。

01.04.0434 耳蜗动脉丝球 arterial glomeruli of cochlea

茎乳动脉分出的蜗动脉发出 12~14 小支,进入蜗轴,形成大小不等的血管球。

01.04.0435 脑桥动脉 pontine artery

基底动脉供应脑桥的细小分支。见图 01.04.31。

01.04.0436 中脑动脉 mesencephalic artery

基底动脉供应中脑的细小分支。

01.04.0437 小脑上动脉 superior cerebellar artery

基底动脉的分支。起自基底动脉的末端,经小脑幕的下面分布至小脑的上面。见图 01.04.31。

01.04.0438 大脑后动脉 posterior cerebral artery

基底动脉末端的两个分支。在脑桥上缘由基底动脉分出,向后绕过大脑脚,行向大脑后部。供应颞叶内侧面和底面及枕叶皮质等结构。见图 01.04.31。

01.04.0439 [大脑后动脉]交通前部 precommunicating part of posterior cerebral artery

大脑后动脉位于后交通动脉之前的一段。

01.04.0440 后内侧中央动脉 posteromedial central artery

大脑后动脉的交通前部或后交通动脉供应中脑后内侧部的分支。

01.04.0441 [大脑后动脉]交通后部 postcommunicating part of posterior cerebral artery

大脑后动脉位于后交通动脉之后的一段。

01.04.0442 后外侧中央动脉 posterolateral central artery

大脑后动脉的交通后部供应中脑外侧部的分支。

01.04.0443 丘脑支 thalamic branch

分布至丘脑的细小分支。

01.04.0444 脉络丛后内侧支 posterior medial choroidal branch

发自大脑后动脉的交通后部,分支供应被盖、后丘脑及松果体等结构,末端穿入第三脑室供应脉络丛并与脉络丛后外侧支吻合的动脉。

01.04.0445 脉络丛后外侧支 posterior lateral choroidal branch

大脑后动脉交通后部供应侧脑室和第三脑室脉络丛的分支。

01.04.0446 大脑脚支 peduncular branch

大脑后动脉的交通后部供应大脑脚的分支。

01.04.0447 [大脑后动脉]终部 terminal part of posterior cerebral artery

又称"[大脑后动脉]皮质部"。大脑后动脉的第 3 段。见图 01.04.27。

01.04.0448 枕叶外侧动脉 lateral occipital artery

大脑后动脉供应颞叶内侧部和腹侧部的分支。

01.04.0449 颞叶前支 anterior temporal branch

大脑后动脉的分支,供应海马旁回及钩等部位。见图 01.04.27。

01.04.0450 颞叶中间支 intermediate temporal branch

大脑后动脉的分支,供应海马旁回及枕颞内侧回及外侧回等部位的颞叶皮质。见图 01.04.27。

01.04.0451 颞叶后支 posterior temporal branch

大脑后动脉的分支,分布至颞下回。见图 01.04.27。

01.04.0452 枕叶内侧动脉 medial occipital artery

大脑后动脉的直接延续,沿大脑半球内侧面和下面交界处后行分布。

01.04.0453 胼胝体背侧支 dorsal branch of callosal body

大脑后动脉的分支,沿胼胝体沟后端前行分布。

01.04.0454 顶叶支 parietal branch

枕叶内侧动脉分布至顶叶的分支。

01.04.0455 顶枕支 parietooccipital branch

枕叶内侧动脉的两终支之一,走行并分布于顶枕沟内。见图 01.04.27。

01.04.0456 距状沟支 calcarine branch

枕叶内侧动脉的两终支之一,沿大脑半球内侧面和下面的交界处后行至枕叶后端。见图 01.04.27。

01.04.0457 枕颞支 occipitotemporal branch

枕叶内侧动脉供应枕颞叶交界处的分支。

01.04.0458 大脑动脉环 cerebral arterial circle

又称"威利斯环(Willis circle)"。由大脑前动脉、颈内动脉、大脑后动脉及前、后交通动脉连接形成的动脉环,位于脑底部。见图 01.04.24。

01.04.0459 视交叉支 chiasmatic branch

大脑前动脉供应视交叉的小分支。

01.04.0460 动眼神经支 branch of oculomotor nerve

大脑动脉环发出的、分布至动眼神经的小分支。

01.04.0461 下丘脑支 hypothalamic branch

大脑动脉环发出的、分布至下丘脑的细小分支。

01.04.0462 胸廓内动脉 internal thoracic artery

锁骨下动脉的分支。起自锁骨下动脉第 1 段的下壁,沿胸前壁后面下行并分布,末端分为肌膈动脉和腹壁上动脉两个终支。见图 01.04.30。

01.04.0463 [胸廓内动脉]纵隔支 mediastinal branch

胸廓内动脉分布至前纵隔淋巴结及脂肪组织的细小分支。

01.04.0464 [胸廓内动脉]胸腺支 thymic branch

胸廓内动脉纵隔支发出的细小分支,分布到小儿胸腺或成人的胸腺遗迹。

01.04.0465 [胸廓内动脉纵隔支]支气管支 bronchial branch

胸廓内动脉纵隔支发出的细小分支,分布到支气管。

01.04.0466 [胸廓内动脉]气管支 tracheal branch

胸廓内动脉分布到气管的细小分支。

01.04.0467 心包膈动脉 pericardiacophrenic artery

胸廓内动脉的主要分支之一。与膈神经伴行,分布到心包、膈肌上面的前部。见图 01.04.32。

01.04.0468 [胸廓内动脉]胸骨支 sternal branch

胸廓内动脉分布到胸骨后面及胸横肌的细小分支。

01.04.0469 [胸廓内动脉]穿支 perforating branch

胸廓内动脉的节段性分支。常为 5~6 支,自后向前穿肋间隙至胸廓前面,折向外侧供应胸大肌等结构。

01.04.0470 [胸廓内动脉]乳房内侧支 medial mammary branch

胸廓内动脉穿支的分支,常起自第 2~4 肋间隙的穿支,分布到乳房的内侧部分。

01.04.0471 [胸廓内动脉]肋外侧支 lateral costal branch

胸廓内动脉不恒定的节段性细支。多见于男性,分布至上部 6 肋对应的胸膜和胸外侧壁。

01.04.0472 [胸廓内动脉]肋间前支 anterior intercostal branch

胸廓内动脉的节段性分支。行于上 6 位肋间隙中,在每 1 肋间隙内分为上、下两支,分布至肋间隙前份。

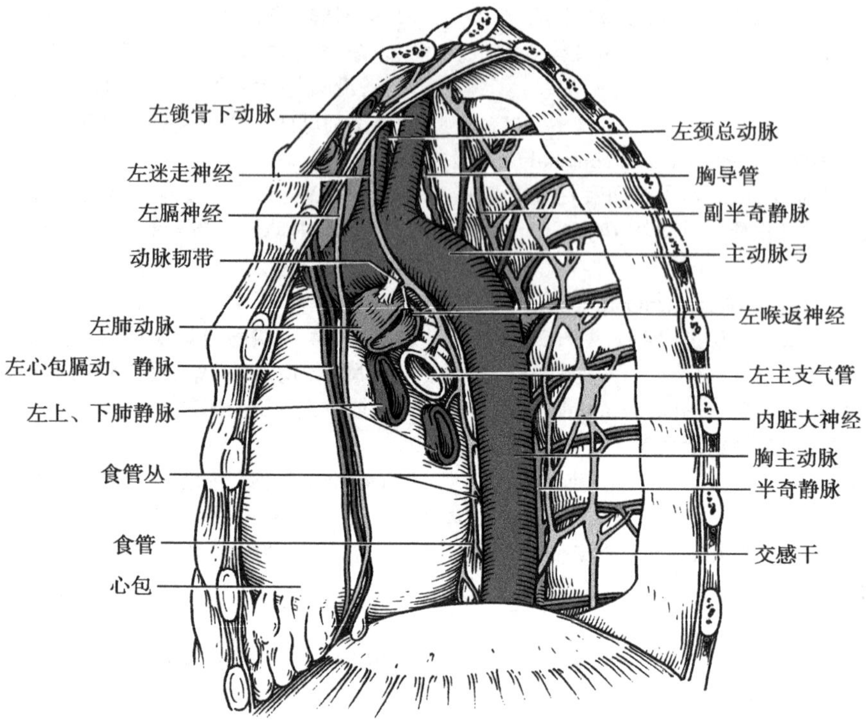

图 01.04.32　纵隔左侧面观

01.04.0473　肌膈动脉　musculophrenic artery

胸廓内动脉的两终支之一。分布至第 7~9 肋间隙、膈肌及腹前壁肌。

01.04.0474　腹壁上动脉　superior epigastric artery

胸廓内动脉的两个终支之一,沿胸前壁下行至腹前壁进入腹直肌鞘,供应腹直肌。

01.04.0475　甲状颈干　thyrocervical trunk

锁骨下动脉第 1 段的分支。粗而短,随即分为数支。见图 01.04.30。

01.04.0476　甲状腺下动脉　inferior thyroid artery

甲状颈干的主要分支。上行至甲状腺,供应甲状腺后下部。见图 01.04.30。

01.04.0477　喉下动脉　inferior laryngeal artery

甲状腺下动脉的分支。与喉返神经伴行至喉的后面,入喉供应喉下部的黏膜。

01.04.0478　［甲状腺下动脉］腺支　glandular branch

甲状腺下动脉供应甲状腺的分支。

01.04.0479　［甲状腺下动脉］咽支　pharyngeal branch

甲状腺下动脉分布至咽部的细小分支。

01.04.0480　［甲状腺下动脉］食管支　esophageal branch

甲状腺下动脉分布至食管的细小分支。

01.04.0481　［甲状腺下动脉］气管支　tracheal branch

甲状腺下动脉分布至气管的细小分支。

01.04.0482　颈升动脉　ascending cervical artery

甲状腺下动脉的分支。在颈深部肌内上行,分布至颈深肌、脊髓和颈椎体等。

01.04.0483　［甲状腺下动脉］脊支　spinal branch

甲状腺下动脉供应椎管内结构的细小分支。

01.04.0484　肩胛上动脉　suprascapular artery

又称“肩胛横动脉”。甲状颈干的分支。越过臂丛和锁骨下动脉的上方行向上外,经肩胛上横韧带上方至冈上窝。见图 01.04.30。

01.04.0485　［肩胛上动脉］肩峰支　acromial branch

肩胛上动脉的分支。行向肩峰,分布至肩峰部的结构,参与肩峰网的形成。

01.04.0486　颈横动脉　transverse cervical artery

甲状颈干的分支。由颈根部向后行至斜方肌前缘,在斜方肌深面分为升、降两支。见图 01.04.30。

01.04.0487 ［颈横动脉］浅支 superficial branch of transverse cervical artery

由颈横动脉发出的一个分支，在斜方肌深面伴副神经下行。此动脉若发自甲状颈干，则称颈浅动脉。

01.04.0488 ［颈横动脉］升支 ascending branch of transverse cervical artery

由颈横动脉发出沿斜方肌深面上行的分支，供应邻近肌肉。

01.04.0489 ［颈横动脉］降支 descending branch of transverse cervical artery

由颈横动脉发出的一个分支，经肩胛提肌、菱形肌的深面沿肩胛骨脊柱缘下行至肩胛下角。供应邻近的肌肉。

01.04.0490 ［颈横动脉］深支 deep branch of transverse cervical artery

由颈横动脉发出的分支，行于菱形肌深面，供应邻近肌肉。

01.04.0491 肩胛背动脉 dorsal scapular artery

锁骨下动脉的分支。常起自颈横动脉，即颈横动脉的深支。见图 01.04.30。

01.04.0492 肋颈干 costocervical trunk

锁骨下动脉分支之一。起自锁骨下动脉，较短，随即分为两支。见图 01.04.30。

01.04.0493 颈深动脉 deep cervical artery

由肋颈干发出的动脉，上行至颈背部，行向头半棘肌，供应邻近肌肉。

01.04.0494 肋间最上动脉 supreme intercostal artery

发自肋颈干的动脉，随即分为两支，分布至第 1、2 肋间隙。

01.04.0495 第 1 肋间后动脉 first posteriorintercostal artery

发自肋间最上动脉，分布至第 1 肋间隙的动脉。

01.04.0496 第 2 肋间后动脉 second posterior intercostal artery

发自肋间最上动脉，分布至第 2 肋间隙的动脉。

01.04.0497 ［肋间后动脉］背侧支 dorsal branch

第 1、第 2 肋间后动脉供应背部结构的分支。

01.04.0498 ［肋间后动脉］脊支 spinal branch

第 1、第 2 肋间后动脉背侧支供应椎管内结构的分支。

01.04.0499 腋动脉 axillary artery

锁骨下动脉的延续，从第 1 肋的外侧缘至大圆肌的下缘。以胸小肌为界分为 3 段。见图 01.04.33。

01.04.0500 肩胛下支 subscapular branch

腋动脉的小分支，分布至肩胛下肌。

01.04.0501 胸上动脉 superior thoracic artery

锁骨下动脉第 1 段的分支，较小，分布至胸前壁上部结构。见图 01.04.33。

01.04.0502 胸肩峰动脉 thoracoacromial artery

锁骨下动脉第 2 段分支，经锁胸筋膜穿出，旋即分为数个小支。见图 01.04.33。

01.04.0503 ［胸肩峰动脉］肩峰支 acromial branch

胸肩峰动脉的分支之一，行向肩峰，参与肩峰网的形成。

01.04.0504 肩峰网 acromial rete

多个来源的小动脉在肩峰周围形成的小动脉吻合网。

01.04.0505 锁骨支 clavicular branch

胸肩峰动脉供应锁骨和锁骨下肌的分支。

01.04.0506 ［胸肩峰动脉］三角肌支 deltoid branch

胸肩峰动脉供应三角肌的分支。

01.04.0507 ［胸肩峰动脉］胸肌支 pectoral branch

胸肩峰动脉供应胸大肌的分支。

01.04.0508 胸外侧动脉 lateral thoracic artery

锁骨下动脉第 2 段的分支。在前锯肌表面下行，供应该肌。见图 01.04.33。

01.04.0509 ［胸外侧动脉］乳房外侧支 lateral mammary branch

胸外侧动脉供应乳房外侧部的分支，女性发达。

01.04.0510 肩胛下动脉 subscapular artery

锁骨下动脉第 2 段的分支。沿腋窝后壁下行，分为两个终支。见图 01.04.33。

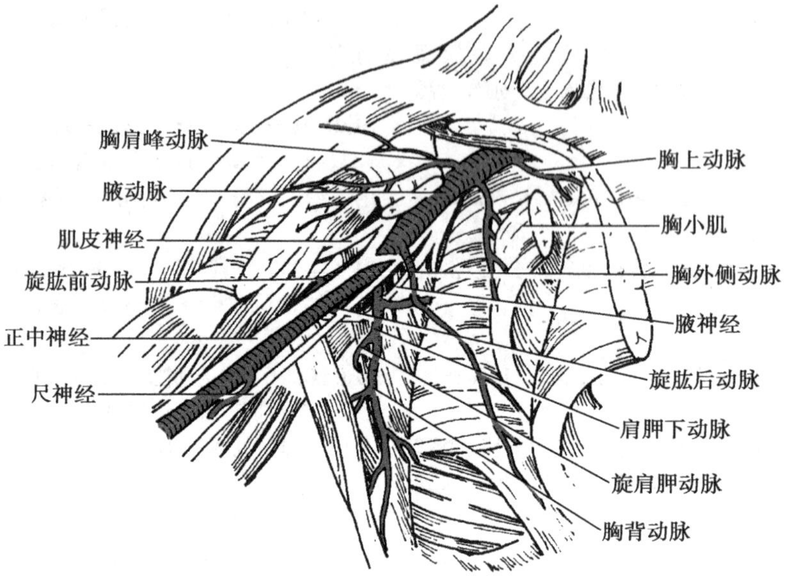

图 01.04.33　腋动脉及其分支

01.04.0511　胸背动脉　thoracodorsal artery

肩胛下动脉终支之一。沿肩胛骨外侧缘下行,分布至背阔肌等。见图 01.04.33。

01.04.0512　旋肩胛动脉　circumflex scapular artery

肩胛下动脉的终支之一。穿三边孔至肩背部,分布至邻近肌肉。见图 01.04.33。

01.04.0513　旋肱前动脉　anterior humeral circumflex artery

腋动脉第 3 段的分支。绕肱骨外科颈前面分布至邻近肌肉、骨膜和肩关节囊。见图 01.04.33。

01.04.0514　旋肱后动脉　posterior humeral circumflex artery

腋动脉第 3 段的分支。伴腋神经进入四边孔,绕肱骨上端后面分布至三角肌和肩关节,与旋肱前动脉吻合。见图 01.04.33。

01.04.0515　肱动脉　brachial artery

腋动脉的直接延续。从大圆肌下缘至肘窝,分为桡、尺动脉两终支。见图 01.04.34。

01.04.0516　浅肱动脉　superficial brachial artery

动脉发生过程中的血管,位于正中神经的前方,成体退化。

01.04.0517　肱深动脉　deep brachial artery

肱动脉的分支。在大圆肌下缘发自肱动脉,伴桡神经进入桡神经沟下行,分布至邻近结构。见图 01.04.34、图 01.04.39。

01.04.0518　肱骨滋养动脉　humeral nutrient artery

肱深动脉供应肱骨的分支,经肱骨滋养孔进入肱骨。

01.04.0519　［肱深动脉］三角肌支　deltoid branch

肱深动脉供应三角肌的分支。

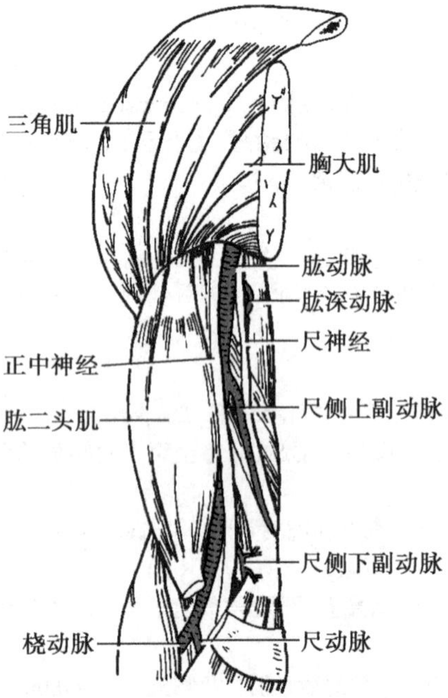

图 01.04.34　肱动脉及其分支

01.04.0520　中副动脉　middle collateral artery

肱深动脉的分支,分布至肱三头肌内侧头。

01.04.0521　桡侧副动脉　radial collateral artery

肱深动脉的末梢支。在臂外侧肌间隔的后方下行,参与肘关节网的形成。见图 01.04.39。

01.04.0522　尺侧上副动脉　superior ulnar collateral artery

肱动脉的分支。于肱深动脉稍下方发自肱动脉,在臂内侧肌间隔的后方,伴尺神经下行,参与形成肘关节网。见图 01.04.34、图 01.04.39。

01.04.0523　尺侧下副动脉　inferior ulnar collateral artery

肱动脉的分支。在肱骨内上髁稍上方发自肱动脉,参与形成肘关节网。见图 01.04.34、图 01.04.39。

01.04.0524　桡动脉　radial artery

肱动脉的两个终支之一。在肘窝部发自肱动脉,于前臂前面外侧下行至腕部。见图 01.04.35。

01.04.0525　桡侧返动脉　radial recurrent artery

桡动脉近侧段的分支。经肱桡肌与肱肌间上行,参与形成肘关节网。见图 01.04.35、图 01.04.39。

01.04.0526　[桡动脉]腕掌支　palmar carpal branch

桡动脉远侧端的细小分支。位于手腕前面的深部,分布至腕掌侧部的肌腱和腕关节。

01.04.0527　掌浅支　superficial palmar branch

桡动脉远侧端的分支。于腕部前面发自桡动脉,在手掌部与尺动脉末端吻合形成掌浅弓。见图 01.04.35、图 01.04.37。

01.04.0528　[桡动脉]腕背支　dorsal carpal branch

桡动脉远侧端的分支。发自桡动脉的外侧壁行向手背,参与形成腕背动脉网。

01.04.0529　腕背网　dorsal carpal rete

位于手腕背部的小动脉网。由桡动脉的腕背支和尺动脉的腕背支吻合形成。

01.04.0530　掌背动脉　dorsal metacarpal artery

掌背面的动脉,共 5 条,位于骨间背侧肌表面,第 1 掌背动脉发自桡动脉、第 2~4 掌背动脉发自腕背网。行于相邻掌骨之间;第 5 掌背动脉发自尺动脉,行于第 5 掌骨内侧。见图 01.04.36。

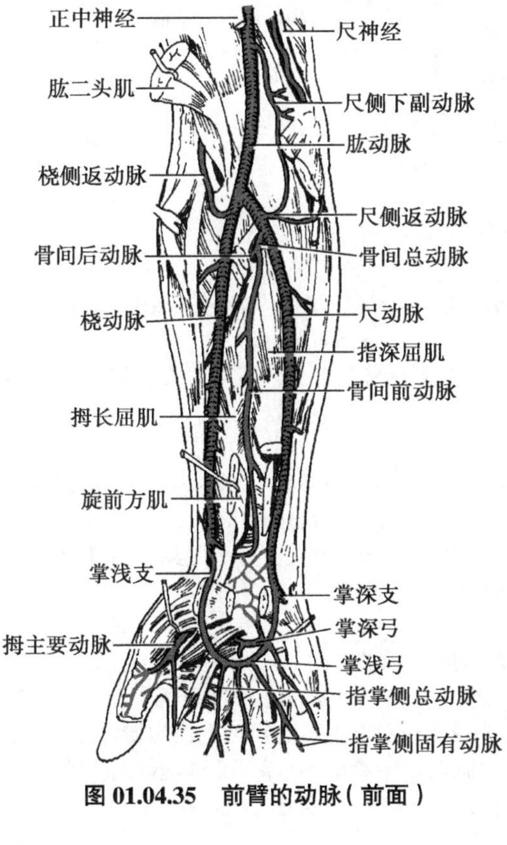

图 01.04.35　前臂的动脉(前面)

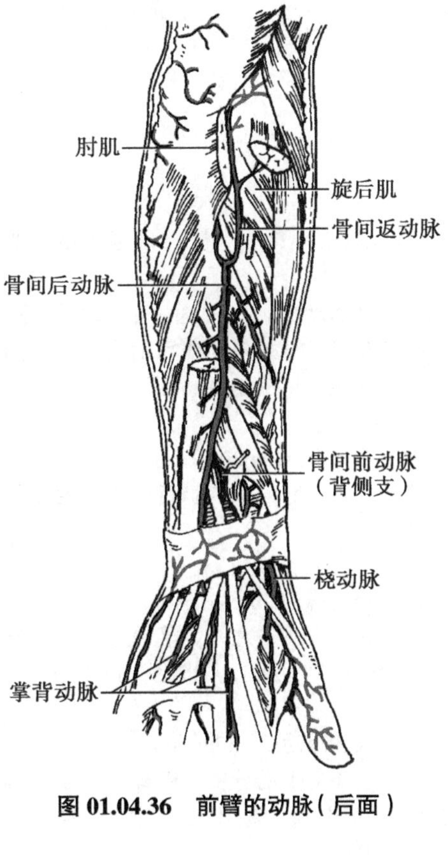

图 01.04.36　前臂的动脉(后面)

01.04.0531 ［掌背动脉］指背动脉 dorsal digital artery

掌背动脉供应手指的分支。其末梢仅达中节指骨，不到达指尖。

01.04.0532 拇主要动脉 principal artery of thumb

桡动脉在第1、第2掌骨之间发出的分支，分布至拇指的内、外两侧和第2指的外侧。见图01.04.35。

01.04.0533 示指桡侧动脉 radial artery of indexcis

拇主要动脉分布至第2指掌侧外侧缘的分支。见图01.04.37。

01.04.0534 掌深弓 deep palmar arch

桡动脉末端和尺动脉掌深支吻合形成动脉弓，位于手掌深部。见图01.04.38。

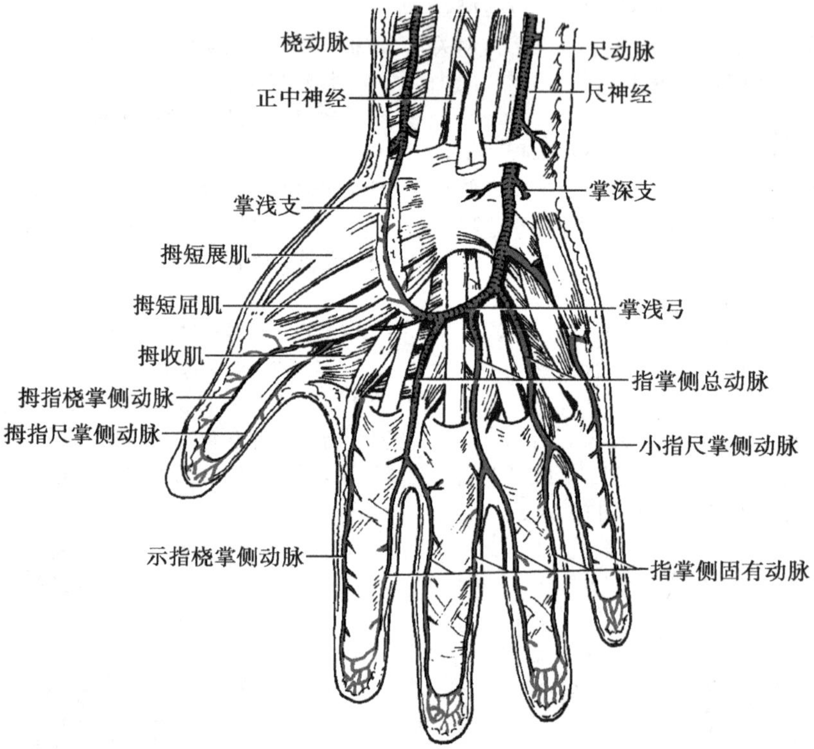

图 01.04.37 手的动脉（掌侧面浅层）

01.04.0535 掌心动脉 palmar metacarpal artery

连接于掌深弓与来自掌浅弓的指掌侧动脉之间的血管，常为3条。见图01.04.38。

01.04.0536 穿支 perforating branch

连接于掌心动脉与来自腕背网的掌背动脉之间的血管，常为3条。

01.04.0537 尺动脉 ulnar artery

肱动脉的两个终支之一。沿前臂尺侧浅层肌的深面下行至腕部。见图01.04.35、图01.04.39。

01.04.0538 尺侧返动脉 ulnar recurrent artery

尺动脉近端向上的分支。随即分为前、后两支，参与形成肘关节网。见图01.04.35、图01.04.39。

01.04.0539 ［尺侧返动脉］前支 anterior branch of ulnar recurrent artery

尺侧返动脉的分支。行于肘关节前方，参与构成肘关节网。见图01.04.39。

01.04.0540 ［尺侧返动脉］后支 posterior branch of ulnar recurrent artery

尺侧返动脉的分支。行于肘关节后面，参与形成肘关节网。见图01.04.39。

01.04.0541 肘关节网 cubital articular rete

围绕肘关节形成的动脉吻合网。参与的动脉包括：来源于肘关节上方的尺侧上、下副动脉，桡侧副动脉，中副动脉和来源于关节下方的桡侧返动脉、尺侧返动脉和骨间返动脉。见图01.04.39。

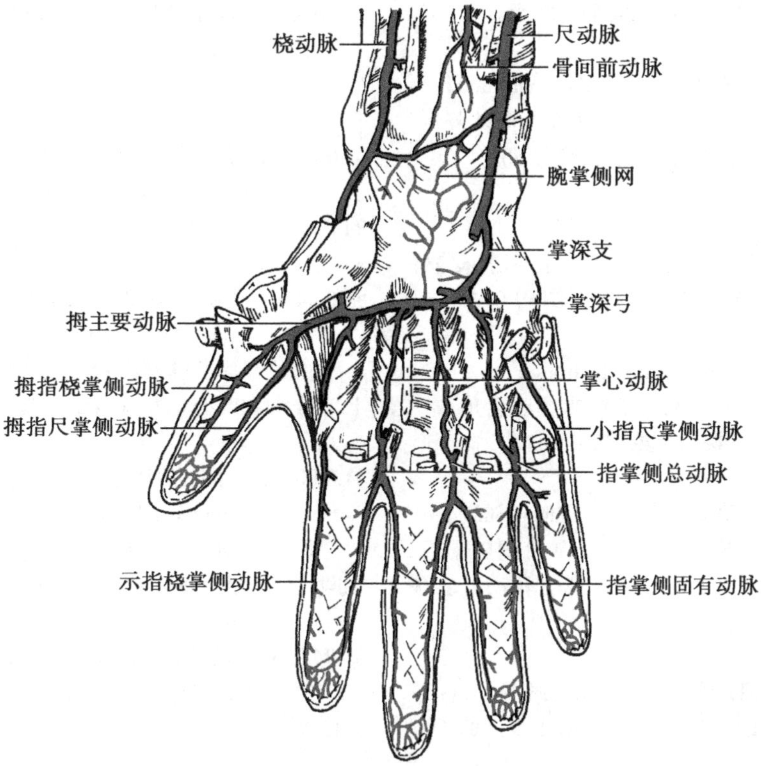

图 01.04.38　手的动脉(掌侧面深层)

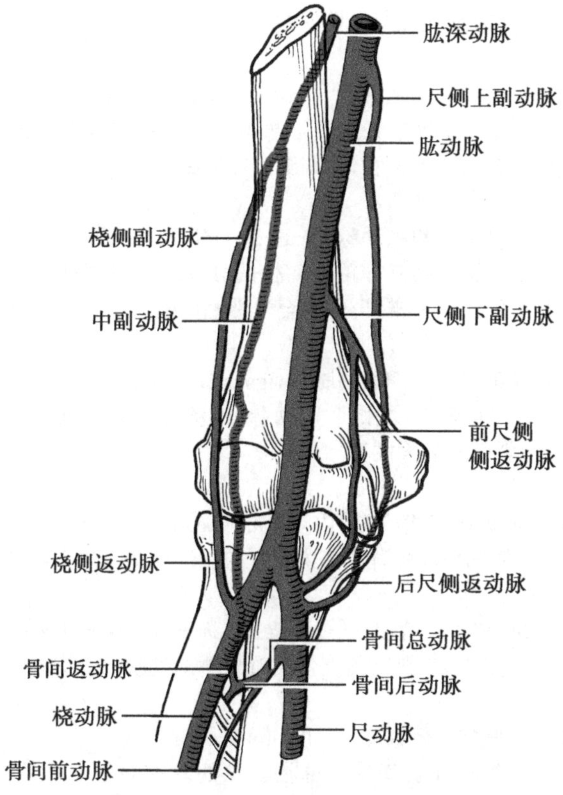

图 01.04.39　肘关节动脉网

01.04.0542　骨间总动脉　common interosseous artery

尺动脉近端的粗短分支。随即又分为骨间前动脉和骨间后动脉。见图 01.04.35、图 01.04.39。

01.04.0543　骨间后动脉　posterior interosseous artery

骨间总动脉的两终支之一。穿前臂骨间膜上缘至前臂后面，分布至前臂后面的结构。见图 01.04.36、图 01.04.39。

01.04.0544　骨间返动脉　recurrent interosseous artery

骨间后动脉的分支。自骨间后动脉穿前臂骨间膜前发出，上行参与形成肘关节网。见图 01.04.36、图 01.04.39。

01.04.0545　骨间前动脉　anterior interosseous artery

骨间总动脉的两终支之一。沿前臂骨间膜表面下行至手腕，分布至前臂深层结构，末端参与形成腕关节网。见图 01.04.35、图 01.04.39。

01.04.0546　正中动脉　median artery

骨间前动脉的分支。伴正中神经下行，常缺如。

01.04.0547　［尺动脉］腕掌支　palmar carpal branch

尺动脉末端的分支。沿腕部前方行向外侧，与桡动脉的同名分支吻合参与形成腕掌侧动脉网。

01.04.0548 ［尺动脉］腕背支 dorsal carpal branch

尺动脉末端的分支。沿腕部的后面行向外侧，与桡动脉的同名分支吻合参与形成腕背侧动脉网。

01.04.0549 掌深支 deep palmar branch

尺动脉在豌豆骨远侧的分支。穿小鱼际进入掌深部与桡动脉的末端吻合形成掌深弓。见图 01.04.35。

01.04.0550 掌浅弓 superficial palmar arch

桡动脉的掌浅支与尺动脉的终末支吻合形成的动脉弓。位于手掌腱膜深面。见图 01.04.37。

01.04.0551 指掌侧总动脉 common palmar digital artery

掌浅弓的分支。通常为 3 支，沿掌骨间隙下行，至掌指关节处各自分为两支指掌侧固有动脉。见图 01.04.37。

01.04.0552 指掌侧固有动脉 proper palmar digital artery

指掌侧总动脉的分支。分布至第 2~5 指的相对缘。见图 01.04.37。

01.04.0553 降主动脉 descending aorta

降主动脉为从主动脉弓到左右髂总动脉分叉处的一段。沿胸后壁下降，穿膈肌的主动脉裂孔至腹腔，沿腹后壁下降至第 4 腰椎平面分为左、右髂总动脉。

01.04.0554 胸主动脉 thoracic aorta

降主动脉位于胸后壁的一段，由主动脉弓延续而来，穿膈肌的主动脉裂孔后称为腹主动脉。分支分布至胸壁及胸腔脏器。见图 01.04.22。

01.04.0555 支气管支 bronchial branch

主动脉弓及胸主动脉供应支气管的较细分支，通常 2~3 支。见图 01.04.22。

01.04.0556 ［胸主动脉］食管支 esophageal branch

胸主动脉供应食管的较细分支。通常为 3~7 支，呈节段性分布。见图 01.04.22。

01.04.0557 心包支 pericardial branch

胸主动脉供应心包后部的较小分支。通常为数支。

01.04.0558 ［胸主动脉］纵隔支 mediastinal branch

胸主动脉分布至后纵隔及其淋巴结的细小分支，通常为数支。

01.04.0559 膈上动脉 superior phrenic artery

胸主动脉供应膈肌上面及其膈胸膜的较小分支。

01.04.0560 肋间后动脉 posterior intercostal artery

位于第 3~11 肋间隙中，胸主动脉分布至肋间隙的节段性分支。见图 01.04.22。

01.04.0561 ［肋间后动脉］背侧支 dorsal branch of posterior intercostal artery

由肋间后动脉发出的分支，向后穿肋横突韧带与上下椎骨横突之间，供应背部皮与肌等。

01.04.0562 ［肋间后动脉］脊支 spinal branch of posterior intercostal artery

肋间后动脉背侧支在椎间孔外侧发出的细支，经椎间孔进入椎管供应脊髓及其被膜，即脊髓支。

01.04.0563 乳腺支 mammary branch

第 2~4 肋间后动脉的分支，分布于乳腺，女性较男性大。

01.04.0564 板前支 prelaminar branch

肋间后动脉背侧支脊支供应胸段脊柱椎板、黄韧带及关节突关节的细小分支。

01.04.0565 后根动脉 posterior radicular artery

脊髓支供应脊神经后根的分支。在椎间孔内发自脊髓支，进入椎管，分布至脊神经后根。

01.04.0566 前根动脉 anterior radicular artery

脊髓支供应脊神经前根的分支。在椎间孔内发自脊髓支，进入椎管，分布至脊神经前根。

01.04.0567 脊髓段动脉 segmental medullary artery

来自颈深动脉、肋间动脉、腰动脉及骶外侧动脉供应脊髓的节段性动脉。

01.04.0568 ［背侧支］内侧皮支 medial cutaneous branch

肋间后动脉背侧支供应背内侧部皮肤的分支。

01.04.0569 ［背侧支］外侧皮支 lateral cutaneous branch

肋间后动脉背侧支供应背外侧部皮肤的分支。

01.04.0570 侧副支 collateral branch

第 2~11 肋间后动脉在肋角处发出的分支，沿下位肋骨的上缘前行，供应肋间隙内的结构。

01.04.0571　［前支］外侧皮支　lateral cutaneous branch

肋间后动脉前支供应胸外侧壁皮肤的分支。于胸壁外侧部发自肋间后动脉，向外穿出肋间隙，随即分为前支和后支，分布至胸外侧壁的皮肤。

01.04.0572　［肋间后动脉］乳房外侧支　lateral mammary branch of posterior intercostal artery

由肋间后动脉上位数个外侧皮支的前支发出，供应乳房外侧，女性发达。

01.04.0573　肋下动脉　subcostal artery

主动脉在第11对肋间后动脉下方发出的分支，分布至第12肋下方的节段性区域。

01.04.0574　［肋下动脉］背侧支　dorsal branch of subcostal artery

肋下动脉供应背部结构的分支。在肋颈处发自肋下动脉，后行进入背部分布至脊柱两侧的肌与皮肤。

01.04.0575　［肋下动脉］脊支　spinal branch of subcostal artery

肋下动脉背侧支供应脊髓及其被膜的分支。由背侧支发出后，经椎间孔进入椎管。

01.04.0576　腹主动脉　abdominal aorta

主动脉穿过膈肌至左、右髂总动脉分叉处即第4腰椎平面的一段。位于腹后壁，下腔静脉的左侧。供应膈肌以下的所有结构。见图01.04.40。

01.04.0577　主动脉旁体　paraaortic body

靠近交感神经节沿腹主动脉排列的嗜铬组织小体，嗜铬细胞分泌肾上腺素；小体内含化学感受器，能感受血液中氧和二氧化碳的浓度。

01.04.0578　膈下动脉　inferior phrenic artery

腹主动脉供应膈肌下面的分支。在膈肌的主动脉裂孔处发自主动脉，是腹主动脉的第1对分支，供应膈肌的下面和肾上腺。见图01.04.40。

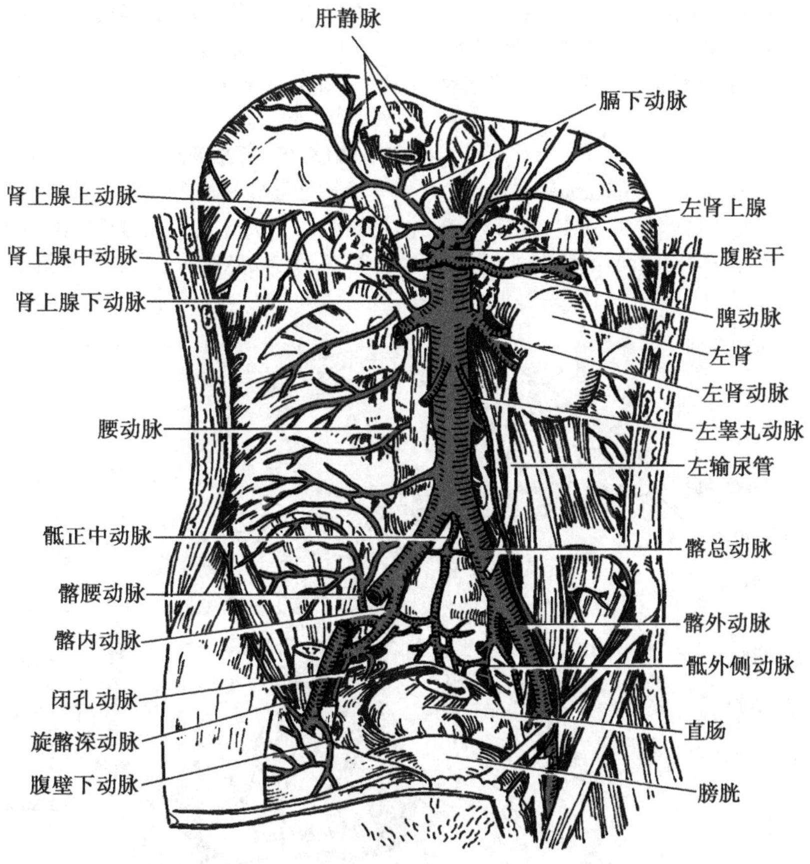

图01.04.40　腹主动脉及其分支

01.04.0579　肾上腺上动脉　superior suprarenal artery

膈下动脉供应肾上腺的较小分支。通常为数支，营养肾上腺的上部。见图 01.04.40。

01.04.0580　腰动脉　lumbar artery

腹主动脉供应腹后壁的节段性分支。通常为4对，与肋间后动脉及肋下动脉同源，行向外侧分布腹后壁。见图 01.04.40。

01.04.0581　［腰动脉］背侧支　dorsal branch of lumbar artery

腰动脉供应腰部脊柱两侧结构的分支。由腰动脉的后端发出，向后穿腹后壁至背部，分布于脊柱两侧的肌肉与皮肤。

01.04.0582　［腰动脉］脊支　spinal branch of lumbar artery

腰动脉供应脊髓及其被膜的分支。由腰动脉的后端或腰动脉的背侧支发出，经椎间孔进入椎管，分布至椎管内结构。

01.04.0583　骶正中动脉　median sacral artery

由左、右髂总动脉分叉处下方发出的细小动脉，实为退化的腹主动脉。沿骶骨前面正中下行，营养骨盆后壁。见图 01.04.40。

01.04.0584　腰最下动脉　lowest lumbar artery

骶正中动脉供应大骨盆侧壁的分支。在第5腰椎高度发自骶正中动脉，与腰动脉同源，行向外侧分布至大骨盆的侧壁。

01.04.0585　骶外侧支　lateral sacral branch

骶正中动脉供应骶骨及骶管末端的细小分支。

01.04.0586　尾骨［血管］体　coccygeal body

又称“尾骨血管球”。骶正中动脉末端参与形成的动、静脉吻合结构，位于尾骨前面。

01.04.0587　腹腔干　celiac trunk

腹主动脉不成对脏器的动脉主干之一。在膈肌主动脉裂孔的稍下方发出，随即分为胃左动脉、肝总动脉和脾动脉三大分支。分别分布至胃、肝与胆囊、脾等脏器。见图 01.04.41。

01.04.0588　胃左动脉　left gastric artery

腹腔干供应胃的分支。是腹腔干三个分支中较小的一支，自腹腔干发出后，行向左至胃贲门，再沿胃小弯行向右，分布至食管下端、胃小弯两侧的胃壁。见图 01.04.41。

01.04.0589　［胃左动脉］食管支　esophageal branch of left gastric artery

胃左动脉供应食管下端及贲门的分支。

01.04.0590　肝总动脉　common hepatic artery

腹腔干供应肝和胆囊以及胃和十二指肠的分支。是腹腔干三大分支中较为粗短的一支。行向右，旋即分为肝固有动脉和胃十二指肠动脉。见图 01.04.41。

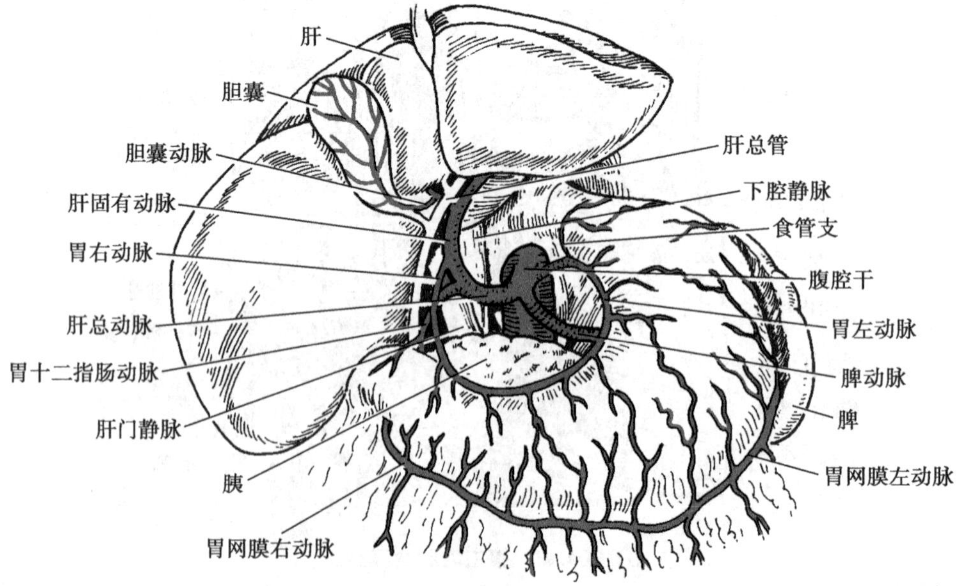

图 01.04.41　腹腔干及其分支（胃前面）

01.04.0591　胃右动脉　right gastric artery

肝固有动脉沿胃小弯分布的分支。自肝固有动脉的起始部发出，沿胃小弯行向左，与胃左动脉吻合。见图 01.04.41。

01.04.0592　肝固有动脉　proper hepatic artery

肝总动脉供应肝和胆囊的分支。在幽门部的上方发自肝总动脉，上行进入肝十二指肠韧带内，分为左、右支进入肝门。分布至肝、胆囊及肝外胆道。见图 01.04.41。

01.04.0593　［肝固有动脉］右支　right branch of proper hepatic artery

肝固有动脉供应肝右叶及胆囊的分支。

01.04.0594　胆囊动脉　cystic artery

肝固有动脉右支供应胆囊的分支。通常经胆囊三角分布至胆囊。见图 01.04.41。

01.04.0595　［肝固有动脉右支］尾状叶动脉　artery of caudate lobe

肝固有动脉右支供应肝尾状叶的分支。

01.04.0596　前段动脉　anterior segmental artery

肝固有动脉右支供应肝前段的分支。

01.04.0597　后段动脉　posterior segmental artery

肝固有动脉右支供应肝后段的分支。

01.04.0598　［肝固有动脉］左支　left branch of proper hepatic artery

肝固有动脉供应肝左叶的分支。

01.04.0599　［肝固有动脉左支］尾状叶动脉　artery of caudate lobe

肝固有动脉左支供应肝尾状叶的分支。

01.04.0600　内侧段动脉　medial segmental artery

肝固有动脉左支供应肝内侧段的分支。

01.04.0601　外侧段动脉　lateral segmental artery

肝固有动脉左支供应肝外侧段的分支。

01.04.0602　［肝固有动脉］中间支　intermediate branch of proper hepatic artery

肝固有动脉供应肝左内侧部的分支。

01.04.0603　胃十二指肠动脉　gastroduodenal artery

肝总动脉供应胃及十二指肠的分支。在胃的幽门部上方发出，经十二指肠上部的后方下行，随即分为胰十二指肠上动脉和胃网膜右动脉两个终支。见图 01.04.41。

01.04.0604　十二指肠上动脉　supraduodenal artery

胃十二指肠动脉供应十二指肠上部的分支。自胃十二指肠动脉的起始部发出，分布至十二指肠上部及胃幽门部。

01.04.0605　胰十二指肠上后动脉　posterior superior pancreaticoduodenal artery

胃十二指肠动脉供应十二指肠和胰的分支。自幽门的上方发自胃十二指肠动脉，沿十二指肠上部的后方下降，分布至十二指肠降部后面及胰头。

01.04.0606　［胰十二指肠上后动脉］胰支　pancreatic branch of posterior superior pancreaticoduodenal artery

胰十二指肠上后动脉供应胰头的细小分支。通常为数支，分布胰头。

01.04.0607　［胰十二指肠上后动脉］十二指肠支　duodenalbranch of posterior superior pancreaticoduodenal artery

胰十二指肠上后动脉供应十二指肠的分支。通常为数支，分布至十二指肠。

01.04.0608　十二指肠后动脉　retroduodenal artery

胃十二指肠动脉供应十二指肠上部后面的细小分支。

01.04.0609　胃网膜右动脉　right gastroepiploic artery

胃十二指肠动脉供应胃大弯部胃壁及大网膜的分支。在十二指肠上部或幽门的后方发自胃十二指肠动脉，沿胃大弯行向左，分布至大网膜和胃大弯两侧的胃壁。见图 01.04.41。

01.04.0610　［胃网膜右动脉］胃支　gastric branch of right gastroepiploic artery

胃网膜右动脉分布至胃大弯两侧胃壁的分支。通常为数支。

01.04.0611　［胃网膜右动脉］网膜支　epiploic branch of right gastroepiploic artery

胃网膜右动脉供应大网膜的分支。通常为数支，下行进入大网膜。

01.04.0612　胰十二指肠上前动脉　anterior superior pancreaticoduodenal artery

胃十二指肠动脉供应十二指肠的分支。在十二指肠上部高度发自胃十二指肠动脉，沿十二指肠降部左侧胰头前面下行，分布至十二指肠和胰头。见图01.04.42。

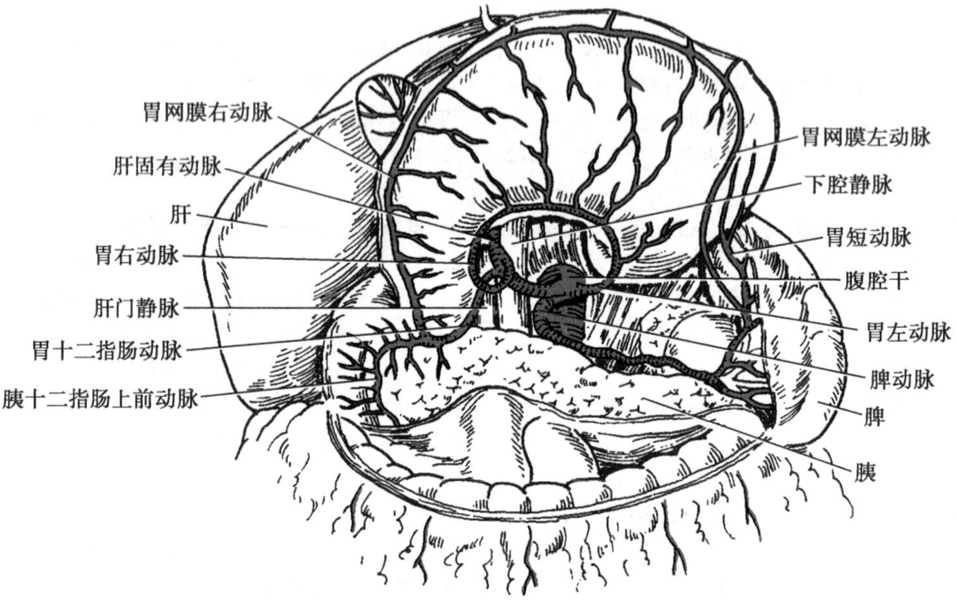

图 01.04.42　腹腔干及其分支（胃后面）

01.04.0613　［胰十二指肠上前动脉］胰支　pancreatic branch of anterior superior pancreaticoduodenal artery

胰十二指肠上前动脉供应胰头的细小分支。通常为数支，分布至胰头。

01.04.0614　［胰十二指肠上前动脉］十二指肠支　duodenal branch of anterior superior pancreaticoduodenal artery

胰十二指肠上前动脉供应十二指肠的细小分支。通常为数支，分布至十二指肠。

01.04.0615　脾动脉　splenic artery

腹腔干供应脾及胰腺的分支。是腹腔干三个分支中最粗、最长的一支。沿胰上缘后面弯曲行向左至脾门，分布至脾、胰和胃底等。见图 01.04.42。

01.04.0616　［脾动脉］胰支　pancreatic branch of splenic artery

脾动脉供应胰的较小分支。通常为数条，分布至胰体和胰尾。

01.04.0617　胰背动脉　dorsal pancreatic artery

脾动脉供应胰的最大分支。自脾动脉起始部发出，沿胰体后面下降分布至胰体。

01.04.0618　胰下动脉　inferior pancreatic artery

胰背动脉的分支。在胰体后面发自胰背动脉，沿胰体后面行向右，分布至胰实质。

01.04.0619　胰前动脉　prepancreatic artery

胰背动脉供应胰头及钩突的分支。通常与胰十二指肠前上动脉吻合形成动脉弓。

01.04.0620　胰大动脉　great pancreatic artery

脾动脉供应胰体的分支。自脾动脉的中段发出，沿胰体后面下行，在胰体后面中份折向右，分布至胰体后面胰实质。

01.04.0621　胰尾动脉　caudal pancreatic artery

脾动脉供应胰尾部的分支。在脾门处发自脾动脉入脾以前的分支，沿胰尾后方行向胰体，分布至胰实质。

01.04.0622　胃网膜左动脉　left gastroepiploic artery

脾动脉供应胃大弯和大网膜的分支。发自脾动脉入脾前的下位脾支，沿胃大弯行向右，分布于胃大弯和大网膜。末梢与胃网膜右动脉吻合。见

图 01.04.42。

01.04.0623 ［胃网膜左动脉］胃支 gastric branch of left gastroepiploic artery

胃网膜左动脉供应胃大弯的分支。通常为数支，分布胃大弯及胃壁。

01.04.0624 ［胃网膜左动脉］网膜支 epiploic branch of left gastroepiploic artery, omental branch of left gastroepiploic artery

胃网膜左动脉供应大网膜的分支。通常为数支，下行进入大网膜。

01.04.0625 胃短动脉 short gastric artery

脾动脉供应胃底的分支。通常为 3~4 支，自脾动脉入脾前的上位脾支发出，分布至胃底。见图 01.04.42。

01.04.0626 脾支 splenic branch

脾动脉末端在脾门处的数个分支，经脾门入脾。

01.04.0627 胃后动脉 posterior gastric artery

脾动脉供应胃底后壁的分支。由脾动脉发出在网膜囊后壁的腹膜后上升，经胃膈韧带至胃底后面。

01.04.0628 肠系膜上动脉 superior mesenteric artery

腹主动脉供应不成对脏器的三大动脉分支之一。自第 12 胸椎平面、腹腔干的稍下方发自腹主动脉的前面，经肠系膜根部上端入肠系膜。见图 01.04.43。

01.04.0629 胰十二指肠下动脉 inferior pancreaticoduodenal artery

肠系膜上动脉供应胰和十二指肠的分支。在胰的后面发自肠系膜上动脉，随即分为前、后两支。

01.04.0630 ［胰十二指肠下动脉］前支 anterior branch of inferior pancreaticoduodenal artery

胰十二指肠下动脉的分支，在胰的前面沿十二指肠降部的左侧上升。分布至胰和十二指肠。

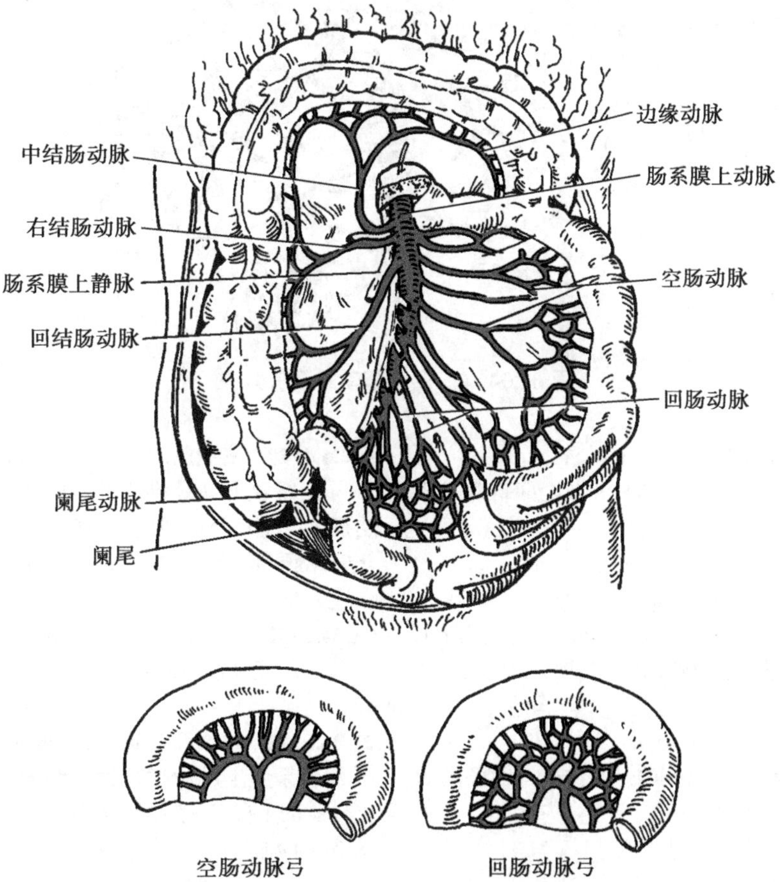

图 01.04.43 肠系膜上动脉及其分支

01.04.0631 ［胰十二指肠下动脉］后支 posterior branch of inferior pancreaticoduodenal artery

胰十二指肠下动脉的分支，在胰的后面沿十二指肠降部的左侧上升。分布至胰和十二指肠。

01.04.0632 空肠动脉 jejunal artery

肠系膜上动脉供应空肠的分支。通常为 8~10 支，发自肠系膜动脉的左侧壁，通过小肠系膜分布至空肠。见图 01.04.43。

01.04.0633 回肠动脉 ileal artery

肠系膜上动脉供应回肠的分支。通常为 5~7 支，发自肠系膜上动脉的左侧壁，通过小肠系膜分布至回肠。见图 01.04.43。

01.04.0634 回结肠动脉 ileocolic artery

肠系膜上动脉供应回盲部和阑尾的分支。自肠系膜上动脉中下段的右侧壁发出，分布至阑尾、回盲部及升结肠。见图 01.04.43。

01.04.0635 盲肠前动脉 anterior cecal artery

回结肠动脉供应盲肠的分支，分布至回盲部的前面。见图 01.04.44。

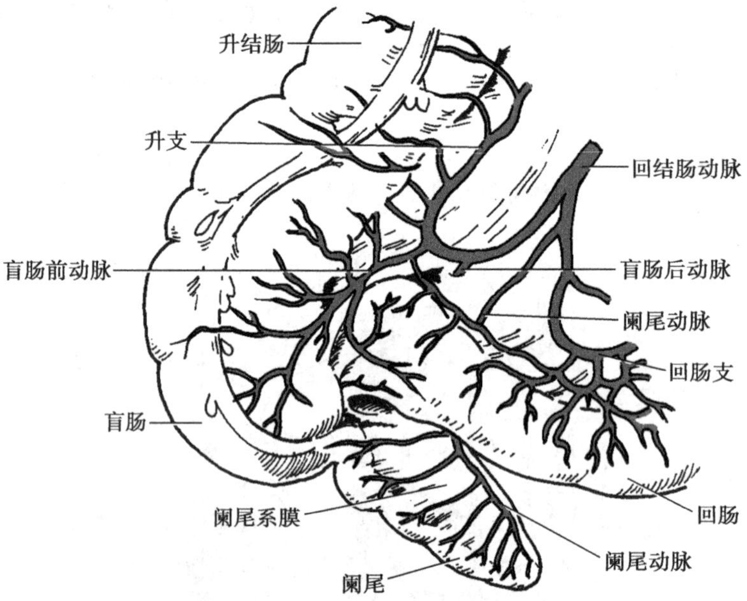

图 01.04.44 回结肠动脉及其分支

01.04.0636 盲肠后动脉 posterior cecal artery

回结肠动脉供应盲肠的分支，分布至回盲部的后面。见图 01.04.44。

01.04.0637 阑尾动脉 appendicular artery

回结肠动脉回肠支供应阑尾的分支。经回肠末端后方进入阑尾系膜，分布至阑尾。见图 01.04.44。

01.04.0638 回肠支 ileal branch

回结肠动脉分布至回肠末端的分支，与回肠动脉形成吻合。见图 01.04.44。

01.04.0639 结肠支 colic branch

回结肠动脉供应升结肠起始部的分支。分布至升结肠，末梢与右结肠动脉吻合。见图 01.04.44。

01.04.0640 右结肠动脉 right colic artery

肠系膜上动脉供应升结肠与横结肠的分支。发自肠系膜上动脉中段的左侧壁，经腹后壁行向右，分布至升结肠和结肠右曲。见图 01.04.43。

01.04.0641 右曲动脉 right flexural artery

右结肠动脉供应结肠右曲的分支。

01.04.0642 中结肠动脉 middle colic artery

肠系膜上动脉供应横结肠的分支。发自肠系膜上动脉的上段，经横结肠系膜分布至横结肠右 2/3。见图 01.04.43。

01.04.0643 结肠边缘动脉 colic marginal artery

位于结肠向中缘的动脉吻合弓。由肠系膜上动脉的末端、回结肠动脉、右结肠动脉、中结肠动脉、左结肠动脉以及肠系膜下动脉的分支吻合而成。见图 01.04.43。

01.04.0644　肠系膜下动脉　inferior mesenteric artery

腹主动脉供应不成对脏器的三大动脉分支之一。在第 2 腰椎平面高度发自腹主动脉前壁,行向左下分布至横结肠、降结肠、乙状结肠和直肠。见图 01.04.45。

01.04.0645　升动脉　ascending artery

又称"肠系膜间动脉(intermesenteric artery)"。肠系膜下动脉的一个分支。

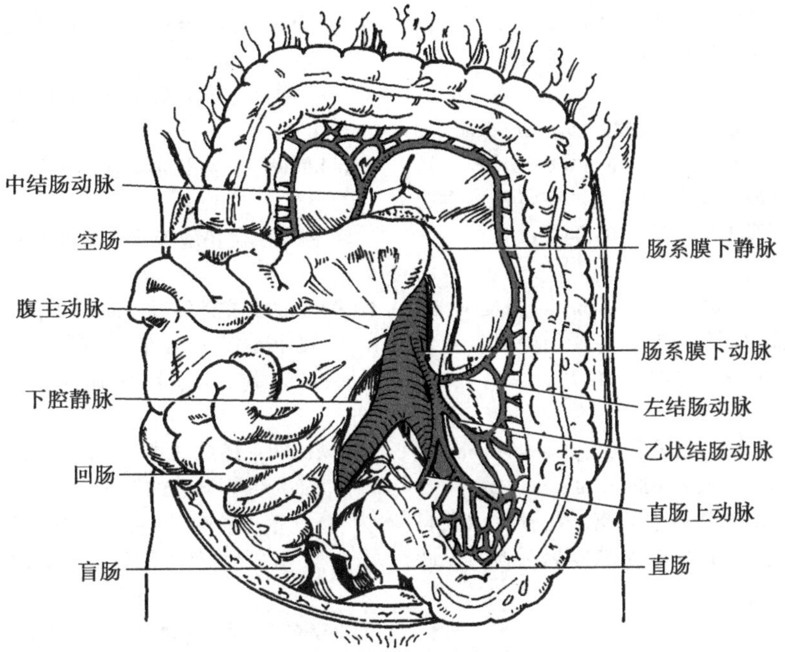

图 01.04.45　肠系膜下动脉及其分支

01.04.0646　左结肠动脉　left colic artery

肠系膜下动脉供应结肠的分支。发自肠系膜下动脉近端左侧壁,沿腹后壁左行,随即分为升、降两支,分布至横结肠右 1/3、结肠左曲和降结肠。见图 01.04.45。

01.04.0647　乙状结肠动脉　sigmoid artery

肠系膜下动脉供应乙状结肠的分支。通常为数支,发自肠系膜下动脉的左侧壁,沿腹后壁进入乙状结肠系膜,分布至乙状结肠。见图 01.04.45。

01.04.0648　直肠上动脉　superior rectal artery

肠系膜下动脉供应直肠上部的分支,是肠系膜下动脉主干直接延续。见图 01.04.45。

01.04.0649　肾上腺中动脉　middle suprarenal artery

腹主动脉供应肾上腺的成对分支,分布至肾上腺中部。见图 01.04.40。

01.04.0650　肾动脉　renal artery

腹主动脉供应肾脏的成对分支。在第 1 腰椎平面发自腹主动脉,沿腹后壁行向两侧,在肾门处分为前、后两支,经肾门入肾。见图 01.04.40。

01.04.0651　肾囊动脉　capsular artery

又称"肾周动脉"。肾动脉前支及后支供应肾被膜的较小分支。通常为数支,分布至肾的被膜。

01.04.0652　肾上腺下动脉　inferior suprarenal artery

肾动脉供应肾上腺的分支。发自肾动脉起始部的上缘,上行供应肾上腺的下部。见图 01.04.40。

01.04.0653　[肾动脉]前支　anterior branch of renal artery

肾动脉入肾前的分支之一。在肾门处发自肾动脉,经肾盂前方进入肾窦,分布至肾实质。见图 01.04.76。

01.04.0654　[肾动脉前支]上段动脉　superior segmental artery of anterior branch of renal artery

肾动脉前支供应肾上段的分支。在肾窦内发自肾动脉前支,分布至肾上段。见图 01.04.76。

01.04.0655 ［肾动脉前支］上前段动脉 superior anterior segmental artery of anterior branch of renal artery

肾动脉前支供应肾前段的两个分支之一。在肾窦内发自肾动脉前支，分布至肾前段的上份。见图 01.04.76。

01.04.0656 ［肾动脉前支］下前段动脉 inferior anterior segmental artery of anterior branch of renal artery

肾动脉前支供应肾前段的两个分支之一。在肾窦内发自肾动脉前支，分布至肾前段的下份。见图 01.04.76。

01.04.0657 ［肾动脉前支］下段动脉 inferior segmental artery of anterior branch of renal artery

肾动脉前支供应肾下段的分支。在肾窦内发自肾动脉前支，分布至肾下段。见图 01.04.76。

01.04.0658 ［肾动脉］后支 posterior branch of renal artery

肾动脉供应肾后部的分支。在肾门处发自肾动脉，经肾盂后方进入肾窦。见图 01.04.76。

01.04.0659 ［肾动脉后支］后段动脉 posterior segmental artery of posterior branch of renal artery

肾动脉后支供应肾后段的分支。在肾窦内发自肾动脉后支，通常为上、下两支，分布至肾后段。见图 01.04.76。

01.04.0660 叶间动脉 interlobar artery

肾段动脉在肾实质内的分支。沿肾锥体的边缘行向肾锥体底部。

01.04.0661 囊支 capsular branch

小叶间动脉末端分布至肾纤维囊的细小分支。

01.04.0662 ［肾动脉］输尿管支 ureteric branch

肾动脉自肾门处发出的供应输尿管上段的细小分支。

01.04.0663 睾丸动脉 testicular artery

腹主动脉供应睾丸和附睾的成对动脉分支。在肾动脉的稍下方发自腹主动脉的前外侧壁，沿腹后壁下行，经腹股沟管入阴囊，分布至睾丸和附睾等结构。见图 01.04.40。

01.04.0664 ［睾丸动脉］输尿管支 ureteric branch of testicular artery

睾丸动脉供应输尿管中段的细小分支。

01.04.0665 附睾支 epididymal branch

睾丸动脉供应附睾的细小分支。

01.04.0666 卵巢动脉 ovarian artery

腹主动脉供应卵巢的成对动脉分支。在肾动脉起始处的稍下方发自腹主动脉的前壁，沿腹后壁下行入骨盆，分布至卵巢和输卵管等结构。

01.04.0667 ［卵巢动脉］输尿管支 ureteric branch of ovarian artery

卵巢动脉供应输尿管中段的细小分支。

01.04.0668 ［卵巢动脉］输卵管支 tubal branch of ovarian artery

卵巢动脉供应输卵管的细小分支。

01.04.0669 主动脉杈 aortic bifurcation

腹主动脉分为左、右髂总动脉的部位，位于第4腰椎体下缘处。见图 01.04.40。

01.04.0670 髂总动脉 common iliac artery

腹主动脉下端的两大分支。在第4腰椎体处分为左、右髂总动脉，沿腰大肌内侧下行，在骶髂关节处分为髂内动脉和髂外动脉。见图 01.04.40。

01.04.0671 髂内动脉 internal iliac artery

髂总动脉供应盆壁及盆腔脏器的动脉主干。在骶髂关节处发自髂总动脉。沿盆壁入盆腔，分布至盆壁及盆内脏器。见图 01.04.46、图 01.04.47。

01.04.0672 髂腰动脉 iliolumbar artery

髂内动脉供应盆壁的分支。由髂内动脉近端发出，向上沿髂嵴上缘后端行向外。

01.04.0673 ［髂腰动脉］腰支 lumbar branch of iliolumbar artery

髂腰动脉供应腹后壁的分支。自髂腰动脉发出后沿腰大肌后面上升，分布至腰大肌和腰方肌。

01.04.0674 ［髂腰动脉］脊支 spinal branch of iliolumbar artery

髂腰动脉供应椎管内结构的较小分支。自髂腰动脉发出后，经最下位的椎间孔进入椎管。

01.04.0675 ［髂腰动脉］髂支 iliac branch of iliolumbar artery

髂腰动脉供应髂肌的分支。是髂腰动脉本干的延续，沿髂嵴内面行向外，分布至髂肌。

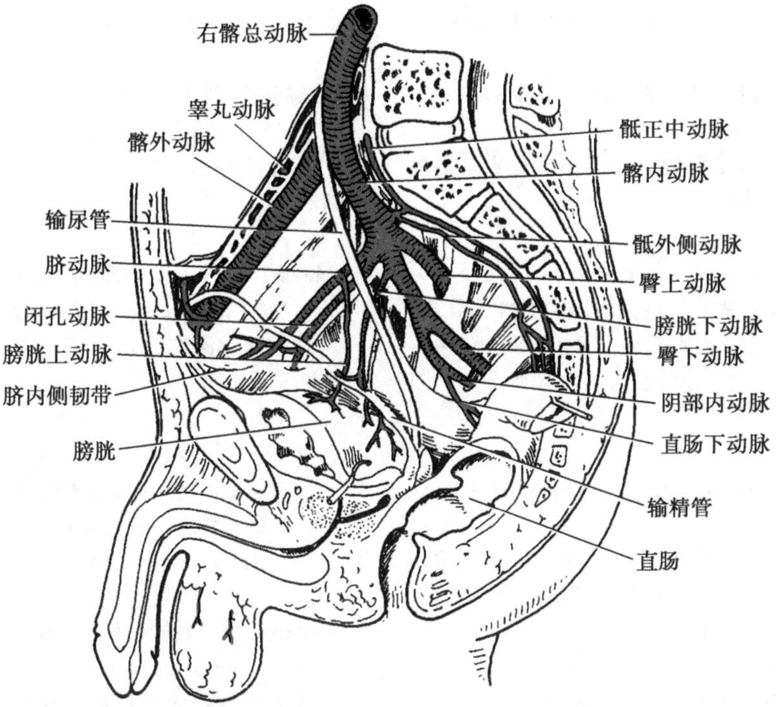

图 01.04.46　盆腔的动脉（右侧，男性）

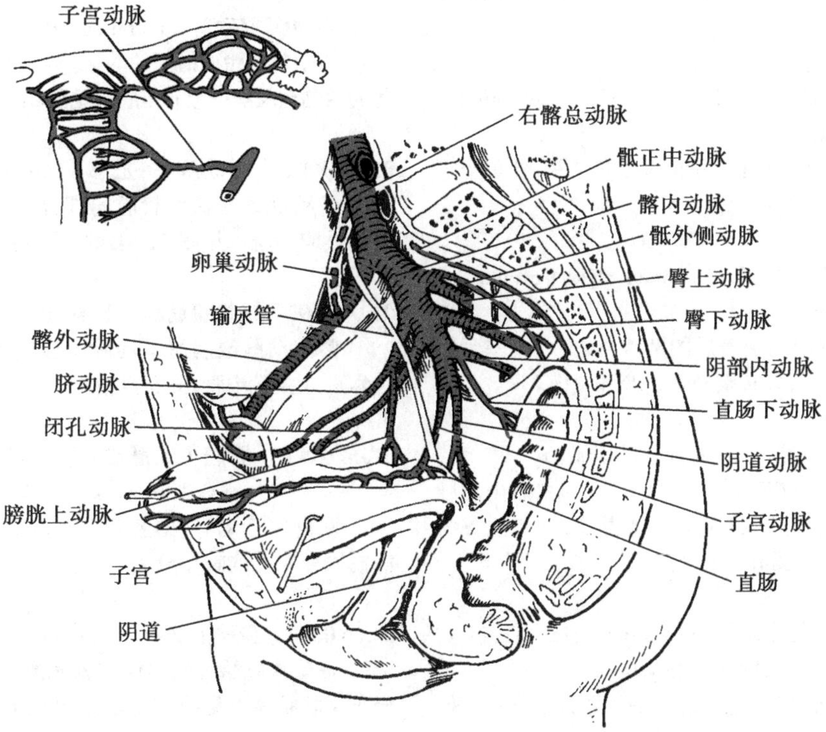

图 01.04.47　盆腔的动脉（右侧，女性）

01.04.0676 骶外侧动脉 lateral sacral artery

髂内动脉供应盆壁后部的分支。常为数支,沿骶骨外侧缘前面下行,分布至盆壁肌。见图 01.04.46、图 01.04.47。

01.04.0677 [骶外侧动脉]脊支 spinal branch of lateral sacral artery

骶外侧动脉供应椎管内结构的细小分支。常为数支,经骶前孔进入椎管。

01.04.0678 闭孔动脉 obturator artery

髂内动脉供应盆壁前部及大腿内侧肌群的分支。与闭孔神经伴行,穿闭膜管至骨盆的前面和大腿内侧,末端分为前、后两支,分布至大腿内收肌群。见图 01.04.46、图 01.04.47。

01.04.0679 [闭孔动脉]耻骨支 pubic branch of obturator artery

闭孔动脉供应腹前壁的分支。穿闭膜管前发自闭孔动脉,沿腹后壁上行,与腹壁下动脉的分支吻合,分布至腹前壁下部的后面。

01.04.0680 髋臼支 acetabular branch

闭孔动脉供应股骨头的分支。由闭孔动脉后支发出,经髋臼横韧带深面,沿股骨头韧带分布至该韧带和股骨头。

01.04.0681 [闭孔动脉]前支 anterior branch of obturator artery

闭孔动脉穿出闭膜管后的两终支之一,分布至闭孔外肌及大腿内收肌群上部。

01.04.0682 [闭孔动脉]后支 posterior branch of obturator artery

闭孔动脉穿出闭膜管后的两终支之一,经坐骨结节和髋臼之间下行,分布至坐骨结节和髋臼。

01.04.0683 臀上动脉 superior gluteal artery

髂内动脉供应臀部的主要分支之一,由髂内动脉上端后壁发出后,穿梨状肌上孔至臀部,分布至臀大肌。见图 01.04.46、图 01.04.47。

01.04.0684 [臀上动脉]浅支 superficial branch of superior gluteal artery

臀上动脉从梨状肌上孔穿出后发出的分支。行于臀中肌的浅面,分布至臀大肌和臀中肌。

01.04.0685 [臀上动脉]深支 deep branch of superior gluteal artery

臀上动脉穿出梨状肌上孔后的分支之一。随即分为上、下两支,行于臀中肌的深面。

01.04.0686 [臀上动脉深支]上支 superior branch of deep branch of superior gluteal artery

臀上动脉深支的分支,分布至臀中肌和臀小肌的上部。

01.04.0687 [臀上动脉深支]下支 inferior branch of deep branch of superior gluteal artery

臀上动脉深支的分支,分布至臀中肌和臀小肌的下部。

01.04.0688 臀下动脉 inferior gluteal artery

髂内动脉供应臀部结构的分支。在臀上动脉的下方发自髂内动脉,穿梨状肌下孔至臀部,分布至臀下部。见图 01.04.46、图 01.04.47。

01.04.0689 坐骨神经伴行动脉 accompanying artery of ischiadic nerve

臀下动脉供应坐骨神经及大腿内收肌的细长分支。伴坐骨神经下行并分出细支穿入坐骨神经内。

01.04.0690 脐动脉 umbilical artery

胚胎时期胎血循环的动脉。自髂内动脉发出,沿膀胱的两侧至腹前壁上升至脐。见图 01.04.46、图 01.04.47。

01.04.0691 [脐动脉]开放部 patent part

脐动脉近端保留管腔的部分。此部发出膀胱上动脉供应膀胱。见图 01.04.46、图 01.04.47。

01.04.0692 输精管动脉 deferential artery

髂内动脉或膀胱下动脉供应输精管的分支。随精索进入腹股沟管,分布至精索。

01.04.0693 [膀胱上动脉或膀胱下动脉]输尿管支 ureteric branch of superior/inferior vesical artery

发自邻近动脉,即膀胱上动脉或膀胱下动脉,供应输尿管末端的较小分支。

01.04.0694 膀胱上动脉 superior vesical artery

脐动脉起始部发出供应膀胱的分支。常为两支,分布至膀胱体。见图 01.04.46、图 01.04.47。

01.04.0695 [脐动脉]闭塞部 occlusive part of umbilical artery

又称“脐动脉索”。脐动脉远端管腔闭锁的部分。从脐动脉发出膀胱上动脉后开始，经膀胱体部两侧向前、向上至脐。

01.04.0696 脐内侧韧带 medial umbilical ligament

腹前壁后面脐以下由脐动脉索及其表面腹膜形成的皱襞。

01.04.0697 膀胱下动脉 inferior vesical artery

髂内动脉供应膀胱的分支。在脐动脉稍下方发自髂内动脉，分布至膀胱底、前列腺及精囊腺。见图01.04.46。

01.04.0698 ［膀胱下动脉］前列腺支 prostate branch

膀胱下动脉供应前列腺的细小分支。

01.04.0699 子宫动脉 uterine artery

发自髂内动脉的内侧壁，进入子宫阔韧带两层之间，沿子宫的外侧缘分布至子宫及其邻近结构，在子宫颈外侧约2cm处跨越输尿管的前上方，结扎子宫动脉时应注意避免损伤输尿管。见图01.04.47。

01.04.0700 ［子宫动脉］螺旋支 spiral branch of uterine artery

子宫动脉供应子宫的主要分支。数目较多，走行弯曲，从子宫的两侧分布至子宫。

01.04.0701 ［子宫动脉］阴道支 vaginal branch of uterine artery

又称“阴道奇动脉”。子宫动脉供应阴道的较小分支。在子宫颈外侧发自子宫动脉，分布至阴道上部。

01.04.0702 ［子宫动脉］卵巢支 ovarian branch of uterine artery

子宫动脉供应卵巢的分支。经卵巢系膜进入卵巢。

01.04.0703 ［子宫动脉］输卵管支 tubal branch of uterine artery

子宫动脉供应输卵管的分支，分布至输卵管。

01.04.0704 阴道动脉 vaginal artery

子宫动脉供应阴道的分支。在骨盆侧壁发自子宫动脉的起始部，行向前下分布至阴道的中下部。见图01.04.47。

01.04.0705 直肠下动脉 inferior rectal artery

髂内动脉供应直肠下端的分支。由髂内动脉末端发出，经盆底筋膜行向内侧分布直肠末端。见图01.04.46、图01.04.47。

01.04.0706 ［直肠下动脉］阴道支 vaginal branch of inferior rectal artery

直肠下动脉供应阴道的分支。在盆底筋膜中发自直肠下动脉，行向前分布阴道上部。

01.04.0707 阴部内动脉 internal pudendal artery

髂内动脉供应会阴及外生殖器的动脉主干。由髂内动脉的末端发出，经坐骨大孔出骨盆，下行经骶髂韧带的深面绕过坐骨棘进入坐骨小孔，再经坐骨肛门窝外侧壁的阴部管前行，分布至会阴及外生殖器。见图01.04.46、图01.04.47。

01.04.0708 肛动脉 anal artery

阴部内动脉在坐骨肛门窝外侧壁发出，穿阴部管，有2~3支，分支供应肛管及肛门周围肌肉和皮肤。见图01.04.48。

01.04.0709 会阴动脉 perineal artery

阴部内动脉在坐骨肛门窝内的分支，穿入会阴浅隙分为会阴横动脉和阴囊后支或阴唇后支。见图01.04.48

01.04.0710 会阴横动脉 transverse perineal artery

会阴动脉发出的细支，分布至会阴浅横肌及肛门与尿道球之间的结构。

01.04.0711 ［会阴动脉］阴囊后支 posterior scrotal branch of perineal artery

会阴动脉发出，在尿道球两侧偏下进入阴囊的分支。分支分布于阴囊隔、阴囊中缝区后部、阴囊后侧及外后部皮肤。

01.04.0712 ［会阴动脉］阴唇后支 posterior labial branch of perineal artery

分布于大阴唇和小阴唇的会阴动脉分支，通常有内、外侧两支。

01.04.0713 尿道动脉 urethral artery

在尿道球前方发出，或与尿道球动脉共干的动脉，向前内行穿出尿生殖膈下筋膜，在阴茎脚结合的附近进入尿道海绵体，达阴茎头。

01.04.0714 尿道球动脉 urethral bulbar artery

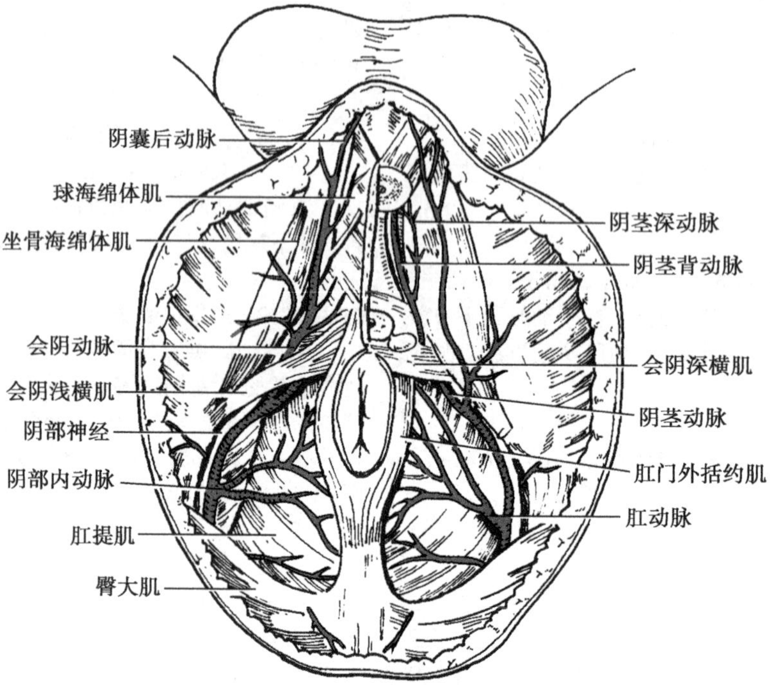

图 01.04.48　会阴部的动脉（男性）

阴部内动脉发出的一动脉短支，向内穿出尿生殖膈下筋膜，进入会阴浅隙，分布于尿道球和尿道海绵体后部。

01.04.0715　前庭球动脉　vestibular bulbar artery

阴部内动脉在会阴深隙分出，穿出尿生殖膈下筋膜至前庭球及阴道的勃起组织。

01.04.0716　阴茎深动脉　deep artery of penis

阴部内动脉的终支之一，由会阴深隙进入浅隙，斜穿阴茎海绵体，行于阴茎海绵体中央，到达其末端。见图 01.04.48。

01.04.0717　阴蒂深动脉　deep artery of clitoris

阴部内动脉的终支之一，穿出尿生殖膈下筋膜进入会阴浅隙，穿入阴蒂海绵体。

01.04.0718　阴茎背动脉　dorsal artery of penis

阴部内动脉的终支之一，自会阴深隙穿入浅隙，经阴茎悬韧带两脚之间至阴茎背面，到达阴茎头，营养阴茎皮肤、被膜和阴茎海绵体。见图 01.04.48。

01.04.0719　阴蒂背动脉　dorsal artery of clitoris

阴部内动脉的终支之一，沿坐骨下支和耻骨下支向前行，穿尿生殖膈下筋膜至会阴浅隙，然后到达阴蒂背面。

01.04.0720　髂外动脉　external iliac artery

髂外动脉是髂总动脉发出的两大分支之一，沿腰大肌内侧缘下行至腹股沟韧带中点，经血管腔隙至股前部，移行为股动脉。见图 01.04.40。

01.04.0721　腹壁下动脉　inferior epigastric artery

在腹股沟韧带稍上方或深面从髂外动脉末端前壁发出的动脉，经腹股沟管腹环内侧上升入腹直肌鞘，分支分布于腹直肌及腹前壁皮肤。见图 01.04.40。

01.04.0722　［腹壁下动脉］耻骨支　pubic branch of inferior epigastric artery

自腹壁下动脉发出的一小支，靠近股环，下行至耻骨的后面，与闭孔动脉的同名支吻合。

01.04.0723　闭孔支　obturator branch

从腹壁下动脉的耻骨支发出，沿陷窝韧带内侧下降，与闭孔动脉的耻骨支吻合。

01.04.0724　副闭孔动脉　accessory obturator artery

腹壁下动脉的耻骨支与闭孔动脉的耻骨支吻合而成的动脉。该吻合支异常增粗，可代替正常闭孔动脉的分布范围。

01.04.0725　提睾肌动脉　cremasteric artery

从腹壁下动脉起点稍上方发出，伴随精索进入腹股沟管，行于精索的后外侧，分布提睾肌和精索被膜。

01.04.0726　子宫圆韧带动脉　artery of round ligament of uterus

从腹壁下动脉起点稍上方发出的细小动脉，分布于子宫圆韧带。

01.04.0727　旋髂深动脉　deep iliac circumflex artery

在腹股沟韧带的后方或稍上方从髂外动脉发出，沿腹股沟韧带外侧半后方斜向外上，分支营养髂嵴及邻近肌和皮肤。见图 01.04.40。

01.04.0728　［旋髂深动脉］升支　ascending branch of deep iliac circumflex artery

又称"腹壁外侧动脉（lateral epigastric artery）"。自髂前上棘内侧约 2.5cm 处从旋髂深动脉发出的一个分支。向上内行于腹内斜肌与腹横肌之间，与腰动脉和腹壁下动脉吻合，可作为辨认腹内斜肌和腹横肌分界的标志。

01.04.0729　股动脉　femoral artery

在腹股沟韧带中点深部续于髂外动脉的一段血管，在股三角内下行进入收肌管，穿收肌腱裂孔至腘窝，移行为腘动脉。见图 01.04.49。

01.04.0730　腹壁浅动脉　superficial epigastric artery

在腹股沟韧带下方自股动脉发出的动脉，穿经隐静脉裂孔上部，向上越腹股沟韧带浅面上升，分布于腹前壁下部的浅筋膜和皮肤。

01.04.0731　旋髂浅动脉　superficial iliac circumflex artery

在腹股沟韧带下方多由股动脉发出，较细小或与腹壁浅动脉共干发出，沿腹股沟韧带下方向外上走向髂前上棘，分布于腹前壁下外侧部浅筋膜和皮肤。见图 01.04.49。

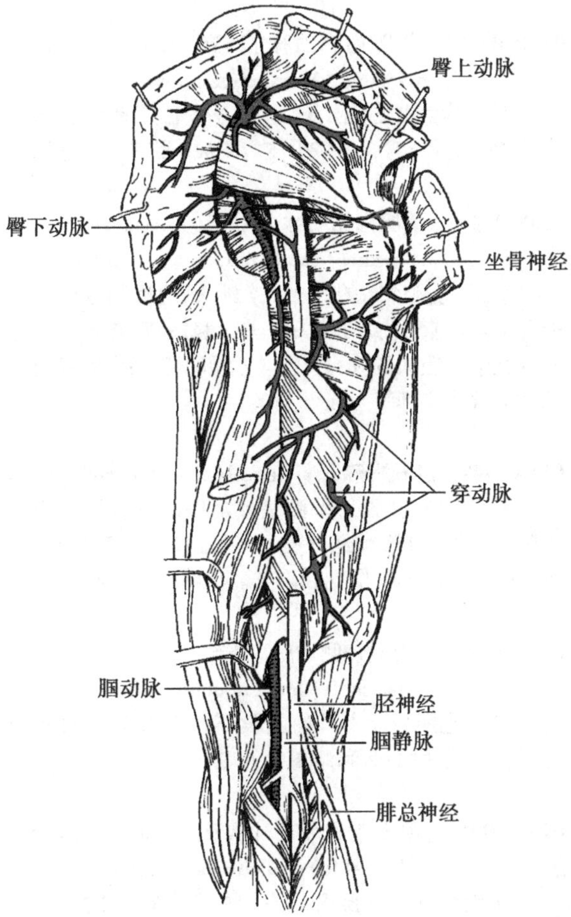

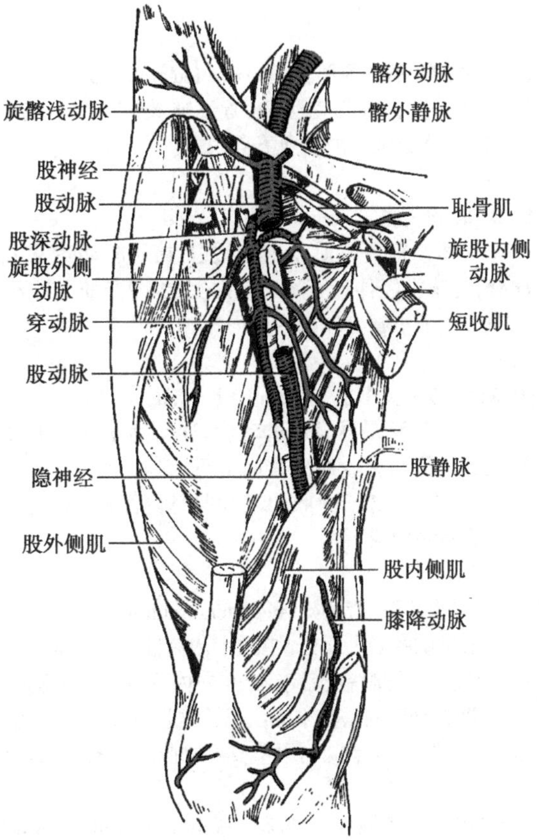

图 01.04.49　股动脉及其分支

01.04.0732　阴部外动脉　external pudendal artery

自股动脉发出的 2~3 支动脉。向内经耻骨肌和长收肌的浅面,其分支穿出阔筋膜或筛筋膜,一些分支越过精索或子宫圆韧带,分布于阴阜附近的皮肤。

01.04.0733　[阴部外动脉]阴囊前支　anterior scrotal branch of external pudendal artery

阴部外动脉分支,分支至阴囊前部,与会阴动脉的阴囊后支吻合。

01.04.0734　[阴部外动脉]阴唇前支　anterior labial branch of external pudendal artery

阴部外动脉的分支,分支分布大阴唇前部,与会阴动脉的阴唇后支吻合。

01.04.0735　腹股沟支　inguinal branch

阴部外动脉的数个小分支。亦可从股动脉直接发出,分布于腹股沟浅淋巴结及附近的组织。

01.04.0736　膝降动脉　descending genicular artery

在收肌腱裂孔的近侧从股动脉发出的动脉分支。为一短干,90% 膝降动脉发出股内侧肌支、关节支和隐支。见图 01.04.49。

01.04.0737　股内侧肌支　medial femoral muscle branch

70% 发自膝降动脉,30% 发自关节支的动脉,有 3~5 支。分布至股内侧肌下部内侧。

01.04.0738　隐支　saphenous branch

90% 从膝降动脉发出,少数直接从股动脉发出的动脉,与隐神经伴行至膝关节内侧,经缝匠肌与股薄肌之间分布于小腿上端的内侧面。

01.04.0739　关节支　articular branch

多从膝降动脉发出的动脉,通常为 1 支。于股内侧肌后内侧与大收肌腱之间下行,在收肌结节上方分为纵、横支,分布于大收肌腱和股骨内侧髁,末端参与膝关节网的构成。

01.04.0740　股深动脉　deep femoral artery

股动脉的最大分支。在腹股沟韧带下方约 4cm 处从股动脉的后外侧壁或后壁发出,向内下行经股内侧肌与内收肌群之间下行,其末端位于长收肌与大收肌之间,沿途发出旋股内、外侧动脉及数支穿动脉。见图 01.04.49。

01.04.0741　旋股内侧动脉　medial femoral circumflex artery

股深动脉或股动脉分支。向内行经股血管的后方至耻骨肌与髂腰肌之间分为浅支和深支。见图 01.04.49。

01.04.0742　[旋股内侧动脉]浅支　superficial branch of medial femoral circumflex artery

旋股内侧动脉的一个分支,走行于耻骨肌和长收肌表面,分支至附近肌肉。

01.04.0743　[旋股内侧动脉]深支　deep branch of medial femoral circumflex artery

旋股内侧动脉的深支,较粗大,经耻骨肌与髂腰肌之间向后,再经短收肌与闭孔外肌之间,并于此再发出升支、横支和髋臼支。

01.04.0744　[旋股内侧动脉]升支　ascending branch of medial femoral circumflex artery

旋股内侧动脉深支的分支之一。在闭孔外肌腱与股方肌之间上升至转子窝,与臀上、下动脉和旋股外侧动脉的分支吻合。

01.04.0745　[旋股内侧动脉]横支　transverse branch of medial femoral circumflex artery

该动脉由深支发出,转向后,与臀上、下动脉,旋股外侧动脉以及第 1 穿动脉的升支等构成"臀部十字吻合"。

01.04.0746　[旋股内侧动脉]髋臼支　acetabular branch of medial femoral circumflex artery

旋股内侧动脉的深支在短收肌的近侧缘处发出的分支。经髋臼横韧带深面进入髋关节,与闭孔动脉的分支形成粗大的吻合。分支分布于髋臼窝的脂肪组织并沿股骨头韧带至股骨头。

01.04.0747　旋股外侧动脉　lateral femoral circumflex artery

起于股深动脉的外侧壁或从股动脉直接发出的动脉,向外穿过股神经分支,于缝匠肌、股直肌与髂腰肌之间,分为升支、横支和降支。见图 01.04.49。

01.04.0748　[旋股外侧动脉]升支　ascending branch of lateral femoral circumflex artery

在股直肌后面上升的旋股外侧动脉分支,分布于阔筋膜张肌、臀中肌和髂嵴前外侧。

01.04.0749　[旋股外侧动脉]横支　transverse branch of lateral femoral circumflex artery

从旋股外侧动脉升支发出的部位分出的另一分支,经髂腰肌与股中间肌之间穿入股外侧肌上部,分支分布于该肌及大转子,并分支参与“臀部十字吻合”的构成。

01.04.0750 ［旋股外侧动脉］降支 descending branch of lateral femoral circumflex artery

多从股深动脉或股动脉直接发出,在股直肌后方,继而于股直肌与股外侧肌之间下降,分支分布于股外侧肌、股前外侧部皮肤和膝关节,并与膝上外侧动脉吻合。

01.04.0751 穿动脉 perforating artery

从股深动脉发出的分支。一般为 3~4 支,穿过大收肌腱附着部至股后部,再发出肌支、皮支和吻合支。见图 01.04.49。

01.04.0752 第 1 穿动脉 the first perforating artery

在短收肌近侧从股深动脉发出的动脉,行于耻骨肌与短收肌之间或穿过短收肌、大收肌腱至股后部,发出肌支、皮支和升、降支,升支参与“臀部十字吻合”的构成。

01.04.0753 第 2 穿动脉 the second perforating artery

该动脉在短收肌止点的下方穿经大收肌腱与股骨之间,至股后部形成升、降支,分别与第 1、3 穿动脉分支吻合。

01.04.0754 第 3 穿动脉 the third perforating artery

该动脉穿经长收肌、大收肌与股骨之间至股后部,与第 2 穿动脉、股深动脉末支及腘动脉的肌支吻合。

01.04.0755 第 4 穿动脉 the fourth perforating artery

股深动脉的终末支,穿过大收肌腱至股后部,分布于股二头肌短头及股外侧肌。

01.04.0756 股骨滋养动脉 femoral nutrient artery

营养股骨的动脉。多从穿动脉发出,有 1~2 支,少数可从股深动脉或终末支起始进入股骨滋养孔。

01.04.0757 腘动脉 popliteal artery

股动脉穿收肌腱裂孔向下后外至腘窝的动脉。多在腘肌下缘上方约 1.4cm 处分为胫前动脉和胫后动脉两终支。见图 01.04.50。

01.04.0758 膝上外侧动脉 lateral superior genicular artery

腘动脉关节支中最粗的 1 支,常与膝中动脉共干自腘动脉发出,经股骨外侧髁上方、股二头肌腱与骨面之间至膝关节前面,参与膝关节网的构成,并与旋股外侧动脉降支及膝下外侧动脉吻合。见图 01.04.50。

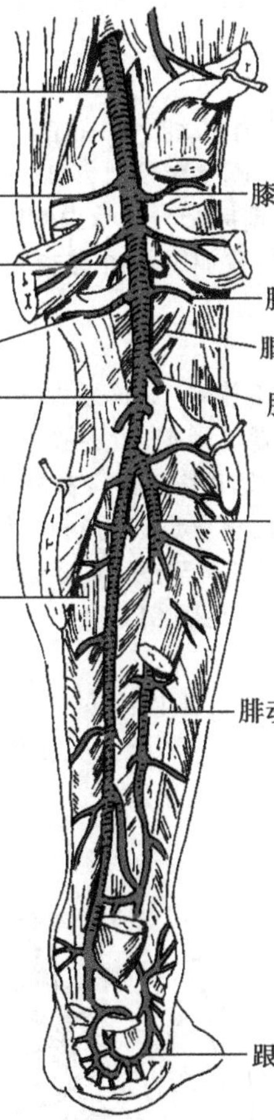

图 01.04.50 小腿的动脉(右侧,后面)

01.04.0759 膝上内侧动脉 medial superior genicular artery

多自腘动脉发出的一条动脉,在股骨内侧髁上方紧贴骨面内行,经半腱肌、半膜肌和大收肌腱与骨面之间至膝关节前面,参与膝关节网构成。见图 01.04.50。

01.04.0760 膝中动脉 middle genicular artery

多与其他关节支共干自腘动脉发出。与膝上外侧动脉共干占 59.6%。穿腘斜韧带和膝关节囊,营养前交叉韧带、半月板和滑膜皱襞等的动脉。见图 01.04.50。

01.04.0761 腓肠动脉 sural artery

自腘动脉发出营养腓肠肌的动脉。有腓肠内侧动脉和腓肠外侧动脉 2 支,分支分布于腓肠肌内、外侧头及其表面皮肤。

01.04.0762 膝下外侧动脉 lateral inferior genicular artery

该动脉多自腘动脉发出,向外行被腓肠肌外侧头遮盖,经腓侧副韧带与胫骨外侧髁之间至膝关节前面，参与构成膝关节网，并分支至腓骨上端。见图01.04.50。

01.04.0763　膝下内侧动脉　medial inferior genicular artery

该动脉多从腘动脉发出，向内下行被腓肠肌内侧头遮盖，经胫侧副韧带与胫骨内侧髁之间至膝关节前面，参与膝关节网的构成，并分支至胫骨上端。见图01.04.50。

01.04.0764　膝关节网　genicular articular rete

在膝关节囊的周围，由旋股外侧动脉降支，膝降动脉，膝上内、外侧动脉，膝下内、外侧动脉，胫前、后返动脉的分支互相吻合形成的网状动脉。此网可分为浅、深两部分，浅部位于皮下与筋膜之间，深部位于肌腱和韧带的深面。见图01.04.51。

01.04.0765　髌网　patellar rete

构成膝关节网的动脉分支在髌骨的周围形成的动脉网。由髌上、下动脉弓和内、外侧髌旁动脉弓连成髌周动脉环，再发出许多分支吻合成动脉网。

01.04.0766　胫前动脉　anterior tibial artery

自腘动脉发出的动脉，穿小腿骨间膜上端的裂孔至小腿前面，在小腿前群肌之间下降至踝关节前方移行为足背动脉。见图01.04.52。

01.04.0767　胫后返动脉　posterior tibial recurrent artery

胫前动脉穿小腿骨间膜之前发出的分支。向上外斜行至膝关节后面与膝下内、外侧动脉吻合，并发出分支至胫腓关节。

01.04.0768　胫前返动脉　anterior tibial recurrent artery

由胫前动脉穿过小腿骨间膜之后发出的动脉，向前上方行，在胫骨前肌内上升，分支分布至附近诸肌和髌韧带，并与膝下内、外侧动脉吻合，参与膝关节网和髌网的构成。见图01.04.52。

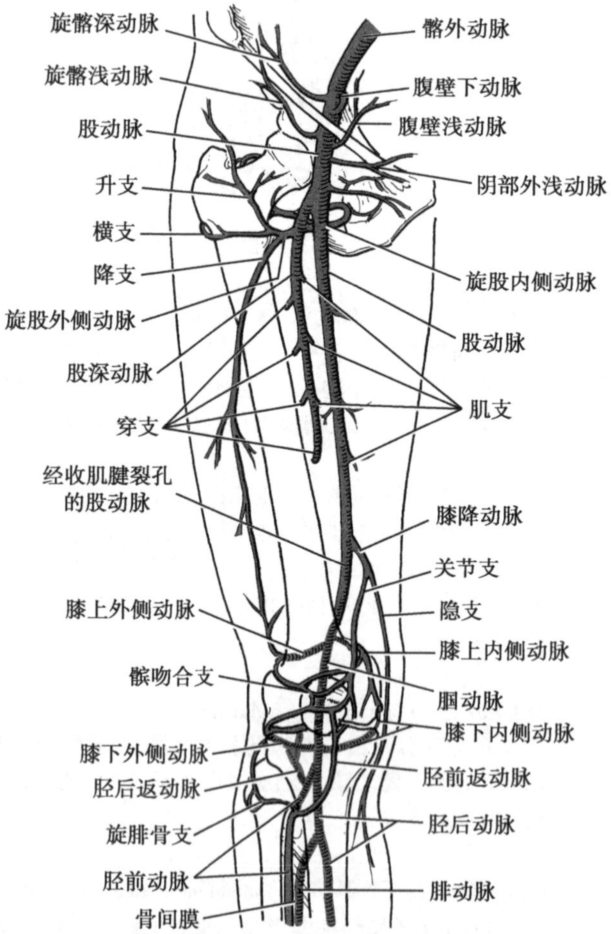

图 01.04.51　膝关节动脉网

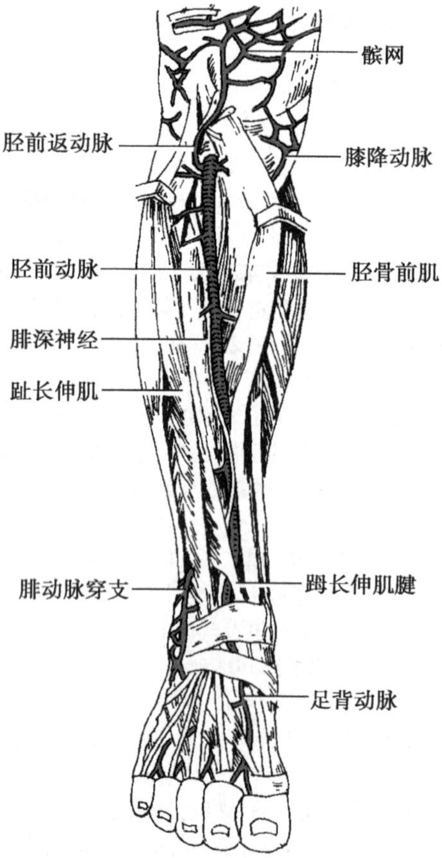

图 01.04.52　小腿的动脉(右侧，前面)

01.04.0769　外踝前动脉　lateral anterior malleolar artery

该动脉多在踝平面及其以上发自胫前动脉，向外经趾长伸肌腱与骨面之间至外踝，与跗外侧动脉和腓动脉穿支吻合。

01.04.0770　内踝前动脉　medial anterior malleolar artery

80% 在踝关节附近发自胫前动脉的动脉支，向内下方经胫骨前肌深面至内踝，并与跗内侧动脉和足底内侧动脉吻合。

01.04.0771　内踝网　medial malleolar rete

在内踝的表面由内踝前、后动脉，跗内侧动脉，跟内侧支以及足底内侧动脉的小支等组成的动脉网。见图 01.04.53。

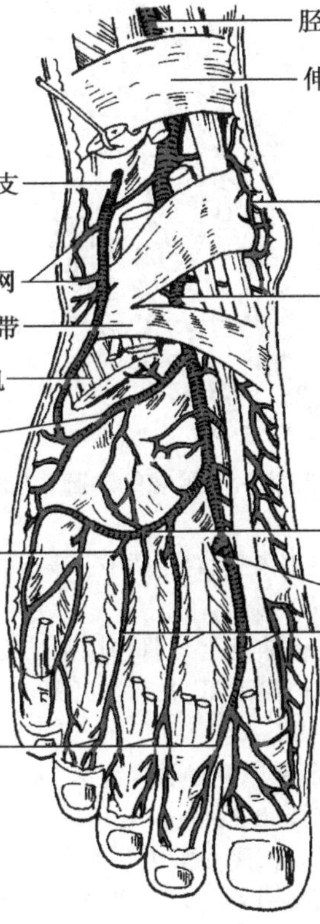

图 01.04.53　足背动脉及其分支

01.04.0772　外踝网　lateral malleolar rete

在外踝的表面由外踝前、后动脉，跗外侧动脉，腓动脉穿支的降支及足底外侧动脉的小支等组成的动脉网。见图 01.04.53。

01.04.0773　足背动脉　dorsal artery of foot

胫前动脉至内、外踝连线中点的下方更名为足背动脉。向前下方经足背内侧至第 1 跖骨间隙近侧分为足底深支与第 1 跖背动脉两终支。见图 01.04.53。

01.04.0774　跗外侧动脉　lateral tarsal artery

在距骨颈从足背动脉的外侧壁发出，有 1~2 支。经趾短伸肌的深面，向前外侧斜行至第 5 跖骨底处与弓状动脉吻合。见图 01.04.53。

01.04.0775　跗内侧动脉　medial tarsal artery

在足舟骨或楔骨平面从足背动脉的内侧壁发出的动脉，有 1~2 支。经踇长伸肌腱的深面至足内侧缘，分支至附近足骨和趾侧诸肌及足内侧皮肤。

01.04.0776　［足背动脉］弓状动脉　arcuate artery

在跖骨底处发自足背动脉的一条动脉，出现率为 39.1%。经趾短伸肌深面外行，与跗外侧动脉吻合，弓的凸侧发出 3 条跖背动脉，沿第 2~4 跖骨间隙分布至足趾。见图 01.04.53。

01.04.0777　第 1 跖背动脉　first dorsal metatarsal artery

足背动脉的终支之一。在第 1 跖骨间隙近端发出，沿第 1 骨间背侧肌表面或在肌中前行，在趾蹼间隙近端分为 2 条趾背动脉；远端分为两条趾底固有动脉和与第 1 跖底动脉的吻合支。

01.04.0778　［跖背动脉］趾背动脉　dorsal digital artery

各跖背动脉在跖趾关节附近都分出 2 支趾背动脉，沿相邻趾的相对缘前行，至趾端与对侧的同名动脉吻合。见图 01.04.53。

01.04.0779　足底深支　deep plantar artery

足背动脉的另一终支。在第 1 跖骨间隙的近端发出，穿第 1 骨间背侧肌两头之间至足底，与足底外侧动脉吻合构成足底深弓。见图 01.04.53。

01.04.0780　胫后动脉　posterior tibial artery

在腘肌的下缘续于腘动脉的动脉，在小腿后面浅、深层肌之间下降，经内踝后方转至足底，分为足底内侧动脉和足底外侧动脉。见图 01.04.50。

01.04.0781　旋腓骨支　circumflex fibular branch

多自胫后动脉或腘动脉发出。向外穿比目鱼肌，绕腓骨颈，与膝下内、外侧动脉及胫前返动脉吻合。分支至附近的骨及关节结构。

01.04.0782　内踝支　medial malleolar branch

在内踝后方发自胫后动脉的分支，多为 1~2 支。绕内踝前行参与内踝网的构成。

01.04.0783　［胫后动脉］跟内侧支　medial calcaneal branch

自胫后动脉发出的分支，有1~2支。至跟骨内侧面与腓动脉的同名支吻合构成跟网。

01.04.0784　胫骨滋养动脉　tibial nutrient artery

多从胫后动脉起始部发出，沿胫骨后面下降，发出1~2肌支后，穿入胫骨滋养孔至骨内。

01.04.0785　腓动脉　peroneal artery fibular artery

90%为胫后动脉的分支，在腓骨头尖下6.4cm处发出，向外下方斜行越过胫骨后肌上部的后面，于腓骨后面与䠗长屈肌之间下降，至外踝终于跟外侧支。见图01.04.50。

01.04.0786　穿支　perforating branch

腓动脉自外踝上4~6cm处发出的动脉，穿小腿骨间膜下部的裂孔至小腿前外侧部，形成升、降支。营养小腿前群诸肌。

01.04.0787　交通支　communicating branch

腓动脉在外踝稍上方发出，向内行经长屈肌深面与胫后动脉相交通的动脉。

01.04.0788　［腓动脉］跟外侧支　lateral calcaneal branch

腓动脉的终末支，参与构成外踝网。

01.04.0789　跟支　calcaneal branch

胫后动脉的分支，穿过屈肌支持带，供应跟腱后方、足跟脂肪、皮肤及足底内侧肌等。

01.04.0790　跟网　calcaneal rete

在跟结节的周围，由内、外踝网的分支，胫后动脉跟内侧支与腓动脉跟外侧支的分支吻合形成的动脉网。见图01.04.50。

01.04.0791　腓骨滋养动脉　fibular nutrient artery

在腓动脉起点下方发出的动脉，多为1支，出现率为92%。向外下行穿入腓骨滋养孔入骨内。

01.04.0792　［腓动脉］弓状动脉　arcuate artery

腓动脉发出的系列环绕腓骨的分支，从后向前环绕腓骨，分支至腓骨骨膜，拇长屈肌，腓骨长、短肌和小腿后外侧皮肤。

01.04.0793　足底内侧动脉　medial plantar artery

胫后动脉较细的终支。在展肌起端深面分出，前行于䠗展肌与趾短屈肌之间，发支至两肌。在第1跖骨间隙处，发支与第1跖背动脉交通，向远端与第1跖底动脉吻合。见图01.04.54。

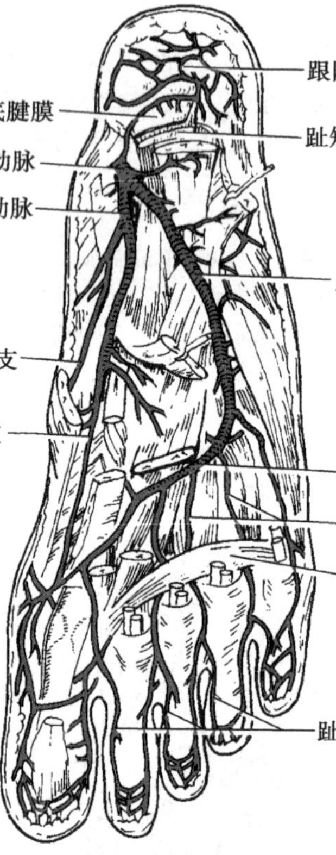

图 01.04.54　足底的动脉（右侧）

01.04.0794　［足底内侧动脉］深支　deep branch of medial plantar artery

足底内侧动脉行至舟骨粗隆后方分为深支和浅支，深支至足底内侧诸肌、关节。见图01.04.54。

01.04.0795　［足底内侧动脉］浅支　superficial branch of medial plantar artery

足底内侧动脉浅支沿䠗展肌与跗骨之间的筋膜下前行。供应足底内侧皮肤，并与内踝前动脉和跗内侧动脉的终末支吻合。见图01.04.54。

01.04.0796　足底外侧动脉　lateral plantar artery

胫后动脉较粗的终支。在同名神经的外侧行向前外，经足底方肌与趾短屈肌之间，至第5跖骨底处发出小趾足底固有动脉后，转向内侧经䠗收肌斜头与第2~4骨间肌之间，至第1跖骨间隙近端与足背动脉的足底深支构成足底弓。见图01.04.54。

01.04.0797　足底弓　plantar arch

位于足底深层、紧贴跖骨底及骨间肌的弓形动脉。由足底外侧动脉与足背动脉的足底深支吻合形成，吻合部位多在第1跖骨间隙近端处。见图01.04.54。

01.04.0798　足心动脉　plantar metatarsal artery

由足底弓发出的动脉，共4条，每条足心动脉发出穿支后延续为跖足底总动脉。

01.04.0799　[足底弓]穿支　perforating branch of plantar arch

为足底弓向足背发出的3条穿支，经第2、3、4跖骨间隙近侧，从骨间背侧肌两头之间穿出，与相应的跖背动脉吻合。

01.04.0800　跖足底总动脉　common plantar metatarsal artery

足心动脉发出穿支后的终支。在跖骨间隙内贴骨间肌前行，至跖趾关节附近，跖足底总动脉远端续为趾足底总动脉并与相应的跖背动脉有吻合。见图01.04.54。

01.04.0801　第1跖足底总动脉　first common plantar metatarsal artery

多起自足底深支与足底外侧动脉相连处或与第1跖背动脉共干起始，偏向第1跖骨的跖面外侧走行的动脉。全程呈"S"形弯曲，可分为近侧段即深部在收肌深面前行，经短伸肌内、外头之间于长屈肌腱外侧缘浅出，移行于远侧段在第1跖骨间隙走向趾蹼。

01.04.0802　趾足底固有动脉　proper plantar digital artery

分布至第1~5趾底的相对缘的动脉。各趾均有胫侧和腓侧趾足底固有动脉，趾足底固有动脉在趾端互相吻合成网。见图01.04.54。

01.04.0803　足底浅弓　superficial plantar arch

由足底外侧动脉细支形成的弓形动脉，出现率为33%。

01.04.0804　横动脉　transverse artery

趾腓侧跖足底固有动脉在近节趾骨跖侧中段平面恒定、粗大的分支，横行于趾骨与长屈肌腱之间，于该肌腱内侧缘穿出即分为近侧支和远侧支。

01.04.0805　"X"形血管吻合　X shape vascular anastomosis

在第1跖骨头和两个籽骨的后方第1跖足底总动脉与足底内侧动脉的分支形成典型的"X"形动脉吻合。参与吻合的血管，近侧端外侧为第1跖足底总动脉的近侧段，内侧为足底内侧动脉的分支；远侧端外侧为第1跖足底总动脉的远侧段，内侧为趾胫侧跖足底固有动脉。

01.04.0806　肺静脉　pulmonary vein

从肺运回含氧高的动脉血入左心房的大血管。属支源于肺泡周围的毛细血管网，由细小的静脉汇合成较大的静脉，左右肺各两条，即右上、下肺静脉，左上、下肺静脉。见图01.04.05。

01.04.0807　右上肺静脉　right superior pulmonary vein

右肺上叶和中叶的静脉。其属支的名称与肺段支气管基本一致，但两者不相伴行。在肺内肺静脉多行于肺段与肺段之间，引流相邻两肺段的静脉血。右肺上叶的静脉可分为浅静脉和深静脉，浅静脉居胸膜下，并位于内侧面；深静脉位于段间部，可分为尖支、前支和后支。见图01.04.05。

01.04.0808　[右上肺静脉]尖支　apical branch of right superior pulmonary vein

肺尖段的右上肺静脉属支。68.0%由两支汇合成总干注入右上肺静脉，32.0%一支注入后段静脉，另一支注入右上肺静脉。

01.04.0809　[右上肺静脉尖支]段内部　intrasegmental part

引流右肺尖段内侧部的浅静脉。

01.04.0810　[右上肺静脉尖支]段间部　intersegmental part

位于右肺尖段与后段之间的段间静脉。

01.04.0811　[右上肺静脉]前支　anterior branch of right superior pulmonary vein

分隔右肺尖段与前段的静脉支，多为段间静脉。

01.04.0812　[右上肺静脉前支]段内部　intrasegmental part

位于右肺前段内部的静脉。

01.04.0813　[右上肺静脉前支]段间部　intersegmental part

位于右肺尖段与前段间的段间静脉。

01.04.0814　[右上肺静脉]后支　posterior branch of right superior pulmonary vein

位于右肺上叶，右上肺静脉最大的一个属支，分为中央部的深静脉与叶间部的浅表静脉。

01.04.0815 ［右上肺静脉后支］叶下部 infralobar part

引流右肺上叶后段下部的浅静脉。

01.04.0816 ［右上肺静脉后支］叶内部 intralobar part, intersegmental part

位于右肺上叶中央部的深静脉。

01.04.0817 ［右上肺静脉后支］中叶支 branch of middle lobe

右肺中叶的静脉，大多位于肺段之间，在肺门处注入右上肺静脉。

01.04.0818 外侧部 lateral part

引流右肺中叶外侧段静脉血的血管。

01.04.0819 内侧部 medial part

引流右肺中叶内侧段静脉血的血管。

01.04.0820 右下肺静脉 right inferior pulmonary vein

与右肺上、中叶静脉相似，多经肺段之间，由下叶尖段静脉与底段总静脉汇合而成的静脉。见图01.04.05。

01.04.0821 ［右下肺静脉］上支 superior branch of right inferior pulmonary vein

右肺尖段的主要静脉，较粗大而恒定，其属支有内侧支和外侧支。

01.04.0822 ［右下肺静脉上支］段内部 intrasegmental part

引流右肺尖段内侧部静脉的血管。

01.04.0823 ［右下肺静脉上支］段间部 intersegmental part

位于右肺尖段与前底段之间的段间静脉。

01.04.0824 ［右肺］底段总静脉 common basal vein

由底段上静脉与底段下静脉汇合成的静脉。

01.04.0825 ［右肺］底段上静脉 superior basal vein

由前底段静脉与外侧底段静脉汇合成的静脉。

01.04.0826 ［右下肺静脉］前底支 anterior basal branch of right inferior pulmonary vein

右肺前底段内由外侧支与内侧支汇成的静脉。

01.04.0827 ［前底支］段内部 intrasegmental part

位于右肺前底段内侧部的静脉。

01.04.0828 ［前底支］段间部 intersegmental part

位于右肺前底段与外侧底段之间的段间静脉。

01.04.0829 ［右肺］底段下静脉 inferior basal vein

多数为右肺后底段静脉延续而成的静脉。

01.04.0830 左上肺静脉 left superior pulmonary vein

收纳左肺上叶血液的静脉，由左肺上叶的尖后支、前支和舌支汇合成，大都行经肺段与肺段之间。见图01.04.05。

01.04.0831 尖后支 apicoposterior branch

左肺尖后段的静脉，其属支有后支、后尖支、前尖支及前支，多数不汇合成一总干。

01.04.0832 ［尖后支］段内部 intrasegmental part

左肺尖后段内部的静脉。

01.04.0833 ［尖后支］段间部 intersegmental part

左肺尖段与后段之间的段间静脉。

01.04.0834 前支 anterior branch

左肺前段的静脉，其属支有前上支、前下支和后支。

01.04.0835 ［前支］段内部 intrasegmental part

左肺前段内部的静脉。

01.04.0836 ［前支］段间部 intersegmental part

左肺前段与后段之间的段间静脉。

01.04.0837 舌支 lingular branch

由左肺上、下舌段静脉汇合成的静脉。

01.04.0838 ［舌支］上部 superior part

左肺上舌段的静脉。

01.04.0839 ［舌支］下部 inferior part

左肺下舌段的静脉。

01.04.0840 左下肺静脉 left inferior pulmonary vein

由左肺尖段静脉上支和底段总静脉汇合而成的静脉。见图01.04.05。

01.04.0841 ［肺尖段静脉］上支 superior branch

左肺尖［上］段的静脉，其属支有内侧支、上支及外侧支。

01.04.0842　[上支]段内部　intrasegmental part
　　左肺尖[上]段内部的静脉。

01.04.0843　[上支]段间部　intersegmental part
　　左肺尖[上]段与基底段之间的静脉。

01.04.0844　[左肺]底段总静脉　common basal vein
　　由左肺底段上、下静脉汇合而成的静脉。

01.04.0845　[左肺]底段上静脉　superior basal vein
　　由左肺前亚段静脉与外侧底段静脉汇合成的静脉。

01.04.0846　[左下肺静脉]前底支　anterior basal branch
　　包括前亚段静脉和内侧亚段静脉。前亚段由上支和基底支两个属支组成。上支属段内静脉；基底支是重要的段间静脉。

01.04.0847　[前底支]段间部　intersegmental part
　　左肺前内侧底段与外侧底段之间的段间静脉。

01.04.0848　[左肺]底段下静脉　inferior basal vein
　　多由左肺后底段的静脉属支汇合形成的静脉。

01.04.0849　心静脉　cardiac vein
　　包括浅静脉和深静脉两个系统。均起始于心肌各部，浅静脉大部分汇流到冠状窦，深静脉直接流入各个心腔，至右心房者最多。

01.04.0850　冠状窦　coronary sinus
　　位于心的膈面，左心房与左心室之间的冠状沟内，向右借冠状窦口开口于右心房。见图 01.04.05。

01.04.0851　心大静脉　great cardiac vein
　　又称“左冠状静脉（left coronary vein）”。多起于心尖和前室间沟下 1/3 段，与左冠状动脉的前室间支伴行，上行至冠状沟，向左绕过心左缘至心膈面，注入冠状窦左侧。主要属支有左、右室前静脉和左房前静脉等。见图 01.04.04。

01.04.0852　左室前静脉　anterior vein of left ventricle
　　收集左室前壁静脉血的管道，有 1~8 支。

01.04.0853　右室前静脉　anterior vein of right ventricle
　　又称“心前静脉（anterior cardiac vein）”。起于右室前壁，向上越过冠状沟直接注入右心房的静脉，有 1~4 支。见图 01.04.04。

01.04.0854　左房前静脉　anterior vein of left atrium
　　收集左心房前、外侧壁，左心耳及大动脉根部静脉血的管道，有 1~3 支，较细小。

01.04.0855　左房斜静脉　oblique vein of left atrium
　　又称“左房后静脉（posterior vein of left atrium）”。起于左上、下肺静脉附近，斜向下行注入冠状窦的起端，收集左房后部的静脉血。

01.04.0856　心中静脉　middle cardiac vein
　　又称“右冠状静脉（right coronary vein）”。起于心尖部，与后室间支伴行，上行注入冠状窦末端，收纳左、右心室后壁，室间隔后部和心尖部的静脉血。见图 01.04.05。

01.04.0857　左室后静脉　posterior vein of left ventricle
　　从左室膈面不同高度起始，上行注入冠状窦或心大静脉的静脉。有 1~4 支，收纳左室后壁及部分左缘及心尖部静脉血。

01.04.0858　右缘静脉　right marginal vein
　　收纳心下缘静脉血的管道，可与心小静脉相连。

01.04.0859　心小静脉　small cardiac vein
　　起自右房后面和心下缘，收纳下缘及右房室前、后壁的部分血液，上行至冠状沟，多注入心中静脉，少数注入冠状窦右端。见图 01.04.05。

01.04.0860　心最小静脉　smallest cardiac vein
　　又称“特贝西乌斯静脉（Thebesius vein）”。位于心壁内的小静脉，直接开口于心房或心室腔。

01.04.0861　右室后静脉　posterior vein of right ventricle
　　注入心中静脉的静脉，收纳右室后壁的静脉血。

01.04.0862　左腔静脉韧带　ligament of the left vena cava
　　胚胎时期左总主静脉遗迹。

01.04.0863　左缘静脉　left marginal vein
　　又称“钝缘静脉”。起于心左缘中下部，多为 1~2 支，注入心大静脉或冠状窦。

01.04.0864　上腔静脉　superior vena cava
　　在右侧第 1 胸肋结合处后方由左、右头臂静脉汇合而成的粗短静脉干。沿升主动脉右侧下行，至第3胸肋关节下缘处注入右心房的上部。见图01.04.55。

01.04.0865　右头臂静脉　right brachiocephalic vein

右颈内静脉和右锁骨下静脉在右胸锁关节后方汇合而成的静脉。见图01.04.55。

01.04.0866　左头臂静脉　left brachiocephalic vein

由左颈内静脉和左锁骨下静脉在左胸锁关节后方汇合而成的静脉，较右头臂静脉长。见图01.04.55。

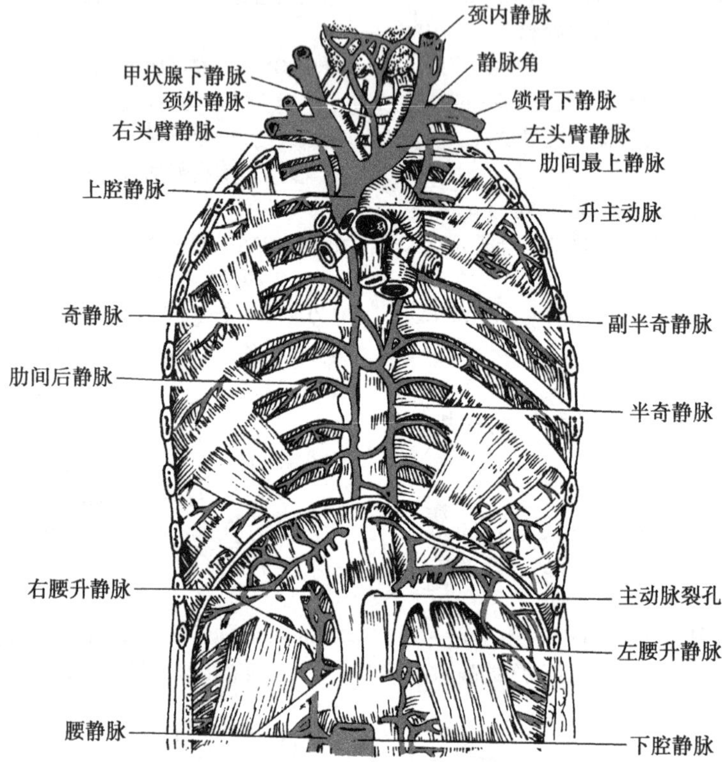

图01.04.55　上腔静脉及其属支

01.04.0867　甲状腺下静脉　inferior thyroid vein

起始于甲状腺侧叶下端或峡部下缘，向下经气管前面入胸腔，汇入左、右头臂静脉。见图01.04.55。

01.04.0868　甲状腺奇静脉丛　unpaired thyroid venous plexus

甲状腺下静脉汇入点变异较多，有时在甲状腺峡部和气管前方构成的吻合网。

01.04.0869　喉下静脉　inferior laryngeal vein

与来自气管和食管的小静脉共同汇入甲状腺下静脉的一条静脉。

01.04.0870　胸腺静脉　thymic vein

胸腺内的静脉，与其同名动脉伴行，汇入左头臂静脉、胸廓内静脉或甲状腺下静脉。

01.04.0871　心包静脉　pericardial vein

引流心包静脉血的管道。一般均与动脉伴行，汇入奇静脉、半奇静脉、胸廓内静脉及膈下静脉。

01.04.0872　心包膈静脉　pericardiacophrenic vein

心包膈动脉的伴行血管，主要汇入胸廓内静脉。

01.04.0873　纵隔静脉　mediastinal vein

纵隔动脉的伴行小静脉。经主动脉弓前方，注入左头臂静脉下缘。

01.04.0874　支气管静脉　bronchial vein

分深、浅两组，深支气管静脉有许多属支，起自肺内的细支气管的血管网，并与肺静脉吻合，最后形成1支注入肺静脉或左心房。浅支气管静脉一般每侧有2支，引流肺门处支气管、肺胸膜及肺门淋巴结静脉血，右侧汇入奇静脉，左侧汇入副半奇静脉或左最上肋间后静脉。

01.04.0875　气管静脉　tracheal vein

在气管周围形成静脉丛，多汇集成1支较粗的静脉。汇入甲状腺下静脉或甲状腺奇静脉丛。

01.04.0876　食管静脉　esophageal vein

引流食管静脉血的管道，属节段性静脉。其颈部属支，主要汇入甲状腺下静脉；胸部属支，大部分注入奇静脉、半奇静脉和副半奇静脉；胸部下段和腹部的静脉属支，除一部分注入奇静脉外，另一部分注入胃冠状静脉即胃左静脉，入肝门静脉系。

01.04.0877　椎静脉　vertebral vein

在寰椎后弓的上方，由椎内静脉丛穿出的一些小支和来自颈深部的小静脉汇合而成。进入寰椎横突孔，形成丛环绕椎动脉周围，至第6颈椎横突孔处合成单一的椎静脉，穿出该孔下降注入头臂静脉。

01.04.0878　椎前静脉　anterior vertebral vein

由上部颈椎横突周围的静脉丛汇总，经前斜角肌和头长肌附着点之间，沿颈升动脉下行，汇入椎静脉末端。

01.04.0879　副椎静脉　accessory vertebral vein

自第7颈椎横突孔穿出的静脉，经锁骨下动脉与胸膜顶之间注入头臂静脉。

01.04.0880　枕下静脉丛　suboccipital venous plexus

在枕下三角内，由椎外静脉、枕静脉及颈深部静脉交通支吻合形成的静脉丛。

01.04.0881　颈深静脉　deep cervical vein

由枕静脉和椎外静脉丛起始，向下经头半棘肌与颈半棘肌之间，横突的背侧，汇入椎静脉下端的静脉。

01.04.0882　胸廓内静脉　internal thoracic vein

由腹壁上静脉和肌膈静脉汇合而成的静脉，初为2支，沿同名动脉两侧上升，至第3肋软骨附近合并为一干，注入同侧头臂静脉。

01.04.0883　腹壁上静脉　superior epigastric vein

伴腹壁上动脉上升的静脉，与肌膈静脉汇合形成胸廓内静脉。

01.04.0884　腹皮下静脉　abdominal subcutaneous vein

腹壁浅筋膜浅面的静脉，比较丰富，吻合成网，在脐周更明显。

01.04.0885　肌膈静脉　musculophrenic vein

肌膈动脉伴行血管。在第6肋间隙与腹壁上静脉汇合形成胸廓内静脉。

01.04.0886　肋间前静脉　anterior intercostal vein

肋间后动脉肋间前支的伴行静脉，通常每个肋间隙有两支，上部肋间前静脉汇入胸廓内静脉，下部汇入肌膈静脉。

01.04.0887　肋间最上静脉　highest intercostal vein

同名动脉的伴行静脉，与颈深动脉的伴行静脉汇合注入锁骨下静脉。见图01.04.55。

01.04.0888　左肋间上静脉　left superior intercostal vein

左侧第2、3或4肋间后静脉汇成的静脉。向前斜行上升，跨过主动脉弓左侧，于左迷走神经的外侧和左膈神经的内侧上行，汇入左头臂静脉。

01.04.0889　颈内静脉　internal jugular vein

自颈静脉孔处续于乙状窦的静脉。在颈动脉鞘内沿颈内动脉和颈总动脉的外侧下行，至胸锁关节的后方与锁骨下静脉汇合成头臂静脉。收集脑部、面部及颈部大部分区域的静脉血。见图01.04.56。

01.04.0890　颈静脉上球　superior bulb of internal jugular vein

颈内静脉起始部膨大处，呈球状，位于颈静脉窝内。

01.04.0891　蜗水管静脉　vein of cochlear aqueduct

由前庭静脉和蜗轴螺旋静脉在耳蜗基底管前庭部汇合形成的静脉，注入岩下窦。

01.04.0892　颈静脉下球　inferior bulb of internal jugular vein

颈内静脉末端膨大，位于胸锁乳突肌胸骨头和锁骨头所形成陷凹（锁骨上小窝）的深面。

01.04.0893　咽静脉丛　pharyngeal venous plexus

位于咽后外侧壁，由咽和喉的小静脉交通吻合形成的静脉丛。

01.04.0894　咽静脉　pharyngeal vein

起始于咽丛，接受脑膜和翼管静脉后，汇入颈内静脉。

01.04.0895　脑膜静脉　meningeal vein

起始于硬脑膜的丛状静脉，回流至硬脑膜外层的输出静脉，与上矢状窦及其他硬脑膜窦相通连，还与脑膜中动脉的伴行静脉以及板障静脉交通。

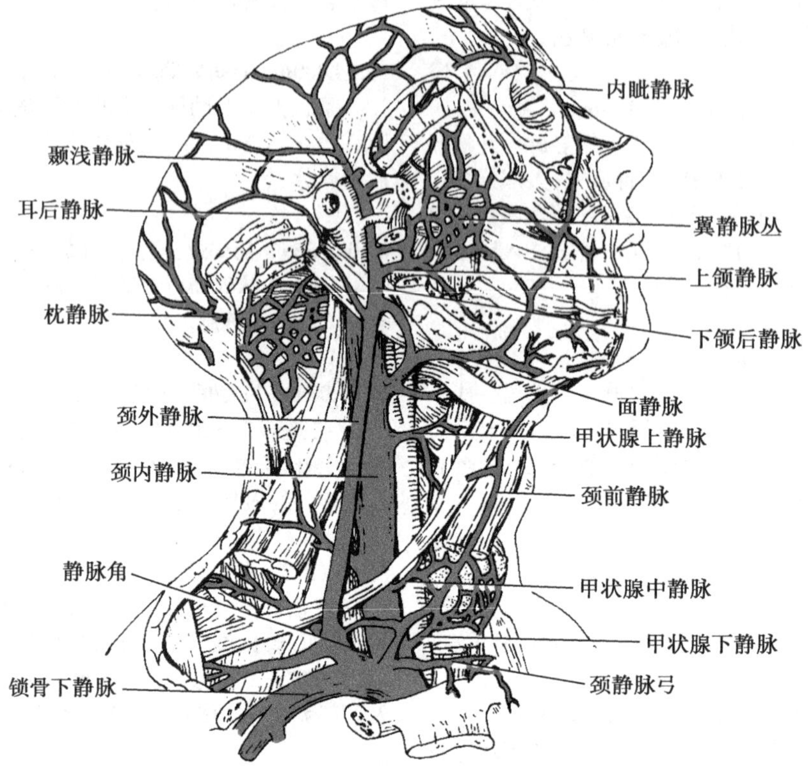

图 01.04.56 头颈部静脉

01.04.0896 舌静脉 lingual vein

舌动脉伴行静脉，经舌骨舌肌与颏舌肌之间，至舌骨大角附近注入颈内静脉。

01.04.0897 舌背静脉 dorsal lingual vein

收集舌背和舌两侧的静脉血汇入舌静脉的管道。

01.04.0898 舌下神经伴行静脉 accompanying vein of hypoglossal nerve

在下颌舌骨肌与舌骨舌肌之间与舌下神经伴行的静脉，经面静脉汇入颈内静脉或舌静脉。

01.04.0899 舌下静脉 sublingual vein

收集舌下腺及舌下面的静脉血，在舌骨舌肌前缘处与舌深静脉汇合形成的舌下神经伴行静脉。

01.04.0900 舌深静脉 deep lingual vein

自舌尖起始，向后行于舌下黏膜的深面，至舌骨舌肌前缘与舌下静脉汇合构成的舌下神经伴行静脉。

01.04.0901 甲状腺上静脉 superior thyroid vein

在甲状腺侧叶上端汇成后，沿甲状腺上动脉外侧伴行向上，接受喉上静脉的汇入，最后越过颈总动脉前方汇入颈内静脉或面总静脉末端。见图 01.04.56。

01.04.0902 甲状腺中静脉 middle thyroid vein

起于甲状腺侧叶外侧缘中点稍下，越过颈总动脉汇入颈内静脉前壁。只有 58% 个体具有一侧或双侧的甲状腺中静脉。见图 01.04.56。

01.04.0903 胸锁乳突肌静脉 sternocleidomastoid vein

胸锁乳突肌动脉的伴行静脉。为一支较小的静脉，汇入颈内静脉。

01.04.0904 喉上静脉 superior laryngeal vein

喉上动脉的伴行静脉。穿过甲状舌骨膜汇入甲状腺上静脉。

01.04.0905 面静脉 facial vein

又称“面前静脉（anterior facial vein）”。起自内眦静脉，在面动脉后方向下外行，至下颌角下方接受下颌后静脉的前支并注入颈内静脉。见图 01.04.56。

01.04.0906 内眦静脉 angular vein

由眶上静脉和滑车上静脉在眼内侧角处汇合而成的静脉。见图 01.04.56。

01.04.0907　滑车上静脉　supratrochlear vein

起自额部的静脉丛，沿中线附近下行，与对侧同名静脉并行，至眉的内侧端终于内眦静脉。

01.04.0908　眶上静脉　supraorbital vein

自额结节表面起始，向后上与颞浅静脉额支交通的静脉。收集额部和眉部的静脉血，斜向内行，与滑车上静脉的末端汇合成内眦静脉。

01.04.0909　上睑静脉　superior palpebral vein

起始于上睑，向外侧与颞中静脉交通，向内侧注入内眦静脉。

01.04.0910　鼻外静脉　external nasal vein

鼻翼外侧的静脉。每侧有 3~4 支，上部的小静脉注入内眦静脉；起自鼻翼的小静脉，水平向外注入面静脉。

01.04.0911　下睑静脉　inferior palpebral vein, vein of lower eyelid

起自下睑，与眶下静脉交通，向内下汇入面静脉。

01.04.0912　上唇静脉　superior labial vein, vein of upper lip

起自上唇静脉丛的静脉，向外侧汇入面静脉，向上与眶下静脉交通并可越过中线与对侧上唇静脉相吻合。

01.04.0913　下唇静脉　inferior labial vein, vein of lowerlip

起自下唇静脉丛，向外侧注入面静脉，向下与颏静脉交通并可与对侧下唇静脉相吻合。

01.04.0914　面深静脉　deep facial vein

翼丛与面静脉之间的交通支。自颞下窝向前下经咬肌的深面至颧骨下方，达颧肌深面注入面静脉。见图 01.04.57。

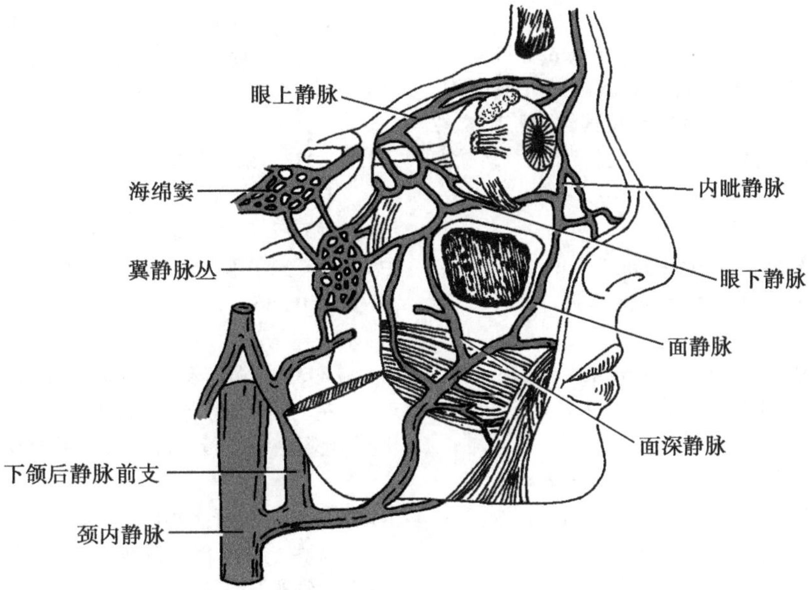

图 01.04.57　面静脉及其交通

01.04.0915　腭外静脉　external palatine vein

自软腭及扁桃体静脉丛起始，与扁桃体动脉伴行，在下颌角下方，注入面静脉的血管。

01.04.0916　颏下静脉　submental vein

收集口腔底诸器官的静脉血，经下颌舌骨肌的表面与颏下动脉伴行，向后至下颌舌骨肌三角注入面静脉。

01.04.0917　下颌后静脉　retromandibular vein

颞浅静脉与上颌静脉在腮腺实质内汇合而成的静脉，下行至腮腺下端处分为前、后支。前支向前下方走行与面静脉汇合；后支与耳后静脉和枕静脉汇合成颈外静脉。见图 01.04.56。

01.04.0918　颞浅静脉　superficial temporal vein

起自颅顶头皮的静脉网，在颞浅筋膜、颧弓的稍上方，耳廓的前方，由前、后两支汇成的静脉。与同名动脉及其分支伴行，位于皮下，注入下颌后静脉。见图 01.04.56。

01.04.0919　颞中静脉　middle temporal vein

收集外眦部的静脉血，自颧弓外上方呈弓行走向外下,在颞深筋膜两层之间的脂肪组织内,行至腮腺上缘深面,注入颞浅静脉。

01.04.0920　面横静脉　facial transverse vein

面横动脉的伴行静脉。常为两支,沿咬肌表面后行,注入下颌后静脉。

01.04.0921　上颌静脉　maxillary vein

起始于翼丛,伴上颌动脉第1段,向后经茎突下颌韧带与下颌颈之间注入下颌后静脉。见图01.04.56。

01.04.0922　翼静脉丛　pterygoid venous plexus

位于上颌动脉的周围,包绕部分翼外肌,并可延伸到翼内肌内侧面的静脉丛。其主要输出静脉为上颌静脉,并经眼下静脉、卵圆孔静脉丛以及破裂孔导血管等,与颅内的海绵窦相交通,并借面深静脉与眼下静脉和面静脉吻合。见图01.04.56。

01.04.0923　脑膜中静脉　middle meningeal vein

起于硬脑膜内的静脉丛,经硬脑膜的外层内面,与上矢状窦的外侧隐窝、板障静脉及其他硬脑膜窦相交通的静脉。脑膜中静脉常为两支,伴脑膜中动脉穿棘孔入翼静脉丛。

01.04.0924　颞深静脉　deep temporal vein

起自颞肌深面,注入翼静脉丛的静脉。

01.04.0925　翼管静脉　vein of pterygoid canal

起始于咽丛,与翼管动脉伴行,注入颈内静脉。

01.04.0926　耳前静脉　anterior auricular vein

收集耳廓及外耳道前面的静脉血,注入颞浅静脉的血管。

01.04.0927　腮腺静脉　parotid vein

引流腮腺静脉血,自腮腺实质穿出,注入颞浅静脉的静脉。

01.04.0928　颞下颌关节静脉　articular vein

起自颞下颌关节周围的静脉丛的血管。

01.04.0929　鼓室静脉　tympanic vein

收纳鼓室黏膜的静脉血,自岩鼓裂穿出,加入下颌关节周围静脉丛的静脉。

01.04.0930　茎乳静脉　stylomastoid vein

源自面神经管经茎乳孔穿出的静脉。

01.04.0931　面总静脉　common facial vein

在下颌角的后方,由面静脉和下颌后静脉的前支组成的静脉。在颈动脉三角内,向后外下至舌骨平面注入颈内静脉。

01.04.0932　颈外静脉　external jugular vein

在耳下方由下颌后静脉后支和耳后静脉、枕静脉汇合而成的静脉。是颈部最大的浅静脉,于胸锁乳突浅面斜向下后行,在锁骨上方穿深筋膜注入锁骨下静脉或静脉角。见图01.04.56。

01.04.0933　耳后静脉　posterior auricular vein

与耳后动脉在耳廓后方的伴行静脉。通常与枕静脉相结合成一干,再与下颌后静脉的后支汇合成颈外静脉。见图01.04.56。

01.04.0934　枕静脉　occipital vein

起自枕部的静脉丛,穿过斜方肌在枕骨的附着点至枕下三角,通常与耳后静脉相汇合注入颈外静脉。见图01.04.56。

01.04.0935　颈前静脉　anterior jugular vein

起自颏下部的小静脉,在颈前正中线两侧于颈阔肌深面下行,至胸锁乳突肌下端前缘,距胸骨柄上方约3cm处穿深筋膜,注入颈外静脉末端或锁骨下静脉。见图01.04.56。

01.04.0936　颈静脉弓　jugular venous arch

左、右颈前静脉之间,在胸骨颈静脉切迹的上方,胸骨上隙内一横行的静脉弓。见图01.04.56。

01.04.0937　肩胛上静脉　suprascapular vein

肩胛上动脉伴行静脉。汇入颈外静脉下部,或直接注入锁骨下静脉。

01.04.0938　颈横静脉　transverse cervical vein

颈横动脉伴行静脉。汇入颈外静脉下部,有时可直接注入锁骨下静脉。

01.04.0939　硬脑膜窦　sinus of dura mater

硬脑膜两层之间形成的引流脑和颅骨静脉血液的通道。硬脑膜窦内面衬以内皮细胞,窦壁无平滑肌,不能收缩,故损伤时不易止血。见图01.04.58。

01.04.0940　横窦　transverse sinus

位于小脑幕后外侧缘附着处的枕骨横沟内,连于窦汇与乙状窦之间的硬脑膜窦。见图01.04.58。

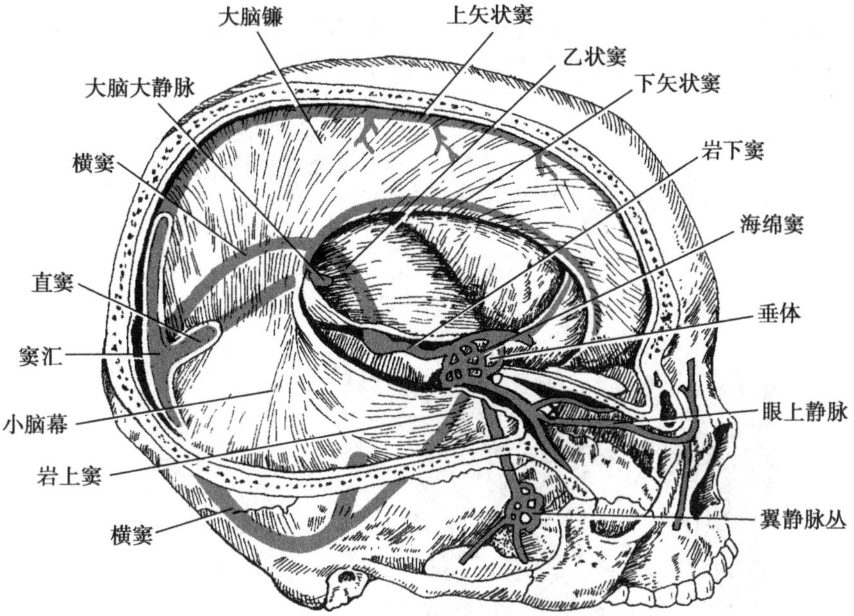

图 01.04.58　硬脑膜隔及硬脑膜窦

01.04.0941　窦汇　confluence of sinus

由上矢状窦与直窦在枕内隆凸处汇合而成的硬脑膜窦。其向两侧通入横窦。见图 01.04.58。

01.04.0942　枕窦　occipital sinus

位于小脑镰的附着缘和枕内嵴附着缘的硬脑膜内的小静脉窦。

01.04.0943　基底静脉丛　basilar venous plexus

又称"基底窦(basilar sinus)"。斜坡上面硬脑膜数条静脉形成的静脉丛。向前上与海绵窦、岩上、下窦相通;向后下与边缘窦和椎内静脉丛相通。

01.04.0944　边缘窦　marginal sinus

又称"环枕窦"。位于枕骨大孔周边硬脑膜内的静脉窦。前方与基底静脉丛相连,向后上与枕窦相通,向下与椎内静脉丛相续。

01.04.0945　乙状窦　sigmoid sinus

位于乙状沟内的静脉窦。为横窦的延续,向前内于颈静脉孔处续为颈内静脉。见图 01.04.58。

01.04.0946　上矢状窦　superior sagittal sinus

矢状沟内大脑镰上缘的硬脑膜窦。前方起于盲孔,向后止于窦汇。见图 01.04.58。

01.04.0947　外侧陷窝　lateral lacuna

上矢状窦向后逐渐扩大,其两侧壁向外膨隆扩张形成的陷窝,常有大脑上静脉汇入。

01.04.0948　下矢状窦　inferior sagittal sinus

位于大脑镰下缘后 2/3 的硬脑膜窦。向后逐渐增粗,终于直窦。见图 01.04.58。

01.04.0949　直窦　straight sinus

位于小脑幕与大脑镰相接处的硬脑膜窦。由大脑大静脉与下矢状窦汇合而成,向后通窦汇。见图 01.04.58。

01.04.0950　岩下窦　inferior petrosal sinus

位于颞骨岩部锥体后面下缘的岩枕裂内的硬脑膜窦。前通海绵窦,在颈静脉孔处注入颈静脉上球或乙状窦。见图 01.04.58。

01.04.0951　迷路静脉　labyrinthine vein

收纳前庭和半规管的静脉,与迷路动脉伴行,并接受来自蜗轴底的蜗静脉而形成迷路静脉,注入岩上窦的后部或横窦。

01.04.0952　蜗轴螺旋静脉　spiral vein of modiolus

起自蜗轴的小静脉,自耳蜗基底管前庭部汇入蜗水管静脉。

01.04.0953　前庭静脉　vestibular vein

位于内耳前庭,前庭动脉的伴行静脉,汇入迷路静脉。

01.04.0954　前庭水管静脉　vein of vestibular aqueduct

由半规管的小静脉与部分前庭小静脉汇合成的静脉血管。

01.04.0955　岩上窦　superior petrosal sinus

位于小脑幕前外侧缘，附着于颞骨岩部锥体上缘岩上沟内的硬脑膜窦，前通海绵窦，后通乙状窦或横窦。见图 01.04.58。

01.04.0956　海绵窦　cavernous sinus

蝶鞍两侧硬脑膜两层间不规则腔隙，形似海绵状而得名。见图 01.04.59。

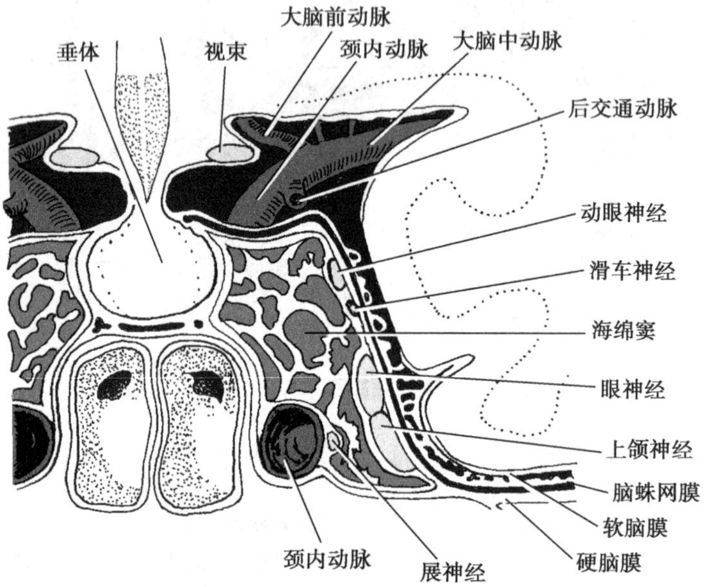

图 01.04.59　海绵窦

01.04.0957　海绵间窦　intercavernous sinus

又称“环窦”。两侧海绵窦在前床突的前方和后方，分别借海绵间前、后窦相沟通，从而在蝶鞍周围形成了一完整环形的静脉窦。

01.04.0958　蝶顶窦　sphenoparietal sinus

位于蝶骨小翼后缘两层硬脑膜之间的静脉窦。此窦很小，有时缺如。汇入海绵窦的前端。

01.04.0959　板障静脉　diploic vein

位于颅骨板障内的静脉血管。属支较多，其管壁较薄，仅由内皮及一层弹力纤维组织构成。与脑膜静脉、硬脑膜窦和颅骨骨膜静脉相交通。见图 01.04.60。

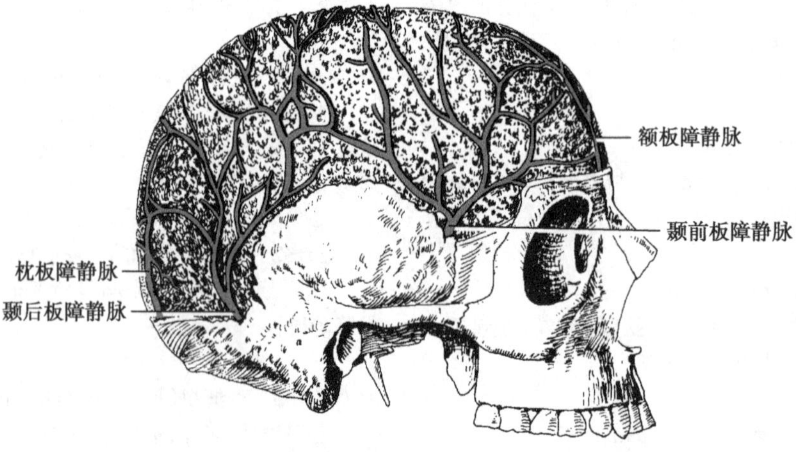

图 01.04.60　板障静脉

01.04.0960　额板障静脉　frontal diploic vein

位于额骨前部的板障静脉。自眶上孔穿出，与眶上静脉相连，经眶上静脉与上矢状窦相通连。见图 01.04.60。

01.04.0961　颞前板障静脉　anterior temporal diploic vein

又称"顶前板障静脉(anterior partal diploic vein)"。位于额骨后部和顶骨前部的板障静脉。自蝶骨大翼穿出骨质，与颞深前静脉相连，向内与蝶顶窦相通。见图 01.04.60。

01.04.0962　颞后板障静脉　posterior temporal diploic vein

又称"顶后板障静脉(posterior partal diploic vein)"。位于顶骨内的板障静脉。下行至顶骨后下角即乳突角处，经该处小孔或乳突孔穿出与颅外浅静脉相连，向内与颅内横窦相通。见图 01.04.60。

01.04.0963　枕板障静脉　occipital diploic vein

人体最大的板障静脉。位于枕骨内，与颅外的枕静脉和颅内的横窦相通。见图 01.04.60。

01.04.0964　导静脉　emissary vein

由硬脑膜窦分出的细支，穿过颅骨的孔道，连于颅内静脉窦与颅外静脉之间。

01.04.0965　顶导静脉　parietal emissary vein

颞浅静脉的分支穿过顶骨孔与上矢状窦相连的部分。

01.04.0966　乳突导静脉　mastoid emissary vein

位于乳突孔内使枕静脉经乳突孔与横窦相连的静脉。

01.04.0967　髁导静脉　condylar emissary vein

经髁管使椎外静脉丛与乙状窦相交通的静脉。

01.04.0968　枕导静脉　occipital emissary vein

将枕静脉与窦汇相连的静脉。

01.04.0969　舌下神经管静脉丛　venous plexus of hypoglossal canal

连接乙状窦与颈内静脉的静脉丛，位于舌下神经管内。

01.04.0970　卵圆孔静脉丛　venous plexus of foramen ovale

经卵圆孔连接海绵窦与翼丛的静脉丛，是面部化脓性感染扩散至颅内的通道。

01.04.0971　颈内静脉丛　internal carotid venous plexus

经颈动脉管连接海绵窦与颈内静脉的静脉丛。

01.04.0972　垂体门静脉系统　portal vein of hypophysis

垂体漏斗部的毛细血管汇成结节部的 10 余条垂体门微静脉，下行至垂体远侧部后再度形成毛细血管网。

01.04.0973　大脑静脉　cerebral vein

分布于大脑的静脉总称。分为浅、深两组，组间有广泛的吻合。浅静脉收集皮质及皮质下髓质的静脉血，直接注入邻近的静脉窦；深静脉收集大脑深部髓质的静脉血，最后汇成大脑大静脉注入直窦。见图 01.04.61。

01.04.0974　大脑浅静脉　superficial cerebral vein

位于脑表面的静脉血管。依其在大脑表面的位置可分为大脑上静脉、大脑中浅静脉和大脑下静脉 3 组。见图 01.04.61。

01.04.0975　大脑上静脉　superior cerebral vein

收集大脑半球背外侧面和内侧面大脑皮质及皮质下髓质的静脉血，穿过硬脑膜下隙，注入上矢状窦的静脉。有若干条，是一组静脉的总称。见图 01.04.61。

01.04.0976　额前静脉　anterior frontal vein

大脑静脉中向前上达额极后方，向上注入上矢状窦的静脉。

01.04.0977　额叶静脉　frontal vein

额叶的静脉。按部位可分为背外面、内侧面和基底面 3 组。背外面的静脉收集额极与中央前回区域的血液。

01.04.0978　额中静脉　middle frontal vein

行向前上方，以直角注入上矢状窦的大脑内静脉。

01.04.0979　额后静脉　posterior frontal vein

向后走行，以直角注入上矢状窦的大脑内静脉。

01.04.0980　中央前静脉　precentral vein

收集中央前回下部，额上、中、下回邻近部分血液的静脉血管。沿中央沟或其附近垂直上行，穿出蛛网膜下腔向前注入上矢状窦。

01.04.0981　中央静脉　central vein

又称"罗兰多静脉(Rolando vein)"。收集中央沟前、后缘和中央前、后回部分血液的静脉。沿中央沟上行，朝前方注入上矢状窦。

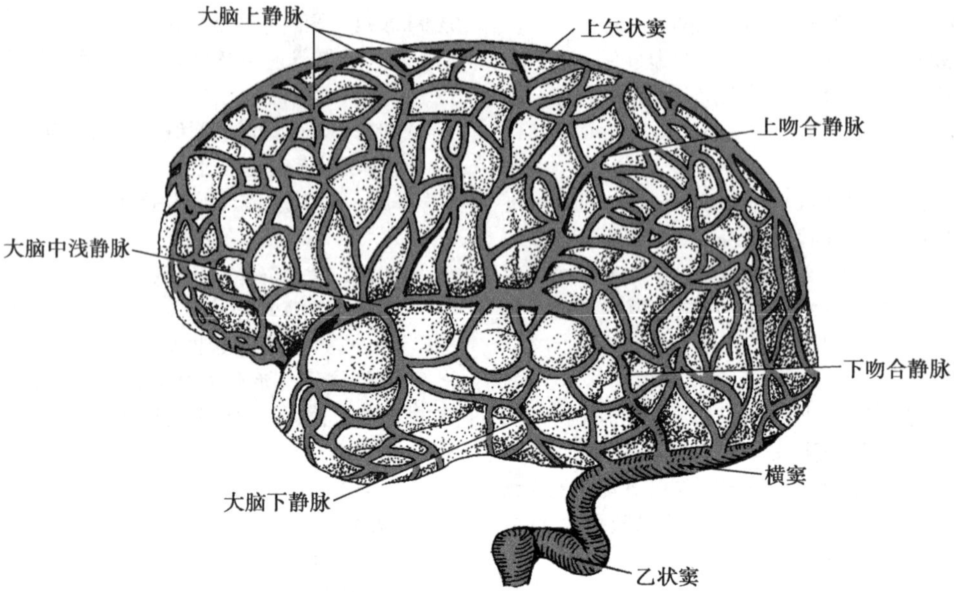

图 01.04.61　大脑外静脉

01.04.0982　额前内侧静脉　anteromedial frontal vein

扣带回和额上回额极后方的静脉。向前并稍向上行，在额极后方注入上矢状窦。

01.04.0983　额中央内侧静脉　centromedial frontal vein

收集胼胝体膝前上方的扣带回及额内侧回血液的静脉血管。向前上方行，以直角注入上矢状窦。

01.04.0984　额后内侧静脉　posteromedial frontal vein

收集胼胝体上方的部分额内侧回和扣带回血液的静脉血管。稍向前方行，注入上矢状窦。注入前常与中央前静脉汇合。

01.04.0985　旁中央静脉　paracentral vein

收集胼胝体干部上方的部分扣带回和中央旁小叶血液的静脉血管。通常与中央前或中央后静脉汇合，朝前方注入上矢状窦。

01.04.0986　眶额前静脉　anterior orbitofrontal vein

收集直回前部及眶回前内侧部血液的静脉血管。行向额极，越过硬脑膜下腔，注入上矢状窦。

01.04.0987　眶额后静脉　posterior orbitofrontal vein

收集额叶眶面后部血液的静脉血管。有 1~3 支，后行达前穿质，在此注入大脑前静脉或注入基底静脉的前端。

01.04.0988　嗅静脉　olfactory vein

收集嗅束及直回和眶面邻近部分血液的静脉血管。向前走行者有 1~2 支，注入上矢状窦；向后走行者，有 1~2 支，起于嗅球附近，到达前穿质，注入邻近静脉。

01.04.0989　顶叶静脉　parietal vein

顶叶静脉按部位可分为背外侧面和内侧面的两组静脉。

01.04.0990　中央后静脉　postcentral vein

收集缘上回、顶上叶前部及中央后回上部的血液的静脉血管。沿中央后沟上行，注入上矢状窦。

01.04.0991　顶前静脉　anterior parietal vein

收集缘上回和角回血液的静脉血管。沿顶上小叶上行，在顶上小叶上缘向前方穿出蛛网膜，经硬膜下腔注入上矢状窦。

01.04.0992　顶后静脉　posterior parietal vein

收集顶下小叶后部及相邻的枕叶部分的血液的静脉血管。越过顶间沟斜行上升，在顶叶上缘前行，在注入上矢状窦前有枕静脉或顶后内侧静脉汇入。

01.04.0993　顶裂静脉　parietosylvian vein

收集中央后回和顶下小叶血液的静脉血管。有 2~4 小支，向前下方走向外侧裂，注入大脑中浅静脉。

01.04.0994　顶前内侧静脉　anteromedial parietal vein

收集扣带回及楔叶前部血液的静脉血管。在中央旁小叶后缘上升，汇入背外侧邻近的静脉。

01.04.0995　顶后内侧静脉　posteromedial parietal vein

收集楔前回后部及枕叶的相邻部分血液的静脉血管。沿顶枕沟走行并明显后凸，在背外侧面上缘汇入距状后静脉、顶后静脉或枕静脉。

01.04.0996　枕叶静脉　occipital vein

由背外侧组、内侧组及下组构成的静脉。收集颞叶、顶叶后部及枕叶前部血液的静脉血管。

01.04.0997　距状前静脉　anterior calcarine vein

又称"枕内侧静脉(internal occipital vein)"。收集楔叶和舌回前部血液的静脉血管。向前内侧方行，大部分汇入大脑大静脉，小部分汇入大脑内静脉。

01.04.0998　距状后静脉　posterior calcarine vein

收集距状沟后部区域血液的静脉血管。沿沟后行，然后上转至楔叶，沿背外侧面上内侧缘汇入枕静脉。

01.04.0999　枕基底静脉　occiptobasal vein

收集舌回下外侧和枕颞外侧回等邻近部位血液的静脉血管。主干行向枕前切迹，注入小脑幕外侧窦。

01.04.1000　大脑中浅静脉　superficial middle cerebral vein

主要收集大脑外侧沟附近皮质和部分岛叶血液的静脉血管。其位于大脑外侧沟中，与大脑中动脉伴行，沿外侧沟向前下注入海绵窦。见图 01.04.61。

01.04.1001　下吻合静脉　inferior anastomotic vein

又称"Labbe 静脉(Labbe vein)"。大脑中浅静脉与大脑下静脉之间的吻合静脉。是大脑半球背外侧面枕叶附近上矢状窦与横窦之间的通道。见图 01.04.61。

01.04.1002　上吻合静脉　superior anastomotic vein

又称"特罗兰静脉(Troland vein)"。大脑中浅静脉后端与大脑上静脉之间的吻合静脉。为上矢状窦与颅底静脉窦之间的通道。见图 01.04.61。

01.04.1003　大脑下静脉　inferior cerebral vein

大脑浅静脉中较小的一组静脉。收集大脑半球外侧面下部和底面的血液，注入横窦或大脑大静脉。见图 01.04.61。

01.04.1004　钩回静脉　vein of uncus

引流钩及海马旁回附近血液的静脉，注入基底静脉。

01.04.1005　大脑深静脉　deep cerebral vein

引流大脑半球深部基底核、髓质及脑室旁静脉血的一组静脉。从周围流向中央，集中于大脑大静脉汇入直窦。

01.04.1006　基底静脉　basal vein

又称"罗森塔尔基底静脉(Rosenthal basal vein)"。深静脉系中一条重要的主干静脉，由大脑前静脉、大脑中深静脉和下纹状体静脉合成。向上绕大脑脚终于大脑大静脉。见图 01.04.62。

01.04.1007　大脑前静脉　anterior cerebral vein

收集额叶内侧面血液的静脉。与大脑前动脉伴行，沿视交叉及视束的上外侧边走行，末端在前穿质附近汇入基底静脉。

01.04.1008　大脑中深静脉　deep middle cerebral vein

岛叶附近静脉汇合而成的静脉。沿大脑外侧沟底向下行，到前穿质处与大脑前静脉形成基底静脉。

01.04.1009　岛静脉　insular vein

收集岛叶及附近颞叶静脉血的静脉。有 3~4 支，注入大脑中深静脉。

01.04.1010　纹状体静脉　striate vein

又称"丘脑纹状体静脉(thalamostriate vein)"。由丘纹前、后终静脉合成，在尾状核与丘脑之间的沟内由后向前走行，达室间孔附近移行为大脑内静脉。

01.04.1011　嗅回静脉　vein of olfactory gyrus

将大脑皮质嗅回的静脉血导入基底静脉的小静脉。

01.04.1012　前终静脉　anterior terminal vein

位于侧脑室底面尾状核头部室管膜下方的静脉。自前外走向后内方，与后终静脉相吻合。

01.04.1013　后终静脉　posterior terminal vein

位于侧脑室体部的底面，尾状核体部内侧室管膜下的静脉。自后外向前内方走行，与前终静脉连接。

01.04.1014　尾核横静脉　transverse caudate vein

数条横越尾状核表面的静脉。起于侧脑室的外侧壁髓质内，与尾核纵静脉相连接，其近端则注入前、后终静脉。

01.04.1015　尾核纵静脉　longitudinal caudate vein

前后纵向走行的静脉，与尾核横静脉相连接。尾核横静脉和尾核纵静脉除收集尾状核和侧脑室周围髓质的静脉血外，尚收集来自豆状核静脉丛的血液。

01.04.1016　侧脑室下静脉　inferior ventricular vein

起于脉络丛，由腹侧支和背侧支汇合而成的静脉。沿侧脑室下角在室管膜下走行，注入大脑中深静脉。

01.04.1017　脉络丛下静脉　inferior choroid vein

收集侧脑室和第三脑室脉络丛血液的静脉。沿侧脑室脉络丛外侧行进，可延伸至侧脑室下角。向前下汇入侧脑室静脉或直接汇入基底静脉。

01.04.1018　大脑脚静脉　peduncular vein

基底静脉的腹侧段和背外侧段的属支，主要有脚间静脉、大脑脚外侧静脉和中脑外侧静脉。

01.04.1019　脑底静脉环　cerebral basal venosus circle

左、右基底静脉及其属支间的静脉相互吻合，在脑底处组成的静脉环。

01.04.1020　前交通静脉　anterior communicating vein

连接左、右大脑前静脉的交通静脉。

01.04.1021　后交通静脉　posterior communicating vein

连于左、右脚间静脉之间的交通静脉，居于乳头体后方的脚间窝内。

01.04.1022　大脑大静脉　great cerebral vein

又称“盖伦静脉（Galen vein）”。大脑深静脉的主干，由左、右大脑内静脉合并形成。接受左、右基底静脉后，急转向上绕胼胝体压部以锐角注入直窦的前端。见图 01.04.62。

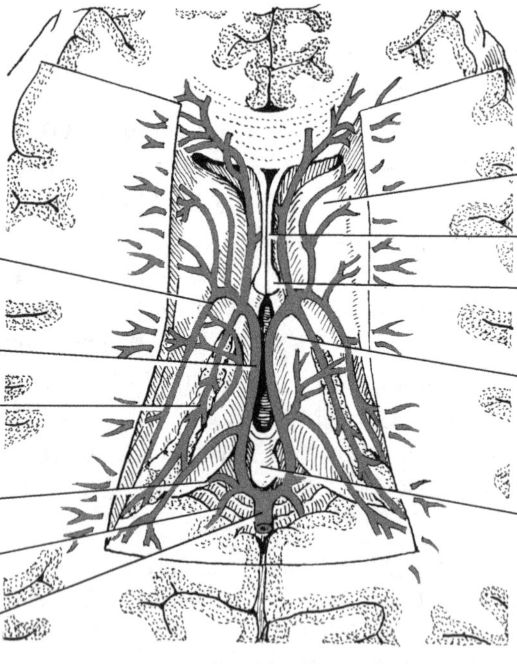

图 01.04.62　大脑大静脉及其属支

01.04.1023　大脑内静脉　internal cerebral vein

大脑半球深部静脉主干，由纹状体静脉、透明隔静脉和脉络丛静脉在室间孔处汇合形成，在胼胝体底压部下面，与对侧同名静脉平行向后汇合成大脑大静脉。见图 01.04.62。

01.04.1024　脉络丛上静脉　superior choroidal vein

起自侧脑室下角，沿侧脑室脉络丛外缘迂曲而行的静脉。转至丘脑背侧，向前内走行注入纹状体静脉。

01.04.1025　丘纹上静脉　superior thalamostriate vein

收集豆状核毛细血管丛静脉血的静脉。穿经内囊，注入大脑内静脉。

01.04.1026　透明隔静脉　septum pellucidum vein

收集透明隔、胼胝体嘴部和额叶深部静脉血的静脉。位于透明隔的两侧、侧脑室前角内壁上，由前向后走行，在室间孔附近注入大脑内静脉。

01.04.1027 胼胝体后静脉 posterior vein of callosum

收集胼胝体后部和邻近脑内侧面血液的静脉，注入大脑大静脉的前部。

01.04.1028 侧脑室内侧静脉 medial vein of lateral ventricle

由收纳侧脑室内侧部血液的小静脉汇集而成，最后汇入大脑大静脉。

01.04.1029 侧脑室外侧静脉 lateral vein of lateral ventricle

由收纳侧脑室外侧部血液的小静脉汇集而成，最后汇入大脑大静脉。

01.04.1030 间脑静脉 vein of diencephalon

收纳间脑的静脉血，分为腹侧组和背侧组，汇入大脑内静脉，经大脑大静脉汇入直窦。

01.04.1031 结节纵静脉 longitudinal tuberal vein

沿灰结节与视束之间的深沟后行的一细小静脉，多汇入脚间静脉。

01.04.1032 视交叉后静脉弓 retrochiasmatic venous arch

又称"漏斗前静脉弓(preinfundibular venous arch)"。与视交叉的弧形一致的弓状静脉。此静脉弓细小，行于视交叉与漏斗之间的缝隙内，其两端分别连于左、右结节纵静脉。

01.04.1033 乳头体前静脉弓 premamillary venous arch

主要收集视交叉、视束、灰结节和乳头体血液的静脉血管。位于灰结节后方的乳头体前沟内，连于两侧的脚间静脉或结节纵静脉。

01.04.1034 松果体外侧静脉 lateral pineal vein

又称"上丘脑静脉(epithalamic vein)"。位于缰三角处，沿松果体两侧后行，两侧静脉在中线处汇合，注入大脑大静脉或大脑内静脉。

01.04.1035 膝状体静脉 vein of the geniculate body

由很短的内侧膝状体静脉和较长的外侧膝状体静脉组成，分别注入基底静脉。

01.04.1036 丘脑上静脉 superior thalamic vein

收集丘脑上份及中央区静脉血的静脉。为数支细小的静脉，在丘脑上面和内侧面从丘脑实质走出，汇集而成注入大脑内静脉。

01.04.1037 丘脑下静脉 inferior thalamic vein

收集丘脑下份的静脉血管。由从丘脑下份走出的数支小静脉汇集形成，汇入基底静脉。

01.04.1038 丘脑前静脉 anterior thalamic vein

收集丘脑前份静脉血的静脉血管。由从丘脑前份穿出的若干小静脉汇集而成，注入透明隔静脉或大脑内静脉。

01.04.1039 丘脑后静脉 posterior thalamic vein

收集丘脑后份静脉血的静脉血管。由从丘脑后份穿出的若干细小静脉汇集而成，注入基底静脉。

01.04.1040 尾状核静脉 vein of caudate nucleus

由尾状核横静脉和纵静脉构成，汇入丘纹静脉。

01.04.1041 脑干静脉 vein of encephalic trunk, vein of brainstem

由延髓静脉、脑桥静脉和中脑静脉血管构成。

01.04.1042 脑桥静脉 vein of pons

脑桥有纵行和横行的浅静脉，二者之间有小静脉相互连接，形成浅静脉网，该网与深静脉相互交通。

01.04.1043 延髓静脉 vein of medulla oblongata

由延髓腹侧面、外侧面和背侧面的静脉组成。

01.04.1044 延髓前正中静脉 anteromedian medullary vein

沿延髓前正中裂走行的静脉。向下与脊髓前正中静脉相延续，向上连于脑桥前正中静脉。

01.04.1045 延髓前外侧静脉 anterolateral medullary vein

沿延髓两侧的前外侧沟上行的静脉。上端多经橄榄上静脉汇入岩上窦，下端主要与延髓下横静脉连接。

01.04.1046 延髓下横静脉 inferior transverse medullary vein

位于延髓与脊髓的交界处的静脉，与纵行的延髓前正中静脉和延髓前外侧静脉直角相连。

01.04.1047 延髓中横静脉 middle transverse medullary vein

横跨延髓锥体表面的静脉，在上横静脉与下横静脉之间与延髓外侧静脉、延髓前正中静脉相连。

01.04.1048 延髓上横静脉 superior transverse medullary vein

行于桥延沟的内侧段、锥体的上方,向外连于延髓前外侧静脉,将延髓前正中静脉血引流至延髓外侧静脉的静脉。

01.04.1049 延髓外侧静脉 lateral medullary vein

延髓外侧沟内的纵静脉。居于舌咽、迷走神经之间,向上续为脑桥外侧静脉,汇入小脑前静脉。

01.04.1050 橄榄后静脉 retroolivary vein

行于橄榄后沟内的静脉,与延髓前外侧静脉和延髓外侧静脉平行走行,穿行于舌咽、迷走神经之间,上端连于延髓外侧静脉,下端连于延髓下横静脉。

01.04.1051 桥延沟静脉 vein of the pontomedullary sulcus

又称"橄榄上静脉(supraolivary vein)"。起自延髓前正中静脉,横越锥体上界,与橄榄前静脉连接,向外横行连于延髓外侧静脉。

01.04.1052 延髓后正中静脉 posteromedian medullary vein

脊髓后正中静脉的延续,沿延髓后正中沟纵向走行,在闩附近分为左、右支续为第四脑室带静脉。

01.04.1053 第四脑室带静脉 vein lining the fourth ventricle

延髓后正中静脉向上分为左、右支的延续,走行于第四脑室带旁,斜向外上,汇入延髓外侧静脉。

01.04.1054 第四脑室外侧隐窝静脉 vein of the lateral recess of the fourth ventricle

从外侧隐窝外侧角浅出,与小脑前静脉及脑桥外侧静脉在小脑中脚处汇合成岩静脉,注入岩上窦。

01.04.1055 脑桥前正中静脉 anteromedian pontine vein

位于脑桥腹侧面的基底沟内,其下端与延髓前正中静脉相连,上端与脚间静脉相连,组成"Y"形的脑桥中脑静脉。

01.04.1056 脑桥前外侧静脉 anterolateral pontine vein

位于基底沟的一侧,与脑桥前正中静脉平行上升,与延髓前外侧静脉相延续。

01.04.1057 脑桥外侧静脉 lateral pontine vein

跨越脑桥臂,与小脑前静脉及第四脑室外侧隐窝静脉在小脑中脚处汇合成岩静脉,注入岩上窦。

01.04.1058 脑桥下横静脉 inferior transverse pontine vein

较细,左、右各一,其内侧端连于脑桥纵行静脉,外侧端连于小脑前静脉。

01.04.1059 脑桥上横静脉 superior transverse pontine vein

横连于脑桥纵行静脉与小脑前静脉之间的成对的静脉,位置较高。

01.04.1060 中脑静脉 mesencephalic vein

位于大脑脚内、外侧及上、下丘之间纵行与横行的一组静脉。

01.04.1061 大脑脚纵静脉 longitudinal peduncular vein

幕上和幕下浅静脉之间一条重要的吻合通路,含大脑脚内、外侧静脉。

01.04.1062 大脑脚内侧静脉 medial peduncular vein

位于大脑脚内侧面,常为一短的属支连于附近的脚间静脉。

01.04.1063 大脑脚外侧静脉 lateral peduncular vein

沿大脑脚外侧上行,在基底静脉的背外侧段和腹侧段相移行处注入基底静脉。

01.04.1064 大脑脚横静脉 transverse peduncular vein

横过大脑脚腹侧,连接大脑脚外侧静脉和大脑脚内侧静脉,较恒定的一支行于脑桥中脑沟内的脑桥中脑沟静脉,通常由数支组成。

01.04.1065 后正中静脉 posteromedian vein

位于中脑背面中线的静脉。由左、右结合臂静脉合成,通常从腹侧面注入大脑大静脉。

01.04.1066 四叠体静脉 quadrigeminal vein

由4条沿着丘脑间沟走行的静脉组成。均向四叠体中央集聚形成一单干,继向后上注入小脑中央前静脉。

01.04.1067 结合臂静脉 vein of the brachium conjunctivum

由结合臂下端数支小静脉汇合形成。越过结合臂下端,沿结合臂内侧斜行内上,在帆系带处两侧结合臂静脉在中线汇合形成后中央静脉,亦可不汇合,分别注入大脑大静脉。

01.04.1068 小脑静脉 cerebellar vein

包括蚓部的静脉和小脑半球的静脉。

01.04.1069 上蚓静脉 superior vein of vermis, superior vermian vein

由小脑上面中间上蚓部、结合臂及丘系三角等处的小静脉,合成一干行于下丘和中央小叶之间,沿正中沟向上注入大脑大静脉。

01.04.1070 下蚓静脉 inferior vein of vermis inferior vermian vein

小脑下面中间下蚓部及部分小脑扁桃体的静脉,有 1~3 支,大多注入小脑下静脉。

01.04.1071 小脑前上静脉 anterior superior cerebellar vein

小脑方叶前部的浅表静脉,通常有 3 支,合干走向前外方注入岩上窦。

01.04.1072 小脑前下静脉 anterior inferior cerebellar vein

起于二腹叶间沟内侧、扁桃体下缘附近的 1~2 条小静脉。走向后下方,沿半球下面内侧向后走,绕回到半球上面注入直窦或横窦。

01.04.1073 小脑下静脉 inferior cerebellar vein

小脑下表面的静脉,汇入横向的、S 形的岩下窦和枕窦。

01.04.1074 小脑后上静脉 posterior superior cerebellar vein

小脑方叶后部的浅表静脉,有 1~3 条。向后外方行,在小脑幕内走行一小段,注入横窦或直窦。

01.04.1075 小脑后下静脉 posterior inferior cerebellar vein

起于二腹叶间沟中央,向半球呈辐射状走向后外方的小静脉。越过小脑水平裂至半球上面,多注入横窦。

01.04.1076 小脑中央前静脉 precentral cerebellar vein

起始于小脑中央前裂隙,一支不成对的静脉。走行于嘴锋的前上方,终止于大脑大静脉。

01.04.1077 岩静脉 petrosal vein

脑桥外侧静脉与小脑前静脉以及第四脑室外侧隐窝静脉在小脑中脚处汇合成的静脉。注入岩上窦。

01.04.1078 眼上静脉 superior ophthalmic vein

由眶上静脉和内眦静脉的交通支汇合而成的静脉。向后外方行于上直肌和视神经之间,沿途接受筛前静脉、筛后静脉、眼肌静脉等,穿过眶上裂进入海绵窦。见图 01.04.57。

01.04.1079 鼻额静脉 nasofrontal vein

起于眶上静脉的小静脉。进入眶,连接眼上静脉。

01.04.1080 筛静脉 ethmoidal vein

收集鼻腔上部结构的静脉血的小静脉。可分为筛前静脉和筛后静脉,汇入眼上静脉。

01.04.1081 泪腺静脉 lacrimal vein

泪腺动脉伴行静脉。注入眼上静脉的后端。

01.04.1082 涡静脉 vorticose vein

主要收集眼球中膜的静脉血,呈辐辏状集中于眼球中纬线附近,组成 4 条涡静脉,两条在眼球上半部,两条在眼球下半部,上涡静脉汇入眼上静脉,下涡静脉汇入眼下静脉或其属支。见图 01.04.63。

01.04.1083 睫状静脉 ciliary vein

收集睫状体的静脉,注入眼肌的静脉。

01.04.1084 眼肌静脉 vein of ocular muscle

收集眼外肌的静脉,汇入眼上静脉。

01.04.1085 睫前静脉 anterior ciliary vein

引流角膜缘环状丛的静脉血的静脉,汇入眼肌静脉,这些静脉以及眶内其他静脉最后汇入眼上、下静脉。

01.04.1086 巩膜静脉窦 sinus venosus sclerae

又称"施莱姆管(Schlemm canal)"。巩膜在接近角膜缘处的一环形窦隙,是房水回流的通道。

01.04.1087 巩膜静脉 scleral vein

收集角膜缘区巩膜内静脉丛和巩膜深静脉丛血液的静脉。汇入眼上静脉。

01.04.1088 视网膜中央静脉 central vein of retina

由视网膜上、下静脉在巩膜筛板平面处集合而成的静脉。汇入眼上静脉或经眶上裂汇入海绵窦。

01.04.1089 视网膜颞侧上小静脉 superior temporal venule of retina

视网膜颞侧上区的静脉,在视神经盘与鼻侧上小静脉汇合成视网膜上静脉。见图 01.04.26。

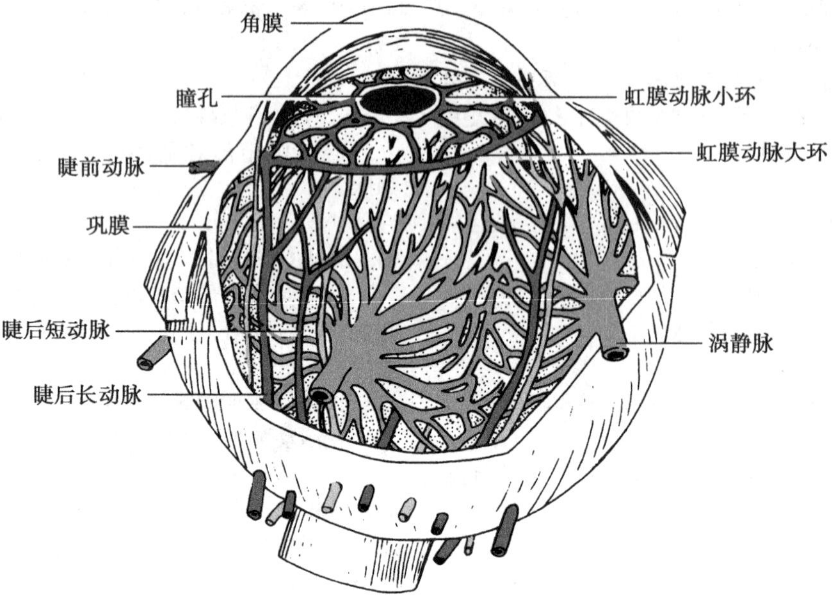

图 01.04.63　虹膜的动脉和涡静脉

01.04.1090　视网膜颞侧下小静脉　inferior temporal venule of retina

视网膜颞侧下区的静脉，在视神经盘与鼻侧下小静脉汇合成视网膜下静脉。见图 01.04.26。

01.04.1091　视网膜鼻侧上小静脉　superior nasal venule of retina

视网膜鼻侧上区的静脉，较颞侧上小静脉小。见图 01.04.26。

01.04.1092　视网膜鼻侧下小静脉　inferior nasal venule of retina

视网膜鼻侧下区的静脉，较颞侧下小静脉小。见图 01.04.26。

01.04.1093　黄斑上小静脉　superior macular venule

视神经盘与黄斑之间中央视网膜上区的静脉。在视神经盘汇入颞侧上小静脉。

01.04.1094　黄斑下小静脉　inferior macular venule

视神经盘与黄斑之间中央视网膜下区的静脉。在视神经盘汇入颞侧下小静脉。

01.04.1095　视网膜内侧小静脉　medial venule of retina

视网膜内侧小动脉的伴行静脉。

01.04.1096　巩膜外静脉　episcleral vein

靠近角膜边缘的巩膜内的小静脉，流入睫状前静脉。

01.04.1097　眼睑静脉　palpebral vein

眼睑的静脉，汇成眼睑静脉弓，向内侧汇入内眦静脉，向外侧汇入颞浅静脉。

01.04.1098　结膜静脉　conjunctival vein

引流睑结膜和球结膜的静脉。回流于睑板后静脉丛，部分睑结膜的静脉汇入眼上、下静脉。

01.04.1099　眼下静脉　inferior ophthalmic vein

起于眼眶前下部的小静脉，通常有两支，一支汇入眼上静脉，另一支行向外下方，经眶下裂，注入面深静脉及翼静脉丛。见图 01.04.57。

01.04.1100　锁骨下静脉　subclavian vein

腋静脉的直接延续。向内行在胸锁关节后方与颈内静脉汇合成头臂静脉。锁骨下静脉与颈内静脉汇合处称为静脉角，是淋巴导管的注入部位。

01.04.1101　胸肌静脉　pectoral vein

收集胸大肌上部的静脉血，注入锁骨下静脉始端的静脉。

01.04.1102　肩胛背静脉　dorsal scapular vein

肩胛背动脉的伴行静脉，注入锁骨下静脉。

01.04.1103　胸肩峰静脉　thoracoacromial vein

胸肩峰动脉的伴行静脉。多为两支，汇入腋静脉。

01.04.1104　腋静脉　axillary vein

在大圆肌下缘由肱静脉内侧支延续而成的静脉。至第1肋外缘移行于锁骨下静脉。

01.04.1105　肩胛下静脉　subscapular vein

肩胛下动脉的伴行静脉，汇入腋静脉。

01.04.1106　旋肩胛静脉　circumflex scapular vein

旋肩胛动脉的伴行静脉，肩胛下静脉的属支。

01.04.1107　胸背静脉　thoracodorsal vein

胸背动脉的伴行静脉。与旋肩胛静脉汇合形成肩胛下静脉，汇入腋静脉。

01.04.1108　旋肱后静脉　posterior humeral circumflex vein

旋肱后动脉的伴行静脉，汇入腋静脉。

01.04.1109　旋肱前静脉　anterior humeral circumflex vein

旋肱前动脉的伴行静脉，汇入腋静脉。

01.04.1110　胸外侧静脉　lateral thoracic vein

胸外侧动脉的伴行静脉，接受胸壁外侧的浅静脉，汇入腋静脉。

01.04.1111　胸腹壁静脉　thoracoepigastric vein

将腹前壁上部的浅静脉与腋窝的胸外侧静脉连接起来的静脉，汇入腋静脉。

01.04.1112　胸壁浅静脉　thoracic superficial vein

在胸壁浅筋膜中形成稠密的静脉血管网的静脉。

01.04.1113　乳晕静脉　areolar venous plexus

位于乳晕部的静脉，由胸壁前部的浅静脉形成静脉丛构成。

01.04.1114　上肢浅静脉　superficial vein of upper limb

位于上肢皮下浅筋膜内及深筋膜浅面的静脉。见图01.04.64。

01.04.1115　头静脉　cephalic vein

起自手背静脉网桡侧，沿前臂前外侧上升，经肘窝外侧至臂前区，沿肱二头肌外侧沟上升，经三角胸大肌间沟，穿锁胸筋膜注入腋静脉或锁骨下静脉的血管。见图01.04.64。

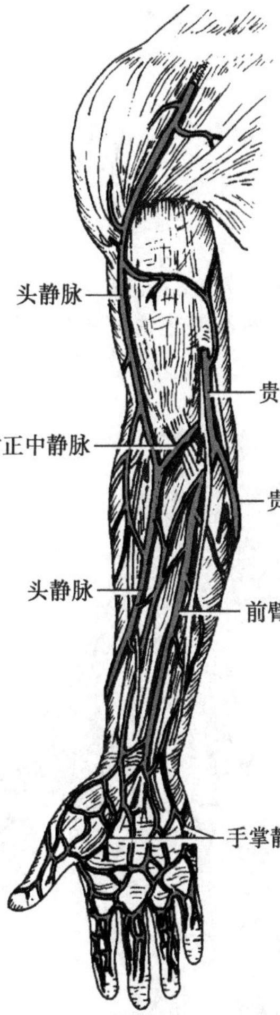

图01.04.64　上肢浅静脉

01.04.1116　副头静脉　accessory cephalic vein

位于头静脉外侧，前臂部的一个静脉属支。向上至肘窝以下注入头静脉。

01.04.1117　贵要静脉　basilic vein

起自手背静脉网的尺侧，沿手背和前臂背侧的尺侧上行，至前臂中份转向前臂前面内侧上升，在肘窝内上方接受肘正中静脉，沿肱二头肌内侧沟下半上行，穿深筋膜，注入肱静脉或续于腋静脉。见图01.04.64。

01.04.1118　肘正中静脉　median cubital vein

变异较多，通常在肘窝处连接头静脉与贵要静脉。见图01.04.64。

01.04.1119　前臂正中静脉　median antebrachial vein

起自手掌静脉丛，沿前臂前面中部上行，注入肘正中静脉或贵要静脉。见图01.04.64。

01.04.1120　头正中静脉　median cephalic vein

有的前臂正中静脉在肘前向上呈“Y”形与头静脉相连的血管。

01.04.1121　贵要正中静脉　median basilic vein

前臂正中静脉在肘前向上呈“Y”形，与贵要静脉相连的静脉。

01.04.1122　手背静脉网　dorsal venous rete of hand

手背静脉在手背浅筋膜内互相吻合形成的静脉网。见图 01.04.65。

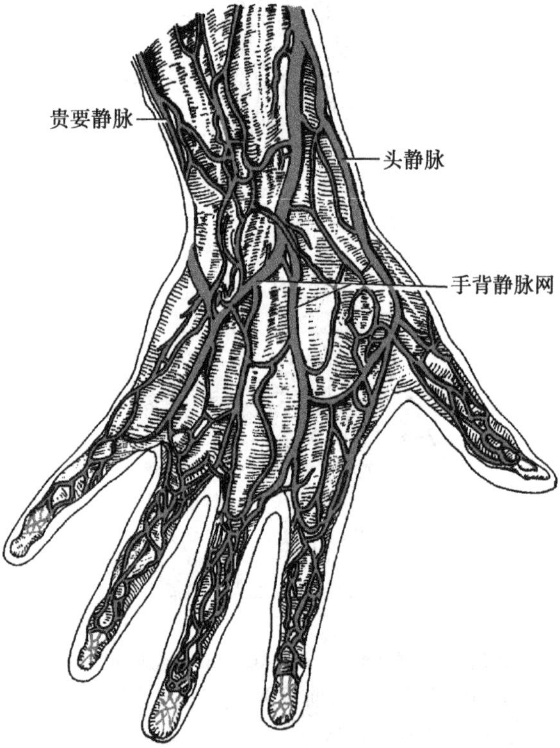

图 01.04.65　手背浅静脉

01.04.1123　掌骨头间静脉　intercapital vein

位于掌骨头间隙内沟通指背静脉与指掌侧静脉的血管。

01.04.1124　掌浅静脉弓　superficial palmar venous arch

掌浅弓的伴行静脉，较细小。

01.04.1125　指背静脉　dorsal digital vein

起自甲床两侧的小静脉，沿指背两侧向近侧上行，彼此间有一些斜行的交通支互相连接，形成指背静脉弓。

01.04.1126　掌背静脉　dorsal metacarpal vein

由相邻指的指背静脉彼此吻合形成的静脉。

01.04.1127　指掌侧静脉　palmar digital vein

多为数条纵行的静脉，由侧支互相吻合成网，在手指基部汇成两条小静脉。

01.04.1128　手掌侧静脉网　palmar venous rete of hand

指掌侧静脉在手指基底的小静脉之间有侧支相连，并与手掌部的浅静脉互相吻合形成的静脉网。掌中间网纵行上升，在腕部上延为前臂正中静脉。鱼际网和小鱼际网的两侧缘分别与手背静脉网相连。

01.04.1129　上肢深静脉　deep vein of upper limb

与上肢深动脉伴行的静脉。通常为两支，位于同名动脉的两侧，两支间有多数的横支互相连接。

01.04.1130　肱静脉　brachial vein

肱动脉伴行静脉，有两支。两静脉间有多数横支互相吻合，并接受肱动脉分支的伴行静脉。

01.04.1131　尺静脉　ulnar vein

尺动脉伴行静脉。接受来自掌深静脉弓的属支，在腕部与浅静脉相交通，至肘部附近，收纳骨间前、后静脉。

01.04.1132　桡静脉　radial vein

桡动脉伴行静脉。向上至肘窝与尺静脉汇合组成肱静脉。

01.04.1133　骨间前静脉　anterior interosseous vein

骨间前动脉伴行静脉。在肘部附近汇入尺静脉。

01.04.1134　骨间后静脉　posterior interosseous vein

骨间后动脉伴行静脉。汇入尺静脉。

01.04.1135　掌深弓静脉　deep palmar venous arch

掌深弓伴行静脉，有两支，较粗大。

01.04.1136　掌心静脉　palmar metacarpal vein

掌心动脉的伴行静脉，汇入掌深弓静脉。

01.04.1137　指掌侧总静脉　common palmar digital vein

指掌侧总动脉的伴行静脉。汇入掌浅弓静脉。

01.04.1138　奇静脉　azygos vein

起于右腰升静脉，向上穿右膈脚入后纵隔，于胸主动脉右侧和食管的右后方沿脊柱右前方上行，收集右肋间后静脉，半奇静脉、副半奇静脉以及食管、支气管静脉，约在第 4 胸椎高度跨过右肺根的上方，注入上腔静脉。见图 01.04.55。

01.04.1139　奇静脉弓　arch of azygos vein

奇静脉约在第 4 胸椎高度，弓向前方而形成的静脉弓，经右肺根上方注入上腔静脉。

01.04.1140　右肋间上静脉　right superior intercostal vein

右侧第 2~4 肋间后静脉形成的静脉，汇入奇静脉。

01.04.1141　半奇静脉　hemiazygos vein

起于左腰升静脉，向上穿左膈脚入后纵隔，沿胸椎体的左侧上升，收纳第 8~11 左肋间后静脉和食管静脉血的血管。跨第 7~10 胸椎体前方，经胸主动脉、食管和胸导管的后方注入奇静脉。见图 01.04.55。

01.04.1142　副半奇静脉　accessory hemiazygos vein

接受第 5~8 左肋间后静脉和食管静脉的血液，沿脊柱左侧下行，注入半奇静脉，或跨过第 6~7 胸椎注入奇静脉的血管。见图 01.04.55。

01.04.1143　膈上静脉　superior phrenic vein

膈上动脉的伴行静脉。

01.04.1144　腰升静脉　ascending lumbar vein

下端与髂外静脉或髂总静脉外侧壁相连，沿腰椎侧前方上升，接受各腰静脉外侧端和左、右肋下静脉后，汇入奇静脉和半奇静脉。见图 01.04.55。

01.04.1145　腰静脉　lumbar vein

腰动脉伴行静脉。内侧端汇入下腔静脉，外侧端汇入腰升静脉。见图 01.04.55。

01.04.1146　肋下静脉　subcostal vein

肋下动脉的伴行静脉。

01.04.1147　肋间后静脉　posterior intercostal vein

肋间后动脉的伴行静脉，有 11 对。静脉位于动脉上方并与肋间神经伴行。右侧肋间后静脉汇入奇静脉，左侧汇入半奇静脉或副半奇静脉。见图 01.04.55。

01.04.1148　背侧支　dorsal branch

肋间后动脉后支的伴行静脉。经椎骨横突与肋颈之间汇入肋间后静脉。

01.04.1149　脊支　spinal branch

引流椎静脉丛和椎体的静脉血，汇入肋间后静脉背侧支的静脉。

01.04.1150　椎间静脉　intervertebral vein

与脊神经伴行通过椎间孔，引流脊髓和椎内、外静脉丛的血液，并与椎静脉、肋间后静脉、腰静脉和骶外侧静脉相连的静脉。见图 01.04.66。

01.04.1151　脊柱静脉　vein of vertebral column

脊柱全长在椎管内、外形成致密的静脉丛。椎管内外有丰富的静脉丛，按部位将其分为椎外静脉丛和椎内静脉丛。

01.04.1152　椎外前静脉丛　anterior external vertebral venous plexus

位于椎体的前面，呈网状的静脉丛。在颈部此丛更为发达，接受椎体的静脉属支，与椎体静脉和椎间静脉相交通。见图 01.04.66。

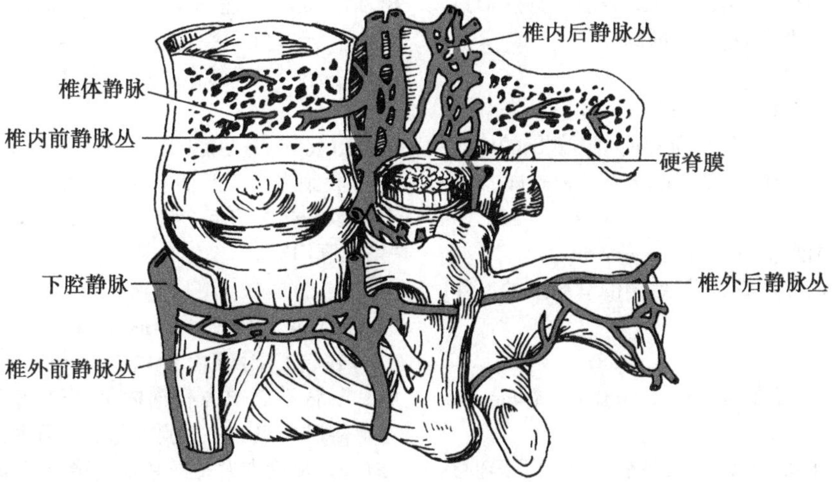

图 01.04.66　椎静脉丛

01.04.1153　椎外后静脉丛　posterior external vertebral venous plexus

位于椎板的后方，围绕横突、关节突、棘突和椎弓以及这些部位韧带周围的静脉丛。接受来自椎骨及背深肌的血液，与椎内静脉丛广泛交通。见图01.04.66。

01.04.1154　椎内前静脉丛　anterior internal vertebral venous plexus

纵贯椎管全长，位于椎体后面的两侧，椎弓和后纵韧带之间的静脉血管丛。在椎体的背面有横吻合支相连。见图01.04.66。

01.04.1155　椎体静脉　basivertebral vein

自椎体背面的孔内发出的静脉。汇入椎内前静脉丛的横吻合支。见图01.04.66。

01.04.1156　脊髓前静脉　anterior spinal vein

又称"脊髓前正中静脉(spinal median anterior vein)"。在脊髓前正中裂内走行，位于动脉的深面，由许多大小不等的前根静脉构成。

01.04.1157　脊髓后静脉　posterior spinal vein

又称"脊髓后正中静脉(spinal median posterior vein)"。行于脊髓后正中沟内，较粗大，由数条后根静脉汇合形成的静脉。

01.04.1158　脊髓前外侧静脉　anterolateral spinal vein

位于脊髓前面的两侧，由6~11条前根静脉形成的血管。

01.04.1159　脊髓后外侧静脉　posterolateral spinal vein

位于脊髓后面的两侧，由5~10条后根静脉形成，纵行于脊髓全长的两条较小的静脉。

01.04.1160　前根静脉　anterior root vein

在脊髓前面，收集沟缘白质和前角内侧部的血液，连接各纵行静脉，形成的软脊膜静脉丛。有6~11条。

01.04.1161　后根静脉　posterior root vein

在脊髓的后面，收集后索、后角的静脉血的血管。有5~10条。

01.04.1162　椎内后静脉丛　posterior internal vertebral venous plexus

位于椎管内的后外侧，上自枕骨大孔向下延伸到骶管内的静脉血管丛。该丛与椎外后静脉丛借黄韧带间的静脉交通，与椎内前静脉丛借外侧支相连。见图01.04.66。

01.04.1163　下腔静脉　inferior vena cava

在第5腰椎体前面，由左、右髂总静脉汇合成的大血管。沿腹主动脉的右侧上行，经肝的腔静脉沟向上，穿过膈的腔静脉孔，进入胸腔。最后穿经纤维心包注入右心房。见图01.04.67。

01.04.1164　膈下静脉　inferior phrenic vein

位于膈下面的成对静脉。除收受膈中央部的静脉血外，尚有肾上腺静脉和肾囊静脉汇入。膈下静脉常有前、后两支，与膈下动脉的分支伴行。右膈下静脉前、后支汇合后注入下腔静脉。左膈下静脉后支较粗大，沿膈下动脉下降注入左肾上腺静脉；前支较小，经食管裂孔前方注入下腔静脉。见图01.04.67。

01.04.1165　肝静脉　hepatic vein

引流肝实质内的静脉血的大血管。共有2~3条肝静脉。从后缘出肝，在腔静脉沟上端注入下腔静脉，此处称为"第二肝门"。见图01.04.67。

01.04.1166　肝右静脉　right hepatic vein

位于右前叶和右后叶之间的肝右叶间裂内，收集右后叶和右前叶上部的静脉血的静脉血管。自肝后缘穿出后立即注入下腔静脉。见图01.04.68。

01.04.1167　肝中静脉　intermediate hepatic vein

位于肝正中裂内，由左、右两支合成，收集左内叶和右前叶静脉血的血管。有时与肝左静脉汇合后注入下腔静脉。见图01.04.68。

01.04.1168　肝左静脉　left hepatic vein

位于左叶间裂内，由上、下两支合成的静脉血管。收集左外叶的静脉血，注入下腔静脉。见图01.04.68。

01.04.1169　肝短静脉　short hepatic vein

收集右后叶脏面和尾状叶的一些小静脉的总称。有3~10支，在肝后面直接注入下腔静脉，此处称为"第三肝门"。

01.04.1170　肾静脉　renal vein

在肾门附近由肾内2~3个属支汇合而成的静脉。于肾动脉前方行向内侧，以直角注入下腔静脉。左肾静脉跨越腹主动脉前面注入下腔静脉，较右肾静脉长，并接受左肾上腺静脉与睾丸或卵巢静脉。见图01.04.67。

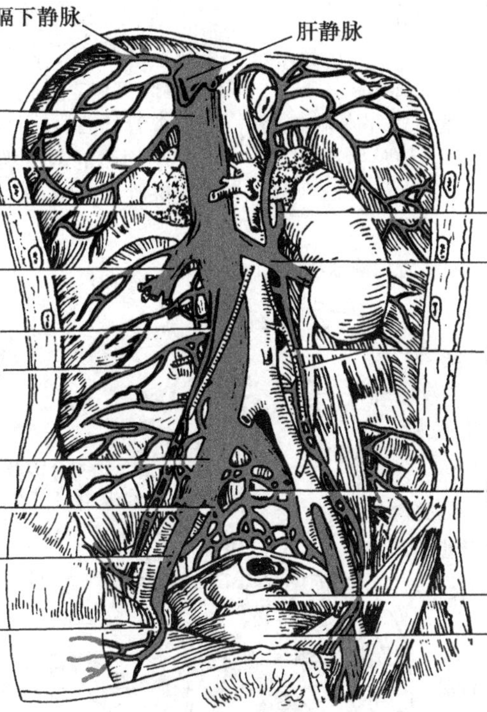

图 01.04.67　下腔静脉及其属支

01.04.1171　肾囊静脉　capsular vein

位于肾周围的脂肪囊内，构成肾周围静脉网，汇合后注入肾静脉。

01.04.1172　叶间静脉　interlobar vein

由弓状静脉合成，随弓状动脉汇入肾静脉的静脉。

01.04.1173　弓状静脉　arcuate vein

由小叶间静脉汇合形成的血管。

01.04.1174　小叶间静脉　interlobular vein

由皮质内的毛细血管网集合成，与小叶间动脉并行的静脉。

01.04.1175　直小静脉　straight venule

由直小动脉分支形成毛细血管网，再集合形成的直静脉。

01.04.1176　星状小静脉　stellate venule

肾被膜下的小静脉集合而成，入皮质后汇入小叶间静脉的血管。

01.04.1177　左肾上腺静脉　left suprarenal vein

从肾上腺门穿出，呈垂直方向下降，注入左肾静脉的血管。较右侧长，此静脉常与左膈下静脉和肾囊静脉相连。见图 01.04.67。

01.04.1178　左睾丸静脉　left testicular vein

由睾丸和副睾的小静脉吻合成蔓状静脉丛，上行至腹股沟管皮下环汇成 3~4 条小静脉，经腹股沟管至腹环处合成两条小静脉，与左睾丸动脉伴行，经腰大肌和输尿管的腹侧上升，终成单一的静脉，注入左肾静脉。见图 01.04.67。

01.04.1179　左卵巢静脉　left ovarian vein

左卵巢动脉的伴行血管。起自卵巢静脉丛，经卵巢悬韧带两层间上升，先合为两条静脉，继而汇合成一条，与卵巢动脉伴行，经髂外动脉表面，向上与睾丸静脉行程相似，注入左肾静脉。

01.04.1180　右肾上腺静脉　right suprarenal vein

引流右肾上腺静脉血的血管。较左侧者短，约在第 1 腰椎水平处，向内行开口于下腔静脉的后壁。见图 01.04.67。

01.04.1181　右睾丸静脉　right testicular vein

右睾丸动脉的伴行静脉。以锐角注入下腔静脉。见图 01.04.67。

01.04.1182　右卵巢静脉　right ovarian vein

右卵巢动脉的伴行静脉，注入下腔静脉。

01.04.1183　蔓状静脉丛　pampiniform plexus

起自睾丸和副睾的小静脉在精索内呈蔓状包绕睾丸动脉和输精管，形成蔓状静脉丛。该丛由8~12条小静脉组成。

01.04.1184　肝门静脉　hepatic portal vein

在第2腰椎体的右侧、胰颈的后方，由肠系膜上静脉和脾静脉汇合而成的一粗短的静脉干，无功能性静脉瓣。向右上方，经十二指肠上部、胃十二指肠动脉和胆总管的后方，下腔静脉前方，继而在网膜孔的腹侧行于小网膜的两层腹膜之间，至肝门右端，分为左、右支入肝脏。见图01.04.68。

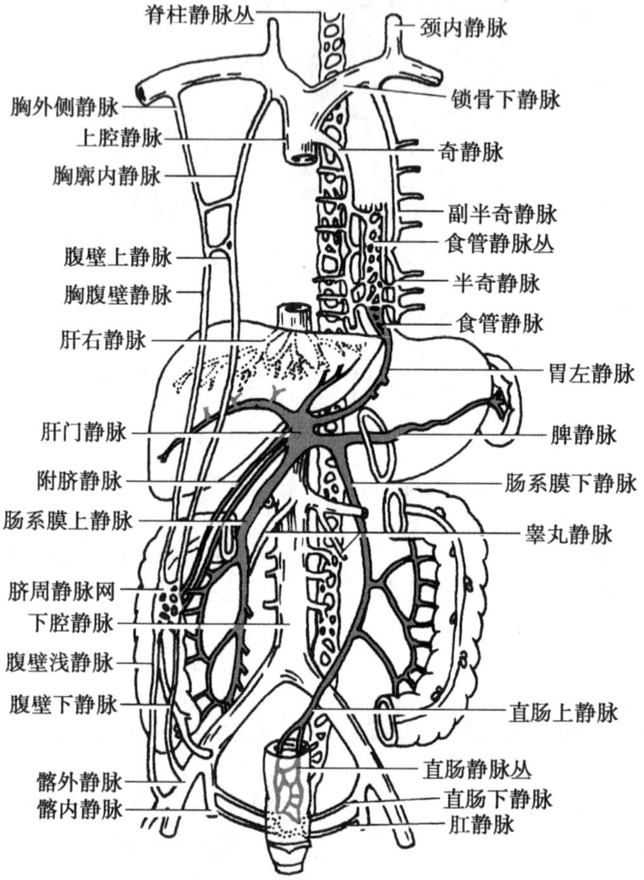

图01.04.68　肝门静脉系与上下腔静脉系之间的交通模式图

01.04.1185　［肝门静脉］右支　right branch of hepatic portal vein

较左支短而粗的进入肝右叶的静脉支。入肝右叶之前接收胆囊静脉，入肝右叶后发出多个分支。见图01.04.68。

01.04.1186　［肝门静脉右支］尾状叶支　caudate branch

从右支的脏面或上面发出，至尾状叶右段的静脉支。有1~2支。此支亦可从前支或后支的根部发出。

01.04.1187　［尾状叶支］前支　anterior branch of caudate branch

起始后向前下，随即分为数支的静脉短干，分布于肝右叶前段。

01.04.1188　［尾状叶支］后支　posterior branch of caudate branch

肝门静脉右支向右横行，右支主干延续为后支，随即分为后上段静脉和后下段静脉。

01.04.1189　［肝门静脉］左支　left branch of hepatic portal vein

肝门静脉的左支，较右支细而长，分出小分支至尾状叶，然后进入肝左叶。见图01.04.68。

01.04.1190　横部　transverse part

自肝门静脉分出后，向左横行于肝横沟内的一段静脉。左支横部与右支形成向前开放的 150° 角。

01.04.1191　［肝门静脉左支］尾状叶支　caudate branch

自左支的横部或肝门静脉的分叉处发出，常为 1~3 支，分布于尾状叶左段的静脉。

01.04.1192　脐部　umbilical part

肝门静脉左支位于左矢状沟的部分，也称为矢状部。

01.04.1193　角部　angular part

肝门静脉左支横部与脐部转弯处的静脉。

01.04.1194　囊部　diverticular part

肝门静脉左支脐部的末端膨大成囊状的静脉。

01.04.1195　静脉韧带　venous ligament

位于左矢状沟的后部，胎儿静脉导管闭锁后的遗迹。

01.04.1196　静脉导管　venous duct

位于胎儿肝左矢状沟的后部，是胎儿脐静脉行经肝脏的一段血管，连接下腔静脉。胎儿出生后闭锁而成静脉韧带。

01.04.1197　外侧支　lateral branch

肝外上段静脉和外下段静脉的合称。

01.04.1198　外上段静脉　lateral superior segment vein

从左支的角部凸侧发出，分布至肝左叶外侧段后上部的一粗大静脉支。

01.04.1199　外下段静脉　lateral inferior segment vein

从囊部的左侧发出，下行分布于肝左叶外侧段前下部的较粗大的静脉支。

01.04.1200　左脐静脉　left umbilical vein

正常胎儿两条脐静脉中不会萎缩的一条。

01.04.1201　肝圆韧带　ligamentum teres hepatis

脐静脉从脐至肝的一段血管。在胎儿出生后闭锁形成的韧带。

01.04.1202　内侧支　medial branch

自左支的脐部或囊部起始，包括内上段静脉和内下段静脉。

01.04.1203　内上段静脉　internal superior segment

从脐部分出，主要分布至肝左叶内侧段的上部的静脉，有 2~4 支。

01.04.1204　内下段静脉　internal inferior segment vein

自囊部的右侧壁发出，向下行分布至左叶内侧段下部的静脉。有 1~4 支。

01.04.1205　胆囊静脉　cystic vein

胆囊动脉伴行静脉。汇入肝门静脉右支。附脐静脉 paraumbilical vein 起自脐周静脉网，沿肝圆韧带向肝前下面走行，注入肝门静脉的血管。

01.04.1206　胃左静脉　left gastric vein

胃左动脉的伴行血管。收集胃及食管下段的静脉血，直接注入肝门静脉。见图 01.04.68。

01.04.1207　胃右静脉　right gastric vein

胃右动脉的伴行血管。在胃小弯可与胃左静脉吻合，收纳同名动脉分布区的静脉血，在注入肝门静脉前接受幽门前静脉的汇入。见图 01.04.68。

01.04.1208　幽门前静脉　prepyloric vein

起始于幽门前面的一支小静脉，向上注入胃右静脉。此静脉是胃与十二指肠的分界标志。

01.04.1209　肠系膜上静脉　superior mesenteric vein

在右髂窝处，由回肠末段、盲肠和阑尾的小静脉汇合而成的静脉。向上经肠系膜的两层间，位于同名动脉的右前方，沿途经右输尿管、下腔静脉、十二指肠水平部和胰头钩突的腹侧，至胰颈的背侧，与脾静脉汇合成肝门静脉。见图 01.04.68。

01.04.1210　空肠静脉　jejunal vein

空肠动脉伴行静脉。支数较动脉少，汇入肠系膜上静脉。

01.04.1211　回肠静脉　ileal vein

回肠动脉伴行静脉。支数较动脉少，汇入肠系膜上静脉。

01.04.1212　胃网膜右静脉　right gastroepiploic vein, right gastroomental vein

胃网膜右动脉的伴行静脉。沿胃大弯右行，接受胃前、后面和大网膜静脉支，汇入肠系膜上静脉。

01.04.1213　胰静脉　pancreatic vein

胰动脉的伴行静脉。位于动脉浅面，胰管的后方。分为胰头的静脉，胰颈、胰体和胰尾的静脉。胰头的静脉汇入胰十二指肠静脉，亦有一些小支直接注入肠系膜上静脉和肝门静脉的右侧支。胰体和胰尾的静脉注入脾静脉的静脉血管，少数胰尾支汇入胃网膜上静脉。

01.04.1214　胰十二指肠静脉　pancreaticoduodenal vein

包括胰十二指肠上前、后静脉和胰十二指肠下前、后静脉。4 支静脉在胰头与十二指肠之间的沟处或邻近形成前、后静脉，引流胰头和十二指肠的静脉血，注入肠系膜上静脉近端和肝门静脉的右侧。

01.04.1215　胰十二指肠上前静脉　superior anterior pancreaticoduodenal vein

胰头前上部及十二指肠许多小静脉，在胰头前面胰十二指肠间沟内靠近十二指肠降部的下部形成，在沟内向上内注入胃结肠干的静脉。

01.04.1216　胃结肠干　gastrocolic trunk

又称"亨勒干(Henle trunk)"。胃网膜右静脉在注入肠系膜上静脉之前，先与右结肠静脉汇合形成的静脉干。

01.04.1217　胰十二指肠上后静脉　superior posterior pancrenaticoduodenal vein

胰头后上部及邻近的十二指肠的小静脉，在胰头后面胆总管的胰腺部后方形成，向上行至十二指肠上部后面，在胆总管的左侧注入肝门静脉后壁。

01.04.1218　胰十二指肠下前静脉　inferior anterior pancreaticoduodenal vein

胰头前下部及邻近的十二指肠小静脉，在胰头前面与十二指肠之间的沟下部形成，向下内行于胰头实质内，到达钩突的下缘，单独或与胰十二指肠下后静脉合干注入肠系膜上静脉。

01.04.1219　胰十二指肠下后静脉　inferior posterior pancreaticoduodenal vein

胰头后下部及邻近部分十二指肠的静脉，在胰头后面与十二指肠之间的沟下部内形成，向下向内绕钩突的下缘注入肠系膜上静脉或其属支第 1 空肠静脉。

01.04.1220　回结肠静脉　ileocolic vein

由盲肠静脉和阑尾静脉汇合而成的静脉。与同名动脉伴行，向上延续于肠系膜上静脉主干。

01.04.1221　阑尾静脉　appendicular vein

阑尾动脉的伴行血管。汇入回结肠静脉。

01.04.1222　右结肠静脉　right colic vein

收纳升结肠的静脉血，向上与中结肠静脉吻合，向下与回结肠静脉交通的静脉。主干左行与同名动脉伴行，单独注入肠系膜上静脉的右侧壁，常与胃网膜右静脉汇合成干，在胰头前方注入肠系膜上静脉。

01.04.1223　中结肠静脉　middle colic vein

收纳横结肠的静脉血，向左与左结肠静脉吻合的静脉，向右与右结肠静脉相连，注入肠系膜上静脉的右侧壁的血管。

01.04.1224　脾静脉　splenic vein

在脾门处由 2~3 支静脉汇合成的血管。初居脾肾韧带内，行于脾动脉下方，在胰尾、胰体后面的沟内向右行，横过后方的左肾和肾静脉的前面或左肾上腺下极前面，到胰颈后方，以直角与肠系膜上静脉汇合成肝门静脉。见图 01.04.68。

01.04.1225　胃短静脉　short gastric vein

引流胃底及胃大弯左部的静脉血的管道。有 3~4 支，在胃脾韧带内，多注入脾静脉及上、中脾支。

01.04.1226　胃后静脉　posterior gastric vein

收集胃底和胃小弯部胃后壁静脉血的静脉，经胃膈韧带深面至网膜囊后壁腹膜深面，向下至胰上缘注入脾静脉，少数注入脾上极静脉。多为一支，出现率 64.51%。

01.04.1227　胃网膜左静脉　left gastroomental vein

收集邻近胃大弯的胃前、后壁和大网膜血液的静脉，沿胃大弯由右向左上行，注入脾静脉起始处。

01.04.1228　肠系膜下静脉　inferior mesenteric vein

引流直肠、乙状结肠和降结肠的静脉血，起自直肠上静脉，与同名动脉伴行，跨小骨盆上行的静脉。在胰头后方注入脾静脉或肠系膜上静脉，少数注入上述两静脉汇合处的夹角。见图 01.04.68。

01.04.1229　左结肠静脉　left colic vein

由上、下静脉支汇合而成。上支收集结肠左曲及降结肠上部的静脉血；下支收集降结肠下部和乙状结肠上部的静脉血。上支向上与中结肠静脉吻合，下支与乙状结肠静脉吻合。见图 01.04.68。

01.04.1230　乙状结肠静脉　sigmoid vein

收集乙状结肠的静脉血的血管，注入肠系膜下静脉。有 1~3 支。

01.04.1231　直肠上静脉　superior rectal vein

收集直肠上部静脉血的血管，注入肠系膜下静脉。通过直肠静脉丛与直肠下静脉和肛静脉吻合。见图 01.04.68。

01.04.1232　髂总静脉　common iliac vein

由髂外静脉和髂内静脉在骶髂关节的前方汇合组成的大血管。左、右髂总静脉的长短、行经和属支都略有不同。见图 01.04.68、图 01.04.69。

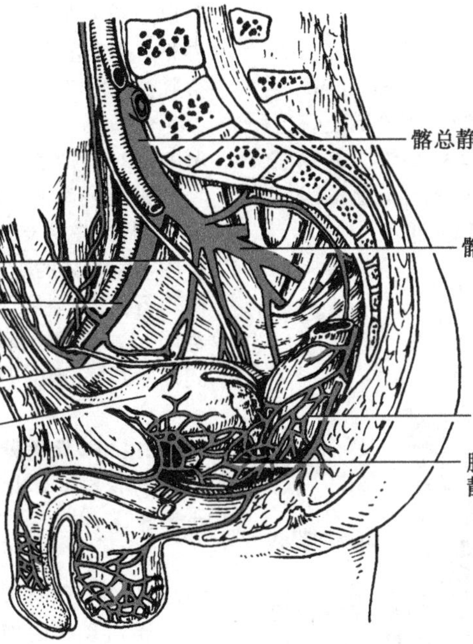

图 01.04.69　盆部静脉（男性）

01.04.1233　骶正中静脉　median sacral vein

在骶骨的前面，与骶正中动脉伴行的静脉，常为两支小静脉，最后合为 1 支，注入左髂总静脉或左、右髂总静脉的汇合处。见图 01.04.67。

01.04.1234　髂腰静脉　iliolumbar vein

髂腰动脉的伴行静脉。由腰支和髂支汇合成。腰支收集腰大肌与腰方肌的静脉血，常与腰升静脉下端相连，髂支收集髂肌的静脉血，多注入髂总静脉或髂内静脉。

01.04.1235　髂内静脉　internal iliac vein

在坐骨大孔稍上方由盆部的静脉汇合形成的大血管。位于髂内动脉的后内侧，在骶髂关节前方与髂外静脉汇合成髂总静脉。其属支与动脉伴行，有壁支和脏支两种。见图 01.04.69。

01.04.1236　臀上静脉　superior gluteal vein

臀上动脉伴行血管，有两支。收纳同名动脉营养区域的静脉血，经梨状肌上孔入骨盆，两支静脉可单独或合成一干注入髂内静脉。

01.04.1237　臀下静脉　inferior gluteal vein

臀下动脉伴行血管。自股后部的上端起始，与旋股内侧静脉和第 1 穿静脉吻合，经梨状肌下孔入骨盆，合成一干注入髂内静脉的下端。

01.04.1238　闭孔静脉　obturator vein

起始于股内侧部的上端的静脉，经闭膜管入骨盆，沿其侧壁在腹膜外向后上行，静脉位于闭孔动脉下方。经输尿管与髂内动脉之间注入髂内静脉，有时，闭孔静脉被粗大的耻骨支静脉代替，连于髂外静脉。

01.04.1239　骶外侧静脉　lateral sacral vein

骶外侧动脉的伴行静脉。多为两支，沿骶骨盆面上行，与骶正中静脉、骶前孔的脊支等吻合，多注入髂内静脉。

01.04.1240　骶静脉丛　sacral venous plexus

位于骶骨盆面，骶外侧静脉沿途接受来自骶前孔的脊支，以横干与骶正中静脉等交通吻合构成的静脉丛。此丛接受直肠静脉丛、膀胱静脉和骶骨椎间静脉等处的血液。

01.04.1241 直肠静脉丛 rectal venous plexus

位于直肠周围的静脉丛。其下部较发达，根据配布的位置不同，可分为直肠内静脉丛和直肠外静脉丛。见图 01.04.69。

01.04.1242 直肠内静脉丛 internal rectal plexus

位于直肠的黏膜下及肛管的皮下静脉丛。直肠黏膜下层的静脉有一系列囊状膨大，各膨大并以横支相连，在肛管上方环绕直肠下部排列。此丛的静脉血主要由直肠上静脉引流。见图 01.04.70。

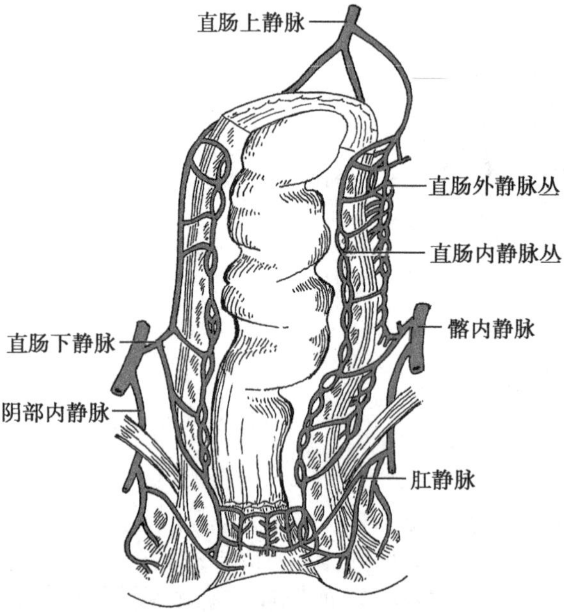

图 01.04.70 直肠和肛管的静脉模式图

01.04.1243 直肠外静脉丛 external rectal plexus

位于直肠肌层表面与直肠内静脉丛广泛交通的静脉丛。自该静脉丛引流出的静脉血，分别汇入直肠上静脉、直肠下静脉和肛静脉。见图 01.02.70。

01.04.1244 膀胱静脉 vesical vein

位于膀胱前列腺两侧膀胱静脉丛，汇成数支膀胱静脉。并逐渐在后外侧汇合为一干，分别注入两侧的髂内静脉。见图 01.04.69。

01.04.1245 膀胱静脉丛 vesical venous plexus

位于膀胱下部周围及膀胱与前列腺之间的沟内的静脉丛。在前列腺的两侧和背侧较发达。此丛向前与前列腺静脉丛相交通，向后与直肠静脉丛相连，还与闭孔静脉、阴部内静脉和臀上、下静脉等吻合。见图 01.04.69。

01.04.1246 前列腺静脉丛 prostatic venous plexus

位于耻骨弓状韧带与耻骨联合下部的后方，前列腺和膀胱的前方的静脉丛。收纳不成对的阴茎背深静脉以及前列腺、膀胱前壁和膀胱前间隙脂肪组织的小静脉。由此丛引出的静脉汇成静脉干注入两侧的髂内静脉。见图 01.04.69。

01.04.1247 阴茎背深静脉 deep dorsal vein of penis

起自阴茎头冠周围的静脉丛，沿阴茎背侧正中线的背侧沟，在两支同名动脉之间后行的静脉。接受来自阴茎海绵体的阴茎深静脉和尿道海绵体的阴茎旋静脉。行至阴茎根部与阴茎背浅静脉交通，继续向后穿经阴茎悬韧带的两脚，耻骨弓状韧带和骨盆横韧带之间入盆腔，分为两支注入前列腺静脉丛。

01.04.1248 阴蒂背深静脉 deep dorsal vein of clitoris

行程与阴茎背深静脉相似，终于膀胱静脉丛的较小静脉。

01.04.1249 子宫静脉 uterine vein

子宫动脉的伴行静脉。起自子宫阴道静脉丛的下部，在平子宫颈外口高度汇合成 1~2 支子宫静脉，注入两侧的髂内静脉或其属支。

01.04.1250 子宫静脉丛 uterine venous plexus

位于子宫两侧，子宫阔韧带两层之间，构成密集的静脉网。并与卵巢、阴道静脉丛相吻合。于子宫颈外口水平，每侧汇合成 1~2 支子宫静脉，向外后注入髂内静脉。

01.04.1251 阴道静脉丛 vaginal venous plexus

位于阴道两侧，与子宫静脉丛相延续，与膀胱、直肠静脉丛相交通的静脉网。每侧汇合成 1~2 支阴道静脉，注入髂内静脉或其属支。

01.04.1252 直肠下静脉 inferior rectal vein

直肠下动脉的伴行静脉，成对，注入髂内静脉。见图 01.04.70。

01.04.1253 阴部内静脉 internal pudendal vein

自阴茎深静脉与阴茎背静脉的吻合处起始，向后与阴部内动脉伴行的静脉。沿途收纳阴部内动脉分支营养区域的静脉血，注入髂内静脉或与臀下静脉合成一干注入髂内静脉。见图 01.04.70。

01.04.1254　阴茎深静脉　deep vein of penis

引流阴茎海绵体的静脉血，其中一些小静脉从阴茎海绵体背面穿出，另一些小支则从阴茎海绵体下面穿出，并接受来自尿道海绵体的小支，经阴茎海绵体的两侧绕至阴茎背面，汇入阴茎背深静脉。

01.04.1255　阴蒂深静脉　deep vein of clitoris

较细小的静脉支。其行经与阴茎深静脉相似。

01.04.1256　肛静脉　anal vein

肛动脉的伴行静脉，汇入阴部内静脉。见图 01.04.70。

01.04.1257　阴囊后静脉　posterior scrotal vein

阴囊后动脉的伴行静脉，但较之粗大，汇入阴部内静脉。

01.04.1258　阴唇后静脉　posterior labial vein

阴唇动脉的伴行静脉，汇入阴部内静脉。

01.04.1259　尿道球静脉　urethral bulbar vein

尿道球动脉的伴行静脉，汇入阴部内静脉。

01.04.1260　前庭球静脉　vestibular bulbar vein

前庭球动脉的伴行静脉，汇入阴部内静脉。

01.04.1261　髂外静脉　external iliac vein

股静脉延续而成的大静脉。右髂外静脉初居动脉的内侧，向上逐渐转至动脉的背侧；左髂外静脉均在动脉的内侧，至骶髂关节的前方与髂内静脉汇合成髂总静脉。见图 01.04.68。

01.04.1262　腹壁下静脉　inferior epigastric vein

腹壁下动脉伴行血管，向上与腹壁上静脉相连。在腹股沟韧带上方约 1.0cm 处注入髂外静脉。见图 01.04.68。

01.04.1263　耻骨支　pubic branch

与腹壁下动脉耻骨支伴行的血管，汇入腹壁下静脉。

01.04.1264　耻骨静脉　pubic vein

连于闭孔静脉和髂外静脉间的小静脉支。自闭孔静脉沿耻骨盆面上行，与耻骨支交通，有时此静脉增粗，而代替闭孔静脉。

01.04.1265　旋髂深静脉　deep iliac circumflex vein

旋髂深动脉伴行静脉。两支静脉在近端汇合为一干，在腹股沟韧带上方约 2cm 处，越过髂外动脉注入髂外静脉。

01.04.1266　下肢浅静脉　superficial vein of lower limb

位于下肢皮下组织中的静脉，有较多的交通支穿过深筋膜，与深静脉相交通。见图 01.04.71。

01.04.1267　大隐静脉　great saphenous vein

全身最长的浅静脉。起于足背静脉弓内侧，经内踝前方，沿小腿内侧上行，经过膝关节内后方，沿大腿内侧转至大腿前面上行，于耻骨结节下外方 3~4cm 处，穿过阔筋膜的隐静脉裂孔注入股静脉。见图 01.04.71。

01.04.1268　阴部外静脉　external pudendal vein

引流阴囊或大阴唇的浅层静脉血的血管。并以一支与阴茎背浅静脉相连，注入大隐静脉近端。见图 01.04.71。

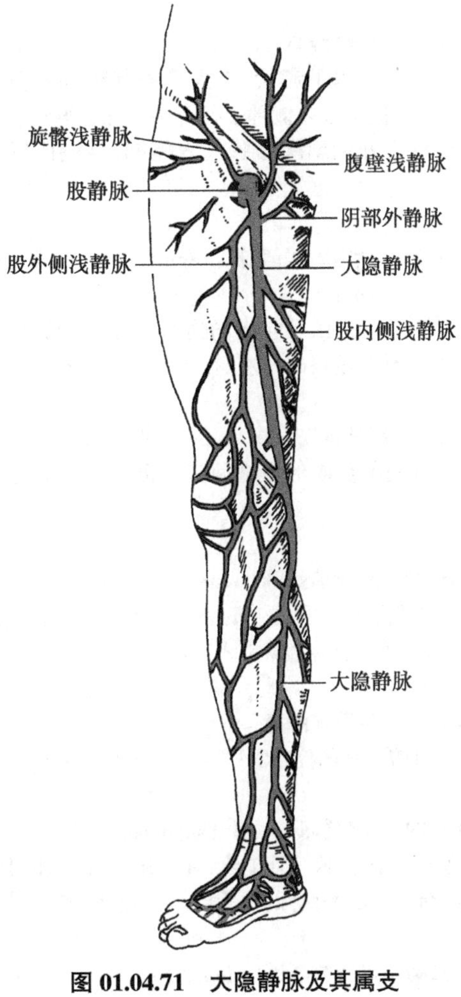

图 01.04.71　大隐静脉及其属支

01.04.1269　旋髂浅静脉　superficial iliac circumflex vein

引流腹前壁下部和腹下外侧部浅层静脉血的血管。注入大隐静脉近端。见图 01.02.71。

01.04.1270　腹壁浅静脉　superficial epigastric vein

引流腹前壁下部浅层的静脉血的血管。注入大隐静脉近端。见图 01.04.71。

01.04.1271　股前皮静脉　anterior femoral cutaneous vein

起自股下部前面的静脉网，向上经股三角尖端，在股上部注入大隐静脉。

01.04.1272　股内侧静脉　medial femoral vein

来自股内侧的浅静脉支，注入大隐静脉近端。见图 01.04.71。

01.04.1273　股外侧静脉　lateral femoral vein

来自股前外侧的浅静脉支，注入大隐静脉近端。见图 01.04.71。

01.04.1274　副隐静脉　accessory saphenous vein

自膝关节以下起始，与大隐静脉粗细相似的静脉。经股外侧或股内侧部上行，注入大隐静脉近侧端，可分别称为外侧副隐静脉或内侧副隐静脉，以前者多见。

01.04.1275　阴茎背浅静脉　superficial dorsal vein of penis

引流阴茎皮肤及包皮的血液回流的静脉。行于阴茎皮下，至阴茎根部分左、右支汇入阴部外静脉。

01.04.1276　阴蒂背浅静脉　superficial dorsal vein of clitoris

引流阴蒂皮肤的血液回流的静脉，较细，汇入阴部外静脉。

01.04.1277　阴囊前静脉　anterior scrotal vein

收集阴囊前动脉分布区域的血液，阴囊前动脉的伴行静脉。但较其粗大，汇入阴部外静脉。

01.04.1278　阴唇前静脉　anterior labial vein

阴唇前动脉的伴行静脉，汇入阴部外静脉。

01.04.1279　小隐静脉　small saphenous vein

始于足背静脉弓外侧缘，在小腿后面浅筋膜中上行至腘窝，注入腘静脉的浅静脉。见图 01.02.72。

01.04.1280　足背静脉网　dorsal venous rete of foot

位于足背固有筋膜表面，由足内、外侧缘静脉与足背静脉弓间的静脉相连而成的血管网。见图 01.04.72。

01.04.1281　足背静脉弓　dorsal venous arch of foot

横位于跖骨远侧端的静脉弓。为足背静脉网的最发达部分。见图 01.04.72。

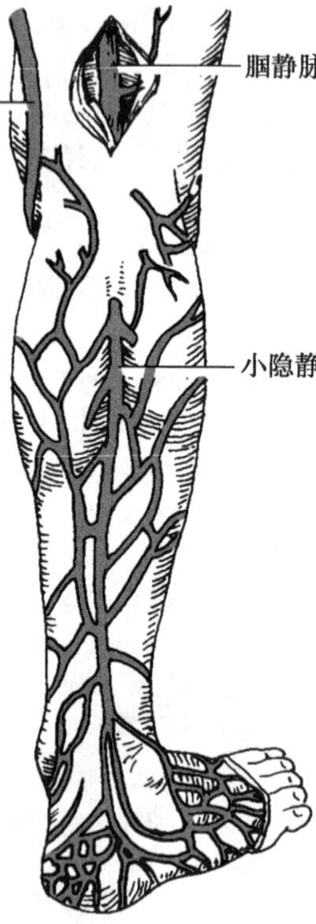

图 01.04.72　小隐静脉

01.04.1282　跖背静脉　dorsal metatarsal vein

跖背动脉的伴行静脉，由趾背静脉汇合而成。见图 01.04.72。

01.04.1283　趾背静脉　dorsal digital vein of foot

足趾背侧的静脉，汇入跖背静脉。

01.04.1284　足底静脉网　plantar venous rete

位于足底皮下组织内的静脉网。

01.04.1285　足底静脉弓　plantar venous arch

足底动脉弓的伴行静脉弓。

01.04.1286　足心静脉　plantar metatarsal vein

足心动脉的伴行静脉。

01.04.1287　趾足底静脉　plantar digital vein

位于足趾屈侧的静脉，注入跖底静脉。

01.04.1288　跖骨头间静脉　intercapital vein

位于跖骨头部，连接跖背静脉的交通静脉，不恒定。

01.04.1289　外侧缘静脉　lateral marginal vein

位于足外侧缘的静脉，与足背静脉弓的外侧端相移行。见图 01.04.72。

01.04.1290　内侧缘静脉　medial marginal vein

位于足内侧缘的静脉，与足背静脉弓的内侧端相移行。见图 01.04.71。

01.04.1291　下肢深静脉　deep vein of lower limb

除皮动脉外的下肢动脉伴行静脉的泛称。

01.04.1292　股静脉　femoral vein

股动脉的伴行静脉，由腘静脉在收肌管裂孔处移行而成，经腹股沟韧带后方、股动脉内侧移行为髂外静脉。

01.04.1293　股深静脉　deep femoral vein

股深动脉的伴行静脉，通常为两条。

01.04.1294　旋股内侧静脉　medial femoral circumflex vein

旋股内侧动脉的伴行静脉，注入股深静脉。

01.04.1295　旋股外侧静脉　lateral femoral circumflex vein

旋股外侧动脉的伴行静脉，注入股深静脉。

01.04.1296　穿静脉　perforating vein

穿动脉的伴行静脉，注入股深静脉。

01.04.1297　腘静脉　popliteal vein

位于腘动脉与胫神经间，由胫前静脉与胫后静脉合成的静脉。穿收肌腱裂孔后移行为股静脉。

01.04.1298　腓肠静脉　sural vein

腓肠动脉的伴行静脉。

01.04.1299　膝静脉　genicular vein

膝部静脉的泛称。

01.04.1300　胫前静脉　anterior tibial vein

与胫前动脉伴行的静脉，穿小腿骨间膜向后与胫后静脉汇合成腘静脉。

01.04.1301　胫后静脉　posterior tibial vein

胫后动脉的伴行静脉，由足底内、外侧静脉汇合而成，至小腿与同名动脉伴行，向上与胫前静脉合成腘静脉。

01.04.1302　腓静脉　fibular vein, peroneal vein

胫后静脉的属支，腓动脉的伴行静脉。

（第三军医大学　张绍祥）

01.04.1303　淋巴系统　lymphatic system

由淋巴管道、淋巴组织和淋巴器官组成的系统。具有引流组织液，产生淋巴细胞，过滤淋巴液，进行免疫应答等功能。见图 01.04.73。

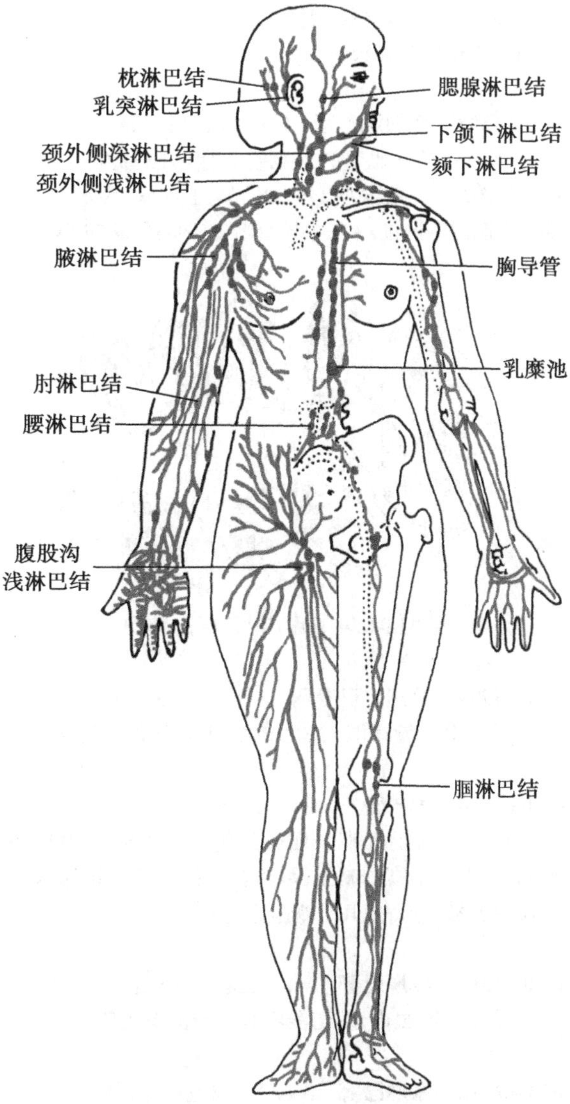

图 01.04.73　全身的淋巴管和淋巴结

01.04.1304　淋巴器官　lymphatic organ

包括淋巴结、胸腺、脾和扁桃体。

01.04.1305　胸腺　thymus

属中枢淋巴器官，位于胸骨柄后方，上纵隔大血管的前面，呈锥体形，由不对称的左、右两叶组成。有培育和向周围淋巴器官及淋巴组织输送 T 细胞并分泌胸腺素和促胸腺生成素的功能。

01.04.1306　淋巴　lymph

淋巴管内的透明、浅黄色碱性液体。来自组织液，由液体部分和细胞部分组成，回流至静脉。

01.04.1307　初始淋巴管　initial lymphatic vessel

外形似盲管，穿插于组织间隙中，为锚纤维所固定的淋巴管。内皮细胞间有开放性连接，间隙小于 30nm，内压为 0~98Pa。

01.04.1308　毛细淋巴管　lymphatic capillary

起自初始淋巴管并互相吻合成淋巴管网，再汇入淋巴管的细支。在某些部位如角膜、上皮、晶状体、软骨、脑和脊髓内等部位，毛细淋巴管缺如。见图 01.04.74。

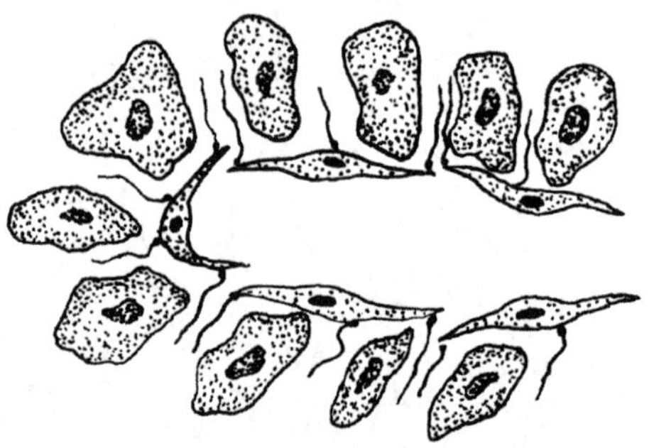

图 01.04.74　毛细淋巴管的结构

01.04.1309　毛细淋巴管网　lymphatic capillary net

毛细淋巴管在汇入淋巴管之前汇合成淋巴管网。

01.04.1310　淋巴管　lymphatic vessel

由毛细淋巴管汇合而成的管道。管壁结构与静脉相仿，内有丰富的瓣膜，可防止淋巴逆流。相邻两对瓣膜间扩张明显，使其外观呈串珠状。

01.04.1311　浅淋巴管　superficial lymphatic vessel

位于浅筋膜内，多与浅静脉伴行的淋巴管。

01.04.1312　深淋巴管　deep lymphatic vessel

位于深筋膜深面，多与血管神经伴行的淋巴管。

01.04.1313　淋巴管丛　lymphatic plexus

由淋巴管吻合而成，多位于器官内或血管周围。

01.04.1314　淋巴干　lymphatic trunks

全身各部的淋巴管经过相应的淋巴结中继后，各部分别汇集成 9 条淋巴干。见图 01.04.75。

01.04.1315　右腰干　right lumbar trunk

由右侧腰淋巴结的输出淋巴管汇合而成较大的淋巴管。主要引流右下肢的淋巴入乳糜池。见图 01.04.75。

01.04.1316　左腰干　left lumbar trunk

由左侧腰淋巴结的输出淋巴管汇合而成较大的淋巴管。主要引流左下肢的淋巴入乳糜池。见图 01.04.75。

01.04.1317　肠干　intestinal trunk

由腹腔淋巴结、肠系膜上、下淋巴结的输出淋巴管汇合而成较大的淋巴管。注入乳糜池。见图 01.04.75。

01.04.1318　支气管纵隔干　bronchomedia-stinal trunk

由气管旁淋巴结、纵隔前淋巴结和胸骨旁淋巴结的输出淋巴管汇合成较大的淋巴管。分左、右支气管纵隔干，分别注入胸导管和右淋巴导管。见图 01.04.75。

01.04.1319　右支气管纵隔干　right bronchomediastinal trunk

由右侧胸骨旁淋巴结、纵隔前淋巴结和气管旁淋巴结的输出淋巴管汇合而成较大的淋巴管。注入右淋巴导管。见图 01.04.75。

01.04.1320　左支气管纵隔干　left bronchomediastinal trunk

由左侧胸骨旁淋巴结、纵隔前淋巴结和气管旁淋巴结的输出淋巴管汇合而成较大的淋巴管。注入胸导管。见图 01.04.75。

01.04.1321　锁骨下干　subclavian trunk

由尖淋巴结的输出淋巴管合成较大的淋巴管。左侧注入胸导管，右侧注入右淋巴导管。见图 01.04.75。

01.04.1322　右锁骨下干　right subclavian trunk

由右侧尖淋巴结群的输出淋巴管汇合而成较大的淋巴管。注入右淋巴导管。见图 01.04.75。

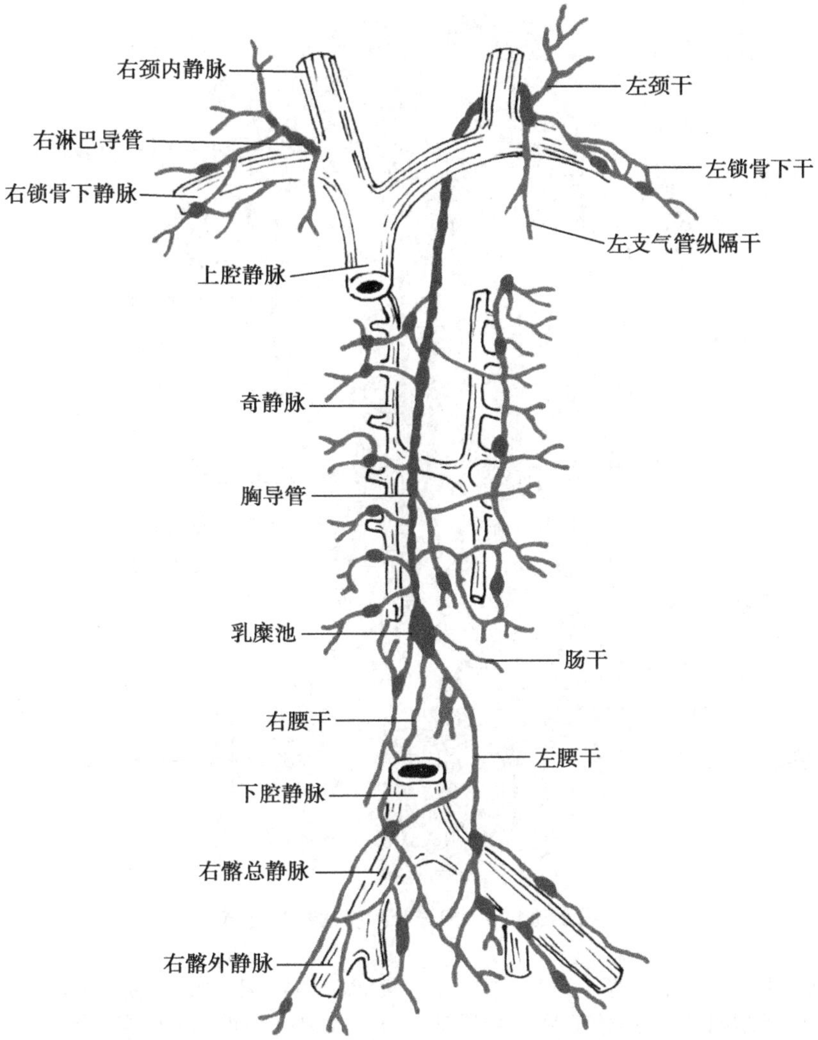

图 01.04.75　淋巴干与淋巴导管

01.04.1323　左锁骨下干　left subclavian trunk

由左侧尖淋巴结群的输出淋巴管汇合而成较大的淋巴管。注入胸导管。见图 01.04.75。

01.04.1324　右颈干　right jugular trunk

由右颈外侧下深淋巴结的输出淋巴管汇合而成右颈干，注入右淋巴导管。见图 01.04.75。

01.04.1325　左颈干　left jugular trunk

由左颈外侧下深淋巴结的输出淋巴管汇合而成左颈干，注入胸导管。见图 01.04.75。

01.04.1326　淋巴导管　lymphatic duct

包括胸导管和右淋巴导管，分别汇入左、右静脉角。

01.04.1327　右淋巴导管　right lymphatic duct

引流右上肢、右胸部和右头颈部淋巴的管道。由右颈干、右锁骨下干和右支气管纵隔干汇合而成，注入右静脉角，与胸导管之间有交通。见图 01.04.75。

01.04.1328　胸导管　thoracic duct

在第 1 腰椎前方，由左、右腰干和肠干汇合而成的较大的淋巴输送管道。起自乳糜池，经主动脉裂孔入胸腔，上行至第 5 胸椎高度，向左侧斜行，经胸廓上口至颈根部，注入左静脉角。见图 01.04.76。

01.04.1329　胸导管弓　arch of thoracic duct

胸导管颈部多呈凸向上方的弓状弯曲。弓的弯曲顶端平第 6 或第 7 颈椎水平，出现率 82%。

01.04.1330　［胸导管］颈部　cervical part of thoracic duct

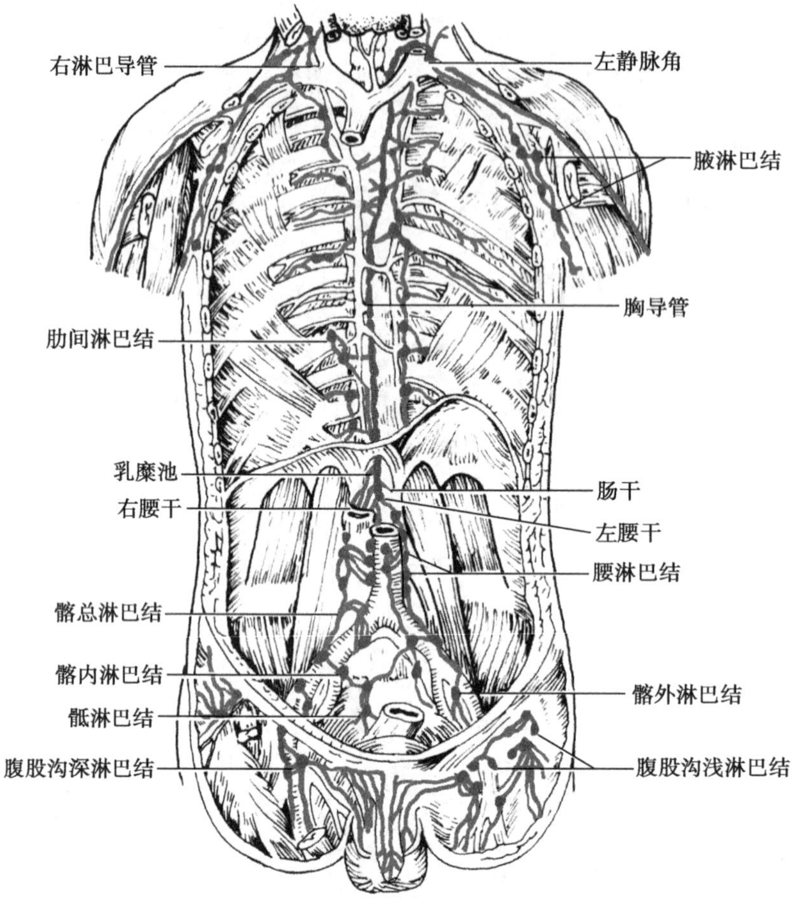

图 01.04.76　胸导管和腹盆部淋巴结

胸导管从胸廓上口至左静脉角的一段，即胸导管的终末部分。位于颈根部的左侧，肩胛舌骨肌锁骨三角的深部，颈长肌、前斜角肌和胸膜顶围成的三角内。

01.04.1331　［胸导管］胸部　thoracic part of thoracic duct

胸导管位于胸腔的一段。自主动脉裂孔进入胸腔后，沿脊柱右前方、胸主动脉与奇静脉之间上行，至第 5 胸椎高度向左侧斜行，沿脊柱左前方上行，经胸廓上口至颈根部移行为颈部。

01.04.1332　［胸导管］腹部　abdominal part of thoracic duct

胸导管位于腹腔的一段。起自乳糜池至第 12 胸椎高度的主动脉裂孔平面。

01.04.1333　乳糜池　cisterna chyli

胸导管起始部的膨大。位于第 1 腰椎前方，由左、右腰干和肠干汇合而成。见图 01.04.76。

01.04.1334　淋巴结　lymph node

大小不一的圆形或椭圆形的灰红色小体，一侧隆突，而另一侧凹陷，凹陷的中央处为淋巴结门。见图 01.04.77。

01.04.1335　淋巴结门　hilum of lymph gland

淋巴结一侧凹陷的中央处。为淋巴结的输出淋巴管发出处。

01.04.1336　输入淋巴管　afferent lymphatic vessel

与淋巴结凸侧相连的淋巴管。见图 01.04.77。

01.04.1337　输出淋巴管　efferent lymphatic vessel

与淋巴结门相连的淋巴管。见图 01.04.77。

01.04.1338　浅淋巴结　superficial lymph node

位于浅筋膜内的淋巴结。

01.04.1339　深淋巴结　deep lymph node

位于深筋膜深面的淋巴结。

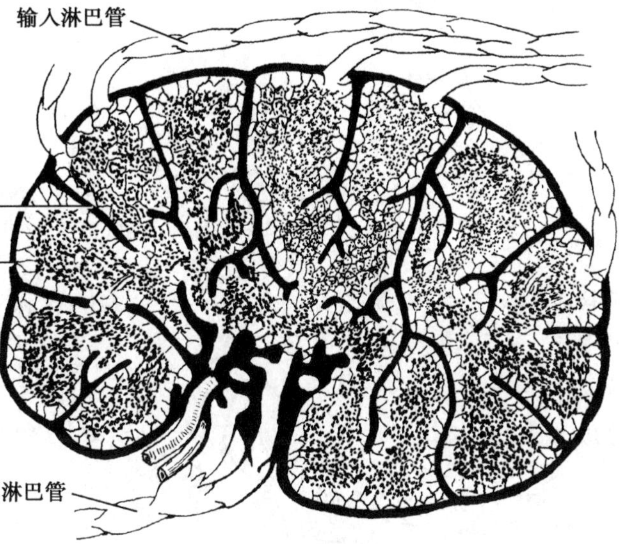

图 01.04.77　淋巴结

01.04.1340　淋巴管瓣　lymphatic valve

位于淋巴管壁内,成对,半月形,游离缘向心,防止淋巴逆流的瓣膜。

01.04.1341　局部淋巴结　regional lymph node

又称"哨位淋巴结"。引流和过滤局部或某器官淋巴的第一级淋巴结。

01.04.1342　枕淋巴结　occipital lymph node

引流枕、项部的淋巴,分别位于斜方肌起点表面和头颊肌深面的淋巴结。分浅、深两群。见图 01.04.78、图 01.04.79。

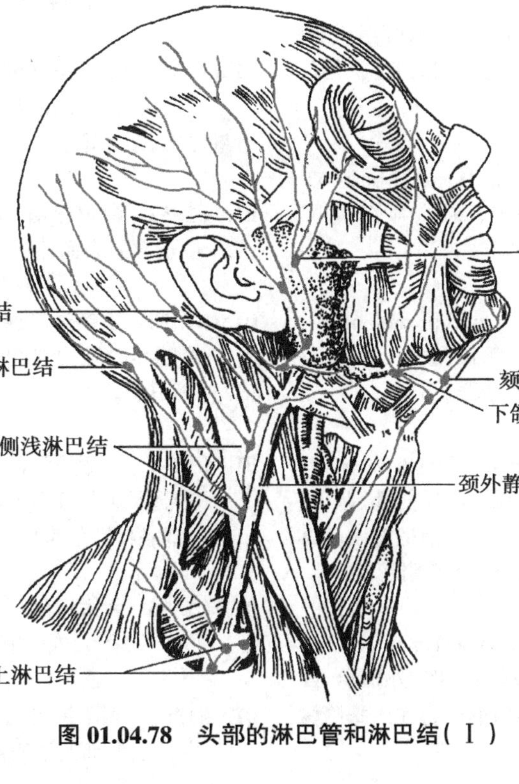

图 01.04.78　头部的淋巴管和淋巴结(Ⅰ)

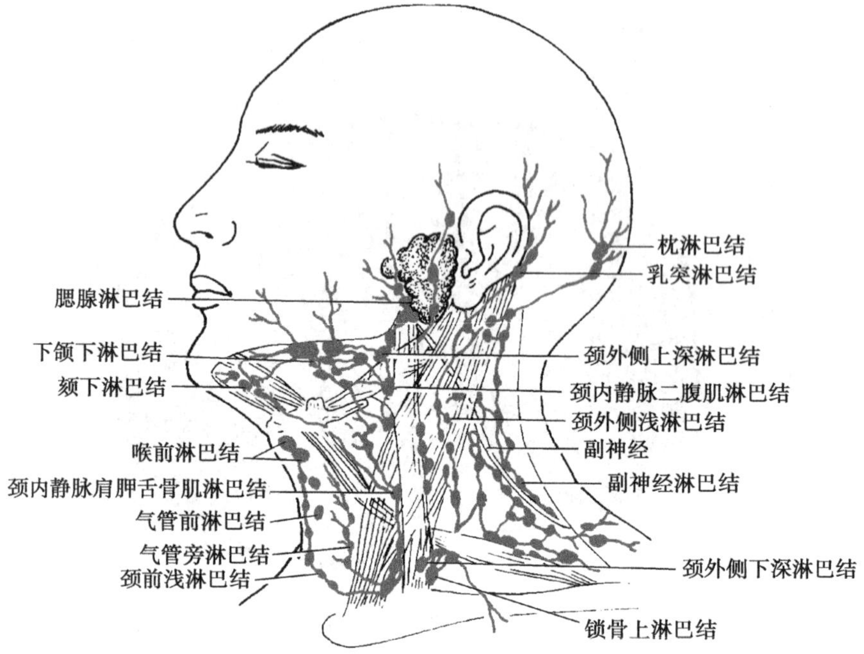

图 01.04.79　头部的淋巴管和淋巴结（Ⅱ）

01.04.1343　乳突淋巴结　mastoid lymph node

又称“耳后淋巴结”。位于胸锁乳突肌止点表面，引流和过滤颅顶、颞部和耳廓后皮肤淋巴的淋巴结。见图 01.04.78。

01.04.1344　腮腺淋巴结　parotid lymph node

位于腮腺表面和腮腺实质内，由浅、深两群组成，引流额部、颅顶、颞区、耳廓、外耳道、颊部和腮腺等处的淋巴的淋巴结。见图 01.04.78。

01.04.1345　腮腺浅淋巴结　superficial parotid lymph node

位于腮腺表面，引流额、颅顶、颞区、耳廓、外耳道、颊部和腮腺等处淋巴的淋巴结群。

01.04.1346　腮腺深淋巴结　deep parotid lymph node

位于腮腺实质内，引流额部、颅顶、颞区、耳廓、外耳道、颊部和腮腺等处淋巴的淋巴结群。

01.04.1347　耳前淋巴结　preauricular lymph node

在耳屏前方，腮腺表面，引流额部、顶前部、颞部、眼睑外侧部、颧部、耳廓前上部及外耳道前壁淋巴的淋巴结群。注入腮腺深淋巴结或颈外侧上深淋巴结。

01.04.1348　耳下淋巴结　infraauricular lymph node

在腮腺下面，引流面下部、耳廓下部、外耳道、鼓膜和颊部淋巴的淋巴结群。其输出淋巴管注入腮腺深淋巴结及颈外侧上深淋巴结。

01.04.1349　［腮］腺内淋巴结　intraglandular lymph node

腮腺内的淋巴结。

01.04.1350　面淋巴结　facial lymph node

沿面静脉排列，收集来自眼睑、鼻部、颊部、唇和牙龈的淋巴管的淋巴群，其输出管淋巴汇入下颌下淋巴结。

01.04.1351　颊肌淋巴结　buccal lymph node

位于颊肌浅面的淋巴结。引流面部淋巴至下颌下淋巴结，不恒定。

01.04.1352　颧淋巴结　malar lymph node

位于颧肌表面，眼外眦下方的淋巴结，不恒定。

01.04.1353　下颌淋巴结　mandibular lymph node

伴随面静脉排列的淋巴结，输出淋巴至下颌下淋巴结，不恒定。

01.04.1354　下颌下淋巴结　submandibular lymph node

位于下颌下腺实质及附近的淋巴结，引流面部和口腔内部各器官的淋巴。见图 01.04.78。

01.04.1355　舌淋巴结　lingual lymph node

位于舌后 1/3 侧方的淋巴结，引流舌部的淋巴。

01.04.1356　颏下淋巴结　submental lymph node

位于颏下部的淋巴结。引流颏部、舌尖和下唇部的淋巴。见图 01.04.78。

01.04.1357 颈前淋巴结 anterior cervical lymph node

引流颈部诸结构淋巴的淋巴结。分浅、深两群。

01.04.1358 颈前浅淋巴结 superficial anterior cervical lymph node

又称"颈前静脉淋巴结"。沿颈前静脉排列的淋巴结,引流颈前部浅层各结构的淋巴,其输出淋巴管注入颈外侧下深淋巴结。

01.04.1359 颈前深淋巴结 deep anterior cervical lymph node

包括喉前淋巴结、甲状腺淋巴结、气管前淋巴结和气管旁淋巴结四组。

01.04.1360 喉前淋巴结 prelaryngeal lymph node

位于喉前面的淋巴结。引流喉和甲状腺的淋巴,其输出淋巴管注入气管前淋巴结、气管旁淋巴结和颈外侧下深淋巴结。见图 01.04.79。

01.04.1361 舌骨下淋巴结 infrahyoid lymph node

位于甲状舌骨膜前方的淋巴结。接收部分颈前淋巴结的输出淋巴管,其输出淋巴管注入颈深淋巴结。

01.04.1362 甲状腺淋巴结 thyroid lymph node

位于甲状腺峡部前面的淋巴结。引流甲状腺的淋巴,其输出淋巴管注入气管旁淋巴结、气管前淋巴结和颈外侧上深淋巴结。

01.04.1363 气管前淋巴结 pretracheal lymph node

位于气管颈部前面的淋巴结。引流喉、甲状腺和气管颈部的淋巴,其输出淋巴管注入气管旁淋巴结和颈外侧下深淋巴结。见图 01.04.79。

01.04.1364 气管旁淋巴结 paratracheal lymph node

位于气管两侧的淋巴结。引流喉、甲状腺和气管的淋巴,其输出淋巴管与纵隔前淋巴结及胸骨旁淋巴结的输出淋巴管汇合成支气管纵隔干。见图 01.04.79。

01.04.1365 颈外侧淋巴结 lateral cervical lymph node

引流颈部外侧面诸结构淋巴的淋巴结。分为浅、深两群。

01.04.1366 颈外侧浅淋巴结 superficial lateral cervical lymph node

沿颈外静脉排列的淋巴结。引流颈外侧浅层结构的淋巴,并收集枕部、乳突部和腮腺部的淋巴,其输出淋巴管注入颈外侧深淋巴结。见图 01.04.78。

01.04.1367 颈外侧深淋巴结 deep lateral cervical lymph node

沿颈内静脉排列的淋巴结,少数淋巴结沿副神经和颈横血管排列。以肩胛舌骨肌为界,分为颈外侧上深淋巴结和颈外侧下深淋巴结两群。

01.04.1368 颈外侧上深淋巴结 superior deep lateral cervical lymph node

沿颈内静脉上段排列,位于面静脉、颈内静脉和二腹肌后腹之间的淋巴结。引流鼻咽部、腭扁桃体和舌根部的淋巴。见图 01.04.79。

01.04.1369 颈内静脉外侧淋巴结 lateral jugular lymph node

沿颈内静脉外侧排列的淋巴结。多注入颈干。

01.04.1370 颈内静脉前淋巴结 anterior jugular lymph node

位于颈内静脉前面的淋巴结。其中有两个淋巴结有特殊命名:颈内静脉二腹肌淋巴结和颈内静脉肩胛舌骨肌淋巴结。

01.04.1371 颈内静脉二腹肌淋巴结 jugulodigastric lymph node

位于面静脉、颈内静脉和二腹肌后腹之间的淋巴结。引流鼻咽部、腭扁桃体和舌根的淋巴,为颈深淋巴结的一部分。见图 01.04.79。

01.04.1372 颈外侧下深淋巴结 inerior deep lateral cervical lymph node

沿颈内静脉下段排列的淋巴结。引流颈根部、胸壁上部和乳房上部的淋巴,收纳颈前淋巴结等的输出淋巴管,合成颈干。见图 01.04.79。

01.04.1373 副神经淋巴结 accessory nerve lymph node

沿副神经排列的淋巴结。见图 01.04.79。

01.04.1374 颈内静脉肩胛舌骨肌淋巴结 juguloomohyoid lymph node

位于颈内静脉与肩胛舌骨肌中间腱交叉处的淋巴结。引流舌尖部的淋巴。见图 01.04.79。

01.04.1375 锁骨上淋巴结 supraclavicular lymph node

沿颈横血管分布的淋巴结。食管癌和胃癌后期,癌细胞可沿胸导管或颈干逆流转移至左锁骨上淋巴结。见图 01.04.79。

01.04.1376　咽后淋巴结　retropharyngeal lymph node

位于咽后壁和椎前筋膜之间的淋巴结。引流鼻腔后部、鼻旁窦和鼻咽部等处的淋巴，鼻咽癌时先转移至此。

01.04.1377　颈干　jugular trunk

由颈前淋巴结、颈外侧浅淋巴结和颈外侧上深淋巴结和下深淋巴结的输出淋巴管合成。

01.04.1378　腋淋巴管丛　axillary lymphatic plexus

由20~30个腋淋巴结的输入和输出淋巴管相互交织而形成的淋巴管网。

01.04.1379　腋淋巴结　axillary lymph node

位于腋窝疏松结缔组织内，沿血管排列的淋巴结。按位置分5群：胸肌淋巴结、外侧淋巴结、肩胛下淋巴结、中央淋巴结和尖淋巴结。见图01.04.80。

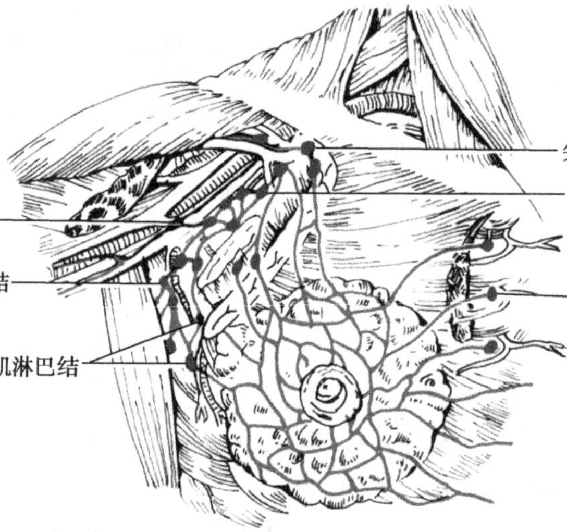

图01.04.80　腋淋巴结和乳房淋巴管

01.04.1380　尖淋巴结　apical lymph node

沿腋静脉近侧段排列的淋巴结。引流乳腺上部的淋巴并收纳中央淋巴结、胸肌淋巴结、外侧淋巴结和肩胛下淋巴结输出淋巴管，合成锁骨下干。见图01.04.80。

01.04.1381　中央淋巴结　central lymph node

位于腋窝中央疏松结缔组织中的淋巴结。收纳胸肌淋巴结、外侧淋巴结和肩胛下淋巴结输出淋巴管，输出淋巴管注入尖淋巴结。见图01.04.80。

01.04.1382　胸肌淋巴结　pectoral lymph node

位于胸小肌下缘，沿胸外侧血管排列的淋巴结。引流腹前外侧壁、胸外侧壁以及乳房外侧部等处的淋巴，其输出淋巴管注入中央淋巴结和尖淋巴结。见图01.04.80。

01.04.1383　胸肌间淋巴结　interpectoral lymph node

位于胸大肌和胸小肌之间的淋巴结。接受来自该二肌和乳腺的淋巴，其输出淋巴管注入中央淋巴结和尖淋巴结。

01.04.1384　外侧淋巴结　lateral lymph node

沿腋静脉排列的淋巴结。收纳除注入锁骨下淋巴结以外的上肢浅、深淋巴管。见图01.04.80。

01.04.1385　肩胛下淋巴结　subscapular lymph node

沿肩胛下血管排列的淋巴结。引流背部和颈后部的淋巴，其输出淋巴管注入中央淋巴结和尖淋巴结。见图01.04.80。

01.04.1386　斜角肌淋巴结　scalene lymph node

位于前斜角肌前方的淋巴结。

01.04.1387　菲尔绍淋巴结　Virchow lymph node

位于左静脉角处的淋巴结。

01.04.1388　锁骨下淋巴结　infraclavicular node

又称三角胸肌淋巴结deltopectoral lymph node。位于锁骨下、三角肌与胸大肌间沟内，沿头静脉排列，收纳沿头静脉上行的浅淋巴管，其输出管主要注入腋淋巴结。

01.04.1389　肱淋巴结　brachial lymph node

位于臂下 1/3 部或中 1/3 部，沿肱动脉排列的淋巴结。引流前臂和臂深层结构的淋巴，并收纳肘浅淋巴结和肘深淋巴结的淋巴输出管，其输出淋巴管注入腋淋巴结外侧群。

01.04.1390　肘淋巴结　cubital lymph node

分浅、深两群，分别位于肱骨内上髁上方和肘窝深血管周围，引流手尺侧半和前臂尺侧半淋巴的淋巴结。其输出淋巴管注入腋淋巴结。

01.04.1391　肘深淋巴结　deep cubital lymph node

位于肱动脉末端和尺动脉、桡动脉起始段周围的淋巴结。引流手部和前臂深层结构的淋巴，其输出淋巴管注入肱淋巴结或腋淋巴结外侧群。

01.04.1392　肘浅淋巴结　superficial cubital lymph node

又称滑车上淋巴结 supratrochlear lymph node。位于肱骨内上髁的上方，贵要静脉内侧，引流手尺侧半和前臂尺侧半淋巴的淋巴结。其输出淋巴管注入肱淋巴结或者腋淋巴结外侧群。

01.04.1393　乳房旁淋巴结　paramammary lymph node

位于乳腺外侧的几个淋巴结。接受乳腺淋巴输入，其输出淋巴管汇入腋淋巴结前群，通常被认为是腋淋巴结前群的一部分。

01.04.1394　胸骨旁淋巴结　parasternal lymph node

沿胸廓内血管排列的淋巴结。引流胸腹前壁和乳房内侧部的淋巴并收纳膈上淋巴结的输出淋巴管，参与合成支气管纵隔干。见图 01.04.81。

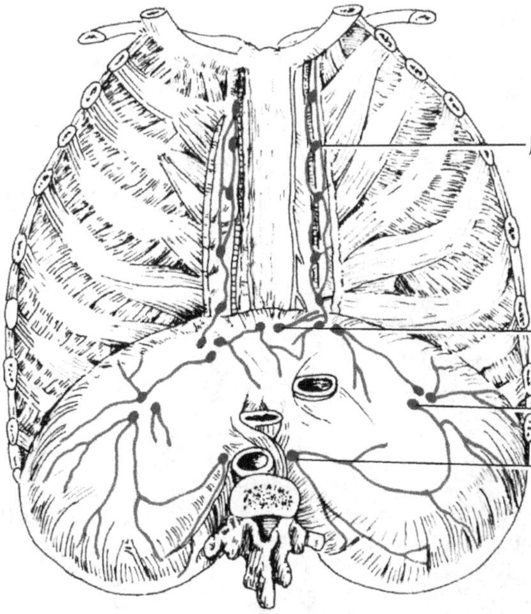

图 01.04.81　胸骨旁淋巴结和膈上淋巴结

01.04.1395　肋间淋巴结　intercostal lymph node

位于肋头附近，沿肋间后血管排列的淋巴结。引流胸后壁的淋巴，其输出淋巴管注入胸导管。

01.04.1396　肋间前淋巴结　anterior intercostal lymph node

位于肋骨与肋软骨交界处的肋间隙内的淋巴结。引流胸前壁的淋巴，其输出淋巴管注入胸骨旁淋巴结。

01.04.1397　肋间中间淋巴结　intermediate intercostal lymph node

位于腋前线与肋角之间的肋间隙内，沿肋间后血管排列的淋巴结。引流胸外侧壁的淋巴，输出淋巴管注入肋间后淋巴结。第 2、3 肋间隙淋巴结的输出管可沿肋间臂神经进入腋窝，其输出淋巴管注入腋淋巴结。

01.04.1398　肋间后淋巴结　posterior intercostal lymph node

位于肋颈与肋头附近的淋巴结。引流胸后壁的淋巴并收纳肋间中间淋巴结的输出淋巴管，其输出淋巴管注入胸导管。第 1、2 肋间隙淋巴结的输出淋巴管注入锁骨上淋巴结。

01.04.1399　椎前淋巴结　prevertebral lymph node

位于胸主动脉后的淋巴结。

01.04.1400　膈上淋巴结　superior phrenic lymph node

位于膈的胸腔面的淋巴结。分为前、中、后 3 群，引流膈、壁胸膜、心包和肝上面的淋巴，其输出淋巴管注入胸骨旁淋巴结和纵隔前、后淋巴结。

01.04.1401　膈上淋巴结前群　anterior group of superior phrenic lymph node

位于剑突及第 6 肋或第 7 肋软骨的后方的淋巴结。引流心包前部、膈前部、肝上面的淋巴并收纳膈上淋巴结外侧群，其输出淋巴管注入胸骨旁淋巴结。见图 01.04.81。

01.04.1402　膈上淋巴结外侧群　lateral group of superior phrenic lymph node

位于膈的胸腔面的淋巴结。分前、中、后 3 群。引流膈、壁胸膜、心包和肝脏上面的淋巴，其输出淋巴管主要注入胸骨旁淋巴结和纵隔前、后淋巴结。

01.04.1403　膈上淋巴结后群　posterior group of superior phrenic lymph node

位于膈脚后方的淋巴结。引流膈后部的淋巴并收纳膈上淋巴结外侧群的输出淋巴管，其输出淋巴管向上、下分别注入纵隔后淋巴结和腰淋巴结。见图 01.04.81。

01.04.1404　心包前淋巴结　prepericardial lymph node

又称纵隔前下淋巴结，纵隔前淋巴下群 inferior group of anterior mediastinal lymph node。位于前纵隔、心包前面的淋巴结。引流心包和胸腺的淋巴，其输出淋巴管注入胸骨旁淋巴结，或纵隔前淋巴结上群，部分汇入支气管纵隔干。

01.04.1405　心包外侧淋巴结　lateral pericardial lymph node

位于心包与纵隔胸膜之间，沿心包膈血管排列的淋巴结。主要引流心包和纵隔胸膜的淋巴，输出淋巴管主要注入胸骨旁淋巴结。

01.04.1406　纵隔前淋巴结上群　superior group of anterior mediastinal lymph node

又称纵隔前上淋巴结。位于心包前部，胸腺后方，大血管附近，部分位于胸腺实质内，引流大血管、心包、右半心以及部分左肺和气管淋巴的淋巴结群并收纳纵隔前淋巴结下群和气管支气管上淋巴结的输出淋巴管，汇成纵隔前淋巴干，再参与合成支气管纵隔干。见图 01.04.82。

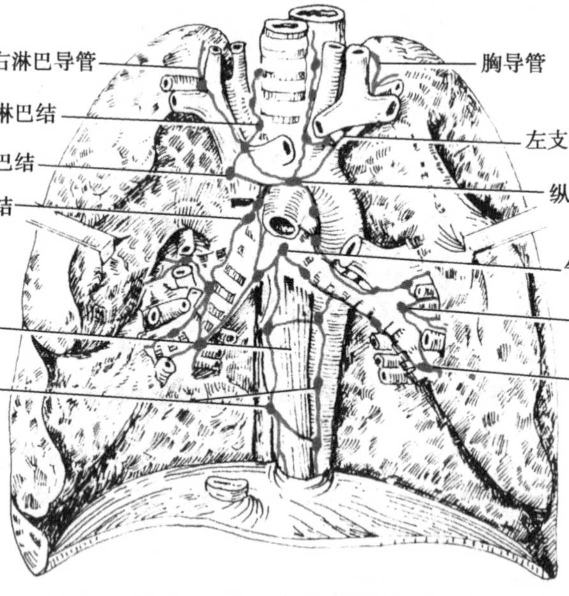

图 01.04.82　胸腔脏器淋巴结

01.04.1407　静脉前淋巴结　prevenal lymph node

位于上腔静脉及左、右头臂静脉汇合处的前面的淋巴结。引流心包、右半心和气管的淋巴并收纳纵隔前淋巴结下群和右气管支气管上淋巴结的输出淋巴管，汇合成纵隔前淋巴干，再汇入右支气管纵隔干，或直接汇入右淋巴导管。

01.04.1408　主动脉弓淋巴结　lymph node of aortic arch

位于主动脉弓前上壁以及左颈总动脉和左锁骨下动脉起始部前面的淋巴结。引流心包、右半心、左肺上叶和气管的淋巴并收纳纵隔前淋巴结下群和动脉韧带淋巴结的淋巴，汇合成纵隔前淋巴干，再汇入右支气管纵隔干，或直接汇入胸导管。

01.04.1409　纵隔前淋巴结　anterior mediastinal lymph node

位于上纵隔前部和前纵隔内的淋巴结。引流胸腺、心和纵隔胸膜的淋巴并收纳膈上淋巴结外侧群，参与合成支气管纵隔干。见图 01.04.82。

01.04.1410　动脉韧带淋巴结　lymph node of arterial ligament

位于主动脉弓前下壁、动脉韧带左侧的淋巴结。引流左肺部分淋巴并收纳左气管支气管上淋巴结的输出管淋巴，其输出淋巴管注入主动脉弓淋巴结，不恒定。

01.04.1411　纵隔后淋巴结　posterior mediastinal lymph node

在上纵隔后部和后纵隔内，沿胸主动脉和食管排列的淋巴结。引流心包、食管胸段和膈的淋巴并收纳膈上淋巴结中、后群的输出淋巴管，其输出淋巴管注入胸导管。见图 01.04.82。

01.04.1412　肺食管旁淋巴结　pulmonary juxtaesophageal lymph node

位于食管胸部侧方，肺内侧面的淋巴结。主要引流食管、心包后部和膈后淋巴，收纳膈上淋巴结外侧群与后群的输出淋巴管。其输出淋巴管注入胸导管，部分注入气管旁淋巴结和气管支气管淋巴结。

01.04.1413　肺淋巴结　pulmonary lymph node

位于肺段支气管分支和肺叶支气管夹角处的淋巴结。其输出淋巴管注入支气管肺淋巴结。见图 01.04.82。

01.04.1414　肺韧带淋巴结　lymph node of pulmonary ligament

位于肺韧带内的淋巴结。直接或通过肺淋巴结间接引流肺下叶底部的淋巴，其输出淋巴管注入气管支气管淋巴结。

01.04.1415　支气管肺门淋巴结　bronchopul-monary hilar lymph node

又称“肺门淋巴结”。位于肺门处，收纳支气管和肺部淋巴的淋巴结。其输出淋巴管注入气管支气管淋巴结。见图 01.04.82。

01.04.1416　气管支气管淋巴结　trache-obronchial lymph node

分别位于气管杈的上、下方的淋巴结，分为上、下两群。其输出淋巴管注入气管旁淋巴结。

01.04.1417　气管支气管上淋巴结　superior tracheobronchial lymph node

位于气管和气管杈处上方的淋巴结。引流肺和支气管的淋巴。见图 01.04.82。

01.04.1418　左气管支气管上淋巴结　left superior tracheobronchial lymph node

位于气管下部和左主支气管左侧的淋巴结。引流左肺上叶和左半心的部分淋巴，并收纳左支气管肺淋巴结和气管支气管下淋巴结的输出淋巴管，注入两侧气管旁淋巴结。

01.04.1419　右气管支气管上淋巴结　right superior tracheobronchial lymph node

位于气管下部和右主支气管右侧的淋巴结。引流右肺上叶部分淋巴并收纳左、右支气管肺淋巴结和气管支气管下淋巴结的输出淋巴管，其输出淋巴管主要注入右气管旁淋巴结，部分注入静脉前淋巴结。

01.04.1420　气管支气管下淋巴结　inferior tracheobronchial lymph node

位于气管分叉处下方的淋巴结。引流肺和支气管的淋巴。见图 01.04.82。

01.04.1421　奇静脉弓淋巴结　lymph node of azygos arch

又称“气管支气管上淋巴结”。位于气管前间隙内的淋巴结，常为一个，不恒定。

01.04.1422　腰淋巴结　lumbar lymph node

位于腹后壁，沿腹主动脉和下腔静脉排列的淋巴结。引流腹后壁深层结构和腹腔成对器官的淋巴并收纳髂总淋巴结的输出淋巴管，其输出淋巴管汇合成左、右腰干。见图 01.04.76。

01.04.1423　左腰淋巴结　left lumbar lymph node

腹主动脉周围的淋巴结。分 3 群：位于主动脉左侧、前面和后面的淋巴结分别称主动脉外侧淋巴结、主动脉前淋巴结和主动脉后淋巴结。

01.04.1424　主动脉外侧淋巴结　lateral aortic lymph node

位于腹主动脉左侧的淋巴结，是左腰淋巴结的一部分。

01.04.1425　主动脉前淋巴结　preaortic lymph node

位于腹主动脉前面的淋巴结，是左腰淋巴结的一部分。

01.04.1426　主动脉后淋巴结　postaortic lymph node

位于腹主动脉的后面的淋巴结，是左腰淋巴结的一部分。

01.04.1427　中间腰淋巴结　intermediate lumbar lymph node

位于主动脉和下腔静脉之间的淋巴结。

01.04.1428　右腰淋巴结　right lumbar lymph node

下腔静脉周围的淋巴结。分3群:位于下腔静脉右侧、前面和后面的淋巴结分别称腔静脉外侧淋巴结、腔静脉前淋巴结和腔静脉后淋巴结。

01.04.1429　腔静脉外侧淋巴结　lateral caval lymph node

位于下腔静脉右侧的淋巴结,是右腰淋巴结的一部分。

01.04.1430　腔静脉前淋巴结　precaval lymph node

位于下腔静脉前面的淋巴结,是右腰淋巴结的一部分。

01.04.1431　腔静脉后淋巴结　postcaval lymph node

位于下腔静脉后面的淋巴结,是右腰淋巴结的一部分。

01.04.1432　膈下淋巴结　inferior phrenic lymph node

沿膈下静脉排列的淋巴结。

01.04.1433　腹壁下淋巴结　inferior epigastric lymph node

沿腹壁下静脉排列的3个或4个淋巴结。接受下腹壁的输入淋巴管,其输出淋巴管注入髂外淋巴结。

01.04.1434　腹腔淋巴结　celiac lymph node

腹腔动脉及其分支的周围排列的淋巴结。收集腹腔干各分支供应区的淋巴,其输出淋巴管参与组成肠干。见图01.04.83。

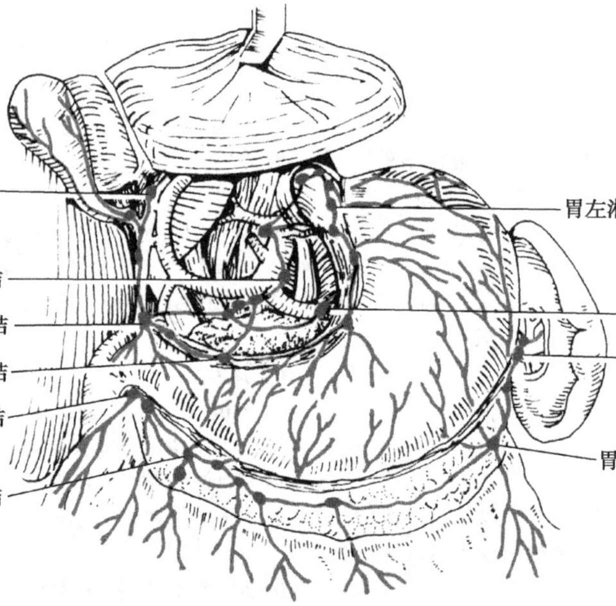

图01.04.83　沿腹腔干及其分支排列的淋巴管和淋巴结

01.04.1435　胃淋巴结　gastric lymph node

沿胃大弯和胃小弯排列的淋巴结。包括贲门淋巴结,胃左、右淋巴结,胃网膜左、右淋巴结和幽门淋巴结等。

01.04.1436　胃右淋巴结　right gastric lymph node

沿胃右动脉排列的淋巴结。见图01.04.83。

01.04.1437　胃左淋巴结　left gastric lymph node

沿胃左动脉排列的淋巴结。见图01.04.83。

01.04.1438　贲门淋巴环　lymphatic ring of cardia, cardiac lymph ring

胃贲门周围的淋巴结,不恒定。

01.04.1439　胃网膜右淋巴结　right gastroomental lymph node

沿胃网膜右动脉排列的淋巴结。见图01.04.83。

01.04.1440　胃网膜左淋巴结　left gastroomental lymph node

沿胃网膜左动脉排列的淋巴结。见图01.04.83。

01.04.1441　幽门淋巴结　pyloric lymph node

位于幽门附近排列的淋巴结。可分为幽门上、下、后3群。

01.04.1442　幽门上淋巴结　suprapyloric lymph node
位于幽门上方排列的淋巴结。引流胃幽门部小弯侧、十二指肠上部的部分淋巴并收集幽门后淋巴结的输出淋巴管，其输出淋巴管注入肝总淋巴结或腹腔淋巴结，不恒定。见图 01.04.83。

01.04.1443　幽门下淋巴结　subpyloric lymph node
位于幽门下方排列的淋巴结。引流胃幽门部大弯侧、十二指肠上部和胰头等处的淋巴并引流空肠和大部分回肠的淋巴，其输出淋巴管注入肠系膜上淋巴结。见图 01.04.83。

01.04.1444　幽门后淋巴结　retropyloric lymph node
位于幽门后面，沿十二指肠血管排列的淋巴结。引流幽门后壁的淋巴并收集幽门下淋巴结的输出淋巴管，其输出淋巴管注入幽门上淋巴结或腹腔淋巴结。

01.04.1445　胰淋巴结　pancreatic lymph node
引流胰体和胰尾的淋巴。分为两组：胰上淋巴结和胰下淋巴结。见图 01.04.83。

01.04.1446　胰上淋巴结　superior pancreatic lymph node
位于脾动脉胰支起始处附近的淋巴结。

01.04.1447　胰下淋巴结　inferior pancreatic lymph node
沿胰下动脉排列的淋巴结。

01.04.1448　脾淋巴结　splenic lymph node
在脾门附近排列的淋巴结。收纳胃底部和胃网膜左淋巴结的淋巴，经胰上淋巴结汇入腹腔淋巴结。见图 01.04.83。

01.04.1449　胰十二指肠淋巴结　pancreaticoduodenal lymph node
位于胰头与十二指肠之间，沿胰十二指肠上、下血管排列的淋巴结。可分为胰十二指肠上、下淋巴结两群，引流胰和十二指肠的淋巴以及肝右叶和胆囊的部分淋巴并收集幽门下淋巴结的输出淋巴管，其输出淋巴管注入肠系膜上淋巴结和腰淋巴结。

01.04.1450　胰十二指肠上淋巴结　superior pancreaticoduodenal lymph node
位于胰头与十二指肠之间，沿胰十二指肠上前、后血管排列的淋巴结。引流胰和十二指肠淋巴以及肝右叶和胆囊的部分淋巴并收集幽门下淋巴结的输出淋巴管，其输出淋巴管注入胰十二指肠下淋巴结。

01.04.1451　胰十二指肠下淋巴结　inferior pancreaticoduodenal lymph node
位于胰头与十二指肠之间，沿胰十二指肠下前、后血管排列的淋巴结。引流胰和十二指肠的淋巴并收集胰十二指肠上淋巴结的输出淋巴管，其输出淋巴管注入肠系膜上淋巴结和腰淋巴结。

01.04.1452　肝淋巴结　hepatic lymph node
位于小网膜的两层腹膜之间，沿肝动脉、胆总管和门静脉排列的淋巴结。包括肝固有淋巴结和肝总淋巴结。见图 01.04.83。

01.04.1453　肝总淋巴结　common hepatic lymph node
沿肝总动脉排列的淋巴结。引流胃幽门部小弯侧和十二指肠上部的淋巴并收纳肝固有淋巴结和幽门上淋巴结的输出淋巴管，注入腹腔淋巴结。

01.04.1454　肝固有淋巴结　proper hepatic lymph node
位于肝十二指肠韧带内，沿肝固有动脉排列的淋巴结。包括胆囊淋巴结和网膜孔淋巴结，引流肝和胆囊的淋巴，其输出淋巴管注入肝总淋巴结或腹腔淋巴结。

01.04.1455　胆囊淋巴结　cystic lymph node
位于肝总管与胆囊管汇合处，胆囊颈左前方的淋巴结。

01.04.1456　肠系膜淋巴结　mesenteric lymph node
沿空肠和回肠动脉及其分支排列的淋巴结。

01.04.1457　网膜孔淋巴结　lymph node of omental foramen
位于胆总管上部和网膜孔前方的淋巴结。

01.04.1458　肠系膜上淋巴结　superior mesenteric lymph node
位于肠系膜上动脉根部周围的淋巴结。收纳肠系膜淋巴结和回结肠、右结肠、中结肠淋巴结的输出淋巴管，其输出淋巴管参与合成肠干。见图 01.04.84。

01.04.1459　肠管旁淋巴结　juxtaintestinal lymph node
紧邻空肠和回肠的肠系膜淋巴结。

01.04.1460　肠系膜中央淋巴结　central mesenteric lymph node
沿肠系膜上动脉的空肠和回肠分支排列的肠系膜淋巴结。

01.04.1461　回结肠淋巴结　ileocolic lymph node

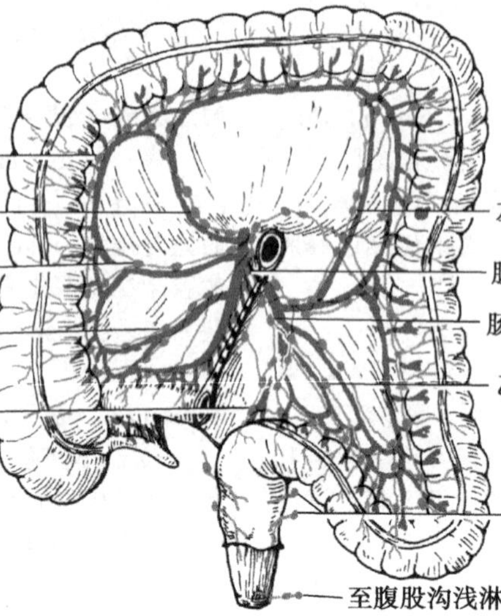

图 01.04.84　大肠的淋巴管和淋巴结

沿回结肠动脉及其分支排列的淋巴结。引流回肠末端、盲肠和阑尾的淋巴，其输出淋巴管注入肠系膜上淋巴结。见图 01.04.83。

01.04.1462　盲肠前淋巴结　prececal lymph node
位于盲肠前方的淋巴结。引流淋巴至回结肠淋巴结。

01.04.1463　盲肠后淋巴结　retrocecal lymph node
位于盲肠后方的淋巴结。引流淋巴至回结肠淋巴结。

01.04.1464　阑尾淋巴结　appendicular lymph node
沿阑尾血管排列的淋巴结。引流阑尾及其系膜的淋巴，其输出淋巴管注入回结肠淋巴结。

01.04.1465　结肠系膜淋巴结　mesocolic lymph node
沿结肠系膜排列的淋巴结。分两组：结肠旁淋巴结和结肠中淋巴结。

01.04.1466　结肠旁淋巴结　paracolic lymph node
毗邻结肠供应血管排列的淋巴结。

01.04.1467　右结肠淋巴结　right colic lymph node
沿右结肠动脉排列的淋巴结。引流升结肠的淋巴，其输出淋巴管注入肠系膜上淋巴结。见图 01.04.84。

01.04.1468　中结肠淋巴结　middle colic lymph node
沿中结肠动脉排列的淋巴结。引流横结肠右侧大部分的淋巴，输出淋巴管注入肠系膜上淋巴结。见图 01.04.84。

01.04.1469　左结肠淋巴结　left colic lymph node
沿左结肠动脉排列的淋巴结。引流横结肠左侧小部分和降结肠的淋巴，其输出淋巴管注入肠系膜下淋巴结。见图 01.04.84。

01.04.1470　肠系膜下淋巴结　inferior mesenteric lymph node
位于肠系膜下动脉根部周围的淋巴结。收纳结肠左曲、乙状结肠和直肠上淋巴结的输出淋巴管，其输出淋巴管参与合成肠干。见图 01.04.84。

01.04.1471　乙状结肠淋巴结　sigmoid lymph node
沿乙状结肠动脉排列的淋巴结。引流乙状结肠淋巴，其输出淋巴管注入肠系膜下淋巴结。见图 01.04.84。

01.04.1472　直肠上淋巴结　superior rectal lymph node
沿直肠上动脉排列的淋巴结。引流直肠上部的淋巴，其输出淋巴管注入肠系膜下淋巴结。

01.04.1473　髂总淋巴结　common iliac lymph node
沿髂总血管排列的淋巴结。收纳骶淋巴结、髂内淋巴结、髂外淋巴结的输出淋巴管，其输出淋巴管注入腰淋巴结。见图 01.04.85。

01.04.1474　髂总内侧淋巴结　medial common iliac lymph node
位于髂总静脉内侧的淋巴结。

01.04.1475　髂总中间淋巴结　intermediate common iliac lymph node
位于髂总动脉和静脉之间的淋巴结。

01.04.1476　髂总外侧淋巴结　lateral common iliac lymph node

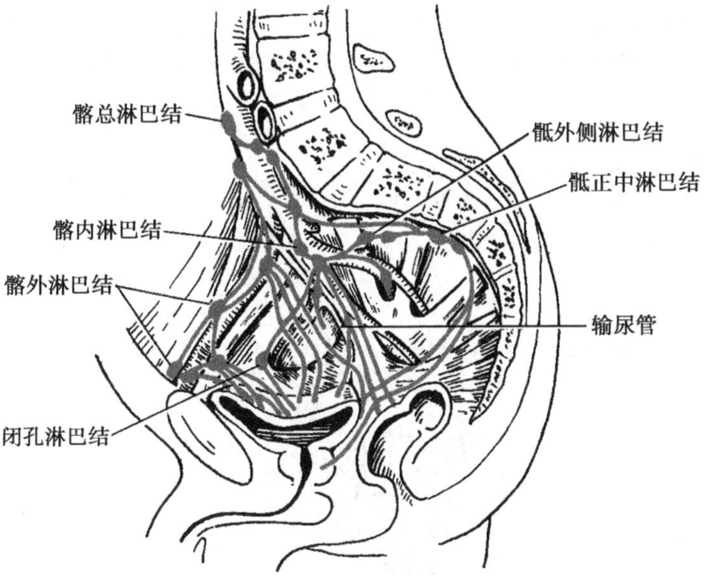

图 01.04.85　男性盆部淋巴结

位于髂总静脉外侧的淋巴结。

01.04.1477　主动脉下淋巴结　subaortic lymph node

位于腹主动脉分叉处的淋巴结。

01.04.1478　骶岬淋巴结　lymph node of promontory

位于骶骨岬附近的淋巴结。

01.04.1479　髂外淋巴结　external iliac lymph node

沿髂外血管排列的淋巴结。引流腹前壁下部、膀胱、前列腺或子宫颈与阴道上部的淋巴并收纳腹股沟浅、深淋巴结的输出淋巴管，其输出淋巴管注入髂总淋巴结。见图 01.04.85。

01.04.1480　髂外内侧淋巴结　medial external iliac lymph node

位于髂外静脉前内侧的淋巴结。引流闭孔动脉分布区、膀胱颈、前列腺和尿道膜部等处的淋巴并收纳腹股沟浅、深淋巴结的输出淋巴管及髂内淋巴结的部分输出淋巴管。

01.04.1481　髂外中间淋巴结　intermediate external iliac lymph node

位于髂外动脉、静脉与腰大肌之间的淋巴结。引流膀胱和前列腺或子宫颈和阴道上部的淋巴。

01.04.1482　髂外外侧淋巴结　lateral external iliac lymph node

位于髂外动脉外侧排列的淋巴结。引流阴茎头或阴蒂头的淋巴及脐部以下腹壁深层结构的淋巴并收集腹股沟浅、深淋巴结的输出淋巴管。

01.04.1483　腔隙内侧淋巴结　medial lacunar lymph node

髂外侧组的 1 个淋巴结，位于血管腔隙的髂外静脉的内侧，不恒定。

01.04.1484　腔隙中间淋巴结　intermediate lacunar lymph node

髂外侧组的 1 个淋巴结，位于血管腔隙的髂外动、静脉之间，不恒定。

01.04.1485　腔隙外侧淋巴结　lateral lacunar lymph node

髂外侧组的 1 个淋巴结，沿血管腔隙的髂外动脉的外侧排列，不恒定。

01.04.1486　髂间淋巴结　interiliac lymph node

位于髂外动脉、髂内动脉与闭孔动脉之间的数个淋巴结，是髂外内侧淋巴结的一部分。

01.04.1487　闭孔淋巴结　obturator lymph node

位于闭膜管内口，沿闭孔动脉根部排列的淋巴结。引流子宫颈、阴道上部、膀胱以及阴蒂或阴茎头的淋巴，输出淋巴管注入髂外淋巴结。见图 01.04.85。

01.04.1488　髂内淋巴结　internal iliac lymph node

沿髂内动脉及其分支和髂内静脉及其属支排列的淋巴结。引流大部分盆壁、盆腔脏器以及会阴、臀部、股后部深层结构的淋巴，其输出淋巴管注入髂总淋巴结。见图 01.04.85。

01.04.1489　臀淋巴结　gluteal lymph node

属于髂内淋巴结群，分为两组：臀下和臀上淋巴结。

01.04.1490　臀上淋巴结　superior gluteal lymph node

沿臀上动脉根部排列的淋巴结。引流臀部深层结构、子宫颈和阴道中部的淋巴，其输出淋巴管注入髂内淋巴结或髂总淋巴结。

01.04.1491　臀下淋巴结　inferior gluteal lymph node

沿臀下动脉及阴部内动脉根部排列的淋巴结。引流臀部浅层结构、会阴、股后区、子宫颈、阴道中部、直肠下部和齿状线以上肛管的淋巴，其输出淋巴管注入髂内淋巴结或髂总淋巴结。

01.04.1492　骶淋巴结　sacral lymph node

沿骶正中血管和骶外侧血管排列的淋巴结。引流盆后壁、直肠、前列腺或子宫等处淋巴，其输出淋巴管注入髂内淋巴结或髂总淋巴结。见图 01.04.85、图 01.04.86。

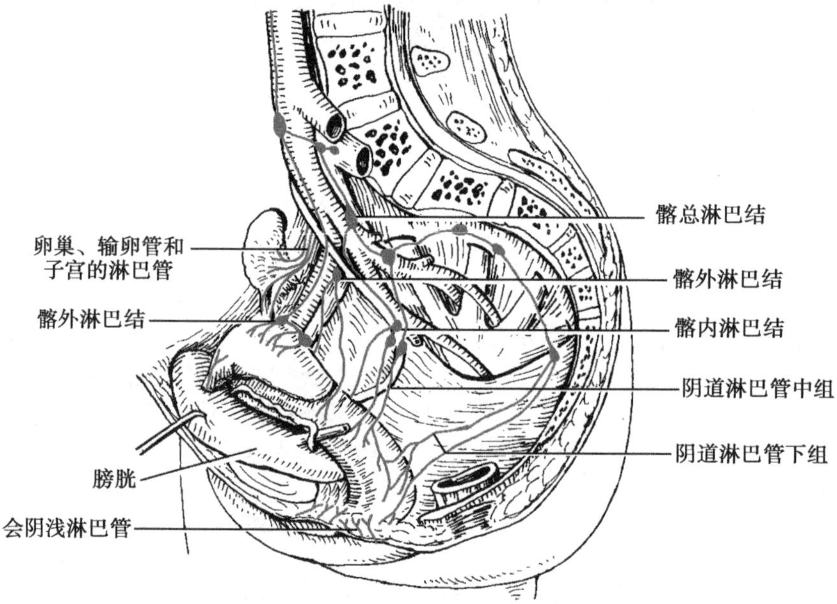

图 01.04.86　女性盆部淋巴结

01.04.1493　膀胱旁淋巴结　paravesical lymph node

位于膀胱和前列腺周围的淋巴结。分 3 组：膀胱前淋巴结、膀胱外侧淋巴结和膀胱后淋巴结。

01.04.1494　膀胱前淋巴结　prevesical lymph node

位于膀胱前面的一组淋巴结。

01.04.1495　膀胱后淋巴结　postvesical lymph node

位于膀胱后面的一组淋巴结。

01.04.1496　膀胱外侧淋巴结　lateral vesical lymph node

位于膀胱左、右两侧的淋巴结。

01.04.1497　子宫旁淋巴结　parauterine lymph node

位于子宫颈两侧的淋巴结。引流子宫体下部和子宫颈的淋巴，其输出淋巴管注入髂内淋巴结和髂外淋巴结。

01.04.1498　腹股沟淋巴结　inguinal lymph node

位于股静脉周围和股管内的淋巴结。引流大腿和会阴深部结构的淋巴并收纳腘淋巴结深群和腹股沟浅淋巴结的输出淋巴管，其输出淋巴管注入髂外淋巴结。

01.04.1499　腹股沟浅淋巴结　superficial inguinal lymph node

位于腹股沟韧带下方的淋巴结。分上、下两群，上群与腹股沟韧带平行排列，引流腹前外侧壁下部、臀部、会阴和子宫底的淋巴；下群沿大隐静脉末端排列，收纳除足外侧缘和小腿后外侧部以外的下肢浅淋巴管。其输出淋巴管注入腹股沟深淋巴结或髂外淋巴结。

01.04.1500　腹股沟上内侧浅淋巴结　superomedial superficial inguinal lymph node

位于隐静脉裂孔内侧的淋巴结。引流会阴和外生殖器外侧部的淋巴。

01.04.1501　腹股沟上外侧浅淋巴结　superolateral superficial inguinal lymph node

位于隐静脉裂孔外侧的淋巴结。引流臀外侧及腹前壁下部的淋巴。

01.04.1502　腹股沟下浅淋巴结　inferior superficial inguinal lymph node

位于隐静脉裂孔下方的淋巴结。引流下肢的淋巴。

01.04.1503　腹股沟深淋巴结　deep inguinal lymph node

位于股静脉周围和股管内的淋巴结。引流大腿和会阴深部结构的淋巴并收纳腘淋巴结深群和腹股沟浅淋巴结的输出淋巴管,其输出淋巴管注入髂外淋巴结。

01.04.1504　腘淋巴结　popliteal lymph node

分别沿小隐静脉末端和腘血管排列的淋巴结。分浅、深两群。收纳足外侧缘和小腿后外侧部的浅淋巴管以及足和小腿的深淋巴管,其输出淋巴管沿股血管上行,注入腹股沟深淋巴结。

01.04.1505　腘浅淋巴结　superficial popliteal lymph node

沿小隐静脉末端排列的淋巴结。引流足外侧缘和小腿后外侧的浅层淋巴,其输出淋巴管注入腘深淋巴结。

01.04.1506　腘深淋巴结　deep popliteal lymph node

沿腘血管排列的淋巴结。引流小腿深层的淋巴并收纳腘浅淋巴结的输出淋巴管,其输出淋巴管注入腹股沟深淋巴结。

01.04.1507　胫前淋巴结　anterior tibial lymph node

沿胫前动脉排列的淋巴结。其输出淋巴管注入腹股沟深淋巴结,不恒定。

01.04.1508　胫后淋巴结　posterior tibial lymph node

沿胫后动脉排列的淋巴结,不恒定。

01.04.1509　腓淋巴结　fibular lymph node

沿腓静脉排列的淋巴结,不恒定。

01.04.1510　脾　spleen

位于左季肋部,是人体最大的淋巴器官。具有储血、造血、清除衰老红细胞和进行免疫应答的功能。见图 01.04.87。

01.04.1511　副脾　accessory spleen

存在于脾的附近,特别是胃脾韧带和大网膜中的一个或多个与脾脏结构相似功能相同的结构,出现率为 10%~40%。其位置,大小和数目不定。因脾功能亢进而作脾切除术时,应同时切除之。

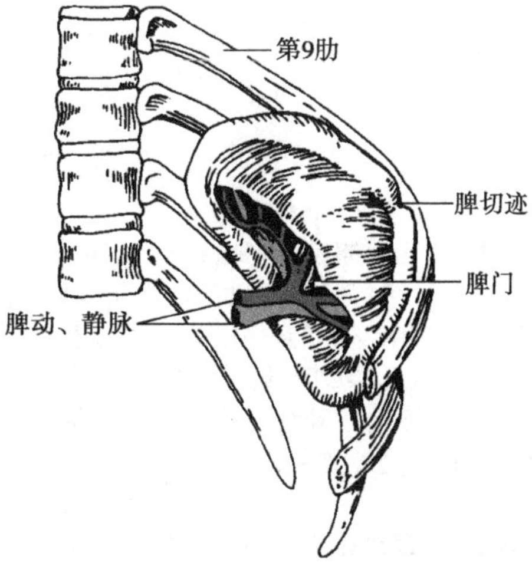

图 01.04.87　脾

01.04.1512　[脾]膈面　diaphragmatic surface of spleen

脾朝向膈的一面,光滑隆突。

01.04.1513　[脾]脏面　visceral surface of spleen

脾朝向腹腔器官的一面。与胃底、左肾、左肾上腺、胰腺尾和结肠左曲相毗邻,中央有脾门。

01.04.1514　[脾]肾面　renal surface of spleen

脾的后下方,与肾和肾上腺相邻接的一面。

01.04.1515　[脾]胃面　gastric surface of spleen

脾的上方与胃底相邻接的一面。

01.04.1516　[脾]结肠面　colic surface of spleen

脾的下方与结肠脾曲相邻接的一面。

01.04.1517　[脾]后端　posterior extremity of spleen

脾脏朝向后内方的一端,钝圆,距离正中线 4~5cm。

01.04.1518　[脾]前端　anterior extremity of spleen

脾脏朝向前外方的一端,较宽,达腋中线。

01.04.1519　[脾]上缘　superior border of spleen

脾的胃面与膈面之间的边缘。

01.04.1520　[脾]下缘　inferior border of spleen

脾的膈面与肾面之间的边缘。

01.04.1521　脾门　hilum of spleen

脾的脏面凹陷的中央部,是血管、神经和淋巴管出入之。见图 01.04.87。

（辽宁医学院　席焕久）

01.05 神 经 系 统

01.05.0001 上运动神经元 upper motor neuron

胞体位于大脑皮质体运动区的锥体细胞,它们的轴突组成下行的锥体束,直接或间接与脑干和脊髓前角的下运动神经元形成突触。其中下行至脊髓的纤维称为皮质脊髓束;沿途陆续离开锥体束,直接或间接止于脑神经运动核的纤维为皮质核束。

01.05.0002 下运动神经元 lower motor neuron

位于脑干躯体运动核和脊髓前角内的运动神经元及其发出的神经轴突,它们是接受锥体束、锥体外系统、小脑系统等各种冲动的最后共同通路或"最后公路"(final common pathway),是运动冲动到达骨骼肌的唯一途径。

01.05.0003 胆碱能神经元 cholinergic neuron

以乙酰胆碱(acetylcholine,ACh)为递质的神经元。胆碱能神经元在中枢分布极为广泛,包括发出全部的运动神经、全部的交感神经和副交感神经的节前纤维、全部的副交感神经的节后纤维和极少数交感神经节后纤维(如支配汗腺分泌的神经和骨骼肌的血管舒张神经)的神经元。

01.05.0004 儿茶酚胺能神经元 catecholaminergic neuron

以儿茶酚胺(catecholamine,CA)为递质的神经元。儿茶酚胺包括肾上腺素、去甲肾上腺素、多巴胺和多巴。肾上腺素和去甲肾上腺素具有交感神经兴奋心血管及促进能量代谢、升高血糖等作用。

01.05.0005 肾上腺素能神经元 adrenergic neuron

以肾上腺素(adrenaline,AD)为递质的神经元,属于儿茶酚胺能神经元的一种。肾上腺素能神经元主要分布于延髓的部分核团。

01.05.0006 去甲肾上腺素能神经元 noradrenergic neuron

以去甲肾上腺素(norepinephrine,NE)为化学递质的神经元。NE在化学结构上也属于儿茶酚胺。NE既是一种神经递质,主要由交感节后神经元和脑内去甲肾上腺素能神经末梢合成和分泌,也是一种激素,由肾上腺髓质合成和分泌,但含量较少。

01.05.0007 多巴胺能神经元 dopaminergic neuron

以多巴胺(dopamine,DA)为递质的神经元。DA是NE的前体物质,是黑质、下丘脑等中枢结构内的一种关键神经递质。

01.05.0008 5-羟色胺能神经元 serotoninergic neuron

以5-羟色胺(5-hydroxytryptamine,5-HT)(俗称血清素,serotonin)为递质的神经元。数目相对较少,主要局限于脑干中缝核团。5-HT在情绪、情感、睡眠、镇痛中有重要作用。

01.05.0009 γ-氨基丁酸能神经元 GABAergic neuron

以γ-氨基丁酸(γ-aminobutyric acid,GABA)为递质的神经元。GABA广泛分布于动物的神经组织,其中中脑黑质是GABA浓度最高的区域。GABA是目前研究较为深入的一种重要的抑制性神经递质,它参与多种代谢活动,具有很高的生理活性。

01.05.0010 肽能神经元 peptidergic neuron

以肽类为递质的神经元。神经肽(neuropeptide)是泛指存在于神经组织并参与神经系统功能作用的内源性活性物质,是一类特殊的信息物质。其特点是含量低、活性高、作用广泛而又复杂,在体内调节多种多样的生理功能,如痛觉、睡眠、情绪、学习与记忆,神经系统本身的分化和发育都受神经肽的调节。部分神经肽既能以突触释放的方式实现调节作用,又能以非突触释放的方式对邻近或较远部位的靶细胞活性进行调节。

01.05.0011 神经节 ganglion

周围神经系统的神经元胞体聚集、外包结缔组织被膜形成的卵圆形结构。可分脑神经节、脊神经节和内脏神经节。

01.05.0012 神经纤维 nerve fiber

神经纤维主要由神经元的轴突构成。由神经元的轴突或长的树突以及包裹在轴突外的神经膜(neurolemma)和髓鞘构成有髓鞘纤维。还有一种无髓鞘纤维,仅由神经元的轴突和树突外的神经膜(外周)构成。髓鞘绝缘性很高,有规则地分隔呈节段状。周围神经纤维根据直径大小和传导速度等标准可分为A、B、C三种类型的纤维。

01.05.0013 传入神经纤维 afferent nerve fiber

把兴奋性信号从外周(接受信息)传向脑、脊髓的神经纤维，也叫感觉神经纤维。感觉神经纤维终末在皮肤和肌肉等部位形成感受器（图 01.05.001）。

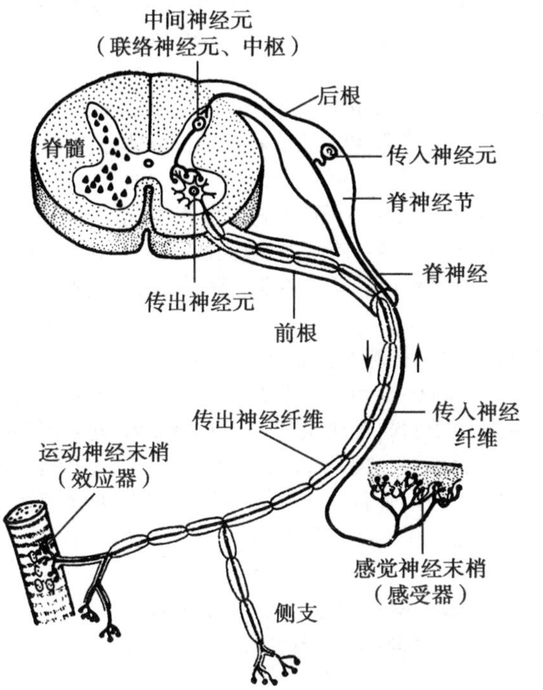

图 01.05.001　反射弧构成示意图

01.05.0014　传出神经纤维　efferent nerve fiber

把兴奋性信号从脑、脊髓传向外周（发出信息）的神经纤维，又叫运动神经纤维。神经纤维终末分布在肌组织和腺体，形成效应器（图 01.05.001）。

01.05.0015　躯体神经纤维　somatic nerve fiber

分布于皮肤、骨、肌肉、关节等躯体部位的神经纤维，包括躯体感觉神经纤维和躯体运动神经纤维。躯体感觉神经纤维可将身体各部分的感觉器（官）所搜集到的视觉、嗅觉、味觉、触觉等信息传送到大脑或脊髓。而躯体运动神经纤维则负责将中枢神经系统所下达的命令传到骨骼肌以产生所需的运动。

01.05.0016　内脏神经纤维　visceral nerve fiber

分布于内脏、心血管、平滑肌和腺体等处的神经纤维。内脏神经纤维分内脏感觉神经纤维和内脏运动神经纤维两种，而内脏运动神经纤维又分为交感神经纤维和副交感神经纤维。

01.05.0017　神经纤维束　nerve tract, nerve fasciculus

在中枢神经系，由起止、行程和功能基本相同的神经纤维走行在一起所构成的束状结构。

01.05.0018　神经　nerve

在周围神经系，由神经纤维集聚并被结缔组织（神经外膜）包绕而形成的条索状结构（图 01.05.002）。神经中可以只含功能相同的纤维，也可以含功能不同的纤维。

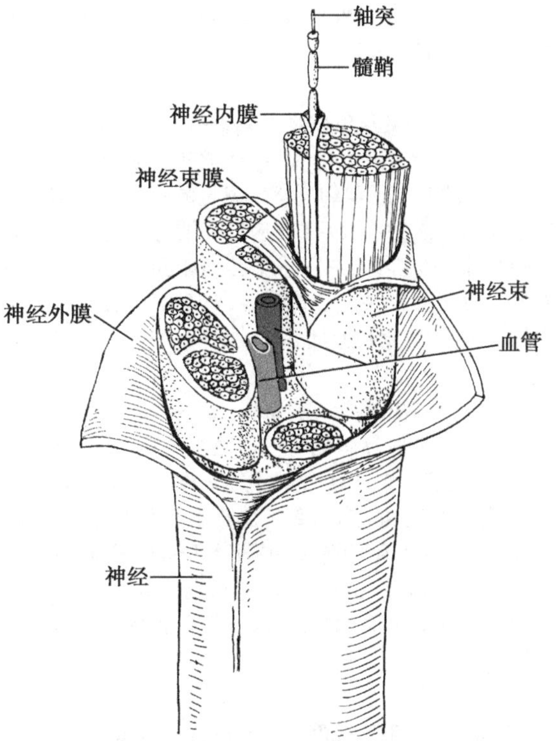

图 01.05.002　神经模式图

01.05.0019　神经外膜　epineurium

包在每条神经外面的一层致密结缔组织（图 01.05.002）。

01.05.0020　神经束膜　perineurium

伸入神经内将神经分为若干小束的结缔组织（图 01.05.002）。

01.05.0021　神经束膜上皮　perineural epithelium

神经束膜内层的多层扁平上皮细胞，细胞间有紧密连接，每层上皮都有基膜。神经束膜上皮对进出神经的物质有屏障作用。

01.05.0022　神经内膜　endoneurium

神经纤维束内包裹每条神经纤维的薄层疏松结缔组织，具有支持、保护神经纤维的功能（图 01.05.002）。主要由纵行的胶原纤维所构成。

01.05.0023　神经根　nerve root

周围神经与中枢神经相联系的结构。神经根泛指周围神经与脑或脊髓的连接部。脑神经根连接脑，共有 12 对；脊神经根连接脊髓，共有 31 对。每一对脊神经都有一对前根和一对后根（图 01.05.001）。前、后根在椎间孔处汇合为脊神经（图 01.05.001）。前根属运动性，后根属感觉性。故神经根受损后，可出现感觉或和运动功能的障碍。

01.05.0024　一般躯体感觉　general somatic sense

包括触觉、压觉、痛觉、振动觉和温度觉。感受器位于皮肤或其深面组织。躯体感觉的最高级中枢主要位于大脑皮质的中央后回，感觉区结构的基本单位是细胞柱，同一柱内的细胞感觉类型相同。全身体表感觉的投射区称第一皮质感觉区，感受躯体、四肢、面部浅部的痛觉、温觉和触觉。

01.05.0025　本体感觉　proprioceptive sense

属于一般躯体感觉的一种独特类型，感受器位于肌、腱和关节囊内，因位置较深，又称深部感觉。本体感觉感受肌、腱和关节等部位器官本身在不同状态（运动或静止）时产生的感觉，并发出身体在空间位置的信息（无需视觉）。此外，在本体感觉传导通路中，还传导皮肤的精细触觉（如辨别两点距离和物体的纹理粗细等）。

01.05.0026　一般内脏感觉　general visceral sense

包括牵拉、疼痛、温度、恶心、饥饿等感觉，感受器位于内脏器官和心血管系统的壁上。一般内脏感觉核是孤束核，其传导径路为起源于内脏器官的黏膜和血管壁的一般内脏感觉信息，通过舌咽神经、迷走神经和面神经进入中枢，这些纤维形成孤束，终止于孤束核的中后部，由此再发出纤维上行到间脑，中继后达大脑内脏感觉皮质。

01.05.0027　特殊躯体感觉　special somatic sense

包括听觉、平衡觉和视觉等感觉。感受器局限于特定的区域，如听觉和平衡觉感受器位于内耳，视觉感受器位于眼球内。主理视觉的特殊躯体感觉核位于间脑，其余的特殊躯体感觉核位于脑干内包括前庭神经核群、蜗神经核群。

01.05.0028　特殊内脏感觉　special visceral sense

感受器位于内脏，感受特殊刺激产生的特殊感觉。如舌的味蕾感受食物刺激产生的味觉，鼻黏膜的嗅上皮感受气味刺激产生的味觉。孤束核头端和嗅细胞分别接受来自味觉和嗅觉的信息。

01.05.0029　一般躯体运动　general somatic motor

源于肌节的骨骼肌的随意收缩，即受意识支配的随意运动。支配的神经自低级中枢至骨骼肌只有一级神经元，一般为较粗大的有髓神经纤维。

01.05.0030　一般内脏运动　general visceral motor

内脏平滑肌和心肌的收缩以及腺体分泌等活动，它们在很大程度上不受意识支配。一般内脏运动有交感神经和副交感神经两种神经纤维支配，它们一般为较细的无髓神经纤维，到达效应器官需两级神经元，多数内脏器官受交感纤维和副交感纤维的双重支配。

01.05.0031　特殊内脏运动　special visceral motor

又称鳃弓运动。源自鳃弓的骨骼肌的收缩运动，如咽肌收缩引起吞咽、喉肌收缩引起发音，进食时咀嚼肌收缩，面肌收缩参与表情。所谓“内脏”是指这些肌肉的发生与内脏有关，所谓“特殊”是指这些器官的肌肉是骨骼肌而不是平滑肌。

01.05.0032　鳃弓运动　branchial motor

见 01.05.0031 特殊内脏运动。

01.05.0033　感受器　receptor

接受刺激的结构或装置。它的功能是接受机体内外环境的各种不同刺激，将其转变为神经冲动或神经兴奋，传至神经系统，产生感觉（图 01.05.001）。感受器种类很多，根据感受器所在的部位、接受刺激的来源等标准将其分为外感受器、内感受器和本体感受器；根据特征化程度分为一般感受器和特殊感受器等。

01.05.0034　效应器　effecter

由运动神经元轴突分布于肌组织和腺体内的终末部分及其所支配的骨骼肌、心肌、平滑肌或腺体一起称为效应器（图 01.05.001）。

01.05.0035　反射　reflex

机体在中枢神经系统参与下，对内外环境刺激所发生的规律性反应活动。反射是神经系统活动的基本方式。神经系统通过反射活动来控制和调节机体内部的生理过程，使机体成为一个完整的统一体，并且与外环境保持紧密的联系和相互平衡。按反射形成的特点将所有的反射分为非条件反射与条件反射。

01.05.0036　反射弧　reflex arc

执行反射的全部神经结构，是反射的结构基础，任何反射活动都要通过反射弧才能实现。反射弧一般包括 5 个部分：感受器、传入神经元、中枢（中间神经元）、传出神经元和效应器（图 01.05.001）。

01.05.0037 神经通路 neural pathway

神经系统内传导某一特定信息的多突触通路。它能传导某种特定信息，如视、听、随意运动的冲动等。可将神经通路分为上行性和下行性两种。

01.05.0038 锥体系 pyramidal system

运动传导通路的重要组成部分，由运动（下行）通路的上运动神经元及其突起组成，包括皮质脊髓束和皮质核束，直接或间接终止于脊髓前角细胞或脑干内的脑神经躯体运动核。

01.05.0039 锥体外系 extrapyramidal system

中枢内除锥体系以外并影响和控制躯体运动的其他传导路径，其结构十分复杂，它们经多条径路中继（包括大脑皮质、纹状体、背侧丘脑、红核、黑质、前庭神经核、小脑等），最后终止于脊髓前角细胞或脑神经躯体运动核。

01.05.0040 神经回路 neural circuit

中枢神经系统内的神经元与神经元之间通过突触建立联系，而每个神经元又有大量的突触，于是便构成了极端复杂的信息传递和加工的神经回路（封闭的神经通路）。神经回路是神经系统活动自我调节的结构基础。由于单个神经元极少单独地执行某种功能，所以神经回路是脑内信息处理的基本单位。

01.05.0041 神经丛 nerve plexus

周围神经系统内由神经纤维互相交织形成的立体网状结构，如脊神经的臂丛、自主神经的心丛和肺丛等。至四肢、内脏、心血管等处的神经，大多都发自神经丛。

01.05.0042 灰质 gray matter

中枢神经系统内神经元细胞体聚集的部位，由神经元细胞体、树突及与之联系的神经末梢和胶质细胞构成。因其富含血管，在新鲜标本呈暗灰色，故名灰质。灰质内功能相同的神经细胞体集合在一起构成神经核。

01.05.0043 白质 white matter

位于大脑皮质深面，由连合、联络和投射三类纤维组成，它不含胞体只有神经纤维，因髓鞘内含髓磷脂，在新鲜标本呈白色，故名白质。白质主要由被髓鞘包覆着的神经轴突组成，控制着神经元共享的讯号，协调脑区之间的正常活动。

01.05.0044 皮质 cortex

分布在大脑和小脑表面的灰质。属于脑和整个神经系统演化过程中最为晚出现、功能上最为高级的一部分，在高级哺乳类动物中，大脑和小脑皮层存在分层结构。

01.05.0045 髓质 medulla

分布在大脑和小脑深面的白质。

01.05.0046 神经核 nucleus

在中枢神经系统内，形态和功能相似的神经元胞体及其树突聚集在一起所构成的团块状结构。根据功能的不同，可分为运动性神经核、感觉性神经核、交感神经核、副交感神经以及脑内中继核等。

01.05.0047 [节细胞]周围突 peripheral process

脑、脊神经节内的节细胞（假单极神经元）发出的突起在胞体附近盘曲，然后呈“T”形分为两支，分布到外周组织的一支突起即为周围突。

01.05.0048 [节细胞]中枢突 central process

脑、脊神经节内的节细胞（假单极神经元）发出的突起在胞体附近盘曲，然后呈“T”形分为两支，其中进入脑和脊髓的一支突起即为中枢突。

01.05.0049 网状结构 reticular formation

在中枢神经系统内（主要位于脑干），神经纤维纵横穿行，相互交织成网状，网眼内含有分散的神经元或边界不甚清晰的核团，这些区域称为网状结构。网状结构是神经系统中较古老的结构，内含有多种化学特异性神经元。网状结构按功能可分成上行激活系统和下行抑制系统两部分。

01.05.0050 尼氏染色法 Nissl staining method

这是根据发明人 Franz Nissl 创立并命名的用碱性染料（如克紫）显示神经组织的方法，尼氏染色法是神经科学研究领域的常用方法。该方法尤其以发现 Nissl 小体和 Nissl 变性而闻名遐迩。

01.05.0051 髓鞘染色法 myelin staining method

髓鞘染色法是指根据不同原理用媒染剂、染料或锇酸使髓鞘着色的染色方法。髓鞘染色方法在教学、科研、临床诊断工作中经常用到。但经典的髓鞘染色方法具有时间久、过程复杂、难以掌握且易失败等缺点。因此，该方法目前需要不断改良。

01.05.0052　损毁法　lesion method

用物理或化学手段损毁神经元的胞体或轴突，或损毁一定部位或特定结构，然后观察神经元发生变性或其行为变化的方法。至今为止，我们了解到的很多生理知识都是用损毁法获得。

01.05.0053　神经元溃变　neuronal degeneration

使神经元发生变性的原因及形式多样。神经元溃变除胞体肿胀、水肿或胞体皱缩、核固缩偏心、脂肪变性、脂褐素沉积等一系列细胞变性表现以外，还可以见到尼氏体溶解、原发性神经元变性、神经原纤维变性，以及细胞内包涵体、轴索及髓鞘变性等特殊性改变。

01.05.0054　[神经]溃变　degeneration

神经纤维受损伤后，其损伤处远、近侧段的轴突和髓鞘发生的碎裂及溶解等病理变化。

01.05.0055　顺行性溃变　anterograde degeneration

又称"沃勒溃变"。神经元胞体或纤维损伤后的远侧端向末梢方向发生的变性，如轴突和髓鞘碎裂及溶解。

01.05.0056　沃勒溃变　Wallerian degeneration

见 01.05.0055 顺行性溃变。

01.05.0057　逆行性溃变　retrograde degeneration

当神经纤维被切断后，从损伤的近侧端向胞体方向发生的变性。逆行变性常伴随有 Nissl 小体的溶解和其他变性，有时也引起神经元的萎缩、消失，甚至神经纤维的消失。

01.05.0058　跨神经元溃变　transneuronal degeneration

当切断支配某群神经元的传入神经纤维后，此群神经元会发生萎缩或溃变。

01.05.0059　神经再生　regeneration of nerve

神经损伤后经过轴突出芽、生长、延伸，与其所支配的靶细胞重建突触联系和恢复功能的过程。一般认为神经元不具有再生能力，但最近的研究证明神经干细胞可以增殖为神经元，从而起到修复作用。周围神经系统的纤维只有在胞体没有死亡的条件下才有再生的可能，而中枢神经系统的纤维再生比周围神经困难，这是因为中枢神经纤维无施万细胞，亦无基膜包裹，难以重建失去的神经连接。

01.05.0060　脑组织移植　brain transplantation

将胚脑组织（供体）移植入宿主脑（受体）内，与宿主脑组织进行结构和功能整合的过程。尽管目前已经有了在人体进行局部脑组织移植的成功经验，但尚未有整个脑部移植成功的案例。

01.05.0061　神经追踪法　nerve tracing method

根据逆行和顺行轴突运输的原理将示踪剂注入神经组织，追踪神经通路的方法。该方法是神经解剖学研究领域最重要的方法之一，它对研究神经元之间的联系、神经元的功能、神经系统的发育和成熟都具有重要的价值。

01.05.0062　[辣根]过氧化物酶法　horseradish peroxidase method，HRP method

将辣根过氧化物酶（HRP）注入神经组织，进行逆、顺行神经束路追踪的方法。HRP 追踪法已有 40 多年的历史，它的问世对基础医学和临床医学，特别是神经科学研究领域的发展做出了重要贡献。

01.05.0063　荧光素标记神经束路法　fluorescein tract labeling method

将荧光素注入神经干、周围组织、器官等，利用其逆行标记的特点进行神经通路示踪的方法。荧光染料的种类很多，比如异硫氰酸荧光素、四乙基罗丹明、四甲基异硫氰酸罗丹明等都属于典型的荧光素。

01.05.0064　脱氧葡萄糖法　deoxyglucose method，2-DG method

将放射性核素标记脱氧葡萄糖（2-DG）注入血液，按时定量测定特定大脑皮质局部葡萄糖消耗的方法。2-DG 易吸收不易分解，追踪其放射性标记不仅可了解大脑皮质区域内葡萄糖的代谢水平，间接反映大脑特定区域的功能。

01.05.0065　神经培养　neural culture

将神经组织或神经元在体外特定的环境中进行培养并使之存活，继之进行形态观察和功能研究的方法。神经组织或神经细胞的培养与一般组织或细胞不同，有其特殊性，它是生物学研究中的基本技术和重要研究手段。

01.05.0066　计算机断层摄影　computerized tomography，CT

又称 X 线断层成像、计算机断层摄影、电脑断层扫描，是一种影像诊断学检查技术。该技术用 X 线检测器记录围绕头颅、躯干、四肢等部位透过的 X 线束，通过计算这些区域的放射密度，显示为具有相对明暗度的被检测区域的图像，其扫描分辨率可达 1mm。

01.05.0067　正电子发射计算机断层扫描术　positron emission tomography，PET

正电子发射计算机断层扫描检测时，当注射到人体内的放射性同位素经历正电子的β衰变后释放出一个正电子，与邻近组织的电子碰撞而湮没，产生高能光子，后者运动形成γ射线，经探测器接受，重建出检测区血流分布图，并据此显示相应区域功能的成像技术。

01.05.0068　功能性磁共振成像　functional magnetic resonance imaging, fMRI

功能性磁共振成像利用各脑区回流小静脉内氧合水平的差异，检测人体各种功能状态下电磁信号的不同，确定与特定功能相关的脑区，从而建立与人类活动有关的脑图像和记忆网络的技术。

01.05.0069　中枢神经系统　central nervous system, CNS

中枢神经系统（CNS）由脑和脊髓组成，是人体神经系统的主体部分，是调节和控制人体各种功能活动的最高中枢（图 01.05.003）。中枢神经系统接受全身各处的传入信息，经其整合加工后成为协调的运动性传出，或者储存在中枢神经系统内成为学习、记忆的神经基础。人类的思维活动也与中枢神经系统有密切的关系。

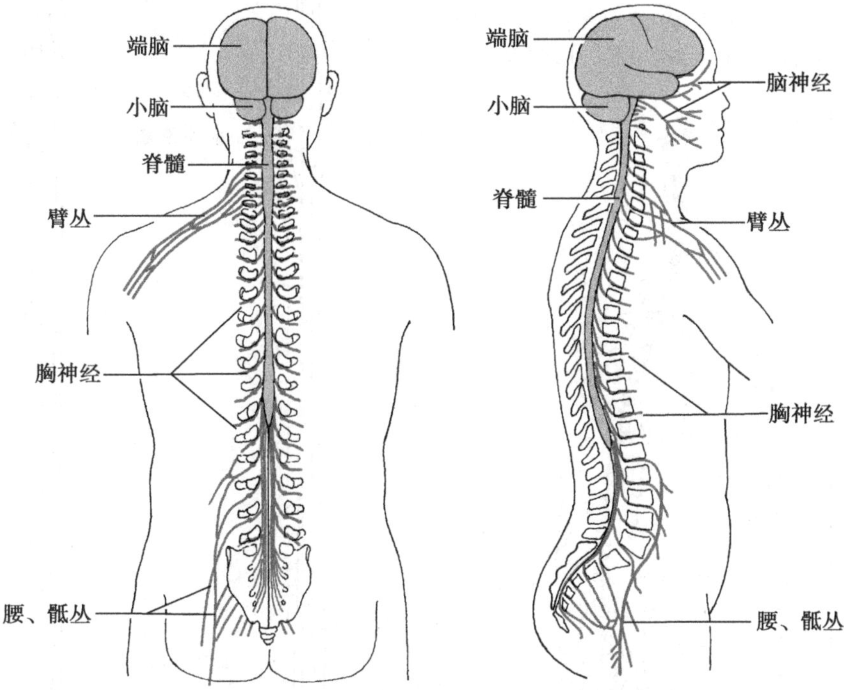

图 01.05.003　神经系统的区分

01.05.0070　周围神经系统　peripheral nervous system, PNS

周围神经系统是指与脑和脊髓相连的所有神经结构，包括脊神经、脑神经和内脏神经（图 01.05.003）。周围神经的主要成分是神经纤维，它们一方面与脑和脊髓相连，另一方面与各种器官和组织相连，机体需要借助它们实现中枢神经系统对全身的控制。

01.05.0071　内脏神经系统　visceral nervous system

内脏神经系统是神经系统的重要组成部分，包括中枢部和周围部。中枢部位于脑和脊髓，周围部分布至内脏、心血管、平滑肌和腺体，故名内脏神经。内脏神经按照纤维的性质，可分为感觉和运动两种纤维成分。内脏运动由交感神经和副交感神经组成。人体的主要器官均受两者的双重支配，且两者在功能上大多是拮抗的。从特征上来说，内脏感觉也与躯体感觉有很多显著的区别。

01.05.0072　肠神经系统　enteric nervous system

肠神经系统由从食管到大肠的肌间神经丛和黏膜下神经丛中的神经元与其发出的神经纤维构成。切断支配肠道运动的另外两个来源的神经纤维——交感神经和副交感神经（迷走神经），动物的消化功能仍然能够进行，表明肠神经系统具有高度的自主性，是一个相对独立的系统，也有人将其称为内脏脑。

01.05.0073　化学神经解剖学　chemical neuroanatomy

研究化学物质在神经系统的分布和功能的解剖学分支学科。20 世纪 70 年代以后，化学神经解剖学方法的问世以及大量研究结果的获得，使得人们对神经组织内各种神经化学物质的分布、超微结构定位、突触联系、神经信息物质在突触传递中的作用等诸多方面的形态学研究取得了突飞猛进的进展。

（第四军医大学　李云庆）

01.05.0074　脊髓　spinal cord

位于椎管内，外包有三层被膜，从内至外依次为软脊膜、脊蛛网膜和硬脊膜。脊髓呈前后略扁的圆柱状，全长 42~45cm，上端平枕骨大孔处与延髓相续，下端在成人平第 1 腰椎下缘延伸成细长的终丝止于尾骨，新生儿脊髓实质下端平第 3 腰椎。与脊神经相对应，脊髓可分为 31 个节段（图 01.05.004）。脊髓是中枢神经系统的低级部位，具有传递信息和神经反射的功能。

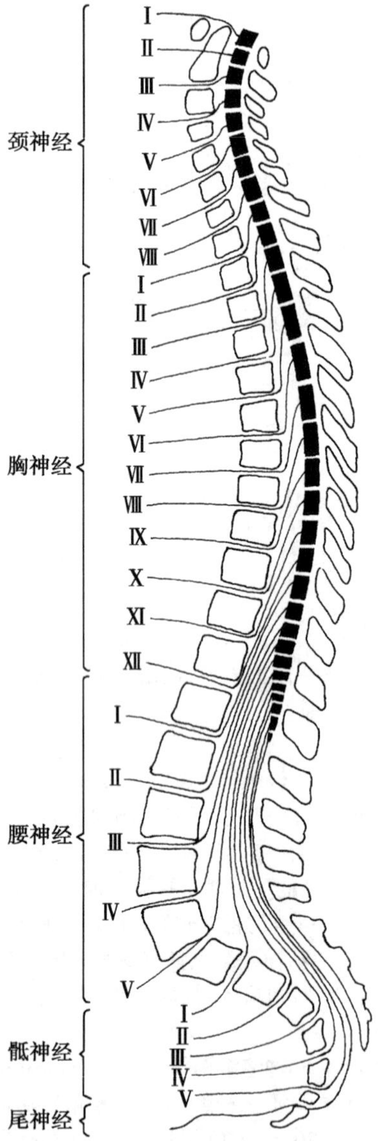

图 01.05.004　脊髓节段与椎骨序数的关系模式图

01.05.0075　颈膨大　cervical enlargement

脊髓全长粗细不等，有两个梭形的膨大，即颈膨大和腰骶膨大。脊髓第 4 颈节至第 1 胸节因内部的神经纤维和神经元数量多而呈现出的梭形膨大为颈膨大（图 01.05.005），从此处发出神经支配上肢。

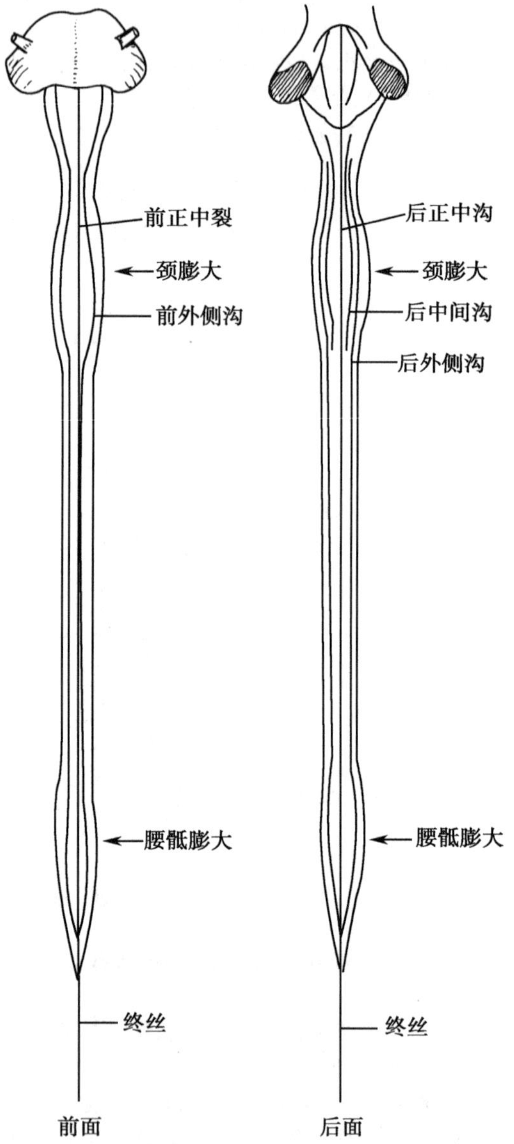

图 01.05.005　脊髓外形简图

01.05.0076　腰骶膨大　lumbosacral enlargement

脊髓第 1 腰节至第 3 骶节因内部的神经纤维和神经元数量多而呈现出的梭形膨大即腰骶膨大（图 01.05.005），从此处发出神经支配下肢。

01.05.0077　脊髓圆锥　conus medullaris

腰骶膨大以下脊髓末端变细的部分。

01.05.0078　马尾　cauda equina

因脊髓比脊柱短，腰、骶、尾的神经根丝在出椎间孔前，在椎管内下行于终丝周围，整体形似马尾，故名（图 01.05.004）。

01.05.0079　终丝　filum terminale

自脊髓末端至第 1 尾椎的背面由软脊膜形成的丝状结构即终丝（图 01.05.005），长约 20cm，对脊髓起固定作用。

01.05.0080　[脊髓]前正中裂　anterior median fissure of spinal cord

脊髓前面正中较深的裂（图 01.05.005），内有软脊膜和脊髓前动脉。

01.05.0081　[脊髓]后正中沟　posterior median sulcus of spinal cord

脊髓后面正中的浅沟（图 01.05.005），后正中沟和前正中裂将脊髓分为左右对称的两半。

01.05.0082　[脊髓]后正中隔　posterior median septum of spinal cord

由后正中沟向脊髓内部深入的一薄层神经胶质隔板。

01.05.0083　[脊髓]前外侧沟　anterolateral sulcus of spinal cord

脊髓前外侧表面的纵行浅沟（图 01.05.005），有脊神经前根的根丝穿出。

01.05.0084　[脊髓]后外侧沟　posterolateral sulcus of spinal cord

脊髓后外侧表面的纵行浅沟（图 01.05.005），有脊神经后根的根丝进入脊髓，脊髓后动脉沿后外侧沟走行。

01.05.0085　[脊髓]后中间沟　posterointermediate sulcus of spinal cord

在颈髓和胸髓上部，后正中沟和后外侧沟之间的一条较浅的沟（图 01.05.005），为薄束和楔束的表面分界标志。

01.05.0086　脊髓节段　segments of spinal cord

每一对脊神经前、后根的最上根丝和最下根丝之间的范围为一个脊髓节段，脊髓有 31 个节段：8 个颈节、12 个胸节、5 个腰节、5 个骶节、1 个尾节。因胚胎发育期脊柱的生长速度快于脊髓，使得脊髓节段的位置高于相应的椎骨，因此成人脊髓和脊柱的长度不等（图 01.05.004）。

01.05.0087　[脊髓]中央管　central canal of spinal cord

位于灰质连合中央的细长管道（图 01.05.006），纵贯脊髓全长。中央管腔面衬覆纤毛柱状上皮构成的室管膜。新生儿中央管充满脑脊液，成人中央管管腔不连续，且常闭塞。

01.05.0088　终室　terminal ventricle

脊髓圆锥内扩大的中央管，呈梭形，成人长 8~10cm。

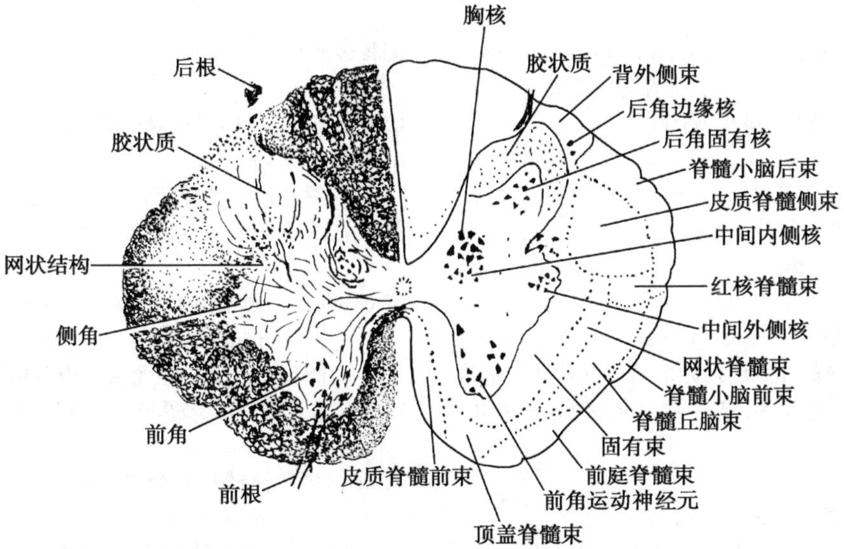

图 01.05.006　新生儿脊髓胸部水平切面

01.05.0089　脊髓灰质　gray matter of spinal cord

脊髓由灰质和白质两大部分构成。脊髓横切面上排列呈“H”形的结构即灰质，围绕中央管周围（图01.05.006），主要含神经元胞体、树突、轴突始段及神经胶质，血管也较丰富，活体呈灰红色。

01.05.0090　灰质柱　gray column

在纵切面上脊髓灰质纵贯呈柱状，并向前、后、侧方突出，构成前柱、后柱和侧柱。

01.05.0091　板层　layer, layer of Rexed

脊髓灰质内的神经元呈分层模式排列。雷克塞德（Rexed）根据神经元的细胞构筑特征，将脊髓灰质从后向前划分成10个板层，分别用罗马数字Ⅰ～Ⅹ命名（图01.05.007）。

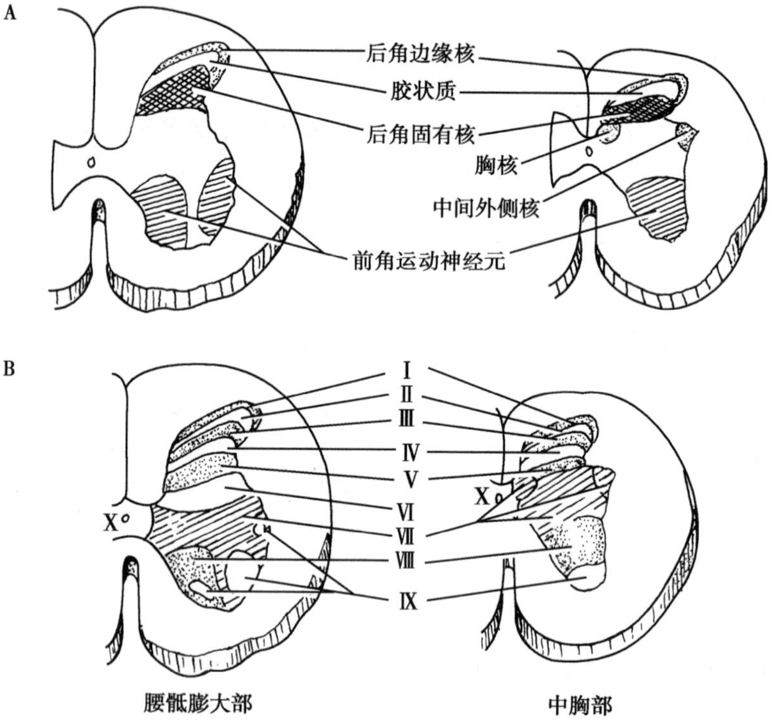

图01.05.007　脊髓灰质主要核团及Rexed分层模式图

01.05.0092　灰质前连合　anterior gray commissure

脊髓灰质的一部分，为位于脊髓中央管前方连接左右两侧灰质的结构（图01.05.006）。

01.05.0093　灰质后连合　posterior gray commissure

脊髓灰质的一部分，为位于脊髓中央管后方连接左右两侧灰质的结构。

01.05.0094　前柱　anterior column

脊髓灰质的前部向前延伸形成的纵行柱状结构，内含大、中、小型神经元，主要含运动神经元和中间神经元。

01.05.0095　前角　anterior horn

为脊髓灰质前柱的横切面，灰质向前突出形成的结构，对应于灰质板层Ⅷ和Ⅸ，主要含运动神经元和中间神经元（图01.05.006）。

01.05.0096　［脊髓］前内侧核　anteromedial nucleus of spinal cord

脊髓前角运动神经元的前内侧群，发出纤维经脊神经前根至脊神经，支配躯干的固有肌。

01.05.0097　［脊髓］后内侧核　posteromedial nucleus of spinal cord

脊髓前角运动神经元的后内侧群，发出纤维经脊神经前根至脊神经，支配躯干的固有肌。

01.05.0098　［脊髓］前外侧核　anterolateral nucleus of spinal cord

颈、腰骶膨大处前角运动神经元的前外侧群，发出纤维经脊神经前根至脊神经，支配四肢的骨骼肌。

01.05.0099 ［脊髓］后外侧核 posterolateral nucleus of spinal cord

颈、腰骶膨大处前角运动神经元的后外侧群，发出纤维经脊神经前根至脊神经，支配四肢远端的骨骼肌。

01.05.0100 ［脊髓］后外侧后核 retroposterolateral nucleus of spinal cord

颈、腰骶膨大处前角运动神经元的后外侧后群，发出纤维经脊神经前根至脊神经，支配四肢远端的骨骼肌。

01.05.0101 ［脊髓］中央核 central nucleus of spinal cord

位于前角内、外侧核群之间的灰质成分，仅存在于某些颈髓与腰骶髓节段。

01.05.0102 副神经核 accessory nucleus

位于颈髓第1~5节段前角腹侧缘中间或中央的细胞群，接受双侧皮质核束纤维的支配，副神经核发出纤维经脊髓前、后根之间出脊髓并入副神经，支配斜方肌和胸锁乳突肌。

01.05.0103 膈神经核 phrenic nucleus

位于颈髓第3~5节段前角内侧群最内侧部的细胞群，为中型细胞，发出纤维经膈神经支配膈肌。

01.05.0104 奥奴弗罗维奇核 Onufrowicz nucleus

位于骶髓第1~2节段前角腹外侧的细胞群，发出纤维支配会阴横纹肌。

01.05.0105 ［脊髓］中间带 intermediate zone of spinal cord

位于脊髓前、后角之间的灰质区域，主要含内脏神经元。

01.05.0106 侧柱 lateral column

在胸髓和上腰髓及骶髓第2~4节段，中间带的灰质向外侧突出形成的一个纵行的柱状结构，内含内脏神经元。

01.05.0107 ［脊髓］侧角 lateral horn of spinal cord

见于胸髓和上腰髓及骶髓第2~4节段的横切面上，为侧柱的横断面，对应于板层Ⅶ（图01.05.006）。

01.05.0108 中间带外侧核 intermediolateral nucleus

位于胸髓第1至腰髓第2（或第3）节段中间带外侧突出部（侧角）的细胞群（图01.05.006）。为一般内脏传出核，是交感神经节前神经元胞体所在的部位，即交感神经的低级中枢，发出纤维经脊神经前根进入脊神经，再经白交通支到交感干。

01.05.0109 骶副交感核 sacral parasympathetic nucleus

位于骶髓第2~4节段板层Ⅶ外侧部的细胞群。为一般内脏传出核，是副交感神经节前神经元胞体所在的部位，即副交感神经的低级中枢，发出纤维组成盆内脏神经。

01.05.0110 中间带内侧核 intermediomedial nucleus

板层Ⅶ最内侧、板层Ⅹ外侧的细胞群（图01.05.006），占脊髓全长。为一般内脏传入核，接受后根传入的内脏感觉纤维，发出纤维至内脏运动神经元，并上行至脑。

01.05.0111 后柱 posterior column

脊髓灰质向后延伸形成的纵行柱状结构。内含中间神经元，传递感觉信息。

01.05.0112 ［脊髓］后角 posterior horn of spinal cord

为脊髓横切面上后柱的横断面，灰质向后形成的狭长突出结构，对应于板层Ⅰ~Ⅵ。

01.05.0113 ［后角］缘层 marginal layer of posterior horn

又称“后角边缘核”“海绵带”。位于板层Ⅰ、呈弧形、与白质相邻的细胞群（图01.05.006），内有粗细不等的纤维穿过，呈海绵状，内含大、中、小型神经元。此层接受后根的传入纤维，神经细胞发出纤维参与组成脊髓丘脑束。此层在腰骶膨大处最清楚，胸髓处最不明显。

01.05.0114 ［后角］边缘核 posteromarginal nucleus

见01.05.0113［后角］缘层。

01.05.0115 海绵带 areas spongiosa

见01.05.0113［后角］缘层。

01.05.0116 胶状质 substantia gelatinosa

纵贯脊髓全长，向上接续三叉神经脊束核，相当于板层Ⅱ（图01.05.006、图01.05.007），由大量密集的小型神经元组成，此层几乎不含有髓纤维，故髓鞘染色法不着色，呈胶状，此层接受后根外侧部的薄髓和无髓纤维及脑干下行纤维，发出纤维参与组成背外侧束，对痛觉信息起调节作用。

01.05.0117 后角固有核 nucleus proprius of posterior horn

位于板层Ⅲ和Ⅳ内较大的一个细胞群（图01.05.006、图01.05.007），此核接受大量的后根传入纤维,发出纤维参与脊髓丘脑束。

01.05.0118　[脊髓]网状结构　reticular formation of spinal cord

位于脊髓后角颈外侧部的一个小型和中型细胞群,并与纵横交错的纤维交织,形成网状结构(图 01.05.006)。在颈髓最明显,形成网状核。

01.05.0119　胸核　nucleus thoracicus

又称"背核"或"Clarke 柱"。位于第 8 颈髓至第 3 腰髓节段Ⅵ、Ⅶ板层内(图 01.05.006、图 01.05.007),是后角基底内侧的明显核团,此核主要接受后根的传入纤维,其发出纤维组成脊髓小脑后束上行至小脑,参与非意识性本体感觉的传导。

01.05.0120　背核　nucleus dorsalis

见 01.05.0119 胸核。

01.05.0121　Clarke 柱　Clarke's column

见 01.05.0119 胸核。

01.05.0122　脊髓白质　white matter of spinal cord

围绕脊髓灰质,主要由神经纤维、神经胶质及血管组成的结构。由于神经纤维中有大量的有髓纤维,因而在新鲜标本的切面上呈现乳白色,故名。

01.05.0123　白质前连合　anterior white commissure

位于灰质前连合的前方(图 01.05.006),内含交叉越边的纤维。

01.05.0124　白质后连合　posterior white commissure

在脊髓灰质后连合中穿行的横行有髓纤维。

01.05.0125　前索　anterior funiculus

前正中裂与前外侧沟之间的白质,主要含下行纤维束。

01.05.0126　前固有束　anterior fasciculus proprius

前索内紧靠脊髓灰质的神经纤维,起止均在脊髓,参与完成脊髓节段内和节段间的反射活动。

01.05.0127　沟缘束　sulcomarginal fasciculus

内侧纵束向下进入脊髓白质前索,靠近前正中裂的部分,其延至脊髓的部分司脊髓联络和连合纤维,称为沟缘束。

01.05.0128　皮质脊髓前束　anterior corticospinal tract

锥体束中在锥体交叉处不交叉的纤维,在前索内下行形成皮质脊髓前束(图 01.05.006),仅存在于脊髓中胸部以上,其纤维在下行中大部分交叉至对侧,止于前角细胞,支配颈肌。

01.05.0129　前庭脊髓束　vestibulospinal tract

包括:①前庭脊髓外侧束:始于前庭外侧核,经外侧索下行(图 01.05.006),终止于脊髓全长Ⅶ、Ⅷ、Ⅸ层,易化伸肌运动神经元,抑制屈肌运动神经元;②前庭脊髓内侧束:始于前庭内侧核及下核,经内侧纵束下行,纤维交叉或不交叉,终止于颈髓和上胸髓第Ⅶ、Ⅷ层,易化与颈肌和上肢屈肌有关的运动神经元。

01.05.0130　网状脊髓束　reticulospinal tract

行于同侧白质前索和外侧索前内侧部(图 01.05.006),起自脑桥和延髓的网状结构,止于板层Ⅶ、Ⅷ,经中间神经元介导,主要影响运动神经元,参与对躯干和肢体近端肌运动的调控。

01.05.0131　脊髓丘脑前束　anterior spinothalamic tract

位于前索,前根纤维的内侧(图 01.05.006),起自脊髓灰质板层Ⅰ和Ⅳ～Ⅷ层,大部分纤维经白质前连合交叉至对侧上行至背侧丘脑,主要传递由后根粗纤维传入的粗触觉、压觉信息。

01.05.0132　外侧索　lateral funiculus

前外侧沟与后外侧沟之间的白质,含上行和下行纤维束。

01.05.0133　外侧固有束　lateral fasciculus proprius

位于外侧索邻接脊髓灰质处的传导束,由联系脊髓不同节段的纤维组成,参与脊髓的反射活动。

01.05.0134　皮质脊髓侧束　lateral corticospinal tract

锥体束中的交叉纤维,在外侧索后部下行形成皮质脊髓侧束(图 01.05.006),终止于同侧板层Ⅳ～Ⅸ的中间神经元,经前角运动神经元支配四肢肌和躯干肌。

01.05.0135　前外侧皮质脊髓束　anterolateral corticospinal tract

由锥体束中始终不交叉的纤维组成,沿皮质脊髓侧束前外侧下行,终止于同侧颈髓前角运动细胞,少部分纤维可达腰、骶髓前角,支配躯干肌。

01.05.0136　红核脊髓束　rubrospinal tract

位于皮质脊髓侧束腹侧（图 01.05.006），起自中脑红核，纤维交叉至对侧下行于外侧索内，终止于板层Ⅴ～Ⅶ，此束对支配屈肌的前角运动神经元有较强的兴奋作用。

01.05.0137　顶盖脊髓束　tectospinal tract

在前索内下行（图 01.05.006），起自对侧中脑上丘，终止于颈髓上段板层Ⅵ、Ⅷ，兴奋对侧颈肌，抑制同侧颈肌活动，参与完成视、听反射。

01.05.0138　橄榄脊髓束　olivospinal tract

位于颈髓外侧索的表浅部，由细小的薄髓下行纤维组成的传导束。源自下橄榄核，参与颈肌的反射活动。

01.05.0139　延髓网状脊髓束　bulboreticulospinal tract

位于脊髓外侧索的前部，源于延髓巨细胞网状核，纤维下行至脊髓经前角运动细胞对肌梭梭内肌起抑制作用。

01.05.0140　脑桥网状脊髓束　pontoreticulospinal tract

位于脊髓前索内侧部，源于脑桥吻侧和尾侧网状核，纤维下行至脊髓经前角运动细胞对肌梭梭内肌起易化作用。

01.05.0141　脊髓网状束　spinoreticular tract

位于脊髓腹外侧，源于脊髓灰质板层Ⅴ、Ⅶ、Ⅷ层。属于网状上行系统，对保持觉醒和维持意识起重要作用。

01.05.0142　脊髓顶盖束　spinotectal tract

位于脊髓前外侧索的浅部，起自脊髓灰质板层Ⅰ和Ⅳ～Ⅷ层，上行至中脑顶盖，参与传导伤害性信息。

01.05.0143　脊髓橄榄束　spinoolivary tract

位于外侧索与前索交界区的表浅部位，源于脊髓灰质较深的板层，纤维投射至下橄榄核，参与传导肌与腱的本体感觉信息。

01.05.0144　脊髓丘脑侧束　lateral spinothalamic tract

位于外侧索的前半部（图 01.05.006），起自脊髓灰质板层Ⅰ和Ⅳ～Ⅷ层，纤维上升 1~2 节后经白质前连合越边至对侧上行至背侧丘脑。传递对侧躯体 1~2 节以下区域的痛、温觉信息。

01.05.0145　脊髓小脑前束　anterior spinocerebellar tract

位于脊髓外侧索周边部的腹侧份（图 01.05.006），起自腰骶膨大节段板层Ⅴ～Ⅶ层外侧部，大部分纤维交叉至对侧，经小脑上脚至小脑皮质。传导躯干和下肢的非意识性本体感觉和触压觉信息至小脑，与肢体的运动和姿势协调有关。

01.05.0146　脊髓小脑后束　posterior spinocerebellar tract

位于外侧索周边部的背侧份（图 01.05.006），起自同侧板层Ⅵ～Ⅶ的背核，纤维上行经小脑下脚至小脑皮质。传递躯干和下肢的非意识性本体感觉和触压觉信息至小脑，与肢体肌的精细运动和姿势的协调有关。此束仅见于腰$_2$以上脊髓节段。

01.05.0147　背外侧束　dorsolateral fasciculus

又称“李束”，位于胶状质背外侧的一个传导束（图 01.05.006），纵贯脊髓全长，以上颈髓最发达。脊神经后根外侧部的无髓和有髓纤维进入脊髓，分为升支和降支，上行或下行 2~3 个脊髓节段组成此束，终止于板层Ⅰ、Ⅱ、Ⅲ，传导痛觉、温度觉、粗触压觉和内脏感觉信息。

01.05.0148　李束　fasciculus of Lissauer

见 01.05.0147 背外侧束。

01.05.0149　颈外侧核　lateral cervical nucleus

位于颈髓第 1~2 节后角腹外侧的细胞群，发出纤维形成脊颈束（spinocervical tract），参与痛温觉传导。不过人类的颈外侧核不易确认，脊颈束的纤维量极少。

01.05.0150　后索　posterior funiculus

后外侧沟与后正中沟之间的白质，主要含薄束和楔束。

01.05.0151　薄束　fasciculus gracilis

在胸髓第 5 节以下占据后索的全部，在胸髓第 4 节以上只占据后索的内侧部（图 01.05.006），源于同侧胸髓第 5 节及以下的脊神经节细胞的中枢突。传导来自同侧下半身的肌、腱、关节和皮肤的位置觉、运动觉、振动觉和精细触压觉信息。

01.05.0152　楔束　fasciculus cuneatus

位于后索外侧部的一个传导束（图 01.05.006），源于同侧胸髓第 4 节以上脊神经节细胞的中枢突。传导来自同侧上半身的肌、腱、关节和皮肤的位置觉、运动觉、振动觉和精细触压觉信息。

01.05.0153　后固有束　posterior fasciculus proprius

位于后索邻接脊髓灰质处,由联系脊髓不同节段的纤维组成。参与脊髓内的反射活动。

01.05.0154　隔缘束　septomarginal fasciculus

位于脊髓后正中隔的中部和后缘的,参与脊髓反射活动。

01.05.0155　束间束　interfascicular fasciculus

位于颈髓、大部分胸髓节段的薄束和楔束分界处的一个长距离的固有束。参与脊髓的反射活动。

（中南大学　罗学港）

01.05.0156　脑干　brain stem

是中枢神经系统的一部分,位于颅后窝的前部,脊髓和间脑之间,自下而上由延髓、脑桥、中脑3部分组成,其中延髓和脑桥的腹侧面邻接枕骨斜坡,背面与小脑相连。延髓、脑桥、小脑之间围成的腔隙为第四脑室。脑干内含端脑、间脑、小脑与脊髓间的信息传导通路,具有传导信息并参与调节心跳、呼吸、消化、体温、睡眠、觉醒等重要生理功能。

01.05.0157　延髓　medulla oblongata

脑的最下部,下端以第1颈神经最上根丝与脊髓为界,上端腹侧以桥延沟与脑桥分界。其主要功能为传导信息、调节呼吸、心律、消化等生命活动和内脏功能。

01.05.0158　［延髓］前正中裂　anterior median fissure of medulla oblongata

延髓腹侧面正中的深沟,是脊髓前正中裂的延续。

01.05.0159　锥体　pyramid

延髓腹侧面前正中裂两侧的纵行隆起(图01.05.008),内有锥体束通过。

01.05.0160　锥体交叉　decussation of pyramid

在延髓锥体的下端,由大部分锥体束纤维越边呈发辫式左右交叉而成的结构,部分填塞了前正中裂(图01.05.008),交叉纤维的数量和顺序存在个体差异。

01.05.0161　［延髓］前外侧沟　anterolateral sulcus of medulla oblongata

延髓锥体与橄榄之间的浅沟,舌下神经根丝由此出脑。

01.05.0162　橄榄　olive

在延髓的上部,锥体背外侧的卵圆形隆起(图01.05.008),内含下橄榄核。

01.05.0163　橄榄后沟　retroolivary sulcus

橄榄背外侧的浅沟,自上而下依次有舌咽神经、迷走神经和副神经的根丝附着。

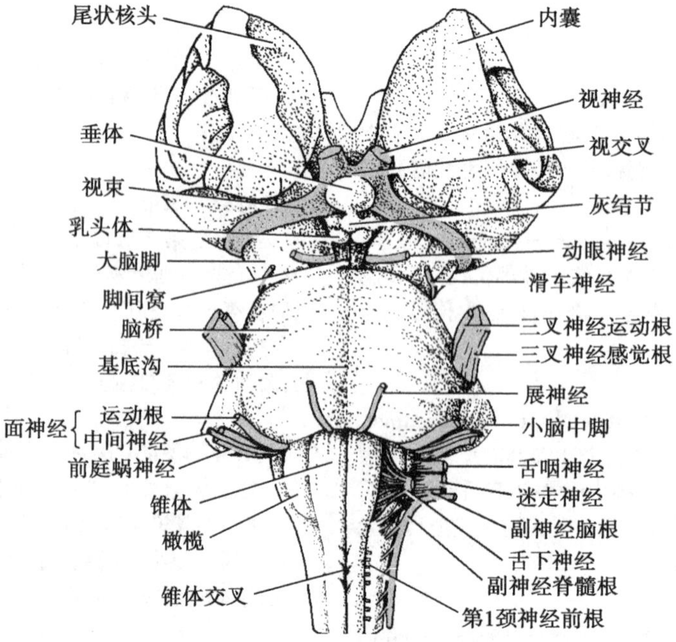

图 01.05.008　脑干外形(腹侧面)

01.05.0164　小脑下脚　inferior cerebellar peduncle

又称“绳状体“。位于延髓背侧面楔束结节外上方，构成菱形窝下外侧界（图 01.05.009、图 01.05.010），包括的传入纤维有：初级和二级前庭小脑纤维、橄榄小脑纤维、网状小脑纤维、脊髓小脑后束、后外弓状纤维、楔小脑纤维和前外弓状纤维；传出纤维有：发自绒球、蚓部和旁蚓部皮质的小脑前庭纤维，以及顶核延髓束（顶核前庭纤维与顶核网状纤维）。

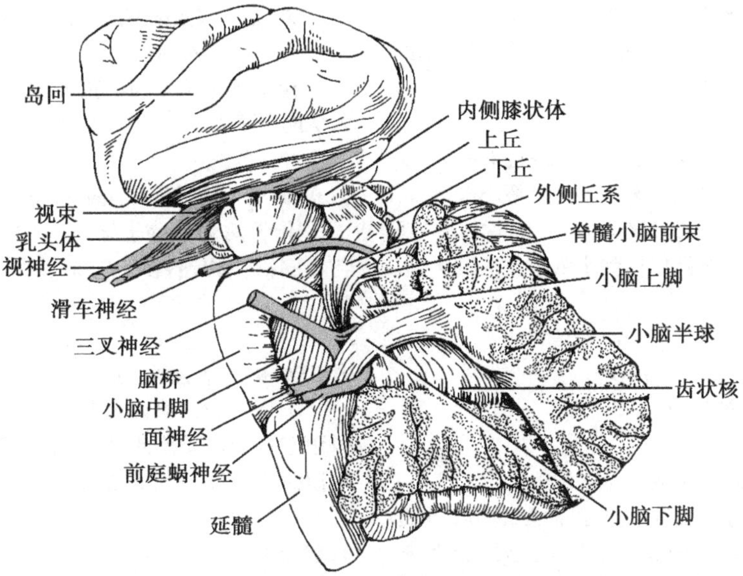

图 01.05.009　小脑脚示意图

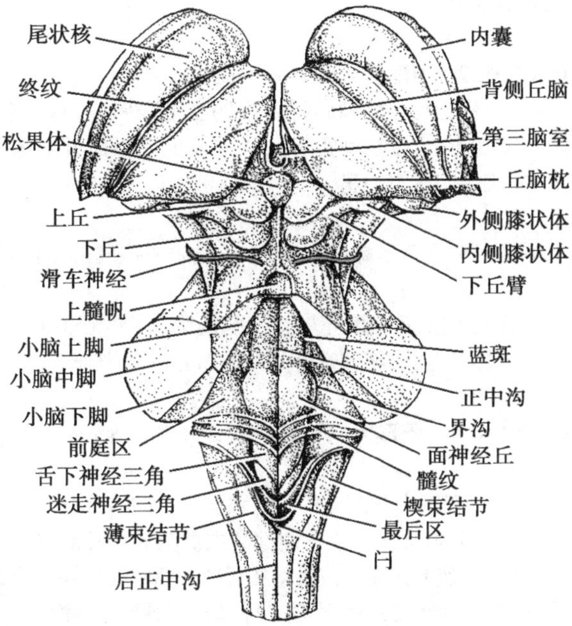

图 01.05.010　脑干外形（背侧面）

01.05.0165　绳状体　restiform body

见 01.05.0164 小脑下脚。

01.05.0166　灰小结节　tuberculum cinereum

又称“三叉结节”。位于延髓背侧面楔束结节外侧的纵行隆起，内含三叉神经脊束和脊束核。

01.05.0167　三叉结节　trigeminal tubercle

见 01.05.0166 灰小结节。

01.05.0168　楔束结节　cuneate tubercle

延髓下部后正中沟的两侧各有两个膨大，外上者为楔束结节（图 01.05.010），其深面含楔束和楔束核。

01.05.0169　薄束结节　gracile tubercle

延髓下部后正中沟的两侧各有两个膨大，内侧者为薄束结节（图 01.05.010），其深面含薄束和薄束核。

01.05.0170　脑桥　pons

位于脑干的中段，小脑、延髓和中脑之间的脑组织（图 01.05.008）。其腹侧面（基底部）显著凸出，有由横行纤维构成的连接小脑左右半球的桥样结构，故名。具有传导信息、调节呼吸节律和协调骨骼肌运动等功能。

01.05.0171　[脑桥]基底沟　basilar sulcus of pons

脑桥腹侧面正中线上的纵行浅沟（图 01.05.008），容纳基底动脉。

01.05.0172　延髓脑桥沟　bulbopontine sulcus

脑干腹侧面延髓脑桥之间的横行浅沟，是二者的表面分界线。第Ⅵ、Ⅶ、Ⅷ对脑神经由内到外从此沟出入脑干（图 01.05.008）。

01.05.0173　脑桥小脑三角　pontocerebellar trigone

位于延髓脑桥沟的外侧部，延髓、脑桥和小脑结合处的三角区，前庭蜗神经根恰位于此处。

01.05.0174　小脑中脚　middle cerebellar peduncle

又称"脑桥臂"。由脑桥横纤维（脑桥小脑纤维）行向后外汇集而成（图 01.05.008~ 图 01.05.010），入小脑，并包括少许来自脑桥网状核到小脑皮质的轴突，以及少量小脑脑桥的纤维。

01.05.0175　脑桥臂　brachium pontis

见 01.05.0174 小脑中脚。

01.05.0176　小脑上脚　superior cerebellar peduncle

又称"结合臂"。构成脑桥背侧面菱形窝上半部的外侧界（图 01.05.008~ 图 01.05.010），主要是齿状核和间位核的传出投射，也有些来自顶核的纤维。其传入纤维有脊髓小脑前束，三叉小脑束也向上绕过上脚；而顶盖小脑纤维和红核小脑纤维（见于某些动物）则从其内侧通过。

01.05.0177　结合臂　brachium conjunctivum

见 01.05.0176 小脑上脚。

01.05.0178　丘系三角　trigonum lemnisci

小脑上脚上段腹外侧的三角区。其上界为下丘臂，下界为小脑上脚外侧缘，腹侧界为中脑外侧沟，内有外侧丘系纤维通过。

01.05.0179　菱脑峡　rhombencephalic isthmus

由脑桥与中脑的移行部缩窄而成的区域。此区有小脑上脚、上髓帆及丘系三角。

01.05.0180　第四脑室　fourth ventricle

小脑与脑桥、延髓之间的空隙。形似尖端向上的帐篷，内含脑脊液，上通中脑水管，下连脊髓中央管，室内脑脊液经第四脑室正中孔、外侧孔流入蛛网膜下隙。

01.05.0181　第四脑室盖　tegmen of fourth ventricle

第四脑室顶壁。其前上部由左、右小脑上脚及上髓帆构成，后下部由下髓帆和第四脑室脉络组织形成。

01.05.0182　第四脑室外侧孔　lateral aperture of fourth ventricle

位于第四脑室外侧隐窝尖端的孔，左右各一，脑脊液经此孔流入蛛网膜下隙。

01.05.0183　第四脑室正中孔　median aperture of fourth ventricle

位于菱形窝下角尖正上方的孔，脑脊液经此孔流入蛛网膜下隙。

01.05.0184　上髓帆　superior medullary velum

介于两侧小脑上脚之间的薄层白质板，向后下与小脑白质相连，参与构成第四脑室顶的前上部（图 01.05.010）。

01.05.0185　下髓帆　inferior medullary velum

向下移行于第四脑室脉络组织，向上与上髓帆以锐角汇合的白质薄片，伸入小脑蚓。参与构成第四脑室顶的后下部（图 01.05.010）。

01.05.0186　闩　obex

在菱形窝下角处（图 01.05.010），第四脑室正中孔尾侧，第四脑室脉络组织下部附着于两侧薄束结节之间的部分。

01.05.0187　菱形窝　rhomboid fossa

位于延髓上部和脑桥背面的菱形浅窝。由延髓上部和脑桥内的中央管于后壁中线处向后敞开而形成，构成第四脑室的底。

01.05.0188　［菱形窝］正中沟　median sulcus of rhomboid fossa

第四脑室菱形窝正中线上的浅沟（图 01.05.010）。纵贯菱形窝全长，将此窝分为左右对称的两半。

01.05.0189　［菱形窝］界沟　sulcus limitans of rhomboid fossa

平行于正中沟两侧的纵行浅沟（图 01.05.010），将每侧半的菱形窝又分成内侧部的内侧隆起和外侧部的前庭区，为脑干脑神经核运动功能柱与感觉功能柱的分界标志线。源于胚胎发育期分隔基板与翼板的界沟。

01.05.0190　［第四脑室］髓纹　striae medullares of fourth ventricle

自菱形窝正中沟中部伸向外侧角的数条浅表的横行纤维束（图 01.05.010）。将菱形窝分为上、下两部分，系迷走的皮质脑桥小脑纤维，可能与延髓弓状核、桥延体核及外弓状纤维有关。

01.05.0191　面神经丘　facial colliculus

靠近髓纹上方的内侧隆起上呈圆形的隆凸（图 01.05.010），内隐面神经膝和展神经核。

01.05.0192　内侧隆起　medial eminence

界沟与正中沟之间的脑区。

01.05.0193　［菱形窝］上凹　superior fovea of rhomboid fossa

在菱形窝髓纹上方，面神经丘外侧，界沟变宽为浅凹的部分。

01.05.0194　蓝斑　locus ceruleus

位于界沟上端的外侧（图 01.05.010），在新鲜标本上呈蓝灰色，内含蓝斑核，在成人为含铜色素的去甲肾上腺素能神经元聚集的部位。

01.05.0195　听结节　acoustic tubercle

前庭区外侧角的小隆起，深面为蜗背侧核。

01.05.0196　前庭区　vestibular area

位于菱形窝外侧部的三角形隆起区（图 01.05.010），内含前庭神经核。

01.05.0197　舌下神经三角　hypoglossal triangle

位于菱形窝髓纹以下靠内上方的三角区（图 01.05.010），内含舌下神经核。

01.05.0198　迷走神经三角　vagal triangle

位于菱形窝髓纹以下舌下神经三角外下方的三角区（图 01.05.010），内含迷走神经背核。

01.05.0199　外侧隐窝　lateral recess

于菱形窝外侧角与其背侧的小脑之间的隐窝，此隐窝绕过小脑下脚转向腹侧。

01.05.0200　［菱形窝］下凹　inferior fovea

界沟上的浅凹。位于延髓菱形窝下部，髓纹下方，前庭区内侧。

01.05.0201　分隔索　funiculus separans

菱形窝迷走神经三角下外缘处的一条斜行增厚的室管膜层的窄嵴。

01.05.0202　最后区　area postrema

位于分隔索与薄束结节之间的区域（图 01.05.010）。属室周器官之一，富含血管和神经胶质等。

01.05.0203　第四脑室带　tenia of fourth ventricle

第四脑室脉络组织剥除后残留在第四脑室边缘的附着缘。

01.05.0204　中脑　midbrain

介于间脑与脑桥之间的脑组织。其上界为视束，下界为脑桥基底部腹侧上缘，由中脑导水管周围灰质、顶盖和大脑脚三部分组成，具有传导信息和参与完成视、听反射等功能。

01.05.0205　中脑顶盖　tectum of midbrain

中脑背侧部的组织，由顶盖前区、一对上丘和一对下丘组成。上丘和下丘合称四叠体。

01.05.0206　顶盖前区　pretectal area

位于中脑和间脑交界区、中脑导水管周围灰质背外侧部的脑组织，其内的顶盖前区核发出纤维至双侧动眼神经副核，司理瞳孔对光反射和晶状体调节反射。

01.05.0207　上丘　superior colliculus

在中脑上部背侧的一对圆形隆起（图 01.05.010）。是重要的视反射中枢，有灰质、白质相互交替的 7 层板层结构。浅层（Ⅰ～Ⅲ）与视觉系统有关，是视环境的感觉分析器；深层（Ⅳ～Ⅶ）是重要的皮质下感觉运动整合器，与视、听、躯体信息引起的眼、头及躯体联合转向刺激源方向有关。

01.05.0208　上丘臂　brachium of superior colliculus

上丘的外侧向外上方伸出的一长形隆起，连于间脑的外侧膝状体，内含视束至上丘的纤维及上丘与外侧膝状体核之间的往返纤维。

01.05.0209　下丘　inferior colliculus

在中脑下部背侧的一对圆形隆起（图 01.05.010）。是重要的听觉反射中枢和听觉通路上的重要中继站，并参与听觉的负反馈调节和声源定位等。

01.05.0210　下丘臂　brachium of inferior colliculus

下丘的外侧向外上方伸出的一长形隆起（图 01.05.010），连于间脑的内侧膝状体，内含下丘至内侧膝状体的纤维和下丘与听皮质区之间的往返纤维。

01.05.0211　大脑脚　cerebral peduncle

位于中脑导水管周围灰质（中央灰质）腹侧的脑组织（图 01.05.008），构成中脑的大部分，为一对纵行柱状隆起，包括被盖和脚底，后二者被黑质分隔。

01.05.0212　动眼神经沟　sulcus of oculomotor nerve

位于中脑大脑脚内侧面上的浅沟，动眼神经根丝沿此沟出脑。

01.05.0213　脚间窝　interpeduncular fossa

两侧大脑脚之间的凹陷（图 01.05.008），窝底深面有脚间核。

01.05.0214　后穿质　posterior perforated substance

脚间窝底尾侧部正中的浅灰色区，有许多血管出入的小孔，被大脑后动脉的中央支穿过。

01.05.0215　楔束核　cuneate nucleus

位于延髓下部楔束结节深面的神经核，接受楔束的传入纤维，传出纤维向腹侧经丘系交叉至对侧形成内侧丘系。

01.05.0216　薄束核　gracile nucleus

位于延髓下部薄束结节深面的神经核，接受薄束的传入纤维，传出纤维向腹侧经丘系交叉至对侧形成内侧丘系。

01.05.0217　下橄榄核　inferior olivary nucleus

位于延髓上部橄榄深面的神经核（图 01.05.011），在横切面上呈袋口朝向背内侧的囊形灰质团块，接受脊髓、脑干、大脑皮质的传入纤维，发出橄榄小脑束纤维，大部分越边至对侧经小脑下脚入小脑，构成攀缘纤维，参与躯体运动的调控。

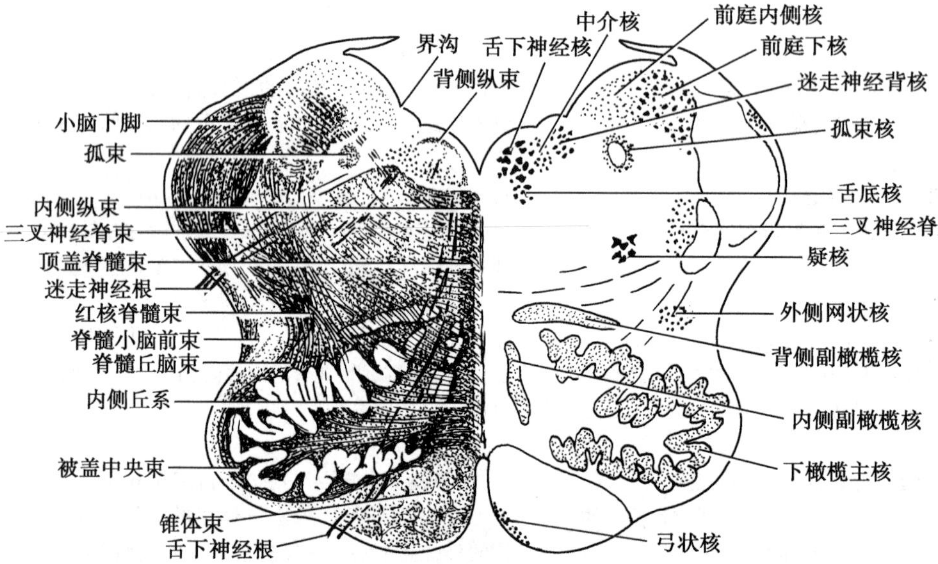

图 01.05.011　延髓水平切面（经橄榄中部高度）

01.05.0218　［下］橄榄核套　amiculum of olive

位于下橄榄主核周围的浓密白质带，含有髓纤维，由来自皮质、红核、中脑被盖和中脑导水管周围灰质等处的传入纤维组成。

01.05.0219　下橄榄核门　hilum of inferior olive

下橄榄主核囊袋的开口，朝向延髓中缝。下橄榄主核发出的纤维，经下橄榄核门组成橄榄小脑束，至对侧，组成小脑下脚。

01.05.0220　副［下］橄榄核　accessory olivary nucleus

位于下橄榄主核的背侧（背侧副橄榄核）和内侧（内侧副橄榄核）的神经核（图 01.05.011），发出纤维投射至旧小脑。在种系发生上较古老，属于旧橄榄。

01.05.0221　桥延体核　nucleus of pontobulbar body

位于小脑下脚背外侧的神经核，由密集成群的中型细胞组成，细胞形态酷似脑桥核，接受皮质脑桥束和小脑皮质的纤维，传出纤维至小脑。

01.05.0222　［延髓］弓状核　arcuate nucleus of medulla oblongata

位于延髓锥体束腹侧的神经核（图 01.05.011），呈新月状，细胞形态与脑桥核细胞形态相似，属脑桥核的同源核。此核接受对侧大脑皮质的传入纤维，传出纤维部分组成前外侧弓状纤维经同侧小脑下脚至小脑，部分越边至对侧第四脑室底形成髓纹经小脑下脚入小脑。

01.05.0223　舌下神经核　nucleus of hypoglossal nerve

位于延髓上部舌下神经三角深面的神经核（图 01.05.011），几乎纵贯延髓全长。属一般躯体运动核，接受对侧皮质核束纤维支配，发出纤维经舌下神经支配同侧舌内肌和部分舌外肌的随意运动。

01.05.0224　舌下周核　perihypoglossal nucleus

位于延髓舌下神经核周围，由若干细胞群组成的神经核，包含中介核、罗蓝核和舌下前置核。此核群虽在位置上邻近舌下神经核，但与其并无联系。

01.05.0225　中介核　intercalatus nucleus

位于延髓舌下神经核与迷走神经背核之间（图 01.05.011），由小细胞组成的神经核。接受孤束核、前庭神经核及小脑的传入，参与内脏反射调节及前庭眼动机制。

01.05.0226　罗蓝核　Roller nucleus

位于延髓舌下神经核上段的腹侧，由密集的中型细胞组成的神经核。

01.05.0227　舌下前置核　nucleus prepositus hypoglossi

延髓舌下神经核上端的延续，由大、中型细胞组成，传入传出纤维联系广泛。本核与前庭神经核、眼外肌运动核、卡哈尔间位核（interstitial nucleus of Cajal）及桥延网状结构核团联系，与前庭－动眼反射功能有关。

01.05.0228　孤束核　nucleus of solitary tract

位于延髓界沟外侧、迷走神经背核腹外侧的神经核（图 01.05.011），上达脑桥下部，下至内侧丘系交叉平面。属内脏感觉核，此核头端接受孤束的味觉传入，尾段大部接受舌咽神经和迷走神经的一般内脏感觉信息传入，参与介导味觉分辨和心血管、消化和呼吸等系统的功能调制。

01.05.0229　［延髓］连合核　commissural nucleus of medulla oblongata

位于延髓闩以下、左右孤束核之间的神经核，连接左右孤束核。接受舌咽神经、迷走神经的内脏传入，其功能主要与颈动脉压力反射及化学反射有关。

01.05.0230　迷走神经背核　dorsal nucleus of vagus nerve

位于延髓室底灰质内，迷走神经三角深面的神经核（图 01.05.011），由橄榄中部向下延伸至内侧丘系交叉平面。属一般内脏运动核，发出纤维经迷走神经支配颈部、胸部所有内脏器官和腹腔大部分内脏器官的平滑肌、心肌的活动和腺体的分泌。

01.05.0231　疑核　nucleus ambiguus

位于延髓下橄榄核背外侧网状结构中的神经核（图 01.05.011），上达橄榄上部平面，下至内侧丘系交叉平面。属特殊内脏运动核，接受双侧皮质核束纤维，发出纤维经舌咽神经、迷走神经、副神经支配喉、咽部和食管上段骨骼肌的运动。

01.05.0232　三叉神经脊束核　spinal nucleus of trigeminal nerve

上端起于脑桥中下部，下端伸延至颈髓第 1、2 节段，与脊髓后角胶状质相续的神经核，在延髓下部位于三叉结节的浅表，在延髓上部位于孤束核的腹外侧（图 01.05.011），在脑桥中下部位于前庭神经核的腹外侧。属一般躯体感觉核，接受三叉神经、面神经、舌咽神经和迷走神经的传入纤维，发出纤维越过中线至对侧组成三叉丘系，参与头面部痛温觉传递。

01.05.0233　前庭神经核　vestibular nucleus

位于前庭区深面的神经核。可分为前庭下核、前庭内侧核、前庭外侧核和前庭上核。属特殊躯体感觉核，接受经前庭神经、小脑、大脑和脊髓的传入纤维，传出纤维组成前庭小脑束、前庭脊髓束、内侧纵束、前庭丘脑束分别至脊髓、小脑、脑干和网状结构等。

01.05.0234　前庭外侧核　lateral vestibular nucleus

位于前庭区外侧份深面的神经核（图 01.05.012），发出纤维组成前庭脊髓外侧束，在同侧脊髓下行，终止于脊髓第Ⅶ、Ⅷ层。

01.05.0235　前庭内侧核　medial vestibular nucleus

前庭核群中体积最大者，位于前庭区的内侧份深面、下核与外侧核的内侧（图 01.05.011），发出纤维组成前庭脊髓内侧束。

01.05.0236　前庭下核　inferior vestibular nucleus

核形狭长，下端平对橄榄中部（图 01.05.011），向上伸展至前庭神经根进入脑桥平面。前庭神经长的降支贯穿并陆续终止于核内。

01.05.0237　前庭上核　superior vestibular nucleus

位于第四脑室底与侧壁交界处的神经核（图 01.05.012），下连前庭内、外侧核。

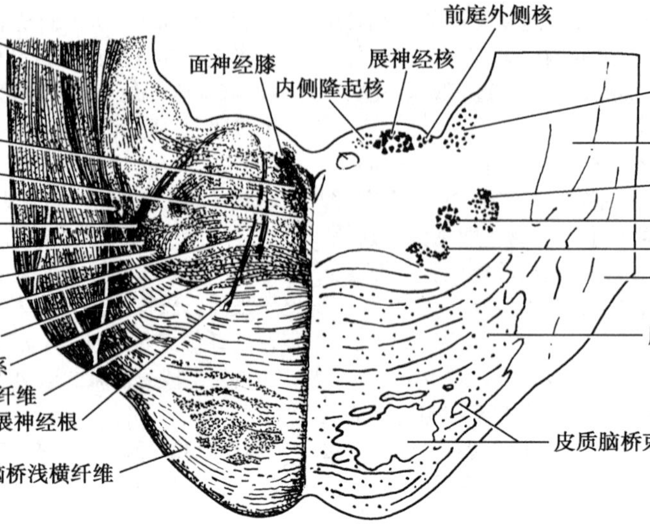

图 01.05.012　脑桥水平切面（经脑桥下部、面神经丘高度）

01.05.0238　蜗神经核　cochlear nucleus

位于脑桥与延髓交界平面，第四脑室外侧隐窝室底灰质内的神经核，位于菱形窝外侧角听结节的深面，小脑下脚的背外侧和腹内侧。属特殊躯体感觉核，包括蜗背侧核和蜗腹侧核。此核接受来自内耳经蜗神经传入的初级听觉纤维，发出纤维参与形成斜方体及外侧丘系，终止于上橄榄核、斜方体核、下丘核等。

01.05.0239　蜗背侧核　dorsal cochlear nucleus

位于小脑下脚背外侧部，听结节深面的神经核。接受来自耳蜗底部的螺旋神经节双极细胞中枢突上行支（蜗神经），传递高频声波的神经冲动。

01.05.0240　蜗腹侧核　ventral cochlear nucleus

位于小脑下脚腹外侧部的神经核。接受来自耳蜗顶部的螺旋神经节双极细胞中枢突上行支（蜗神经），传递低频声波的神经冲动。

01.05.0241　下泌涎核　inferior salivatory nucleus

位于延髓上部的神经核。核团轮廓不清，散在于迷走神经背核颅侧和疑核背侧的网状结构内，属一般内脏运动核，发出纤维经舌咽神经至耳节，管理腮腺的分泌。

01.05.0242　［脑桥］基底部　basilar part of pons

脑桥的腹侧部，含纵、横行纤维束及散在于其间的脑桥核。

01.05.0243　［脑桥］被盖部　tegmentum of pons

脑桥第四脑室底与基底部之间的广大区域，内有脑神经核及其根丝、中继核团、网状结构和上、下行纤维束等结构。

01.05.0244　脑桥核　pontine nucleus

散在分布于脑桥基底部纵横纤维束之间的神经核（图 01.05.012）。属中继核，接受额、顶、枕、颞桥束的传入纤维，发出纤维经小脑中脚入对侧小脑，是传递大脑皮质信息至小脑的主要中继站。

01.05.0245　上橄榄核　superior olivary nucleus

位于脑桥中、下部的被盖腹侧部（图 01.05.012），内侧丘系背外侧的神经核。在横切面上呈 S 形，属中继核，接受蜗神经核和斜方体核的传入，发出纤维加入斜方体与外侧丘系，参与听觉传导。

01.05.0246　外侧丘系核　nucleus of lateral lemniscus

自脑桥中、下部至中脑尾侧，伴随外侧丘系分布的神经核。属中继核，接受上橄榄核和外侧丘系的传入，发出纤维加入外侧丘系，参与听觉传导。

01.05.0247　蓝斑核　nucleus ceruleus

位于脑桥上部、菱形窝界沟上端蓝斑深面的神经核。集聚含黑色素的去甲肾上腺素能神经元，是脑内去甲肾上腺素能神经元最多的部位，相当于 A_6 群，其纤维广泛联系其他脑区，其功能与呼吸和睡眠有关。

01.05.0248　蓝斑下核　subceruleus nucleus

位于蓝斑腹外侧的神经核。其内含去甲肾上腺素能神经元，并可见一些中型的色素细胞，与脊髓、下丘脑之间有纤维联系。

01.05.0249　臂旁核　parabrachial nucleus

位于脑桥被盖外侧网状结构中的神经核。分为臂旁内侧核和外侧核，内含去甲肾上腺素能神经元，与岛叶、杏仁体、下丘脑之间有往返纤维联系，参与调节呼吸、心血管和胃肠的活动。

01.05.0250　臂旁外侧核　lateral parabrachial nucleus

位于脑桥被盖外侧网状结构中，脑桥上部小脑上脚外侧的神经核。主要接受来自室旁核、脊髓、延髓背角的纤维和孤束核尾侧发出的传导一般内脏感觉信息的纤维，传出纤维至下丘脑、丘脑和杏仁体，还有部分传出纤维参与形成网状脊髓束。

01.05.0251　臂旁内侧核　medial parabrachial nucleus

位于脑桥被盖外侧网状结构中，脑桥上部小脑上脚内侧的神经核。与蓝斑核和蓝斑下核邻接，核内可见含色素的神经元。接受从孤束核头端（味觉核）发出的纤维，传出纤维投射到丘脑、下丘脑和杏仁体。

01.05.0252　三叉神经脑桥核　pontine nucleus of trigeminal nerve

位于脑桥中部网状结构内的神经核，三叉神经根入脑平面的颅侧，三叉神经运动核的外侧（图01.05.013）。属一般躯体感觉核，主要接受三叉神经内传递头面部触、压觉的初级感觉纤维，传出纤维参与形成三叉丘系。

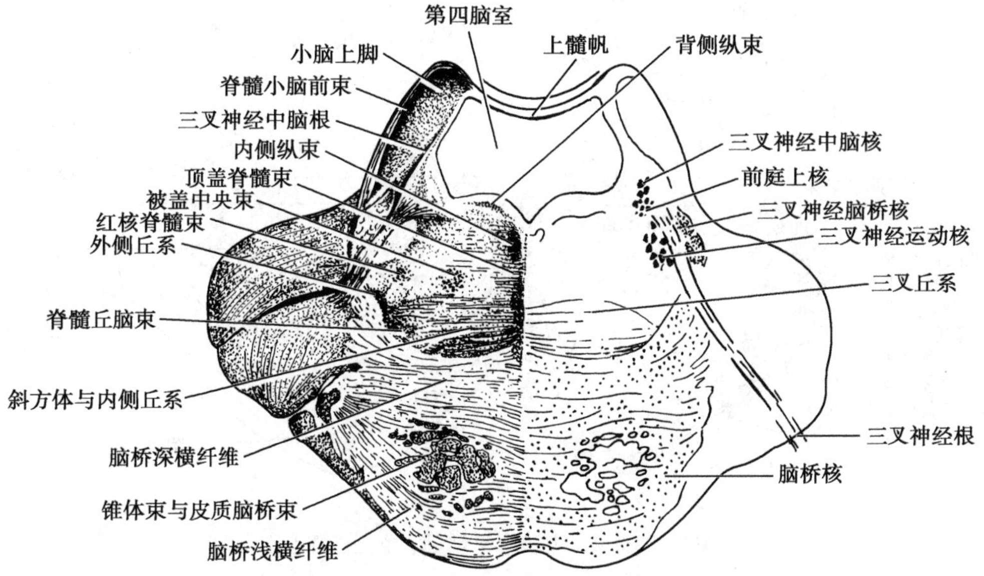

图 01.05.013　脑桥水平切面（经脑桥中部、三叉神经根高度）

01.05.0253　三叉神经运动核　motor nucleus of trigeminal nerve

位于脑桥中部的网状结构中，三叉神经脑桥核内侧的神经核（图01.05.013）。属特殊内脏运动核，接受双侧皮质核束纤维，发出纤维经三叉神经下颌支支配咀嚼肌、二腹肌前腹、下颌舌骨肌、腭帆张肌和鼓膜张肌。

01.05.0254　展神经核　nucleus of abducent nerve, abducens nucleus

位于脑桥中下部、面神经丘深面的神经核（图01.05.012）。属一般躯体运动核，其神经元分为大的运动神经元和小的中间神经元，接受双侧皮质核束纤维，发出纤维经展神经支配眼球外直肌。

01.05.0255　展旁核　paraabducens nucleus

位于展神经核背侧、散在于面神经膝纤维中的神经核。接受双侧皮质核束纤维，其轴突侧支至展神经核，轴突则经内侧纵束和网状结构至对侧动眼神经腹侧区，可驱动对侧眼内直肌收缩，以实现两眼共轭水平注视运动。

01.05.0256　面神经核　nucleus of facial nerve

位于脑桥下部、被盖腹外侧部网状结构内的神经核（图01.05.012）。属特殊内脏运动核，接受皮质核束支配，发出纤维经面神经主要控制面部表情肌的运动。睑裂以上面肌由双侧皮质核束支配；睑裂以下面肌由对侧皮质核束支配。此外，面神经核还发出纤维支配二腹肌后腹、茎突舌骨肌和镫骨肌。

01.05.0257　泪腺核　lacrimal nucleus

位于上泌涎核附近网状结构中的神经核。属一般内脏运动核，发出节前纤维经面神经、岩大神经、翼管神经至翼腭神经节，节后纤维支配泪腺。另外，经翼腭神经节发出的节后纤维还分布于鼻、腭腺体和血管。

01.05.0258　上泌涎核　superior salivatory nucleus

位于脑桥下部的神经核，其内的神经元沿面神经脑桥内段呈簇状分布。属一般内脏运动核，发出节前纤维经面神经、鼓索及舌神经至翼腭神经节和下颌下神经节，节后纤维管理口、鼻黏膜腺、舌下腺和下颌下腺的分泌。

01.05.0259　斜方体核　trapezoid nucleus

散在于脑桥中缝两侧斜方体纤维中的神经核。属中继核，接受蜗神经核的传入，传出纤维至上橄榄核，参与听觉传导；还发纤维至双侧面神经核，三叉神经运动核，参与镫骨肌反射和鼓膜张肌反射。

01.05.0260　上丘带状层　zonale layers of superior colliculus

位于上丘浅层（图 01.05.014），接受经上丘臂传入的枕叶下行纤维。

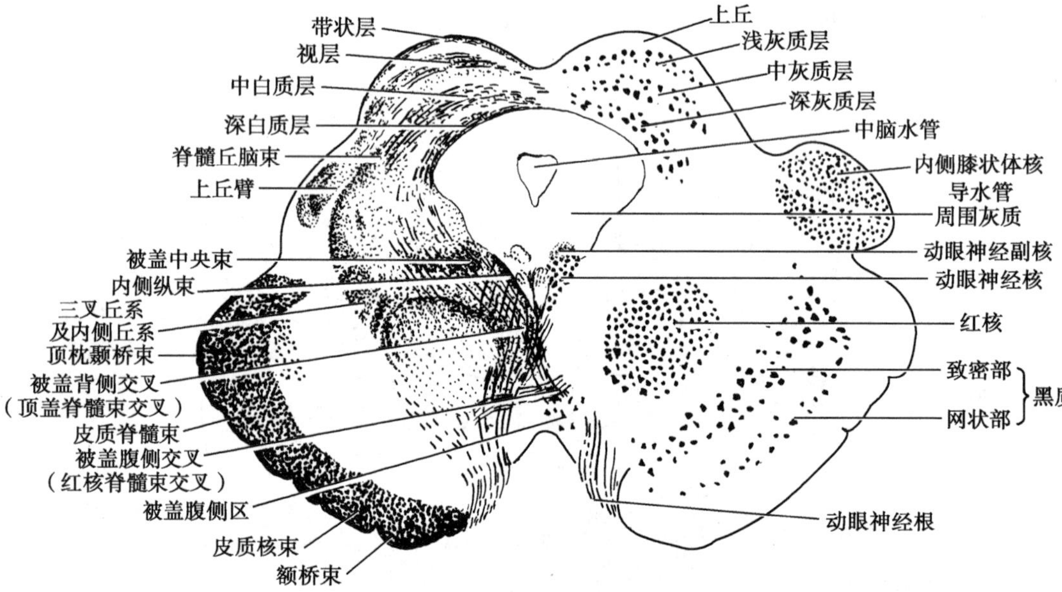

图 01.05.014　中脑水平切面（经上丘高度）

01.05.0261　［上丘］灰质层　gray matter layers of superior colliculus

又称“外灰质层”（图 01.05.014）。内含呈放射状排列的细胞，其树突伸入带状层接受皮质顶盖纤维和大部分视束纤维，传出纤维至深层。

01.05.0262　［上丘］外灰质层　external gray matter layers of superior colliculus

见 01.05.0261［上丘］灰质层。

01.05.0263　［上丘］视层　optic layers of superior colliculus

又称“浅白质层”，位于带状层的腹侧面（图 01.05.014）。接受经上丘臂传入的视束和外侧膝状体纤维，此层细胞的轴突伸入丘系层。

01.05.0264　浅白质层　superficial white matter layers

见 01.05.0263［上丘］视层。

01.05.0265　［上丘］丘系层　lemnisci layers of superior colliculus

位于上丘深层的神经层，可分为中灰质层、中白质层、深灰质层和深白质层（图 01.05.014），接受大脑皮质额眼区（8 区）等多处的传入神经，发出至上颈髓、外侧膝状体等多处的传出纤维。

01.05.0266　下丘核　nucleus of inferior colliculus

位于下丘深面的神经核（图 01.05.015）。主要接受外侧丘系的大部分纤维，发出纤维至上丘、内侧膝状体等处，是听觉通路上的重要中继站和听反射中枢。

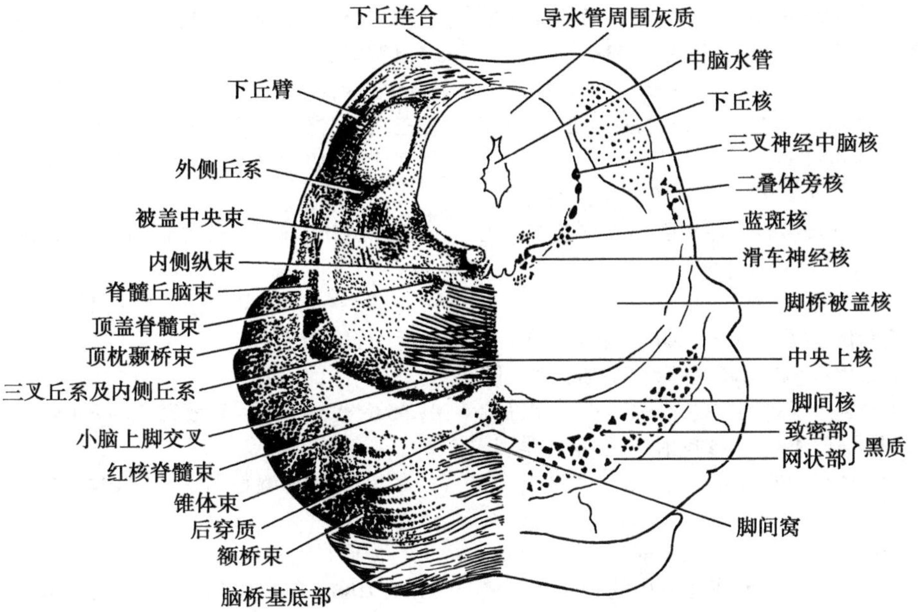

图 01.05.015　中脑水平切面（经下丘高度）

01.05.0267　被盖　tegmentum

位于中脑导水管周围灰质的腹侧与黑质之间的脑组织。内有脑神经核及脑神经根丝、中继核团、网状结构和上、下行纤维束等结构。被盖本身属种系发生上脑干的古老结构。

01.05.0268　中脑导水管周围灰质　periaqueductal gray matter，PAG

中脑导水管周围的灰质（中央灰质）(图 01.05.014、图 01.05.015)，因此区有髓纤维少，故在魏格特（Weigert）染色切片上着色极浅。中脑导水管周围灰质属中脑边缘系结构，也是内源性阿片肽神经元的重要分布区。与整合本能行为、调控内脏功能活动、致痛与镇痛及海洛因成瘾与戒断等有关。

01.05.0269　中脑导水管　mesencephalic aqueduct

中脑内部的管腔（图 01.05.014、图 01.05.015）。内含脑脊液，上通第三脑室，下连第四脑室。

01.05.0270　二叠体旁核　parabigeminal nucleus

散在分布于外侧丘系背外侧与中脑表面之间的纤维中的细胞。与上丘形成往返纤维联系，参与组成视觉旁路。

01.05.0271　滑车神经核　nucleus of trochlear nerve

位于中脑下丘平面、中脑导水管周围灰质腹侧部的神经核（图 01.05.015）。属一般躯体运动核，接受双侧皮质核束纤维支配，发出纤维经上髓帆交叉，组成滑车神经支配对侧眼的上斜肌。

01.05.0272　动眼神经核　nucleus of oculomotor nerve

位于中脑上丘平面，中脑导水管周围灰质腹侧部的神经核（图 01.05.014）。属一般躯体运动核，接受双侧皮质核束纤维支配，发纤维经大脑脚内侧出脑，组成动眼神经，支配眼的上、下、内直肌及下斜肌和上睑提肌。

01.05.0273　动眼神经副核　accessory nucleus of oculomotor nerve

又称“埃丁格－韦斯特法尔核”。位于中脑上丘平面，动眼神经核的背内侧（图 01.05.014）。属一般内脏运动核，发出纤维经动眼神经支配眼球的瞳孔括约肌和睫状肌。

01.05.0274　埃丁格－韦斯特法尔核　Edinger-Westphal nucleus

见 01.05.0273 动眼神经副核。

01.05.0275　达克谢维奇核　Darkschewitsch nucleus

位于中脑导水管周围灰质腹外侧、动眼神经核背外侧的神经核，主要由小细胞组成，接受来自中央前、后回、脊髓、上丘等的纤维，发出纤维参与组成内侧纵束。

01.05.0276　三叉神经中脑核　mesencephalic nucleus of trigeminal nerve

位于中脑导水管周围灰质和菱形窝上部室底灰质外侧缘的神经核（图 01.05.013、图 01.05.015）。是滞留在脑内的唯一假单极神经元群,属一般躯体感觉核,接受来自头面部的本体感觉和压觉信息。

01.05.0277　三叉神经中脑束　mesencephalic tract of trigeminal nerve

位于中脑导水管周围灰质外侧的神经纤维束。源于三叉神经中脑核,参与传递头面部本体感觉和压觉信息。

01.05.0278　腹侧被盖区　ventral tegmental area, VTA

位于中脑黑质内侧和脚间核背侧的脑组织(图01.05.014)。是中脑边缘系的结构之一,内有含多巴胺等多种递质的神经元,传出纤维投射广泛,参与学习、记忆、情绪和动机性行为的调节。

01.05.0279　间位核　interstitial nucleus

位于内侧纵束的背外侧或在束内的神经核。接受来自前庭神经核、顶盖前区、皮质额眼区以及小脑顶核的纤维,传出纤维经内侧纵束至双侧动眼神经核、滑车神经核及同侧舌下神经前置核。与眼慢旋转和垂直运动以及追踪视野中的物像有关,同时在控制头的运动与姿势中起作用。

01.05.0280　红核　red nucleus

位于中脑上丘平面被盖中央部的神经核(图01.05.014),因细胞富含铁色素,在新鲜标本上略呈粉红色,故名。此核接受小脑上脚和大脑皮质的纤维,发出纤维经红核脊髓束至脊髓前角 α 和γ运动神经元,兴奋肢体屈肌神经元,抑制伸肌神经元。

01.05.0281　脚间核　interpeduncular nucleus

位于脚间窝底部中央的神经核(图01.05.015),含有中型多极细胞。属中脑边缘系结构,接受缰核脚间束、乳头脚间束及脑干被盖核团的投射,传出纤维联系海马、隔区、下丘脑外侧区等广泛脑区,并经背侧纵束至各内脏性神经核。

01.05.0282　背侧被盖核　dorsal tegmental nucleus

位于中脑内侧纵束背侧和中缝背核外侧中央灰质内的神经核。核团内细胞密集,属中脑网状结构的核团,接受乳头被盖束的纤维。

01.05.0283　黑质　substantia nigra

位于中脑脚底和被盖之间的脑组织(图01.05.014)。属锥体外系,贯穿中脑全长,并伸至底丘脑。因其多数细胞含黑色素,在新鲜标本呈黑色,故名。人类最发达,是中脑内最大的核,传入、传出纤维联系广泛,其中黑质纹状体之间的联系将黑质产生的多巴胺输送到纹状体,参与运动调节。黑质多巴胺神经元变性,纹状体内多巴胺减少,黑质与纹状体之间,多巴胺能神经元－乙酰胆碱能神经元－γ 氨基丁酸能神经元回路失去平衡,导致震颤麻痹,即帕金森病。

01.05.0284　[黑质]致密部　compact part of substantia nigra

黑质的背侧部(图01.05.014),内含多巴胺能神经元和胆碱能神经元。

01.05.0285　[黑质]网状部　reticular part of substantia nigra

黑质的腹侧部(图01.05.014),内含GABA能神经元。

01.05.0286　前外弓状纤维　anterior external arcuate fiber

位于延髓腹侧的神经纤维束,源于弓状核、外侧网状核,经小脑下脚入小脑,参与小脑对运动的调控。

01.05.0287　后外弓状纤维　posterior external arcuate fiber

位于延髓背外侧缘的神经纤维束,源于楔束副核,经小脑下脚入小脑,参与传递上肢和颈部的非意识性本体感觉冲动。

01.05.0288　内弓状纤维　internal arcuate fiber

位于延髓中央灰质腹外侧的神经纤维束。包括:源于薄束核和楔束核、传递躯干和四肢意识性本体感觉和精细触觉的二级纤维;下橄榄核至对侧小脑下脚的橄榄小脑束纤维;三叉神经脊束核二级纤维等。

01.05.0289　内侧丘系　medial lemniscus

位于脑干中线两侧的纤维束(图01.05.011),此系在延髓位居锥体的背侧,在脑桥纵穿斜方体,在中脑位居红核的外侧。此系是源于薄束核和楔束核经丘系交叉后的上行纤维束,传递躯干和四肢意识性本体感觉和精细触压觉。

01.05.0290　内侧丘系交叉　decussation of medial lemniscus

在延髓中央管腹侧中线上的纤维束,由左、右薄束核、楔束核发出的二级感觉纤维在中线交叉形成。

01.05.0291　三叉神经脊束　spinal tract of trigeminal nerve

位于延髓背外侧部、灰小结节深面的神经束(图01.05.011、图01.05.012),此束上至脑桥中部,下达第1、2颈髓,内侧始终与三叉神经脊束核邻贴并终止于该核。此束由三叉神经节细胞中枢突的下行支组成,传递头面部痛、温觉信息。

01.05.0292　孤束　solitary tract

位于延髓背外侧部、迷走神经背核与三叉神经脊束核之间的纤维束（图 01.05.011）。源于面神经、舌咽神经和迷走神经中的内脏感觉初级纤维，传递味觉和其他内脏感觉信息。

01.05.0293　楔小脑纤维　cuneocerebellar fiber

行于延髓背外侧边缘的神经纤维。源于楔束副核，发出后外弓状纤维，传递同侧躯干上部和上肢的本体感觉及皮肤触压觉信息至小脑。

01.05.0294　橄榄小脑纤维　olivocerebellar fiber

位于延髓背外侧，源于下橄榄核的神经纤维，经小脑下脚至对侧小脑，参与小脑对运动的调控。

01.05.0295　网状小脑纤维　reticulocerebellar fiber

源于同侧延髓外侧网状核的神经纤维。发出的前外弓状纤维，经小脑下脚入小脑，参与躯体运动的调节。

01.05.0296　内侧纵束　medial longitudinal fasciculus, MLF

中脑导水管周围灰质腹侧的混合性纤维束，大部分由前庭神经核发出，在脑干中线两侧上、下行（图 01.05.012），终止于Ⅲ、Ⅳ、Ⅵ、Ⅺ对脑神经核及颈髓灰质板层Ⅶ、Ⅷ，经中继后至前角运动神经元。其功能是：实现两眼的协同运动、生理性眼球震颤、眼头颈运动协调，并维持头部与躯体运动的平衡。

01.05.0297　顶盖延髓束　tectobulbar tract

位于中脑上丘中央灰质的腹侧，源于上丘神经元，纤维交叉后经脑桥核至脑神经运动核（特别是眼外肌运动核），参与完成视刺激引起的眼的运动反射。

01.05.0298　锥体束　pyramidal tract

源于大脑皮质锥体细胞，经内囊下行至脑干和脊髓的运动传导束，此束依次经过中脑的大脑脚底中3/5、脑桥基底部和延髓的锥体（图 01.05.011）。可分为皮质核束和皮质脊髓束，分别管理脑干和脊髓内的运动神经元。

01.05.0299　皮质核束　corticonuclear tract

主要起于中央前回下部，经内囊进入脑干下行，管理脑干内的一般躯体运动核和特殊内脏运动核，并含有终止于薄束核、楔束核、三叉神经感觉核和孤束核的下行纤维。除面神经核下部和舌下神经核为对侧管理外，其余均为双侧管理。

01.05.0300　脑桥横行纤维　transverse fiber of pons

由脑桥核发出的脑桥小脑纤维。该纤维位于脑桥的基底部（图 01.05.012），多数横行交叉至对侧，向后外移行为小脑中脚，进入小脑。

01.05.0301　皮质脑桥束　corticopontine tract

源于大脑皮质锥体细胞的传导束。包括额桥束和顶枕颞桥束，经内囊和中脑腹侧的大脑脚底下行，经脑桥基底部（图 01.05.011）终于脑桥核。

01.05.0302　皮质网状束　corticoreticular tract

主要源于大脑感觉运动皮质的神经束。与皮质脊髓束同行，终止于脑桥延髓网状核。网状核发出网状脊髓束下行至脊髓，组成皮质－网状结构－脊髓通路，参与躯体运动调控。

01.05.0303　斜方体　trapezoid body

由蜗腹侧核发出腹侧听纹，与上橄榄核发出的纤维一起经脑桥中下部脑桥被盖部前缘向内行，并交叉至对侧组成的结构（图 01.05.012）。纤维走行的路径呈斜方体形，故得此名。

01.05.0304　外侧丘系　lateral lemniscus

行于脑桥被盖腹外侧边缘部的神经纤维束（图 01.05.09）。源于双侧蜗神经核，纤维经上橄榄核、斜方体核、外侧丘系核和下丘核中继上行，参与听觉传导。

01.05.0305　橄榄耳蜗束　olivocochlear tract

发自（上）橄榄核和斜方体核、至双侧螺旋器内、外毛细胞的传导束。为抑制性下行反馈通路，可能与人们关注某些声音，而同时忽略另外一些声音的机制有关。

01.05.0306　三叉丘脑束　trigeminothalamic tract

又称“三叉丘系”（trigeminal lemniscus）。位于内侧丘系背外侧（图 01.05.012），源于对侧三叉神经脊束核及三叉神经脑桥核，纤维上行终止于丘脑腹后内侧核，参与头面部痛温觉和触压觉信息的传递。

01.05.0307　三叉丘系　trigeminal lemniscus

见 01.05.0306 三叉丘脑束。

01.05.0308　面神经膝　genu of facial nerve

面神经根丝在第四脑室底、面神经丘深面及展神经核背内侧处聚集成束（图 01.05.08），呈膝形绕过展神经核的部位。

01.05.0309 红核橄榄束 rubroolivary tract

源于红核小细胞部，经下橄榄主核中继后至小脑的神经纤维束。参与对躯体运动的控制。

01.05.0310 下丘连合 commissure of inferior colliculus

连接左右下丘的结构（图 01.05.015）。部分外侧丘系纤维经此连合终于对侧下丘核。

01.05.0311 被盖背侧交叉 dorsal tegmental decussation

位于中脑导水管周围灰质的腹侧（图 01.05.014），由上丘发出的纤维在中线交叉，形成下行的顶盖脊髓束。

01.05.0312 被盖腹侧交叉 ventral tegmental decussation

位于上丘下部平面被盖的腹侧部（图 01.05.014），由红核发出的纤维在中线交叉，形成下行的红核脊髓束。

01.05.0313 被盖中央束 central tegmental tract

位于中脑腹侧、红核和小脑上脚交叉背外侧的神经纤维束（图 01.05.014）。为运动皮质、丘脑、豆状核、小脑、红核、网状结构、下橄榄核之间的上、下行纤维束。

01.05.0314 小脑上脚交叉 decussation of superior cerebellar peduncle

来自小脑齿状核和中间核的纤维，在脑桥上部平面左右交叉（图 01.05.015），终止于对侧红核及背侧丘脑腹外侧核，也有纤维至腹前核和板内核。

01.05.0315 大脑脚底 crus cerebri

位于黑质腹侧的中脑结构。内含纵行纤维束，自内侧向外侧依次有额桥束、锥体束和顶枕颞桥束。

01.05.0316 脑干网状结构 reticular formation of brain stem

位于中脑导水管周围灰质、第四脑室室底灰质和延髓中央灰质腹外侧的脑干组织（图 01.05.016）。此区神经纤维纵横交织成网状，其间散在分布大小不等的神经细胞团块，网状结构在进化上比较古老，纤维联系广泛，参与觉醒、睡眠的周期节律，中枢内上、下行信息的整合，躯体和内脏各种感觉和运动功能的调节，并与脑的学习、记忆等高级功能有关。

01.05.0317 腹侧网状核 ventral reticular nucleus

位于延髓中下部，下橄榄核背侧至室底灰质间的被盖区内的神经核（图 01.05.016）。属延髓中央核，主要由小型的肾上腺素或去甲肾上腺素能神经元组成，是脑干网状结构的感受区，与脑干运动核及脑干上部网状结构有广泛的纤维联系。

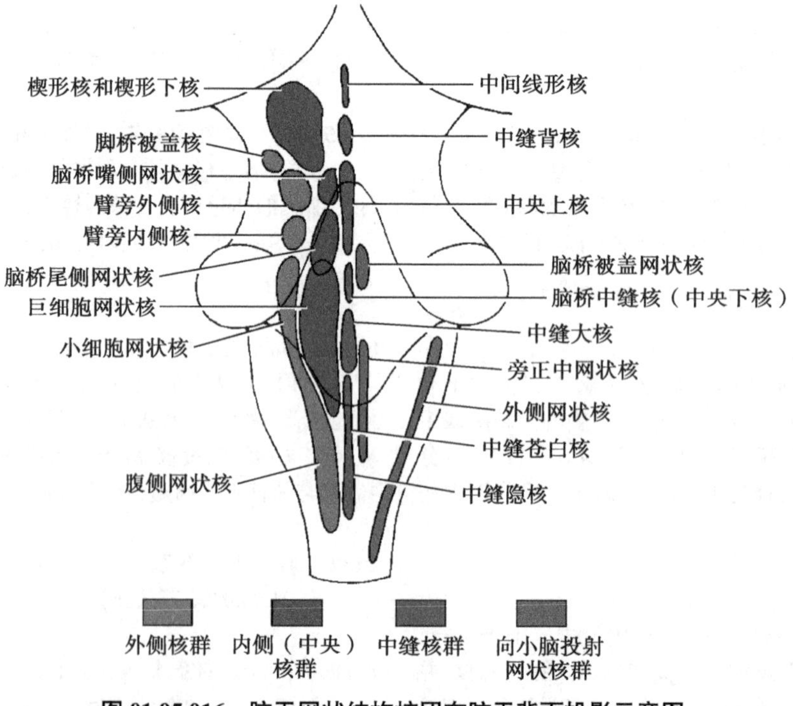

图 01.05.016 脑干网状结构核团在脑干背面投影示意图

01.05.0318　外侧网状核　lateral reticular nucleus

位于下橄榄核背外侧的神经核（图 01.05.016）。接受脊髓、大脑运动和感觉皮质、前庭神经核等的传入纤维，发出纤维经小脑下脚至小脑。

01.05.0319　旁正中网状核　paramedian reticular nucleus

邻近延髓中缝的神经核（图 01.05.016）。由中小型细胞组成，接受延髓等的传入纤维，传出纤维至小脑。

01.05.0320　小细胞网状核　parvocellular reticular nucleus

位于脑干外侧 1/3 区网状结构内的神经核（图 01.05.016）。主要由小型的肾上腺素能或去甲肾上腺素能神经元组成，是脑干网状结构的感受区，传出纤维至网状结构内侧核群。

01.05.0321　巨细胞网状核　gigantocellular reticular nucleus

靠近中线，位于中缝核群外侧的神经核（图 01.05.016），发出纤维参与构成网状上行投射系统和网状脊髓束。

01.05.0322　旁巨细胞网状核　paragigantocellular reticular nucleus

位于脑桥面神经核平面的浅腹外侧网状结构区的神经核。含去甲肾上腺素能神经元，主要接受孤束核的纤维传入，可能为血管运动调节中枢。

01.05.0323　脑桥嘴侧网状核　rostral pontine reticular nucleus

位于脑桥中上部中缝核群外侧的神经核（图 01.05.016）。接受皮质网状纤维，发出纤维形成脑桥网状脊髓束，并与中脑网状结构之间有往返纤维联系。

01.05.0324　脑桥尾侧网状核　caudal pontine reticular nucleus

位于脑桥中下部中缝核群外侧的神经核（图 01.05.016）。接受皮质网状纤维和脊髓网状纤维，发出纤维形成网状上行纤维和脑桥网状脊髓束。

01.05.0325　脑桥被盖网状核　tegmentoreticular nucleus of pons

位于脑桥内侧丘系背侧的神经核（图 01.05.016）。接受大脑皮质及小脑上脚的传入纤维，传出纤维至小脑，参与小脑－网状结构－小脑回路，也是大脑小脑通路的中继站。

01.05.0326　脚桥被盖网状核　pedunculopontine reticular tegmental nucleus

位于中脑下半被盖腹外侧的神经核（图 01.05.016），接受苍白球被盖纤维和中央前回的纤维。

01.05.0327　楔形核　cuneiform nucleus

几乎占中脑全长、位于中央灰质腹外侧的神经核（图 01.05.016）。向下与脑桥嘴侧网状核接续，发出下行纤维参与构成脑干网状结构的效应区。

01.05.0328　楔形下核　subcuneiform nucleus

位于楔形核腹侧的神经核（图 01.05.016），发出下行纤维参与构成脑干网状结构的效应区。

01.05.0329　中缝核群　rapheal nuclear group

脑干中缝区的连续窄长细胞带，可分辨出 8 个中缝核团，是脑内 5- 羟色胺能神经元的聚集区（B1~B8 细胞群），也属于脑干网状结构的范围。

01.05.0330　中缝大核　nucleus raphes magnus

位于延髓中上部和脑桥中下部中缝区的神经核（图 01.05.016），接受大脑皮质、网状结构和脊髓的传入纤维，传出纤维至脑干网状结构、脑神经运动核、脊髓等。

01.05.0331　中缝隐核　nucleus raphes obscurus

位于延髓中下部中缝区的神经核（图 01.05.016），在连续切片上时隐时现而得名，纤维联系不明确。

01.05.0332　中缝苍白核　nucleus raphes pallidus

位于延髓中上部中缝区的神经核（图 01.05.016）。在中缝隐核的腹侧，尼氏染色时细胞的胞质着色很浅。

01.05.0333　脑桥中缝核　rapheal nucleus of pons

又称"中央下核"。位于脑桥中部中缝区的神经核（图 01.05.016），与小脑有往返纤维联系。

01.05.0334　中央下核　inferior central nucleus of rapheal nuclear group

见 01.05.0333 脑桥中缝核。

01.05.0335　中缝背核　nucleus raphes dorsalis

位于脑桥中上部至中脑下部中缝区的神经核（图 01.05.016）。在导水管周围灰质的腹侧，与下丘脑、隔区、海马之间有纤维联系。

01.05.0336　［中缝核］中央上核　superior central nucleus of rapheal nuclear group

位于脑桥中上部至下丘中部中缝区的神经核（图

01.05.016)。其背侧有小脑上脚交叉和中缝背核,腹侧为脚间核。

01.05.0337 [中缝核]中间线形核 nucleus linearis intermedius of rapheal nuclear group

位于小脑上脚交叉中部至红核下端平面、动眼神经核与脚间核之间中缝区的神经核,发出纤维参与形成中缝核的上行投射。

01.05.0338 [中缝核]嘴侧线形核 nucleus linearis rostralis of rapheal nuclear group

位于红核中部至中脑上端平面、动眼神经根内侧中缝区的神经核,纤维联系不明。

(中南大学　罗学港)

01.05.0339 小脑 cerebellum

位于颅后窝,延髓和脑桥的后上方,大脑枕叶的下方,借大脑横裂及小脑幕与大脑分隔。主要功能是维持机体平衡、控制姿势、协调骨骼肌随意运动。

01.05.0340 小脑半球 cerebellar hemisphere

小脑两侧膨大的部分,正中部的小脑蚓将两个半球连接起来(图 01.05.017)。

01.05.0341 小脑蚓 cerebellar vermis

位于两小脑半球之间的狭窄部。分为蚓结节、蚓锥体、蚓垂和小结等部(图 01.05.018)。

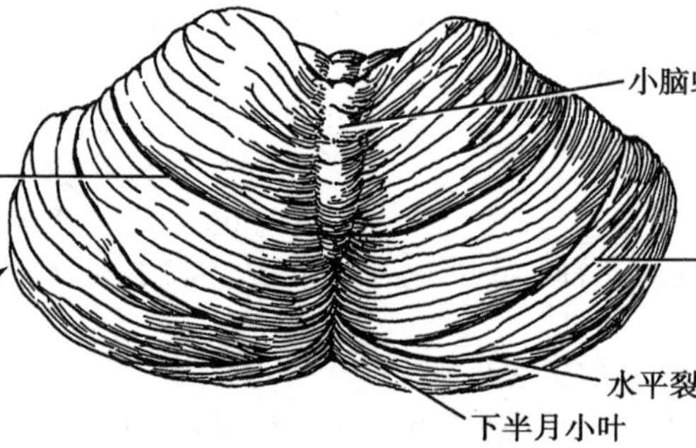

图 01.05.017　小脑上面

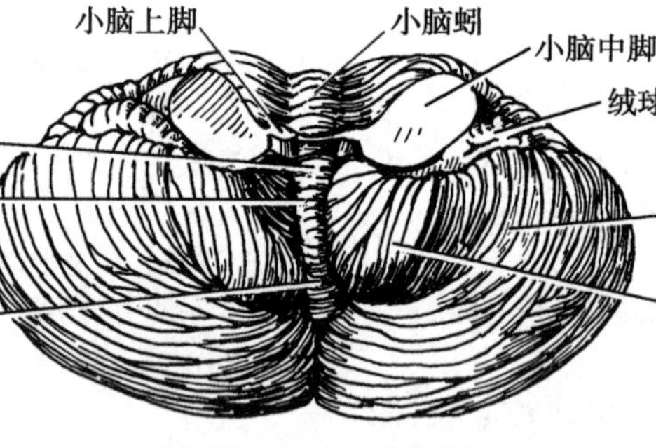

图 01.05.018　小脑下面

01.05.0342 小脑体 corpus of cerebellum

包括小脑前叶和后叶,与绒球小结叶共同组成小脑。主要是指小脑半球,严格地说还包括蚓结节以外的蚓部结构(图 01.05.019)。

01.05.0343 小脑谷 cerebellar vallecula

小脑下面正中的纵深凹陷,包绕脑干。

01.05.0344 小脑叶片 cerebellar folia

小脑表面被许多平行的沟分隔,两沟之间的部分。

01.05.0345 小脑裂 cerebellar fissure

小脑表面较深的沟,如原裂、水平裂等(图 01.05.017)。

01.05.0346 小脑前切迹 anterior cerebellar notch

小脑上面凹陷的前缘。

01.05.0347 小脑后切迹 posterior cerebellar notch

小脑上面凹陷的后缘。

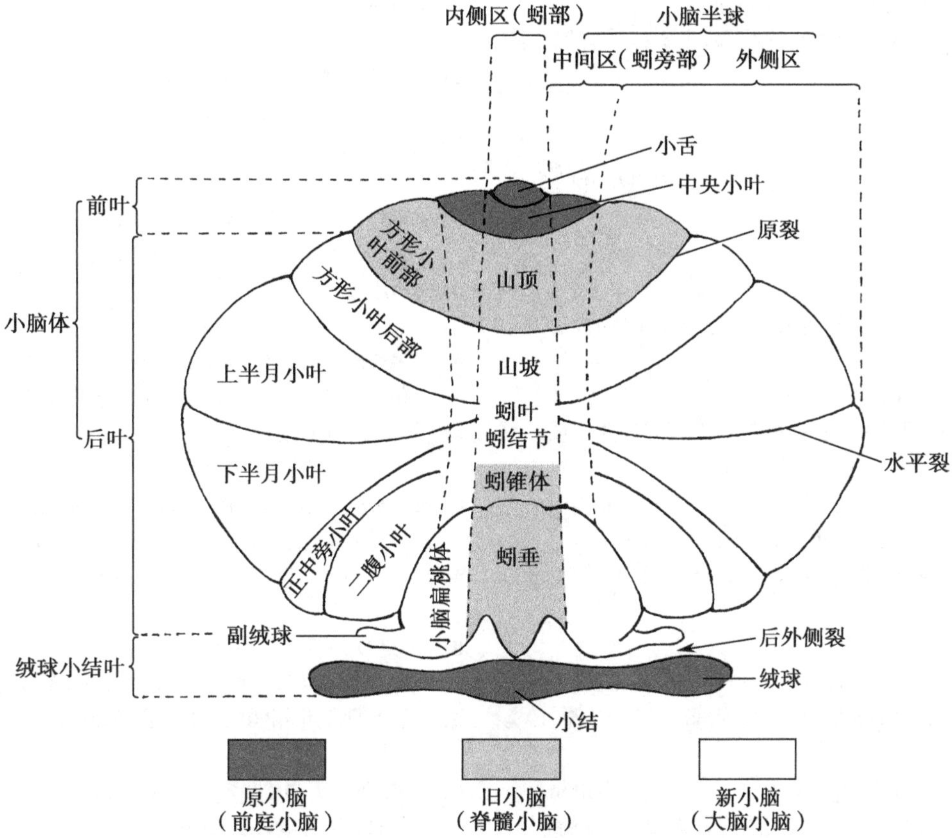

图 01.05.019　小脑分叶示意图

01.05.0348　原裂　primary fissure

位于小脑上面很深的沟，将小脑半球分为前、后两叶（图 01.05.017）。

01.05.0349　绒球小结叶　flocculonodular lobe

又称“古小脑”“原小脑”“前庭小脑”。由绒球和小结构成，中间由绒球脚相连，接受前庭神经纤维（图 01.05.019）。

01.05.0350　古小脑　archicerebellum

见 01.05.0349 绒球小结叶。

01.05.0351　原小脑　palaeocerebellum

见 01.05.0349 绒球小结叶。

01.05.0352　前庭小脑　vestibulocerebellum

见 01.05.0349 绒球小结叶。

01.05.0353　小结　nodule

位于蚓垂前方的皮质，属于小脑蚓的下蚓（图 01.05.018）。

01.05.0354　绒球　flocculus

位于小脑下蚓小结两侧的球形结构。以绒球脚与小结相连，共同组成绒球小结叶（图 01.05.018）。

01.05.0355　绒球脚　peduncle of flocculus

连接小结与绒球的结构。与小结和绒球共同组成绒球小结叶（图 01.05.018）。

01.05.0356　旁绒球　paraflocculus

又称“副绒球”。蚓垂伸入小脑扁桃体的一小部分，在人已不明显（图 01.05.019）。

01.05.0357　副绒球　paraflocculus

见 01.05.0356 旁绒球。

01.05.0358　小脑前叶　anterior lobe of cerebellum

又称“脊髓小脑”。位于小脑上面原裂以前的脑叶，主要接受脊髓小脑束的纤维（图 01.05.019）。

01.05.0359　脊髓小脑　spinocerebellum

见 01.05.0358 小脑前叶。

01.05.0360 旧小脑 paleocerebellum

包括小脑前叶和后叶的后部，主要接受脊髓小脑束的纤维。

01.05.0361 小舌 lingula

位于小脑蚓上蚓的一部分，后邻中央小叶的皮质（图 01.05.019）。

01.05.0362 中央小叶 central lobule

位于上蚓的小舌和山顶之间的皮质（图 01.05.019）。

01.05.0363 山顶 culmen

位于上蚓的中央小叶与山坡之间的皮质（图 01.05.019）。

01.05.0364 中央小叶翼 ala of central lobule

中央小叶两侧的半球部，位于方形小叶前部的前方。

01.05.0365 方形小叶前部 anterior quadrangular lobule

原裂前方、山顶两侧的小脑半球部（图 01.05.019）。

01.05.0366 小脑后叶 posterior lobe of cerebellum

又称“新小脑”“大脑小脑”。原裂以后的部分，其中，上半月小叶、下半月小叶、蚓叶和蚓结节为种系发生上最新的部分，接受皮质－脑桥－小脑束的纤维。而后叶的后部，包括二腹小叶、小脑扁桃体、蚓锥体、蚓垂在种系发生上较早，属旧小脑，接受脊髓小脑束的纤维（图 01.05.019）。

01.05.0367 新小脑 neocerebellum

见 01.05.0366 小脑后叶。

01.05.0368 大脑小脑 cerebrocerebellum

见 01.05.0366 小脑后叶。

01.05.0369 山坡 declive

位于上蚓山顶与蚓叶之间的皮质（图 01.05.019）。

01.05.0370 蚓叶 folium of vermis

位于上蚓山坡后方的皮质（图 01.05.019）。

01.05.0371 蚓结节 tuber of vermis

位于下蚓蚓锥体后方的皮质（图 01.05.019）。

01.05.0372 蚓锥体 pyramid of vermis

位于下蚓蚓结节与蚓垂之间的皮质（图 01.05.017、图 01.05.019）。

01.05.0373 蚓垂 uvula of vermis

位于下蚓蚓锥体和小结之间的皮质（图 01.05.018、图 01.05.019）。

01.05.0374 方形小叶后部 posterior quadrangular lobule

位于原裂后方，山坡两侧的小脑半球部（图 01.05.019）。

01.05.0375 单小叶 simple lobule

位于原裂后方，山坡两侧部分的皮质，也包括山坡（图 01.05.019）。

01.05.0376 上半月小叶 superior semilunar lobule

位于蚓叶的两侧，与蚓叶相连，为方形小叶后部与下半月小叶之间的皮质（图 01.05.019）。

01.05.0377 下半月小叶 inferior semilunar lobule

位于蚓结节两侧，并与蚓结节相连，前方以水平裂与上半月小叶相隔的皮质（图 01.05.019）。

01.05.0378 正中小叶 median lobule

包括蚓叶和蚓结节两部分。

01.05.0379 旁正中小叶 paramedian lobule

正中小叶后方的半球部分，包括二腹小叶和小脑扁桃体（图 01.05.019）。

01.05.0380 二腹小叶 biventral lobule

蚓锥体两侧的半球部分，与蚓锥体相连，以次裂与小脑扁桃体为界（图 01.05.019）。

01.05.0381 小脑扁桃体 tonsil of cerebellum

位于蚓垂两侧并与蚓垂相连，以次裂与二腹小叶为界的小脑部分。颅内压增高时，形成小脑扁桃体疝，又称枕骨大孔疝（图 01.05.018、图 01.05.019）。

01.05.0382 旁正中沟 paramediam sulcus

小脑半球与小脑蚓之间的浅沟。

01.05.0383 次裂 secondary fissure

又称“锥后裂”。二腹小叶与小脑扁桃体的分界，在下蚓分隔蚓锥体与蚓垂。

01.05.0384 锥后裂 retropyramidal fissure

见 01.05.0383 次裂。

01.05.0385　水平裂　horizontal fissure

小脑上面和下面的分界线，以水平方向绕小脑半球的外侧和后缘，终于小脑后切迹（图 01.05.017）。

01.05.0386　后外侧裂　posterolateral fissure

小结与蚓垂之间的分界，位于小脑体与绒球小结叶之间（图 01.05.019）。

01.05.0387　小脑皮质　cerebellar cortex

小脑表层的灰质，从外向内可分为分子层、浦肯野细胞层和颗粒层 3 层，含有 5 种神经元：浦肯野细胞、颗粒细胞、高尔基细胞、星形细胞和篮状细胞。

01.05.0388　小脑髓质　cerebellar medulla

皮质深面的白质。

01.05.0389　小脑活树　arbor vitae

小脑各叶内的白质反复发出多级白质板，切面上呈树状，故名（图 01.05.020）。

01.05.0390　小脑核　cerebellar nuclei

又称"小脑中央核"。位于小脑半球髓质内的灰质核团，每侧有 4 个，由内向外为顶核、球状核、栓状核和齿状核（图 01.05.021）。

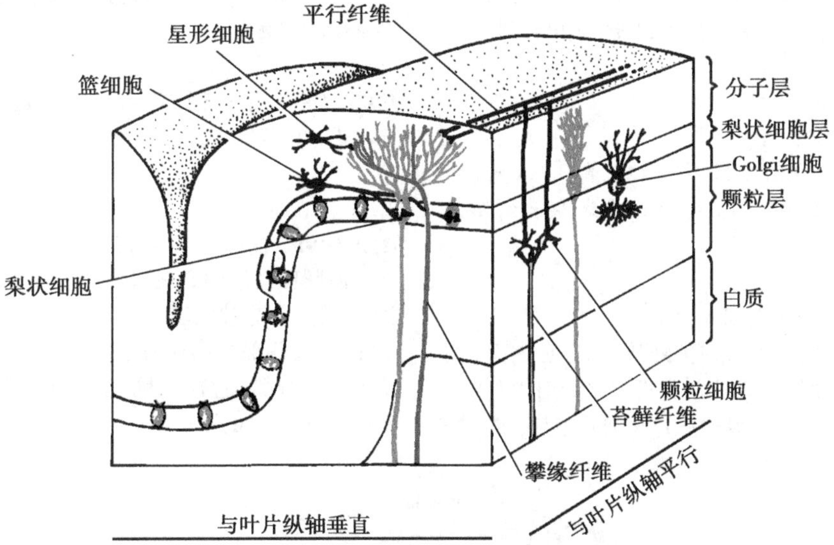

图 01.05.020　小脑皮质的细胞构筑模式图

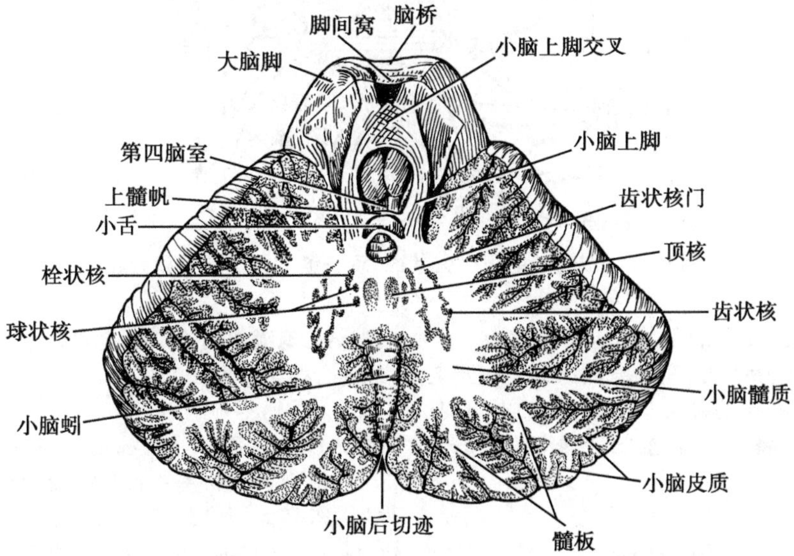

图 01.05.021　小脑水平切面（示小脑核）

01.05.0391　小脑中央核　central nuclei of cerebellum

见 01.05.0390 小脑核。

01.05.0392　齿状核　dentate nucleus

位于小脑半球髓质内的袋状核团（图 01.05.021），接受来自小脑皮质的纤维，传出纤维组成结合臂。

01.05.0393　齿状核门　hilum of dentate nucleus

齿状核外形呈袋状，袋口向内，形似门状（图 01.05.021）。

01.05.0394　栓状核　emboliform nucleus

一前后狭长的半楔形灰质块，位于齿状核门（图 01.05.021），接受新旧小脑皮质的纤维，发出纤维加入结合臂。

01.05.0395　球状核　globus nucleus

位于顶核外侧的球形神经核，略呈球形（图 01.05.021），主要接受旧小脑皮质的纤维，发出纤维加入结合臂。

01.05.0396　顶核　fastigial nucleus

位于第四脑室顶壁内的神经核，靠近正中面（图 01.05.021），接受小脑蚓部皮质的纤维，发出的纤维组成顶核延髓束，终止于前庭神经核和网状结构，参与平衡反射活动。

01.05.0397　前庭小脑束　vestibulocerebellar tract

由初级和二级前庭小脑苔藓纤维组成的神经束，终止于绒球小结叶、蚓部、顶核、栓状核和球状核，将头部加速运动及空间位置信息传至小脑。

01.05.0398　顶核桥延束　fastigiobulbar tract

小脑顶核发出的终止于脑桥和延髓网状结构的纤维。

01.05.0399　齿状红核束　dentatorubral tract

由小脑齿状核发出，通过结合臂终止于中脑红核的神经纤维束。

01.05.0400　齿状丘脑束　dentatothalamic tract

由小脑齿状核发出，止于丘脑腹外侧核的神经束。

（中国医科大学　方秀斌）

01.05.0401　间脑　diencephalon

由胚胎时期的间脑泡演化而成，位于端脑和中脑之间，其大部分被端脑掩盖并被夹在两侧大脑半球之间，仅其腹侧部的结构露于端脑底面（图 01.05.022）。可分为上丘脑、背侧丘脑、下丘脑、后丘脑和底丘脑 5 部，内含第三脑室。

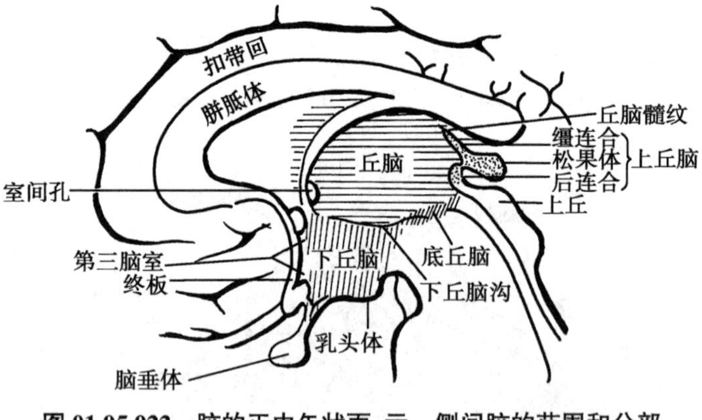

图 01.05.022　脑的正中矢状面，示一侧间脑的范围和分部

01.05.0402　上丘脑　epithalamus

在背侧丘脑的后上方，间脑背侧部的尾侧部与中脑顶盖前区相移行的部分（图 01.05.023）。包括丘脑髓纹、松果体、缰三角、缰连合、后连合和连合下器等。

01.05.0403　缰三角　habenular trigone

丘脑髓纹尾端的扩大部分，位于顶盖前区的吻外侧，内含有缰内侧核和缰外侧核。左、右缰三角之间由缰连合相连（图 01.05.023）。

01.05.0404　缰核　habenular nucleus

位于第三脑室室管膜深面的神经核，包括较小的由密集而深染的小细胞组成的缰内侧核（medial habenular nucleus）和较大的由排列松散、淡染的大细胞组成的缰外侧核（lateral habenular nucleus）。

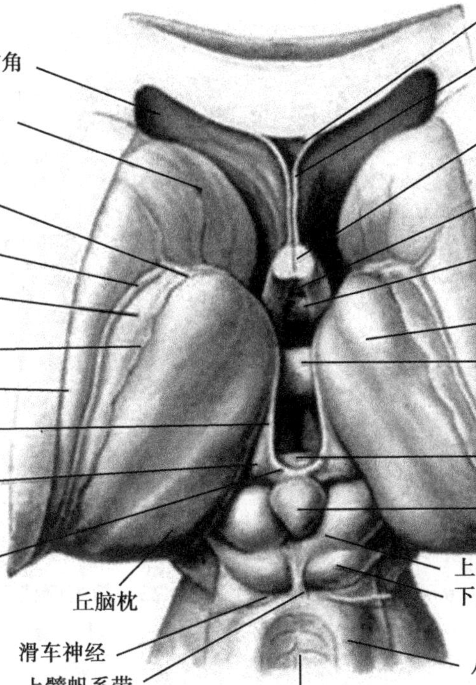

图 01.05.023　上丘脑上面观

01.05.0405　缰核脚间束　habenulointerpeduncular tract

又称“后屈束”。由缰核的传出纤维形成的神经束，主要终止于中脑的脚间核。

01.05.0406　后屈束　fasciculus retroflexus

见 01.05.0405 缰核脚间束。

01.05.0407　缰连合　habenular commissure

由来自两侧缰核和髓纹的纤维交叉后越边，共同组成的细窄连合区。

01.05.0408　丘脑髓纹　thalamic medullary stria

丘脑带深面的纤维束（图 01.05.023），其纤维主要来自隔核、视前区、丘脑前核和苍白球等部位，大部分纤维终止于同侧缰核，也有纤维经缰连合到达对侧缰核或下行至中脑导水管中央灰质。

01.05.0409　丘脑带　thalamic tenia

位于背侧丘脑上内侧缘的带状区，是第三脑室脉络组织的附着处。

01.05.0410　后连合　posterior commissure

位于上丘上方，中脑导水管上口与第三脑室移行部背侧的横行纤维束。是间脑与中脑的分界标志（图 01.05.023）。组成后连合的纤维包括顶盖前区各核间的联系纤维、来自后连合核和两侧上丘间的联系纤维等。

01.05.0411　丘脑　thalamus

又称“背侧丘脑”。间脑的最大组成部分，呈前后径长的椭圆形，位于第三脑室的两侧，借丘脑间黏合相连，为全身感觉信息（除视、听觉外）向大脑皮质传递的最后中继站（图 01.05.023）。

01.05.0412　背侧丘脑　dorsal thalamus

见 01.05.0411 丘脑。

01.05.0413　丘脑间黏合　interthalamic adhesion

位于室间孔后面、两侧丘脑间的灰质团块。前后径约 1cm，借此将两侧的丘脑相连。

01.05.0414　丘脑前结节　anterior thalamic tubercle

丘脑前端的突出部（图 01.05.023）。

01.05.0415　带状层　stratum zonale

覆盖在丘脑背侧面的一薄层白质。

01.05.0416　丘脑枕　pulvinar

丘脑后端的膨大，覆盖在中脑上丘的背外侧（图 01.05.023、图 01.05.024）。

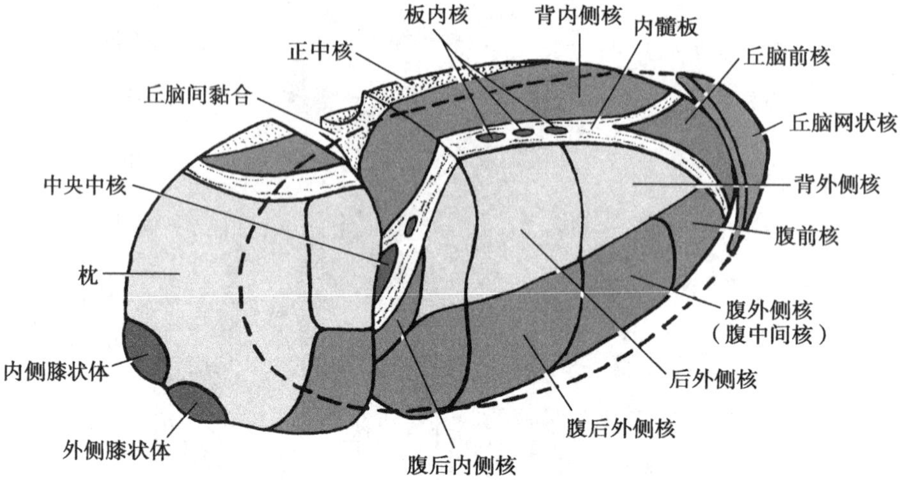

图 01.05.024 背侧丘脑核团模式图

01.05.0417 [丘脑]内髓板 internal medullary lamina of thalamus

由带状层向丘脑内部伸入的 Y 形白质片,将丘脑分为 3 大核群:前核群、内侧核群和外侧核群(图 01.05.024)。

01.05.0418 [丘脑]外髓板 external medullary lamina of thalamus

丘脑外侧的薄层白质板,分隔丘脑和丘脑网状核。

01.05.0419 丘脑网状核 thalamic reticular nucleus

围绕丘脑外侧上面和前下面的薄层细胞带,在丘脑外侧位于外髓板和内囊之间(图 01.05.024)。因有许多来自丘脑和大脑皮质的纤维穿过此区,故使之呈网状而得名。

01.05.0420 [丘脑]前核群 anterior nuclear group of thalamus

位于丘脑前结节的深面,亦即 Y 形内髓板前端两臂之间的神经核群(图 01.05.024)。前核群与乳头体之间存在大量的往返纤维,称乳头丘脑束,发出纤维投射至扣带回。前核群是下丘脑和扣带回之间的中继站,在功能上与内脏活动有关。

01.05.0421 前腹侧核 anteroventral nucleus

丘脑前核群中最大的一个亚核,自丘脑前结节向后伸至丘脑中间部。

01.05.0422 前背侧核 anterodorsal nucleus

丘脑前核群中较小的一个亚核,为紧贴在第三脑室室管膜深面清晰可见的一串月牙形细胞。

01.05.0423 前内侧核 anteromedial nucleus

丘脑前核群中较大的一个亚核,主要由中等或小圆形、多角形细胞组成。

01.05.0424 [丘脑]内侧核群 medial nuclear group of thalamus

位于内髓板与中线核群之间的核群,向前伸达前腹侧核,后方接中央中核和束旁核(图 01.05.024)。

01.05.0425 内侧背核 mediodorsal nucleus

内侧核群的主要部分,位于内髓板的内侧与中线核群之间,可分为较小的大细胞部和较大的小细胞部(图 01.05.025)。大细胞部主要与眶额皮质相联系,小细胞部则主要与前额皮质相联系,来自多方的感觉信息可在此核内汇聚,可能与躯体和内脏冲动的整合有关。

01.05.0426 [丘脑]中线核群 midline nuclear group of thalamus

丘脑最古老的核群。位于下丘脑沟背侧的丘脑内侧壁上,包括丘脑间黏合在内,由一些边界不清的细胞团组成,与边缘系统关系密切(图 01.05.024)。

01.05.0427 带旁核 paratenial nucleus

中线核群的一个亚核,位于第三脑室侧壁浅层,沿髓纹的内侧排列,由中等大小深染的三角形细胞组成,接受丘脑髓纹纤维。

01.05.0428 丘脑室旁核 thalamic paraventricular nucleus

中线核群的一个亚核,位于第三脑室侧壁背部,始于髓纹前端,并沿髓纹的外侧向后延伸,直到顶盖前区(图 01.05.025)。

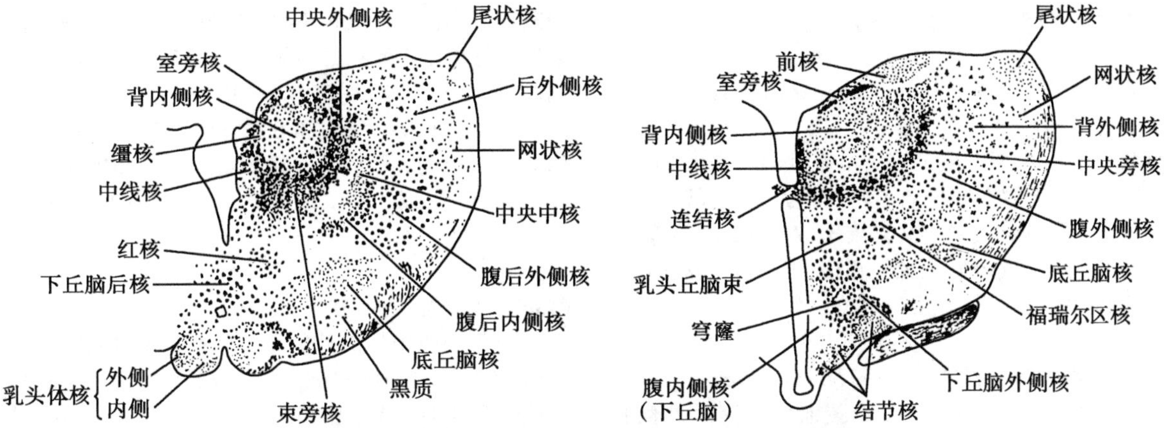

图 01.05.025　间脑的冠状切面显示丘脑和下丘脑的核团

左图:通过缰核和乳头体的切面;右图:通过灰结节的切面

01.05.0429　菱形核　rhomboidal nucleus

大部分位于丘脑间黏合上份并嵌入背内侧核的腹内侧角内的神经核,由浅染的小颗粒细胞组成。

01.05.0430　连结核　reuniens nucleus

中线核群中最腹侧的神经核,自丘脑前端向后延伸进入丘脑间黏合,由小圆形深染细胞组成(图 01.05.025)。

01.05.0431　板内核群　intralaminar nuclear group of thalamus

内髓板内的一些散在的细胞团,由多个亚核(如中央中核、束旁核、中央旁核、中央外侧核和中央内侧核等)组成(图 01.05.024)。

01.05.0432　中央中核　centromedian nucleus

板内核群中最大的核团,位于丘脑的中 1/3 部处,几乎全部被内髓板纤维所包围,其内侧与束旁核相互交错,此核有小圆形或卵圆形细胞组成,排列疏松(图 01.05.024、图 01.05.025)。

01.05.0433　束旁核　parafascicular nucleus

位于中央中核的后内侧,内侧背核后部腹侧的核团。缰核脚间束穿过束旁核,将其分为内、外两部,其细胞形态并无大的差别。由于中央中核与束旁核之间无明显界限,常将其合称为中央中核 - 束旁核复合体(图 01.05.025)。

01.05.0434　中央旁核　paracentral nucleus of thalamus

位于内髓板内靠近内侧背核前部的神经核,细胞大、深染、多极并成串,在后部中央旁核与中央外侧核相融合(图 01.05.025)。主要投射至枕、颞叶及前额叶皮质区。

01.05.0435　中央外侧核　central lateral nucleus

位于内髓板背侧,由大而深染的多极细胞组成的神经核(图 01.05.025)。其主要投射至顶叶、颞叶的联络区。

01.05.0436　中央内侧核　central medial nucleus

靠近中央旁核内侧部的神经核,主要投射至额叶眶部、前额皮质及半球内侧面皮质。

01.05.0437　[丘脑]外侧核群　lateral nuclear group of thalamus

位于内、外髓板之间的神经核团,其前后径几乎与丘脑的前后径等长。外侧核群又可分为背侧部、腹侧部和后部的丘脑枕(图 01.05.024)。

01.05.0438　外侧背核　lateral dorsal nucleus

在外侧核群的最前部,位于丘脑背外侧面的神经核。是丘脑前核群向后的延伸部分,由小细胞组成,其纤维联系与丘脑前核群类似(图 01.05.024)。

01.05.0439　外侧后核　lateral posterior nucleus

位于外侧背核后部的神经核,向后与枕核形成一个复合体。

01.05.0440　枕核　pulvinar nucleus

丘脑内最大的核团,在灵长类最发达,占丘脑灰质团块的 1/4。此核又分成 3 部分,即位于背内侧的内侧枕核,外侧略伸向下方的外侧枕核,以及在丘脑枕的最下方和外侧的下枕核。枕核与大脑皮质、上丘和顶盖前区、扣带回、颞叶、纹状体等有广泛联系。

01.05.0441　腹侧核　ventral nucleus

外侧核群内位于腹侧的细胞群,包括 3 个核团,即腹前核、腹外侧核和腹后核。

01.05.0442　腹前核　ventral anterior nucleus

腹侧核群最前方的核团，其前方及腹外侧与丘脑网状核相邻，后部与腹外侧核相邻（图 01.05.024）。核前部有纵向有髓纤维穿行，将核分为大细胞部和小细胞部。其传入纤维主要来自黑质、苍白球、小脑等，传出纤维可能主要投射至腹外侧核、板内核、脑岛前部、眶回和额叶皮质的广泛区。

01.05.0443　腹外侧核　ventral lateral nucleus

又称"腹中间核"。位于腹前核和腹后外侧核之间的核团，可分为吻侧部、尾侧部和内侧部（图 01.05.024、图 01.05.025），其传入纤维主要来自小脑、苍白球、黑质和中央前回，传出纤维主要投射至大脑额叶皮质。也有研究表明腹外侧核接受来自脊髓丘脑束和前庭核的纤维投射。

01.05.0444　腹中间核　ventral intermediate nucleus

见 01.05.0443 腹外侧核。

01.05.0445　腹后核　ventral posterior nucleus

躯体感觉传导的主要中继站，位于内侧背核的腹外侧、外髓板的内侧、腹外侧核的后方，是丘脑外侧核群腹侧组中的最大核团。此核可分为较大的腹后外侧核和较小的腹后内侧核。

01.05.0446　腹后外侧核　ventral posterolateral nucleus

接受上行投射的脊髓丘系和内侧丘系的躯体感觉信息的神经核团（图 01.05.024、图 01.05.025）。其中来自薄束核的纤维止于此核的最外侧部，而来自楔束核的纤维止于此核的内侧部，脊髓丘系进入核的尾侧部，其终止区具有明确的定位排列关系，即代表颈部的纤维终止于最内侧，骶部在最外侧，胸、腰部在背侧，四肢则在腹侧。腹后外侧核的传入纤维经内囊后肢投射到中央后回 3、1、2 区的上、中部和旁中央小叶的后部。

01.05.0447　腹后内侧核　ventral posteromedial nucleus

位于中央中核的外侧和腹后外侧核内侧的核团（图 01.05.024、图 01.05.025）。此核又可分为内侧的小细胞部和外侧的大细胞部，后者接受经三叉丘系投射的来自头面部和口腔的痛、温、触觉传入信息；前者接受味觉信息的传入。由腹后内侧核发出的纤维经内囊后肢投射到中央后回 3、1、2 区的下部。

01.05.0448　丘脑前辐射　anterior thalamic radiation

或称前脚，通过内囊前肢联系于丘脑背内侧核与前额、眶区以及丘脑前核、下丘脑核与边缘结构之间的向大脑皮质的投射（图 01.05.026）。

01.05.0449　丘脑中央辐射　central thalamic radiation

通过内囊膝部、后肢联系于丘脑外侧核与额、顶叶皮质之间的向大脑皮质的投射，传递头面部、躯干四肢的深、浅感觉（图 01.05.026）。

01.05.0450　丘脑后辐射　posterior thalamic radiation

或称"后脚"，通过内囊后部联系于丘脑尾侧部核团与顶叶后部和枕叶之间的向大脑皮质的投射（其中包括起自外侧膝状体的视辐射）（图 01.05.026）。

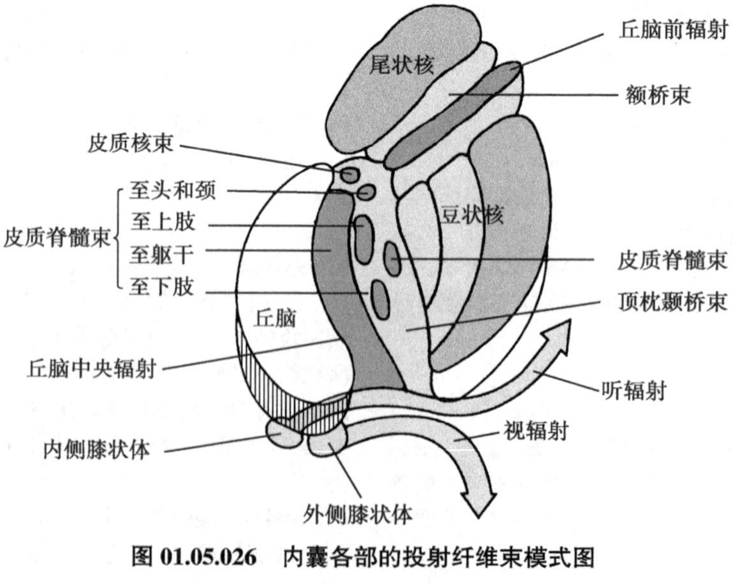

图 01.05.026　内囊各部的投射纤维束模式图

01.05.0451　听辐射　acoustic radiation

发自丘脑内侧膝状体，经内囊后部向外上至颞横回的投射（图 01.05.026）。

01.05.0452　视辐射　optic radiation

发自丘脑外侧膝状体，经内囊后部绕侧脑室至枕叶距状裂周围皮质的投射（图 01.05.026）。

01.05.0453　丘脑下脚　inferior thalamic peduncle

又称“丘脑下辐射”。联系于丘脑与颞叶、脑岛之间的投射纤维（其中包括起自内侧膝状体的听辐射）。

01.05.0454　丘脑下辐射　under the thalamic radiation

见 01.05.0453 丘脑下脚。

01.05.0455　后丘脑　metathalamus

位于背侧丘脑后外下方、腹后外侧核尾侧的核团。包括内侧膝状体和外侧膝状体，均属特异性中继核（图 01.05.024）。

01.05.0456　内侧膝状体　medial geniculate body

位于丘脑后方腹侧、外侧膝状体内侧的一圆形隆起，内含内侧膝状体核，与下丘臂相连，是听觉传导通路在间脑的中继站（图 01.05.024、图 01.05.026）。

01.05.0457　外侧膝状体　lateral geniculate body

位于丘脑后方腹侧的一个小卵圆形隆起，在内侧膝状体的外侧，与上丘臂相连，内含外侧膝状体核，是视觉传导通路在间脑的中继站（图 01.05.024、图 01.05.026）。

01.05.0458　下丘脑　hypothalamus

位于丘脑腹侧的脑组织，被第三脑室分成左、右两半。其内侧面借下丘脑沟和丘脑分界，底面外露，自前向后为视交叉、灰结节、正中隆起、漏斗和乳头体，是调控内脏活动、内分泌功能和情绪行为等活动的中枢（图 01.05.022、图 01.05.027）。

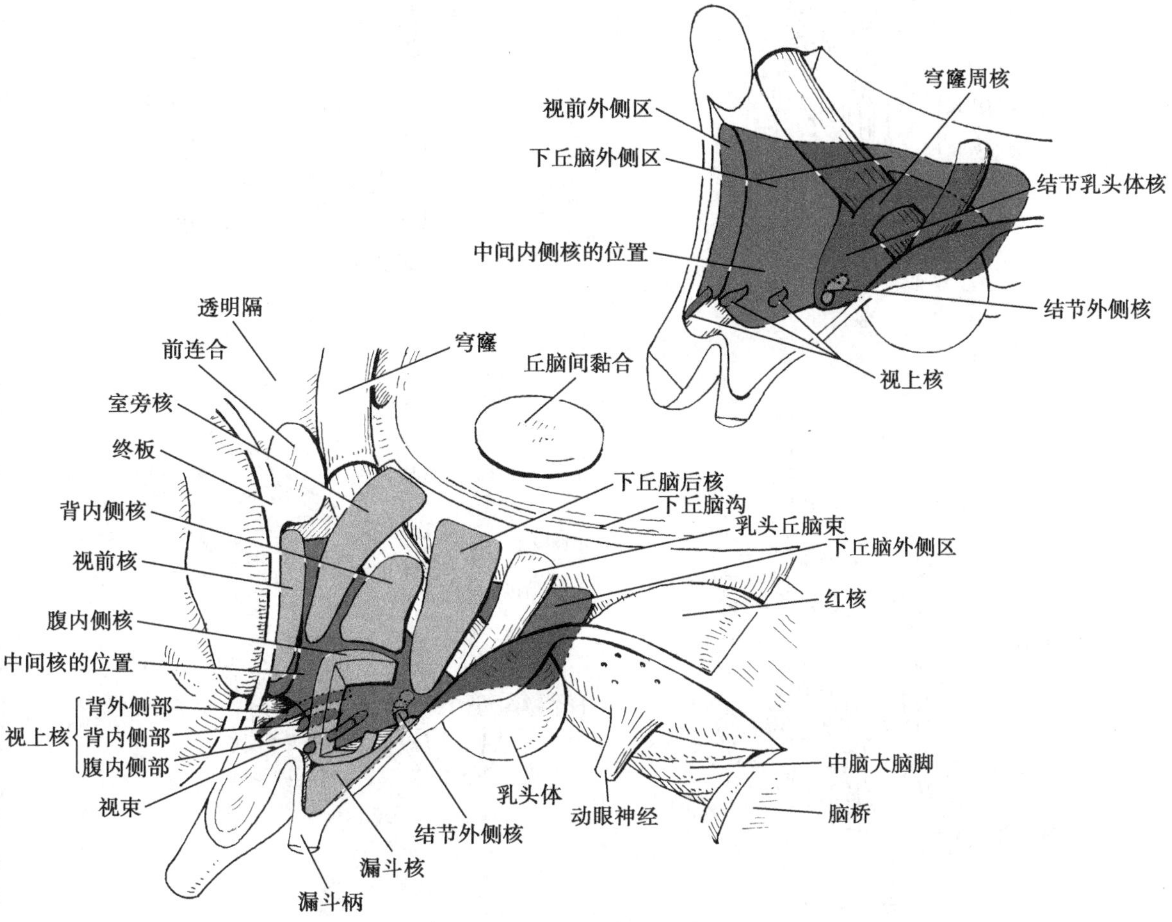

图 01.05.027　下丘脑的主要核团

01.05.0459　视交叉　optic chiasma

由双侧视神经纤维进颅后交叉而成的结构，呈扁长方形，位于蝶骨体的视交叉沟上（图 01.05.027）。

01.05.0460　视束　optic tract

视交叉与外侧膝状体之间的一段。每一侧视束包括来自同侧视网膜颞侧半的不交叉纤维，称为外侧根；和对侧视网膜鼻侧半的交叉纤维，称为内侧根。

01.05.0461　视前区　preoptic region

第三脑室最前部的中央灰质，位于视交叉前缘与前连合之间（图 01.05.027）。较小，包含视前室周核、视前内侧核和视前外侧核。

01.05.0462　视前内侧核　medial preoptic nucleus

视前内侧区的尾侧部细胞密集形成的神经核，主要由小细胞组成，位于室周视前核的外侧，并向腹侧伸展达视交叉。此核有性别差异，为雌雄同质异形，雄性者远比雌性者大。此核对垂体前叶的促性腺激素有调控作用。

01.05.0463　视前外侧核　lateral preoptic nucleus

位于视前外侧区的神经核。细胞散在分布，由于该区内有前脑内侧束经过，故认为此核团为前脑内侧束的中介核。

01.05.0464　视上区　supraoptic region

位于视交叉上方的区域，包括视交叉上核、视上核、室旁核及下丘脑前核（图 01.05.028）。

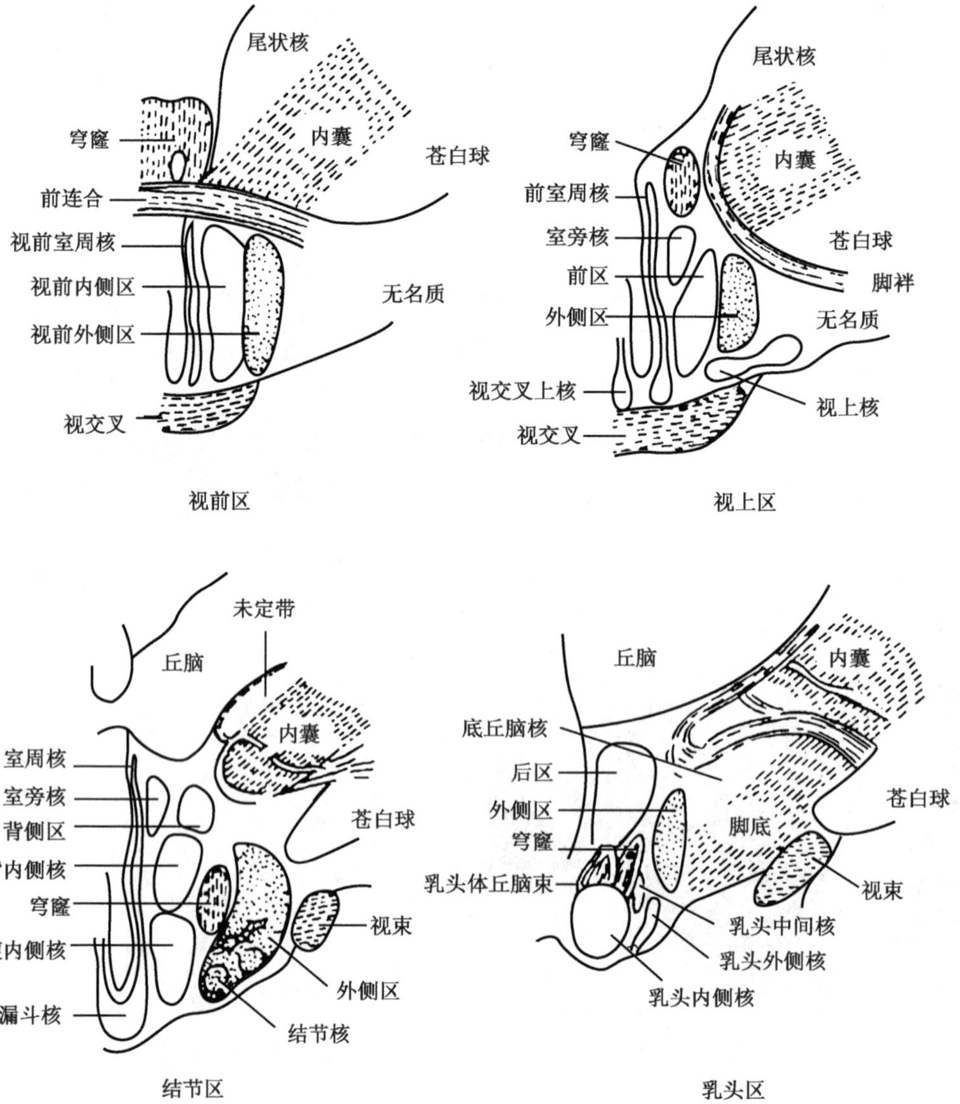

图 01.05.028　下丘脑核团冠状切面图解

01.05.0465　室旁核　paraventricular nucleus

下丘脑内最显著的核团，靠近室周灰质，呈长楔形，细胞密集（图 01.05.027、图 01.05.028）。可分为大细胞部和小细胞部，大细胞分泌加压素和催产素，通过室旁垂体束运送至神经垂体；小细胞可合成许多神经肽，如促肾上腺皮质激素释放激素、促甲状腺素释放激素、脑啡肽、神经降压素、胆囊收缩素、生长抑素、血管紧张素等。大细胞成分具有神经内分泌换能器的功能，能将神经信息转变为激素信息，刺激细胞体产生动作电位，通过轴突运送到末梢而触发激素释放。

01.05.0466　视上核　supraoptic nucleus

下丘脑中的另一最明显的核团，为均一的大细胞，跨越视束的前段，横贯内、外侧带。可分泌加压素和催产素，通过视上垂体束运送至神经垂体。其功能同室旁核的大细胞（图 01.05.027、图 01.05.028）。

01.05.0467　下丘脑前核　anterior hypothalamic nucleus

视上区内侧带除视上核和室旁核以外的散在细胞群，位于视交叉上核的背侧，由散在的小细胞构成，向前与视前区相连续。

01.05.0468　视交叉上核　suprachiasmatic nucleus

位于视交叉上方的一小圆形核团，邻近第三脑室的腹侧（图 01.05.028）。主要接受来自视网膜的视束纤维的直接投射，也接受视网膜经外侧膝状体中继的间接投射纤维。光照可引起此核兴奋，参与调节内分泌的昼夜节律。视交叉上核也是生物钟，视网膜至视交叉上核的投射是环境昼夜节律和体内生物钟调节的解剖学基础。

01.05.0469　结节区　tuberal region

下丘脑位于灰结节上方的区域，后界为乳头体区。此区范围最大，被穹窿柱分为下丘脑内侧区和外侧区（图 01.05.027、图 01.05.028）。

01.05.0470　灰结节　tuber cinereum

下丘脑漏斗后壁上膨起的灰质区，位于视交叉的后方、乳头体的前方，内含结节核，向下移行于漏斗。

01.05.0471　背内侧核　dorsomedial nucleus

位于结节区内侧带背侧部的神经核，腹内侧核的背侧，主要与内脏和情感活动有关（图 01.05.028）。

01.05.0472　腹内侧核　ventromedial nucleus

位于结节区内侧带腹侧部的神经核，为中等大小，染色极差的圆形或卵圆形细胞，杏仁核发出丰富的纤维终止于此核，此核参与调节摄食等内脏和情感活动（图 01.05.028）。

01.05.0473　［下丘脑］弓状核　arcuate nucleus of hypothalamus

在人类又称“漏斗核”。位于结节区的室周带内，第三脑室的腹侧，垂体柄后上方。可产生各种神经肽作为释放激素或抑制释放激素，通过结节漏斗束释放到垂体门脉系统，调节腺垂体不同激素的分泌（图 01.05.028）。

01.05.0474　［下丘脑］漏斗核　infundibular nucleus of hypothalamus

见 01.05.0473［下丘脑］弓状核。

01.05.0475　下丘脑外侧区　lateral region of hypothalamus

位于穹窿的外侧，向前与外侧视前区连续，向后连续于中脑被盖腹侧区。前脑内侧束穿越此区，有些纤维在此中继后加入前脑内侧束并随之升降（图 01.05.028）。

01.05.0476　结节核　tuberal nucleus

位于灰结节的底部，每侧有 2~3 个界线明确的小核团，突出于脑表面。由小的多极细胞组成，并被细纤维形成的囊包围，其周围有大而深染的下丘脑外侧核细胞作边界，故易被辨认（图 01.05.028）。

01.05.0477　乳头区　mamillary region

结节区与中脑之间的一个区域，包括乳头体前核、乳头体核和下丘脑后核（图 01.05.028）。

01.05.0478　乳头体　mamillary body

一对突出于下丘脑腹侧面的灰白色圆形隆起，位于脚间窝的前方，漏斗的后方（图 01.05.027、图 01.05.028）。内含乳头体内侧核、中间核和外侧核。主要接受穹窿纤维，发出乳头丘脑束和乳头被盖束，分别止于丘脑前核和中脑被盖。属边缘系统的一部分。

01.05.0479　乳头体内侧核　medial mamillary nucleus

构成乳头体大部分的神经核，较大，呈圆形（图 01.05.028）。

01.05.0480　乳头体中间核　intermediate mamillary nucleus

位于乳头体内、外侧核之间的神经核，较小，呈卵圆形（图 01.05.028）。

01.05.0481　乳头体外侧核　lateral mamillary nucleus

乳头体内最小的一个核团，由一群深染的大细胞组成（图 01.05.028）。

01.05.0482　下丘脑后区　posterior hypothalamic nucleus

位于乳头体区内侧带，由密集的小细胞组成的区域，接受较广泛的传入投射，其传出纤维下行至脑干及脊髓。

01.05.0483　下丘脑外侧区　lateral hypothalamic region

位于穹窿柱外侧的区域（外侧带），自前向后包含视上区、结节区及乳头区的外侧部分，是下丘脑与其他脑区联系的中继站。

01.05.0484　底丘脑　subthalamus

又称“腹侧丘脑”。位于背侧丘脑的腹侧，下丘脑的背外侧及内囊内侧的脑组织。内含底丘脑核、未定带、底丘脑网状核、红核和黑质的吻侧部等（图 01.05.029）。

01.05.0485　腹侧丘脑　ventral thalamus

见 01.05.0484 底丘脑。

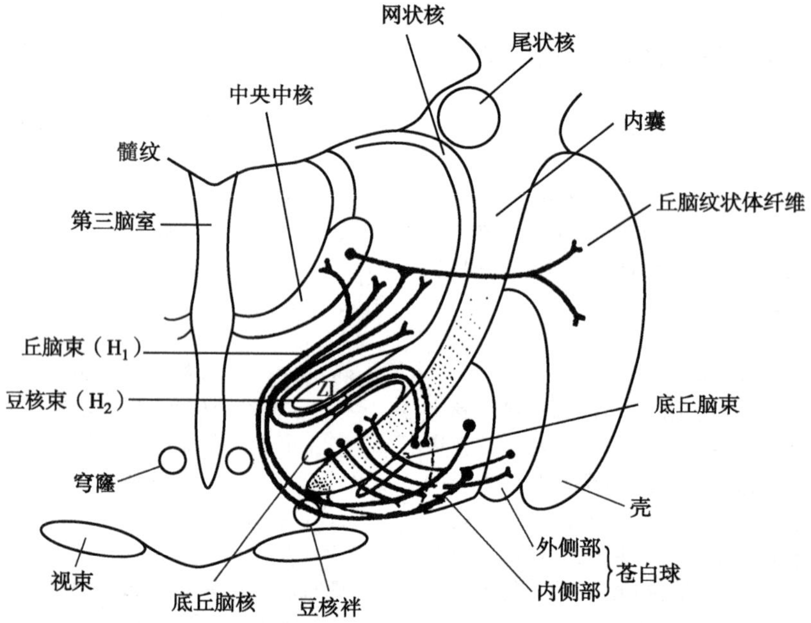

图 01.05.029　底丘脑的结构与纤维联系（模式图）

01.05.0486　底丘脑核　subthalamic nucleus

又称“吕伊斯体”。底丘脑内一扁卵圆形灰质块，血管丰富，肉眼呈浅咖啡色，属锥体外系（图 01.05.029）。

01.05.0487　吕伊斯体　Luys' body

见 01.05.0486 底丘脑核。

01.05.0488　未定带　zona incerta

位于丘脑和豆核束之间的一条由散在细胞组成的灰质带（图 01.05.029）。其外侧部与丘脑网状核相连，可能是脑干网状结构的延续部分。

01.05.0489　福雷尔被盖区　tegmental region of Forel

又称“红核前区”“福雷尔 H 区”（图 01.05.29）。位于未定带内侧，由来自苍白球的纤维和散在的细胞组成的区域。这些散在的细胞称为红核前区核。

01.05.0490　红核前区　prerubral field

见 01.05.0489 福雷尔被盖区。

01.05.0491　福雷尔 H 区　H region of Forel

见 01.05.0489 福雷尔被盖区。

01.05.0492　丘脑束　thalamic fasciculus

又称“福雷尔 H_1 区”。位于丘脑腹侧核与未定带之间的神经束，内含豆核束和豆核袢等，主要止于丘脑的腹前核和腹外侧核（图 01.05.029）。

01.05.0493　福雷尔 H_1 区　H_1 region of Forel

见 01.05.0492 丘脑束。

01.05.0494　豆核束　lenticular fasciculus

起自苍白球内侧部的纤维，在底丘脑核的吻侧穿过内囊至其内侧后，在未定带和底丘脑核之间形成明显的纤维束，横过 Forel H_2 区。此束继续向尾侧穿行也进入 H 区，尔后与豆核袢汇合，共同组成丘脑束（福雷尔 H_1 区）（图 01.05.029）。

01.05.0495　底丘脑束　subthalamic fasciculus

底丘脑核和苍白球之间的往返纤维穿过内囊形成的神经束（图 01.05.029）。通过此束，底丘脑核可能对苍白球发挥调节作用。

01.05.0496　豆核袢　lenticular ansa

起自苍白球的腹内侧部的纤维束，经腹内侧穿过内囊后肢进入福雷尔 H 区，随后弯曲呈袢状行向背外方（图 01.05.029）。

01.05.0497　室周纤维　periventricular fiber

位于第三脑室侧壁深面的无髓纤维，由下丘脑的室周带和内侧带发出，至丘脑背内侧核、脑干以及下丘脑各核。

01.05.0498　终纹　terminal stria

起自杏仁皮质内侧核，行经丘脑和尾状核之间，终止于下丘脑的视前内侧核、下丘脑前区内侧部、腹内侧核和弓状核的神经束。在动物该通路与嗅觉和生殖行为有关（图 01.05.030）。

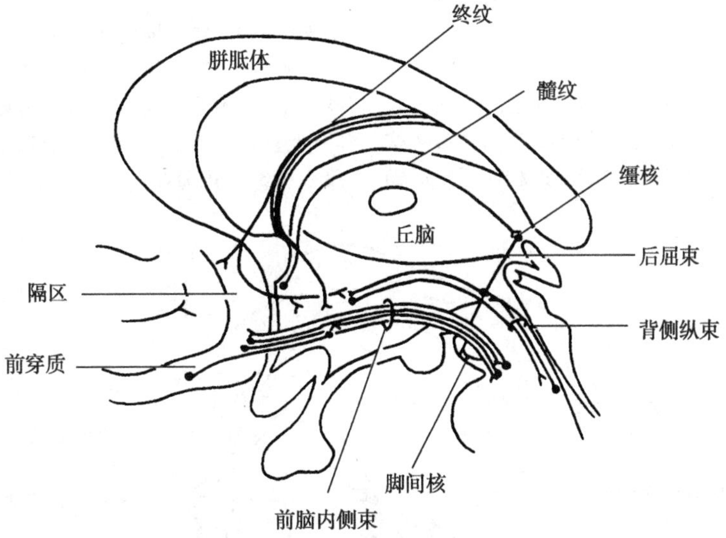

图 01.05.030　下丘脑的传入纤维

01.05.0499　杏仁腹侧通路　ventral amygdaloid pathway

起自梨状皮质和杏仁基底外侧核发出的纤维，弥散投射至下丘脑外侧区。该通路和杏仁核与影响内脏神经的活动有关。

01.05.0500　前脑内侧束　medial forebrain bundle, MFB

由下丘脑的传入、传出纤维组成的神经纤维束，松散地纵行经过下丘脑外侧区，是连接下丘脑、前脑边缘系统及脑干的纤维束（图 01.05.030）。

01.05.0501　背侧纵束　dorsal longitudinal fasciculus

由下丘脑内侧带及室周区的细胞发出纤维组成的纤维束（图 01.05.030）。投射至中脑导水管周围灰质和顶盖，是连接下丘脑和脑干的主要通路。

01.05.0502　乳头体脚　mamillary peduncle

始自中脑背侧和腹侧被盖核，主要终于乳头体外侧核的纤维结构。

01.05.0503　乳头被盖束　mamillotegmental tract

主要起自乳头体内侧核，终止于被盖背侧核和腹侧核的神经纤维束。

01.05.0504　乳头丘脑束　mamillothalamic tract

含发自乳头体内侧核投射至同侧丘脑前内侧核和前腹侧核的纤维，以及发自乳头体外侧核投射至双侧丘脑前背侧核的纤维。

01.05.0505　视上交叉　supraoptic decussation

在视交叉的背侧横过中线的两侧下丘脑间的交叉纤维，包括：①下丘脑前交叉：联系两侧下丘脑和底丘脑；②视上背侧交叉：联系两侧苍白球等；③视上腹侧交叉：联系两侧内侧膝状体与顶盖。

01.05.0506　视网膜下丘脑纤维　retinohypothalamic fiber

发自视网膜神经节细胞的纤维经视神经、视交叉投射至下丘脑双侧视交叉上核的纤维。

01.05.0507　下丘脑垂体束　hypothalamohypophyseal tract

下丘脑的视上核和室旁核发出的纤维束，经漏斗柄终于垂体后叶。

01.05.0508　视上垂体束　supraopticohypophyseal tract

起于视上核的大细胞，其纤维经漏斗柄将视上核大细胞性神经分泌神经元产生的血管加压素和催产素运输至垂体后叶。

01.05.0509　室旁垂体束　paraventriculohypophyseal tract

起于室旁核的大细胞，其纤维经漏斗柄将室旁核大细胞性神经分泌神经元产生的催产素和加压素运输至垂体后叶。

01.05.0510　结节漏斗束　tuberoinfundibular tract

起于结节区的漏斗核，终止于正中隆起和漏斗柄的垂体门脉毛细血管袢，这些纤维轴突中含有神经分泌颗粒，将许多激素释放因子或释放抑制因子释放到垂体门脉系统，借此途径影响垂体前叶的功能。

01.05.0511　下丘脑脊髓纤维　hypothalamospinal fiber

由下丘脑下行至脊髓的纤维，主要调节脊髓内脏神经元的活动。

01.05.0512　下丘脑皮质纤维　hypothalamocortical fiber

下丘脑结节区外侧核及后核投射至大脑皮质的纤维。

01.05.0513　脑室周围器　circumventricular organs，CVOs

位于第三、四脑室周围的缺乏血脑屏障的 8 个结构的总称，包括终板血管器、穹窿下器、正中隆起、漏斗柄、垂体后叶、连合下器、松果体隐窝和最后区，在免疫 – 神经 – 内分泌调节中起重要作用（图 01.05.031）。

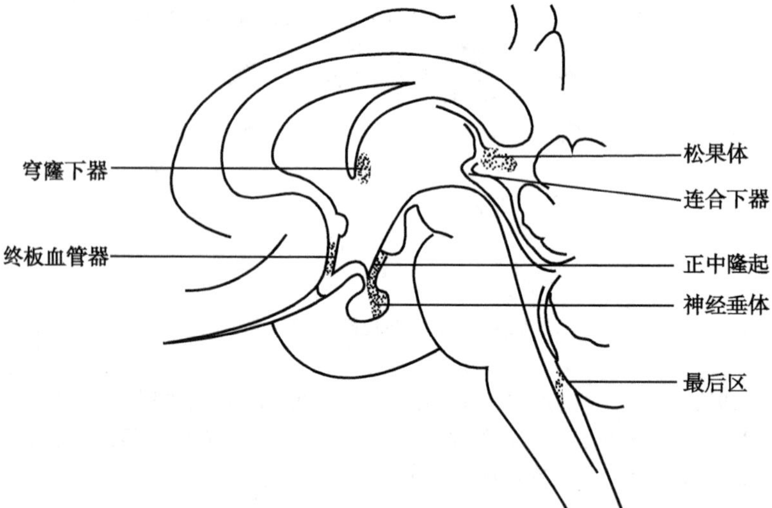

图 01.05.031　室周器官示意图

01.05.0514　连合下器　subcommissural organ，SCO

位于第三脑室与中脑导水管交接处，由第三脑室室管膜上皮衍化而来的结构（图 01.05.031）。其分泌物可能在调节水盐代谢方面起作用。

01.05.0515　穹窿下器　subfornical organ，SFO

室间孔附近、穹窿柱下方的圆形或卵圆形结节，其内血管丰富，并有伸长细胞，参与免疫 – 神经 – 内分泌调节（图 01.05.031）。

01.05.0516　终板血管器　organum vasculosum of lamina terminalis，OVLT

位于第三脑室前壁的终板下部内，在前连合与视交叉前部之间（图 01.05.031）。有神经内分泌细胞和丰富的毛细血管网，与水盐代谢有关。

01.05.0517　第三脑室　third ventricle

间脑内位于左右丘脑之间和下丘脑内的矢状腔隙，向前借两个室间孔与两侧脑室相通，向后在后连合的下方续于中脑导水管。其顶为薄的室管膜，在穹窿下方与脉络组织延续，前界为终板和前连合，后界为后连合、缰三角、缰连合和松果体等，外侧壁上部为背侧丘脑的前2/3，下部前方为下丘脑，后方为底丘脑。在第三脑室露于脑底表面的脑区分别有松果体隐窝和漏斗隐窝。

01.05.0518　下丘脑沟　hypothalamic sulcus

由室间孔延至中脑导水管的沟，分隔间脑的背侧部（背侧丘脑）和腹侧部（下丘脑）。

01.05.0519　视隐窝　optic recess

第三脑室向脑底面突出形成的隐窝，位于终板与视交叉之间。

01.05.0520　漏斗隐窝　infundibular recess

第三脑室伸入漏斗内的部分。

01.05.0521　松果体隐窝　pineal recess

第三脑室腔凸向松果体柄形成的隐窝。

01.05.0522　松果体上隐窝　suprapineal recess

在松果体隐窝上方，位于松果体与胼胝体压部之间的腔隙。

（第四军医大学　李金莲）

01.05.0523　端脑　telencephalon

中枢神经系统的最高部位，由胚胎时期的前脑泡演化而来，包括：①大脑半球、半球间连合及内腔；②第三脑室前壁终板和视前区。

01.05.0524　大脑　cerebrum

由两侧半球状的脑组织被半球间连合连接构成的一个整体结构，覆盖于间脑和中脑的外面，内含侧脑室。

01.05.0525　大脑半球　cerebral hemisphere

前脑泡在演化过程中高度发育，向两侧膨出，形成对称的左、右两个半球状结构。

01.05.0526　大脑沟　cerebral sulci

由于端脑的高度发育，大脑半球的表面积极度增加，受颅腔的限制而形成无数凹陷的沟，深浅不等、长短不一、走行不直、方向不同（图01.05.032）。两侧的大脑沟可能不完全对称，并存在个体差异。

01.05.0527　大脑回　cerebral gyri

位于大脑半球表面沟与沟之间的隆起，其形状弯曲、大小不等，在脑组织发育过程中因其快速发展而形成，是大脑皮质功能区的结构基础（图01.05.032）。两侧的大脑回可能不完全对称，并存在个体差异。

01.05.0528　大脑叶　cerebral lobes

以大脑半球表面较深的沟为界，将大脑半球分为5叶，包括：额叶、顶叶、枕叶、颞叶和岛叶（图01.05.032、图01.05.033），各叶所司的主要功能不同。

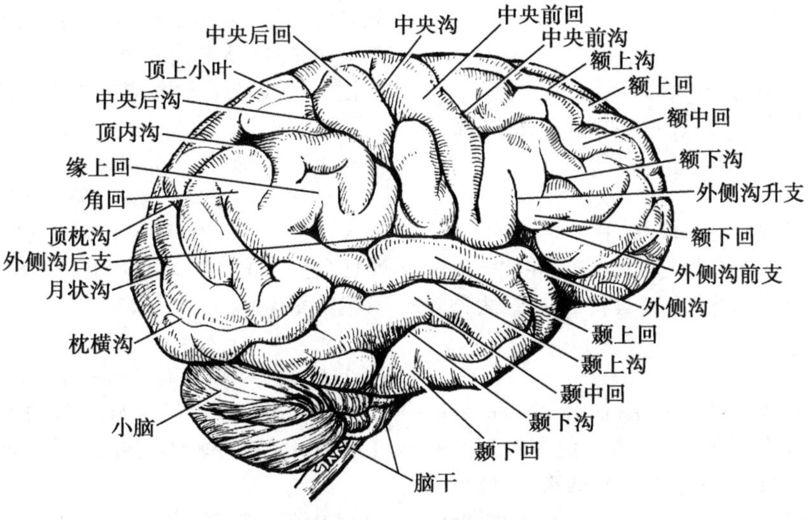

图01.05.032　大脑半球外侧面

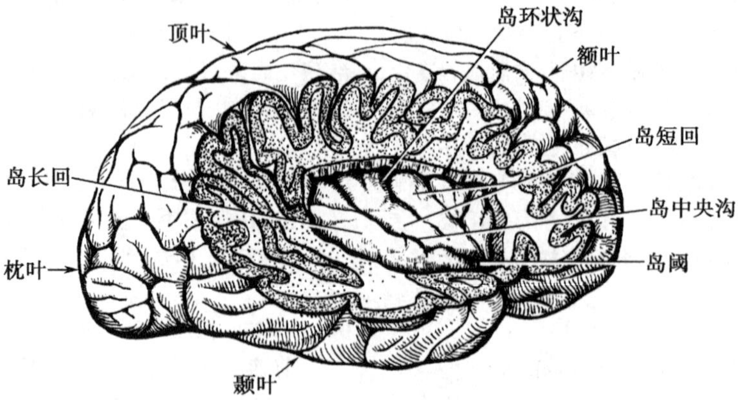

图 01.05.033　岛叶

01.05.0529　大脑纵裂　cerebral longitudinal fissure

两侧大脑半球之间矢状位的裂隙，深至胼胝体，内含大脑镰。

01.05.0530　大脑横裂　cerebral transverse fissure

两侧大脑半球后部与小脑上面之间近似水平位的裂隙，小脑幕伸入其中。

01.05.0531　大脑外侧窝　lateral cerebral fossa

位于大脑外侧沟深方与岛叶之间的腔，其内容纳大脑中动脉及其分支。

01.05.0532　额极　frontal pole

大脑半球的前端，即额叶的前端，属边缘系统。

01.05.0533　颞极　temporal pole

大脑半球外侧面下部前、中 1/3 交界处的隆起，即颞叶的前端，属边缘系统。

01.05.0534　枕极　occipital pole

大脑半球的后端，即枕叶的后端，主司视觉功能。

01.05.0535　枕前切迹　preoccipital incisure

大脑半球下缘后部略向上方的凹陷，在枕极前约 5cm 处，是颞骨岩部与鳞部移行处骨壁的压迹，为颞叶与枕叶的交界处。

01.05.0536　［大脑］外侧沟　lateral sulcus of cerebrum

起自半球下面的前穿质，经颞极前方转至上外侧面的沟，为大脑表面最明显和最深的沟，近似水平位（图 01.05.032），沟以上为额叶和顶叶，以下为颞叶。沟内有大脑中动脉走行。

01.05.0537　［外侧沟］前支　anterior ramus of lateral sulcus

自外侧沟近前端处发出的短支，向前行约 2.5cm 至额下回前部（图 01.05.032）。

01.05.0538　［外侧沟］升支　ascending ramus of lateral sulcus

在前支的后方，由外侧沟发出的短支，几乎垂直向上走行约 2.5cm 至额下回（图 01.05.032）。

01.05.0539　［外侧沟］后支　posterior ramus of lateral sulcus

外侧沟主干向后上的延续，最长，跨过大脑外侧面约 7cm 向上至顶叶，末端被缘上回包绕（图 01.05.032）。

01.05.0540　中央沟　central sulcus

起自大脑半球上缘中点稍后方，与上缘约成 72° 斜行的沟，向前下走行 8~10cm 至外侧沟后支稍上方处终止（图 01.05.032）。此沟为额叶与顶叶间的界沟，其上端延伸至大脑内侧面。借中央沟可区分皮质的第 1 躯体运动区与感觉区，沟内有中央沟动脉走行。

01.05.0541　额叶　frontal lobe

位于大脑半球的前部，外侧沟以上、中央沟以前的大片区域，外侧面可见 3 条明显的沟和 4 个较大的脑回（图 01.05.033）。额叶主要与运动功能、精神活动及嗅觉等有关。

01.05.0542　中央前沟　precentral sulcus

位于中央沟前方，并与其平行的沟（图 01.05.032），上端转入大脑内侧面。沟内有中央前沟动脉走行。

01.05.0543　中央前回　precentral gyrus

中央沟与中央前沟之间的脑回（图 01.05.032），

上端转入大脑内侧面，躯体运动纤维主要起始于此回，主管对侧半身（小腿和足部除外）的运动功能。

01.05.0544　额上沟　superior frontal sulcus

位于额叶上部，起于中央前沟或其前方，水平前行，较恒定（图 01.05.032）。

01.05.0545　额上回　superior frontal gyrus

额上沟与半球上缘之间的脑回（图 01.05.032），功能不十分清楚。

01.05.0546　额下沟　inferior frontal sulcus

位于额上沟下方，并与之平行的沟（图 01.05.032）。

01.05.0547　额中回　middle frontal gyrus

位于额上沟与额下沟之间的脑回（图 01.05.032），其后部与书写功能及调节眼球运动有关。

01.05.0548　额下回　inferior frontal gyrus

位于额下沟下方，大脑外侧沟上方的脑回，由于大脑外侧沟前支和升支的穿入将其分为 3 部：眶部、三角部和岛盖部（图 01.05.032）。优势半球额下回的后部与语言功能有关。

01.05.0549　［额下回］眶部　orbital part of inferior frontal gyrus

额下回的前部，位于大脑外侧沟前支下方的部分，因其与眶相邻而得名。

01.05.0550　［额下回］三角部　triangular part of inferior frontal gyrus

额下回的中间部分，位于大脑外侧沟前支与升支之间，形似三角而得名。

01.05.0551　［额下回］岛盖部　opercular part of inferior frontal gyrus

大脑外侧沟升支以后的额下回部分，向后与中央前回下端相续。

01.05.0552　布罗卡回　Broca gyrus

优势半球额下回三角部的后份和岛盖部的合称，是语言功能代表区。

01.05.0553　顶叶　parietal lobe

位于大脑半球的中部，前界为中央沟，后界为顶枕线（顶枕沟上端与枕前切迹的连线），下界为外侧沟及其延长线的区域（图 01.05.033）。顶叶主要与感觉和文字理解功能有关。

01.05.0554　中央后沟　postcentral sulcus

位于中央沟后方，并与其平行的沟，上端多数不达到半球上缘，下端多终止于外侧沟的上方（图 01.05.032）。它将顶叶分为中央后回和较大的后区。沟内有中央后沟动脉走行。

01.05.0555　中央后回　postcentral gyrus

中央沟与中央后沟之间的脑回（图 01.05.032），上端转入半球内侧面，接受躯体传入纤维，主管对侧半身（小腿和足部除外）的感觉功能。

01.05.0556　顶内沟　intraparietal sulcus

约始自中央后沟中点，向后下横过顶叶，并与半球上缘平行的沟（图 01.05.032）。此沟将顶叶后部分为顶上小叶和顶下小叶。

01.05.0557　顶上小叶　superior parietal lobule

中央后回后方，顶内沟与半球上缘之间的部分（图 01.05.032），与对侧肢体运动有关。

01.05.0558　顶下小叶　inferior parietal lobule

中央后回后方，顶内沟以下的区域，主要包括缘上回和角回，其功能与对物体的认知（命名）和文字的理解有关。

01.05.0559　额顶叶岛盖　frontoparietal operculum

大脑外侧沟上壁的额顶叶皮质，覆盖岛叶，包括额下回后部、中央前、后回的下端，以及顶下小叶前部的下端卷入外侧沟内的部分。

01.05.0560　缘上回　supramarginal gyrus

占据顶下小叶的前部，呈弓形围绕大脑外侧沟后支末端的脑回（图 01.05.032），向前与中央后回下部连续，向后下与颞上回相连，后方以自顶内沟向下行的小沟与角回分界。缘上回与命名功能有关。

01.05.0561　角回　angular gyrus

占据顶下小叶的后部，包绕颞上沟末端的脑回（图 01.05.032），向后下与颞中回相连续，主司文字理解功能，并可能与立体视觉有关。

01.05.0562　枕叶　occipital lobe

位于大脑半球后部的较小区域，枕前切迹至顶枕裂连线（顶枕线）以后的部分（图 01.05.032），主要与视觉功能有关。

01.05.0563　颞叶　temporal lobe

位于大脑半球的下 1/3 部，上方以外侧沟及外侧沟末端至顶枕线中点的连线与额、顶叶为界，后方以顶枕线与枕叶分界，主要与听觉、语言理解和记忆等功能有关（图 01.05.033）。

01.05.0564　颞横沟　transverse temporal sulci

位于颞叶上面，大脑外侧沟下壁上的几条短沟。

01.05.0565　颞横回　transverse temporal gyri

在颞叶上面，即大脑外侧沟下壁上颞横沟之间的几条短小脑回，向前外方斜行，数目不等，主司听觉功能。

01.05.0566　颞上沟　superior temporal sulcus

起于近颞极处，与大脑外侧沟及其后支平行，末端向上弯入顶叶（图 01.05.032）。

01.05.0567　颞上回　superior temporal gyrus

位于颞上沟与大脑外侧沟及其后支之间的脑回（图 01.05.032）。该回在颞叶上缘与颞横回相连续，后部与语言理解功能有关。

01.05.0568　颞叶岛盖　temporal operculum

覆盖岛叶的大脑外侧沟下壁的颞叶皮质，包括颞横回和部分颞上回。

01.05.0569　颞下沟　inferior temporal sulcus

位于颞上沟下方并与之平行的沟，常常断裂为 2~3 条短沟，末端弯入顶叶（图 01.05.032）。

01.05.0570　颞中回　middle temporal gyrus

介于颞上沟与颞下沟之间的脑回，与颞上回平行（图 01.05.032）。

01.05.0571　颞下回　inferior temporal gyrus

位于颞下沟以下至大脑半球下缘的脑回，与颞中回平行（图 01.05.032）。

01.05.0572　岛叶　insular lobe

又称"脑岛"，深藏于大脑外侧沟底的锥形区，尖端向下，靠近前穿质，周围有环状沟（图 01.05.033）。脑岛完全被生长迅速的额、顶、颞叶皮质所遮盖，故将覆盖脑岛的脑区统称为岛盖（opercula of the insula），包括额顶叶岛盖和颞叶岛盖。

01.05.0573　脑岛　insula

见 01.05.0572 岛叶。

01.05.0574　岛环状沟　circular sulcus of insula

围绕脑岛基底部的环形界沟，其上半为上界沟，分隔岛叶与额顶叶岛盖，下半为下界沟，分隔岛叶与颞叶岛盖。脑岛的皮质与岛盖的皮质在环状沟延续（图 01.05.033）。

01.05.0575　岛中央沟　sulcus centralis insulae

脑岛表面自尖端向后上斜行的沟，将岛叶分为较大的前部和较小的后部（图 01.05.033）。

01.05.0576　岛阈　limen insulae

脑岛的尖端部分，朝向前穿质，该处环状沟不连续（图 01.05.033），其下有大脑中动脉通过。

01.05.0577　岛短回　short gyri of insula

岛叶前部被几条浅沟分割的 3~4 个短的脑回（图 01.05.033）。

01.05.0578　岛长回　long gyrus of insula

岛叶后部的 1 个长的脑回，其上端常出现分叉（图 01.05.033）。

01.05.0579　顶枕沟　parietooccipital sulcus

位于大脑半球内侧面后部的深沟，起自距状沟前部，向后上方斜行达半球上缘，末端转至半球上外侧面，是顶叶与枕叶的分界（图 01.05.034）。

01.05.0580　胼胝体沟　callosal sulcus

沿胼胝体背面走行的沟，绕过胼胝体压部向前移行为海马沟。此沟分隔胼胝体与扣带回（图 01.05.034）。

01.05.0581　扣带沟　cingulate sulcus

位于胼胝体沟上方并与之平行的沟，起自胼胝体嘴下方，先向前，再向上，继而向后，形成与胼胝体形态一致的弯曲，后端达中央沟末端后方约 4cm 处折转向上（图 01.05.034）。

01.05.0582　中央旁沟　paracentral sulcus

扣带沟行至胼胝体中点附近，发出一短的升支，分开中央旁小叶与内侧额回（图 01.05.034）。

01.05.0583　边缘支　marginal ramus

扣带沟末端在中央沟上端后方约 4cm 处弯折向上的部分（图 01.05.034）。

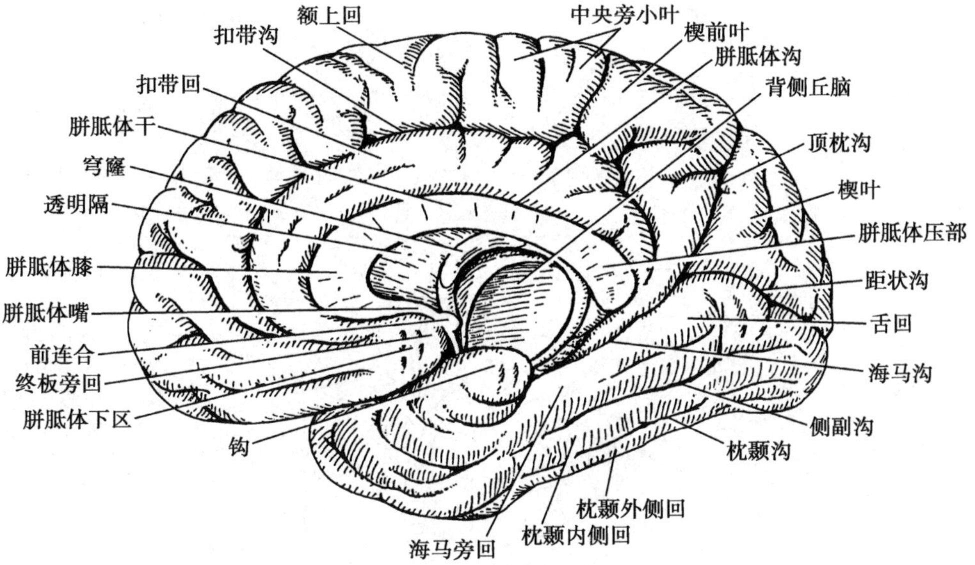

图 01.05.034　大脑半球内侧面

01.05.0584　扣带回　cingulate gyrus

介于胼胝体沟与扣带沟之间的脑回，起自胼胝体嘴下方，与胼胝体的弯曲一致，绕过胼胝体压部后，移行为窄细的扣带回峡（图 01.05.034）。扣带回构成边缘叶的主要部分，可能与内脏活动有关。

01.05.0585　扣带回峡　isthmus of cingulate gyrus

又称“穹窿回峡”。扣带回在胼胝体压部的后下方变窄变细的部分，进入大脑半球下面并连接海马旁回。

01.05.0586　穹窿回峡　isthmus of fornical gyrus

见 01.05.0585 扣带回峡。

01.05.0587　中央旁小叶　paracentral lobule

位于扣带沟边缘支与中央旁沟之间，相当于中央前、后回折入内侧面的部分，前部属额叶，后部属顶叶（图 01.05.034），与对侧小腿和足的运动、感觉有关，也有证据认为与会阴区的运动有关，如对排尿、排便的随意控制等。

01.05.0588　额内侧回　medial frontal gyrus

扣带沟以上、中央旁沟以前的脑回，属额叶（图 01.05.034）。

01.05.0589　顶下沟　subparietal sulcus

扣带沟间断地向后延续，进入顶叶的一段。

01.05.0590　楔前叶　precuneus

位于中央旁小叶后方的方形区域，前界为扣带沟的边缘支，后界为顶枕沟，上界为半球上缘，下界为顶下沟，与中央旁小叶共同构成顶叶的内侧面（图 01.05.034）。

01.05.0591　距状沟　calcarine sulcus

枕叶内侧面的一条近似水平的深沟，起自枕极附近，呈稍弯曲向上的弓形向前走行，在胼胝体压部的后方以锐角与顶枕沟相交，继续向前至半球下面，构成扣带回峡的外侧缘（图 01.05.034）。距状沟两侧皮质主司视觉功能。

01.05.0592　楔叶　cuneus

位于枕叶内侧面的楔形区，前界为顶枕沟，下界为距状沟，上界为半球上缘，表面常有 1~2 条不规则的沟（图 01.05.034），其功能与视觉有关。

01.05.0593　终板　lamina terminalis

胼胝体嘴向下迅速变薄的白质板，正中矢状切面上呈一窄细的条状。

01.05.0594　旁嗅沟　parolfactory sulcus

位于终板前方，几乎与其平行的浅沟（图 01.05.035）。

01.05.0595　终板旁回　paraterminal gyrus

终板与旁嗅沟之间的薄片皮质区，其范围几乎与终板一致，正中矢状切面上呈狭窄而垂直的条形（图 01.05.034、图 01.05.035）。终板旁回属于隔区的一部分，其进入旁嗅沟前稍倾斜的前缘有时称为海马前遗迹。

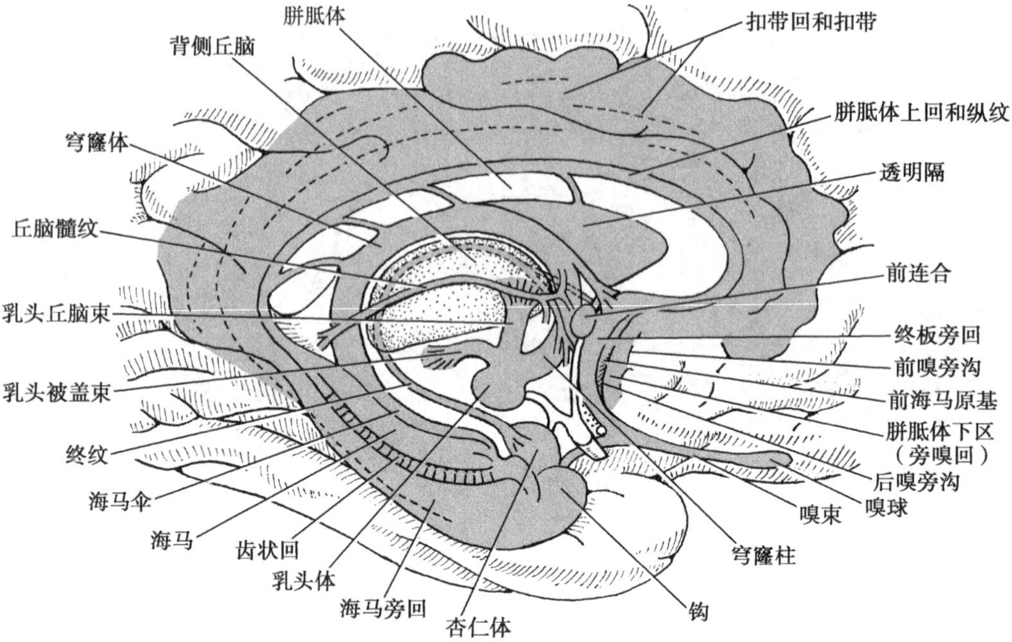

图 01.05.035　嗅脑和边缘系统

01.05.0596　胼胝体下区　subcallosal area

胼胝体嘴下方、旁嗅沟前方的皮质区，与终板旁回相邻（图 01.05.034、图 01.05.035）。

01.05.0597　透明隔　septum pellucidum

封闭胼胝体前部与穹窿之间的三角形的薄膜区，呈半透明状，为侧脑室前角的内侧壁（图 01.05.034、图 01.05.035）。

01.05.0598　透明隔板　lamina of septum pellucidum

构成透明隔的一对薄层灰质板。

01.05.0599　透明隔腔　cavity of septum pellucidum

两侧透明隔板之间的腔隙，不恒定。

01.05.0600　嗅沟　olfactory sulcus

位于额叶下面，靠近半球内侧缘并与其平行的一条直沟，被嗅球与嗅束覆盖（图 01.05.036）。

01.05.0601　直回　gyrus rectus

位于嗅沟与半球内侧缘之间的长条状皮质区（图 01.05.036）。

01.05.0602　眶回　orbital gyrus

位于嗅沟外侧的大片皮质区，常被不甚规则的“H”形的眶沟分为 4 部分：眶前回、眶后回、眶内侧回和眶外侧回（图 01.05.036）。

01.05.0603　眶沟　orbital sulci

位于眶回表面的沟，不规则，多呈“H”形，将眶回分为前、后、内、外 4 部分（图 01.05.036）。

01.05.0604　嗅脑　rhinencephalon

位于大脑底面的前部，包括嗅球、嗅束、前嗅核、嗅纹、嗅三角和梨状叶、海马旁回沟等能接受并整合嗅觉冲动的皮质区。嗅脑是种系发生上的古老部分，人类不发达。

01.05.0605　嗅球　olfactory bulb

扁平的椭圆体，位于嗅沟前端，颅前窝的筛板上，与嗅神经相连（图 01.05.035、图 01.05.036）。嗅球接受所有嗅觉神经元的传入，具有十分清楚的分层的组织结构。

01.05.0606　嗅束　olfactory tract

由嗅球发出的纤维束，呈扁条状向后行于嗅沟内（图 01.05.035、图 01.05.036）。嗅束内除来自本侧嗅球的传出纤维外，也有来自对侧嗅球、前嗅核和其他脑区的传出纤维，如基底前脑、蓝斑，以及中脑中缝核等处。

01.05.0607　嗅三角　olfactory trigone

嗅束向后行靠近前穿质时，逐渐变扁变平，扩展而成的三角形区，其后方为前穿质（图 01.05.036）。

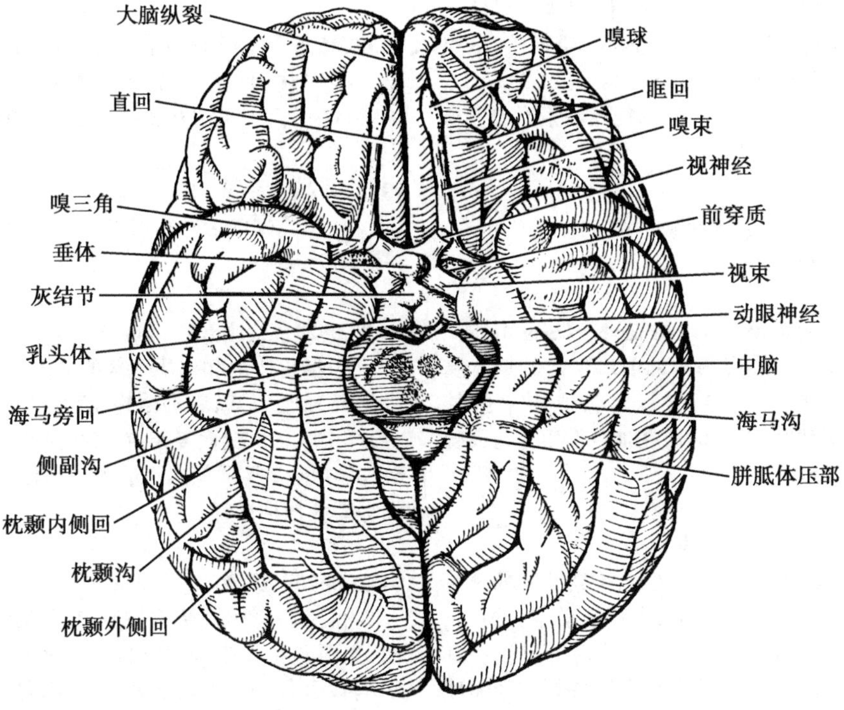

图 01.05.036　端脑底面

01.05.0608　内侧嗅纹　medial olfactory stria

嗅三角向后内分出的一条纤维束，形成前穿质的前内侧界，继续向内至布罗卡（Broca）斜角带内侧，于接近终板旁回时逐渐消失。

01.05.0609　外侧嗅纹　lateral olfactory stria

嗅三角向后外分出的一条纤维束，形成前穿质的前外侧界，继续向外延续至岛阈（图 01.05.036）。

01.05.0610　内侧嗅回　medial olfactory gyrus

覆盖于内侧嗅纹表面的薄层灰质。

01.05.0611　外侧嗅回　lateral olfactory gyrus

覆盖于外侧嗅纹表面的薄层灰质，向外与环状回融合，参与构成大脑皮质的梨状前区。

01.05.0612　嗅结节　olfactory tubercle

位于嗅三角后方，前穿质内的不甚明显的小结节，在嗅觉敏锐的动物较大，在人明显变小，不易分辨，一般认为属梨状叶的一部分。

01.05.0613　前穿质　anterior perforated substance

脑底面重要的标志性结构，近似菱形区，前方为嗅三角，前内侧界为内侧嗅纹，前外侧界为外侧嗅纹，后内侧界为视束，后外侧界为海马旁回钩，表面有许多供大脑中动脉中央支穿过的小孔（图 01.05.036）。

01.05.0614　斜角带　diagonal band

又称“布罗卡斜角带”。位于前穿质后内侧的一束纤维，外观光滑，斜行带状，接近与视束平行，向前内在视交叉上方延续至终板旁回，向后外与杏仁周区相延续。

01.05.0615　布罗卡斜角带　Broca diagonal band

见 01.05.0614 斜角带。

01.05.0616　海马沟　hippocampal sulcus

位于海马旁回的下托与齿状回间的浅沟，长短不等（图 01.05.034、图 01.05.036）。

01.05.0617　侧副沟　collateral sulcus

起自枕极附近，向前与距状沟平行，两者之间为舌回，至颞叶与其外侧的枕颞沟平行，向前或断续或连续延为嗅脑沟，分隔海马旁回与梭状回（图 01.05.034、图 01.05.036）。

01.05.0618　嗅脑沟　rhinal sulcus

侧副沟向颞叶前端的延续，分隔海马旁回的前部与颞叶余部皮质，是梨状叶的外侧界。

01.05.0619　海马旁回　parahippocampal gyrus

又称“海马回”。位于海马沟与侧副沟和嗅脑沟之间的脑回，向前延续为钩，向后连接扣带回峡，是构成边缘叶的主要部分（图 01.05.034~图 01.05.036）。海马旁回与海马结构和丘脑之间的往返联系形成参与学习记忆功能的重要环路。

01.05.0620　海马回　hippocampal gyrus

见 01.05.0619 海马旁回。

01.05.0621　［海马旁回］钩　uncus of parahippocampal gyrus

海马旁回前部环绕海马沟的前端形成的钩状脑回（图 01.05.034、图 01.05.035），其内缘位于中脑外侧，属嗅觉系统梨状叶的一部分，在种系发生上是大脑皮质最古老的部分之一。

01.05.0622　内嗅区　entorhinal area

位于海马旁回及钩前端的区域，是梨状叶的最后部分，向前可伸至杏仁核的前界，向后覆盖部分海马，外侧边界不易区分（01.05.037）。内嗅区的皮质已具备接近新皮质的 6 层结构，是直接中继并处理经嗅球传入的嗅觉信息的主要部位。

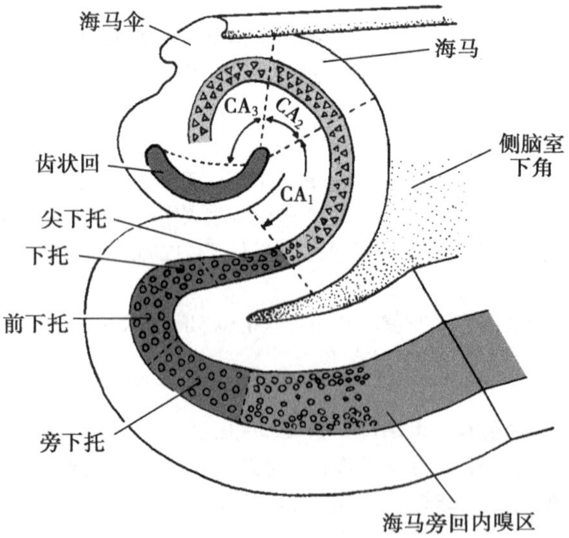

图 01.05.037　齿状回、海马和内嗅区皮质分层模式图

01.05.0623　枕颞沟　occipitotemporal sulcus

位于大脑半球下缘的内侧，居侧副沟内侧并与其平行，一般不达到枕极，常见分叉，分隔枕颞内、外侧回（图 01.05.034、图 01.05.036）。

01.05.0624　枕颞内侧回　medial occipitotemporal gyrus

介于枕颞沟与侧副沟和嗅脑沟之间的脑回，自枕极伸至颞极（图 01.05.034、图 01.05.036）。

01.05.0625　枕颞外侧回　lateral occipitotemporal gyrus

位于枕颞沟的外侧，构成颞叶的下缘，向上外侧面移行为颞下回（图 01.05.034、图 01.05.036）。

01.05.0626　舌回　lingual gyrus

介于侧副沟与距状沟之间，向前延伸至海马旁回（图 01.05.034）。

01.05.0627　边缘系统　limbic system

包括皮质部和皮质下部的诸多结构，多位于半球内侧面和底面，以海马结构、边缘叶等为主要组成部分，纤维联系广泛而复杂，在发生进化上是脑的古老部分，其功能涉及调节内脏活动、情绪反应以及学习、记忆等高级精神活动。

01.05.0628　边缘叶　limbic lobe

位于胼胝体周围和侧脑室下角底壁上的一些结构，主要包括扣带回、扣带回峡、海马旁回、钩和海马结构以及隔区、颞极和岛叶前部等（图 01.05.035）。边缘叶的区分不同于其他脑叶，不以脑沟为界，而以脑的进化程度和功能为基础，因此所占区域广泛。

01.05.0629　隔区　septal area

位于胼胝体嘴下方、终板和前连合前方及上方的区域，包括终板旁回和胼胝体下区（图 01.05.034、图 01.05.035）。隔区内含有隔核，被认为是各种冲动的整合中枢，与情绪反应（愤怒）、内脏活动（进食、生殖），以及学习、记忆和神经内分泌等功能有关。

01.05.0630　海马结构　hippocampal formation

包括海马、齿状回、下托复合体和内嗅区，属原皮质，各结构之间通过一系列的纤维联系组成一个共同体（图 01.05.037、图 01.05.038），其主要传入纤维来自海马旁回，主要传出纤维组成穹窿，主要功能与学习和记忆有关。

01.05.0631　海马　hippocampus

又称“阿蒙角”。位于侧脑室下角底的一个长约 5cm 的隆起，前端膨大，有几条浅沟，形似海马而得名（图 01.05.037）。海马属原皮质，具有典型的 3 层细胞构筑。分成 CA_1、CA_2、CA_3、CA_4 4 个扇形区。

01.05.0632　阿蒙角　Cornu Ammonis

见 01.05.0631 海马。

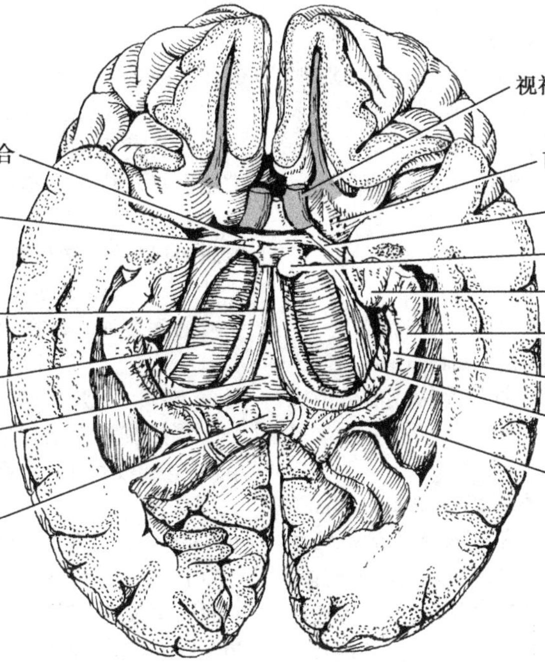

图 01.05.038　海马结构

01.05.0633　[海马]始层　stratum oriens

主要由锥体细胞的基树突和中间神经元构成。

01.05.0634　[海马]锥体细胞层　stratum pyramidalis

主要由锥体细胞的胞体和中间神经元构成。

01.05.0635　[海马]分子层　molecular layer

主要由锥体细胞的顶树突和中间神经元构成。

01.05.0636　海马脚　pes hippocampi

海马前端的膨大处有 2~3 条浅沟，呈爪样外观而得名。

01.05.0637　海马槽　alveus of hippocampus

又称"室床"。是海马表面、室管膜下方的薄层白质板，主要由海马和齿状回的传入和传出纤维组成，向后续为海马伞。

01.05.0638　室床　alveus

见 01.05.0637 海马槽。

01.05.0639　海马伞　fimbria of hippocampus

海马槽的纤维向内侧集中，形成一条纵列的介于海马与齿状回之间的带状纤维束，向后上方延续为穹窿（图 01.05.037、图 01.05.038）。

01.05.0640　齿状回　dentate gyrus

位于海马伞内侧的锯齿状的皮质条带，窄而长，上方为海马槽，下方与下托相邻，外侧为海马，向后消失于钩的内侧面（图 01.05.035、图 01.05.037、图 01.05.038）。齿状回属原皮质，亦为典型的异型皮质，具有最简单的 3 层结构。

01.05.0641　[齿状回]多形层　polymorphic layer

主要由颗粒细胞的轴突和多种细胞构成。

01.05.0642　[齿状回]颗粒细胞层　granular cell layer

主要由颗粒细胞的胞体和中间神经元构成。

01.05.0643　[齿状回]分子层　molecular layer

主要由颗粒细胞的树突和中间神经元构成。

01.05.0644　下托复合体　subicular complex

一般认为由下托、前下托和旁下托组成，三者由内向外排列，旁下托续为内嗅区。也有分为尖下托、下托、前下托和旁下托 4 区者（图 01.05.037）。下托复合体的细胞构筑体现了原皮质向新皮质的过渡，亦称旁异型皮质，可见 4 层、5 层渐至 6 层的组织结构。

01.05.0645　束状回　fasciolar gyrus

位于胼胝体压部后下方的条状灰质带，向前下移行于胼胝体上回，进而连接齿状回和海马。

01.05.0646　胼胝体上回　supracallosal gyrus

又称"灰被"。覆盖于胼胝体上面，向外进入胼胝体沟与扣带回皮质相延续，向前沿胼胝体膝和嘴并入终板旁回上端，向后在胼胝体压部转向下方与束状回融合，是分化较好的薄层灰质（图 01.05.035）。

01.05.0647　灰被　indusium griseum

见 01.05.0646 胼胝体上回。

01.05.0648　终纹床核　bed nucleus of stria terminalis，BNST

位于终纹纤维间的一些小神经元构成的分散的细胞群落。

01.05.0649　德莱－布里翁系统　Delay-Brion system

是灵长类脑的最重要并了解得最清楚的记忆系统之一，由海马结构、乳头体、乳头丘脑束、丘脑前核、扣带束和扣带皮质组成，这些结构之间相互联系，任何部位的中断都可能引起记忆障碍。

01.05.0650　帕佩兹回路　Papez circle

又称"海马环路"。海马旁回的传出纤维进入海马结构，再发出纤维经穹窿传入乳头体，再经乳头丘脑束进入丘脑前核，再发出纤维进入扣带回，再经扣带（束）回到海马旁回，如此形成的神经传导环路与情感、学习和记忆等高级神经活动密切相关。

01.05.0651　海马环路　hippocampal circuit

见 01.05.0650 帕佩兹回路。

01.05.0652　大脑皮质　cerebral cortex

覆盖于大脑半球表面的灰质，面积约 $0.2m^2$，半球各部厚度差别较大，脑回顶部也较脑沟底部为厚，平均为 2.5mm。大脑皮质依其发生过程可区分为原皮质、旧皮质和新皮质，依其结构类型可区分为异型皮质和同型皮质。

01.05.0653　原皮质　archicortex

又称"古皮质"。发生上最为古老的异型皮质，包括海马和齿状回，由 3 层结构组成，主司嗅觉和内脏活动，近年研究证实参与学习、记忆功能。

01.05.0654　古皮质　archeocortex

见 01.05.0653 原皮质。

01.05.0655　［原皮质］分子层　molecular layer of archicortex

大脑皮质的最表层，其中的神经元小而少，主要是水平细胞和星形细胞，还有许多与皮质表面平行的神经纤维。

01.05.0656　［原皮质］锥体［细胞］层　pyramidal layer of archicortex

细胞排列整齐，底部朝向脑室面发出轴突，树突尖端指向分子层，是最具特色的一层。

01.05.0657　［原皮质］多形［细胞］层　polymorphic layer of archicortex

含有各种形态的小细胞。

01.05.0658　旧皮质　paleocortex

属原皮质向新皮质的过渡，发生上较晚，以 3 层结构为主，可能有若干亚层，主要指嗅皮质。

01.05.0659　新皮质　neocortex

在进化过程中，与感觉和运动系统的发展相伴随而高度发育的广泛的大脑皮质区，占半球表面积的 96% 以上，属同型皮质，具有 6 层结构。新皮质的细胞可分为 2 大类，即数量最多的锥体细胞（约占 66%）和形态多样的非锥体细胞，亦称颗粒细胞或星形细胞。

01.05.0660　［新皮质］分子层　molecular layer of neocortex

又称"丛状层"。新皮质的第Ⅰ层，主要由与半球表面呈切线状排列的纤维构成，其间有少量的水平细胞和星形细胞，在髓磷脂染色的标本上呈狭窄的水平纤维带，约占皮质厚度的 10%（图 01.05.039）。

01.05.0661　丛状层　plexiform layer

见 01.05.0660［新皮质］分子层。

01.05.0662　［新皮质］外颗粒层　external granular layer of neocortex

又称"小锥体细胞层"。新皮质的第Ⅱ层，由大量密集的颗粒细胞和小锥体细胞组成，此层有髓纤维很少，故髓磷脂染色很浅，约占皮质厚度的 9%（图 01.05.039）。

01.05.0663　小锥体细胞层　small pyramidal layer

见 01.05.0662［新皮质］外颗粒层。

01.05.0664　［新皮质］外锥体［细胞］层　external pyramidal layer of neocortex

新皮质的第Ⅲ层，含有大量典型的锥体细胞及散在的非锥体细胞，浅层锥体细胞较小，深层逐渐增大，髓磷脂染色显示纤维主要为垂直排列，约占皮质厚度的 1/3。依纤维分层此层以上均属纹上层（图 01.05.039）。

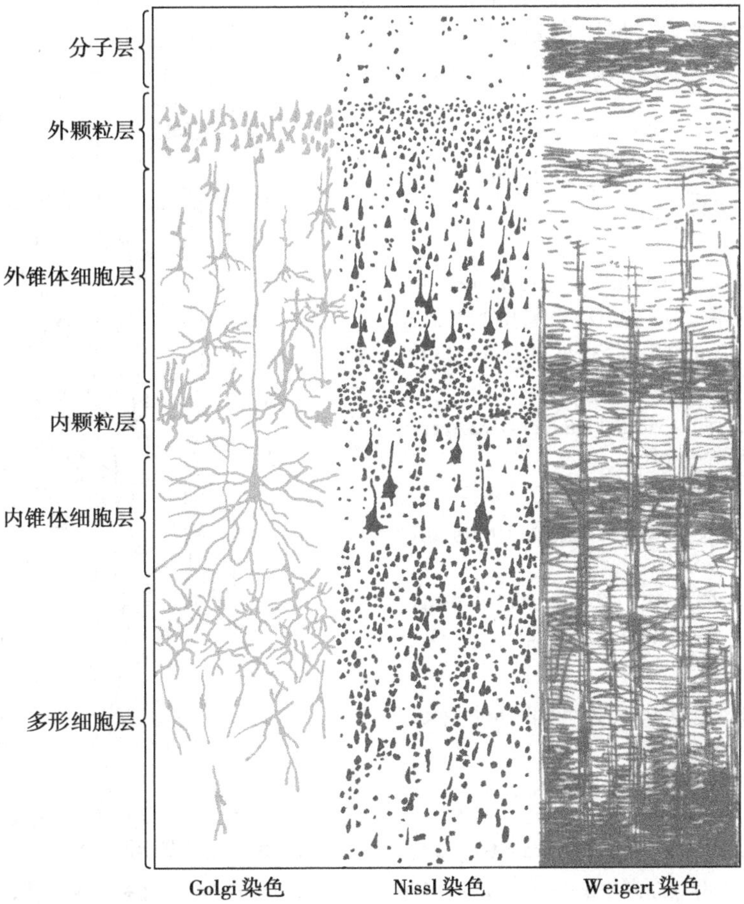

图 01.05.039　大脑皮质分层

01.05.0665　［新皮质］内颗粒层　internal granular layer of neocortex

新皮质的第Ⅳ层，最窄，含有紧密排列的小圆形非锥体细胞和一些小锥体细胞胞体，致密的有髓纤维横行排列，髓磷脂染色可见明显的水平纤维带（巴亚热外带），亦称外纹层。内颗粒层约占皮质厚度的10%，在感觉皮质区此层偏厚（图 01.05.039）。

01.05.0666　［新皮质］内锥体［细胞］层　internal pyramidal layer of neocortex

又称"节细胞层"。新皮质的第Ⅴ层，主要由中型和大型锥体细胞组成，髓磷脂染色可见一条水平位的纤维带（巴亚热内带），亦称内纹层。内锥体层约占皮质厚度的20%（图 01.05.039）。运动区皮质此层含有最大的特征性的锥体细胞，被称为贝兹细胞（Betz cell），其轴突组成锥体束。

01.05.0667　节细胞层　ganglionic layer

见 01.05.0666［新皮质］内锥体［细胞］层。

01.05.0668　［新皮质］多形［细胞］层　polymorphic layer of neocortex

新皮质的第Ⅵ层，含有大量梭形细胞和其他中、小型细胞，梭形细胞的轴突伸入髓质形成投射纤维和联络纤维，与深面的白质界限不十分清楚，依纤维分层属纹下层。此层约占皮质厚度的20%（图 01.05.039）。

01.05.0669　切线神经纤维　tangential nerve fibers

又称"切线纤维丛"。分子层内水平细胞的突起或进入此层的纤维的水平分支，因走向多与大脑皮质表面平行而得名。

01.05.0670　切线纤维丛　neurofibrae tangentiales bundle

见 01.05.0669 切线神经纤维。

01.05.0671　分子层纹　stria of molecular layer

新皮质分子层中的切线纤维，经髓磷脂染色可见一窄的水平纤维带（图 01.05.039）。

01.05.0672　外颗粒层纹　stria of external granular layer

又称“克斯－别奇捷列夫带”。在新皮质外颗粒层与外锥体层之间有许多水平走行的有髓纤维(图01.05.039)。

01.05.0673　克斯－别奇捷列夫带　Kaes-Bechterew band

见01.05.0672外颗粒层纹。

01.05.0674　内颗粒层纹　stria of internal granular layer

又称“巴亚热外带”。新皮质内颗粒层的纤维经髓磷脂染色可见一明显的水平纤维带(图01.05.039)。

01.05.0675　巴亚热外带　external band of Baillarger

见01.05.0674内颗粒层纹。

01.05.0676　内锥体层纹　stria of internal pyramidal layer

又称“巴亚热内带”。新皮质内锥体层的纤维经髓磷脂染色见其中有一水平的纤维带(图01.05.039)。

01.05.0677　巴亚热内带　internal band of Baillarger

见01.05.0676内锥体层纹。

01.05.0678　皮质柱　columns of cortex

贯穿大脑皮质全层的柱状结构，与脑表面垂直，大小不等，表面范围约占0.5mm×0.5mm，柱内有各种神经元及传入和传出纤维，没有清楚的解剖学界限，是皮质功能活动的基本单位(图01.05.040)。

01.05.0679　布罗德曼皮质区　cortical areas of Brodmann

1909年Brodmann依据皮质不同部位的细胞构筑，将猫的大脑皮质划分为52区，至今仍被广泛引用(图01.05.041)。

01.05.0680　大脑皮质功能区　functional areas of cortex

大脑皮质控制机体各种功能活动的相对定位区。

01.05.0681　第1躯体运动区　primary somatomotor area

布罗德曼(Brodmann)4区，相当于中央前回和中央旁小叶前部的皮质(图01.05.032、图01.05.041、图01.05.042)。该区主管对侧半身的随意运动，并有局部定位关系，其特点为头上脚下(但头部是正的)，左右交叉，皮质区的大小与运动功能的重要性和复杂程度密切相关(图01.05.042)。此区接受中央后回和背侧丘脑部分核团的投射，发出纤维组成锥体束，至脑干躯体运动核和脊髓前角。

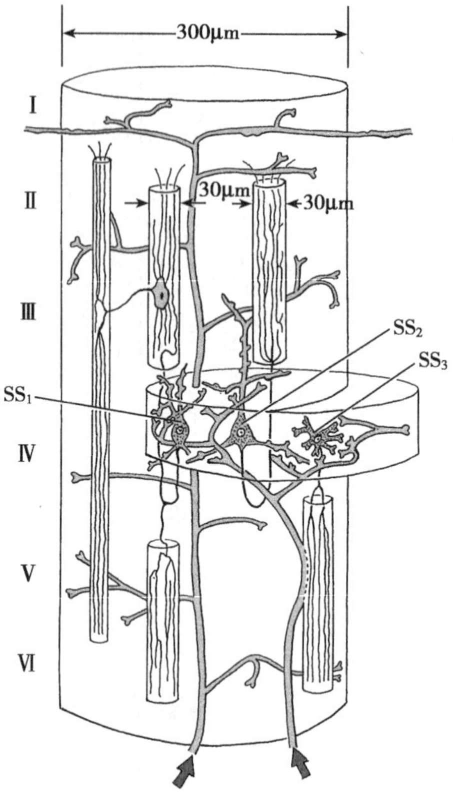

图01.05.040　皮质－皮质相关垂直柱模式图

SS_1、SS_2、SS_3为联络神经元

01.05.0682　第2躯体运动区　secondary somatomotor area

位于中央前回最下端，并深达大脑外侧沟内(图01.05.032)。此处中央前回与中央后回连续，发出的纤维可能加入锥体束。

01.05.0683　补充运动区　supplementary motor area

自布罗德曼(Brodmann)6区邻近内侧缘的最上外侧部至半球内侧面(图01.05.041)。此区主要接受背侧丘脑腹外侧核、腹前核及板内核等的传入，发出纤维也参加锥体束。此区的功能与组织连续的空间运动及恢复对运动的记忆有关。

01.05.0684　运动前区　premotor area

在布罗德曼(Brodmann)6区内(图01.05.041)，覆盖半球上外侧面的大部分，与其他皮质区、纹状体、背侧丘脑及网状结构等有较广泛的纤维联系，发出纤维加入皮质脊髓束或至皮质下结构，其功能与运动的准备，建立运动倾向或运动意图有重要关系。

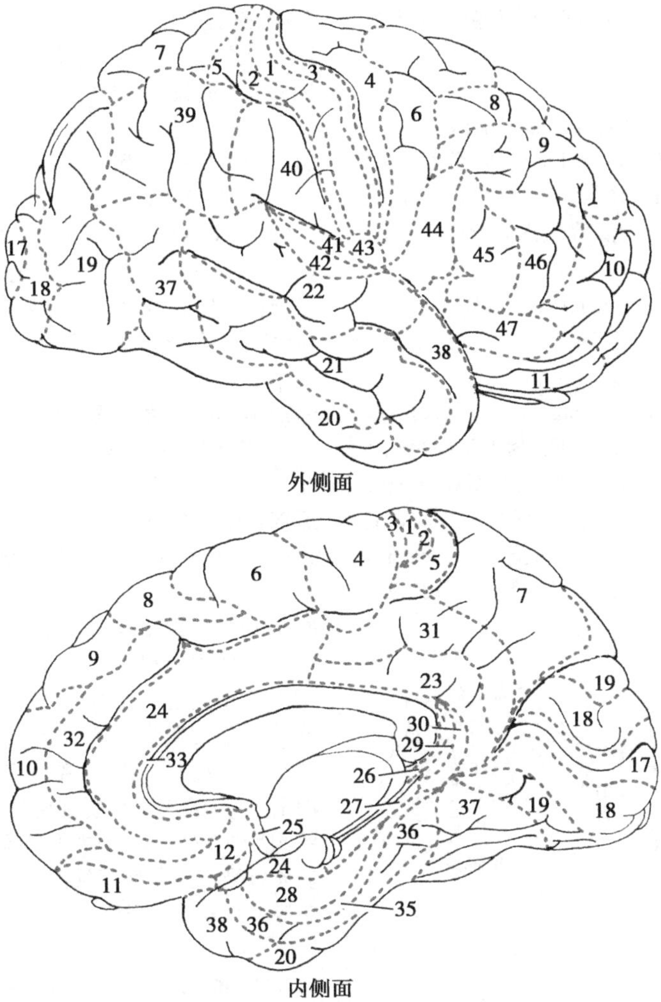

图 01.05.041　大脑皮质分区（布罗德曼分区）

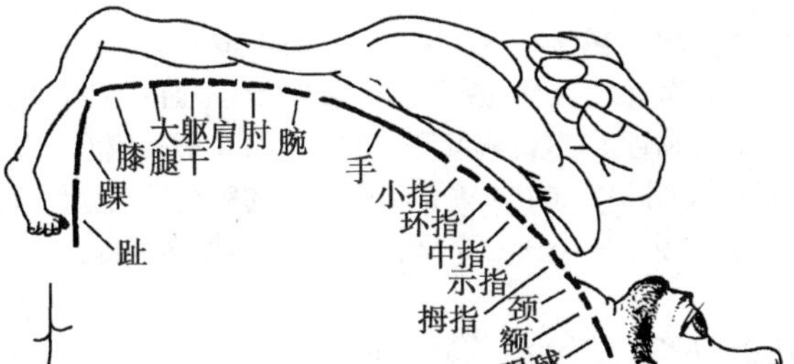

图 01.05.042　人体各部在第 1 躯体运动区的定位

01.05.0685　额眼区　eye motor area of frontal lobe

主要位于布罗德曼（Brodmann）8 区内，相当于额中回后部（图 01.05.032、图 01.05.041）。此区接受部分丘脑、前额皮质、枕叶以及来自颞上回的听觉投射，发出纤维至上丘、脑桥网状结构的凝视中枢及与眼球运动有关的脑干核团，其功能与双眼的协调运动有重要关系。

01.05.0686　前额皮质　prefrontal cortex

包括布罗德曼（Brodmann）9 区、46 区和 45 区（图 01.05.041），占据面积大，纤维联系广泛，功能复杂，可能与情绪、精神活动、计算、思考以及思维的最后决定等活动有关。

01.05.0687　书写区　writing area

位于额中回后部，相当于布罗德曼（Brodmann）6 区、8 区的一部分（图 01.05.032、图 01.05.041、图

01.05.044)，紧靠中央前回手的运动区，主管书写功能，此区受损出现失写症。

01.05.0688　布罗卡语言区　speech area of Broca

又称“运动性语言区”。位于额下回后部，相当于布罗德曼（Brodmann）44、45区（图01.05.041、图01.05.044），主司说话功能。此区受损出现运动性失语。

01.05.0689　运动性语言区　motor speech area

见01.05.0688布罗卡语言区。

01.05.0690　第1躯体感觉区　primary somatosensory area

布罗德曼（Brodmann）3、1、2区，相当于中央后回和中央旁小叶后部的皮质（图01.05.032、图01.05.034、图01.05.041、图01.05.043）。该区主管对侧半身的感觉，并有局部定位关系，其特点为头上脚下（但头部是正的），左右交叉，皮质区的大小与所接受部位的敏感程度密切相关。

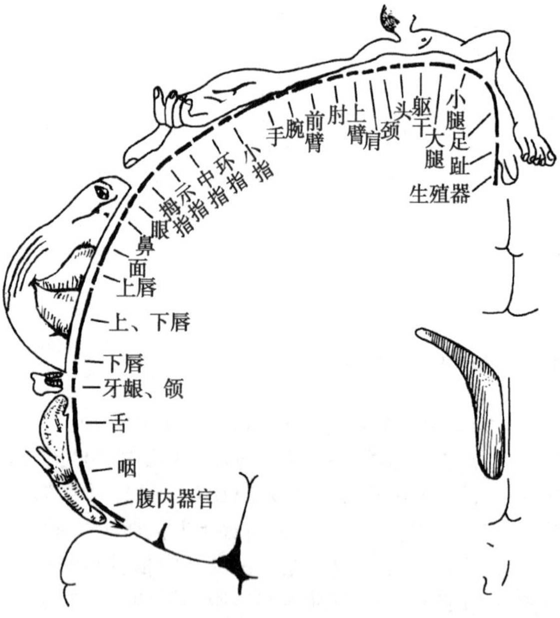

图01.05.043　人体各部在第1躯体感觉区的定位

01.05.0691　第2躯体感觉区　second somatosensory area

位于中央沟的后方顶叶岛盖内的皮质区，对暂时的、中高速的皮肤刺激反应敏锐，而对持续的刺激不敏感。

01.05.0692　顶上区　superior parietal area

布罗德曼（Brodmann）5、7区，相当于顶上小叶（图01.05.032、图01.05.041）。5区的细胞反应性质较复杂，感受野较大。7区皮质与顶下小叶有交错，纤维联系更广泛。顶上区与实体感觉和辨认身体方位及与周围环境的关系等功能有关。

01.05.0693　顶下区　inferior parietal area

布罗德曼（Brodmann）39、40区，包括角回和缘上回（图01.05.032、图01.05.041），主要与语言功能有关，尤其是39区与文字的理解和认图密切相关。顶下区损伤可能导致复杂的感觉障碍，包括语言、计算、辨认地图、确认方位等困难。

01.05.0694　韦尼克区　Wernicke area

位于优势半球，包括布罗德曼（Brodmann）39、40、22、37区，相当于角回、缘上回、颞上回和颞中回的后部（图01.05.032、图01.05.041、图01.05.044）。被认为是与听觉性和视觉性语言活动有关的区域。

01.05.0695　第1视区　primary visual area

又称“纹状区”。布罗德曼（Brodmann）17区，即距状沟内及其上、下方的皮质，包括楔叶和舌回的一部分，并在枕极处向外侧面反转至月状沟（图01.05.034、图01.05.041）。此区与视网膜之间有定位关系：距状沟上、下方的皮质分别接受视网膜上、下部的传入，距状沟后1/3处（上、下方）接受黄斑区的传入，一侧视皮质接受双眼同侧半视网膜的传入，故一侧视区损伤时双眼对侧半视野缺失。

01.05.0696　纹状区　striate area

见01.05.0695第1视区。

01.05.0697　第2视区　second visual area

又称“纹旁区”，占据布罗德曼（Brodmann）18区的大部分，临近17区的楔叶和舌回部分及半球外侧面月状沟附近（图01.05.041），内含半个视野的完全视网膜代表区，是17区同一代表区的镜像，与双眼对侧半视野有关。

01.05.0698　纹旁区　parastriate area

见01.05.0697第2视区。

01.05.0699　第3视区　third visual area

又称“纹周区”，是位于第2视区周围的窄条皮质区，占据布罗德曼（Brodmann）18区至19区附近（图01.05.041），与颜色分辨、面部辨认和认知记忆等功能有关。

01.05.0700　纹周区　peristriate area

见01.05.0699第3视区。

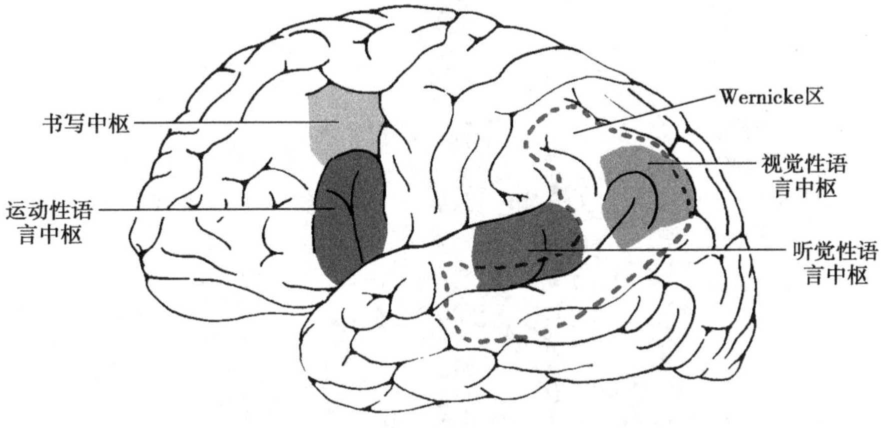

图 01.05.044　左侧大脑半球的语言区

01.05.0701　第 4 视区　fourth visual area

占据布罗德曼（Brodmann）19 区，在大脑半球外侧面位于枕叶的最前部，在内侧面位于枕叶与顶叶和颞叶的交界处（图 01.05.041），为视觉运动分辨区。

01.05.0702　第 1 听区　primary auditory area

位于颞横回的布罗德曼（Brodmann）41 区，属于颞叶岛盖皮质（图 01.05.041）。此区的功能特点是每一侧都接受来自双耳的声波冲动，故一侧损伤时听觉障碍不明显。

01.05.0703　颞上区　superior temporal area

布罗德曼（Brodmann）22 区，主要占据颞上回后部（图 01.05.032、图 01.05.041），其功能与听取、理解别人的语言和调整自己的语言有关，常被认为是听觉性语言中枢（图 01.05.044），该区受损时不能正常讲话和回答问题，表现为感觉性失语。颞上回前部属听觉联络区。

01.05.0704　颞中区　middle temporal area

布罗德曼（Brodmann）21 区，主要占据颞中回（图 01.05.032、图 01.05.041）。此区不仅是听觉的联络区，而且与空间视觉，乃至躯体感觉都有联系，属于多感觉区。

01.05.0705　颞下区　inferior temporal area

布罗德曼（Brodmann）20 区，为颞下回（图 01.05.032、图 01.05.041），是较高的视觉联络区，参与视觉感受和识别记忆功能。

01.05.0706　基底核　basal nuclei

埋藏于靠近大脑半球底部白质内的灰质团块，包括纹状体、屏状核和杏仁复合体（图 01.05.045）。

01.05.0707　纹状体　corpus striatum

由豆状核和尾状核组成，二者被内囊分开，但两核前端相连，在水平切面上呈明显的条纹状故而得名，有新、旧纹状体之分。纹状体是锥体外系的重要结构，在调节机体的随意运动、控制肌张力方面起重要作用。

01.05.0708　豆状核　lentiform nucleus

位于脑岛深方的神经核，以屏状核和外囊与岛叶皮质相隔。豆状核非豆形，其尖朝向后内侧，窿凸的底朝向前外方，在水平和冠状切面上大致呈三角形。此核被一白质板分为外侧的壳和内侧的苍白球 2 部分（图 01.05.045）。

01.05.0709　[豆状核]外髓板　lateral medullary lamina of lentiform nucleus

豆状核内位于外侧的白质板，较大，分隔壳与苍白球（图 01.05.045）。

01.05.0710　壳　putamen

豆状核的外髓板以外的部分（图 01.05.045），在发生上晚于内侧部分，其结构和功能均与尾状核相似，两者共称为新纹状体。新纹状体有多种神经元，主要含有 γ- 氨基丁酸（GABA）、脑啡肽以及 P 物质等神经活性物质。新纹状体与控制运动和肌张力有关，受损时可出现不能控制的过度运动和肌张力降低。

01.05.0711　苍白球　globus pallidus

豆状核的外髓板以内的部分（图 01.05.045），在种系发生上较古老，称为旧纹状体，其细胞密度低，远不及新纹状体，又被一白质板分为内、外 2 部分。旧纹状体与运动协调和肌张力有关，受损时出现震颤麻痹和肌张力增高，即帕金森病。

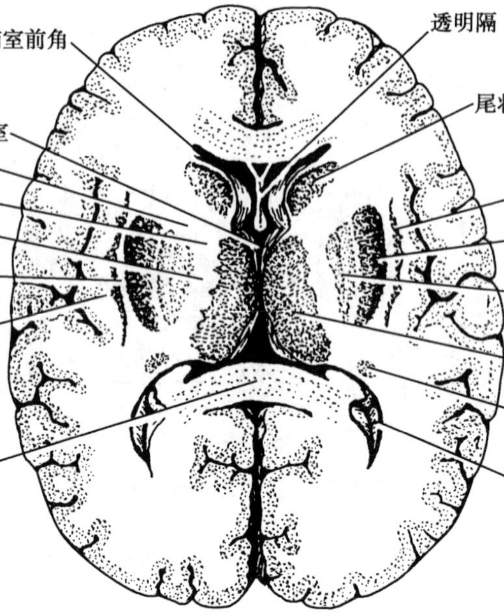

图 01.05.045　基底核、背侧丘脑和内囊

01.05.0712　[豆状核]内髓板　medial medullary lamina of lentiform nucleus

位于苍白球内的白质板，较小，将苍白球又分为内、外 2 部分。

01.05.0713　外侧苍白球　lateral globus pallidus

内髓板以外的苍白球部分，体积大，接受新纹状体中来自脑啡肽和 γ- 氨基丁酸神经元的传入。

01.05.0714　内侧苍白球　medial globus pallidus

内髓板以内的苍白球部分，体积小，接受新纹状体中来自 P 物质和 γ- 氨基丁酸神经元的传入。

01.05.0715　尾状核　caudate nucleus

围绕背侧丘脑背外侧的弓形灰质团块，分头、体、尾 3 部分（图 01.05.045），与豆状核的壳一起形成结构和功能的统一体，称为新纹状体。新纹状体有多种神经元，主要含有 γ- 氨基丁酸（GABA）、脑啡肽以及 P 物质等神经活性物质。新纹状体与控制运动和肌张力有关，受损时可出现不能控制的过度运动和肌张力降低。

01.05.0716　尾状核头　head of caudate nucleus

尾状核前端膨大的部分，借内囊前肢与豆状核分开，位于胼胝体的下方并构成侧脑室前角的下外侧壁，其表面有室管膜覆盖（图 01.05.045）。

01.05.0717　尾状核体　body of caudate nucleus

介于尾状核头和尾状核尾之间的大部分，位于背侧丘脑的上方，参与构成侧脑室中央部的外下壁。

01.05.0718　尾状核尾　tail of caudate nucleus

尾状核体绕过背侧丘脑后端弯转向下进入颞叶的部分，参与构成侧脑室下角的上壁（图 01.05.045）。

01.05.0719　屏状核　claustrum

位于壳的外侧，并与壳等大的薄片状灰质，其前部与前穿质、杏仁体和前梨状区皮质相续，下部最厚。屏状核与壳之间以外囊相隔（图 01.05.045），功能不明，有认为属纹状体，也有认为是脑岛皮质的分离部分。

01.05.0720　杏仁复合体　amygdaloid complex

位于（海马旁回）钩的深方，与尾状核尾末端相连的核团，构成侧脑室下角的上、内侧壁。杏仁复合体由多个不规则的核组成，属边缘系统的主要结构，其传入纤维来自嗅球、基底前脑 Meynert 核、下丘脑和脑干，传出纤维经终纹和前脑内侧束至下丘脑和脑干等，与情绪行为有关。

01.05.0721　伏隔核　nucleus accumbens

位于隔区与尾状核头之间偏下方的神经核，含有多巴胺类神经元，与内脏活动的整合及镇痛有关。近年研究认为伏隔核参与多巴胺能奖赏系统，与吸毒成瘾的机制有关。

01.05.0722　无名质　substantia innominata

位于尾状核与壳核连接部头端的结构，其前端为腹侧苍白球。

01.05.0723　大脑髓质　cerebral medullary substance

主要由联系大脑皮质各部和皮质下结构的神经纤维构成的白质，可分为连合纤维、联络纤维和投射纤维3类。

01.05.0724　连合纤维　commissural fibers

连合左、右两侧大脑半球相应区域的纤维，包括胼胝体、前连合及穹窿连合。

01.05.0725　胼胝体　corpus callosum

由连合两侧大脑半球新皮质的纤维构成，横向走行，并向半球内部的前、后、左、右辐射，其下面构成侧脑室的顶。胼胝体在正中矢状切面上很厚，呈长约10cm的弓形，自前向后区分为嘴、膝、干和压部4部分（图01.05.034、图01.05.046）。

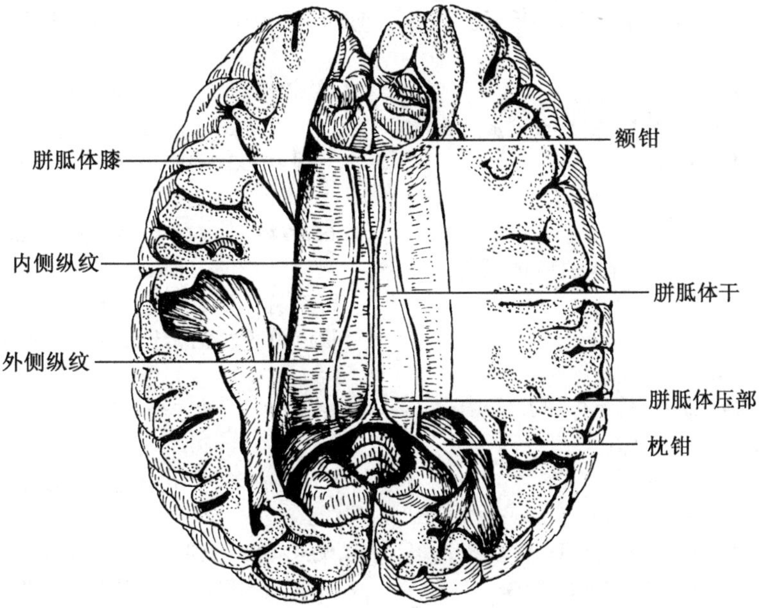

图01.05.046　胼胝体上面观

01.05.0726　胼胝体嘴　rostrum of corpus callosum

胼胝体的前下部，向前上连接胼胝体膝，向下续为终板，其上面有透明隔附着，是胼胝体最薄的部分（图01.05.034）。

01.05.0727　胼胝体膝　genu of corpus callosum

胼胝体前端弯曲的部分，介于胼胝体干与嘴之间，包绕在透明隔前方，其后面构成侧脑室前角的前壁（图01.05.034、图01.05.046）。

01.05.0728　胼胝体干　trunk of corpus callosum

胼胝体中间的大部分，上面构成大脑纵裂的底，被两侧的扣带回遮盖，下面沿长轴凹陷，形成侧脑室的顶（图01.05.034、图01.05.046）。

01.05.0729　胼胝体压部　splenium of corpus callosum

胼胝体干向后绕过丘脑后端而终的部分，居松果体和中脑顶盖的上方（图01.05.034、图01.05.046）。

01.05.0730　胼胝体辐射　radiation of corpus callosum

胼胝体的纤维呈放射状向半球的前、后、左、右辐射，联系两侧大脑皮质的额、枕、顶、颞叶。

01.05.0731　额钳　frontal forceps

又称"前钳""小钳"。胼胝体膝的纤维弯曲向前，联系两侧额叶的外侧面和内侧面，形如钳状（图01.05.046）。

01.05.0732　前钳　anterior forceps

见01.05.0731　额钳。

01.05.0733　小钳　forceps minor

见01.05.0731　额钳。

01.05.0734　枕钳　occipital forceps

又称"后钳""大钳"（forceps major）。胼胝体压部的纤维向后内侧，联系两侧枕叶皮质，形如钳状（图

01.05.046）。

01.05.0735　后钳　posterior forceps

见 01.05.0734　枕钳。

01.05.0736　大钳　forceps major

见 01.05.0734　枕钳。

01.05.0737　毯　tapetum

胼胝体干和部分压部的纤维在侧脑室后角的顶、外侧壁及下角的外侧壁上形成的一薄层白质板。

01.05.0738　穹窿　fornix

自海马至乳头体的弓状纤维束，行于胼胝体的下方（图 01.05.034、图 01.05.038）。

01.05.0739　穹窿脚　crus of fornix

两侧海马伞的纤维向后上行至胼胝体压部的一段纤维束。

01.05.0740　穹窿体　body of fornix

左、右穹窿脚在胼胝体干下方会合为穹窿体，并继续前行（图 01.05.035、图 01.05.038）。

01.05.0741　穹窿柱　column of fornix

穹窿体前行于丘脑前方再分开为两条穹窿柱，经室间孔前方弯行向下，至乳头体（图 01.05.038）。

01.05.0742　穹窿连合　commissure of fornix

两侧穹窿脚在胼胝体下方彼此靠近，部分纤维行至对侧，此处的交叉纤维形成三角形的穹窿连合（图 01.05.038）。

01.05.0743　前连合　anterior commissure

包含于终板内、横过穹窿柱前方的一条致密的纤维束，在矢状切面上呈卵圆形，其纤维弯曲缠绕似绳索，向外侧分为前、后 2 束（图 01.05.034、图 01.05.035、图 01.05.038）。前连合连接两侧的嗅球和颞叶新皮质。

01.05.0744　［前连合］前部　anterior part of anterior commissure

又称“嗅部”。前连合中的部分纤维在前穿质和嗅束的两侧弯向前行的小束，联系两侧嗅球。

01.05.0745　［前连合］嗅部　olfactory part of anterior commissure

见 01.05.0744［前连合］前部。

01.05.0746　［前连合］后部　posterior part of anterior commissure

又称“颞部”，前连合的主要部分，向后外弯行于豆状核的下方至颞叶前部，联系两侧颞叶新皮质。

01.05.0747　［前连合］颞部　temporal part of anterior commissure

见 01.05.0746［前连合］后部。

01.05.0748　联络纤维　association fibers

联系同侧半球各部皮质的纤维，其中短纤维联系相邻脑回，长纤维联系本侧半球各叶皮质。

01.05.0749　弓状纤维　arcuate fibers

联系相邻脑回的短纤维，数量很多，呈弓状走行，多行于皮质下方，也有行于皮质内者（图 01.05.047）。

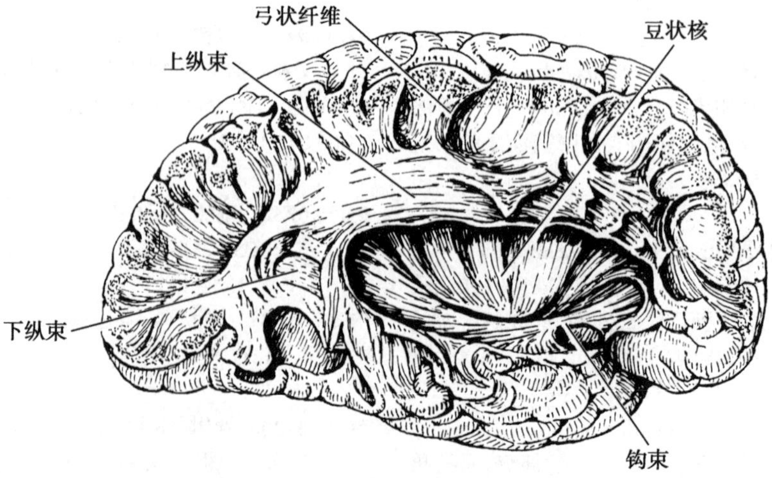

图 01.05.047　大脑半球联络纤维

01.05.0750 上纵束 superior longitudinal fasciculus

起于额叶，行经豆状核及岛叶的上方和放射冠的外侧，呈弓形向后，并发出纤维至顶叶和枕叶，再弯向下前，至颞叶内散开，是一束最大的联络纤维束（图 01.05.047）。

01.05.0751 额枕束 frontooccipital fasciculus

起自额叶，在上纵束的深面、尾状核的外侧、放射冠的内侧行向后方，纤维束呈扇形展开进入枕叶和颞叶。

01.05.0752 下纵束 inferior longitudinal fasciculus

起于枕叶，沿侧脑室下角和后角的外侧壁向前行的纤维束，被上纵束跨过后分散至颞叶（图 01.05.047）。

01.05.0753 钩束 uncinate fasciculus

起于额叶前部，向后行并急转弯越过大脑外侧沟底，再向前至颞叶前部，纤维束整体呈钩状，靠近脑岛的前下部（图 01.05.047）。

01.05.0754 扣带 cingulum

起于胼胝体嘴下方的半球内侧面皮质，向后行于扣带回和海马旁回内并随其弯曲的长纤维束，行程中有纤维进出，联系同侧边缘叶的各部。

01.05.0755 内侧纵纹 medial longitudinal stria

位于胼胝体上回内，靠近中线的一条纤维束，属嗅脑的一部分（图 01.05.046）。

01.05.0756 外侧纵纹 lateral longitudinal stria

位于胼胝体上回内，行于胼胝体沟内的不发达的纤维束（图 01.05.046）。

01.05.0757 投射纤维 projection fibers

联系大脑皮质与皮质下结构和脊髓的纤维，包括向皮质纤维和离皮质纤维。大部分在联络纤维的内侧，并与胼胝体和前连合纤维交叉。投射纤维的绝大部分都组成内囊。

01.05.0758 内囊 internal capsule

位于背侧丘脑、尾状核和豆状核之间的白质板，是几乎所有投射纤维集中通过之处，在水平切面上呈开口向外的“V”形，分为前肢、膝和后肢 3 部分（图 01.05.045、图 01.05.048）。

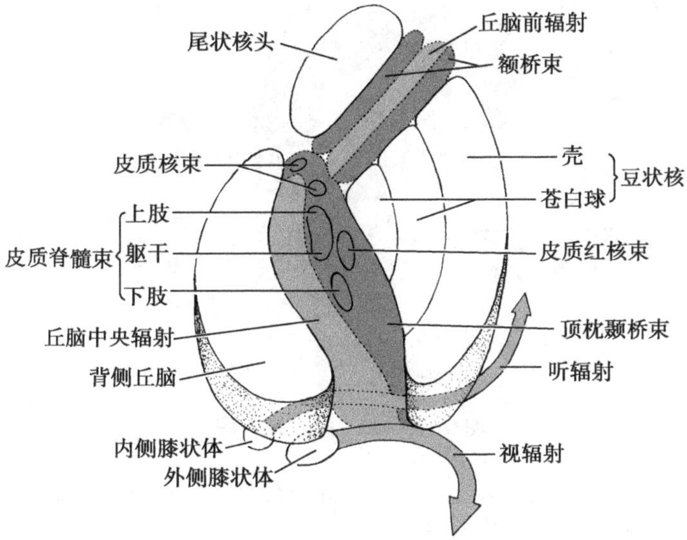

图 01.05.048 内囊模式图

01.05.0759 [内囊]前肢 anterior limb of internal capsule

位于尾状核头与豆状核之间，水平切面上呈前外方向的白质板，主要有额桥束和丘脑前辐射通过（图 01.05.045、图 01.05.048）。

01.05.0760 [内囊]膝 genu of internal capsule

介于内囊前肢和后肢之间的部分，“V”形的转角处，主要有皮质核束通过（图 01.05.045、图 01.05.048）。

01.05.0761 [内囊]后肢 posterior limb of internal capsule

位于背侧丘脑与豆状核之间，水平切面上呈后外方向的白质板，依纤维束与豆状核的关系又分为豆丘部、豆状核后部和豆状核下部（图 01.05.045、图

01.05.048）。

01.05.0762　丘脑豆状核部　thalamolentiform part

内囊后肢中走行于豆状核内侧与背侧丘脑之间纤维束，主要有皮质脊髓束、皮质红核束、顶桥束和丘脑中央辐射通过。

01.05.0763　豆状核后部　retrolentiform part

内囊后肢中沿豆状核后方走行的纤维束，主要有顶枕桥束、视辐射和丘脑后辐射通过。

01.05.0764　豆状核下部　sublentiform part

内囊后肢中走行于豆状核下方的纤维，主要有枕颞桥束和听辐射通过。

01.05.0765　放射冠　corona radiate

投射纤维离开内囊后，在其上方及纹状体的周围呈放射状分散，联系大脑皮质的相应部位而形成的冠状白质结构。

01.05.0766　外囊　external capsule

位于豆状核与屏状核之间的薄层白质板，其宽度与豆状核的外面近似（图 01.05.045）。

01.05.0767　最外囊　extreme capsule

位于屏状核与岛叶皮质之间的菲薄的白质板（图 01.05.045）。

01.05.0768　侧脑室　lateral ventricle

大脑半球的内腔，左、右各一。由于人大脑半球额、顶、枕叶的扩展，致使颞叶向前下方伸展，导致侧脑室形成不规则的“C”形，常区分为前角、中央部、后角和下角 4 部。侧脑室经室间孔与第 3 脑室相通（图 01.05.045、图 01.05.049）。

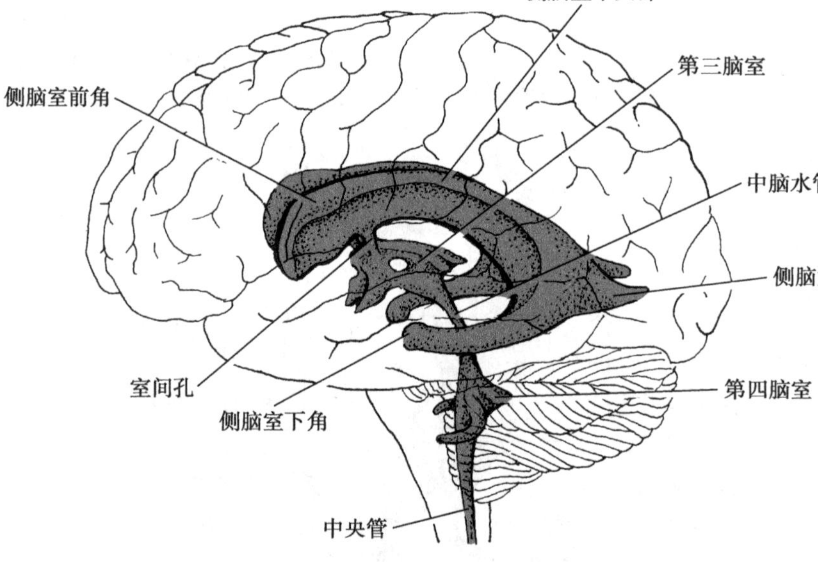

图 01.05.049　脑室投影图

01.05.0769　［侧脑室］前角　anterior horn of lateral ventricle

侧脑室伸入额叶的部分，其前界为胼胝体膝，上壁为胼胝体干，下壁为胼胝体嘴，外侧壁为尾状核头，内侧壁为透明隔，向后延续为中央部（图 01.05.045、图 01.05.049、图 01.05.050）。

01.05.0770　［侧脑室］中央部　central part of lateral ventricle

侧脑室位于顶叶内的部分，自室间孔处始，向后至胼胝体压部下方，近似三角形，上壁为胼胝体干，外下壁为尾状核体和背侧丘脑，内侧壁为穹窿。此部内有脉络丛（图 01.05.049、图 01.05.050）。

01.05.0771　［侧脑室］后角　posterior horn of lateral ventricle

侧脑室伸入枕叶的部分，上壁和外侧壁为胼胝体纤维形成的毯，内侧壁为胼胝体枕钳的纤维。两侧的后角常不对称（图 01.05.045、图 01.05.049、图 01.05.050）。

01.05.0772　［侧脑室］下角　inferior horn of lateral ventricle

侧脑室伸入颞叶的部分，最大，上壁为尾状核尾和终纹，外侧壁为毯、下壁为侧副隆起和海马，内有脉络丛（图 01.05.049、图 01.05.050）。

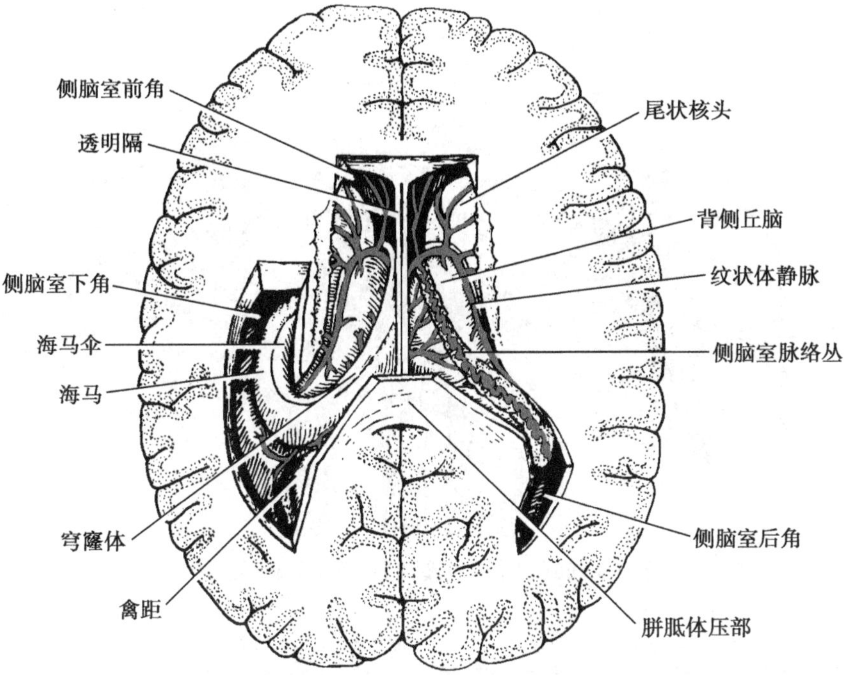

图 01.05.050　侧脑室

01.05.0773　室间孔　interventricular foramen

侧脑室与第 3 脑室间交通的孔，位于穹窿柱与丘脑前结节之间，第 3 脑室前壁与上壁的交界处（图 01.05.049）。

01.05.0774　后角球　bulb of posterior horn

胼胝体枕钳的纤维凸向侧脑室后角内侧壁形成的圆形隆起。

01.05.0775　禽距　calcar avis

侧脑室后角内侧壁上的纵形隆起，位于后角球下方，为距状沟皮质向后角内褶形成（图 01.05.050）。

01.05.0776　侧副隆起　collateral eminence

位于侧脑室下角的下壁，海马外侧的长条状隆起，由侧副沟的皮质向下角陷入形成。

01.05.0777　侧副三角　collateral trigone

侧副隆起后方，侧脑室后角与下角会合处形成的三角形间隙。

01.05.0778　附着板　lamina affixa

背侧丘脑背面终纹与脉络带之间的部分，并参与构成侧脑室中央部的底。

01.05.0779　脉络裂　choroid fissure

丘脑与穹窿之间的裂隙，从室间孔起，沿穹窿、海马伞直达颞叶，内容脉络丛。

01.05.0780　脉络带　tenia choroidea

侧脑室中央部脉络丛的附着处（图 01.05.050）。

（哈尔滨医科大学　赵玲辉）

01.05.0781　脑脊膜　meninges

包被在脑和脊髓外面 3 层被膜的总称，包括硬膜、蛛网膜和软膜。脑的各层被膜分别与脊髓的相应层次延续，有保护、支持脑和脊髓的作用。

01.05.0782　硬膜　dura mater

包被在脑和脊髓外面 3 层被膜的最外层，为致密的纤维性结构，厚而坚韧，其内表面有一层间皮细胞覆盖。依其部位不同又分为硬脑膜和硬脊膜。

01.05.0783　硬脑膜　cerebral dura mater

贴于颅骨内面的致密结缔组织膜，由 2 层构成，外层为颅骨的骨内膜，内层为脑膜层，两层分离的部位形成硬脑膜窦，内层向脑裂内折叠形成硬脑膜隔（图 01.05.051）。硬脑膜与颅盖骨疏松连接，与颅底骨紧密连接。

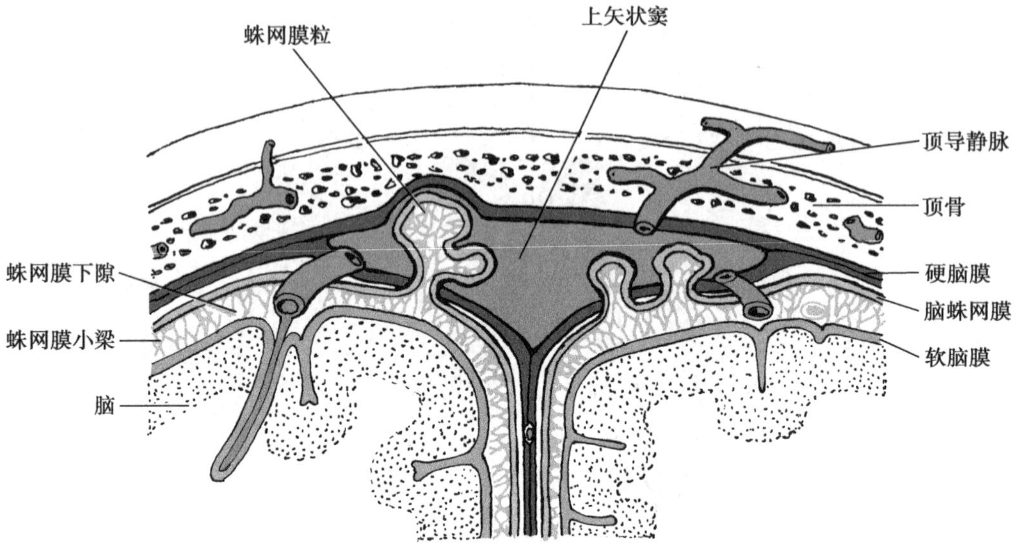

图 01.05.051　脑的被膜、蛛网膜粒和硬脑膜窦

01.05.0784　大脑镰　cerebral falx

伸入大脑纵裂内的镰刀状硬脑膜隔，前端附着于鸡冠，后部与小脑幕相连，上缘附着于上矢状窦沟的两侧，下缘游离于胼胝体上方。大脑镰分隔左、右大脑半球（图 01.05.052）。

01.05.0785　小脑幕　tentorium of cerebellum

伸入大脑横裂中的新月形的硬脑膜隔，前缘游离形成幕切迹，后缘呈弓形向两侧附着于横窦沟，幕上方为大脑枕叶和颞叶，下方为小脑（图 01.05.052）。

01.05.0786　幕切迹　tentorial incisure

小脑幕两侧附着于颞骨岩部的上缘，前缘游离，使其形成向后凹陷的幕切迹，与前方的鞍背共同围成小脑幕裂孔，容纳中脑通过。

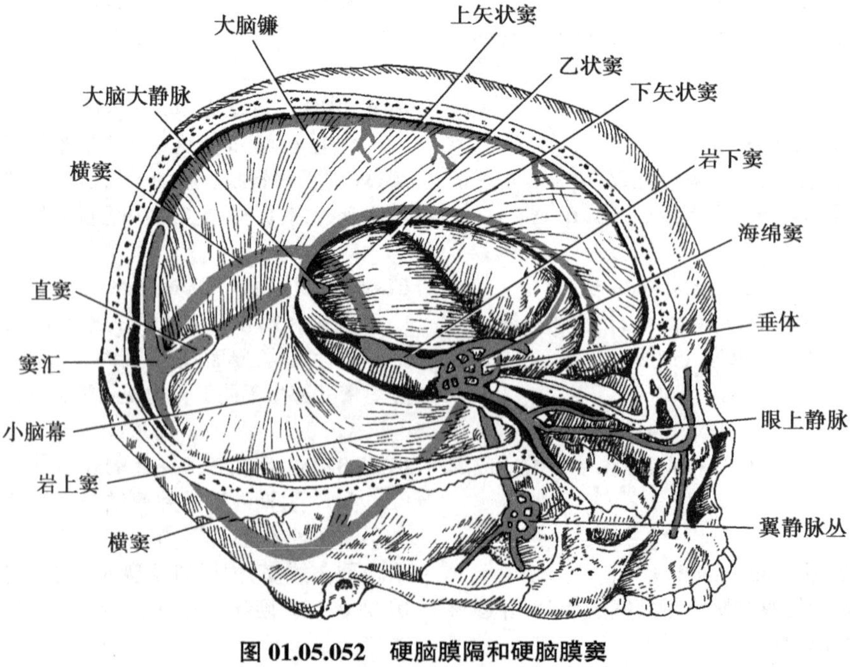

图 01.05.052　硬脑膜隔和硬脑膜窦

01.05.0787　小脑镰　cerebellar falx

位于小脑幕下方正中的镰形小皱襞，伸入两小脑半球之间。

01.05.0788　鞍隔　diaphragma sellae

张于鞍背上缘和鞍结节之间的硬脑膜隔，覆盖垂体，隔中央有孔，供垂体柄通过。

01.05.0789　三叉神经腔　trigeminal cave

在近颞骨岩部尖端处，小脑幕下层向前外翻转，形成的容纳三叉神经节的小腔。

01.05.0790　硬脊膜　spinal dura mater

脊髓3层被膜的最外层，位于椎管内，呈厚而坚韧的管状，上端附着于枕骨大孔周缘，下端与终丝融合，止于尾骨背面的骨膜，在椎间孔处与脊神经外膜相续（图01.05.053）。

01.05.0791　硬膜外隙　extradural space

硬脊膜与椎管骨膜之间的间隙，容积约100ml，内呈负压。硬膜外隙内含有疏松结缔组织、静脉丛、淋巴管，并有脊神经根通过，将麻醉药物注入此间隙内可阻滞神经传导。

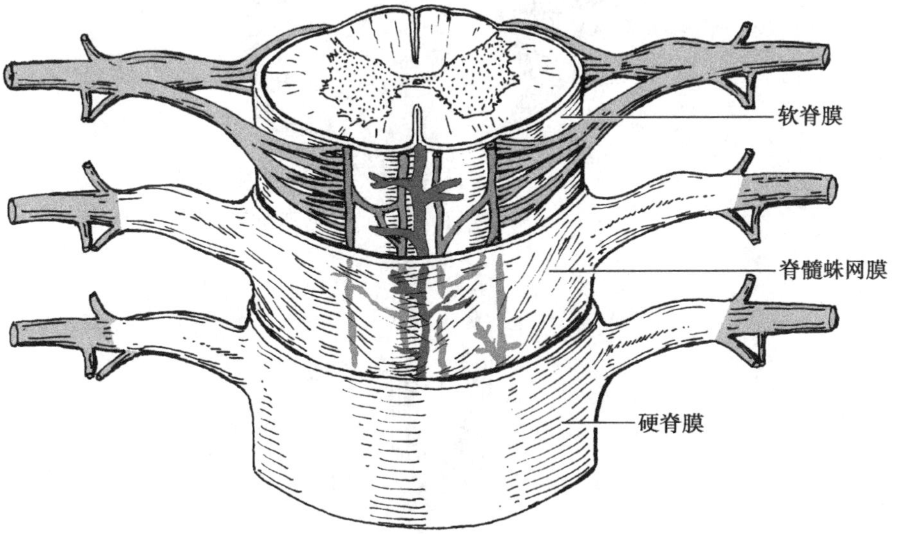

图01.05.053　脊髓的被膜（前面观）

01.05.0792　硬膜下隙　subdural space

硬脊膜与蛛网膜间的潜在间隙，内含少许浆液，向上与颅内硬膜下隙相通。

01.05.0793　蛛网膜　arachnoid mater

脑和脊髓3层被膜的中层膜，是薄而半透明的结缔组织膜，无血管，有小梁与软膜相连，其内、外表面均被覆有单层扁平上皮（图01.05.051、图01.05.053、图01.05.054）。

01.05.0794　脑蛛网膜　cerebral arachnoid mater

介于硬脑膜与软脑膜之间的蛛网膜部分，一般不进入脑沟，与其外层的硬脑膜间为潜在的硬膜下隙，与其内层的蛛网膜间为宽大的蛛网膜下隙（图01.05.051、图01.05.054）。

01.05.0795　蛛网膜下隙　subarachnoid space

蛛网膜与软膜之间的间隙，内含脑脊液、丰富的蛛网膜小梁和行于脑及脊髓表面的较大的血管，脑与脊髓的蛛网膜下隙相通（图01.05.051、图01.05.054）。

01.05.0796　蛛网膜下池　subarachnoid cisterns

蛛网膜下隙在脑和脊髓的某些部位扩大成池。

01.05.0797　小脑延髓池　cerebellomedullary cistern

最大的蛛网膜下池，位于小脑下面与延髓背面之间，向下续为脊髓的蛛网膜下隙（图01.05.054）。临床上可经枕骨大孔做小脑延髓池穿刺。

01.05.0798　脑桥池　pontine cistern

位于脑桥腹侧面的蛛网膜下池，向下通脊髓的蛛网膜下隙，向后通小脑延髓池，此池内有基底动脉通过（图01.05.054）。

01.05.0799　脚间池　interpeduncular cistern

位于脚间窝的蛛网膜下池，向前至视交叉处续于交叉池（图01.05.054）。

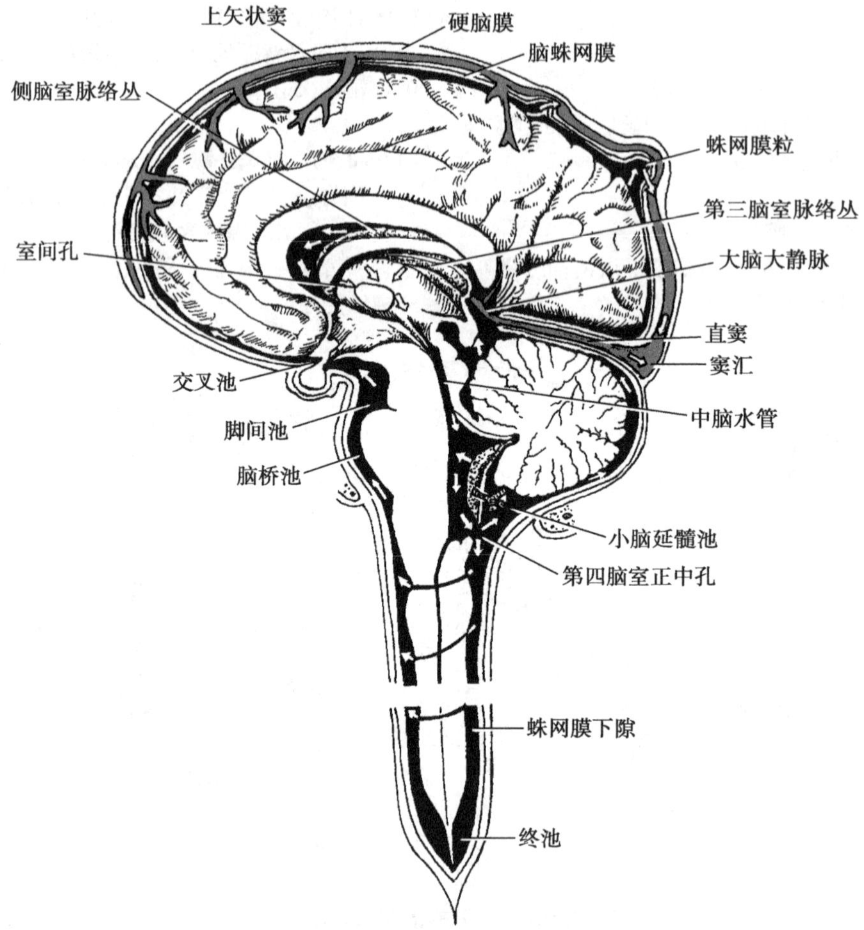

图 01.05.054　脑脊液循环模式图

01.05.0800　交叉池　chiasmatic cistern

位于视交叉的前、后方，可视为脚间池的延伸（图 01.05.054）。

01.05.0801　大脑大静脉池　cistern of great cerebral vein

又称"上池""盖伦静脉池"。位于胼胝体压部和小脑上面之间的蛛网膜下池，有大脑大静脉通过，松果体突入此池（图 01.05.054）。

01.05.0802　上池　superior cistern

见 01.05.0801 大脑大静脉池。

01.05.0803　盖伦静脉池　Galen's vein

见 01.05.0801 大脑大静脉池。

01.05.0804　环池　cistern ambiens

上池、交叉池和脑干侧面的蛛网膜下隙形成的一个完整的环形蛛网膜下池。

01.05.0805　胼胝体上池　supracallosal cistern

位于胼胝体上面的上方，内有大脑前动脉通过。

01.05.0806　大脑外侧窝池　cistern of lateral cerebral fossa

又称"西尔维于斯窝池"。由蛛网膜跨越大脑外侧沟形成的蛛网膜下池，内有大脑中动脉。

01.05.0807　西尔维于斯窝池　cistern of Sylvius

见 01.05.0806 大脑外侧窝池。

01.05.0808　蛛网膜粒　arachnoid granulations

在上矢状窦的两侧，蛛网膜和蛛网膜下隙通过窦的硬膜壁向腔内突入，形成一些菜花状小突起，使蛛网膜直接与窦内皮接触，构成物质交换面，是脑脊液回流的主要通道（图 01.05.051、图 01.05.054）。

01.05.0809　蛛网膜绒毛　arachnoid villi

类似于蛛网膜粒但更微小的绒毛状结构，可见于横窦或其他的硬脑膜窦，也是脑脊液回流的通道。

01.05.0810　脊髓蛛网膜　spinal arachnoid mater

脑蛛网膜向下延续包被脊髓的蛛网膜，贴于硬脊膜的深面，不进入脊髓的沟、裂，与软脊膜之间形成蛛网膜下隙（图 01.05.053）。

01.05.0811　终池　terminal cistern

蛛网膜下隙的最下部，自脊髓末端至第 2 骶椎水平的扩大部被称为终池，内容脑脊液和马尾（图 01.05.054）。临床上常经第 3、4 或第 4、5 腰椎间隙穿刺进入终池，不伤及脊髓。

01.05.0812　软膜　pia mater

脑和脊髓 3 层被膜的最内层膜，薄而柔软，紧贴脑和脊髓的表面，并深入沟、裂中，其外表面被覆有单层扁平上皮，与脑和脊髓的实质间有软膜下隙（图 01.05.051、图 01.05.053）。

01.05.0813　软脑膜　cerebral pia mater

紧贴于脑实质表面并陷入沟内的一层薄膜（图 01.05.051）。软脑膜与脑组织间隔以软膜下隙，进入脑内的血管在此隙内走行并分支。剥离软脑膜时，软膜下隙及其内含的小血管、胶原纤维束以及脑表面的胶质界膜会和软脑膜一起作为一层从脑表面分离，使脑失去光滑的表面。

01.05.0814　脉络组织　tela choroidea

软脑膜携带微血管向脑室内折入，直接与室管膜细胞相贴，形成无神经组织的薄层结构。

01.05.0815　脉络丛　choroid plexus

富含血管的软膜与室管膜直接相贴并突入脑室而成的皱襞状结构，覆盖其表面的室管膜细胞形成脉络丛上皮，成为物质交换的界面，并产生脑脊液（图 01.05.050）。脉络丛上皮的下方为基质，随着年龄的增大钙化的发生率增高。

01.05.0816　血管周隙　perivascular space

微小的动脉进入脑组织内时，其周围仍被一层软脑膜细胞包绕，使软膜下隙随之进入脑组织内而形成的间隙。

01.05.0817　软脊膜　spinal pia mater

紧密包绕脊髓表面，并进入前正中裂内的一层薄膜，与脊髓表面之间也有软膜下隙，其内的胶原层厚于颅部，并与齿状韧带的胶原芯相延续（图 01.05.053、图 01.05.055）。于脊髓圆锥下端软脊膜延续为终丝。

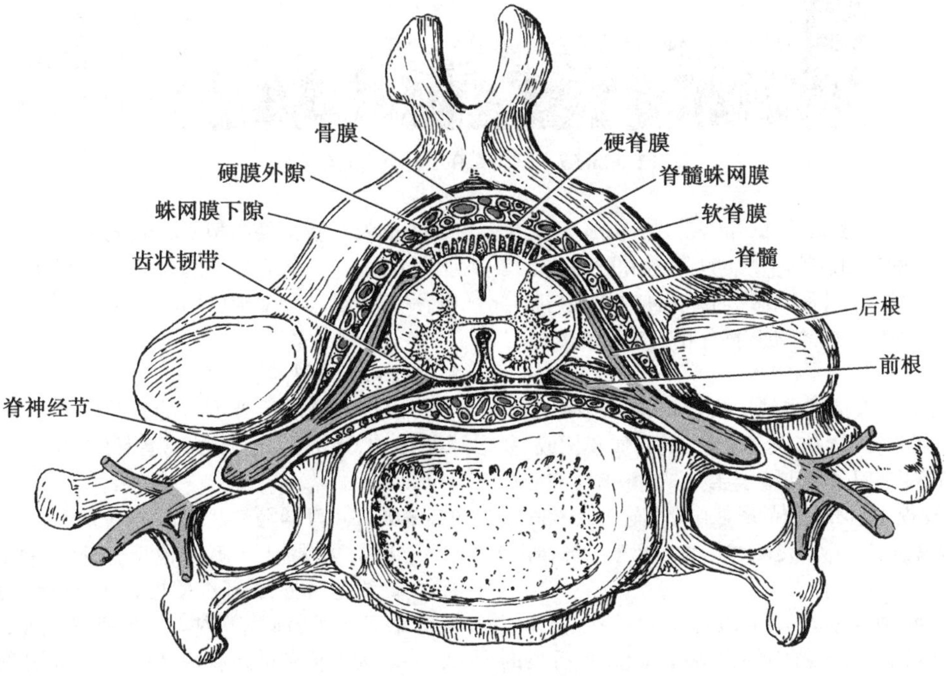

图 01.05.055　脊髓的被膜（上面观）

01.05.0818 ［软脊膜］齿状韧带 denticulate ligament of spinal pia mater

在脊髓两侧，脊神经前、后根之间的软脊膜向外侧突出形成三角形的结构，尖端穿过蛛网膜附着于硬脊膜，有固定脊髓的作用（图 01.05.055）。

01.05.0819 脑脊液 cerebrospinal fluid, CSF

由脉络丛上皮细胞分泌的无色透明液体，蛋白质含量少，电解质成分与血液不同，充满于蛛网膜下隙、脑室和脊髓中央管，经蛛网膜粒回流入血。脑脊液对脑和脊髓起缓冲、保护、营养和运输代谢物质的作用，并参与神经内分泌系统的调节。

01.05.0820 脑屏障 brain barrier

中枢神经系统内，能够选择性地允许或排斥某些物质通过的屏障结构，为神经元的正常活动提供稳定的微环境。

01.05.0821 血－脑屏障 blood-brain barrier, BBB

在脑组织与毛细血管之间，由无窗孔的毛细血管内皮细胞及细胞间的紧密连接、基膜、周细胞和星形胶质细胞终足等共同构成，在血液与脑组织间起屏障作用（图 01.05.056），可阻止一些大分子物质和致病微生物进入脑组织。中枢神经系统的某些部位缺乏此屏障，如松果体、神经垂体、最后区、正中隆起等。

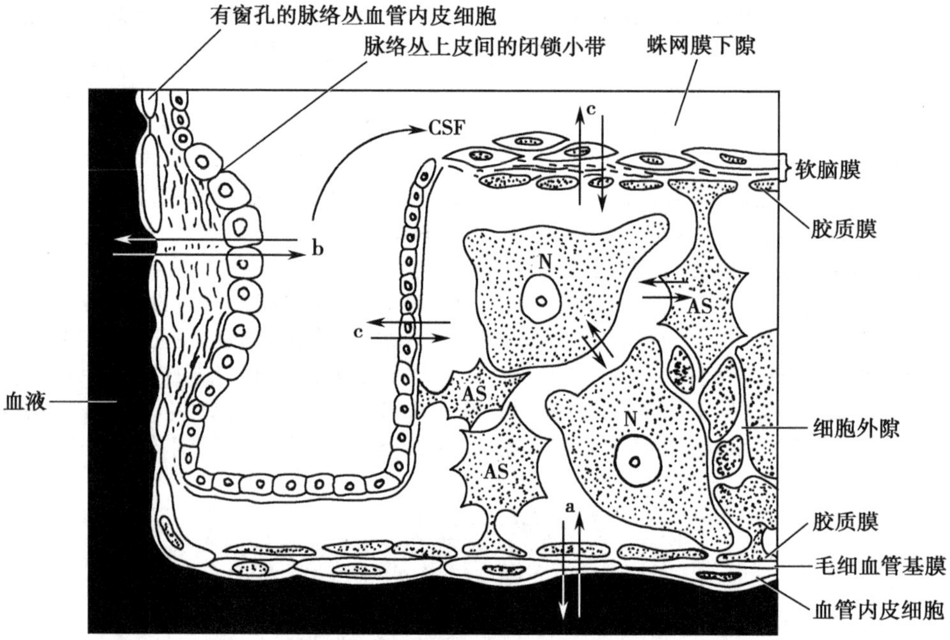

图 01.05.056　脑屏障的结构和位置关系

01.05.0822 血－脑脊液屏障 blood-CSF barrier, BCB

由脉络丛的毛细血管内皮细胞、基膜和脉络丛上皮细胞之间的紧密连接共同组成的屏障结构，在血液与脑脊液间的物质交换中起选择性的屏障作用（图 01.05.056）。

01.05.0823 脑脊液－脑屏障 CSF-brain barrier, CBB

由室管膜上皮、软脑膜及其下方的胶质膜构成，室管膜上皮细胞之间主要为缝隙连接，在脑脊液与脑和脊髓间的物质交换中起不完善的屏障作用（图 01.05.056）。

（哈尔滨医科大学　赵玲辉　中山大学　曾园山）

01.05.0824 脊神经根丝 rootlets of spinal nerve

连于脊髓前、后外侧沟并合成脊神经前、后根的许多神经纤维小束。

01.05.0825 脊神经前根 anterior root of spinal nerve

由连于脊髓前外侧沟的脊神经根丝合成的神经根，一般由运动纤维构成（图 01.05.057）。

01.05.0826 脊神经后根 posterior root of spinal nerve

由连于脊髓后外侧沟的脊神经根丝合成的神经根（图 01.05.057）。一般由感觉纤维构成。

01.05.0827 脊神经节 spinal ganglion

又称“背根神经节”。位于脊神经后根上的感觉神经节，多呈梭形，位于椎管内，连于脊神经后根上，表面有结缔组织被膜，节内为假单极神经元，其单极分叉，一端为中枢突进入脊髓，另一端为周围突随脊神经分布到感受器（图 01.05.057）。

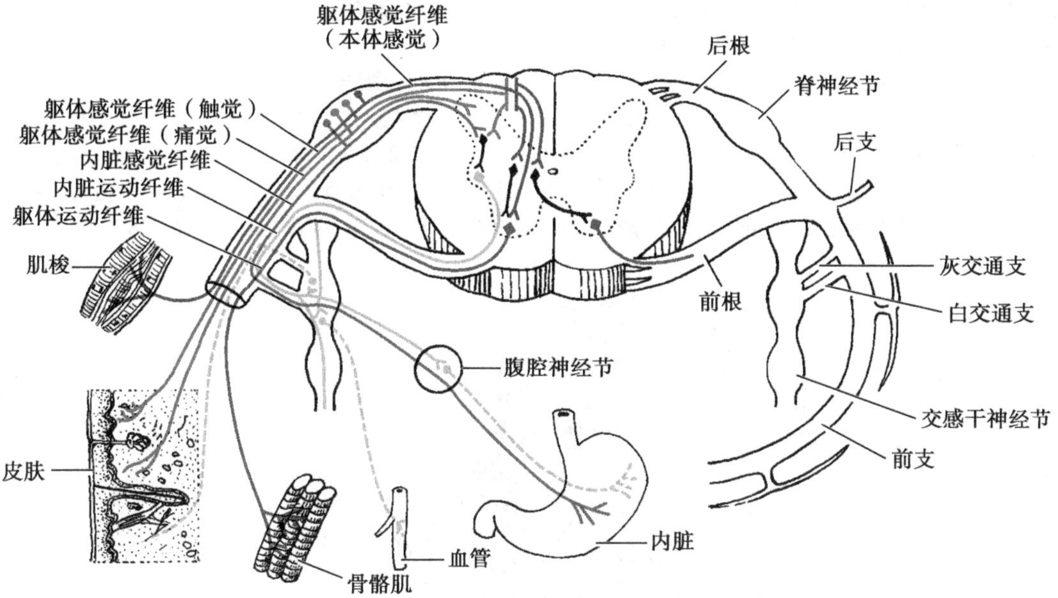

图 01.05.057　脊神经组成和分支、分布示意图

01.05.0828　背根神经节　dorsal root ganglion

见 01.05.0827 脊神经节。

01.05.0829　脊神经　spinal nerves

由脊神经前、后根在椎间孔处合成的脊神经干，共 31 对，均为混合性神经。包括 8 对颈神经、12 对胸神经、5 对腰神经、5 对骶神经和 1 对尾神经。

01.05.0830　脊神经前支　anterior branch of spinal nerve

脊神经向前的粗大分支，为混合性（图 01.05.057）。主要分布于躯干前、外侧和四肢的肌肉和皮肤。胸神经支保持原有的节段性走行和分布，余者交织成颈丛、臂丛、腰丛、骶丛后再分支分布。

01.05.0831　脊神经后支　posterior branch of spinal nerve

脊神经向后的较细分支，为混合性（图 01.05.057）。主要分布于项、背、腰、骶、臀部深层肌和皮肤。

01.05.0832　脊神经交通支　communicating branch of spinal nerve

连于脊神经和交感干之间的细支。其中发自脊神经连于交感干的有髓纤维组成白交通支（图 01.05.057）。自交感干连于脊神经的无髓纤维组成灰交通支（图 01.05.057）。

01.05.0833　脊神经脊膜支　meningeal branch of spinal nerve

又称“窦椎神经（sinuvertebral nerve）”。由脊神经发出的细支经椎间孔返入椎管，分布于脊髓被膜及附近结构。

01.05.0834　窦椎神经　sinuvertebral nerve

见 01.05.0833 脊神经脊膜支。

01.05.0835　颈神经　cervical nerves

连于脊髓颈段的脊神经，共 8 对。以 C_1~C_8 表示。

01.05.0836　颈神经后支　posterior branch of cervical nerve

颈神经出椎间孔向后的分支，主要分布于项背部深层肌及该区皮肤。

01.05.0837　［颈神经后支］内侧支　medial branch of posterior branch of cervical nerve

颈神经后支的分支，主要分布于项背内侧区深层肌及皮肤。

01.05.0838　［颈神经后支］外侧支　lateral branch of posterior branch of cervical nerve

颈神经后支的分支，主要分布于项背外侧区深层肌及皮肤。

01.05.0839　枕下神经　suboccipital nerve

第 1 颈神经后支，分布于椎枕肌等。

01.05.0840　枕大神经　greater occipital nerve

第 2 颈神经后支的皮支，分布于枕项部皮肤。

01.05.0841　第三枕神经　third occipital nerve

第3颈神经后支的内侧支，穿斜方肌分布于枕下区皮肤。

01.05.0842　颈神经前支　anterior branch of cervical nerve

颈神经出椎间孔向前的粗大分支，主要分布于颈部和上肢的肌肉、皮肤及膈。

01.05.0843　颈袢　cervical ansa

又称"舌下神经袢"。由来自第1颈神经的上根（舌下神经降支）与来自第2、3颈神经的下根（颈神经降支）在环状软骨水平结合而成的神经袢，该袢发出分支分布于舌骨下肌群（图01.05.058）。

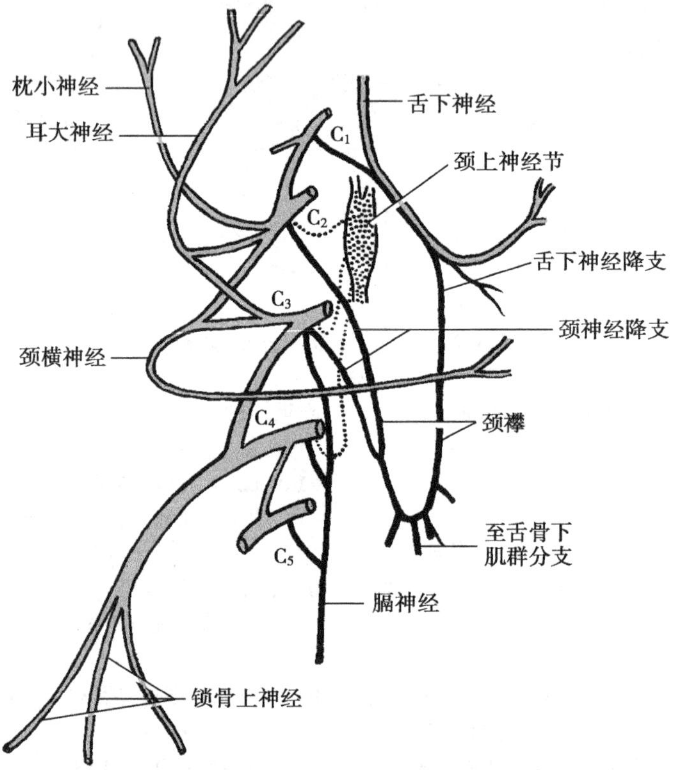

图01.05.058　颈丛的组成及颈袢示意图

01.05.0844　舌下神经袢　hypoglossal ansa

见01.05.0843　颈袢。

01.05.0845　颈袢上根　superior root of ansa cervical ansa

又称"颈袢前根"。由第1颈神经发出的部分纤维构成，随舌下神经下行，离开舌下神经后构成舌下神经降支，参与颈袢的构成（图01.05.058）。

01.05.0846　颈袢前根　anterior root of ansa cervical ansa

见01.05.0845 颈袢上根。

01.05.0847　颈袢下根　inferior root of cervical ansa

又称"颈袢后根"。由第2、3颈神经所形成的颈神经降支组成，参与颈袢的构成（图01.05.058）。

01.05.0848　颈袢后根　posterior root of cervical ansa

见01.05.0847 颈袢下根。

01.05.0849　甲状舌骨肌支　thyrohyoid branch

由第1颈神经部分纤维随舌下神经走行后发出的分支，支配甲状舌骨肌（图01.05.058）。

01.05.0850　颈丛　cervical plexus

由第1~4颈神经前支交织而成的神经丛，位于胸锁乳突肌上部深面，发出的分支分布于膈及头、颈、胸部皮肤（图01.05.059）。诸支浅出部位多集中于胸锁乳突肌后缘中点附近，此点常为颈部浅层麻醉的注药点。

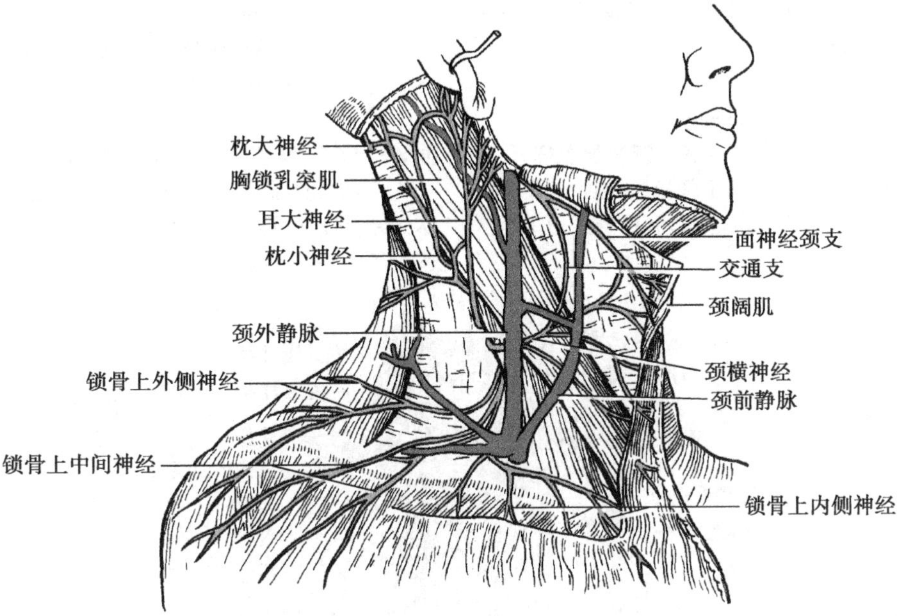

图 01.05.059　颈丛皮支的分布

01.05.0851　枕小神经　lesser occipital nerve

颈丛的皮支，沿胸锁乳突肌后缘上行，分布于耳廓背面上部及枕部皮肤（图 01.05.058、图 01.05.059）。

01.05.0852　耳大神经　great auricular nerve

颈丛的粗大皮支，沿胸锁乳突肌表面向耳垂方向上行，分布于耳廓及附近皮肤（图 01.05.058、图 01.05.059）。

01.05.0853　耳大神经后支　posterior branch of great auricular nerve

耳大神经行于腮腺处发出的分支，分布于乳突表面与耳廓背面下部、耳甲、耳垂部皮肤，与迷走神经、面神经的分支间有交通。

01.05.0854　耳大神经前支　anterior branch of great auricular nerve

耳大神经行于腮腺处发出的分支，分布于腮腺表面皮肤，并与面神经分支交通。

01.05.0855　颈横神经　transverse nerve of neck

又称"颈皮神经"。颈丛的皮支，发出后向前横过胸锁乳突肌表面，在颈阔肌深面分成上、下两支，与面神经分支间有交通，分布于颈部皮肤（图 01.05.058、图 01.05.059）。

01.05.0856　颈皮神经　cutaneous nerve of neck

见 01.05.0855 颈横神经。

01.05.0857　［颈横神经］上支　superior branch of transverse nerve of neck

颈横神经上支上行至下颌下区时发出的分布于颈前上区皮肤的分支。

01.05.0858　［颈横神经］下支　inferior branch of transverse nerve of neck

颈横神经下支穿出颈阔肌后向前内侧发出，分布于颈前区下部皮肤的分支。

01.05.0859　锁骨上神经　supraclavicular nerve

颈丛的皮支，自胸锁乳突肌后缘穿出后，分 3 支分布于颈侧区、胸壁上部和肩部皮肤（图 01.05.058、图 01.05.059）。

01.05.0860　锁骨上内侧神经　medial supraclavicular nerve

发自锁骨上神经，向下内侧分布于第 2 肋以上的皮肤及胸锁关节区的神经（图 01.05.059）。

01.05.0861　锁骨上中间神经　intermediate supraclavicular nerve

发自锁骨上神经，向下分布于第 2 肋以上，三角肌及胸大肌表面皮肤的神经（图 01.05.059）。

01.05.0862　锁骨上外侧神经　lateral supraclavicular nerve

发自锁骨上神经向下外行分布于肩胛上后区皮肤的神经（图 01.05.059）。

01.05.0863　膈神经　phrenic nerve

颈丛的混合性神经分支，经颈、胸达腹上部，运动纤维支配膈肌；感觉纤维分布于胸膜、心包及膈下面的部分腹膜，右侧者尚分布于肝、胆囊和肝外胆道的浆膜（图 01.05.060）。

01.05.0864　［膈神经］心包支　pericardiac branch of phrenic nerve

膈神经的感觉性分支，分布于纤维性心包和浆膜性心包壁层（图 01.05.060）。

01.05.0865　膈腹支　phrenicoabdominal branch

膈神经穿膈后的分支，分布于膈肌、膈脚、肝表面及相关韧带以及大血管和肾上腺表面，尚与交感神经膈丛间有吻合（图 01.05.060）。

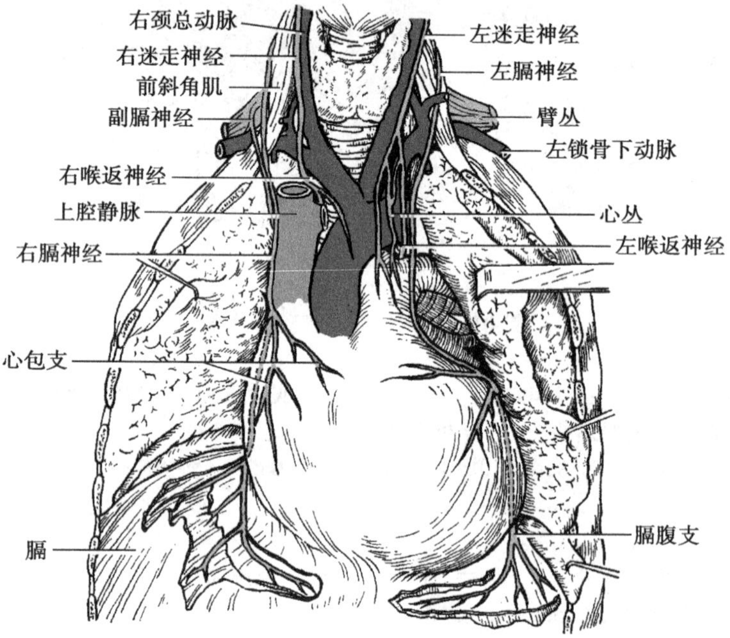

图 01.05.060　膈神经

01.05.0866　副膈神经　accessory phrenic nerve

多在膈神经外侧下行，至锁骨下血管附近并入膈神经的神经，常见于一侧（图 01.05.060）。

01.05.0867　臂丛　brachial plexus

由第 5~8 颈神经前支和第 1 胸神经前支的大部纤维构成根、干、股、束反复交织而成，斜行于颈根部和腋窝大血管周围，发出的分支分布于上肢带及上肢（图 01.05.061、图 01.05.062）。

01.05.0868　［臂丛］根　roots of brachial plexus

参与构成臂丛的第 5~8 颈神经前支和第 1 胸神经前支的纤维（图 01.05.061）。

01.05.0869　［臂丛］干　trunks of brachial plexus

臂丛 5 个根的纤维组合成上、中、下 3 个臂丛神经干（图 01.05.061）。

01.05.0870　［臂丛］上干　superior trunk of brachial plexus

多由第 5、6 颈神经前支合成的臂丛神经干，位于中斜角肌外缘（图 01.05.061）。

01.05.0871　［臂丛］中干　middle trunk of brachial plexus

由第 7 颈神经前支构成的臂丛神经干（图 01.05.061）。

01.05.0872　［臂丛］下干　inferior trunk of brachial plexus

由第 8 颈神经前支与第 1 胸神经前支的部分纤维在斜角肌后方合成的臂丛神经干（图 01.05.0061）。

01.05.0873　［臂丛］股　divisions of brachial plexus

臂丛的上、中、下干纤维均又分为两支，偏前方者称前股，偏后方者称后股（图 01.05.061）。

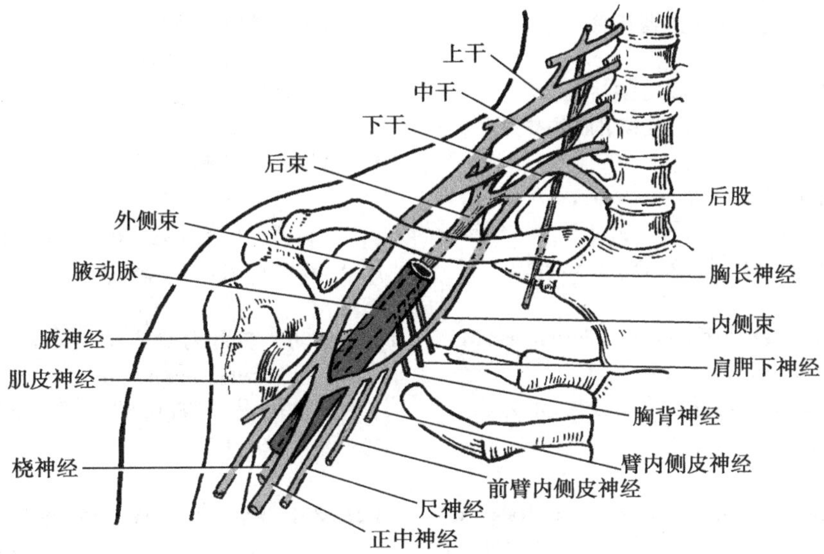

图 01.05.061　臂丛组成模式图

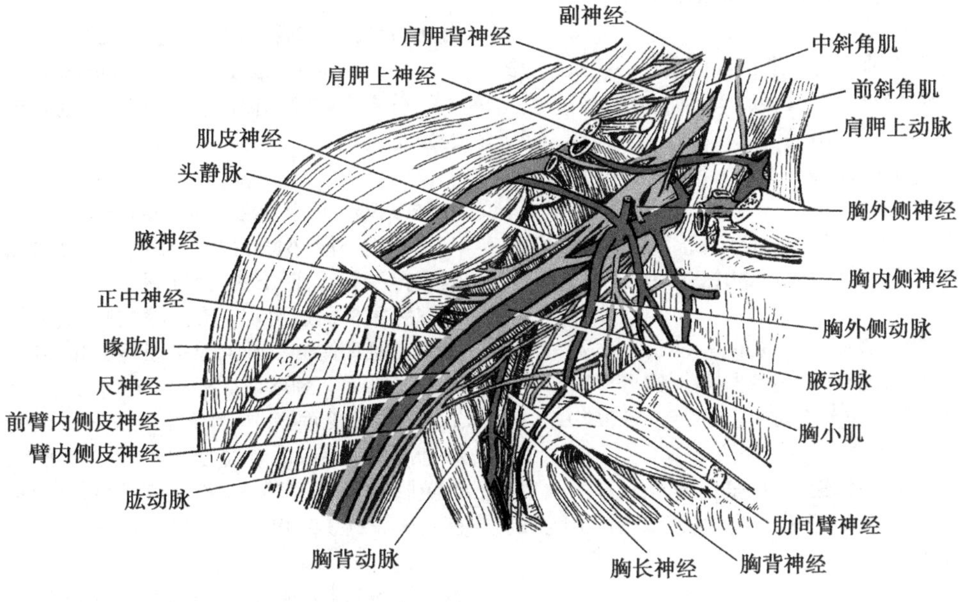

图 01.05.062　臂丛及其分支

01.05.0874　［臂丛］束　cords of brachial plexus

臂丛各股的纤维再组合形成3个较大的神经束。依其与腋动脉的位置关系，称内侧束、后束和外侧束（图 01.05.061）。

01.05.0875　［臂丛］锁骨上部　supraclavicular part of brachial plexus

臂丛在颈根部锁骨以上发出的分支，多为短肌支。

01.05.0876　肩胛背神经　dorsal scapular nerve

主要发自第5颈神经前支，向后行、支配菱形肌和肩胛提肌的神经（图 01.05.062）。

01.05.0877　胸长神经　long thoracic nerve

起自颈髓第5~7神经根，向后下入腋窝，伴胸外侧动脉沿胸侧壁下行，分布于前锯肌和乳房（图 01.05.061、图 01.05.062）。损伤此神经可引起前锯肌瘫痪，肩胛骨内侧缘翘起，出现“翼状肩”。

01.05.0878 锁骨下肌神经 subclavian nerve

发自颈$_5$、颈$_6$神经根，支配锁骨下肌的神经。

01.05.0879 肩胛上神经 suprascapular nerve

发自臂丛上干，向后进入冈上窝、冈下窝，分布于冈上肌、冈下肌和肩关节的神经（图 01.05.062）。

01.05.0880 [臂丛]锁骨下部 infraclavicular part of brachial plexus

臂丛在锁骨以下腋窝部发出的分支，多为长支，分别发自臂丛 3 个束。

01.05.0881 [臂丛]外侧束 lateral cord of brachial plexus

由臂丛上、中两干的前股纤维合成的神经束，于腋窝中部行于腋动脉的外侧（图 01.05.061）。

01.05.0882 [臂丛]内侧束 medial cord of brachial plexus

由臂丛下干前股的纤维独自构成的神经束，在腋窝中部行于腋动脉内侧（图 01.05.061）。

01.05.0883 [臂丛]后束 posterior cord of brachial plexus

由臂丛上、中、下 3 干后股合成的神经束，在腋窝中部，向外行于腋动脉后方（图 01.05.061）。

01.05.0884 胸内侧神经 medial pectoral nerve

发自臂丛内侧束，常与胸外侧神经分支联合，分布于胸小肌和部分胸大肌的神经（图 01.05.062）。

01.05.0885 胸外侧神经 lateral pectoral nerve

发自臂丛外侧束，分布于胸大肌及部分胸小肌的神经（图 01.05.062）。

01.05.0886 肌皮神经 musculocutaneous nerve

由臂丛外侧束发出，向外侧穿喙肱肌、肱肌，于肱二头肌、肱肌间下外行，分布于臂前群肌及前臂外侧皮肤的神经（图 01.05.061、图 01.05.062）。肱骨骨折或肩关节损伤时可伴发肌皮神经受损，表现为屈肘关节无力，前臂外侧部感觉减弱。

01.05.0887 [肌皮神经]肌支 muscular branch of musculocutaneous nerve

肌皮神经在臂部发出的分支，分布于喙肱肌、肱二头肌和肱肌。

01.05.0888 前臂外侧皮神经 lateral antebrachial cutaneous nerve

肌皮神经终支之一，分布于前臂外侧皮肤。

01.05.0889 臂内侧皮神经 medial brachial cutaneous nerve

发自臂丛内侧束，分布于臂前内侧面皮肤的神经（图 01.05.061、图 01.05.062）。

01.05.0890 前臂内侧皮神经 medial antebrachial cutaneous nerve

发自臂丛内侧束的神经，分前、后两支（图 01.05.061、图 01.05.062）。

01.05.0891 [前臂内侧皮神经]前支 anterior branch of medial antebrachial cutaneous nerve

分布于前臂内侧区前面皮肤，是前臂内侧皮神经的分支。

01.05.0892 [前臂内侧皮神经]后支 posterior branch of medial antebrachial cutaneous nerve

分布于前臂内侧区后面皮肤，是前臂内侧皮神经的分支。

01.05.0893 正中神经 median nerve

由内、外侧两神经根合成伴肱动脉沿肱二头肌内侧下行至肘窝，向下在前臂屈肌间沿中线向下经腕管和掌腱膜深面达手掌。支配除肱桡肌、尺侧腕屈肌和指深屈肌尺侧半以外的屈指屈腕肌和旋前肌，手的鱼际肌及第 1、2 蚓状肌。感觉支分布手掌桡侧半、桡侧 3 个半指掌侧面及中、远节指背皮肤。正中神经易在腕管内受炎症或关节病变的影响，如腕管综合征，表现为鱼际肌萎缩，手掌平、呈“猿掌”状，同时皮肤分布区感觉障碍（图 01.05.061~ 图 01.05.064）。

01.05.0894 [正中神经]内侧根 medial root of median nerve

发自臂丛内侧束的正中神经纤维。

01.05.0895 [正中神经]外侧根 lateral root of median nerve

发自臂丛外侧束的正中神经纤维。

01.05.0896 骨间前神经 anterior interosseous nerve

正中神经在前臂深层的分支，分布于指深屈肌桡侧半、拇长屈肌、旋前方肌和附近关节。

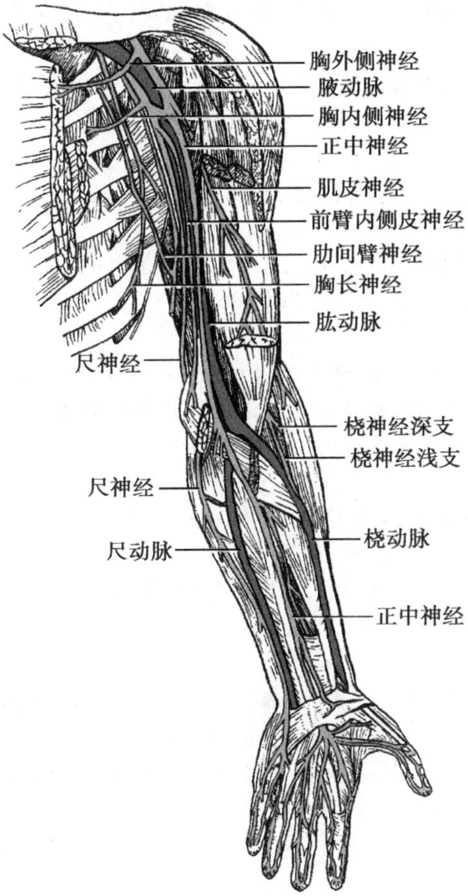

图 01.05.063　上肢的神经(左上肢前面)

01.05.0897　［正中神经］肌支　muscular branch of median nerve

正中神经在前臂浅层的肌支，分布于旋前圆肌、指浅屈肌、掌长肌、桡侧腕屈肌等。

01.05.0898　［正中神经］返支　recurrent branch of median nerve

又称“正中神经掌支”（图 01.05.064）。由正中神经行于手屈肌支持带下缘处向桡侧发出的分支，支配拇收肌以外的鱼际肌。

01.05.0899　［正中神经］掌支　palmar branch of median nerve

见 01.05.0898［正中神经］返支。

01.05.0900　［正中神经］尺神经交通支　communicating branch with ulnar nerve

由正中神经行于指浅屈肌与指深屈肌之间时发出、经尺动脉后方加入尺神经的神经交通支（图 01.05.064）。

01.05.0901　［正中神经］指掌侧总神经　common palmar digital nerve of median nerve

正中神经在掌部的终支，有 3 条，其分支主要分布于第 1、2 蚓状肌，桡侧 3 个半指掌面的皮肤及示指、中指末节指背面皮肤（图 01.05.064）。

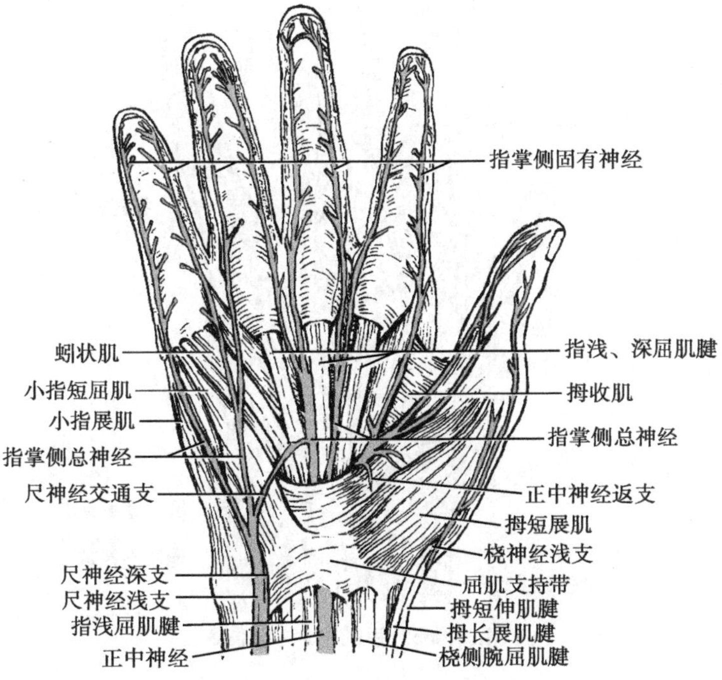

图 01.05.064　手的神经(掌侧面)

01.05.0902　［正中神经］指掌侧固有神经　proper palmar digital nerve of median nerve

指掌侧总神经在掌骨头处分出的终支，一般分布于相邻两指相对缘的皮肤，尚分布于末节指背面皮肤（图 01.05.064、图 01.05.065）。

01.05.0903　尺神经　ulnar nerve

发自臂丛内侧束，出腋窝后，沿肱二头肌内侧下行，贴肱骨内上髁后方的尺神经沟向下转向前臂前内侧下行，发出分支分布于手背尺侧半和小指、环指、中指尺侧半背面皮肤。本干在豌豆骨桡侧，经腕管浅面入手掌，分布小鱼际肌、拇收肌、全部骨间肌、第 3 蚓状肌、第 4 蚓状肌。浅支分布于小鱼际、小指、环指尺侧半掌面的皮肤（图 01.05.063~图 01.05.065）。尺神经易在肱骨内上髁后方尺神经沟处、豌豆骨外侧受损，表现为屈腕力减弱，小鱼际、骨间肌萎缩，出现“爪形手”，皮肤分布区感觉丧失。

01.05.0904　［尺神经］肌支　muscular branch of ulnar nerve

由尺神经在内上髁下方发出的分支，支配尺侧腕屈肌和指深屈肌尺侧半。

01.05.0905　［尺神经］手背支　dorsal branch of ulnar nerve

在桡腕关节上方发出的尺神经分支，分布于手背尺侧，并分出 3 条指背神经（图 01.05.065）。

01.05.0906　［尺神经］指背神经　dorsal digital nerve of ulnar nerve

尺神经的终支，分布于尺侧 2 个半指背面的皮肤（中指远节除外）（图 01.05.065）。

01.05.0907　［尺神经］掌支　palmar branch of ulnar nerve

发自尺神经前臂中段，与正中神经交通后分布于掌尺侧皮肤及掌短肌的尺神经分支。

01.05.0908　［尺神经］浅支　superficial branch of ulnar nerve

尺神经的皮支，分出 1 支指掌侧总神经和 1 支指掌侧固有神经（图 01.05.064）。

01.05.0909　［尺神经］指掌侧总神经　common palmar digital nerves of ulnar nerve

尺神经的一个浅支，在掌骨头处分为两条指掌侧固有神经（图 01.05.064）。

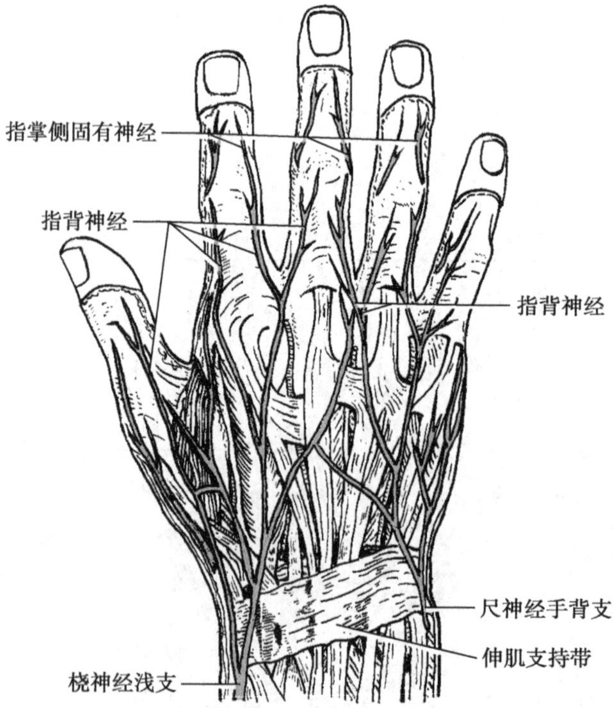

图 01.05.065　手的神经（背侧面）

01.05.0910　［尺神经］指掌侧固有神经　proper palmar digital nerves of ulnar nerve

尺神经的浅支，共有 3 条，分布于第 4、5 指的相对缘和第 5 指尺侧缘皮肤（图 01.05.064）。

01.05.0911　［尺神经］深支　deep branch of ulnar nerve

尺神经终支之一，支配小鱼际肌、拇收肌、第 3 蚓状肌、第 4 蚓状肌和全部骨间肌（图 01.05.064）。

01.05.0912　桡神经　radial nerve

臂丛后束的粗大分支，腋窝内于腋动脉后方，伴肱深血管沿肱骨中段后方的桡神经沟行向下外，在肱骨外上髁前方分浅、深两支。浅支在前臂桡侧动脉外侧下行至手背，布于手背桡侧半和桡侧 3 个半手指近节背面皮肤及关节；深支于桡骨颈外侧穿肌至前臂后方布于伸指、伸腕肌、旋后肌、尺桡远侧关节、腕关节和掌指关节。肱骨中下分骨折时易伤桡神经造成伸指、伸腕瘫痪，呈“垂腕”状。（图 01.05.061、图 01.05.063~ 图 01.05.067）

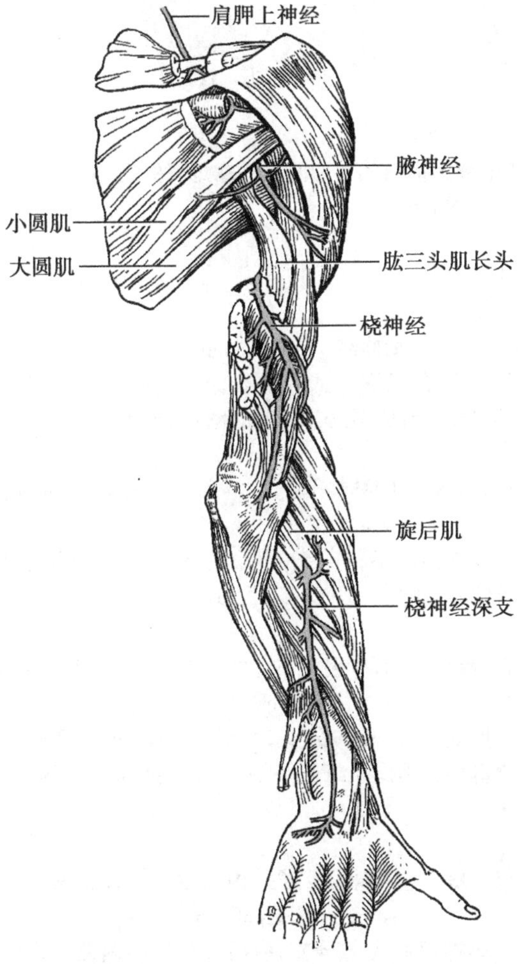

图 01.05.066　上肢的神经（右上肢后面）

01.05.0913　臂后皮神经　posterior brachial cutaneous nerve

发自桡神经腋窝部，分布于臂后三角肌以下皮肤。

01.05.0914　臂外侧下皮神经　inferior lateral brachial cutaneous nerve

桡神经的小分支，分布于臂下半外侧面皮肤。

01.05.0915　前臂后皮神经　posterior antebrachial cutaneous nerve

于桡神经沟处发出的桡神经分支，分布于前臂后面皮肤。

01.05.0916　［桡神经］肌支　muscular branch of radial nerve

桡神经在臂部发出的多条肌支，支配肱三头肌、肘肌、肱桡肌、桡侧腕长、短伸肌、旋后肌等（图 01.05.066）。

01.05.0917　［桡神经］深支　deep branch of radial nerve

又称“骨间后神经”。桡神经终支之一，穿旋后肌至前臂后，分布于前臂后群肌及附近关节（图 01.05.066）。

01.05.0918　骨间后神经　posterior interosseous nerve

见 01.05.0917［桡神经］深支。

01.05.0919　［桡神经］浅支　superficial branch of radial nerve

桡神经的终皮支，分出指背神经并与尺神经手背支的分支间有交通（图 01.05.063、图 01.05.064）。

01.05.0920　［桡］尺神经交通支　communicating branch with ulnar nerve

手背区尺、桡神经浅支分支间的交通纤维（图 01.05.064）。

01.05.0921　［桡神经］指背神经　dorsal digital nerve of radial nerve

桡神经浅支手背区的 4~5 条分支，分布于手桡侧 2 个半指近、中节背面的皮肤（图 01.05.065）。

01.05.0922　肩胛下神经　subscapular nerve

发自臂丛后束，分布于肩胛下肌及大圆肌的神经（图 01.05.061）。

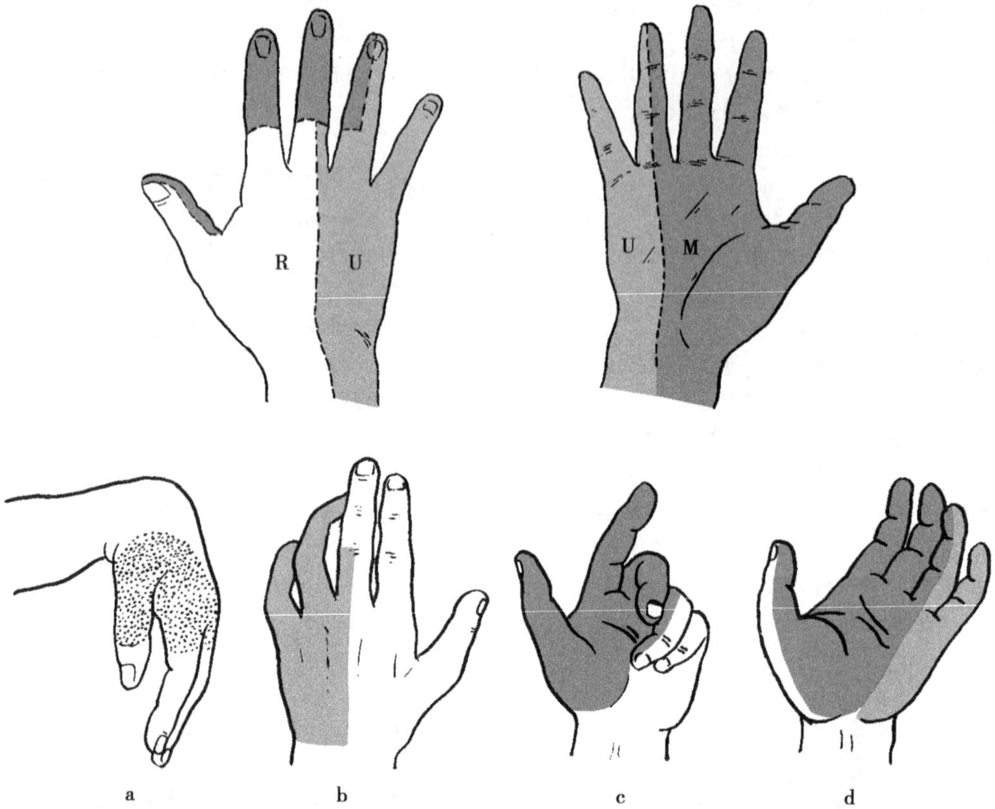

图 01.05.067　手部皮肤的神经分布及其桡、尺正中神经损伤的手形及皮肤感觉丧失区

M：正中神经；U：尺神经；R：桡神经

01.05.0923　胸背神经　thoracodorsal nerve

发自臂丛后束，伴肩胛下血管分布于背阔肌的神经。乳腺根治清扫淋巴结时，应注意保护此神经，以免引起肩关节后伸、内收、旋内运动障碍（图 01.05.061）。

01.05.0924　腋神经　axillary nerve

臂丛后束的分支，与旋肱后血管伴行，向后外穿腋窝后壁的四边孔，绕肱骨外科颈至三角肌深面。分布于三角肌、小圆肌及肩部、臂外侧区上部的皮肤。当肱骨外科颈骨折，肩关节脱位或用腋杖不当时都可造成腋神经损伤。出现臂不能外展，肩部呈方形。（图 01.05.061、图 01.05.062）

01.05.0925　［腋神经］肌支　muscular branch of axillary nerve

腋神经发出的分支，分布于三角肌和小圆肌。

01.05.0926　臂外侧上皮神经　superior lateral brachial cutaneous nerve

腋神经的皮支，分布于肩部和臂外侧区上部的皮肤。

01.05.0927　胸神经　thoracic nerves

连于脊髓胸段的脊神经，共 12 对可用 T_1~T_{12} 表示，均为混合性（图 01.05.068、图 01.05.069）。

01.05.0928　［胸神经］后支　posterior branch of thoracic nerve

胸神经向后的分支，多贴关节突后行，为混合性，一般分为内侧支和外侧支（图 01.05.068）。

01.05.0929　［胸神经后支］外侧支　lateral branch of posterior branch of thoracic nerve

胸神经后支的分支，由后支分出向外侧行，支配背部深层肌，穿出肌层后分布于背部偏外侧区的皮肤。

01.05.0930　［胸神经后支］内侧支　medial branch of posterior branch of thoracic nerve

胸神经后支的分支，由后支分出向内侧行，分布于背部深层肌和后中线区皮肤。

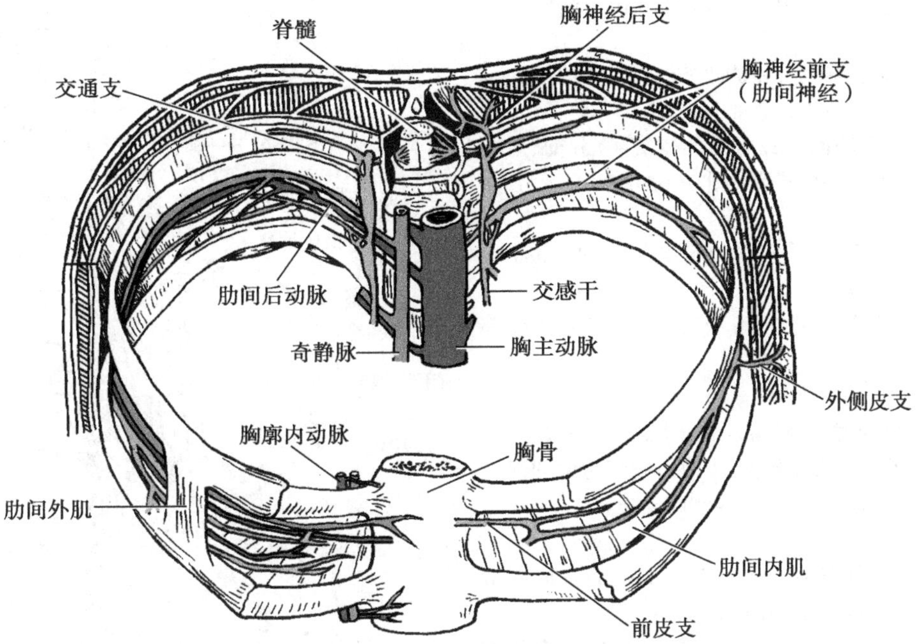

图 01.05.068　肋间神经的走行及分支

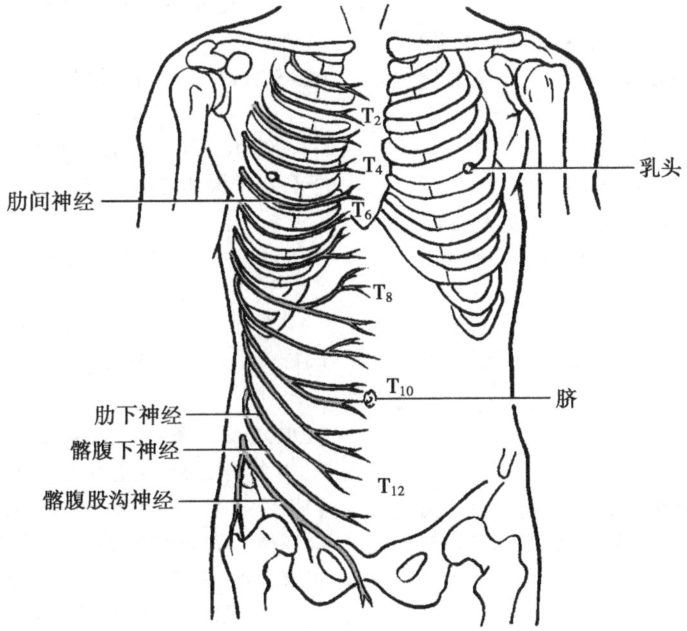

图 01.05.069　躯干皮神经的节段性分布

01.05.0931　［胸神经］前支　anterior branch of thoracic nerve

胸神经的前部分支，共 12 对。第 1~11 对各位于相应肋间隙中，称肋间神经；第 12 对行于第 12 肋下方，称肋下神经。每对胸神经的前皮支在躯干的分布区相对恒定。如 T_2 分布区相当于胸骨角平面，T_4 分布区相当于乳头平面，T_6 分布区相当于剑突平面，T_8 分布区相当于肋弓平面，T_{10} 分布相当于脐平面，T_{12} 分布相当于脐与耻骨联合连线中点平面。临床常以节段性分布区的感觉障碍来推断胸神经及其相关脊髓节段的损伤平面（图 01.05.068、图 01.05.069）。

01.05.0932　肋间神经　intercostal nerves

分布于肋间隙肌肉、胸壁皮肤和相应区胸膜壁层，下 5 对还分布于腹壁肌、腹壁皮肤和相应区腹膜壁层的神经，共 11 对（图 01.05.068、图 01.05.069）。

01.05.0933 ［肋间神经］外侧皮支 lateral cutaneous branch of intercostal nerve

在肋角前由肋间神经分出的皮支，复分前、后支分布于胸侧壁和肩胛区皮肤（图 01.05.068）。

01.05.0934 ［肋间神经］乳房外侧支 lateral mammary branch

第 4~6 肋间神经的外侧皮支，分布于乳房外侧部及皮肤。

01.05.0935 肋间臂神经 intercostobrachial nerve

第 2 肋间神经的外侧皮支，横过腋窝达臂内侧与臂内侧皮神经交通，分布于臂内侧面皮肤。

01.05.0936 ［肋间神经］前皮支 anterior cutaneous branch of intercostal nerve

肋间神经在胸骨侧缘附近穿出的皮支，分布于胸前壁皮肤及附近胸膜壁层（图 01.05.068）。

01.05.0937 乳房内侧支 medial mammary branch

第 2~4 肋间神经前皮支，分布于乳房内侧部及皮肤。

01.05.0938 肋下神经 subcostal nerve

第 12 对胸神经的前支，沿第 12 肋下方向前下行，分布于腹壁肌、腹壁皮肤及相应区腹膜壁层（图 01.05.069~ 图 01.05.071）。

01.05.0939 腰神经 lumbar nerves

连于脊髓腰段的脊神经，共 5 对，可用 L_1~L_5 表示，均为混合性（图 01.05.070）。

01.05.0940 ［腰神经］后支 posterior branch of lumbar nerve

发自腰神经的分支，为混合性神经，向后行，分成内侧支和外侧支。

01.05.0941 ［腰神经］内侧支 medial branch of lumbar nerve

腰神经后支的分支，贴椎骨关节突关节向后行，分布于腰部深层肌及棘突附近皮肤。

01.05.0942 ［腰神经］外侧支 lateral branch of lumbar nerve

腰神经后支分支，向后走行，分布于竖脊肌及腰背臀区皮肤。

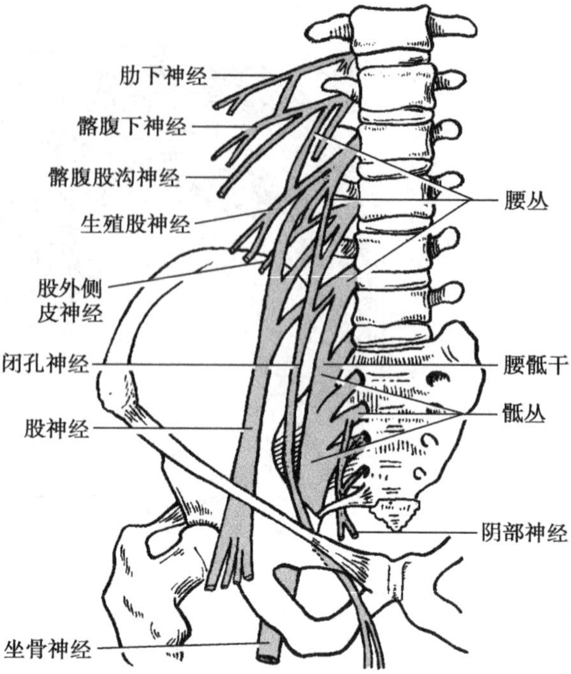

图 01.05.070 腰、骶丛的组成模式图

01.05.0943 臀上皮神经 superior clunial cutaneous nerves

第 1~3 腰神经后支的外侧支，较粗大，其皮支向下分布于臀部皮肤。

01.05.0944 ［腰神经］前支 anterior branch of lumbar nerve

腰神经分支，在腰大肌深面向前下行，参与腰丛的构成，为混合性神经（图 01.05.070）。

01.05.0945 腰丛 lumbar plexus

由第 12 胸神经前支一部分、第 1~3 腰神经前支和部分第 4 腰神经前支纤维在腰大肌深面交织而成的神经丛。除分布髂腰肌和腰方肌外，还发分支分布于腹壁下半、腹股沟区、大腿前部和内侧部的皮肤、肌肉和关节（图 01.05.070、图 01.05.071）。

01.05.0946 髂腹下神经 iliohypogastric nerve

自腰丛分出、分布于腹前外侧壁下部肌的神经，分出外侧皮支和前皮支（图 01.05.069~ 图 01.05.071）。

01.05.0947 ［髂腹下神经］外侧皮支 lateral cutaneous branch of iliohypogastric nerve

髂腹下神经分支，穿出腹壁肌后分布于臀部后外侧区皮肤。

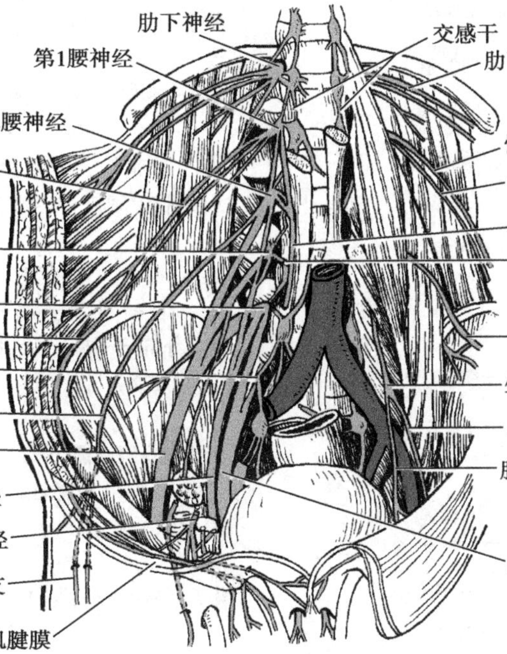

图 01.05.071　腰、骶丛及其分支

01.05.0948　［髂腹下神经］前皮支　anterior cutaneous branch of iliohypogastric nerve

于腹股沟管浅环上方约 3cm 处穿出，分布于耻骨上区皮肤的髂腹下神经分支（图 01.05.071）。

01.05.0949　髂腹股沟神经　ilioinguinal nerve

腰丛的小分支，在髂腹下神经下方并与之平行，分布于腹壁下部肌，并随精索（女性为子宫圆韧带）经腹股沟管浅环穿出，分布于腹股沟区和阴囊（阴唇）皮肤（图 01.05.070、图 01.05.071）。

01.05.0950　阴囊前神经　anterior scrotal nerve

自髂腹股沟神经分出，分布于股内侧上部、阴茎根、阴囊上部皮肤的神经。

01.05.0951　阴唇前神经　anterior labial nerve

发自女性髂腹股沟神经，分布于阴阜和大阴唇处皮肤的神经。

01.05.0952　生殖股神经　genitofemoral nerve

发自腰丛，自腰大肌前面穿出后分成生殖支和股支的神经（图 01.05.070、图 01.05.071）。在腹股沟疝修补术或盲肠后位阑尾手术时，常应避免伤及此神经。

01.05.0953　生殖支　genital branch

于腹股沟管深环处进入该管，分布于提睾肌和阴囊（女性随子宫圆韧带分布于大阴唇）的生殖股神经分支（图 01.05.071）。

01.05.0954　股支　femoral branch

于腹股沟韧带深面穿股鞘分布于股三角区皮肤的生殖股神经分支（图 01.05.071）。

01.05.0955　股外侧皮神经　lateral femoral cutaneous nerve

腰丛的皮支，在髂前上棘下方 5~6cm 处浅出，分布于股前外侧区皮肤（图 01.05.070、图 01.05.071）。

01.05.0956　闭孔神经　obturator nerve

自腰丛发出的神经，穿闭膜管至股部分成前、后两支。分别经短收肌前、后方进入大腿部，由深向浅入闭孔外肌、长收肌、短收肌、大收肌和股薄肌，也常分布于耻骨肌。同时发支分布于髋关节、膝关节及大腿内侧面皮肤。其中至股薄肌的分支先穿行长收肌后再进入股薄肌（图 01.05.070~ 图 01.05.072）。临床用股薄肌替代肛门外括约肌手术时，应注意保留此分支神经。

01.05.0957　［闭孔神经］前支　anterior branch of obturator nerve

分布于髋关节、长收肌、短收肌和股薄肌的闭孔神经分支，其皮支分布于股内侧下部皮肤。

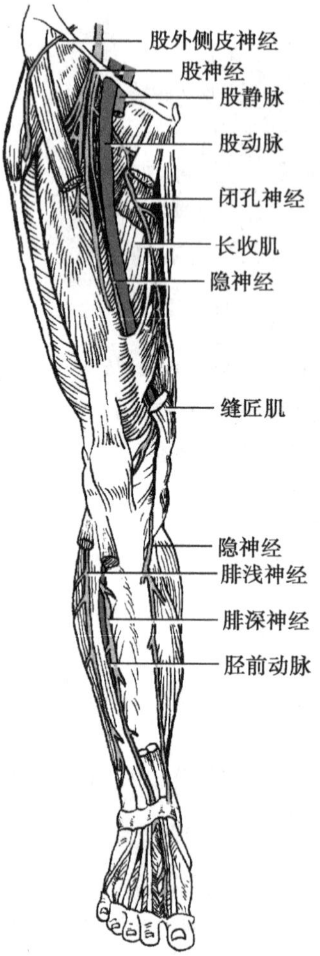

图 01.05.072　下肢的神经(前面)

01.05.0958　[闭孔神经]后支　posterior branch of obturator nerve

闭孔神经的分支,分布于闭孔外肌、大收肌、短收肌,下行支分布于膝关节并与隐神经交通。

01.05.0959　副闭孔神经　accessory obturator nerve

腰丛发出的小支,出现率低,分布于耻骨肌、髋关节,并与闭孔神经有交通。

01.05.0960　股神经　femoral nerve

腰丛最大的分支,于腹股沟处位于股动脉外侧,分有肌支分布于髂肌、耻骨肌、股四头肌和缝匠肌。前皮支分布于大腿及膝关节前面的皮肤,最长的皮支为隐神经(图 01.05.070~ 图 01.05.072)。股神经受损后,屈髋无力,膝跳反射消失,大腿前、小腿内侧皮肤感觉障碍。

01.05.0961　[股神经]肌支　muscular branch of femoral nerve

分布于髂肌、耻骨肌、股四头肌和缝匠肌的股神经分支(图 01.05.072)。

01.05.0962　[股神经]前皮支　anterior cutaneous branch of femoral nerve

分布于大腿前面和膝区前面皮肤的股神经分支,包括股中间皮神经和股内侧皮神经。

01.05.0963　隐神经　saphenous nerve

股神经发出的最长皮支,穿收肌管,伴大隐静脉,分布于膝下、小腿前内侧及足内侧缘皮肤(图 01.05.072)。

01.05.0964　髌下支　infrapatellar branch

隐神经在膝区的分支,常与股神经前皮支共同分布于膝区皮肤。

01.05.0965　小腿内侧皮支　medial crural cutaneous branch

隐神经沿小腿内侧下行发出的皮支。

01.05.0966　腰骶干　lumbosacral trunk

由第 4~5 腰神经前支合成的神经干,下行参与骶丛的构成(图 01.05.070)。

01.05.0967　骶神经　sacral nerves

连于脊髓骶段的脊神经,共 5 对,均为混合性神经。可用 S_1~S_5 表示。

01.05.0968　[骶神经]后支　posterior branch of sacral nerve

骶神经的细小分支,出相应骶后孔和骶管裂孔,内侧支分布于骶部深层肌;外侧支与腰神经后支交通,形成多条臀中皮神经。

01.05.0969　臀中皮神经　medial clunial nerves

又称"臀内侧皮神经"。是多条皮神经的总称,分布于自髂后上棘至尾骨尖端的臀内侧区皮肤。

01.05.0970　臀内侧皮神经　medial clunial nerve

见 01.05.0969 臀中皮神经。

01.05.0971　[骶神经]前支　anterior branch of sacral nerve

出骶前孔参与骶丛构成的骶神经分支。

01.05.0972　骶丛　sacral plexus

由来自腰丛的腰骶干和第 1~5 骶神经前支及尾

神经共同构成的神经丛（图 01.05.070）。位于盆腔后壁，骶骨和梨状肌前面。髂血管后方，左骶丛前方有乙状结肠，右侧骶丛前方有回肠袢，骶丛尚与直肠子宫紧密相邻，上述器官有恶性肿瘤时，可浸润扩散致骶丛造成疼痛和多条神经功能受损的体征。

01.05.0973　闭孔内肌神经　nerve to internal obturator

骶丛直接分出至闭孔内肌的神经。

01.05.0974　梨状肌神经　nerve to piriformis

骶丛直接分出至梨状肌的神经。

01.05.0975　股方肌神经　nerve to quadratus femoris

骶丛直接分出至股方肌的神经。

01.05.0976　臀上神经　superior gluteal nerve

骶丛的分支，伴臀上血管经梨状肌上孔出骨盆，分布于臀中肌、臀小肌和阔筋膜张肌（图 01.05.073）。

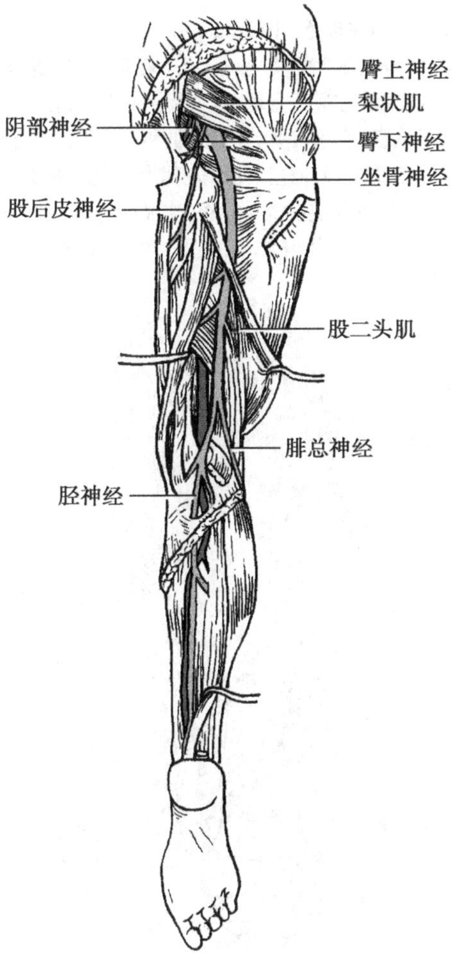

图 01.05.073　下肢的神经（后面）

01.05.0977　臀下神经　inferior gluteal nerve

骶丛的分支，伴臀下血管经梨状肌下孔出骨盆，分布于臀大肌及髋关节（图 01.05.073）。

01.05.0978　股后皮神经　posterior femoral cutaneous nerve

骶丛的分支，经梨状肌下孔出骨盆，分布于臀下部、股后区及腘窝处的皮肤（图 01.05.073）。

01.05.0979　臀下皮神经　inferior clunial nerves

股后皮神经分出的 2~3 支，绕臀大肌下缘向上分布于臀下部皮肤。

01.05.0980　会阴支　perineal branch

由股后皮神经发出的分支，行向前内侧，布于阴囊（大阴唇）的皮肤。

01.05.0981　穿皮神经　perforating cutaneous nerve

由骶丛发出的皮神经，穿骶结节韧带下部，于臀大肌下缘浅出，分布于臀下内侧区皮肤，可缺如或被股后皮神经或阴部神经的分支代替。

01.05.0982　坐骨神经　sciatic nerve

骶丛最大的分支，经梨状肌下孔出骨盆，于坐骨结节和大转子间下行，发支分布于大腿后群肌后，近腘窝上角处分为胫神经和腓总神经，分布于小腿和足部肌和皮肤（图 01.05.073）。坐骨神经干的投影可用自坐骨结节与股骨大转子间连线的中点向下画至股骨内、外侧髁间中点连线的上 2/3 段表示。坐骨神经疼时，可沿此投影线出现压痛区。临床注射等操作应避开此投影线。

01.05.0983　腓总神经　common peroneal nerve

由坐骨神经分出终支之一，向外下行，绕过腓骨颈行向小腿前外侧区，分成腓浅神经和腓深神经（图 01.05.073）。

01.05.0984　腓肠外侧皮神经　lateral sural cutaneous nerve

腓总神经在腘窝处的分支，分布于小腿外侧面皮肤。

01.05.0985　腓神经交通支　communicating branch of peroneal nerve

由腓总神经发出的分支、与胫神经分出的腓肠内侧皮神经相连的交通支。

01.05.0986　腓浅神经　superficial peroneal nerve

腓总神经终支之一，在腓骨长、短肌间下行（图 01.05.072）。

01.05.0987　[腓浅神经]肌支　muscular branch of superficial peroneal nerve

支配腓骨长、短肌的腓浅神经分支。

01.05.0988　足背内侧皮神经　medial dorsal cutaneous nerve of foot

腓浅神经的分支，分布于踇趾内侧、足内侧面、第 2~3 趾背相对缘的皮肤。

01.05.0989　足背中间皮神经　intermediate dorsal cutaneous nerve of foot

由腓浅神经分出的皮神经，分布于足背外侧、第 3~5 趾背相对缘的皮肤。

01.05.0990　[腓浅神经]趾背神经　dorsal digital nerves of foot of superficial peroneal nerve

分布于趾背侧皮肤的腓浅神经分支（图 01.05.074）。

01.05.0991　腓深神经　deep peroneal nerve

腓总神经的另一终支，沿小腿前群肌间下行至足背（图 01.05.072、图 01.05.074）。

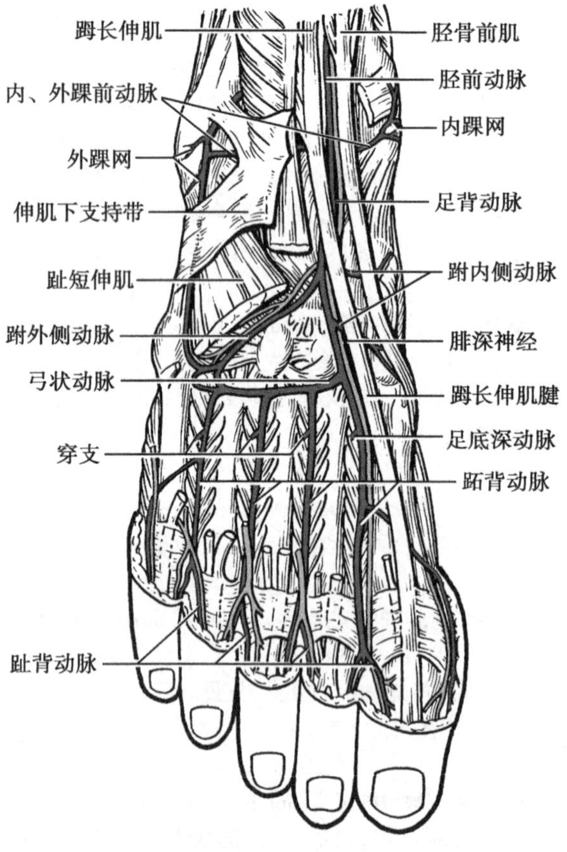

图 01.05.074　足前部和足背

01.05.0992　[腓深神经]肌支　muscular branch of deep peroneal nerve

支配胫骨前肌、趾长伸肌、踇长伸肌、踇短伸肌和趾短伸肌的腓深神经分支（图 01.05.074）。损伤后可出现马蹄内翻足。

01.05.0993　[腓深神经]趾背神经　dorsal digital nerve of foot of deep peroneal nerve

腓深神经分布至第 1、2 趾背的皮支（图 01.05.074）。

01.05.0994　[腓深神经]背外侧神经　dorsal lateral nerve of deep peroneal nerve

腓深神经分布于踇趾背外侧缘皮肤的分支。

01.05.0995　[腓深神经]第 2 趾背内侧神经　dorsal medial nerve of second toe of deep peroneal nerve

分布于第 2 趾背内侧缘皮肤的分支。

01.05.0996　胫神经　tibial nerve

坐骨神经 2 个终支之一，于小腿后群浅、深肌之间下行，经内踝后方进入足底，分成足底内侧和足底外侧神经进入足底区，分布于小腿后群肌和足底肌。小腿后面及足底的皮肤。胫神经损伤后表现为小腿后群肌收缩无力，足不能跖屈和足尖站立，由于拮抗肌群收缩，可形成“钩状足”畸形。（图 01.05.073、图 01.05.075、图 01.05.076）

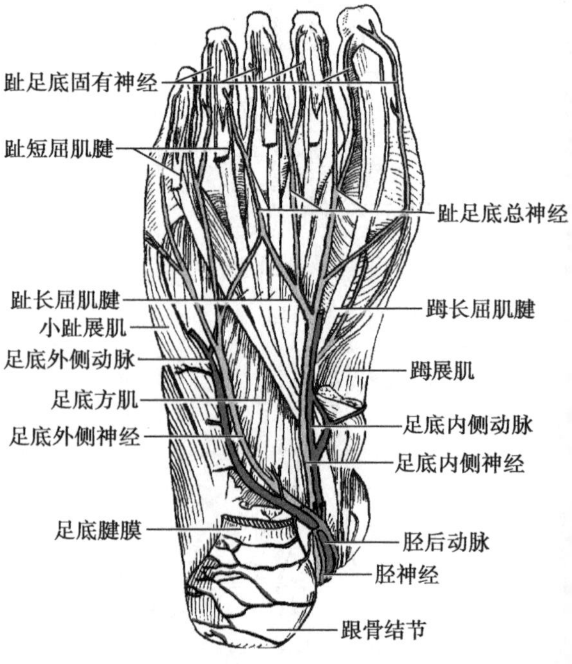

图 01.05.075　足底的神经

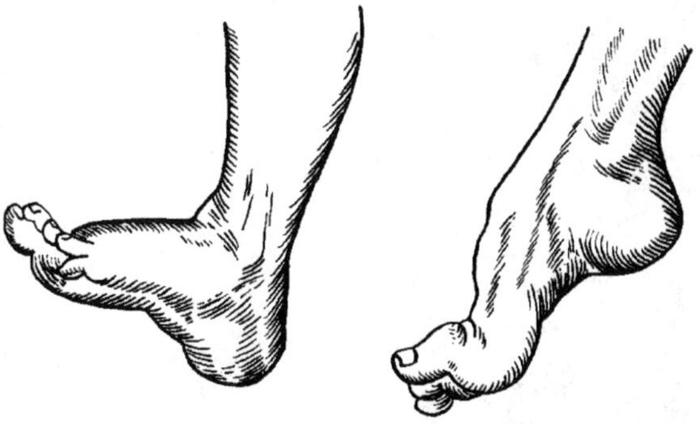

钩状足（胫神经损伤）　“马蹄内翻足”（腓总神经损伤）

图 01.05.076　神经损伤后足的畸形

01.05.0997　［胫神经］肌支　muscular branch of tibial nerve

胫神经支配小腿后群肌及足底肌的分支。

01.05.0998　小腿骨间神经　interosseous nerve of leg

胫神经肌支的分支，沿小腿骨间膜后面下行，直达胫腓韧带联合。

01.05.0999　腓肠内侧皮神经　medial sural cutaneous nerve

胫神经的皮支，沿腓肠肌两头间的沟内下行，参与构成腓肠神经。

01.05.1000　腓肠神经　sural nerve

小腿后面的皮神经，由胫神经分出的腓肠内侧皮神经和腓总神经分出的腓肠外侧皮神经的交通支相联合构成，分布于小腿下外侧及足外侧缘皮肤。

01.05.1001　足背外侧皮神经　lateral dorsal cutaneous nerve of foot

腓肠神经沿跟腱外侧下降后转向前行至足背侧的皮神经。

01.05.1002　［腓肠神经］跟外侧支　lateral calcanean branch

腓肠神经分出的分布于跟外侧皮肤的分支。

01.05.1003　［胫神经］跟内侧支　medial calcanean branch

由胫神经分出的分支，穿分裂韧带后分布于跟内侧面皮肤。

01.05.1004　足底内侧神经　medial plantar nerve

由胫神经穿分裂韧带深面时发出的分支，前行入足底，分布于䟴展肌、趾短屈肌、䟴短屈肌、第 1 蚓状肌及足底内侧半皮肤（图 01.05.075）。

01.05.1005　［足底内侧神经］趾足底总神经　common plantar digital nerves of medial plantar nerve

由足底内侧神经分出的 3 个分支（图 01.05.075）。

01.05.1006　［趾足底总神经］趾足底固有神经　proper plantar digital nerves of common plantar digital nerve

趾足底总神经的分支，分布于内侧 3 个半趾跖侧面的皮肤（图 01.05.075）。

01.05.1007　足底外侧神经　lateral plantar nerve

胫神经在足底的又一终支，行向足底前外侧，分为浅支和深支（图 01.05.075）。

01.05.1008　［足底外侧神经］浅支　superficial branch of lateral plantar nerve

足底外侧神经的一分支，此支又分出两条趾足底总神经和支配小趾短屈肌、第 3 骨间跖侧肌、第 4 骨间背侧肌的肌支。

01.05.1009　［足底外侧神经］趾足底总神经　common plantar digital nerves of lateral plantar nerve

由足底外侧神经的浅支分出，其外侧支分布于小趾外侧缘，内侧支分成两条趾底固有神经，分布于足底面第 4、5 趾相对缘的皮肤（图 01.05.075）。

01.05.1010　［足底外侧神经］深支　deep branch of lateral plantar nerve

足底外侧神经的深部分支，支配第 2~4 蚓状肌、䟴收肌和内侧 3 个跖骨间隙内骨间肌。

01.05.1011　阴部神经　pudendal nerve

由骶丛发出的分支，包含 S_2~S_4 的神经纤维，伴阴部内血管出梨状肌下孔，绕坐骨棘，再经坐骨小孔入坐骨直肠窝，贴窝外侧壁前行分支分布到会阴部、外生殖器和肛门的肌肉和皮肤（图 01.05.077）。

01.05.1012　肛神经　anal nerve

又称“直肠下神经”。阴部神经的分支，分布于肛门外括约肌、肛管下部和肛门周围的皮肤（图 01.05.077）。

01.05.1013　直肠下神经　inferior rectal nerve

见 01.05.1012 肛神经。

01.05.1014　会阴神经　perineal nerve

阴部神经的分支，向前行分支分布于会阴诸肌和外生殖器（图 01.05.077）。

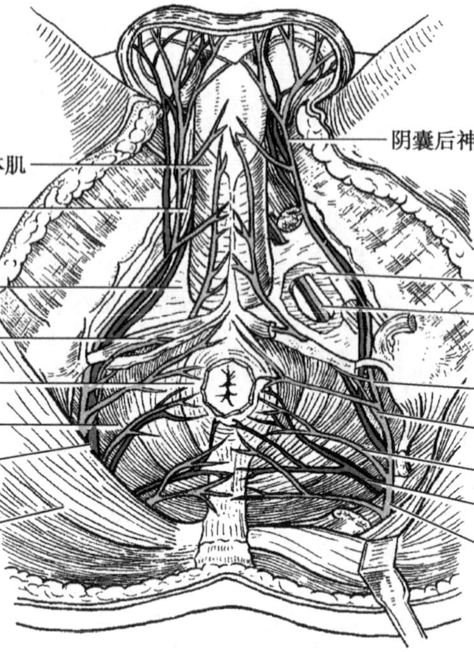

图 01.05.077　会阴的神经（男性）

01.05.1015　阴囊后神经　posterior scrotal nerve

会阴神经的皮支，分布于阴囊皮肤（图 01.05.077）。

01.05.1016　阴唇后神经　posterior labial nerve

女性会阴神经的皮支，分布于大阴唇皮肤。

01.05.1017　［会阴神经］肌支　muscular branch of perineal nerve

分布于会阴浅横肌、球海绵体肌、坐骨海绵体肌、会阴深横肌、尿道膜部括约肌等处的会阴神经分支（图 01.05.077）。

01.05.1018　阴茎背神经　dorsal nerve of penis

阴部神经的终支，向前行至阴茎背面和阴茎头包皮及阴茎海绵体（图 01.05.077）。

01.05.1019　阴蒂背神经　dorsal nerve of clitoris

女性阴部神经的终支，分布于阴蒂。

01.05.1020　尾神经　coccygeal nerve

最下一对脊神经，出骶管裂孔，与第 4、5 骶神经有交通。

01.05.1021　［尾神经］后支　posterior branch of coccygeal nerve

分布于尾骨周围皮肤的尾神经分支。

01.05.1022　［尾神经］前支　anterior branch of coccygeal nerve

参与尾丛组成的尾神经分支。

01.05.1023　尾丛　coccygeal plexus

由第 4 骶神经前支的分支、第 5 骶神经和尾神经前支组成的神经纤维丛。由尾丛发支分布于骶尾关节、尾骨及尾骨附近皮肤。

01.05.1024　肛尾神经　anococcygeal nerve

由尾丛发出，分布于尾骨附近皮肤。

（山东大学医学院　杨　琳）

01.05.1025　脑神经　cranial nerves

与脑相连的周围神经，共 12 对，将脑与各部感受器和效应器联系起来，以罗马数字表示：Ⅰ嗅神经、Ⅱ视神经、Ⅲ动眼神经、Ⅳ滑车神经、Ⅴ三叉神经、Ⅵ展神经、Ⅶ面神经、Ⅷ前庭蜗神经、Ⅸ舌咽神经、Ⅹ迷走神经、Ⅺ副神经、Ⅻ舌下神经（图 01.05.078）。

01.05.1026　脑神经节　cranial ganglion

脑神经在行程中的膨大部，由假单极神经元或双极神经元的胞体构成。

01.05.1027　脑神经核　nuclei of cranial nerve

与脑神经相连的神经核，多位于脑干内，由神经元的胞体聚集而成。

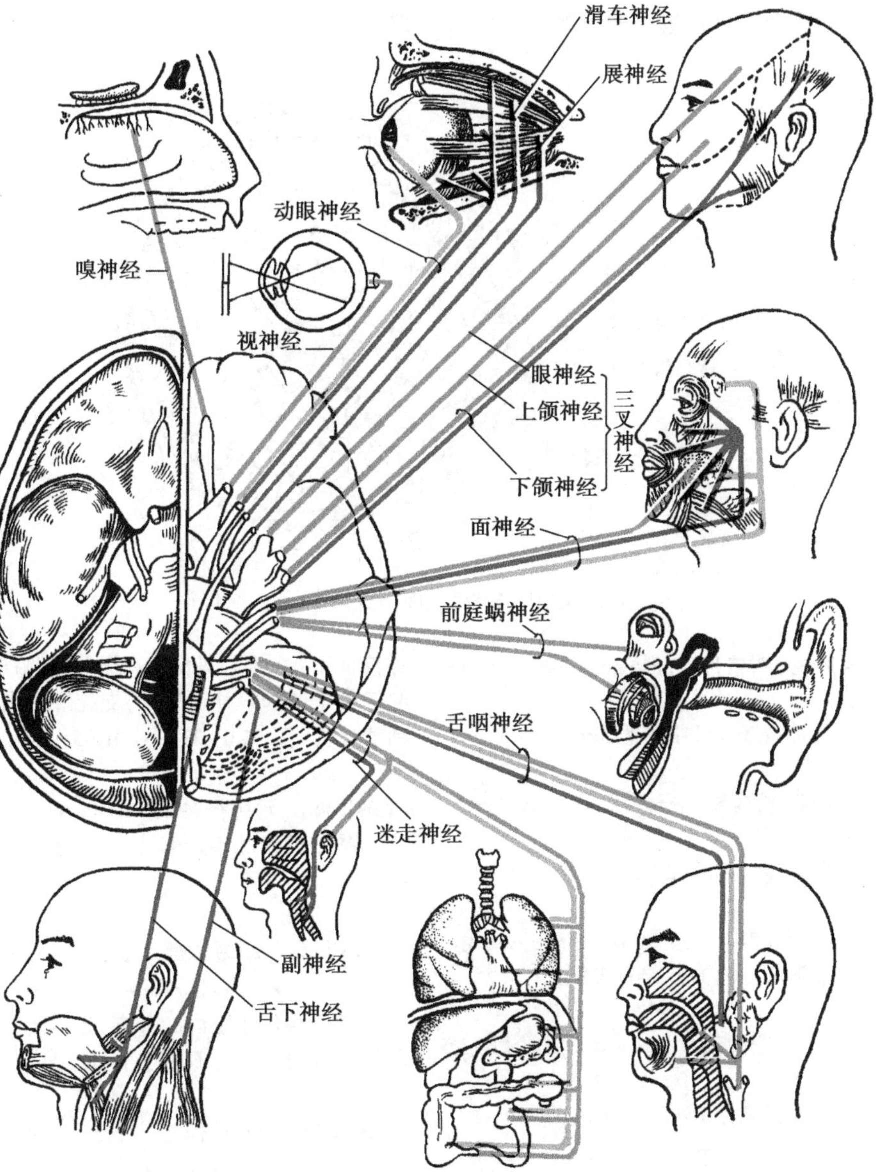

图 01.05.078　脑神经概况

01.05.1028　起始核　nucleus of origin
　　发出运动纤维的脑神经核。

01.05.1029　终止核　terminal nucleus
　　接受传入纤维的脑神经核。

01.05.1030　感觉神经　sensory nerve
　　仅含有感觉性纤维的神经。

01.05.1031　运动神经　motor nerve
　　仅含有运动性纤维的神经。

01.05.1032　混合神经　mixed nerve
　　含有感觉和运动两种以上纤维成分的神经。

01.05.1033　嗅神经　olfactory nerve
　　第 1 对脑神经，为感觉性脑神经，由上鼻甲和鼻中隔上部黏膜内的嗅细胞中枢突（嗅丝）组成，传导嗅觉（图 01.05.078）。

01.05.1034　视神经　optic nerve
　　第 2 对脑神经，为感觉性脑神经，由视网膜节细胞的轴突在视神经盘处汇聚后穿经巩膜而成，传导视觉冲动（图 01.05.078）。视神经外面也和脑一样包有三层膜，脑的蛛网膜下隙也延伸至视神经周围（图 01.05.079）。因此，当颅内压增高时常出现视神经盘水肿体征。

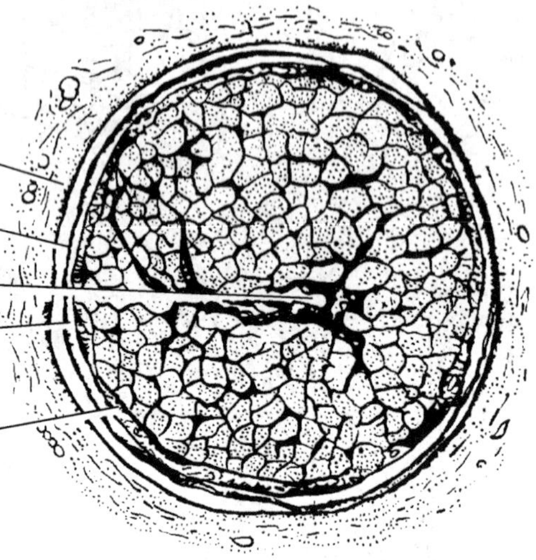

图 01.05.079　视神经横切面

01.05.1035　［视神经］颅内部　intracranial part of optic nerve

视神经穿经视神经管入颅中窝的部分。

01.05.1036　［视神经］管内部　intracanalicular part of optic nerve

视神经通过视神经管内的部分。

01.05.1037　［视神经］眶部　orbital part of optic nerve

视神经自巩膜筛区到视神经管的部分。

01.05.1038　［视神经］眼内部　intraocular part of optic nerve

视神经从视神经盘至穿出巩膜筛区的部分。

01.05.1039　视神经外鞘　outer sheath of optic nerve

包绕在视神经表面的外层，由硬脑膜和蛛网膜延续而来的结构。

01.05.1040　视神经内鞘　inner sheath of optic nerve

包绕在视神经表面的内层，由软脑膜延续而来的结构。

01.05.1041　鞘间隙　intervaginal space

视神经外鞘与内鞘之间的间隙。

01.05.1042　动眼神经　oculomotor nerve

第 3 对脑神经，为运动性脑神经，含两种纤维成分：①躯体运动纤维，起于脑干的动眼神经核，支配除外直肌和上斜肌以外的所有眼球外肌；②副交感纤维，起于脑干的动眼神经副核，支配眼球内的瞳孔括约肌和睫状肌（图 01.05.078、图 01.05.080）。

01.05.1043　动眼神经根　oculomotor root

动眼神经的起始部，经大脑脚内侧的动眼神经沟穿出。

01.05.1044　［动眼神经］上支　superior branch of oculomotor nerve

动眼神经于眶内的分支，走行于上直肌和视神经之间，分布于上睑提肌和上直肌（图 01.05.080）。

01.05.1045　［动眼神经］下支　inferior branch of oculomotor nerve

动眼神经于眶内的分支，走行于视神经下方，分布于下直肌、内直肌和下斜肌（图 01.05.080）。

01.05.1046　睫状神经节　ciliary ganglion

位于视神经与外直肌之间的扁椭圆形的副交感神经节（图 01.05.080）。

01.05.1047　［睫状神经节］副交感根　parasympathetic root of ciliary ganglion

又称“［睫状神经节］短根”。由动眼神经下支发出的副交感节前纤维组成的神经根，这些纤维入睫状神经节后换神经元，由此发出的节后纤维组成睫状短神经（图 01.05.080），入眼球支配瞳孔括约肌和睫状肌。

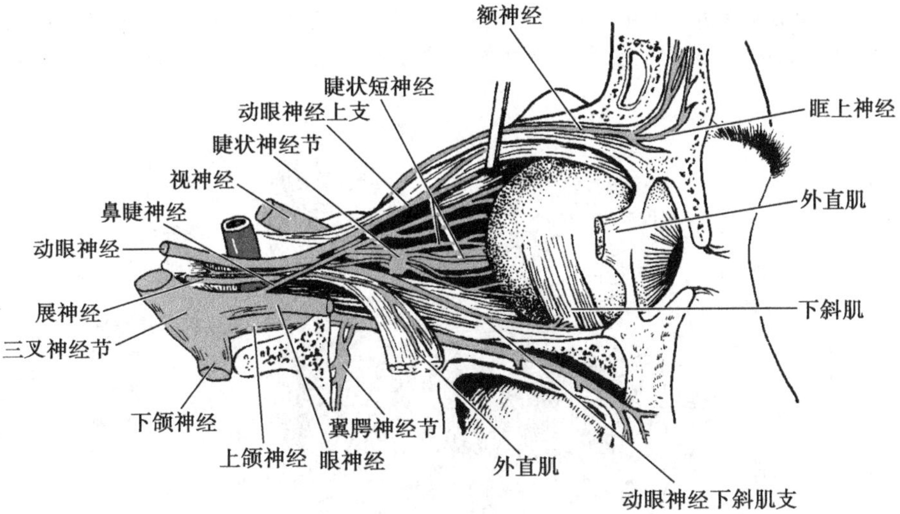

图 01.05.080 眶内的神经(右侧、外面)

01.05.1048 [睫状神经节]短根 short root of ciliary ganglion

见 01.05.1047[睫状神经节]副交感根。

01.05.1049 [睫状神经节]交感根 sympathetic root of ciliary ganglion

来自颈内动脉周围交感神经丛的节后纤维组成的神经根,穿过睫状神经节后加入睫状短神经入眼球(图 01.05.080),支配瞳孔开大肌和眼球血管。

01.05.1050 [睫状神经节]感觉根 sensory root of ciliary ganglion

又称"[睫状神经节]鼻睫根""长根"。来自三叉神经的鼻睫神经的分支,穿过睫状神经节后,随睫状短神经入眼球(图 01.05.080),传导眼球的一般感觉。

01.05.1051 [睫状神经节]鼻睫根 nasociliary root of ciliary ganglion

见 01.05.1050[睫状神经节]感觉根。

01.05.1052 [睫状神经节]长根 long root of ciliary ganglion

见 01.05.1050[睫状神经节]感觉根。

01.05.1053 睫状短神经 short ciliary nerve

由睫状神经节发出的众多细小分支(图 01.05.080)。其中的副交感纤维,分布于瞳孔括约肌和睫状肌;交感纤维分布于瞳孔开大肌和眼球血管;感觉纤维分布于角膜、虹膜和脉络膜。

01.05.1054 滑车神经 trochlear nerve

第 4 对脑神经,为运动性脑神经,起自脑干下丘平面的滑车神经核,从脑干背部出脑,支配上斜肌(图 01.05.078、图 01.05.081)。

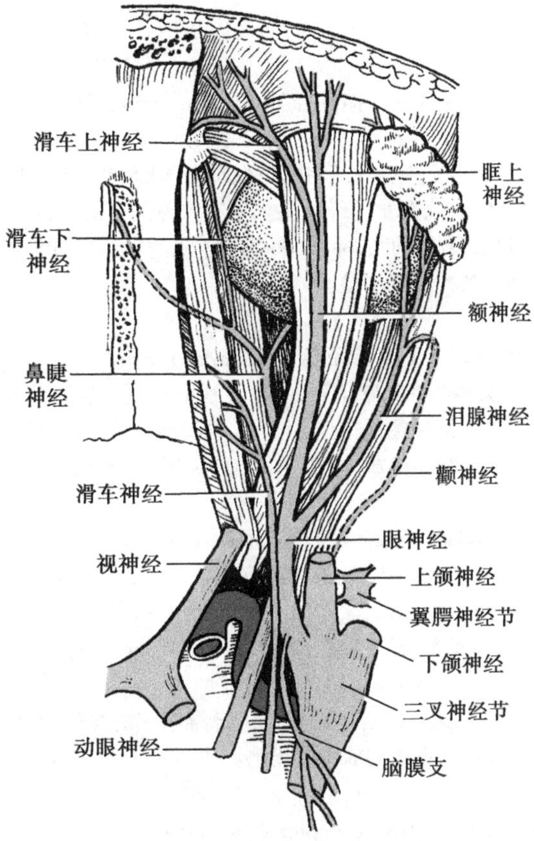

图 01.05.081 眶内的神经(右侧、上面)

01.05.1055　三叉神经　trigeminal nerve

第5对脑神经，为最粗大的一对混合性脑神经，因有三大支而得名。大部分为感觉纤维，传导头面部皮肤、眼及眶内、口腔、鼻腔、鼻旁窦、牙齿及脑膜等处的痛、温、触觉和咀嚼肌的本体感觉，小部分为运动纤维，支配咀嚼肌（图01.05.078、图01.05.082）。

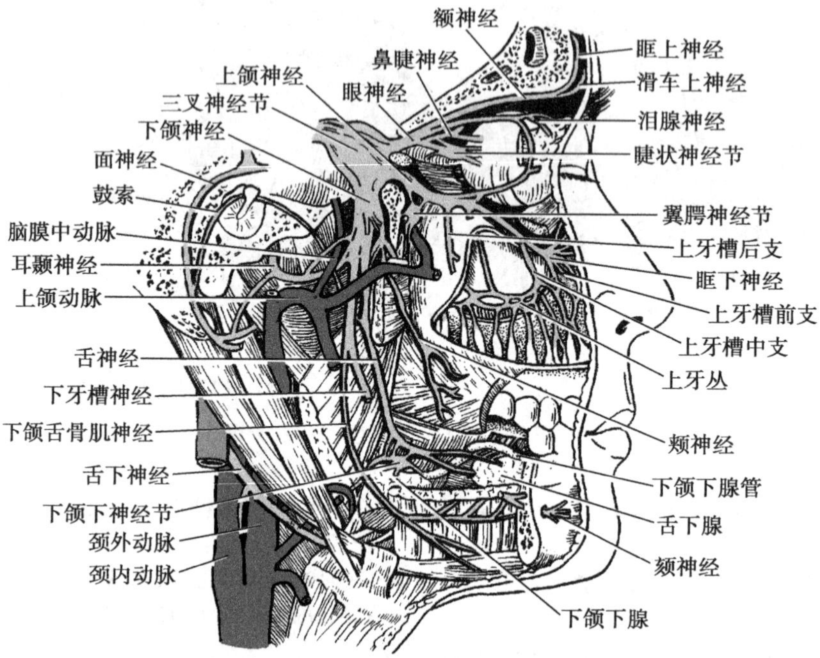

图01.05.082　三叉神经

01.05.1056　［三叉神经］感觉根　sensory root of trigeminal nerve

由三叉神经节细胞的中枢突聚集而成的神经根，其中传导痛、温觉的纤维主止于三叉神经脊束核，传导触觉的纤维止于脑桥核，来自咀嚼肌的本体感觉纤维直达三叉神经中脑核。

01.05.1057　三叉神经节　trigeminal ganglion

又称"半月神经节"。位于颅中窝颞骨岩部尖端前面的三叉神经压迹处，为最大的脑神经节，由假单极神经元的胞体组成。（图01.05.080~图01.05.082）

01.05.1058　半月神经节　semilunar ganglion

见01.05.1057三叉神经节。

01.05.1059　［三叉神经］运动根　motor root of trigeminal nerve

由三叉神经运动核发出的纤维组成的神经根，沿三叉神经感觉根的前内侧出脑。

01.05.1060　眼神经　ophthalmic nerve

三叉神经的第1个分支，内含感觉纤维，经眶上裂入眶，分支分布眶壁、眼球、泪器、结膜、硬脑膜、部分鼻和鼻旁窦黏膜、额顶部、上睑及鼻背部皮肤，将上述区域感觉传入三叉神经感觉核（图01.05.081、图01.05.082）。

01.05.1061　小脑幕支　tentorial branch

眼神经在近起始处的分支，分布于小脑幕。传导此区的一般感觉。

01.05.1062　泪腺神经　lacrimal nerve

眼神经的分支，经眶上裂入眶后分布于泪腺、结膜和外眦附近的皮肤，传导此区的一般感觉（图01.05.081、图01.05.082）。

01.05.1063　颧神经交通支　communicating branch with zygomatic nerve

颧神经与泪腺神经之间的交通支（图01.05.081）。

01.05.1064　额神经　frontal nerve

眼神经的最大分支。分2~3支分布于额顶部、上睑、鼻背及内眦附近皮肤，传导上述区的一般感觉（图01.05.080~图01.05.082）。

01.05.1065　眶上神经　supraorbital nerve

额神经的最大分支，经眶上切迹或眶上孔穿出，有内侧支和外侧支，分布于额顶部及上睑皮肤，传导上述区域一般感觉（图 01.05.080~ 图 01.05.082）。

01.05.1066　滑车上神经　supratrochlear nerve

额神经的分支，分布于额部中线附近皮肤及上睑内侧 1/3 的皮肤和结膜。（图 01.05.081、图 01.05.082）

01.05.1067　鼻睫神经　nasociliary nerve

眼神经的分支，分布于睫状体、虹膜、角膜、筛窦、鼻黏膜等处，传导一般感觉（图 01.05.080~ 图 01.05.082）。

01.05.1068　睫状神经节交通支　communicating branch with ciliary ganglion

又称“睫状神经节长根”。为鼻睫神经发出、连接睫状神经节的交通纤维。

01.05.1069　睫状神经节长根　long root of ciliary ganglion

见 01.05.1068 睫状神经节交通支。

01.05.1070　睫状长神经　long ciliary nerve

鼻睫神经的分支，分布于睫状体、虹膜及角膜，传导一般感觉。

01.05.1071　筛后神经　posterior ethmoidal nerve

鼻睫神经的分支，分布于后筛窦及蝶窦的黏膜，传导一般感觉。

01.05.1072　筛前神经　anterior ethmoidal nerve

鼻睫神经的分支，终支为鼻前支，分布于鼻黏膜，传导一般感觉。

01.05.1073　［筛前神经］鼻内支　internal nasal branches of anterior ethmoidal nerve

筛前神经的终支鼻前支的分支，又分为：①鼻外侧支：分布于上鼻甲及中鼻甲前端和鼻腔外侧壁前部的黏膜；②鼻内侧支：分布于鼻中隔前上部，传导一般感觉。

01.05.1074　［筛前神经］鼻外支　external nasal branch of anterior ethmoidal nerve

筛前神经的终支鼻前支的分支，分布于鼻背下部、鼻翼和鼻尖的皮肤。

01.05.1075　滑车下神经　infratrochlear nerve

鼻睫神经在靠近筛前孔处发出的分支，其睑支分布于眼睑、泪囊、上下两睑内侧部的结膜、泪阜及内眦的皮肤，传导一般感觉（图 01.05.081）。

01.05.1076　上颌神经　maxillary nerve

三叉神经的第 2 大分支，由感觉纤维组成，自三叉神经节分出后，前行进入海绵窦外侧壁，向下经圆孔出颅，进入翼腭窝上部，主干前行，经眶下裂入眶续眶下神经，主要分布上颌牙和牙龈、口腔顶及鼻腔、上颌窦黏膜、部分硬脑膜及睑裂与口裂之间的皮肤，传导一般感觉（图 01.05.078、图 01.05.080~ 图 01.05.082）。

01.05.1077　［上颌神经］脑膜支　meningeal branch of maxillary nerve

上颌神经在颅中窝靠近圆孔处发出的分支，分布于硬脑膜。

01.05.1078　［上颌神经］神经节支　ganglionic branch of maxillary nerve

又称“翼腭神经”。由上颌神经分出后进入翼腭神经节的部分。

01.05.1079　翼腭神经　pterygopalatine nerve

见 01.05.1078［上颌神经］神经节支。

01.05.1080　翼腭神经节　pterygopalatine ganglion

一扁平不规则的副交感神经节，位于翼腭窝上部，上颌神经的下方（图 01.05.080~ 图 01.05.082）。

01.05.1081　［翼腭神经节］副交感根　parasympathetic root of pterygopalatine ganglion

起自上泌涎核的副交感节前纤维，经岩大神经、翼管神经到达翼腭神经节，在此换神经元后发出节后纤维分布于泪腺，支配泪腺的分泌；另有部分节后纤维分布于鼻腔、腭及咽部黏膜的小腺体，支配腺体的分泌（图 01.05.083）。

01.05.1082　［翼腭神经节］交感根　sympathetic root of pterygopalatine ganglion

来自交感神经颈上节的节后纤维，行于颈内动脉交感丛和岩深神经中，经翼管穿翼腭神经节后发出分支至鼻旁窦、鼻腔、腭和咽峡部黏膜的血管平滑肌。

01.05.1083　［翼腭神经节］感觉根　sensory root of pterygopalatine ganglion

上颌神经发出的神经节支（翼腭神经）组成的神经根，穿翼腭神经节后分布于鼻腔、腭及咽峡部黏膜，传递黏膜的一般感觉。

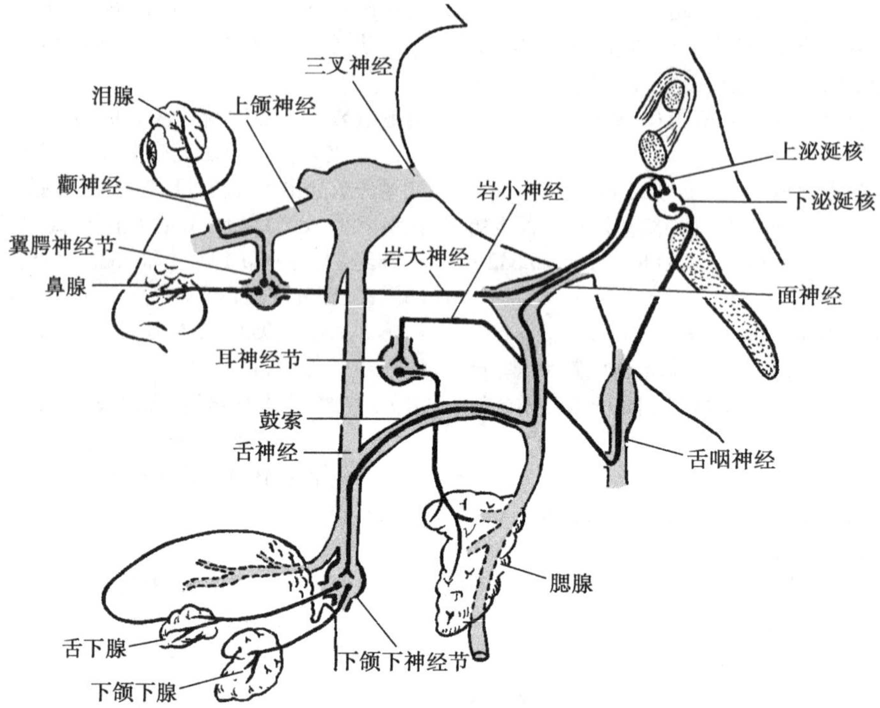

图 01.05.083　头部腺体的副交感神经纤维来源

01.05.1084　[翼腭神经节]眶支　orbital branch of pterygopalatine ganglion

神经节支穿过翼腭神经节的分支。经眶下裂入眶，分布于眶骨膜。

01.05.1085　鼻后上外侧支　lateral posterior superior nasal branch

翼腭神经节的分支，分布于鼻腔外侧壁的上后部。

01.05.1086　鼻后上内侧支　medial posterior superior nasal branch

翼腭神经节的分支，分布于鼻腔顶及鼻中隔后部的黏膜。

01.05.1087　鼻腭神经　nasopalatine nerve

翼腭神经节的分支，分布于鼻中隔、腭、咽和上颌窦黏膜。

01.05.1088　腭大神经　greater palatine nerve

翼腭神经节的分支，分布于上牙槽内侧区的牙龈及硬腭的黏膜，其分支鼻后下支分布于鼻腔外侧壁的后下部。

01.05.1089　腭小神经　lesser palatine nerve

翼腭神经节的分支，分布于软腭及鼻腔黏膜，其分支（扁桃体支）分布于扁桃体。

01.05.1090　颧神经　zygomatic nerve

上颌神经的分支，经眶下裂入眶后沿眶外侧壁前行，其分支颧颞支分布于颞区前部及泪腺（通过泪腺神经）；颧面支分布于颊部（图 01.05.081、图 01.05.083）。

01.05.1091　眶下神经　infraorbital nerve

上颌神经的直接延续，经眶下裂入眶，行经眶下沟、眶下管，由眶下孔出眶后，终支分布于下睑、鼻部和上唇（图 01.05.084、图 01.05.085）。

01.05.1092　上牙槽后支　posterior superior alveolar branch

上颌神经的分支，自翼腭窝发出，分布于上牙槽后部（图 01.05.082）。

01.05.1093　上牙槽中支　middle superior alveolar branch

眶下神经的分支，与其他上牙槽支结合形成上牙丛（图 01.05.082）。

01.05.1094　上牙槽前支　anterior superior alveolar branch

眶下神经的分支，发出许多细支加入上牙丛（图 01.05.082）。

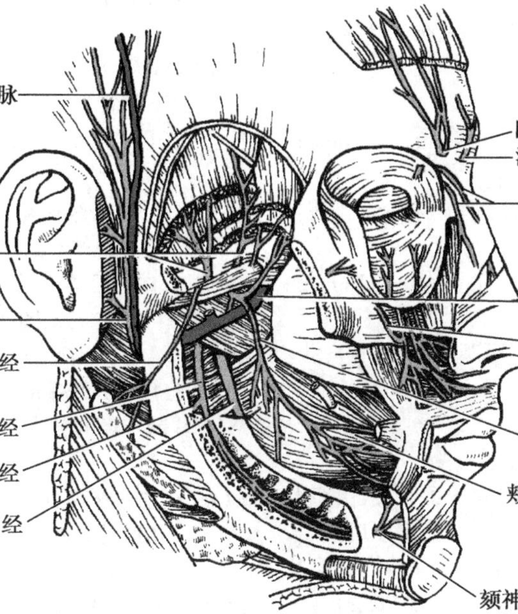

图 01.05.084　下颌神经

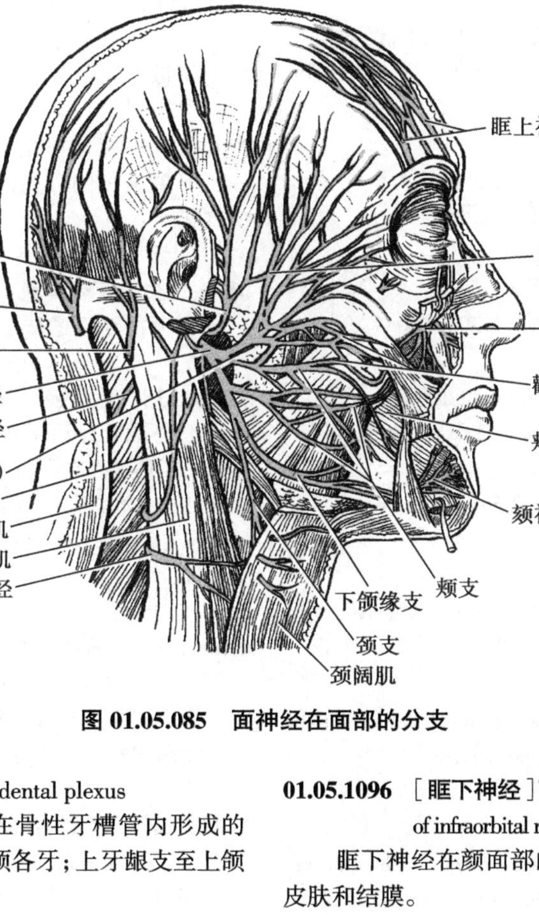

图 01.05.085　面神经在面部的分支

01.05.1095　上牙丛　superior dental plexus

由上牙槽前、中、后3支在骨性牙槽管内形成的神经丛，由丛发出上牙支至上颌各牙；上牙龈支至上颌牙龈（图 01.05.082）。

01.05.1096　［眶下神经］下睑支　inferior palpebral branch of infraorbital nerve

眶下神经在颜面部的终末支之一，分布于下睑的皮肤和结膜。

01.05.1097 ［眶下神经］鼻外支 external nasal branch of infraorbital nerve

眶下神经在颜面部的终末支之一，分布于鼻根外侧区。

01.05.1098 ［眶下神经］鼻内支 internal nasal branch of infraorbital nerve

眶下神经在颜面部的终末支之一，分布于鼻前庭。

01.05.1099 ［眶下神经］上唇支 superior labial branch of infraorbital nerve

眶下神经发出的分支，分布至颊前部、上唇皮肤、口腔黏膜及唇腺。

01.05.1100 下颌神经 mandibular nerve

三叉神经的第3大分支，也是最大的分支，由粗大的感觉根和细小的运动根组成，自卵圆孔出颅后，分布于咀嚼肌、鼓膜张肌、腭帆张肌、二腹肌和下颌舌骨肌及硬脑膜、耳颞区、口裂以下区的皮肤（图01.05.082）。

01.05.1101 ［下颌神经］脑膜支 meningeal branch of mandibular nerve

又称"棘孔神经"。从下颌神经干发出，经棘孔入颅中窝的下颌神经分支，分布于硬脑膜和乳突小房内面的黏膜。

01.05.1102 棘孔神经 spinosus nerve

见01.05.1101 ［下颌神经］脑膜支。

01.05.1103 咬肌神经 masseteric nerve

下颌神经的分支，支配咬肌（图01.05.084）。

01.05.1104 颞深神经 deep temporal nerve

下颌神经的分支，支配颞肌（图01.05.084）。

01.05.1105 翼外肌神经 lateral pterygoid nerve

下颌神经的分支，支配翼外肌。

01.05.1106 翼内肌神经 medial pterygoid nerve

下颌神经的分支，支配翼内肌。

01.05.1107 翼内肌神经交通支 communicating branch with medial pterygoid nerve

连接耳神经节与翼内肌神经的交通支。

01.05.1108 腭帆张肌神经 nerve to tensor veli palatine

翼内肌神经穿耳神经节后的分支，支配腭帆张肌。

01.05.1109 鼓膜张肌神经 nerve to tensor tympani

翼内肌神经穿耳神经节后的分支，支配鼓膜张肌。

01.05.1110 颊神经 buccal nerve

由下颌神经前干发出的神经，分布于颊部皮肤和颊黏膜（图01.05.084）。

01.05.1111 耳颞神经 auriculotemporal nerve

起自下颌神经后干的神经，向后以两根包绕脑膜中动脉，在其后方合为一支，穿过腮腺，分布于耳颞部皮肤（图01.05.082、图01.05.084）。

01.05.1112 外耳道神经 nerve to external acoustic meatus

耳颞神经的分支，分布于外耳道。

01.05.1113 鼓膜支 branch of tympanic membrane

外耳道神经的分支，分布于鼓膜。

01.05.1114 ［耳颞神经］腮腺支 parotid branch

耳颞神经的分支，分布于腮腺。

01.05.1115 面神经交通支 communicating branch with facial nerve

耳颞神经发出与面神经相连接的分支。

01.05.1116 耳前神经 anterior auricular nerve

耳颞神经的分支，分布于耳屏、耳廓上部和外侧的皮肤。

01.05.1117 颞浅神经 superficial temporal nerve

耳颞神经的终末支，分布于颞区大部分的皮肤。

01.05.1118 舌神经 lingual nerve

从下颌神经后干发出的神经，分布于口腔底部及舌前2/3黏膜。在舌神经的行程中还有来自面神经的鼓索加入，其副交感节后纤维分布至舌下腺和下颌下腺，味觉纤维分布于舌前2/3味蕾（图01.05.082~图01.05.084）。

01.05.1119 ［舌神经］咽峡支 branch to isthmus of fauces of lingual nerve

又称"［舌神经］扁桃体支"。是舌神经的分支，分布于腭扁桃体及口腔后部的黏膜。

01.05.1120 ［舌神经］扁桃体支 tonsillar branch of lingual nerve

见01.05.1119［舌神经］咽峡支。

01.05.1121 舌下神经交通支 communicating branch with hypoglossal nerve

舌神经的分支,与舌下神经连接成袢状,将舌神经的感觉纤维通过舌下神经导入舌内。

01.05.1122 ［舌神经］鼓索交通支 communicating branch of lingual nerve with chorda tympani

从面神经发出的鼓索加入舌神经的交通纤维,从而将面神经中的副交感纤维和味觉纤维导入舌神经(图 01.05.083)。

01.05.1123 舌底神经 sublingual nerve

又称"舌下支"。舌神经的分支,分布于舌底的黏膜。

01.05.1124 舌下支 sublingual branch

见 01.05.1123 舌底神经。

01.05.1125 ［舌神经］神经节支 ganglionic branch of lingual nerve

下颌下神经节感觉根,连接下颌下神经节的舌神经分支。

01.05.1126 下颌下神经节 submandibular ganglion

位于下颌下腺和舌神经之间的椭圆形副交感神经节(图 01.05.082、图 01.05.083)。

01.05.1127 ［下颌下神经节］副交感根 parasympathetic root of submandibular ganglion

来自上泌涎核的副交感节前纤维,经面神经、鼓索、舌神经至下颌下神经节,构成该神经节的副交感根(图 01.05.083)。换神经元后发出节后纤维分布至舌下腺和下颌下腺,司舌下腺和下颌下腺的分泌。

01.05.1128 ［下颌下神经节］交感根 sympathetic root of submandibular ganglion

来自颈上神经节的节后纤维,经面动脉交感丛穿经下颌下神经节,构成该神经节的交感根,分布于舌下腺和下颌下腺的血管平滑肌。

01.05.1129 ［下颌下神经节］感觉根 sensory root of submandibular ganglion

来自舌神经的鼓索,穿经下颌下神经节,构成该神经节的感觉根,分布于舌前 2/3 黏膜,传递舌前 2/3 的味觉。

01.05.1130 ［下颌下神经节］腺支 glandular branch

由下颌下神经节发出的副交感神经纤维束,分布于下颌下腺及舌下腺,支配腺体的分泌(图 01.05.083)。

01.05.1131 下牙槽神经 inferior alveolar nerve

下颌神经后干的最大分支,分布于下牙槽及下颌诸牙(图 01.05.082、图 01.05.084)。

01.05.1132 下颌舌骨肌神经 mylohyoid nerve

下牙槽神经入下颌管前的分支,支配下颌舌骨肌(图 01.05.082、图 01.05.084)。

01.05.1133 下牙丛 inferior dental plexus

下牙槽神经在下颌管内的一系列分支互相吻合而成的神经丛(图 01.05.084)。由此丛发出:①下牙支经牙根尖孔进入牙髓;②下牙龈支分布于下颌牙龈。

01.05.1134 颏神经 mental nerve

下牙槽神经的终支,自下颌骨颏孔穿出,分布附近皮肤(图 01.05.082)。

01.05.1135 ［颏神经］颏支 mental branch of mental nerve

颏神经出颏孔后的分支,分布于颏部皮肤。

01.05.1136 ［颏神经］唇支 labial branch of mental nerve

颏神经出颏孔后的分支,分布于下唇黏膜。

01.05.1137 ［颏神经］牙龈支 gingival branch of mental nerve

颏神经出颏孔的分支,分布于前部牙龈。

01.05.1138 展神经 abducent nerve

第 6 对脑神经,为运动性脑神经,运动纤维起始于展神经核,经眶上裂入眶,支配外直肌(图 01.05.078、图 01.05.080)。

01.05.1139 面神经 facial nerve

第 7 对脑神经,为混合性脑神经,由特殊内脏运动纤维、特殊内脏感觉纤维和副交感纤维组成,支配面部表情肌、颈阔肌、茎突舌骨肌、二腹肌后腹的运动,支配泪腺、下颌下腺、舌下腺及鼻腭部腺体分泌,传导耳部皮肤感觉和舌前 2/3 的味觉。面神经自脑干出脑后,先进入与中耳相邻的面神经管,再经茎乳孔出颅,穿经腮腺后分布(图 01.05.078、图 01.05.083、图 01.05.085、图 01.05.086)。

01.05.1140 ［面神经］中间神经 intermedial nerve of facial nerve

位于脑桥小脑角处,居于面神经与前庭蜗神经之间的神经,内含特殊内脏感觉纤维和副交感纤维。

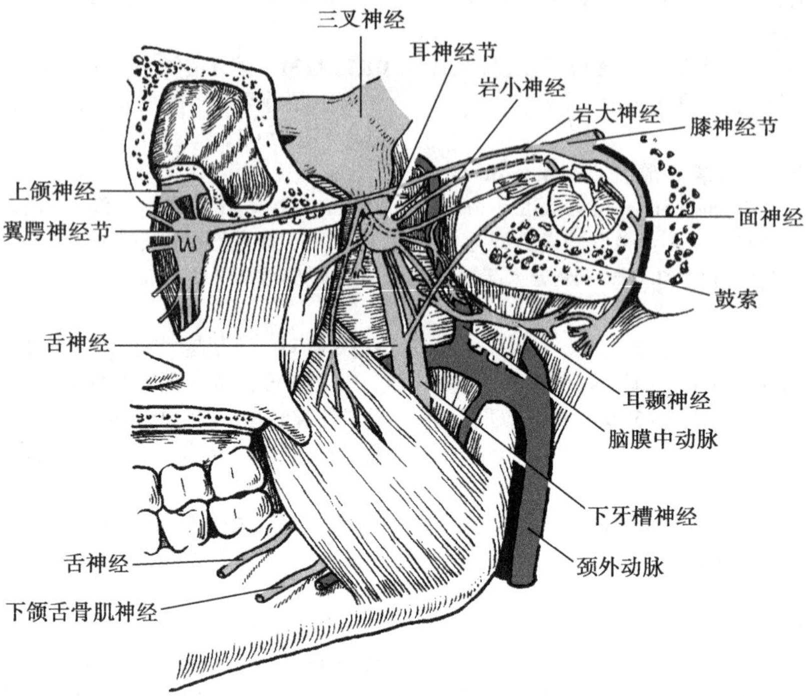

图 01.05.086　鼓索、翼腭神经节与耳神经节

01.05.1141　镫骨肌神经　stapedial nerve

面神经的分支，支配鼓室内的镫骨肌。

01.05.1142　耳后神经　posterior auricular nerve

面神经出茎乳孔后的分支，主要分支包括支配枕肌的枕支和支配耳后肌、耳上肌的耳支。

01.05.1143　二腹肌支　digastric branch

面神经在出茎乳孔处的分支，支配二腹肌后腹。

01.05.1144　茎突舌骨肌支　stylohyoid branch

面神经出茎乳孔后的分支，支配茎突舌骨肌。

01.05.1145　［面神经］舌咽神经交通支　communicating branch of facial nerve with glossopharyngeal nerve

鼓索神经在颞下窝处的细小分支经耳神经节与舌咽神经相连的交通纤维。

01.05.1146　腮腺内丛　intraparotid plexus

面神经进入腮腺实质后，在腺内的分支相互吻合而成的神经丛。

01.05.1147　颞支　temporal branch

面神经的分支，由腮腺上缘穿出，支配额肌和眼轮匝肌（图 01.05.085）。

01.05.1148　颧支　zygomatic branch

面神经的分支，由腮腺前缘穿出，支配眼轮匝肌和颧肌（图 01.05.085）。

01.05.1149　颊支　buccal branch

面神经的分支，由腮腺前缘穿出，分布至颊肌、口轮匝肌及其他口周围肌（图 01.05.085）。

01.05.1150　［面神经］舌支　lingual branch of facial nerve

面神经的分支，不常存在，分布于舌根、茎突舌肌及舌腭肌。

01.05.1151　下颌缘支　marginal mandibular branch

面神经的分支，从腮腺下端穿出，支配下唇诸肌及颏肌（图 01.05.085）。

01.05.1152　颈支　cervical branch

面神经的分支，由腮腺下端穿出，支配颈阔肌（图 01.05.085）。

01.05.1153　膝神经节　geniculate ganglion

面神经在面神经管转折处的膨大部分，主要由假单极神经元组成（图 01.05.086）。

01.05.1154　岩大神经　greater petrosal nerve

面神经的第1个分支，从膝神经节处发出，内含副交感节前纤维和来自腭、鼻黏膜的内脏感觉纤维（图01.05.083、图01.05.086）。

01.05.1155　岩深神经　deep petrosal nerve

来自颈内动脉周围交感神经丛的神经束，经破裂孔与岩大神经汇合为翼管神经。

01.05.1156　翼管神经　nerve of pterygoid canal

由岩大神经和岩深神经汇合而成的神经，穿经翼管至翼腭窝，进入翼腭神经节。

01.05.1157　鼓索　chorda tympani

面神经出茎乳孔前在面神经管内发出的分支，内含副交感节前纤维和味觉纤维。副交感节前纤维入下颌下神经节，换神经元后节后纤维分布于舌下腺和下颌下腺，味觉纤维随舌神经分布于舌前2/3味蕾（图01.05.083、图01.05.086）。

01.05.1158　鼓室丛交通支　communicating branch with tympanic plexus

鼓索与鼓室丛的连接支。

01.05.1159　迷走神经交通支　communicating branch with vagus nerve

面神经发出的与迷走神经相连的分支。

01.05.1160　舌底（下）神经节　sublingual ganglion

在下颌下神经节前部偶见的一神经节，为下颌下神经节移位的部分，支配舌下腺。

01.05.1161　前庭蜗神经　vestibulocochlear nerve

第8对脑神经，又称"位听神经"。为感觉性脑神经，由蜗神经（蜗部）和前庭神经（前庭部）两部分组成，前者与听觉有关，后者与位置觉和平衡觉有关（图01.05.078）。

01.05.1162　前庭神经　vestibular nerve

由前庭神经节细胞的中枢突组成的神经，经内耳门入颅后终止于脑干的前庭神经核群和小脑，传导平衡觉。

01.05.1163　前庭神经节　vestibular ganglion

位于内耳道底的神经节，含双极神经元，其周围突分布于内耳的球囊斑、椭圆囊斑和壶腹嵴，中枢突组成前庭神经，与平衡觉传导有关。

01.05.1164　[前庭神经节]上部　superior part of vestibular ganglion

前庭神经节上部细胞周围突穿过壶腹筛区进入前庭后形成4个神经束，即：①椭圆囊壶腹神经（utriculoampullary nerve），分布于椭圆囊斑和壶腹嵴；②椭圆囊神经（utricular nerve），分布于椭圆囊斑；③前壶腹神经（anterior ampullary nerve），分布于前半规管壶腹嵴；④外壶腹神经（lateral ampullary nerve），分布于外半规管壶腹嵴与平衡觉传导有关。

01.05.1165　[前庭神经节]下部　inferior part of vestibular ganglion

前庭神经节下部细胞的周围突在内耳道形成2个神经束，即：①后壶腹神经，穿过壶腹筛区至后半规管壶腹嵴；②球囊神经，穿过球囊筛区止于球囊斑，与平衡觉传导有关。

01.05.1166　蜗神经　cochlear nerve

由蜗神经节细胞的中枢突组成的神经，入颅后于脑桥小脑角处桥延沟外侧部终止于蜗神经腹侧核和背侧核，传导听觉。

01.05.1167　蜗神经节　cochlear ganglion

又称"蜗螺旋神经节"。沿蜗轴螺旋管盘旋分布的神经节，内含双极神经元，其周围突分布于螺旋器，中枢突组成蜗神经，与听觉传导有关。

01.05.1168　蜗螺旋神经节　spiral ganglion of cochlea

见01.05.1167蜗神经节。

01.05.1169　[蜗神经]交通支　communicating branch of vestibular nerve with cochlear nerve

前庭神经与蜗神经的连接支。

01.05.1170　舌咽神经　glossopharyngeal nerve

第9对脑神经，为混合性脑神经，含5种纤维成分。自延髓上部橄榄后沟发出后，经颈静脉孔出颅，在舌骨舌肌深面达舌根，分布于舌和咽部，腮腺、颈动脉窦和颈动脉小球，扁桃体和茎突咽肌、耳后皮肤等（图01.05.078、图01.05.087）。

01.05.1171　[舌咽神经]上神经节　superior ganglion of glossopharyngeal nerve

舌咽神经位于颈静脉孔稍上方的膨大部，呈卵圆形，含假单极神经元，其周围突分布于耳后皮肤，中枢突终止于三叉神经脊束核。

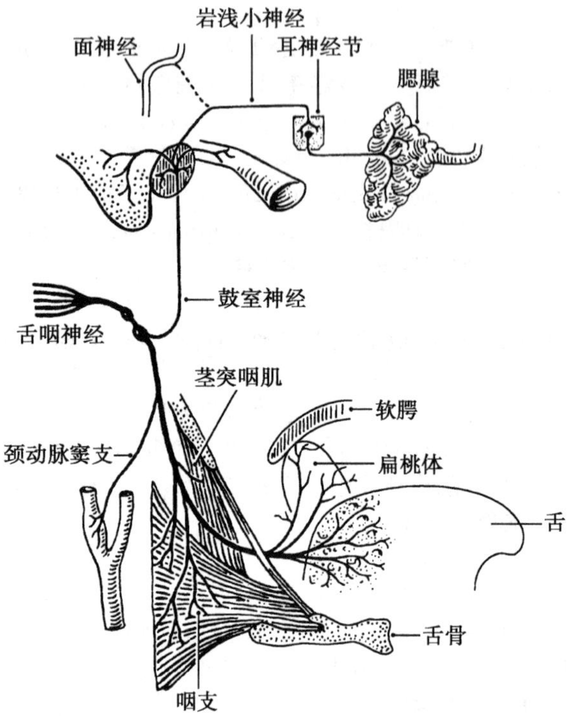

图 01.05.087　舌咽神经的分支及其分布模式图

01.05.1172　［舌咽神经］下神经节　inferior ganglion of glossopharyngeal nerve

又称“岩神经节”。舌咽神经位于颈静脉孔下方的膨大部，呈卵圆形，内含假单极神经元，周围突分布于舌后 1/3 黏膜、咽、咽鼓管、鼓室的黏膜及颈动脉窦和颈动脉小球，中枢突终止于孤束核，传导舌后 1/3 黏膜味觉及舌咽部一般感觉，并与咽反射、呼吸反射和血压调节反射有关。

01.05.1173　岩神经节　pterous ganglion

见 01.05.1172［舌咽神经］下神经节。

01.05.1174　鼓室神经　tympanic nerve

自舌咽神经下神经节发出，经鼓室小管下口进入鼓室的神经，在鼓岬表面与交感神经纤维共同形成鼓室丛（图 01.05.087）。

01.05.1175　鼓室丛　tympanic plexus

位于鼓室内侧壁的黏膜内，由鼓室神经与来自颈内动脉交感丛的纤维构成的神经丛，分支分布于鼓室、乳突小房和咽鼓管的黏膜。

01.05.1176　咽鼓管神经　tubal branch

由鼓室丛发出的感觉支，分布于咽鼓管的黏膜。

01.05.1177　颈鼓神经　caroticotympanic nerve

从颈内动脉丛到鼓室丛的分支，由交感神经纤维组成。

01.05.1178　［舌咽神经］咽支　pharyngeal branch of glossopharyngeal nerve

在舌咽神经下神经节的下方发出的分支，行向内下方，分布于咽黏膜（图 01.05.087）。

01.05.1179　茎突咽肌支　stylopharyngeal branch

由舌咽神经发出的分支，支配茎突咽肌（图 01.05.087）。

01.05.1180　［舌咽神经］颈动脉窦支　carotid sinus branch of glossopharyngeal nerve

由舌咽神经在颈静脉孔下方发出的分支，分布于颈动脉窦和颈动脉小球（图 01.05.087）。

01.05.1181　［舌咽神经］扁桃体支　tonsillar branch of glossopharyngeal nerve

由舌咽神经在舌骨舌肌的深面发出的分支，分布于腭扁桃体、软腭及咽峡部的黏膜（图 01.05.087）。

01.05.1182　［舌咽神经］舌支　lingual branch of glossopharyngeal nerve

舌咽神经的终支，位于舌神经上方，舌骨舌肌的深面，分布于界沟后部的舌黏膜及味蕾（图 01.05.087）。

01.05.1183　岩小神经　lesser petrosal nerve

鼓室神经的终支，含来自下泌涎核的副交感节前纤维，出鼓室、穿卵圆孔至耳神经节，在此换神经元后分布至腮腺，控制其分泌（图 01.05.083、图 01.05.086）。

01.05.1184　耳神经节　otic ganglion

位于卵圆孔下方、下颌神经内侧的副交感神经节（图 01.05.083、图 01.05.087）。

01.05.1185　［耳神经节］副交感根　parasympathetic root of otic ganglion

由起自下泌涎核的岩小神经的副交感节前纤维组成的神经根，在耳神经节内换神经元后，节后纤维随耳颞神经分布至腮腺，支配腺体分泌（图 01.05.087）。

01.05.1186　［耳神经节］交感根　sympathetic root of otic ganglion

来自脑膜中动脉交感丛的交感神经节后纤维组成的神经根，穿过耳神经节后随耳颞神经分布至腮腺的血管。

01.05.1187　［耳神经节］感觉根　sensory root of otic ganglion

由来自耳颞神经的神经束构成，穿耳神经节后分布于腮腺，传导腮腺的一般感觉。

01.05.1188　［耳神经节］运动根　motor root of otic ganglion

由来自下颌神经的翼内肌神经构成，穿耳神经节后分布于腭帆张肌和鼓膜张肌。

01.05.1189　脑膜支交通支　communicating branch with meningeal branch

由耳神经节发出的连接脑膜支的交通支。

01.05.1190　耳颞神经交通支　communicating branch with auriculotemporal nerve

由耳神经节发出的连接耳颞神经的交通支。

01.05.1191　［舌咽神经］鼓索交通支　communicating branch of glossopharyngeal nerve with chorda tympani

由耳神经节发出的连接鼓索的交通支（图01.05.083）。

01.05.1192　迷走神经　vagus nerve

第10对脑神经，为行程最长、分布最广的混合性脑神经。自延髓出脑，经颈静脉孔出颅后，经颈、胸、腹部，最后参与构成腹腔丛。沿途分支，传导硬脑膜、耳廓与外耳道皮肤、咽喉及胸腹腔脏器的感觉，同时分布于咽喉肌、气管、支气管、心、肺、肝、胆、胰、脾、肾及结肠左区以上消化管等器官的平滑肌、心肌和腺体（图01.05.078、图01.05.088、图01.05.089）。主干损伤后可出现脉速心悸、呼吸深慢、声音嘶哑、语言及吞咽困难等表现。

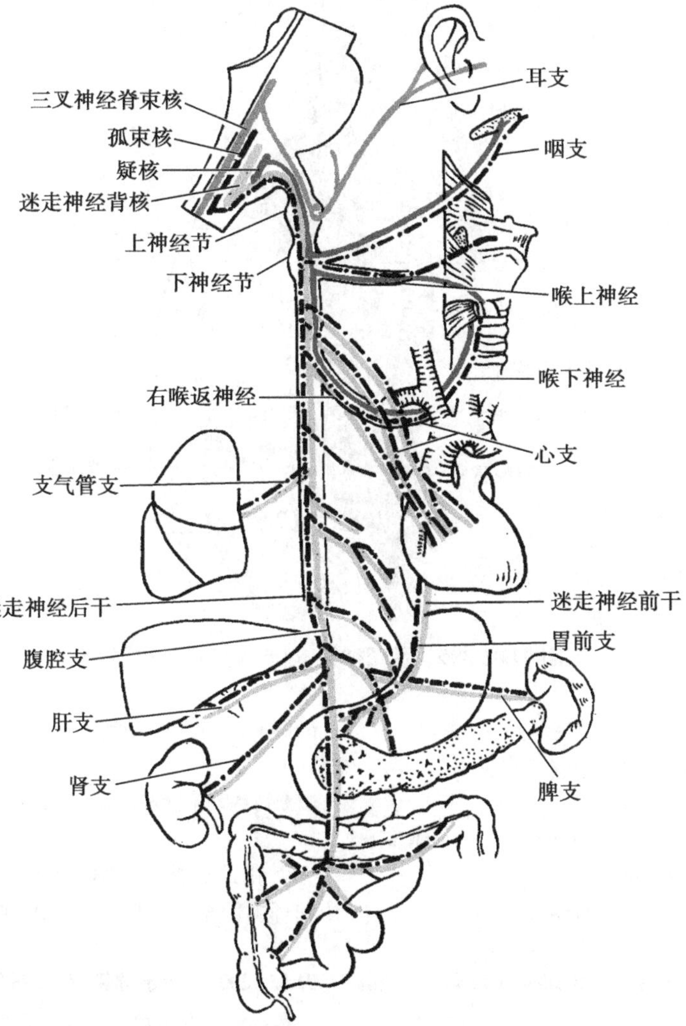

图01.05.088　迷走神经的纤维成分及其分布示意图

01.05.1193　［迷走神经］上神经节　superior ganglion of vagus nerve

又称“颈静脉神经节”。迷走神经在颈静脉孔内的膨大部，内含假单极神经元，周围突分布于硬脑膜、外耳道和耳廓后面的皮肤与感觉传导有关，中枢突终止于三叉神经脊束核（图 01.05.088）。

01.05.1194　颈静脉神经节　jugular ganglion

见 01.05.1193［迷走神经］上神经节。

01.05.1195　［迷走神经］下神经节　inferior ganglion of vagus nerve

又称“结状神经节（nodose ganglion）”。为迷走神经在第 1、2 颈椎横突前方的膨大部，内含假单极神经元，周围突分布于颈、胸、腹部的器官，传导该部的内脏感觉，中枢突终止于孤束核尾部（图 01.05.088、图 01.05.089）。

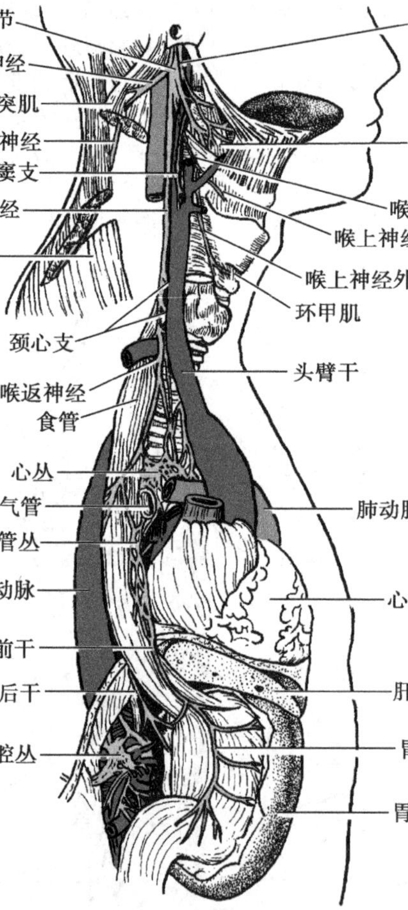

图 01.05.089　舌咽神经、迷走神经和副神经

01.05.1196　结状神经节　nodose ganglion

见 01.05.1195［迷走神经］下神经节。

01.05.1197　耳支交通支　communicating branch with auricular branch

舌咽神经与迷走神经耳支的连接支。

01.05.1198　［迷走神经］脑膜支　meningeal branch of vagus nerve

由迷走神经上神经节发出的分支，分布于颅后窝的硬脑膜、横窦及枕窦。

01.05.1199　［迷走神经］耳支　auricular branch of vagus nerve

由迷走神经上神经节发出的分支，分布于外耳道和耳廓后面的皮肤（图 01.05.088）。

01.05.1200　［迷走神经］舌咽神经交通支　communicating branch of vagus nerve with glossopharyngeal nerve

由迷走神经的上神经节发出的分支，与舌咽神经的下神经节发出的咽支相连。

01.05.1201 [迷走神经]咽支 pharyngeal branch of vagus nerve

由迷走神经的下神经节发出的至咽的分支（图01.05.088）。

01.05.1202 [迷走神经]咽丛 pharyngeal plexus of vagus nerve

由迷走神经和舌咽神经的咽支、颈上神经节的分支及喉上神经外支的细支在咽侧壁上共同组成的神经纤维丛。

01.05.1203 [迷走神经]颈上心支 superior cervical cardiac branch of vagus nerve

由迷走神经发出的分支，有上、下两支，分别加入心深丛和心浅丛，参与调节心脏的活动（图01.05.088）。

01.05.1204 喉上神经 superior laryngeal nerve

发自迷走神经下神经节的神经，于舌骨大角处分为内、外两支：外支亦称喉外神经，大部分纤维分布至环甲肌；内支亦称喉内神经，为感觉支，分布于舌根、会厌、咽部以及声门裂以上的喉黏膜，传导一般内脏感觉和味觉（图01.05.088、图01.05.089）。

01.05.1205 [迷走神经]颈下心支 inferior cervical cardiac branch of vagus nerve

迷走神经和喉返神经的分支，加入心深丛。

01.05.1206 喉返神经 recurrent laryngeal nerve

由左、右迷走神经分别在主动脉弓（左）和右锁骨下动脉（右）前方发出的神经，向后绕主动脉弓（左）和右锁骨下动脉（右）上行到达喉，其运动纤维支配除环甲肌以外的所有喉肌，感觉纤维分布至声门裂以下的喉黏膜，在行程中还发出心支、支气管支和食管支，分别参加心丛、肺丛和食管丛（图01.05.088、图01.05.089）。

01.05.1207 [喉返神经]气管支 tracheal branch of recurrent laryngeal nerve

由喉返神经在返回途中发出的分支，分布于气管的黏膜和平滑肌。

01.05.1208 [迷走神经]食管支 esophageal branch of vagus nerve

由迷走神经在胸部发出的分支，形成食管丛后，分布于食管及心包后面（图01.05.087）。

01.05.1209 [喉返神经]咽支 pharyngeal branch of recurrent laryngeal nerve

由迷走神经在胸部发出的分支，分布于咽下缩肌及咽的黏膜。

01.05.1210 喉下神经 inferior laryngeal nerve

喉返神经的终末支，入喉后分布于声门裂以下的喉黏膜以及除环甲肌以外的所有喉肌（图01.05.088）。

01.05.1211 喉上神经内支交通支 communicating branch with internal branch of superior laryngeal nerve

由喉下神经发出，连接喉上神经内支的神经纤维。

01.05.1212 [迷走神经]胸心支 thoracic cardiac branch of vagus nerve

由迷走神经在胸部发出的交通支，参与形成心丛（图01.05.088）。

01.05.1213 [迷走神经]支气管支 bronchial branch of vagus nerve

由迷走神经在胸部发出的分支，分前支和后支，分布于支气管（图01.05.088）。

01.05.1214 [迷走神经]肺丛 pulmonary plexus of vagus nerve

由左、右迷走神经在胸部的分支吻合形成的神经纤维丛分支，分布于肺根前、后方。

01.05.1215 [迷走神经]食管丛 esophageal plexus of vagus nerve

由左、右迷走神经在胸部的分支吻合形成的神经纤维丛，分布于食管前、后方（图01.05.089）。

01.05.1216 迷走神经前干 anterior vagal trunk

由食管前丛（主要含左迷走神经的纤维）向下集合而成的神经束，穿食管裂孔入腹腔（图01.05.088、图01.05.089）。

01.05.1217 胃前支 anterior gastric branch

由迷走神经前干在贲门附近发出的分支，分布于胃前壁（图01.05.088、图01.05.089）。

01.05.1218 肝支 hepatic branch

由迷走神经前干在贲门附近发出的分支，参与构成肝丛，分布于肝、胆囊和胆道（图01.05.088）。

01.05.1219　迷走神经后干　posterior vagal trunk

由食管后丛（主要含右迷走神经的纤维）向下集合而成的神经束，穿食管裂孔入腹腔（图 01.05.088、图 01.05.089）。

01.05.1220　胃后支　posterior gastric branch

由迷走神经后干在贲门附近发出的分支，分布于胃后壁。

01.05.1221　腹腔支　celiac branch

迷走神经后干的终末支，分布于肝、胆、胰、脾、肾和结肠左曲以上的腹部消化管（图 01.05.088、图 01.05.089）。

01.05.1222　肾支　renal branch

由迷走神经后干发出的分支，经腹腔丛分布于肾（图 01.05.088）。

01.05.1223　副神经　accessory nerve

第 11 对脑神经，为运动性脑神经，支配胸锁乳突肌和斜方肌。因上述肌由鳃弓衍化而来，故支配神经为特殊内脏运动纤维（图 01.05.078、图 01.05.090）。

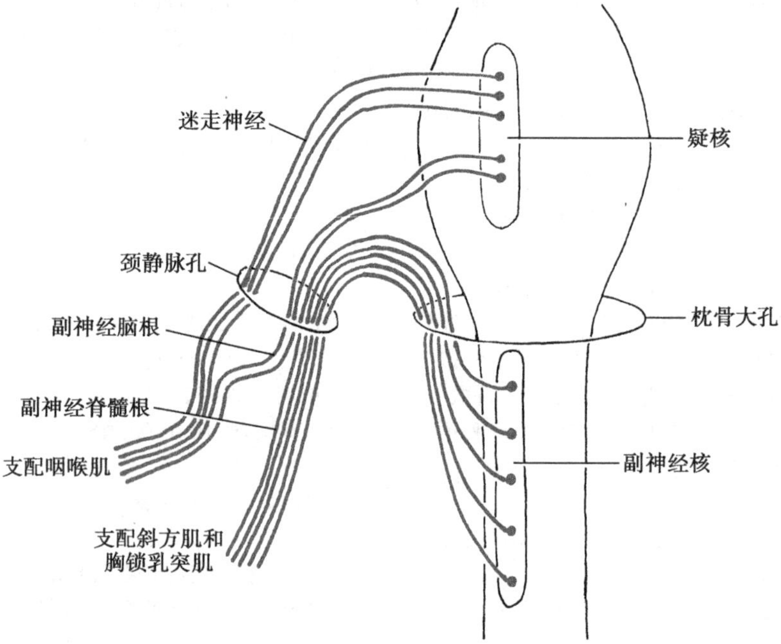

图 01.05.090　副神经的中枢核团及其纤维走向

01.05.1224　［副神经］颅根　cranial root of accessory nerve

又称“副神经脑根”“［副神经］迷走部”。由起自疑核的运动纤维组成，较细小（图 01.05.090）。

01.05.1225　［副神经］迷走部　vagal part of accessory nerve

见 01.05.1224［副神经］颅根。

01.05.1226　［副神经］脊髓根　spinal root of accessory nerve

又称“［副神经］脊髓部”。由起自上位颈髓前角副神经核的运动纤维组成，较粗大（图 01.05.090）。

01.05.1227　［副神经］脊髓部　spinal part of accessory nerve

见 01.05.1226［副神经］脊髓根。

01.05.1228　［副神经］干　trunk of accessory nerve

由颅根和脊髓根在颈静脉孔处合成的神经干。穿颈静脉孔出颅后颅根与脊髓根分开，颅根改称为内支，支配咽喉肌；脊髓根改称为外支，支配胸锁乳突肌和斜方肌（图 01.05.090）。

01.05.1229　舌下神经　hypoglossal nerve

第 12 对脑神经，为运动性脑神经，由一般躯体运动纤维组成，支配全部舌内肌和大部分舌外肌（图 01.05.078、图 01.05.091）。

01.05.1230　［舌下神经］舌支　lingual branch of hypoglossal nerve

舌下神经的终支，分布于茎突舌肌、舌骨舌肌、颏舌肌以及全部舌内肌。

（山东大学医学院　杨　琳）

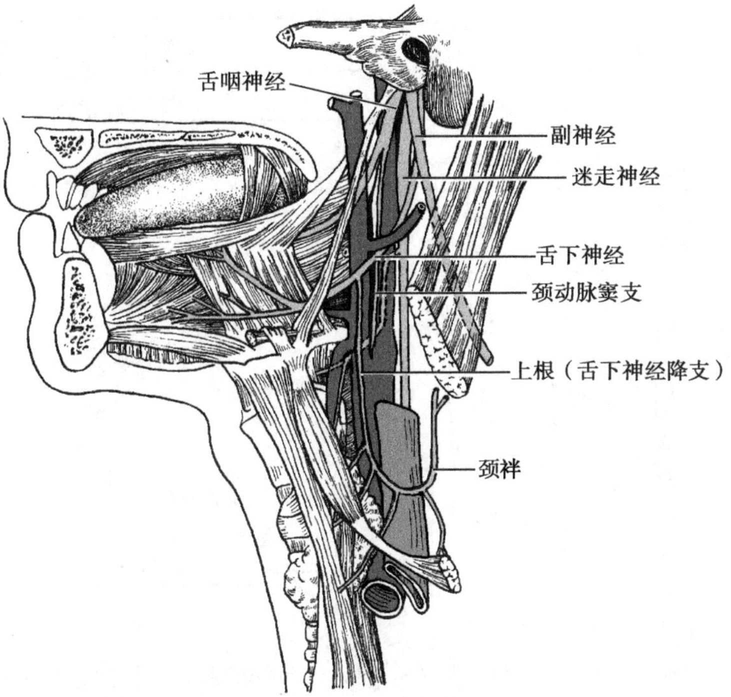

图 01.05.091　舌咽神经与舌下神经

01.05.1231　内脏神经　visceral nerve

又称“自主神经”“植物神经”。周围神经的一部分，主要分布于内脏器官、平滑肌、心肌和腺体。

01.05.1232　自主神经　autonomic nerve

见 01.05.1231 内脏神经。

01.05.1233　植物神经　vegetative nerve

见 01.05.1231 内脏神经。

01.05.1234　内脏运动神经　visceral motor nerve

内脏神经的传出纤维，包括交感神经和副交感神经，控制内脏器官、平滑肌和心肌的活动，调节腺体的分泌（图 01.05.092）。

01.05.1235　节前神经元　preganglionic neuron

内脏运动神经从低级中枢到其支配器官所经过的 2 个神经元中的第 1 个神经元。胞体位于脑干和脊髓内。

01.05.1236　节前纤维　preganglionic fiber

节前神经元的轴突组成的神经纤维，其末梢分布到内脏神经节或神经丛内，与节后神经元建立突触联系。（图 01.05.092、图 01.05.096）。

01.05.1237　节后神经元　postganglionic neuron

内脏运动神经从低级中枢到其支配的器官所经过的 2 个神经元中的第 2 个神经元。胞体位于内脏神经节内。

01.05.1238　节后纤维　postganglionic fiber

节后神经元的轴突组成的神经纤维，其末梢分布到内脏及血管的平滑肌、心肌和腺上皮（图 01.05.092、图 01.05.096）。

01.05.1239　内脏神经节　visceral ganglion

又称“自主神经节”。由内脏运动神经的节后神经元胞体组成的神经节，分为交感神经节和副交感神经节。

01.05.1240　自主神经节　autonomic ganglion

见 01.05.1239 内脏神经节。

01.05.1241　交感神经　sympathetic nerve

内脏运动神经的交感部，由节前神经元、节前纤维、节后神经元和节后纤维组成。与副交感神经的作用既是对立的，又是相辅相成的。

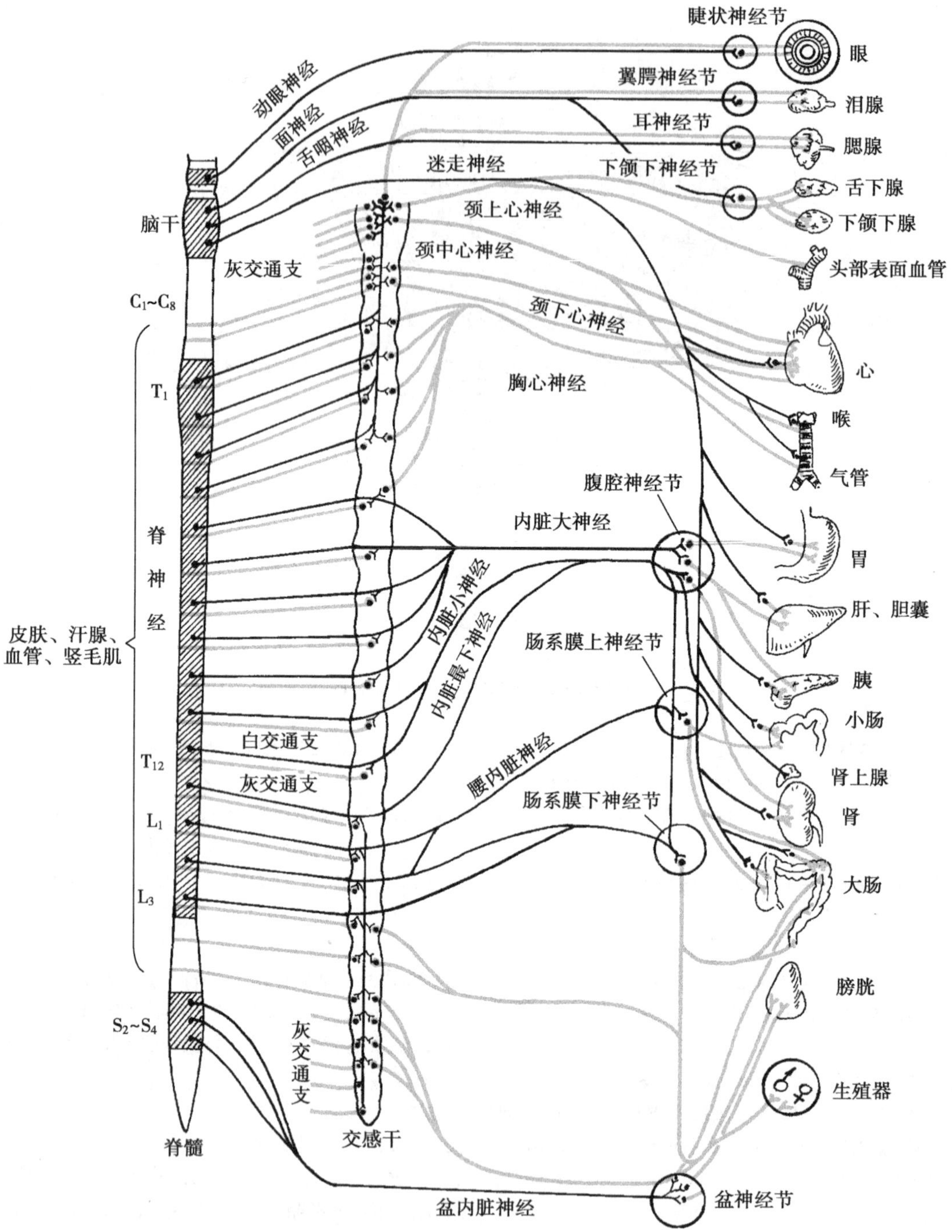

图 01.05.092　内脏运动神经概况示意图

01.05.1242　交感神经节　sympathetic ganglion

由交感神经的节后神经元胞体组成的神经节，包括椎旁神经节和椎前神经节。

01.05.1243　椎旁神经节　paravertebral ganglion

又称"交感干神经节"。位于椎体旁，含节后神经元，各节以节间支相连构成交感干（图 01.05.092、图 01.05.093、图 01.05.096）。

01.05.1244　交感干神经节　ganglion of sympathetic trunk

见 01.05.1243 椎旁神经节。

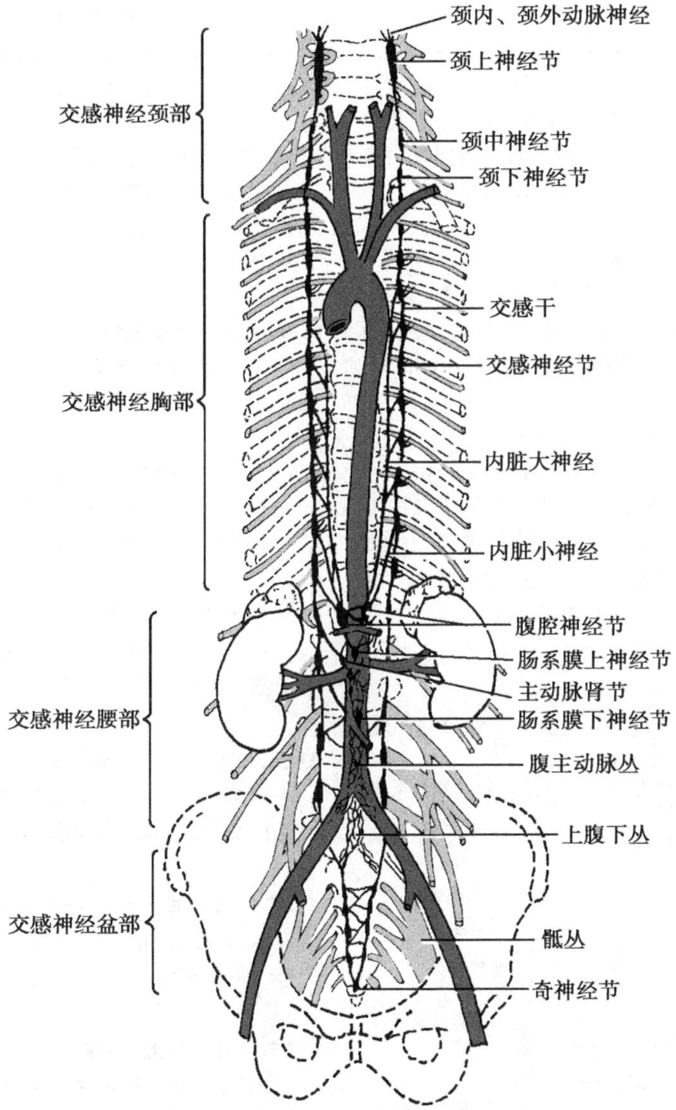

图 01.05.093　交感干和交感神经节

01.05.1245　交感干　sympathetic trunk

由椎旁神经节和节间支串联构成的神经链（图 01.05.092、图 01.05.093、图 01.05.096）。

01.05.1246　椎前神经节　prevertebral ganglion

位于脊柱前方的神经节，含节后神经元，包括腹腔神经节、肠系膜上神经节、肠系膜下神经节和主动脉肾神经节等（图 01.05.092、图 01.05.093、图 01.05.096）。

01.05.1247　腹腔神经节　celiac ganglion

位于腹腔神经丛内，在膈内侧脚的前方和肾上腺内侧的神经节，含节后神经元，主要接受内脏大神经的纤维，发出节后纤维至腹腔动脉分布区的器官（图 01.05.092、图 01.05.093）。

01.05.1248　肠系膜上神经节　superior mesenteric ganglion

位于肠系膜上动脉起始处上方的神经节，含节后神经元（图 01.05.092、图 01.05.093）。

01.05.1249　肠系膜下神经节　inferior mesenteric ganglion

位于肠系膜下动脉根部的神经节，含节后神经元（图 01.05.092、图 01.05.093）。

01.05.1250　主动脉肾神经节　aorticorenal ganglion

位于腹腔神经节下方的神经节，与腹腔神经节下部相连，含节后神经元（图 01.05.093）。

01.05.1251　白交通支　white communicating branches

存在于 T_1（或 C_8）~L_3（或 L_2）节段各脊神经前支与相应的交感干神经节之间的一段节前纤维，由上述节段脊髓侧角的中间带外侧核发出，因其具有髓鞘呈白色而得名（图 01.05.092、图 01.05.094、图 01.05.096）。

01.05.1252　灰交通支　grey communicating branches

位于交感干神经节与 31 对脊神经前支之间的神经纤维，由椎旁神经节神经元发出的节后纤维组成，因其无髓鞘呈灰色而得名（图 01.05.092、图 01.05.094、图 01.05.096）。

01.05.1253　颈上神经节　superior cervical ganglion

颈部的交感干神经节，位于第 2~3 颈椎横突的前方，由最上 3~4 个交感节合并而成。节内神经元发出的节后纤维形成灰交通支至第 1~4 颈神经或组成神经分支或神经丛（图 01.05.093、图 01.05.094）。

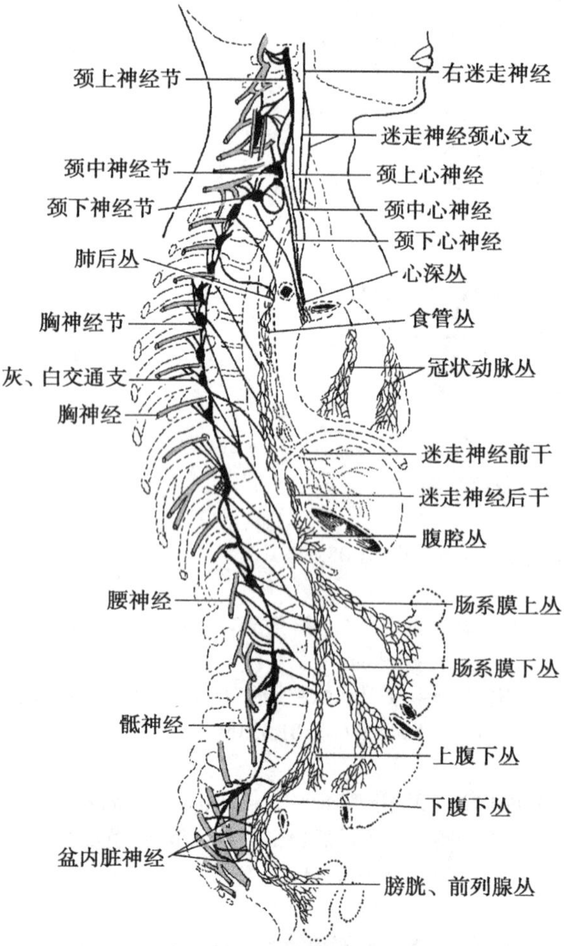

图 01.05.094　右交感干与内脏神经丛的联系

01.05.1254　颈内动脉神经　internal carotid nerve

颈上神经节发出的交感神经节后纤维构成的最大神经束，起自颈上神经节的上端，其分支形成海绵丛或颈内动脉丛（图 01.05.093）。

01.05.1255　颈内动脉丛　internal carotid plexus

由颈内动脉神经的分支组成的神经纤维丛，在颅底颈动脉管内包绕颈内动脉形成神经丛，其分支分布于颈内动脉壁。

01.05.1256　颈动脉神经节　carotid ganglion

位于颈内动脉丛的神经节，含交感神经节后神经元。

01.05.1257　海绵丛　cavernous plexus

位于海绵窦内的神经纤维丛，主要由颈内动脉丛的内侧部形成，其分支分布于颈内动脉壁。

01.05.1258　颈内静脉神经　internal jugular nerve

起自颈上神经节上端或颈内动脉神经，其分支分布于颈静脉球及颅后窝的脑膜。

01.05.1259　颈外动脉神经　external carotid nerve

起自颈上神经节下端的神经，分支攀附颈外动脉并互相吻合，形成颈外动脉丛。

01.05.1260　咽喉支　laryngopharyngeal branch

起自颈上神经节的神经，参与形成咽丛，其分支分布于咽壁和喉。

01.05.1261　颈上心神经　superior cervical cardiac nerve

由起自颈上神经节下段的交感神经节后纤维构成的神经，其分支分别加入心深丛和心浅丛，分支支配心脏（图 01.05.094）。

01.05.1262　颈中神经节　middle cervical ganglion

位于第 6 颈椎平面甲状腺下动脉前方的神经节，发出的节后纤维形成第 4~6 颈神经的灰交通支、组成神经分支和神经丛（图 01.05.093、图 01.05.094）。

01.05.1263　椎神经节　vertebral ganglion

又称“椎动脉神经节”。位于椎动脉前方近椎动脉进入第 6 颈椎横突孔处的神经节，其节后纤维包绕椎动脉。

01.05.1264　椎动脉神经节　ganglion of vertebral artery

见 01.05.1263 椎神经节。

01.05.1265　颈总动脉丛　common carotid plexus

由颈中神经节发出的节后纤维包绕颈总动脉而成的神经纤维丛。

01.05.1266　颈中心神经　middle cervical cardiac nerve

颈中神经节的节后纤维，是交感神经心支中的最大分支，分支支配心（图 01.05.092、图 01.05.094）。

01.05.1267　颈下神经节　inferior cervical ganglion

位于第 7 颈椎横突根部与第 1 肋颈之间的前方、椎动脉起点之后、第 8 颈神经前面的神经节。该节神经元发出的节后纤维形成灰交通支至第 6~8 颈神经和组成神经分支或神经丛（图 01.05.093、图 01.05.094）。

01.05.1268　星状神经节　stellate ganglion

又称"颈胸神经节"。由颈下神经节与第 1 胸神经节合并而成的神经节。

01.05.1269　颈胸神经节　cervicothoracic ganglion

见 01.05.1268 星状神经节。

01.05.1270　椎动脉丛　vertebral plexus

由颈下神经节发出的节后纤维组成的神经纤维丛，位于第 6 颈椎横突孔处，该丛也接受椎神经节发出的细支。

01.05.1271　锁骨下动脉丛　subclavian plexus

由颈下神经节神经元发出的节后纤维包绕锁骨下动脉组成的神经纤维丛，分支主要分布于上肢的血管。

01.05.1272　颈下心神经　inferior cervical cardiac nerve

由颈下神经节和第 1 胸神经节或由星状神经节发出的节后纤维组成的神经，其分支加入心深丛（图 01.05.092、图 01.05.094）。

01.05.1273　胸神经节　thoracic ganglion

胸部交感干神经节，即胸部椎旁神经节，一般为 10~12 个，位于肋骨小头前方（图 01.05.094）。

01.05.1274　胸心神经　thoracic cardiac nerve

第 2~4（或 5）胸神经节发出的节后纤维，加入心深丛，分布至心、心包、气管和食管。

01.05.1275　胸主动脉神经　thoracic aortic nerve

由来自 T_1~T_5 神经节发出的节后纤维组成的神经，向上与心浅丛相连，向下与腹腔丛相连。

01.05.1276　内脏大神经　greater splanchnic nerve

由穿过第 5（或 6）~ 第 9（或 10）胸神经节的节前纤维组成的神经，向前下方走行中合成一干，并穿过膈脚终止于腹腔神经节（图 01.05.092、图 01.05.093、图 01.05.095）。

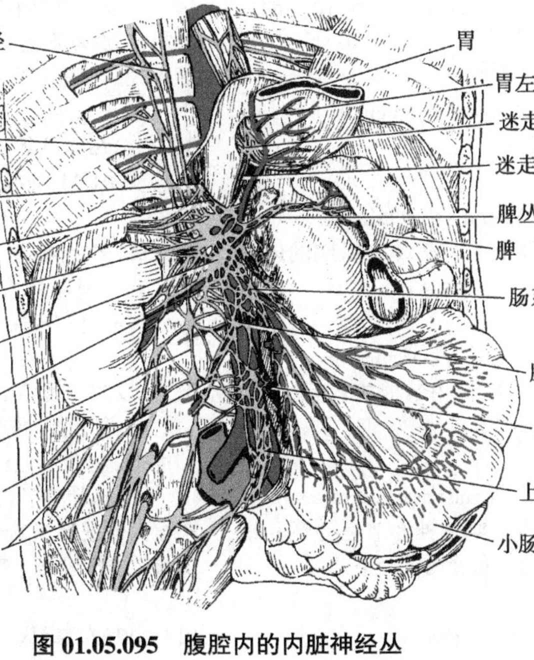

图 01.05.095　腹腔内的内脏神经丛

01.05.1277　内脏小神经　lesser splanchnic nerve

由穿过第 9、10（或 10、11）胸神经节的节前纤维组成的神经，下行穿过膈脚终止于主动脉肾神经节（图 01.05.092、图 01.05.093、图 01.05.095）。

01.05.1278　内脏最小神经　least splanchnic nerve

又称“肾神经”。起自第 12 胸交感神经节，穿膈后加入肾丛（图 01.05.092）。

01.05.1279　肾神经 renal nerve

见 01.05.1278　内脏最小神经。

01.05.1280　腰神经节　lumbar ganglion

腰部交感干神经节，含节后神经元，位于腹膜后、腰椎体的前外侧，一般为 4 个。

01.05.1281　腰内脏神经　lumbar splanchnic nerve

由第 1~3 腰髓侧角发出的穿经腰神经节的节前纤维组成的神经，在腹主动脉丛和肠系膜下丛内的椎前神经节换神经元后，其节后纤维分布至结肠左曲以下的消化管及盆腔脏器，并有纤维随血管分布至下肢（图 01.05.092）。

01.05.1282　骶神经节　sacral ganglion

骶部的交感干神经节，含节后神经元，位于骶前孔的内侧，一般有 4 个。

01.05.1283　奇神经节　impar ganglion

又称“尾神经节”。位于骶神经节下方、骶骨前面由节后神经元构成的神经节，只有一个（图 01.05.093）。

01.05.1284　尾神经节　coccygeal ganglion

见 01.05.1283 奇神经节。

01.05.1285　骶内脏神经　sacral splanchnic nerve

由穿过第 1、2 骶神经节的节前纤维组成的内脏神经，加入盆丛。

01.05.1286　副交感神经　parasympathetic nerve

内脏运动神经的副交感部，由节前神经元、节前纤维、节后神经元和节后纤维组成。

01.05.1287　副交感神经节　parasympathetic ganglion

又称“终神经节”。由副交感神经节后神经元组成的神经节，分为壁旁神经节和壁内神经节。

01.05.1288　终神经节　terminal ganglion

见 01.05.1287 副交感神经节。

01.05.1289　壁旁神经节　paramural ganglion

由位于所支配器官旁的副交感神经节后神经元组成的神经节。

01.05.1290　壁内神经节　intramural ganglion

由分散在所支配器官壁内的副交感神经节后神经元组成的神经节。

01.05.1291　盆内脏神经　pelvic splanchnic nerve

由骶副交感核发出的节前纤维组成的内脏神经，加入盆丛，在盆腔脏器的壁内或壁旁副交感神经节内换神经元，其节后纤维分布于结肠左曲以下的消化管和盆腔脏器（图 01.05.092、图 01.05.094）。

01.05.1292　盆神经节　pelvic ganglion

位于盆丛内的神经节，含副交感节后神经元（图 01.05.092）。

01.05.1293　内脏神经丛　visceral plexuses

由内脏神经纤维在血管周围或脏器附近反复编织而成的神经丛，主要有交感神经纤维，也有副交感纤维，或内脏感觉神经纤维加入。

01.05.1294　心丛　cardiac plexus

位于心底部、主动脉弓后下方、气管杈前后及两侧的神经丛。分为心浅丛和心深丛（图 01.05.094）。

01.05.1295　心神经节　cardiac ganglion

又称“里斯伯格神经节”。位于心丛内，在主动脉弓下方、肺动脉右侧及肺动脉分叉之间的神经节，是迷走神经副交感节后神经元所在地。

01.05.1296　里斯伯格神经节　Wrisberg ganglion

见 01.05.1295 心神经节。

01.05.1297　肺丛　pulmonary plexus

位于肺根内支气管和血管前方和后方的神经丛，分为肺前丛和肺后丛（图 01.05.094）。

01.05.1298　腹腔丛　celiac plexus

在第 12 胸椎高度，胰的后方、膈内侧脚及主动脉的前方、左右肾上腺之间的神经丛。丛内含腹腔神经节、主动脉肾节等（图 01.05.094、图 01.05.095）。此丛由来自两侧的胸交感干的内脏大、小神经和迷走神经后干的腹腔支以及腰上部交感神经节的分支共同构成。

01.05.1299　膈丛　phrenic plexus

由腹腔神经节上部发出的纤维及由膈神经来的

小支组成的神经丛，与膈下动脉伴行入膈。

01.05.1300　食管丛　esophageal plexus

由交感神经和迷走神经的分支组成的神经丛，其分支进入食管壁支配食管（图 01.05.094）。

01.05.1301　肝丛　hepatic plexus

主要由腹腔丛和右迷走神经的纤维，或左迷走神经和右膈神经的纤维组成的神经丛，伴随肝动脉和门静脉及其分支入肝。

01.05.1302　脾丛　splenic plexus

由腹腔丛左侧半和右迷走神经的分支组成的神经丛，沿脾动脉及其分支分布（图 01.05.095）。

01.05.1303　胃丛　gastric plexus

由交感神经和迷走神经的分支组成的神经丛，位于胃前面和后面，分别称为胃前丛和胃后丛。

01.05.1304　胰丛　pancreatic plexus

由交感神经和迷走神经分支组成的神经丛，纤维来自脾丛，其分支分布于胰。

01.05.1305　肾上腺丛　suprarenal plexus

由腹腔丛和同侧腹腔神经节来的纤维及内脏大神经纤维组成的神经丛，其分支至肾上腺。

01.05.1306　肾丛　renal plexus

由来自腹腔丛和腹腔神经节的下部、腹主动脉丛、内脏小神经、内脏最小神经、交感神经及迷走神经分支组成的神经丛，其分支沿肾动脉分布（图 01.05.095）。

01.05.1307　肾节　renal ganglion

位于肾丛内的神经节。

01.05.1308　输尿管丛　ureteric plexus

由来自肾丛、腹主动脉丛、上腹下丛等交感神经和副交感神经纤维组成的神经丛，其分支分布至输尿管。

01.05.1309　睾丸丛　testicular plexus

又称"精索丛"。由来自肾丛和腹主动脉丛的纤维、上腹下丛和下腹下丛的纤维组成的神经丛，主要为节后纤维，其分支伴睾丸动脉至睾丸。

01.05.1310　精索丛　spermatic plexus

见 01.05.1309 睾丸丛。

01.05.1311　卵巢丛　ovarian plexus

由来自肾丛和腹主动脉丛、上腹下丛和子宫阴道丛纤维组成的神经丛，其分支伴卵巢动脉至卵巢和输卵管。

01.05.1312　肠系膜上丛　superior mesenteric plexus

由来自腹腔丛的下部、腹腔神经节、肠系膜上神经节、右迷走神经和内脏小神经的纤维组成的神经丛，其分支伴随同名动脉分布（图 01.05.094、图 01.05.095）。

01.05.1313　腹主动脉丛　abdominal aortic plexus

又称"肠系膜间丛"。位于腹主动脉的两侧及前面，在肠系膜上、下动脉起始部之间，其分支沿腹主动脉分支分布（图 01.05.095）。

01.05.1314　肠系膜间丛　intermesenteric plexus

见 01.05.1313 腹主动脉丛。

01.05.1315　肠系膜下丛　inferior mesenteric plexus

由来自腹主动脉丛、肠系膜下神经节及第 2、3 腰神经节的纤维组成的神经丛，始于肠系膜下动脉根部，伴动脉及分支分布（图 01.05.094、图 01.05.095）。

01.05.1316　上腹下丛　superior hypogastric plexus

位于第 5 腰椎体的前面、腹主动脉末端及其分杈处的神经丛（图 01.05.094、图 01.05.095）。

01.05.1317　下腹下丛　inferior hypogastric plexus

又称"盆丛"。男性位于直肠、精囊腺、前列腺及膀胱后部两侧，女性则位于直肠、子宫颈、阴道穹窿和膀胱后部的两侧，分支分布于盆腔脏器（图 01.05.094）。

01.05.1318　盆丛　pelvic plexus

见 01.05.1317 下腹下丛。

01.05.1319　右腹下神经　right hypogastric nerve

右上腹下丛尾端的延续，在右腹膜外结缔组织中下降入盆腔，其分支组成右下腹下丛。

01.05.1320　左腹下神经　left hypogastric nerve

左上腹下丛尾端的延续，在左腹膜外结缔组织中下降入盆腔，其分支组成左下腹下丛。

01.05.1321　直肠上丛　superior rectal plexus

由来自下腹下丛上部的纤维组成的神经丛，沿直肠上动脉及其分支走行和分布。

01.05.1322　直肠下丛　inferior rectal plexus

由来自下腹下丛上部的纤维组成的神经丛，其分支沿直肠下动脉到达直肠，并有神经纤维与直肠上丛相连接，纤维向下分布至肛门内括约肌。

01.05.1323　膀胱丛　vesical plexus

主要由下腹下丛前部及第3、4骶节的副交感纤维组成的神经丛，位于膀胱两侧，其分支随膀胱上、下动脉走行及分布。

01.05.1324　前列腺丛　prostatic plexus

由下腹下丛下部的分支纤维组成的神经丛，位于前列腺两侧与肛提肌之间。

01.05.1325　输精管丛　deferential plexus

主要含交感神经纤维，也有少量的副交感纤维，分支分布于输精管等。

01.05.1326　阴茎海绵体丛　cavernous plexus of penis

前列腺丛的延续，其分支分布于阴茎海绵体和尿道海绵体。

01.05.1327　子宫阴道丛　uterovaginal plexus

位于子宫阔韧带基底部的两层之间、子宫颈及阴道上部两侧的神经丛，其分支伴阴道动脉分布于子宫、阴道。

01.05.1328　子宫颈神经节　uterine cervical ganglion

位于子宫阴道丛内、子宫颈旁的神经节，含副交感节后神经元。

01.05.1329　阴道神经　vaginal nerve

由来自下腹下丛下部和子宫阴道丛的交感神经和副交感神经的分支组成的神经，其分支组成阴道丛。

01.05.1330　内脏感觉神经　visceral sensory nerve

由内脏感受器、双极神经元和假单极神经元发出的传入纤维等构成的传入神经（图01.05.096）。

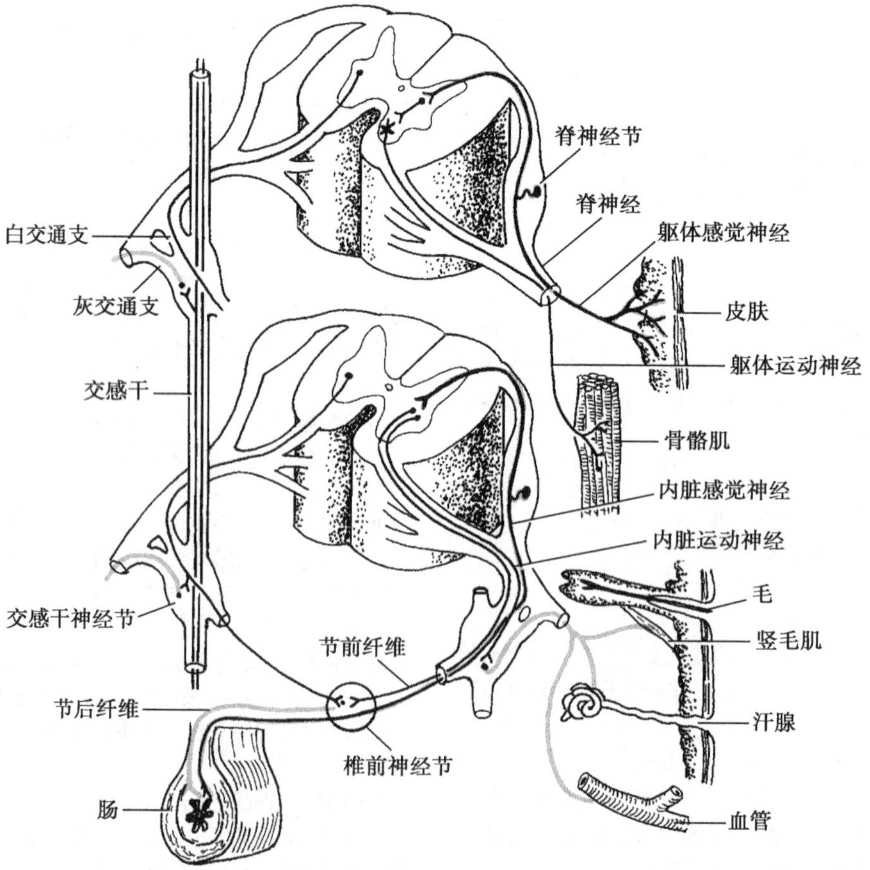

图01.05.096　交感神经纤维走行模式图

（中国医科大学　方秀斌）

01.06 感 觉 器

01.06.0001 感觉器 sensory organs

接受刺激并将其转变为感觉冲动的器官，包括感受器及其附属结构。

01.06.0002 视器 visual organ

感受光波刺激并将之转变为神经冲动的器官，即眼，由眼球及眼附属器组成。

01.06.0003 眼球 eye ball

位于眼眶内、感受光及其强度和颜色、辨别物体形状和方位的近似球形的结构，由眼球壁和眼内容物组成（图 01.06.001）。眼球壁由外至内分为纤维膜、血管膜和视网膜，眼内容物包括房水、晶状体和玻璃体。

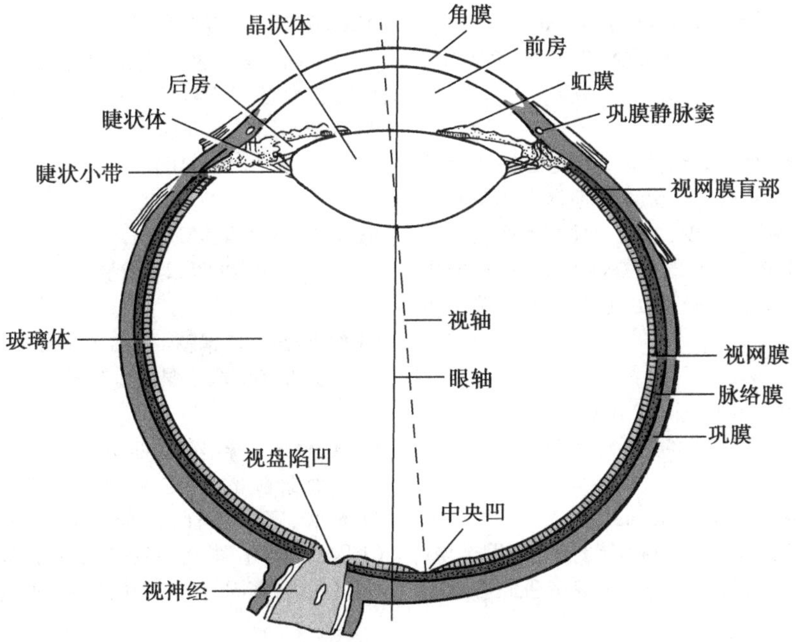

图 01.06.001 右眼球水平切面

01.06.0004 前极 anterior pole

眼球角膜前面的正中点。

01.06.0005 后极 posterior pole

眼球后面巩膜的正中点。

01.06.0006 眼轴 axis of eyeball

在矢状方向，通过眼球前、后两极之直线（图 01.06.001）。

01.06.0007 ［眼球］赤道 equator of eye ball

又称“中纬线”。眼球表面与前、后极距离相等的环形线。

01.06.0008 中纬线 equator

见 01.06.0007 ［眼球］赤道。

01.06.0009 经线 meridians

眼球表面经前、后极的连线，与赤道相垂直。

01.06.0010 视轴 optic axis

由瞳孔的中央点至视网膜黄斑中央凹的连线（图 01.06.001）。

01.06.0011 眼球纤维膜 fibrous tunic of eyeball

又称“眼球外膜”。眼球壁的外层，由前面的角膜，后面和侧面的巩膜共同构成的致密结缔组织被膜。

质地较硬,起保护眼球内容物和维持眼球形态的作用。

01.06.0012　眼球外膜　external tunic of eyeball

见 01.06.0011 眼球纤维膜。

01.06.0013　巩膜　sclera

眼球后面和侧面的乳白色、不透明而坚韧的纤维膜,由致密结缔组织构成,占眼球纤维膜的后 5/6（图 01.06.001）。由外向内分为巩膜上层、巩膜固有层和棕黑层。

01.06.0014　巩膜沟　scleral sulcus

巩膜与角膜交界处外面稍凹陷的部位。

01.06.0015　巩膜角膜部　corneoscleral part

巩膜与角膜在角膜缘相连接处（图 01.06.001）。

01.06.0016　角膜　cornea

位于眼球最前面的无色透明、稍突出的圆盘状结构,占眼球纤维膜的前 1/6,无血管但富含感觉神经末梢,其内、外面均被覆上皮,中间为规则致密结缔组织,为眼的重要屈光介质（图 01.06.001）。从外向内可分角膜上皮、前界层、角膜基质、后界层和角膜内皮 5 层。

01.06.0017　结膜环　conjunctival ring

角膜外缘与结膜连接处的狭窄的环形结构。

01.06.0018　角膜缘　corneal limbus

又称"角巩膜缘"。环绕角膜边缘的半透明区域,即角膜、巩膜及结膜的移行区。其内侧有巩膜静脉窦和小梁网,与房水循环和眼压的稳定有关。

01.06.0019　角巩膜缘　corneoscleral limbus

见 01.06.0018 角膜缘。

01.06.0020　角膜顶　vertex of cornea

角膜的最前端,通常也是角膜曲率最大的位置。

01.06.0021　[角膜]前面　anterior surface of cornea

角膜朝向眼睑的一面。

01.06.0022　[角膜]后面　posterior surface of cornea

角膜朝向前房的一面。

01.06.0023　眼球血管膜　vascular tunic of eyeball

又称"葡萄膜""色素膜"。眼球壁中的中层,是一层富含血管和色素细胞的疏松结缔组织,具有营养和遮光等作用。从前向后可分为虹膜、睫状体和脉络膜 3 部分（图 01.06.001）。

01.06.0024　葡萄膜　uvea

01.06.0023 眼球血管膜。

01.06.0025　色素膜　tunica pigmentosa

见 01.06.0023 眼球血管膜。

01.06.0026　脉络膜　choroid

血管膜的后 2/3 部,为衬于巩膜内面的一层柔软光滑、富含血管、色素并具有一定弹性的棕色膜（图 01.06.001、图 01.06.002）。从外向内可分为脉络膜上层、脉络膜固有层、脉络膜毛细血管层和玻璃膜。

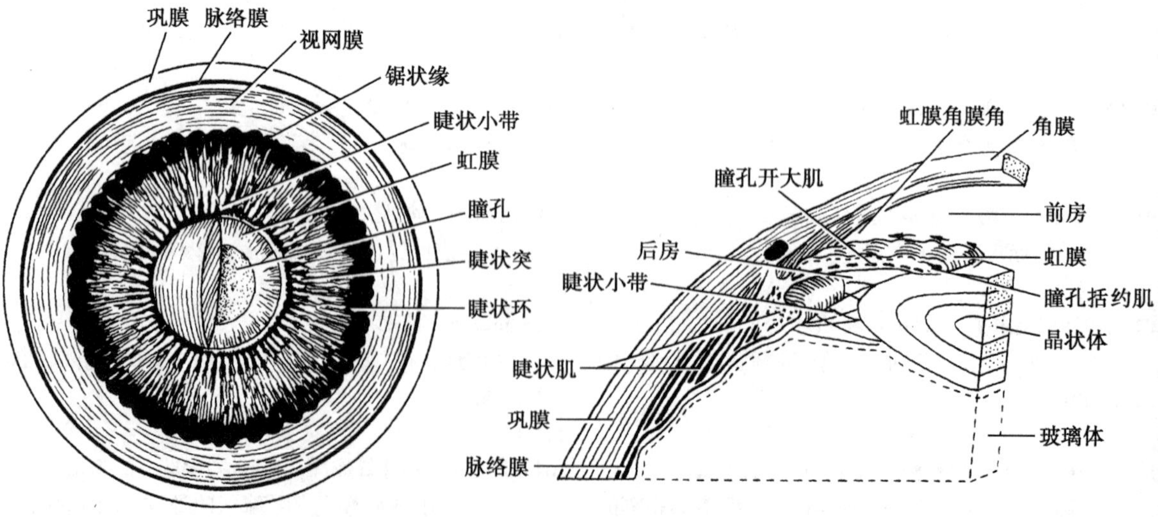

图 01.06.002　眼球前半部后面观及虹膜角膜角

01.06.0027 睫状体 ciliary body

血管膜的增厚部分，前接虹膜根部，后方移行于脉络膜（图 01.06.001）。由睫状肌、睫状体基质和睫状体上皮组成。其前 1/3 为睫状冠，呈三角形增厚，皱褶不平，并发出许多睫状突；后 2/3 为睫状环，渐变平坦。

01.06.0028 睫状冠 ciliary crown

睫状体前 1/3 细长而隆起的皱襞结构。

01.06.0029 睫状突 ciliary processes

睫状体前部呈放射状向内突出的嵴样皱褶（图 01.06.002），该嵴又发出分支伸入相邻两嵴之间，形成高矮不一的皱襞和沟裂。

01.06.0030 睫状襞 ciliary folds

存在于睫状突间小沟内的许多小的嵴状结构。

01.06.0031 睫状环 ciliary ring

睫状体后部较平坦的部分（图 01.06.002）。

01.06.0032 睫状肌 ciliary muscle

睫状体的平滑肌，肌纤维束呈纵行、环行和斜行方向排列。睫状肌受动眼神经内的副交感神经支配，其中环形肌收缩使睫状突向内伸，纵行肌则牵睫状体和脉络膜向前，协助睫状突内伸，使睫状小带松弛，晶状体变凸，屈光增强；反之，屈光减弱，以此调节视力（图 01.06.002）。

01.06.0033 [睫状肌]经线纤维 meridional fiber of ciliary muscle

又称“[睫状肌]纵行纤维”“布鲁克肌”。睫状肌最外层靠近巩膜的纵行肌纤维，受交感神经支配，收缩时可拉长脉络膜。

01.06.0034 [睫状肌]纵行纤维 longitudinal fiber of ciliary muscle

见 01.06.0033[睫状肌]经线纤维。

01.06.0035 布鲁克肌 Brücke's muscle

见 01.06.0033[睫状肌]经线纤维。

01.06.0036 [睫状肌]辐射状纤维 radiate fiber of ciliary muscle

睫状体中层呈扇形斜向走行的肌纤维，常交错成为网格状。

01.06.0037 [睫状肌]环形纤维 circular fiber of ciliary muscle

睫状肌最内层靠近睫状突的纤维呈环形排列，受副交感神经支配。

01.06.0038 [睫状体]基底层 basal lamina of ciliary body

位于睫状体的内层，与脉络膜的基底层相续的部分。

01.06.0039 虹膜 iris

眼球血管膜的最前部，呈圆盘状，介于前房与后房之间，中央有瞳孔，其大小通过虹膜中的括约肌和开大肌调节，以控制进入眼球的光线（图 01.06.001、图 01.06.002）。

01.06.0040 瞳孔缘 pupillary margin

瞳孔的边缘。

01.06.0041 睫状缘 ciliary margin

虹膜与睫状体相连的边缘。

01.06.0042 [虹膜]前面 anterior surface of iris

虹膜朝向前房的一面。

01.06.0043 [虹膜]后面 posterior surface of iris

虹膜朝向后房的一面。

01.06.0044 虹膜动脉大环 greater arterial circle of iris

虹膜与睫状体前部相接处由睫状后长动脉与睫状前动脉的分支互相吻合形成的动脉环。

01.06.0045 虹膜动脉小环 lesser arterial circle of iris

在虹膜睫状区与瞳孔区交界处深面，由虹膜动脉大环的分支发出许多小支迂曲走行吻合形成的动脉环。

01.06.0046 虹膜襞 folds of iris

在虹膜后表面呈放射状排列的细小皱襞，延伸至瞳孔边缘，是其中所含的虹膜小动脉环的位置标志。

01.06.0047 瞳孔 pupil

虹膜中央的圆孔，是光线入眼的通道（图 01.06.002）。

01.06.0048 瞳孔括约肌 sphincter pupillae

虹膜内环绕在瞳孔周围的环形平滑肌，由动眼神经的副交感纤维支配，收缩时可缩小瞳孔，减少光线进入（图 01.06.002）。

01.06.0049　瞳孔开大肌　dilator pupillae

虹膜内在瞳孔周围呈放射状排列的平滑肌，由交感神经支配，收缩时可开大瞳孔（图 01.06.002）。

01.06.0050　虹膜角膜角隙　spaces of iridocorneal angle

虹膜角膜角处小梁网内的间隙，为房水循环通路。

01.06.0051　视网膜　retina

又称“眼球内膜”。由内层的神经上皮和外层的色素上皮组成的一层神经组织，由前向后分为视网膜虹膜部、视网膜睫状体部和视网膜视部，前两部无感光功能，故称视网膜盲部（图 01.06.001、图 01.06.002）。

01.06.0052　眼球内膜　internal tunic of eyeball

见 01.06.0051 视网膜。

01.06.0053　视网膜视部　pars optica retinae

视网膜衬于脉络膜内面、具有感光功能的视网膜部分，即一般所称的视网膜（图 01.06.001），由外向内主要由 4 层细胞即色素上皮细胞、感光细胞、双极细胞、节细胞和它们的突起构成，光镜下可分为 10 层结构。

01.06.0054　视网膜色素层　pars pigmentosa retinae

视网膜的外层，由单层色素上皮构成。

01.06.0055　视网膜神经部　pars nervosa retinae

视网膜色素层内面的一层神经组织，可接受光波刺激并产生神经冲动。

01.06.0056　视网膜盲部　pars ceca retinae

无感光功能的视网膜部分，包括视网膜睫状体部和视网膜虹膜部（图 01.06.001）。

01.06.0057　锯状缘　ora serrata

视网膜视部和盲部的交界缘，呈锯齿状，故得名（图 01.06.002）。此处感光细胞逐渐变短，继而与节细胞一起消失，视网膜变成两层细胞，与睫状体上皮相延续。

01.06.0058　视网膜睫状体部　pars ciliaris retinae

视网膜衬于睫状体内面的部分，无感光功能。

01.06.0059　视网膜虹膜部　pars iridica retinae

视网膜衬于虹膜内面的部分，无感光功能。

01.06.0060　视神经乳头　papilla of optic nerve，optic papilla

又称“视神经盘”。距眼球后极内侧约 3mm、境界清楚略呈椭圆形的盘结构，是视神经的穿出部位（图 01.06.003）。中央有一浅凹，位于黄斑的鼻侧，视网膜中央动、静脉由此穿过。此处不含感光细胞，故为生理性盲点。

01.06.0061　视神经盘　optic disc

见 01.06.0060 视神经乳头。

01.06.0062　视盘陷凹　excavation of optic disc

视神经盘中央的凹陷。此处无感光细胞，有视神经、视网膜中央动、静脉穿过，故称生理性盲点（图 01.06.003）。

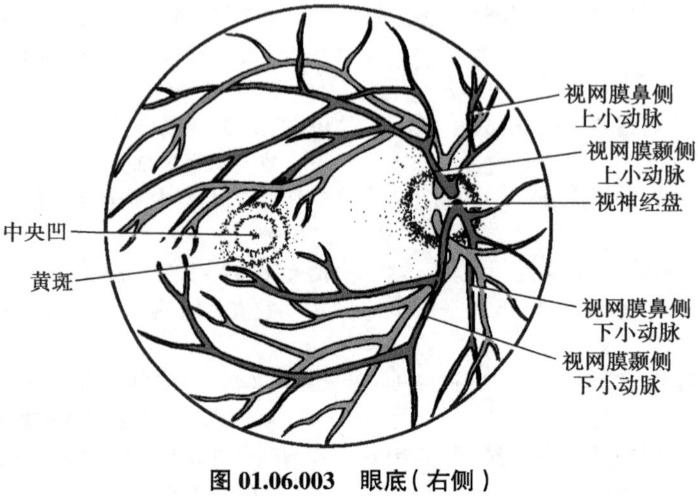

图 01.06.003　眼底（右侧）

01.06.0063　黄斑　macula lutea

位于视神经盘颞侧约 3.5mm 稍偏下方的一个黄色的小圆盘，由密集的视锥细胞构成（图 01.06.003）。

01.06.0064　中央凹　fovea centralis

黄斑中央直径约 1.5mm 的椭圆形凹陷，无血管，只有色素上皮层和视锥细胞，视锥细胞与双极细胞和节细胞形成一对一的突触连接，是视网膜上感光（辨色力、分辨力）最敏锐的部位（图 01.06.003）。

01.06.0065　亨勒纤维　Henle's fiber

中央凹边缘部呈斜行或近水平走行的视锥细胞和视杆细胞的细长内侧突，在外核层与外网层之间形成一层厚的平行纤维。

01.06.0066　前房　anterior chamber

位于虹膜前的眼房部分，由角膜、虹膜、瞳孔区晶状体、睫状体前部共同围成的腔隙，经瞳孔与后房相交通（图 01.06.001、图 01.06.002）。

01.06.0067　虹膜角膜角　iridocorneal angle

又称"前房角"。眼前房周边、虹膜与角膜之间的夹角部分，房水由此进入小梁网（图 01.06.002）。

01.06.0068　前房角　angle of anterior chamber

见 01.06.0067 虹膜角膜角。

01.06.0069　房水　aqueous humor

充满于眼房内的无色透明液体，由睫状突毛细血管渗透和睫状体非色素上皮细胞分泌产生，从后房经瞳孔至眼前房，再经虹膜角膜角进入巩膜静脉窦，最后汇入眼静脉。房水具有屈光，营养角膜、晶状体和玻璃体，维持眼内压等功能。

01.06.0070　后房　posterior chamber

位于虹膜之后、玻璃体之前的眼房部分，经瞳孔与前房相交通（图 01.06.001、图 01.06.002）。

01.06.0071　玻璃体　vitreous body

充填于晶状体、睫状体与视网膜之间的无色透明的胶状物质，含 99% 的水及少量透明质酸、玻璃蛋白、胶原原纤维和细胞等，无血管，具有维持眼球形状、屈光和支撑视网膜的作用（图 01.06.001）。

01.06.0072　玻璃体动脉　hyaloid artery

胚胎期玻璃体管内的一条动脉，在出生前 6 周退化。

01.06.0073　玻璃体管　hyaloid canal

玻璃体中央从晶状体后极至视神经乳头之间的管状结构，是胚胎时期玻璃体动脉退化的遗迹。

01.06.0074　玻璃体窝　hyaloid fossa

位于玻璃体前表面的一个凹陷，容纳晶状体。

01.06.0075　玻璃体膜　hyaloid membrane

又称"玻璃体囊"。包在玻璃体周围的一层透明的由胶原纤维形成的膜。

01.06.0076　玻璃体囊　vitreous capsule

见 01.06.0075 玻璃体膜。

01.06.0077　玻璃体基质　vitreous stroma

玻璃体内的胶原纤维和透明质酸形成的网格样结构，内有大量水分。

01.06.0078　晶状体　lens

位于虹膜与玻璃体之间的双凸透镜样结构，主要由纤维状上皮细胞构成，无色透明，富有弹性，不含血管和神经，通过睫状小带与睫状体相连，是眼球的主要屈光结构（图 01.06.001、图 01.06.002）。由晶状体囊、晶状体上皮和晶状体纤维构成。

01.06.0079　晶状体质　substance of lens

晶状体的实质，由皮质和晶状体核组成，外被覆一层上皮。

01.06.0080　晶状体纤维　lens fiber

由晶状体上皮产生的同心性平行排列的纤维，构成晶状体的实质。可分为晶状体皮质和晶状体核。

01.06.0081　晶状体皮质　cortex of lens

晶状体的周围部，由许多平行排列的新生晶状体纤维组成，有的纤维有大而呈卵圆形的细胞核，纤维与表面平行，呈环层状排列。

01.06.0082　晶状体核　lens nucleus

晶状体的中央部，由老化的不含胞核的晶状体纤维构成，纤维排列致密而不规则，纤维内充满晶状体蛋白。

01.06.0083　核弓　nuclear bow

皮质晶状体纤维的细胞核在赤道区排列形成的一条弧线。

01.06.0084　晶状体上皮　lens epithelium

分布于晶状体前面的一层立方形上皮细胞，衬于晶状体囊的内面，细胞向赤道部移行逐渐变为柱状，可进行有丝分裂并形成晶状体纤维。

01.06.0085　晶状体囊　lens capsule

覆盖在晶状体外面的一层均质透明薄膜，具有一定的弹性和韧性，是晶状体上皮产生的一层厚基板。中央部的囊较周围部的薄，后面的囊较前面的薄，晶状体囊还随年龄的增长而逐渐变厚。

01.06.0086　晶状体前极　anterior pole of lens

晶状体前面的中心点。

01.06.0087　晶状体后极　posterior pole of lens

晶状体后面的中心点。

01.06.0088　晶状体前面　anterior surface of lens

晶状体朝向后房的一面。

01.06.0089　晶状体后面　posterior surface of lens

晶状体朝向玻璃体的一面，其凸度比晶状体前面大。

01.06.0090　晶状体轴　axis of lens

晶状体前极和后极的连线。

01.06.0091　晶状体赤道　equator of lens

晶状体前、后两面的交界处。

01.06.0092　晶状体辐射　radii of lens

从晶状体的两极向赤道线呈辐射状的缝合纤维，形成“Y”形支架。

01.06.0093　睫状小带　ciliary zonule

又称”晶状体悬韧带”。由睫状突发出，大量胶原纤维组成的条带状结构。其一端连于睫状体，另一端连于晶状体囊，起悬挂固定晶状体的作用，并参与视力调节（图 01.06.001、图 01.06.002）。

01.06.0094　晶状体悬韧带　suspensory ligament of lens

见 01.06.0093 睫状小带。

01.06.0095　小带纤维　zonular fiber

构成睫状小带的胶原纤维。

01.06.0096　小带间隙　zonular space

存在于睫状小带之间的间隙。

01.06.0097　眼副器　accessory organs of eye

眼的辅助装置，对眼球有支持、保护、营养和运动功能。包括眼睑、结膜、泪器、眼外肌、眶脂体和眶筋膜等结构。

01.06.0098　眼球外肌　extraocular muscles

属横纹肌，包括上、下、内、外 4 条直肌和上、下 2 条斜肌及 1 块上睑提肌，前 6 条肌能牵拉眼球向各方向转动，4 条直肌止于眼球中纬线前方的巩膜，2 条斜肌止于中纬线后方的巩膜（图 01.06.004）。

01.06.0099　眶肌　orbital muscle

起自眶下裂处眶骨膜的薄层平滑肌，与下斜肌连续，不发达。

01.06.0100　上直肌　superior rectus

位于上睑提肌下方、眼球上方的肌束，止于眼球上方赤道前方的巩膜，收缩时可使瞳孔转向上内方，由动眼神经支配（图 01.06.004）。

01.06.0101　下直肌　inferior rectus

位于眼球与眶底之间的肌束，止于眼球内侧部赤道以前的巩膜，收缩时可使瞳孔转向下内方，由动眼神经支配（图 01.06.004）。

01.06.0102　内直肌　medial rectus

位于眶内侧壁与眼球之间的肌束，止于眼球内侧部赤道以前的巩膜，收缩时可使瞳孔转向内侧，由动眼神经支配（图 01.06.004）。

01.06.0103　外直肌　lateral rectus

位于眶外侧壁与眼球之间的肌纤维，止于眼球外侧部赤道以前的巩膜，收缩时可使瞳孔转向外侧，由展神经支配（图 01.06.004）。

01.06.0104　总腱环　common tendinous ring

位于视神经管周围和眶上裂内侧的结缔组织环，是眼球各直肌和上睑提肌的起点（图 01.06.004）。

01.06.0105　上斜肌　superior obliquus

位于上直肌和内直肌之间的肌肉，纤维以细腱通过附于眶内侧壁前上方的滑车折向后外，止于眼球后外侧赤道后方的巩膜。收缩可使瞳孔转向下外方，由滑车神经支配（图 01.06.004）。

01.06.0106　滑车　trochlea

位于眶内侧壁的一纤维软骨性结构，有上斜肌的细腱绕过。

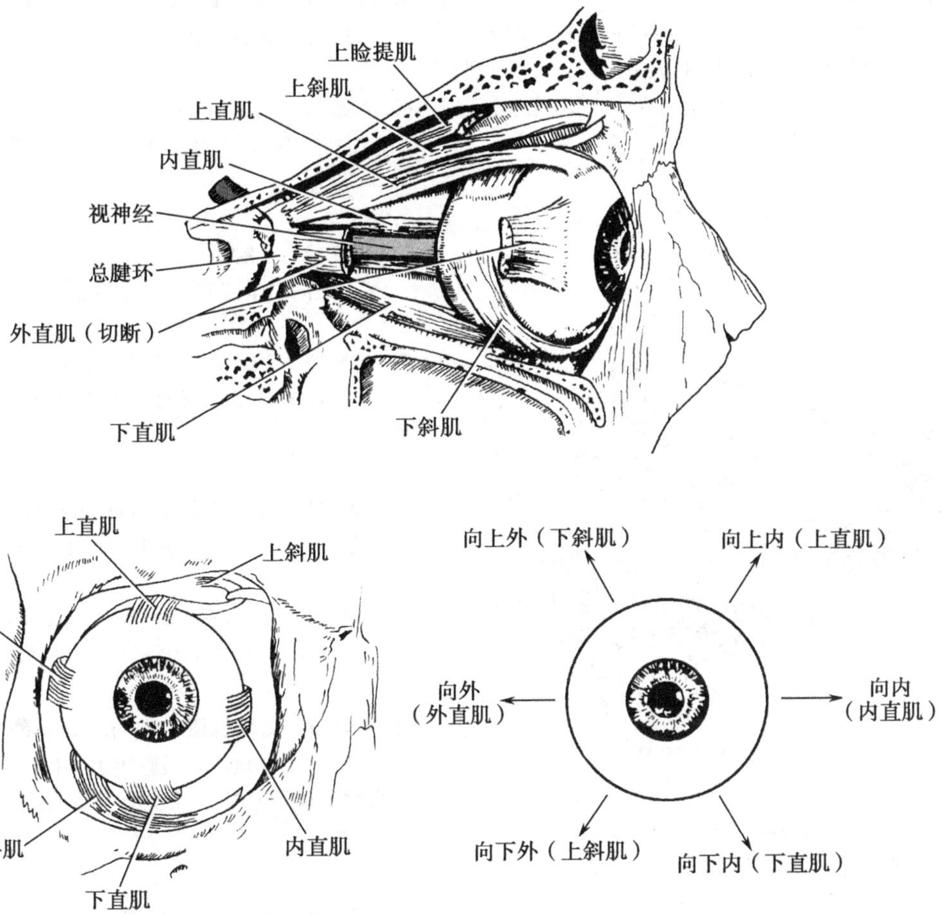

图 01.06.004　眼球外肌

01.06.0107　下斜肌　inferior obliquus

起自眶下壁内侧近前缘处，斜向后外上方止于眼球下面中纬线的后外方的肌束。收缩时可使瞳孔转向上外方，由动眼神经支配（图 01.06.004）。

01.06.0108　上睑提肌　levator palpebrae superioris

位于上直肌的上方、起自视神经管前上方的骨面、止于上睑的肌束。作用为提上睑和开大睑裂，由动眼神经支配（图 01.06.004）。

01.06.0109　眶筋膜　orbital fasciae

分布于眼球周围的致密结缔组织，包括眶骨膜、眼球筋膜鞘、肌筋膜鞘和眶隔。

01.06.0110　眶骨膜　periorbita

由坚韧的结缔组织构成、衬于眶壁内面的骨膜。

01.06.0111　眶隔　orbital septum

上睑板上缘和下睑板下缘的一薄层结缔组织，分别连于眶上缘和眶下缘，与睑板共同封闭眶口。

01.06.0112　眼肌筋膜　muscular fascia

包绕各眼球外肌的筋膜，呈鞘状。

01.06.0113　眼球筋膜鞘　sheath of eyeball

又称“特农囊”。眶脂体与眼球之间的薄而致密的纤维膜。

01.06.0114　特农囊　Tenon's capsule

见 01.06.0113 眼球筋膜鞘。

01.06.0115　巩膜外隙　episcleral space

眼球筋膜鞘与巩膜之间的空隙，内含疏松结缔组织，是眼球摘除和人工眼球置入的部位。

01.06.0116　眶脂体　adipose body of orbit

充填于眼球、眼肌和眶骨膜之间的脂肪组织块，使眼球运动自如并起支持和保护作用。

01.06.0117　眼睑　eyelids

位于眶前部、覆盖于眼球表面的一对皮肤皱褶，分别为上、下眼睑，从外到内可分皮肤、皮下组织、肌层、睑板和睑结膜5层。具有防止异物及强光损伤眼球、避免角膜干燥等作用。

01.06.0118　上睑　upper eyelid

位于眼球前上方的眼睑（图01.06.005）。

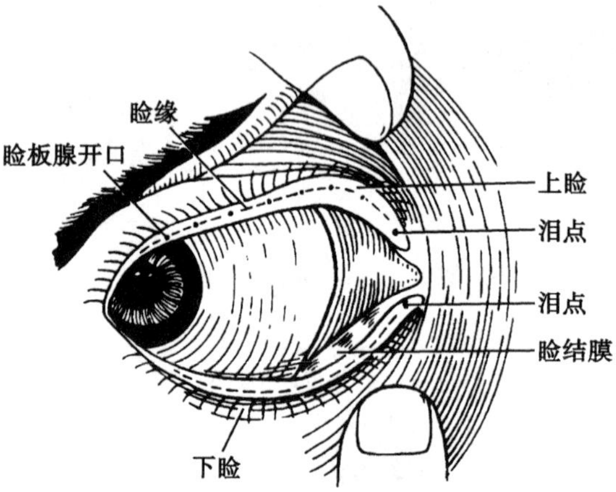

图01.06.005　眼睑

01.06.0119　下睑　lower eyelid

位于眼球前下方的眼睑（图01.06.005）。

01.06.0120　睑前面　anterior surface of eyelid

眼睑朝向外的一面。

01.06.0121　睑后面　posterior surface of eyelid

眼睑朝向眼球的一面。

01.06.0122　睑裂　palpebral fissure

上、下眼睑之间的裂隙。

01.06.0123　睑外侧连合　lateral palpebral commissure

上睑和下睑在外侧眼角处的结合。

01.06.0124　睑内侧连合　medial palpebral commissure

上睑和下睑在内侧眼角处的结合。

01.06.0125　外眦　lateral angle of eye

睑裂外侧端成锐角的部分。

01.06.0126　内眦　medial angle of eye

睑裂内侧端较圆钝的部分。

01.06.0127　睑前缘　anterior palpebral edge

上、下睑游离的前缘，上有睫毛（图01.06.005）。

01.06.0128　睑后缘　posterior palpebral edge

上、下睑游离的后缘，其上有睑板腺的开口（图01.06.005）。

01.06.0129　上睑板　superior tarsus

上睑内由坚韧的致密结缔组织构成的半月状结构。

01.06.0130　下睑板　inferior tarsus

下睑内由坚韧的致密结缔组织构成的半月状结构。

01.06.0131　睑内侧韧带　medial palpebral ligament

连接上、下睑板内侧端与眶缘的韧带。

01.06.0132　睑外侧韧带　lateral palpebral ligament

连接上、下睑板外侧端与眶缘的韧带。

01.06.0133　上睑板肌　superior tarsalis

又称”米勒肌”。起源于上睑提肌，附着于上睑板上缘的一层平滑肌。受交感神经支配，收缩时可使睑裂开大。

01.06.0134　米勒肌　Müller muscle

见01.06.0133上睑板肌。

01.06.0135　睫毛　eyelash

睑缘处2~3列短而弯曲的终毛，无立毛肌，可防止灰尘、异物和汗液等进入眼内。

01.06.0136　结膜　conjunctiva

覆盖于眼睑内面、眼球前面的一层薄而光滑、透明、富含血管的黏膜。按其所在的部位可分为3部：即睑结膜、球结膜和二者的移行部即结膜穹窿。

01.06.0137　结膜半月皱襞　conjunctival semilunar fold

泪阜颞侧的一个半月形粉红色的球结膜皱襞。

01.06.0138　泪阜　lacrimal caruncle

泪湖底部的蔷薇色隆起。

01.06.0139　球结膜　bulbar conjunctiva

覆盖眼球前部巩膜表面至角膜缘的薄膜，富含血管网，是结膜的最薄和最透明的部分。炎症时易充血，也易发生出血或水肿。

01.06.0140　睑结膜　palpebral conjunctiva

衬覆于上、下睑内面的结膜，与睑板结合紧密（图 01.06.005）。

01.06.0141　结膜上穹　superior conjunctival fornix

上睑结膜与球结膜互相移行的返折处。

01.06.0142　结膜下穹　inferior conjunctival fornix

下睑结膜与球结膜互相移行的返折处。

01.06.0143　结膜囊　conjunctival sac

当睑裂闭合时，由结膜形成的位于上、下睑与眼球之间的囊状腔隙。

01.06.0144　泪器　lacrimal apparatus

包括分泌泪液的泪腺和排泄泪液的泪道，泪道包括泪点、泪小管、泪囊和鼻泪管（图 01.06.006）。

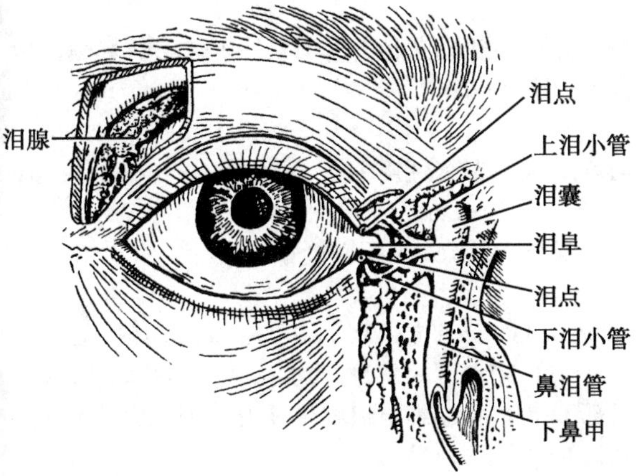

图 01.06.006　泪器

01.06.0145　泪河　lacrimal river

在球结膜表面与下睑结膜交界处可滞留泪液的潜在空隙，部分泪液可经泪河转至内眦部的泪湖。

01.06.0146　泪湖　lacrimal lacus

内眦在上、下睑间的一个三角形间隙（图 01.06.006）。

01.06.0147　泪乳头　lacrimal papilla

泪湖附近上、下睑缘内侧的乳头状隆起，其顶端有泪小管的开口。

01.06.0148　泪点　lacrimal punctum

泪乳头顶端泪小管的开口，是泪液引流的起点（图 01.06.006）。

01.06.0149　泪小管　lacrimal ductule

一对连接泪点与泪囊的小管，分为上泪小管和下泪小管，分别向上或向下垂直走行，再折向内侧水平走行，汇合后开口于泪囊（图 01.06.006）。

01.06.0150　泪小管壶腹　ampulla of lacrimal ductule

开口于泪囊前，上、下泪小管汇合成壶腹样的膨大结构。

01.06.0151　泪囊　lacrimal sac

位于泪骨的泪囊窝内的一膜性囊，与泪小管相通，其上端为盲端，下端移行于鼻泪管（图 01.06.006）。

01.06.0152　泪囊穹　fornix of lacrimal sac

泪囊上部的盲端。

01.06.0153　鼻泪管　nasolacrimal duct

连通鼻腔和泪囊窝的膜性管道。上部包埋在眶壁骨质中，下部在鼻腔外侧壁黏膜深面，开口于下鼻道外侧壁的前部（图 01.06.006）。

01.06.0154　泪襞　lacrimal fold

位于下鼻甲前端下方、鼻泪管下部的黏膜皱襞。

（第四军医大学　李金莲　西安交通大学　宋天保）

01.06.0155　耳　ear, auris

又称“前庭蜗器”。为接收声波及维持身体平衡与识别位置的器官，位于头部两侧，左右对称。作用是感受声波和位置变动的刺激并发放听觉和平衡觉冲动。耳广义上是整个听觉系统的统称，包括外耳、中耳和内耳；狭义亦可仅指露出在身体外的部分（图 01.06.007）。

01.06.0156　前庭蜗器　vestibulocochlear organ

见 01.06.0155 耳。

01.06.0157　外耳　external ear, auris externa

收集和传导声波的装置，包括耳廓、外耳道和鼓膜（图 01.06.007）。

01.06.0158　外耳道　external acoustic meatus

从外耳门至鼓膜的管道，像一倒置的“S”形，由外向内，先向前上，继而稍向后，再弯向前下。由外侧的软骨部和内侧的骨性部构成。因鼓膜的位置自后外上向前内下方倾斜，使外耳道的前壁和下壁比上壁和外侧壁长（图 01.06.007）。

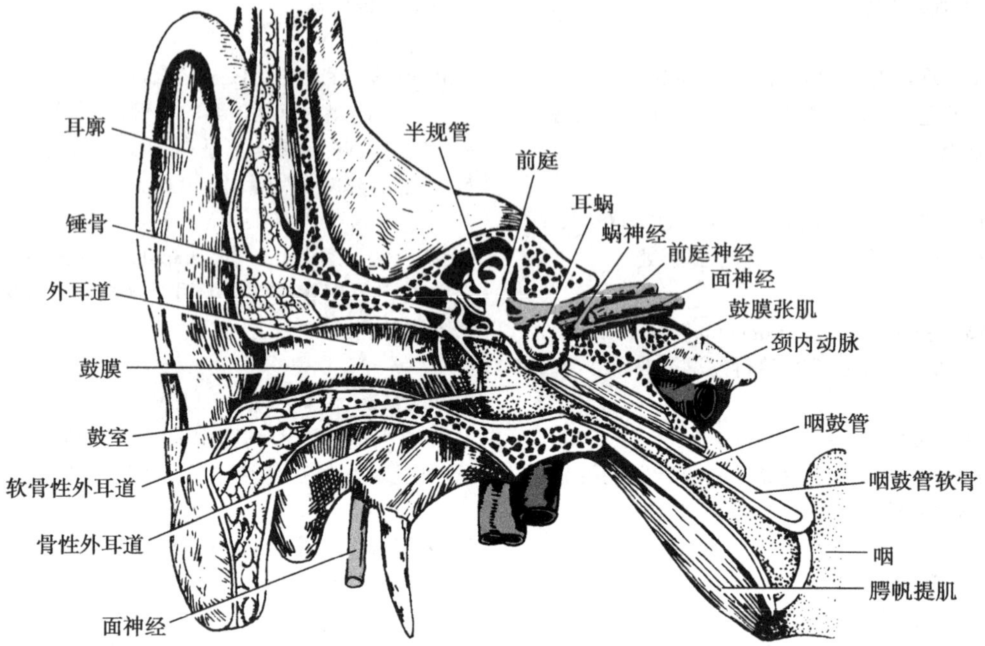

图 01.06.007　前庭蜗器

01.06.0159　外耳门　external acoustic pore

外耳道的外端（图 01.06.008）。

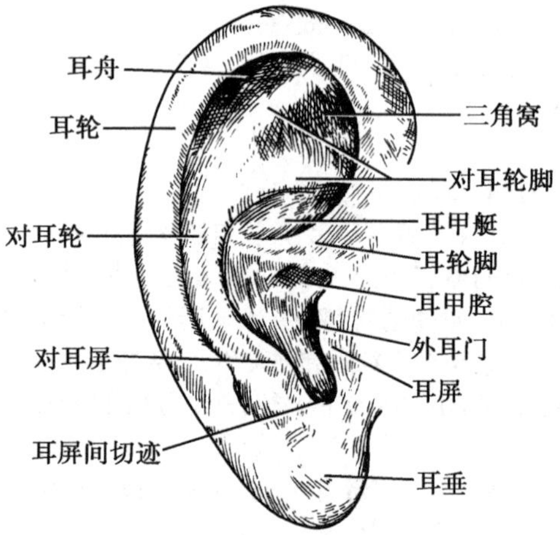

图 01.06.008　耳廓

01.06.0160　鼓切迹　tympanic notch, incisura tympanica

外耳道骨部内侧端鼓大棘和鼓小棘之间的凹槽，为鼓膜松弛部填充的鼓膜环沟上部。其两端有锤骨前襞和锤骨后襞附着于锤骨短突上。在新生儿为由未封闭的鼓膜环上端构成。

01.06.0161　外耳道软骨部　cartilaginous part of external acoustic meatus

又称"软骨性外耳道"。外耳道的外侧 1/3 部，内侧与骨性部相连，外侧与耳廓软骨连结，朝向稍偏向后向上（图 01.06.007）。

01.06.0162　软骨性外耳道　cartilaginous external acoustic meatus

见 01.06.0161 外耳道软骨部。

01.06.0163　外耳道软骨　cartilage of acoustic meatus

与耳廓相连的软骨，构成外耳道的外侧部，其上后部不完整，由结缔组织填充，是中耳及乳突手术耳内切口的部位。

01.06.0164　外耳道软骨切迹　notch in cartilage of acoustic meatus

外耳道软骨前部由纤维组织填充的两垂直裂隙，此裂隙的存在可增加耳廓的可动性。

01.06.0165　外耳道骨性部　bony part of external acoustic meatus

外耳道内侧 2/3 部，约 1.6cm 长。此部的上壁和后壁的小部分由颞骨鳞部形成，后壁的大部分和前壁及下壁由颞骨鼓部构成，胎儿时期此部为鼓环（图 01.06.007）。

01.06.0166　外耳道峡　isthmus of external auditory meatus

外耳道软骨部与骨部交界处的狭窄部。

01.06.0167　耳屏板　tragal lamina

外耳道软骨外侧部的纵行弯曲软骨板，位于外耳门前方。

01.06.0168　耳廓　auricle

又称"耳廓"。位于头部两侧的贝壳样突出物，与外耳道和鼓膜参与构成外耳。除耳垂由脂肪和结缔组织构成外，耳廓其余部分由弹性软骨构成，外覆软骨膜、少量皮下组织和皮肤（图 01.06.007）。

01.06.0169　耳垂　auricular lobule

耳廓的最低部，由脂肪和纤维组织构成，无软骨，急性化脓性耳廓软骨膜炎一般不累及耳垂。耳垂的神经支配较少，是常用的采血部位（图 01.06.008）。

01.06.0170　耳廓软骨　cartilage of auricle, auricular cartilage, cartilago auricularis

耳廓的支持框架结构，与耳廓外形相似，由弹性软骨构成，借韧带和数块小肌肉固定于颞骨外面，并与外耳道软骨相连续。

01.06.0171　耳轮　helix

耳廓的卷曲周缘部，其上部的前份和后份及耳廓后缘的大部由卷曲的软骨形成，耳轮前部向下移行为耳轮脚（图 01.06.008）。

01.06.0172　耳轮脚　crus of helix

耳轮前部向后延续深入耳腔的横嵴，大致呈水平方向，位于外耳道口上方，使耳甲分为上部的耳甲艇和下部的耳甲腔（图 01.06.008）。

01.06.0173　耳轮棘　spine of helix, spina helicis

耳轮脚末端朝向前的尖状结构（图 01.06.008）。

01.06.0174　耳轮尾　tail of helix, cauda helicis

与耳垂交界处的耳轮后下端，其与对耳屏之间有一小切迹。

01.06.0175　对耳轮　antihelix, anthelix

耳轮前方并与之平行的弧形隆起（图 01.06.008）。

01.06.0176　三角窝　triangular fossa

位于对耳轮上脚和对耳轮下脚之间的耳廓前上部凹陷（图 01.06.008）。

01.06.0177　对耳轮脚　limbs of antihelix, crura anthelicis

围绕三角窝的上、下两凸起，即对耳轮上部的两分支对耳轮上脚和对耳轮下脚（图 01.06.008）。

01.06.0178　耳舟　scapha, scaphoid fossa, fossa helicis

耳轮和对耳轮之间的纵行凹陷（图 01.06.008）。

01.06.0179　耳甲　concha auriculae, concha auricularis

耳廓底的凹陷，位于对耳轮、对耳屏和耳屏之间，占据耳廓的大部分，被耳轮脚分为上部的耳甲艇和下部的耳甲腔（图 01.06.008）。

01.06.0180　耳甲艇　cymba conchae auriculae, cymba conchalis auriculae

耳甲上部，耳轮脚与对耳轮下脚之间的小凹陷（图 01.06.008）。

01.06.0181　耳甲腔　cavity of concha, cavitas conchae

耳甲的主要部分，耳轮脚下方及耳屏后方的小凹陷。前方有外耳道口（图 01.06.008）。

01.06.0182　对耳屏　antitragus

与对耳轮下端连续的小突起，有耳屏间切迹分隔耳屏和对耳屏（图 01.06.008）。

01.06.0183　耳屏　tragus

外耳门前方的扁平突起，并与外耳道软骨延续（图 01.06.008）。

01.06.0184　耳前切迹　anterior notch of auricle, incisura anterior auriculae

耳屏上缘和耳轮脚之间的凹陷。

01.06.0185　耳屏间切迹　intertragic notch, incisura intertragica

耳屏和对耳屏之间的较深凹陷（图 01.06.008）。

01.06.0186　耳廓结节　auricular tubercle, acoustic tubercle

耳轮内缘后部上端的一小的不恒定突起。

01.06.0187　耳廓后沟　posterior sulcus of auricle

对耳轮和对耳屏之间的不明显浅沟。

01.06.0188　耳界切迹　terminal notch of auricle, incisura terminalis auricularis

耳屏板和耳廓软骨之间的深凹陷。

01.06.0189　耳软骨峡　cartilaginous isthmus of ear

外耳道软骨和耳屏板与耳廓软骨结合处的窄区。

01.06.0190　对耳屏耳轮裂　fissura antitragohelicina

又称"耳后切迹",对耳屏和耳轮尾之间的耳廓软骨裂隙。

01.06.0191　耳后切迹　posterior fissure of auricle

见 01.06.0190 对耳屏耳轮裂。

01.06.0192　对耳轮横沟　transverse groove of antihelix

位于耳廓后内侧面的深沟,对向对耳轮下脚。

01.06.0193　耳轮脚沟　groove of crus of helix, sulcus cruris helicis

前面与耳轮脚对应的耳廓后内侧面的浅沟。

01.06.0194　对耳轮窝　fossa of antihelix

前面与对耳轮对应的耳廓软骨后内侧面的凹槽。

01.06.0195　耳甲隆起　eminence of concha, eminentia conchae

与耳甲对应的耳廓软骨后内侧面隆凸。

01.06.0196　耳舟隆起　eminentia scaphae

前面与耳舟对应的耳廓软骨后内侧面的弯曲隆凸。

01.06.0197　三角窝隆起　eminentia fossae triangularis auriculae

与三角窝对应的耳廓后内侧面隆凸。

01.06.0198　耳廓前韧带　anterior auricular ligament, ligamentum auriculare anterius

由颧弓根部延伸至耳轮棘的纤维带。

01.06.0199　耳廓上韧带　superior auricular ligament, ligamentum auriculare superius

由骨性外耳道上缘延伸至耳轮棘的纤维带。

01.06.0200　耳廓后韧带　posterior auricular ligament, ligamentum auriculare posterius

由乳突延伸至耳甲隆起的纤维带。

01.06.0201　耳轮大肌　musculus helicis major

起自耳轮棘,止于耳轮前缘的窄肌束。

01.06.0202　耳轮小肌　musculus helicis minor

覆盖耳轮脚的斜行肌束,起自耳轮脚,向前上方,止于耳轮棘后面及皮肤。

01.06.0203　耳屏肌　tragicus muscle, muscle of tragus, musculus tragicus

覆盖耳屏板的一垂直肌束,发育较佳,但深层纤维呈水平排列。

01.06.0204　耳廓锥状肌　pyramidal muscle of auricle, musculus pyramidalis auriculae

耳屏肌束延长至耳轮棘的一部分,不恒定。

01.06.0205　对耳屏肌　antitragicus muscle, muscle of antitragus, musculus antitragicus

覆盖对耳屏的肌纤维,其中有些肌束止于耳轮尾。

01.06.0206　耳廓横肌　transverse muscle of auricle, musculus transversus auriculae

覆盖耳廓软骨后内侧面的一稀疏肌束,由耳甲隆起延伸至耳舟隆起。

01.06.0207　耳廓斜肌　oblique muscle of auricle, musculus obliquus auriculae

位于耳廓后内侧面,由耳甲隆起的上部延伸至三角窝隆起的一薄的斜行肌束。

01.06.0208　鼓膜　tympanic membrane, membrana tympanica

外耳道与鼓室之间的半透明的薄膜,向内凹陷呈漏斗状。小而略呈圆形,成人近似椭圆形,上部较下部稍宽,直径约 9~11mm,与外耳道底成 45°~50° 的倾斜角(图 01.06.007)。鼓膜在声波作用下发生同步振动,将外界声波传给中耳。

01.06.0209　鼓膜松弛部　flaccid part of tympanic membrane

锤骨前、后襞之间的鼓膜上 1/4 三角形区域,薄而松弛的小部分鼓膜,在活体呈淡红色(图 01.06.009)。

01.06.0210　鼓膜紧张部　tense part of tympanic membrane, membrana tensa, membrana vibrans

固定于鼓膜环沟内的鼓膜下 3/4 部分,坚韧而紧张,在活体呈灰白色(图 01.06.009)。

01.06.0211　鼓膜脐　umbo membranae tympanicae

又称"锤骨杓",鼓膜中心向内的凹陷,有锤骨柄末端附着。是检查鼓膜的一个主要而恒定的标志(图 01.06.009)。

01.06.0212　锤骨杓　spatula mallei

见 01.06.0211 鼓膜脐。

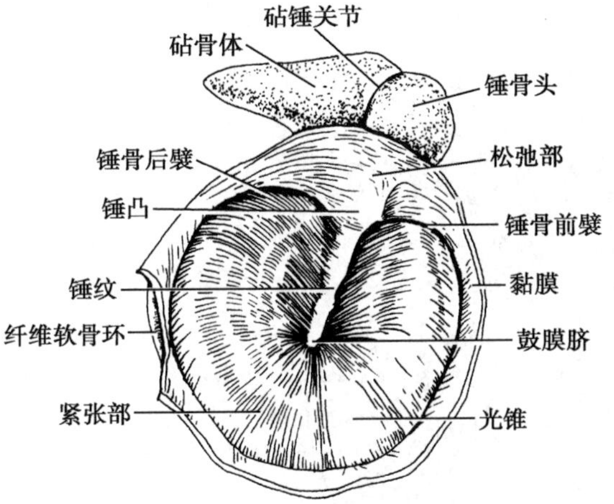

图 01.06.009 鼓膜（右侧）

01.06.0213 鼓膜锤纹 stria mallearis membranae tympani, stria mallearis membranae tympanicae, malleolar stria of tympanic membrane

鼓膜外面由鼓膜脐向上与锤凸之间，由锤骨柄附着于鼓膜形成的一条几乎垂直的白色条纹（图 01.06.009）。

01.06.0214 锤凸 malleolar prominence of tympanic membrane, prominentia mallearis membranae tympanicae

又称“锤骨短突”，锤纹与紧张部上缘相交处锤骨外侧突向外顶起鼓膜形成的灰白色小突起（图 01.06.009）。

01.06.0215 锤骨短突 short process of malleus

见 01.06.0214 锤凸。

01.06.0216 锤骨前襞 anterior malleolar fold, plica mallearis anterior membranae tympanicae

由锤凸向前上方至鼓切迹前端，在鼓膜内面形成的皱襞，是鼓膜紧张部与松弛部间的前界（图 01.06.009）。

01.06.0217 锤骨后襞 posterior malleolar fold, plica mallearis posterior membranae tympanicae

沿锤骨柄向后上方鼓切迹后端，在鼓膜内面形成的皱襞，是鼓膜紧张部与松弛部间的后界（图 01.06.009）。

01.06.0218 ［鼓膜］纤维软骨环 fibrocartilaginous ring of tympanic membrane, anulus fibrocartilagineus membranae tympani

鼓膜周边增厚的部分，固定于鼓沟内（图 01.06.009）。

01.06.0219 中耳 middle ear, auris media

前庭蜗器中位于外耳和内耳之间的部分，包括鼓室、咽鼓管、乳突窦和乳突小房，为一含气的不规则腔道，大部分位于颞骨岩部内（图 01.06.007）。

01.06.0220 鼓室 tympanic cavity, cavitas tympani

颞骨岩部内的不规则含气小腔，前方借咽鼓管与咽相通，后方借乳突窦与乳突小房相通，内邻内耳，向外借鼓膜与外耳道相隔。是中耳的组成部分，有 6 壁，内有听小骨、听骨链、肌、肌腱、韧带、血管和神经等（图 01.06.010）。

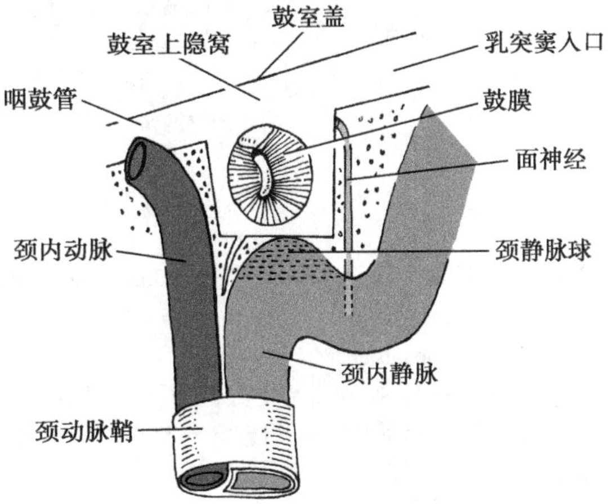

图 01.06.010 鼓室各壁示意图

01.06.0221 鼓室盖壁 tegmental wall of tympanic cavity, paries tegmentalis cavitatis tympani

鼓室的上壁，位于颞骨岩部弓状隆起的外侧，分隔鼓室与颅中窝。厚 3~4mm，有的菲薄如纸。成人偶有上壁未闭，鼓室的静脉可经此裂隙注入硬脑膜窦（图 01.06.011）。

01.06.0222 鼓室上隐窝 epitympanic space, recessus epitympanicus

鼓膜以上的鼓室上部空间，为鼓室外侧壁的骨性部，由颞骨鳞部的骨质所围成，内含锤骨头和砧骨体。在此隐窝的内上壁上有骨外半规管形成的外半规管凸（图 01.06.011）。

01.06.0223 鼓室颈静脉壁 jugular wall of tympanic cavity, paries jugularis cavitatis tympani

鼓室的下壁，分隔鼓室和颈静脉窝的一薄骨板。若颈静脉窝很小，此壁可厚达 10mm，并有气房存在；如果颈静脉窝很大，可向上突入中耳，使此壁很薄。有时此壁尚未骨化，仅借黏膜与纤维组织分割鼓室和颈静脉窝。

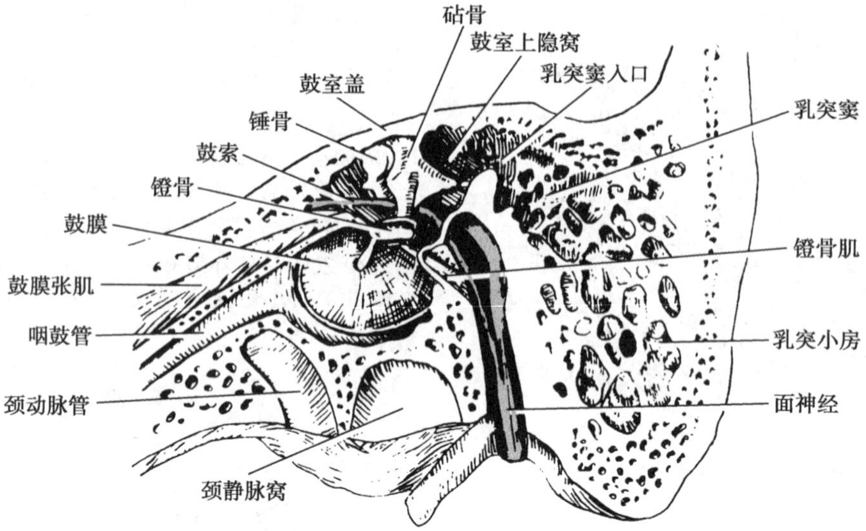

图 01.06.011　鼓室外侧壁

01.06.0224　鼓室小管　tympanic canaliculus, canaliculus tympanicus, Jacobson canal, canal for Jacobson nerve

岩小窝底壁上，颞骨岩部下面向前下方突出的细而长的骨性突起，有舌咽神经的鼓室支及小动脉穿过。几毫米至 2.5cm 不等。

01.06.0225　迷 路 壁　labyrinthic wall of tympanic cavity, paries labyrinthicus cavitatis tympani

鼓室的内侧壁（medial wall of tympanic cavity），由内耳迷路的外侧壁构成，分隔中耳和内耳，壁上有前庭窗、蜗窗和岬（图 01.06.012）。

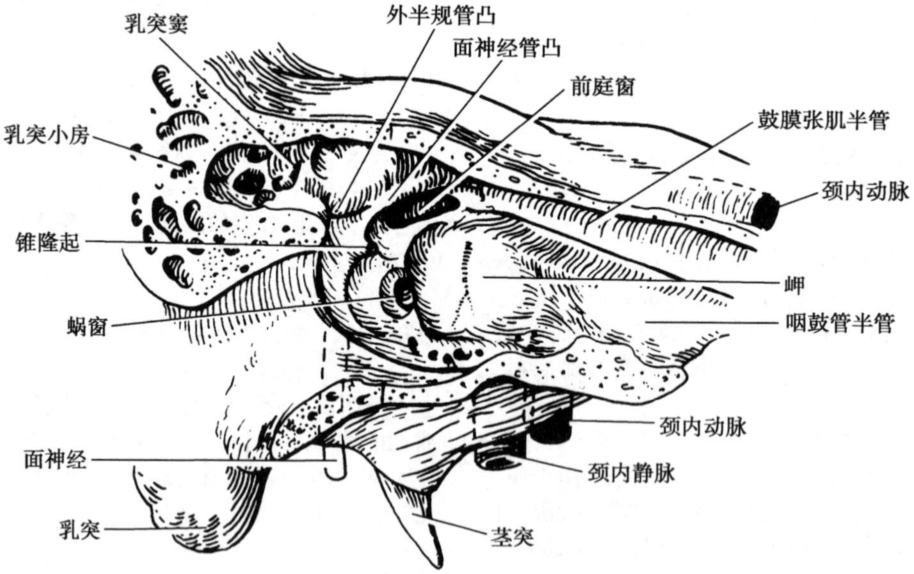

图 01.06.012　鼓室内侧壁

01.06.0226　面神经管凸　prominence of facial canal, prominentia canalis facialis

在前庭窗后上方的迷路壁上，由面神经管水平段形成的弓形隆起，与水平面呈 30° 角倾斜，内藏面神经。有些人的面神经管凸位置较低，与前庭窗之间仅留一条细缝，可使前庭开窗术困难（图 01.06.012）。

01.06.0227　前庭窗　fenestra vestibule, fenestra or window of vestibule, vestibular window

又称“卵圆窗”。鼓室内侧壁上的卵圆形开口，位于岬的后上方，通向耳蜗的前庭阶，由镫骨底封闭。前庭窗形态以卵圆形占多数，还有肾形及瓜子形（图 01.06.012）。

01.06.0228　卵圆窗　oval window

见 01.06.0227 前庭窗。

01.06.0229　［鼓室］岬　promontory of middle ear, tympanic promontory, promontory of tympanic cavity, promontorium tympani

鼓室迷路壁中部的圆形隆起，由耳蜗第一圈凸向外侧面形成。其表面有鼓室丛（图 01.06.012）。

01.06.0230　蜗窗　fenestra cochleae, fenestra or window of cochlea, cochlear window

又称“圆窗”。鼓室岬后下方的一圆形小孔，通向耳蜗的鼓阶，由第二鼓膜封闭（图 01.06.012）。

01.06.0231　圆窗　round window

见 01.06.0230 蜗窗。

01.06.0232　匙突　cochleariform process, processus cochleariformis

前庭窗前端上方的骨性尖角突起，在鼓膜张肌运动时起滑轮作用。

01.06.0233　第二鼓膜　secondary tympanic membrane, membrana tympanica secundaria

封闭蜗窗（圆窗）的隔膜。

01.06.0234　［鼓室］乳突壁　mastoid wall of tympanic cavity, paries mastoideus cavitatis tympani

朝向乳突的鼓室后壁，壁上有开口通向乳突窦，后者是颞骨岩部的骨腔，向后与乳突小房相通，向前经乳突窦入口通鼓室上隐窝（图 01.06.011）。

01.06.0235　锥隆起　pyramidal eminence, eminentia pyramidalis

鼓室后壁下内方，在乳突窦入口下方处的一骨性隆起，内藏镫骨肌（图 01.06.012）。

01.06.0236　鼓索小管鼓室口　tympanic aperture of canaliculus for chorda tympani

鼓室后壁上位于锥隆起外侧、靠近鼓膜后缘处的开口，鼓索神经由此穿入鼓室。

01.06.0237　［鼓室］颈动脉壁　carotid wall of tympanic cavity, paries caroticus cavitatis tympani

鼓室的前壁，此壁下部由颈动脉管构成，厚度不到 0.5mm；上部为颞骨岩部和鳞部的交界处，有下方的咽鼓管的开口和上方的鼓膜张肌半管（图 01.06.012），咽鼓管鼓室口与鼓室后壁的乳突窦入口相对，并在同一水平。

01.06.0238　鼓膜壁　membranous wall of tympanic cavity, paries membranaceus cavitatis tympani

鼓室的外侧壁，由骨部和膜部构成。骨部即鼓室上隐窝的外侧壁，位于骨性外耳道上壁水平之上，由颞骨鳞部的外板构成。膜部由鼓膜构成，是鼓室外侧壁的主要构成部分（图 01.06.011）。

01.06.0239　听小骨　auditory ossicles, ossicula auditus

鼓室内的 3 个人体最小的骨，包括镫骨、砧骨和锤骨，借韧带形成听骨链，组成杠杆系统，使鼓膜与前庭窗连结，传导声波振动，并可增强声波的振动力而减少振幅（图 01.06.013）。

01.06.0240　镫骨　stapes, stirrup

听小骨中最小的一块，形似马镫，在鼓室内呈横位，可分为头、颈、两脚和一底。镫骨头借韧带与砧骨相连，镫骨底封闭前庭窗（图 01.06.013）。

01.06.0241　镫骨头　head of stapes, caput stapedis

朝向外侧，有一与砧骨的豆状突构成关节的小窝（图 01.06.013）。

01.06.0242　镫骨前脚　anterior crus of stapes, crus anterius stapedis, anterior limb of stapes

镫骨伸向前的细弯曲支，稍短，连于镫骨底和镫骨头之间（图 01.06.013）。

01.06.0243　镫骨后脚　posterior crus of stapes, posterior limb of stapes, crus posterius stapedis

镫骨伸向后的细弯曲支，较长，连于镫骨底和镫骨头之间（图 01.06.013）。

01.06.0244　镫骨底　base of stapes, basis stapedis

呈卵圆形，借环形的韧带与前庭窗相连接并封闭前庭窗的部位。先天性前庭窗瘘的镫骨底可有位于两脚之间的环状缺损，一般靠近前脚（图 01.06.013）。

01.06.0245　砧骨　incus

与锤骨和镫骨构成关节的听小骨，形似“铁砧”，可分一体和两脚（图 01.06.013）。

01.06.0246　砧骨体　body of incus, corpus incudis

位于上鼓室后段，砧骨前面与锤骨头形成砧锤关节的鞍状关节面部位（图 01.06.013）。

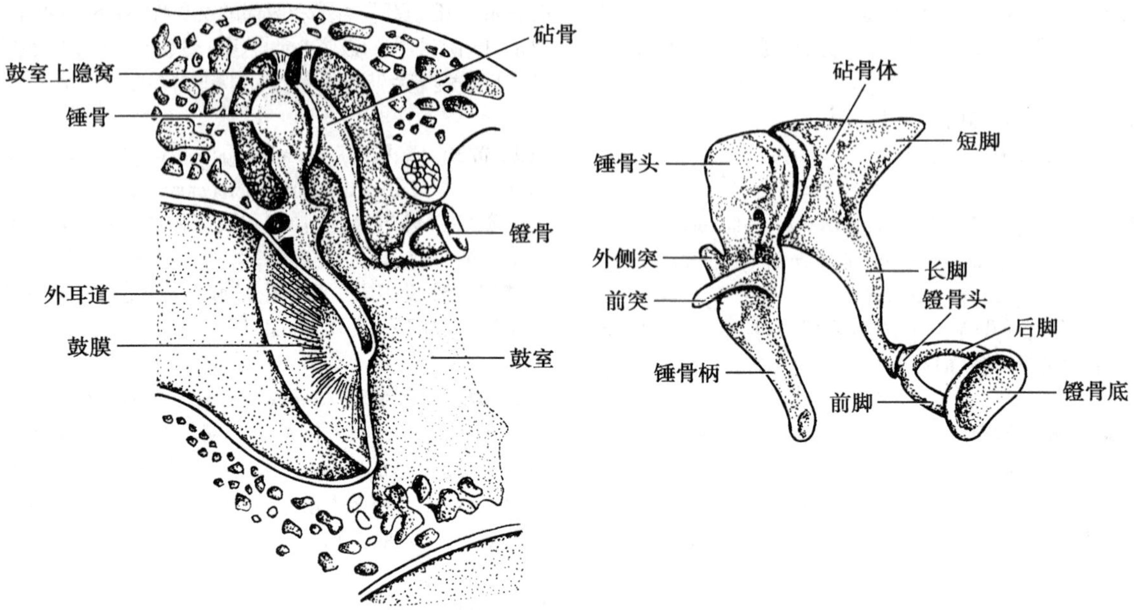

图 01.06.013　鼓室内侧壁

01.06.0247　砧骨长脚　long crus of incus, long limb of incus, crus longum incudis

砧骨与镫骨头相连接的较长突起,伸向后内方,与锤骨柄几乎平行,它的下端稍膨大,弯向内侧(图 01.06.013)。

01.06.0248　豆状突　lenticular process of incus, processus lenticularis incudis

砧骨长脚顶端弯向内侧的小结节,与镫骨头构成关节(图 01.06.013)。

01.06.0249　砧骨短脚　short crus of incus, short limb of incus, crus breve incudis

砧骨借韧带连于鼓室后壁砧骨窝的短突起,突向后,呈圆锥形(图 01.06.013)。

01.06.0250　锤骨　malleus, hammer

听小骨中最大的一块,形似小锤,由头、颈、柄、外侧突和前突组成。锤骨柄和外侧突连接鼓膜,锤骨头与砧骨构成关节(图 01.06.013)。

01.06.0251　锤骨柄　manubrium of malleus, manubrium mallei

锤骨颈向下内后的延伸部,其外侧缘紧贴于鼓膜内面的紧张部,处于鼓膜纤维层和黏膜层之间,柄的游离端微向前外侧弯曲,紧附于鼓膜脐内面(图 01.06.013)。

01.06.0252　锤骨头　head of malleus, caput mallei

锤骨上端的膨大部,位于鼓室上隐窝内,与砧骨体前面构成鞍状关节(图 01.06.013)。

01.06.0253　锤骨颈　neck of malleus, collum mallei

锤骨柄和锤骨头之间的缩窄部。

01.06.0254　锤骨外侧突　lateral process of malleus, processus lateralis mallei

锤骨柄的基底部发出的短外侧突起,与鼓膜紧贴,并形成鼓膜的锤凸,为鼓膜紧张部与松弛部的分界标志(图 01.06.013)。

01.06.0255　锤骨前突　processus anterior mallei, processus gracilis, folian process

又称"锤骨长突",锤骨颈前方的脆弱细长骨刺,新生儿以纤维索伸入岩鼓裂,成人则退化(图 01.06.013)。

01.06.0256　锤骨长突　long process of malleus

见 01.06.0255 锤骨前突。

01.06.0257　砧锤关节　incudomalleolar joint, incudomallear joint, articulatio incudomallearis

由砧骨体和锤骨头构成,有时呈现为鞍状滑膜关节。

01.06.0258　砧镫关节　incudostapedial joint, articulatio incudostapedialis

由砧骨长脚的豆状突和镫骨头构成的滑膜关节。

01.06.0259　鼓镫连结　tympanostapedial syndesmosis, syndesmosis tympanostapedialis

镫骨底和前庭窗之间的结缔组织连接，前部比后部宽。

01.06.0260　锤骨前韧带　anterior ligament of malleus, ligamentum mallei anterius

起于锤骨前突，位于锤骨前襞内，并延伸至鼓室前壁的岩鼓裂的纤维韧带，止于蝶骨角棘。锤骨前突被韧带包绕，脆骨前韧带实际起于锤骨颈。

01.06.0261　锤骨上韧带　superior ligament of malleus, ligamentum mallei superius

自锤骨头延伸至鼓室上隐窝顶部的一条韧带。

01.06.0262　锤骨外侧韧带　lateral ligament of malleus

连接鼓切迹上缘和锤骨颈的一条扇形韧带。

01.06.0263　砧骨上韧带　superior ligament of incus, ligamentum mallei laterale

几乎与锤骨上韧带平行，起自鼓室上隐窝的顶，止于砧骨体后部的韧带。

01.06.0264　砧骨后韧带　posterior ligament of incus, ligamentum incudis posterius

起自砧骨窝，止于砧骨短脚末端的韧带。

01.06.0265　镫骨膜　stapedial membrane, membrana stapedialis

填充于镫骨脚和镫骨底之间的薄膜。

01.06.0266　镫骨环状韧带　annular ligament of stapes, ligamentum anulare stapediale

附着于镫骨底与前庭窗边缘之间的环形弹性纤维，其前部比后部宽。

01.06.0267　鼓膜张肌　tensor tympani muscle, tensor muscle of tympanic membrane, musculus tensor tympani

位于鼓膜张肌半管内，起自咽鼓管的软骨部的上壁、颞骨岩部前缘及蝶骨大翼，向后形成一圆腱，以直角绕过匙状突，止于锤骨柄上端的肌肉，该肌收缩牵引锤骨柄向内并紧张鼓膜（图 01.06.011）。

01.06.0268　镫骨肌　stapedius, musculus stapedius

全身中最小的横纹肌，呈圆锥形的羽状肌。起自鼓室后壁锥隆起的骨性管道，形成于锥隆起的尖，以细腱穿出，向下止于镫骨颈的后面，该肌收缩可拉镫骨头向后，使镫骨底前部倾斜离开前庭窗并松弛鼓膜，是鼓膜张肌的拮抗肌（图 01.06.011）。

01.06.0269　鼓索襞　plica chordae tympani

在锤骨前、后襞之间，鼓索神经经过锤骨颈表面时被黏膜包绕形成的皱襞。

01.06.0270　鼓膜前隐窝　anterior recess of tympanic membrane, recessus anterior membranae tympanicae

锤骨前襞和鼓膜之间的口向下的浅窝。

01.06.0271　鼓膜后隐窝　posterior recess of tympanic membrane, recessus posterior membranae tympanicae

锤骨后襞和鼓膜之间的黏膜袋。

01.06.0272　鼓膜上隐窝　superior recess of tympanic membrane, recessus superior membranae tympanicae

位于鼓膜松弛部和锤骨颈之间。内侧为锤骨头、颈及砧骨体，外侧为鼓膜松弛部围成的黏膜袋，下界为锤骨外侧头。鼓膜上隐窝可经锤骨外侧襞与砧骨外侧襞之间的裂隙与砧骨上间隙相通。若砧骨上间隙阻塞时间长，鼓膜上隐窝呈负压，可导致鼓膜松弛部内陷。

01.06.0273　砧骨襞　incudal fold, fold of incus, plica incudialis

由鼓室上隐窝的顶延伸至砧骨头，或由砧骨短脚至鼓室后壁的黏膜皱襞。

01.06.0274　镫骨襞　stapedial fold, fold of stapedius, plica stapedialis

锥隆起、镫骨后脚与镫骨肌腱之间的黏膜皱襞。

01.06.0275　鼓膜张肌半管　canal for tensor tympani, semicanalis musculi tensoris tympani

藏于颞骨内的肌咽鼓管被肌咽鼓管隔分为上、下两个半管，上部较小，即为容纳鼓膜张肌的半管（图 01.06.012）。

01.06.0276　咽鼓管半管　semicanal for auditory tube

藏于颞骨内的小管，在棘孔的后上方开口于颅底。其构成肌咽鼓管的下半部，并容纳咽鼓管（图 01.06.012）。

01.06.0277　咽鼓管　auditory tube, tuba auditiva

将近 4cm 长，连通鼻咽部与鼓室的管道，由鼓室端的骨性部和咽端的软骨部组成，咽鼓管使鼓膜两侧气压保持平衡（图 01.06.007）。

01.06.0278　咽鼓管鼓室口　tympanic opening of auditory tube, ostium tympanicum tubae auditivae

咽鼓管在鼓室前壁鼓膜张肌半管下方的开口，通常刚好位于鼓室下壁上方。因距鼓室底部还有相当一段距离，当鼓室引流时，以俯卧位最佳（图 01.06.012）。

01.06.0279　咽鼓管骨部　bony part of auditory tube, pars ossea tubae auditivae

即咽鼓管半管，由颞骨岩部构成，构成的咽鼓管 12/3 部（图 01.06.012）。自鼓室行向前内，并逐渐变窄终于颞骨岩部和鳞部的结合处。位于鼓膜张肌半管下方，出现于颈动脉管和棘孔之间。

01.06.0280　咽鼓管峡　isthmus of auditory tube, isthmus tubae auditivae

咽鼓管的最窄部位，位于咽鼓管骨性部和软骨部的结合处。

01.06.0281　咽鼓管软骨部　cartilaginous part of auditory tube, pars cartilaginea tubae auditivae

位于颅底蝶骨大翼后缘和颞骨岩部之间的沟内，由软骨构成的咽鼓管 2/3 部，与骨性部相延续，行向前内，开口于鼻咽部。

01.06.0282　咽鼓管软骨　cartilage of auditory tube, cartilago tubae auditivae

横断面呈钩形，其后外侧高度降低。参与构成咽鼓管的内侧壁、顶和部分外侧壁的纤维软骨（图 01.06.007）。

01.06.0283　咽鼓管内侧软骨板　medial lamina of cartilage of auditory tube, lamina medialis cartilaginis tubae auditivae

宽大的咽鼓管软骨内侧部。

01.06.0284　咽鼓管外侧软骨板　lateral lamina of cartilage of auditory tube, lamina lateralis cartilaginis tubae auditivae

较窄的咽鼓管软骨的外侧部。

01.06.0285　咽鼓管膜板　lamina membranacea cartilaginis tubae auditivae, membranous lamina of cartilage of auditory tube

与内、外侧软骨板构成咽鼓管软骨部外侧壁和下壁的结缔组织膜。

01.06.0286　内耳　internal ear, inner ear, auris interna

又称“迷路”，形状不规则。位于颞骨岩部骨质内的前庭蜗器一部分，介于鼓室内侧壁和内耳道底之间，由构造复杂的管道组成，可分为骨迷路和膜迷路两部分，为听觉和位置觉感受器所在的部位。

01.06.0287　迷路　labyrinth

见 01.06.0286 内耳。

01.06.0288　骨迷路　bony labyrinth, labyrinthus osseus, osseous labyrinth

颞骨岩部内的骨密质构成的腔隙，为内耳的一部分，包括耳蜗、前庭和骨半规管，依次从前向后沿颞骨岩部长轴排列，它们互相连通（图 01.06.014）。

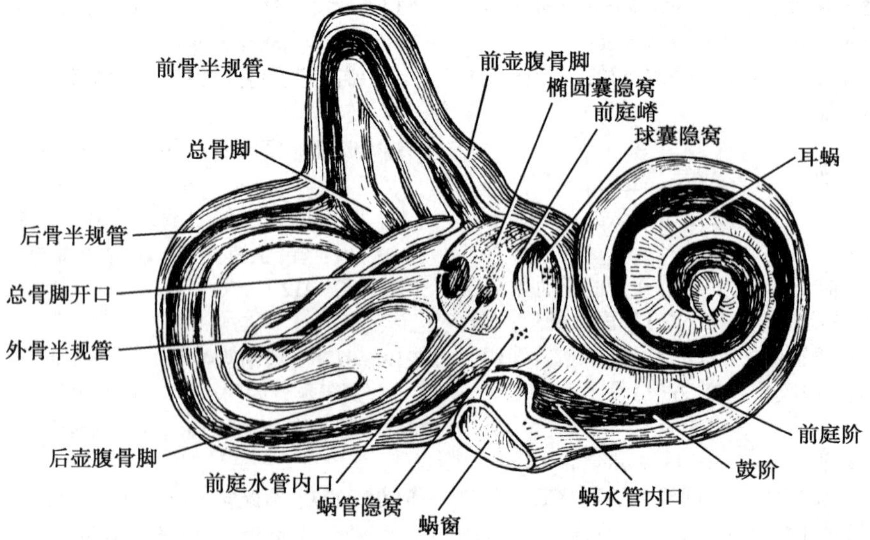

图 01.06.014　骨迷路

01.06.0289 膜迷路 membranous labyrinth, labyrinthus membranaceus

位于颞骨岩部骨迷路内的连续膜性管和囊，包括膜半规管、膜前庭（椭圆囊和球囊）和膜蜗管三部分。管（囊）壁由单层扁平上皮和薄层结缔组织构成，腔内含内淋巴（图 01.06.015）。

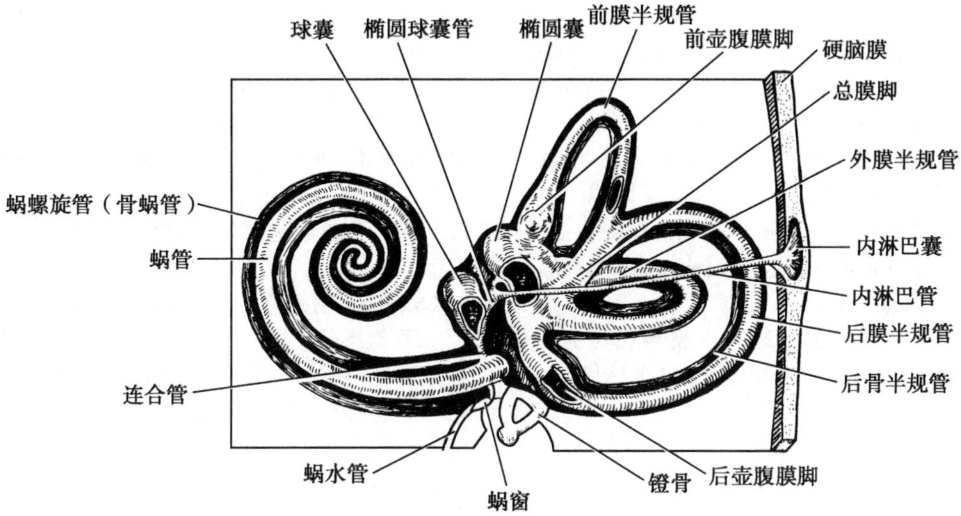

图 01.06.015　内耳模式图

01.06.0290 前庭迷路 vestibular labyrinth, labyrinthus vestibularis

由膜迷路的椭圆囊、球囊和膜半规管组成的空腔管道，有前庭神经末梢分布（图 01.06.015）。

01.06.0291 内淋巴管 endolymphatic duct, ductus endolymphaticus

与椭圆囊和球囊相连的小膜性管道，穿过前庭水管，终止于颞骨岩部后面硬脑膜下间隙的内淋巴囊（图 01.06.015）。

01.06.0292 内淋巴囊 endolymphatic sac, saccus endolymphaticus

内淋巴管远侧的膨大盲端，位于颞骨岩部、靠近乙状窦处的硬膜下间隙内，对前庭功能和内淋巴的吸收有重要作用（图 01.06.015）。

01.06.0293 椭圆球囊管 utriculosaccular duct, ductus utriculosaccularis

连于椭圆囊和球囊、内淋巴管之间的"Y"形膜性管道（图 01.06.015）。

01.06.0294 椭圆囊 utricle

前庭内后上部的一椭圆形囊，内有椭圆囊斑。向后与三个膜半规管相连，向前借椭圆球囊管与球囊内淋巴管相通（图 01.06.015）。

01.06.0295 球囊 saccule

靠近耳蜗前庭阶开口处的球囊隐窝内的一稍扁的球形囊，较椭圆囊小，内有球囊斑。前下端以连合管接蜗管，后部以椭圆囊球囊管及内淋巴管连结椭圆囊和内淋巴囊（图 01.06.015）。

01.06.0296 膜半规管 membranous semicircular duct

膜迷路的一部分，借纤维束悬吊于骨半规管中的 3 个互相垂直的半环形膜性管道，内含内淋巴，包括外、前和后膜半规管。膜半规管一端膨大形成膜壶腹，其壁上有壶腹嵴（图 01.06.015）。

01.06.0297 [膜半规管]固有膜 proper membrane of semicircular duct

包绕在膜半规管基底膜外面的致密的纤维层，并移行为外淋巴间隙内的网状纤维层。

01.06.0298 [膜半规管]基底膜 basal membrane of semicircular duct

膜半规管上皮基底面增厚的膜。

01.06.0299 膜脚 membranous crura

膜半规管的两端连于椭圆囊的部分。

01.06.0300 单膜脚 simple membranous crus, c. membranaceum simplex ductus semicircularis

外膜半规管后脚的非膨大端，单独开口于椭圆囊（图 01.06.015）。

01.06.0301 壶腹膜脚 ampullary membranous crura of semicircular duct, crura membranacea ampullaria ductus semicircularis

膜壶腹和椭圆囊之间的连接处（图 01.06.015）。

01.06.0302 总膜脚 common membranous crus of semicircular duct, c. membranaceum commune ductus semicircularis

前膜半规管的非膨大端和后膜半规管的非膨大端融合构成的一段共用管道，开口于椭圆囊（图 01.06.015）。

01.06.0303 连合管 ductus reuniens, Hensen duct

连于蜗管和球囊的膜性管道（图 01.06.015）。

01.06.0304 蜗迷路 cochlear labyrinth, labyrinthus cochlearis

膜迷路的一部分，位于骨迷路的耳蜗内，包括外淋巴隙和蜗管（图 01.06.015）。

01.06.0305 外淋巴隙 perilymphatic space, spatium perilymphaticum

内耳的骨迷路和膜迷路之间的间隙。

01.06.0306 前庭阶 scala vestibule, vestibular canal

耳蜗螺旋管的一部分，始于前庭窗，并螺旋上升至蜗顶处与鼓阶相续，其内充满外淋巴。位于骨螺旋板与蜗管上方（图 01.06.016）。

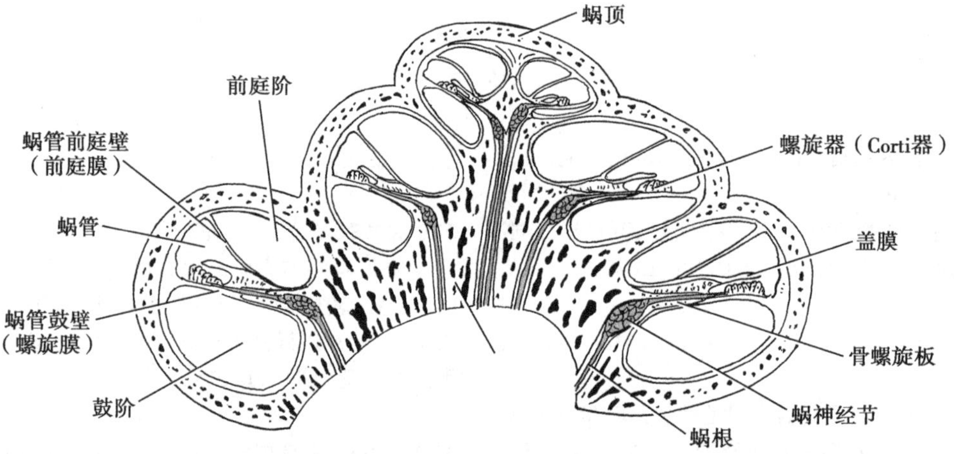

图 01.06.016 耳蜗轴切面

01.06.0307 鼓阶 scala tympani, tympanic canal of cochlea

耳蜗螺旋管的一部分，其内充满外淋巴。位于骨螺旋板与蜗管鼓壁（螺旋膜）下方。蜗顶处通过蜗孔与前庭阶相续，以盲端终于蜗窗（图 01.06.016）。

01.06.0308 前庭水管 vestibular aqueduct, aqueductus vestibule, aqueduct of Cotunnius

连结内淋巴隙和内淋巴囊的一自前外、上、向后、内、下的骨性管道，位于内耳门后外侧，起自前庭，开口于颞骨岩部后面，有小静脉和内淋巴管通过。

01.06.0309 ［前庭水管］内口 internal aperture of vestibular aqueduct

前庭水管在前庭的内壁上靠近总骨脚开口前方的椭圆囊隐窝处的开口。

01.06.0310 ［前庭水管］外口 external aperture of vestibular aqueduct

前庭水管在颞骨岩部后面靠近乙状窦沟处的开口，内淋巴管和内淋巴囊在此相互交通。

01.06.0311 蜗水管 cochlear aqueduct, aqueductus cochleae

又称"外淋巴管"。颞骨岩部内的细管道，始于蜗窗前方的蜗水管内口，止于在颈静脉窝处的蜗水管外口，使耳蜗的外淋巴隙和蛛网膜下隙相通（图 01.06.015）。

01.06.0312 外淋巴管 perilymphatic duct

见 01.06.0311 蜗水管。

01.06.0313　蜗管　cochlear duct ,ductus cochlearis, membranous cochlea, scala of Löwenberg

又称“蜗管中阶”,耳蜗内的前庭阶和鼓阶之间的螺旋形膜性盲管,起于前庭的蜗管隐窝处,终于蜗顶,管内容纳内淋巴,借连合管与球囊相通,其上壁为前庭膜,外壁为血管纹和螺旋韧带,下壁为骨螺旋板和膜螺旋板,膜螺旋板上有螺旋器(图 01.06.015)。

01.06.0314　蜗管中阶　scala media

见 01.06.0313 蜗管。

01.06.0315　[蜗管]顶盲端　cupular caecum of cochlear duct, caecum cupulare ductus cochlearis

位于蜗顶处的蜗管盲端,并促成了蜗孔的形成。

01.06.0316　[蜗管]前庭盲端　vestibular caecum of cochlear duct, caecum vestibulare ductus cochlearis

位于前庭内蜗管隐窝处的蜗管盲端。该盲端分隔了前庭窗和蜗窗,使声波由前庭窗经外淋巴穿向前庭阶。

01.06.0317　蜗管鼓壁　tympanic wall of cochlear duct, paries tympanicus ductus cochlearis, membrana spiralis ductus cochlearis

又称“螺旋膜”。鼓阶上方的蜗管下壁,由骨螺旋板和基底膜构成(图 01.06.016)。

01.06.0318　螺旋膜　spiral membrane of cochlear duct

见 01.06.0317 蜗管鼓壁。

01.06.0319　膜壶腹　membranous ampullae

膜半规管末端的膨大结构,位于相应的骨壶腹内,包括前、后和外侧膜壶腹。

01.06.0320　蜗管前庭壁　vestibular wall of cochlear duct, paries vestibularis ductus cochlearis, membrana vestibularis ductus cochlearis

又称“前庭膜”。蜗管的薄前壁,约 3μm 厚,并将蜗管与前庭阶隔开(图 01.06.016)。

01.06.0321　前庭膜　vestibular membrane

见 01.06.0320 蜗管前庭壁。

01.06.0322　蜗管外壁　external wall of cochlear duct, paries externus ductus cochlearis

靠近耳蜗外壁的蜗管外侧壁,为由骨膜增厚形成的富于血管的血管纹。

01.06.0323　前庭　vestibule, vestibulum

骨迷路的中间部分,近似椭圆形的空腔,内有椭圆囊和球囊。前部较窄与耳蜗相通,较宽的后上部与骨半规管相通(图 01.06.007)。

01.06.0324　球囊隐窝　spherical recess of vestibule

前庭内壁前庭嵴前下方的圆形凹陷,容纳球囊(图 01.06.014)。

01.06.0325　椭圆囊隐窝　elliptical recess of vestibule

前庭顶部内侧壁上的卵圆形凹陷,位于前庭嵴后上方,容纳椭圆囊(图 01.06.014)。

01.06.0326　前庭嵴　vestibular crest, crista vestibuli

前庭内侧壁上一自前上向后下呈倒“Y”形的骨性隆起,位于椭圆囊隐窝和球囊隐窝之间。它起自前庭窗上方,终于蜗螺旋管开始处(图 01.06.014)。

01.06.0327　蜗管隐窝　cochlear recess of vestibule

前庭嵴两脚分叉处之间的小凹陷,内藏蜗管的前庭盲端,窝的后缘以细棘与后半规管壶腹口为界(图 01.06.014)。

01.06.0328　筛斑　maculae cribrosae

前庭蜗神经分布至膜迷路时穿过前庭壁的许多开口。

01.06.0329　上筛斑　superior macula cribrosa

前庭棘上端,前庭窗内侧的孔区,是椭圆囊壶腹神经在椭圆囊隐窝上方穿过前庭的部位。

01.06.0330　中筛斑　middle macula cribrosa

球囊隐窝中部的数个小孔,为球囊神经靠近耳蜗底穿过前庭的部位。

01.06.0331　下筛斑　inferior macula cribrosa

蜗管隐窝的后缘以细棘与后半规管壶腹口之间的孔区,是后壶腹神经在后骨壶腹附近穿过前庭的部位。

01.06.0332　骨半规管　bony semicircular canals, canales semicirculares ossei

骨迷路后部的 3 个半环形骨性管道,彼此成直角排列。内含外淋巴隙和内淋巴隙(图 01.06.014)。

01.06.0333　前骨半规管　anterior semicircular canal, canalis semicircularis anterior

又称“上半规管”,位置垂直的前上方弓形骨半规管,位于弓状隆起深面。与后骨半规管构成总骨脚,几乎与颞骨岩部的长轴垂直(图 01.06.014)。

01.06.0334 上半规管 superior semicircular canal

见 01.06.0333 前骨半规管。

01.06.0335 后骨半规管 posterior semicircular canal, canalis semicircularis posterior

位置较靠下的后方弓形最长的骨半规管,是三个骨半规管中最长者,内腔较宽,弓向后外方。几乎与颞骨岩部的长轴平行(图 01.06.014)。

01.06.0336 外骨半规管 lateral semicircular canal, canalis semicircularis lateralis

又称"水平骨半规管",位置水平的外侧弓形骨半规管,最短。在鼓室内侧壁可形成隆凸(图 01.06.014)。

01.06.0337 水平骨半规管 horizontal semicircular canal

见 01.06.0336 外骨半规管。

01.06.0338 骨壶腹 bony ampullae

骨半规管一端的膨大,其内容纳相应的膜壶腹。

01.06.0339 前骨壶腹 anterior bony ampulla, ampulla membranacea anterior

前骨半规管外侧端的膨大(图 01.06.014)。

01.06.0340 后骨壶腹 posterior bony ampulla, ampulla membranacea posterior

后骨半规管下端的膨大(图 01.06.014)。

01.06.0341 外骨壶腹 lateral bony ampulla, ampulla ossea lateralis

外骨半规管外侧端的膨大(图 01.06.014)。

01.06.0342 骨脚 bony crura

骨半规管连于前庭的部位,每个骨半规管有两个骨脚。

01.06.0343 总骨脚 common bony crus, crus osseum commune

由前骨半规管和后骨半规管的非膨大端融合构成,共同开口于前庭(图 01.06.014)。

01.06.0344 单骨脚 simple bony crus, crus osseum simplex

单独连于前庭的外骨半规管内侧端。

01.06.0345 壶腹骨脚 ampullar bony crura, crura ossea ampullaria

连于前庭的骨半规管膨大末端(图 01.06.014)。

01.06.0346 耳蜗 cochlea

位于前庭前方,外形如蜗牛壳的骨迷路。2.5~2.75 圈,底部宽 8~9mm,高度约 4.5mm。底朝向内耳道底,尖朝向前外侧。由蜗轴和蜗螺旋管构成。蜗螺旋管共有三个管腔:上部为前庭阶,中部为三角形的膜蜗管,下部为鼓室阶,蜗顶处前庭阶和鼓阶经蜗孔相通(图 01.06.014)。

01.06.0347 蜗顶 cupula of cochlea, cupula cochleae

耳蜗朝向前、外、下的圆形尖端。

01.06.0348 蜗底 base of cochlea, basis cochleae

耳蜗的底部,朝向后内,对向内耳道。

01.06.0349 蜗螺旋管 spiral canal of cochlea, canalis spiralis cochleae

耳蜗的盘绕管道,起自前庭的前壁,绕蜗轴约两圈半,向蜗顶管腔逐渐变细,以盲端终于蜗顶。其内由骨螺旋板和基底膜,及蜗管的前庭壁分隔为三个管道(图 01.06.015)。

01.06.0350 蜗轴 modiolus, cochlear axis

贯穿耳蜗顶和底的圆锥形部分,其内中空容纳蜗神经节。蜗螺旋管由蜗顶至蜗底盘绕走行的中轴(图 01.06.016)。

01.06.0351 蜗轴底 base of modiolus, basis modioli

耳蜗第一圈包绕的蜗轴部分。

01.06.0352 蜗轴螺旋管 spiral canal of modiolus, canalis spiralis modioli

靠近骨螺旋板基部的螺旋微小管道,内藏蜗神经节(图 01.06.016)。

01.06.0353 蜗轴纵管 longitudinal canals of modiolus, canales longitudinales modioli

位于蜗轴中央的管道,血管和神经由此至耳蜗顶部。

01.06.0354 骨螺旋板 osseous spiral lamina, lamina spiralis ossea

由蜗轴伸入蜗螺旋管并围绕蜗轴旋转的双层骨板,它将蜗螺旋管不完全地分为前庭阶和鼓阶两部分(图 01.06.016)。

01.06.0355 螺旋板 spiral lamina

分隔膜蜗管和鼓室阶的螺旋走行的板状结构,包括骨螺旋板与膜螺旋板。

01.06.0356　螺旋板钩　hamulus of spiral lamina, hamulus laminae spiralis

骨螺旋板终止于蜗顶的钩形游离小骨片，与蜗轴之间形成蜗孔。

01.06.0357　蜗孔　helicotrema

螺旋板钩和蜗轴之间的半月形开口，位于蜗顶处，前庭阶和鼓阶经此处相通。

01.06.0358　第二螺旋板　secondary spiral lamina

与骨螺旋板相对应的耳蜗第一圈外壁上的骨性隆起。下部基底膜伸展于骨螺旋板和第二螺旋板之间。

01.06.0359　内耳道　internal auditory canal, meatus acusticus internus, internal acoustic meatus

起自颅后窝的内耳门，穿过颞骨岩部，止于内耳道底的管道。有面神经和前庭蜗神经及迷路血管经过。

01.06.0360　内耳门　internal auditory foramen, porus acusticus internus

内耳道在颞骨岩部后面的开口，位于颈静脉孔上方。

01.06.0361　内耳道底　fundus of internal acoustic meatus, f. meatus acustici interni

内耳道外侧端的薄骨板，可分为不同的区域，并隔开内耳道和前庭及耳蜗（图 01.06.017）。

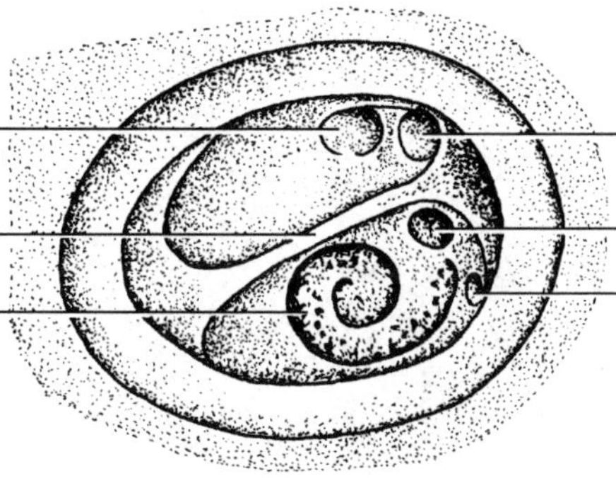

图 01.06.017　内耳道底（右侧）

01.06.0362　内耳道垂直嵴　vertical crest of internal acoustic meatus, crista verticalis meatus acustici interni

内耳道底横嵴上方分隔前庭上区和面神经区的骨隆起，横嵴下方分隔前庭下区和蜗区的骨性隆起（图 01.06.017）。

01.06.0363　内耳道横嵴　transverse crest of internal acoustic meatus, crista transversa meatus acustici interni

分隔内耳道底为上、下两部的横行骨嵴（图 01.06.017）。

01.06.0364　面神经区　area of facial nerve, a. nervi facialis

面神经从内耳道底横嵴上方的前分进入面神经管的部位（图 01.06.017）。

01.06.0365　蜗区　cochlear area, area cochlearis

蜗神经丝从内耳道底横嵴下方的前分进入耳蜗的部位（图 01.06.017）。

01.06.0366　螺旋孔列　foraminous spiral tract

与蜗螺旋管相对应，内耳道底蜗区排列呈螺旋状的小孔，蜗神经由此离开骨迷路进入颅腔。

01.06.0367　［内耳道底］前庭上区　vestibular area of internal acoustic meatus, superior; a. vestibularis superior meatus acustici interni

前庭神经的上部从内耳道底横嵴上方的后分区域到达椭圆囊斑、前膜半规管壶腹和外膜半规管壶腹的部位，位于面神经管起始处外侧（图 01.06.017）。

01.06.0368　［内耳道底］前庭下区　vestibular area of internal acoustic meatus, inferior; a. vestibularis inferior meatus acustici interni

前庭神经的下部从内耳道底横嵴下方的后分上方到达球囊的部位，位于螺旋孔列外侧（图 01.06.017）。

01.06.0369　［前庭下区］单孔　foramen singulare, Morgagni foramen and singular canal

前庭神经的后支（后壶腹神经）从内耳道底前庭下区的后下方穿过的小孔（图 01.06.017）。

（中山大学　汪华侨）

02 组织学

02.01 绪　　论

02.01.001 组织学 histology

研究机体微细结构及其相关功能的学科。属解剖学的一个分支学科，是生命科学的组成部分。由于微细结构需在显微镜下观察，组织学又称显微解剖学。

02.01.002 显微解剖学 microscopic anatomy

用显微镜观察机体的组织和细胞、研究机体微细结构的解剖学，是与大体解剖学用肉眼观察相对而言的。

02.01.003 比较组织学 comparative histology

对比研究不同动物种系微细结构和功能的学科。

02.01.004 基本组织学 general histology

又称组织学总论。研究构成人体主要组织元素的微细结构和功能的学科。

02.01.005 细胞外基质 extracellular matrix

又称细胞间质。由细胞分泌到细胞外间质中的蛋白质和多糖类物质构成的细胞外微环境，可调节细胞的发育和细胞生理活动。

02.01.006 细胞间质 intercellular substance

见 02.01.005 细胞外基质。

02.01.007 组织 tissue

由形态和功能相同或相似的细胞与细胞外基质一起构成、并具有一定形态结构和生理功能的细胞群体。

02.01.008 基本组织 basic tissue，fundamental tissue，primary tissue

依结构和功能的不同，人体的组织可分为 4 种基本类型，名为基本组织，即上皮组织、结缔组织、肌组织和神经组织。

02.01.009 器官 organ

由基本组织按照一定的组织构型有机地组合在一起的结构，具有特定的功能。

02.01.010 空腔性器官 hollow organ

中央有大的空腔的器官，如心、胃、膀胱、子宫等。空腔性器官的壁一般分层，腔面有上皮覆盖。

02.01.011 实质性器官 parenchymal organ

中央无大的空腔的器官，如肝、脾、肺、肾、淋巴结、胸腺等。一般由实质和间质构成。

02.01.012 实质 parenchyma

又称主质。实质性器官中与器官功能直接相关的组织或细胞成分，如肝的肝细胞，脾的白髓和红髓等。

02.01.013 间质 stroma

实质性器官中起保护、支持、营养等作用的结构成分，一般为结缔组织，如肝的被膜和肝小叶间的结缔组织，脾的被膜和小梁结缔组织等。

02.01.014 固定 fixation

利用物理或化学方法处理生物标本，使蛋白质（酶）变性凝固，不溶于水和有机溶剂，以保存组织细胞生活时的形态结构和抗原性。

02.01.015 固定剂 fixative

固定细胞、组织用的化学物质。能使组织内的蛋白质等成分迅速凝固或沉淀，停止细胞濒死前和死亡后的变化，使组织硬化，便于染色和观察。

02.01.016 固定液 fixation solution

由固定剂配制的溶液，水溶液浸泡有助于加速固定作用。

02.01.017 脱水 dehydration

利用乙醇、丙酮、正丁醇等替代组织细胞中水分的过程。

02.01.018 透明 clearing

脱水后的样品，经有机溶剂浸透使之质地透明的过程。

02.01.019 包埋 embedding

组织块必须有一定的硬度方可切片，生物标本经脱水后浸入石蜡、树脂等包埋剂中，使之渗透进入标本，从而增加标本硬度的过程。

02.01.020 石蜡包埋 paraffin embedding

以石蜡作为包埋介质，将固定的组织块经脱水和透明后，浸入熔化的石蜡中进行包埋的过程。

02.01.021 环氧树脂 epoxy resin

一种常见的电镜制片包埋剂，交联聚合后具有较石蜡更高的硬度，能增强标本支持强度，便于制备半薄或超薄切片。

02.01.022 切片 sectioning

用各种仪器将组织样品制成可使光线或电子束透过的不同厚度薄片的过程。

02.01.023 切片机 microtome

制作不同厚度组织切片的实验仪器。

02.01.024 振动切片机 vibratome

利用刀片一边前进一边快速左右振动制备组织切片的切片机。

02.01.025 振动切片 vibration sectioning

利用振动切片机进行切片，可切割新鲜不经冷冻或固定的组织，制备 30μm 左右切片，经固定的组织最薄可切 10μm 左右。

02.01.026 石蜡切片 paraffin sectioning

将石蜡包埋后的样品放置在切片机上制作组织切片的过程。一般厚 7~10μm，贴附在载玻片上染色观察。

02.01.027 火棉胶切片 celloidin sectioning

以火棉胶包埋组织样品、进行组织切片的过程。适用于体积较大的组织器官，由于火棉胶韧性强，不易折卷、破裂等特点，更适宜较柔软、囊性组织器官的包埋，如眼球、胚胎器官等。

02.01.028 冷冻切片 freeze sectioning

又称冰冻切片。新鲜的或固定的组织块经 CO_2 或干冰、液氮、半导体制冷仪等迅速冷冻后进行切片的过程。目前，多用恒冷箱切片机进行冷冻切片。

02.01.029 恒冷箱切片机 cryostat

装有切片机的低温冰箱，可在恒定低温下进行冷冻切片。

02.01.030 恒冷箱切片 cryostat sectioning

将组织固定或不经固定，用液氮等迅速冻结变硬后，在恒冷箱切片机上制作切片。该技术制作切片不经脱水和包埋，能保存组织内脂类及某些酶的活性，适用于细胞化学、免疫细胞化学及临床病理活组织检查。

02.01.031 超薄切片机 ultramicrotome

用于制作电镜超薄切片的装置，常用特制的玻璃刀进行切片，切片厚度通常在 20~100nm。

02.01.032 半薄切片 semithin section

超薄切片机制作的厚度为 1~2μm 的切片，用于光镜观察。由于利用环氧树脂包埋电镜标本制作程序，组织固定好又较石蜡切片薄，光镜结构常较石蜡切片更为清晰。

02.01.033 超薄切片 ultrathin section

用于透射电镜观察的极薄标本切片，厚约 50nm。通常标本用树脂包埋、超薄切片机切片，用醋酸铀及枸橼酸铅等进行电子染色，增强细胞结构间的反差，染色后将超薄切片置铜网上在电镜下观察。

02.01.034 冷冻干燥切片 freezing drying section

新鲜组织在液氮中速冻后置低温真空干燥装置内干燥、升华除去水分后包埋制作的切片。

02.01.035 超薄冷冻干燥切片 ultrathin freezing drying section

新鲜组织经冷冻干燥处理后用超薄切片机制作的超薄切片，主要供细胞化学与免疫细胞化学等的电镜观察。

02.01.036 涂片 smear

将分散的细胞或组织刮取液如血液等，涂在玻片上成膜状，经固定后再染色的一种制片法。

02.01.037 铺片 stretched preparation

又称整装片。将厚度较薄的膜性组织如肠系膜、虹膜等撕成薄片，牵拉铺展在载玻片上的制片方法。此法可不需包埋、切片等制片程序而能观察到较大面积的组织形态学变化。

02.01.038 整装片 whole mount

见 02.01.037 铺片。

02.01.039 磨片 ground sectioning

将骨和牙等硬组织直接磨制成薄片，贴附于载玻片上进行观察的制片方法。此法略去包埋、切片等程序，也不需做脱钙等特殊处理。

02.01.040 染色 staining

又称染色法。通常用切片也可整片、整块组织复以染料，使组织或细胞的某些成分与染料通过化学结合或物理吸附作用而显色的一种技术。根据显色的不同便于鉴别细胞与组织的各种组成元素。

02.01.041 封固 mounting

又称封片。染色后的切片经脱水等处理、滴加封固剂并以盖玻片封盖的过程。封固使样品与空气隔绝，便于保存。

02.01.042 封固剂 mounting reagent

应用于封片的试剂，常用中性树胶。

02.01.043 苏木精 hematoxylin

又称苏木素。由苏木中提取的一种碱性染料，是阳离子染料，能使细胞核和细胞质中的核糖体等酸性物质染成蓝紫色。是细胞学中常用的染色剂，常与伊红合用。

02.01.044 伊红 eosin

又称曙红。一种酸性染料，属阴离子染料，能使细胞质和细胞外基质中的碱性蛋白成分染成淡红色。

02.01.045 苏木精－伊红染色 hematoxylin–eosin staining, HE staining

简称 HE 染色。由碱性染色剂的苏木精和酸性染色剂的伊红进行的染色，染色手续简便快捷，是组织学和病理学中最常用的染色技术。

02.01.046 瑞特染色 Wright staining

又称血常规染色。在罗曼诺斯基染色法基础上发展起来的以亚甲蓝和伊红对骨髓和血涂片进行染色的常规方法。

02.01.047 吉姆萨染色 Giemsa staining

在罗曼诺斯基染色法基础上发展起来的以天青和伊红对寄生虫、骨髓和血涂片等进行染色的方法。与瑞特染色比较，该法对细胞核染色较好，核、质颜色对比鲜明，但对胞质和中性粒细胞的中性颗粒染色较差。

02.01.048 对比染色 counterstaining

又称复染，对染。为了使常规染色后的结构更易辨认，用与阳性染色结果反差明显的染料对样品进行的背景染色。

02.01.049 银浸染法 silver impregnation method, silver staining

又称镀银染色法，简称银染。以银盐或氨银溶液显示可直接或间接使银离子还原为银颗粒而呈黑色的组织细胞成分的染色方法。主要用以显示神经组织、网状纤维及呼吸道与消化管黏膜处的神经内分泌细胞等。

02.01.050 电子染色 electron staining

利用重金属盐对用于电镜观察的超薄切片进行染色。常用醋酸双氧铀和柠檬酸铅双染色。重金属有增强电子散射的作用，不同结构因染色程度不同而具有不同的散射强度，在电镜下显示为不同的明暗反差，有助于超微结构的观察。

02.01.051 正染色 positive staining

用重金属盐对经锇酸固定的样品进行对比染色（复染），增加微细结构的电子密度以获得反差清晰的电镜图像。

02.01.052 负染色 negative staining

又称阴阳反差染色。利用某些高密度的重金属盐（如磷钨酸钠、醋酸铀等）把生物标本包围起来，在黑暗的背景下显示出低电子密度的、浅色的样品形貌。

02.01.053 嗜酸性 acidophilia

组织和细胞成分对酸性染料（如伊红）的亲和性。细胞内的碱性物质如红细胞中的血红蛋白、嗜酸性粒细胞中的嗜酸性颗粒、胶原纤维等均被酸性染料染成红色，即为嗜酸性。

02.01.054 嗜碱性 basophilia

组织和细胞成分对碱性染料（含有阳离子着色基团的染料，如苏木精、结晶紫、亚甲蓝等）的亲和性。细胞内的酸性物质如细胞核的染色质、腺细胞和神经细胞内的粗面内质网物质等均被碱性染料染成蓝紫色，即为嗜碱性。

02.01.055 中性 neutrophilia

组织和细胞成分与酸性和碱性染料的亲和力都不强的特性，染色为淡红色。

02.01.056　嗜银性　argyrophilia

组织和细胞成分用银染色时需要加入还原剂才能使银离子还原为黑色银颗粒的特性。

02.01.057　亲银性　argentaffin

用银染色时某些组织和细胞成分可直接使银离子还原为黑色银颗粒的特性。具有这种特性的细胞又称为亲银细胞。

02.01.058　嗜锇性　osmiophilia

有些组织和细胞成分，由于富含磷脂、蛋白质和多糖，易被锇酸染色形成电镜下可见的高电子密度的微细颗粒或板层状结构的特性。如肺Ⅱ型细胞在电镜下呈现的嗜锇性板层小体。

02.01.059　嗜铬性　chromaffinity

组织和细胞成分易被铬盐染色的特性。如肾上腺髓质嗜铬细胞中的颗粒含有儿茶酚胺，经重铬酸盐处理后呈深棕色反应。

02.01.060　异染性　metachromasia

经同一染色剂染色后不同组织或不同的细胞成分呈现不同颜色的特性，如肥大细胞颗粒经甲苯胺蓝染色后不呈现染料的蓝色而呈现紫红色，其原理可能是染料分子呈单体时为蓝色，而当与多阴离子物质耦合成多聚体时呈紫红色（图 02.01.01）。

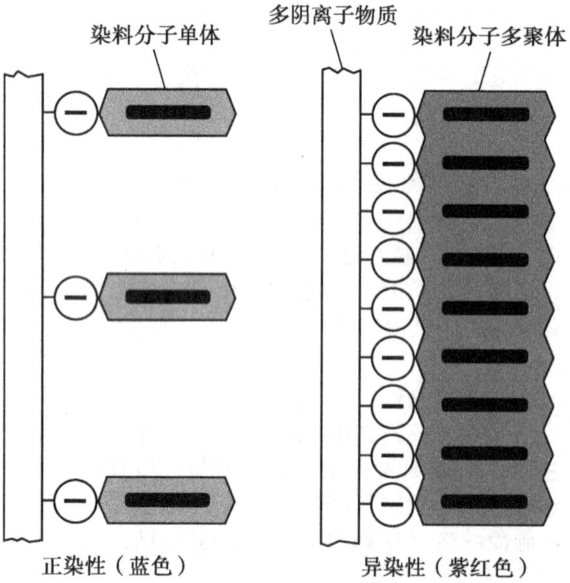

图 02.01.01　异染性原理示意图

02.01.061　光学显微镜　light microscope

简称光镜。以可见光为照明光源的显微镜，放大倍数在 10~1000 倍，在生物学、医学领域应用十分广泛。

02.01.062　光学显微镜术　light microscopy

应用光学显微镜研究机体细微结构的实验技术。

02.01.063　暗视野显微镜　dark-field microscope

是以胶体粒子的反射和散射现象即丁铎尔效应（Tyndall effect）为基础设计的。通过特殊的暗视野聚光镜使光线斜照在标本上，不直接进入物镜，故视野呈现黑暗的背景，利用强光照射物体呈现反射和折射的光线来观察物体的存在和运动，但不能分辨其结构，只有在被检物为非均质物体时才可观察到物体大致结构。

02.01.064　相差显微镜　phase contrast microscope

利用光的衍射和干涉现象将光线通过标本中不同厚度或不同折射率结构产生的相位差转换为振幅差（明暗差）的显微镜，可用于观察未经染色的细胞结构。是细胞活体培养时观察其形态结构、分裂增殖和运动的最佳光学仪器。

02.01.065　干涉显微镜　interference microscope

一种利用透过标本光束与参照光束在成像焦面合轴，造成干涉效应，观察半透明标本和测定折射率的显微镜。可以测算细胞内各种成分的体积，可用以定量。

02.01.066　立体显微镜　stereomicroscope

又称体视显微镜、解剖显微镜。利用两目镜视野的细微差异获得立体图像、便于镜下微细操作的一类显微镜，其放大倍数有限（通常小于 100 倍）。

02.01.067　解剖显微镜　anatomical microscope, dissecting microscope

见 02.01.066 立体显微镜。

02.01.068　紫外光显微镜　ultraviolet microscope

以紫外光为光源，当紫外光通过细胞或组织时，各种成分对紫外光不等量选择性吸收，在底片上显示不同的暗度，从而揭示不同的物质成分。由于紫外光波长较短，其分辨力高于普通光学显微镜。

02.01.069　倒置显微镜　inverted microscope

将光源和聚光器安装在显微镜载物台上方，物镜置于镜台下方的光学显微镜。适于培养细胞的显微观察和显微操作。

02.01.070　偏光显微镜　polarization microscope

具有产生偏光和检查偏光的装置，用于检测物质的各向同性和各向异性的一种双折射性质的显微镜。已应用于胶原纤维、肌纤维和细胞膜、纺锤体等结构的研究，可确定其性质为单折射或双折射。

02.01.071　原子力显微镜　atomic force microscope，AFM

通过尖锐探针在样品包括绝缘体在内的固体材料及生物样品表面扫描，检测二者间的原子力间的相互作用力来获得样品结构的形貌信息的新型显微镜。样品下面的压电扫描器可随探针上下移动时移动样品，使激光束能准确地反射到光测器，维持针尖与样品表面恒定的作用力。分辨率高达分子和原子水平，广泛应用于核酸及蛋白质结构的研究。

02.01.072　扫描隧道显微镜　scanning tunneling microscope

利用尖锐探针在具有导电性的样品表面扫描，针尖和样品之向通电后有电流（隧道电流）通过，该电流上下移动探针可记录样品表面细微的凹凸变化。是可用以观察液晶分子等有机物表面的微细构造的一种新型显微镜。

02.01.073　微分干涉相差显微镜　differential interference contrast microscope

利用平面偏振光，并根据诺玛尔斯基设计的光学显微镜成像原理制作的显微镜。可使样品厚度的微小差异转变为细微的明暗差别，增强立体感，适用于观察活细胞。

02.01.074　荧光显微镜　fluorescence microscope

选择由高压汞灯或类似光源发出的一定波长的激发光，激发细胞中待检物质上标记的荧光染料发射荧光，以观察细胞某种特异成分的分布状态的显微镜。也可进行半定量测定。

02.01.075　激光显微镜　laser microscope

以激光为光源的显微镜的统称。

02.01.076　激光扫描共聚焦显微镜　laser scanning confocal microscope，LSCM

利用激光作为荧光的激发光并通过扫描装置对标本进行连续扫描，通过空间共轭光阑（针孔）阻挡离焦平面光线而成像的一种显微镜。

02.01.077　双光子激光扫描显微镜　two-photon laser scanning microscope

结合激光扫描共聚焦显微镜和双光子激发技术的一种新型显微镜。其基本原理是在高光子密度的情况下，荧光分子可同时吸收2个长波长的光子，发射出一个波长较短的光子。具有分辨率高、穿透力强和毒性小等优点，比单光子显微镜更适合用来观察厚标本和活细胞及进行定点光漂白实验。

02.01.078　多光子激光扫描显微镜　multiphoton laser scanning microscopy

是现代最新型的显微镜，基于两个或多个光子同时激发，激发波长是单光子激发波长的两倍或多倍。利用脉冲飞秒激光器（如 10^{-16}s），能提供更高的峰值功率。荧光限制在焦点处，使多个光子能同时达到，产生多光子吸收。大大提高荧光强度，能对处在自然状态下的样品进行三维无损观察，并能提高系统的分辨率和信噪比，具有很高的应用价值。

02.01.079　荧光漂白恢复技术　fluorescence recovery after photobleaching，FRAP

利用激光共聚焦扫描显微镜高强度激光脉冲照射，可使细胞某一区域的标记荧光淬灭，产生不可逆的光化学漂白，而该区域周围的未淬灭的荧光分子将以一定速率向漂白区域扩散。对其进行实时动态监测，可用于细胞间通讯及小分子迁移等的研究。

02.01.080　笼锁化合物技术　photo-labeled caged compound technology

笼锁化合物为人工合成的用隐蔽基团修饰生物活性分子的化合物。应用激光共聚焦扫描显微镜紫外光照射时，两者结合的共价键会被解离（解笼锁）从而释放出生物活性分子。此化学反应特性可用于生理过程调控的研究。

02.01.081　荧光共振能量转移术　fluorescence resonance energy transfer，FRET

通过分子间的电偶极相互作用将供体激发状态能量转移到受体的激发态的过程。供体荧光强度减低而受体可发生敏化荧光或荧光淬灭。常用于特异性蛋白结合的检测等。

02.01.082　显微操作仪　micromanipulator

用显微镜附加细微操纵装置所组成的显微手术器械。可进行细胞内注射，研究供体动物的功能或者获得转基因动、植物。

02.01.083　显微摄影术　microphotography，photomicrography

以可见光为光源，利用配置在显微镜上的摄影装置进行的摄影技术。可以把显微镜观察到的图像用摄影技术记录下来供实验研究应用。

02.01.084　显微照片　microphotograph

通过显微镜摄制的样品微细结构的放大图像，以相片形式记录、保存研究结果。

02.01.085　显微电影术　microcinematography

将电影摄影术与显微镜观察技术相结合，用于记录标本连续动态变化的显微摄影技术。

02.01.086　显微分光光度计　microspectrophotometer

显微镜和分光光度计组成的细胞光度计。用于测定细胞或亚细胞等结构中小目标物质在选定波长下的透光度或吸光度，以对组织和细胞内化学成分进行定量分析。

02.01.087　流式细胞仪　flow cytometer

由液流系统、激发光器件、信号检测系统和控制系统组成的新型生物分析仪器，具有细胞分选功能的流式细胞仪尚有分选系统。能迅速地对单个细胞及其群体的化学物质的种类与含量作出分析，对含有指定化学物质的细胞进行分选（图 02.01.02）。

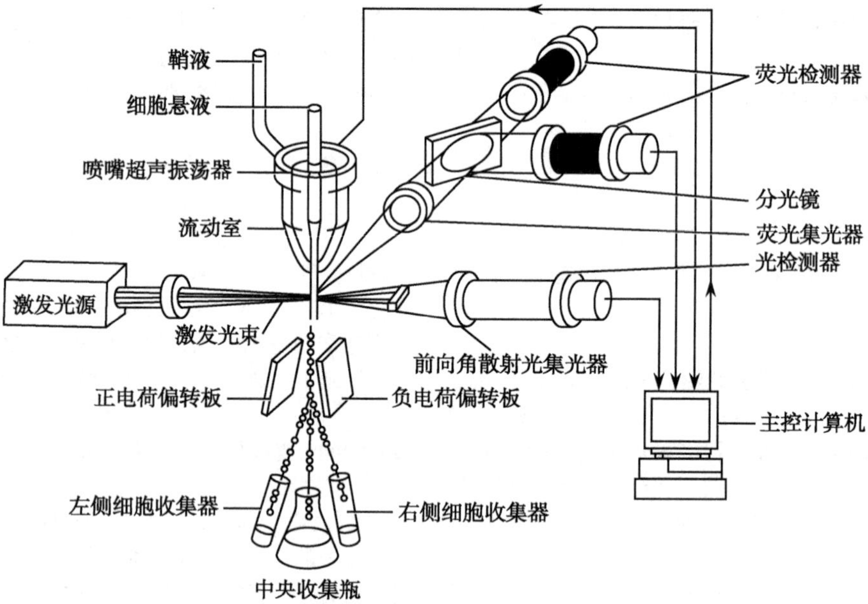

图 02.01.02　流式细胞仪结构示意图

02.01.088　流式细胞术　flow cytometry, FCM

又称荧光激活细胞分选法。用荧光剂对细胞特定成分染色后，以流式细胞仪对处在快速、直线、流动状态中的单细胞或生物颗粒进行多参数、快速定量分析，并能对特定群体加以分选的现代细胞分析技术（图 02.01.02）。

02.01.089　荧光激活细胞分选法　fluorescence activated cell sorting, FACS

见 02.01.088 流式细胞术。

02.01.090　电子显微镜　electron microscope, EM

简称电镜。以高压电流通过钨丝产生的电子束为光源，用电磁场代替玻璃透镜，显示标本超微结构的显微镜。分为透射电子显微镜和扫描电子显微镜等。

02.01.091　电子显微镜术　electron microscopy

应用电子显微镜研究机体细微结构的技术。应用电子显微镜术观察的细胞与组织结构统称为超微结构。

02.01.092　透射电子显微镜　transmission electron microscope, TEM

简称透射电镜。由电子枪发射电子束，经高真空系统穿过被研究的超薄切片样品，经电子透镜聚焦放大，在荧光屏上成像及摄片记录的最常用的电子显微镜。

02.01.093　扫描电子显微镜　scanning electron microscope, SEM

简称扫描电镜。应用电子束在样品表面扫描激发二次电子成像的电子显微镜。主要用于研究样品表面的形貌与成分。

02.01.094　扫描透射电子显微镜　scanning transmission electron microscope, STEM

既有透射电子显微镜又有扫描电子显微镜的显

微镜。STEM 能够获得透射电子显微镜所不能获得的一些关于样品的特殊信息。STEM 技术要求非常高的真空度。

02.01.095　分析电镜　analytic electron microscopy

在扫描电镜或透射电镜上安装 X 线显微分析仪，由于该仪器具有探测细胞或组织的微小区域内元素成分的能力，结合电镜可在超微结构水平检测细胞或组织的微小区域内元素性质、含量及分布，探讨各种元素的变化及其细胞与组织内生理与病理的关系。

02.01.096　超高压电子显微镜　ultrahigh voltage electron microscope

又称高压电子显微镜。电子束加速电压高于 500kV 的透射电子显微镜。电子束可穿透厚达 1μm 的切片。可用于观察细胞骨架、线状溶酶体等立体超微结构。

02.01.097　高压电子显微镜　high voltage electron microscope

见 02.01.096 超高压电子显微镜。

02.01.098　超微结构　ultrastructure

又称亚微结构。分辨率要求高出光学显微镜，在 0.1~0.2nm，即在电镜下才能分辨的微细结构。

02.01.099　亚微结构　submicroscopic structure

见 02.01.098 超微结构。

02.01.100　电子致密　electron dense

又称高电子密度。透射电镜电子束的电子碰到样品原子核时发生散射的强度与样品元素的原子序数成正比，原子序数越大电子散射越强，透射到荧光屏上的电子越少，从而导致在电镜照片上被重金属染色的部位图像呈现黑的现象。

02.01.101　高电子密度　high electron density

见 02.01.100 电子致密。

02.01.102　电子透明　electron lucent

又称低电子密度。透射电镜电子束的电子碰到样品原子核时发生散射的强度与样品元素的原子序数成正比，原子序数越小电子散射越弱，透射到荧光屏上的电子越多，在电镜照片上呈灰白色的现象。

02.01.103　低电子密度　low electron density

见 02.01.102 电子透明。

02.01.104　X 线显微分析　X-ray microanalysis

应用 X 线显微分析仪探测细胞或组织的微小区域内元素成分的技术。

02.01.105　X 线显微摄影术　X-ray microphotography

不染色的标本内，一种元素对不同波长的 X 线吸收程度不同形成特有的 X 线吸收光谱，X 线能使照片底片感光进行显微照相。利用该元素的 X 线吸收光谱可对组织细胞内的化学物质进行定性和定量的实验研究。

02.01.106　电子探针显微分析仪　electron probe microanalyzer

用电子束轰击样品表面激发出 X 线，并根据 X 线波长和强度进行元素定性、定量分析的仪器。由电子光学系统、试样台、光学显微镜、X 线谱仪、电子检测系统和真空系统等组成。

02.01.107　电子探针显微分析术　electron probe microanalysis, EPMA

高度聚焦的细电子束轰击待测样品时激发出不同波长和强度的 X 线，用以分析确定微区的化学组成和成分的技术。在生物医学，特别在材料学研究中得到广泛应用。

02.01.108　冷冻断裂　freeze fracturing

又称冷冻撕裂，冷冻割断。通过超低温速冻和冰刀撞击形成断裂面的电镜观察标本制备方法。主要观察组织结构断面的立体构象，特别是组织内部微细结构的相互关系。

02.01.109　冷冻撕裂　freeze cracking

见 02.01.108 冷冻断裂。

02.01.110　冷冻割断　freeze cleave

见 02.01.108 冷冻断裂。

02.01.111　冷冻断裂复型　freeze fracture replica

一种将断裂和复型相结合的电子显微镜样品制备技术。即先进行冷冻断裂，然后在断裂面上喷一层金属（复型），制成复型膜在电镜下观察，以显示断面的精细结构。

02.01.112　冷冻蚀刻复型　freeze etch replica

将冷冻断裂的样品的温度稍微升高，让样品中的冰在真空中升华，而在表面上浮雕出细胞膜的超微结构；再对浮雕表面进行铂 - 碳复型，在腐蚀性溶液中除去生物材料，将复型置于载网上进行电镜观察。

02.01.113 扫描电镜电子断层三维重构技术 scanning electron microscopy tomography reconstruction

通过旋转样品，记录样品在不同角度下的二维投影图像，进行三维重构获得样品的三维图像信息。可以对细胞水平上的超微结构进行重构、观察和分析。是近年来生物学研究领域的热点。

02.01.114 组织化学 histochemistry

利用化学或物理的方法与组织细胞中的不同组分作用，使其形成不同颜色的反应沉淀物，从而便于在镜下观察生物化学反应物在细胞、组织的定性和定位，是细胞学、组织学和生物化学相结合的一种实验技术。

02.01.115 细胞化学 cytochemistry

在不改变细胞原有形态结构前提下、利用理化方法对细胞各种组分进行定位和定量的一种实验技术，为进一步了解这些生物化学成分与细胞功能的关系提供基础资料。

02.01.116 电镜细胞化学 electron microscopic cytochemistry

在电镜下观察用化学或物理的方法与细胞中的不同组分作用产生的细胞化学反应沉淀物在超微结构的定位，探讨细胞结构与功能的关系。

02.01.117 福尔根反应 Feulgen reaction

利用希夫试剂显示细胞核内脱氧核糖核酸的一种经典的组织化学方法。基本原理是利用盐酸水解脱氧核糖，使之释放出醛基，醛基与希夫试剂中的亚硫酸品红反应形成紫红色沉淀物，从而对脱氧核糖核酸进行定位和定量分析。

02.01.118 过碘酸希夫反应 periodic acid Schiff reaction, PAS reaction

又称高碘酸希夫反应，简称 PAS 反应。测定样品中是否存在多糖（糖原、淀粉等）的一种组织化学反应。过碘酸处理后，糖羟基氧化成醛基，依次与希夫试剂（无色碱性品红）和亚硫酸氢钠溶液作用，形成不溶性紫红色反应产物（图 02.01.03）。

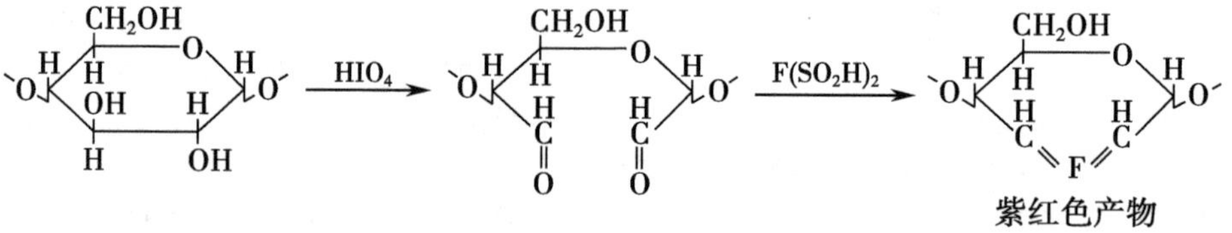

图 02.01.03 PAS 反应原理示意图

02.01.119 酶细胞化学 enzyme cytochemistry

利用酶催化其特异性底物形成带有颜色或标志物的产物沉淀于酶所在部位，从而对组织、细胞内酶的定位和活性等进行研究的细胞化学技术，用以了解细胞的生理活性及在病理情况下的改变。

02.01.120 脂类细胞化学 lipid cytochemistry

用溶于脂类的染料如苏丹Ⅲ、苏丹Ⅳ、苏丹黑或者苏丹红等，使之溶于细胞脂滴内而显示脂类物质。

02.01.121 荧光组织化学 fluorescence histochemistry

以荧光指示剂取代其他显色剂进行的组织化学检测，结果需在荧光显微镜下观察。

02.01.122 甲醛诱发荧光法 formaldehyde induced fluorescence method

根据单胺类物质与醛聚合而成的环形化合物在荧光显微镜下可发射荧光的特性，将甲醛蒸气作用于组织切片以显示组织细胞内儿茶酚胺和吲哚乙胺等的方法。

02.01.123 荧光显微镜术 fluorescence microscopy

利用显示荧光观察物体形态及对细胞内成分进行定位、定量技术的统称，包括显示组织细胞的自发性荧光法、荧光染色法和免疫荧光染色法。

02.01.124 自发性荧光法 autofluorescence method

用荧光显微镜观察机体某些未经染色的细胞及组织的自发性荧光的方法，如大动脉中的弹性纤维、心肌细胞中的脂褐素颗粒等。

02.01.125 荧光染色法 fluorescence staining

以荧光染料或荧光染料标记物对组织细胞进行的染色。可以显示细胞的某些结构、分化、生死以及细胞内某些化学成分的变化。如吖啶橙染色等（图 02.01.04）。

02.01.126 吖啶橙染色 acridine orange staining

简称 AO 染色。吖啶橙可与 DNA 和 RNA 结合，用荧光显微镜观察，胞核呈黄绿色，胞质呈橙红色。可用于荧光染色法和免疫细胞化学研究。在活细胞染色可鉴别血细胞、精子、寄生虫和虫卵的死亡率，在固定细胞染色可鉴定某些癌细胞（图 02.01.04）。

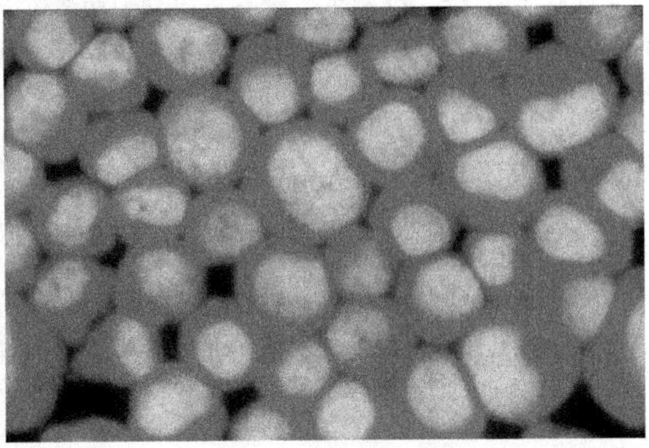

图 02.01.04　小鼠腹水宫颈癌细胞吖啶橙染色（高倍）

02.01.127　荧光素　fluorescein

在蓝光或紫外线照射下，可发出绿色荧光的一种黄色荧光染料，具有停止能量供给、发光也即停止的特性。

02.01.128　异硫氰酸荧光素　fluorescein isothiocyanate，FITC

荧光素的异硫氰酸（—N═C═S）衍生物，可与亲核物质（如蛋白质的氨基和巯基）反应，作为荧光指示剂标记蛋白质。性质稳定，易溶于水和酒精，广泛应用于免疫荧光染色。

02.01.129　四乙基罗丹明　tetraethyl rhodamine，RB200

易溶于酒精、丙酮而不溶于水的褐红色粉末状荧光染料，在蓝光或紫外线照射下，发出橙红色荧光。其性质稳定，在碱性条件下易与蛋白质的赖氨酸氨基反应而标记蛋白质，常与 FITC 合用，应用于免疫荧光双重染色。

02.01.130　免疫细胞化学　immunocytochemistry

应用带有可见标记的特异性抗原－抗体反应在原位检测细胞的化学成分的技术。基本技术主要有直接法和间接法。依标记方法不同可分为免疫荧光细胞化学，免疫酶细胞化学，免疫胶体金、银与铁标记技术，亲和免疫细胞化学和凝集素免疫细胞化学等（图 02.01.05）。

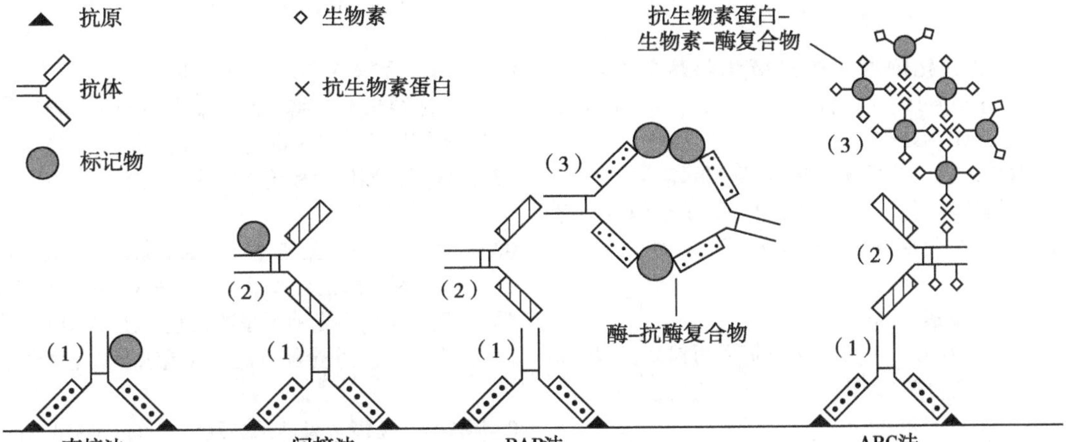

图 02.01.05　免疫细胞化学基本原理示意图

（1）、（2）和（3）示反应顺序

02.01.131　免疫组织化学　immunohistochemistry

在组织水平进行的免疫细胞化学的实验研究。

02.01.132　直接法　direct method

标记抗原的特异性抗体，即第一抗体，用标记的第一抗体孵育待测标本，以检测其中的抗原成分。本法特异性强，但敏感性较差（图 02.01.05）。

02.01.133　间接法　indirect method

不标记抗原的特异性抗体，即第一抗体，以第一抗体作为抗原免疫另一动物制备抗第一抗体的抗体即第二抗体，并标记第二抗体，染色时在抗原存在部位形成抗原－第一抗体－标记第二抗体复合物。本法敏感性较直接法高，应用较多（图 02.01.05）。

02.01.134　免疫荧光细胞化学　immunofluorescent cytochemistry

将免疫学方法（抗原抗体特异结合）与荧光标记技术结合起来研究特异抗原在细胞内分布的方法。

02.01.135　免疫酶细胞化学　immunoenzyme cytochemistry

以酶作为标记物，通过酶催化相应底物的显色反应，显示组织或细胞中抗原性物质的免疫细胞化学方法。常用的酶有辣根过氧化物酶、碱性磷酸酶、酸性磷酸酶和葡萄糖氧化酶等。

02.01.136　免疫胶体金、银与铁标记技术　colloid gold, silver, ferritin labeled technique

以胶体金、银或铁作为免疫标记物,该技术敏感性高、特异性强,可在光镜和电镜水平使用。

02.01.137　亲和免疫细胞化学　affinity immunocytochemistry

以植物血凝素、生物素和金黄色葡萄球菌蛋白A等一些对组织某种物质有高度亲和力的具有双价或多价结合力的物质为基础建立的细胞化学技术。既不同于组织化学的氧化、还原、分解等,本质上也非抗原抗体反应,成功地构建了一系列以ABC法为代表的新的敏感的有助于微量抗原定位的技术。

02.01.138　辣根过氧化物酶　horseradish peroxidase, HRP

辣根中提取出的相对分子质量为44kDa的小分子过氧化物酶,可催化多种底物生成有色沉淀。分子中存在4个赖氨酸残基,能够与多种物质结合形成酶标记分子。

02.01.139　过氧化物酶－抗过氧化物酶复合物法　peroxidase-antiperoxidase complex method, PAP method

简称PAP法。应用未标记的第一抗体、第二抗体和过氧化物酶－抗过氧化物酶复合物显示组织或细胞中抗原性物质的免疫组织化学方法(图02.01.05)。

02.01.140　生物素　biotin

又称维生素H。一种小分子质量的辅酶,可与抗生物素蛋白(亲和素)以高亲和力特异性结合。

02.01.141　抗生物素蛋白　avidin

又称亲和素。存在于鸟类、爬行类和两栖类的卵白中的一种四聚体碱性糖蛋白,有4个生物素结合位点,可与生物素以高亲和力特异性结合。

02.01.142　链霉抗生物素蛋白　streptavidin

从链霉菌培养物中提取的不含寡糖残基的蛋白质,相对分子质量为52.8kDa,与抗生物素蛋白一样有4个生物素结合位点,亲和力极高(Kd=10^{-15}mol/L)。

02.01.143　标记抗生物素蛋白－生物素法　labeled avidin-biotin method, LAB method

简称LAB法。以生物素标记的抗体和酶等标记的抗生物素蛋白显示组织细胞抗原性物质的免疫组织化学方法。

02.01.144　桥连抗生物素蛋白－生物素法　bridged avidin-biotin method, BAB method

简称BAB法。利用抗生物素蛋白分别连接生物素标记的抗体和生物素标记的酶显示组织细胞抗原性物质的免疫组织化学方法。

02.01.145　抗生物素蛋白－生物素－过氧化物酶复合物法　avidin-biotin-peroxidase complex method, ABC method

简称ABC法。应用第一抗体、生物素标记的第二抗体和抗生物素蛋白－生物素标记过氧化物酶复合物显示组织或细胞中抗原性物质的免疫组织化学方法(图02.01.05)。

02.01.146　链霉抗生物素蛋白－生物素－过氧化物酶复合物法　streptavidin-biotin-peroxidase complex method, SABC method

简称SABC法。以链霉抗生物素蛋白替换ABC法中的抗生物素蛋白的免疫组织化学方法。敏感性高、背景染色低,在生物医学中被广泛采用。

02.01.147　胶体金　colloidal gold

又称纳米金。纳米级金颗粒的悬液(胶体)。可人为制成直径1~150nm金颗粒,胶体金在碱性环境中带有负电荷,能作为标记物吸附于抗体。

02.01.148　免疫金染色法　immunogold staining, IGS

以金颗粒标记抗体、蛋白A等进行的免疫细胞化学,免疫金染色在光镜下呈粉红色。多用于电镜观察,利用不同直径大小金粒可进行双重或多重免疫金染色。

02.01.149　免疫金染色银加强法　immunogold staining silver enhancement, immunogold-silver staining, IGSS

简称免疫金银法。免疫金染色后,在含银离子和还原剂的溶液中显影,金颗粒催化银离子还原为金属银颗粒,黏附在金颗粒周围;随之银颗粒又作为催化剂,使更多银离子还原,金颗粒周围银层扩大,从而增加金颗粒的可见度,甚至在光镜下可见(棕黑色)。是敏感性非常高的一种免疫染色方法。

02.01.150　免疫细胞化学双重或多重染色　double/multiple immunostaining

以显色各异的两种或两种以上标记物标记第二抗体可在单个细胞或组织切片上同时显示两种或两种以上抗原物质,以发现其定位、形态,甚至功能上的相互关系(图02.01.06)。

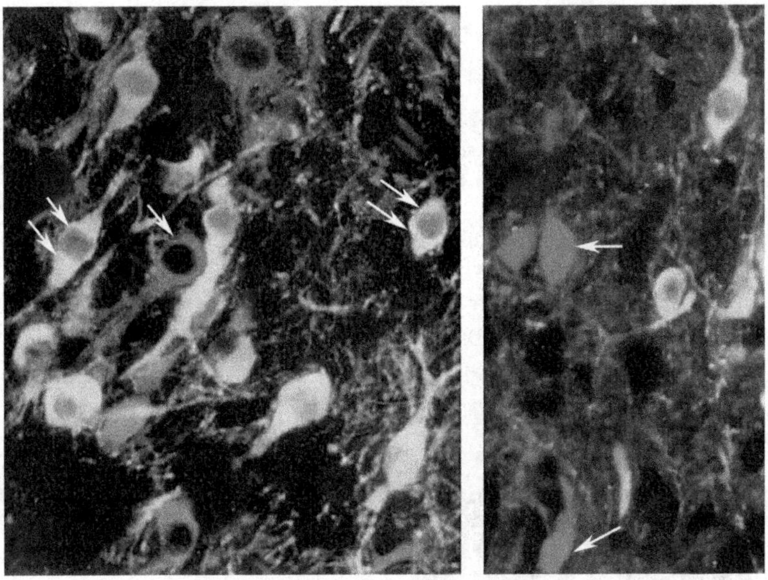

图 02.01.06　荧光细胞化学双重染色

FITC 标记的大鼠中脑酪氨酸羟化酶神经元（左图，单箭头）；德克萨斯红标记的钙结合蛋白神经元（右图，单箭头）；双箭头示双标记神经元

02.01.151　凝集素　lectin

一类从植物、无脊椎动物和较高等动物组织中提纯的，能与糖特异性结合的糖蛋白或蛋白质，因其能凝集红细胞而得名凝集素。由于它具有能识别细胞膜表面的碳水化合物决定簇的生物特性和多价结合能力，被应用于免疫细胞化学技术中。

02.01.152　凝集素细胞化学　lectin cytochemistry

各类不同的凝集素具有与某种特异性糖基专一结合的能力，另外，又具有与各种免疫标记物多价结合的能力，故可将凝集素标记用于免疫细胞化学，在光镜和电镜水平进行细胞、组织内化学成分的定性与定量研究。

02.01.153　免疫电镜术　immunoelectron microscopy

将免疫组织化学技术与电子显微镜术相结合，用以检测组织或细胞内抗原的亚细胞定位的技术。依据实验技术不同分为包埋前、包埋后和不包埋 3 种。

02.01.154　原位杂交组织化学　*in situ* hybridization histochemistry

简称原位杂交。一种在组织细胞原位进行的核酸分子杂交技术，用于细胞内 mRNA 和 DNA 的定位研究（图 02.01.07）。

02.01.155　荧光原位杂交　fluorescence *in situ* hybridization, FISH

利用荧光染料标记的核酸探针与细胞中的靶核酸进行杂交形成杂交体的原位杂交。在特定波长的激光照射下，荧光染料显示的不同颜色有助于观察细胞中靶核酸的定位。

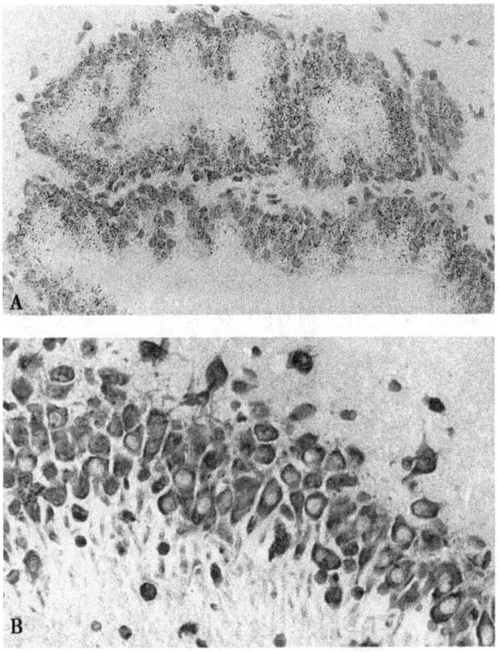

图 02.01.07　原位杂交光镜像

A. ^{35}S 标记前列腺特异抗原（PSA）cDNA 探针，放射自显影显示人前列腺上皮内 PSA mRNA 的表达，苏木精复染；B. 地高辛精标记蛋白激酶 C（PKC）β1 寡核苷酸探针，免疫细胞化学显示大鼠海马锥体细胞内 PKCβ1 mRNA 的表达

02.01.156　电镜原位杂交　electron microscopic *in situ* hybridization, EMISH

其基本原理与光镜原位杂交技术大致相同,但在组织细胞原位进行的核酸分子杂交信号必须是高电子密度的,方能在电镜下观察到杂交信号在细胞的超微结构定位,技术难度较大。

02.01.157　肽－核酸原位杂交组织化学　peptide-nucleic acid hybridization histochemistry

简称PNA杂交技术。肽－核酸是一种与DNA和RNA相似的化学物质,可由人工合成,如在合成时将其标记即可作为原位杂交的探针检测靶核酸,而不被任何核酸酶或蛋白酶所降解(图02.01.08)。

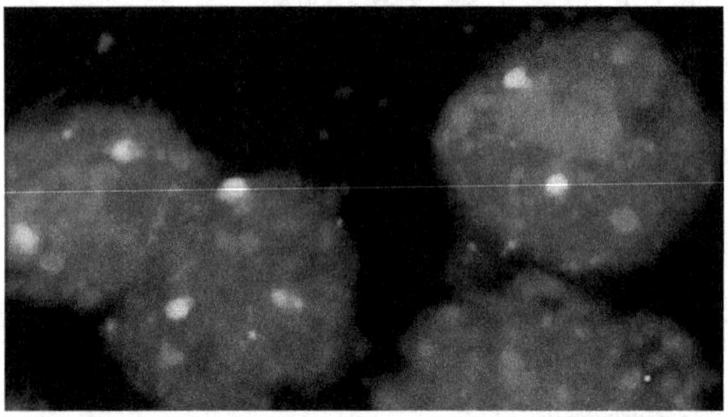

图02.01.08　肽－核酸原位杂交显示HIV-1前病毒
FITC标记MOLT4-IIIB,肽－核酸探针显示细胞核内HIV-1前病毒,DAPI染细胞核

02.01.158　整胚原位杂交　*in situ* hybridization of whole embryo

用整个胚胎进行原位杂交的技术。由于胚胎小,呈半透明状而且通透性好,可从整胚水平反映胚胎发育过程中基因表达的时空顺序,因而在发育生物学研究中获得广泛应用(图02.01.09)。

02.01.159　原位聚合酶链反应　*in situ* polymerase chain reaction, *in situ* PCR

简称原位PCR。先用聚合酶链反应进行扩增,使靶核酸序列的数量达到可检测的水平,然后用特异性标记探针对扩增产物进行原位杂交的技术。用于检测细胞内单拷贝或低拷贝DNA。

02.01.160　原位反转录聚合酶链反应　*in situ* reverse transcription polymerase chain reaction, *in situ* RT-PCR

简称原位RT-PCR。目前广泛使用的原位PCR一般以DNA为起始模板。如要检测mRNA,先以mRNA为模板,在反转录酶的催化下合成cDNA,再以cDNA

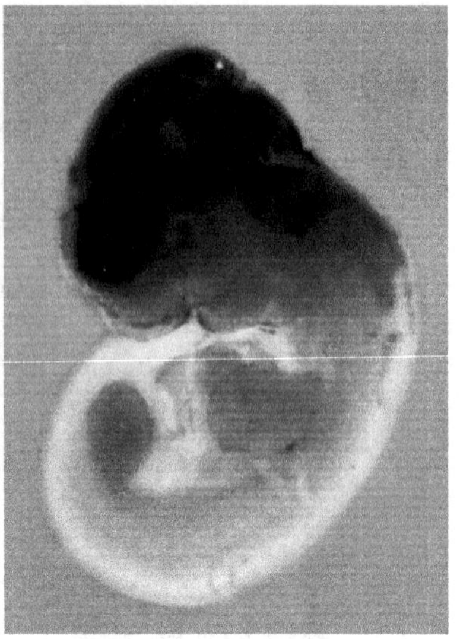

图02.01.09　整胚原位杂交
10.5天龄小鼠整胚原位杂交显示CDK5 mRNA,阳性信号局限于脑部

为模板,对靶序列进行PCR扩增,最后用原位杂交检测扩增产物,该技术称为原位反转录聚合酶链反应。

02.01.161　量子点荧光技术　quantum dots fluorescence technique

量子点(QDs)是一种纳米尺寸的半导体晶体颗粒,可以通过单一波长激发产生多种可被同时检测的发射颜色。利用生物素作为量子点和抗体的耦联物,通过静电完成对抗体的标记,又可与多种标记物相结合制成量子点荧光探针,进行免疫荧光检测。量子点激发谱宽、发射谱窄,调整粒子大小可获不同颜色,而且稳定性大于有机染料100倍,具有重要的应用前景。

02.01.162　放射性示踪物　radioactive tracer

测定标记化合物的自然存在部位或运行踪迹的含放射性核素的物质。在实验中用于追踪特定成分的时空变化。

02.01.163　放射自显影术　autoradiography, ARG

利用放射性核素所产生的电离辐射对感光乳胶的卤化银晶体作用产生潜影,再经过显影定影处理,把感光的卤化银还原成黑色的银颗粒,即可根据这些银颗粒的部位和数量分析出标本中放射性示踪物的分布,以进行定位和定量分析的技术。根据观测水平的不同可分为宏观放射自显影术、显微放射自显影术、超微放射自显影术(电镜显示的放射自显影术)。

02.01.164　宏观放射自显影术　macroautoradiography

可同时观察小动物整体或大动物多个脏器的放射性示踪物代谢动态变化和转归的放射自显影术。

02.01.165　显微放射自显影术　microautoradiography

在光镜下观察用切片或培养细胞制备的放射自显影标本，从细胞水平研究放射性核素标记物的分布和代谢的技术。

02.01.166　电镜放射自显影术　electron microscopic autoradiography

将制备的放射自显影标本转置于铜网上在电镜下观察，可用以研究细胞超微结构的功能活动与放射性核素标记物代谢之间的关系。

02.01.167　体视学　stereology

根据连续的组织切片应用计算机进行三维重建，以获得组织微细结构立体模型的科学。

02.01.168　形态计量术　morphometry

又称形态计量法。运用数学和统计学原理对组织和细胞内各种成分的数量、体积、表面积等的相对值与绝对值进行测量的方法。

02.01.169　图像分析　image analysis

应用数学和统计学原理对组织切片提供的平面图像进行分析，从而获得组织和细胞内各种有形成分的数量、体积、表面积等立体参数，从量的角度显示结构和功能关系的技术。

02.01.170　细胞化学计量技术　quantitation in cytochemistry

用数字语言描述细胞内某种化学物质或其反应产物（包括细胞化学和免疫细胞化学）的计量的方法。主要包括细胞图像光度术和非成像细胞计量术。

02.01.171　细胞图像光度术　image cytophotometry, image cytometry, ICM

以显微成像设备为基础，以光学原理为依据，测量载玻片上细胞学、组织学样品中单个细胞或细胞截面形成的吸光图像和发光图像的光度学参数，以测评单个细胞及其群体的某化学物质的量的技术。

02.01.172　非成像细胞计量术　non-image cytometry, n-ICM

以悬液或不透明固相物为组织、细胞某种化学物质的载体，使用不同的方法和仪器检测悬液或固相物内非成像的单个细胞或细胞群体的某种化学物质的光度或放射性活度等参数，以表述单个细胞或单位细胞群体（如每百万细胞或每 mm^3 组织细胞等）内某化学物质的量的技术。

02.01.173　显微光度计量术　microphotometry

又称显微光度术，显微光度测量术，细胞图像光度术。对显微镜分辨范围内的微小物体进行光度测量的方法，常用于细胞图像的光度测量。

02.01.174　细胞图像光度术　image cytophotometry, ICM

见 02.01.173 显微光度计量术。

02.01.175　显微图像分析系统　microscope image analysis system

又称图像分析仪。是用于细胞图像光度术的主要工具，由显微镜、计算机、图像采集装置和图像处理与分析软件四大关键部件组成。

02.01.176　图像分析仪　image analyzer

见 02.01.175 显微图像分析系统。

02.01.177　体内　*in vivo*

又称在体。在整体动物、整体植物或微生物细胞等生物活体内进行实验的模式。

02.01.178　体外　*in vitro*

又称离体。用器官灌注、组织培养、组织匀浆、细胞培养、亚细胞组分、生物材料的粗提取物等在生物体外进行实验的模式。

02.01.179　体内活体染色　intravital staining, vital staining

简称活体染色。将无毒、无菌染料注入活的动物体内，组织或细胞选择性地摄取染料后，观察不同细胞类型的分布及其与功能的关系。

02.01.180　体外活体染色　supravital staining

又称活细胞染色。对分离的活细胞或体外培养的细胞直接进行染色的方法。

02.01.181　细胞培养　cell culture

在离体条件下，用模拟机体生理条件的培养液（培养基）维持细胞生长与增殖的技术。

02.01.182　组织培养　tissue culture

从机体分离出的组织小块在体外人工条件下培养生长的技术。由于从组织块生长出来的细胞具有移动向周围环境生长的能力，培养中的组织块会逐渐改变原有结构而转变为细胞培养。

02.01.183 器官培养 organ culture

将器官原基、部分或整体器官在不损伤正常组织结构的条件下进行的培养，即仍保持组织的三维结构，能用以观察器官原基的生长和分化的内在潜力及在不同模拟状态下的器官功能。

02.01.184 悬浮细胞培养法 suspension cell culture

用试管培养或电磁搅拌干扰黏附贴壁生长细胞使其在液体中呈悬浮生长。

02.01.185 微载体细胞培养法 microcarrier culture

利用一种对细胞无毒害作用的材料制备的颗粒（微载体）作为支撑材料，使细胞获得极大的黏附表面积，以实现高密度的培养。

02.01.186 球状细胞培养 spherical cell culture

使单层培养的细胞生长成不贴壁的球状细胞体。

02.01.187 贴壁依赖性生长 anchorage dependent growth

大多数正常真核细胞只有在黏附于一定的细胞外基质时才能生长（包括存活及进入细胞增殖周期）的现象。

02.01.188 单层培养 monolayer culture

又称贴壁培养。贴壁依赖性细胞在培养皿中只形成一单层细胞的体外培养方式。

02.01.189 贴壁培养 attachment culture, adherent culture

见 02.01.188 单层培养。

02.01.190 密度依赖性细胞生长抑制 density dependent cell growth inhibition

单层培养中的正常细胞一旦相互接触并达到临界细胞密度，细胞即停止分裂的现象。

02.01.191 生长晕 outgrowth

组织块接种培养一段时间（通常 3~6 天）后，细胞从组织块游离出来，呈放射状向周边生长形成的图像。

02.01.192 原代培养 primary culture

将机体内的组织取出，分散成单细胞，在人工条件下培养使其生存并不断生长、增殖的方法。由于原代培养细胞离体时间短，细胞遗传性与体内细胞相差甚微，适于进行细胞形态、功能及分化的研究。

02.01.193 传代培养 subculture

又称继代培养。当体外培养的细胞增殖到一定密度后，将其分离、稀释并转移到新的培养瓶中继续培养以延续其生存期的方法。

02.01.194 继代培养 secondary culture

见 02.01.193 传代培养。

02.01.195 细胞系 cell line

经长期连续传代形成的培养细胞群。

02.01.196 细胞株 cell strain

由细胞克隆或细胞分离形成的单个纯种细胞繁殖的细胞群，具有有限分裂潜能，适于培养、并在培养过程中保持其生物学特性和标志。一般分裂 25~50 次后死亡。

02.01.197 限定细胞株 finite cell strain

又称连续细胞株。细胞来源、核型、生长速度、功能和遗传缺陷等已经清楚的细胞株。

02.01.198 连续细胞株 continuous cell strain

见 02.01.197 限定细胞株。

02.01.199 细胞同步化 cell synchronization

培养中的细胞处于细胞周期的不同阶段，从而对于实验条件反应各不相同。用人为的方法如血清饥饿法、选择性分离法、化学药品法等使培养中的细胞进入细胞周期的同一阶段，称为细胞同步化。

02.01.200 细胞克隆 cell clone

单个细胞从群体内分离出来单独培养，使之重新繁衍成一个新的细胞群体的培养技术。

02.01.201 细胞分离术 cell isolation

利用细胞黏附性、大小、密度和细胞表面特殊标记等分离细胞的技术。分离方法有黏附法、分离法、亲和免疫分离法和细胞电泳分离技术等。

02.01.202 细胞融合 cell fusion

人工的或自然发生的两个或两个以上细胞合并形成一个细胞的过程。是用实验方法建立新品系细胞的重要手段。

02.01.203 细胞杂交 cell hybridization

在体外条件下，通过人工培养和诱导将不同种生物或同种生物不同类型的两个或多个细胞合并成一个双核或多核细胞的过程。

02.01.204　细胞亲和免疫分离法　affinity immunity isolation

在分离细胞层析中，由于细胞表面特殊标记不同，分别选择与填入层析柱的与玻璃珠、聚蔗糖等物质交联的相应抗体、凝集素、配体发生免疫亲和，发生免疫亲和的细胞结合在层析柱上，而未发生免疫亲和的细胞则穿过层析柱流出，实现细胞分离。

02.01.205　细胞电泳术　cell electrophoresis

根据细胞所带电荷性质或密度不同、在电场中出现迁移速度不同的生物学特性对细胞进行无创性分离的生物物理技术。

02.01.206　培养基　culture medium

模拟机体生理条件配制的用于进行组织或细胞培养的介质之统称。

02.01.207　无血清培养基　serum-free medium

不含血清而含有支持细胞生长和增殖的多种营养成分（如生长因子、组织提取物等）的细胞培养基。

02.01.208　差速离心法　differential centrifugation

利用不同物质沉降速率的差异，在不同离心速度下分离和收集不同颗粒的离心技术。常用于分离细胞匀浆中的各种细胞器。

02.01.209　密度梯度离心法　density gradient centrifugation

用一定的介质在离心管内形成一连续或不连续的密度梯度，将细胞悬液（或匀浆）置于介质的顶部，通过重力或离心力场的作用使细胞（或亚细胞成分）分层、分离的方法。

02.01.210　低温生物学　cryobiology

研究自然状态下动物的耐寒性及对动植物细胞、组织、器官、胚胎低温保存的应用性研究。

02.01.211　组织工程　tissue engineering

用细胞培养技术在体外模拟构建机体组织或器官的技术，是生物医学和材料科学交叉融合的产物（图 02.01.10）。

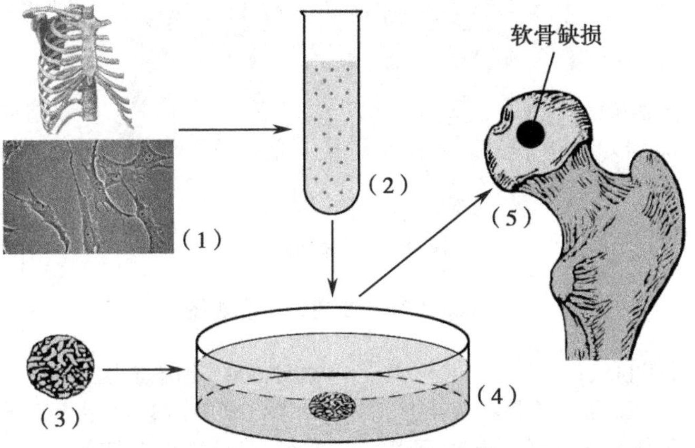

图 02.01.10　组织工程的基本方法

（1）获取组织或干细胞；（2）分离、培养种子细胞；（3）制备三维支架；（4）将种子细胞种植于支架；（5）将细胞 - 支架复合物植入组织缺损处

02.01.212　光遗传学　optogenetics

又称光刺激基因工程。近年发展的一种光学技术与遗传学技术相结合的对神经系统进行调控的新技术。向小鼠体内注射光感基因，这种基因能够对不同颜色光的刺激作出敏感的反应，还能通过自身特性感染神经元；用一种新的光控方法可高度精确地对神经元进行刺激，按照意愿控制神经元的活性，进而影响动物的记忆和行为。该技术有望为医学带来突破性进展。

02.01.213　光刺激基因工程　optical stimulation plus genetic engineering

见 02.01.212 光遗传学。

02.01.214　体细胞重编程技术　somatic cell reprogramming technique

通过基因表达的重启或转染入新基因，致细胞发生去分化或幼稚化，恢复到全能性状态或形成胚胎样干细胞，发育成一个新个体的过程。体细胞重编程技术主要有核移植、细胞融合、诱导多能干细胞技术等，对生命科学发展具有里程碑的作用。

02.01.215　诱导多能干细胞技术　induced pluripotent stem cell technique

利用病毒载体将 4 个转录因子（Oct4、Sox2、Klf4 和 c-Myc）的组合转入分化的体细胞中，使其重编程为具有自我更新和分化的全能性、类似胚胎干细胞的技术。为干细胞和再生医学的研究与应用开辟了一个全新的领域。

02.01.216　组织芯片　tissue chip

又称组织微阵列。生物芯片技术的重要分支，将数十个甚至上千个不同个体的组织标本以规则阵列方式集成在一张固相载体芯片上，一次性研究特定基因与其所表达的蛋白质与疾病之间的相关关系。是一种新型的高通量、多样本的研究工具。

02.01.217　组织微阵列　tissue microarray

见 02.01.216 组织芯片。

（第三军医大学　蔡文琴）

02.02　细　　胞

02.02.001　细胞　cell

人体的基本结构与功能单位。一般由细胞核、细胞质和细胞膜组成，细胞质中含有多种细胞器。少数成熟细胞没有细胞核，如成熟红细胞、血小板等（图 02.02.01）。

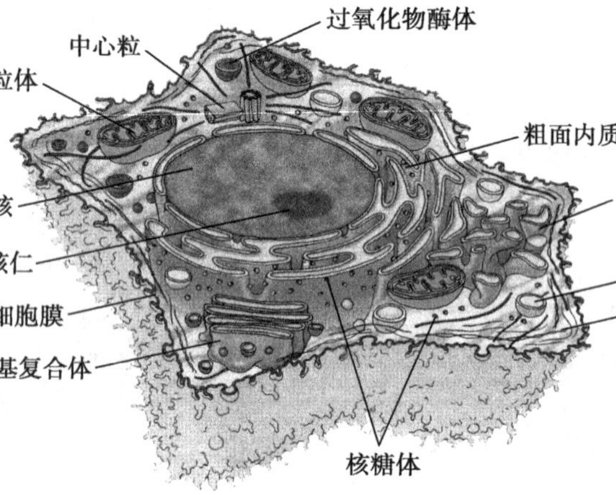

图 02.02.01　细胞结构模式图

02.02.002　细胞生物学　cell biology

从细胞整体、显微、亚显微和分子等各级水平上研究细胞结构、功能以及包括增殖、分化、衰老、死亡、信号传导、基因表达与调控、细胞起源与进化、细胞社会性等生命活动规律的学科。

02.02.003　分子细胞生物学　molecular cell biology

结合生物化学、遗传学，完整系统地从分子水平深入研究细胞的结构和功能的学科。

02.02.004　细胞生理学　cell physiology，cytophysiology

研究细胞如何从环境中摄取营养，经代谢转化成能量，进行生长、分裂以及包括细胞兴奋性、收缩性、分泌等其他功能活动，并对环境因子产生反应的学科。

02.02.005　细胞遗传学　cell genetics，cytogenetics

研究细胞中染色体遗传规律的学科，包括染色体结构、数目、功能以及它们与疾病的相关性。

02.02.006　细胞组学　cytomics

以基因组数据库为基础，结合基因组学和蛋白质组学技术，在单细胞水平上获取细胞分子表型的信息，进而研究细胞系统的结构以及内部分子功能的学科。

02.02.007　细胞学说　cell theory

认为一切生物都由细胞组成，细胞是生命的结构单位，细胞只能由细胞分裂而来的学说。

02.02.008　原核细胞　prokaryotic cell，prokaryocyte

细胞内遗传物质没有膜包围的一大类细胞。不含膜相细胞器，如细菌、蓝藻和支原体等。

02.02.009　原核生物　prokaryote，procaryote

由单个原核细胞构成的生物。细胞中 DNA 区域无膜包围，染色体分散在细胞质中，不具有完全的细胞器官。如细菌、蓝藻、支原体和衣原体等。

02.02.010 真核细胞 eukaryotic cell, eukaryocyte

细胞核具有明显的核被膜所包围的细胞。细胞之中存在膜相细胞器。人体中的细胞皆为真核细胞。

02.02.011 真核生物 eukaryote, eucaryote

由真核细胞构成的生物。其细胞具有细胞核、核膜和其他细胞器。既可以是只由单个细胞构成的单细胞真核生物,如原生动物,也可以是多个细胞形成的多细胞真核生物,包括动物、植物及人类。

02.02.012 干细胞 stem cell

分化程度相对较低,具有不断自我更新和分化潜能的细胞。根据其来源,通常分胚胎干细胞和成体干细胞两大类。

02.02.013 祖细胞 progenitor cell

从多潜能干细胞衍生而来的细胞,它们具有双向分化能力,即一个祖细胞可分裂产生两个祖细胞或一个祖细胞和一个前体细胞,并可继续定向分化成为几种类型的细胞。

02.02.014 前体细胞 precursor cell

由某种特定细胞类型的祖细胞衍生而来、属于祖细胞与分化成熟细胞之间的中间细胞,它们再分裂与进一步分化产生特定的细胞类型。

02.02.015 未分化细胞 undifferentiated cell

尚未形成某种特化细胞类型、未产生特异功能蛋白的细胞。

02.02.016 成熟细胞 maturation cell

已具有特化细胞类型、产生特有功能蛋白并行使特殊功能的细胞。

02.02.017 终末细胞 terminal cell

已分化成熟的细胞,不再进入细胞周期,具有特定的生物学功能和作用,最后老化死亡。

02.02.018 骨髓间充质干细胞 bone marrow mesenchymal stem cell, BMMSC

成体骨髓中的一类多能干细胞。具有分化为骨细胞、软骨细胞和其他几种结缔组织细胞(如腱细胞)的潜能,亦可转分化为心肌细胞、骨骼肌细胞等。

02.02.019 吞噬细胞 phagocyte

具有吞噬能力的细胞。人体中主要的吞噬细胞有中性粒细胞、巨噬细胞等。

02.02.020 位置细胞 place cell

海马及相邻区域中的一种神经元,是脑内认知地图的基本组成单元。当个体处于特定的位置区域时,相应的位置细胞进入兴奋状态,并呈现最强放电。

02.02.021 网格细胞 grid cell

内嗅皮层中的一类神经元,对多个特定空间位置发生反应,建立起正三角形网格,并与位置细胞相互连接,形成定位知觉,起“导航作用”。

02.02.022 头部方向细胞 head direction cell

海马下托内的一种神经元,其功能为分析来自前庭系统的信息以确定头部朝向的方向,当头朝某个方向时,相应的头部方向细胞便兴奋。它们与网格细胞有广泛的功能联系,在大脑定位系统(GPS)中起着“指南针”样的作用。

02.02.023 细胞膜 cell membrane

又称质膜。包围细胞质和细胞器的界膜。由磷脂双层和相关蛋白质以及胆固醇和糖脂等组成,细胞膜将细胞中的生命物质与外界环境分隔开,维持细胞特有的内环境(图 02.02.02)。

02.02.024 质膜 plasma membrane

见 02.02.023 细胞膜。

02.02.025 生物膜 biomembrane

围绕细胞或细胞器的脂质双层膜,构成细胞内的膜系统与质膜,起渗透屏障、物质转运和信号转导等作用。

02.02.026 单位膜 unit membrane

由脂质双层及嵌合蛋白质构成的一层生物膜。在电镜下呈现出“暗 – 明 – 暗”3 层式结构。

02.02.027 细胞黏附分子 cell adhesion molecule, CAM

介导细胞与细胞间或细胞与细胞外基质间相互接触和结合的众多分子的统称。大多数为糖蛋白,分布于细胞表面。

02.02.028 细胞识别 cell recognition

细胞间通过表面黏附分子形成专一性黏附的相互作用过程。具有种属特异性及器官组织特异性。

02.02.029 细胞黏附 cell adhesion

在细胞识别的基础上,同类细胞发生聚集形成细胞团或组织,是一个多步骤、多成分参与的级联过程。

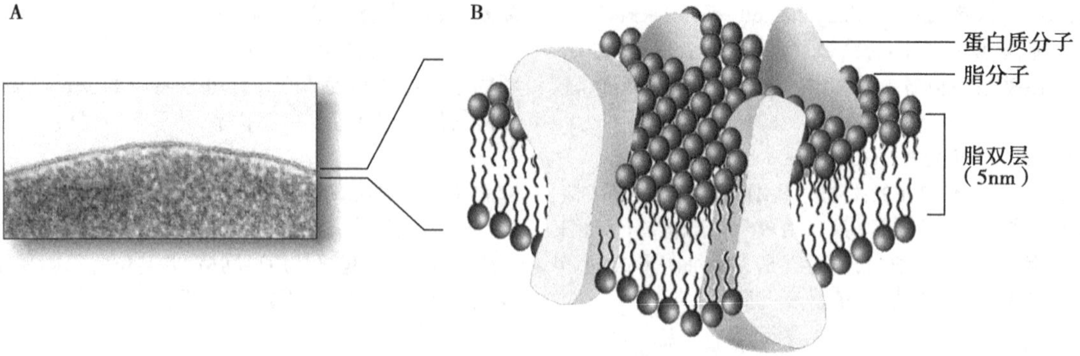

图 02.02.02　细胞膜的结构

A. 人红细胞膜电镜照片；B. 细胞膜三维结构模式图

02.02.030　细胞通信　cell communication

在多细胞生物的细胞社会中，细胞间或细胞内高度精确和高效地发生与接收信息的通信机制，并通过放大机制引起快速的细胞生理反应。

02.02.031　信号转导　signal transduction

细胞外信号与细胞表面受体相互作用，使其转变为细胞内信号，并发生胞内信号传递级联反应的过程。调节细胞的生理和遗传过程，强调信号的接收与接收后信号转换的途径和结果。

02.02.032　细胞质　cytoplasm

简称胞质。细胞中包含在细胞膜内的内容物。在真核细胞中指细胞膜以内，细胞核以外的部分，内含有细胞器和细胞骨架等结构。

02.02.033　细胞器　organelle

真核细胞内具有一定形态、执行特定功能的结构，如线粒体、溶酶体、内质网、高尔基体和过氧化物酶体等。

02.02.034　[细胞]内含物　inclusion

散在于细胞质中的异体物质或滞留于细胞内的一些产物。

02.02.035　细胞质溶胶　cytosol

细胞质中除细胞器和细胞骨架之外的均质半透明的液态物质成分，含有多种酶，多数代谢均在细胞质溶胶中进行。

02.02.036　线粒体　mitochondrion

真核细胞中由双层高度特化的单位膜围成的细胞器。主要功能是通过氧化磷酸化作用合成腺苷三磷酸（ATP），为细胞各种生理活动提供能量，所以被称作细胞的“动力工厂”（图 02.02.03）。

02.02.037　核糖[核蛋白]体　ribosome

由核糖体 RNA 和蛋白质组成的颗粒结构。包括大小两个亚单位，是合成蛋白质的细胞器。

02.02.038　多聚核糖体　polyribosome，polysome

mRNA 与正在翻译的一系列核糖体结合形成的复合体，每个多聚核糖体可以独立完成一条多肽链的合成。

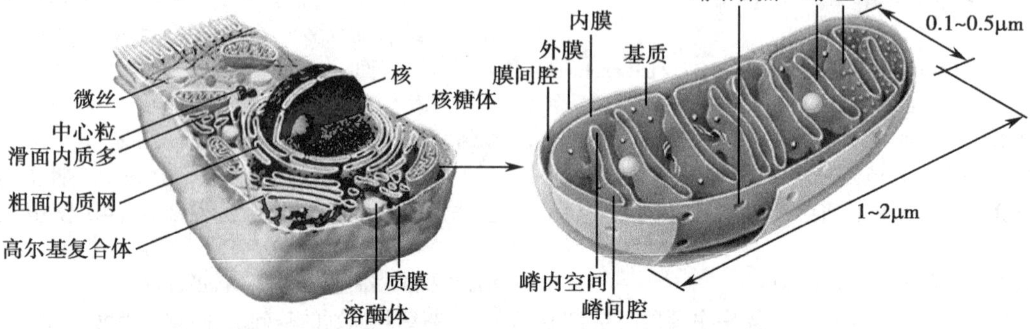

图 02.02.03　线粒体在细胞内的分布（左）和结构模式图（右）

02.02.039　游离核糖体　free ribosome

在真核细胞中,以游离状态存在的核糖体,主要合成细胞内的某些基础蛋白。

02.02.040　附着核糖体　membrane-bound ribosome

在真核细胞中,附着在粗面内质网的外表面的核糖体,主要合成分泌蛋白和膜蛋白。

02.02.041　内质网　endoplasmic reticulum, ER

真核细胞胞质内广泛分布的由膜构成的扁囊、小管或小泡连接而形成的连续的三维网状膜系统。分为滑面内质网和粗面内质网两种。

02.02.042　滑面内质网　smooth endoplasmic reticulum

又称光面内质网。膜表面没有核糖体附着的内质网,在电镜下呈管状、泡样网状结构,主要与脂质的合成有关(图 02.02.04)。

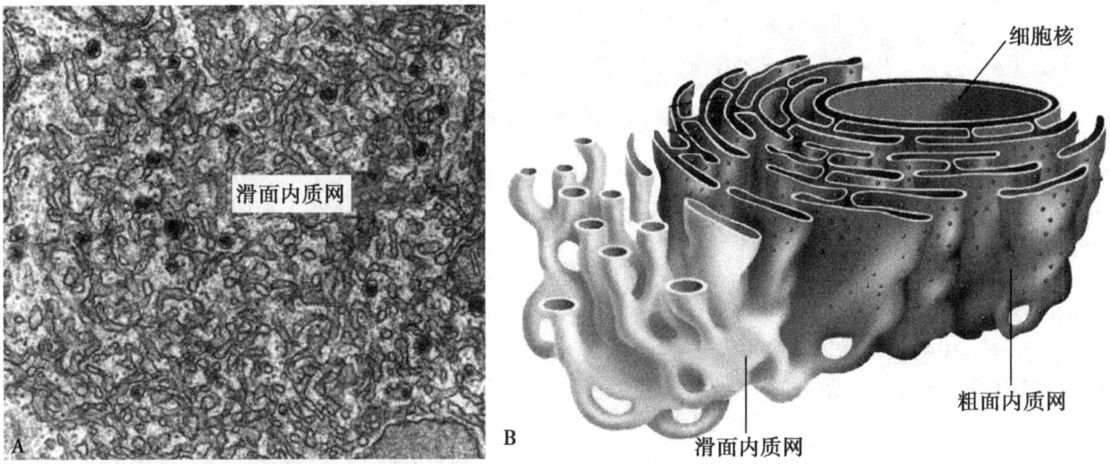

图 02.02.04　滑面内质网

A. 透射电镜像;B. 与粗面内质网关系示意图

02.02.043　粗面内质网　rough endoplasmic reticulum

又称糙面内质网。膜表面有核糖体附着的内质网,电镜下多呈扁平囊状,是分泌蛋白质和膜蛋白等的合成加工场所(图 02.02.05)。

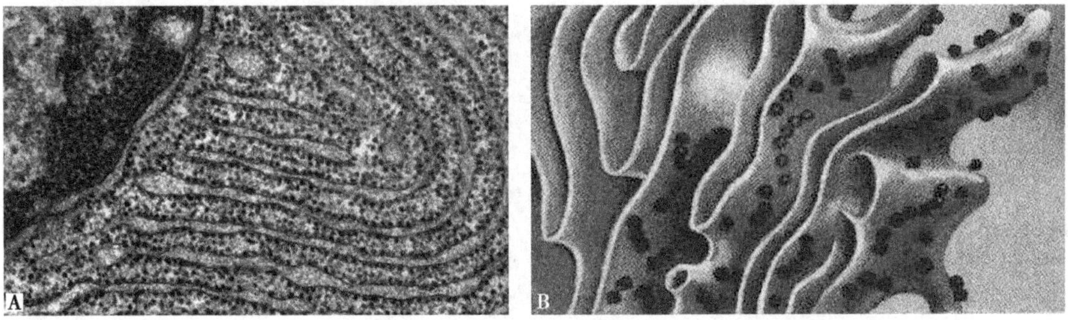

图 02.02.05　粗面内质网透射电镜像(A)和结构示意图(B)

02.02.044　微粒体　microsome

在细胞匀浆和差速离心过程中获得的由破碎的内质网膜形成的直径介于 20~200nm 的小囊泡,具有内质网的基本功能。

02.02.045　高尔基[复合]体　Golgi body, Golgi apparatus, Golgi complex

真核细胞中近核部位主要由扁平膜囊和小泡规则堆叠而成的一种细胞器。含有多种糖基化酶,负责将来自内质网的蛋白质进行加工和分选,以便分送到细胞不同部位或细胞外(图 02.02.06)。

02.02.046　胞吞　endocytosis

又称内吞。细胞通过质膜内陷形成膜泡、将胞外物质摄入胞内的现象,包括吞噬和胞饮。

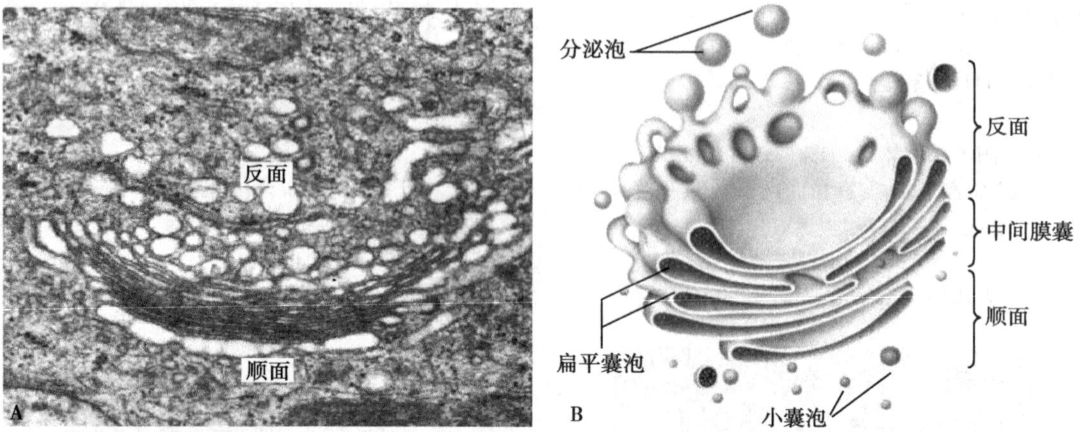

图 02.02.06　高尔基复合体透射电镜像（A）和结构模式图（B）

02.02.047　胞吐　exocytosis

又称外排。运输小泡或分泌颗粒与质膜融合后将内容物释放到细胞外的现象。

02.02.048　胞饮　pinocytosis

又称吞饮。活细胞不靠通透性而借助质膜向胞内生芽形成内吞小泡或以主动运输方式从外界摄取可溶性物质的过程。

02.02.049　胞饮泡　pinocytotic vesicle

又称吞饮小泡。细胞内吞液体或溶质后形成小于 150nm 的较小囊泡。

02.02.050　吞噬　phagocytosis

吞噬细胞摄取颗粒物质的过程。吞噬形成的膜泡称为吞噬体或吞噬泡。

02.02.051　吞噬体　phagosome

又称吞噬泡。细胞吞噬较大的细胞外颗粒状物质或多分子复合物（直径 >250nm）后形成的、由膜包围的结构。

02.02.052　吞噬泡　phagocytic vacuole

见 02.02.051 吞噬体。

02.02.053　溶酶体　lysosome

真核细胞中一种异质的消化性膜包细胞器，直径 0.2~0.8μm，但最大者可达数微米，最小者仅 0.05μm。它们是细胞内大分子降解的主要场所。

02.02.054　初级溶酶体　primary lysosome

只含酸性水解酶而不含被消化物质（底物）、尚未进行消化活动的溶酶体（图 02.02.07）。

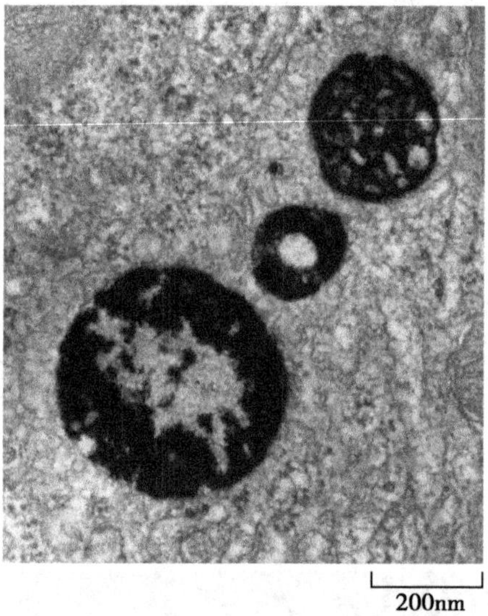

图 02.02.07　溶酶体透射电镜像

左下显示一个典型的初级溶酶体

02.02.055　次级溶酶体　secondary lysosome

已经进行消化活动的溶酶体。内含溶酶体酶、消化底物和消化产物。根据所消化的物质来源不同，分为异噬溶酶体和自噬溶酶体。

02.02.056　异噬溶酶体　heterophagolysosome

由初级溶酶体与细胞通过胞吞作用形成的吞噬体和胞饮泡相互融合而形成的次级溶酶体。

02.02.057　吞噬溶酶体　phagolysosome

由吞噬细胞吞入胞外病原体或其他外来较大颗粒异物所形成的吞噬体与初级溶酶体融合而成的次级溶酶体。

02.02.058　自噬溶酶体　autophagolysosome, autolysosome

融入细胞自身多余或衰老细胞器（如线粒体和内质网等）的一类次级溶酶体。在细胞内起清道夫作用。

02.02.059　自噬　autophagy

细胞内大分子物质与细胞器被次级溶酶体进行降解与消化的过程，借此维持细胞的自我稳定。

02.02.060　自噬体　autophagosome

由细胞内退变或损伤的细胞器被双层膜包围形成的结构，其直径为 0.2~1.7μm。与初级溶酶体融合，形成自噬溶酶体，使内含物得以消化（图 02.02.08）。

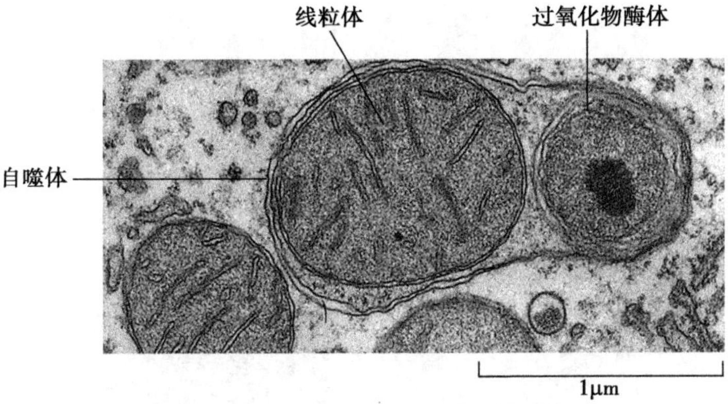

图 02.02.08　自噬体（内含一个线粒体和一个过氧化物酶）

02.02.061　残余体　residual body

含有未被消化的残存物质的溶酶体。可通过类似胞吐的方式将内容物排出细胞。

02.02.062　过氧化物酶体　peroxisome

又称微体。一层单位膜包裹而成的膜性细胞器，内含氧化酶、过氧化物酶和过氧化氢酶等（图 02.02.09）。

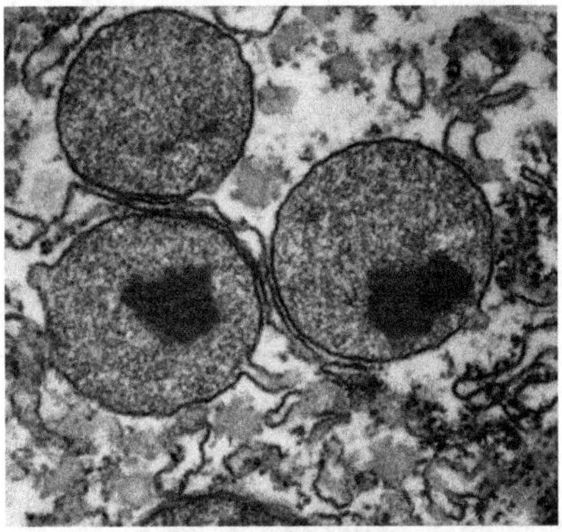

图 02.02.09　过氧化物酶体电镜像

02.02.063　微体　microbody

见 02.02.062 过氧化物酶体。

02.02.064　中心粒　centriole

动物细胞中位于核附近由 9 组三联体微管围成的成对圆筒状结构。两颗中心粒在一端互相垂直，在分裂间期中位于核的一侧，细胞分裂时逐渐移向两极，与有丝分裂器的组建有关。

02.02.065　中心体　centrosome

主要见于动物细胞中的一种近核的细胞器，由一对中心粒和中心粒周物质组成，中心粒周物质起微管组织中心作用。

02.02.066　细胞骨架　cytoskeleton

真核细胞中与保持细胞形态结构和细胞运动有关的纤维网络。包括微丝、微管和中间丝等（图 02.02.10）。

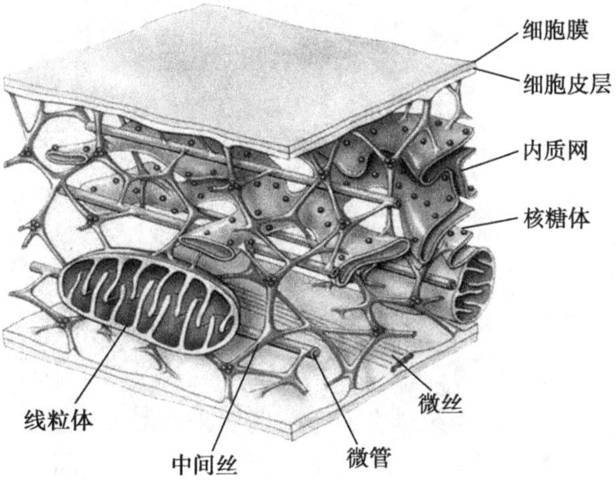

图 02.02.10　细胞骨架立体结构模式图

02.02.067　微丝　microfilament

又称肌动蛋白丝。由肌动蛋白单体组装而成的细胞骨架纤维，直径约为 6nm，参与细胞各种形式的运动。

02.02.068　肌动蛋白丝　actin filament

见 02.02.067 微丝。

02.02.069　微管　microtubule

一种中空的细胞骨架纤维，由 α 和 β 微管蛋白形成的异二聚体组装而成，其内外径分别约为 14nm 和 24nm，为细胞骨架重要成分之一。微管参与细胞形态的发生与维持、物质运输，以及细胞的运动与分裂（图 02.02.11）。

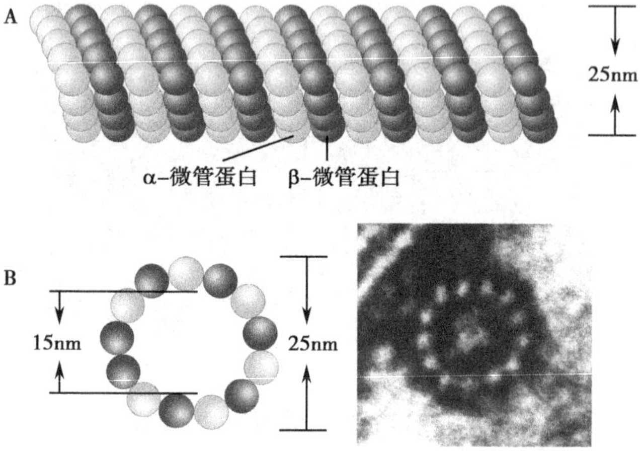

图 02.02.11　微管的结构

A. 结构模式图；B. 横切面电镜图像（右）及其模型（左）

02.02.070　基体　basal body

位于纤毛微管基部的颗粒状结构，具有中心粒样的构成，与纤毛的形成和运动有关。

02.02.071　中间丝　intermediate filament，IF

又称中间纤维。存在于真核细胞中，直径介于微丝和微管之间的细胞骨架纤维。是最稳定的细胞骨架成分，主要起支撑作用。

02.02.072　细胞核　nucleus

简称胞核。有核膜包围，是遗传物质贮存、复制和转录的场所。除核膜外，还包括核基质、染色质和核仁（图 02.02.12）。

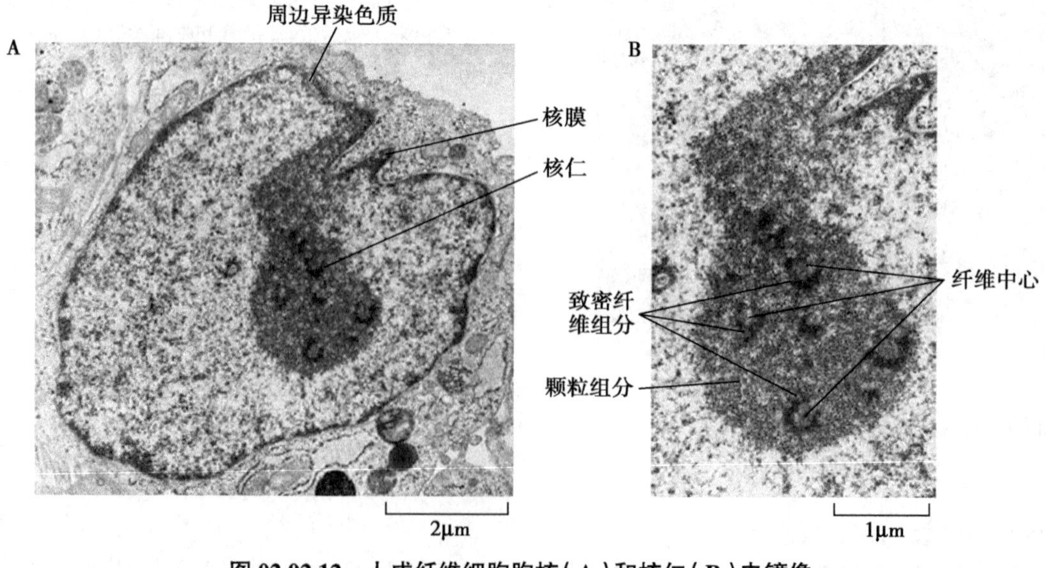

图 02.02.12　人成纤维细胞胞核（A）和核仁（B）电镜像

02.02.073　核被膜　nuclear envelope

简称核膜。包围细胞核的双层膜结构。包括内核膜、外核膜、核周腔、核孔复合体和核纤层，是细胞核与细胞质之间的界膜（见图 02.02.12）。

02.02.074　核孔　nuclear pore

又称核孔复合物。核被膜上沟通核质和细胞质的复杂隧道结构，由多种核孔蛋白组成。隧道的内、外口和中央有核糖核蛋白组成的颗粒，对进出核的物质有控制作用。

02.02.075　核孔复合物　nuclear pore complex

见 02.02.074 核孔。

02.02.076　核仁　nucleolus

由核仁组织区 DNA、RNA 和核糖体亚单位等成分组成的球形致密结构。在电镜下可区分为纤维中心、致密纤维组分和颗粒组分 3 个区域（见图 02.02.12）。

02.02.077　核仁组织区　nucleolus organizer region, nucleolus organizing region, NOR

位于染色体次缢痕处，含有多拷贝核糖体 RNA 基因，具有组织形成核仁能力的染色质区。

02.02.078　染色质　chromatin

间期细胞核中由 DNA 和组蛋白构成的染色物质，可被碱性染料染色。是遗传信息的载体。

02.02.079　异染色质　heterochromatin

间期核中染色质纤维折叠压缩程度高，处于凝缩状态，染料着色深的染色质。富含重复 DNA 序列，是不活跃或无转录活性的染色质。

02.02.080　常染色质　euchromatin

间期核中染色质纤维折叠压缩程度低，处于伸展状态，碱性染料着色浅而均匀的染色质。富含单拷贝 DNA 序列，并具有转录活性。

02.02.081　性染色质　sex chromatin

表示一条失活 X 染色体的紧密聚集的染色质。

02.02.082　核小体　nucleosome

组成真核细胞染色质的基本结构单位，由组蛋白和大约 200 个 bp 的 DNA 组成的直径约 10nm 的球形小体。其核心由 H_2A、H_2B、H_3 和 H_4 4 种组蛋白各两个分子组成。

02.02.083　核基质　nuclear matrix

又称核骨架。细胞核内主要由非组蛋白质构成的精密的三维纤维网架结构。即除核被膜、核纤层－、核孔复合体体系、染色体骨架与核仁以外的网架结构体系。与染色质的复制、转录和 RNA 加工有关（图 02.02.13）。

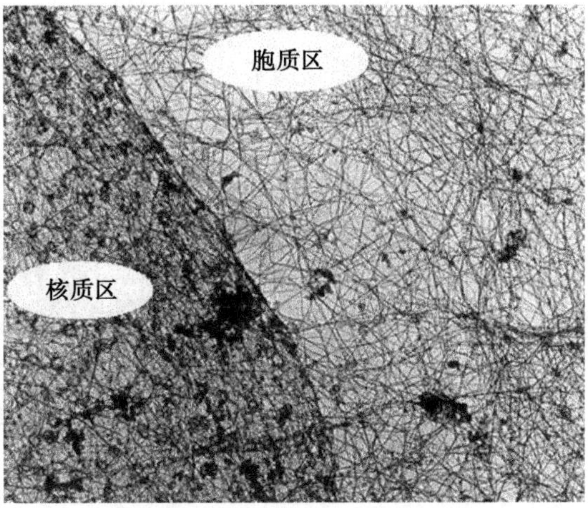

图 02.02.13　核基质透射电镜像

02.02.084　核骨架　nuclear skeleton, karyoskeleton

见 02.02.083 核基质。

02.02.085　核纤层　nuclear lamina

位于细胞内核膜下与染色质之间，由中间丝相互交织而形成的一层高电子密度的蛋白质网络片层结构。在细胞分裂过程中对核被膜的破裂和重建起调节作用（图 02.02.14）。

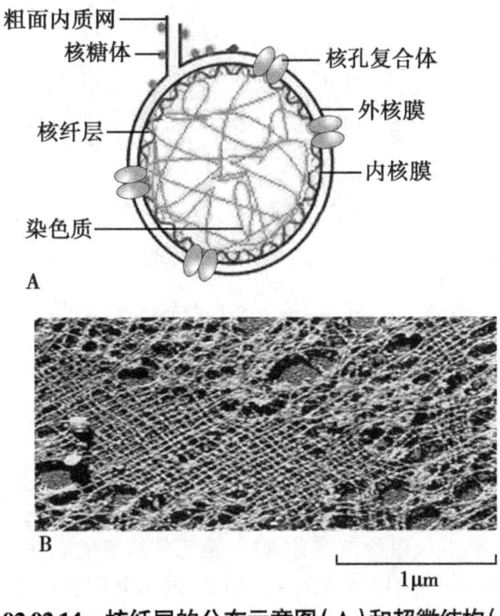

图 02.02.14　核纤层的分布示意图（A）和超微结构（B）

02.02.086　细胞外基质受体　extracellular matrix receptor

特异性识别和结合细胞外基质成分的细胞表面受体。细胞外基质成分通过与其受体相结合，启动细胞内一定的信号传递途径，调节细胞活动（图 02.02.15）。

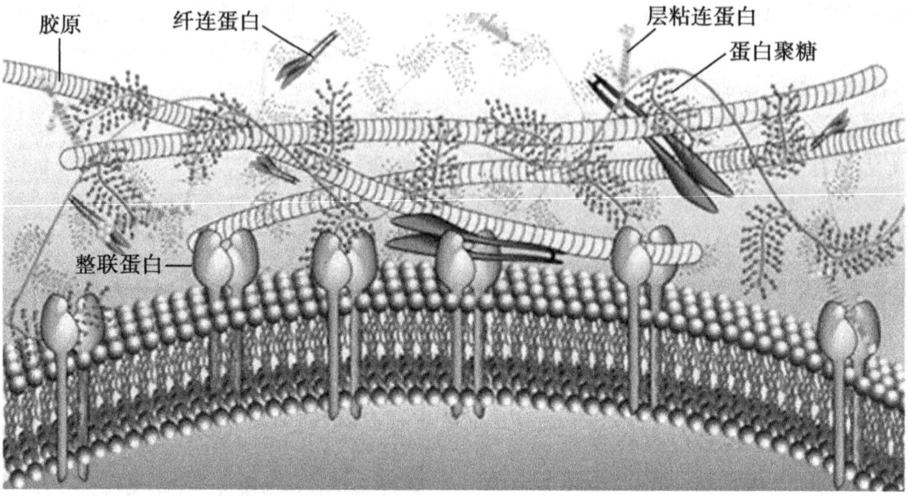

图 02.02.15　细胞外基质成分及其细胞表面受体示意图

02.02.087　细胞分裂　cell division

一个细胞通过细胞核和细胞质的分裂产生两个子细胞的过程，分有丝分裂、无丝分裂和减数分裂。

02.02.088　胞质分裂　cytokinesis, plasmodieresis

细胞分裂过程中，继核分裂后，质膜中部形成环状结构即收缩环，继而细胞质一分为二分配到两个完整的子细胞中的过程（图 02.02.16）。

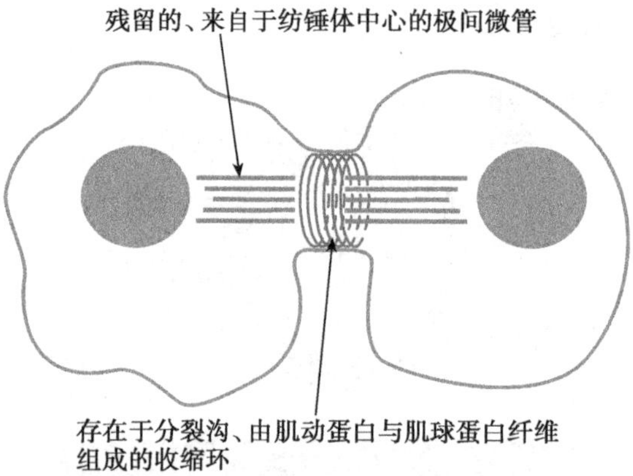

图 02.02.16　胞质分裂与收缩环

02.02.089　染色体　chromosome

染色质在细胞分裂时凝缩成的特定结构，主要由 DNA 和组蛋白两种成分构成，是遗传信息的载体。人体体细胞的染色体数为 46 条（23 对），其中包括 22 对常染色体和一对性染色体。

02.02.090　性染色体　sex chromosome

与性别决定有关的染色体。如人与哺乳动物中的 X 和 Y 染色体。X 染色体较大，为近中着丝粒染色体，Y 染色体较小，为近端着丝粒染色体。男性为 XY，女性为 XX。

02.02.091　常染色体　autosome, euchromosome

真核细胞染色体组中除性染色体外的染色体，共 22 对，男、女性共有。

02.02.092　同源染色体　homologous chromosome

二倍体细胞中染色体以成对的方式存在，一条来自父本，一条来自母本，它们的形态大小相同，在减数分裂前期相互配对，并含有相似的遗传信息。

02.02.093　端粒　telomere

染色体两臂末端由特定的 DNA 重复序列构成的结构。使正常的染色体端部间不发生融合，并在端粒酶的作用下，维持着端粒的长度，确保每条染色体的完整性（图 02.02.17）。

02.02.094　二倍体　diploid

含有两套同源染色体的细胞或个体，以 2n 表示。

02.02.095　无丝分裂　amitosis

又称直接分裂。在细胞分裂形成两个子细胞过程中不出现染色体，也不形成纺锤体，细胞核直接一分为二，随后细胞质分裂成两个子细胞的分裂类型。多见于某些原生生物，如纤毛虫等。

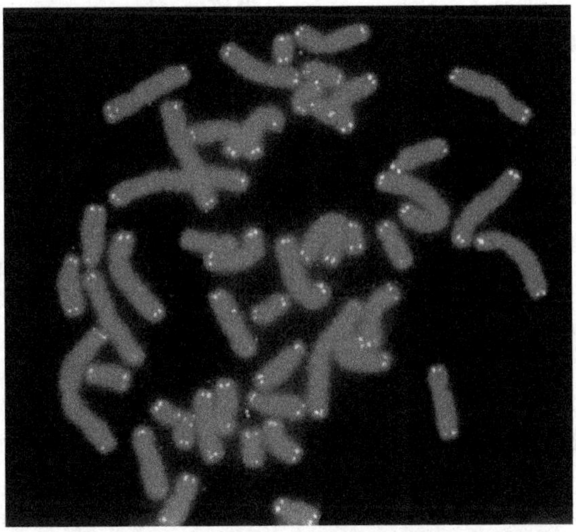

图 02.02.17　原位杂交示人染色体末端的端粒

02.02.096　直接分裂　direct division

见 02.02.095 无丝分裂。

02.02.097　有丝分裂　mitosis

又称间接分裂。真核细胞的染色质凝集成染色体、复制的姐妹染色单体在纺锤丝的牵拉下分向两极，从而产生两个染色体数和遗传性相同的子细胞核的一种细胞分裂类型。是高等真核生物细胞分裂的主要方式，通常划分为前期、前中期、中期、后期和末期 5 个阶段（图 02.02.18）。

02.02.098　间接分裂　indirect division

见 02.02.097 有丝分裂。

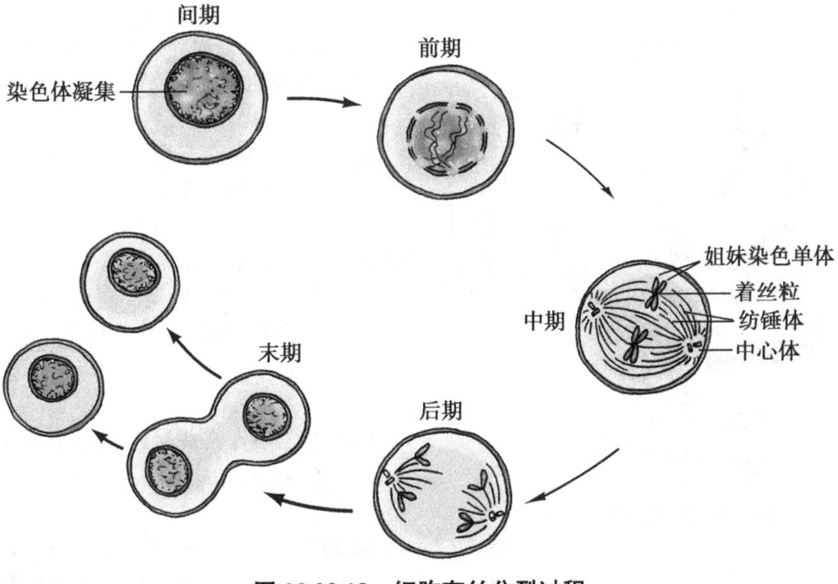

图 02.02.18　细胞有丝分裂过程

02.02.099　减数分裂　meiosis

又称成熟分裂。在生殖细胞成熟发育中，染色体只复制一次，细胞连续分裂两次，染色体数目减半的一种特殊分裂方式。

02.02.100　成熟分裂　maturation division

见 02.02.099 减数分裂。

02.02.101　纺锤体　spindle

有丝分裂和减数分裂过程中由微管和微管蛋白构成的呈纺锤状的结构。与染色体的排列、移动和移向两极有关（图 02.02.18、图 02.02.19）。

02.02.102　纺锤丝　spindle fiber

组成有丝分裂纺锤体的微管，包括动粒微管、极微管和星体微管（图 02.02.19）。

02.02.103　星体　aster

动物细胞有丝分裂时，细胞两极围绕中心粒向外辐射排列的微管所组成的星形结构（图 02.02.19）。

02.02.104　细胞周期　cell cycle

连续分裂的细胞从上一次有丝分裂结束到下一次有丝分裂完成所经历的整个过程。通常包含 G_1 期、S 期、G_2 期和 M 期 4 个阶段。典型的人体增殖细胞的细胞周期是 24 小时（图 02.02.20）。

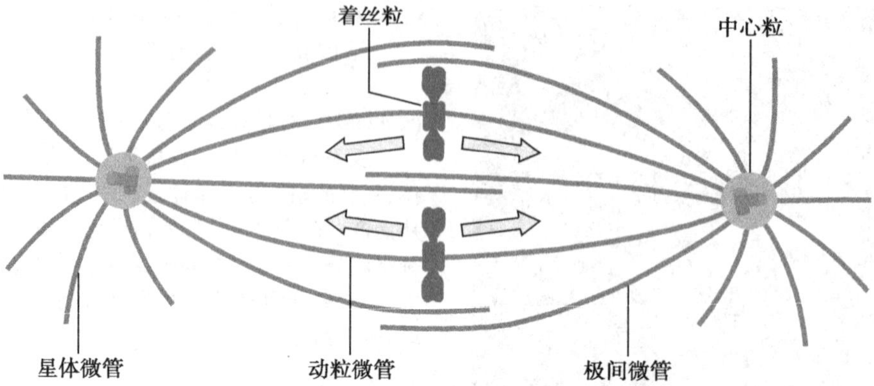

图 02.02.19　纺锤体结构示意图

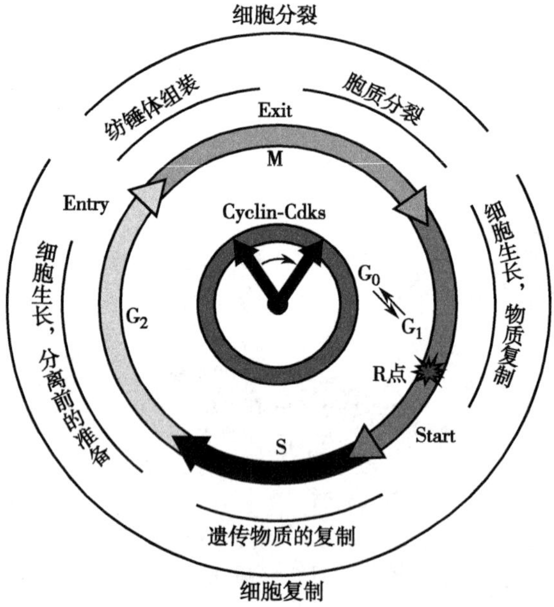

图 02.02.20　真核细胞周期

02.02.105　间期　interphase

真核细胞的细胞周期中，从一次有丝分裂结束至下一次有丝分裂开始之间的时期，包含 G_1 期、S 期和 G_2 期（见图 02.02.20）。

02.02.106　G_0 期　G_0 phase

细胞暂时脱离细胞周期处于静止状态的阶段。在一定条件下细胞又可重新进入 G_1 期并进行细胞周期的运转（见图 02.02.20）。

02.02.107　G_1 期　G_1 phase

又称 DNA 合成前期。真核细胞分裂周期中，介于有丝分裂胞质分裂结束至 DNA 合成开始之间的一个阶段（见图 02.02.20）。

02.02.108　DNA 合成前期　Early DNA synthesis phase

见 02.02.107 G_1 期。

02.02.109　S 期　S phase

又称 DNA 合成期。真核细胞分裂周期间期中进行 DNA 合成的阶段（见图 02.02.20）。

02.02.110　DNA 合成期　DNA synthesis phase

见 02.02.109 S 期。

02.02.111　G_2 期　G_2 phase

又称 DNA 合成后期。真核细胞分裂周期中 DNA 合成结束至有丝分裂（M）期开始之间的一个阶段（见图 02.02.20）。

02.02.112　DNA 合成后期　late DNA synthesis phase

见 02.02.111 G_2 期。

02.02.113　M 期　mitotic phase, M phase

又称有丝分裂期。真核生物细胞周期中的一个时期，包含了有丝分裂数个过程，经过核分裂和相继进行的胞质分裂，最终被分为两个具有明显形态动态变化的子细胞（见图 02.02.20）。

02.02.114　［细胞］周期蛋白　cyclin

在真核细胞周期中，其浓度周期性有规律升高和降低的一类蛋白质家族。是细胞周期调节分子，这类蛋白质通过活化周期蛋白依赖激酶调节细胞周期各时相的转换与运行。

02.02.115　细胞生长　cell growth

一个细胞群体数目大小的增大。也可用于单个细胞的细胞质体积的增加。

02.02.116 细胞增殖 cell proliferation

通过细胞分裂增加细胞数量的过程。是生物繁殖的基础，也是维持细胞数量平衡和机体正常功能所必需的。

02.02.117 伪足 pseudopodium

白细胞、巨噬细胞或原生动物暂时伸出的片状或条状突起，有益于变形运动和摄食。主要由肌动蛋白聚合产生。按其形态分片状伪足和丝状伪足两大类。

02.02.118 细胞衰老 cell aging, cell senescence

随着时间的推移，细胞增殖能力和生理能力逐渐下降的变化过程。细胞在形态上发生明显变化，胞质内水分减少，细胞皱缩，胞膜透性和脆性提高，线粒体数量减少，染色质固缩、断裂等。

02.02.119 核固缩 karyopyknosis, pyknosis

细胞核内含物凝缩，呈现不规则深染状态的现象，是细胞死亡的表征。

02.02.120 细胞凋亡 apoptosis

又称程序性细胞死亡。由死亡信号诱发的受调节的细胞死亡过程，是细胞生理性死亡的普遍形式。凋亡过程中DNA发生片段化，细胞皱缩分解成凋亡小体，被邻近细胞或巨噬细胞吞噬，不发生炎症（图02.02.21）。

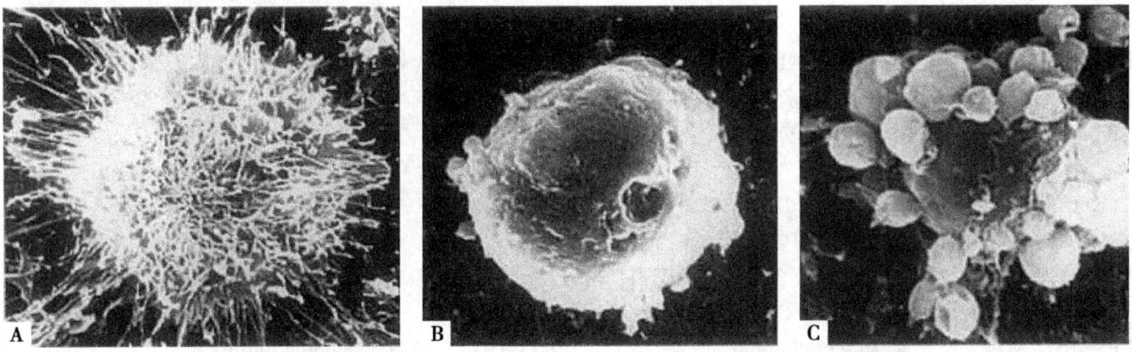

图 02.02.21 正常细胞（A）、凋亡细胞（B）和凋亡小体（C）扫描电镜像

02.02.121 程序性细胞死亡 programmed cell death, PCD

见 02.02.120 细胞凋亡。

02.02.122 凋亡体 apoptosome

与细胞凋亡有关的多蛋白质复合体，由细胞凋亡蛋白酶激活因子1、胱天蛋白酶9及细胞色素C组成。激活胱天蛋白酶起始物和效应物反应机构，启动细胞凋亡级联反应下游的变化。

02.02.123 凋亡小体 apoptotic body

细胞凋亡过程中，细胞萎缩、碎裂形成的有膜包围的含有核和细胞质碎片的小体，可被吞噬细胞所吞噬（图02.02.21）。

02.02.124 上皮－间质转变 epithelial-mesenchymal transition, EMT

上皮细胞间的黏合连接破坏，极性消失，细胞骨架重组，细胞器的分布状态与基底膜发生改变，细胞获得迁移和运动能力。

02.02.125 间质－上皮转变 mesenchymal-epithelial transition, MET

间质细胞聚集并紧密黏合，形成顶－底极性，转变为有极性的上皮组织，并表达上皮细胞的特异性标志物，如钙黏素和细胞角蛋白等。

02.02.126 诱导多能干细胞 induced pluripotent stem cells, iPS cell

简称iPS细胞。采用高表达特定转录因子的途径，将成纤维细胞诱导成为类似于ES的细胞。如导入Oct3/4、Sox2、c-Myc和Klp4基因可以将小鼠成纤维细胞转变成为多能干细胞，此即为iPS细胞。

（北京协和医学院　章静波）

02.03 上皮组织

02.03.001　上皮组织　epithelial tissue

由大量形态相似、功能相近、排列紧密的细胞和少量细胞间质共同组成的一种基本组织。具有分布广、无血管、神经末梢丰富、细胞有极性和功能多样等特性。

02.03.002　上皮　epithelium

上皮组织的简称。

02.03.003　上皮细胞　epithelial cell

组成上皮组织的细胞。主要来源于内、外胚层细胞的分化，少量来源于中胚层细胞的分化。

02.03.004　上皮样细胞　epithelioid cell

形态和排布类似上皮细胞，但含波形蛋白而不含角蛋白的一类细胞。

02.03.005　感觉上皮　sensory epithelium

能感受某种物理因素或化学物质刺激的上皮，如内耳的听觉上皮、视网膜的视觉上皮、鼻黏膜的嗅觉上皮和舌黏膜的味觉上皮等。

02.03.006　色素上皮　pigment epithelium

来源于外胚层细胞、细胞内含大量黑素颗粒的上皮，主要分布于视网膜、锯齿缘和虹膜后表面等处，具有防止过强光照和决定虹膜颜色等功能。

02.03.007　肌上皮　myoepithelium

由具有扁平突起和收缩功能的上皮样细胞构成的上皮。常分布于外分泌腺腺细胞周围，其收缩有利于腺细胞分泌物的排出。

02.03.008　被覆上皮　covering epithelium

覆盖于体表、腔囊器官和体腔内表面及部分器官外表面的上皮。根据上皮细胞排列层次多少和表层细胞形态差异，可将其分为不同类型。

02.03.009　单层上皮　simple epithelium

由一层上皮细胞所组成的上皮。依据细胞形态差异，可分为单层扁平上皮、单层立方上皮、单层柱状上皮、假复层柱状上皮和假复层纤毛柱状上皮等。

02.03.010　单层扁平上皮　simple squamous epithelium

由一层薄而边界不规则、游离面光滑、形同鳞片的扁平形细胞所组成的上皮。常分布于心脏、血管、淋巴管腔面和胸膜、腹膜、心包膜表面，具有润滑、保护和分泌功能（图 02.03.01）。

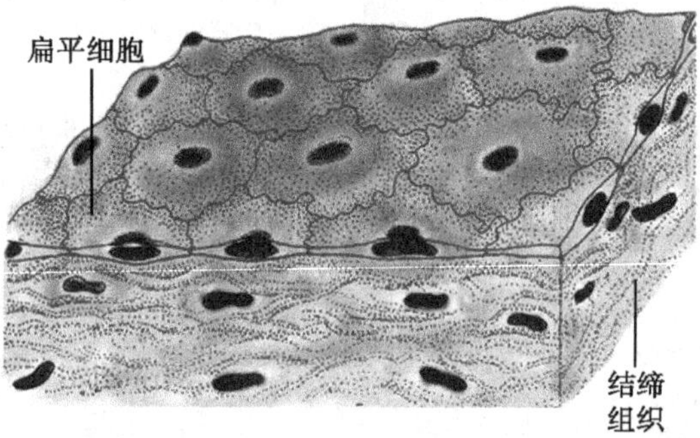

图 02.03.01　单层扁平上皮模式图

02.03.011　内皮　endothelium

分布于心脏、血管和淋巴管腔面的单层扁平上皮。其游离面光滑，有利于血液和淋巴在管腔内流动。

02.03.012　内皮细胞　endothelial cell

组成内皮的细胞。其边界呈齿状，细胞薄而游离面光滑，胞质内含特征性的 W-P 小体，能分泌多种生物活性物质。

02.03.013　间皮　mesothelium

分布于胸膜、腹膜和心包膜表面的单层扁平上皮。其游离面光滑，有利于减少内脏器官活动引起的摩擦。

02.03.014　间皮细胞　mesothelial cell

组成间皮的细胞。其边界不规则，细胞薄而游离面光滑，主要起润滑、保护作用。

02.03.015　间充质上皮　mesenchymal epithelium

分布于蛛网膜下隙、眼前房和内耳的外淋巴间隙等处的单层扁平上皮，来源于中胚层。

02.03.016　单层立方上皮　simple cuboidal epithelium

由一层近似立方形细胞所组成的上皮，常分布于肾小管、眼球、甲状腺滤泡和部分外分泌腺导管等处，具有分泌和吸收功能（图 02.03.02）。

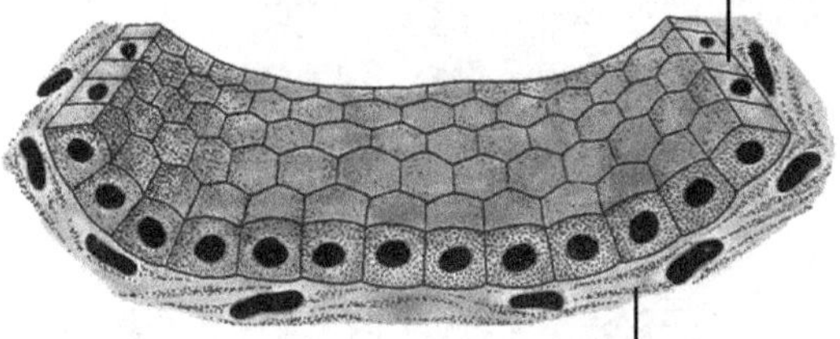

图 02.03.02　单层立方上皮模式图

02.03.017　单层柱状上皮　simple columnar epithelium

由一层柱状细胞所组成的上皮，多分布于胃、肠、胆囊、子宫、输卵管、肾集合管等的腔面，具有吸收和分泌功能（图 02.03.03）。

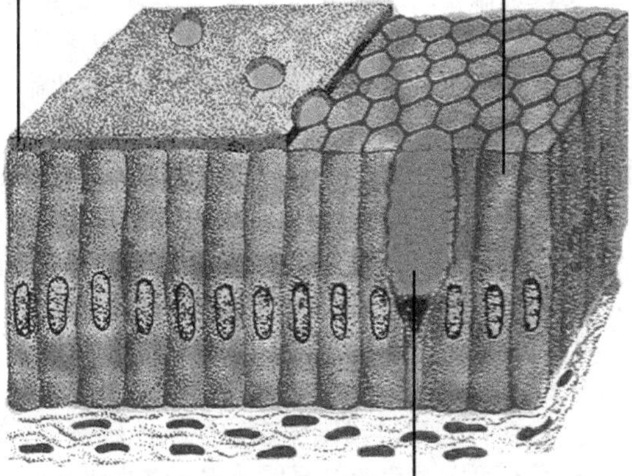

图 02.03.03　单层柱状上皮模式图

02.03.018　纤毛细胞　ciliated cell

细胞游离面形成纤毛的细胞。主要分布于呼吸道和生殖管道的黏膜，因其纤毛能摆动而具有保护和辅助运输等功能。

02.03.019　单层纤毛柱状上皮　simple ciliated columnar epithelium

由一层游离面有许多纤毛的柱状细胞构成的上皮，多分布于输卵管和子宫的黏膜，具有分泌和辅助运输等功能。

02.03.020　假复层柱状上皮　pseudostratified columnar epithelium

由一层柱状、梭形、锥形等形态各异的细胞构成的上皮，细胞的基底面均附着于基膜。因细胞高矮不等，其胞核位置不在同一平面，易误认为复层上皮。多分布于男性尿道的膜部、附睾管、输精管等处，后二者的柱状细胞游离面有成簇的静纤毛。此种上皮具有分泌、保护功能。

02.03.021　假复层纤毛柱状上皮　pseudostratified ciliated columnar epithelium

柱状细胞游离面有纤毛的假复层柱状上皮，上皮内还含有杯状细胞。多分布于呼吸道黏膜、咽鼓管和泪囊等处，具有重要的保护功能（图 02.03.04）。

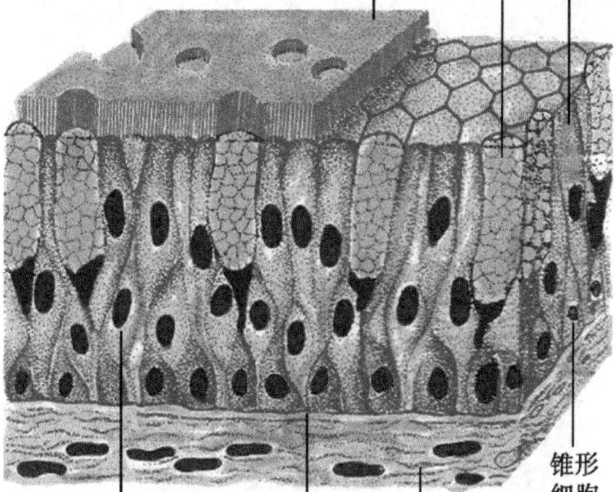

图 02.03.04　假复层纤毛柱状上皮模式图

02.03.022　复层上皮　stratified epithelium

由两层或两层以上细胞所组成的上皮。依据其表层细胞的形态差异，可分为复层扁平上皮、复层立方上皮、复层柱状上皮和变移上皮等。

02.03.023　复层扁平上皮　stratified squamous epithelium

又称复层鳞状上皮。表层细胞为扁平形的复层上皮，其中间层多为梭形或多边形细胞，基底层为一层立方或矮柱状细胞。主要分布于体表，以及口腔、食管、肛管和阴道的黏膜，除具有抗摩擦及保护功能外，基底层细胞还具有较强的分裂增殖能力，并不断向表层迁移，以补充脱落的表层细胞（图 02.03.05）。

02.03.024　角化复层扁平上皮　keratinized stratified squamous epithelium

表层细胞因胞质充满角蛋白而形成角质层的复层扁平上皮。分布于体表，具有很强的抗机械性摩擦及保护功能（图 02.03.06）。

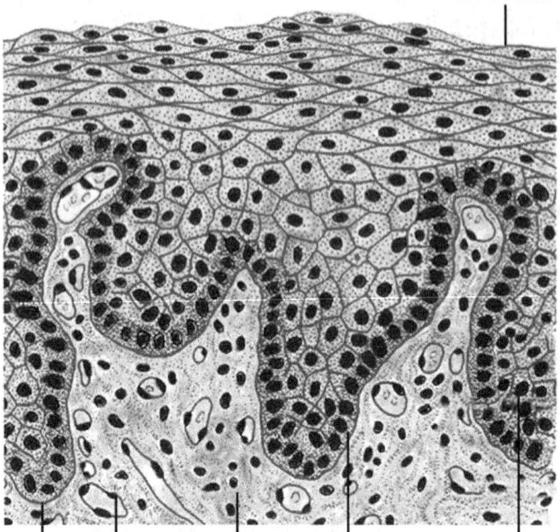

图 02.03.05　复层扁平上皮模式图

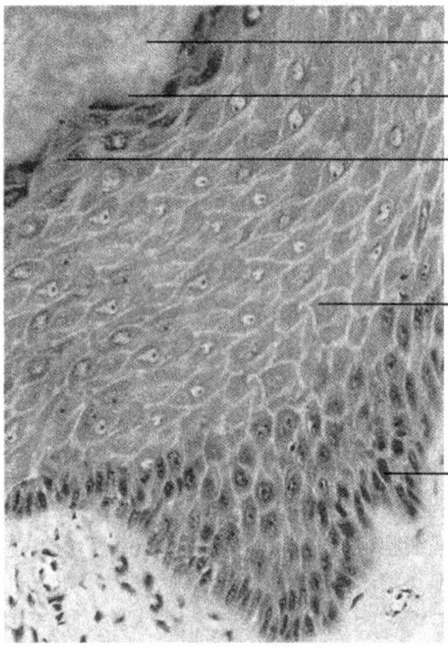

图 02.03.06　手指表皮示角化复层扁平上皮 HE 染色，高倍

02.03.025　非角化复层扁平上皮　nonkeratinized stratified squamous epithelium

表层细胞未角化的复层扁平上皮。多分布于口腔、咽、鼻前庭、食管、肛管和阴道的黏膜，具有抗机械性摩擦及保护功能（图 02.03.07）。

02.03.026　复层立方上皮　stratified cuboidal epithelium

表层细胞呈类似立方形的复层上皮。此类上皮体内较少，仅见于汗腺导管和女性尿道近开口处，具有分泌功能。

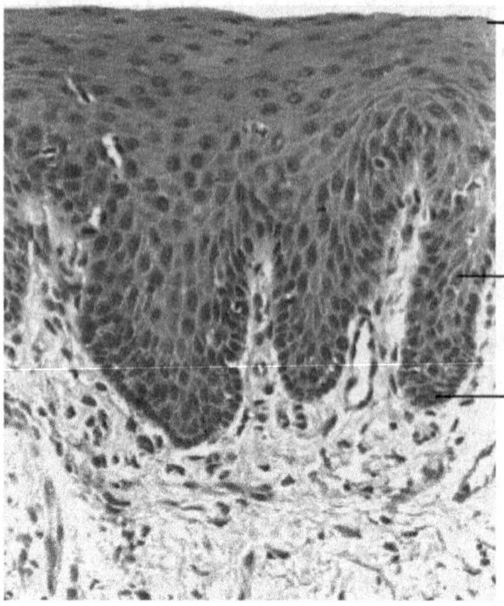

图 02.03.07　食管示非角化复层扁平上皮 HE 染色，高倍

02.03.027　复层柱状上皮　stratified columnar epithelium

表层细胞呈柱状的复层上皮，表层下方为多层多边形或矮柱状细胞。分布于眼结膜穹窿部、尿道海绵体部、肛门和部分外分泌腺大导管等处，具有分泌功能。

02.03.028　复层纤毛柱状上皮　stratified ciliated columnar epithelium

柱状细胞游离面有纤毛的复层柱状上皮。分布于咽、会厌、软腭和喉以及胎儿食管黏膜等处。

02.03.029　变移上皮　transitional epithelium

又称移行上皮。细胞形态和层数随所在器官功能状态不同而发生改变的复层上皮。器官收缩时，细胞变高，层数多至 5~6 层；器官扩张时，细胞变扁，仅 2~3 层。见于肾盏、肾盂、输尿管、膀胱和尿道前列腺部，具有防御尿液侵蚀的保护功能（图 02.03.08）。

02.03.030　盖细胞　tectorial cell

变移上皮表层体积较大、呈倒梨状的细胞，细胞表面凹凸不平，质膜较厚，浅层胞质致密，嗜酸性较强，常见双核。一个盖细胞可覆盖几个中间层细胞。

02.03.031　壳层　shell lamella

盖细胞游离面胞膜形成皱褶、浅层胞质浓缩而形成的一层深染的结构，具有储存质膜、防止尿液侵蚀等作用。

02.03.032　游离面　free surface

上皮细胞与体表、体腔和器官腔面毗邻的一端（面）。此处的细胞膜常特化形成微绒毛、纤毛等特殊结构。

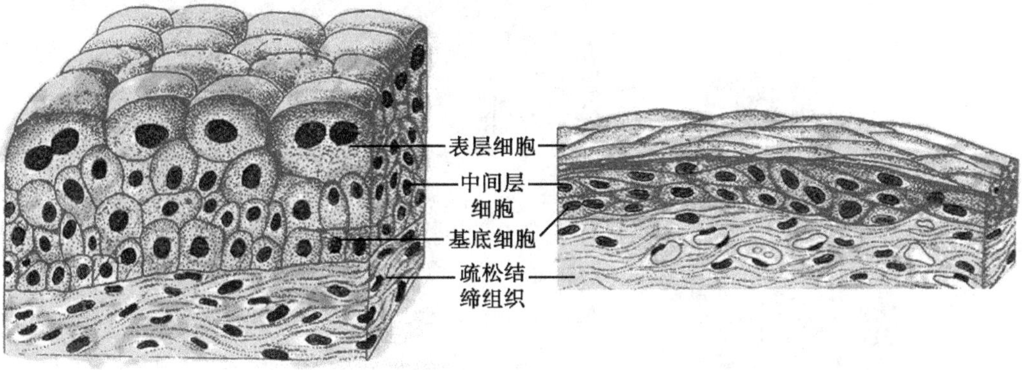

图 02.03.08　变移上皮模式图

02.03.033　基底面　basal surface

与上皮细胞游离面相对应的另一端(面)。此处的细胞膜常形成质膜内褶,并有基膜、半桥粒等特殊结构,并借助基膜与深部结缔组织相连。

02.03.034　极性　polarity

上皮细胞的游离面与基底面在形态、结构和生理功能上均存在明显差异的现象。

02.03.035　细胞衣　cell coat

细胞膜的结构成分糖蛋白和糖脂分子向胞膜外延伸的糖链部分,尤以细胞游离面明显,其表面可吸附有一些物质如酶、黏液等。细胞衣与细胞表面抗原性、细胞识别和黏着、细胞分化、信号传导等有关,也具有保护、消化吸收等功能(图 02.03.09)。

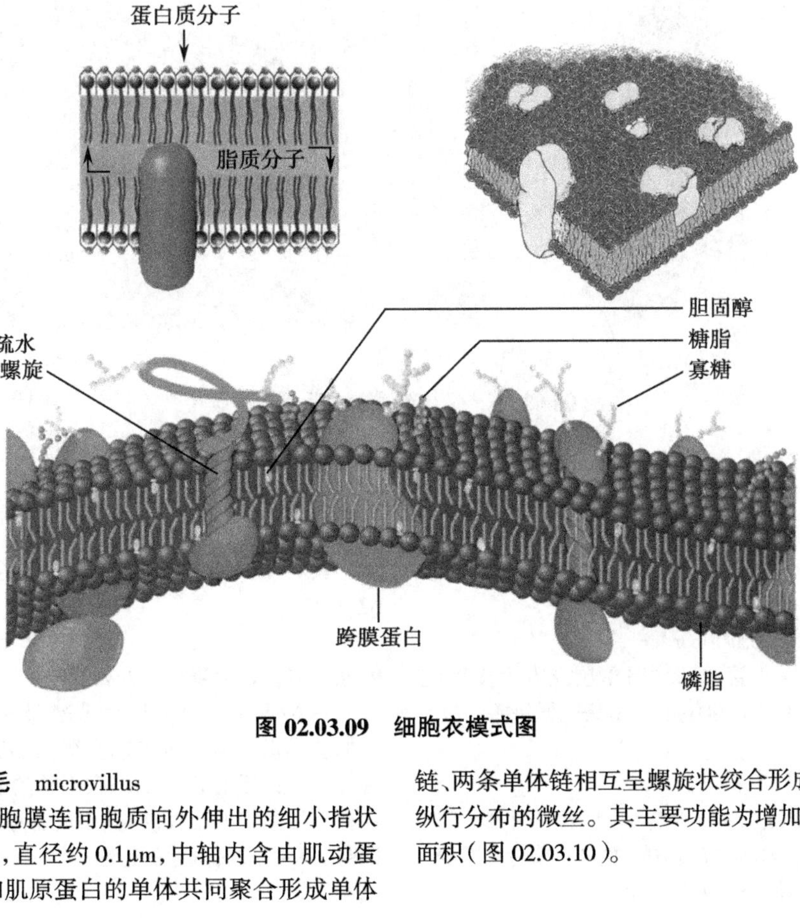

图 02.03.09　细胞衣模式图

02.03.036　微绒毛　microvillus

细胞游离面胞膜连同胞质向外伸出的细小指状突起,长约 1.4μm,直径约 0.1μm,中轴内含由肌动蛋白、原肌球蛋白和肌原蛋白的单体共同聚合形成单体链、两条单体链相互呈螺旋状绞合形成直径约 6nm、呈纵行分布的微丝。其主要功能为增加细胞游离面的表面积(图 02.03.10)。

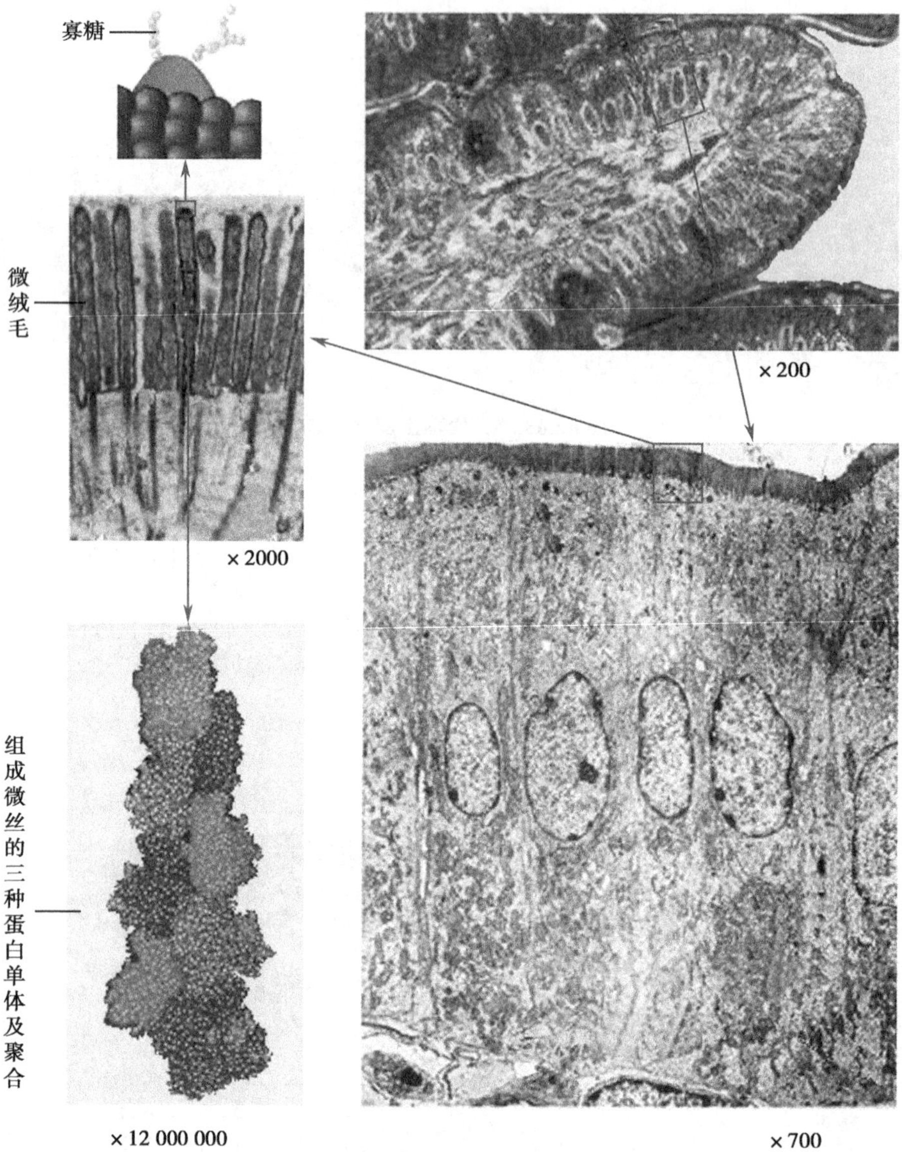

图 02.03.10 微绒毛连续放大图(小肠)

02.03.037 纹状缘 striated border

光镜下小肠黏膜的单层柱状上皮细胞游离面呈细线状深染的结构,电镜下为密集而整齐排列的微绒毛(图 02.03.03、图 02.03.11)。

02.03.038 刷状缘 brush border

光镜下肾近端小管曲部管壁单层立方上皮细胞游离面呈毛刷状的结构,电镜下为密集的微绒毛。

02.03.039 终末网 terminal web

上皮细胞浅层胞质中,由与细胞表面平行的微丝交织而成的网状结构,微绒毛中的微丝下端与之相连,参与维持微绒毛的形态和伸缩功能。

02.03.040 纤毛 cilium

细胞游离面胞膜与胞质共同向外伸出形成的指状突起,长 5~10μm,直径 0.3~0.5μm,中轴内含 9+2 微管。具有单向摆动、清除异物和运输物质等功能(图 02.03.12)。

02.03.041 动力蛋白 dynein

一类具有 ATP 酶活性,与细胞运动或物质运输相关的蛋白质。可分轴丝动力蛋白和胞质动力蛋白,前者存在于纤毛和鞭毛的二联微管的 A 管侧臂,为纤毛和鞭毛的微管滑动提供能量;后者存在于胞质内,参与细胞器和物质沿微管的运输。

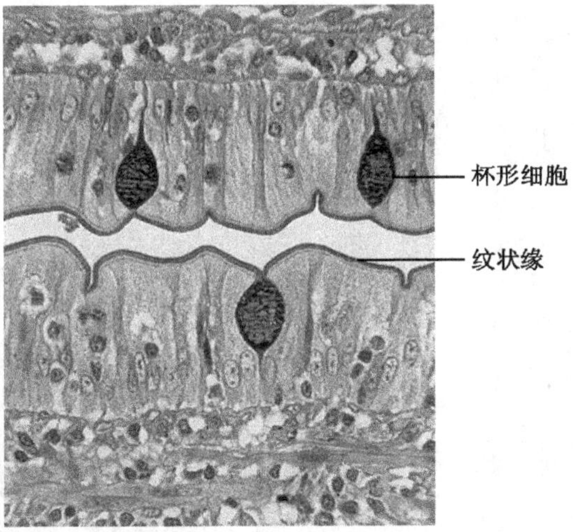

图 02.03.11　小肠吸收细胞纹状缘

PAS- 苏木精染色，高倍

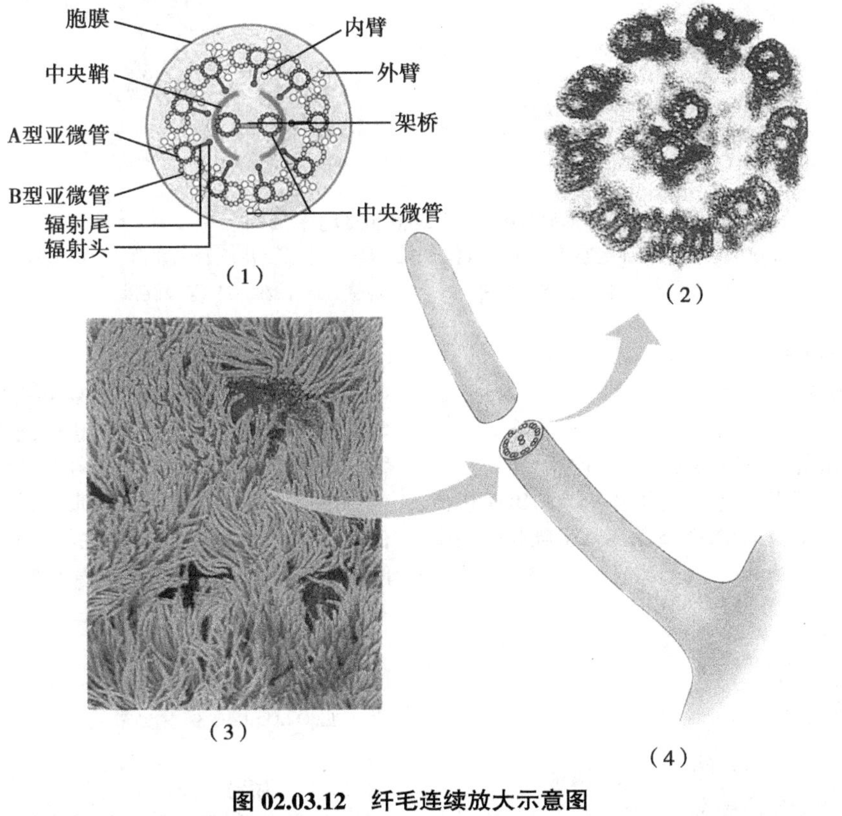

图 02.03.12　纤毛连续放大示意图

（1）纤毛超微结构模式图；（2）纤毛透射电镜像；（3）纤毛扫描电镜像；（4）纤毛结构模式图

02.03.042　细胞连接　cell junction

相邻细胞经特化形成的具有特定形态结构和生理功能的连接装置，尤以上皮细胞侧面更为典型，可分为紧密连接、黏着小带、桥粒、缝隙连接等，具有机械性连接、细胞间信息传递和物质交换等功能（图 02.03.13）。

02.03.043　紧密连接　tight junction

又称闭锁小带。两个相邻细胞胞膜的外层呈间断融合而形成的细胞连接，融合处细胞间隙消失。这种融合是相邻细胞胞膜上的跨膜蛋白如封闭蛋白（occludin）、claudin 家族等彼此紧密相贴形成的。主要具有屏障和机械性连接功能（见图 02.03.13）。

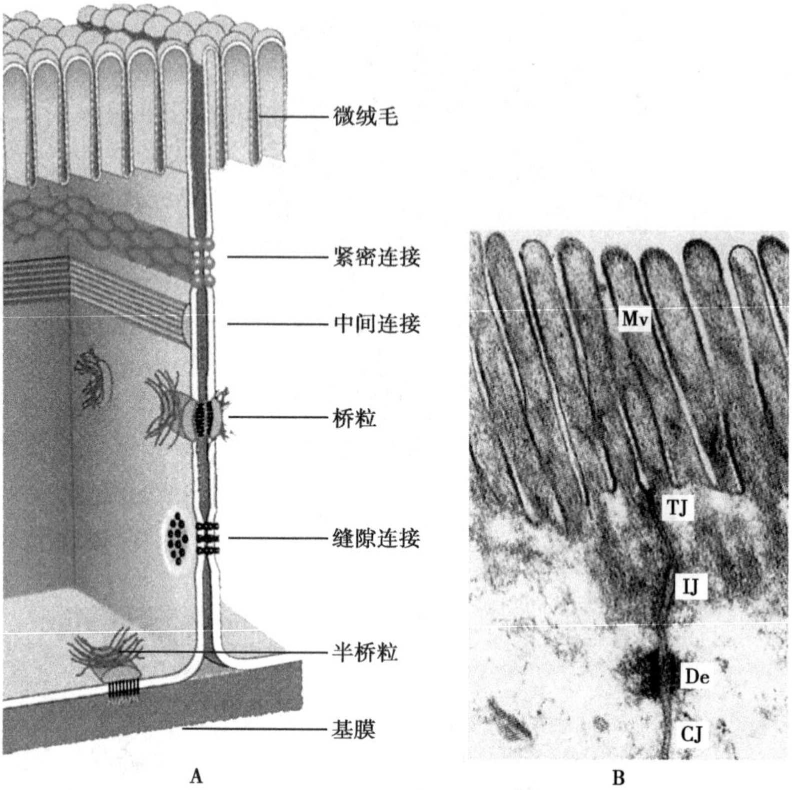

图 02.03.13　细胞连接超微结构

A. 单层柱状上皮细胞连接超微结构立体模式图；B. 小肠上皮细胞电镜像　×84 000

Mv. 微绒毛；TJ. 紧密连接；IJ. 中间连接；De. 桥粒；GJ. 缝隙连接

02.03.044　闭锁小带　zonula occludens

见 02.03.043 紧密连接。

02.03.045　封闭索　sealing strand

冷冻蚀刻所见紧密连接处相邻细胞的跨膜蛋白各自形成的相互对应的嵴，并彼此相贴呈隆起的网格状（图 02.03.14）。

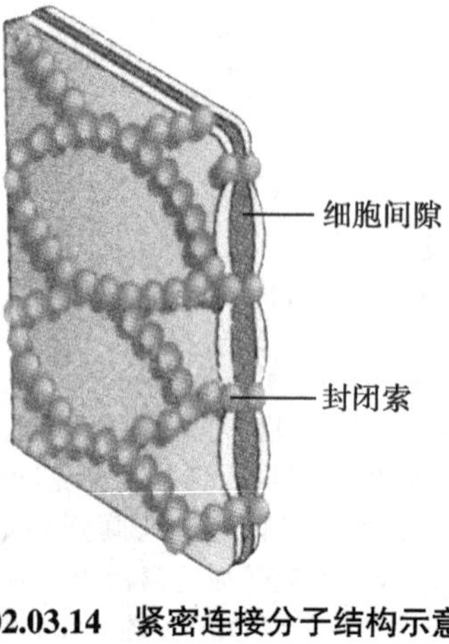

图 02.03.14　紧密连接分子结构示意图

02.03.046　黏着小带　zonula adherens

又称中间连接。相邻细胞间有约 20nm 的间隙，内含低电子密度物质，两侧胞膜的胞质面有薄层致密物，并有终末网的微丝附着。在分子水平，相邻胞膜的 E- 钙黏素的胞内部分与连环素结合，再通过黏着斑蛋白和 α- 辅肌动蛋白与微丝连接，而其胞外部分在细胞间隙中相互结合。黏着小带具有黏着、支持和信号传导等功能（图 02.03.13）。

02.03.047　中间连接　intermediate junction

见 02.03.046 黏着小带。

02.03.048　桥粒　desmosome

又称黏着斑。呈椭圆状，相邻上皮细胞间有 20~30nm 的间隙，内含高电子密度物质形成的中间线，两侧胞膜的胞质面有附着板，其上有胞质中的张力丝附着，后者呈袢状返回胞质。桥粒具有强大的机械性连接功能（图 02.03.13、图 02.03.15）。

02.03.049　黏着斑　macula adherens

见 02.03.048 桥粒。

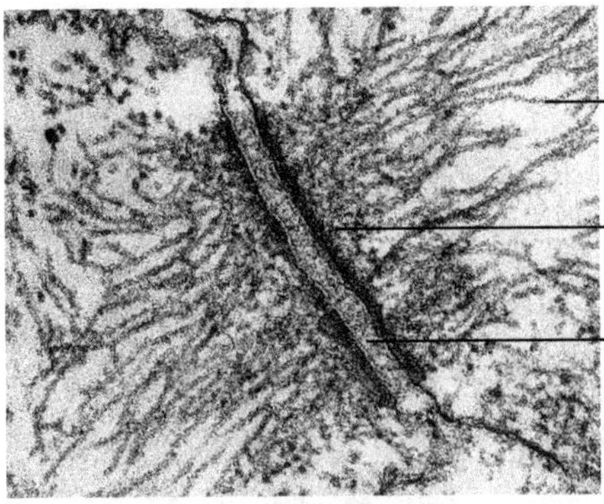

图 02.03.15 桥粒电镜像 ×50 000

02.03.050 中央层 central stratum

桥粒的细胞间隙内主要由糖蛋白形成的电子密度较高的区域(图 02.03.15)。

02.03.051 中间线 intermediate line

桥粒的细胞间隙中央的高电子密度并与胞膜呈平行走行的致密线,由相邻细胞胞膜上的钙黏素家族中的桥粒芯胶黏蛋白和桥粒芯糖蛋白等的胞外部分交织形成。

02.03.052 附着板 attachment plaque

桥粒的两个相邻上皮细胞胞膜的胞质面的高电子密度盘状结构,主要由几种结构蛋白质如桥粒斑蛋白、桥粒斑珠蛋白等聚集形成,有锚定张力丝的作用。附着板处的膜横连接丝伸入细胞间隙,与其中的细丝网相连(图 02.03.15)。

02.03.053 膜横连接丝 transmembrane linker

又称跨膜细丝。从桥粒的附着板伸出、穿过细胞膜进入细胞间隙、并与其中的细丝网相连的较细的丝状结构,具有加固桥粒连接的作用。

02.03.054 钙黏附分子拉链 cadherin zipper

又称钙黏素拉链。在钙离子存在时,桥粒处或其他部位的相邻细胞胞膜上的钙黏素家族蛋白的胞外部分以反向平行方式相互结合而形成的拉链样分子链,具有增强细胞间连接和参与信号转导等功能(图 02.03.16)。

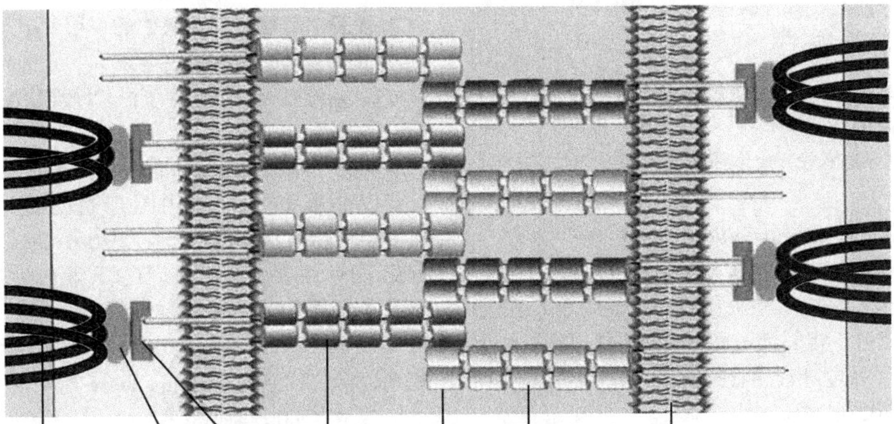

图 02.03.16 桥粒分子结构模式图

02.03.055 缝隙连接 gap junction

又称通信连接。呈斑块状的、细胞间隙仅 2~3nm 的细胞连接,连接区两侧胞膜上排列规律的圆柱状颗粒(连接子)彼此对接,其中有直径约 2nm 的小管连通两个细胞。主要执行细胞间直接通讯功能(图 02.03.13、图 02.03.17)。

02.03.056 通信连接 communication junction

见 02.03.055 缝隙连接。

02.03.057 连接子 connexon

又称连接小体。缝隙连接的基本结构亚单位,呈圆柱状,长约 7.5nm,由胞膜上 6 个跨膜蛋白分子(连接蛋白)环绕形成,其中央有直径约 2nm 的空腔(亲水管)(图 02.03.17)。

02.03.058 连接蛋白 connexin, CX

又称接合素。构成缝隙连接的连接子的跨膜蛋白,6 个连接蛋白环绕构成一个连接子。目前,已发现 CX 家族的 20 多种成员,如 CX26、CX40、CX43 等,不同的 CX 具有不同的细胞分布和功能。

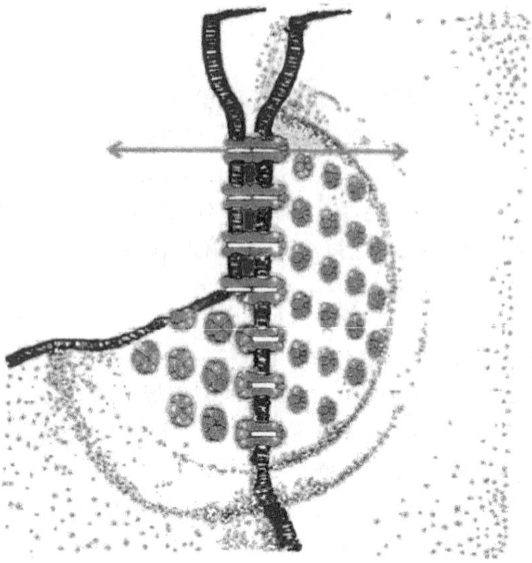

(1)

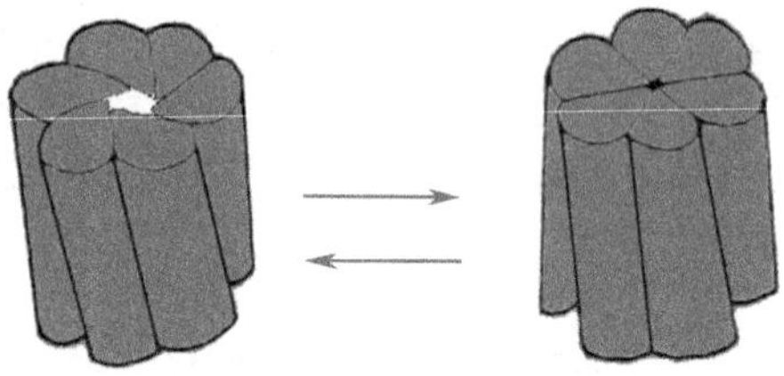

(2)　　　　(3)

图 02.03.17　缝隙连接及其连接子模式图

(1) 缝隙连接模式图;(2)、(3) 连接子模式图,
(2) 示亲水管开放,(3) 示亲水管关闭

02.03.059　亲水管　hydrophilic channel

又称中央管。缝隙连接相邻细胞的连接子旋转构象处于开放状态时,其中央形成的直径约 2nm、贯通相邻细胞的管道。相邻细胞间可借此进行离子、小分子物质交换,以及电冲动的直接传递,实现细胞间直接通讯功能(图 02.03.17)。

02.03.060　中央管　central canaliculus

见 02.03.059 亲水管。

02.03.061　连接复合体　junctional complex

相邻细胞的某一区域同时出现紧密连接、黏着小带、桥粒和缝隙连接中的任意两种或两种以上的复合结构(图 02.03.13)。

02.03.062　闭锁堤　terminal bar

光镜下所见的立方上皮和柱状上皮细胞顶部侧面的连续带状结构,在电镜下是由紧密连接与其他一种或几种细胞连接结构共同组成的连接复合体。

02.03.063　基膜　basement membrane

又称基底膜。上皮细胞基底面与深部结缔组织间的一层薄膜,主要成分为糖蛋白和蛋白聚糖。光镜下可用 PAS 反应和银染色来显示,电镜下可分为透明板、基板和网板 3 层。具有支持、连接、物质交换等作用,也与细胞的增殖、分化、迁移、代谢和信号传导等有关(图 02.03.18)。

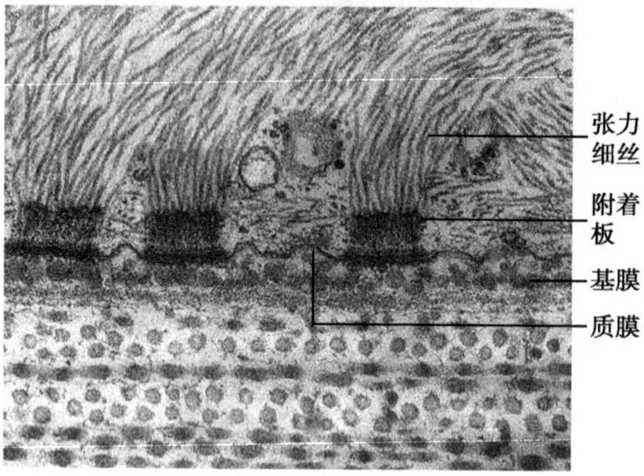

图 02.03.18　基膜和半桥粒电镜像

02.03.064　透明板　lamina lucida

基膜中紧贴上皮基底面的一层低电子密度膜状结构,厚度 20~40nm。主要由上皮细胞膜上整合素的胞外部分形成,是基板中层粘连蛋白和纤维粘连蛋白的受体。

02.03.065　基板　basal lamina

又称致密板。基膜中位于透明板下方较厚的一层高电子密度膜状结构,厚度 50~100nm,由上皮细胞分泌形成,主要含层粘连蛋白、Ⅳ型胶原蛋白、硫酸乙酰肝素蛋白聚糖、纤维粘连蛋白等。

02.03.066　致密板　lamina densa

见 02.03.065 基板。

02.03.067　网板　reticular lamina

又称网织板。基膜中基板下方紧贴结缔组织的一层网状结构,主要由结缔组织成纤维细胞分泌的网状纤维和基质形成。其厚度因不同细胞差异较大,有的基膜无此层。

02.03.068　外板　external lamina

上皮细胞以外的其他细胞,如肌细胞、脂肪细胞等的外周与基板相似的结构。

02.03.069　固定纤维　anchoring fibril

又称锚连纤维,锚丝。连接基膜的基板与其深部的网板或结缔组织中的网状纤维的细丝样结构，由Ⅶ型胶原蛋白组成。

02.03.070 锚丝 anchoring filament

见 02.03.069 固定纤维。

02.03.071 层粘连蛋白 laminin

相对分子质量 140~400kDa 的大分子非胶原糖蛋白，由 1 条重链和 2 条轻链构成不对称的十字形，可与Ⅳ型胶原、肝素、细胞表面整合素受体等结合。主要位于基膜和细胞外基质，与细胞的黏着、迁移、分化等重要功能有关。

02.03.072 Ⅳ型胶原蛋白 type Ⅳ collagen

含羟赖氨酸残基的大分子纤维状糖蛋白，是基膜的主要成分，约占基膜蛋白质的 50%，相互交织成网，构成基膜的三维支架。与基膜的韧性和通透性功能直接相关。

02.03.073 纤维粘连蛋白 fibronectin

广泛存在于细胞外基质中的一种大分子非胶原糖蛋白，相对分子质量 250~280kDa，由两个亚基通过二硫键结合成二聚体。与细胞的黏着、迁移等重要功能有关。

02.03.074 半桥粒 hemidesmosome

上皮细胞基底面与基膜之间形成的半个桥粒样的结构，其附着板由半桥粒蛋白 1（HD1）、大疱性类天疱疮抗原 1（BPAG1 或 BP230）和 2（BPAG2 或 BP180）等蛋白质构成，其跨膜蛋白主要是整合素 α6β4。具有增强上皮细胞与基膜间的连接和支持上皮细胞等功能（图 02.03.18）。

02.03.075 质膜内褶 plasma membrane infolding

上皮细胞基底面胞膜向胞质内折叠形成的褶，褶两侧胞质中常含大量线粒体，具有扩大上皮细胞基底面表面积和物质转运等功能（图 02.03.19）。

02.03.076 基底纵纹 basal striation

光镜下上皮细胞基底部胞质内与细胞基底面呈垂直分布的细线样结构，由电镜下的质膜内褶及其间的线粒体形成。

02.03.077 镶嵌连接 interdigitation

相邻上皮细胞的胞膜凹凸不平、相互形成的齿状嵌合，其间并无特殊结构。多见于单层扁平上皮的细胞之间、单层立方或柱状上皮的相邻细胞侧面等，具有扩大细胞间相互接触面积和增强细胞间机械性连接的作用。

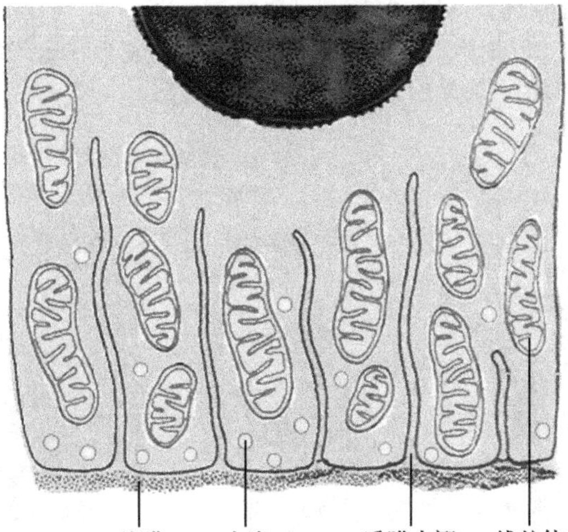

图 02.03.19 质膜内褶模式图

02.03.078 细胞间桥 intercellular bridge

两个相邻上皮细胞彼此伸出短棘样突起，其间形成桥粒结构，见于表皮的棘细胞层等处。

02.03.079 分泌 secretion

细胞合成的分泌物排放至细胞外的过程。

02.03.080 腺细胞 glandular cell

又称分泌细胞。以分泌功能为主的细胞。

02.03.081 分泌细胞 secretory cell

见 02.03.080 腺细胞。

02.03.082 分泌颗粒 secretory granule

分泌细胞胞质内贮存和释放细胞分泌物的膜包小泡。

02.03.083 腺上皮 glandular epithelium

由腺细胞构成、以分泌功能为主的上皮。

02.03.084 腺 gland

以腺上皮为主要成分构成的器官。

02.03.085 外分泌细胞 exocrine cell

分泌物经导管运输至靶点而发挥作用的细胞。

02.03.086 外分泌腺 exocrine gland

由外分泌细胞为主要成分构成的器官，如汗腺、唾液腺等。

02.03.087　局浆分泌　merocrine

腺细胞以胞吐方式排出分泌物，分泌后细胞仍保持原有形态结构完整性的分泌方式（图 02.03.20）。

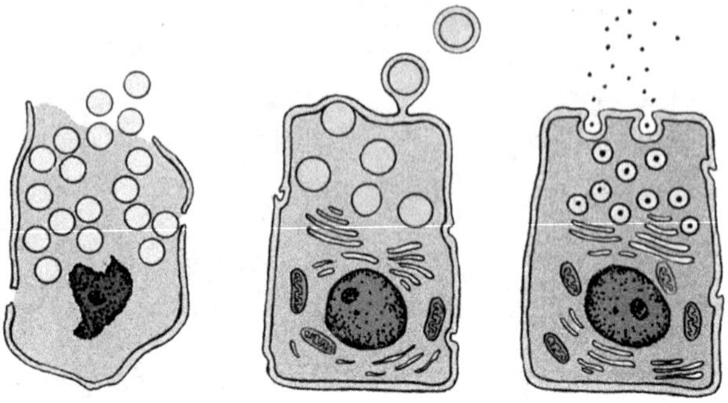

图 02.03.20　腺细胞分泌方式模式图

02.03.088　局浆分泌腺　merocrine gland

由局浆分泌细胞组成的腺，如胰外分泌部、局泌汗腺等。

02.03.089　全浆分泌　holocrine

腺细胞以自身崩溃解体连同分泌物一起排出的分泌方式（图 02.03.20）。

02.03.090　全浆分泌腺　holocrine gland

由全浆分泌细胞组成的腺，如皮脂腺、睑板腺等。

02.03.091　顶浆分泌　apocrine

腺细胞的游离面部分胞质、胞膜与分泌物一起排出的分泌方式（图 02.03.20）。

02.03.092　顶浆分泌腺　apocrine gland

由顶浆分泌细胞组成的腺，如乳腺、顶泌汗腺等。

02.03.093　单细胞腺　unicellular gland

由单个外分泌细胞组成的腺，如小肠和气管黏膜上皮中的杯形细胞。

02.03.094　杯状细胞　goblet cell

形同高脚酒杯，胞质内含黏原颗粒，能分泌黏液的细胞。常分布于呼吸管道和消化管的黏膜（图 02.03.03、图 02.03.04、图 02.03.21）。

02.03.095　多细胞腺　multicellular gland

由多个分泌细胞组成的腺。机体大多数内分泌腺和外分泌腺均是多细胞腺，如肾上腺、乳腺等。

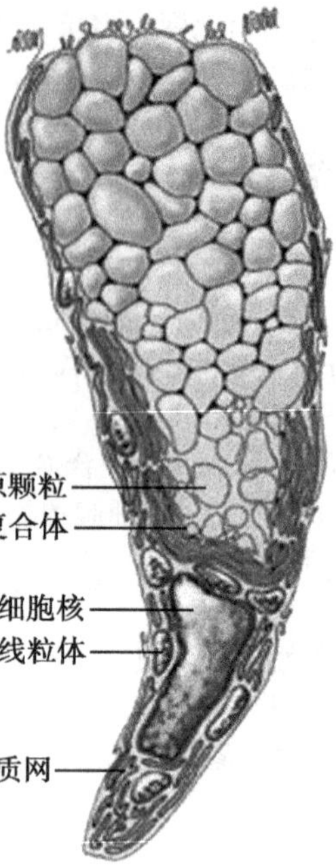

图 02.03.21　杯状细胞模式图

02.03.096　导管　duct

运输外分泌腺分泌物的管道，由单层、假复层或复层上皮细胞围成。其一端与分泌部相连，另一端开口于体表或器官腔囊面。有的导管还有吸收、分泌或排泄水、电解质和代谢产物等功能。

02.03.097　分泌部　secretory portion

又称腺泡，腺末房。由单层外分泌细胞围成的囊泡或管状结构，具有合成并释放分泌物的功能。

02.03.098　腺泡　acinus

见 02.03.097 分泌部。

02.03.099　腺末房　terminal secretory unit

见 02.03.097 分泌部。

02.03.100　上皮内腺　intraepithelial gland

上皮内出现由数个腺细胞聚集成团或凹陷成管、腔的结构，多见于鼻腔黏膜、附睾输出小管壁和尿道黏膜等。

02.03.101　单腺　simple gland

导管无分支的外分泌腺，如汗腺。

02.03.102　复腺　compound gland

导管有分支的外分泌腺，各导管分支的一端均与分泌部相连，另一端会合后开口于体表或器官腔囊面，如乳腺。

02.03.103　管状腺　tubular gland

分泌部呈管状的腺。

02.03.104　单管状腺　simple tubular gland

导管无分支，分泌部呈管状的腺（图 02.03.22）。

02.03.105　单直管状腺　simple straighted tubular gland

导管无分支、分泌部呈直管状的腺，如小肠腺、大肠腺。

02.03.106　单曲管状腺　simple coiled tubular gland

导管无分支、分泌部呈弯曲或盘绕管状的腺，如汗腺、耵聍腺。

02.03.107　单分支管状腺　simple branched tubular gland

导管短而无分支或无导管、分泌部呈管状并有分支的腺，如胃底腺、子宫腺。

02.03.108　复管状腺　compound tubular gland

导管有分支、分泌部呈管状的腺，如贲门腺、十二指肠腺（图 02.03.22）。

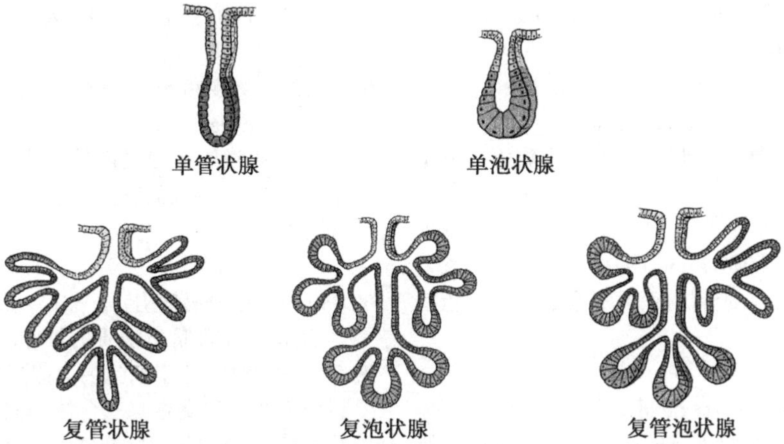

图 02.03.22　外分泌腺的分类

02.03.109　泡状腺　acinar gland

分泌部呈泡状（即圆形或椭圆形）的腺。

02.03.110　单泡状腺　simple acinar gland

导管无分支，分泌部呈泡状的腺。人类尚无此类腺（图 02.03.22）。

02.03.111　单分支泡状腺　simple branched acinar gland

导管无分支、分泌部呈泡状并分支、各分泌部均与导管相连的腺，如睑板腺、皮脂腺。

02.03.112　复泡状腺　compound acinar gland

导管有分支，分泌部呈泡状的腺（图 02.03.22）。

02.03.113　管泡状腺　tubuloacinar gland

分泌部兼有管状和泡状的腺。

02.03.114　单管泡状腺　simple tubuloacinar gland

导管无分支，分泌部兼有管状和泡状的腺。

02.03.115　复管泡状腺　compound tubuloacinar gland

导管有分支、分泌部兼有管状和泡状的腺，如唾液腺、胰外分泌部（图 02.03.22）。

02.03.116　黏液　mucus

由黏液细胞分泌的富含黏蛋白（糖蛋白）和多糖（糖原）成分的黏稠液体。

02.03.117　黏液细胞　mucous cell

又称糖蛋白分泌细胞。以分泌黏液为主要功能的细胞。细胞呈锥体形或柱状，胞核位于胞质基底部，胞质含较多粗面内质网、高尔基复合体和大量黏原颗粒，后者在 HE 染色切片上溶解而使细胞呈空泡样。

02.03.118　糖蛋白分泌细胞　glycoprotein-secretory cell

见 02.03.117 黏液细胞。

02.03.119　黏原颗粒　mucinogen granule

黏液细胞胞质中含黏蛋白和多糖的分泌颗粒。

02.03.120　黏液性腺泡　mucous acinus

由黏液细胞组成的分泌部，具有合成并释放黏液的功能。

02.03.121　黏液腺　mucous gland

分泌部由黏液细胞组成的腺，如子宫腺、十二指肠腺。其分泌物较黏稠，富含黏蛋白。

02.03.122　浆液细胞　serous cell

又称蛋白质分泌细胞。分泌稀薄的、主要含蛋白质（如酶）的分泌物的细胞。细胞呈锥体形或柱状，胞核圆，位于胞质基底部或中央，胞质基底部强嗜碱性，含丰富的粗面内质网，核上区含发达的高尔基复合体，顶部聚集许多嗜酸性分泌颗粒。

02.03.123　蛋白质分泌细胞　protein-secretory cell

见 02.03.122 浆液细胞。

02.03.124　酶原颗粒　zymogen granule

消化腺中的浆液细胞胞质中含消化酶原的分泌颗粒。

02.03.125　浆液性腺泡　serous acinus

由浆液细胞组成的分泌部，具有合成并释放蛋白质（如酶）的功能。

02.03.126　浆液腺　serous gland

分泌部由浆液细胞组成的腺，如腮腺、胰外分泌部等。其分泌物稀薄，富含蛋白质（酶）。

02.03.127　混合性腺泡　mixed acinus

由黏液细胞和浆液细胞共同组成的分泌部，其合成并释放的分泌物兼有黏液细胞和浆液细胞分泌物的特点。

02.03.128　混合腺　mixed gland

由浆液性腺泡、黏液性腺泡和混合性腺泡共同组成的腺。在不同的混合腺，3 种腺泡的比例不同，如下颌下腺中浆液性腺泡较多，而舌下腺中以黏液性腺泡和混合性腺泡为主。

02.03.129　［浆］半月　［serous］demilune

由数个浆液细胞贴附于黏液性腺泡末端而形成的半月状或帽状结构，见于混合腺。半月的分泌物通过黏液细胞间的分泌小管进入腺泡腔。

02.03.130　细胞间分泌小管　intercellular secretory canaliculus

相邻腺细胞间隙局部扩大或局部胞膜凹陷形成的小管状结构，其表面有微绒毛。可扩大表面积，有利于分泌物的排放。

02.03.131　肽分泌细胞　peptide-secretory cell

合成和分泌肽类物质的细胞。细胞呈矮柱状或椭圆形，核圆形，位于细胞中央或近基底部；胞质含少量粗面内质网和高尔基复合体，分泌颗粒多分布于胞质的基底部，常可被银盐或铬盐显色。

02.03.132　基底颗粒细胞　basal granular cell

胞质基底部含分泌颗粒的内分泌细胞。

（北京中医药大学　郭顺根）

02.04　固有结缔组织

02.04.001　结缔组织　connective tissue

由少量细胞和大量细胞间质（细胞外基质）组成的一种基本组织。依其结构和功能的差异，可分为固有结缔组织、骨和软骨组织、血液 3 大类型。通常所说的结缔组织指固有结缔组织。具有连接、支持、营养、运输、保护等多种功能。

02.04.002　固有结缔组织　connective tissue proper

结缔组织的类型之一，依其结构和功能的差异，可分为疏松结缔组织、致密结缔组织、脂肪组织和网状组织。

02.04.003　疏松结缔组织　loose connective tissue

又称蜂窝组织。细胞间质以基质为主要成分的固有结缔组织。具有细胞数量少而种类多、细胞间质的纤维数量少而排列疏松等特点。广泛分布于相邻器官和组织之间，主要执行连接、支持、防御、修复和保护等功能。

02.04.004　蜂窝组织　areolar tissue

见 02.04.003 疏松结缔组织。

02.04.005　成纤维细胞　fibroblast

疏松结缔组织和致密结缔组织中数量最多的细胞。细胞呈不规则形，有较多突起，胞质弱嗜碱性，粗面内质网丰富，高尔基复合体发达；胞核椭圆形，着色浅，核仁明显。可合成、分泌结缔组织的纤维和基质（图 02.04.01）。

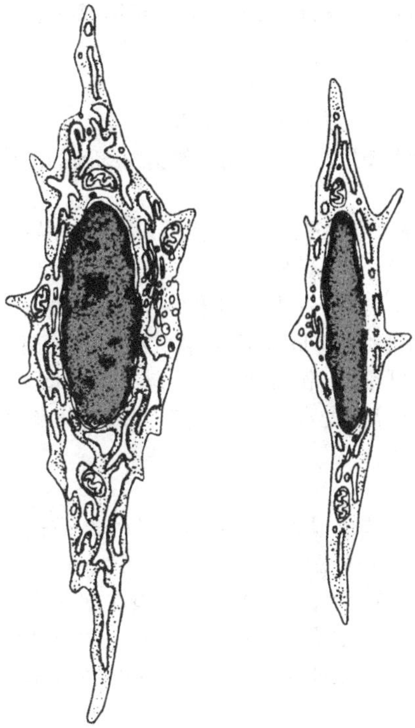

（1）　　　　　　（2）

图 02.04.01　成纤维细胞和纤维细胞模式图

（1）成纤维细胞;（2）纤维细胞

02.04.006　纤维细胞　fibrocyte

功能处于静止状态的成纤维细胞。细胞体积较小,呈长梭形,胞质少,呈嗜酸性,细胞器较少;胞核小,着色深（图 02.04.01）。

02.04.007　肌成纤维细胞　myofibroblast

创伤愈合时,应其微环境所需,由成纤维细胞转化形成的兼有成纤维细胞和平滑肌细胞两者结构和功能的一种细胞,胞质含肌丝,可收缩。成纤维细胞这一转化现象常为可逆性。

02.04.008　巨噬细胞　macrophage

源于血液单核细胞,细胞形态不规则,通常有圆钝突起,功能活跃时突起变长（伪足）,胞质嗜酸性,常含大小不等、分布不均的吞噬颗粒,胞核小而圆,居中。广泛分布于各器官组织,具有强大的吞噬、抗原呈递、分泌等功能。

02.04.009　组织细胞　histocyte

疏松结缔组织中功能处于静止状态的巨噬细胞。

02.04.010　定居巨噬细胞　resident macrophage

分布于一定部位、未受到外源性刺激的巨噬细胞。细胞形态以梭形或星形常见,广泛分布于结缔组织的胶原纤维间和小血管周围。

02.04.011　透出巨噬细胞　elicited macrophage

受到刺激并在受刺激区域产生反应的巨噬细胞。因其伪足的伸缩不定而形态多变。

02.04.012　活化巨噬细胞　activated macrophage

受到刺激产生反应并出现吞噬、吞饮和抗原呈递活动的巨噬细胞。因其功能活跃而细胞形态多变。

02.04.013　特异性吞噬作用　specific phagocytosis

巨噬细胞通过细胞表面多种识别因子（抗体受体、补体受体、纤维粘连蛋白受体等）,特异性识别、黏附并吞噬细菌、病毒、损伤细胞、异体细胞等的过程。

02.04.014　非特异性吞噬作用　nonspecific phagocytosis

巨噬细胞无需特异性识别,直接黏附并吞噬异物颗粒、衰老细胞等的过程。

02.04.015　异物巨细胞　foreign body giant cell

当被吞噬物体积较大时,多个巨噬细胞互相融合形成的一种多核巨细胞。

02.04.016　浆细胞　plasma cell

合成和分泌免疫球蛋白（抗体）、参与体液免疫的细胞,源于 B 细胞,细胞椭圆形,胞质嗜碱性,富含粗面内质网和发达的高尔基复合体,胞核圆形,偏位,核异染色质浓缩,呈车轮状。

02.04.017　成浆细胞　plasmablast

又称原浆细胞。B 细胞受抗原刺激活化后转化形成的细胞,见于次级淋巴小结的生发中心。进一步分化为幼浆细胞,之后再转变为浆细胞。

02.04.018　幼浆细胞　proplasmacyte

又称前浆细胞。由成浆细胞转化而来的细胞,见于次级淋巴小结的生发中心,可进一步分化为浆细胞。

02.04.019　拉塞尔小体　Russell body

浆细胞胞质内呈强嗜酸性的致密小颗粒,性质尚不明。

02.04.020　肥大细胞　mast cell

细胞体积大,圆形或椭圆形,胞质含大小一致、分布均匀的嗜碱性颗粒,易溶于水,并呈异染性。颗粒内含肝素、组胺、嗜酸性粒细胞趋化因子,胞质含白三烯等。肥大细胞释放的组胺和白三烯可导致机体的过敏反应(图 02.04.02)。

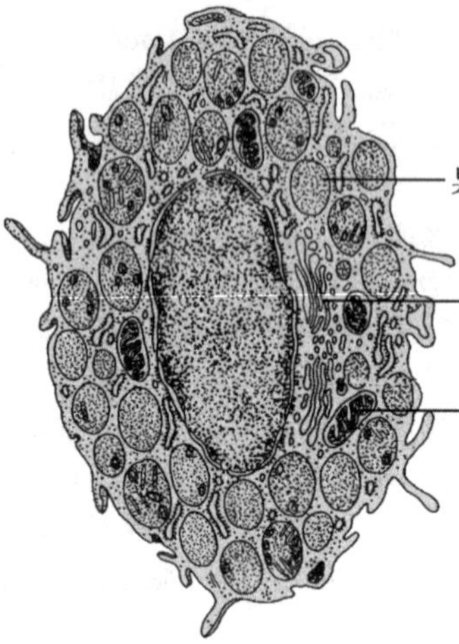

图 02.04.02　肥大细胞超微结构模式图

02.04.021　脱颗粒　degranulation

肥大细胞受过敏原刺激,以胞吐方式大量释放其颗粒内含物的一种分泌方式。

02.04.022　脂肪细胞　adipose cell, adipocyte, fat cell

细胞体积较大,直径 50~100μm,胞质含大量脂滴,胞核扁长,常被脂滴挤于胞膜下。HE 染色切片上因脂滴溶解,脂肪细胞呈空泡样。具有合成、贮存脂肪,参与脂质代谢等功能(图 02.04.03)。

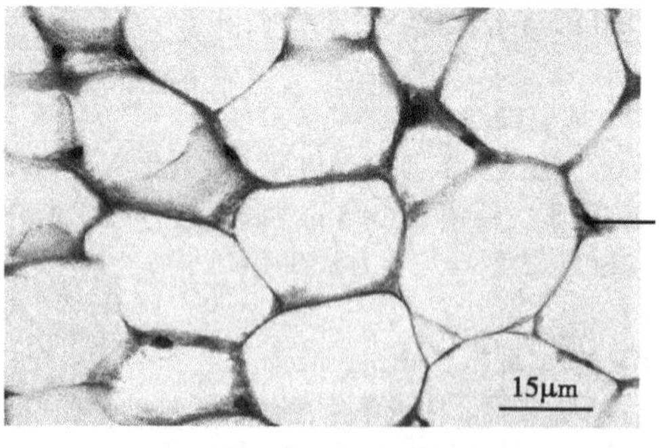

图 02.04.03　脂肪细胞

HE 染色,高倍

02.04.023　单泡脂肪细胞　unilocular adipose cell

胞质仅含一个大的脂滴的脂肪细胞,即通常所说的脂肪细胞,是构成黄色脂肪组织的主要细胞。

02.04.024　多泡脂肪细胞　multilocular adipose cell

胞质含多个脂滴的脂肪细胞,脂滴体积普遍较小。多见于新生儿,成人少见。是构成棕色脂肪组织的主要细胞。

02.04.025　成脂肪细胞　lipoblast

由间充质细胞分化而来的脂肪细胞的前体细胞。

02.04.026　脂肪干细胞　adipose tissue-derived stem cell, ADSC

脂肪组织中一种具有多向分化潜能的干细胞,可分化为脂肪细胞、成骨细胞、软骨细胞、肌细胞、神经元样细胞、肝细胞、胰岛细胞等。具有稳定增殖、衰亡率低、来源广泛、适宜培养等特点,已成为近年来的研究热点之一。

02.04.027　未分化的间充质细胞　undifferentiated mesenchymal cell

成体内保留的胚胎时期的、具有多向分化潜能的间充质细胞。数量少,在特定条件下,可增殖分化为成纤维细胞、脂肪细胞、平滑肌细胞和内皮细胞等多种类型的细胞。

02.04.028　胶原纤维　collagenous fiber, collagen fiber

又称白纤维。疏松结缔组织中数量最多的一种纤维,新鲜时呈白色,直径 1~10μm,呈波浪形,可有分支并交织成网,或紧密平行排列成束。多由Ⅰ型或Ⅲ型胶原蛋白构成,具有很强的韧性(图 02.04.04)。

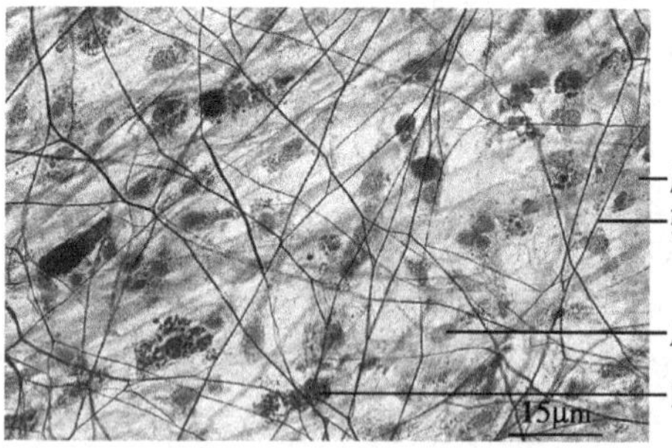

图 02.04.04　疏松结缔组织铺片

台盼蓝注射,O-E 染色

02.04.029　白纤维　white fiber

见 02.04.028 胶原纤维。

02.04.030　胶原原纤维　collagen fibril

由胶原蛋白聚合形成的直径 20~200nm、具有 64nm 周期性横纹的细丝样结构,借少量黏合质黏结形成胶原纤维。

02.04.031 弹性纤维 elastic fiber

又称黄纤维。新鲜时呈黄色，直径 0.2~1μm，直行，有分支并交织成网。外周部由微原纤维组成，电子密度高；核心部由弹性蛋白构成，呈无定形均质状，电子密度低，具有较大的弹性（图 02.04.04）。

02.04.032 黄纤维 yellow fiber

见 02.04.031 弹性纤维。

02.04.033 微原纤维 microfibril

由原纤维蛋白（fibrillin）形成的直径 10~12nm 的细丝样结构，为弹性纤维的组成成分。原纤维蛋白微原纤维也是基膜中连接基板与其下的网板或结缔组织的结构之一。

02.04.034 耐酸纤维 oxytalan fiber

大量微原纤维聚集成束形成的纤维，是弹性纤维形成过程中的早期结构，也是眼睫状小带的组成成分。

02.04.035 中期弹性纤维 elaunin fiber

是弹性纤维形成过程的中期阶段结构，由周围的微原纤维和中央的不连续的弹性蛋白构成。

02.04.036 网状纤维 reticular fiber

又称嗜银纤维。主要由Ⅲ型胶原蛋白构成的纤维，直径 0.2~1μm，分支多，交织成网。因表面被覆蛋白聚糖和糖蛋白而 PAS 反应呈阳性，并具有嗜银性。主要分布于网状组织、基膜等处，具有固定、支持、连接等功能。

02.04.037 嗜银纤维 argyrophil fiber

见 02.04.036 网状纤维。

02.04.038 基质 ground substance

由水化的糖胺聚糖、蛋白聚糖和糖蛋白等大分子物质形成的无定形、有一定黏性的胶状物质，填充于结缔组织的细胞和纤维之间。

02.04.039 组织液 tissue fluid

毛细血管动脉端渗出的血浆成分，流动于基质孔隙中。其大部分可从毛细血管静脉端回收，少部分进入毛细淋巴管成为淋巴（图 02.04.05）。

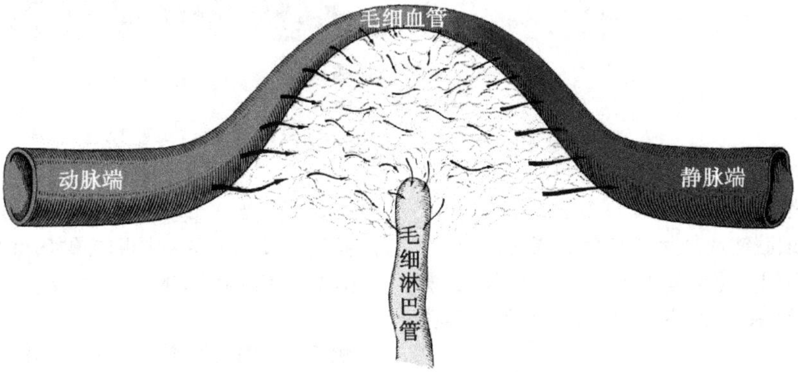

图 02.04.05 组织液形成示意图

02.04.040 分子筛 molecular sieve

基质中由硫酸化糖胺聚糖、蛋白质和聚透明质酸结合形成的蛋白聚糖聚合体的立体构型中有许多微细孔隙，称分子筛，允许水和营养物、代谢产物、激素、气体分子等通过，而限制大分子物质、细菌和肿瘤细胞等扩散。

02.04.041 致密结缔组织 dense connective tissue

以纤维为主要成分而细胞较少的固有结缔组织，具有纤维粗大、排列致密等特点。以支持和连接功能为主。依其纤维性质和排列方式，可分为规则致密结缔组织、不规则致密结缔组织和弹性组织等。

02.04.042 规则致密结缔组织 dense regular connective tissue

以大量胶原纤维束平行排列为主要结构特点的致密结缔组织，其细胞少，种类单一。见于肌腱、腱膜、韧带等，具有很强的抗拉能力。

02.04.043 腱细胞 tendon cell, tenocyte, tendinocyte

肌腱内形态特殊的成纤维细胞，胞体伸出数个薄翼状突起，插入纤维束之间。

02.04.044 不规则致密结缔组织 dense irregular connective tissue

以大量胶原纤维束彼此交织成致密板层状为主

要结构特点的致密结缔组织。见于真皮、硬脑膜、巩膜和器官的被膜等，具有很强的支持、抗击能力。

02.04.045　弹性组织　elastic tissue

以大量弹性纤维束平行排列为主要结构特点的致密结缔组织。见于黄韧带、项韧带、大动脉中膜的弹性膜等，具有很强的韧性及缓冲能力。

02.04.046　脂肪组织　adipose tissue

由大量脂肪细胞群集构成的一种固有结缔组织。依据脂肪细胞的结构和功能差异，可分为黄色脂肪组织和棕色脂肪组织（图 02.04.06）。

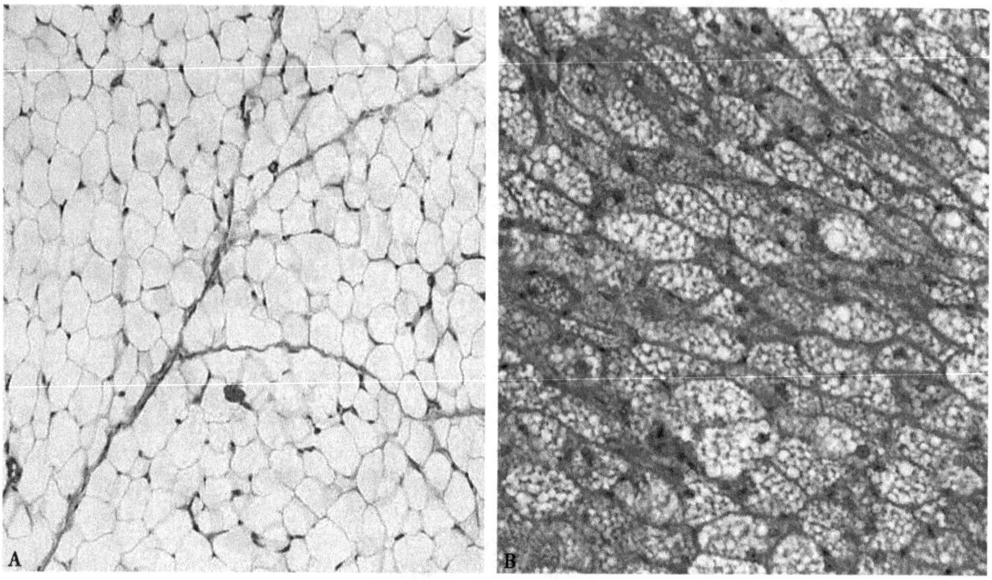

图 02.04.06　脂肪组织

HE 染色，低倍

A. 白色脂肪组织；B. 棕色脂肪组织

02.04.047　黄色脂肪组织　yellow adipose tissue

由单泡脂肪细胞构成的呈淡黄色的脂肪组织，即通常所说的脂肪组织。主要分布于皮下、大网膜、肠系膜和黄骨髓等，具有供热、保温、缓冲、填充和保护等功能（图 02.04.03）。

02.04.048　白色脂肪组织　white adipose tissue

由单泡脂肪细胞构成的呈白色的脂肪组织。见于某些动物，如猪，人类无此类组织（图 02.04.06）。

02.04.049　棕色脂肪组织　brown adipose tissue

由多泡脂肪细胞构成的脂肪组织，呈棕色。多见于新生儿及冬眠动物，成人少见。在寒冷刺激下，多泡脂肪细胞胞质内脂滴迅速氧化分解，产生大量热能，发挥保温功能（图 02.04.06）。

02.04.050　网状组织　reticular tissue

由网状细胞、网状纤维和基质构成的一种固有结缔组织。主要分布于骨髓、脾、淋巴结等免疫器官或造血器官。其形成的支持网架结构可为血细胞发生、发育提供适宜的微环境。

02.04.051　网状细胞　reticular cell

网状组织中的细胞，可产生网状纤维和基质。细胞有突起，呈星状，相邻细胞的突起相互连接成网；胞质丰富，胞核大而圆，着色浅，常被其合成分泌的网状纤维所缠绕。

02.04.052　黏液结缔组织　mucous connective tissue

又称黏液组织。胚胎时期一种纤维少、基质多、呈胶冻状的固有结缔组织，主要分布于脐带、绒毛膜等。

02.04.053　黏液组织　mucous tissue

见 02.04.052 黏液结缔组织。

（北京中医药大学　郭顺根）

02.05 软 骨 和 骨

02.05.001 软骨组织 cartilage tissue

由软骨细胞和固态细胞外基质构成的一种特殊结缔组织，不含血管、淋巴管和神经，具有一定的弹性和硬度，能承受压力和耐摩擦。

02.05.002 软骨 cartilage

由软骨组织及其外周的软骨膜构成的器官，根据软骨组织内细胞外基质所含纤维的不同，分为透明软骨、弹性软骨和纤维软骨 3 种。成年软骨所占比例极小，分布于骨架内、外耳和呼吸道等处。

02.05.003 软骨细胞 chondrocyte

软骨组织的主要细胞，幼稚的软骨细胞单个分布于软骨组织周边，细胞小，呈扁平形；成熟的软骨细胞成群分布于软骨组织深部，细胞大，呈椭圆形或圆形，胞质弱嗜碱性，含丰富的粗面内质网和发达的高尔基复合体。软骨细胞合成分泌软骨的细胞外基质（图 02.05.01、图 02.05.02）。

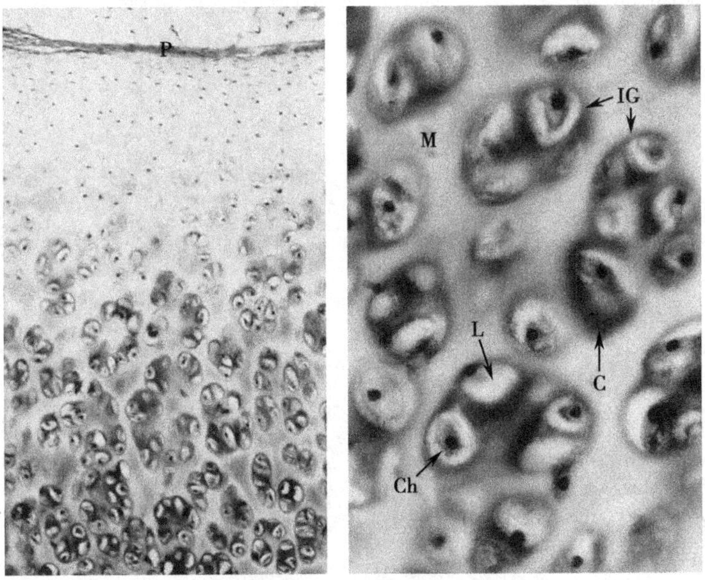

图 02.05.01 透明软骨（人肋软骨）

HE 染色，低倍（左）及高倍（右）

C. 软骨囊；Ch. 软骨细胞；IG. 同源细胞群；L. 软骨陷窝；M. 软骨基质；P. 软骨膜

02.05.004 同源细胞群 isogenous group

由同一个幼稚软骨细胞分裂产生的子细胞形成的群落，每群 2~8 个细胞，随着软骨基质的合成，细胞逐渐分开并分布在分离的软骨陷窝内（图 02.05.01）。

02.05.005 软骨基质 cartilage matrix

软骨细胞产生的细胞外基质，呈固态，由纤维和无定形的基质组成，嗜碱性。其纤维成分在不同类型的软骨中有所不同，基质主要由蛋白聚糖及其结合的水和少量糖蛋白、蛋白质等构成，与胶原原纤维一起形成凝胶状，易于营养物质的渗透和保证软骨的弹性（图 02.05.01）。

02.05.006 软骨陷窝 cartilage lacuna

软骨基质中软骨细胞所在的腔隙。活体软骨中的软骨细胞充满陷窝，而在组织切片中，因软骨细胞皱缩而与软骨囊之间出现空隙（图 02.05.01）。

02.05.007 软骨囊 cartilage capsule

软骨细胞周围的薄层软骨基质，因含硫酸软骨素较多、胶原原纤维少而呈强嗜碱性。于 HE 染色切片中，形似囊状包围软骨细胞（图 02.05.01）。

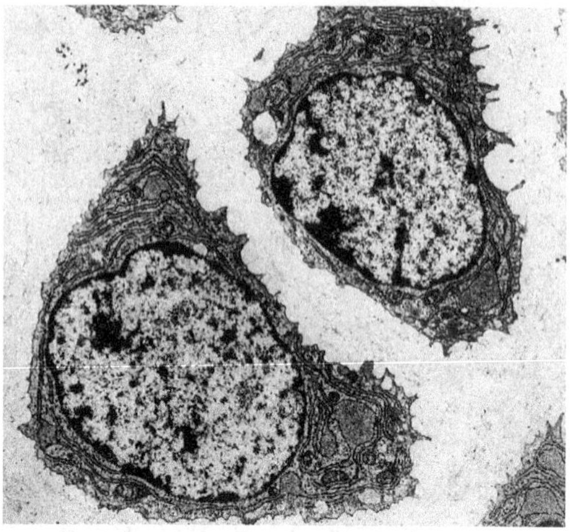

图 02.05.02　软骨细胞电镜像

02.05.008　软骨膜　perichondrium

软骨表面被覆的薄层致密结缔组织,其外层含致密的胶原纤维,主要起保护作用;内层纤维疏松而细胞较多,其中含有骨祖细胞,可增殖分化为软骨细胞,与软骨生长有关。软骨膜内有血管,是软骨营养的主要来源(图 02.05.01)。

02.05.009　透明软骨　hyaline cartilage

新鲜时呈乳白色、半透明的软骨,其结构特点是纤维成分为胶原原纤维及基质中含大量水分。胚胎早期机体的支架、肋软骨、关节软骨、呼吸道管壁的软骨均为透明软骨,具有较强的抗压性和一定的弹性和韧性,能承受压力,并耐摩擦(图 02.05.01)。

02.05.010　软骨小管　cartilage canal

存在于某些透明软骨中的细小分支管道,内含来源于软骨膜的结缔组织和微血管。其生理意义可能是保证软骨基质中的物质渗透到相应部位,或为软骨深部的软骨细胞提供营养。

02.05.011　弹性软骨　elastic cartilage

新鲜时呈黄色、不透明、基质中含大量弹性纤维的软骨,分布于耳廓、咽喉及会厌等部位。弹性纤维交织排列,具有较强的弹性(图 02.05.03)。

02.05.012　纤维软骨　fibrocartilage

新鲜时呈乳白色、不透明、基质中含大量胶原纤维的软骨。结构特点是纤维成分为大量平行或交叉排列的胶原纤维束。分布于椎间盘、关节盘及耻骨联合等部位,具有较大的伸展性,可抗压和耐摩擦(图 02.05.04)。

02.05.013　软骨发生　chondrogenesis

胚胎时期由间充质演化形成软骨的过程。在将要形成软骨的部位,间充质细胞密集成团,其中央的细胞分化为骨祖细胞,进而分化为成熟的软骨细胞,分泌软骨基质,细胞团周围的间充质分化为软骨膜。

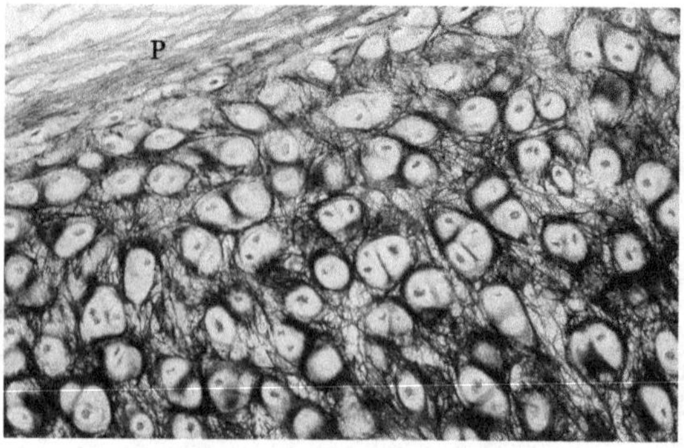

图 02.05.03　弹性软骨(人耳廓)

醛复红染色,高倍

P. 软骨膜

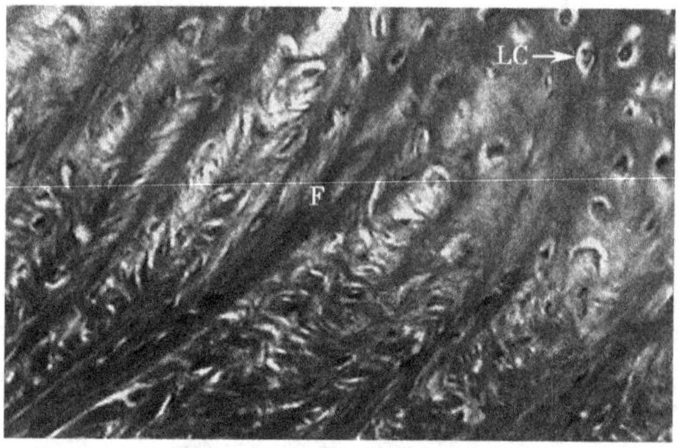

图 02.05.04　纤维软骨

Mallory 三色染色,高倍

F. 胶原纤维;LC. 软骨陷窝和软骨细胞

02.05.014　软骨形成中心　chondrification center

胚胎时期在将要形成软骨的部位,间充质致密度增大,未分化的骨祖细胞分裂增生,细胞突起消失,细胞形态由星形转变为球形,并聚集成团,该部位称软骨形成中心。

02.05.015　成软骨细胞　chondroblast

由软骨膜内的骨祖细胞增殖分化而来,位于软骨组织表面,呈扁圆形,较小,将进一步增殖分化为软骨细胞。

02.05.016　外加生长　appositional growth

又称软骨膜下生长。通过软骨膜内的骨祖细胞增殖分化为成软骨细胞,向原有软骨组织表面添加新的软骨细胞,并产生软骨基质,使软骨从表面向外增大的生长过程。发育中的软骨和成熟的软骨都能以此方式生长。

02.05.017　软骨膜下生长　subperichondral growth

见 02.05.016 外加生长。

02.05.018　间质生长　interstitial growth

又称软骨内生长。通过软骨内已有的软骨细胞的增殖和产生更多的软骨基质，使软骨从内部向周围增大的生长过程。间质生长主要见于年幼的软骨。

02.05.019　软骨内生长　endochondral growth

见 02.05.018 间质生长。

02.05.020　骨组织　osseous tissue, bone tissue

由多种细胞和大量钙化的细胞外基质构成的一种特殊结缔组织。骨组织的细胞有骨祖细胞、成骨细胞、骨细胞、破骨细胞和骨被覆细胞，细胞外基质由含有大量胶原纤维的有机质和以钙、磷为主的无机质构成。骨组织是人体最坚硬的组织之一，为骨的结构主体。骨组织也是人体重要的"钙、磷库"。

02.05.021　骨基质　bone matrix

简称骨质。骨组织中钙化的细胞外基质，由有机质和无机质构成。有机质主要是胶原纤维、蛋白聚糖和糖蛋白，其中蛋白聚糖具有黏合纤维的作用，糖蛋白在骨的钙化、钙离子的转运、细胞与骨质的黏附等方面起作用；无机质主要是钙、磷离子，以羟基磷灰石结晶形式存在。

02.05.022　骨盐　bone salt, bone mineral

骨基质中的无机成分，占干骨重量的 65%，含钙、磷、镁等多种元素，以钙、磷为主，贮存有体内 99% 以上的钙和 85% 的磷，主要以羟基磷灰石结晶形式存在。

02.05.023　羟基磷灰石结晶　hydroxyapatite crystal

骨盐的主要存在形式，呈细针状，长 10~20nm，沿胶原原纤维长轴排列并与之紧密结合，这种结合使骨基质既坚硬又有韧性。

02.05.024　类骨质　osteoid

骨组织中最初形成的尚无骨盐沉积的细胞外基质，钙化后转变为骨基质。

02.05.025　钙化　calcification

又称矿化。骨盐有序地沉积于类骨质的过程，受成骨细胞分泌的基质小泡和多种因子的调控。

02.05.026　矿化　mineralization

见 02.05.025 钙化。

02.05.027　骨板　bone lamella

呈板层状的骨组织，其内的胶原纤维有规律地平行排列，且与骨盐晶体和基质紧密结合（图 02.05.05）。

02.05.028　非板层骨　non-lamellar bone

又称纤维骨，初级骨组织。胶原纤维束粗大且不排列成板层的骨组织，其中骨盐含量较低而骨细胞较多，可分为编织骨和束状骨。见于胚胎时期初形成的骨组织和成体的牙床、近颅缝处、骨迷路、腱和韧带附着处等。

02.05.029　纤维骨　fibrous bone

见 02.05.028 非板层骨。

02.05.030　初级骨组织　primary bone tissue

见 02.05.028 非板层骨。

02.05.031　编织骨　woven bone

骨基质内胶原纤维束无规则排列的非板层骨，比较常见。

02.05.032　束状骨　bundle bone

骨基质内胶原纤维束平行排列的非板层骨，骨细胞分布于纤维束之间，比较少见。

02.05.033　板层骨　lamellar bone

又称次级骨组织。由多层骨板形成的骨组织，是成体骨组织的主要形式。同一层骨板内的纤维相互平行，相邻骨板的纤维相互垂直，胶原纤维可分支，从一层伸至其相邻的另一层，相互连接以增加骨的强度和支持力（图 02.05.05）。

02.05.034　次级骨组织　secondary bone tissue

见 02.05.033 板层骨。

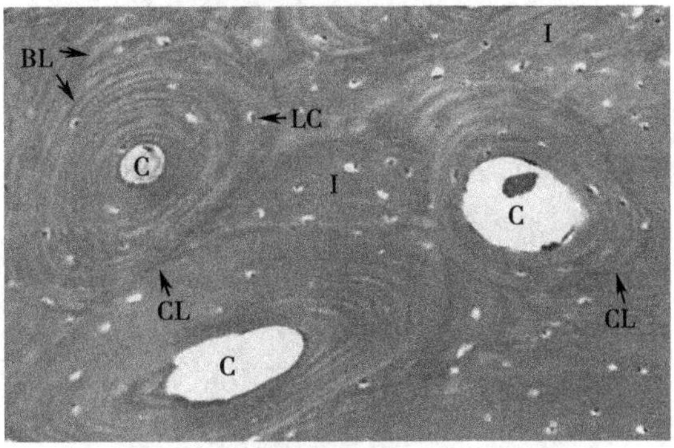

图 02.05.05　脱钙骨切片示骨基质

HE 染色，低倍

BL. 骨板；C. 中央管；CL. 黏合线；I. 间骨板；LC. 骨陷窝和骨细胞

02.05.035　骨小梁　bone trabecula

又称骨针。由数层平行排列的骨板形成的针状或片状骨组织，常互连成网，是松质骨的结构基础（图 02.05.06）。

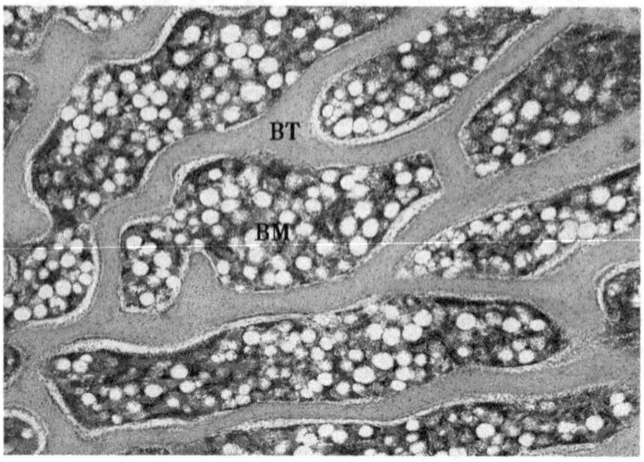

图 02.05.06　骨松质切片

HE 染色，低倍

BM. 红骨髓；BT. 骨小梁

02.05.036　骨针　bone spicule

见 02.05.035 骨小梁。

02.05.037　骨孔　bone porosity

松质骨内骨小梁间的小腔隙，是松质骨的骨髓腔。

02.05.038　骨祖细胞　osteoprogenitor cell

软骨组织和骨组织的干细胞，在成体内位于软骨膜和骨膜深层。骨祖细胞较小，呈梭形，胞质少，呈弱嗜碱性，胞核椭圆形，在不同的条件下可增殖分化为成软骨细胞或成骨细胞（图 02.05.07）。

02.05.039　成骨细胞　osteoblast

分布在骨组织表面，胞体较大呈立方形或矮柱状，细胞表面有许多细小突起，胞核大而圆，胞质嗜碱性，内含大量粗面内质网和高尔基复合体。成骨细胞具有合成分泌类骨质、基质小泡及细胞因子等功能（图 02.05.08、图 02.05.09）。

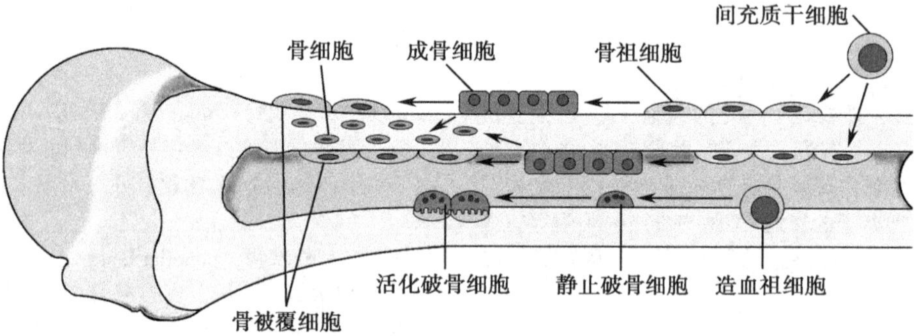

图 02.05.07　骨组织的细胞示意图

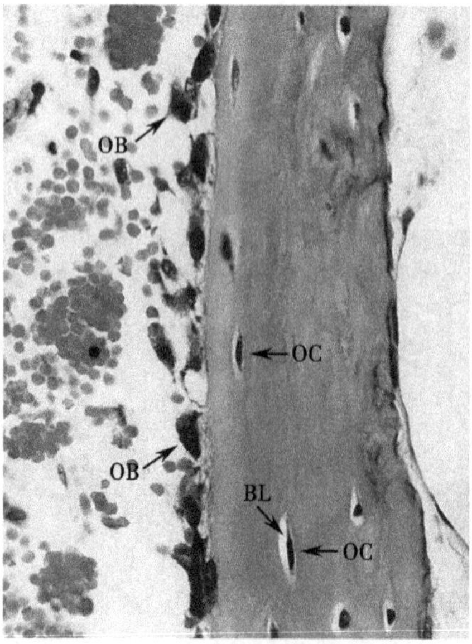

图 02.05.08　成骨细胞和骨细胞光镜像

HE 染色，高倍

OB. 成骨细胞；OC. 骨细胞；BL. 骨陷窝

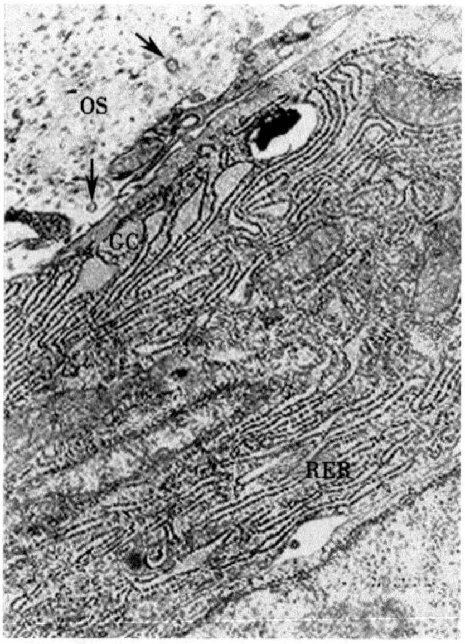

图 02.05.09　成骨细胞电镜像

GC. 高尔基复合体；OS. 类骨质；

RER. 粗面内质网；↑基质小泡

02.05.040　基质小泡　matrix vesicle

成骨细胞释放的直径 25~200nm 的膜被小泡，小泡膜上有钙结合蛋白、碱性磷酸酶、ATP 酶及酸性磷脂等，小泡内含钙、钙盐结晶等。基质小泡对类骨质的钙化起重要作用（图 02.05.09）。

02.05.041　骨细胞　osteocyte

骨组织内数量最多的细胞，是成骨细胞被包埋在骨基质中、功能不活跃后转变形成的。早期幼稚的骨细胞形态结构及功能类似成骨细胞，随着类骨质的钙化，骨细胞逐渐成熟，成熟的骨细胞较小，有许多细长突起，相邻细胞的突起形成缝隙连接以传递信息。骨细胞有一定的成骨和溶骨作用，参与调节钙、磷平衡（图 02.05.08、图 02.05.10）。

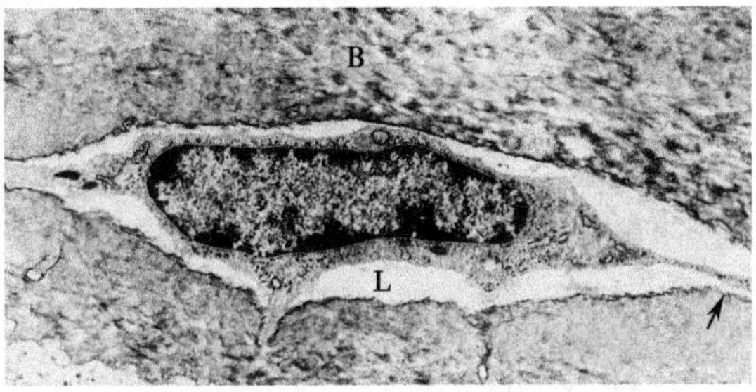

图 02.05.10　骨细胞电镜像

B. 骨基质；L. 骨陷窝；↑骨小管和骨细胞突起

02.05.042　骨细胞性溶骨　osteocytic osteolysis

骨细胞的生理性活动之一，在甲状旁腺激素、1, 25-（OH）$_2$-D$_3$ 及机械性应力的作用下，骨细胞释放包括水解酶的多种物质来降解骨陷窝表层的骨质，参与骨的吸收和调节血钙、磷平衡。

02.05.043　骨细胞性成骨　osteocytic osteogenesis

骨细胞的生理性活动之一，在降钙素等因素的作用下，骨细胞向骨陷窝壁添加新的骨基质而参与成骨和调节血钙、磷平衡。

02.05.044　骨陷窝　bone lacuna

骨组织中骨细胞的胞体所在的腔隙。相邻骨陷窝通过骨小管彼此连通，其内含有组织液，营养骨细胞并带走代谢产物（图 02.05.08、图 02.05.10）。

02.05.045　骨小管　bone canaliculus

骨组织中骨细胞的突起所在的纤细腔隙，相邻骨小管彼此连通，其内含有组织液（图 02.05.10）。

02.05.046　骨被覆细胞　bone lining cell

又称骨衬细胞。分布于骨内膜或静止骨表面的一层上皮样细胞，是一种特殊的骨祖细胞或静止的成骨细胞，细胞扁平有突起，突起之间有缝隙连接。骨被覆细胞具有转变为成骨细胞，吸引破骨细胞及分隔骨细胞周液和骨髓腔内组织液的作用（图 02.05.07）。

02.05.047　破骨细胞　osteoclast

来源于骨髓、散在分布于骨组织表面的一种多核巨细胞。其直径 30~100μm，胞质嗜酸性，呈泡沫状，贴近骨基质的一侧有皱褶缘，皱褶缘周围的环形胞质区为亮区，基部胞质含有大量初级溶酶体、吞饮泡及次级溶酶体。破骨细胞具有溶解、吸收、改建骨组织的功能（图 02.05.11、图 02.05.12）。

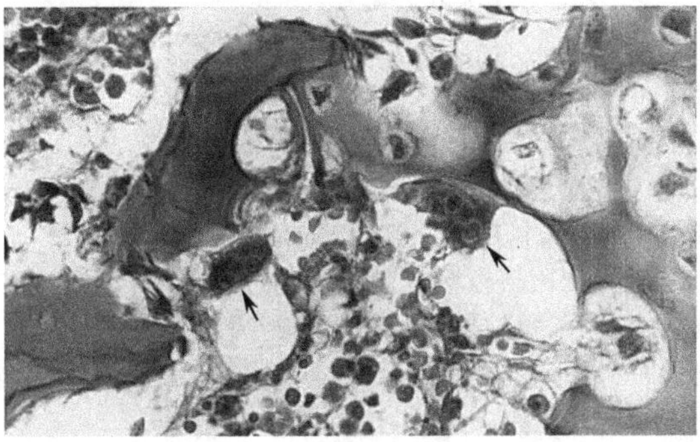

图 02.05.11　破骨细胞（箭头）光镜像

HE 染色，高倍

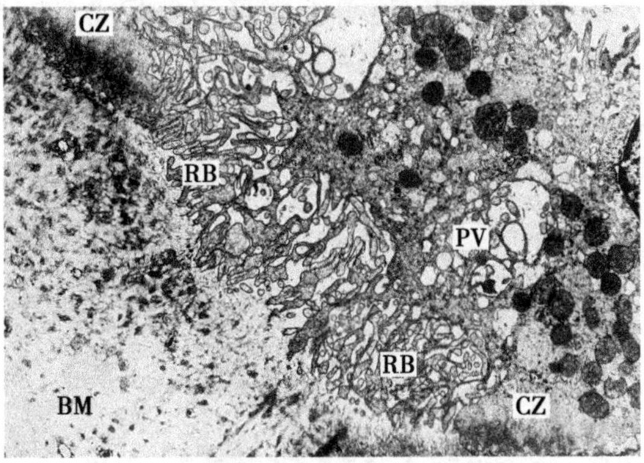

图 02.05.12　破骨细胞电镜像

BM. 骨基质；CZ. 亮区；PV. 吞饮泡；RB. 皱褶缘

02.05.048　皱褶缘　ruffled border

破骨细胞面向骨组织一侧因质膜内褶而呈现大量不规则形并有分支的指状突起所形成的结构，其细胞膜上有酸性磷酸酶和 ATP 酶。皱褶缘扩大了破骨细胞与骨基质的接触面，有利于破骨细胞功能的行使（图 02.05.12）。

02.05.049　封闭区　sealing zone

又称亮区。破骨细胞环绕皱褶缘的胞质隆起，含有许多微丝而缺乏其他细胞器，此处电子密度低，细胞膜紧贴骨组织，形成一环行围堤，使其包围的皱褶缘区成为封闭的溶骨微环境（图 02.05.12）。

02.05.050　亮区　clear zone

见 02.05.049 封闭区。

02.05.051　吸收陷窝　absorption lacuna

又称吸收凹，豪希普陷窝。位于骨组织表面、由于骨基质被破骨细胞溶解吸收而形成的凹陷，破骨细胞常位于此处。

02.05.052　吸收凹　resorption bay

见 02.05.051 吸收陷窝。

02.05.053　豪希普陷窝　Howship's lacuna

见 02.05.051 吸收陷窝。

02.05.054　破骨细胞性溶骨　osteoclastic osteolysis

破骨细胞溶解吸收骨组织的过程，是骨组织溶解吸收的主要途径，是通过破骨细胞识别并黏附于骨基质表面、分泌有机酸和溶酶体酶使骨盐溶解和有机物降解而实现的。

02.05.055　外环骨板　outer circumferential lamella

环绕骨干外表面的骨板，较厚，由数层或十多层骨板规则排列组成（图 02.05.13）。

02.05.056　内环骨板　inner circumferential lamella

环绕骨干内表面的骨板，较薄，由数层骨板不甚规则排列组成（图 02.05.13）。

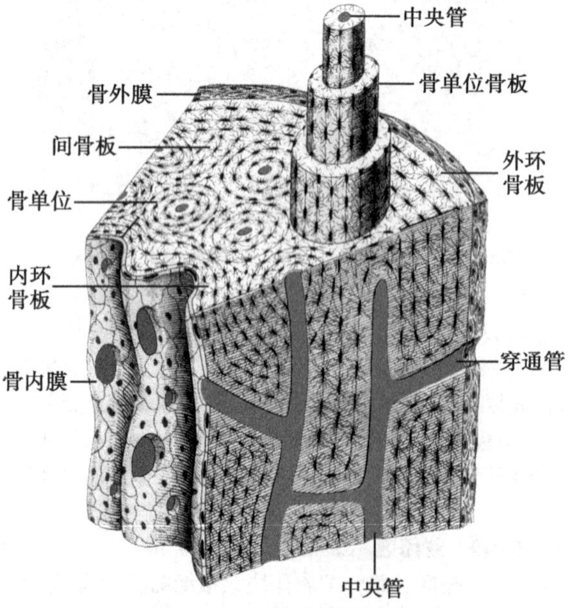

图 02.05.13　长骨骨干结构模式图

02.05.057　穿通管　perforating canal

又称福尔克曼管。骨干密质骨中与骨干长轴近似垂直走行的管道，横向穿越外环骨板与内环骨板，与纵向走行的中央管相通，内含血管、神经、组织液和少量疏松结缔组织，具有为骨细胞提供营养并带着代谢产物的作用（图 02.05.13）。

02.05.058　福尔克曼管　Volkmann's canal

见 02.05.057 穿通管。

02.05.059　骨单位　osteon

又称哈弗斯系统。长骨骨干密质骨的主要结构单位，由多层同心圆排列的骨板围绕中央的小管构成，位于内、外环骨板之间，呈圆筒状，长 0.6~2.5mm，直径 30~70μm，长轴与骨干长轴平行。骨单位内的众多骨小管相互通连，最内层的骨小管开口于中央管，最外层的骨小管在黏合线内折返，不与邻近骨单位的骨小管相通（图 02.05.13、图 02.05.14）。

02.05.060　哈弗斯系统　Haversian system

见 02.05.059 骨单位。

02.05.061　中央管　central canal

又称哈弗斯管。骨单位的中轴管道，内有血管、神经纤维、组织液和少量结缔组织，与穿通管和骨小管相通连，参与构成血管系统与骨细胞之间营养物质和气体交换的通路（图 02.05.13、图 02.05.14）。

02.05.062　哈弗斯管　Haversian canal

见 02.05.061 中央管。

02.05.063　骨单位骨板　osteon lamella

又称哈弗斯骨板。骨单位中围绕中央管呈同心圆排列的多层骨板（图 02.05.13、图 02.05.14）。

02.05.064　哈弗斯骨板　Haversian lamella

见 02.05.063 骨单位骨板。

02.05.065　间骨板　interstitial lamella

长骨骨干中位于骨单位之间或骨单位与环骨板之间的一些形状不规则的平行骨板，是长骨骨干中原有的骨单位或内、外环骨板被吸收后残留的结构（图 02.05.05、图 02.05.13）。

02.05.066　黏合线　cement line

骨单位表面的一层含骨盐较多而胶原纤维很少

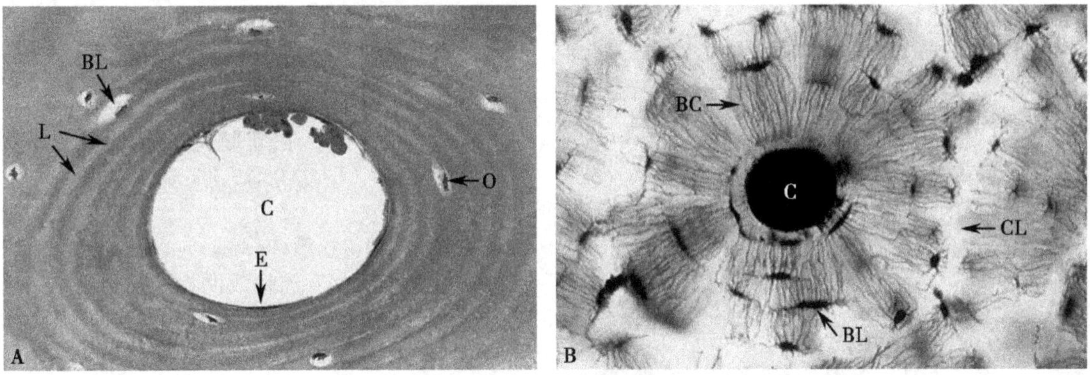

图 02.05.14 脱钙骨切片和骨磨片示骨单位

A. HE 染色；B. 大丽紫染色 高倍

BC. 骨小管；BL. 骨陷窝；C. 中央管；CL. 黏合线；E. 骨内膜和骨被覆细胞；L. 骨板；O. 骨细胞

的骨基质，在横断面的骨磨片上呈折光较强的轮廓线。骨小管一般不穿过黏合线，因此相邻骨单位的骨小管不相连通（图 02.05.14）。

02.05.067 骨外膜 periosteum

骨外表面的致密结缔组织，是一般所说的骨膜。较厚，分内、外两层，外层主要含粗大的胶原纤维束，有部分纤维即穿通纤维穿入外环骨板，将骨外膜固定于骨；内层较疏松，含骨祖细胞、血管和神经等，具有保护、营养骨组织和提供成骨细胞的作用。

02.05.068 穿通纤维 perforating fiber

又称沙比纤维。骨外膜外层中穿入外环骨板的胶原纤维束，具有固定骨膜的作用。

02.05.069 沙比纤维 Sharpey's fiber

见 02.05.068 穿通纤维。

02.05.070 骨内膜 endosteum

分布于骨小梁表面、骨髓腔、穿通管和中央管内表面的薄层疏松结缔组织，纤维细而少，具有保护营养骨组织、提供成骨细胞的作用。

02.05.071 骨发生 osteogenesis

胚胎时期从间充质演化形成骨的过程，有膜内成骨和软骨内成骨两种方式。

02.05.072 膜内成骨 intramembranous ossification

在原始结缔组织膜内直接形成骨的过程，颅面部的扁骨、下颌骨、锁骨等以此种方式发生。其基本过程是间充质首先分化为原始结缔组织，间充质细胞分化为骨祖细胞，后者再分化为成骨细胞，成骨细胞在此成骨形成初级骨小梁，骨小梁互连构成初级骨松质。成骨区周围的结缔组织分化为骨膜（图 02.05.15、图 02.05.16）。

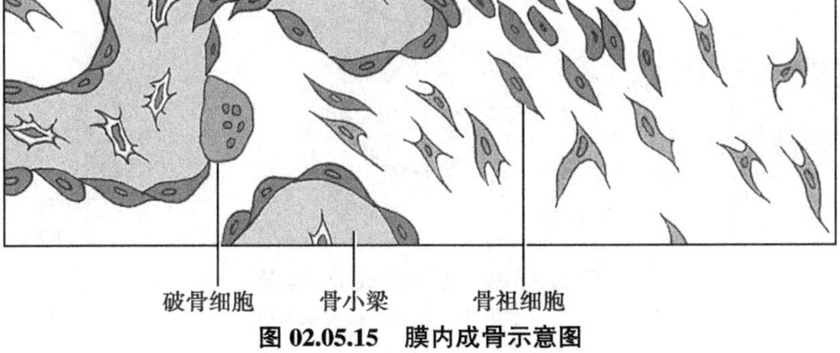

图 02.05.15 膜内成骨示意图

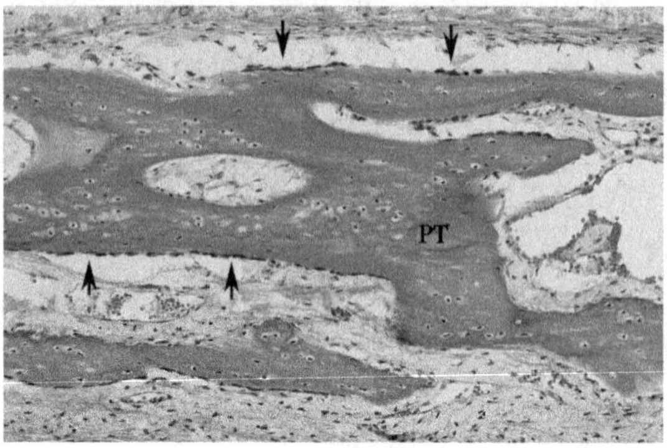

图 02.05.16　胎儿顶骨切片示膜内成骨

HE 染色，中倍

↑成骨细胞；PT. 初级骨小梁

02.05.073　骨化中心　ossification center

膜内成骨过程中，在原始结缔组织膜内首先形成骨组织的部位。

02.05.074　初级骨小梁　primary bone trabecula

在骨发生过程中，由新形成的编织骨所构成的针状或片状骨组织（图 02.05.15、图 02.05.16）。

02.05.075　初级骨松质　primary spongy bone

初级骨小梁相互连接成网构成的骨组织。随着骨的进一步生长并改建，初级骨松质可逐渐变为由板层骨构成的骨松质或骨密质。

02.05.076　软骨内成骨　endochondral ossification

在间充质预先形成的透明软骨的基础上、软骨逐步被替换为骨的过程，人体大多数骨如四肢骨、躯干骨和部分颅底骨等以此种方式发生。其基本过程包括软骨雏形形成、骨领形成、初级骨化中心与骨髓腔形成及次级骨化中心与骨骺形成等（图 02.05.17）。

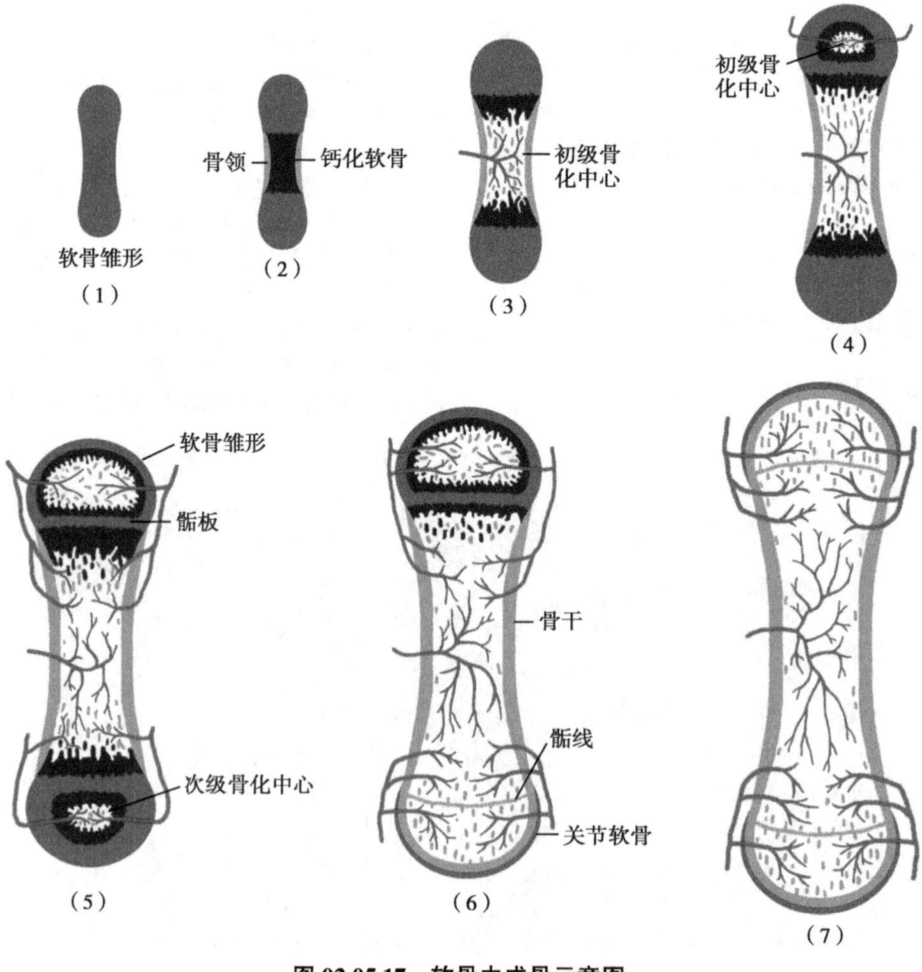

图 02.05.17　软骨内成骨示意图

（1）~（7）示软骨内成骨过程及长骨生长

02.05.077　软骨雏形　cartilage model

将要成骨部位的间充质演化形成的透明软骨，其外形与将要形成的骨相似。其形成过程是局部间充质细胞聚集、分化为骨祖细胞，后者再分化为软骨细胞，软骨细胞合成分泌软骨基质，而周围的间充质分化为软骨膜。软骨雏形是软骨内成骨的基础（图02.05.17）。

02.05.078　骨领　bone collar

软骨雏形中段软骨膜内层的骨祖细胞增殖分化为成骨细胞，后者在软骨组织表面形成的领圈状薄层骨组织，其表面的软骨膜改称骨膜。骨领初为初级骨松质，以后逐渐改建为骨干的骨密质（图02.05.17）。

02.05.079　初级骨密质　primary compact bone

初级骨松质通过成骨细胞不断向初级骨小梁表面添加骨组织使之增粗加厚，骨小梁之间的网孔变小，从而形成的较为致密的骨组织。初级骨密质中无骨单位和间骨板，也无内、外环骨板。

02.05.080　次级骨密质　secondary compact bone

初级骨密质中出现骨单位即成为次级骨密质，随着骨单位的改建，新一代骨单位形成，并出现间骨板，内、外环骨板也相继出现。

02.05.081　骨膜芽　periosteal bud

又称成骨芽。软骨内成骨过程早期，骨外膜中的血管和骨祖细胞、破骨细胞等向软骨雏形中央侵入形成的结构。骨膜芽是软骨内成骨过程中初级骨化中心形成所必需的重要结构。

02.05.082　成骨芽　osteogenic bud

见02.05.081骨膜芽。

02.05.083　初级骨化中心　primary ossification center

又称骨干骨化中心。软骨雏形中央首先形成骨组织的部位。其形成过程为软骨雏形中央的软骨细胞肥大并分泌碱性磷酸酶，使软骨基质钙化，随之软骨细胞死亡，进入到此的骨膜芽中的破骨细胞溶解吸收钙化的软骨基质，形成初级骨髓腔；随后由骨祖细胞分化来的成骨细胞在残留的钙化软骨基质表面生成骨组织，形成过渡性骨小梁（图02.05.17）。

02.05.084　骨干骨化中心　diaphyseal ossification center

见02.05.083初级骨化中心。

02.05.085　初级骨髓腔　primary marrow cavity

骨膜芽进入软骨雏形的初级骨化中心后，破骨细胞溶解吸收钙化的软骨基质形成的不规则隧道，内有早期形成的骨髓。

02.05.086　过渡性骨小梁　transitional bone trabecula

又称混合性骨小梁。软骨内成骨过程中形成的中轴为残存的钙化软骨基质、表面为初级骨组织的临时性索条状结构。过渡性骨小梁或被破骨细胞溶解而消失；或其内的软骨基质消失，表面继续成骨，成为初级骨小梁。

02.05.087　混合性骨小梁　mixed bone trabecula

见02.05.086过渡性骨小梁。

02.05.088　次级骨髓腔　secondary marrow cavity

即一般所谓的骨髓腔，由过渡性骨小梁形成后不久被破骨细胞溶解吸收、初级骨髓腔融合变大而成。随着长骨的不断增长和加粗，骨髓腔不断扩大，其中的初级骨髓也逐渐变为红骨髓。

02.05.089　次级骨化中心　secondary ossification center

又称骨骺骨化中心。长骨的成骨过程后期，在两端的软骨中央出现的骨化中心。其形成过程与初级骨化中心相似，但骨化从中央向四周呈辐射状进行，最终大部分软骨被初级骨松质取代，使骨干两端变成骨骺（图02.05.17）。

02.05.090　骨骺骨化中心　epiphyseal ossification center

见02.05.089次级骨化中心。

02.05.091　骺板　epiphyseal plate

又称骺软骨，生长板。发育中的长骨骨干和骨骺之间的一层透明软骨，是长骨增长的结构基础。骺板的软骨细胞不断分裂增殖，从软骨到骨髓腔依次形成软骨贮备区、软骨增生区、软骨成熟区、软骨钙化区和成骨区（图02.05.17）。

02.05.092　骺软骨　epiphyseal cartilage

见02.05.091骺板。

02.05.093　生长板　growth plate

见02.05.091骺板。

02.05.094　软骨储备区　reserve cartilage zone

又称静止区。骺板靠骨骺端的部分，含大量较小的软骨细胞，呈圆形或椭圆形，细胞分散存在，软骨基质弱嗜碱性（图02.05.18）。

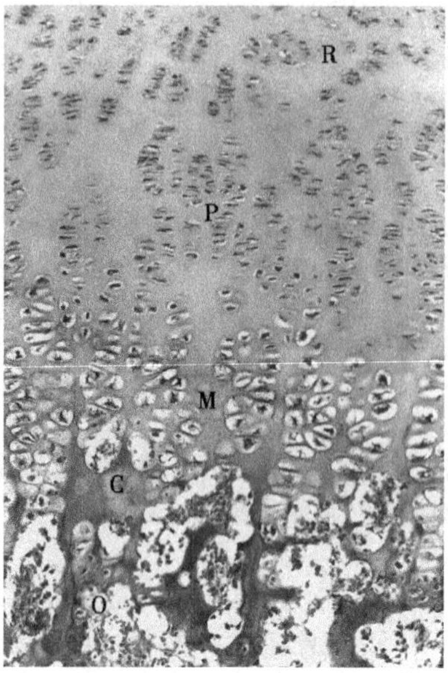

图 02.05.18　胎儿指骨切片示软骨内成骨的 5 个分区
HE 染色，低倍
R. 软骨储备区；P. 软骨增生区；M. 软骨成熟区；
C. 软骨钙化区；O. 成骨区

02.05.095　静止区　resting zone

见 02.05.094 软骨储备区。

02.05.096　软骨增生区　proliferating cartilage zone

骺板中软骨细胞活跃增殖的区域，细胞变大，形成的同源细胞群呈单行纵向排列成一串串并列的软骨细胞柱，软骨基质弱嗜碱性（图 02.05.18）。

02.05.097　软骨成熟区　maturing cartilage zone

又称软骨肥大区。骺板中软骨细胞肥大，胞质内糖原含量增多，软骨细胞柱之间的软骨基质变薄（图 02.05.18）。

02.05.098　软骨肥大区　hypertrophic cartilage zone

见 02.05.097 软骨成熟区。

02.05.099　软骨钙化区　calcified cartilage zone

骺板中软骨细胞凋亡，细胞变大、变圆，呈空泡状，胞核固缩；有的细胞已消失，留下空洞状的软骨陷窝，内可见破骨细胞；软骨基质钙化呈强嗜碱性（图 02.05.18）。

02.05.100　成骨区　ossification zone

骺板靠骨干端的区域。该区域内成骨细胞在钙化的软骨基质表面形成骨组织，构成条索状的过渡型骨小梁，似钟乳石样悬挂在钙化区的底部；过渡型骨小梁不断被破骨细胞破坏吸收，其间的初级骨髓腔扩大（图 02.05.18）。

02.05.101　骺闭合　epiphyseal closure

骺板消失的过程。17~20 岁时，骺板的软骨增生区内软骨细胞的增生减慢，最后停止，骺软骨逐渐被骨组织取代而消失。

02.05.102　骨改建　bone remodeling

局部陈旧骨的吸收及代之以新骨的过程。骨改建持续终生，在发育期，可改变骨的外形和内部结构，以适应机体发育和器官功能；在成年期，可防止骨老化，增加骨密度，预防骨组织微损伤的累积，从而保持骨的生物力学特性。

02.05.103　外形改建　external remodeling

使骨的形状发生改变的骨改建，如长骨干骺端逐渐变细成为新一段圆柱形骨干，颅顶扁骨曲度的变化等。

02.05.104　内部改建　internal remodeling

使骨的内部结构发生改变、但其外形不变的骨改建，如长骨骨干中新一代骨单位的形成，扁骨内、外板和板障的形成等。

02.05.105　异位骨化　ectopic ossification

骨骼以外其他器官中的骨形成，是在骨诱导物质的作用下，由具有生骨潜能的诱导性骨祖细胞形成的。

02.05.106　骨痂　bone callus

骨折愈合过程中形成的过渡型骨性结构。在骨折最初形成的肉芽组织基础上，骨折端内、外发生骨膜反应形成内、外骨痂；骨折断端及骨髓腔内的纤维组织转化为软骨组织，并以软骨内成骨形成环状骨痂和腔内骨痂。骨痂脆弱，最终通过骨改建恢复骨的原有模式。

02.05.107　关节软骨　articular cartilage

被覆于骨的关节面的一层特殊的透明软骨，无软骨膜，其表面光滑，附有滑液，具有弹性，可减少关节运动时的摩擦。关节软骨从外向内可分表面切线区、移行区、辐射区和矿化区，前 3 区是非矿化区。

02.05.108　表面切线区　superficial tangential zone

关节软骨中最浅层的区域。其主要成分为与表面平行的胶原原纤维；软骨细胞较少，散在分布，细胞小，呈梭形，长轴与表面平行。

02.05.109　移行区　transitional zone

关节软骨中近表面切线区的区域。该区域软骨细胞较大，呈圆形或椭圆形，散在分布，随机排列；胶原原纤维多斜行伸向表面切线区。

02.05.110 辐射区 radial zone

关节软骨深层近矿化区的区域。该区域软骨细胞呈柱状排列，方向与关节表面垂直，细胞开始退化；胶原原纤维位于细胞柱间，与骨的长轴平行。

02.05.111 矿化区 mineralized zone

关节软骨中最深层的区域。该区域软骨细胞大，退化明显，软骨基质钙化。

02.05.112 潮标 tide mark

关节软骨的非矿化区与矿化区之间的光滑、起伏不平的分界线，形似海边的潮水浸渍。潮标是观察关节软骨生长、创伤修复和关节的年龄性变化的重要指标。

02.05.113 切线纤维 tangential fiber

关节软骨表面切线区内的与关节表面平行走向的胶原原纤维，在软骨周缘与骨膜纤维相连续。

02.05.114 滑膜细胞 synovial cell, synoviocyte

关节囊内表面的扁平或立方形的上皮样结缔组织细胞，至少包括两型：A 型滑膜细胞，又称巨噬细胞样细胞或 M 细胞，含溶酶体较多；B 型滑膜细胞，又称成纤维细胞样细胞或 F 细胞，含粗面内质网较多。两型滑膜细胞都能分泌透明质酸和黏蛋白等，滑膜细胞尤其 A 型细胞还有吞噬、清除关节内碎屑等功能（图 02.05.19）。

02.05.115 软骨终板 cartilage end plate

覆盖在每个椎体上、下面的一层透明软骨，与椎间盘共同构成椎间连接。软骨终板周边较厚，中央较薄，周围增厚区内有来自椎间盘纤维环的纤维并与之连续，而使相邻椎体牢固连接。

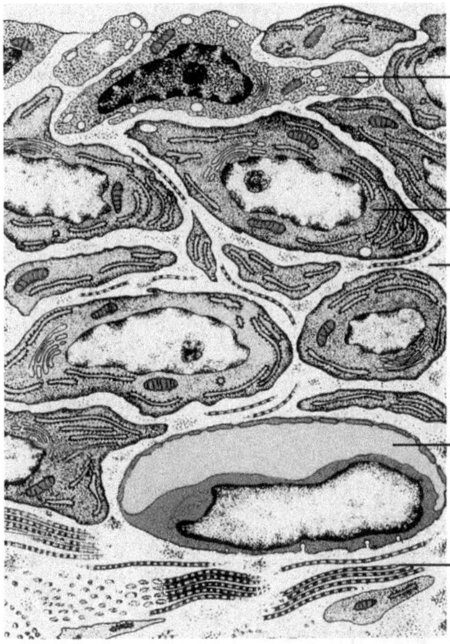

图 02.05.19 滑膜超微结构模式图

02.05.116 脊索细胞 notochordal cell

分布于椎间盘髓核内的一种残余的胚胎性细胞，细胞小而少，散在分布，借细胞突起互相连接；胞核深染，胞质中细胞器少而糖原丰富。脊索细胞随年龄增长而不断减少。

02.05.117 软骨样细胞 chondroid cell, chondrocyte-like cell

分布于椎间盘髓核内、形态和功能与软骨细胞相似的一种细胞，可能来自椎间盘的纤维环，细胞较多较大，胞质中含发达的粗面内质网和高尔基复合体。

（中南大学 蔡维君）

02.06 血液和血发生

02.06.001 血液 blood

心血管系统中循环流动的液态组织，由血浆和血细胞组成，约占体重的 7%（图 02.06.01）。

02.06.002 血浆 blood plasma

血液中的液体成分，约占人体血液容积的 55%。血浆中 90% 左右为水分，其余为血浆蛋白（包括白蛋白、球蛋白、纤维蛋白原等）、酶、脂蛋白、激素、维生素、无机盐、代谢产物等（图 02.06.01）。

02.06.003 血清 serum

在没有抗凝剂的情况下，将血液静置于体外，血液中溶解状态的纤维蛋白原转变为交织状态的纤维蛋白，血液凝固成血块，其上层析出的淡黄色透明液体即为血清。

02.06.004 血细胞 blood cell, hemocyte

血液中的细胞成分，包括红细胞、白细胞和血小板，约占血液容积的 45%。

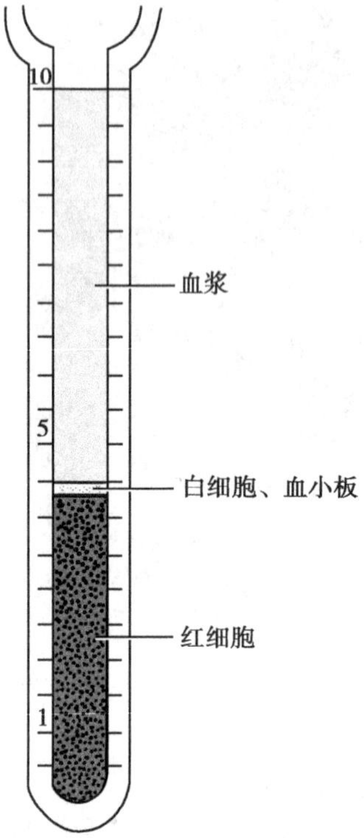

图 02.06.01　血浆和血细胞比容

02.06.005　血细胞比容　hematocrit

曾称红细胞压积。血细胞在全血中所占的容积百分比，约为 45%。由于白细胞和血小板仅占血液总容积的 0.15%~1%，故血细胞比容很接近血液中的红细胞比容（图 02.06.01）。

02.06.006　血象　hemogram

通过细胞学技术和方法如 Wright 染色或 Giemsa 染色所显示的血细胞形态、数量、比例和血红蛋白含量等。

02.06.007　红细胞　red blood cell，erythrocyte

又称红血球。血液中的一种细胞，成熟红细胞呈双凹圆盘状，直径为 6~8μm，无细胞核和细胞器，细胞内充满血红蛋白。红细胞将氧带给组织，从组织带走二氧化碳。其男性数量正常值为（4.2~5.5）× 10^{12}/L，女性则为（3.5~5.0）× 10^{12}/L，如少于 3.0 × 10^{12}/L 则为贫血（图 02.06.02、图 02.06.03）。

02.06.008　血红蛋白　hemoglobin，Hb

含铁卟啉环的蛋白质，是红细胞的主要成分，占红细胞重量的 33%，可携带氧和二氧化碳。Hb 男性的正常值为 120~155g/L，女性则为 105~125g/L，如少于 100g/L 则为贫血。

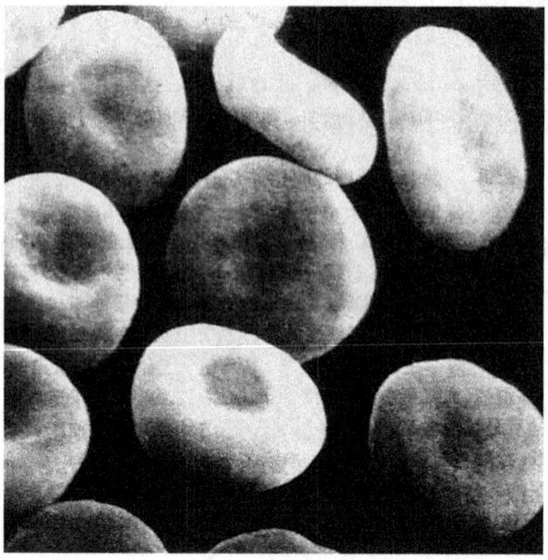

图 02.06.02　人红细胞扫描电镜像

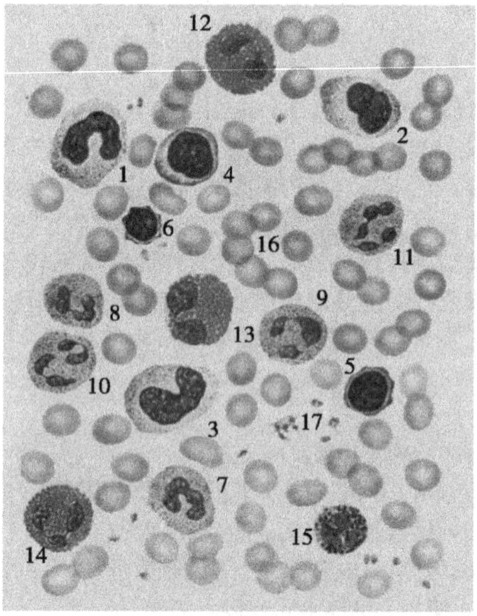

图 02.06.03　血细胞

1~3. 单核细胞；4~6. 淋巴细胞；7~11. 中性粒细胞；12~14. 嗜酸性粒细胞；15. 嗜碱性粒细胞；16. 红细胞；17. 血小板

02.06.009　小红细胞　microcyte

直径小于 6μm 的红细胞，因血红蛋白合成不足，其中心的淡染区扩大，见于某些贫血如缺铁性贫血。

02.06.010　巨红细胞　macrocyte

直径 12μm 以上、中央淡染区消失、染色深的红细胞，主要由叶酸、维生素 B_{12} 缺乏所致。

02.06.011　红细胞叠积　erythrocyte aggregation

在较厚的血涂片上和扫描电镜样本中，常见多个红细胞叠连在一起呈串钱状。

02.06.012　红细胞影　erythrocyte umbra

又称血影。红细胞破裂溶血、血红蛋白溢出后残留的红细胞膜囊。

02.06.013　血影　blood ghost

见 02.06.012 红细胞影。

02.06.014　白细胞　white blood cell, leukocyte

血液中无色、有细胞核的球形细胞，正常值为（4~10）× 10^9/L，其体积比红细胞大，能做变形运动，有重要的免疫防御功能。根据胞质内有无特殊颗粒可分为有粒白细胞和无粒白细胞两大类（图 02.06.03）。

02.06.015　嗜天青颗粒　azurophilic granule

白细胞胞质中可被天青类染料染成淡紫色的颗粒。是一种溶酶体，含酸性磷酸酶、髓过氧化物酶等多种酸性水解酶等，能消化分解细胞吞噬的异物。

02.06.016　特殊颗粒　specific granule

有粒白细胞胞质中所含的不同于嗜天青颗粒、含有特殊物质、具有不同嗜色性的颗粒。可分中性颗粒、嗜酸性颗粒和嗜碱性颗粒。

02.06.017　中性颗粒　neutrophilic granule

中性粒细胞胞质内所含的一种细小、染成淡红色的特殊颗粒，含碱性磷酸酶、吞噬素、溶菌酶等。

02.06.018　嗜酸性颗粒　eosinophilic granule

嗜酸性粒细胞胞质内所含的一种粗大、染成橘红色、略带折光性的特殊颗粒。为溶酶体，含酸性磷酸酶、芳基硫酸酯酶和组胺酶等。

02.06.019　嗜碱性颗粒　basophilic granule

嗜碱性粒细胞胞质内所含的一种粗大、大小和分布不均、染成蓝紫色的特殊颗粒，含肝素、组胺等。

02.06.020　有粒白细胞　granulocyte

简称粒细胞。胞质内含有特殊颗粒、胞核呈分叶状的白细胞。根据颗粒的嗜色性分为中性粒细胞、嗜酸性粒细胞和嗜碱性粒细胞。

02.06.021　多形核白细胞　polymorphonuclear leukocyte

又称多形核细胞。由于粒细胞的核多呈分叶状，核叶的形状也多种多样，故粒细胞也称多形核白细胞。由于粒细胞中以中性粒细胞最多，故多形核白细胞也可专指中性粒细胞。

02.06.022　多形核细胞　polymorphonuclear cell, polymorph

见 02.06.021 多形核白细胞。

02.06.023　中性粒细胞　neutrophilic granulocyte, neutrophil

又称小吞噬细胞。胞质含中性颗粒的粒细胞，占白细胞总数的 50%~70%。细胞核呈杆状或分叶状、胞质含大量细小淡红色中性颗粒和少量较大的淡紫色嗜天青颗粒。具有活跃的变形运动和吞噬杀灭细菌的功能，急性细菌感染时其数量增多（图 02.06.03）。

02.06.024　小吞噬细胞　microphage

见 02.06.023 中性粒细胞。

02.06.025　核左移　shift to the left

外周血杆状核中性粒细胞或杆状核以前的幼稚粒细胞增多，超过 5%。常见于急性化脓性感染，急性中毒、急性溶血和失血等。

02.06.026　核右移　shift to the right

外周血 5 叶核中性粒细胞增多，超过 3%，或中性粒细胞分叶过多，大部分为 4~5 叶或者更多，常伴白细胞总数减低。为造血物质缺乏或骨髓造血功能减退所致，主要见于巨幼细胞贫血、恶性贫血等。

02.06.027　嗜酸性粒细胞　eosinophilic granulocyte, eosinophil

细胞核多为两叶、胞质内充满嗜酸性颗粒的粒细胞，占白细胞总数的 0.5%~3%。细胞可作变形运动，具有趋化性，可吞噬抗原－抗体复合物、杀灭寄生虫体或虫卵、抑制机体过敏反应（图 02.06.03、图 02.06.04）。

02.06.028　嗜碱性粒细胞　basophilic granulocyte, basophil

细胞核分叶或呈 S 形，胞质内含大小不等、分布不均的嗜碱性颗粒的粒细胞，占白细胞总数的 0%~1%。颗粒内含肝素、组胺等，胞质含白三烯，参与过敏反应和炎症反应（图 02.06.03）。

02.06.029　无粒白细胞　agranulocyte

又称单形核白细胞，单形核细胞。胞质内不含特殊颗粒、胞核不分叶的白细胞，包括单核细胞和淋巴细胞。

02.06.030　单形核白细胞　monomorphonuclear leukocyte

见 02.06.029 无粒白细胞。

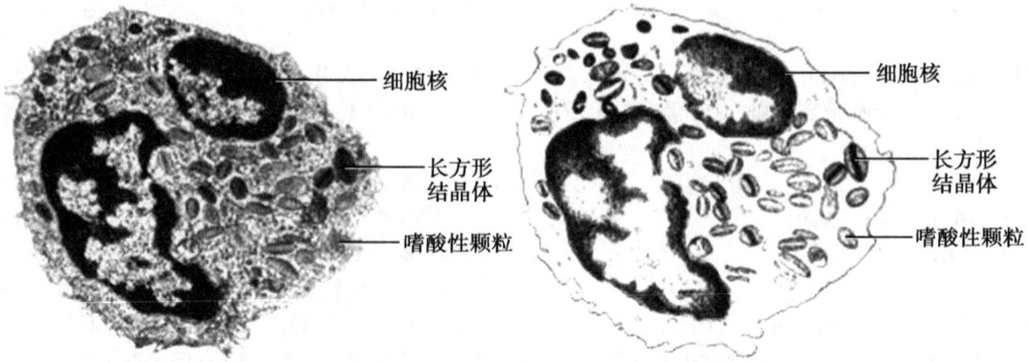

图 02.06.04　嗜酸性粒细胞超微结构

02.06.031　单形核细胞　monomorphonuclear cell, mononuclear cell

见 02.06.029 无粒白细胞。

02.06.032　淋巴细胞　lymphocyte

血液和组织中最重要的免疫活性细胞，分大、中、小 3 类。细胞核呈圆形或椭圆形，一侧常有小凹陷，染色质致密呈块状。细胞质很少，呈蔚蓝色，含少量嗜天青颗粒，缺乏过氧化物酶。血液中主要是小淋巴细胞，占白细胞总数的 20%~30%（图 02.06.03）。

02.06.033　胸腺依赖淋巴细胞　thymus-dependent lymphocyte, T cell

简称 T 细胞。其发育分化和成熟依赖于胸腺的淋巴细胞，约占外周血淋巴细胞总数的 75%，参与细胞免疫。

02.06.034　骨髓依赖淋巴细胞　bone marrow-dependent lymphocyte, B cell

简称 B 细胞。其发育分化和成熟在骨髓内完成的淋巴细胞，约占外周血淋巴细胞总数的 10%~15%。受抗原刺激后，可转化为浆细胞，产生抗体，参与体液免疫。

02.06.035　囊依赖淋巴细胞　bursa-dependent lymphocyte

鸟类的 B 细胞，其发育分化和成熟依赖于鸟类特有的腔上囊。

02.06.036　自然杀伤细胞　natural killer cell, NK cell

简称 NK 细胞。不表达 T 细胞和 B 细胞的膜分子和受体、不需抗原刺激而杀伤病毒感染细胞和肿瘤细胞等的淋巴细胞，约占外周血淋巴细胞总数的 10%。

02.06.037　单核细胞　monocyte

外周血中体积最大、胞核呈肾形或马蹄形、胞质嗜碱性并含许多细小的嗜天青颗粒的无粒白细胞，占白细胞总数的 3%~8%。具有活跃的变形运动、趋化性和吞噬功能，穿出血管后分化为巨噬细胞（图 02.06.03）。

02.06.038　游出　emigration

白细胞穿过毛细血管壁进入周围组织的过程。游出的白细胞除淋巴细胞外，均不再返回血管内，而是在组织中发挥其功能，或生存数天到数周后死亡。

02.06.039　血小板　blood platelet

又称血栓细胞。骨髓巨核细胞脱落的胞质小块，正常值为（100~300）$\times 10^9$/L，无细胞核，呈双凸扁盘状，受刺激时伸出小突起，呈不规则形。在止血和凝血过程中起重要作用（图 02.06.03、图 02.06.05）。

02.06.040　血栓细胞　thrombocyte

见 02.06.039 血小板。

02.06.041　颗粒区　granulomere

血小板含紫色颗粒的中央部分，有特殊颗粒和致密颗粒两种，二者均为膜包颗粒，内含参与止血和凝血的物质。

02.06.042　透明区　hyalomere

血小板呈均质浅蓝色的周边部分，有环行排列的微丝和微管，与血小板的形态变化有关。

02.06.043　[血小板]特殊颗粒　specific granule

又称 α 颗粒。呈中等电子密度，内含血小板因子Ⅳ、血小板源性生长因子、凝血酶敏感蛋白（thrombospondin）等的血小板颗粒。

02.06.044　α 颗粒　αgranule

见 02.06.043［血小板］特殊颗粒。

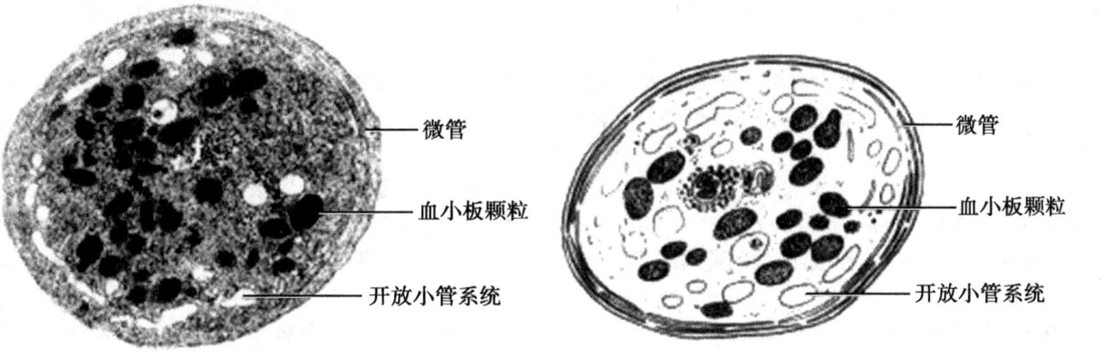

图 02.06.05　血小板超微结构

02.06.045　[血小板]致密颗粒　dense granule

又称 δ 颗粒。内容物形成电子密度高的核心、与膜之间有窄的间隙的血小板颗粒，内含 5- 羟色胺、ADP、ATP、Ca^{2+}、肾上腺素等。

02.06.046　δ 颗粒　δgranule

见 02.06.045[血小板]致密颗粒。

02.06.047　开放小管系　open canalicular system

血小板内与细胞表面连通的小管，血浆能进入小管，使血小板与血浆的接触面积增大，有利于摄取物质和释放颗粒内容物(图 02.06.05)。

02.06.048　致密小管系　dense tubular system

血小板内封闭的、管腔电子密度中等的小管，分布于血小板周边，相当于滑面内质网，有收集 Ca^2 和合成前列腺素的功能。

02.06.049　造血器官　hematopoietic organ

能生成各种血细胞的器官。人胚胎时期的卵黄囊、肝、脾、胸腺和骨髓先后造血，出生后红骨髓为主要造血器官。

02.06.050　造血组织　hematopoietic tissue

由网状组织和造血细胞组成的组织。网状细胞和网状纤维构成造血组织的支架，网孔中充满不同发育阶段的各种血细胞、造血干细胞、巨噬细胞、脂肪细胞和间充质干细胞等。

02.06.051　血细胞发生　hematopoiesis

从原始血细胞发育成为成熟血细胞的演变过程，细胞的形态和功能也发生相应的变化。胚胎期血细胞发生有两种形式，即原始造血和定型造血。

02.06.052　原始造血　primitive hematopoiesis

来自于卵黄囊血岛中间的细胞变圆，与周边细胞脱离，分化为原始成血细胞，即最早的造血干细胞，从而进入原始造血。原始造血的主要特点是造血向红细胞系方向分化。

02.06.053　定型造血　definitive hematopoiesis

又称永久造血。继卵黄囊造血之后的胚胎肝、脾和出生前、后的骨髓造血，表现为造血干细胞呈多向分化。

02.06.054　骨髓　bone marrow

存在于大部分骨的中央的能产生血细胞的软组织，可分为红骨髓和黄骨髓。

02.06.055　红骨髓　red bone marrow

主要由造血组织和血窦构成的骨髓，为终生造血部位。胎儿和婴幼儿时期的骨髓都是红骨髓，成人的红骨髓主要分布在扁骨、不规则骨和长骨骨骺端的骨松质中。

02.06.056　黄骨髓　yellow bone marrow

含大量脂肪细胞、已失去造血功能的骨髓，见于成人长骨骨髓腔。

02.06.057　骨髓基质细胞　marrow stroma cell, hematopoietic stromal cell

骨髓中的成纤维细胞、巨噬细胞、血窦内皮细胞、网状细胞、脂肪细胞以及成骨细胞和破骨细胞等，是造血微环境的核心成分。

02.06.058　造血诱导微环境　hematopoietic inductive microenvironment

可活化、诱导和调节造血干 / 祖细胞增殖、分化和成熟的环境，主要由骨髓基质细胞及其产生的细胞外基质和进入造血组织的神经、血管等组成。

02.06.059　骨髓－血屏障　bone marrow-blood barrier, MBB

造血组织内不断成熟的血细胞通过血窦壁进入血液循环，血窦壁成为造血组织和血液循环之间的特殊屏障结构。

02.06.060　造血索　hematopoietic cord

骨髓中位于血窦之间呈索条状的造血组织。

02.06.061　幼红细胞岛　erythroblastic islet

骨髓中由中央的巨噬细胞伸出细长突起包围其周围发育中的红细胞组成的细胞群。

02.06.062　血管外造血　extravascular hematopoiesis

由位于骨髓血窦外造血组织产生血细胞。

02.06.063　血管内造血　intravascular hematopoiesis

在骨髓血管内形成红细胞系，见于鸟类。

02.06.064　髓外造血　extramedullary hematopoiesis

出生后在某些特殊病理状态下，如严重贫血时，已停止造血的胚胎期造血器官（如肝、脾）恢复造血的现象。

02.06.065　造血干细胞　hematopoietic stem cell

能生成各种血细胞的原始细胞。造血干细胞在一定的造血微环境和多种因子的调节下，先增殖为各类血细胞的祖细胞，造血祖细胞进一步定向增殖分化为各类成熟血细胞（图 02.06.06）。

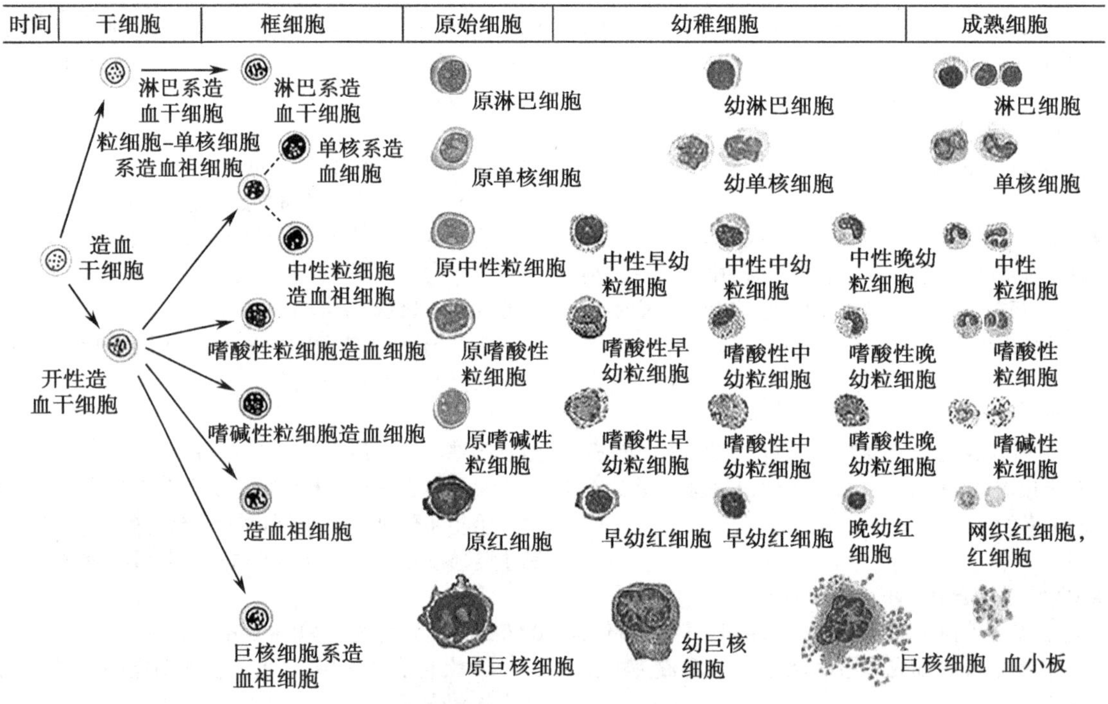

图 02.06.06　造血干细胞的演化

02.06.066　造血祖细胞　hematopoietic progenitor cell

又称定向干细胞。造血干细胞增殖分化而来的分化方向确定的干细胞。

02.06.067　定向干细胞　committed stem cell

见 02.06.066 造血祖细胞。

02.06.068　集落生成单位　colony-forming unit

由一个造血干细胞增殖、分化所形成的细胞团。可分为单系集落或混合集落。

02.06.069　脾集落生成单位　colony-forming unit-spleen, CFU-S

给受致死剂量放射线照射的小鼠输入同种骨髓细胞 8~10 天，在受体脾表面出现的肉眼可见的结节。集落可由红细胞系、粒细胞系或巨核细胞系，或其中的两者或三者混合组成（图 02.06.07）。

02.06.070　混合集落生成单位　mixed colony-forming unit, CFU-MIX

由两系或三系混合组成的集落。与单系集落相同，也由一个造血干细胞发育而来。

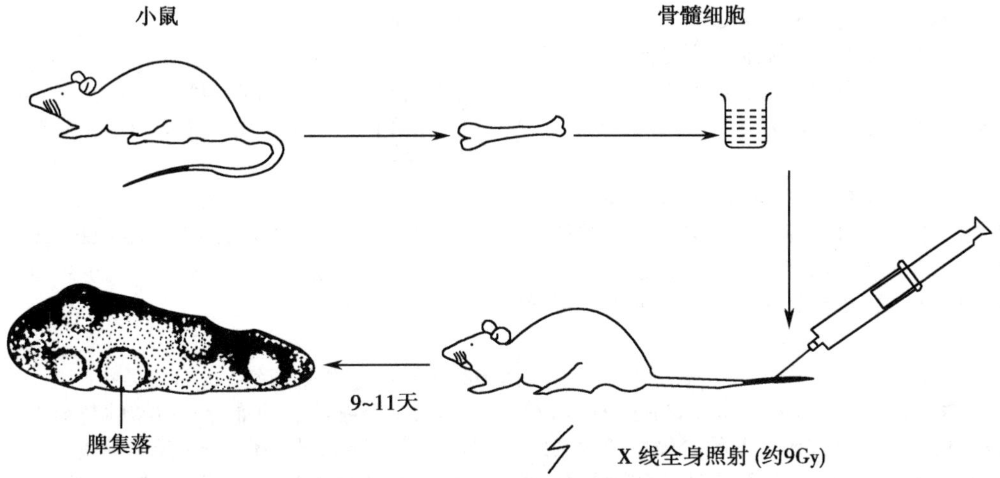

图 02.06.07 脾集落形成实验

02.06.071 集落刺激因子 colony stimulating factor, CSF

由造血组织的基质细胞分泌的一类糖蛋白，能刺激造血干细胞形成集落。

02.06.072 髓系多向造血祖细胞 multipotential myeloid stem cell, CFU-GEMM

造血干细胞增殖分化而来的早期祖细胞。体外能培养出红细胞、粒细胞、巨核细胞和巨噬细胞组成的混合性集落。这种祖细胞进一步分化为单系或二系造血祖细胞。

02.06.073 淋巴系祖细胞 lymphoid progenitor cell, CFU-L

又称淋巴干细胞。由造血干细胞分化而来的细胞，在胸腺、骨髓和其他淋巴器官中增殖分化为 T 细胞、B 细胞和 NK 细胞。

02.06.074 淋巴干细胞 lymphoid stem cell

见 02.06.073 淋巴系祖细胞。

02.06.075 红系造血祖细胞 erythrocyte progenitor cell

由髓系多向造血祖细胞在白细胞介素 -3（IL-3）、干细胞因子（SCF）和红细胞生成素（EPO）等诱导下增殖分化而来的造血祖细胞，可分化为红细胞。

02.06.076 红细胞集落生成单位 erythrocytic colony-forming unit, CFU-E

在红细胞生成素（EPO）刺激下，由造血干细胞生成的红系祖细胞组成的细胞团。是由分化晚期的红系祖细胞形成的。

02.06.077 爆裂型红细胞集落生成单位 erythrocytic burst-forming unit, BFU-E

在刺激因子的作用下，集落内细胞或集聚成团或散在成很多小团，形如爆炸状态，该集落是由分化早期的红系祖细胞形成，细胞较幼稚，有较强的增殖能力，大部分处于静止期，仅 1/3 的细胞进入细胞周期。

02.06.078 粒细胞单核细胞系造血祖细胞 granulocyte/monocyte progenitor cell

由髓系多向造血祖细胞在粒细胞 - 巨噬细胞集落刺激因子 (GM-CSF)、白细胞介素 -3（IL-3）等诱导下增殖分化而来的造血祖细胞，是粒细胞、单核细胞共同的祖细胞。

02.06.079 粒细胞单核细胞集落生成单位 colony-forming unit-granulocyte/monocyte, CFU-GM

在集落刺激因子（CSF）的刺激下，由造血干细胞生成的粒细胞 - 单核细胞集落。

02.06.080 巨核细胞系祖细胞 megakaryocyte progenitor cell

由髓系多向造血祖细胞在血小板生成素、巨核细胞系集落刺激因子等诱导下分化而来的造血祖细胞，向巨核细胞和血小板方向分化。

02.06.081 巨核细胞集落生成单位 colony-forming unit-megakaryocyte, CFU-Meg

在巨核细胞集落刺激因子（Meg-CSF）刺激下，由造血干细胞生成的巨核细胞集落。

02.06.082 红细胞发生 erythropoiesis

造血干细胞在红细胞生成素（EPO）刺激下，首先分化为红细胞系祖细胞，再历经原红细胞、早幼红细胞、中幼红细胞和晚幼红细胞，最后分化为成熟红细胞的过程。

02.06.083　原红细胞　proerythroblast

又称前成红血细胞。原始阶段的红细胞。细胞大而圆，胞核圆，染色质呈细粒状，可见2~3个核仁，胞质嗜碱性强，具有分裂增殖能力。

02.06.084　早幼红细胞　basophilic erythroblast

又称嗜碱性成红血细胞。幼稚阶段早期的红细胞。细胞较大，呈圆形，胞核圆，染色质呈粗粒状，偶见核仁，胞质嗜碱性强，开始出现血红蛋白，具有分裂增殖能力。

02.06.085　中幼红细胞　polychromatophilic erythroblast

又称多染性成红血细胞。幼稚阶段中期的红细胞。细胞变小，呈圆形，胞核圆，染色质呈粗粒状，核仁消失，胞质呈弱嗜碱性，血红蛋白增多，分裂能力减弱。

02.06.086　晚幼红细胞　orthochromatic erythroblast, normoblast

又称正成红血细胞。幼稚阶段晚期的红细胞。细胞较小，呈圆形，胞核圆，染色质呈致密块状，胞质呈淡红色，含大量血红蛋白。细胞无增殖能力。

02.06.087　网织红细胞　reticulocyte

未完全成熟的红细胞，由晚幼红细胞脱去细胞核而形成，其胞质内有染成蓝色的细网或颗粒，为残留的核糖体，仍可合成血红蛋白。

02.06.088　粒细胞发生　granulocytopoiesis

造血干细胞在刺激因子的作用下，首先分化为粒细胞单核细胞祖细胞，再进一步分化为原粒细胞、早幼粒细胞、中幼粒细胞和晚幼粒细胞，进而分化为杆状核粒细胞，最后形成成熟的分叶核粒细胞进入外周血。

02.06.089　原粒细胞　myeloblast

又称成髓细胞。原始阶段的粒细胞。细胞较大而圆，胞核圆形，染色质呈细网状，可见2~6个核仁，胞质嗜碱性强，无颗粒，具有分裂增殖能力。可分化为3种粒细胞。

02.06.090　早幼粒细胞　promyelocyte

又称前髓细胞。幼稚阶段早期的粒细胞。细胞增大，呈圆形，胞核圆形，染色质呈粗网状，偶见核仁，胞质嗜碱性减弱，出现大量嗜天青颗粒和少量特殊颗粒，具有分裂增殖能力。

02.06.091　中性早幼粒细胞　neutrophilic promyelocyte

胞质内出现大量嗜天青颗粒和少量中性颗粒的早幼粒细胞。

02.06.092　嗜酸性早幼粒细胞　eosinophilic promyelocyte

胞质内出现大量嗜天青颗粒和少量嗜酸性颗粒的早幼粒细胞。

02.06.093　嗜碱性早幼粒细胞　basophilic promyelocyte

胞质内出现大量嗜天青颗粒和少量嗜碱性颗粒的早幼粒细胞。

02.06.094　中幼粒细胞　myelocyte

又称髓细胞。幼稚阶段中期的粒细胞。细胞变小，呈圆形，胞核半圆形，染色质呈网块状，核仁消失，胞质呈弱嗜碱性，含少量嗜天青颗粒，特殊颗粒增多，具有分裂能力。

02.06.095　中性中幼粒细胞　neutrophilic myelocyte

胞质内含少量嗜天青颗粒和较多中性颗粒的中幼粒细胞。

02.06.096　嗜酸性中幼粒细胞　eosinophilic myelocyte

胞质内含少量嗜天青颗粒和较多嗜酸性颗粒的中幼粒细胞。

02.06.097　嗜碱性中幼粒细胞　basophilic myelocyte

胞质内含少量嗜天青颗粒和较多嗜碱性颗粒的中幼粒细胞。

02.06.098　晚幼粒细胞　metamyelocyte

又称后髓细胞。幼稚阶段晚期的粒细胞。细胞较小，呈圆形，胞核呈肾形，染色质呈网块状，胞质呈浅红色，含少量嗜天青颗粒，特殊颗粒较多，具有分裂能力。

02.06.099　中性晚幼粒细胞　neutrophilic metamyelocyte

胞质内含少量嗜天青颗粒和较多中性颗粒的晚幼粒细胞。

02.06.100　嗜酸性晚幼粒细胞　eosinophilic metamyelocyte

胞质内含少量嗜天青颗粒和较多嗜酸性颗粒的晚幼粒细胞。

02.06.101　嗜碱性晚幼粒细胞　basophilic metamyelocyte

胞质内含少量嗜天青颗粒和较多嗜碱性颗粒的晚幼粒细胞。

02.06.102　中性杆状核粒细胞　neutrophilic granulocyte band form

为成熟阶段早期的中性粒细胞。细胞较小，呈圆形，胞核呈带状，染色质呈粗块状，胞质呈淡红色，含少量嗜天青颗粒和大量中性颗粒，细胞无分裂能力。

02.06.103 嗜酸性杆状核粒细胞 eosinophilic granulocyte band form

胞质内含少量嗜天青颗粒和大量嗜酸性颗粒的粒细胞，细胞核呈杆状。

02.06.104 嗜碱性杆状核粒细胞 basophilic granulocyte band form

胞质内含少量嗜天青颗粒和大量嗜碱性颗粒的粒细胞，细胞核呈杆状。

02.06.105 中性分叶核粒细胞 neutrophilic granulocyte segmented form

成熟阶段晚期的中性粒细胞。细胞较小，呈圆形，胞核呈分叶状，染色质呈粗块状，胞质呈淡红色，含少量嗜天青颗粒和大量中性颗粒。

02.06.106 嗜酸性分叶核粒细胞 eosinophilic granulocyte segmented form

细胞核呈分叶状，胞质内含少量嗜天青颗粒和大量嗜酸性颗粒的粒细胞。

02.06.107 血小板发生 thrombocytopoiesis

由巨核细胞系祖细胞经原巨核细胞和幼巨核细胞分化为巨核细胞，巨核细胞胞质脱落形成血小板的过程。

02.06.108 原巨核细胞 megakaryoblast

由巨核细胞系祖细胞分化而来的细胞，体积较其他原始细胞大，圆形，胞核大，染色质粗大，核仁2~3个。

02.06.109 幼巨核细胞 promegakaryoblast

由原巨核细胞分化而来的细胞，细胞体积变大，胞核呈肾形，染色质凝集变粗，核仁可有可无。

02.06.110 巨核细胞 megakaryocyte

由幼巨核细胞分化而来的、骨髓中体积最大的细胞，其胞质内有许多血小板颗粒，胞质末端膨大脱落形成血小板。

02.06.111 颗粒型巨核细胞 granular megakaryocyte

胞质内含有许多血小板颗粒的巨核细胞。

02.06.112 血小板生成型巨核细胞 platelet-producing megakaryocyte

胞质被网状小管分割成若干胞质小区的巨核细胞，这些胞质小区脱落即为血小板。

02.06.113 淋巴细胞发生 lymphocytopoiesis

由淋巴干细胞经原淋巴细胞和幼淋巴细胞分化为成熟淋巴细胞的过程。

02.06.114 原淋巴细胞 lymphoblast

又称成淋巴细胞，淋巴母细胞。为原始阶段的淋巴细胞。胞体大，呈圆形，胞核大，染色质细密，有1~2个核仁。

02.06.115 幼淋巴细胞 prolymphocyte

为发育中的淋巴细胞。胞体大，胞核呈圆形，染色质粗，胞质中可见少许嗜天青颗粒。

02.06.116 大淋巴细胞 large lymphocyte

幼稚的淋巴细胞，多见于淋巴结和脾等的淋巴小结生发中心，直径13~20μm。细胞为圆形，胞核呈椭圆形或肾形，胞质较多，含少量嗜天青颗粒。

02.06.117 中淋巴细胞 medium-sized lymphocyte

由大淋巴细胞发育而来的淋巴细胞，直径9~12μm。细胞为圆形，胞核呈椭圆形或肾形，胞质内含少量嗜天青颗粒。

02.06.118 小淋巴细胞 small lymphocyte

成熟的淋巴细胞，在血液中数量最多，直径6~8μm。多数小淋巴细胞并非终末细胞，受抗原刺激后，可增殖分化。

02.06.119 单核细胞发生 monocytopoiesis

由粒细胞单核细胞系祖细胞经原单核细胞和幼单核细胞分化为成熟单核细胞的过程。

02.06.120 原单核细胞 monoblast

原始阶段的单核细胞。细胞为圆形，胞核大，呈椭圆形或肾形，染色质纤细，胞质中无嗜天青颗粒。

02.06.121 幼单核细胞 promonocyte

幼稚阶段的单核细胞。胞体呈椭圆或不规则形，胞核染色质纤细，核仁可有可无，胞质较多，含细小、弥散分布的嗜天青颗粒。

（第四军医大学　张远强）

02.07 肌 组 织

02.07.001 肌细胞 muscle cell

又称肌纤维。呈纤维状具有收缩功能的细胞，胞质内含大量与细胞长轴平行的肌丝。依据形态结构和功能差异，可分为骨骼肌细胞、心肌细胞和平滑肌细胞 3 种类型。

02.07.002 肌纤维 muscle fiber

见 02.07.001 肌细胞。

02.07.003 肌质 sarcoplasm

又称肌浆。肌纤维的细胞质。

02.07.004 肌膜 sarcolemma

肌纤维的细胞膜。

02.07.005 横纹 cross striation

有的肌细胞纵切面上呈现的与细胞长轴垂直的明暗相间的条纹状结构。

02.07.006 肌组织 muscular tissue

由大量肌纤维及其间少量疏松结缔组织共同构成的基本组织。依据肌纤维形态结构和功能差异，可分为骨骼肌、心肌和平滑肌。

02.07.007 横纹肌 striated muscle

肌纤维呈现周期性横纹的肌组织，包括骨骼肌和心肌。

02.07.008 随意肌 voluntary muscle

其收缩受人的意识支配的肌组织，指骨骼肌。

02.07.009 不随意肌 involuntary muscle

其收缩不受人的意识支配的肌组织，指心肌和平滑肌。

02.07.010 骨骼肌细胞 skeletal muscle cell

又称骨骼肌纤维。呈长圆柱状、无分支、有明显横纹的肌细胞，长 1~40mm，直径 10~100μm，细胞核多个，呈椭圆形，位于细胞周边，肌质含大量肌原纤维、线粒体、肌红蛋白等（图 02.07.01）。

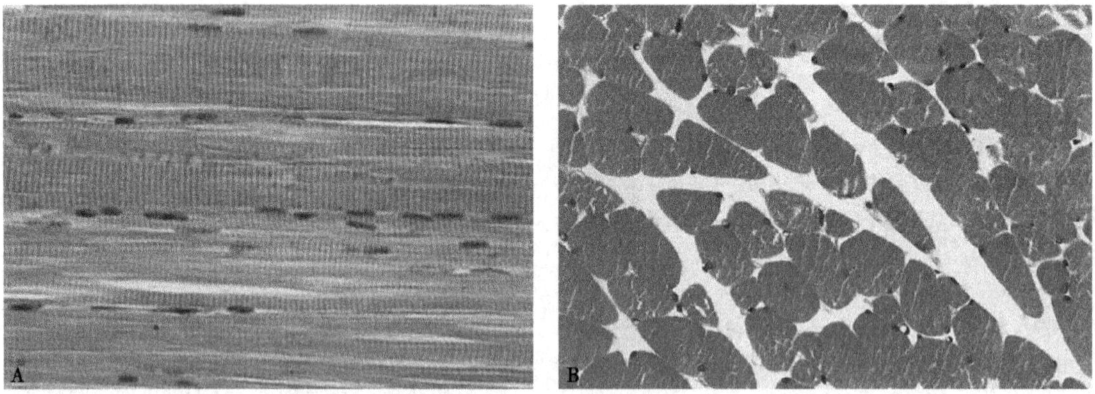

图 02.07.01 骨骼肌

HE 染色，高倍

02.07.011 骨骼肌纤维 skeletal muscle fiber

见 02.07.010 骨骼肌细胞。

02.07.012 肌红蛋白 myoglobin

一种含亚铁血红素成分的色素蛋白，主要分布于骨骼肌纤维和心肌纤维的肌质中，具有携带氧的功能。

02.07.013 红肌纤维 red muscle fiber

又称慢缩纤维。肌质富含肌红蛋白和线粒体、呈暗红色的骨骼肌纤维。其肌原纤维较细，收缩力弱缓而持久，见于肋间肌、膈肌等。

02.07.014 慢缩纤维 slow twitch fiber

见 02.07.013 红肌纤维。

02.07.015 白肌纤维 white muscle fiber

又称快缩纤维。肌质内肌红蛋白和线粒体少、呈浅红色的骨骼肌纤维。肌原纤维多而粗、肌质网和横小管发达、收缩快而短暂，见于肱二头肌、手肌等。

02.07.016 快缩纤维 fast twitch fiber

见 02.07.015 白肌纤维。

02.07.017 中间型肌纤维 intermediate muscle fiber

其形态结构和功能介于红肌纤维与白肌纤维两者之间的骨骼肌纤维。机体多数骨骼肌由红肌纤维、白肌纤维和中间型肌纤维 3 种肌纤维混合组成。

02.07.018 骨骼肌 skeletal muscle

由大量骨骼肌纤维组成的肌组织。大多形成肌，经肌腱附着在骨骼上（面部骨骼肌例外），也有的存在于内脏器官如舌、咽、食管上段、膈等。其收缩具有随意、快速、力大和易疲劳等特点（图 02.07.01）。

02.07.019 肌原纤维 myofibril

骨骼肌纤维肌质中沿肌纤维长轴平行分布的细丝状结构，直径 1~2μm，横切面呈点状，纵切面呈现周期性横纹。主要由粗、细肌丝规则排列构成，后者分别由肌球蛋白和肌动蛋白、原肌球蛋白、肌原蛋白等与收缩有关的蛋白质聚合而成（图 02.07.02）。

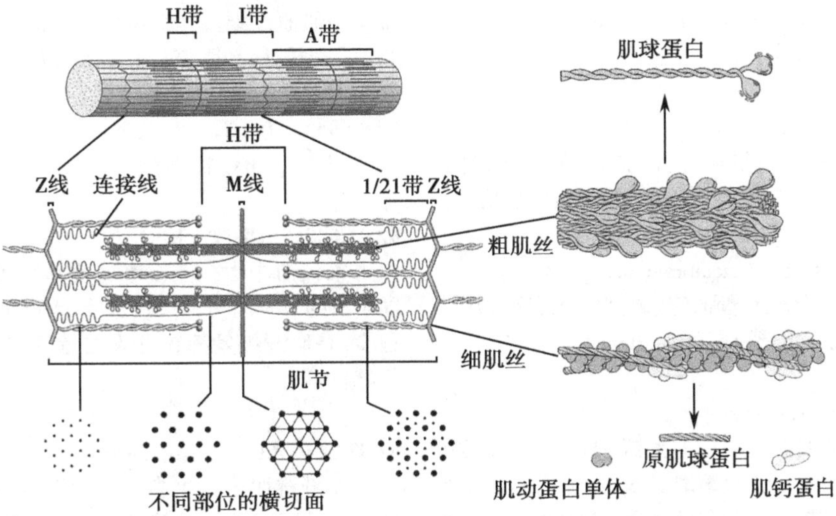

图 02.07.02 肌原纤维的超微结构和分子结构模式图

02.07.020 各向同性 isotropic

被检物在偏振光显微镜下产生相同方向偏振光即单折射光的现象。

02.07.021 各向异性 anisotropic

被检物在偏振光显微镜下产生两种不同方向偏振光即双折射光的现象。

02.07.022 明带 light band

又称 I 带。肌原纤维纵切面上染色较浅或电子密度低的横向条带，在偏振光显微镜下呈单折光，即各向同性。长 0.6~1μm，仅由细肌丝组成（图 02.07.02）。

02.07.023 I 带 I band

见 02.07.022 明带。

02.07.024 暗带 dark band

又称 A 带。肌原纤维纵切面上染色较深或电子密度高的横向条带，在偏振光显微镜下呈双折光，即各向异性。长 1.3~1.7μm，由粗肌丝和细肌丝共同组成（图 02.07.02）。

02.07.025 A 带 A band

见 02.07.024 暗带。

02.07.026 H 带 H band

A 带中央因仅有粗肌丝而无细肌丝所致着色略浅的带状结构（图 02.07.02）。

02.07.027 M 线 M line

又称 M 带。H 带中央因粗肌丝中央段相互横向连接形成的与肌原纤维长轴垂直的着色略深的线状结构。M 线处除粗肌丝的肌球蛋白外，还有肌球蛋白结合蛋白，即 185kDa 的肌间蛋白（myomesin）和 165kDa 的 M 蛋白，它们使粗肌丝互相连接，结构稳定；此外，M 线处还含有肌特异型肌酸激酶（图 02.07.02）。

02.07.028　M 带　M band

见 02.07.027 M 线。

02.07.029　Z 线　Z line

又称 Z 膜，Z 盘。I 带中央细肌丝一端附着点处的与肌原纤维长轴垂直的着色略深的“Z”形线状结构，主要由 190kDa 的 α- 辅肌动蛋白（α-actinin）构成，后者属肌动蛋白结合蛋白，呈短杆状，有极性，连接两侧的细肌丝（图 02.07.02）。

02.07.030　Z 膜　Z membrane

见 02.07.029 Z 线。

02.07.031　Z 盘　Z disc

见 02.07.029 Z 线。

02.07.032　Z 丝　Z filament

由 α- 辅肌动蛋白组成的首尾相连的细丝，是 Z 线的主要结构成分，具有连接相邻肌节细肌丝的功能。

02.07.033　Z 膜基质　Z membrane matrix

Z 线中存在于细肌丝和 Z 丝之间的无定形物质，主要是 85kDa 的无定形蛋白（amorphin）。

02.07.034　肌节　sarcomere

相邻两条 Z 线间的一段肌原纤维。由 1/2 I 带 + A 带 +1/2 I 带组成，等张收缩时其长度约 2.3μm，是肌纤维收缩的基本结构和功能单位（图 02.07.02）。

02.07.035　肌质网　sarcoplasmic reticulum

又称肌浆网。肌纤维内特化的滑面内质网，包绕在每条肌原纤维周围。其质膜上镶嵌有钙泵蛋白（一种 ATP 酶），可将肌质内的钙离子泵入肌质网腔中，故具有调节肌质内钙离子浓度的功能。

02.07.036　纵小管　longitudinal tubule

又称 L 小管。相邻两个横小管之间与肌纤维长轴呈平行分布的肌质网。

02.07.037　L 小管　L tubule

见 02.07.036 纵小管。

02.07.038　终池　terminal cisterna

多个纵小管末端膨大并相互贯通形成的与肌原纤维长轴垂直、并与横小管紧密相邻的囊泡状结构。因其质膜胞质面镶嵌一种能与钙离子结合的隐钙素，故具有贮存、释放和回收钙离子的功能。

02.07.039　钙泵蛋白　calcium pump

属质膜的镶嵌蛋白，相对分子质量 100kDa，约占肌质网质膜镶嵌蛋白的 80%，具有 ATP 酶活性，能将肌质内的钙离子泵入肌质网内。

02.07.040　隐钙素　calsequestrin

又称收钙素。属质膜的镶嵌蛋白，相对分子质量 55kDa，分布在终池质膜上，具有结合、储存钙离子的功能。

02.07.041　横小管　transverse tubule

又称 T 小管。肌膜向肌质内凹陷形成的与肌纤维长轴垂直的微细管状结构，在同一水平分支吻合环绕每条肌原纤维。其直径 20~40nm，在人类位于 A 带与 I 带交界处，是肌膜兴奋传入肌质内的重要途径。

02.07.042　T 小管　T tubule

见 02.07.041 横小管。

02.07.043　三联体　triad

横纹肌中由一条横小管及其两侧各一个终池共同组成的复合结构，主要见于骨骼肌纤维，心肌纤维中很少，是肌纤维发挥正常收缩、舒张功能的重要结构保障。

02.07.044　肌丝　myofilament

肌纤维肌质内由多种收缩性蛋白质组成的与肌纤维长轴平行的细丝状结构。依其结构与功能的差异，可分为粗肌丝和细肌丝。

02.07.045　肌球蛋白　myosin

粗肌丝的结构蛋白，其相对分子质量约为 480kDa，由 2 个重链和 4 个轻链组成，形同豆芽状，分为头和杆两部分，豆瓣为头部，豆茎为杆部，头与杆的连接处形同关节结构，可弯曲。肌球蛋白也存在于非肌细胞，参与细胞骨架组成、胞质分裂、细胞运动及信号传导等细胞活动。

02.07.046　粗肌丝　thick myofilament

由 200~300 个肌球蛋白分子平行排列、集合成束而形成的肌丝，长约 1.5μm，直径 15nm。肌球蛋白分子头部朝向两端，杆部朝向 M 线，故两端表面有横桥，中段呈裸区，并被 C 蛋白捆箍。

02.07.047　横桥　cross bridge

位于粗肌丝的两端并暴露于表面的肌球蛋白分子的头部，其上有 ATP 和肌动蛋白的特异性结合位点，并具有 ATP 酶活性。与细肌丝的肌动蛋白结合后 ATP 酶激活，水解 ATP，释放能量，使横桥发生屈伸运动，牵拉细肌丝向 M 线方向滑动。

02.07.048　中央裸区　central bare district

粗肌丝中段表面光滑无横桥的区域，由肌球蛋白分子的杆部组成。

02.07.049　细肌丝　thin myofilament

由双链的纤维状肌动蛋白、原肌球蛋白和肌原蛋白分子共同有序排列形成的肌丝，长约 1μm、直径 7nm。

02.07.050　肌动蛋白　actin

细肌丝的结构蛋白，其分子单体呈球形，相对分子质量为 42kDa，有极性，表面具有能与肌球蛋白头部结合的位点。肌动蛋白也存在于其他细胞，参与微丝的形成和多种细胞活动，如细胞分裂、胞吞和胞吐、细胞运动、信号传导等。

02.07.051　球状肌动蛋白　globular actin，G–actin

呈球状的肌动蛋白单体。

02.07.052　纤维状肌动蛋白　filamentous actin，fibrous actin，F–actin

肌动蛋白单体按同一极性方向聚合成串珠样肌动蛋白链，两条肌动蛋白单链呈螺旋状相互缠绕形成纤维状肌动蛋白，是微丝和细肌丝的主体。

02.07.053　原肌球蛋白　tropomyosin

细肌丝的调节蛋白之一，相对分子质量为 64kDa，由两条多肽链相互缠绕形成长约 40nm 的细丝。多个原肌球蛋白分子首尾相连，嵌于纤维状肌动蛋白双链沟槽内。当肌纤维处于非收缩状态时，可遮盖肌动蛋白能与横桥结合的位点。

02.07.054　肌原蛋白　troponin

又称肌钙蛋白。细肌丝的调节蛋白之一，由 3 个球形亚基构成：肌原蛋白 C（TnC，18kDa），能与钙离子结合并引起肌原蛋白构象改变；肌原蛋白 I（TnI，30kDa），能抑制肌动蛋白与肌球蛋白结合；肌原蛋白 T（TnT，30kDa），与原肌球蛋白结合。一个肌原蛋白分子与一个原肌球蛋白分子相结合。

02.07.055　原肌球调节蛋白　tropomodulin

一种呈球状、相对分子质量约 40kDa 的肌动蛋白结合蛋白，还可与原肌球蛋白的 N 端结合，呈帽状连接于细肌丝游离端（负端），其作用为维持和调节细肌丝的长度。

02.07.056　伴肌动蛋白　nebulin

一种相对分子质量 600~900kDa、细长而无弹性的肌动蛋白结合蛋白，缠绕骨骼肌纤维细肌丝并连接于 Z 线。其功能是作为分子尺，在肌节组装时调节细肌丝的长度，并可协助 α– 辅肌动蛋白将细肌丝锚连于 Z 线。

02.07.057　连接丝　connecting filament

由 2500~3000kDa 的大分子肌联蛋白（titin）形成的具有弹性的细丝，在 I 带内与细肌丝平行排列，一端连于 Z 线，另一端伸到 H 带甚至 M 线，与粗肌丝相连。具有将粗肌丝固定于 Z 线并使之居于肌节中央，以及通过弹性回缩协助收缩后的肌节恢复到原来长度等作用。

02.07.058　肌丝滑动学说　sliding filament hypothesis

一种较为公认的骨骼肌纤维收缩学说。收缩时，固定在 Z 线处的细肌丝沿粗肌丝向 M 线方向滑动，致使 H 带变窄或消失，I 带变短，导致肌节变短，但 A 带长度不变；舒张时，则反向滑动，肌节长度复原。

02.07.059　兴奋收缩耦联　excitation contraction coupling

从肌膜兴奋到肌纤维收缩的一系列过程。肌膜兴奋后，经横小管传导，使三联体的终池内钙离子释放至肌质；钙离子与肌原蛋白 C 亚基结合，肌原蛋白构象改变，引起肌动蛋白上与肌球蛋白结合的位点暴露，并与横桥接触而激活后者的 ATP 酶，水解 ATP，释放能量，使细肌丝向 M 线方向滑动，肌节变短，肌纤维收缩。

02.07.060　肌卫星细胞　muscle satellite cell

骨骼肌纤维或心肌纤维与基膜之间的一种多突起的扁平细胞，胞核扁圆，着色浅，核仁明显。具有自我更新能力，是肌组织的干细胞。

02.07.061　心肌细胞　cardiac muscle cell

又称心肌纤维。呈短柱状、有分支、可见横纹的肌细胞，长 20~150μm，直径 6~15μm，胞核位于细胞中央，肌质丰富，含大量线粒体及糖原。细胞通过闰盘相互连接成网状（图 02.07.03）。

02.07.062　心肌纤维　cardiac muscle fiber

见 02.07.061 心肌细胞。

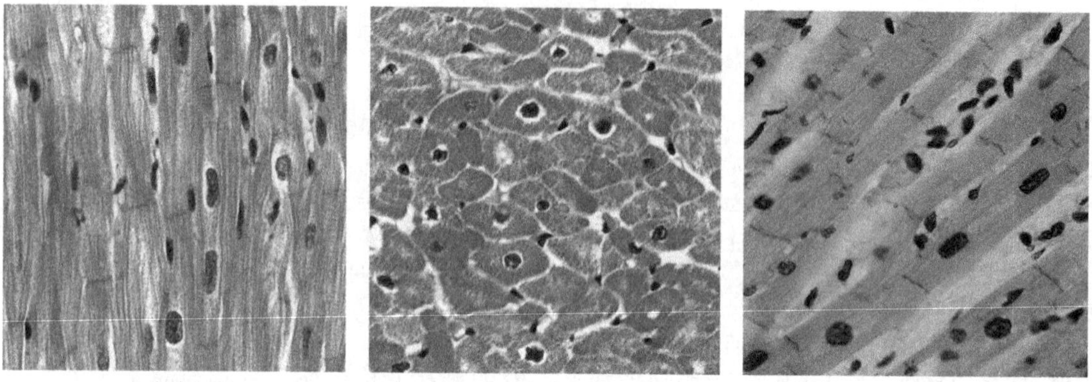

（1）　　（2）　　（3）

图 02.07.03　心肌纤维　高倍

（1）纵切面，HE 染色；（2）横切面，HE 染色；
（3）纵切面，铁苏木精染色；↑闰盘

02.07.063　心肌　cardiac muscle

由大量心肌纤维组成的肌组织，分布于心及起始于心的大血管近端。其收缩具有不随意性、自主性和节律性等特点（图 02.07.03）。

02.07.064　闰盘　intercalated disk

相邻心肌纤维末端凹凸嵌合形成的阶梯状细胞连接。在光镜下呈与横纹平行的粗线条状；在电镜下，其横向连接面上有黏着小带和桥粒，可增强细胞间机械性连接；纵向连接面上有缝隙连接，发挥细胞间直接通信功能，使心肌纤维同步舒缩（图 02.07.03、图 02.07.04）。

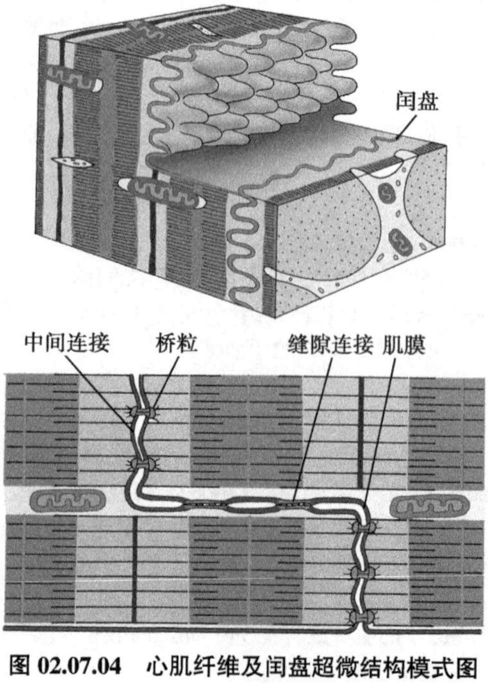

图 02.07.04　心肌纤维及闰盘超微结构模式图

02.07.065　心肌间质网络　myocardial matrix network

心肌间质中的Ⅰ型胶原形成的粗胶原纤维和Ⅲ型胶原形成的细胶原纤维交织形成的网络结构，不仅包绕、连接相邻心肌细胞，也连接心肌细胞群和毛细血管，对稳定心肌细胞空间位置和保持心肌细胞舒缩的协调一致等具有重要作用。

02.07.066　肌膜下池　subsarcolemmal cisterna

心肌纤维靠近肌膜下的肌质网小管末端的膨大。

02.07.067　二联体　diad

横纹肌中一条横小管及其一侧的终池共同组成的结构，主要见于心肌纤维，功能与三联体相同。

02.07.068　平滑肌细胞　smooth muscle cell

又称平滑肌纤维。梭形、无横纹的肌细胞，其长度依据不同器官及功能状态而差异较大（20~500μm），直径 2~20μm，细胞核呈椭圆形（收缩状态下常呈螺旋形扭曲状），位于细胞中央，肌质嗜酸性（图 02.07.05）。

02.07.069　平滑肌纤维　smooth muscle fiber

见 02.07.068 平滑肌细胞。

02.07.070　平滑肌　smooth muscle

由大量平滑肌纤维组成的肌组织。广泛分布于机体的消化、呼吸、泌尿、生殖管道和血管的管壁，常成层或成束分布。其收缩具有缓慢、持久和不随意等特点（图 02.07.05）。

02.07.071　收缩单位　contractile unit

又称肌丝单位。平滑肌纤维中一组有序排列的粗、细肌丝，是平滑肌收缩的基本单位。其中粗肌丝表

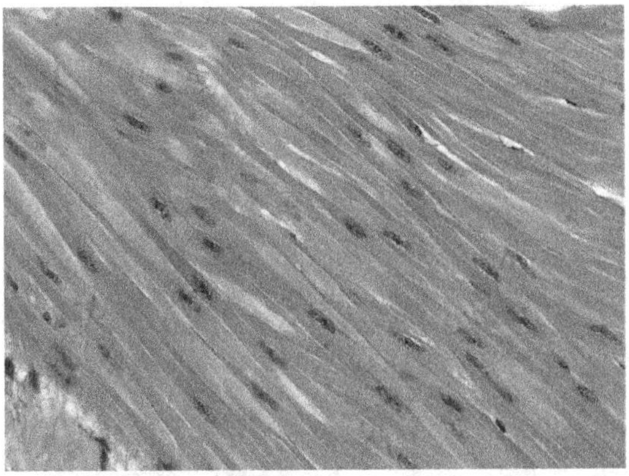

（1）

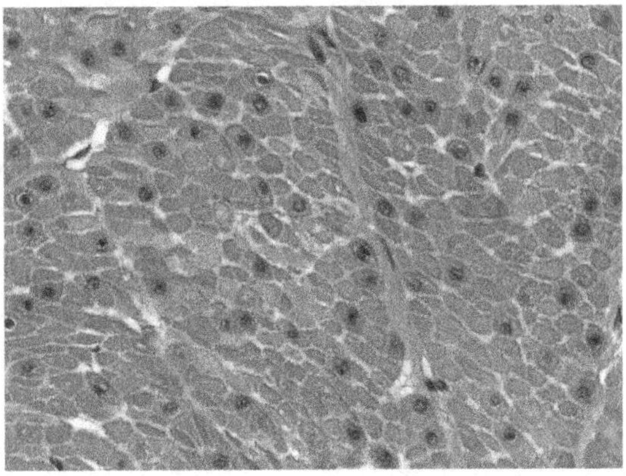

（2）

图 02.07.05　平滑肌纤维

HE 染色，高倍

面的横桥成行排列，并向同一方向倾斜，相邻两行横桥的倾斜方向相反，细肌丝呈花环样围绕粗肌丝。收缩时，相邻两行横桥牵拉细肌丝向相反方向滑动。

02.07.072　肌丝单位　myofilament unit

见 02.07.071 收缩单位。

02.07.073　收缩系统　contractile system

平滑肌纤维肌质内大量收缩单位的总称。

02.07.074　小凹　caveola

平滑肌纤维肌膜向肌质内的凹陷，是神经冲动传入平滑肌纤维内的主要通道，也具有扩大细胞表面积和肌膜储备等作用。

02.07.075　密体　dense body

平滑肌纤维肌质中呈高电子密度的长梭状小体。常沿肌纤维长轴平行、散在分布，是细肌丝和中间丝的共同附着部位。

02.07.076　密斑　dense patch

又称密区。平滑肌纤维小凹间的肌膜肌质面呈高电子密度的斑块状结构，是细肌丝的附着部位。

02.07.077　密区　dense area

见 02.07.076 密斑。

02.07.078　［平滑肌］细胞骨架系统　cytoskeleton system

平滑肌纤维肌质内由中间丝（结蛋白丝或波形蛋白丝）、密体和密斑等共同组成的网架结构，除具有支持作用外，还与平滑肌纤维的收缩功能密切相关。

（北京中医药大学　郭顺根）

02.08　神经组织和神经系统

02.08.001　神经组织　nerve tissue

由神经元和神经胶质细胞组成的高度特化的组织。

02.08.002　神经细胞　nerve cell

又称神经元。高度特化，具有特殊突起（树突和轴突），能够感受刺激、整合信息和传导电冲动的细胞。是神经系统的结构和功能单位，通过突触相互连接形成复杂的神经网络和通路，调节机体的各种活动和代谢（图 02.08.01）。

02.08.003　神经元　neuron

见 02.08.002 神经细胞。

02.08.004　［神经元］胞体　soma, cell body

由细胞膜、细胞质和细胞核构成的细胞中心部，是神经元的营养和代谢中心。胞体形态多样，有圆形、锥体形、梭形或星形，大小差异很大；细胞核大而染色淡，异染色质少，核仁大而明显；细胞质也称核周质，含丰富的细胞器（图 02.08.02、图 02.08.03）。

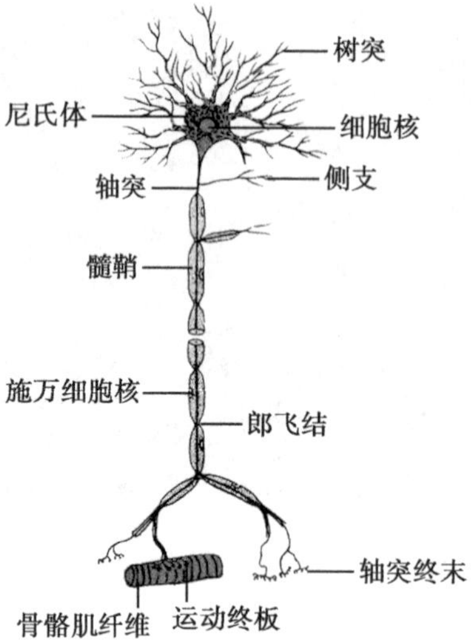

图 02.08.01　神经元模式图

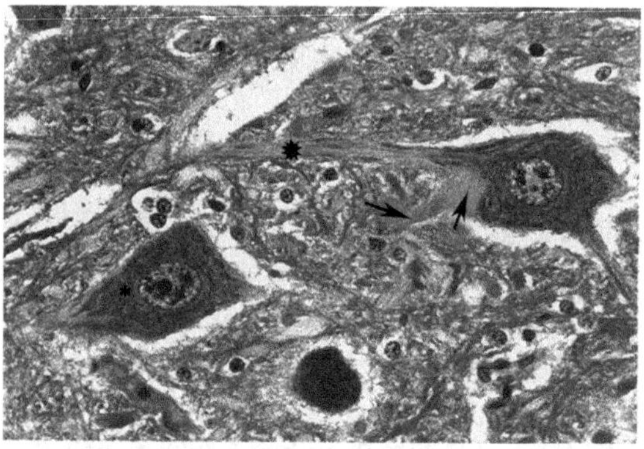

图 02.08.02　脊髓运动神经元光镜像

HE 染色，高倍

* 尼氏体；↑轴丘；▲轴突；★树突

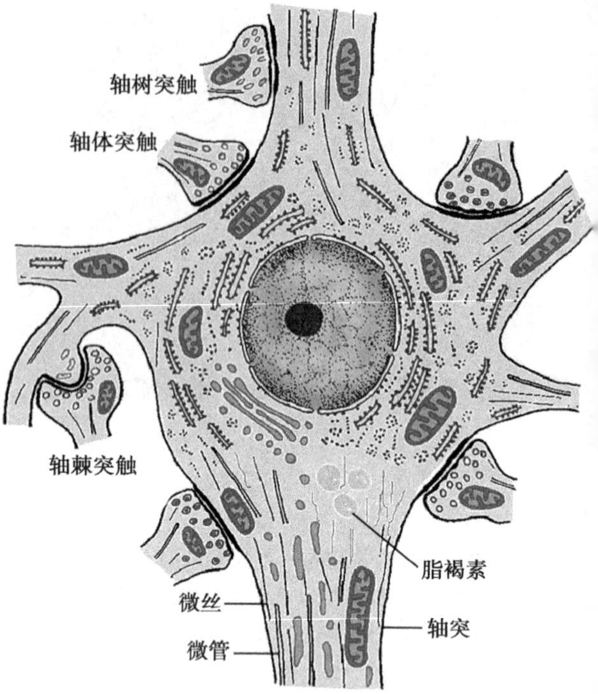

图 02.08.03　多极神经元及突触超微结构模式图

02.08.005　核周质　perikaryon

神经元胞体部的胞质，内含丰富的粗面内质网、发达的高尔基复合体、线粒体、溶酶体、中心粒等一般细胞器，还有丰富的尼氏体和神经原纤维（图 02.08.02、图 02.08.03）。

02.08.006　尼氏体　Nissl's body

神经元胞体和树突内的嗜碱性颗粒或斑块，由许多平行排列的粗面内质网和其间的游离核糖体构成，其功能是合成蛋白质（图 02.08.02）。

02.08.007　神经丝　neurofilament

分布于神经元胞质和突起内，由神经丝蛋白构成的一种中间丝，参与细胞骨架的构成。

02.08.008　神经原纤维　neurofibril

神经元胞质内的嗜银性丝状结构，由排列成束的神经丝和微管构成，在胞体内交错成网，在突起内沿其长轴平行排列（图 02.08.04）。

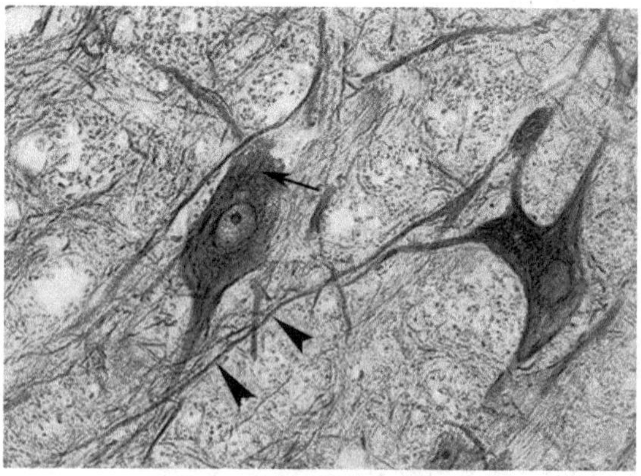

图 02.08.04　脊髓运动神经元

镀银染色，高倍

↑神经原纤维；▲神经纤维

02.08.009　树突　dendrite

神经元胞体发出的 1 至多条有树枝状分支的突起，其表面不光滑，有树突棘，内部结构与核周质基本相似。树突的功能主要是接受刺激（图 02.08.05）。

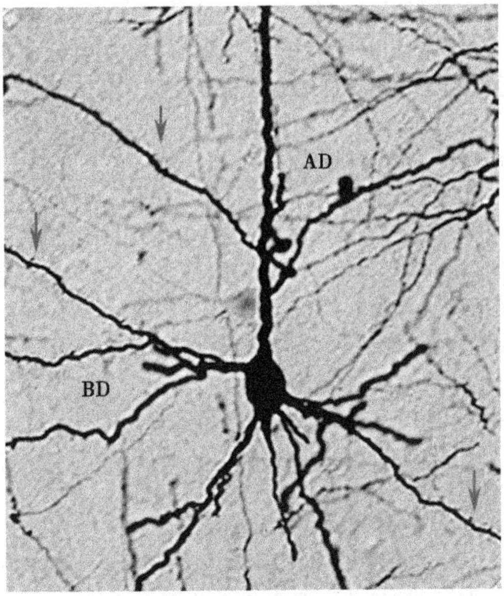

图 02.08.05　大脑锥体细胞树突

生物素化葡聚糖胺染色，高倍

AD. 顶树突；BD. 基树突；↑树突棘

02.08.010　树突棘　dendritic spine

神经元树突上的棘状短小突起，其内可含棘器。树突棘是形成突触的部位，可使神经元接受刺激的表面积扩大。树突棘的形态与功能密切相关，并受很多因素影响，与大脑的学习记忆和中枢神经系统疾病等密切相关（图 02.08.05、图 02.08.06）。

02.08.011　棘器　spine apparatus

位于神经元树突棘内，由 2~3 层滑面内质网形成的板层构成，板层间有少量致密物质（图 02.08.06）。

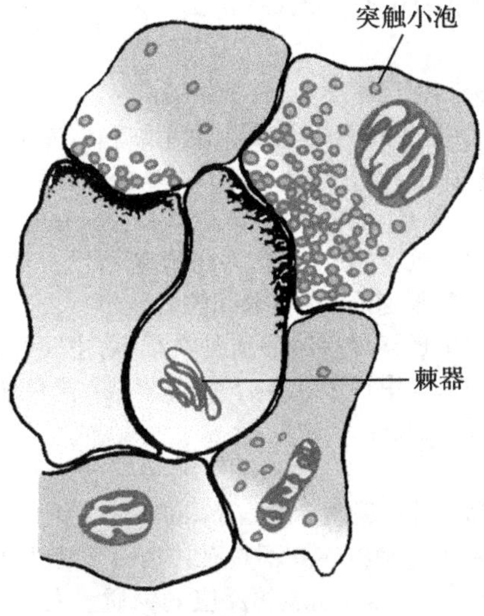

图 02.08.06　树突棘及棘器模式图

02.08.012　轴突　axon

神经元发出的一条细长且粗细均匀的突起，其表面较光滑，内部不含尼氏体，分支少，且常呈直角发出。轴突可传递神经冲动（图 02.08.01、图 02.08.02）。

02.08.013　脂褐素　lipofuscin

一种与衰老相关的黄褐色颗粒状色素物质，是脂类未被溶酶体酶消化而形成的残余体。常见于神经元、心肌细胞、肝细胞等。

02.08.014　轴丘　axon hillock

神经元胞体发出轴突的部位，常呈圆锥形，无尼氏体，故染色淡（图 02.08.02）。

02.08.015　轴膜　axolemma

神经元轴突表面的细胞膜，神经冲动的传导在轴膜上进行。

02.08.016　轴质　axoplasm

神经元轴突内的细胞质，不含尼氏体和高尔基复合体。

02.08.017　轴突起始段　initial segment of axon

靠近胞体、轴膜尚未被胶质细胞包裹的一段轴突，其轴膜下有一层颗粒状致密层。轴突起始段是产生动作电位的部位。

02.08.018　轴突终末　axonal terminal

神经元轴突分支的终端，常膨大并与其他神经元或效应细胞形成突触（图 02.08.01）。

02.08.019　轴突运输　axonal transport

神经元轴突内的物质或细胞器的运送。根据运输的方向可分顺向运输和逆向运输，根据运输的速度可分快速运输和慢速运输。

02.08.020　慢速轴突运输　slow axonal transport

曾称轴质流。神经元内的细胞骨架及其相关蛋白、胞质酶等从胞体向轴突终末的缓慢运送，速度为 0.1~4mm/d，与轴突的生长和更新有关。

02.08.021　快速轴突运输　fast axonal transport

神经元轴突内物质或细胞器快速运送的方式，速度为 100~400mm/d，可分快速顺向轴突运输和快速逆向轴突运输。

02.08.022　快速顺向轴突运输　fast anterograde axonal transport

神经元内的物质或细胞器从胞体到轴突终末的

快速运送，主要涉及质膜成分、滑面内质网、突触小泡等的运输，与突触的功能有关。

02.08.023 快速逆向轴突运输 fast retrograde axonal transport

神经元内的物质或细胞器从轴突终末到胞体的快速运送，主要涉及吞饮小泡、多泡体、轴突代谢产物、轴突终末摄取的物质等的运输，与物质的再利用等有关。

02.08.024 多极神经元 multipolar neuron

胞体发出两个或多个树突和一个轴突的神经元，属运动或联络神经元。是人体内数量最多的一种神经元，如脊髓前角运动神经元、大脑皮质的锥体细胞、小脑梨状细胞等（图 02.08.07）。

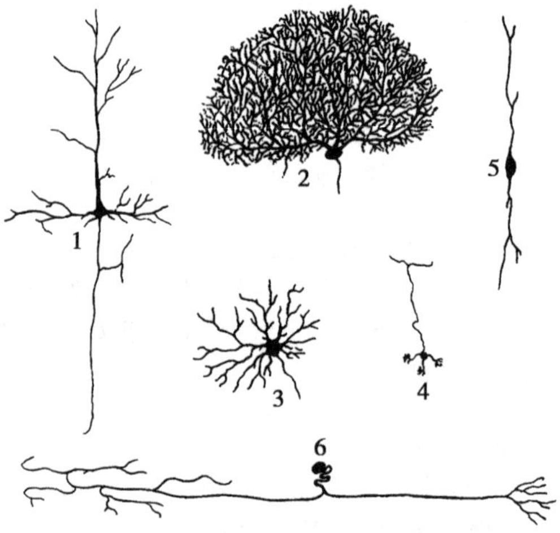

图 02.08.07 神经元的几种主要类型

1~4. 多极神经元；5. 双极神经元；6. 假单极神经元

02.08.025 高尔基Ⅰ型神经元 Golgi type Ⅰ neuron

发出长轴突（可长达 1 米以上）的大的多极神经元。

02.08.026 高尔基Ⅱ型神经元 Golgi type Ⅱ neuron

发出短轴突（仅数微米）的小的多极神经元。

02.08.027 双极神经元 bipolar neuron

胞体发出两个突起的神经元，其中一个是树突，另一个是轴突，属感觉或联络神经元。双极神经元在人体中的数量很少，主要分布在视网膜、嗅黏膜合前庭神经节等处（图 02.08.07）。

02.08.028 假单极神经元 pseudounipolar neuron

神经元胞体发出一个突起并在胞体附近盘曲，然后呈“T”形分支，一支为周围突，分布到周围的其他组织和器官，其功能相当于树突；另一支为中枢突，进入中枢神经系统，其功能相当于轴突。脑神经节、脊神经节等处的初级感觉神经元均属于此类（图 02.08.07）。

02.08.029 感觉神经元 sensory neuron

又称传入神经元。接受体内、外的化学性或物理性刺激，并将信息传向中枢的神经元。其形态为假单极或双极神经元，胞体多位于周围组织，它们的突起在周围组织与感受器相连，能够感受刺激，并将刺激转变为神经冲动，传递至中枢的神经元（图 02.08.08）。

02.08.030 传入神经元 afferent neuron

见 02.08.029 感觉神经元。

02.08.031 运动神经元 motor neuron

又称传出神经元。将神经冲动传递给肌细胞或腺细胞等的神经元。多为多极神经元，胞体位于中枢神经系统的灰质或内脏运动神经节内，其突起构成传出神经纤维，神经纤维的终末与肌组织、腺体等效应器相连，引起运动或分泌活动（图 02.08.08）。

02.08.032 传出神经元 efferent neuron

见 02.08.031 运动神经元。

02.08.033 中间神经元 interneuron

又称联络神经元。位于感觉神经元和运动神经元之间、起信息加工和传递作用的神经元，主要为多极神经元。中枢神经系统的神经元中，绝大多数是中间神经元（图 02.08.08）。

02.08.034 联络神经元 association neuron

见 02.08.033 中间神经元。

02.08.035 神经递质 neurotransmitter

神经元向其他神经元或效应细胞传递信息的载体，一般为小分子化学物质。其基本条件是：必须在神经元内合成；贮存在突触前成分并在去极化时释放，具有显著生理效应的量；当作为药物应用时，外源分子类似内源性神经递质；在突触间隙内能够被及时清除或失活。目前已知的神经递质种类很多，主要有乙酰胆碱、多巴胺、去甲肾上腺素、肾上腺素、5- 羟色胺、氨基酸类、一氧化氮等。

02.08.036 神经调质 neuromodulator

神经元释放的本身不具有神经递质活性、但能增强或减弱神经元对递质的反应的物质。大多与 G 蛋白耦联的受体结合后诱发突触前或突触后电位，不直

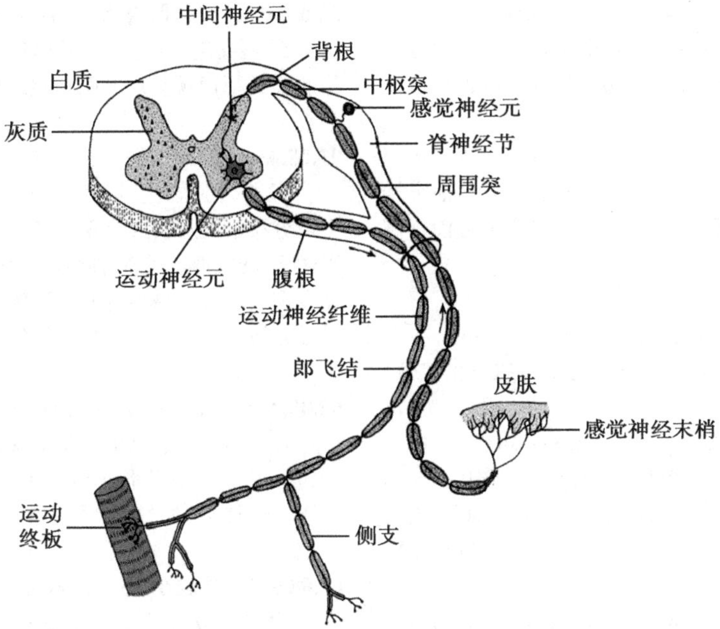

图 02.08.08　脊髓及脊神经模式图
示 3 种神经元的关系

接引起突触后生物学效应，但能调制神经递质在突触前的释放及突触后细胞的兴奋性，调制突触后细胞对递质的反应。神经调质发生作用的距离常常比神经递质远。

02.08.037　神经元可塑性　neuronal plasticity

在机体受到内、外环境因素变化的影响下，神经元具有促使其结构和功能随之发生相应变化的能力。

02.08.038　突触　synapse

神经元与神经元之间，或神经元与效应细胞之间的一种特化的细胞连接结构，通过它实现细胞与细胞之间的信息传递和功能联系。

02.08.039　化学突触　chemical synapse

以化学物质（神经递质）作为通讯媒介的突触，由突触前成分、突触后成分和突触间隙构成，它是哺乳类动物和人类神经系统内信息传递的主要结构（图 02.08.09）。

02.08.040　电突触　electrical synapse

以生物电流（电信号）作为通讯媒介的突触，通常指缝隙连接。其特点是间隙窄、电阻低、传导速度快、传导方向大多不定，且均为兴奋性突触。

02.08.041　混合突触　mixed synapse

相邻的神经元之间同时存在有化学突触和电突触的细胞连接结构。

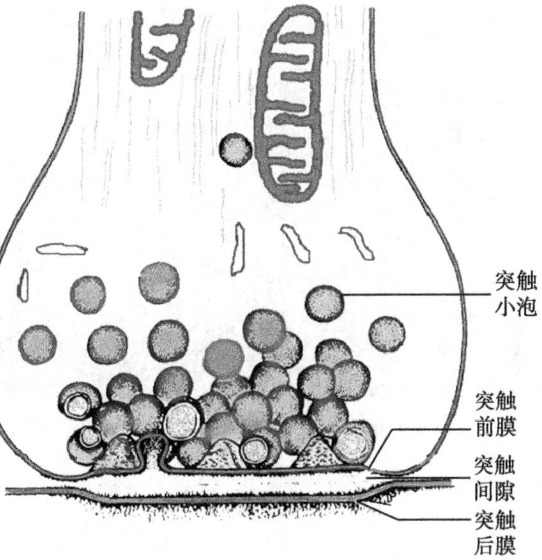

图 02.08.09　化学突触超微结构模式图

02.08.042　轴－树突触　axodendritic synapse

一个神经元的轴突终末与另一个神经元树突构成的突触，是两个神经元之间相互接触的常见功能联系方式（图 02.08.03）。

02.08.043　轴－棘突触　axospinous synapse

一个神经元的轴突终末与另一个神经元树突棘构成的突触，是两个神经元之间最常见的信息传递和功能联系方式（图 02.08.03）。

02.08.044　轴－体突触　axosomatic synapse

一个神经元的轴突终末与另一个神经元胞体构成的突触，是突触中较多的一种类型（图 02.08.03）。

02.08.045　轴－轴突触　axoaxonal synapse

一个神经元的轴突终末与另一个神经元轴突构成的突触，在中间神经元比较多见，一般为突触前抑制性突触。

02.08.046　树－树突触　dendrodendritic synapse

一个神经元的树突与另一个神经元树突构成的突触。

02.08.047　突触前成分　presynaptic element

化学突触中释放神经递质的神经元结构成分，通常是膨大的轴突终末，包括突触前膜、突触小泡、致密突起、线粒体、滑面内质网、神经丝、微管等（图 02.08.09）。

02.08.048　突触扣结　synaptic bouton, synaptic knob

又称终扣。附着在另一神经元树突、树突棘、胞体或轴突上并与其构成突触的轴突终末的球状膨大（图 02.08.10）。

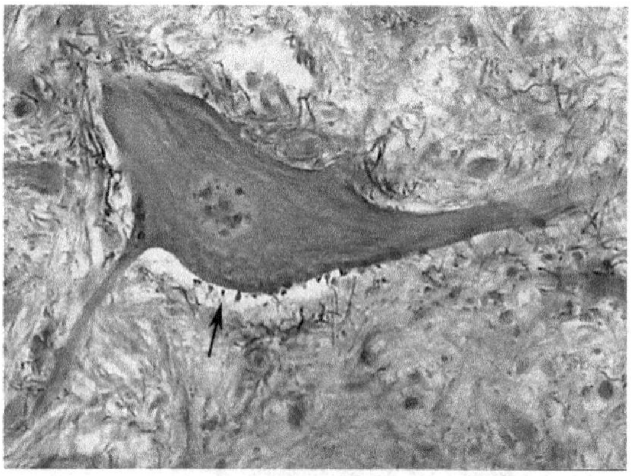

图 02.08.10　脊髓运动神经元光镜像

镀银染色，高倍

↑突触扣结

02.08.049　终扣　terminal button, end button

见 02.08.048 突触扣结。

02.08.050　突触前膜　presynaptic membrane

与突触后成分接触的突触前成分的特化的细胞膜，膜下常有薄层致密物质（图 02.08.09）。

02.08.051　致密突起　dense projection

突触前膜上突入胞质内的电子密度高的锥形突起，其性质为蛋白质，突起间容纳突触小泡。致密突起可能有引导突触小泡到达突触连接区的作用。

02.08.052　突触前网格　presynaptic grid

致密突起规则排列、并由细丝相连而在突触前膜胞质面的平面观呈现的网格状结构。

02.08.053　突触小泡　synaptic vesicle

又称突触囊泡。贮存并释放神经递质的膜包小泡，一般分布于突触前成分内。兴奋时，突触小泡与突触前膜融合，释放神经递质，神经递质作用于突触后膜上的受体发挥效应。突触小泡可分为清亮小泡和颗粒小泡，不同形态的突触小泡含不同的神经递质（图 02.08.09）。

02.08.054　清亮小泡　clear vesicle

不含电子致密物质的突触小泡，其形态、大小不一，可为圆形、扁平形或椭圆形等，圆形小泡多含经典的兴奋性神经递质，而扁平小泡多含抑制性神经递质。

02.08.055　颗粒小泡　granular vesicle

含电子致密核芯的突触小泡，小颗粒型小泡含单胺类物质，大颗粒型小泡往往含有神经肽。

02.08.056　突触活性区　active synaptic zone

聚集有较多突触小泡的突触前膜区域，是释放神经递质的特异部位。在电镜下宽约 0.5μm，包括特异的突触前膜区、邻近的突触小泡、细胞骨架和局部回收小泡膜的结构等。

02.08.057　突触素　synapsin

一种存在于轴突终末内的纤维状磷酸蛋白。与突触小泡之间及突触小泡与细胞骨架之间的交联有关，其磷酸化可使突触小泡从细胞骨架释放并移向突触前膜。

02.08.058　突触间隙　synaptic cleft

化学突触的突触前成分与突触后成分之间的狭窄间隙，内含来自两侧跨膜蛋白的胞外部分和细胞外基质。突触前成分释放的神经递质通过突触间隙扩散至突触后膜。（图 02.08.09）。

02.08.059　突触后成分　postsynaptic element

化学突触中接受神经递质而发生反应的结构成分，主要是突触后膜及其上的递质受体和化学门控通道等（图 02.08.09）。

02.08.060　突触后膜　postsynaptic membrane

与突触前膜对应的突触后成分的细胞膜，较一般细胞膜厚，含有神经递质的受体以及离子通道等（图 02.08.09）。

02.08.061 突触后致密层 postsynaptic density, PSD

在电镜下突触后膜胞质面聚集的一层均匀而致密的物质，厚约 50nm，呈圆盘状或有孔的不规则状，直径 300~500nm。PSD 由多种结构蛋白、突触传递相关蛋白、受体蛋白、调节分子等组成，对突触后信号的整合和分析起重要作用。

02.08.062 连续性突触 serial synapse

在很短的距离内，有两个以上的突触连接起来，组成串状的突触，如轴－轴－体突触、轴－轴－轴－树突触等。

02.08.063 交互性突触 reciprocal synapse

在两个相邻的神经元之间形成的突触中，在突触间隙两侧的突触膜上各有传递点，互为突触前、后膜的突触，两侧的突触传递方向相反，其功能往往是对抗性的，多见于树－树突触，能借此完成局部的整合作用。

02.08.064 嵴突触 crest synapse

在神经元之间形成的突触结构中，有些树突形成嵴状的突触后成分，同时与几个同类型或不同类型的突触前膜接触。

02.08.065 平行性突触 parallel synapse

在两个神经元之间形成的接触面上，呈现两个以上的突触活性区，它们传递信息的方向是一致的；即两个以上的突触前膜和突触后膜分别位于相邻的两个细胞上。多见于轴－树突触和轴－体突触，具有增强信息传递的作用。

02.08.066 带状突触 ribbon synapse

在突触前成分内有一条垂直于突触前膜的带状或棒状致密物质的突触，突触小泡分布在致密物质的两侧。多见于视细胞和松果体。

02.08.067 途中突触 synapse en passant

在沿着轴突行进的途中，其轴膜与相邻的神经元胞体、树突或轴突接触形成的突触。多见于无髓神经纤维，也可出现于有髓神经纤维的郎飞结处。

02.08.068 突触小球 synaptic glomerulus

几种神经元的轴突终末与树突相互之间形成复杂的突触、并由胶质膜包裹形成的球状结构，如嗅球小球、小脑小球等。

02.08.069 突触体 synaptosome

借助人工的方法将突触前成分（轴突终末）与轴突断离而成的产物。突触体断离处轴膜融合而封闭，突触前成分仍具有完整的结构，突触前膜与突触后膜仍相连，保持了突触间隙。突触体具有合成、贮存和释放神经递质的功能。

02.08.070 Ⅰ型非对称性突触 type Ⅰ asymmetrical synapse

突触前、后膜致密物质的厚度不等的突触，一般是突触后膜较厚，突触小泡常以圆形小泡为主，突触间隙较宽，约为 30nm。一般认为该型突触是兴奋性突触，多是树突干和树突棘上的轴－树和轴－棘突触。

02.08.071 Ⅱ型对称性突触 type Ⅱ symmetrical synapse

突触前、后膜致密物质较少而厚度大致相等的突触，突触小泡常以扁平形为主，突触间隙较窄，约为 20nm。一般认为该型突触是抑制性突触，多是胞体上的轴－体突触。

02.08.072 兴奋性突触 excitatory synapse

促使突触后膜发生兴奋的突触。部分神经递质与突触后膜上的相应受体结合，引起与受体耦联的化学门控通道开放，使相应的离子经通道进入突触后成分，使突触后膜去极化，使突触后膜发生兴奋效应。

02.08.073 抑制性突触 inhibitory synapse

促使突触后膜发生抑制的突触。部分神经递质与突触后膜上的相应受体结合，引起与受体耦联的化学门控通道开放，使相应的离子经通道进入突触后成分，使突触后膜呈现抑制性（膜的极化增强）变化，使突触后膜发生抑制效应。

02.08.074 突触可塑性 synaptic plasticity

在机体受到内、外环境因素变化的影响下，突触的结构和功能会随之发生相应变化的能力。

02.08.075 神经胶质细胞 neuroglial cell

又称神经胶质，胶质细胞。神经组织的另一类细胞，也具有突起，但不分树突和轴突，不能传导神经冲动。神经胶质细胞数量和种类多，具有支持、保护、营养、绝缘、修复、免疫、再生等功能。

02.08.076 神经胶质 neuroglia

见 02.08.075 神经胶质细胞。

02.08.077 胶质细胞 glial cell

见 02.08.075 神经胶质细胞。

02.08.078 星形胶质细胞 astrocyte

中枢神经系统中数量最多、体积最大的一种神经胶质细胞，其胞体向四周发出许多突起。具有支持、隔离、修复、调节神经元代谢和离子环境、分泌神经营养因子等重要功能（图 02.08.11）。

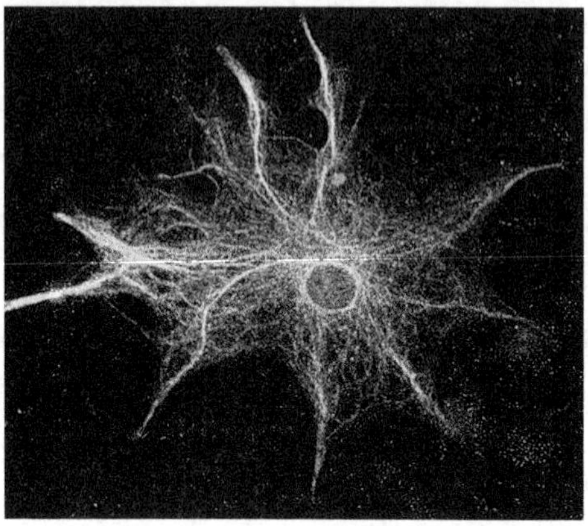

图 02.08.11 培养的大鼠星形胶质细胞激光扫描共聚焦显微镜像

GFAP 免疫荧光染色，高倍，示胞体和突起内的胶质丝

02.08.079 胶质丝 glial filament

由胶质原纤维酸性蛋白构成的一种中间丝，分布于星形胶质细胞的胞体和突起内，参与细胞骨架的组成。

02.08.080 纤维性星形胶质细胞 fibrous astrocyte

突起细长而直、分支较少、胶质丝丰富的星形胶质细胞，多分布于脑和脊髓的白质（图 02.08.12）。

02.08.081 原浆性星形胶质细胞 protoplasmic astrocyte

突起较短粗而分支多，胞质内胶质丝较少的星形胶质细胞，多分布于脑和脊髓的灰质（图 02.08.12）。

02.08.082 ［胶质细胞］脚板 foot plate, end foot

星形胶质细胞有些突起末端在脑和脊髓的软膜内表面和毛细血管壁上扩大形成的扁平板状结构。

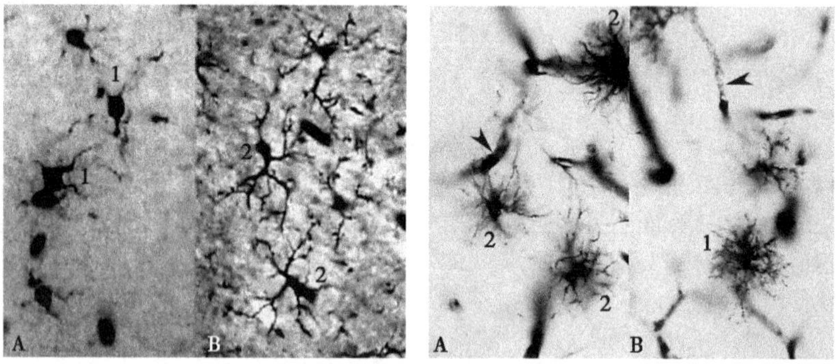

图 02.08.12 中枢神经系统的胶质细胞

镀银染色，高倍

左图：A. 纤维性星形胶质细胞（2）；B. 原浆性星形胶质细胞（1）；箭头示血管

右图：A. 少突胶质细胞（1）；B. 小胶质细胞（2）

02.08.083 胶质界膜 glial limitans

星形胶质细胞突起末端扩大形成脚板、分布在脑和脊髓软膜的内表面构成的膜状结构。

02.08.084 胶质瘢痕 glial scar

当中枢神经系统损伤时，受刺激的星形胶质细胞增生、肥大，在损伤部位形成的瘢痕组织。

02.08.085 神经营养因子 neurotrophic factor

又称神经营养物质。对神经元和神经胶质细胞分化、生长、存活、迁移、再生等及其功能有促进作用的一类蛋白质分子。目前发现的神经营养因子主要有 4 种，即神经生长因子、脑源性神经营养因子、神经营养素 3 和神经营养素 4。

02.08.086 神经营养物质 neurotrophic substance

见 02.08.085 神经营养因子。

02.08.087 少突胶质细胞 oligodendrocyte

中枢神经系统中，包卷神经元的轴突并形成髓鞘的神经胶质细胞。在银染色标本中，少突胶质细胞的突起较少（图 02.08.12、图 02.08.13）。

02.08.088 髓鞘相关糖蛋白 myelin-associated glycoprotein, MAG

又称髓磷脂相关糖蛋白。由施万细胞和少突胶质细胞表达、存在于髓鞘中的一种糖蛋白，属免疫球蛋白超家族，参与髓鞘的形成及其完整性的维持，同时能够阻止神经元轴突随意生长，稳定轴突的正常支配模式。

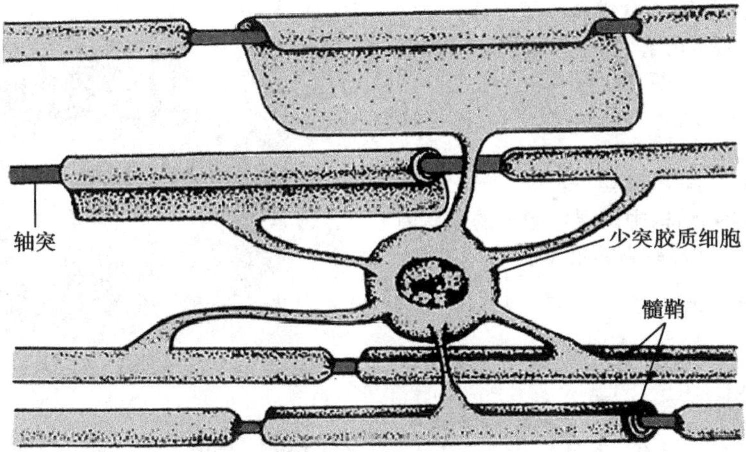

图 02.08.13　少突胶质细胞与中枢有髓神经纤维关系模式图

02.08.089　大胶质细胞　macroglial cell

神经组织中星形胶质细胞与少突胶质细胞的合称。

02.08.090　小胶质细胞　microglia

中枢神经系统中最小的一种神经胶质细胞，其胞体细长或椭圆，突起细长有分支，表面有许多小棘突。一般认为来自单核细胞，具有吞噬能力，参与炎症、修复、防御、免疫等过程（图 02.08.12）。

02.08.091　室管膜细胞　ependymal cell

脑室及脊髓中央管腔面的一层立方形或柱状神经胶质细胞，其表面有许多微绒毛，有的还有纤毛，具有参与神经组织与脑脊液间的选择性屏障，促进脑脊液流动，参与构成脉络组织等作用。

02.08.092　室管膜　ependyma

被覆在脑室及脊髓中央管表面的一层室管膜细胞。

02.08.093　伸长细胞　tanycyte

位于脑室某些特殊部位的一些基底面有细长突起并伸向深部毛细血管或神经元的室管膜细胞，在脑脊液、神经元和毛细血管之间起物质运输的作用。新近研究表明，伸长细胞具有促进中枢神经元轴突再生的功能，并有望成为继嗅球成鞘细胞之后的另外一种用于脊髓损伤修复的移植细胞。

02.08.094　脉络丛上皮细胞　epithelial cell of choroid plexus

位于脑室脉络丛表面的一层具有分泌功能的柱状或立方形室管膜细胞。

02.08.095　施万细胞　Schwann cell

又称神经膜细胞，曾称雪旺细胞。周围神经系统内包裹神经元轴突形成髓鞘和神经膜的神经胶质细胞，有基膜，还可分泌多种神经营养因子，促进周围神经元存活和轴突再生（图 02.08.01）。

02.08.096　神经膜细胞　neurilemmal cell

见 02.08.095 施万细胞。

02.08.097　嗅鞘细胞　olfactory ensheathing cell, OEC

又称嗅成鞘细胞。具有类似于施万细胞的功能，紧密包裹嗅神经的轴突的细胞。分布于嗅球神经纤维层、嗅神经和嗅黏膜内。

02.08.098　有髓神经纤维　myelinated nerve fiber

有髓鞘包绕的神经纤维。周围神经系统的有髓神经纤维由中央的轴突外包神经膜细胞形成的髓鞘和神经膜构成，沿其纵轴可见郎飞结和髓鞘切迹；中枢神经系统的有髓神经纤维结构相似，但髓鞘来自少突胶质细胞，无神经膜和髓鞘切迹（图 02.08.14）。

02.08.099　无髓神经纤维　unmyelinated nerve fiber

没有髓鞘包绕的神经纤维。周围神经系统的无髓神经纤维外有施万细胞不同程度包裹，中枢神经系统的无髓神经纤维是裸露的轴突，无任何细胞包裹（图 02.08.14）。

02.08.100　髓鞘　myelin sheath

又称髓磷脂鞘。由施万细胞或少突胶质细胞的双层细胞膜（轴突系膜）反复包卷神经元轴突所形成的同心圆排列的板层结构，内含髓磷脂等成分。在常规染色标本上，由于脂类溶解，髓鞘常呈网状。髓鞘有绝缘、提高神经冲动的传导速度和保护轴突等作用（图 02.08.14~ 图 02.08.16）。

02.08.101　主致密线　major dense line

在电镜下成熟髓鞘结构中两层细胞膜的胞质面并合在一起形成的电子密度较高的粗线条。

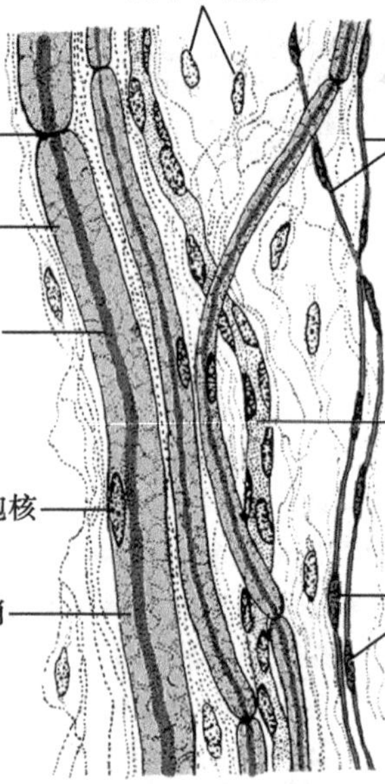

图 02.08.14　周围神经系统的神经纤维模式图

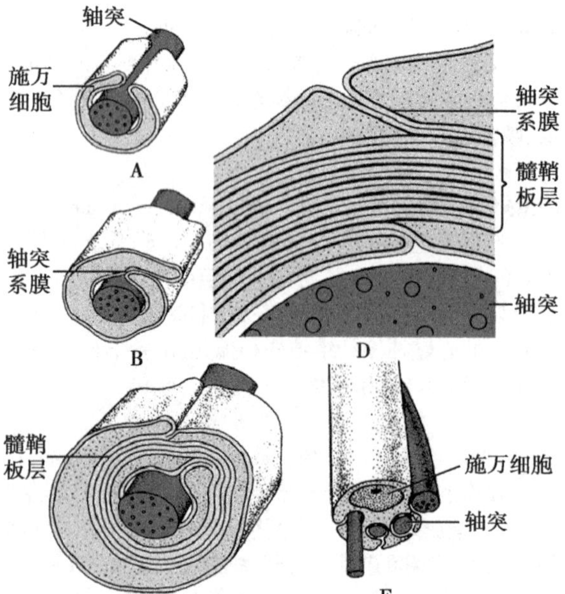

图 02.08.15　周围神经系统神经纤维髓鞘形成及其超微结构模式图

A~C. 髓鞘形成过程；D. 有髓神经纤维；E. 无髓神经纤维

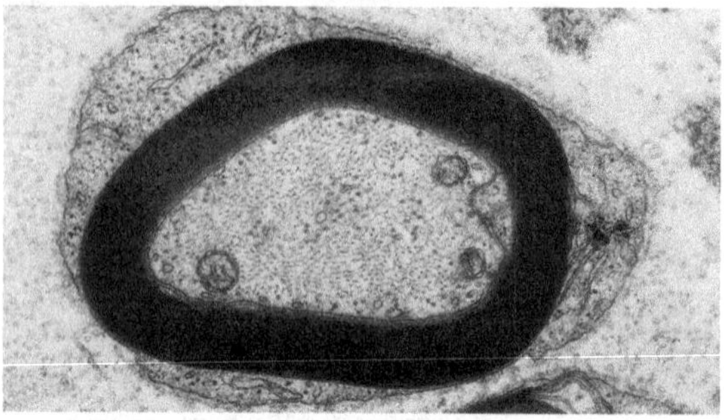

图 02.08.16　有髓神经纤维电镜像（×39 000）

02.08.102　周期内线　intraperiod line

在电镜下成熟髓鞘结构中主致密线之间的电子密度较低的细线条，由两层细胞膜之间的间隙变窄形成。

02.08.103　郎飞结　Ranvier node

位于有髓神经纤维各节段髓鞘间的无髓鞘缩窄部位，此处的轴突是裸露的。轴突的侧支都是从郎飞结发出的（图 02.08.14、图 02.08.17）。

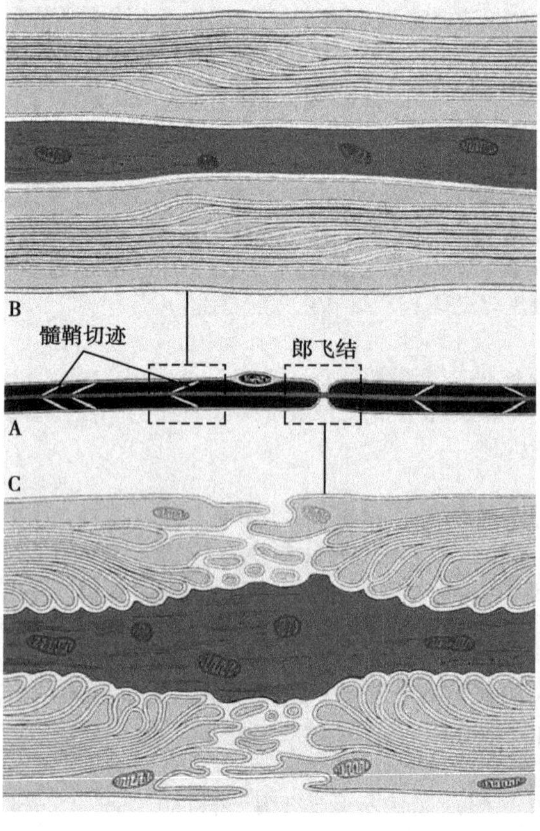

图 02.08.17　郎飞结与髓鞘切迹模式图

02.08.104　结间体　internode

有髓神经纤维相邻两个郎飞结之间的一段神经纤维。轴突越粗，结间体越长，传导速度越快。

02.08.105　施－兰切迹　Schmidt-Lantermann incisure

又称髓鞘切迹。髓鞘纵切面上的一种漏斗形斜裂，是螺旋走行的胞质通道（图 02.08.17）。

02.08.106　髓鞘切迹　myelin incisure

见 02.08.105 施－兰切迹。

02.08.107　神经膜　neurilemma

环绕周围神经系统有髓神经纤维的施万细胞最外面的少量胞质、细胞膜和基膜构成的一层膜状结构。

02.08.108　轴突系膜　mesaxon

在髓鞘形成过程中，神经元的轴突位于施万细胞表面凹陷所形成的纵沟内，此时两侧沟缘的施万细胞胞膜逐渐相贴形成的膜状结构。轴突系膜不断伸长并反复包绕轴突，形成髓鞘（图 02.08.15）。

02.08.109　轴索　neurite

神经纤维中轴的神经元的轴突或感觉神经元的长树突。

02.08.110　神经末梢　nerve ending

终止于全身各种组织或器官内的周围神经纤维终末部分，包括感觉神经末梢和运动神经末梢。

02.08.111　感觉神经末梢　sensory nerve ending

感觉神经元（假单极神经元）周围突的终末部分，或终末与其他组织共同组成的感受器，接受外界和体内的刺激。

02.08.112　游离神经末梢　free nerve ending

较细的有髓神经纤维或无髓神经纤维的终末反复分支而成的神经末梢，可感受冷、热、轻触和痛的刺激（图 02.08.18）。

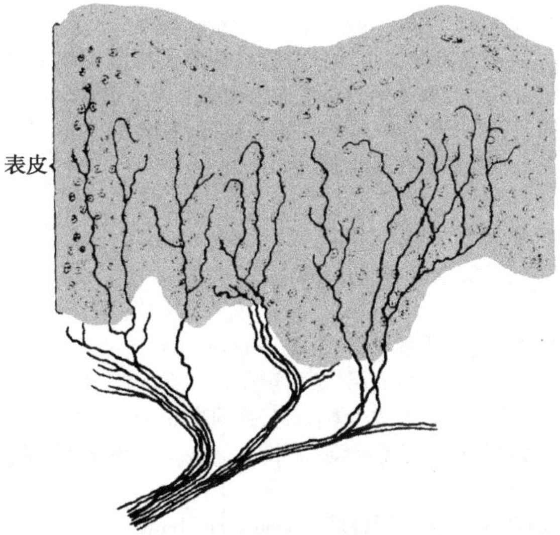

图 02.08.18　表皮内的游离神经末梢

02.08.113　有被囊神经末梢　encapsulated nerve ending

感觉神经元周围突的终末外包结缔组织被囊构成的神经末梢，常见的有触觉小体、环层小体、肌梭等（图 02.08.19）。

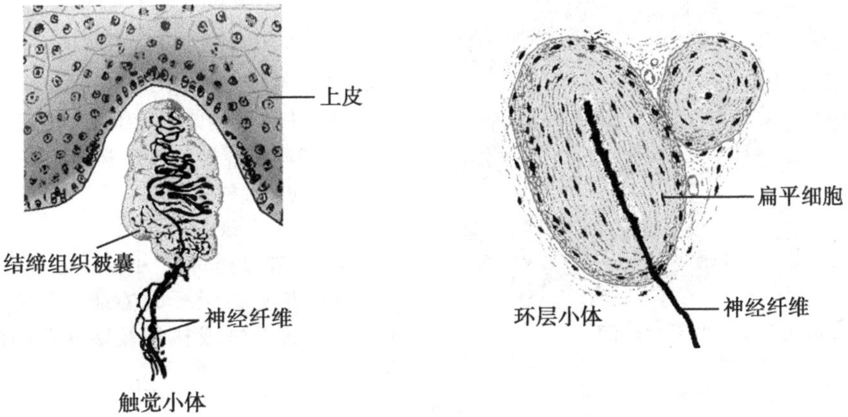

图 02.08.19　有被囊的感觉神经末梢

02.08.114　触觉小体　tactile corpuscle

又称迈斯纳小体。由分布在皮肤的感觉神经元周围突终末外包结缔组织构成的卵圆形结构，通常位于真皮乳头内，感受触觉（图 02.08.19）。

02.08.115　迈斯纳小体　Meissner's corpuscle

见 02.08.114 触觉小体。

02.08.116　环层小体　lamellar corpuscle

又称帕奇尼小体。由感觉神经元周围突终末外包多层同心圆排列的扁平细胞构成的卵圆形或球形结构，其中央有一条均质状的圆柱体，神经终末穿行其中。感受压觉和振动觉（图 02.08.19）。

02.08.117　帕奇尼小体　Pacinian corpuscle

见 02.08.116 环层小体。

02.08.118　鲁菲尼终末　Ruffini ending

分布在真皮深层、皮下组织和关节囊结缔组织中的长梭形小体，内有顺小体长轴排列的胶原纤维束以及环绕胶原纤维束的感觉神经元周围突终末。感受牵拉刺激。

02.08.119　克劳泽终球　Krause end bulb

其分布和结构与触觉小体相类似，为球形或卵圆形小体，感受冷觉。

02.08.120　肌梭　muscle spindle

分布在骨骼肌内的感觉神经元周围突终末与数条肌纤维共同构成的梭形结构，外有结缔组织被囊，主要感受肌纤维的伸缩变化（图 02.08.20、图 02.08.21）。

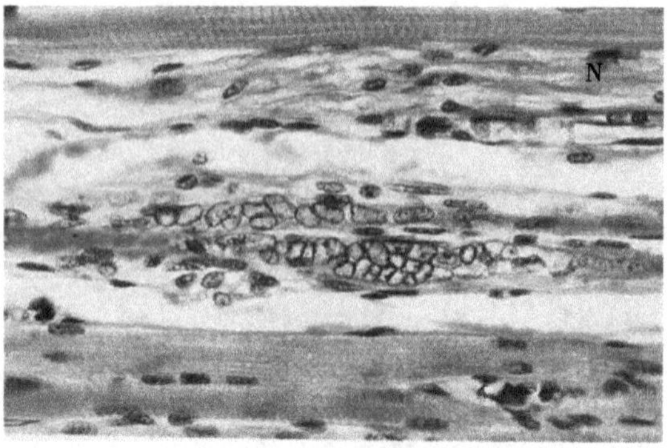

图 02.08.20　肌梭光镜像

HE 染色，高倍

N. 神经纤维

02.08.121　梭内肌纤维　intrafusal muscle fiber

肌梭内的数条小的骨骼肌纤维，其胞核成串排列或集中在肌纤维中段而使该处膨大，胞质内肌原纤维较少（图 02.08.21）。

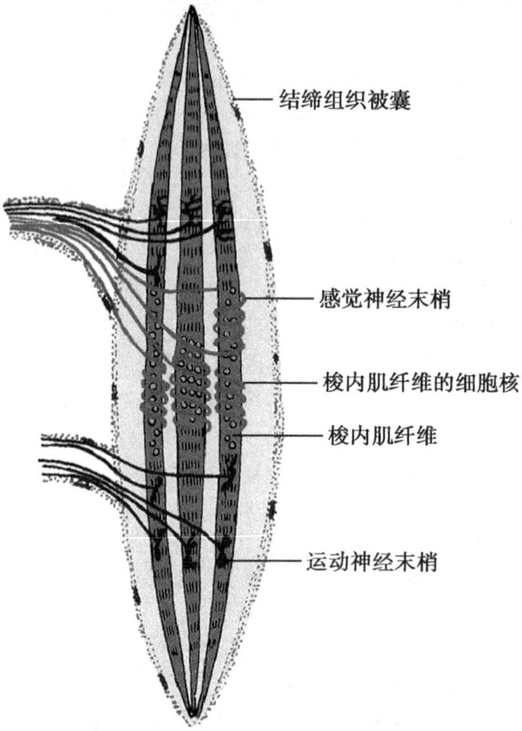

图 02.08.21　肌梭结构模式图

02.08.122　核链纤维　nuclear chain fiber

成串排列的细胞核位于肌纤维中段的梭内肌纤维，较短，两端附于肌梭结缔组织被囊上。

02.08.123　核袋纤维　nuclear bag fiber

许多细胞核聚集于肌纤维中部而形成袋状膨大的梭内肌纤维，较长，可伸出肌梭结缔组织被囊外。

02.08.124　螺旋环终末　annulospiral ending

粗的Ⅰa类感觉神经纤维失去髓鞘从肌梭中段进入，分支成环状或袢状包绕核链纤维或核袋纤维的中段所形成的神经终末。

02.08.125　花枝样终末　flower spray ending

Ⅱ类感觉神经纤维的细小分支呈花枝样分布在肌梭核链纤维或核袋纤维的两端所形成的神经终末。

02.08.126　运动神经末梢　motor nerve ending

运动神经元轴突分布于肌组织和腺体内的终末部分，并与其他组织构成效应器，支配肌纤维的收缩和腺体的分泌。

02.08.127 躯体运动神经末梢 somatic motor nerve ending

脊髓灰质前角或脑干的运动神经元轴突分布于骨骼肌的终末部分，调控骨骼肌的运动。

02.08.128 运动终板 motor end plate

又称神经肌连接。运动神经元轴突抵达骨骼肌时反复分支，每一分支形成葡萄状的轴突终末，并与一条骨骼肌纤维建立突触连接，连接区域呈椭圆形板状，支配骨骼肌的运动。电镜下，运动终板处的骨骼肌细胞表面凹陷成浅槽，槽底肌膜即突触后膜，形成许多皱褶，使突触后膜面积增大。轴突终末（即突触小体）嵌入浅槽，内有许多含乙酰胆碱的圆形突触小泡，此处的轴膜为突触前膜（图 02.08.22、图 02.08.23）。

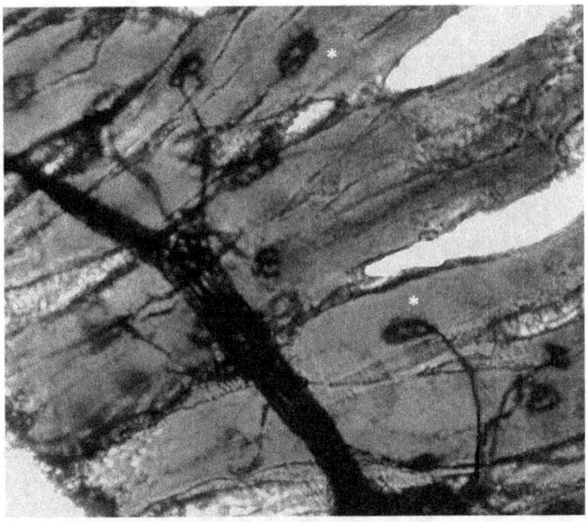

图 02.08.22 运动终板

骨骼肌压片，氯化金染色，高倍

* 运动终板

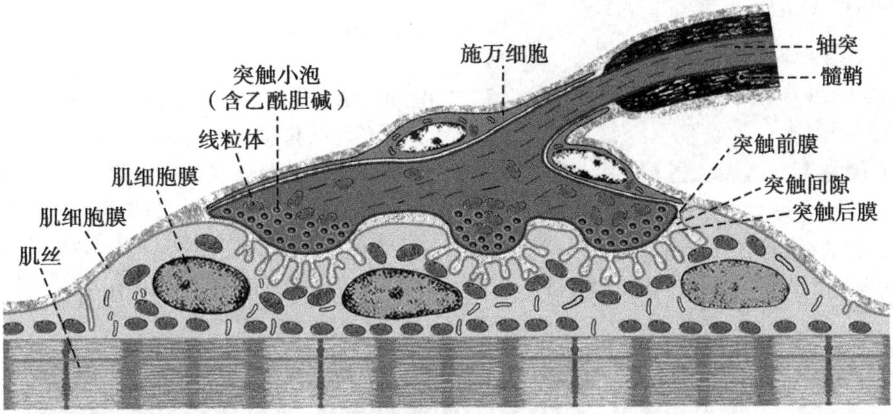

图 02.08.23 运动终板超微结构模式图

02.08.129 神经肌连接 neuromuscular junction

见 02.08.128 运动终板。

02.08.130 运动单位 motor unit

一个运动神经元的轴突及其分支所支配的全部骨骼肌纤维。

02.08.131 内脏运动神经末梢 visceral motor nerve ending

分布于内脏及心血管的平滑肌、心肌和腺上皮等处的运动神经元轴突的终末部分。

02.08.132 膨体 varicosity

神经纤维上呈串珠样的局部膨大，在许多膨体处可形成突触。膨体中含突触小泡，可释放神经递质（图 02.08.24）。

02.08.133 神经干细胞 neural stem cells, NSCs

位于胚胎和成体神经组织内具有自我更新和多向分化潜能特性的细胞，可分化为神经元和神经胶质细胞。脑和脊髓等的不同部位具有不同类型的神经干细胞，其产生的子代细胞的种类、功能和分布也不同（图 02.08.25）。

02.08.134 神经球 neurosphere

神经干细胞在体外进行分化抑制性培养时，分裂增殖的神经干细胞聚集形成的团簇（图 02.08.26）。

02.08.135 神经上皮干细胞蛋白 neuroepithelial stem cell protein

又称巢蛋白。神经干细胞合成的一种特殊的中间丝蛋白。常用作检测神经干细胞的标记物（图 02.08.26）。

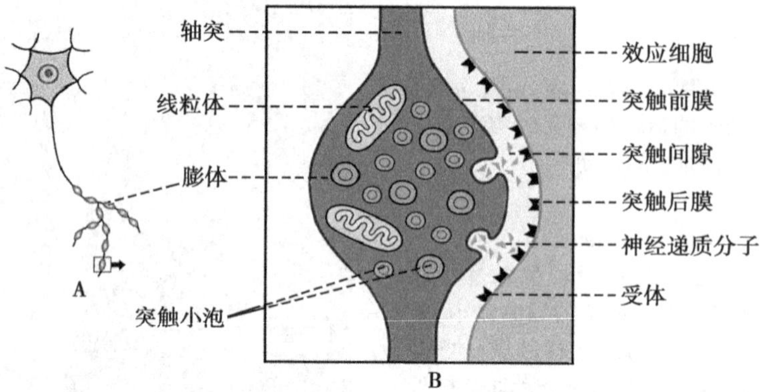

图 02.08.24　内脏运动神经纤维及其末梢（A）与膨体超微结构（B）示意图

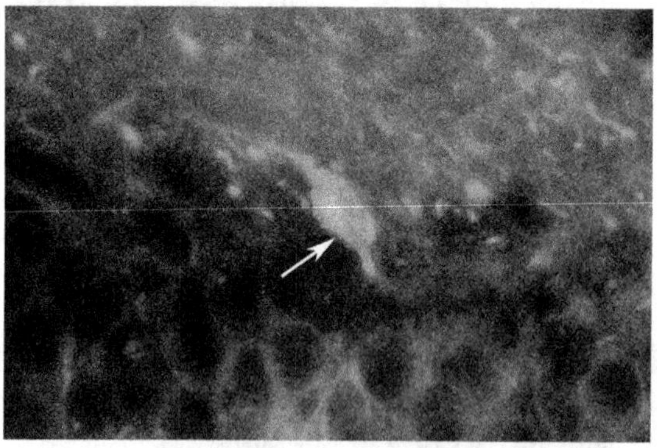

图 02.08.25　大鼠海马齿状回由神经干细胞分化的神经元（↑）光镜像

BrdU 标记细胞核，β- 管蛋白Ⅲ标记胞质和突起

02.08.136　巢蛋白　nestin

见 02.08.135 神经上皮干细胞蛋白。

02.08.137　α 运动神经元　α motor neuron

脊髓前角内胞体较大的躯体运动神经元，其轴突较粗，分布到骨骼肌。

02.08.138　闰绍细胞　Renshaw cell

脊髓前角腹内侧部内的一种中间神经元，接受 α 运动神经元轴突返支的突触终末（胆碱能，兴奋性），其轴突又终止于发出返支的同一 α 运动神经元胞体上，释放甘氨酸抑制该神经元的活动，形成抑制性负反馈环路，从而保证肌肉运动的稳定性和准确性。

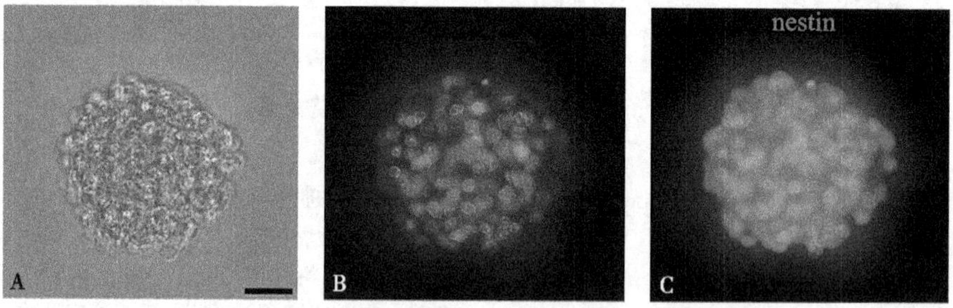

图 02.08.26　培养的大鼠神经干细胞球光镜像　高倍

A. 倒置相差显微镜像；B. Hoechst 33342 染色；C. 巢蛋白（nestin）免疫染色

02.08.139　γ 运动神经元　γ motor neuron

脊髓前角内胞体较小的躯体运动神经元，其轴突较细，支配肌梭的梭内肌纤维。

02.08.140　［脊髓］边缘细胞　marginal cell

主要位于脊髓后角Ⅰ板层内的一种中间神经元，树突从胞体两极发出并与表面平行地伸向两侧，树突的分支少，树突棘稀疏。

02.08.141　［脊髓］岛细胞　islet cell

主要位于脊髓后角Ⅱ板层内的一种中间神经元，其树突多从胞体的背腹侧发出，然后向头尾方向伸延，并有丛密的分支，树突上有大量树突棘。

02.08.142　［脊髓］柄细胞　stalked cell

主要位于脊髓后角Ⅱ板层内的一种中间神经元，树突上有许多柄状分支。

02.08.143 [脊髓]束细胞 bundle cell

脊髓后角的一些神经元,其轴突在白质内形成各种上行纤维束到达脑干、小脑和丘脑。

02.08.144 [大脑]锥体细胞 pyramidal cell

大脑皮质内胞体呈锥形的神经元,按其大小可分大、中、小3型。其尖端发出一条较粗的顶树突,伸向皮质表面,胞体还向四周发出一些水平走向的树突;轴突自胞体底部发出,组成投射纤维或联合纤维(图02.08.05)。

02.08.145 贝兹细胞 Betz cell

位于大脑中央前回运动区皮质内锥体细胞层内的胞体巨大的锥体细胞。其顶树突伸到分子层,轴突下行组成投射纤维到达脑干和脊髓。

02.08.146 [大脑]颗粒细胞 granular cell

大脑皮质内胞体较小,呈颗粒状、梭形或卵圆形等的神经元的统称,包括星形细胞、水平细胞和篮状细胞等几种。它们是中间神经元,在皮质内构成信息传递的复杂微环路。

02.08.147 [大脑]星形细胞 stellate cell

位于大脑皮质内的一种颗粒细胞,数量最多。一般轴突很短,终止于附近的锥体细胞或梭形细胞。少数星形细胞的轴突较长,上行走向皮质表面,与锥体细胞顶树突或水平细胞发生联系。

02.08.148 [大脑]水平细胞 horizontal cell

大脑皮质内的一种颗粒细胞,其树突和轴突与皮质表面平行分布,与锥体细胞顶树突发生突触联系。

02.08.149 [大脑]篮状细胞 basket cell

大脑皮质内的一种颗粒细胞,其轴突分支呈水平方向伸展,轴突终末分支形成篮状或网状,包绕锥体细胞胞体及其顶树突,并形成突触。

02.08.150 上行轴突细胞 ascending axonic cell

又称马丁诺蒂细胞。大脑皮质内的一种颗粒细胞,其树突短而有分支,并有树突棘;轴突垂直伸至皮质表面,沿途发出呈水平方向伸展的分支,终止于皮质各层。

02.08.151 马丁诺蒂细胞 Martinotti cell

见02.08.150上行轴突细胞。

02.08.152 吊灯样细胞 chandelier cell

大脑皮质内的一种颗粒细胞,其树突有少量树突棘,轴突分支成丛状,终末分支呈球形下垂,形如吊灯。

02.08.153 双刷细胞 double bouquet cell

大脑皮质内的一种颗粒细胞,树突由胞体的两极发出,一部分树突上行延伸至皮质表面,另一部分树突下行与胞体的长轴方向一致;轴突在起始段分支成束,形似马尾。

02.08.154 神经胶质样细胞 neuroglia form cell

大脑皮质内的一种颗粒细胞,树突和轴突均较短小,树突有致密的分支而呈丛状,轴突也分支形成局部轴突丛,轴突丛与树突丛相互交织。

02.08.155 爪状细胞 clutch cell

猴的大脑皮质内的一种颗粒细胞,其树突上无棘突,轴突基部有分支,轴突上有许多膨体,轴突终末分支呈爪形。

02.08.156 梭形细胞 fusiform cell

大脑皮质内的胞体呈梭形的较大神经元。树突自胞体上下两端发出,分别垂直上行进入大脑皮质浅层和下行达皮质深层。轴突起自下端树突的主干。

02.08.157 神经毡 neuropil

在中枢神经系统的灰质内,神经元胞体之间的树突、轴突以及神经胶质细胞突起共同构成的复杂的丛状结构或网织结构,其中存在着无数的、以轴－树突触为主的多种突触联系(图02.08.27)。

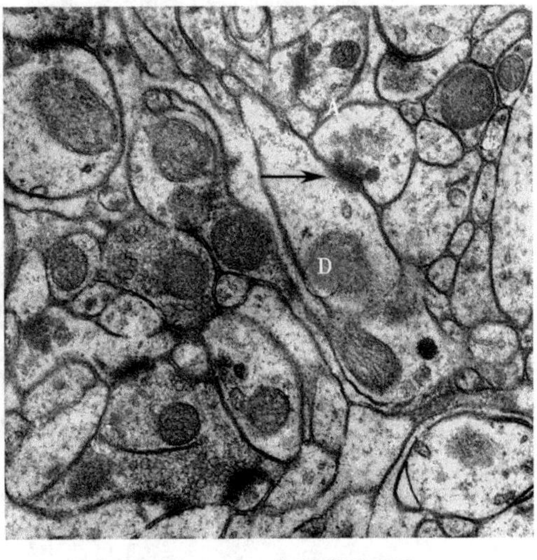

图02.08.27 大鼠脊髓后角神经毡电镜像 ×20 300

↑化学突触;A.轴突终末;D.树突

02.08.158 神经元回路 neuronal circuit

在中枢神经系统中多个神经元通过突触连接形成的各种信息传导通路。

02.08.159 垂直柱 vertical column

大脑皮质的一种直径200~500μm的垂直柱形结

构，其中含有各层神经元。垂直柱内传入纤维、中间神经元和传出神经元相互联系在一起，对传入其中的刺激能够作出相应的反应。

02.08.160　皮质可塑性　cortical plasticity

在机体受到内、外环境因素变化的影响下或在功能性训练的基础上，皮质神经元具有促使其结构和功能随之发生相应变化的现象。

02.08.161　［海马］锥体细胞　pyramidal cell

位于海马锥体细胞层内，其胞体呈圆锥形，尖端发出一条较粗的顶树突，伸向分子层，胞体还向四周发出一些水平走向的基树突，伸入始层。

02.08.162　［齿状回］颗粒细胞　granule cell

齿状回的主要细胞，其胞体呈圆形或椭圆形，具有呈扇形分支的树突，树突表面分布有树突棘，其轴突可伸到多形层。

02.08.163　［海马和齿状回］篮状细胞　basket cell

多分布于海马始层和锥体细胞层以及齿状回颗粒细胞层，其轴突分支密集，形成致密的篮状或网状结构包裹锥体细胞和颗粒细胞的胞体，并与之形成突触。

02.08.164　［海马和齿状回］吊灯样细胞　chandelier cell

位于海马和齿状回的分子层，其胞体较小，树突有少量树突棘；轴突分支成丛状，终末分支与锥体细胞和颗粒细胞的轴突起始段形成突触。

02.08.165　［齿状回］苔藓细胞　mossy cell

位于齿状回的多形层，其胞体较大，呈三角形或多角形，发出 3 个以上的粗树突干，每个树突干又分出 1~2 支，它们在多形层内延伸很长的距离。

02.08.166　［小脑］分子层　molecular layer

小脑皮质的浅层，较厚，其中的神经元较少，主要是星形细胞和篮状细胞（图 02.08.28）。

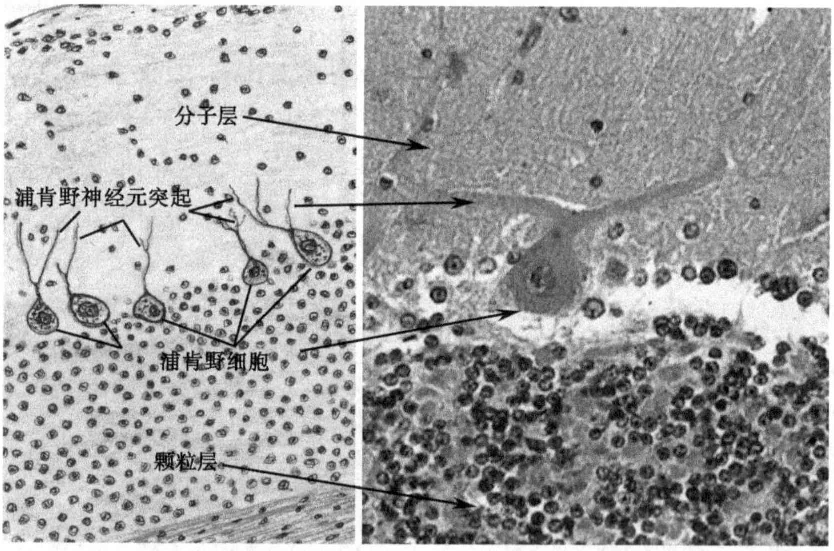

图 02.08.28　小脑皮质

左：模式图；右：HE 染色，高倍

02.08.167　浦肯野细胞层　Purkinje cell layer

又称梨状细胞层。小脑皮质分子层的深面，由一层浦肯野细胞胞体组成（图 02.08.28）。

02.08.168　梨状细胞层　piriform cell layer

见 02.08.167 浦肯野细胞层。

02.08.169　［小脑］颗粒层　granular layer

小脑皮质浦肯野细胞层深面的一层细胞，由密集的颗粒细胞和一些高尔基细胞组成，细胞间分布有许多小脑小球（图 02.08.28）。

02.08.170　［小脑］星形细胞　stellate cell

小脑皮质分子层内的小而多突起的神经元，轴突较短，与浦肯野细胞的树突形成突触。

02.08.171　［小脑］篮状细胞　basket cell

小脑皮质分子层深层中胞体较大的神经元，其轴突较长，轴突末端呈篮状或网状包裹浦肯野细胞胞体并与之形成突触。

02.08.172　浦肯野细胞　Purkinje cell

又称梨状细胞。位于小脑皮质浦肯野细胞层内，是小脑皮质中最大的神经元和唯一的传出神经元，胞体呈梨形，从顶端发出主树突伸向分子层，其分支繁多，形如侧柏叶状或扇形；轴突从胞体底部发出，进入髓质，终止于小脑内部的核群（图 02.08.28）。

02.08.173　梨状细胞　piriform cell

见 02.08.172 浦肯野细胞。

02.08.174　［小脑］颗粒细胞　granular cell

小脑皮质颗粒层内的胞体很小的神经元，有 4~5 个短树突，其末端分支如爪状，轴突上行进入分子层呈“T”形分支，形成平行纤维。

02.08.175　［小脑］高尔基［Ⅱ型］细胞　Golgi cell

小脑皮质颗粒层内的胞体较大的神经元，树突分支较多，大部分伸入分子层与平行纤维接触，轴突呈丛密分支，与颗粒细胞的树突形成突触（图 02.08.39）。

02.08.176　平行纤维　parallel fiber

颗粒细胞的轴突上行进入分子层呈“T”形分支形成的神经纤维，与小脑叶片的长轴平行。

02.08.177　攀缘纤维　climbing fiber

主要起源于延髓的下橄榄核的神经纤维，较细，进入小脑皮质后攀附在浦肯野细胞的树突上，与之形成多达 300 个以上的突触。

02.08.178　苔藓纤维　mossy fiber

主要起源于脊髓和脑干（脊髓小脑束、橄榄小脑束和脑桥小脑束）的神经纤维，较粗，进入小脑皮质后纤维末端分支呈苔藓状，与颗粒细胞、高尔基细胞形成复杂的突触。

02.08.179　小脑小球　cerebellar glomerulus

又称小脑岛。苔藓纤维的分支末端膨大，在小脑皮质颗粒层内与颗粒细胞的树突末端、高尔基细胞的轴突末梢或近端树突形成的小球状突触群，外包一层胶质膜。

02.08.180　小脑岛　cerebellar island

见 02.08.179 小脑小球。

02.08.181　神经节细胞　ganglion cell

简称节细胞。神经节内的神经元，其胞体被一层卫星细胞包裹。脑脊神经节细胞为假单极神经元或双极神经元，自主神经节细胞为多极神经元，部分为双极神经元（图 02.08.29）。

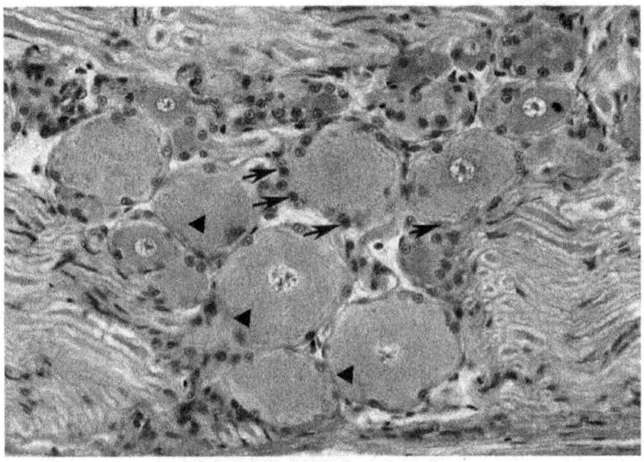

图 02.08.29　脊神经节

HE 染色，高倍

↑卫星细胞；▲节细胞

02.08.182　卫星细胞　satellite cell

又称被囊细胞。神经节内的一种胞体呈扁平状或立方形、外面有一层基膜的神经胶质细胞，包裹着每个节细胞的胞体。卫星细胞可产生神经营养因子，维持神经元的生长和发育，并与神经元的代谢有关（图 02.08.29）。

02.08.183　被囊细胞　capsular cell

见 02.08.182 卫星细胞。

02.08.184　［交感神经节］主节细胞　principal ganglion cell

交感神经节内一种胞体较大的神经元，大多属于肾上腺素能神经元，少数为胆碱能神经元。

02.08.185　小强荧光细胞　small intensely fluorescent cell, SIF

交感神经节内一种胞体较小的神经元，常聚集成小群，一般释放的神经递质为多巴胺。在荧光组织化学染色标本上，这些细胞能够显示强荧光。

02.08.186　丛上细胞　epiplexus cell

又称科尔默细胞。存在于脉络丛表面上的一种有细长突起的细胞，可吞噬脑室内的微粒和蛋白质。

02.08.187　科尔默细胞　Kolmer cell

见 02.08.186 丛上细胞。

02.08.188　接触脑脊液神经元　cerebrospinal fluid-contacting neuron

脑室和脊髓中央管室管膜内及其附近一些通过突起或胞体与脑脊液直接接触的神经元，具有感受、吸收、分泌、调节等功能。

（中山大学　曾园山　第四军医大学　李云庆）

02.09 循环系统

02.09.001 循环系统 circulation system

机体内连续而封闭的分支管道系统，包括血液循环的心血管系统和淋巴回流的淋巴管系统两个部分。

02.09.002 血管 blood vessel

心血管系统的管道部分，包括动脉、毛细血管和静脉。血管壁组织呈同心圆排列，除毛细血管外，血管壁从管腔面向外依次分为内膜、中膜和外膜（图 02.09.01）。

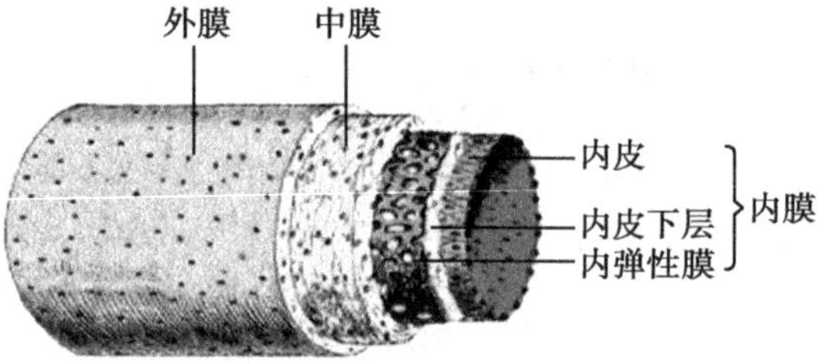

图 02.09.01 血管壁组织结构模式图

02.09.003 内膜 tunica intima

血管壁的最内层，由内皮和内皮下层组成，有些血管的内皮下层外面还有一层内弹性膜（图 02.09.01）。

02.09.004 内膜垫 intimal cushion

在某些血管如冠状动脉、脾动脉等的分支处，可见内膜凸入腔内形成内膜垫，其作用尚不确定，可能有调节局部血流的作用。

02.09.005 血管内皮 vessel endothelium

衬贴于血管腔面的一层单层扁平上皮。除构成血管与血液接触的光滑内腔面外，还是一个重要的物质代谢及内分泌组织。

02.09.006 内皮细胞异质性 heterogeneity of endothelial cell

不同动物、不同组织和器官的血管内皮细胞在结构、功能、抗原成分、代谢特性及对生长因子的反应等方面均显示一定差异，甚至在同一个微循环内的不同节段的内皮细胞也表现出明显差异的特性。

02.09.007 质膜小泡 plasmalemmal vesicle

又称吞饮小泡。内皮细胞的胞质中存在的一些大小相近、直径 60~70nm 的囊泡。由细胞游离面或基底面的细胞膜凹陷，然后与细胞膜脱离形成。小泡占内皮细胞质体积的 30%左右，其中 30%开口于内皮细胞游离面，可能与细胞运输功能有关（图 02.09.02）。

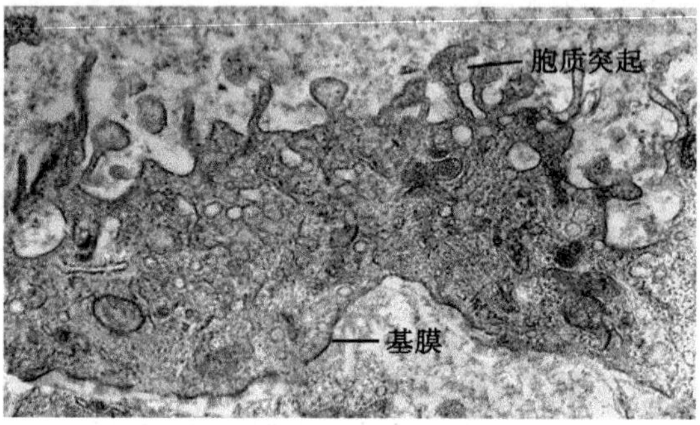

图 02.09.02 内皮细胞超微结构像

02.09.008 吞饮小泡 pinocytotic vesicle

见 02.09.007 质膜小泡。

02.09.009 穿内皮性小管 transendothelial channel

内皮细胞中的质膜小泡互相连通，形成穿过内皮的暂时性管道。在组织冷却、发炎或类固醇增多情况下，穿内皮性小管增多。可能质膜小泡、穿内皮性小管和窗孔是内皮细胞在运输物质中的不同阶段。

02.09.010 怀布尔 – 帕拉德小体 Weibel–Palade body

简称 W–P 小体，又称细管小体、内皮特殊颗粒、特殊杆状粒。内皮细胞特有的细胞器，呈杆状，外包单位膜，内有 6~26 条直径约 15nm 的平行细管，包埋于中等电子密度的基质中。其功能可能是合成和储存与凝血有关的第Ⅷ因子相关抗原。

02.09.011 细管小体 tubular body

见 02.09.010 怀布尔 – 帕拉德小体。

02.09.012 内皮特殊颗粒 specific endothelial granule

见 02.09.010 怀布尔 – 帕拉德小体。

02.09.013 特殊杆状粒 peculiar rod–shaped granule

见 02.09.010 怀布尔 – 帕拉德小体。

02.09.014 冯威勒布兰特因子 von Willebrand factor, vWF

又称血管性假血友病因子，第Ⅷ因子相关抗原。存在于血浆中的大分子糖蛋白，主要由内皮细胞合成，与凝血因子Ⅷ结合后，以复合物的形式存在于血液循环中。vWF 不仅是第Ⅷ因子的载体，而且在血小板黏附于内皮下组织的过程中也起着重要作用。

02.09.015　血管性假血友病因子　vascular pseudohemophilia factor

见 02.09.014 冯威勒布兰特因子。

02.09.016　第Ⅷ因子相关抗原　factor Ⅷ related antigen, FⅧRag

见 02.09.014 冯威勒布兰特因子。

02.09.017　前列环素　prostacyclin, prostaglandin I2, PGI2

前列腺素代谢途径中的一个重要产物，强有力的血小板聚集抑制剂和血管扩张因子。主要在血管内皮细胞合成。

02.09.018　内皮素　endothelin, ET

具有强烈血管收缩作用的含 21 个氨基酸残基的生物活性多肽，除内皮细胞外还可在多种组织合成，具有调节血管张力的作用。

02.09.019　内皮源性舒张因子　endothelium-derived relaxing factor, EDRF

内皮细胞释放的可引起血管平滑肌舒张的弥散性因子，包括一氧化氮和前列环素等。

02.09.020　内皮源性收缩因子　endothelium-derived contracting factor, EDCF

部分动脉和静脉内皮细胞释放的可引起血管平滑肌收缩的一大类物质，包括类前列腺素、肽类物质和非肽类物质四磷酸脲腺二苷等。

02.09.021　血管紧张素转换酶　angiotensin converting enzyme

肾素－血管紧张素系统的关键酶之一，主要作用是转换血管紧张素Ⅰ为血管紧张素Ⅱ，及降解缓激肽，以此维持血压和电解质平衡。主要表达于内皮细胞、肾近端小管上皮细胞等。

02.09.022　内皮下层　subendothelial layer

紧贴内皮深面的薄层结缔组织，内含少量胶原纤维、弹性纤维，有时有少许纵行平滑肌（图 02.09.01）。

02.09.023　内弹性膜　internal elastic membrane

部分动脉内皮下层深面的一层由弹性蛋白组成的膜，膜上有许多小孔。在血管横切面上，因血管壁收缩，内弹性膜常呈波浪状（图 02.09.01）。

02.09.024　中膜　tunica media

血管壁的中层，其厚度及组成成分因血管种类而异。在大动脉以弹性膜为主，在中动脉主要由平滑肌组成，静脉中膜薄或缺如（图 02.09.01）。

02.09.025　血管平滑肌细胞　vascular smooth muscle cell, VSMC

又称血管平滑肌纤维。存在于除毛细血管外的各种血管壁的平滑肌细胞，外形较细长，可有分支，其构型因血管种类不同而异。血管平滑肌细胞是决定血管活性和构型的重要因素，其主要功能是收缩与合成细胞外成分。

02.09.026　血管平滑肌纤维　vascular smooth muscle fiber, VSMF

见 02.09.025 血管平滑肌细胞。

02.09.027　肌内皮连接　myoendothelial junction

血管内皮细胞基部伸出的足样突起穿过基膜，与邻近平滑肌细胞形成的缝隙连接或紧密连接。

02.09.028　外弹性膜　external elastic membrane

部分动脉中膜和外膜交界处的由弹性蛋白构成的薄而不规则的膜。

02.09.029　外膜　tunica adventitia

由疏松结缔组织组成的血管壁的外层，并有小血管和神经分布。有的动脉在中、外膜交界处还有外弹性膜（图 02.09.01）。

02.09.030　营养血管　nutrient vessel, vasa vasorum

血管壁中的小血管，供应血管壁的营养。中膜发达的大血管，其内膜的营养由腔内血液扩散供应，外膜和中膜的外三分之二部分的营养由营养血管供给。

02.09.031　大动脉　large artery

又称弹性动脉，输送动脉。将心脏搏出的血液输送到肌性动脉的血管，其管壁的中膜有 40~70 层弹性膜和大量弹性纤维，平滑肌纤维较少。包括主动脉、肺动脉、无名动脉、颈总动脉、锁骨下动脉、椎动脉和髂总动脉等。

02.09.032　弹性动脉　elastic artery

见 02.09.031 大动脉。

02.09.033　输送动脉　conducting artery

见 02.09.031 大动脉。

02.09.034　弹性膜　elastic membrane

由弹性蛋白组成的有窗孔的膜，是大动脉即弹性动脉中膜的主要组成成分，各层弹性膜由弹性纤维相连，充填以硫酸软骨素基质，弹性膜之间有环形平滑肌和少量胶原纤维与弹性纤维。

02.09.035　中动脉　medium-sized artery

又称分配动脉。管壁中膜的平滑肌相当丰富、调节分配到身体各部和各器官的血流量的动脉。除大动脉外，凡解剖学中有名称的动脉大多属中动脉。

02.09.036　分配动脉　distributing artery

见 02.09.035 中动脉。

02.09.037　小动脉　small artery

管径 0.3~1mm 的动脉，中膜有几层平滑肌。较大的小动脉有内弹性膜，随着管径变细，内弹性膜逐渐消失。

02.09.038　肌性动脉　muscular artery

管壁中膜平滑肌丰富的动脉，包括中动脉和小动脉。

02.09.039　微动脉　arteriole

管径在 0.3mm 以下的动脉。无内弹性膜，中膜有 1~2 层平滑肌。微动脉平滑肌的收缩活动，起控制微循环的总闸门作用。

02.09.040　外周阻力血管　resistance vessel

管壁的舒缩能显著改变血流的外周阻力的血管，包括小动脉和微动脉。

02.09.041　冠状动脉　coronary artery

心脏的营养血管，供给心脏血液，由于承受较高的压力，其管壁较相同管径的其他动脉厚，属特殊型动脉。

02.09.042　特殊型动脉　specialized artery

一种类型的动脉移行为另一种类型的动脉时，血管壁构型区别于一般动脉血管壁的动脉，如中等大小的腘动脉、胫动脉却具有弹性动脉的构造。下肢动脉的中膜与上肢大小相应的动脉相比，平滑肌更发达，可能与该部位血管功能的需要有关。

02.09.043　Ⅰ型球细胞　type Ⅰ glomus cell

颈动脉体内聚集成群的上皮样细胞，细胞圆形，胞质内有许多致密核心小泡，含有儿茶酚胺及多种肽类递质，有许多神经纤维终止于细胞表面。其功能可能为传递血氧及二氧化碳变化到中枢，从而调节心血管及呼吸功能。

02.09.044　Ⅱ型球细胞　type Ⅱ glomus cell

颈动脉体内包围于Ⅰ型球细胞周围的细胞，胞体较扁，数目较少，胞质内颗粒少或无，与Ⅰ型球细胞间无突触形成，其功能可能类似神经胶质细胞，起支持功能。

02.09.045　丝球体　glomoid

颈动脉体内Ⅰ型球细胞、Ⅱ型球细胞及神经末梢共同组成的直径 70~100μm 的小体，两种细胞之比为 4~5∶1，神经末梢与Ⅰ型球细胞间有突触形成。丝球体与周围毛细血管组成一功能单位。

02.09.046　毛细血管　capillary

又称交换血管。连接在动脉和静脉之间的、管径最细、分布最广的血管，分支并互相吻合成网，管径一般为 6~8μm。内膜为内皮细胞和基膜，中膜缺如，外膜为薄层结缔组织。是血液与周围组织进行物质交换的主要部位（图 02.09.03）。

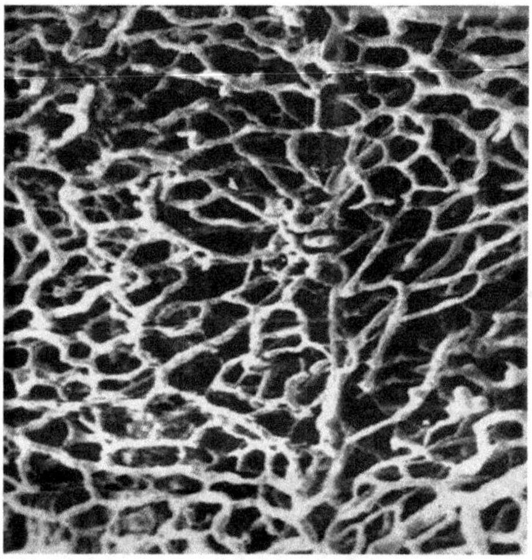

图 02.09.03　毛细血管网扫描电镜像

02.09.047　交换血管　exchange blood vessel

见 02.09.046 毛细血管。

02.09.048　周细胞　pericyte

又称外膜细胞。血管内皮细胞与基膜之间散在的一种扁平而有突起的细胞，呈扁长形，分初级及次级突起，纵向包围着毛细血管。多数认为其功能类似间充质细胞，起机械性支持作用（图 02.09.04）。

02.09.049　外膜细胞　adventitial cell

见 02.09.048 周细胞。

02.09.050　连续毛细血管　continuous capillary

内皮细胞间有紧密连接，细胞内一般含大量吞饮小泡，细胞上无窗孔，基膜完整的毛细血管。主要分布于结缔组织、肌组织、肺泡隔和中枢神经系统等处。

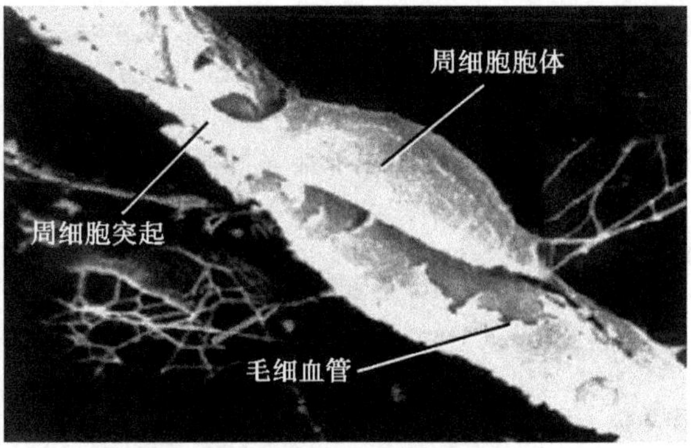

图 02.09.04 毛细血管扫描电镜像
示周细胞附着于毛细血管

02.09.051 有孔毛细血管 fenestrated capillary
内皮细胞间有紧密连接，细胞上有许多直径60~80nm 的窗孔，基膜完整的毛细血管。主要分布于胃肠黏膜、某些内分泌腺和肾血管球等处。

02.09.052 血窦 sinusoid
又称窦状毛细血管，不连续毛细血管，窦状隙。管腔较大，形状不规则，内皮细胞之间常有较大间隙，基膜完整、不完整或缺如的毛细血管。主要分布于肝、脾、骨髓和一些内分泌腺中。

02.09.053 窦状毛细血管 sinusoidal capillary
见 02.09.052 血窦。

02.09.054 不连续毛细血管 discontinuous capillary
见 02.09.052 血窦。

02.09.055 毛细血管通透性 capillary permeability
毛细血管壁允许物质选择性通过的特性。通过扩散、吞饮、滤过和重吸收等方式进行，是机体组织与血液之间得以进行物质交换的通透屏障。

02.09.056 微静脉 venule
管径 50~200μm 的静脉，管腔不规则。大致可分为以下几个亚段：静脉性毛细血管、毛细血管后微静脉、集合微静脉及肌性微静脉。

02.09.057 静脉性毛细血管 venous capillary
由 2~3 条毛细血管汇合而成，直径 8~10μm，内皮一般较薄，偶见周细胞。

02.09.058 毛细血管后微静脉 postcapillary venule
紧接毛细血管的微静脉，管壁结构与毛细血管相似，但管径略粗，直径 8~30μm，长 50~700μm，由 2~4 条静脉性毛细血管汇成。内皮外只有薄层结缔组织。

02.09.059 集合微静脉 collecting venule
又称周细胞性微静脉。毛细血管后微静脉连到肌性微静脉的血管，含较多的周细胞，直径 30~50μm。

02.09.060 周细胞性微静脉 pericytic venule
见 02.09.059 集合微静脉。

02.09.061 肌性微静脉 muscular venule
即通常所谓的微静脉，3 层结构可辨，内膜薄，中膜含 1~2 层平滑肌，外膜为薄层结缔组织。

02.09.062 小静脉 small vein
管径 200μm~1mm 的静脉，内皮外有一到数层平滑肌，外膜为薄层结缔组织。

02.09.063 中静脉 medium-sized vein
除大静脉外，凡有解剖学名称的静脉，管径1~10mm。内膜较薄，内弹性膜不明显，中膜有 2~4 层环行平滑肌，外膜一般比中膜厚。

02.09.064 大静脉 large vein
管径在 10mm 以上的静脉，包括上腔静脉、下腔静脉、无名静脉、奇静脉、肺静脉、髂外静脉、门静脉和颈外静脉等。

02.09.065 特殊型静脉 specialized vein
血管壁构型区别于一般静脉血管壁的静脉。如肾静脉、门静脉、脾静脉管壁外膜全为纵行平滑肌；上腔静脉和下腔静脉相当长一段无中膜，外膜中发达的纵行平滑肌紧靠内膜。

02.09.066 静脉瓣 venous valve
由内膜凸入管腔折叠而成的两个彼此相对的半月形薄片，其游离缘朝向血流方向，中心为含弹性纤维的结缔组织，表面覆以内皮。管径 2mm 以上的静脉常有静脉瓣，作用是防止血液逆流。

02.09.067 微循环 microcirculation
由微动脉到微静脉之间的微细血管的血液循环，是血液循环的基本功能单位，可按组织的需要调节局部血流量，并实现物质交换（图 02.09.05）。

02.09.068 毛细血管前微动脉 precapillary arteriole
微动脉的分支，中膜多只有一层平滑肌。

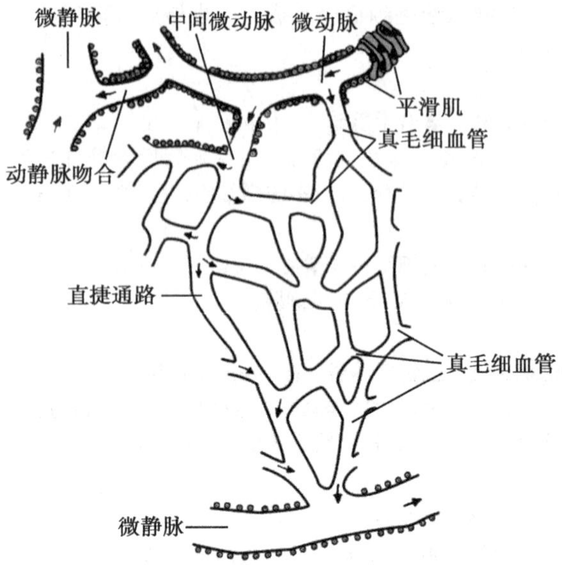

图 02.09.05　微循环模式图

02.09.069　中间微动脉　meta-arteriole

毛细血管前微动脉的分支，中膜平滑肌稀疏，不连续成层（图 02.09.05）。

02.09.070　通血毛细血管　thoroughfare capillary

中间微动脉的延伸，结构与真毛细血管相同，只是管径略粗。

02.09.071　真毛细血管　true capillary

中间微动脉分支形成的相互吻合的毛细血管，即一般所说的毛细血管（图 02.09.05）。

02.09.072　毛细血管前括约肌　precapillary sphincter

围绕真毛细血管起点的少许环形平滑肌，是调节微循环的分闸门。

02.09.073　直捷通路　thorough-fare channel

血液流经通血毛细血管，直接进入微静脉，路径较短而直，血流速度较快。静息状态时，大部分血液通过直捷通路回流入心（图 02.09.05）。

02.09.074　门动脉系统　arterial portal system

由肾小体血管球毛细血管、出球微动脉和相应肾小管周围的球后毛细血管网构成的血管系统。

02.09.075　门静脉系统　venous portal system

在某些器官（如肝、垂体），由毛细血管网汇合而成的一条或几条微静脉，再次分支形成另一套毛细血管网构成的血管系统。

02.09.076　动静脉吻合　arteriovenous anastomosis

微动脉发出的直接与微静脉相通的吻合支，多见于皮肤（尤其是指、趾尖）、肝、肺、脾、唇、鼻、小肠、甲状腺和勃起组织等，对于体温调节和局部血量调节有一定作用（图 02.09.05）。

02.09.077　心脏小强荧光细胞　small intensely fluorescent cell of heart

一类有突起的小细胞，含单胺类物质，在乙醛酸诱发荧光法染色呈明亮黄绿色荧光，常成堆分布于心脏大静脉开口和房室沟处，属于 APUD 系统，其具体功能尚不确定。

02.09.078　心内膜　endocardium

心壁的最内层，由内皮、内皮下层和心内膜下层组成。

02.09.079　心内膜下层　subendocardial layer

位于心内膜内皮下层与心肌膜之间的较疏松的结缔组织，心室的心内膜下层还分布有心传导系的分支浦肯野纤维。

02.09.080　心肌膜　myocardium

心壁的中间层，主要由心肌构成，心房的心肌较薄，心室的心肌很厚，左心室的心肌最厚。

02.09.081　心肌肥大　myocardial hypertrophy

心脏活动负担增加导致的心脏变大，重量增加。此时的心肌纤维增宽变长，但心肌纤维数量不增加。

02.09.082　心房特殊颗粒　specific atrial granule

部分心房肌纤维肌质中含有的电子密度较大的膜包颗粒，直径 0.3~0.4μm，内含心房利钠尿多肽。

02.09.083　心房利钠尿多肽　atrial natriuretic polypeptide, ANP

简称心钠素。一种肽类物质，存在于部分心房肌纤维肌质的心房特殊颗粒中，有很强的利尿、排钠、扩张血管和降血压作用。

02.09.084　心骨骼　cardiac skeleton

在心房肌和心室肌之间由致密结缔组织组成的支持性结构，包括室间隔膜部、纤维三角和纤维环，构成心脏的支架，也是心肌和心瓣膜的附着处。

02.09.085　心外膜　epicardium

心壁的最外层，即心包膜的脏层，表面是间皮，间皮下面是薄层结缔组织。

02.09.086　心外膜下层　subepicardial layer

心外膜的深层，含较多的弹性纤维、血管和神经纤维，也有不定量的脂肪细胞。在大动脉和大静脉通连心脏处明显。

02.09.087　心瓣膜　cardiac valve

位于心脏的房室口和动脉口处的心内膜突向心腔的薄片状结构，与心骨骼的纤维环连接，包括二尖瓣、三尖瓣、主动脉瓣和肺动脉瓣。瓣膜表面被覆以内皮，内部为致密结缔组织，瓣膜的基部可见少量平滑肌。

02.09.088　起搏细胞　pacemaker cell

简称P细胞。组成窦房结和房室结的细胞，胞体较小，呈梭形或多边形，包埋在一团较致密的结缔组织中，是心肌兴奋的起搏点。细胞结构较简单，糖原颗粒多，缺乏特化性的细胞间连接，因而传导速度较慢。

02.09.089　移行细胞　transitional cell

位于窦房结和房室结周边及房室束，起传导冲动作用的细胞。细胞内有较多的肌丝束，相邻的移行细胞结构常不一致。

02.09.090　浦肯野纤维　Purkinje fiber

为房室束及其分支的组成细胞。较心肌细胞短而宽，胞质内肌丝束少而细，细胞间闰盘发达，传导兴奋的速度最快。

02.09.091　心肌干细胞　cardiac stem cell, CSC

指心脏自身的多能干细胞，在心耳分布较多，具备特异性心肌分化的潜能，可直接向心肌细胞、内皮细胞和平滑肌细胞等定向分化，在心脏组织的再生修复中具有重要的应用前景。

02.09.092　淋巴管系统　lymphatic vessel system

输送淋巴的管道，起始于结缔组织内的毛细淋巴管，毛细淋巴管逐渐汇合成较大的淋巴管，最后汇合成淋巴导管进入大静脉。

02.09.093　淋巴管瓣膜　lymphatic vessel valve

淋巴管及淋巴导管与静脉一样有瓣膜，成对排列，其作用为防止淋巴液倒流，在与大静脉连接处阻止血液流入淋巴管。

02.09.094　血管组织工程　vascular tissue engineering

利用血管壁的正常细胞和生物可降解材料来制备、重建和再生血管替代材料用于再生医学研究的科学。

02.09.095　人工血管　artificial blood vessel

一种修复和替代患病血管的假体，是一种人工的非来源于自然器官和组织的血管代用品。

02.09.096　内皮细胞种植　endothelial cell seeding

将培养的内皮细胞铺设于人工血管壁上构成一光滑的血管内膜腔面，是血管组织工程中一个关键步骤。

02.09.097　血管移植物　vascular prosthesis

心脏外科及血管外科所用的各种直径大小的修复损伤血管的材料。临床已经应用的血管移植物包括自体血管、异体血管和人工高分子材料管道等。

02.09.098　血管重构　vascular remodeling

又称血管改建。机体在发育、生长和衰老以及心血管疾病过程中，由于血流动力学变化、局部生长因子和血管活性物质相互作用而引起血管结构变化、以适应组织需要的过程。该过程涉及血管壁细胞的增殖、凋亡、迁移以及细胞外基质的合成或降解。

02.09.099　血管再生术　technique of angiogenesis

给心脏特定部位注入构成血管的基础细胞使之生成新的血管以改善该部位的血液灌注的技术。

02.09.100　血管生成拟态　vasculogenic mimicry

在恶性肿瘤中，除正常的血管增生外，还有一类由肿瘤细胞直接形成的管道系统，这些管道类似血管结构，具有微循环功能，但腔面没有内皮细胞。

（第三军医大学　蔡文琴）

02.10　免疫系统

02.10.001　免疫系统　immune system

由淋巴器官、淋巴组织、免疫细胞和免疫活性分子组成的复杂系统，通过血液循环和淋巴循环相互联系，形成统一整体，执行免疫防御、免疫监视和免疫自稳等功能。

02.10.002　免疫防御　immunologic defense

免疫系统识别和清除侵入机体的抗原，包括病原体及其产物、异体细胞和异体大分子物质等的功能。

02.10.003　免疫监视　immunologic surveillance

免疫系统识别、杀伤并清除体内表面抗原发生改变的细胞（如肿瘤细胞和病毒感染细胞）的功能。

02.10.004　免疫自稳　immunologic homeostasis

免疫系统清除体内衰老死亡和受损细胞及其他成分，并通过免疫网络调节免疫应答的平衡，维持内环境稳定的功能。

02.10.005　非特异性免疫　nonspecific immunity

又称天然免疫。与生俱来的对外界各种微生物和有害物质的抵御能力，包括皮肤和黏膜等的生理屏障、体液杀菌物质、各种吞噬细胞的吞噬作用和自然杀伤细胞的杀伤作用等。

02.10.006　天然免疫　natural immunity

见 02.10.005 非特异性免疫。

02.10.007　特异性免疫　specific immunity

又称获得性免疫，适应性免疫。机体在个体发育过程中与各种异物或抗原接触后所产生的、由特异性 T 细胞和 B 细胞所介导的抵御和排除该抗原的能力。可分为体液免疫和细胞免疫。

02.10.008　获得性免疫　acquired immunity

见 02.10.007 特异性免疫。

02.10.009　适应性免疫　adaptive immunity

见 02.10.007 特异性免疫。

02.10.010　免疫应答　immune response

抗原性物质进入机体后引起的免疫细胞对抗原的识别，免疫细胞活化、分化和发生效应，从而排除该抗原的过程。

02.10.011　初次免疫应答　primary immune response

首次接触抗原而发生的免疫应答。其潜伏期较长，激活的淋巴细胞少，抗体（主要是 IgM）产生较少。

02.10.012　再次免疫应答　secondary immune response

又称回忆应答。第二次接触相同抗原而发生的免疫应答。其潜伏期较短，抗体（主要是 IgG）产生较多且与抗原亲和力较高，持续时间较长。

02.10.013　回忆应答　anamnestic response

见 02.10.012 再次免疫应答。

02.10.014　体液免疫　humoral immunity

B 细胞对抗原刺激的免疫应答，即在抗原刺激下，B 细胞分化为浆细胞，后者分泌特异性抗体，进入体液中，与相应抗原结合，从而产生中和解毒、凝集沉淀、调理吞噬等作用，以清除该抗原。

02.10.015　细胞免疫　cellular immunity, cell-mediated immunity

T 细胞对抗原刺激的免疫应答，即抗原致敏的 T 细胞直接结合病毒感染的细胞、肿瘤细胞或异体细胞等，释放免疫效应因子，攻击和破坏上述细胞。

02.10.016　抗原受体　antigen receptor

淋巴细胞表面能识别抗原并与抗原相结合的特异性受体，其种类超过百万种，但每个淋巴细胞表面只有一种抗原受体。

02.10.017　T 细胞抗原受体　T cell antigen receptor, TCR

T 细胞表面能识别抗原并与之特异性结合的受体，是一种糖蛋白，多数是由 α 和 β 两条多肽链通过二硫键连接形成的异二聚体，并与 CD3 以非共价键结合成复合物，后者传导 TCR 信号。少数由 γ 和 δ 链构成。

02.10.018　B 细胞抗原受体　B cell antigen receptor, BCR

B 细胞表面能识别抗原物质的复合分子，由 B 细胞膜表面免疫球蛋白与 Ig 超家族成员 Igα 和 Igβ 的异二聚体以非共价键结合而形成，前者为抗原识别分子，后者为细胞内信号传导分子。

02.10.019　膜表面免疫球蛋白　surface membrane immunoglobulin, mIg

存在于 B 细胞表面的免疫球蛋白，是 B 细胞抗原受体中识别抗原的分子，在幼 B 细胞是 mIgM，在处女型和成熟 B 细胞主要是 mIgM 和 mIgD，有的成熟 B 细胞表面还有 mIgG、mIgA 或 mIgE。

02.10.020　主要组织相容性抗原　major histocompatibility antigen

代表个体组织特异性、能引起强烈而迅速的移植排斥反应的细胞表面同种异型抗原。

02.10.021　主要组织相容性复合体　major histocompatibility complex, MHC

一组紧密连锁、编码主要组织相容性抗原的基因群。人类的 MHC 为人白细胞抗原（HLA）系统，位于第 6 号染色体上；小鼠的 MHC 为 H-2 系统。

02.10.022　主要组织相容性复合体分子　major histocompatibility complex molecule, MHC molecule

简称 MHC 分子。主要组织相容性复合体所编码的蛋白质分子，即主要组织相容性抗原。可分为两类：MHC-Ⅰ类分子或 MHC-Ⅰ类抗原，存在于个体的所有细胞；MHC-Ⅱ类分子或 MHC-Ⅱ类抗原，主要表达于抗原呈递细胞、活化的 T 细胞等。

02.10.023　分化[群]抗原　cluster of differentiation antigen, CD

人类白细胞（和血小板、血管内皮细胞等）在分化、成熟和活化过程中表面表达的一大类抗原，具有不同的功能；还可作为细胞表面标志，用以鉴别不同的细胞类型或同一细胞的不同谱系和不同分化阶段。

02.10.024　原 T 细胞　pro-T cell

又称祖 T 细胞。来自骨髓多能造血干细胞、将定向分化为 T 细胞的淋巴干细胞。

02.10.025　前 T 细胞　pre-T cell

进入胸腺被膜下区域而未到达皮质、尚未表达 T 细胞表面标志的 T 细胞，但表达末端脱氧核苷转移酶，部分细胞表达 CD7。

02.10.026　未成熟 T 细胞　immature T cell

又称幼 T 细胞。前 T 细胞在胸腺微环境中发育至成熟前的 CD4 和 CD8 双阴性细胞或双阳性细胞，可表达 CD3、CD5、CD1 等，是胸腺皮质的主要细胞。

02.10.027　成熟 T 细胞　mature T cell

仅表达 CD4 或 CD8、同时高表达 TCR 的单阳性细胞群体，主要分布于胸腺髓质，并迁出胸腺，进入周围淋巴器官。

02.10.028　处女型 T 细胞　virgin T cell

又称初始 T 细胞。从胸腺迁出后尚未接触过抗原、功能处于静止状态的成熟 T 细胞，主要定居于外周淋巴器官的胸腺依赖区。

02.10.029　初始 T 细胞　naive T cell

见 02.10.028 处女型 T 细胞。

02.10.030　细胞毒性 T 细胞　cytotoxic T cell, Tc cell

简称 Tc 细胞。直接攻击杀伤病毒感染细胞、肿瘤细胞、异体细胞的 T 细胞功能亚群，其表面标志主要为 CD8，识别 MHC-Ⅰ类分子与抗原肽的复合物后活化，分泌穿孔素、淋巴毒素等，杀伤靶细胞。

02.10.031　调节性 T 细胞　regulatory T cell, Tr cell

简称 Tr 细胞，又称抑制性 T 细胞。对机体免疫应答具有负调节作用的 T 细胞功能亚群，其表面标志为 CD4 和 CD25，通过接触方式或分泌抑制因子减弱或抑制 B 细胞和 Th 细胞的增殖、分化及其活性，并维持对自身和非自身抗原的免疫耐受。

02.10.032　天然 Tr 细胞　natural Tr cell

在胸腺小体分泌的胸腺基质淋巴细胞生成素刺激下，胸腺树突状细胞激活，并诱导 $CD4^+CD25^-$ 胸腺 T 细胞增殖分化而形成的 $CD4^+CD25^+$ Tr 细胞。

02.10.033　适应性 Tr 细胞　adaptive Tr cell

在外周经抗原刺激后产生的 Tr 细胞，即一般所说的 Tr 细胞。

02.10.034　抑制性 T 细胞　suppressor T cell, Ts cell

简称 Ts 细胞。见 02.10.031 调节性 T 细胞。

02.10.035　辅助性 T 细胞　helper T cell, Th cell

简称 Th 细胞。促进 B 细胞、T 细胞和其他免疫细胞增殖分化的 T 细胞功能亚群，表面标志为 CD4，识别 MHC-Ⅱ类分子与抗原肽的复合物后活化，分泌多种细胞因子而发挥作用。主要有 Th1 细胞和 Th2 细胞。

02.10.036　Th1 细胞　Th1 cell

合成分泌白细胞介素 -2（IL-2）、干扰素 -γ（IFN-γ）、肿瘤坏死因子 -α（TNF-α）等的辅助性 T 细胞，与 Tc 细胞成熟、NK 细胞和巨噬细胞活化、迟发型超敏反应、抗细胞内病原体感染如病毒感染等有关。

02.10.037　Th2 细胞　Th2 cell

合成分泌 IL-4、IL-5、IL-6、IL-10、IL-13 等的辅助性 T 细胞，与抗体尤其是自身抗体生成、Ⅱ型变态反应、抗细胞外病原体感染如寄生虫感染等有关，并参与免疫抑制和免疫耐受的形成。

02.10.038　迟发型超敏性 T 细胞　delayed type hypersensitivity T cell, Tdth cell

简称 Tdth 细胞。介导迟发型超敏反应的 T 细胞，主要是 $CD4^+$ 的 Th1 细胞，释放白细胞介素 -1（IL-1）、肿瘤坏死因子 -α（TNF-α）、干扰素 -γ（IFN-γ）等，作用于血管内皮细胞、单核细胞等。

02.10.039　效应 T 细胞　effector T cell

活化后具有免疫杀伤功能的 T 细胞，包括 Tc 细胞和迟发型超敏性 T 细胞。

02.10.040　记忆 T 细胞　memory T cell, Tm cell

简称 Tm 细胞。接触过抗原、曾经活化而又回复静止的 T 细胞，当再次受到同一抗原刺激后能迅速扩增分化，产生更大范围的免疫应答。

02.10.041　T 细胞库　T cell repertoire

机体内能特异性识别各种抗原的 T 细胞的总数。成熟的 T 细胞库具有两种基本特性，即自身 MHC 限制性和自身耐受性。

02.10.042　原 B 细胞　pro–B cell

又称祖 B 细胞。来自骨髓多能造血干细胞、将定向分化为 B 细胞的淋巴干细胞，尚未表达 B 细胞特异表面标志，膜表面有白细胞介素 -7（IL-7）受体、CD43 等。

02.10.043　前 B 细胞　pre–B cell

由原 B 细胞分化而来，能检出的最早标志是 Ig 重链基因重排，但无轻链基因重排，故无膜表面免疫球蛋白，表达白细胞介素 -7（IL-7）受体，不表达 CD43。

02.10.044　未成熟 B 细胞　immature B cell

又称幼 B 细胞。此阶段 B 细胞发生轻链基因重排，故可组成完整的 IgM 分子，并表达于膜表面，但尚不能对抗原刺激发生免疫应答。

02.10.045　成熟 B 细胞　mature B cell

进一步分化发育、膜表面同时表达 IgM 和 IgD 的 B 细胞，$CD23^{+}$，离开骨髓进入周围淋巴器官的非胸腺依赖区。

02.10.046　处女型 B 细胞　virgin B cell

未遇到抗原刺激、功能静止的成熟 B 细胞。

02.10.047　抗体生成细胞　antibody–producing cell

成熟 B 细胞受抗原刺激后分化形成的能合成和分泌抗体的细胞，即浆细胞。

02.10.048　记忆 B 细胞　memory B cell, Bm cell

简称 Bm 细胞。经抗原刺激活化但不形成浆细胞、而又回复到静止状态的 B 细胞，当再次遇到同一抗原时，迅速活化和分化，与再次免疫应答相关。

02.10.049　B1 细胞　B1 cell

$CD5^{+}$ 的 B 细胞亚群，发育早期数量多，成年期明显减少，为 B2 细胞所取代，主要产生针对多种细菌成分的低亲和力 IgM、IgA、IgG3，参与抗细菌感染的肠道黏膜免疫反应，还能产生自身抗体，介导自身免疫。

02.10.050　B2 细胞　B2 cell

$CD5^{+}$ 的 B 细胞亚群，即通常所指的 B 细胞，出现较晚，位于周围淋巴器官的非胸腺依赖区，主要针对蛋白质抗原产生高亲和力抗体，还具有抗原呈递和免疫调节功能。

02.10.051　抗原呈递细胞　antigen presenting cell, APC

能捕捉、加工、处理抗原，并将抗原呈递给抗原特异性淋巴细胞的一类免疫细胞，包括树突状细胞、巨噬细胞、B 细胞等。

02.10.052　抗原肽　antigen peptide

抗原被抗原呈递细胞摄取、降解、加工为 8~10 个氨基酸残基的具有抗原活性的小分子肽。

02.10.053　抗原呈递　antigen presentation

外源性抗原被抗原呈递细胞内吞并在溶酶体内降解为抗原肽，自身抗原被胞质蛋白酶降解为抗原肽，分别与 MHC-Ⅱ类分子和Ⅰ类分子结合并被转运到细胞表面，从而可分别被 $CD4^{+}$T 细胞和 $CD8^{+}$ T 细胞识别结合。

02.10.054　树突状细胞　dendritic cell, DC

来源于骨髓多能干细胞、有树枝状突起的一类抗原呈递细胞，高表达 MHC 分子，具有很强的免疫刺激能力，启动 T 细胞的免疫应答。可分为髓样树突状细胞和淋巴样树突状细胞（图 02.10.01）。

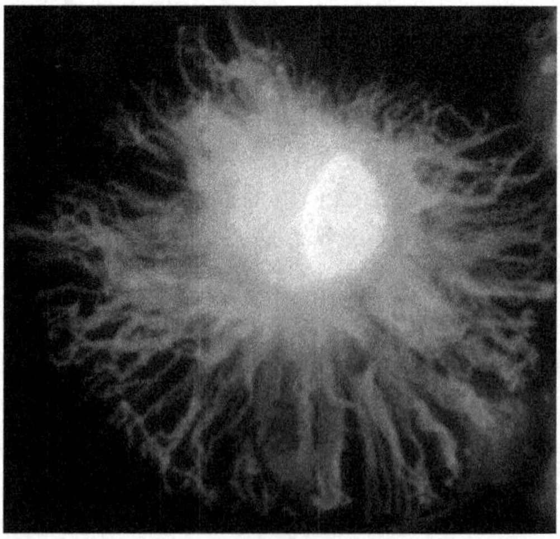

图 02.10.01　培养的小鼠树突状细胞

免疫细胞化学染色

02.10.055　髓样树突状细胞　myeloid dendritic cell

前体细胞先通过血流进入并居住在非淋巴组织，捕获、处理抗原后再通过血流或淋巴迁移到周围淋巴器官胸腺依赖区，把抗原呈递给 T 细胞的一类树突状细胞，如朗格汉斯细胞、面纱细胞、交错突细胞、间质树突状细胞等。

02.10.056　淋巴样树突状细胞　lymphoid dendritic cell

前体细胞通过血流直接进入淋巴组织的树突状细胞，如胸腺树突状细胞。

02.10.057　面纱细胞　veiled cell

存在于输入淋巴管和淋巴结皮质淋巴窦中、有许多薄膜状突起的树突状细胞，由表皮朗格汉斯细胞吞噬抗原后进入淋巴管内演变形成。

02.10.058　交错突细胞　interdigitating cell

分布于周围淋巴器官的胸腺依赖区、突起多而相互交错插入其他细胞之间的树突状细胞，细胞表面表达大量 MHC-Ⅱ类分子，有很强的抗原呈递作用。

02.10.059　间质树突状细胞　interstitial dendritic cell

分布于心、肝、肺、肾、消化管和呼吸道黏膜内等处的树突状细胞。

02.10.060　胸腺树突状细胞　thymic dendritic cell

位于胸腺皮质深层的淋巴样树突状细胞，细胞表面有大量 MHC 分子，在胸腺细胞的阴性选择中起重要作用。

02.10.061　单核吞噬细胞系统　mononuclear phagocyte system

单核细胞和由其分化而来的具有吞噬功能的各种细胞的统称，包括骨髓和血液的单核细胞、结缔组织、淋巴组织和体腔中的巨噬细胞、肺巨噬细胞、肝巨噬细胞、神经组织的小胶质细胞、骨组织的破骨细胞等。

02.10.062　超活化巨噬细胞　hyperactivated macrophage

活化后又受到细菌黏多糖、内毒素、高浓度干扰素等刺激而进一步活化的巨噬细胞，其吞噬能力加强而不再处理抗原，寿命较短。

02.10.063　淋巴组织　lymphatic tissue，lymphoid tissue

以网状细胞和网状纤维为支架，含大量淋巴细胞、巨噬细胞、浆细胞等，执行免疫功能的组织，可分为弥散淋巴组织和淋巴小结。

02.10.064　弥散淋巴组织　diffuse lymphatic tissue

与周围组织无明显界限的淋巴组织，常含有高内皮微静脉。在抗原刺激下扩大，并可出现淋巴小结。

02.10.065　高内皮微静脉　high endothelial venule

一种特殊的、内皮细胞呈立方形的毛细血管后微静脉，多位于弥散淋巴组织内，是淋巴细胞进入淋巴组织的通路（图 02.10.02）。

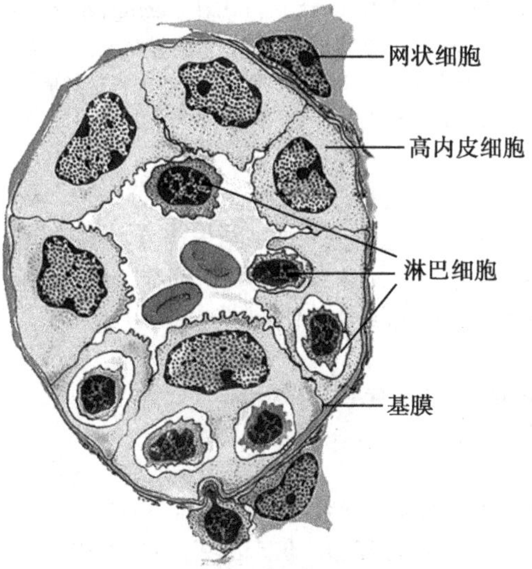

图 02.10.02　高内皮微静脉模式图

02.10.066　内皮下隙　subendothelial space

高内皮微静脉的内皮细胞与基膜之间的间隙，其中可见数量不等的穿越内皮的淋巴细胞。

02.10.067　淋巴小结　lymphatic nodule，lymphoid nodule

又称淋巴滤泡。呈圆形或卵圆形、境界较明显的淋巴组织，含大量 B 细胞和 Th 细胞、滤泡树突状细胞、巨噬细胞等。在抗原刺激下增大增多，并出现生发中心，抗原清除后逐渐消失。

02.10.068　淋巴滤泡　lymphatic follicle

见 02.10.067 淋巴小结。

02.10.069　初级淋巴小结　primary lymphatic nodule

未接受抗原刺激或抗原清除后的生发中心不明显的淋巴小结。

02.10.070　次级淋巴小结　secondary lymphatic nodule

在抗原刺激下出现生发中心的淋巴小结。

02.10.071　生发中心　germinal center

淋巴小结中央淡染、细胞分裂相较多的区域，是 B 细胞增殖分化、浆细胞形成和抗体大量分泌的场所。可分为浅部的明区和深部的暗区。

02.10.072　［生发中心］暗区　dark region，dark zone

位于淋巴小结生发中心深部染色较深的较小区域，主要由胞质强嗜碱性的较大的淋巴细胞密集而成，还有少量 Th 细胞。

02.10.073　［生发中心］明区　light region, light zone

位于淋巴小结生发中心浅部的较大区域，染色较淡，主要由中等大小淋巴细胞构成，还有 Th 细胞、滤泡树突状细胞，易染体巨噬细胞等。

02.10.074　小结帽　nodule cap

又称滤泡套层。淋巴小结周围靠近生发中心明区的新月形区域，由密集的小淋巴细胞构成，多为记忆 B 细胞，有的是浆细胞前体。

02.10.075　滤泡套层　follicular mantle

见 02.10.074 小结帽。

02.10.076　成中心细胞　centroblast

又称中心母细胞。位于淋巴小结生发中心暗区较大而幼稚的 B 细胞，其胞质较多而嗜碱性强，由活化的 B 细胞分裂增殖而来。

02.10.077　中心细胞　centrocyte

位于淋巴小结生发中心明区、中等大小而幼稚的 B 细胞，由成中心细胞增殖分化而来。

02.10.078　超突变　hypermutation

淋巴小结生发中心内 B 细胞在抗原刺激下增殖分化，最终转化为浆细胞前体和记忆 B 细胞的过程。

02.10.079　滤泡树突状细胞　follicular dendritic cell, FDC

又称小结树突状细胞。淋巴小结特别是生发中心明区的一种特殊树突状细胞，表面无 MHC-Ⅱ 分子，有大量 Fc 受体和 C3 受体，其细长分支状突起穿插在 B 细胞之间，可聚集和长期保留抗原抗体复合物，在 B 细胞活化和调节抗体合成中发挥重要作用。

02.10.080　免疫复合物被覆小体　immune complex coated body

滤泡树突状细胞突起上含大量抗原抗体复合物的串珠状膨大发育成熟后脱落形成的小体，具有抗原活性。邻近的 B 细胞可内吞这些小体，处理抗原并将其呈递给 Th 细胞，后者再调节 B 细胞的增殖分化。

02.10.081　易染体巨噬细胞　tingible body macrophage

吞噬了凋亡 B 细胞的巨噬细胞，其胞质内可见含变形的淋巴细胞核的溶酶体（易染体），主要见于淋巴小结生发中心明区。

02.10.082　中枢淋巴器官　central lymphatic organ

又称初级淋巴器官。淋巴干细胞分化发育为各类不同淋巴细胞的器官，包括胸腺、骨髓和鸟类的腔上囊。发生较早，其发育不需抗原刺激。

02.10.083　初级淋巴器官　primary lymphatic organ

见 02.10.082 中枢淋巴器官。

02.10.084　周围淋巴器官　peripheral lymphatic organ

又称次级淋巴器官。成熟淋巴细胞定居并对抗原刺激产生免疫应答的器官，包括淋巴结、脾和扁桃体等。发生较晚，其发育依赖抗原刺激。

02.10.085　次级淋巴器官　secondary lymphatic organ

见 02.10.084 周围淋巴器官。

02.10.086　被膜　capsule

实质性器官（如胸腺、淋巴结等）表面的薄层结缔组织，有的结缔组织外面还被覆有间皮（如脾的被膜）。被膜有分隔器官与周围组织、保护、支持等作用（图 02.10.03）。

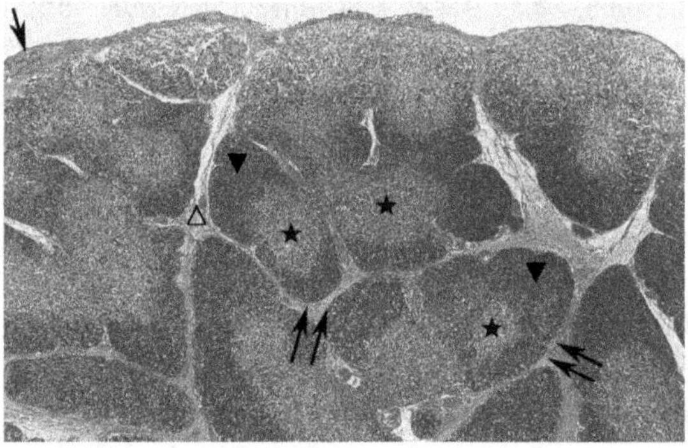

图 02.10.03　小儿胸腺

HE 染色，低倍

↓被膜；△小叶间隔；▲皮质；★髓质；↑↑胸腺小叶

02.10.087　小叶间隔　interlobular septum

被膜结缔组织伸入实质性器官内形成的结缔组织隔膜，将实质分隔为许多小叶（图 02.10.03）。

02.10.088　胸腺实质　thymic parenchyma

以胸腺上皮细胞为网架，网眼内含大量胸腺细胞、巨噬细胞、树突状细胞等而构成的淋巴上皮组织，分皮质和髓质。

02.10.089　胸腺小叶　thymic lobule

胸腺实质被小叶间隔分隔成的许多小区域，由外周的皮质和中央的髓质组成，相邻小叶髓质常相互连接（图 02.10.03）。

02.10.090 胸腺皮质 thymic cortex

胸腺小叶内着色较深、胸腺细胞密集的外周区域，是胸腺细胞分化发育的主要场所（图 02.10.03）。

02.10.091 胸腺髓质 thymic medulla

胸腺小叶内着色较浅、胸腺细胞较稀疏而胸腺上皮细胞较多的中央区域，含有胸腺小体（图 02.10.03）。

02.10.092 胸腺细胞 thymocyte

胸腺内分化发育的各期 T 细胞，从皮质浅层到深层，胸腺细胞逐渐发育成熟，体积逐渐变小，并获得特异性表面标志。

02.10.093 胸腺基质细胞 thymic stromal cell

胸腺内除胸腺细胞以外的胸腺上皮细胞、巨噬细胞、树突状细胞、嗜酸性粒细胞、浆细胞、B 细胞、成纤维细胞、肥大细胞等的总称，参与构成胸腺细胞分化发育的微环境。

02.10.094 胸腺上皮细胞 thymic epithelial cell

又称上皮性网状细胞。胸腺内来源于第 3、4 对咽囊内胚层（可能还有鳃沟外胚层）、胞质含角蛋白丝、细胞突起间有桥粒的上皮细胞，细胞互连构成胸腺实质的网架，并分泌胸腺激素。根据分布和结构特点可分为多种类型。

02.10.095 上皮性网状细胞 epithelial reticular cell

见 02.10.94 胸腺上皮细胞。

02.10.096 被膜下上皮细胞 subcapsular epithelial cell

分布于胸腺被膜下和小叶间隔周围、呈扁平状的胸腺上皮细胞，将胸腺实质与间质分隔开，并分泌 β_2 微球蛋白，吸引和调节原 T 细胞进入胸腺。

02.10.097 皮质上皮细胞 cortical epithelial cell

又称星形上皮细胞。位于皮质中呈星形的胸腺上皮细胞，突起较长，相互间以桥粒连接成网，网孔内充满胸腺细胞和巨噬细胞等。

02.10.098 星形上皮细胞 stellate epithelial cell

见 02.10.097 皮质上皮细胞。

02.10.099 胸腺哺育细胞 thymic nurse cell

胞体大、胞质丰富并含有多个未成熟胸腺细胞的特化的胸腺上皮细胞，位于皮质浅层，是胸腺细胞分化的特殊微环境。

02.10.100 髓质上皮细胞 medullary epithelial cell

又称球形上皮细胞。位于胸腺髓质中呈球形或多边形的胸腺上皮细胞，突起较短，细胞间有较少的胸腺细胞和树突状细胞等；胞质丰富，含分泌泡，是分泌胸腺素的主要细胞。

02.10.101 球形上皮细胞 globulus epithelial cell

见 02.10.100 髓质上皮细胞。

02.10.102 胸腺小体上皮细胞 thymic corpuscle epithelial cell

胸腺髓质中呈扁平状、同心圆环绕形成胸腺小体的胸腺上皮细胞，可表达胸腺基质淋巴细胞生成素，与胸腺树突状细胞的成熟有关。一般认为胸腺小体上皮细胞来自鳃沟外胚层。

02.10.103 胸腺小体 thymic corpuscle

又称哈索尔小体。分布于胸腺髓质、由胸腺上皮细胞同心圆环绕而形成的嗜酸性小体，周边细胞幼稚有胞核，近中央的细胞较成熟，胞核固缩，而中央细胞角化，嗜酸性，呈均质状或破碎状。小体内可见巨噬细胞、嗜酸性粒细胞、淋巴细胞浸润。

02.10.104 哈索尔小体 Hassall's corpuscle

见 02.10.103 胸腺小体。

02.10.105 胸腺肌样细胞 thymic myoid cell

胸腺髓质中具有与骨骼肌细胞相似结构的一种基质细胞，可能来自神经嵴，功能尚不清楚。

02.10.106 胸腺胚细胞 thymic germ cell

个体发生过程中存留在胸腺内的胚胎细胞，可保留到成年。可发育为体细胞，如胸腺肌样细胞，也与纵隔胚细胞瘤的发生有关。

02.10.107 血 – 胸腺屏障 blood-thymus barrier

胸腺皮质毛细血管及其周围的可阻止血液中大分子物质进入胸腺实质的结构，由连续毛细血管内皮及其间的紧密连接、完整的内皮基膜、血管周隙及其中的巨噬细胞、上皮基膜和包绕毛细血管的胸腺上皮细胞突起所构成，具有维持胸腺内环境稳定、保证胸腺细胞正常发育等功能。

02.10.108 胸腺微环境 thymic microenvironment

由胸腺基质细胞、细胞外基质和各种细胞因子等组成，通过细胞间直接作用或可溶性分子的作用，为发育中的胸腺细胞提供刺激信号。

02.10.109 胸腺趋化素 thymotaxin

能吸引并调节原T细胞进入胸腺的化学物质，如β_2微球蛋白。

02.10.110 胸腺激素 thymic hormone

胸腺合成和分泌的多种肽类物质，以旁分泌方式作用于胸腺细胞以调节其分化、成熟和功能，还以内分泌方式作用于垂体和下丘脑等以调节其分泌活动。主要有4种，即胸腺素、胸腺生成素、血清胸腺因子和胸腺体液因子。

02.10.111 胸腺素 thymosin

由胸腺上皮细胞分泌的多种多肽成分，如胸腺素α1（28肽）、胸腺素β4（43肽）等，具有诱导胸腺细胞分化、促进T细胞活性和广泛的免疫调节作用。

02.10.112 胸腺生成素 thymopoietin

由胸腺上皮细胞分泌的含49个氨基酸残基的多肽，其活性与合成的胸腺生成素五肽（相当于32~36位残基）类似，具有诱导早期T细胞分化和调节T细胞功能的作用。

02.10.113 血清胸腺因子 serum thymic factor, thymulin

由被膜下和髓质上皮细胞分泌的一种较稳定的九肽，在血液中与载体结合，可诱导未成熟T细胞表达特异性标志，也可影响成熟T细胞的功能。

02.10.114 胸腺体液因子 thymic humoral factor

由胸腺上皮细胞分泌的含31个氨基酸残基的多肽，诱导T细胞亚群的克隆增殖、T细胞的分化和成熟，增进T细胞功能。

02.10.115 T细胞培育 T cell education

淋巴干细胞在胸腺微环境作用下分化发育为成熟T细胞而出现特定表型的过程。

02.10.116 双阴性细胞 double negative cell

处于分化早期阶段、表达CD2、CD3和CD7分子而未表达CD4和CD8分子的胸腺细胞。位于胸腺皮质浅层，体积大，分裂旺盛。

02.10.117 双阳性细胞 double positive cell

表达TCR和CD3分子及CD4和CD8分子的胸腺细胞，是胸腺皮质的主要细胞，占胸腺细胞总数的80%。

02.10.118 单阳性细胞 single positive cell

表达CD2、CD3和CD4分子而失去CD8分子，或表达CD2、CD3和CD8分子而失去CD4分子的胸腺细胞，分布于胸腺皮质深层和髓质。

02.10.119 胸腺选择 thymic selection

双阳性细胞在胸腺内通过与胸腺基质细胞的相互作用而变为单阳性细胞并获得识别自我和非我能力的分化过程，包括先后进行的阳性选择和阴性选择。

02.10.120 阳性选择 positive selection

凡是能识别自身MHC分子并与之结合的双阳性细胞存活并增殖，而不能识别的发生凋亡。是双阳性细胞与皮质上皮细胞相互作用的结果，使其获得自身MHC限制性。

02.10.121 阴性选择 negative selection

凡是与自身抗原－自身MHC复合物有高度亲和性的双阳性细胞发生凋亡而被消除。是双阳性细胞与巨噬细胞、胸腺树突状细胞或髓质上皮细胞相互作用的结果，使其获得自身耐受性。

02.10.122 克隆排除 clonal deletion

通过阴性选择使自身反应性T细胞克隆凋亡而被清除的过程。

02.10.123 克隆无能 clonal anergy

又称克隆无反应。通过阴性选择，自身反应性T细胞克隆仍然存在，但受抑制而不能活化，是缺乏活化信号的结果。

02.10.124 腔上囊 cloacal bursa

又称法氏囊。鸟类特有的培育B细胞的中枢淋巴器官，位于泄殖腔后上方。

02.10.125 法氏囊 bursa of Fabricius

见02.10.124腔上囊。

02.10.126 腔上囊类同器官 bursa equivalent

人和哺乳动物与鸟类腔上囊功能相似而培育B细胞的器官，目前认为是骨髓。

02.10.127 小梁 trabecula

淋巴结和脾的被膜和门部结缔组织伸入实质所形成的条索状结构，互连成网，构成淋巴结和脾的粗支架，其中有血管和神经分支走行。脾的小梁粗大，含小梁动、静脉（图02.10.04）。

02.10.128 淋巴窦 lymphatic sinus

淋巴结实质内的窦状腔隙，连于输入淋巴管和输出淋巴管之间，由扁平的内皮细胞围成，窦腔内有缓慢流动的淋巴，还含有星形的内皮细胞、淋巴细胞、巨噬细胞等。

02.10.129 ［淋巴结］皮质 cortex

淋巴结实质的外周部分，结构致密，分为浅层皮质和深层皮质，含有淋巴小结、弥散淋巴组织和皮质淋巴窦。

02.10.130 浅层皮质 superficial cortex

又称周围皮质。淋巴结皮质的外层部分，由1~2层淋巴小结和其间的少量弥散淋巴组织组成，主要含B细胞。

02.10.131 周围皮质 peripheral cortex

见02.10.130浅层皮质。

02.10.132 小结间区 internodular zone

又称小结外区。淋巴结浅层皮质的淋巴小结之间的薄层弥散淋巴组织，含有较多的处女型B细胞，少量树突状细胞和T细胞，是淋巴结内B细胞最早接触抗原的部位，在抗原刺激下可形成新的淋巴小结。

02.10.133 小结外区 extranodular zone

见02.10.132小结间区。

02.10.134 深层皮质 deep cortex

又称副皮质区。淋巴结皮质深层的大片弥散淋巴组织，由大量T细胞、一些交错突细胞、巨噬细胞等构成，是淋巴结的胸腺依赖区。还含有较多的高内皮微静脉。

02.10.135 副皮质区 paracortex, paracortical zone

见02.10.134深层皮质。

02.10.136 深层皮质单位 deep cortex unit

淋巴结内呈半球体的深层皮质结构，中心正对一条输入淋巴管，较平坦的一面朝向浅层皮质，球面朝向髓质并与之相连。其中央区含密集的T细胞，周围区较薄而疏松，含T细胞、B细胞、较多的网状纤维和高内皮微静脉。

02.10.137 深层皮质复合体 deep cortex complex

当两条输入淋巴管的入口比较靠近时，其下的两个深层皮质单位常融合而形成的较大的深层皮质结构。

02.10.138 胸腺依赖区 thymus dependent region

从胸腺迁移而来的T细胞在周围淋巴器官和淋巴组织中聚集定居的区域，其发育受胸腺的影响，如淋巴结的深层皮质、脾的动脉周围淋巴鞘等。

02.10.139 皮质淋巴窦 cortical sinus

简称皮窦。淋巴结皮质内的淋巴窦，包括被膜下窦、小梁周窦和深层皮质内的小淋巴窦。

02.10.140 被膜下窦 subcapsular sinus

淋巴结被膜与浅层皮质之间宽敞的扁囊状淋巴窦，包绕整个淋巴结实质。其被膜侧有输入淋巴管通入，对侧与小梁周窦相通连。

02.10.141 小梁周窦 peritrabecular sinus

围绕淋巴结小梁周围的淋巴窦，多为较短的盲管，只有位于皮质深层的小梁周窦与髓质淋巴窦相通。

02.10.142 窄通道 narrow channel

淋巴结深层皮质单位之间的与髓质淋巴窦直接相通的小梁周窦，相通连的部分较窄。

02.10.143 小盲淋巴窦 small blind sinus

又称皮质单位淋巴窦。深层皮质单位周围区的近端呈盲端的较小淋巴窦，是髓质淋巴窦的起始部，其中含淋巴细胞较多，是T细胞进入髓窦的重要通道。

02.10.144 皮质单位淋巴窦 cortex unit sinus

见02.10.143小盲淋巴窦。

02.10.145 ［淋巴结］髓质 medulla

淋巴结实质的中央部分，结构疏松，由条索状淋巴组织即髓索和髓质淋巴窦相间构成（图02.10.04）。

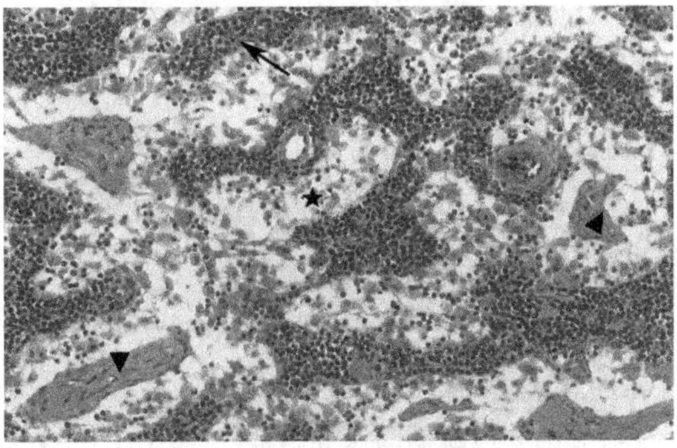

图02.10.04 淋巴结髓索和髓窦

HE染色，低倍

↑髓索；★髓窦；▲小梁

02.10.146　髓索　medullary cord

淋巴结髓质中相互连接的条索状淋巴组织，主要含B细胞、浆细胞和巨噬细胞等。其中央常有一条毛细血管后微静脉，是血液内淋巴细胞进入髓索的通道（图02.10.04）。

02.10.147　髓质淋巴窦　medullary sinus

简称髓窦。淋巴结髓质的髓索之间的淋巴窦，与皮质淋巴窦结构类似，但窦腔不规则，较宽大，含巨噬细胞较多，淋巴流动缓慢，有较强的滤过功能（图02.10.04）。

02.10.148　淋巴细胞再循环　lymphocyte recirculation

周围淋巴器官和淋巴组织中的淋巴细胞（主要是记忆T细胞和记忆B细胞）经淋巴管道进入血流，又通过淋巴组织内的高内皮微静脉或开放的血管再返回淋巴器官和淋巴组织的周而复始的循环过程。淋巴细胞再循环有利于识别抗原，并将全身淋巴组织和器官连成一个整体。

02.10.149　淋巴细胞再循环库　lymphocyte recirculation pool

机体内参加淋巴细胞再循环的所有淋巴细胞，主要存在于淋巴器官与淋巴组织内，其数量约为血液中淋巴细胞的数十倍。

02.10.150　淋巴细胞归巢　lymphocyte homing

循环在血液中的淋巴细胞定向迁移到特定淋巴器官和淋巴组织或炎症部位的现象，是由淋巴细胞表面上的归巢受体与微静脉和毛细血管内皮细胞上的黏附分子配体之间的相互作用而介导的。

02.10.151　归巢受体　homing receptor

淋巴细胞表面上能够与血管内皮细胞表面黏附分子（如血管地址素）结合并确定淋巴细胞归巢组织的黏附分子（如L-选择素）。

02.10.152　血淋巴结　hemolymph node

一种改变了的淋巴结，外观呈红色，大小和结构与淋巴结类似，但淋巴窦内含有红细胞。其功能意义尚不明确。

02.10.153　血结　hemonode

窦腔内充满血液的血淋巴结，多见于牛、羊等反刍动物。

02.10.154　滤血　blood filtration

从循环血液中清除衰老、异常、损伤的红细胞和血小板以及细菌、异物和大分子抗原等的过程，主要由脾红髓的脾索和边缘区中的巨噬细胞来完成。脾切除后滤血功能由骨髓和肝替代。

02.10.155　有血窦脾　sinusal spleen

又称防御型脾。血窦丰富，白髓较多，储血量少而免疫功能较强的脾，见于人、犬、兔和大鼠等。

02.10.156　防御型脾　defense spleen

见02.10.155有血窦脾。

02.10.157　无血窦脾　nonsinusal spleen

又称储存型脾。脾索发达，脾间隙多而大，免疫功能较弱而储血量较大的脾，这种脾较大，被膜和小梁含大量平滑肌，见于马、牛、猫和小鼠等。

02.10.158　储存型脾　storage spleen

见02.10.157无血窦脾。

02.10.159　白髓　white pulp

脾实质中散在的主要由淋巴细胞密集而构成的淋巴组织，在新鲜脾的切面上呈灰白色小点，可分为动脉周围淋巴鞘和脾小结。

02.10.160　动脉周围淋巴鞘　periarterial lymphatic sheath

脾白髓中围绕在中央动脉周围的厚层弥散淋巴组织，是脾的胸腺依赖区，由密集的T细胞、散在的巨噬细胞和交错突细胞等构成，边缘可有少量B细胞和浆细胞。其旁有一条小淋巴管伴行，是T细胞进入淋巴的重要通道（图02.10.05）。

02.10.161　脾小结　splenic nodule

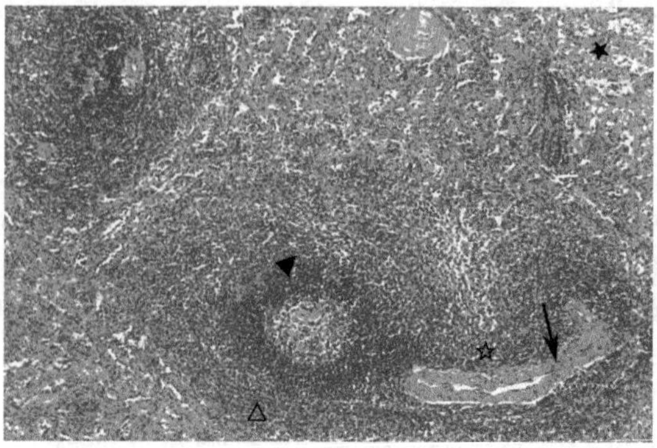

图02.10.05　脾

HE染色，中倍

↑中央动脉；☆动脉周围淋巴鞘；▲脾小结；★红髓；△边缘区

又称马尔皮基小结。脾白髓中位于动脉周围淋巴鞘一侧的淋巴小结，主要由大量B细胞构成，小结帽朝向红髓。抗原经血液循环进入脾可刺激脾小结增多，生发中心变大而明显（图02.10.05）。

02.10.162　马尔皮基小结　Malpighian nodule

见02.10.161脾小结。

02.10.163　红髓　red pulp

分布于脾的被膜下、小梁周围和白髓之间，由互连成网的淋巴组织条索即脾索及其间的脾血窦构成，在新鲜脾切面上呈暗红色（图02.10.05）。

02.10.164　脾索　splenic cord

又称比罗特索。脾红髓中富含血细胞的淋巴组织条索，相互连接成网状，含较多的B细胞、浆细胞、巨噬细胞，还有少量T细胞和树突状细胞，是滤血的主要场所（图02.10.06）。

02.10.165　比罗特索　Billroth's cord

见02.10.164脾索。

02.10.166　脾[血]窦　splenic sinusoid

脾索之间相互连接成网的静脉性血窦，窦壁由平行排列的长杆状内皮细胞围成，细胞间隙大，内皮外有不完整的基膜和环行网状纤维，血窦外有较多的巨噬细胞。脾索内的血细胞可穿越内皮细胞间隙进入脾窦（图02.10.06）。

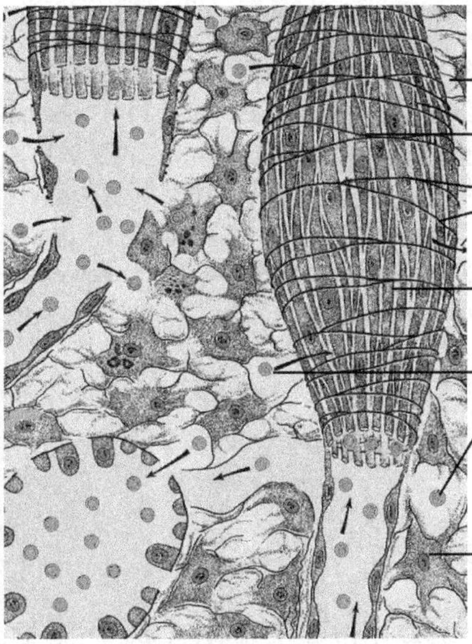

图02.10.06　脾索和脾窦模式图

02.10.167　边缘区　marginal zone

脾红髓与白髓之间的薄层淋巴组织，其中淋巴细胞较白髓稀疏，但较脾索密集，含有T细胞、B细胞及较多巨噬细胞。是脾首先接触抗原的部位（图02.10.05）。

02.10.168　边缘区桥管　marginal zone bridging channel

脾中央动脉分支周围较薄的淋巴鞘，其外无边缘区，直接与脾索相连，是动脉周围淋巴鞘与红髓相连的桥梁性通道。

02.10.169　边缘窦　marginal sinus

脾边缘区内由中央动脉侧支末端膨大而形成的血窦，是血液内淋巴细胞和抗原进入淋巴组织的通道。

02.10.170　脾小叶　splenic lobule

一条中央动脉及其周围的白髓、边缘区和红髓，是脾的结构单位。由于相邻小叶间只有一些散在的小梁，缺乏结缔组织，故小叶界限不明显。

02.10.171　小梁动脉　trabecular artery

脾动脉从脾门入脾后分支进入小梁结缔组织中形成的小动脉。

02.10.172　中央动脉　central artery

小梁动脉分支离开小梁进入动脉周围淋巴鞘内的小动脉（图02.10.05）。

02.10.173　笔毛微动脉　penicillar arteriole

中央动脉主干在穿出白髓进入脾索时分支形成的一些直行微动脉，分为髓微动脉、鞘毛细血管和动脉毛细血管3段。

02.10.174　髓微动脉　pulp arteriole

笔毛微动脉的起始段，其内皮外有1~2层平滑肌。

02.10.175　鞘毛细血管　sheathed capillary

笔毛微动脉的中间段，其内皮外无平滑肌，而有许多巨噬细胞围成鞘。

02.10.176　动脉毛细血管　arterial capillary

笔毛微动脉的末段形成的毛细血管，大部分末端扩大成喇叭状开放于脾索，少数直接连通于脾血窦。

02.10.177　髓微静脉　pulp venule

红髓内由脾血窦汇集而成的微静脉，常位于脾小梁附近。

02.10.178　小梁静脉　trabecular vein

髓微静脉汇入小梁内所形成的小静脉，在脾门汇成脾静脉出脾。

02.10.179　［脾］开放型循环　open circulation

脾的动脉毛细血管末端开口，将血液注入脾索的血液循环方式，这有利于脾索巨噬细胞清除衰老、破坏的血细胞，而正常血细胞穿过脾血窦壁的间隙回流入血液循环。人脾的血液循环主要是这种类型。

02.10.180　［脾］闭合型循环　closed circulation

脾的动脉毛细血管与红髓中的脾血窦相连，血液直接从毛细血管流入脾血窦的血液循环方式，主要见于大鼠、犬等动物。

02.10.181　扁桃体　tonsil

咽开口周围的周围淋巴器官，由复层扁平上皮或假复层纤毛柱状上皮及其下固有层中的淋巴小结和弥散淋巴组织构成，经常与抗原接触，是免疫应答的重要部位。包括腭扁桃体、咽扁桃体、舌扁桃体和咽鼓管扁桃体。

02.10.182　微隐窝　microcrypt

腭扁桃体隐窝上皮表面的小凹陷，有隐窝上皮细胞间通道的开口。微隐窝和细胞间通道中含淋巴细胞、巨噬细胞等，有时可见细菌等异物。

02.10.183　扁桃体小体　tonsillar corpuscle

腭扁桃体隐窝上皮内由退变上皮细胞同心圆排列而成的结构，随抗原刺激后上皮增殖而出现，其结构与胸腺小体相似，来源于第2咽囊上皮。

02.10.184　咽淋巴环　pharyngeal lymphatic ring

又称沃尔代尔扁桃体环。呈环状排列在咽开口的腭扁桃体、咽扁桃体、舌扁桃体、咽鼓管扁桃体和咽黏膜内的淋巴组织，是机体的第一道重要防线。

02.10.185　沃尔代尔扁桃体环　Waldeyer's tonsillar ring

见02.10.184咽淋巴环。

02.10.186　淋巴上皮组织　lymphoepithelial tissue

上皮细胞间含有大量淋巴细胞和其他免疫细胞如巨噬细胞、浆细胞、树突状细胞等的上皮组织，如胸腺实质、扁桃体隐窝上皮、覆盖集合淋巴小结的回肠肠上皮等。

02.10.187　淋巴上皮器官　lymphoepithelial organ

由淋巴上皮组织为主要成分构成的器官，如胸腺和扁桃体。

02.10.188　黏膜相关淋巴组织　mucosa-associated lymph-atic tissue

消化管、气管和支气管、泌尿生殖管道等黏膜上皮内的淋巴细胞、巨噬细胞等及固有层内的弥散淋巴组织和淋巴小结。

02.10.189　黏膜免疫系统　mucosal immune system

由消化道、呼吸道和泌尿生殖道等处黏膜局部的黏膜相关淋巴组织、与之相关的其他免疫细胞如微皱褶细胞等以及相关引流淋巴结组成，对从黏膜表面进入的微生物和抗原产生免疫应答，抵抗其对机体的侵袭。

02.10.190　免疫－神经－内分泌网络　immunoneuro-endocrine network

又称神经－内分泌－免疫网络。免疫系统、神经系统和内分泌系统及其合成分泌的细胞因子、神经递质和激素之间形成复杂的相互作用、相互调节的联络体系，共同维持机体的正常生理功能和内环境稳定。

02.10.191　神经－内分泌－免疫网络　neuroendocrine-immune network

见02.10.190免疫－神经－内分泌网络。

（西安交通大学　宋天保）

02.11　皮肤及其附属结构

02.11.001　皮肤　skin

又称皮被系统。被覆于身体表面的膜状器官，由浅层的表皮、深层的真皮和毛发、指（趾）甲、皮脂腺、外泌汗腺、顶泌汗腺等附属器官构成，具有保护、感觉、体温调节、吸收、分泌、排泄和合成维生素 D_3 等功能（图02.11.01）。

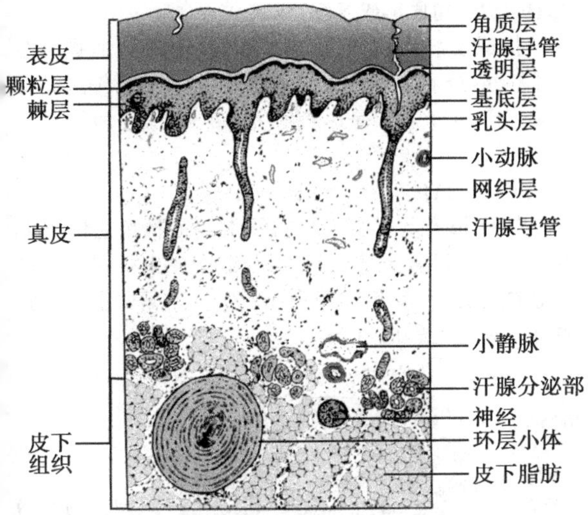

图 02.11.01　手掌皮肤模式图

02.11.002　皮被系统　integumentary system

又称体被系统。见 02.11.001 皮肤。

02.11.003　厚皮肤　thick skin

根据表皮的厚度，皮肤可分为厚皮肤和薄皮肤。厚皮肤位于手掌、足底、指（趾）屈侧面，其表皮厚，无毛和皮脂腺，有汗腺（图 02.11.01）。

02.11.004　薄皮肤　thin skin

除手掌、足底和指（趾）屈侧面以外的身体大部分的皮肤，其表皮薄，绝大部分有毛、皮脂腺和汗腺（图 02.11.02）。

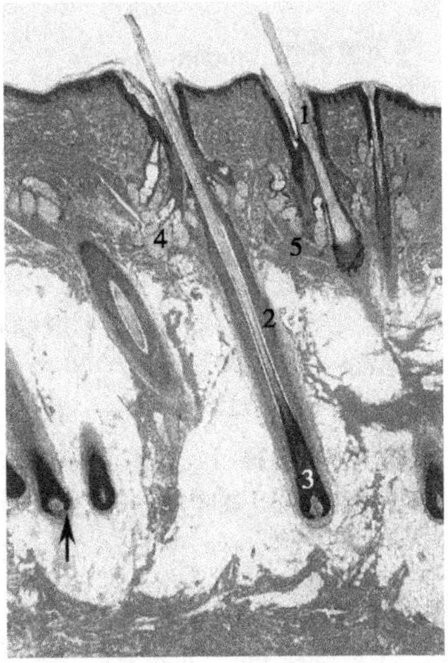

图 02.11.02　人头皮

HE 染色，低倍

1. 毛根；2. 毛囊；3. 毛球；4. 皮脂腺；5. 立毛肌；↑ 毛乳头

02.11.005　无毛皮肤　nonhairy skin

无毛发生长的皮肤，一般即指厚皮肤（图 02.11.01）。

02.11.006　有毛皮肤　hairy skin

有毛发生长的皮肤，绝大部分薄皮肤是有毛皮肤（图 02.11.02）。

02.11.007　皮褶　crease

关节屈侧或伸侧的皮肤皱褶，此处真皮与深筋膜紧密相连，皮肤较薄。

02.11.008　皮嵴　crista cutis, dermal ridge, skin ridge

又称乳头嵴，摩擦嵴。手掌、足底和指（趾）屈侧面皮肤表面上呈细线状的隆起，在胚胎发育过程中由深部的真皮乳头推起表皮而形成。皮嵴间有皮沟，它们可增加摩擦力，有助于手和足的握力，也是皮纹形成的基础。

02.11.009　乳头嵴　papillary ridge

见 02.11.008 皮嵴。

02.11.010　摩擦嵴　friction ridge

见 02.11.008 皮嵴。

02.11.011　皮沟　sulcus cutis, groove of skin

手掌、足底和指（趾）屈侧面皮肤表面皮嵴之间的细窄而浅的沟。解剖学上亦指表皮表面许多不同深度的凹沟，如鼻唇沟、关节处的皮沟等。

02.11.012　皮纹　dermatoglyph

手掌、足底和指（趾）屈侧面皮肤表面上由许多平行排列、交替出现的长弯曲状皮嵴和皮沟所形成的纹理，其形状和式样终身不变，具有个体特异性和种族差异性，由遗传因素决定。

02.11.013　指纹　fingerprint

手指末节屈侧面皮肤上的皮纹，每个人的每个手指的指纹都不同，但均可归属于斗型、箕型、弓型和混合型等基本类型。

02.11.014　皮纹学　dermatoglyphics

研究皮纹的结构、图案式样、分类、群体分布、发育和遗传等及其应用的学科，主要用于医学遗传学、人类学研究和法医学个体识别。

02.11.015　指纹学　dactylography

专门研究指纹的结构、图型分类等及其应用的皮纹学分支学科，其研究更为深入，应用更为广泛。

02.11.016　表皮　epidermis

皮肤浅层的角化复层扁平上皮，来源于表面外胚层，由角质形成细胞和非角质形成细胞构成。厚皮肤的表皮由深到浅可分为基底层、棘层、颗粒层、透明层和角质层，薄皮肤的表皮没有透明层（图 02.11.03、图 02.11.04）。

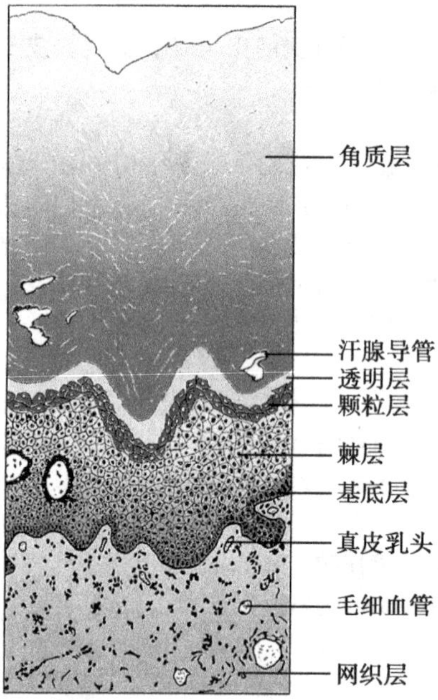

图 02.11.03　表皮模式图

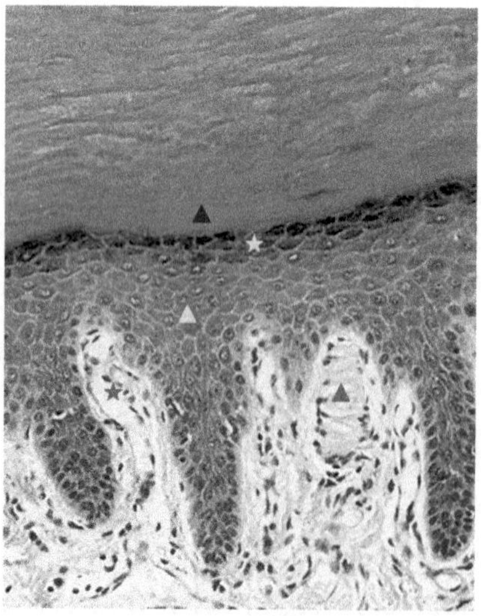

图 02.11.04　手指皮肤

HE 染色，高倍

★角质层；▲透明层；★颗粒层；▲棘层；★基底层；★血管乳头；▲神经乳头

02.11.017　角质形成细胞　keratinocyte

构成皮肤表皮的主要细胞，分层排列，细胞形态由矮柱状逐渐变为扁平，细胞内含角蛋白丝，细胞间有桥粒连接，主要功能是形成角蛋白，参与表皮角化。

02.11.018　角蛋白丝　keratin filament

又称张力丝。由不同的纤维状细胞角蛋白单体组装成的一种异聚体中间丝，分散或成束存在于上皮细胞的胞质中，参与构成细胞骨架，并与某些上皮细胞的角化有关（图 02.11.05）。

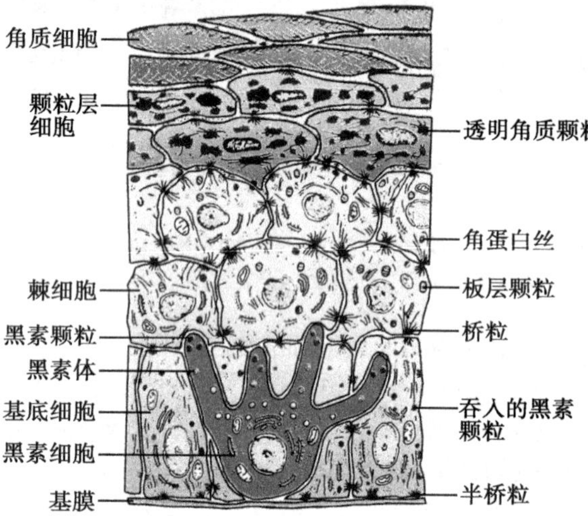

图 02.11.05　角质形成细胞和黑素细胞超微结构模式图

02.11.019　张力丝　tonofilament

见 02.11.018 角蛋白丝。

02.11.020　张力原纤维　tonofibril

光镜下所见的聚集成束的角蛋白丝。

02.11.021　［表皮］基底层　stratum basale

又称生发层。表皮的最深层，附着于基膜，由一层矮柱状或立方形细胞组成，其中有些是表皮的干细胞。干细胞不断分裂、增殖，产生新的角质形成细胞，向上推移，补充表面脱落的细胞（图 02.11.03、图 02.11.04）。

02.11.022　［表皮］生发层　stratum germinativum

见 02.11.021［表皮］基底层。

02.11.023　［表皮］基底细胞　basal cell

表皮基底层的矮柱状或立方形细胞，胞核大而圆，胞质嗜碱性，含丰富的游离核糖体和散在的角蛋白丝。多为幼稚的角质形成细胞，具有活跃的分裂增殖能力（图 02.11.05）。

02.11.024　棘层　stratum spinosum

位于表皮基底层的上方，由多层体积较大的多边形棘细胞组成（图 02.11.03、图 02.11.04）。

02.11.025　［表皮］棘细胞　heckle cell, spinous cell

表皮棘层内体积较大的多边形细胞，胞核大而圆，胞质弱嗜碱性，含成束的角蛋白丝和膜被颗粒，细胞表面有许多细短棘状胞质突起，相邻细胞的突起以桥粒相连（图 02.11.05）。

02.11.026　［表皮］颗粒层　stratum granulosum

位于表皮棘层的上方，由 3~5 层较扁的梭形细胞组成。颗粒层细胞逐渐退化，胞质内出现大量透明角质颗粒，膜被颗粒增多，向细胞周边移动，以胞吐方式排出颗粒内容物（图 02.11.03、图 02.11.04）。

02.11.027　膜被颗粒　membrane coating granule

又称板层颗粒。表皮棘层和颗粒层细胞内的一种卵圆形、有膜包被、内含明暗相间的平行板层结构的颗粒。颗粒内容物主要是糖脂和固醇，在颗粒层的浅层被排出到细胞间隙，为表皮渗透屏障的重要组成部分。

02.11.028　板层颗粒　lamellated granule

见 02.11.027 膜被颗粒。

02.11.029　透明角质颗粒　keratohyalin granule

表皮颗粒层细胞内的一种强嗜碱性、不规则形、致密均质状、无膜包被的颗粒。颗粒内容物主要是富含组氨酸的蛋白质，与角质细胞内角蛋白丝的聚集有关（图 02.11.04、图 02.11.05）。

02.11.030　透明层　stratum lucidum

位于表皮颗粒层上方，由数层退化的扁平细胞组成。细胞界限不清，胞核和细胞器消失，呈均质透明状，嗜酸性，折光性强（图 02.11.03、图 02.11.04）。

02.11.031　角质层　stratum corneum

又称角化层。位于表皮的最浅层，由多层扁平的角质细胞组成。细胞间隙充满磷脂，细胞间桥粒逐渐解体，连接松散，浅层细胞脱落（图 02.11.03、图 02.11.04）。

02.11.032　分离层　stratum disjunctum

表皮角质层的浅层，其中的松散细胞终将与表皮剥离而脱落。

02.11.033　角质细胞　horny cell

表皮角质层干硬的死细胞，胞质内充满嗜酸性的角蛋白，无胞核和细胞器，胞膜内面覆有一层致密物质，使胞膜增厚变硬。角质细胞可吸收紫外光，防止体液丢失和有害物质及微生物侵入，还有抗酸、抗碱能力，具有重要的保护功能（图 02.11.05）。

02.11.034　角蛋白　keratin

成束的角蛋白丝浸埋于均质状基质共同构成的一种硬蛋白质，主要见于表皮、毛和指（趾）甲等的角质细胞内。

02.11.035　软角蛋白　soft keratin

胱氨酸含量低、较柔软的角蛋白，主要存在于人的表皮。

02.11.036　硬角蛋白　hard keratin

胱氨酸含量高、较坚硬的角蛋白，主要存在于毛和指（趾）甲。

02.11.037　细胞套膜　cell envelope

又称蛋白套膜，边缘带。表皮角质细胞胞膜内面由多种不溶性蛋白质沉积形成的致密层，厚 12~15nm，由小富脯氨酸蛋白和弹力素与较大的结构蛋白（兜甲蛋白、外皮蛋白、半胱氨酸蛋白酶抑素、桥粒斑蛋白等）交联形成，有强大的机械屏障性能，并作为角蛋白附着的支持物。

02.11.038　蛋白套膜　protein envelope

见 02.11.037 细胞套膜。

02.11.039　边缘带　marginal band

见 02.11.037 细胞套膜。

02.11.040　脂质套膜　lipid envelope

表皮颗粒层和角质层细胞表面的脂质层，以酯键与细胞膜相连，约 5nm 厚，主要成分为来自膜被颗粒的神经酰胺、胆固醇、游离脂肪酸等，有封闭细胞间隙形成水屏障、防止表皮水分过多和体内水分丢失、阻挡病原微生物入侵等作用。

02.11.041　鳞屑　squama

又称皮屑。即将脱落或已脱落的表皮角质层薄片，其大小、形态、厚薄、数量、色泽不一，有的干燥，有的油腻。过多的鳞屑常是一些皮肤病的表现。

02.11.042　皮屑　scurf

见 02.11.041 鳞屑。

02.11.043　表皮角化　epidermal keratinization

表皮角质形成细胞从基底层向角质层推移过程中，细胞不断增殖、分化，形态和结构进行性变化，最终变为扁平形充满角蛋白的死细胞（角质细胞）的过程。

02.11.044　表皮增殖单位　epidermal proliferation unit

表皮基底层由一个原始干细胞及其周围 8~10 个有分裂能力的细胞，以及干细胞附近的一个朗格汉斯细胞所组成的细胞群，其中的干细胞增殖、分化产生表皮增殖单位上方柱状区域的全部角质形成细胞，而朗格汉斯细胞可能对细胞分裂起调节作用。

02.11.045　表皮更新时间　epidermal turnover time

表皮基底细胞依次演变为棘层、颗粒层、透明层和角质层细胞直到最后脱落所需的时间，可随表皮厚度、部位、年龄等因素而变化，平均约为 28 天。

02.11.046　非角质形成细胞　nonkeratinocyte

散在于表皮角质形成细胞之间、不参与表皮角化的细胞，包括黑素细胞、朗格汉斯细胞和梅克尔细胞。

02.11.047　黑素细胞　melanocyte

来源于神经嵴、能合成黑素的细胞，分布于表皮基底细胞之间或其下方、毛囊等处，胞质含黑素体，树枝状突起伸入基底层和棘层细胞之间，将黑素颗粒输送给角质形成细胞。黑素细胞也见于眼球脉络膜、视网膜等处，但其黑素颗粒只留在合成部位，不能输送给其他细胞（图 02.11.05）。

02.11.048　前黑素体　premelanosome

黑素细胞胞质中含酪氨酸酶、但尚无黑素合成的一种有膜包被的卵圆形小体，由高尔基复合体形成。

02.11.049　黑素体　melanosome

黑素细胞胞质中的一种有膜包被的卵圆形小体，小体内的酪氨酸在酪氨酸酶的作用下合成黑素并沉积在小体内。

02.11.050　黑素颗粒　melanin granule

由黑素体充满黑素而形成的有膜包被、高电子密度的卵圆形小体。主要分布于黑素细胞的突起内，也存在于邻近的角质形成细胞内，是因为黑素细胞突起末端的黑素颗粒被这些细胞吞入的缘故。

02.11.051　黑素　melanin

一种高分子生物色素，在黑素细胞的黑素体内由酪氨酸在酪氨酸酶的作用下生成，呈棕色或黑色，是决定肤色的重要因素，还可吸收紫外线，保护深部组织免受辐射损伤。

02.11.052　真黑素　eumelanin

又称正黑素。即通常所称的黑素，由酪氨酸、多巴、多巴胺和酪胺等物质合成，呈棕色或黑色，大多数人的黑素属于此种，分布于上皮细胞和毛发等处。

02.11.053　褐黑素　pheomelanin

又称淡黑素。真黑素合成中的中间产物，由多巴醌和半胱氨酸转化而来，呈红色或黄色，分布于人类的红发、猫和虎的黄褐色软毛内。

02.11.054　表皮黑素单位　epidermal melanin unit

表皮内一个黑素细胞及其周围一定数目（10~46 个）的角质形成细胞共同构成的细胞群，由该黑素细胞向这些角质形成细胞提供黑素颗粒。两种细胞的比例随部位而不同，但在同一部位常保持恒定。

02.11.055　载黑素细胞　melanophore

自身不合成黑素、但可通过吞噬作用聚集和输送黑素颗粒的细胞。见于鱼类、两栖类和爬行类动物，与皮肤颜色的快速变化有关。在人类，仅存在于乳晕和会阴等个别部位的真皮中。

02.11.056　载色素细胞　chromatophore

动物体内聚集和输送各种色素的一大类细胞。由于人类只合成黑素，故人的载色素细胞就是载黑素细胞。

02.11.057　朗格汉斯细胞　Langerhans cell

散在于皮肤表皮棘层内的一种树突状细胞，由胚胎期骨髓内的前体细胞迁移分化而来，胞质含特征性伯贝克颗粒，可捕捉、处理、呈递侵入皮肤的抗原。也见于口腔、食管、阴道、子宫颈等处的复层扁平上皮（图 02.11.06、图 02.11.07）。

02.11.058　伯贝克颗粒　Birbeck granule

朗格汉斯细胞胞质内呈杆状或网球拍状、有膜包被的特征性细胞器，可能是细胞摄取抗原时由胞膜内陷形成。其功能是参与抗原的处理和呈递，它的形成或可防止抗原过早降解或丢失（图 02.11.06、图 02.11.07）。

02.11.059　梅克尔细胞　Merkel's cell

分布于表皮基底层和毛囊附近的一种具有短指状

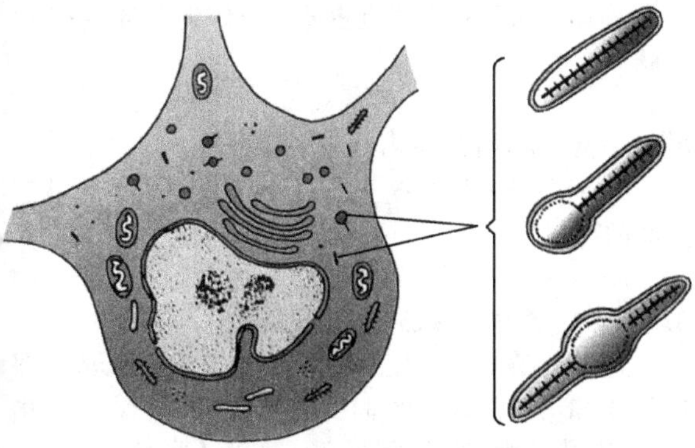

图 02.11.06　朗格汉斯细胞超微结构模式图

右图示不同形态的伯贝克颗粒

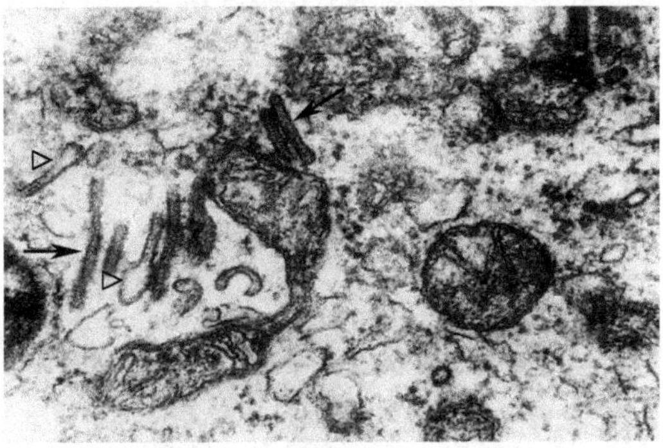

图 02.11.07　朗格汉斯细胞电镜像

↑、△ 两种不同形态的伯贝克颗粒

突起、胞质含致密核芯神经分泌颗粒的细胞，可能是一种感受触觉的感觉上皮细胞，或弥散神经内分泌细胞，对附近的角质形成细胞和毛发的生长、分化起调节作用。

02.11.060　梅克尔细胞 - 轴突复合体　Merkel's cell-neurite complex

又称梅克尔小体。梅克尔细胞和与其基底面接触的感觉神经纤维的盘状轴突终末共同组成的结构，是一种触觉感受器。

02.11.061　梅克尔小体　Merkel's corpuscle

见 02.11.060 梅克尔细胞 - 轴突复合体。

02.11.062　梅克尔触盘　Merkel's tactile disc

又称毛盘。毛囊外口周围表皮或无毛皮肤表皮的盘状增厚区域，由成簇聚集在表皮基底层内的梅克尔细胞与感觉神经纤维的终末分支接触形成，具有感受触觉的功能。

02.11.063　毛盘　hair disc

见 02.11.062 梅克尔触盘。

02.11.064　表皮共生体　epidermal symbiont

表皮是由来源不同且各具一定功能的细胞构成的复合组织，称表皮共生体，各类细胞共处在生物平衡之中，相互依赖，行使更为广泛的协调功能。

02.11.065　表皮嵴　epidermal ridge

表皮突入真皮中形成的条索状结构，与真皮乳头呈指状交错，加强表皮与真皮的连接。

02.11.066　真皮　dermis, corium

表皮下方的结缔组织，来源于中胚层，可分为乳头层和网织层。真皮中含丰富的血管、神经和淋巴管，以及毛、皮脂腺和汗腺等皮肤附属器（图 02.11.01）。

02.11.067　真皮乳头　dermal papilla

真皮向表皮基底部突入形成的乳头状隆起，由疏松结缔组织构成，其中含丰富的毛细血管袢。厚皮肤的真皮乳头比薄皮肤的多而大，还含较多的触觉小体（图 02.11.04）。

02.11.068　血管乳头　vascular papilla

含有丰富毛细血管袢的真皮乳头（图 02.11.04）。

02.11.069　神经乳头　nerve papilla, neurothele

含游离神经末梢和触觉小体的真皮乳头，多见于手掌特别是指尖和足底的皮肤（图 02.11.04）。

02.11.070　乳头层　papillary layer

由真皮乳头和乳头下薄层疏松结缔组织构成的真皮浅层，借基膜与表皮相连（图 02.11.04）。

02.11.071　网织层　reticular layer

真皮乳头层下方的不规则致密结缔组织，含交织成网的粗大胶原纤维束和弹性纤维，使皮肤具有韧性和弹性，还含较大的血管、淋巴管、神经束、环层小体和毛囊、汗腺、皮脂腺等皮肤附属器（图 02.11.01）。

02.11.072　真皮微血管单位　dermal microvascular unit

由真皮微血管内皮细胞及其周围的周细胞、肥大细胞、T 细胞和树突状细胞组成的细胞群，处理来自血液循环和表皮的抗原，对皮肤的免疫应答、炎症和创伤修复等有重要作用。

02.11.073　血管球　glomus, glomus body

真皮深层内动静脉吻合盘绕所形成的球状结构，周围有结缔组织包裹，在指（趾）、甲床、外耳等肢端部位较多，有控制经皮肤散热的作用。

02.11.074　苏－奥二氏管　Sucquet-Hoyer canal

血管球动静脉吻合的微动脉段，其管腔小，管壁厚，内皮外有数层具有收缩性的血管球细胞。

02.11.075　血管球细胞　glomus cell

血管球吻合支的微动脉段内皮周围的3~6层变形的平滑肌细胞，细胞界限不清，胞核卵圆形，胞质染色浅，受交感神经肾上腺素能纤维支配。

02.11.076　皮肤支持带　retinacula cutis, skin ligaments

真皮网织层中垂直下行进入皮下组织的胶原纤维束，有连接真皮和皮下组织的作用。在胸部较发达，如乳房悬韧带；在手掌和脚底也发达，但较短。

02.11.077　真皮－表皮连接　dermoepidermal junction

又称表皮基膜带。表皮和真皮之间的基膜及其邻近加强表皮与真皮连接的结构，包括表皮基底细胞基底面的质膜及与其相关的半桥粒、锚丝和基底层下致密板，基膜的透明板，基膜的基板及其发出并伸向真皮的锚原纤维，基膜的网板等。

02.11.078　表皮基膜带　epidermal basement membrane zone

见02.11.077真皮－表皮连接。

02.11.079　黏膜皮肤连接　mucocutaneous junction

口腔和肛门黏膜与其周围皮肤的移行处，该处复层扁平上皮的角质层很薄，深部结缔组织中毛细血管内血液的颜色透过上皮显露，使之呈红色；深部黏液腺的分泌物使该处较为湿润。此处无毛、皮脂腺和汗腺。

02.11.080　皮下组织　subcutaneous tissue, hypodermis

真皮下方的疏松结缔组织和脂肪组织，即解剖学上的浅筋膜，毛囊和汗腺常延伸至此层。皮下组织将皮肤连接于深层的筋膜、腱膜、骨膜等，还有保持体温、缓冲机械压力等作用（图02.11.01）。

02.11.081　腹壁浅筋膜脂肪层　fatty layer of subcutaneous tissue of abdomen

富含脂肪的皮下组织浅层。

02.11.082　肉膜　panniculus carnosus

又称肉层。皮下组织深层的薄层骨骼肌，主要见于动物。人的某些部位，如在颈部和头面部，肉膜参与组成颈阔肌和其他面部表情肌。

02.11.083　尾皮支持带小凹　caudal retinaculum

由尾骨尖延伸至附近皮肤的纤维组织带，并牵拉皮肤形成尾小凹。

02.11.084　尾小凹　coccygeal foveola

靠近尾骨尖处的皮肤小凹，为胚胎神经管附着于皮肤的部位。

02.11.085　皮肤附属器　skin appendage

胚胎发育过程中，由表皮的上皮组织或其向深部真皮和皮下组织生长而衍生的结构，包括毛发、指（趾）甲、皮脂腺、外泌汗腺和顶泌汗腺（图02.11.08）。

02.11.086　毛　hair

皮肤的一种细长纤维状附属结构，分布于除少数部位（如口唇、乳头、脐、龟头、包皮内面、大阴唇内面、小阴唇、阴蒂等）的绝大部分薄皮肤。身体各部毛的长短、粗细、外形和数目不一，但均由毛干、毛根和毛囊构成（图02.11.02、图02.11.08）。

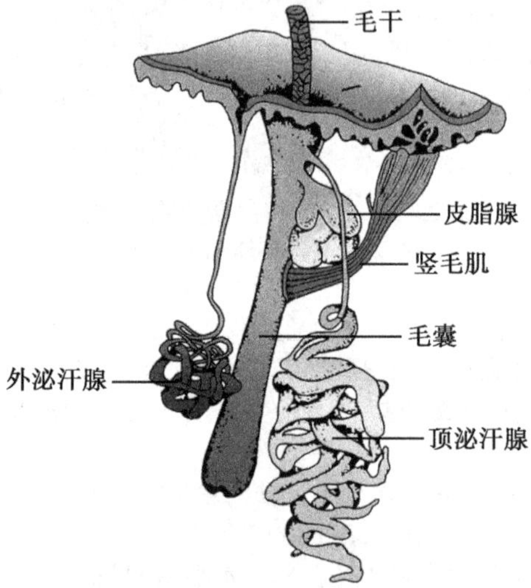

图02.11.08　皮肤附属器示意图

02.11.087　毫毛　vellus [hair]

存在于大部分体表的细短、柔软而色浅的毛，其毛囊较小。

02.11.088　终毛　terminal hair

身体某些部位的粗长而色深的毛，如头发、眉毛、睫毛、鼻毛、耳毛、男性的胡须和胸毛、青春期后的腋毛和阴毛、四肢的粗毛等，其毛囊长而毛球大。

02.11.089　头发　hair of head

头皮上的密集终毛。

02.11.090　眉毛　eyebrow, supercilia

前额和上眼睑结合处的一组横行终毛。

02.11.091　睫毛　cilium

生长于眼睑边缘的终毛。

02.11.092　胡须　beard, barba

生长于下半部脸的浓密终毛，一般在青春期后作为男性第二性征出现。

02.11.093　耳毛　barbula hirci

生长于外耳耳廓的终毛，尤其是外耳门前方。

02.11.094　鼻毛　vibrissa

鼻前庭处皮肤上的终毛。

02.11.095　腋毛　axillary hairs, hirci

腋窝处皮肤上的终毛。

02.11.096　阴毛　pubes

覆盖耻骨区皮肤的终毛。

02.11.097　毛涡　hair whorls, vortices pilorum

头顶部呈螺旋状排列毛发形成的旋涡状结构。

02.11.098　毛干　hair shaft

毛伸出皮肤外的部分（图 02.11.08）。

02.11.099　毛根　hair root

毛埋在皮肤和皮下组织内的部分，其外有毛囊包裹（图 02.11.09）。

02.11.100　毛髓质　hair medulla

毛中轴的 2~3 层皱缩的立方形角质细胞，细胞含有胞核遗迹和密集的角蛋白，细胞间隙大，常含空气，细胞内和细胞间含黑素颗粒。毛髓质仅见于粗毛。

02.11.101　毛皮质　hair cortex

毛的主体，位于髓质之外，由紧密排列的梭形角质细胞构成，细胞内充满角蛋白丝束，包埋在致密基质中，并含黑素颗粒和气泡。

02.11.102　毛小皮　hair cuticle

毛表面一层薄而透明的高度角化的扁平细胞，彼此叠置呈屋瓦状，细胞游离端向上。

02.11.103　毛囊　hair follicle

由多层上皮细胞和结缔组织共同包裹毛根所形成的鞘状结构，由内层的上皮根鞘和外层的结缔组织鞘组成。毛囊从上向下分漏斗部、峡部和下段 3 段（图 02.11.09、图 02.11.10）。

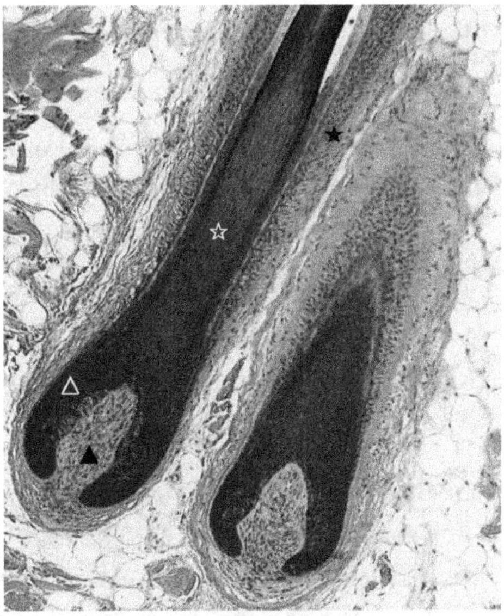

图 02.11.09　人头皮毛根和毛囊

HE 染色，低倍

☆ 毛根；★ 毛囊；△ 毛球；▲ 毛乳头

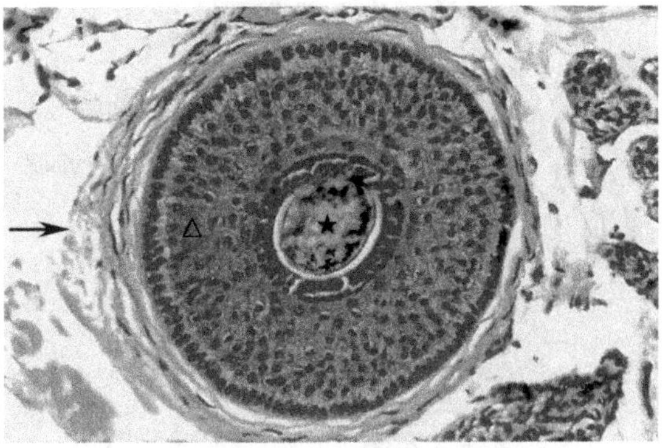

图 02.11.10　人头皮毛横切

HE 染色，高倍

↑ 结缔组织鞘；△ 上皮根鞘；★ 毛根

02.11.104　［毛囊］漏斗部　infundibulum

又称真皮毛管。从毛囊开口处向下到皮脂腺开口处的一段毛囊，无内根鞘，毛根在此处与毛囊壁分离，游离其中。

02.11.105　［毛囊］峡部　isthmus

从皮脂腺开口处向下到立毛肌附着处的一段毛

囊，较短，与毛根紧密相贴。

02.11.106　［毛囊］下段　inferior segment

立毛肌附着处以下的毛囊，与毛根紧密相贴。只存在于毛的生长期，而在毛的退化期消失。

02.11.107　真皮毛管　dermal hair canal

见 02.11.104［毛囊］漏斗部。

02.11.108　表皮内毛管　intraepidermal hair canal

表皮中毛穿过的细短管道，与真皮毛管相连续。

02.11.109　隆起　bulge

又称毛床。立毛肌下端附着处的毛囊膨大部分。

02.11.110　毛床　hair bed

见 02.11.109 隆起。

02.11.111　毛囊干细胞　hair follicle stem cell

又称隆起细胞。位于毛囊隆起部外根鞘中的一种干细胞，细胞小，胞核卷曲，胞质含大量游离核糖体，无角蛋白丝束，可能是毛母基细胞、表皮基底层细胞和皮脂腺基细胞的共同祖细胞（图 02.11.11）。

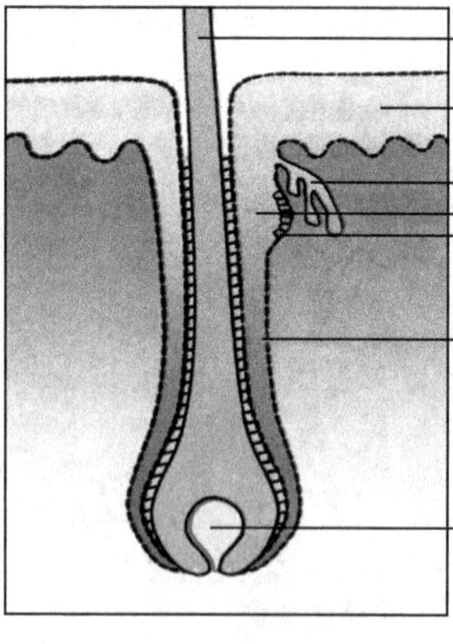

图 02.11.11　毛和毛囊示意图（示毛囊干细胞）

02.11.112　隆起细胞　bulge cell

见 02.11.111 毛囊干细胞。

02.11.113　上皮根鞘　epithelial root sheath

由多层上皮细胞组成的毛囊的内层，与表皮相延续，分为内根鞘和外根鞘两层（图 02.11.10）。

02.11.114　内根鞘　internal root sheath, inner root sheath

上皮根鞘的内层，由开始角化的数层细胞构成，只见于皮脂腺开口以下的毛囊。内根鞘从内向外分为内根鞘小皮、赫胥黎层和亨勒层 3 层。

02.11.115　内根鞘小皮　cuticle of internal root sheath

简称鞘小皮。内根鞘最内面的一层已角化的小扁平细胞，呈屋瓦状排列，细胞游离端向下，与毛小皮紧贴，使毛与内根鞘牢固附着。

02.11.116　赫胥黎层　Huxley's layer

内根鞘的中间层，由 2~3 层未完全角化的扁长形细胞组成，细胞内含较多的角蛋白丝和透明毛质颗粒。

02.11.117　亨勒层　Henle's layer

内根鞘最外层的一层角化的扁细胞，含成束的角蛋白丝和透明毛质颗粒。

02.11.118　透明毛质颗粒　trichohyalin granule

内根鞘细胞内的呈均质状、无膜包被的颗粒，与表皮透明角质颗粒相似，但不具嗜碱性而易被伊红染色。

02.11.119　外根鞘　external root sheath, outer root sheath

上皮根鞘的外层，由未角化的数层细胞构成，与表皮的基底层和棘层相延续，越向下细胞层数越少，近毛球处仅一层细胞。

02.11.120　结缔组织鞘　connective tissue sheath

又称真皮鞘。由薄层致密结缔组织构成的毛囊的外层，富含神经和血管。其外层含纵行胶原纤维，细胞少；中层厚，以环行纤维为主，细胞较多；内层为玻璃膜，与表皮基膜相连续（图 02.11.10）。

02.11.121　真皮鞘　dermal sheath

见 02.11.120 结缔组织鞘。

02.11.122　［毛囊］玻璃膜　glassy membrane

又称［毛囊］透明膜。毛囊结缔组织鞘内层的均质状膜，相当于增厚的基膜，与表皮的基膜相连续。

02.11.123　［毛囊］透明膜　hyaline membrane

见 02.11.122［毛囊］玻璃膜。

02.11.124　毛球　hair bulb

毛根和毛囊下端的膨大部分，其底面凹陷，内含毛乳头，毛球的上皮中含毛母基细胞和黑素细胞。毛球是毛和毛囊的生长点（图 02.11.09）。

02.11.125　毛乳头　hair papilla

凸入毛球底部凹陷内、富含毛细血管和神经的结缔组织，除对毛有营养作用外，对毛和毛囊的生长也发挥诱导作用（图 02.11.09）。

02.11.126　毛母质细胞　hair matrix cell

围绕在毛乳头周围的毛球上皮细胞，与表皮基底细胞相似，呈柱状或立方形，胞核大，胞质嗜碱性，含较多游离核糖体和线粒体、少量角蛋白丝等。细胞分裂较快，可不断分裂增殖并分化为毛和毛囊上皮根鞘的细胞。

02.11.127　立毛肌　arrector pilli muscle

又称竖毛肌。毛囊与皮肤表面成钝角一侧的一束斜行平滑肌，一端附着于毛囊，另一端与真皮乳头层结缔组织相连。受交感神经支配，其收缩可使毛竖立，也有利于皮脂腺分泌（图 02.11.08、图 02.11.12）。

02.11.128　［毛］生长期　anagen phase

毛生长周期中，毛囊和毛活跃生长、形成新毛的一段时间。

02.11.129　［毛］退化期　catagen phase

毛生长周期中，毛停止生长、毛囊和毛发生退化的一段时间，是生长期和静止期的过渡期，时间较短。

02.11.130　［毛］静止期　telogen phase, resting phase

毛生长周期中，毛囊和毛球萎缩，而毛最终脱落的一段时间，此期较长。

02.11.131　杵状毛　club hair

毛根被毛囊外根鞘上皮细胞角化形成的球状膨大所包裹的毛，是正常退化脱落中的毛。杵状毛向外移位，最后由新生的毛将其推出而脱落。

02.11.132　皮脂腺　sebaceous gland

皮肤的一种分泌油性物质的泡状腺，由几个腺泡和一个共同短导管构成，为皮肤的附属器，分布于除手掌、足底和足背的皮肤内。常位于毛囊和立毛肌之间，开口于毛囊；在无毛薄皮肤，直接开口于皮肤表面。其分泌活动主要受雄激素调节（图 02.11.08、图 02.11.12）。

02.11.133　［皮脂腺］分泌部　secretory portion

由周边一层基细胞和中央逐渐成熟的细胞构成的泡状结构。基细胞为未分化细胞，小而较扁，胞核染色淡，胞质嗜碱性，其增殖形成的新细胞体积增大成多边形，向中央移动，成熟后胞质充满脂滴，细胞解体，连同脂类一起排出（图 02.11.12）。

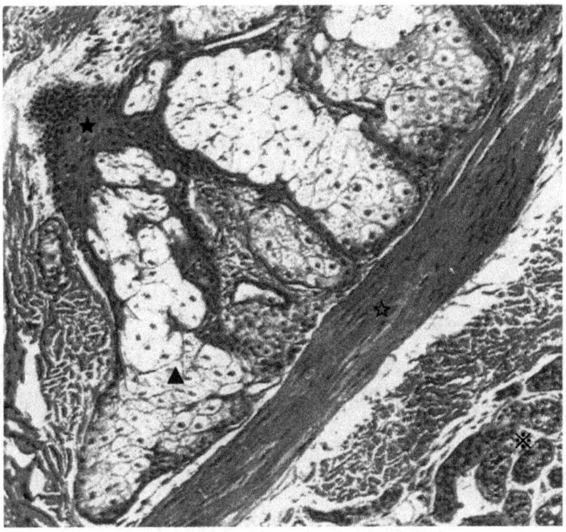

图 02.11.12　人头皮皮脂腺和立毛肌

HE 染色，高倍

▲ 分泌部；★ 导管；☆ 立毛肌；※ 外泌汗腺

02.11.134　［皮脂腺］导管　duct

连接皮脂腺分泌部、由复层扁平上皮构成的较短而粗的管道，开口于毛囊漏斗部下段或皮肤表面（图 02.11.12）。

02.11.135　皮脂　sebum

皮脂腺分泌的脂类与解体的腺细胞碎片一起排出形成的混合物，有润滑皮肤、保护毛发和抑菌等功能。

02.11.136　毛－皮脂腺单位　pilosebaceous unit

又称毛－皮脂腺复合体。毛囊和毛、皮脂腺、立毛肌在胚胎发生、解剖学和临床上关系密切，合称毛－皮脂腺单位。

02.11.137　毛－皮脂腺复合体　pilosebaceous complex

见 02.11.136 毛－皮脂腺单位。

02.11.138　表皮－毛－皮脂腺单位　epidermopilosebaceous unit

由于表皮、毛囊和毛、皮脂腺来源于共同的干细胞，即毛囊干细胞，故合称表皮－毛－皮脂腺单位。

02.11.139　汗腺　sweat gland

皮肤的一种单曲管状腺，由分泌部和导管构成，属皮肤的附属器，可分为外泌汗腺和顶泌汗腺（图 02.11.08）。

02.11.140　外泌汗腺　eccrine sweat gland, exocrine sweat gland

又称局泌汗腺。以局浆分泌方式从腺细胞排出汗的汗腺，即通常所指的汗腺，遍布全身大部分皮肤。受热刺激时通过出汗以调节体温，也有调节水电解质平衡和排泄等作用。手掌、腋窝、前额等部位的汗腺对情感刺激如疼痛、紧张、恐惧等发生反应（图 02.11.08、图 02.11.13）。

02.11.141　局泌汗腺　merocrine sweat gland

见 02.11.140 外泌汗腺。

02.11.142　汗　sweat

外泌汗腺分泌的无色无味的低渗性水样液，主要成分是水，还含钠、钾、氯、尿素、尿酸和乳酸等。不显汗维持表皮角质层水合状态，有柔润和防止角质层干燥的作用；显性出汗有调节体温和水电解质平衡、排泄等作用。

02.11.143　［汗腺］分泌部　secretory portion

由染色浅的单层锥形、立方形或柱状腺细胞围成的分泌汗的管道，管腔较小，蟠曲成团，位于真皮深部和皮下组织中。腺细胞可分明细胞和暗细胞，与基膜之间有肌上皮细胞（图 02.11.13）。

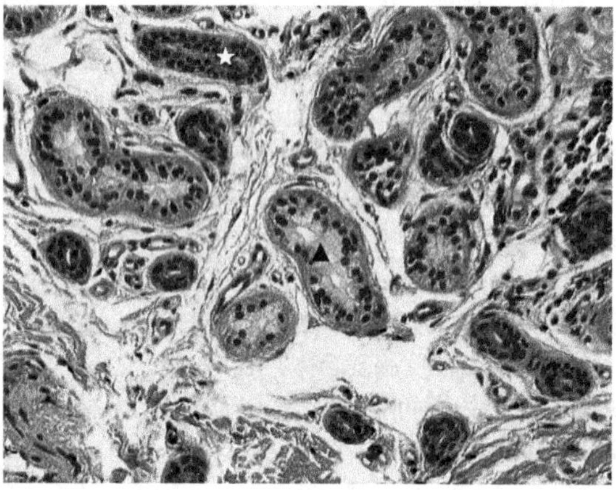

图 02.11.13　人指皮外泌汗腺

HE 染色，低倍

▲ 分泌部；★ 导管

02.11.144　［汗腺］明细胞　clear cell

外泌汗腺分泌部的一种胞体大、染色淡的细胞，其顶部窄，底部宽，胞核位于细胞基部，是分泌汗的主要细胞。

02.11.145　［汗腺］暗细胞　dark cell

夹于外泌汗腺分泌部明细胞之间的一种体积较小、染色较深的细胞，其顶部宽，底部较窄，胞核靠近腔面，分泌黏蛋白。

02.11.146　肌上皮细胞　myoepithelial cell

具有收缩功能的扁平状有突起的上皮细胞，常位于某些腺体如汗腺、乳腺、大唾液腺、泪腺等的腺泡或导管起始部细胞与基膜之间，其收缩有助于腺分泌物的排出。

02.11.147　汗腺导管　sweat duct

又称汗管。与汗腺分泌部直接延续的排出汗的管道，分 3 段，起始段蟠曲在真皮深部，真皮段在真皮内直行向上，表皮内段螺旋状上行，开口于皮肤表面的汗孔。前两段由两层染色深的立方细胞围成，较分泌部细，管腔小（图 02.11.13）。

02.11.148　［汗腺导管］小皮　cuticle

真皮内汗腺导管内层细胞游离面的嗜酸性线状结构，可能是胞膜下的终末网。

02.11.149　表皮内汗腺导管　intraepidermal sweat duct

表皮内呈螺旋状走行的汗腺导管，由一到数层角化不全的细胞围成，在角质层中导管细胞大量脱落（图 02.11.01）。

02.11.150　汗孔　sweat pore

汗腺在皮肤表面的开口。

02.11.151　顶泌汗腺　apocrine sweat gland

又称大汗腺。以顶浆分泌方式排出分泌物的汗腺，其分泌部较大，导管与外泌汗腺的相似，开口于毛囊上段，分泌物为较黏稠的乳状液，排出后被细菌分解产生特殊气味。分布在腋窝、乳晕、肛门及会阴等处，其分泌活动受性激素影响（图 02.11.08）。

02.11.152　大汗腺　large sweat gland

见 02.11.151 顶泌汗腺。

02.11.153　臭腺　odoriferous gland, stink gland

分泌物有特殊臭味的腺体，如包皮腺。在脊椎动物是一种特殊改变的皮脂腺，分泌物具有防御作用，或属于信息素，与动物的求偶、母子识别和地域行为等有关。

02.11.154　甲　nail

指（趾）远端背面的角质板及其下面和周围的皮肤组织，是皮肤的一种附属器，由甲板和甲床等构成，对指（趾）末节起保护作用（图 02.11.14）。

02.11.155　指甲　nail of finger

手指末节远端背面的角质板。

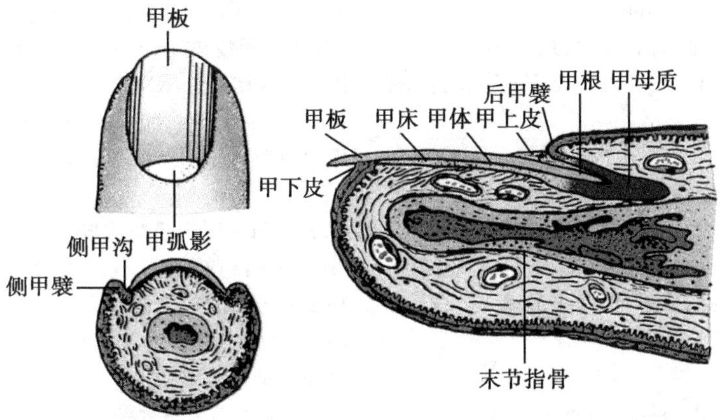

图 02.11.14　指甲正面（左上）、横切（左下）及纵切（右）模式图

02.11.156　趾甲　nail of toe
足趾末节远端背面的角质板。

02.11.157　甲板　nail plate
指（趾）端背面的透明角质板，分甲体和甲根，由多层紧密排列、含大量硬角蛋白的角质细胞构成，细胞间有发达的紧密连接和桥粒，故细胞不脱落（图 02.11.14）。

02.11.158　甲体　nail body
甲板的外露部分，略呈弯曲的四边形，为坚硬半透明的长方形角质板（图 02.11.14）。

02.11.159　甲根　nail root
包埋在皮肤下面的甲板近侧部分（图 02.11.14）。

02.11.160　甲弧影　lunula
甲体近侧呈白色的半月形区域，在拇指上最为明显，是甲母质细胞在远侧增生的标志（图 02.11.14）。

02.11.161　甲床　nail bed
甲板深面的皮肤，由表皮的棘层和基底层及其下方的真皮构成，与指（趾）骨的骨膜相连接。甲床无汗腺和皮脂腺，真皮富含血管，可见血管球，缺乏真皮乳头（图 02.11.14）。

02.11.162　甲母质　nail matrix
甲根周围表皮的基底层中分化和形成甲板的幼稚上皮细胞。甲母质细胞分裂增殖，向甲板远端移动，角化后形成甲体的细胞（图 02.11.14）。

02.11.163　甲襞　nail fold
又称甲郭。甲体外侧缘和近端的皮肤皱褶。

02.11.164　甲郭　vallum unguis
见 02.11.163 甲襞。

02.11.165　侧甲襞　lateral nail fold
甲体两侧的皮肤皱褶（图 02.11.14）。

02.11.166　后甲襞　posterior nail fold
甲体近端的皮肤皱褶（图 02.11.14）。

02.11.167　甲沟　nail groove
侧甲襞和后甲襞与甲体之间的沟，近侧的较深，两侧的较浅（图 02.11.14）。

02.11.168　甲隐缘　hidden border of nail, margo occultus unguis
甲体近侧缘被甲襞覆盖的部分

02.11.169　甲游离缘　free border of nail, margo liber unguis
甲的远侧缘，突出于指尖。

02.11.170　甲周膜　perionyx, perionychium
甲上皮的残余，覆盖甲弧影的近端，在胚胎 8 个月时出现并保留终身。

02.11.171　甲上皮　eponychium
又称甲小皮。甲体近端上面即后甲襞的表皮角质层，紧贴甲板，封闭甲板背面与后甲襞腹侧面之间的潜在空隙。胚胎时期，甲上皮覆盖在整个早期甲板表面上，至胎儿晚期则大部分消失，使甲板暴露，仅在甲的近端残留（图 02.11.14）。

02.11.172　甲小皮　cuticle
见 02.11.171 甲上皮。

02.11.173　甲下皮　hyponychium

甲体远端游离缘下面的表皮角质层，较厚，与指（趾）腹侧面的表皮相连续，有阻止细菌侵入的作用（图 02.11.14）。

02.11.174　皮肤相关淋巴组织　skin associated lymphoid tissue

由表皮淋巴细胞、朗格汉斯细胞、角质形成细胞、内皮细胞及引流皮肤的浅表淋巴结组成，参与皮肤的免疫功能。

02.11.175　皮肤免疫系统　skin immune system

由皮肤中的抗微生物肽类、纤维蛋白溶酶、花生四烯酸、免疫球蛋白、补体、细胞因子和角质形成细胞、朗格汉斯细胞、淋巴细胞、巨噬细胞、粒细胞、肥大细胞、内皮细胞等组成，参与皮肤的体液免疫和细胞免疫，维持皮肤及全身微环境的稳定。

02.11.176　组织工程皮肤　tissue-engineered skin

应用组织工程技术在体外构建的人工皮肤，包括表皮替代物、真皮替代物和全层皮肤等，用于皮肤烧伤创面、慢性皮肤溃疡、多种皮肤病等的修复和治疗。

（西安交通大学　宋天保　中山大学　汪华侨）

02.12　内分泌系统

02.12.001　内分泌系统　endocrine system

通过分泌的激素，对机体的代谢和生理活动进行调节的结构系统，由内分泌腺和分布于机体其他器官内的内分泌细胞组成。

02.12.002　内分泌细胞　endocrine cell

分泌物经血液和淋巴运输或经扩散至靶细胞而发挥作用的分泌细胞，其分泌物称为激素。内分泌细胞构成内分泌腺，也可弥散分布于其他器官内。

02.12.003　内分泌腺　endocrine gland

由内分泌细胞构成的没有导管的腺，细胞排列成索状、网状、团状，或围成滤泡状，其分泌的激素一般直接进入周围的毛细血管和淋巴管中，由血液和淋巴输送到靶器官和靶细胞而发挥作用。人体的内分泌腺有垂体、松果体、甲状腺、甲状旁腺、肾上腺、胰岛、性腺等（图 02.12.01）。

02.12.004　内分泌　endocrine

内分泌细胞分泌的激素经由血液和淋巴运送至远隔部位的靶细胞而调节其功能活动的分泌方式。

02.12.005　旁分泌　paracrine

内分泌细胞分泌的激素进入组织液，弥散至邻近的靶细胞而调节其功能活动的分泌方式。

02.12.006　自分泌　autocrine

内分泌细胞分泌的激素直接作用于细胞自身或同一种细胞的分泌方式。

02.12.007　激素　hormone

内分泌细胞分泌的微量、高效的生物活性物质，通过内分泌、旁分泌等方式调节机体的代谢和生理活动。激素通过与相应的受体结合而发挥作用。

02.12.008　含氮激素　nitrogen-containing hormone

氨基酸衍生物、胺类、肽类和蛋白质类激素的总称，如甲状腺激素、肾上腺髓质激素、褪黑激素、下丘脑的激素、垂体的激素、甲状旁腺激素、降钙素、胰岛素、胃肠激素等。

02.12.009　类固醇激素　steroid hormone

又称甾体激素。一类具有环戊烷多氢菲母核的四环脂肪烃类激素，如肾上腺皮质激素、性激素（雄激素、雌激素、孕激素）等。

02.12.010　含氮激素分泌细胞　nitrogen-containing hormone-secreting cell

分泌含氮激素的内分泌细胞，其超微结构特点为胞质含有与合成激素有关的粗面内质网和高尔基复合体，以及运输、贮存和释放激素的分泌颗粒。

02.12.011　类固醇激素分泌细胞　steroid hormone-secreting cell

分泌类固醇激素的内分泌细胞，其超微结构特点为胞质含丰富的滑面内质网、较多的管状嵴线粒体和脂滴，后者中的胆固醇是合成激素的原料。

02.12.012　激素受体　hormone receptor

细胞表面或细胞内能与特异激素结合并引起细胞相应效应的蛋白质。许多受体有不同的亚型，与激素结合后产生不同的效应。

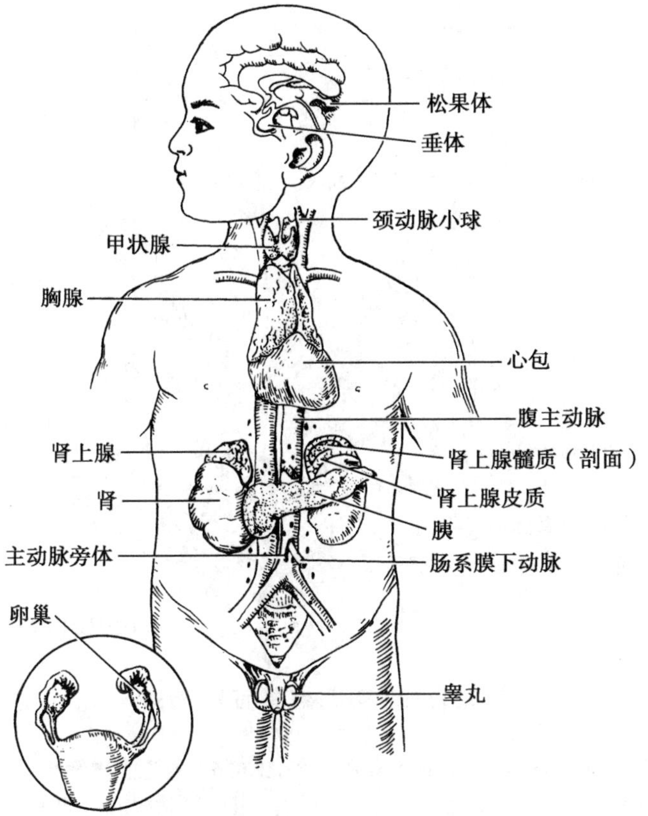

图 02.12.01　内分泌腺示意图

02.12.013　靶器官　target organ

接受激素的刺激而发生效应的器官。

02.12.014　靶细胞　target cell

接受激素的刺激而产生效应的细胞，靶细胞具有与激素特异性结合的受体。

02.12.015　甲状腺　thyroid gland

位于颈前部的人体最大的内分泌腺，由两个侧叶和峡部组成，呈“H”形，峡部位于第 2~4 气管软骨环之间。其主要功能是合成和分泌甲状腺激素，调节机体代谢和促进生长发育；另外，还分泌降钙素，参与调节血钙水平（图 02.12.02）。

02.12.016　甲状腺鞘　sheath of thyroid gland

由气管前筋膜包绕甲状腺而形成的结缔组织鞘。又称甲状腺假被膜，临床上称外科囊。

02.12.017　［甲状腺］纤维囊　fibrous capsule

甲状腺的被膜，为薄层纤维性结缔组织，结缔组织携带血管和神经伸入甲状腺实质内，将腺实质分为许多小叶。

02.12.018　囊鞘间隙　space between capsule and sheath

甲状腺鞘和纤维囊之间的间隙。

02.12.019　甲状腺右叶　right lobe of thyroid gland

贴附在候下部和气管上部右侧面的甲状腺侧叶（图 02.12.02）。

02.12.020　甲状腺左叶　left lobe of thyroid gland

贴附在候下部和气管上部左侧面的甲状腺侧叶（图 02.12.02）。

02.12.021　甲状腺峡　isthmus of thyroid gland

甲状腺位于第 2~4 气管软骨环前方的部分，可作为气管切开术的参考定位标志（图 02.12.02）。

02.12.022　锥状叶　pyramidal lobe

从甲状腺峡向上伸出的一个锥体形甲状腺组织。其长短不一，长者可达舌骨，为胚胎发育的遗迹常随年龄而逐渐退化，故儿童较成人多见（图 02.12.02）。

02.12.023　副甲状腺　accessory thyroid gland

偶见于甲状腺左、右叶附近独立存在的甲状腺组织。

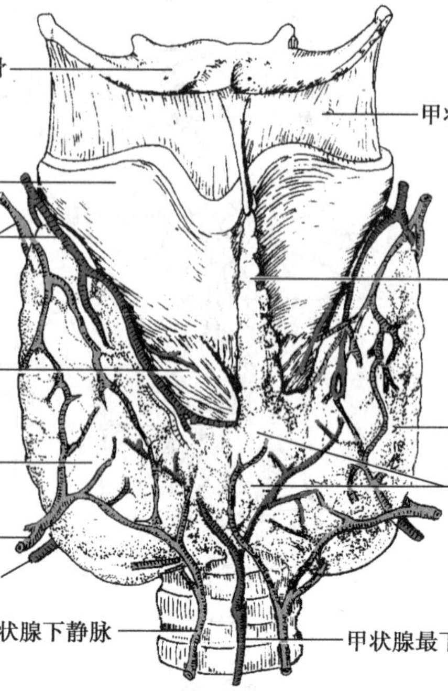

图 02.12.02 甲状腺（前面）示意图

02.12.024 甲状腺悬韧带 suspensory ligament of thyroid gland

甲状腺左、右叶上端与甲状软骨、环状软骨之间的韧带，由局部甲状腺鞘增厚形成，将甲状腺固定于喉及气管壁上。

02.12.025 甲状腺滤泡 thyroid follicle

甲状腺中呈圆形、椭圆形或不规则形的由单层立方滤泡上皮细胞围成的泡状结构，滤泡腔内充满胶质，滤泡周围有丰富的有孔毛细血管网。滤泡是甲状腺的结构和功能单位（图 02.12.03）。

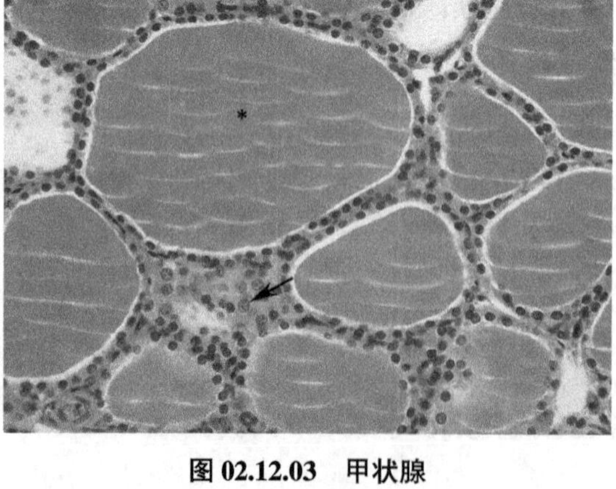

图 02.12.03 甲状腺

HE 染色，低倍

* 胶质；↑ 滤泡旁细胞

02.12.026 滤泡上皮细胞 follicular epithelial cell

组成甲状腺滤泡的单层立方形细胞，胞质弱嗜碱性，含较发达的粗面内质网和高尔基复合体、线粒体、溶酶体、胶质小滴等，其功能是合成和分泌甲状腺激素。细胞形态可随功能状态不同而发生改变，功能活跃时，细胞增高呈柱状；反之，细胞变矮，呈扁平状（图 02.12.04）。

02.12.027 胶质 colloid

甲状腺滤泡腔中所含的均质嗜酸性胶状物质，是滤泡上皮细胞的分泌物在腔内的贮存形式，主要为碘化甲状腺球蛋白，是甲状腺激素的前体物质（图 02.12.03）。

02.12.028 胶质小滴 colloid droplet

又称胶质小泡。甲状腺滤泡上皮细胞顶部胞质内的体积较大、电子密度较低的小泡，内含从滤泡腔重吸收的胶质（图 02.12.04）。

02.12.029 胶质小泡 colloid vesicle

见 02.12.028 胶质小滴。

02.12.030 甲状腺激素 thyroid hormone

甲状腺滤泡上皮细胞合成和分泌的激素，包括四碘甲腺原氨酸（T_4）和三碘甲腺原氨酸（T_3），它们都是酪氨酸的碘化物，其功能是促进机体的能量代谢和物质代谢，提高神经兴奋性，促进生长发育，尤其对婴幼儿的长骨和中枢神经系统发育影响很大。

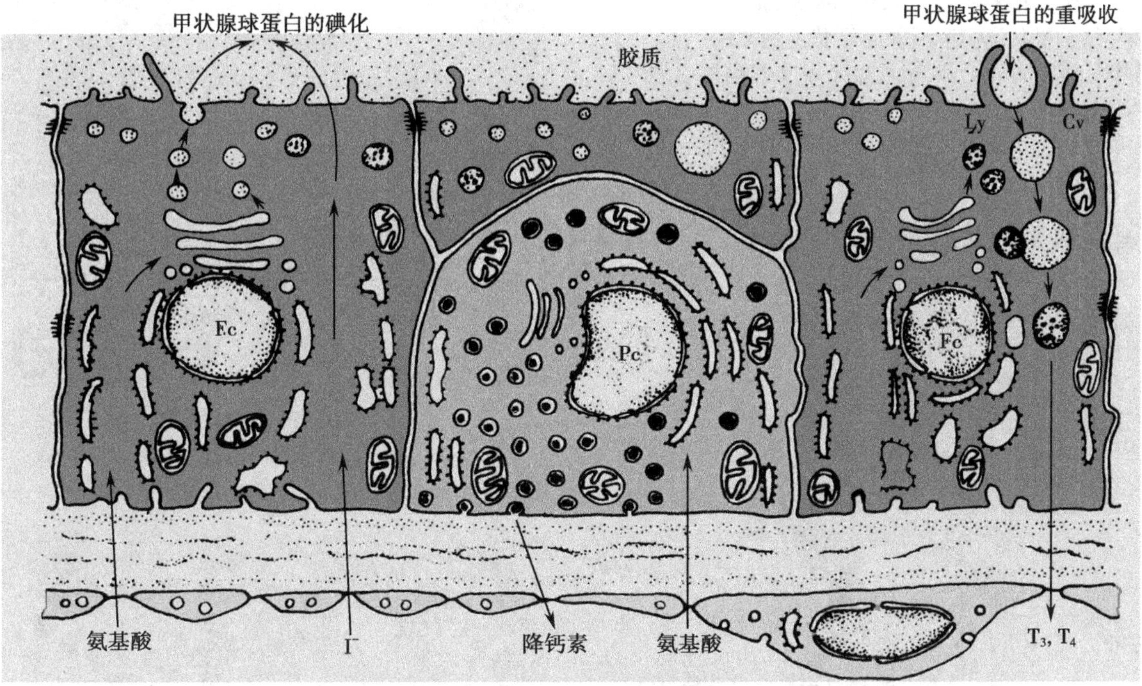

图 02.12.04　甲状腺滤泡上皮细胞超微结构及激素合成与分泌示意图

Fc. 滤泡上皮细胞；Pc. 滤泡旁细胞；Ly. 溶酶体；Cv. 胶质小泡

02.12.031　四碘甲腺原氨酸　tetraiodothyronine, T_4

简称 T_4，又称甲状腺素。由碘化甲状腺球蛋白分子上相邻的两个二碘酪氨酸残基通过氧化耦联反应形成，当碘化甲状腺球蛋白被溶酶体酶降解时游离 T_4 被释放出来，进入血液和淋巴。T_4 在体内含量多，占总量的 90%，但活性较弱，作用较慢。约 40% 的 T_4 在外周组织脱碘转变为 T_3。

02.12.032　甲状腺素　thyroxine

见 02.12.031 四碘甲腺原氨酸。

02.12.033　三碘甲腺原氨酸　triiodothyronine, T_3

简称 T_3。由碘化甲状腺球蛋白分子上相邻的一个一碘酪氨酸残基与一个二碘酪氨酸残基通过氧化耦联反应形成，当碘化甲状腺球蛋白被溶酶体酶降解时游离 T_3 被释放进入血液和淋巴，但体内 T_3 主要来自 T_4 的脱碘。T_3 活性比 T_4 大 5 倍，且作用较快。

02.12.034　滤泡旁细胞　parafollicular cell

又称亮细胞、C 细胞。位于甲状腺滤泡之间或滤泡上皮细胞之间、分泌降钙素的内分泌细胞，其胞体较大，在 HE 染色标本上胞质着色浅淡，银染法可见胞质内含嗜银颗粒。滤泡旁细胞还合成和分泌降钙素基因相关肽和生长抑素（图 02.12.04、图 02.12.05）。

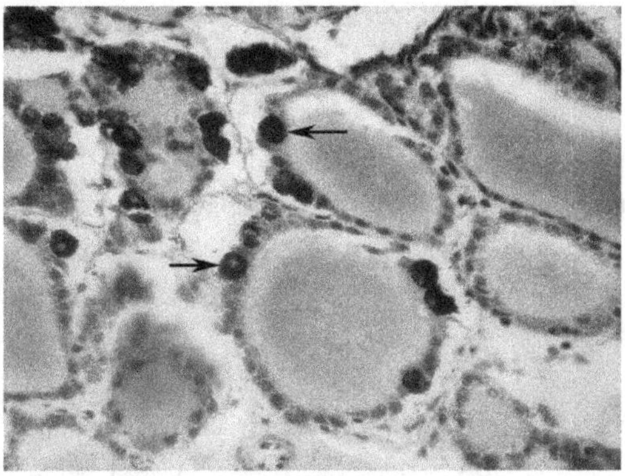

图 02.12.05　甲状腺滤泡旁细胞（↑）银染色　高倍

02.12.035　［甲状腺］亮细胞　clear cell

见 02.12.034 滤泡旁细胞。

02.12.036　［甲状腺］C 细胞　C cell

见 02.12.034 滤泡旁细胞。

02.12.037　降钙素　calcitonin

甲状腺滤泡旁细胞合成和分泌的多肽激素，含 32 个氨基酸残基，能降低破骨细胞活动，减少骨的溶解吸收；促进成骨细胞的活动，使钙盐沉积于类骨质；并抑制肠和肾小管对钙的吸收，从而使血钙降低。

02.12.038 甲状旁腺 parathyroid gland

位于甲状腺侧叶后缘与甲状腺鞘之间的上、下两对扁椭圆形内分泌腺,也可位于甲状腺鞘外或埋入甲状腺实质内。呈淡棕黄色,大小似黄豆。其功能是合成和分泌甲状旁腺激素,调节钙磷代谢,升高血钙(图02.12.06)。

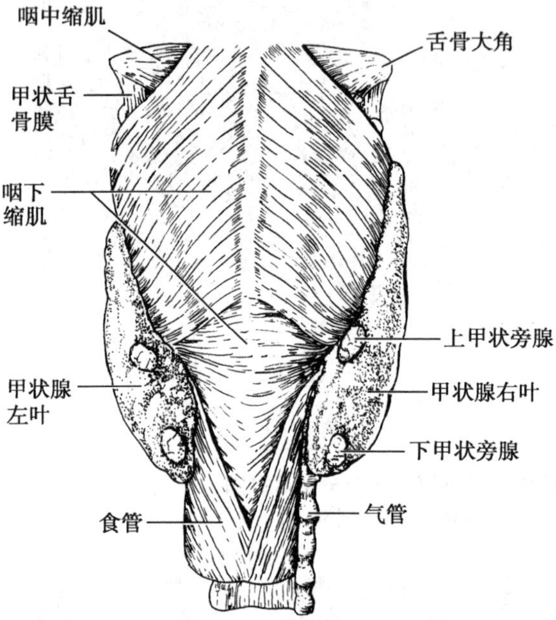

图 02.12.06 甲状旁腺示意图

02.12.039 上甲状旁腺 superior parathyroid gland

位于甲状腺侧叶后缘上、中 1/3 交界处的一对甲状旁腺,来源于第 4 对咽囊,其位置比较恒定(图02.12.06)。

02.12.040 下甲状旁腺 inferior parathyroid gland

位于甲状腺侧叶后缘下 1/3 处甲状腺下动脉附近的一对甲状旁腺,来源于第 3 对咽囊,其位置变异较大(图 02.12.06)。

02.12.041 [甲状旁腺]主细胞 chief cell

甲状旁腺实质中的主要细胞,呈圆形或多边形,HE 染色标本中着色浅淡,能合成和分泌甲状旁腺激素(图 02.12.07、图 02.12.08)。

02.12.042 [甲状旁腺]嗜酸性细胞 oxyphil cell

甲状旁腺实质中单个或成群分布在主细胞之间,胞体较大、胞质嗜酸性、富含线粒体的细胞,其数量随年龄增长而增多,功能不详(图 02.12.07、图02.12.08)。

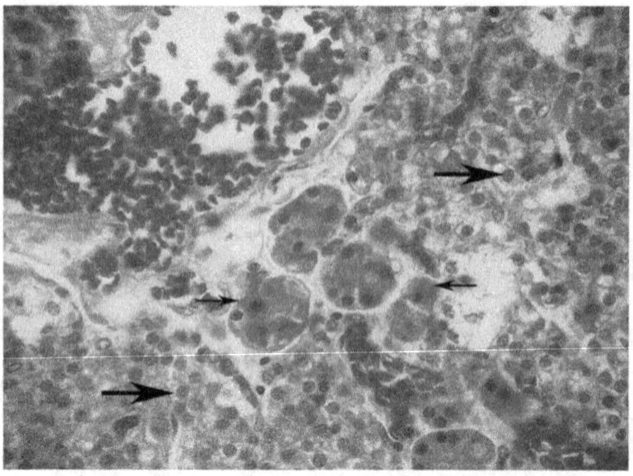

图 02.12.07 甲状旁腺

HE 染色,高倍

↑主细胞; ↑ 嗜酸性细胞

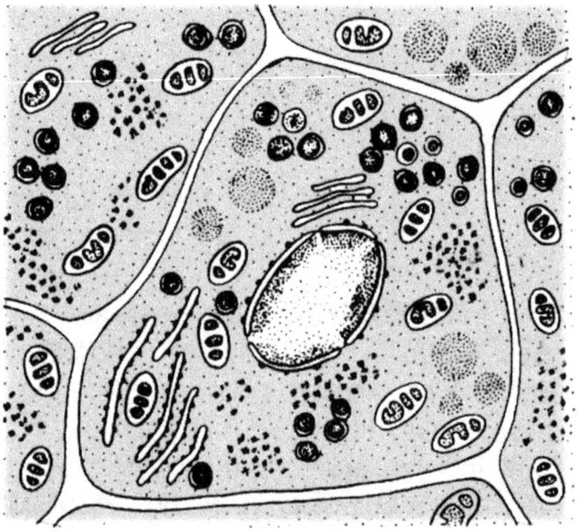

主细胞

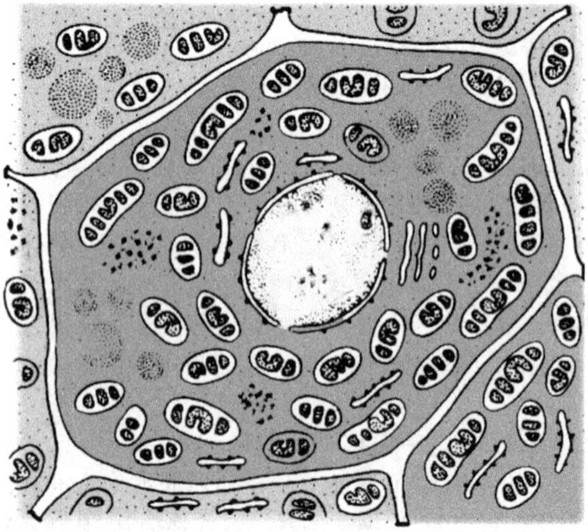

嗜酸性细胞

图 02.12.08 甲状旁腺主细胞和嗜酸性细胞电镜模式图

02.12.043 甲状旁腺激素 parathyroid hormone, PTH

甲状旁腺主细胞合成和分泌的含84个氨基酸残基的多肽激素，能刺激骨细胞性溶骨，促进破骨细胞生成并增强其溶骨作用，使骨盐溶解；并增加肾小管对钙的重吸收，抑制磷的重吸收，从而使血钙升高，血磷降低。PTH还可促进维生素D_3活化，间接使血钙升高。

02.12.044 肾上腺 adrenal gland, suprarenal gland

位于左、右肾上极前上方的两个内分泌腺，与肾之间有脂肪组织相隔，并和肾共同包裹在肾筋膜内。左肾上腺呈半月形，右肾上腺呈三角形。肾上腺实质分周边的皮质和中央的髓质两部分（图02.12.01）。

02.12.045 肾上腺前面 anterior surface of adrenal gland

肾上腺与腹腔器官毗邻的面。右肾上腺前面稍朝外。

02.12.046 肾上腺后面 posterior surface of adrenal gland

肾上腺与膈相贴的部分。

02.12.047 肾上腺肾面 renal part of adrenal gland

肾上腺与肾的上极紧密相贴的凹陷面。

02.12.048 肾上腺内侧缘 medial border of adrenal gland

肾上腺内侧的一缘，较薄。

02.12.049 肾上腺门 hilum of adrenal gland

肾上腺前面中下部的浅沟，为肾上腺中央静脉穿出的部位。

02.12.050 肾上腺皮质 adrenal cortex

位于周边部的肾上腺实质，占肾上腺体积的80%~90%，来自中胚层，由浅至深分为球状带、束状带和网状带，其腺细胞具有类固醇激素分泌细胞的超微结构特点（图02.12.09、图02.12.10）。

02.12.051 ［肾上腺皮质］球状带 zona glomerulosa

被膜下方的薄层肾上腺皮质，约占皮质总体积的15%，其腺细胞较小，排列成球团状，分泌盐皮质激素，其分泌受肾素－血管紧张素系统调节（图02.12.09、图02.12.10）。

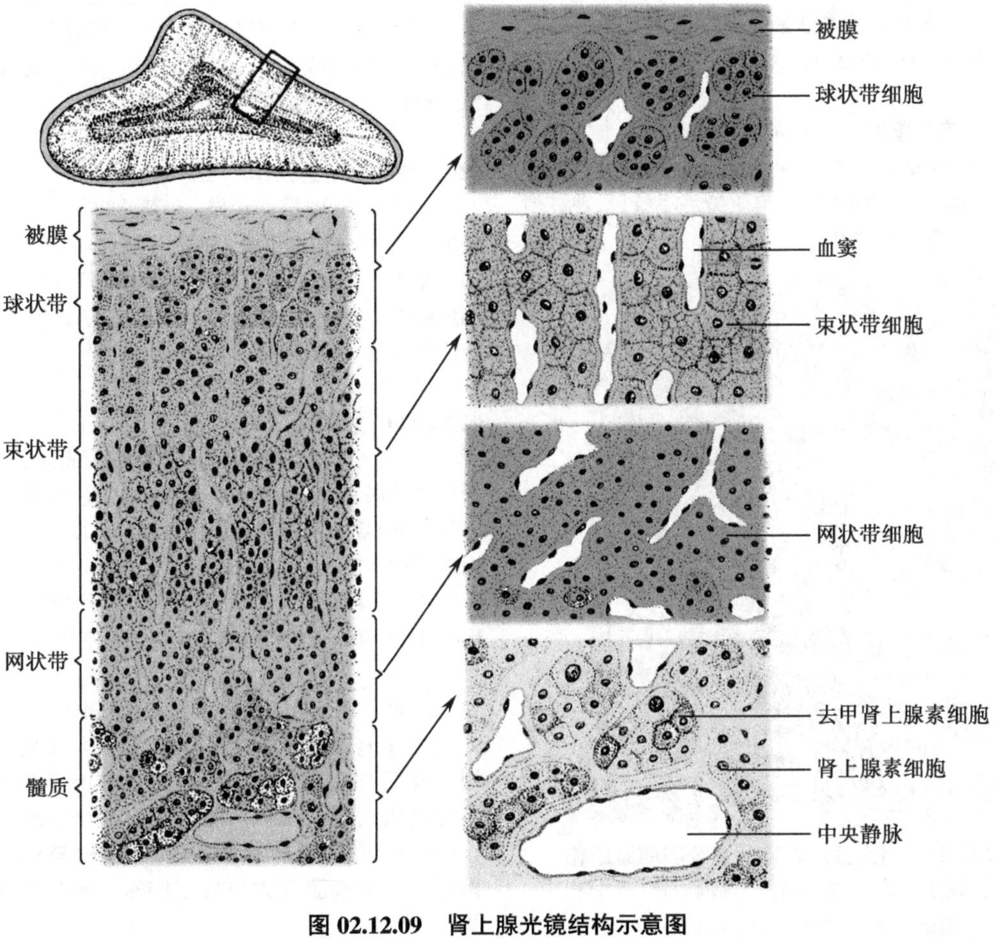

图02.12.09 肾上腺光镜结构示意图

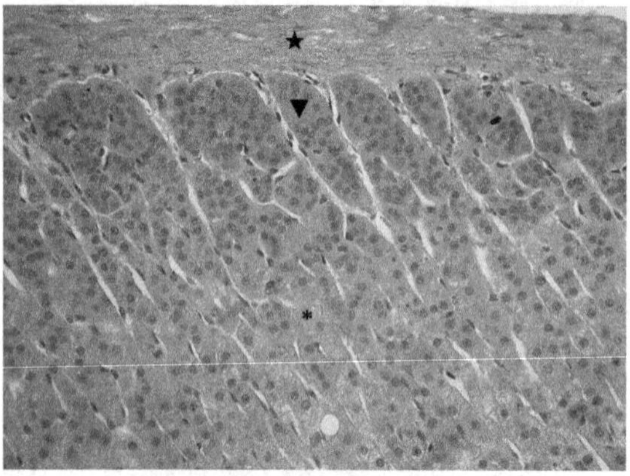

图 02.12.10　肾上腺皮质

HE 染色，高倍

★ 被膜；▲ 球状带；* 束状带

02.12.052　［肾上腺皮质］束状带　zona fasciculata

肾上腺皮质中最厚的中间部分，约占皮质总体积的 78%，其腺细胞大，呈多边形，排列成单行或双行细胞索，胞质内含大量脂滴，在 HE 染色标本上染色浅，呈泡沫状，细胞索之间有血窦。束状带细胞分泌糖皮质激素，其分泌受腺垂体分泌的促肾上腺皮质激素的调控（图 02.12.09~ 图 02.12.11）。

02.12.053　海绵细胞　spongocyte

肾上腺皮质束状带细胞，因胞质含大量脂滴，在 HE 染色标本中，脂滴被溶解，胞质染色浅淡，呈现许多空泡，故有海绵细胞之称。

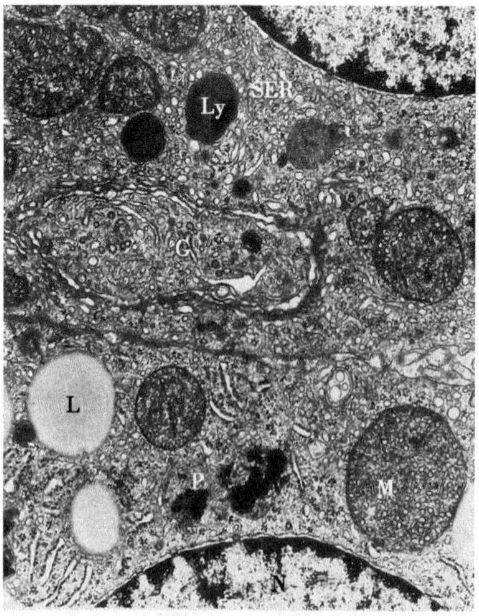

图 02.12.11　肾上腺皮质束状带细胞超微结构

G. 高尔基复合体；L. 脂滴；Ly. 溶酶体；M. 线粒体；

N. 细胞核；P. 脂褐素；SER. 滑面内质网

02.12.054　［肾上腺皮质］网状带　zona reticularis

肾上腺皮质最内层的部分，紧靠髓质，约占皮质总体积的 7%，其腺细胞较小，排列成索并相互吻合成网，索间或网孔有大量血窦。靠近髓质的细胞有明细胞和暗细胞之分。网状带主要分泌雄激素，也分泌少量糖皮质激素和雌激素，其分泌受腺垂体分泌的促肾上腺皮质激素的调控（图 02.12.09）。

02.12.055　［网状带］明细胞　light cell

靠近髓质的肾上腺皮质网状带中较大、染色淡的细胞，含线粒体、溶酶体、脂褐素少，而滑面内质网和脂滴较多，可能是功能比较活跃的细胞。

02.12.056　［网状带］暗细胞　dark cell

靠近髓质的肾上腺皮质网状带中较小、染色深的细胞，含线粒体、溶酶体、脂褐素多，而脂滴较少，可能是静止期细胞。当胞质内脂类增多时，可转变为明细胞。

02.12.057　盐皮质激素　mineralocorticoid

由肾上腺皮质球状带细胞合成和分泌的调节水盐代谢的类固醇激素，如醛固酮，能促进肾远曲小管和集合管重吸收 Na^+ 和排出 K^+，也可刺激胃黏膜、唾液腺和汗腺导管吸收 Na^+，从而使血 Na^+ 升高，血 K^+ 降低，维持血压和血容量。

02.12.058　糖皮质激素　glucocorticoid

由肾上腺皮质束状带（和网状带）细胞合成和分泌的调节物质代谢尤其是糖代谢的类固醇激素，主要为皮质醇（95%）和皮质酮，能抑制葡萄糖氧化利用，刺激糖原异生，促进蛋白质分解和脂肪动员，并有抵抗应激反应、抑制炎症反应和过敏反应等作用。

02.12.059　性皮质激素　gonadocorticoid

由肾上腺皮质网状带（和束状带）细胞合成和分泌的少量性激素，主要是脱氢表雄酮，以及微量雄烯二酮、睾酮、雌激素等。脱氢表雄酮活性只有睾酮的 1/5，在外周组织中转变为睾酮发挥作用，促进女性青春期骨骼发育以及阴毛和腋毛的出现。当肾上腺皮质增生或发生肿瘤时，雄激素分泌增多可使女性出现多毛和男性化。

02.12.060　肾上腺髓质　adrenal medulla

位于肾上腺中央的实质，主要由排列成团、索状的髓质细胞（嗜铬细胞）组成，细胞呈多边形，含粗面内质网、发达的高尔基复合体和嗜铬性分泌颗粒；另有少量交感神经节细胞。肾上腺髓质细胞可分为肾上腺素细胞和去甲肾上腺素细胞（图 02.12.09、图 02.12.12）。

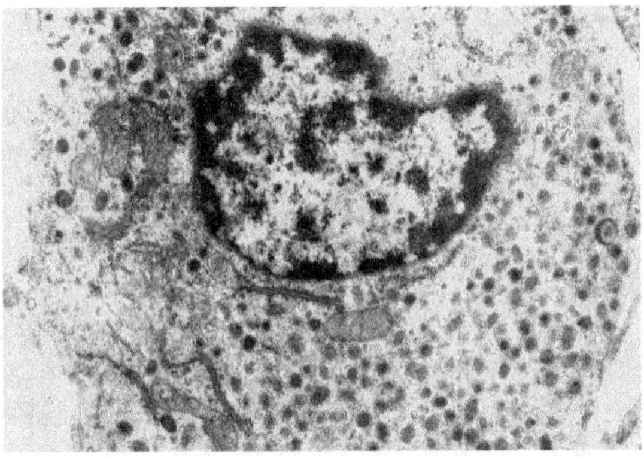

图 02.12.12　肾上腺髓质肾上腺素细胞超微结构

02.12.061　肾上腺素细胞　epinephrine cell, adrenaline cell

肾上腺髓质中分泌肾上腺素的髓质细胞，数量多，占髓质细胞的80%以上，分泌颗粒较小，其致密核芯电子密度低而均匀，颗粒内含肾上腺素。肾上腺素使心率加快，心排出量增加；皮肤和腹腔血管收缩，骨骼肌血管和冠状血管扩张；支气管平滑肌舒张；血糖升高，脂肪分解（图 02.12.12）。

02.12.062　去甲肾上腺素细胞　norepinephrine cell, noradrenaline cell

肾上腺髓质中分泌去甲肾上腺素的髓质细胞，数量少，分泌颗粒较大，其致密核芯电子密度高，常偏于一侧，颗粒内含去甲肾上腺素。去甲肾上腺素使心活动增强，心率加快；冠状血管舒张，全身其他血管广泛收缩，血压升高。

02.12.063　嗜铬细胞　chromaffin cell

来自神经外胚层、接受交感神经节前纤维支配、并能合成和分泌儿茶酚胺的细胞，其分泌颗粒与铬盐反应呈棕色。见于肾上腺髓质、交感神经椎旁节和椎前节等处。

02.12.064　肾上腺中央静脉　central vein of adrenal gland

由肾上腺皮质和髓质的血窦汇成的肾上腺深静脉，位于髓质中央，是肾上腺的主要引流静脉，出肾上腺门后为肾上腺静脉。左肾上腺静脉通入左肾静脉，右肾上腺静脉通入下腔静脉。

02.12.065　皮质环区　cortical cuff

环绕肾上腺中央静脉及其主要分支的肾上腺皮质，将髓质与其中的中央静脉隔开。皮质环区也可分辨出3个带，球状带靠近中央静脉，网状带贴近髓质。

02.12.066　垂体　hypophysis, pituitary gland

位于颅底蝶鞍垂体窝内的一个内分泌腺，借漏斗连于下丘脑，呈卵圆形，外被硬脑膜。由胚胎来源不同的腺垂体和神经垂体两部分组成（图 02.12.13）。

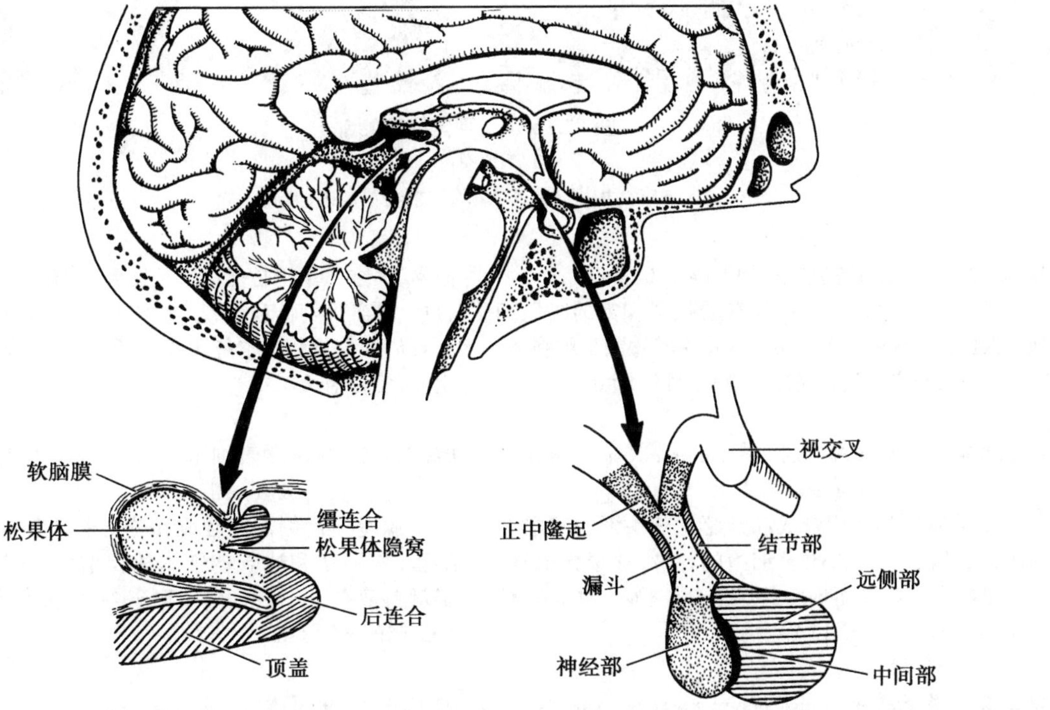

图 02.12.13　垂体和松果体示意图

02.12.067　腺垂体　adenohypophysis

垂体中由胚胎口凹顶部外胚层上皮向顶部突出形成的拉特克囊发育而成的腺体部分，分为远侧部、中间部和结节部3部分。腺垂体分泌生长激素、催乳激素、促甲状腺激素、促肾上腺皮质激素、促性腺激素、黑素细胞刺激素等（图02.12.13）。

02.12.068　［腺垂体］远侧部　pars distalis

又称［垂体］前叶，腺垂体中体积最大的部分，是腺垂体分泌激素的主要部分。其中的腺细胞可分为嫌色细胞和嗜色细胞，细胞集合成团索状，少数围成滤泡；腺细胞间有丰富的血窦和少量结缔组织（图02.12.13、图02.12.14）。

02.12.069　［垂体］前叶　anterior lobe

见02.12.068［腺垂体］远侧部。

02.12.070　嫌色细胞　chromophobe cell

腺垂体中体积较小、对酸性和碱性染料均无明显亲和力而着色浅的腺细胞，占腺细胞总数的50%。电镜下此种细胞无或仅含少量分泌颗粒，可能是脱颗粒或处于形成初期阶段的嗜色细胞。

02.12.071　嗜色细胞　chromophil cell

腺垂体中对酸性或碱性染料具有较强亲和力的腺细胞，细胞较大，可分为嗜酸性细胞和嗜碱性细胞。电镜下这类细胞含有大小、形态、数量不一的分泌颗粒，是腺垂体分泌激素的主要细胞（图02.12.14）。

02.12.072　［垂体］嗜酸性细胞　acidophil cell

腺垂体中对酸性染料具有较强亲和力的嗜色细胞，根据其分泌的激素又可分为生长激素细胞和催乳激素细胞（图02.12.14）。

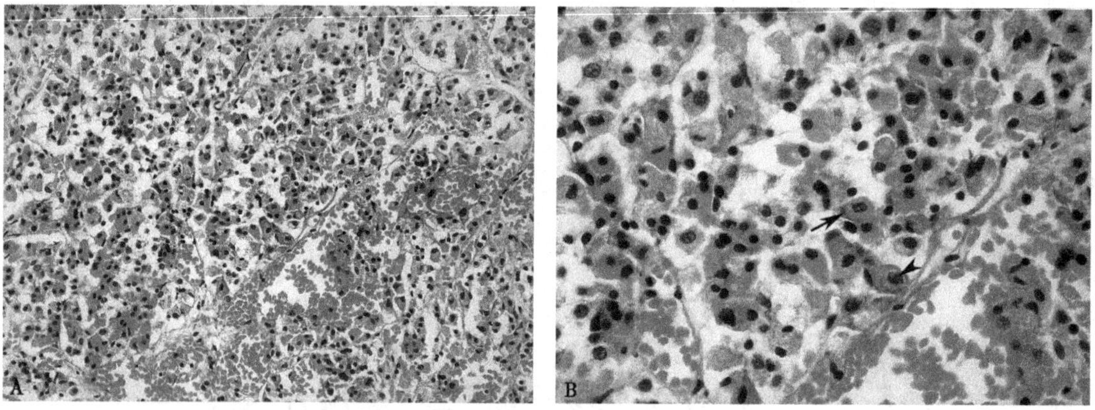

图02.12.14　腺垂体远侧部

HE染色

A. 低倍；B. 高倍；↑ 嗜酸性细胞；▲ 嗜碱性细胞

02.12.073　［垂体］嗜碱性细胞　basophil cell

腺垂体中对碱性染料具有较强亲和力的嗜色细胞。根据其分泌的激素又可分为促甲状腺激素细胞、促肾上腺皮质激素细胞和促性腺激素细胞（图02.12.14）。

02.12.074　生长激素细胞　somatotroph, somatotrope, growth hormone cell

腺垂体远侧部能合成和分泌生长激素的嗜酸性细胞，数量较多，约占嗜色细胞的50%，常聚集成群，含大量电子密度高而均匀的球形分泌颗粒，颗粒直径300~400nm（图02.12.15）。

02.12.075　生长激素　somatotropin, growth hormone, GH

腺垂体生长激素细胞合成和分泌的单链蛋白质激素，其主要作用是促进生长发育，一方面促进蛋白质合成、刺激葡萄糖利用和加快脂肪分解，另一方面刺激肝合成和分泌胰岛素样生长因子-1，后者促进骺软骨生长，使骨增长。

02.12.076　催乳激素细胞　mammotroph, lactotrope, prolactin cell

腺垂体远侧部能合成和分泌催乳激素的嗜酸性细胞，妊娠期和哺乳期细胞体积增大，数量增加，分泌颗粒散在，电子密度高，形态多样，大小不一，直径500~650nm（图02.12.15）。

02.12.077　催乳激素　mammotropin, prolactin, PRL

腺垂体催乳激素细胞合成和分泌的单链蛋白

质激素，可促进乳腺发育，分娩后启动并维持乳汁分泌。

02.12.078 促肾上腺皮质激素细胞 corticotroph, corticotrope, adrenocorticotrophic hormone cell, ACTH cell

简称 ACTH 细胞。腺垂体远侧部能合成和分泌促肾上腺皮质激素和 β- 促脂素的嗜碱性细胞，细胞可有突起，分泌颗粒较少，直径 150~250nm，多沿细胞膜排列（图 02.12.15）。

02.12.079 促肾上腺皮质激素 corticotropin, adrenocorticotropic hormone, ACTH

腺垂体促肾上腺皮质激素细胞合成和分泌的多肽激素，含 39 个氨基酸残基，促进肾上腺皮质束状带和球状带的生长发育，并刺激其分泌糖皮质激素和性激素。

02.12.080 促甲状腺激素细胞 thyrotroph, thyrotrope, thyroid stimulating hormone cell, TSH cell

简称 TSH 细胞。腺垂体远侧部能合成和分泌促甲状腺激素的嗜碱性细胞，胞质内分泌颗粒较少且小，直径 100~150nm，多分布于细胞的边缘处（图 02.12.15）。

02.12.081 促甲状腺激素 thyrotropin, thyroid stimulating hormone, TSH

腺垂体促甲状腺激素细胞合成和分泌的糖蛋白激素，由 α 亚基和 β 亚基组成，其 α 亚基与 FSH 和 LH 的 α 亚基相同。TSH 促进甲状腺的发育，刺激滤泡上皮细胞合成和释放甲状腺激素。

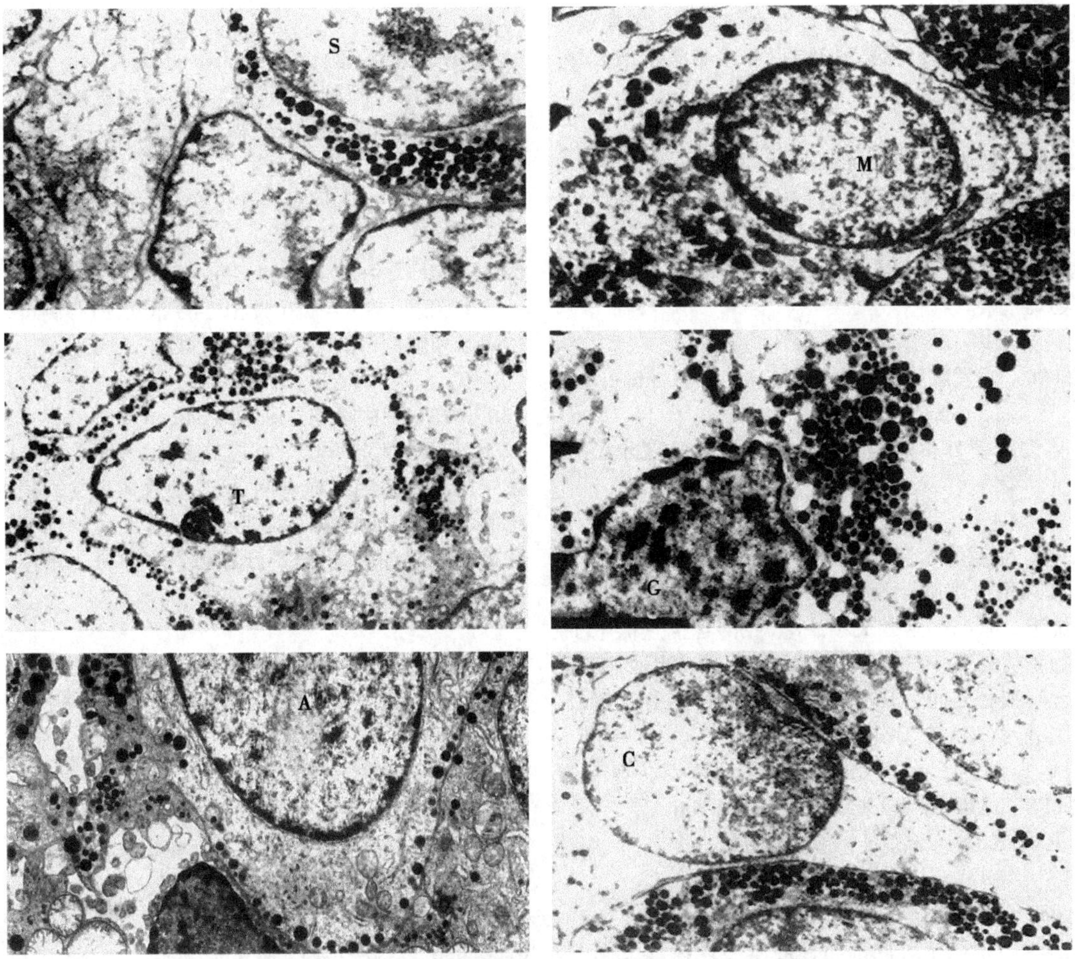

图 02.12.15 大鼠腺垂体远侧部细胞电镜像（×5000）

S. 生长激素细胞；M. 催乳激素细胞；T. 促甲状腺激素细胞；G. 促性腺激素细胞；A. 促肾上腺皮质激素细胞；C. 嫌色细胞

02.12.082　促性腺激素细胞　gonadotroph, gonadotrope

腺垂体远侧部能合成和分泌卵泡刺激素（FSH）和黄体生成素（LH）的嗜碱性细胞，分泌颗粒较多，中等大小，直径200~400nm。腺垂体存在3种促性腺激素细胞，即分泌FSH、分泌LH以及分泌FSH和LH的细胞（图02.12.15）。

02.12.083　促性腺激素　gonadotropin

腺垂体促性腺激素细胞合成和分泌的糖蛋白激素，包括卵泡刺激素（FSH）和黄体生成素（LH），它们都由α亚基和β亚基组成，其中α亚基与促甲状腺激素的α亚基相同，而三者的β亚基互不相同，是它们发挥不同作用的特异性亚基。

02.12.084　卵泡刺激素　follicle stimulating hormone, FSH

腺垂体促性腺激素细胞合成和分泌的一种促性腺激素，在女性促进卵泡发育和卵泡细胞分泌雌激素；在男性刺激生精上皮的支持细胞合成雄激素结合蛋白，以促进精子发生。

02.12.085　黄体生成素　luteinizing hormone, LH

腺垂体促性腺激素细胞合成和分泌的一种促性腺激素，在女性促进排卵和黄体形成，并维持黄体的存在，使其分泌孕激素和雌激素；在男性刺激睾丸间质细胞分泌雄激素。

02.12.086　间质细胞刺激素　interstitial cell stimulating hormone, ICSH

男性的黄体生成素，刺激睾丸间质细胞分泌雄激素。

02.12.087　［腺垂体］滤泡细胞　follicular cell

又称星形细胞。腺垂体内的一种非分泌性的无颗粒细胞。有的细胞围成小滤泡，腔内含少量低电子密度的胶状物质；有的细胞呈星形，不形成滤泡，突起伸至分泌细胞之间。其功能尚不清楚，可能有支持或吞噬作用，也有人将其归于嫌色细胞。

02.12.088　［腺垂体］星形细胞　stellate cell

见02.12.087［腺垂体］滤泡细胞。

02.12.089　［腺垂体］中间部　pars intermedia

腺垂体中位于远侧部与神经垂体神经部之间的狭窄部分，含嫌色细胞、嗜碱性细胞和少量大小不等的滤泡。其中的嗜碱性细胞主要是黑素细胞刺激素细胞，分泌黑素细胞刺激素（图02.12.13）。

02.12.090　黑素细胞刺激素细胞　melanotroph, melanocyte stimulating hormone cell, MSH cell

简称MSH细胞。腺垂体中间部能合成和分泌黑素细胞刺激素的嗜碱性细胞，细胞较大，含直径200~300nm的分泌颗粒，颗粒电子密度不一。

02.12.091　黑素细胞刺激素　melanocyte stimulating hormone, MSH

腺垂体中间部嗜碱性细胞产生的一种多肽激素，含22个氨基酸残基，可促进两栖类黑素细胞合成黑素，皮肤载黑素细胞中黑素颗粒分散，皮肤颜色加深。在哺乳类也可能有类似作用。

02.12.092　［腺垂体］结节部　pars tuberalis

腺垂体中包围在漏斗柄周围的部分，此部的腺细胞小，主要为嫌色细胞，排列成索状，并含丰富的血管（图02.12.13）。

02.12.093　神经垂体　neurohypophysis

垂体中由间脑底部神经外胚层向腹侧突出形成的神经垂体芽发育而成的神经组织部分，分为漏斗和神经部两部分，其功能是贮存和释放下丘脑视上核和室旁核分泌的抗利尿激素和催产素（图02.12.13）。

02.12.094　漏斗　infundibulum

神经垂体中与下丘脑相连的部分，由背侧份的正中隆起和腹侧份的漏斗柄组成（图02.12.13）。

02.12.095　正中隆起　median eminence

漏斗背侧与下丘脑相连的部分，其中含垂体门脉系统的第一级毛细血管网、下丘脑垂体束的无髓神经纤维、下丘脑促垂体区的神经分泌神经元的轴突终末和神经胶质细胞等，是下丘脑激素释放进入垂体门脉系统的部位（图02.12.13）。

02.12.096　漏斗柄　infundibular stalk

又称漏斗干。是漏斗腹侧与神经部相连的部分。其中含下丘脑视上核和室旁核神经内分泌细胞的轴突组成的下丘脑垂体束。

02.12.097　漏斗干　infundibular stem

见02.12.096漏斗柄。

02.12.098　［神经垂体］神经部　pars nervosa

又称漏斗突。神经垂体中漏斗末端的膨大，与腺垂体中间部相邻，由大量无髓神经纤维（主要来自下丘脑视上核和室旁核神经内分泌细胞的轴突）、神经胶质细胞和丰富的血窦组成。是贮存和释放加压素和催产素的场所(图 02.12.13、图 02.12.16)。

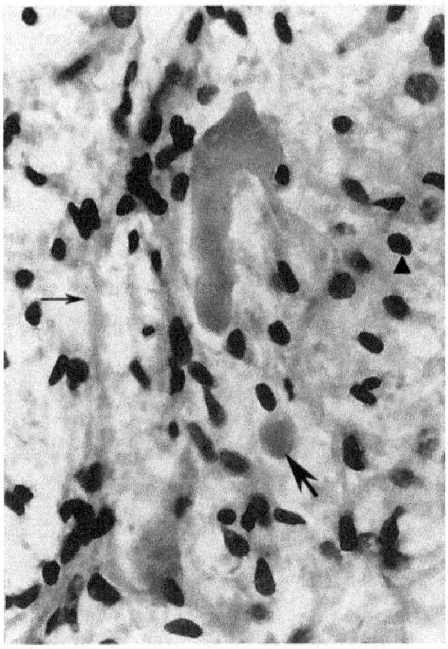

图 02.12.16　垂体神经部

HE 染色,高倍

↑无髓神经纤维;↖赫令体;▲ 垂体细胞

02.12.099　漏斗突　infundibular process

见 02.12.098[神经垂体]神经部。

02.12.100　[垂体]后叶　posterior lobe

神经垂体的神经部与腺垂体的中间部的合称。

02.12.101　垂体细胞　pituicyte

神经垂体神经部中特殊的胶质细胞,分布在神经纤维之间,细胞有许多分支,胞质含棕色色素颗粒。除了支持、营养、吞噬、保护作用外,垂体细胞还可促进新生神经纤维的生长,引导神经纤维的再生,并参与调节神经纤维的活动和激素的释放(图 02.12.16)。

02.12.102　赫令体　Herring body

神经垂体中的无髓神经纤维上的串珠状膨大,在 HE 染色标本上呈大小不等的均质嗜酸性团块,其中含大量分泌颗粒,分泌颗粒内含加压素或催产素(图 02.12.16)。

02.12.103　垂体门脉系统　hypophyseal portal system

垂体上动脉从结节部上端进入神经垂体的漏斗,在该处分支形成第一级毛细血管网;后者汇集形成数条垂体门微静脉,下行进入远侧部,再度形成第二级毛细血管网。垂体门微静脉及其两端的毛细血管网共同构成垂体门脉系统,该系统将下丘脑促垂体区分泌的神经激素运送到腺垂体以调节其分泌活动(图 02.12.17)。

02.12.104　神经内分泌细胞　neuroendocrine cell

既具有神经细胞的某些特点,又能分泌激素的细胞,广泛分布于机体的许多器官内。

02.12.105　神经激素　neurohormone

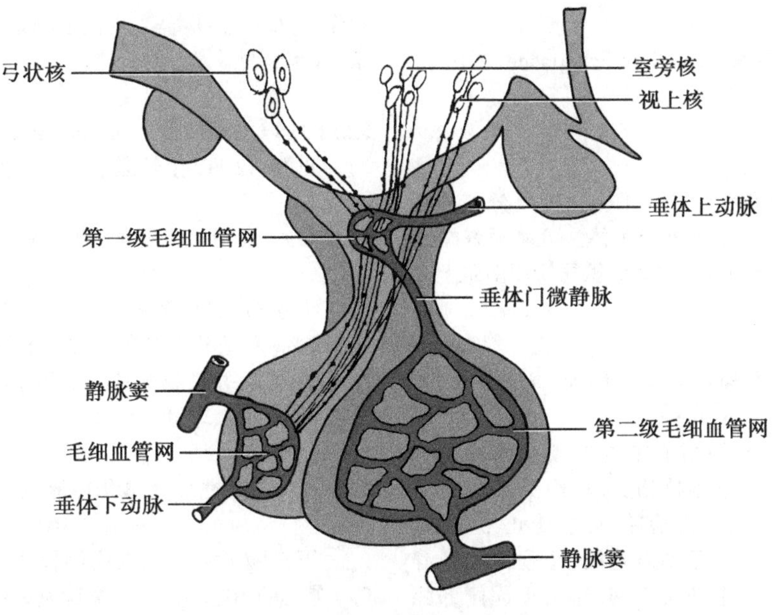

图 02.12.17　下丘脑 - 垂体系及其血管分布

由神经内分泌细胞合成和分泌的激素，如下丘脑视上核和室旁核分泌的加压素和催产素，下丘脑促垂体区分泌的释放激素和释放抑制激素、肾上腺髓质分泌的肾上腺素等。有些神经激素也具有神经递质或神经调质等作用。

02.12.106　神经分泌　neurosecretion

神经元合成的神经激素经其轴突运输到轴突终末释放入周围的毛细血管的分泌方式。

02.12.107　神经分泌神经元　neurosecretory neuron

主要指下丘脑内可产生肽类激素并将其释放入血而影响其他部位细胞功能活动的神经元，也属于神经内分泌细胞，可分为大细胞性神经分泌神经元和小细胞性神经分泌神经元。

02.12.108　大细胞性神经分泌神经元　magnocellular neurosecretory neuron

主要位于下丘脑视上核和室旁核内的胞体较大的神经分泌神经元，其细胞密集，尼氏体丰富，粗面内质网和高尔基复合体发达，含大量神经分泌颗粒；其轴突组成下丘脑垂体束，经漏斗进入神经垂体神经部，末梢与血窦接触，释放加压素和催产素。

02.12.109　加压素　vasopressin

又称抗利尿激素。下丘脑视上核和室旁核大细胞性神经分泌神经元合成的 9 肽激素，贮存于神经垂体。可促进肾远曲小管和集合管重吸收水，使尿量减少；大剂量时引起小动脉平滑肌收缩，血压升高。

02.12.110　抗利尿激素　antidiuretic hormone, ADH

见 02.12.109 加压素。

02.12.111　催产素　oxytocin

下丘脑视上核和室旁核大细胞性神经分泌神经元合成的 9 肽激素，贮存于神经垂体。可刺激妊娠子宫平滑肌收缩，有助于分娩；刺激乳腺导管周围肌上皮细胞收缩，促进排乳。

02.12.112　小细胞性神经分泌神经元　parvocellular neurosecretory neuron

散在分布于下丘脑结节区内的较小的神经分泌神经元，其胞质少，细胞器稀少，神经分泌颗粒小而少，轴突形成疏松的纤维通路，终止于正中隆起，释放肽类激素入第一级毛细血管网，经垂体门微静脉到达远侧部第二级毛细血管网，作用于远侧部腺细胞。

02.12.113　下丘脑促垂体区　hypothalamic hypophysiotrophic area

小细胞性神经分泌神经元所分布的下丘脑区域，其中的神经分泌神经元分泌的多肽激素经垂体门脉系统作用于腺垂体远侧部，促进或抑制后者腺细胞的分泌活动。

02.12.114　释放激素　releasing hormone

下丘脑促垂体区的神经分泌神经元合成与分泌的促进腺垂体细胞分泌活动的激素，如生长激素释放激素、促甲状腺激素释放激素、促性腺激素释放激素、促肾上腺皮质激素释放激素等。

02.12.115　释放抑制激素　release inhibiting hormone

下丘脑促垂体区的神经分泌神经元合成与分泌的抑制腺垂体细胞分泌活动的激素，如生长激素释放抑制激素等。

02.12.116　生长激素释放激素　growth hormone-releasing hormone, GHRH

下丘脑（弓状核等）分泌的 40 肽和 44 肽激素，促进腺垂体生长激素细胞的基因表达和生长激素分泌。

02.12.117　生长激素释放抑制激素　growth hormone release-inhibiting hormone

又称生长抑素。下丘脑（室周核、室旁核、弓状核等）和其他器官分泌的 14 肽激素，抑制腺垂体生长激素细胞分泌生长激素，并对其他多种细胞活动也有抑制作用，如抑制胰岛素、胰高血糖素、胃泌素、促甲状腺激素、卵泡刺激素等的分泌。

02.12.118　生长抑素　somatostatin, SS

见 02.12.117 生长激素释放抑制激素。

02.12.119　促甲状腺激素释放激素　thyrotropin-releasing hormone, TRH

下丘脑（腹内侧核、室旁核等）分泌的 3 肽激素，刺激腺垂体促甲状腺激素细胞的基因表达和促甲状腺激素分泌，并刺激催乳激素和卵泡刺激素的合成和分泌。

02.12.120　促性腺激素释放激素　gonadotropin-releasing hormone, GnRH

下丘脑（弓状核、腹内侧核、室周核、隔－视前区等）分泌的 10 肽激素，刺激腺垂体促性腺激素细胞分泌 LH 和 FSH。

02.12.121　促肾上腺皮质激素释放激素　corticotropin-releasing hormone, CRH

下丘脑（弓状核、室周核、室旁核内侧部等）分泌的 41 肽激素，刺激腺垂体促肾上腺皮质激素细胞的基因表达和 ACTH 分泌。

02.12.122　松果体　pineal body

又称松果腺，脑上腺。位于上丘脑缰连合后上方呈椭圆形的内分泌腺，以柄附于第三脑室顶的后部。在儿童期极为发达，7 岁后逐渐萎缩，成年后常发生钙化，形成脑砂。其分泌的褪黑激素具有调节人体昼夜节律、改善睡眠等重要作用（图 02.12.13）。

02.12.123　松果腺　pineal body

见 02.12.122 松果体。

02.12.124　脑上腺　epiphysis

见 02.12.122 松果体。

02.12.125　松果体细胞　pinealocyte

松果体实质的主要细胞，呈淡染的上皮样细胞索。细胞核大而圆，常有不规则凹陷；胞质弱嗜碱性，含有特征性的突触带；细胞有突起，突起末端膨大，终止于邻近细胞、血管和室管膜附近。松果体细胞合成和分泌褪黑素（图 02.12.18、图 02.12.19）。

02.12.126　突触带　synaptic ribbon

位于松果体细胞、视网膜感光细胞和内耳毛细胞等的一种特殊结构，一般由电子致密的杆状体及其周围的小泡组成，多存在于细胞相互接触或细胞与神经末梢接触处，可能作为突触小泡释放递质的通道，或与细胞的功能活动有关（图 02.12.19）。

02.12.127　脑砂　brain sand, corpora arenacea

位于松果体细胞间及细胞内、由松果体细胞分泌物钙化而成的同心圆板状结构，其数量随年龄增长而增加，可能与衰老有关。脑砂也是重要的 X 线脑内定位标志（图 02.12.18）。

02.12.128　褪黑［激］素　melatonin

松果体细胞产生和分泌的胺类激素（5-甲氧基-N-乙酰色胺），其分泌有昼夜节律变化。在两栖类，褪黑素使皮肤颜色变浅；在哺乳动物，它调节生物钟、下丘脑－垂体－性腺轴等，具有抑制生殖、促进睡眠、抗紧张、抗衰老、抗肿瘤和增强免疫力等作用。

02.12.129　摄取胺前体脱羧细胞　amine precursor uptake and decarboxylation cell, APUD cell

简称 APUD 细胞。散在分布于体内的一类产生胺类或肽类激素的内分泌细胞，其共同的生物化学特

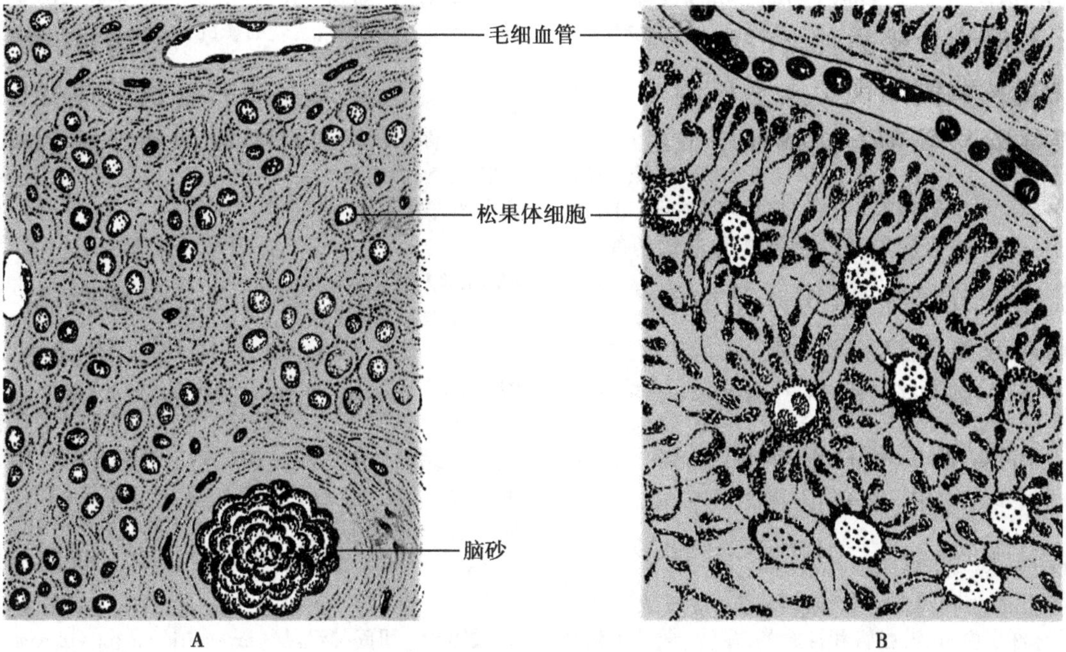

图 02.12.18　松果体细胞模式图

A. HE 染色；B. 银染色

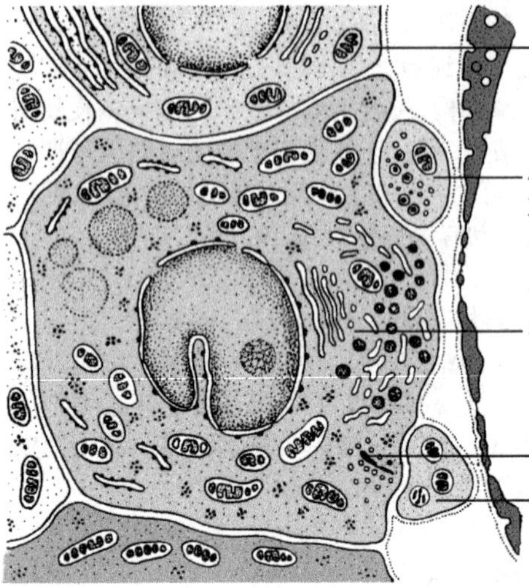

图 02.12.19　松果体细胞超微结构模式图

点是摄取胺的前体物质，并将其脱羧转变为胺类或肽类产物。

02.12.130　弥散神经内分泌系统　diffuse neuroendocrine system, DNES

所有能合成和分泌胺和(或)肽类激素的 APUD 细胞和具有内分泌功能的神经元的统称，包括下丘脑－垂体轴的细胞和松果体细胞(中枢部分)；胃、肠、胰、呼吸道、泌尿生殖道内分泌细胞，滤泡旁细胞、肾上腺髓质细胞、小强荧光细胞、颈动脉体细胞、血管内皮细胞、部分心房肌细胞、平滑肌细胞、胎盘内分泌细胞等(周围部分)。它们可产生几十种体液因子和生物活性物质，调节机体多种功能。

02.12.131　脑肠肽　brain-gut peptide

既存在于脑又存在于胃肠胰的肽类物质，如 P 物质、胆囊收缩素、促甲状腺激素释放激素等，它们在胃肠胰作为胃肠激素，在脑则作为神经递质、神经调质或神经激素等。脑肠肽的产生、释放和作用有一些共同特点，表明神经系统和胃肠胰内分泌之间存在某种内在联系。

(西安交通大学　宋天保　中国医科大学　李洪鹏)

02.13　消　化　管

02.13.001　黏膜　mucosa, mucous membrane

消化管、呼吸道、泌尿生殖道以及胆囊等空腔性器官的内层，一般由上皮和固有层构成，在食管以下的消化管还有黏膜肌层。消化管的黏膜具有免疫保护、消化吸收、内分泌等多种功能(图 02.13.01)。

02.13.002　固有层　lamina propria

黏膜中上皮下方的薄层疏松结缔组织，细胞成分较多，纤维较细密，有丰富的毛细血管和毛细淋巴管，胃肠固有层内还富含腺体和淋巴组织(图 02.13.01)。

02.13.003　黏膜肌层　muscularis mucosae

食管以下的消化管黏膜最外层的薄层平滑肌，在食管为纵行束，在胃肠多为内环行、外纵行两层，其收缩可促进固有层内腺体分泌物的排出和血液、淋巴运行，有利于物质吸收和转运(图 02.13.01)。

02.13.004　黏膜下层　submucosa

消化管和呼吸道等黏膜外侧的一层较致密的结缔组织，含小血管、淋巴管和神经丛，食管、十二指肠和气管的黏膜下层还含有腺体。消化管黏膜下层的神经丛可调节黏膜肌的收缩和腺体分泌，腺体分泌的黏液有润滑和保护黏膜等作用(图 02.13.01)。

02.13.005　皱襞　plica, ruga, fold

消化管、支气管、泌尿生殖道以及胆囊等器官中，仅由黏膜或由黏膜与黏膜下层共同向管腔突出形成的嵴状皱褶，有扩大黏膜表面积的作用(图 02.13.01)。

02.13.006　黏膜下神经丛　submucosal nervous plexus

又称迈斯纳神经丛。分布于消化管壁黏膜下层的神经丛，由神经元与无髓神经纤维构成，可调节黏膜肌的收缩和腺体分泌(图 02.13.01)。

02.13.007　迈斯纳神经丛　Meissner's plexus

见 02.13.006 黏膜下神经丛。

02.13.008　肌层　muscularis, muscularis externa

消化管、泌尿生殖道以及胆囊等器官管壁的黏膜下层或黏膜外侧的肌组织。消化管除口腔、咽、食管上、中段及肛门处有骨骼肌外，其余由平滑肌构成，一般分为内环行、外纵行两层，但胃的肌层为 3 层(图 02.13.01)。

02.13.009　肌间神经丛　myenteric nervous plexus

又称奥尔巴赫神经丛。分布于消化管壁的肌层之间的神经丛，由神经元与无髓神经纤维构成，可调节肌层的运动(图 02.13.01、图 02.13.02)。

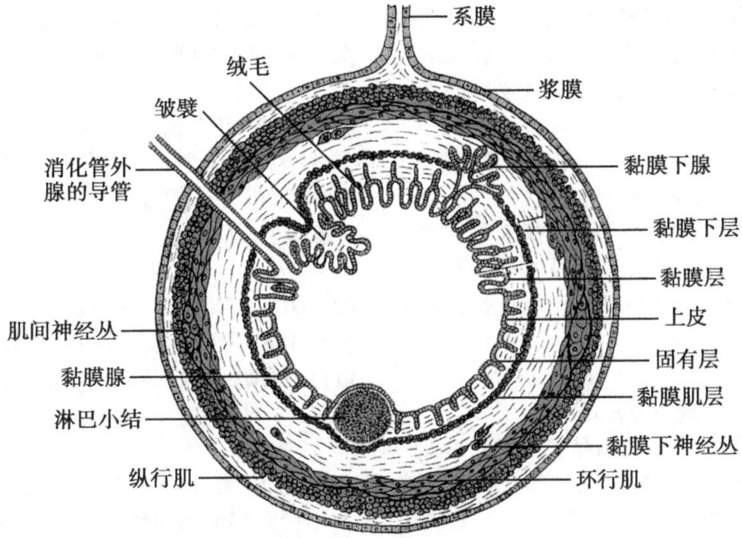

图 02.13.01　消化管一般结构模式图

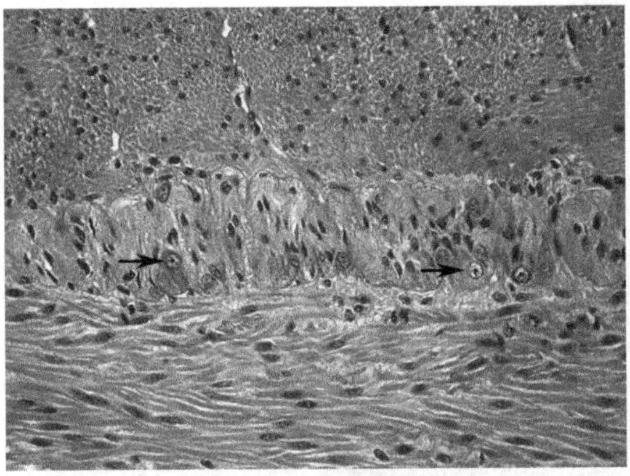

图 02.13.02　小肠肌间神经丛

HE 染色,高倍

↑ 神经元胞体

02.13.010　奥尔巴赫神经丛　Auerbach's plexus

见 02.13.009 肌间神经丛。

02.13.011　间质卡哈尔细胞　interstitial Cajal cell

分布于消化管壁肌层肌纤维之间的结缔组织中的一种多突起细胞,胞核椭圆形,胞质较少,含有较多的线粒体,可产生电信号,通过缝隙连接传递给平滑肌细胞,引起肌层的节律性收缩(图 02.13.03)。

02.13.012　外膜　adventitia

消化管、气管、除毛细血管外的血管、泌尿生殖道、胆囊等器官壁的最外层,仅由薄层结缔组织或由结缔组织被覆间皮构成。

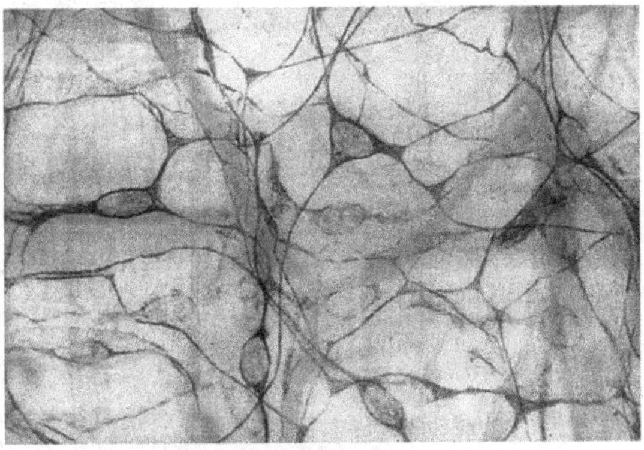

图 02.13.03　小肠肌层的间质卡哈尔细胞

c-kit 蛋白免疫组织化学染色,高倍

02.13.013　纤维膜　fibrosa

仅由薄层结缔组织构成的外膜,如食管、部分小肠、大肠末段、部分泌尿生殖器官的外膜,与周围组织无明显界限,主要起固定器官的作用。

02.13.014　浆膜　serosa

由结缔组织被覆间皮构成的外膜,如胃和大部分小肠、大肠等器官的外膜,其表面光滑,主要对器官的活动起润滑作用(图 02.13.01)。

02.13.015　口腔黏膜　oral mucosa

口腔的黏膜,由复层扁平上皮和固有层构成,固有层中分布有小唾液腺。固有层结缔组织突向上皮形成乳头,其内富含毛细血管,故黏膜呈红色。口腔底部的黏膜上皮菲薄,通透性高,有利于某些化学物质的吸收。

02.13.016　咀嚼黏膜　masticatory mucosa

主要分布在硬腭和大部分牙龈表面的口腔黏膜，表面大多有较厚的角质层，深部借固有层或黏膜下层与骨膜连接，缺乏弹性和延展性，可耐受咀嚼时的压力和摩擦力。

02.13.017　被覆黏膜　lining mucosa

主要分布在颊、唇、口底、软腭和舌腹面等处的口腔黏膜，表面大多没有角质层，深面通过黏膜下层与骨骼肌连接，具有一定的弹性和伸展性，主要起覆盖作用。

02.13.018　味觉黏膜　gustatory mucosa

分布在舌背的黏膜，具有咀嚼黏膜和被覆黏膜两者的特点。其表面粗糙，有许多乳头，部分乳头含味蕾，具有感受味觉的功能。

02.13.019　口腔上皮　oral epithelium

口腔黏膜的复层扁平上皮，其结构密实，通透性小，可阻挡有害物质经口腔伤害深层组织。口腔上皮可发生角化（如硬腭、舌背面、牙龈和唇等处）或不发生角化（如颊、软腭、口底、舌腹面等处），角化上皮中又有正角化和半角化之分。

02.13.020　正角化　orthokeratosis

又称完全角化。表层角质形成细胞中充满角蛋白、细胞核消失、细胞最终死亡脱落的角化过程，如硬腭黏膜上皮的角化。

02.13.021　半角化　parakeratosis

又称不全角化。表层角质形成细胞中也产生角蛋白、但细胞核仍保留的角化过程，如唇黏膜上皮的角化。

02.13.022　舌乳头　lingual papilla

舌黏膜形成的乳头状隆起，主要包括丝状乳头、菌状乳头、轮廓乳头与叶状乳头 4 种。乳头上皮为复层扁平上皮，固有层内有丰富的毛细血管和神经纤维（图 02.13.04）。

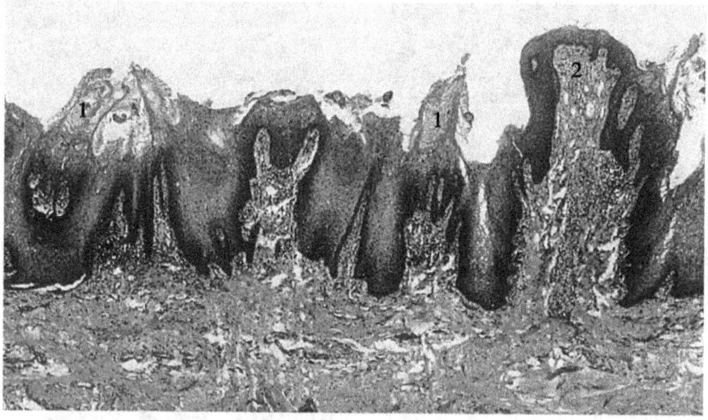

图 02.13.04　舌乳头

HE 染色，低倍

1. 丝状乳头；2. 菌状乳头

02.13.023　丝状乳头　filiform papilla

遍布于舌背呈圆锥形、数量最多的舌乳头，上皮内无味蕾，其浅层上皮细胞角化脱落，与食物残渣和唾液混合形成舌表面的舌苔，健康人的舌苔薄、白且润泽。观察舌苔的色泽、厚薄是中医临床诊断疾病的重要依据（图 02.13.04）。

02.13.024　菌状乳头　fungiform papilla

主要位于舌尖和舌缘呈蘑菇状的舌乳头，数量较少，散在于丝状乳头之间，表面为未角化的复层扁平上皮，内有少量味蕾，固有层富含毛细血管，使乳头外观呈红色（图 02.13.04）。

02.13.025　轮廓乳头　circumvallate papilla

位于舌界沟前方呈轮廓状、形体较大的舌乳头，仅 10 余个，乳头周围的黏膜凹陷形成深沟环绕，沟两侧的上皮内有较多味蕾，固有层中有浆液性味腺（图 02.13.05）。

02.13.026　叶状乳头　foliate papilla

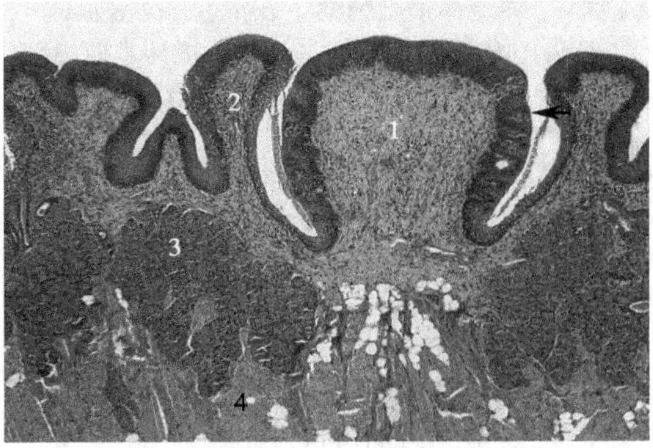

图 02.13.05　舌轮廓乳头

HE 染色，低倍

1. 轮廓乳头；2. 菌状乳头；3. 浆液性腺；4. 骨骼肌；↑ 味蕾

位于舌后侧缘呈平行嵴状的舌乳头，多见于动物，在人类已退化。

02.13.027　味蕾　taste bud

又称味器。感受味觉的感受器，为分布于舌菌状乳头、轮廓乳头和叶状乳头，以及散在于软腭、会厌及咽等部上皮内的卵圆形小体，内含 60~100 个味细胞，顶端有味孔。分布于味蕾的神经是面神经、舌咽神经和迷走神经。不同部位的味蕾感受不同味道的物质，舌尖主要感受甜和咸味物质，舌侧面主要感受酸味物质，舌背部和软腭主要感受苦味物质（图 02.13.06）。

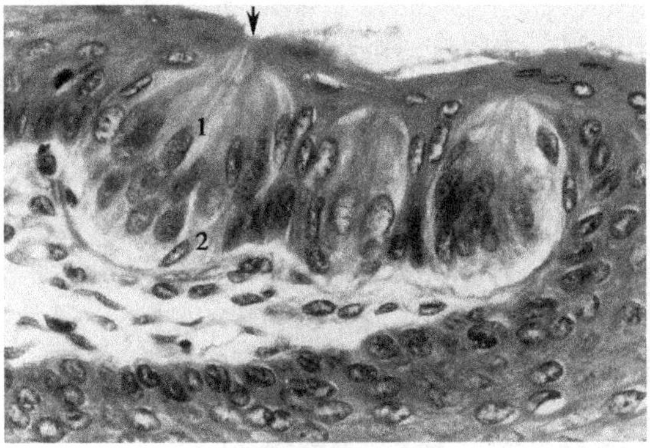

图 02.13.06　味蕾

HE 染色，高倍

↑ 味孔；1. 味细胞；2. 基细胞

02.13.028　味器　gustatory organ

见 02.13.027 味蕾。

02.13.029　味孔　taste pore, gustatory pore

味蕾顶端的开口，直径约 2.5μm，味蕾借此与口腔相通。味细胞游离面的味毛伸入味孔（图 02.13.06）。

02.13.030　味凹　taste pit

味孔下方由周围黏膜上皮围成的小管的下端略微膨大的部分。

02.13.031　味［蕾］细胞　taste cell

味蕾中呈梭形的上皮性细胞，并列成簇排列，细胞顶部之间有连接复合体，封闭味细胞的间隙；游离面有微绒毛，伸入味孔；可感受各种有味物质的刺激。光镜下味细胞可分为支持细胞和味觉细胞（图 02.13.06）。

02.13.032　［味蕾］支持细胞　supporting cell

又称暗细胞。染色较深、位于味蕾周边和味觉细胞之间的味细胞，其数量多，细胞呈窄长的梭形，顶部胞质含致密颗粒，游离面伸出粗大的指状微绒毛，伸出味孔后呈扇形散开。支持细胞具有支持、分泌和隔离味觉细胞等功能。

02.13.033　［味蕾］暗细胞　dark cell

见 02.13.032［味蕾］支持细胞。

02.13.034　［味蕾］味觉细胞　gustatory cell

又称亮细胞。染色较浅、位于味蕾中央的味细胞，其数量少，胞体细长，顶部胞质含清亮小泡，游离面的微绒毛粗短，伸至味孔下方，胞质基底部含突触小泡，细胞基底面与味觉神经末梢形成突触，具有感受各种味觉的功能。

02.13.035　［味蕾］亮细胞　light cell

见 02.13.034［味蕾］味觉细胞。

02.13.036　基细胞　basal cell

位于多种上皮基底部的锥体形或圆形小细胞，一般细胞器较少，细胞顶部不伸到上皮游离面。基细胞常是一种未分化细胞，可分化形成上皮内的其他细胞。如味蕾的基细胞可分化为支持细胞和味觉细胞，嗅上皮的基细胞可分化为支持细胞和嗅细胞，呼吸性上皮的基细胞可分化为纤毛细胞和杯状细胞等（图 02.13.06）。

02.13.037　味毛　taste hair

味蕾细胞游离面长短不一的指状微绒毛，伸入味凹和味孔。味毛表面有致密物质，为支持细胞分泌的中性糖胺聚糖。

02.13.038　味腺　taste gland

又称冯·埃布纳腺。轮廓乳头部位固有层中的浆液性腺，其导管开口于轮廓乳头的沟底，可分泌稀薄液体不断冲洗沟两侧上皮内味蕾表面的食物碎渣，以利于味蕾不断接受新的物质刺激。

02.13.039　冯·埃布纳腺　gland of von Ebner

见 02.13.038 味腺。

02.13.040　唇腺　labial gland

位于口唇部的小唾液腺，为混合性腺。

02.13.041　颊腺　buccal gland

位于口腔颊部的小唾液腺，为混合腺。

02.13.042　舌腺　lingual gland

位于舌黏膜中的小唾液腺，多为混合腺。

02.13.043　腭腺　palatine gland

位于软腭、腭垂、硬腭后外侧壁黏膜中的小唾液腺，为黏液腺。

02.13.044　釉柱　enamel rod, enamel prism

从牙釉质与牙本质交界处向牙冠表面呈放射状紧密排列的细长棱柱状结构，主要成分为羟基磷灰石结晶。釉柱在生长过程中发生钙盐间歇性沉积，在牙磨片上呈现为以牙尖为中心的褐色弧形釉质生长线。

02.13.045　牙本质小管　dentinal tubule

牙本质中的主要结构，从牙髓腔面向牙釉质面呈放射状走行，内含成牙本质细胞突和极少量的感觉神经末梢。

02.13.046　成牙本质细胞突　odontoblast process

又称托姆斯纤维，牙本质纤维。成牙本质细胞伸入牙本质小管中的细长突起，具有感受作用。

02.13.047　托姆斯纤维　Tomes' fiber

见 02.13.046 成牙本质细胞突。

02.13.048　牙本质纤维　dentinal fiber

见 02.13.046 成牙本质细胞突。

02.13.049　牙髓　dental pulp

位于牙髓腔内的疏松结缔组织，内含自牙根孔进入的血管、淋巴管和神经纤维，对牙本质和牙釉质具有营养作用。

02.13.050　牙周组织　periodontium

由牙根部牙骨质、固有牙槽骨、牙周韧带和牙龈构成的牙齿附着装置，将牙固定在牙槽骨内并保持其自然位置。

02.13.051　食管壁　wall of esophagus

食管壁分为 4 层，其特点为黏膜上皮为未角化复层扁平上皮，黏膜肌为纵行平滑肌束，黏膜下层有食管腺，肌层上段为骨骼肌、中段含骨骼肌和平滑肌、下段为平滑肌，外膜为纤维膜。食管腔面有 7~10 条纵行皱襞，当食物通过时皱襞消失，管腔扩大（图 02.13.07）。

02.13.052　食管腺　esophageal gland

食管壁的黏膜下层中的复管泡状黏液腺，其导管穿过黏膜开口于食管腔。食管腺分泌的黏液在食管内表面起润滑、保护作用（图 02.13.07）。

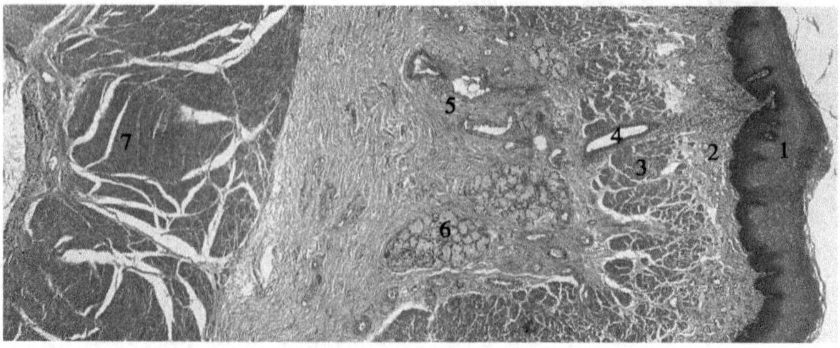

图 02.13.07　食管

HE 染色，低倍

1. 上皮；2. 固有层；3. 黏膜肌层；4. 食管腺导管；
5. 黏膜下层；6. 食管腺腺泡；7. 肌层（内环肌层）

02.13.053 食管贲门腺 esophageal cardiac gland

食管下端邻近胃贲门部的黏膜固有层中的黏液腺。其结构与胃贲门腺相似，黏液性细胞间可夹有少量壁细胞和胃酶细胞。

02.13.054 上食管括约装置 upper esophageal sphincter

咽－食管连接部的肌组织，主要是咽部肌群，其肌张力较高，可防止吞咽时食物从食管反流入咽以及吸入气体进入食管。

02.13.055 下食管括约装置 lower esophageal sphincter

食管－胃连接部的肌组织（主要是胃贲门部发达的内环肌）、食管与贲门间的夹角、膈与食管韧带对食管下端的压迫共同形成下食管括约装置，可阻止胃内容物的反流。

02.13.056 胃壁 wall of stomach

胃壁分黏膜、黏膜下层、肌层和外膜4层，其特点是黏膜上皮为单层柱状上皮，固有层含大量胃腺，肌层很厚，分内斜行、中环行、外纵行3层，外膜为浆膜。

02.13.057 胃黏膜 gastric mucosa

胃的黏膜，由单层柱状上皮、含大量胃腺的固有层以及黏膜肌层构成。黏膜表面被浅沟分成许多胃小区，还遍布有不规则的小孔即胃小凹，胃黏膜与黏膜下层突向腔面形成大量纵形皱襞（图02.13.08）。

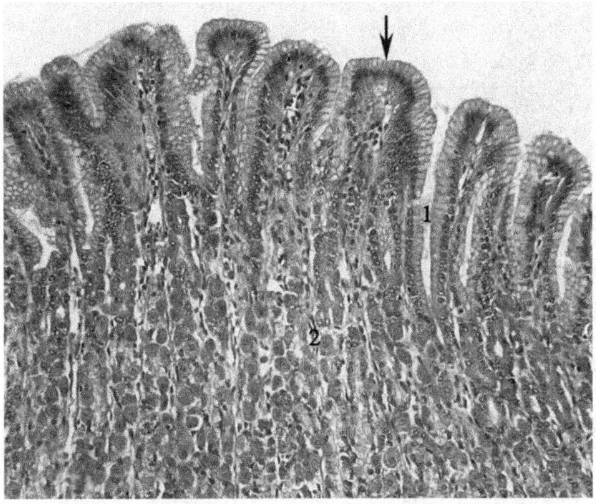

图 02.13.08 胃底部黏膜

HE染色，低倍

↑表面黏液细胞；1. 胃小凹；2. 固有层（含胃底腺）

02.13.058 表面黏液细胞 surface mucous cell

构成胃黏膜表面单层柱状上皮的主要细胞，呈高柱状，胞核椭圆形，位于基部，顶部胞质充满黏原颗粒，细胞间有紧密连接。分泌含高浓度碳酸氢根的不可溶性黏液，覆盖于上皮表面，发挥保护作用（图02.13.08、图02.13.09）。

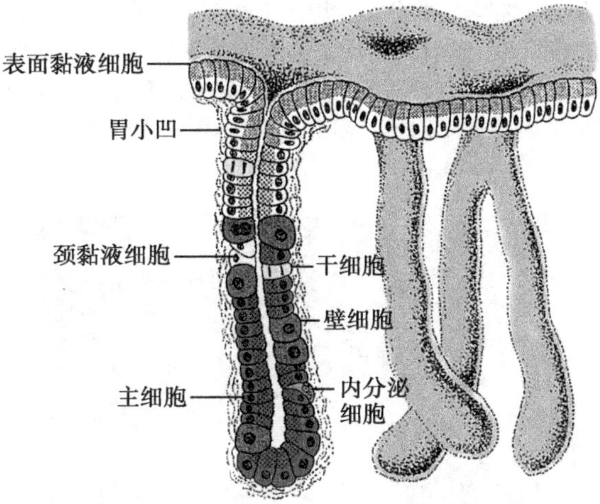

图 02.13.09 胃上皮和胃底腺立体模式图

02.13.059 胃腺 gastric gland

胃黏膜固有层中的管状腺，分为胃底腺、贲门腺和幽门腺。

02.13.060 胃底腺 fundic gland

又称泌酸腺。分布于胃底和胃体部黏膜中数量最多的胃腺，约有1500万条，呈单管或分支管状，可分为颈、体、底3部，颈部短而细，与胃小凹连通，体部直长，底部略膨大。由主细胞、壁细胞、颈黏液细胞、干细胞和内分泌细胞组成，可分泌盐酸、胃蛋白酶原、内因子和多种激素等（图02.13.09、图02.13.10）。

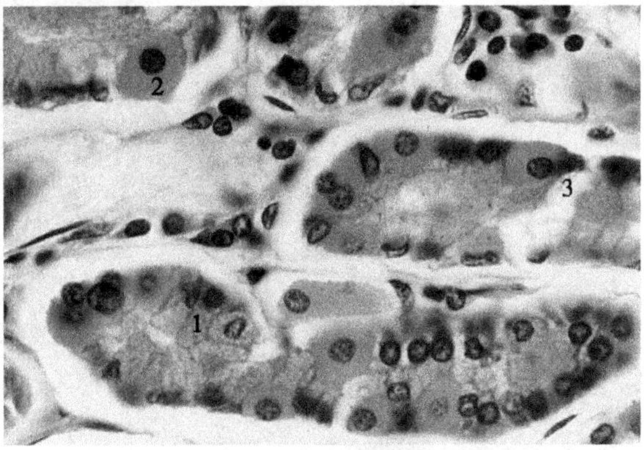

图 02.13.10 胃底腺

HE染色，高倍

1. 主细胞；2. 壁细胞；3. 颈黏液细胞

02.13.061　泌酸腺　oxyntic gland

见 02.13.060 胃底腺。

02.13.062　[胃]主细胞　chief cell

又称胃酶细胞。胃底腺中数量最多、分泌胃蛋白酶原的细胞，主要分布在腺的下半部。细胞呈柱状，胞核圆形，位于基部，胞质基部呈强嗜碱性，含大量粗面内质网，核上方有高尔基复合体，胞质顶部充满酶原颗粒，在普通固定染色的标本上，酶原颗粒多溶解而呈泡沫状(图 02.13.10、图 02.13.11)。

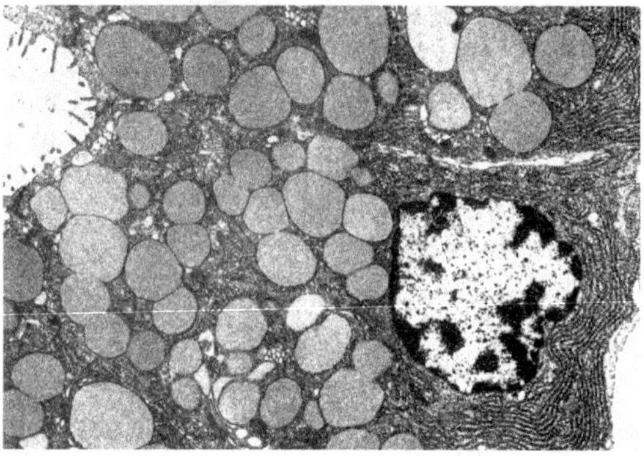

图 02.13.11　胃主细胞电镜像

02.13.063　胃酶细胞　zymogenic cell

见 02.13.062[胃]主细胞。

02.13.064　壁细胞　parietal cell

又称泌酸细胞。胃底腺中分泌盐酸和内因子的细胞，主要分布在胃底腺的上半部，细胞体积大，呈圆锥形或三角形，胞核圆而深染，居中，可见双核，胞质呈强嗜酸性，内有丰富的线粒体、细胞内分泌小管和微管泡等结构(图 02.13.10、图 02.13.12、图 02.13.13)。

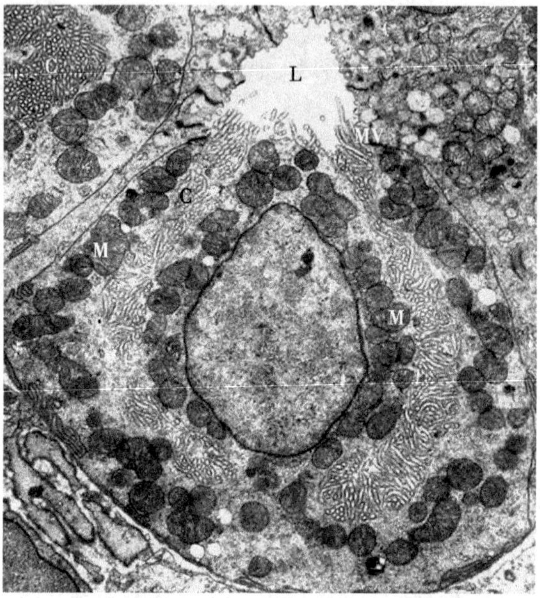

图 02.13.12　壁细胞电镜像

L. 胃底腺腔；M. 线粒体；MV. 微绒毛；C. 细胞内分泌小管

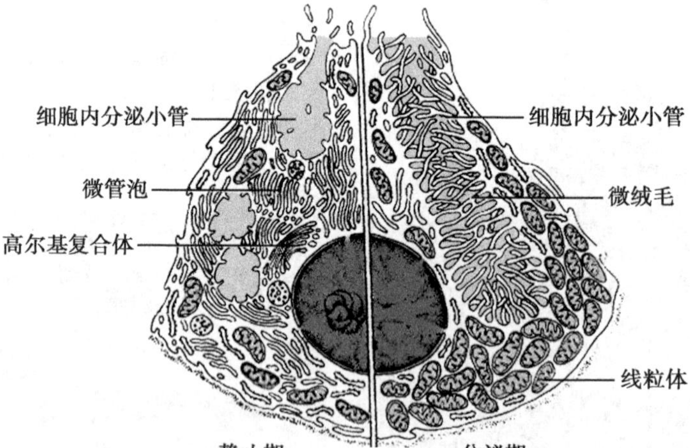

图 02.13.13　壁细胞超微结构模式图

02.13.065　泌酸细胞　oxyntic cell

见 02.13.064 壁细胞。

02.13.066　细胞内分泌小管　intracellular secretory canaliculus

壁细胞游离面的胞膜向胞质内凹陷形成的迂曲分支小管。壁细胞功能静止时，分泌小管多不与腺腔相通，管腔面的微绒毛短而稀疏；功能活跃时，其管壁与细胞顶面质膜相连，微绒毛增多、增长。细胞内分泌小管是壁细胞合成分泌盐酸的结构基础(图 02.13.12、图 02.13.13)。

02.13.067　微管泡　tubulovesicle

壁细胞内分泌小管周围的表面光滑的小管和小泡的总称，其膜结构与分泌小管相同，是分泌小管膜的储备形式（图 02.13.13）。

02.13.068　内因子　intrinsic factor

由壁细胞分泌的一种分子量为 60kDa 的糖蛋白，具有 2 个活性结构域，一个可与维生素 B_{12} 结合，形成的复合物可抵抗蛋白酶的消化，另一个则与回肠远端上皮细胞膜上的受体结合，促进维生素 B_{12} 的吸收。

02.13.069　颈黏液细胞　mucous neck cell

胃底腺顶部的一种分泌酸性黏液的细胞，数量较少，呈楔形夹于其他细胞之间，胞核扁平，位于细胞基底部，胞核上方有许多黏原颗粒，HE 染色浅淡，分泌可溶性的酸性黏液（图 02.13.10）。

02.13.070　贲门腺　cardiac gland

近贲门处胃黏膜中的黏液腺，腺细胞呈柱状，胞质染色浅，可分泌黏液和溶菌酶。

02.13.071　幽门腺　pyloric gland

幽门部胃黏膜中的黏液腺，为分支较多而弯曲的管状腺。黏液性细胞间夹有少量壁细胞，还有较多的 G 细胞，后者分泌胃泌素。

02.13.072　黏液 - 碳酸氢盐屏障　mucous-HCO_3^- barrier

覆盖于胃黏膜表面的一层含高浓度碳酸氢根的不可溶性黏液，由表面黏液细胞分泌，厚 0.25~0.5mm。黏液层将上皮和胃蛋白酶隔离，而高浓度碳酸氢根既可中和氢离子，又可使局部 pH 为 7 而抑制胃蛋白酶活性，从而防止胃酸和胃蛋白酶对胃壁组织的自我消化，发挥保护作用。

02.13.073　小肠壁　wall of small intestine

小肠壁分为分黏膜、黏膜下层、肌层和外膜 4 层，其主要结构特点是有环形皱襞、大量的小肠腺和小肠绒毛。环形皱襞、小肠绒毛和吸收细胞表面的微绒毛使小肠内表面扩大约 600 倍（图 02.13.14）。

02.13.074　小肠绒毛　intestinal villus

小肠黏膜表面的许多细小的突起，表面为单层柱状上皮，轴心为黏膜固有层结缔组织。小肠绒毛长 0.5~1.5mm，形状不一，在十二指肠和空肠头段最发达，在十二指肠呈宽大的叶状，在空肠如长指状，在回肠则为短的锥体状。小肠绒毛是扩大小肠内表面的结构之

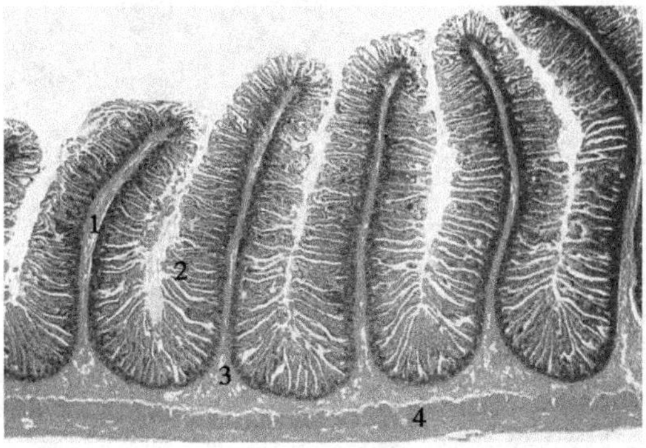

图 02.13.14　空肠（纵切面）

HE 染色，低倍

1. 皱襞；2. 绒毛；3. 黏膜下层；4. 肌层

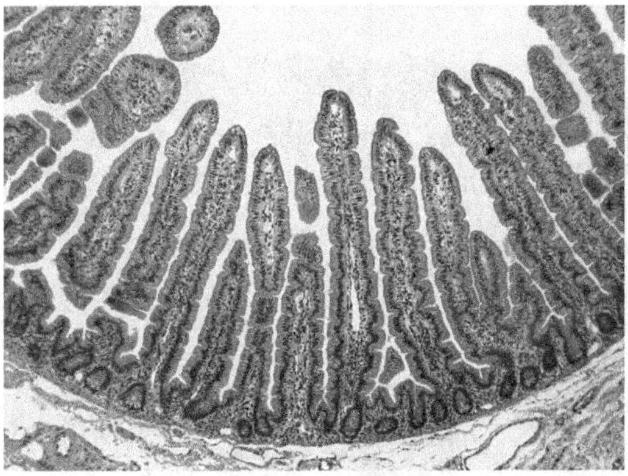

图 02.13.15　空肠黏膜

示小肠绒毛，HE 染色，低倍

一，可扩大小肠内表面约 10 倍（图 02.13.15）。

02.13.075　小肠腺　small intestinal gland

又称利伯屈恩隐窝。小肠黏膜固有层中的管状腺，由绒毛根部的上皮下陷进入固有层形成。为单管腺，直接开口于肠腔，肠腺上皮与绒毛上皮相延续，由吸收细胞、杯状细胞、帕内特细胞、内分泌细胞和干细胞组成。小肠腺具有消化吸收食物、分泌多种激素及免疫保护等多种功能（图 02.13.16）。

02.13.076　利伯屈恩隐窝　crypt of Lieberkuhn

见 02.13.075 小肠腺。

02.13.077　吸收细胞　absorptive cell

小肠上皮中数量最多的高柱状细胞，胞核椭圆形，位于基部，胞质含丰富的滑面内质网和高尔基体，游离面有发达的微绒毛和细胞衣，细胞衣吸附有多种消化酶，相邻细胞顶部有紧密连接。具有消化吸收营养物质、释放分泌性免疫球蛋白 A 等功能（图 02.13.17）。

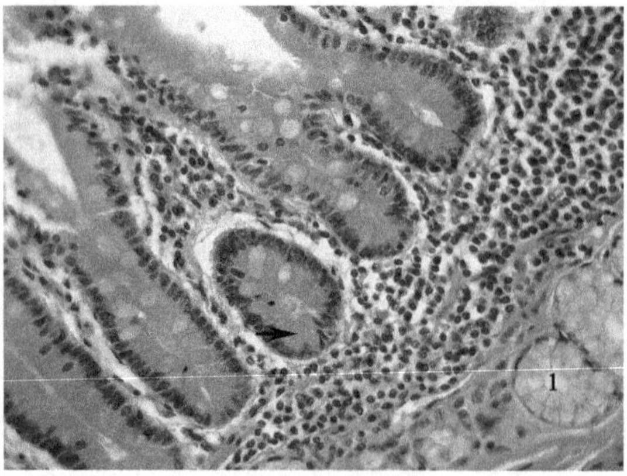

图 02.13.16　小肠腺

HE 染色，高倍

↑ 帕内特细胞；1. 十二指肠腺腺泡

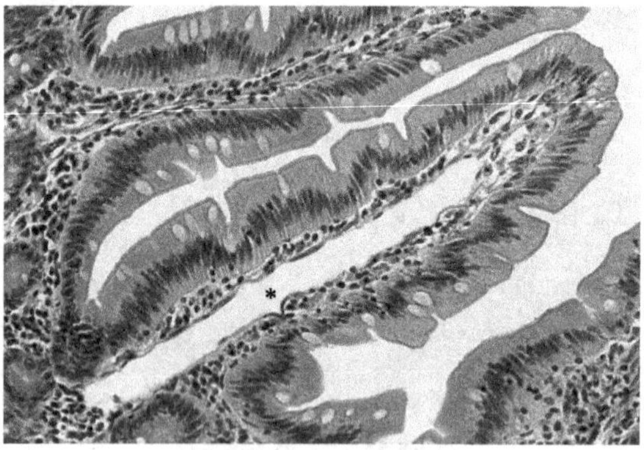

图 02.13.17　小肠绒毛

HE 染色，高倍

* 中央乳糜管

02.13.078　帕内特细胞　Paneth cell

又称潘氏细胞。小肠腺底部的细胞，呈锥形，顶部胞质含粗大的嗜酸性分泌颗粒，分泌防御素和溶菌酶，具有杀灭肠道病原微生物、调节正常菌群平衡等作用（图 02.13.16）。

02.13.079　寡黏液细胞　oligomucous cell

杯状细胞的前体细胞，存在于小肠腺和大肠腺的深部，可进一步增殖分化为杯状细胞。

02.13.080　中央乳糜管　central lacteal

小肠绒毛内的 1~2 条纵行毛细淋巴管，以盲端起始于绒毛顶部，向下穿过黏膜肌进入黏膜下层汇成淋巴管丛。中央乳糜管管腔较大，内皮细胞间隙宽，无基膜，通透性大，转运输出吸收细胞释出的乳糜微粒（图 02.13.17）。

02.13.081　十二指肠腺　duodenal gland

又称布伦纳腺。十二指肠黏膜下层中的复管泡状黏液腺，其导管穿过黏膜肌开口于小肠腺底部，分泌碱性黏液（pH8.2~9.3），保护十二指肠免受胃酸侵蚀，并提供胰蛋白酶等的最适 pH，还可分泌表皮生长因子，促进小肠上皮细胞增殖（图 02.13.16）。

02.13.082　布伦纳腺　Brunner's gland

见 02.13.081 十二指肠腺。

02.13.083　大肠腺　large intestine gland

大肠黏膜固有层中的管状腺，含吸收细胞、大量杯状细胞，少量干细胞和内分泌细胞，具有分泌黏液、保护黏膜等功能（图 02.13.18）。

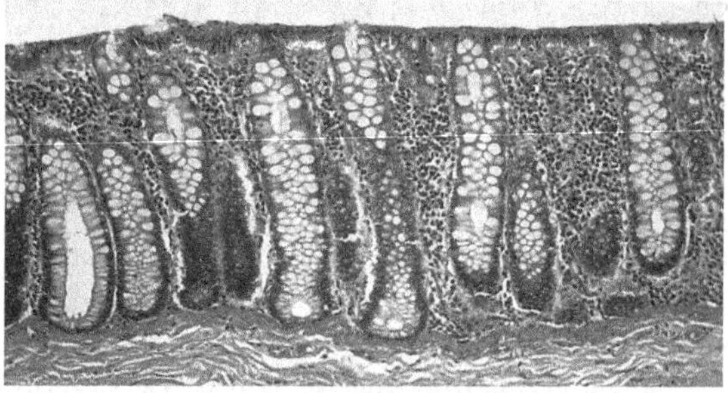

图 02.13.18　结肠黏膜

HE 染色，高倍

02.13.084　肠相关淋巴组织　gut-associated lymphoid tissue

消化管壁的淋巴组织，包括黏膜的淋巴小结，固有层内的淋巴细胞、浆细胞、巨噬细胞、间质树突状细胞，上皮内的淋巴细胞以及肠系膜淋巴结等。可接受消化管内抗原刺激，主要产生分泌性 IgA，抑制或杀灭细菌、中和病毒、防止抗原黏附和穿入上皮；其内的部分幼浆细胞还可随血流进入其他部位，使消化管免疫成为全身免疫的一部分。

02.13.085　肠上皮内淋巴细胞　intestinal intraepithelial lymphocyte

位于基膜上方、绒毛上皮细胞之间的一群表型和功能异质的淋巴细胞，具有免疫防御和免疫调节功能。在肠腺上皮中极少。

02.13.086　滤泡相关上皮　follicle-associated epithelium

覆盖在淋巴小结圆顶上方的黏膜表面上皮，其内含有特殊的微皱褶细胞和较多的淋巴细胞。

02.13.087　微皱褶细胞　microfold cell, M cell

简称 M 细胞，又称膜上皮细胞。滤泡相关上皮内散在的、其游离面具有微皱褶的细胞。其基底面质膜内陷形成一较大的穹窿状凹陷，内含淋巴细胞和巨噬细胞，胞质内有丰富的囊泡。M 细胞可摄取肠腔中的抗原物质，以囊泡的形式转运并传递给下方的巨噬细胞（图 02.13.19）。

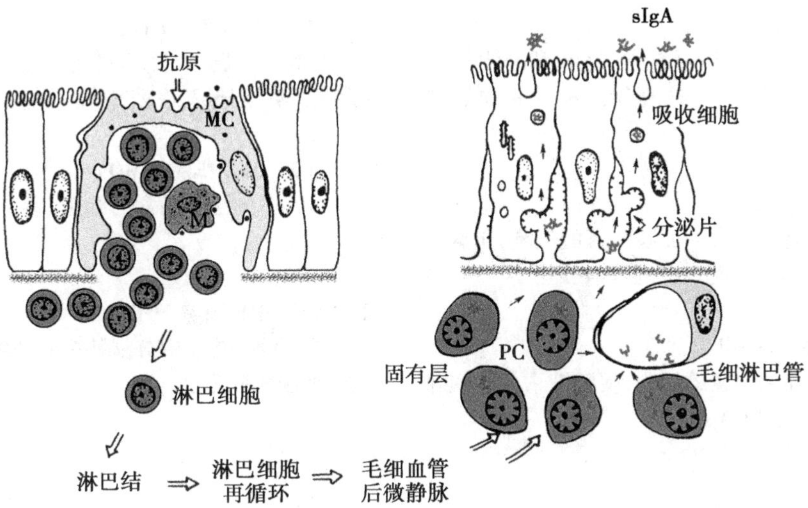

图 02.13.19　消化管黏膜的免疫功能示意图

M. 巨噬细胞；MC. 微皱褶细胞；PC. 浆细胞；sIgA. 分泌性免疫球蛋白 A

02.13.088　膜上皮细胞　membranous epithelial cell

见 02.13.087 微皱褶细胞。

02.13.089　肠内分泌细胞　enteroendocrine cell

散布于胃肠上皮及腺体中的内分泌细胞，有 40 余种。多呈锥体形，基部胞质有大量分泌颗粒，可分泌多种激素，协调胃肠道的消化吸收功能，并调节其他器官的生理活动（图 02.13.20）。

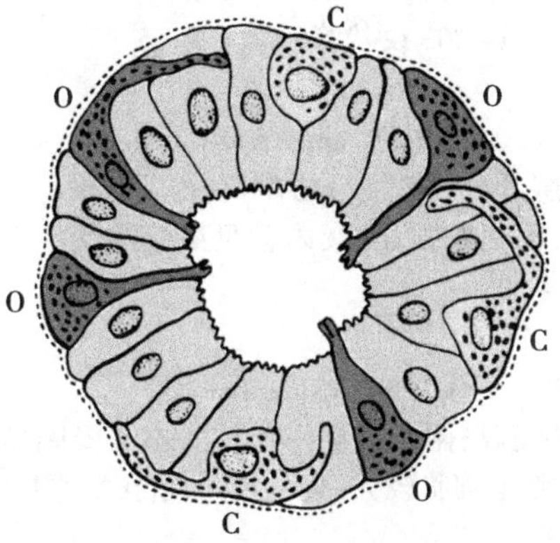

图 02.13.20　消化管内分泌细胞模式图

O. 开放型；C. 封闭型

02.13.090　开放型肠内分泌细胞　open type of enteroendocrine cell

具有面向胃肠腔的游离面的肠内分泌细胞，其游离面有微绒毛，可感受管腔内食物和 pH 等化学信息，从而引起其分泌活动的变化（图 02.13.20）。

02.13.091　封闭型肠内分泌细胞　closed type of enteroendocrine cell

被相邻细胞覆盖而未露出腔面的肠内分泌细胞，主要受胃肠运动的机械刺激或其他激素的调节而改变其分泌状态（图 02.13.20）。

02.13.092　腔分泌　luminal secretion

肠内分泌细胞释放的激素经细胞间隙或细胞游离面进入胃肠腔的分泌方式。

02.13.093　N 细胞　N cell

小肠和大肠中分泌神经降压素的细胞，具有抑制胃酸分泌和胃运动的功能。

02.13.094　G 细胞　G cell

幽门腺中分泌胃泌素的细胞，具有促进胃酸分泌和黏膜细胞增殖的功能。

02.13.095　ECL 细胞　ECL cell

胃底腺中分泌组胺的细胞，具有促进胃酸分泌的功能。

02.13.096　D 细胞　D cell

胃、小肠和结肠中分泌生长抑素的细胞，生长抑素抑制其他内分泌细胞和壁细胞的分泌活动。

02.13.097　EC 细胞　EC cell

胃、小肠和结肠中分泌 5- 羟色胺和 P 物质的细胞，具有促进胃肠运动、胃液分泌和扩张血管的功能。

02.13.098　I 细胞　I cell

肠中分泌胆囊收缩素 - 促胰酶素的细胞，胆囊收缩素 - 促胰酶素促进胰酶分泌和胆囊收缩。

02.13.099　S 细胞　S cell

小肠中分泌促胰液素的细胞，促胰液素促进胰腺导管分泌水和碳酸氢根离子。

02.13.100　K 细胞　K cell

小肠中分泌抑胃肽的细胞，抑胃肽促进胰岛素分泌。

02.13.101　L 细胞　L cell

小肠和大肠中分泌肠高血糖素的细胞，肠高血糖素促进肝糖原分解，血糖升高。

02.13.102　MO 细胞　MO cell

小肠中分泌胃动素的细胞，参与调控胃肠的收缩节律。

02.13.103　PP 细胞　PP cell

胃、小肠、结肠中分泌胰多肽的细胞，胰多肽松弛胆囊、抑制胰酶分泌。

（中南大学　蔡维君）

02.14　消　化　腺

02.14.001　唾液腺　salivary gland

分布于口腔周围及口腔壁内、分泌物经导管排入口腔的消化腺，由分泌部和导管构成。包括腮腺、下颌下腺、舌下腺各 1 对，以及口腔内的许多小唾液腺如唇腺、颊腺、腭腺等。唾液腺分泌的唾液内含有淀粉酶、溶菌酶、黏蛋白及多种生物活性物质等（图 02.14.01）。

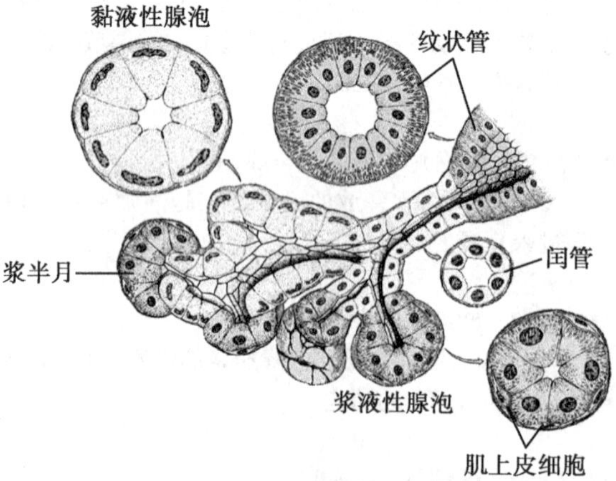

图 02.14.01　唾液腺结构模式图

02.14.002　闰管　intercalated duct

唾液腺和胰腺导管的起始部，直接与腺泡相连，管径细，管壁为单层扁平或立方上皮，上皮外可见梭形的肌上皮细胞，沿闰管长轴排列（图 02.14.01）。

02.14.003　纹状管　striated duct

又称分泌管。唾液腺导管中紧接闰管的一段，管径较粗，管壁为单层高柱状上皮，细胞质呈嗜酸性，胞核圆，位于细胞顶部，细胞基部有纵纹，即质膜内褶和纵行排列的线粒体。纹状管能主动吸收钠离子、排出钾离子及重吸收或排除水，故可调节唾液中的电解质含量和唾液量，这一功能受醛固酮的调节（图 02.14.01）。

02.14.004　分泌管　secretory duct

见 02.14.003 纹状管。

02.14.005　胰腺腺泡　pancreatic acinus

胰腺外分泌部的分泌单位，由一层锥体形腺泡细胞围成，腺泡腔很小，其内常见染色浅淡的泡心细胞（图 02.14.02）。

02.14.006　岛晕　periinsular halo

围绕胰岛附近的胰腺腺泡。由于受胰岛激素的影响，其腺泡细胞较大，染色较深，富含酶原颗粒，分泌活动较强。

02.14.007　远胰岛腺泡　teloinsular acinus

离胰岛较远的胰腺腺泡，腺泡细胞染色较浅，酶原颗粒较少。

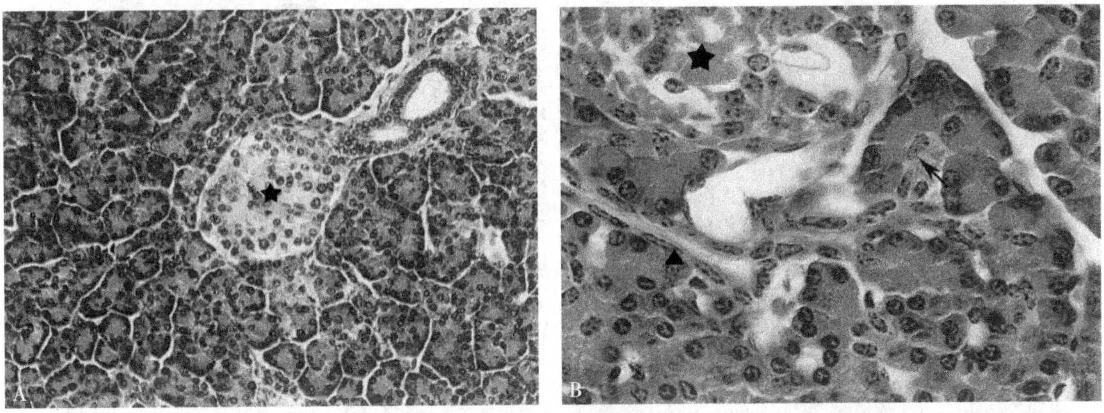

图 02.14.02　胰腺

HE 染色

A. 低倍；B. 高倍

★ 胰岛；▲ 闰管；↑ 泡心细胞

02.14.008　胰腺泡细胞　pancreatic acinar cell

构成胰腺腺泡的浆液性细胞，呈锥体形，胞核较大而圆，其上方有数量不等的酶原颗粒，基部胞质嗜碱性，含大量粗面内质网和核糖体。胰腺泡细胞分泌胰蛋白酶原、胰糜蛋白酶原、胰淀粉酶、胰脂肪酶、核酸酶等多种消化酶（图 02.14.02、图 02.14.03）。

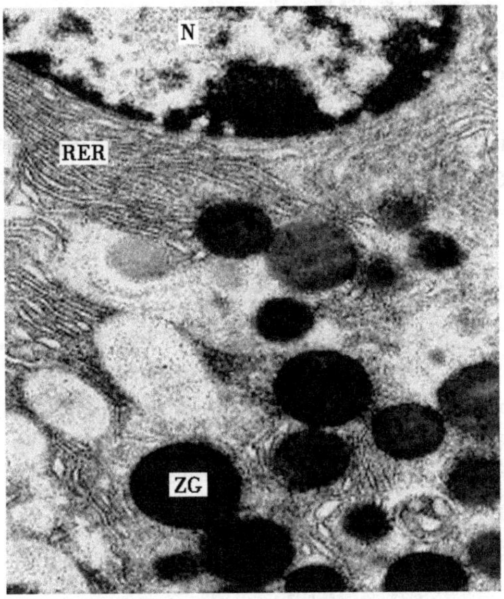

图 02.14.03　小鼠胰腺腺泡细胞透射电镜图（×12 000）

N. 细胞核；RER. 粗面内质网；ZG. 酶原颗粒

02.14.009　泡心细胞　centroacinar cell

胰腺腺泡腔内较小而染色淡的扁平细胞，为闰管起始部延伸入腺泡腔的上皮细胞（图 02.14.02）。

02.14.010　胰管－黏膜屏障　pancreatic ductal mucosal barrier

胰管上皮细胞及其表面的黏液防止胰管内容物如胰蛋白酶、胆汁等反流入胰实质的作用，可保护胰腺组织免受外源性和内源性物质的损伤。

02.14.011　胰岛　pancreas islet

又称朗格汉斯岛。胰腺内由内分泌细胞组成的球形细胞团，在胰尾部较多，成人胰腺中约有 100 万个胰岛。人胰岛主要有 A、B、D、PP、$D_1$5 种类型的细胞（图 02.14.02、图 02.14.04）。

02.14.012　朗格汉斯岛　islet of Langerhans

见 02.14.011 胰岛。

02.14.013　［胰岛］A 细胞　A cell

又称甲细胞，α 细胞。胰岛中分泌高血糖素的细胞，在人约占胰岛细胞总数的 20%，主要分布在胰岛周边部，细胞体积较大，呈多边形。胰高血糖素具有升高血糖的作用（图 02.14.04）。

02.14.014　［胰岛］B 细胞　B cell

又称乙细胞，β 细胞。胰岛中分泌胰岛素的细胞，在人约占胰岛细胞总数的 75%，主要分布在胰岛中央部。胰岛素具有降低血糖的作用（图 02.14.04）。

02.14.015　［胰岛］D 细胞　D cell

又称丁细胞，δ 细胞。胰岛中分泌生长抑素的细胞，在人约占胰岛细胞总数的 5%，散在分布于胰岛周边部，A、B 细胞之间，并与 A、B 细胞紧密相贴，细胞间

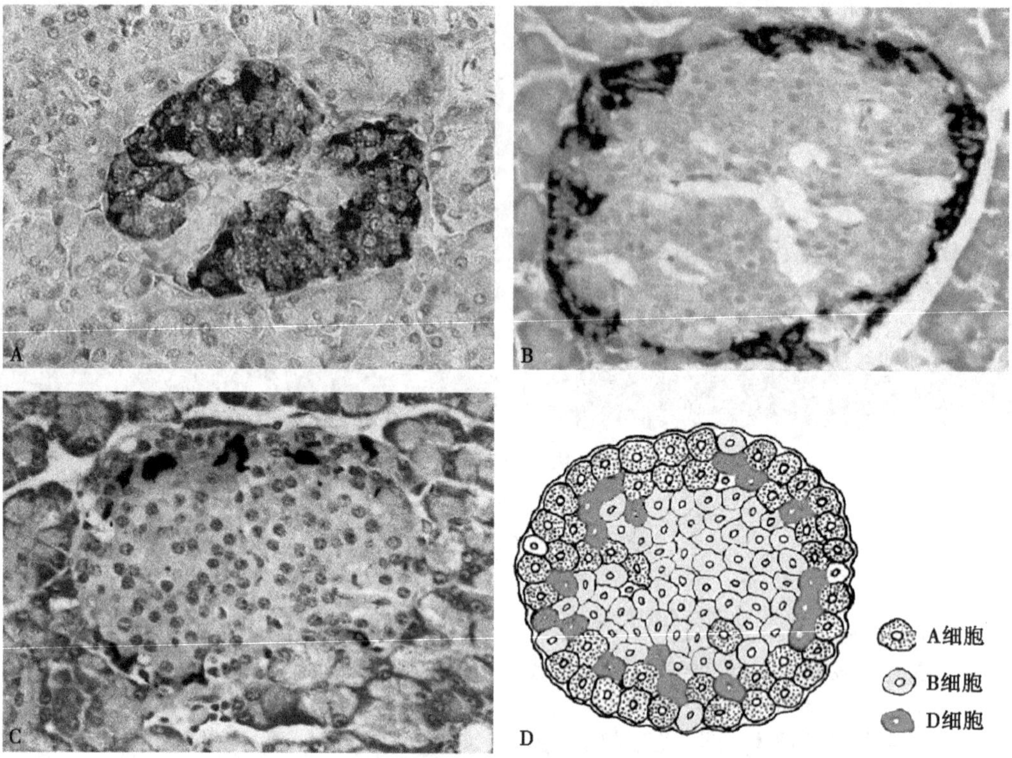

图 02.14.04　胰岛细胞

A. 胰岛素免疫细胞化学示 B 细胞；B. 胰高血糖素免疫细胞化学示 A 细胞；
C. 生长抑素免疫细胞化学示 D 细胞；D. 胰岛 3 种细胞模式图

有缝隙连接。生长抑素具有抑制邻近的 A、B、PP 等细胞分泌活动的功能（图 02.14.04）。

02.14.016　［胰岛］PP 细胞　PP cell

胰岛中分泌胰多肽的细胞，数量很少，主要分布于胰岛，也有少数分布在胰腺外分泌部。胰多肽抑制胰液的分泌、胆囊的收缩和小肠的运动，加强胆总管的紧张度。

02.14.017　［胰岛］D_1 细胞　D_1 cell

胰岛中分泌血管活性肠肽的细胞，数量很少，散在分布于胰岛周边部，也有少数分布于胰外分泌部和血管周围。血管活性肠肽抑制胃酶分泌，促进胰腺腺泡的分泌，促进胰岛素和胰高血糖素的分泌。

02.14.018　胰岛－腺泡门静脉系统　islet-acinus portal system

胰岛和其周围腺泡之间的血液循环，由胰岛毛细血管网、胰腺腺泡毛细血管网及二者间的微静脉组成。胰岛分泌的激素可经门静脉系统到达周围腺泡，对腺泡细胞的分泌活动发挥调节作用，如胰岛素和血管活性肠肽可促进腺泡细胞的分泌，胰多肽和胰高血糖素则抑制腺泡细胞的分泌。

02.14.019　神经－胰岛复合体　neuro-insular complex

由胰岛及其附近的神经元和神经纤维构成，对胰岛细胞的内分泌功能具有调节作用。这些神经纤维分别来自内脏神经和迷走神经，在胰岛周围形成胰岛周围丛，并可深入到胰岛细胞之间。交感神经兴奋，可促进 A 细胞分泌，使血糖升高；副交感神经兴奋，可促进 B 细胞分泌，使血糖降低。

02.14.020　肝小叶　hepatic lobule, liver lobule

又称经典小叶。传统上依据门静脉和肝动脉分支在肝内的分布及其灌流肝细胞的血流通路而划分的肝的基本结构和功能单位，由中央静脉及其周围呈放射状走行的肝板和肝血窦等构成，呈多角棱柱体，高约 2mm，宽约 1mm（图 02.14.05~ 图 02.14.07）。

02.14.021　经典小叶　classic lobule

见 02.14.020 肝小叶。

02.14.022　门管小叶　portal lobule

肝的外分泌结构单位，呈三角柱状体，以门管区为中轴、周围以三个相邻的中央静脉连线为界，胆汁从门管小叶周围流向中央的小叶间胆管（图 02.14.07）。

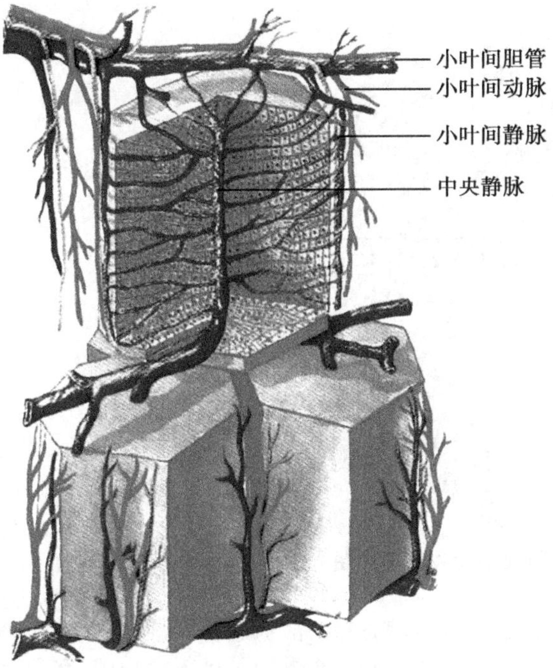

图 02.14.05　肝小叶模式图

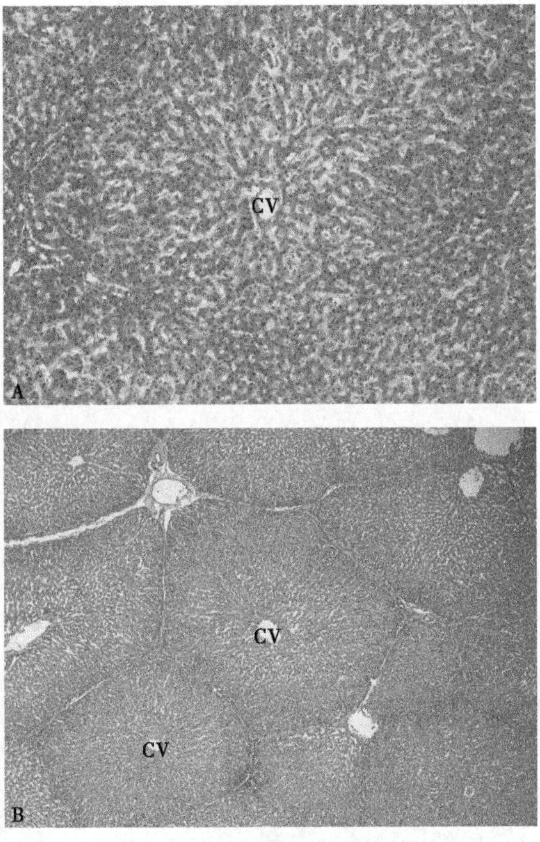

图 02.14.06　肝小叶横切面

HE 染色，低倍

A. 人肝；B. 猪肝；CV. 中央静脉

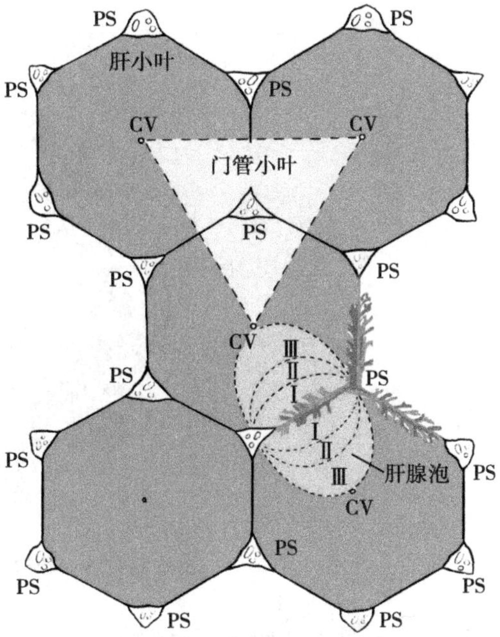

图 02.14.07　肝小叶、肝腺泡和门管小叶示意图

PS. 门管区；CV. 中央静脉

02.14.023　肝腺泡　liver acinus

肝的微循环结构单位，呈橄榄形，以门管区发出的终末门微静脉、终末肝微动脉和胆管分支为中轴，两端以相邻的两个中央静脉为界。根据血供肝腺泡分为Ⅰ、Ⅱ、Ⅲ 3 个带，近中轴血管的部分为Ⅰ带，其血供条件最好，近中央静脉、离中轴血管最远的部分为Ⅲ带，其获得的血供最差，Ⅱ带介于两者之间（图 02.14.07）。

02.14.024　［肝］中央静脉　central vein

肝小叶中央沿其长轴走行的一条静脉，管壁由内皮细胞围成，内皮外有少量结缔组织，无平滑肌，管壁上有肝血窦的开口（图 02.14.05、图 02.14.06）。

02.14.025　肝板　hepatic plate

肝细胞单层排列形成的凹凸不平的板状结构，以中央静脉为中心，向周围呈放射状排列。肝板有分支，相邻分支互相吻合连接成网状结构，肝板上有小孔，肝血窦可经小孔互相连通成网（图 02.14.08）。

02.14.026　肝索　hepatic cord

在组织切片上所见的肝板，呈索条状。肝索以中央静脉为中心，向周围呈放射状排列（图 02.14.08）。

02.14.027　界板　limiting plate

肝小叶周边的一层环行肝板，其内的肝细胞较小，嗜酸性较强。

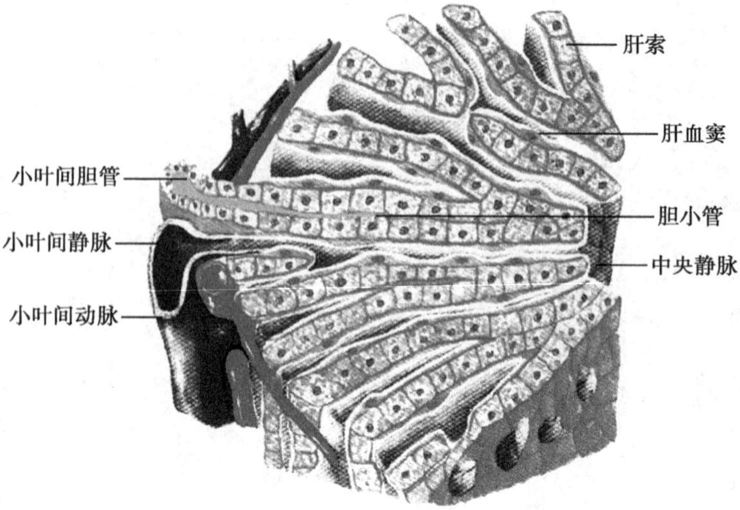

图 02.14.08　肝板、肝血窦与胆小管关系模式图

02.14.028　肝细胞　hepatocyte, liver cell

肝的实质细胞，数量最多，是肝小叶的主要成分。细胞大，呈多面体形；胞核大而圆，可有双核或多核；胞质丰富，多呈嗜酸性，含多种细胞器及糖原、脂滴等内含物。肝细胞具有产生胆汁，合成分泌多种蛋白质和脂类物质，参与多种物质代谢等功能。（图 02.14.09、图 02.14.10）。

02.14.029　肝细胞异质性　hepatocytic heterogeneity

在多种因素的影响下，分布于经典肝小叶周围带、中间带和中央带的肝细胞的微细结构和功能呈现一定的差异。肝细胞异质性是肝发育成熟的标志，具有调整静脉血及胆汁内成分的作用。

02.14.030　肝血窦　hepatic sinusoid

位于肝板之间的血窦，借肝板上的孔互连成网。窦腔大而不规则，窦壁的通透性高，血浆中除乳糜微粒外，其他大分子物质均可进入窦周隙，有利于肝细胞与窦腔内血液之间的物质交换（图 02.14.08、图 02.14.09）。

02.14.031　肝巨噬细胞　hepatic macrophage

又称库普弗细胞，曾称枯否细胞。位于肝血窦中具有吞噬功能的巨噬细胞，形态不规则，胞质嗜酸性，表面有皱褶和微绒毛，胞质内有溶酶体、吞噬体等。肝巨噬细胞可清除细菌、异物和衰老损伤细胞以及肿瘤细胞等（图 02.14.09）。

02.14.032　库普弗细胞　Kupffer cell

见 02.14.031 肝巨噬细胞。

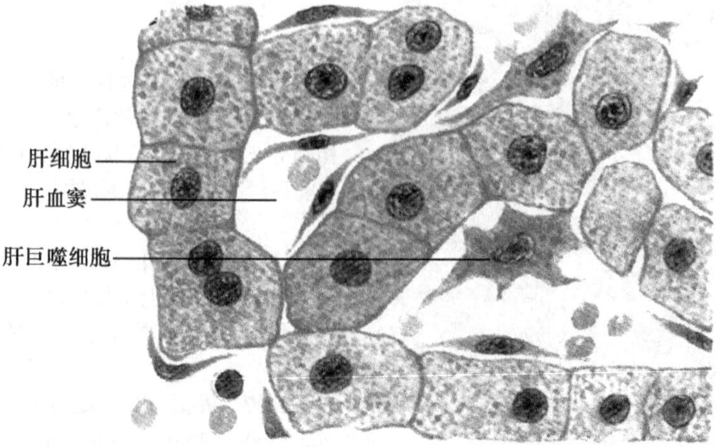

图 02.14.09　肝细胞与肝血窦示意图

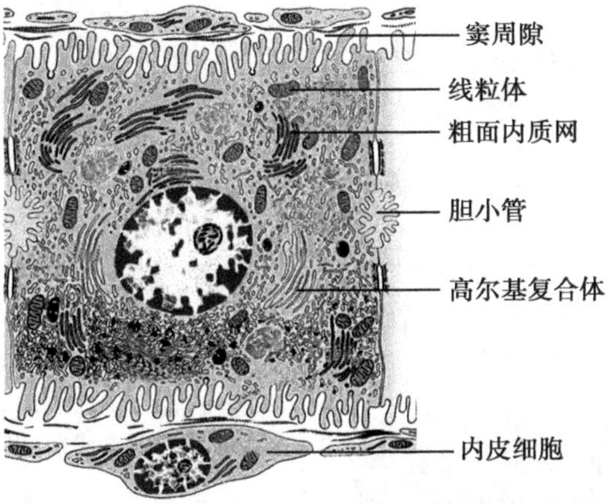

图 02.14.10　肝细胞、窦周隙及胆小管结构模式图

02.14.033　肝大颗粒淋巴细胞　hepatic large granular lymphocyte

曾称隐窝细胞。肝血窦中的 NK 细胞，细胞圆形，胞核偏位，有齿状凹陷，胞质中有较多膜包致密颗粒，能溶解和杀伤多种肿瘤细胞。

02.14.034　窦周隙　perisinusoidal space

又称迪塞间隙。肝血窦内皮与肝板之间的狭窄间隙，宽约 0.4μm，其内充满血浆，肝细胞血窦面的微绒毛浸于血浆中。窦周隙是肝细胞与血液之间进行物质交换的场所。窦周隙内还散在有贮脂细胞和网状纤维（图 02.14.10）。

02.14.035　迪塞间隙　Disse space

见 02.14.034 窦周隙。

02.14.036　贮脂细胞　fat-storing cell

又称伊藤细胞，肝星形细胞。肝窦周隙中贮存维生素 A 并产生细胞外基质的细胞，其形态不规则，有突起，胞质内含有许多大脂滴。贮脂细胞具有摄取、贮存维生素 A 和产生网状纤维等功能。

02.14.037　伊藤细胞　Ito cell

见 02.14.036 贮脂细胞。

02.14.038　肝星形细胞　hepatic stellate cell

见 02.14.036 贮脂细胞。

02.14.039　血窦细胞　sinusoidal cell

肝血窦内皮细胞、肝巨噬细胞、肝大颗粒淋巴细胞和贮脂细胞的统称，属肝小叶内的非实质性细胞。这些细胞相互关联，并与肝细胞的功能活动密切相关。

02.14.040　胆小管　bile canaliculus

肝细胞相邻面的质膜局部凹陷形成的微细管道，在肝板内互连成网，肝细胞分泌的胆汁首先进入胆小管。胆小管腔面有肝细胞微绒毛突入管腔，其周围的肝细胞膜形成紧密连接、桥粒等连接复合体封闭胆小管，防止胆汁外溢（图 02.14.10、图 02.14.11）。

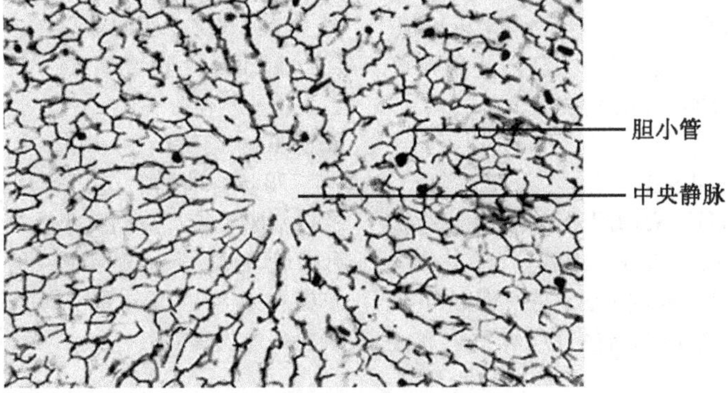

图 02.14.11　兔肝硝酸银浸染示胆小管　高倍

02.14.041　黑林管　Hering canal

胆小管在肝小叶边缘汇集形成的短小管道，管径较细，管壁上皮呈立方形。黑林管在门管区汇入小叶间胆管。

02.14.042　门管区　portal area

相邻肝小叶之间的三角形或不规则形结缔组织小区，内有小叶间静脉、小叶间动脉和小叶间胆管。每个肝小叶周围有 3~4 个门管区（图 02.14.12）。

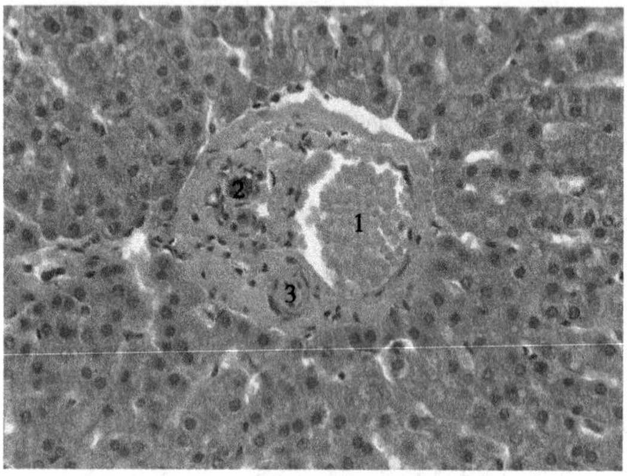

图 02.14.12　肝门管区

HE 染色，高倍

1. 小叶间静脉；2. 小叶间胆管；3. 小叶间动脉

02.14.043　[肝]小叶间静脉　interlobular vein

肝门静脉的分支，位于门管区，管腔较大而不规则，壁薄，内皮外仅有少量散在的平滑肌（图 02.14.08、图 02.14.12）。

02.14.044　[肝]小叶间动脉　interlobular artery

肝动脉的分支，位于门管区，管径较细，管腔较小，管壁相对较厚，内皮外有几层环形平滑肌（图 02.14.08、图 02.14.12）。

02.14.045　小叶间胆管　interlobular bile duct

由黑林管汇集而成的、位于门管区的胆管，管腔小，管壁上皮为单层立方或矮柱状，在肝门汇集形成左、右肝管（图 02.14.08、图 02.14.12）。

02.14.046　卵圆细胞　oval cell

位于肝门管区的小而圆或卵圆形的细胞，目前认为是肝内干细胞增殖而成的未分化细胞，可增殖分化为胆管上皮细胞和肝细胞。卵圆细胞在正常情况下难以见到，但在肝病理性损害后的再生过程和致癌剂作用下常见卵圆细胞增生。

02.14.047　小叶下静脉　sublobular vein

由中央静脉汇集形成的静脉，单独走行在非门管区的小叶间结缔组织中，管径大，壁较厚，在肝门汇集为肝静脉。

02.14.048　肝微循环　hepatic microcirculation

由终末门微静脉、终末肝微动脉、肝血窦和中央静脉共同构成的肝内微循环，其供应的肝实质为一个肝腺泡。血液从终末门微静脉、终末肝微动脉流入肝血窦，再汇入中央静脉，因此肝腺泡Ⅰ带的血供条件最好，Ⅲ带的血供最差，Ⅱ带介于两者之间。

02.14.049　肝营养因子　hepatotrophic factor

具有维持肝细胞正常结构和功能及促进肝生长发育和再生等作用的物质，可分为门脉因子和非门脉因子，前者包括胰岛素、高血糖素、氨基酸和脂肪酸等营养物质，后者包括生长激素、甲状腺激素、甲状旁腺激素、糖皮质激素、尿抑胃素、Ca^{2+}、cAMP 和前列腺素等。

02.14.050　肝生态系统　hepatic ecosystem

肝内各种细胞通过释放一些因子或代谢产物相互影响，保持各种细胞和间质成分的正常数量和分布，共同维持肝的精细构筑、内环境稳定和正常功能。

02.14.051　肝再生　liver regeneration

肝具有很强的再生能力。在肝大部分切除或肝损伤后，各种反馈信号刺激处于 G_0 期的肝细胞启动增殖周期，以补偿丢失、损伤的肝组织和恢复肝脏的生理功能，这个过程称为肝再生。

02.14.052　黏膜窦　mucosal sinus

又称阿孝夫窦。胆囊黏膜皱襞之间的上皮凹陷入固有层形成的窦状结构。胆囊扩张时，黏膜窦消失。黏膜窦内易有细菌和异物残留，引起炎症。

02.14.053　阿孝夫窦　Aschoff sinus

见 02.14.052 黏膜窦。

02.14.054　胆管　bile duct

胆汁排泄的管道，分为肝内胆管和肝外胆管，前者包括胆小管、黑林管、小叶间胆管，后者包括肝左管、肝右管、肝总管、胆囊和胆总管。肝内胆管管壁主要为单层立方上皮，其外无平滑肌；肝外胆管管壁由黏膜、肌层和外膜构成。

（中南大学　蔡维君）

02.15 呼 吸 系 统

02.15.001 鼻黏膜 nasal mucosa

覆盖在鼻腔内表面的一层黏膜组织，由上皮和固有层组成，有净化吸入空气并对其加温加湿、嗅觉等功能。根据结构和功能的不同，鼻黏膜分为：前庭部，其表面为未角化的复层扁平上皮；呼吸部，其表面为假复层纤毛柱状上皮，含较多杯状细胞；嗅部，其表面为特殊的嗅上皮。

02.15.002 鼻腺 nasal gland

鼻黏膜呼吸部固有层的混合腺，其分泌物与上皮内的杯状细胞的分泌物共同形成一层黏液覆盖于黏膜表面，能黏附吸入空气中的颗粒物质。

02.15.003 黏液毯 mucous blanket

呼吸道黏膜腺体分泌的黏液在其表面形成的一层黏液，可分为表面的凝胶层及其下面的溶胶层。凝胶层较黏稠，含黏蛋白；溶胶层较稀薄，纤毛在此层活动。黏液毯能黏附吸入空气中的颗粒物质，并向鼻咽部移到，被吞咽或经咳嗽排出。

02.15.004 嗅黏膜 olfactory mucosa

鼻腔嗅部的黏膜，位于上鼻甲及其相对应的鼻中隔部分，总面积约 2cm^2，活体时呈浅黄色，由嗅上皮和固有层组成，有嗅觉功能。

02.15.005 嗅上皮 olfactory epithelium

嗅黏膜表面的上皮，为假复层柱状上皮，较呼吸性上皮略厚，表面覆有黏液。嗅上皮由嗅细胞、支持细胞和基细胞组成（图 02.15.01）。

02.15.006 嗅细胞 olfactory cell

嗅黏膜上皮中的一种双极神经元，是嗅觉传导通路中的第一级神经元，有感受嗅刺激和传导冲动的功能。嗅细胞呈长梭形，位于支持细胞之间，胞体位于上皮中层，其树突细长，伸到上皮游离面，轴突从基部发出，穿过基膜，集合成束，并由施万细胞包裹形成嗅丝即嗅神经（图 02.15.01）。

02.15.007 嗅泡 olfactory vesicle

嗅细胞细长树突末端的球状膨大，其中含纵行的微丝，由嗅泡表面发出许多较长的纤毛（嗅毛）（图 02.15.01）。

02.15.008 嗅毛 olfactory cilium

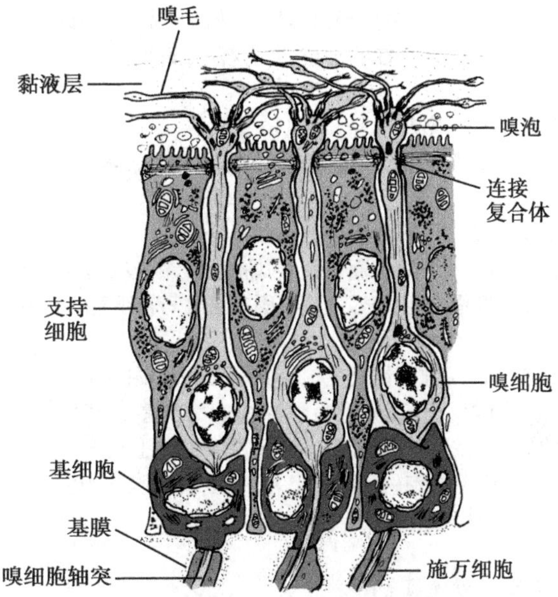

图 02.15.01 嗅上皮超微结构模式图

又称嗅纤毛。从嗅细胞的嗅泡表面伸出的数十根较长纤毛，浸于上皮表面的黏液层内。嗅毛的微管因缺乏动力臂而不能活动，其功能是接受气味物质的刺激（图 02.15.01）。

02.15.009 ［嗅上皮］支持细胞 supporting cell, sustentacular cell

嗅细胞之间呈高柱状的特殊室管膜上皮细胞，有支持、分隔、保护、营养嗅细胞，以及吞噬和物质转运等作用（图 02.15.01）。

02.15.010 嗅腺 olfactory gland

又称鲍曼腺。嗅黏膜固有层的浆液性腺体。其分泌的浆液可溶解空气中有气味的物质，刺激嗅毛，产生嗅觉；并可清洗嗅上皮表面，保持嗅细胞接受刺激的敏感性。

02.15.011 鲍曼腺 Bowman's gland

见 02.15.010 嗅腺。

02.15.012 嗅器 olfactory organ

感受嗅觉刺激并发放神经冲动的感受器，由嗅黏膜的感觉上皮（嗅上皮）构成，其中嗅细胞（双极神经元）感受嗅觉刺激、产生嗅觉冲动并传入中枢（嗅球），支持细胞通过多种作用调节嗅细胞的活动。

02.15.013　喉黏膜　laryngeal mucosa

覆盖在喉表面的一层黏膜组织，由上皮和固有层构成。在会厌舌面和喉面上份、声襞的膜部表面为复层扁平上皮，在会厌喉面基部、室襞、喉室、声襞的软骨部为假复层纤毛柱状上皮，夹有杯状细胞。

02.15.014　喉腺　laryngeal gland

喉黏膜固有层和黏膜下层的混合性腺体。

02.15.015　气管黏膜　tracheal mucosa

覆盖在气管腔面的一层黏膜组织，由假复层纤毛柱状上皮和固有层构成，上皮与固有层之间有明显的基膜。

02.15.016　呼吸性上皮　respiratory epithelium

覆盖在大部分呼吸道黏膜表面的富含杯状细胞的假复层纤毛柱状上皮，典型的呼吸性上皮含有 5 种细胞：纤毛细胞、杯状细胞、基细胞、刷细胞和小颗粒细胞（图 02.15.02）。

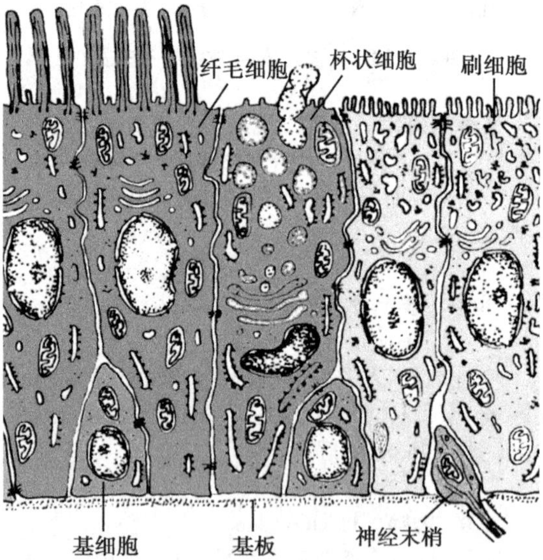

图 02.15.02　呼吸性上皮超微结构模式图

02.15.017　刷细胞　brush cell

气管和支气管黏膜上皮中游离面有许多长而直的微绒毛的柱状细胞。其功能尚无定论，有人认为是过渡阶段的细胞，可分化为纤毛细胞；也有人发现其基底面与传入神经末梢形成突触，故认为其具有感觉功能（图 02.15.02）。

02.15.018　小颗粒细胞　small granule cell

散在分布于整个呼吸道黏膜上皮内的神经内分泌细胞。呈锥形或卵圆形，位于基膜上，顶端狭窄，突向管腔，胞质内含嗜银颗粒，电镜下为致密核芯颗粒。细胞可分泌 5- 羟色胺、降钙素、胃泌素释放肽等，可能有调节气道或肺血管舒缩的作用。

02.15.019　气管腺　tracheal gland

位于气管壁黏膜下层的混合性腺体，其中的黏液性腺细胞分泌的黏液与杯状细胞分泌的黏液共同形成厚的黏液层，覆盖黏膜表面；浆液性腺细胞分泌的稀薄液体位于黏液层下方，有利于纤毛的正常摆动。

02.15.020　支气管腺　broncheal gland

位于支气管壁黏膜下层的混合性腺体，其结构和功能与气管腺相似。

02.15.021　支气管相关淋巴组织　bronchus-associated lymphoid tissue

气管和支气管壁内的淋巴组织，包括上皮内的淋巴细胞，黏膜和黏膜下层中的淋巴小结以及散在的淋巴细胞、浆细胞、巨噬细胞等。主要通过产生分泌性 IgA 而发挥局部免疫作用。

02.15.022　肺实质　pulmonary parenchyma

肺内支气管的各级分支及其所连的肺泡，是将空气导入肺内并进行气体交换的结构，可分为导气部和呼吸部。

02.15.023　［肺］导气部　conducting portion

肺内从叶支气管反复分支经段支气管、小支气管、细支气管到终末细支气管的管道系统，其主要功能是将空气导入肺呼吸部，并排出二氧化碳。

02.15.024　［肺］呼吸部　respiratory portion

呼吸性细支气管、肺泡管、肺泡囊和肺泡构成肺呼吸部，除导气外，主要进行气体交换。

02.15.025　小支气管　small bronchus

段支气管分支形成的直径在 2~3mm 的分支，其管壁薄，3 层结构分界不明显，假复层纤毛柱状上皮变薄，杯状细胞减少，管壁内腺泡、软骨片少，软骨片之间平滑肌较多（图 02.15.03）。

02.15.026　细支气管　bronchiole

小支气管逐级分支形成的直径约 1mm 的分支，其黏膜上皮由起始段的假复层纤毛柱状上皮逐渐变为单层柱状纤毛上皮，杯状细胞较少或消失，管壁内软骨片和腺体减少或消失，平滑肌相对增多，出现黏膜皱襞（图 02.15.03）。

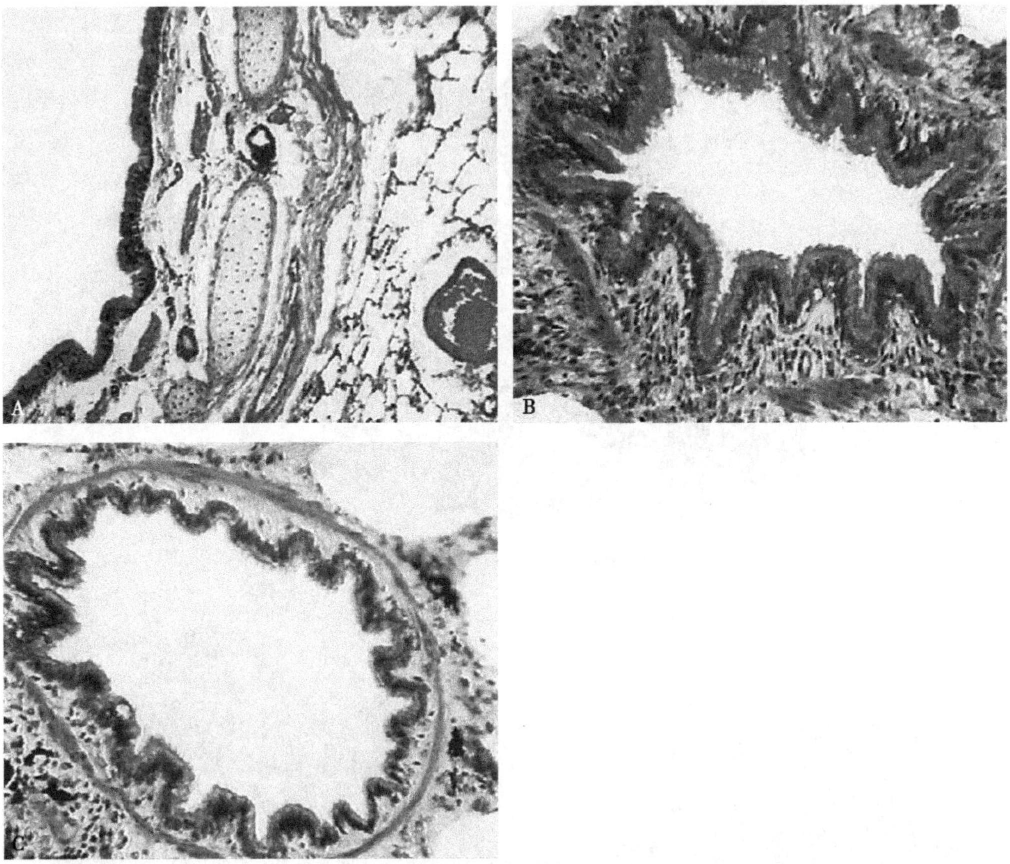

图 02.15.03　肺

HE 染色，低倍

A. 小支气管；B. 细支气管；C. 终末细支气管

02.15.027　肺小叶　pulmonary lobule

一条细支气管连同它的各级分支和肺泡形成的锥体形结构，是肺的结构单位，其尖端朝向肺门，底面向着肺表面（图 02.15.04）。

02.15.028　终末细支气管　terminal bronchiole

细支气管的分支，直径约 0.5mm，其管腔表面覆盖单层柱状纤毛上皮，由纤毛细胞和克拉拉细胞组成，无杯状细胞、管壁内软骨片和腺体消失，出现完整的环形平滑肌，黏膜皱襞明显（图 02.15.03、图 02.15.05）。

02.15.029　肺神经内分泌细胞　pulmonary neuroendocrine cell，PNEC

单个或成群分布于支气管各级分支的上皮内，胞质含密集的致密核芯颗粒，颗粒有嗜银性，内含 5- 羟色胺、降钙素、降钙素基因相关肽、胃泌素释放肽等。在胚胎期较多，成人数量很少，可能与肺的发育和气道分支与上皮分化有关；在临床上，某些肺癌起源于肺神经内分泌细胞。单个 PNEC 即小颗粒细胞，成群的 PNEC 参与组成神经上皮小体。

02.15.030　神经上皮小体　neuroepithelial body

肺呼吸道上皮内，特别是各级支气管分支处成群分布的肺神经内分泌细胞与神经纤维共同构成的结构，可能是一种与肺内含氧量变化有关的化学感受器。

02.15.031　呼吸性细支气管　respiratory bronchiole

终末细支气管的分支，其管壁结构与终末细支气管结构相似，但管壁上有少量肺泡开口（图 02.15.06）。

02.15.032　克拉拉细胞　Clara cell

又称细支气管细胞。细支气管、终末细支气管和呼吸性细支气管黏膜上皮中的分泌细胞，其分泌物稀薄，含蛋白水解酶，可分解管腔中黏液，降低分泌物黏稠度，利于其排出。细胞内还有较多的氧化酶系，可对吸入的毒物或某些药物进行生物转化和解毒。上皮损伤时克拉拉细胞还可增殖分化为纤毛细胞（图 02.15.05）。

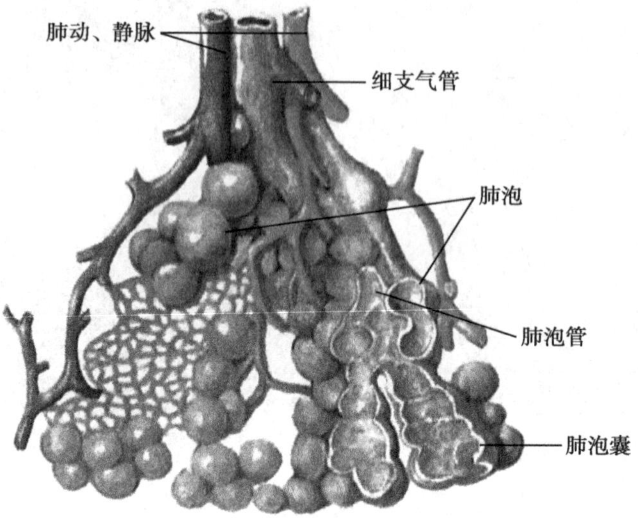

图 02.15.04　肺小叶模式图

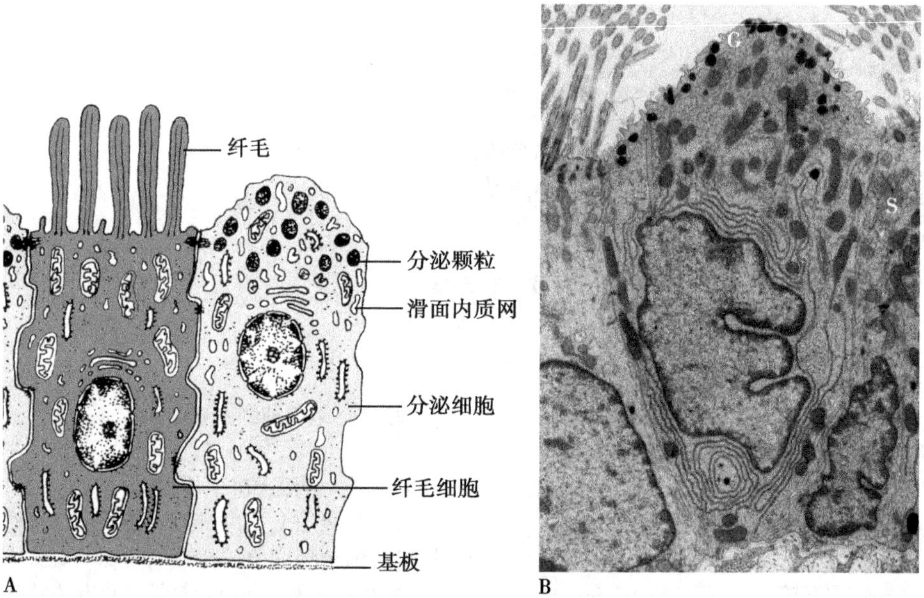

图 02.15.05　终末细支气管上皮

A. 纤毛细胞和克拉拉细胞超微结构模式图；B. 克拉拉细胞透射电镜像：G. 分泌颗粒；S. 滑面内质网

02.15.033　细支气管细胞　bronchiole cell

见 02.15.032 克拉拉细胞。

02.15.034　肺泡管　alveolar duct

呼吸性细支气管的分支，因有大量肺泡开口，其管壁自身结构很少，仅在相邻肺泡开口之间保留少量管壁，呈结节状膨大，表面覆以单层立方或扁平上皮，其下为少量平滑肌束和弹性纤维（图 02.15.06）。

02.15.035　肺泡囊　alveolar sac

肺泡管分支形成的由几个肺泡围成的囊腔，是几个肺泡的共同开口，相邻肺泡之间无管壁结构（图 02.15.06）。

02.15.036　肺泡　pulmonary alveolus

肺内多面体形有开口的囊泡，为支气管树的终末部分，开口于肺泡囊、肺泡管和呼吸性细支气管的管腔。肺泡直径约 200μm，总面积达 $140m^2$，是肺进行气体交换的场所（图 02.15.06）。

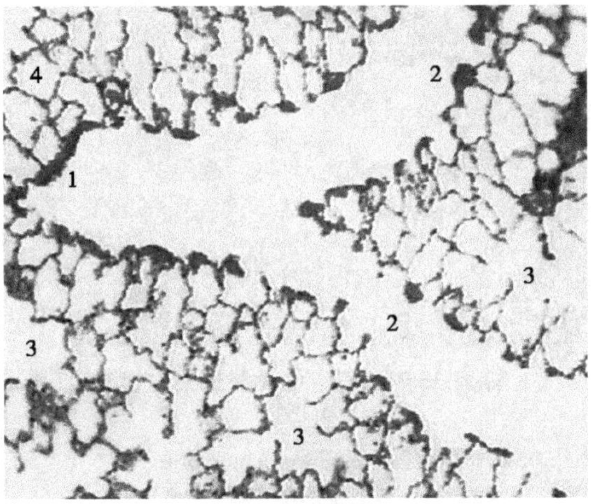

图 02.15.06　肺呼吸部

HE 染色，高倍

1. 呼吸性细支气管；2. 肺泡管；
3. 肺泡囊；4. 肺泡

02.15.037　肺泡壁　alveolar wall

围成肺泡的单层扁平上皮（肺泡上皮）及其基膜。

02.15.038　肺泡上皮　alveolar epithelium

肺泡表面的单层扁平上皮，由Ⅰ型肺泡细胞和Ⅱ型肺泡细胞构成。

02.15.039　Ⅰ型肺泡细胞　type Ⅰ alveolar cell，type Ⅰ pneumocyte

又称扁平肺泡细胞。肺泡壁中呈扁平状的肺泡细胞，其数量少，但覆盖肺泡表面积的95%，参与构成气－血屏障，是进行气体交换的部位。

02.15.040　扁平肺泡细胞　squamous alveolar cell

见 02.15.039 Ⅰ型肺泡细胞。

02.15.041　Ⅱ型肺泡细胞　type Ⅱ alveolar cell，type Ⅱ pneumocyte

又称颗粒肺泡细胞。肺泡壁中呈立方形或圆形的肺泡细胞，位于Ⅰ型肺泡细胞之间，胞体突向肺泡腔，胞质含嗜锇性板层小体。其数量较Ⅰ型肺泡细胞多，但仅覆盖肺泡表面积的5%左右。Ⅱ型肺泡细胞能分泌表面活性物质，在肺泡损伤时可分裂、增殖并分化为Ⅰ型肺泡细胞。

02.15.042　颗粒肺泡细胞　granular alveolar cell

见 02.15.041 Ⅱ型肺泡细胞。

02.15.043　嗜锇性板层小体　osmiophilic multilamellar body

Ⅱ型肺泡细胞胞质内的电子密度高、含平行或呈同心圆排列的板层结构的分泌颗粒，颗粒内含磷脂、蛋白质、糖胺聚糖等物质，这些物质分泌后形成肺泡表面活性物质。

02.15.044　肺泡表面活性物质　pulmonary surfactant

铺展在肺泡内表面、具有表面活性的磷脂单分子层疏松薄膜，主要含二棕榈酰卵磷脂、磷脂酰甘油和表面活性物质相关蛋白等，是由Ⅱ型肺泡细胞分泌的，有降低肺泡表面张力、稳定肺泡大小和结构的作用。

02.15.045　肺泡孔　alveolar pore

相邻肺泡之间气体流通的小孔，直径 10~15μm，其数目随年龄而增多。肺泡孔在某个终末或呼吸性细支气管阻塞时可建立侧支通道而起通气作用，防止肺泡萎陷；但当肺部感染时也是炎症扩散的通道。

02.15.046　肺泡隔　alveolar septum

相邻肺泡之间的薄层结缔组织，其中含有丰富的弹性纤维、来自肺动脉的连续毛细血管网和巨噬细胞等。

02.15.047　肺间质　pulmonary stroma

肺内的结缔组织及其中的血管、淋巴管和神经，主要分布于支气管树周围，随支气管树分支而逐渐减少，其中含较多的弹性纤维和巨噬细胞。

02.15.048　肺巨噬细胞　pulmonary macrophage

分布于肺内的巨噬细胞，数量巨大，广泛分布于肺间质、肺泡腔、支气管壁、血管壁等，来源于血液单核细胞，是单核吞噬细胞系统的组成成员。肺巨噬细胞清除进入肺泡和肺间质的尘埃、细菌等异物，并产生多种生物活性物质，发挥重要的免疫防御作用。

02.15.049　肺泡巨噬细胞　alveolar macrophage

进入肺泡腔的肺巨噬细胞，直接与空气接触，是肺组织的第一道防线。

02.15.050　间质巨噬细胞　interstitial macrophage

存在于肺间质结缔组织中的肺巨噬细胞，占肺巨噬细胞总数的 20%~50%，与其他间质细胞和细胞外基质密切接触，是肺的第二道防线。

02.15.051　尘细胞　dust cell

吞噬了大量进入肺泡和肺间质内的尘埃颗粒的

肺巨噬细胞，其胞质可见大小不等的尘粒。

02.15.052　心力衰竭细胞　heart failure cell

心力衰竭时，因吞噬红细胞而含大量血红蛋白分解产物含铁血黄素颗粒的肺巨噬细胞，常分布在肺泡内或肺泡隔内，可随痰咳出而形成铁锈色痰。

02.15.053　气－血屏障　blood-air barrier

又称呼吸膜。肺泡腔内氧气与肺泡隔毛细血管内血液中的二氧化碳之间进行气体交换所通过的结构，由肺泡表面液体层、I 型肺泡细胞及其基膜、薄层结缔组织、毛细血管基膜与连续内皮构成，厚 0.2~0.5μm。有的部位两层基膜之间无结缔组织而融合，气体交换效率高（图 02.15.07）。

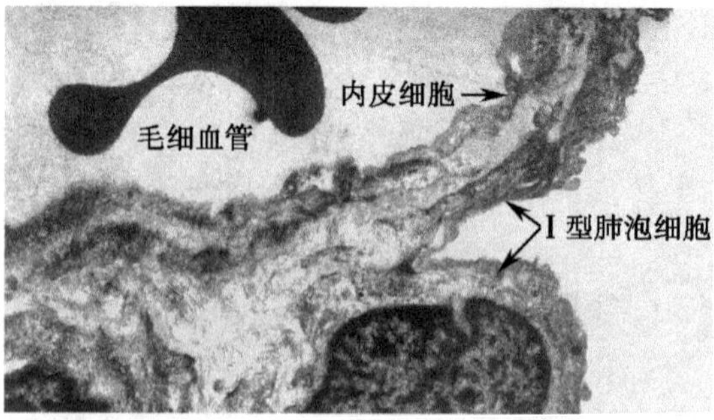

图 02.15.07　气－血屏障透射电镜像

02.15.054　呼吸膜　respiratory membrane

见 02.15.053 气－血屏障。

（西安交通大学　宋天保）

02.16　泌尿系统

02.16.001　髓放线　medullary ray

肾锥体底部呈放射状伸入肾皮质的条纹状髓质结构，由髓质内直行管道在皮质延伸而成，包括近端小管直部、远端小管直部和皮质集合管等。

02.16.002　皮质迷路　cortical labyrinth

位于髓放线之间的肾皮质，呈颗粒状，由肾小体和与其相连的蟠曲走行的近端小管曲部、远端小管曲部和连接小管等组成（图 02.16.01）。

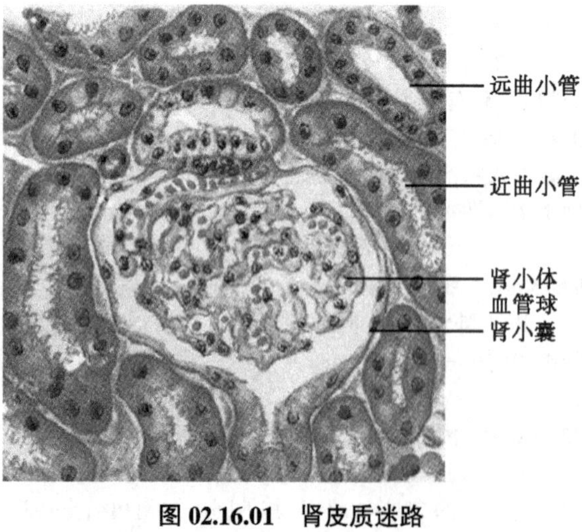

图 02.16.01　肾皮质迷路

HE 染色，高倍

02.16.003　筛区　area cribrosa

肾乳头上由许多乳头孔排成的筛状区域。

02.16.004　外髓　outer medulla

肾锥体的外层，邻近皮质，其染色较深，条纹较密。可分为外纹和内纹。

02.16.005　外纹　outer stripe

外髓浅部较薄的部分，主要含近端小管直部、远端小管直部和髓质集合管等。

02.16.006　内纹　inner stripe

外髓深部较厚的部分，主要含髓袢降支细段、远端小管直部和髓质集合管等。

02.16.007　内髓　inner medulla

肾锥体深部较窄的部分，包括肾乳头，主要含髓质集合管、乳头管以及髓袢降支和升支细段。

02.16.008　肾小叶　renal lobule

一条髓放线及其周围的皮质迷路组成肾小叶，肾小叶间有小叶间血管走行。

02.16.009　泌尿小管　uriniferous tubule

肾实质内与尿液形成有关的单层上皮性管道，由肾单位和集合管系组成，前者来自生后肾组织，后者来自输尿管芽。

02.16.010　肾单位　nephron

肾结构和功能的基本单位，由肾小体和与其相连的肾小管组成。根据其肾小体在皮质内的位置可分为浅表肾单位、皮质中层肾单位和髓旁肾单位等。

02.16.011 浅表肾单位 superficial nephron

又称皮质肾单位。肾小体位于肾皮质浅层的肾单位，数量较多，其肾小体体积较小，细段和髓袢较短，仅伸达外髓，在尿液的形成中起重要作用。

02.16.012 皮质肾单位 cortical nephron

见 01.16.011 浅表肾单位。

02.16.013 髓旁肾单位 juxtamedullary nephron

又称近髓肾单位。肾小体位于肾皮质深部靠近髓质的肾单位，数量较少，其肾小体体积较大，细段和髓袢较长，可伸达内髓，甚至接近乳头尖处，与尿液的浓缩密切相关。

02.16.014 皮质中层肾单位 midcortical nephron

肾小体位于肾皮质中层的肾单位，其结构介于浅表肾单位和髓旁肾单位之间。

02.16.015 肾小体 renal corpuscle

肾单位中的球形结构，直径约 200μm，由肾小囊包绕血管球组成，其一端有微血管出入，另一端与肾小管相连。肾小体是滤过血液、形成原尿的场所（图 02.16.02）。

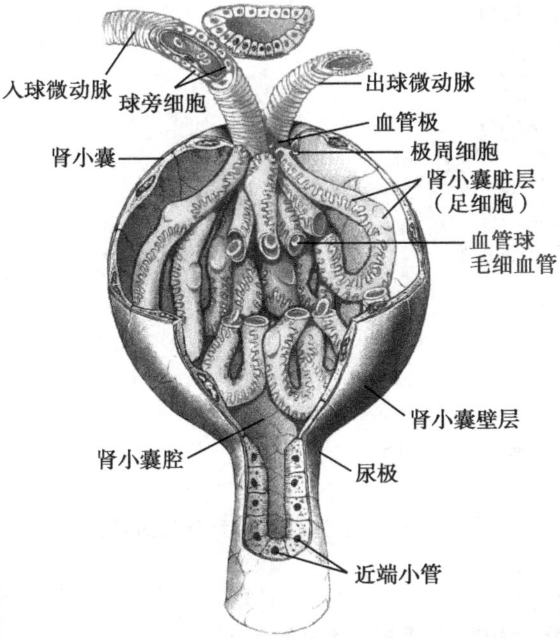

图 02.16.02 肾小体结构模式图

02.16.016 血管极 vascular pole

入球微动脉和出球微动脉出入肾小体的一端，此处有球旁复合体（图 02.16.02）。

02.16.017 尿极 urinary pole

肾小体与肾小管相连通的一端，位于血管极的对侧。肾小体形成的原尿经此进入肾小管（图 02.16.02）。

02.16.018 血管球 glomerulus

又称肾小球。肾小体内的一团蟠曲的毛细血管袢，由入球微动脉从血管极进入肾小体后反复分支形成。毛细血管属有孔型，孔上无隔膜，毛细血管分支之间有血管系膜支持。毛细血管汇合形成一条出球微动脉从血管极离开肾小体（图 02.16.02）。

02.16.019 肾小球 renal glomerulus

见 02.16.018 血管球。有时（特别是临床上）也指整个肾小体。

02.16.020 血管球基膜 glomerular basement membrane, GBM

血管球毛细血管内皮基底面的基膜，较厚，平均 240~350nm，光镜下为嗜酸性均质膜；在电镜下分内疏层、致密层和外疏层，致密层厚而电子密度高，其他两层薄而电子密度低；主要含Ⅳ型胶原和硫酸乙酰肝素蛋白聚糖等。基膜是滤过膜的组成成分之一（图 02.16.03）。

02.16.021 血管系膜 mesangium

又称球内系膜。连接于血管球毛细血管袢之间的支持成分，在血管极处汇集成蒂，并与球外系膜相连续。主要由球内系膜细胞和系膜基质组成，含有少量巨噬细胞（图 02.16.04）。

02.16.022 球内系膜 intraglomerular mesangium

见 02.16.021 血管系膜。

02.16.023 球内系膜细胞 intraglomerular mesangial cell

存在于血管系膜内的一种星形、多突起、具有收缩性的细胞，其舒缩活动可防止血管球毛细血管扩张并调节毛细血管血流量，还具有合成系膜基质成分、吞噬和清除沉积在血管球基膜上的大分子物质和免疫复合物、参与基膜的更新和修复等作用（图 02.16.04）。

02.16.024 系膜基质 mesangial matrix

填充在血管系膜的球内系膜细胞之间的基膜样物质，结构疏松，富含Ⅳ型胶原和蛋白聚糖，对毛细血管有支持作用，并有利于液体和大分子物质通过（图 02.16.04）。

02.16.025 肾小囊 renal capsule

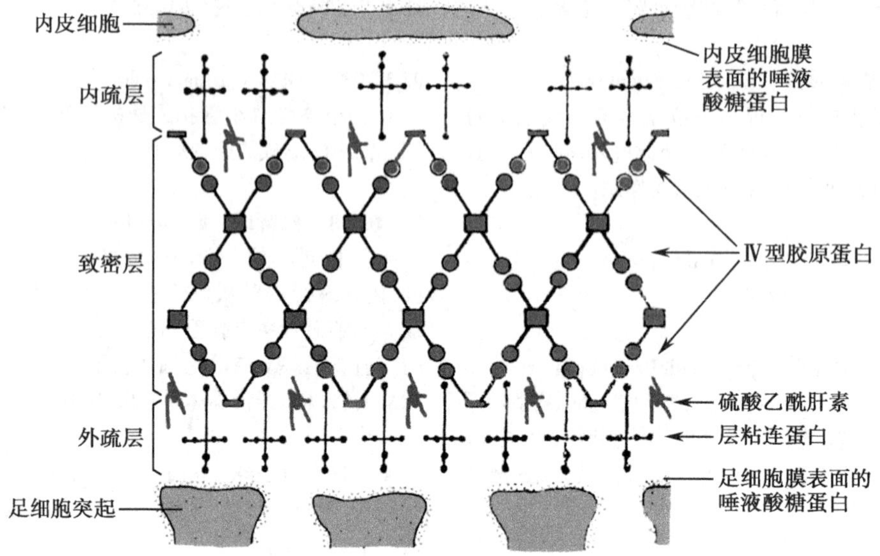

图 02.16.03　血管球基膜分子结构示意图

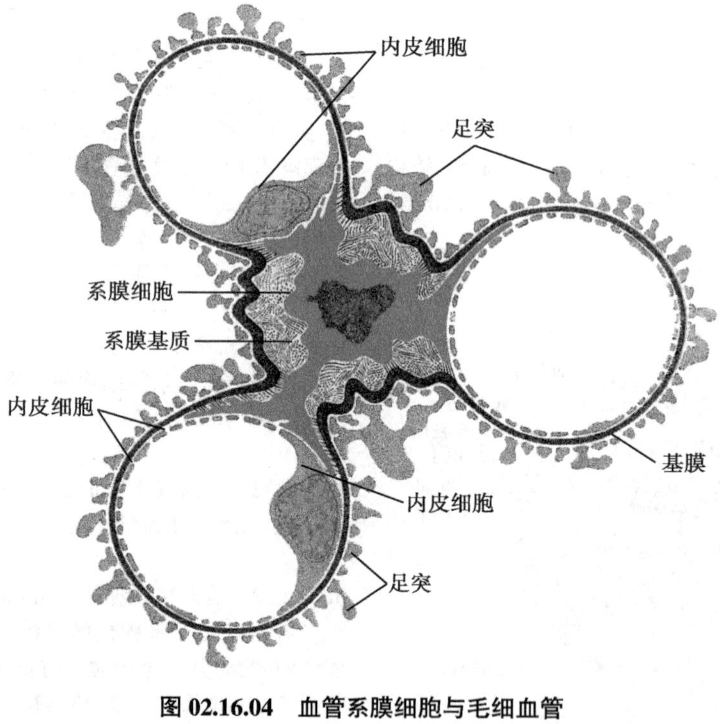

图 02.16.04　血管系膜细胞与毛细血管

又称鲍曼囊。包绕在血管球外的双层杯状囊，为肾小管起始部膨大并凹陷而成。其外层称壁层，为单层扁平上皮，内层称脏层，由足细胞构成（图 02.16.02）。

02.16.026　鲍曼囊　Bowman's capsule

见 02.16.025 肾小囊。

02.16.027　肾小囊腔　capsular space

又称鲍曼腔。肾小囊壁层与脏层之间的腔隙（图 02.16.02）。

02.16.028　鲍曼腔　Bowman's space

见 02.16.027 肾小囊腔。

02.16.029　肾小囊上皮　capsular epithelium

肾小囊壁层的单层扁平上皮，其上皮细胞呈扁平多边形，游离面可有1根中央纤毛和少量微绒毛，细胞内细胞器稀疏。在血管极处，上皮向内返折与肾小囊脏层相互移行，在尿极处与近端小管曲部上皮相延续（图 02.16.02）。

02.16.030　极周细胞　peripolar cell

位于血管极肾小囊壁层上皮与脏层上皮移行处的特殊细胞，贴附于肾小囊上皮的基膜上，细胞数量少，呈圆形，表面隆起，顶部胞质含膜包分泌颗粒。其来源和功能意义尚不清楚，可能是一种分泌细胞，向肾小囊腔分泌某种因子，调节肾小管的重吸收和分泌功能（图 02.16.02）。

02.16.031　血管球上皮　glomerular epithelium

肾小囊脏层的上皮，包裹血管球，由足细胞构成。

02.16.032　足细胞　podocyte

肾小囊脏层的高度特化的上皮细胞，其胞体较大，有几个大的初级突起，后者又发出许多次级突起。胞质含丰富的细胞器，突起含微管和微丝。朝向肾小囊腔的胞膜覆有一层糖衣，其中富含唾液酸。足细胞有合成毛细血管基膜成分、参与基膜更新，通过胞吞活动清除基膜上的沉积物，支持毛细血管并调节血管球滤过率等功能（图 02.16.02、图 02.16.05）。

02.16.033　足突　foot process

足细胞的指状次级突起，其朝向毛细血管基膜的一侧膨大，相邻足突相互穿插镶嵌成栅栏状，紧贴在血管球毛细血管基膜外（图 02.16.05）。

02.16.034　裂孔　slit pore

相邻的足细胞足突之间的间隙，宽 20~40nm。足突表面带负电荷的唾液酸可维持裂孔的宽度，而足突的舒缩可调节裂孔的宽度（图 02.16.05）。

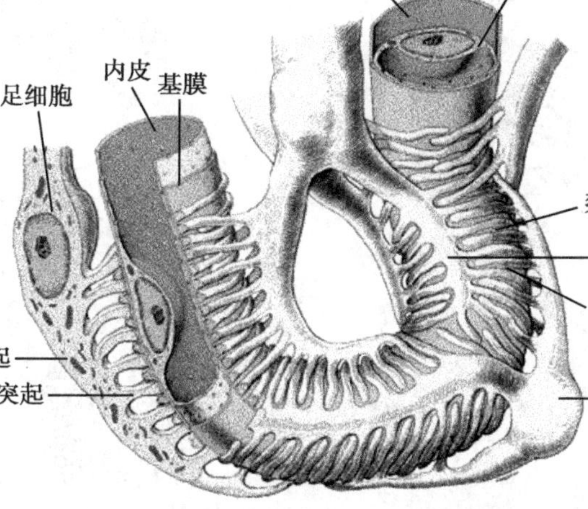

图 02.16.05　血管球毛细血管和足细胞超微结构模式图

02.16.035　裂孔膜　slit membrane

足细胞足突之间的裂孔上覆盖的一层薄膜，厚 4~6nm，是滤过膜的组成成分之一（图 02.16.06）。

02.16.036　滤过屏障　filtration barrier

又称滤过膜。是血管球毛细血管内的血浆成分滤入肾小囊腔所必须经过的结构，包括有孔毛细血管内皮、血管球基膜和足细胞足突之间的裂孔膜。滤过膜通过基膜和裂孔膜的筛网状结构，以及内皮细胞、足突和裂孔膜表面及基膜内带有负电荷的成分，对血浆成分形成分子大小和电荷双重选择性通透作用（图 02.16.06）。

02.16.037　滤过膜　filtration membrane

见 02.16.036 滤过屏障。

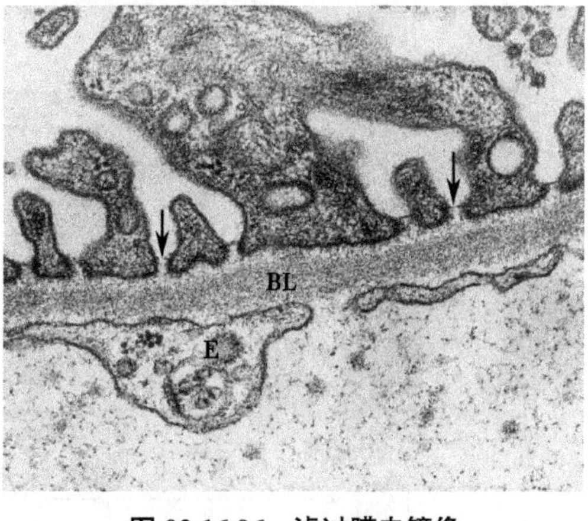

图 02.16.06　滤过膜电镜像

BL. 血管球基膜；E. 内皮细胞；↓ 裂孔膜

02.16.038 ［血管球］滤液 filtrate, ultrafiltrate

又称原尿。血浆通过滤过膜滤入肾小囊腔的液体，除不含血浆蛋白等大分子物质外，其成分与血浆近似。滤液经肾小管和集合管系的重吸收、分泌、浓缩后变成终尿。

02.16.039 原尿 initial urine

见 02.16.038［血管球］滤液。

02.16.040 肾小管 renal tubule

肾单位中与肾小体相连的单层上皮性小管，上皮外有基膜和少量结缔组织。根据肾小管的形态结构可将其分为近端小管、细段和远端小管。

02.16.041 近端小管 proximal tubule

肾小管中最粗最长的一段，其起始段在肾小体尿极与肾小囊壁层相连，末端与细段相连，由单层立方或锥体形上皮细胞组成，可分为曲部和直部。近端小管是原尿重吸收的主要场所，原尿中 85% 的 Na^+ 和水、几乎全部葡萄糖、蛋白质、氨基酸等在此重吸收；它还向管腔中分泌或排泄 H^+、氨、肌酐、马尿酸、青霉素、酚红等（图 02.16.07）。

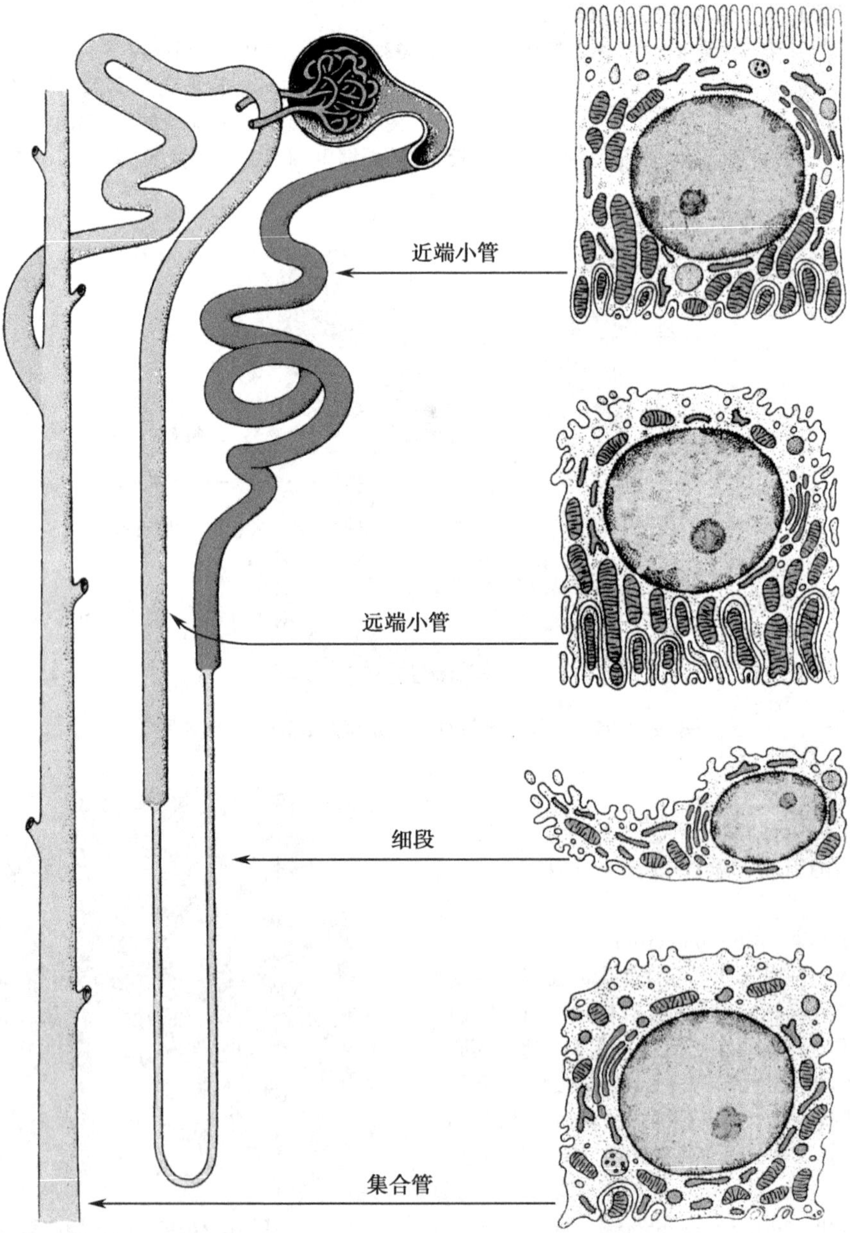

图 02.16.07 泌尿小管各段上皮结构模式图

02.16.042　近端小管曲部　proximal convoluted tubule

简称近曲小管。蟠曲在皮质迷路所属肾小体附近的一段近端小管，其管腔小而不规则，游离面有刷状缘；细胞大，染色深，胞核圆形，细胞分界不清，基底部有纵纹；电镜下，细胞游离面有密集的微绒毛，基底面有深的质膜内褶，膜上有 Na^+-K^+-ATP 酶，侧面有侧突呈指状交叉，顶部胞质有许多小管和小泡（图 02.16.01、图 02.16.08）。

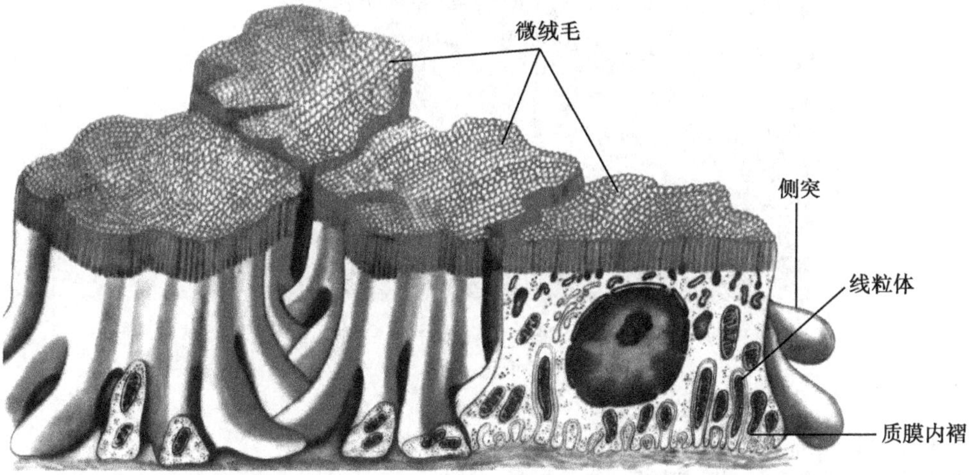

图 02.16.08　近曲小管上皮细胞超微结构立体模式图

02.16.043　近端小管直部　proximal straight tubule

简称近直小管。离开皮质迷路进入髓放线内向下直行进入髓质的一段近端小管，其结构与曲部相似，但上皮细胞稍矮，微绒毛、侧突和质膜内褶不如曲部发达。

02.16.044　细段　thin segment

肾小管中管径最细的一段，管径 12~15μm，位于近端小管和远端小管之间，管壁由单层扁平上皮构成，有利于水和离子通透。浅表肾单位的细段短，参与组成髓袢降支；髓旁肾单位的细段长，由降支再返折上行，参与构成髓袢升支（图 02.16.07）。

02.16.045　远端小管　distal tubule

肾小管的第 3 段，与细段远端相连，管径较近端小管细，管腔较大，由一层立方细胞围成，可分为直部和曲部。它是离子交换的部位，可重吸收 Na^+，分泌 K^+、H^+ 和 NH_3，以调节机体的水盐平衡及维持体液的酸碱平衡（图 02.16.07）。

02.16.046　远端小管直部　distal straight tubule

简称远直小管。与细段相连、在髓质和髓放线内直行向上的一段远端小管，是髓袢升支的重要组成部分。其细胞染色浅，胞核靠近腔面，游离面无刷状缘，但基底面有发达的质膜内褶，膜上有较高的 Na^+-K^+-ATP 酶活性，侧面也有侧突。

02.16.047　远端小管曲部　distal convoluted tubule

简称远曲小管。远直小管离开髓放线后进入皮质迷路、蟠曲于所属肾小体周围的一段远端小管。其结构与直部相似，但质膜内褶不如直部发达。远曲小管的功能受醛固酮和抗利尿激素等的调节（图 02.16.01）。

02.16.048　髓袢　medullary loop

又称肾单位袢，亨勒袢。近端小管直部、细段和远端小管直部构成的 U 形袢，与尿液浓缩密切相关。

02.16.049　肾单位袢　nephron loop

见 02.16.048 髓袢。

02.16.050　亨勒袢　Henle's loop

见 02.16.048 髓袢。

02.16.051　［髓袢］降支　descending limb

髓袢中由皮质向髓质方向下行的一段，由近直小管和细段降支组成。

02.16.052　［髓袢］升支　ascending limb

髓袢中由髓质向皮质方向上行的一段，由细段升支和远直小管组成。

02.16.053　集合管系　collecting duct system

连接于远曲小管和乳头孔之间的上皮性小管，包括连接小管、皮质集合管、髓质集合管和乳头管。其管径由细逐渐变粗，管壁细胞由单层立方逐渐变为单层柱状，细胞染色浅，分界清楚。集合管系可重吸收水、Na^+，排出 K^+、H^+ 和 NH_3 等，对尿液浓缩和维持体液酸碱平衡起重要作用。其功能活动受醛固酮和抗利尿激素等的调节（图 02.16.09）。

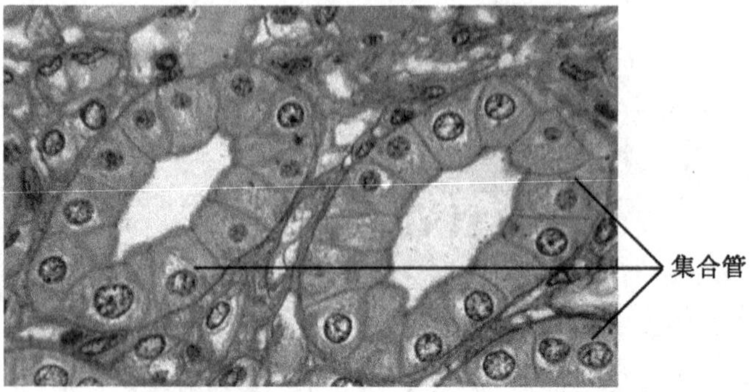

图 02.16.09　肾髓质示集合管

HE 染色，高倍

02.16.054　连接小管　connecting tubule

又称集合小管。是集合管系的起始段，与远曲小管相连，走行于皮质迷路内，由单层立方或低立方形细胞构成。

02.16.055　集合小管　collecting tubule

见 02.16.054 连接小管。

02.16.056　皮质集合管　cortical collecting duct

在肾皮质髓放线内直行的集合管，由单层立方上皮构成，沿途有连接小管汇入。

02.16.057　髓质集合管　medullary collecting duct

在肾锥体内直行的集合管，由单层立方或柱状上皮构成。沿途不断与其他集合管合并，末端进入肾乳头，开口于乳头孔（图 02.16.09）。

02.16.058　乳头管　papillary duct

髓质集合管下行进入肾乳头的部分，开口于肾小盏，其管壁由单层高柱状上皮构成。

02.16.059　直集合管　straight collecting duct

在髓放线和肾锥体内垂直下行的集合管，包括皮质集合管、髓质集合管和乳头管。

02.16.060　集合管细胞　collecting duct cell

又称主细胞，亮细胞。是构成集合管的主要细胞，数量较多，细胞游离面微绒毛少，胞质内细胞器少，胞质着色浅，细胞界限清晰。从皮质集合管向下到乳头管，细胞逐渐增多，游离面微绒毛略增多，线粒体减少而溶酶体增多。

02.16.061　［集合管］主细胞　principal cell

见 02.16.060 集合管细胞。

02.16.062　［集合管］亮细胞　light cell

见 02.16.060 集合管细胞。

02.16.063　［集合管］闰细胞　intercalated cell

又称暗细胞。数量较少，单个存在于主细胞之间，细胞游离面有明显的微皱褶和微绒毛，胞质内线粒体多，着色较深。随集合管下行，其数量逐渐减少，至髓质集合管的末段则消失。

02.16.064　［集合管］暗细胞　dark cell

见 02.16.063［集合管］闰细胞。

02.16.065　血管球旁复合体　juxtaglomerular complex

又称近血管球复合体，血管球旁器，简称球旁复合体。位于肾小体血管极处三角形区域内的一组特殊结构，由血管球旁细胞、致密斑和球外系膜细胞组成，其功能为分泌肾素以调节机体的血压、血容量和电解质平衡（图 02.16.10）。

02.16.066　血管球旁器　juxtaglomerular apparatus

见 02.16.065 血管球旁复合体。

02.16.067　血管球旁细胞　juxtaglomerular cell

简称球旁细胞。入球微动脉接近肾小体血管极处的管壁中膜平滑肌细胞转化而来的上皮样细胞，

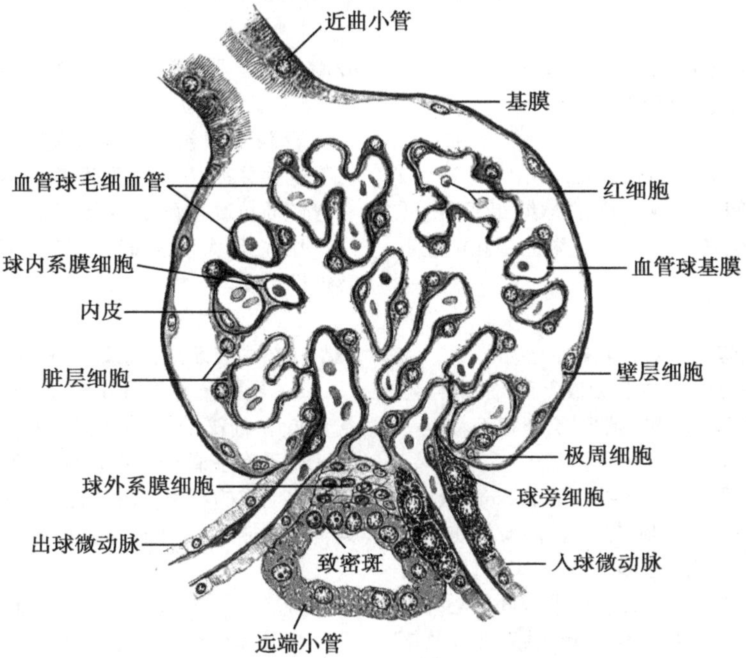

图 02.16.10　球旁复合体模式图

呈立方形，胞核大而圆，胞质弱嗜碱性，含分泌颗粒，其中含肾素。球旁细胞是合成和分泌肾素的细胞（图 02.16.10、图 02.16.11）。

02.16.068　肾素　rennin

一种蛋白水解酶，能使血浆中的血管紧张素原转变成血管紧张素Ⅰ，后者在血管紧张素转换酶作用下，再转变为血管紧张素Ⅱ，使血管平滑肌收缩，血压升高；同时刺激醛固酮分泌，促进肾远曲小管和集合管重吸收 Na^+（和水），使血容量增加，血压升高，血管球滤过率增强。

02.16.069　致密斑　macula densa

远端小管直部末端靠近肾小体血管极一侧的上皮细胞增高、变窄所形成的椭圆形斑状结构，此处的细胞呈高柱状，排列紧密，胞核靠近细胞顶部，细胞基部有细小突起伸至球旁细胞，上皮基膜不完整。致密斑是一种离子感受器，能感受远端小管内滤液的 Na^+ 浓度变化，并将信息传递给球旁细胞，调节其肾素分泌（图 02.16.10、图 02.16.11）。

02.16.070　球外系膜细胞　extraglomerular mesangial cell

又称极垫细胞。充填于肾小体血管极三角区内的细胞团，细胞小，有突起，与球内系膜细胞相延续。球外系膜细胞与球旁细胞、球内系膜细胞之间有缝隙连接，

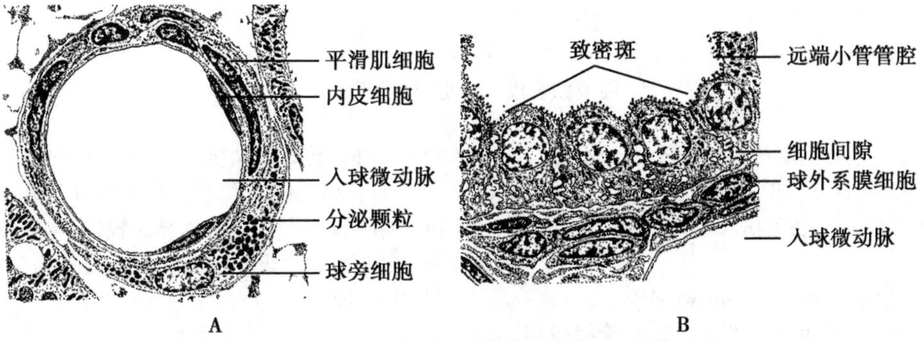

图 02.16.11　球旁细胞和致密斑超微结构模式图

A. 球旁细胞；B. 致密斑

可能起信息传递作用（图 02.16.10、图 02.16.11）。

02.16.071　极垫细胞　polar cushion cell

见 02.16.070 球外系膜细胞。

02.16.072　肾间质　renal interstitium

肾泌尿小管之间和血管周围的结缔组织，由纤维、基质和间质细胞组成。肾的血管、淋巴管和神经走行于间质中。

02.16.073　肾间质细胞　renal interstitial cell

位于肾间质中的细胞，主要为成纤维细胞、巨噬细胞、树突状细胞、淋巴细胞和载脂间质细胞等。

02.16.074　载脂间质细胞　lipid-laden interstitial cell

肾间质中的一种重要细胞成分，在髓质间质中数量更多。细胞呈不规则形或星形，有许多突起，胞质含嗜锇性脂滴和多种细胞器。该细胞可形成间质的纤维和基质，产生前列腺素、肾髓质血管降压脂，突起收缩可促进血液流动而有利于间质中水分转运和尿液浓缩，并有一定的吞噬作用。

02.16.075　肾髓质血管降压脂　renal medullary vasodepressor lipid

肾髓质的载脂间质细胞产生的一类抗高血压脂类物质的总称，包括前列腺素、肾髓质抗高血压极性脂和肾髓质抗高血压中性脂，后二者有较强的扩血管作用，使高血压大鼠的血压下降，并可减慢心率和减弱交感神经活动。

02.16.076　红细胞生成素　erythropoietin, EPO

主要由肾皮质肾小管周围间质内的成纤维细胞合成和分泌的一种糖蛋白激素，相对分子质量约34kDa，具有使骨髓红系祖细胞分化为原红细胞、促进红细胞生成的作用。EPO 也可由肝、脑组织等产生，并具有保护神经元、促进神经系统发育等作用。

02.16.077　弓形动脉　arcuate artery

由叶间动脉分支而来、呈弓状走行于肾皮质和髓质交界处的小动脉，向皮质内发出小叶间动脉（图 02.16.12）。

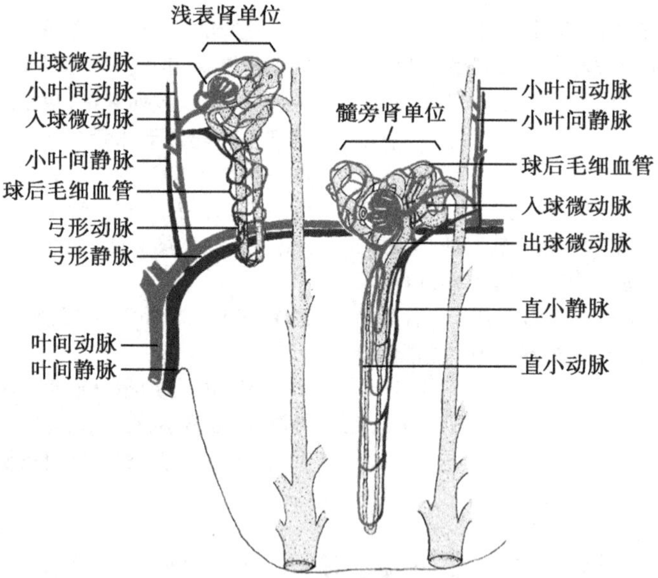

图 02.16.12　肾血液循环通路

02.16.078　［肾］小叶间动脉　interlobular artery

由肾弓形动脉分支而来、呈放射状走行于皮质迷路肾小叶之间的小动脉，向周围发出入球微动脉（图 02.16.12）。

02.16.079　入球微动脉　afferent arteriole

由肾小叶间动脉发出的侧支，较短，管径较粗，从血管极进入肾小体后分支形成血管球，继而汇合成出球微动脉（图 02.16.10、图 02.16.12）。

02.16.080　出球微动脉　efferent arteriole

血管球毛细血管汇合形成的微动脉，通过血管极离开肾小体。与入球微动脉比较，出球微动脉较长，管径较细，故血管球毛细血管内压力较高（图 02.16.10、图 02.16.12）。

02.16.081　球后毛细血管网　postglomerular capillary network

又称管周毛细血管网。出球微动脉离开肾小体后在相应肾小管周围再次形成的毛细血管网,有利于肾小管的重吸收。球后毛细血管网汇集成小叶间静脉(图 02.16.12)。

02.16.082　管周毛细血管网　peritubular capillary network

见 02.16.081 球后毛细血管网。

02.16.083　直小血管　vasa recta

髓旁肾单位的出球微动脉在髓质内形成的直行的小血管,分直小动脉和直小静脉,二者形成"U"形血管袢,与相应的肾单位袢伴行,构成尿液浓缩的结构基础。少数直小血管由小叶间动脉和弓形动脉直接发出(图 02.16.12)。

02.16.084　直小动脉　arteriola recta

直小血管中直行下降的部分,内皮较厚,为连续型(图 02.16.12)。

02.16.085　直小静脉　vena recta

直小动脉返折上行变为直小静脉,内皮较薄,为有孔型。直小静脉沿髓袢上升,在皮质与髓质交界处汇入弓形静脉(图 02.16.12)。

02.16.086　星形静脉　stellate vein

肾被膜下及皮质毛细血管网在被膜下汇集形成的呈星形的静脉网,汇入小叶间静脉。

02.16.087　[肾]小叶间静脉　interlobular vein

由球后毛细血管汇集而成、呈放射状走行于皮质迷路肾小叶之间的静脉,汇集形成弓形静脉(图 02.16.12)。

02.16.088　弓形静脉　arcuate artery

由肾小叶间静脉汇集而成、呈弓状走行于皮质与髓质交界处的静脉,与弓形动脉伴行,在肾锥体之间汇入叶间静脉(图 02.16.12)。

(西安交通大学　宋天保)

02.17　男性生殖系统

02.17.001　[睾丸]血管膜　tunica vasculosa

位于睾丸白膜深层的薄而疏松富含血管的结缔组织。

02.17.002　生精小管　seminiferous tubule

又称曲细精管。睾丸小叶内高度盘曲的上皮性管道,由生精上皮、基膜和界膜构成,是产生男性生殖细胞的场所(图 02.17.01)。

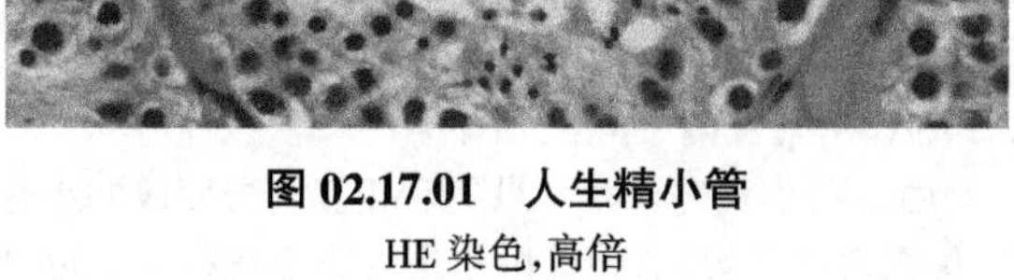

图 02.17.01　人生精小管

HE 染色,高倍

↑ 基膜; △ 间质细胞

02.17.003　界膜　limiting membrane

又称管周组织。包绕生精小管基膜外的肌样细胞和胶原纤维,对生精上皮与睾丸间质之间的物质交换起重要作用,也是血－睾屏障的组成部分。

02.17.004　管周组织　peritubular tissue

见 02.17.003 界膜。

02.17.005　[生精小管]肌样细胞　myoid cell

又称管周收缩细胞。紧贴于生精小管基膜外的一种梭形细胞,其胞质内含肌丝,能够进行节律性收缩,有助于运送精子。

02.17.006　管周收缩细胞　peritubular contractile cell

见 02.17.005[生精小管]肌样细胞。

02.17.007　睾丸间质　interstitial tissue of testis

睾丸生精小管之间富含血管和神经的疏松结缔组织,内含睾丸间质细胞、巨噬细胞及成纤维细胞等。

02.17.008　[睾丸]间质细胞　interstitial cell

又称莱迪希细胞。睾丸间质中单个或成群分布的上皮样细胞,细胞较大,圆形或多边形,胞核圆居中,胞质嗜酸性,具有分泌类固醇激素细胞的超微结构特点,能合成、分泌雄激素(图 02.17.02)。

02.17.009　莱迪希细胞　Leydig cell

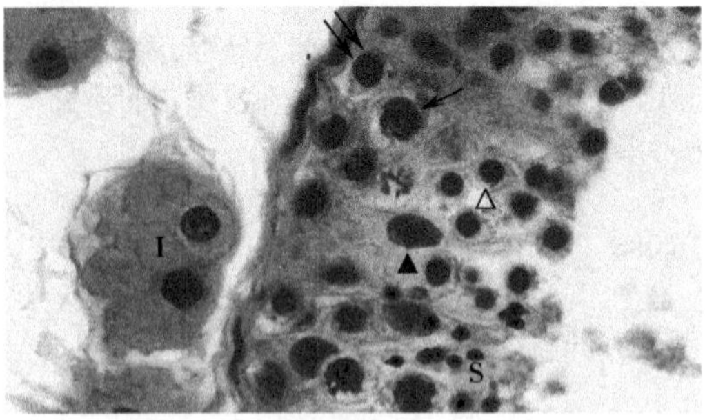

图 02.17.02　人生精上皮与睾丸间质细胞

HE 染色，高倍

↑↑ 精原细胞；↑ 初级精母细胞；△ 次级精母细胞；S 精子细胞；▲ 支持细胞；I 间质细胞

见 02.17.008［睾丸］间质细胞。

02.17.010　间质细胞晶体　crystal of interstitial cell

又称赖因克晶体。人间质细胞内的一种特殊的呈多形柱状体的晶体结构，其生理功能尚不清楚，有人认为它与间质细胞功能低下有关。

02.17.011　赖因克晶体　crystal of Reinke

见 02.17.010 间质细胞晶体。

02.17.012　类固醇生成快速调节蛋白　steroidogenic acute regulatory protein，StAR

睾丸间质细胞所含的一种特殊蛋白质，在间质细胞刺激素作用下，StAR 可使胆固醇快速转运至线粒体膜，经线粒体酶的作用转化为孕烯醇酮，孕烯醇酮在滑面内质网酶的作用下再转化成睾酮（图 02.17.03）。

02.17.013　生精上皮　spermatogenic epithelium

生精小管的能产生精子的复层上皮，青春期后由 5~8 层生精细胞和一层支持细胞组成（图 02.17.02）。

02.17.014　生殖细胞　germ cell

特殊分化的、最终产生单倍体配子的细胞。

02.17.015　生精细胞　spermatogenic cell

生精上皮中排列成层的处在不同发育阶段的男性生殖细胞，包括精原细胞、初级精母细胞、次级精母细胞、精子细胞和精子（图 02.17.02）。

02.17.016　细胞质桥　cytoplasmic bridge

连接在发育中的生精细胞之间的胞质细丝。细胞质桥可传递信息，有利于细胞的同步发育。

02.17.017　直精小管　straight tubule

由生精小管在近睾丸纵隔处转变而成的短而直、管径较细的小管。管壁由单层立方或矮柱状支持细胞组成，无生精细胞（图 02.17.04）。

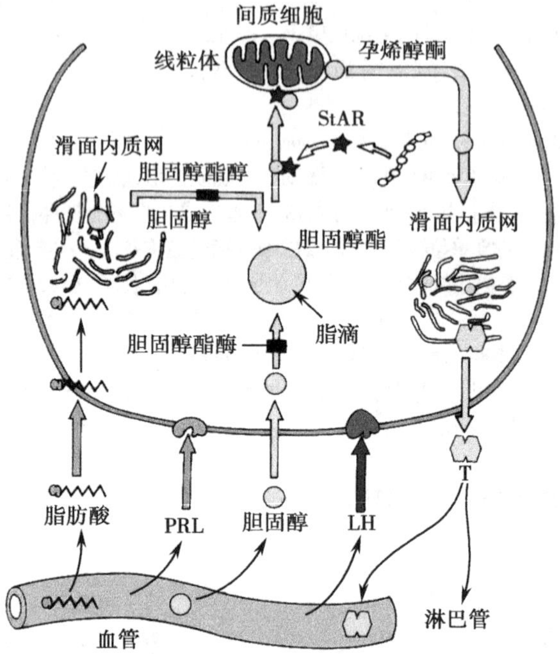

图 02.17.03　睾丸间质细胞合成、分泌雄激素过程示意图

PRL. 催乳素；LH. 黄体生成素；StAR. 类固醇生成快速调节蛋白；T. 睾酮

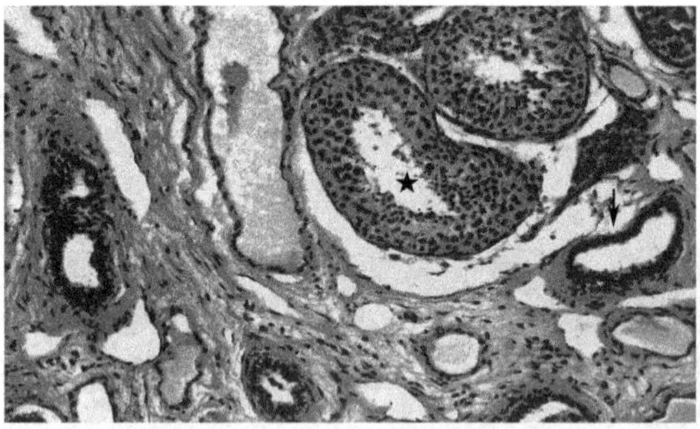

图 02.17.04　人生精小管和直精小管

HE 染色，高倍

★ 生精小管；↑ 直精小管

02.17.018　睾丸网　rete testis

由直精小管进入睾丸纵隔后相互吻合而成的小管网，管腔大而不规则，管壁由单层立方上皮构成。可分泌液体，参与精子的运输，并为精子存活提供合适介质。

02.17.019　精子　spermatozoon，sperm

成熟的男性生殖细胞，呈蝌蚪状，由头、尾两部分构成，为单倍体细胞，可与卵子结合成受精卵（图 02.17.05）。

02.17.020 ［精子］头 head

精子前端呈扁平梨形的结构，主要为浓缩的细胞核及其前端覆盖的顶体（图 02.17.05）。

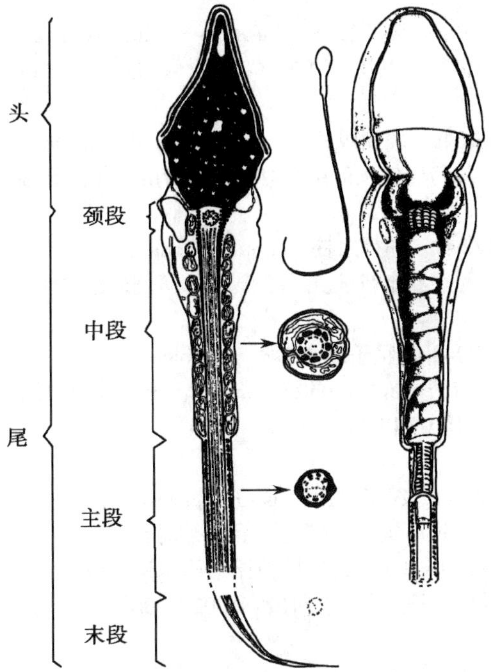

图 02.17.05 精子超微结构模式图

02.17.021 核液泡 nuclear vacuole

精子浓密的细胞核染色质中的不规则透亮区。以精子头的前半部多见，是染色质排列发生明显畸变的结果，可影响精子的受精能力。

02.17.022 顶体 acrosome

覆盖在精子胞核头端的双层膜的帽状结构，是一种特殊的溶酶体，由精子细胞的高尔基复合体演化形成。顶体内含多种水解酶，是精子受精的重要结构。

02.17.023 顶体内膜 inner acrosomal membrane

紧贴精子细胞核被膜的单位膜。

02.17.024 顶体外膜 outer acrosomal membrane

贴近精子细胞膜的单位膜。

02.17.025 顶体下间隙 subacrosomal space

顶体内膜与精子细胞核被膜之间的间隙，宽约 20μm。

02.17.026 ［顶体］赤道段 equatorial segment

位于头部最宽处的顶体，较短较薄。

02.17.027 顶体后环 postacrosomal ring

顶体尾侧的细胞质浓缩形成的薄层环状致密带，紧贴于细胞膜。受精时覆盖在此环的细胞膜首先与卵膜接触并融合。

02.17.028 核后环 postnuclear ring

顶体后环尾缘的细胞膜和核被膜紧密相贴而形成的环状线。

02.17.029 植入窝 implantation fossa

精子细胞核后极上的浅窝。

02.17.030 ［精子］尾 tail

精子头后的细长结构，是精子的运动装置，由前至后分为颈段、中段、主段和末段 4 部分（图 02.17.05）。

02.17.031 轴丝 axoneme

精子尾部（除颈段）中轴的由纵行的 9+2 微管等构成的细丝。

02.17.032 ［精子尾］颈段 neck

又称连接段。紧接精子头的一短段精子尾部，主要由小头和节柱组成（图 02.17.05）。

02.17.033 连接段 connecting piece

见 02.17.032［精子尾］颈段。

02.17.034 ［精子］小头 capitulum

精子尾颈段的头端，由致密纤维构成，与植入窝相嵌合。

02.17.035 节柱 segmented column

精子颈段外周的 9 条纵行柱状结构，每根柱上有 9~10 条节段式横带。

02.17.036 近侧中心粒 proximal centriole

精子颈段小头的穹窿状表面下方横列的一个中心粒。

02.17.037 远侧中心粒 distal centriole, posterior centriole

紧接在近侧中心粒下方的一个纵列的中心粒，大部分退化。

02.17.038 ［精子尾］中段 middle piece, midpiece

颈段之后较粗的一段精子尾部，由轴丝、外周致密纤维、线粒体鞘和细胞膜组成（图 02.17.05）。

02.17.039 外周致密纤维 outer dense fiber, outer coarse fiber

环绕轴丝的9条纵行的致密纤维。其头端分别与颈段的节柱相连，尾端至于主段长度的60%处，内侧分别与轴丝相应的双联微管相邻接。

02.17.040　轴心复合体　core complex

精子尾部由9条外周致密纤维包裹轴丝（9+2微管）形成的9+9+2复合结构。

02.17.041　线粒体鞘　mitochondrial sheath

螺旋形包绕在精子尾部中段的线粒体，为尾部摆动提供能量。

02.17.042　终环　end ring

精子尾部中段线粒体鞘最后一旋的尾侧细胞膜反折特化形成的致密环形板状结构。细胞膜牢固附着在此环上，能防止线粒体鞘在精子运动时向尾端移动。

02.17.043　[精子尾]主段　principal piece, chief piece

中段之后较长的一段精子尾部，由轴丝、外周致密纤维、纤维鞘和细胞膜组成（图02.17.05）。

02.17.044　纤维鞘　fibrous sheath, circumferential fiber

围绕精子尾部主段轴心复合体的致密纤维，包括背侧纵柱、腹侧纵柱和环形肋柱。

02.17.045　背侧纵柱　dorsal longitudinal column

纵行于轴丝的第3对双联微管的外侧的纤维柱。

02.17.046　腹侧纵柱　ventral longitudinal column

纵行于轴丝的第8对双联微管的外侧的纤维柱。

02.17.047　环行肋柱　circumferential rib

呈弓状走行、连接背侧纵柱和腹侧纵柱的纤维柱。

02.17.048　[精子尾]末段　end piece

精子尾部短小的终末部分，仅由轴丝外包细胞膜组成（图02.17.05）。

02.17.049　精子发生　spermatogenesis

从精原细胞增殖、分化到形成精子的过程。在人需要（64±4.5）天，经历精原细胞增殖、精母细胞减数分裂和精子形成3个阶段（图02.17.06）。

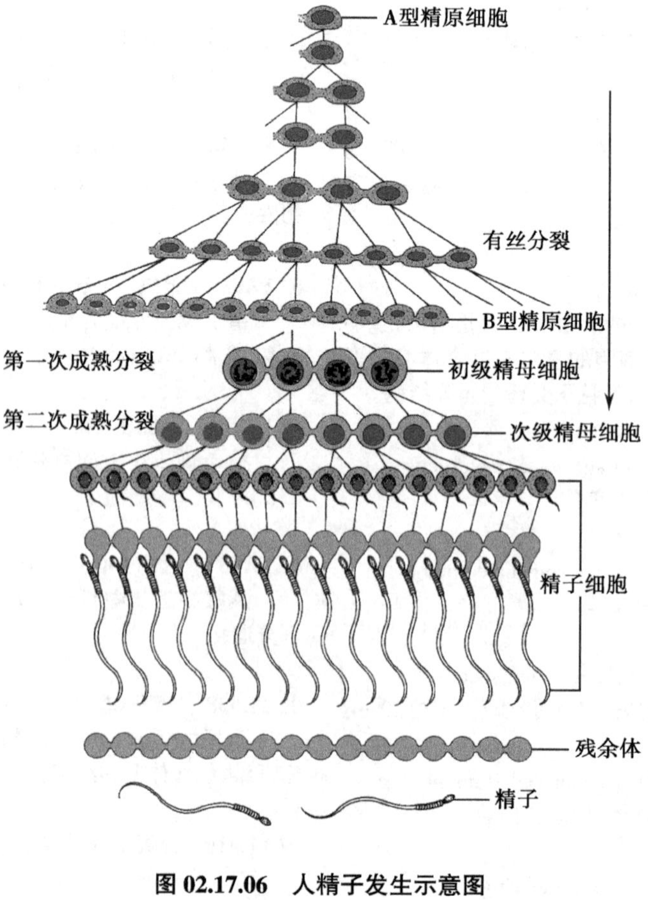

图02.17.06　人精子发生示意图

02.17.050　细胞组合　cellular association

生精上皮中处于不同发育阶段的生精细胞所形成的特定的细胞群。人类可见6种不同的细胞组合（图02.17.07）。

02.17.051　生精上皮周期　cycle of seminiferous epithelium

在生精上皮的给定部位，从出现某一特定的细胞组合开始到下一次出现同一细胞组合所经历的时程，每种细胞组合是周期中的一个期。人的生精上皮周期约为16天。

02.17.052　生精波　spermatogenic wave

在同一时间，相邻的同一细胞组合沿生精小管纵轴的空间距离。大鼠的生精波平均长25~38mm，一条生精小管约有12个生精波。人的细胞组合在生精小管呈螺旋形、镶嵌排列，故生精波不明显。

02.17.053　精原干细胞　spermatogonial stem cell, stem spermatogonium

胎儿出生后保留在生精小管里的可形成各级生精细胞的组织干细胞。

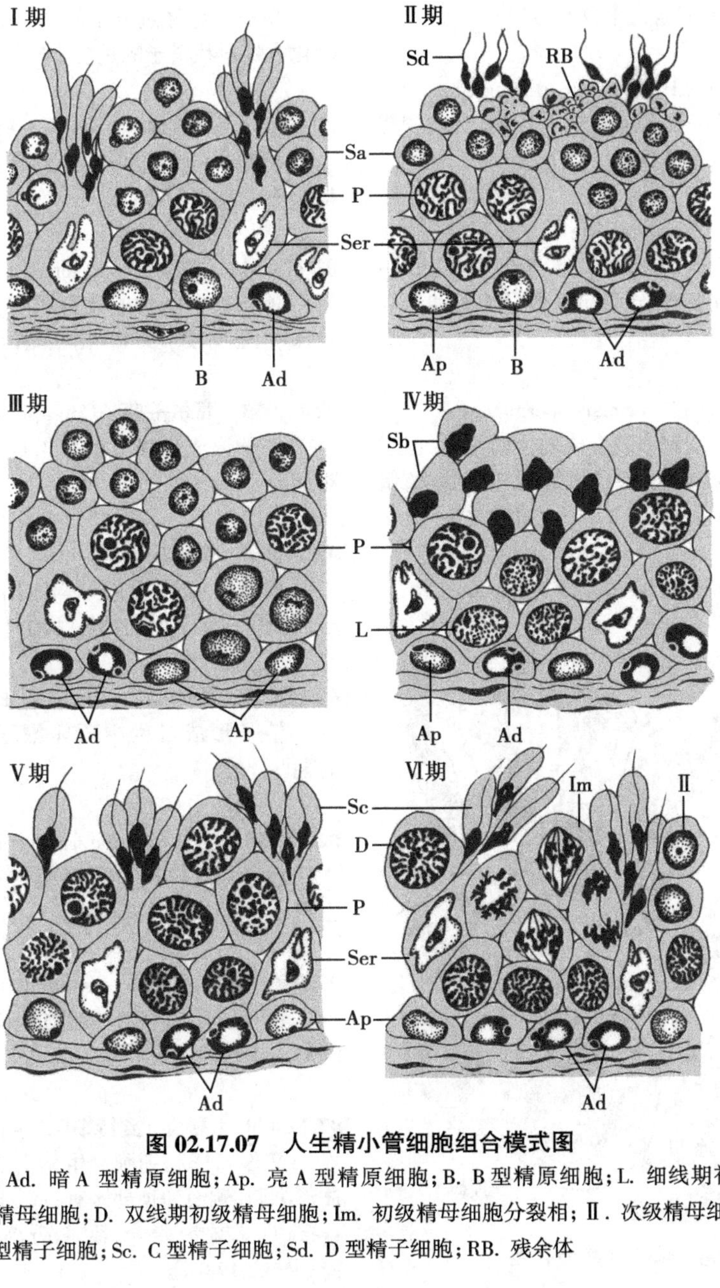

图02.17.07　人生精小管细胞组合模式图

Ser. 支持细胞；Ad. 暗A型精原细胞；Ap. 亮A型精原细胞；B. B型精原细胞；L. 细线期初级精母细胞；P. 粗线期初级精母细胞；D. 双线期初级精母细胞；Im. 初级精母细胞分裂相；Ⅱ. 次级精母细胞；Sa. A型精子细胞；Sb. B型精子细胞；Sc. C型精子细胞；Sd. D型精子细胞；RB. 残余体

02.17.054　精原细胞　spermatogonium

生精上皮中最幼稚的生精细胞，染色体核型为46，XY，紧贴生精上皮基膜。分为Ad型、Ap型和B型3种类型（图02.17.02、图02.17.07）。

02.17.055　Ad型精原细胞　dark type A spermatogonium

细胞核染色质细小、染色深的A型精原细胞，被认为是精原干细胞（图02.17.07）。

02.17.056　Ap型精原细胞　pale type A spermatogonium

由Ad型精原细胞分裂而来的，细胞核染色质细小、染色淡的A型精原细胞（图02.17.07）。

02.17.057　B型精原细胞　type B spermatogonium

由Ap型精原细胞分化而来的，核染色质呈较粗颗粒的精原细胞（图02.17.07）。

02.17.058　精母细胞　spermatocyte

由B型精原细胞分裂而来的、在精子发生过程中进行成熟分裂的生精细胞，分为初级精母细胞和次级精母细胞。

02.17.059　初级精母细胞　primary spermatocyte

直接由B型精原细胞分裂生成的生精细胞，位于精原细胞近腔侧，细胞较大，胞核大而圆，染色体核型为46，XY（4n DNA）（图02.17.02、图02.17.08）。

02.17.060　次级精母细胞　secondary spermatocyte

由初级精母细胞经过第一次成熟分裂形成的生精细胞，靠近管腔，细胞较小，胞核呈圆形，染色较深，染色体核型为23，X或23，Y（2n DNA）（图02.17.02）。

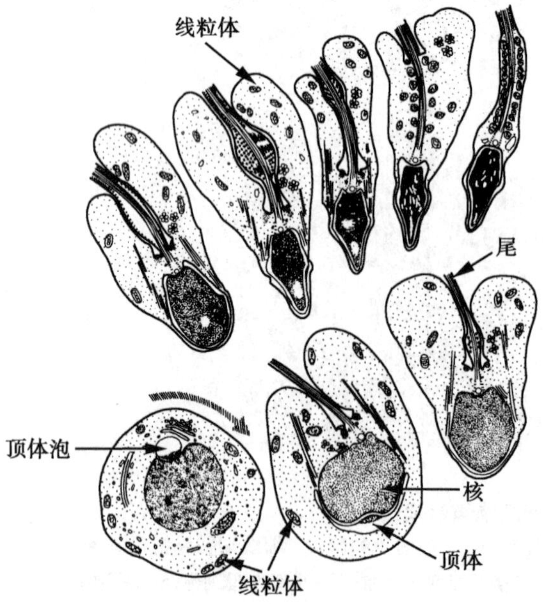

图02.17.08　精子形成模式图

02.17.061　精子细胞　spermatid

由次级精母细胞完成第二次成熟分裂后形成的生精细胞，位于生精小管腔面，细胞小，胞核圆，染色深，染色体核型为23，X或23，Y（1n DNA）（图02.17.02、图02.17.07）。

02.17.062　精子形成　spermiogenesis

精子细胞经过复杂的形态变化，由圆形细胞逐渐演化成蝌蚪状精子的过程（图02.17.08）。

02.17.063　顶体泡　acrosomal vesicle, acrosomal vacuole

由精子细胞的高尔基复合体中央凹面形成的圆形小泡（图02.17.08）。

02.17.064　顶体粒　acrosomal granule

顶体泡中所含的致密颗粒，内含多种水解酶，如顶体素、透明质酸酶和磷酸酯酶等。

02.17.065　高尔基期　Golgi phase

精子形成过程中由高尔基复合体形成顶体泡的时期。

02.17.066　头帽期　cap phase

精子形成过程中顶体泡逐渐变为扁平并覆盖精子细胞核前半部分的顶体帽的时期。

02.17.067　顶体期　acrosomal phase

精子形成过程中顶体帽逐渐扩大变为顶体的时期。

02.17.068　成熟期　maturation phase

精子形成过程中残余胞质脱落、成熟精子释放入生精小管腔中的时期。

02.17.069　多余胞质　residual cytoplasm

在精子形成后期，借胞质细带连于尾部中段的浓缩的不规则胞质块。

02.17.070　［睾丸］支持细胞　sustentacular cell

又称塞托利细胞。生精上皮内的一种不规则锥体形细胞，侧面和顶部嵌有各级生精细胞，基部有紧密连接，具有支持、营养、吞噬、分泌雄激素结合蛋白等功能（图02.17.07）。

02.17.071　塞托利细胞　Sertoli cell

见 02.17.070［睾丸］支持细胞。

02.17.072　［支持细胞］类晶体　crystalloid

又称沙尔特－伯特歇尔类晶体。人支持细胞胞质内的长梭形晶体样结构，其功能意义不明。

02.17.073　沙尔特－伯特歇尔类晶体　crystalloid of Charcot-Bottcher

见 02.17.072［支持细胞］类晶体。

02.17.074　［支持细胞］质膜下池　subsurface cistern

又称表面下池。支持细胞紧密连接的两侧胞质中存在的内质网扁囊。

02.17.075　支持细胞连接复合体　Sertoli cell junction complex

相邻支持细胞侧面近基底部由紧密连接、质膜下池和二者之间的微丝构成的复合结构（图 02.17.09）。

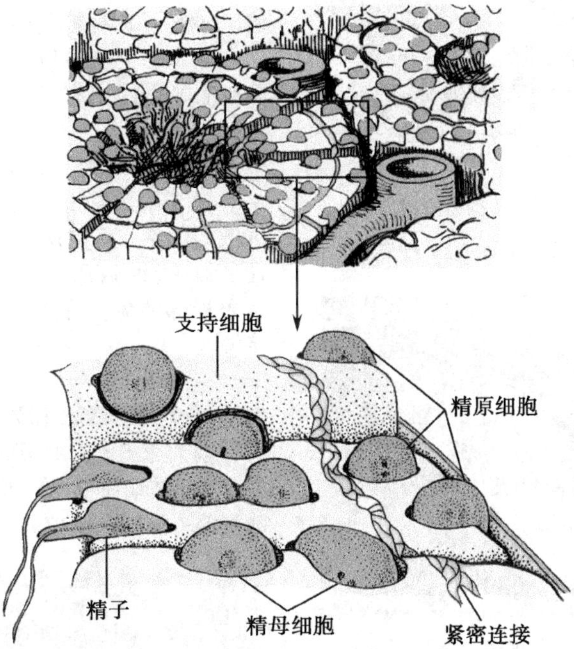

图 02.17.09　血－睾屏障模式图

02.17.076　血－睾屏障　blood-testis barrier

又称血－生精小管屏障。由毛细血管内皮及其基膜、结缔组织、生精上皮基膜、界膜和支持细胞侧面的紧密连接组成，可阻挡某些物质进出生精上皮，形成并维持有利于精子发生的微环境（图 02.17.09）。

02.17.077　血－生精小管屏障　blood-seminiferous tubule barrier

见 02.17.076 血－睾屏障。

02.17.078　近腔室　abluminal compartment

相邻支持细胞连接复合体之上的、与生精小管的管腔相通的一部分生精上皮，内有发育中的精母细胞、精子细胞和精子（图 02.17.10）。

02.17.079　基底室　basal compartment

支持细胞连接复合体与生精小管基膜之间的一部分生精上皮，内有精原细胞和细线前期初级精母细胞（图 02.17.10）。

02.17.080　雄激素结合蛋白　androgen binding protein, ABP

支持细胞合成的一种蛋白质，可与雄激素结合，保持生精小管内雄激素的高浓度，促进精子发生。

02.17.081　输出小管　efferent duct

连接睾丸网的 8~12 条小管，呈螺旋状弯曲走行，组成附睾头的起始部。上皮由高柱状的纤毛细胞和低柱状的无纤毛细胞交替排列而成，故管腔呈波浪状起伏不平。高柱状细胞有分泌功能，低柱状细胞有吸收、消化作用（图 02.17.11）。

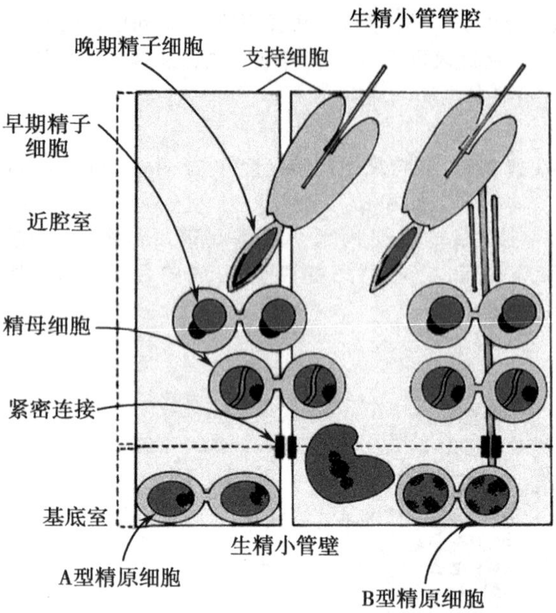

图 02.17.10　生精细胞与支持细胞关系模式图

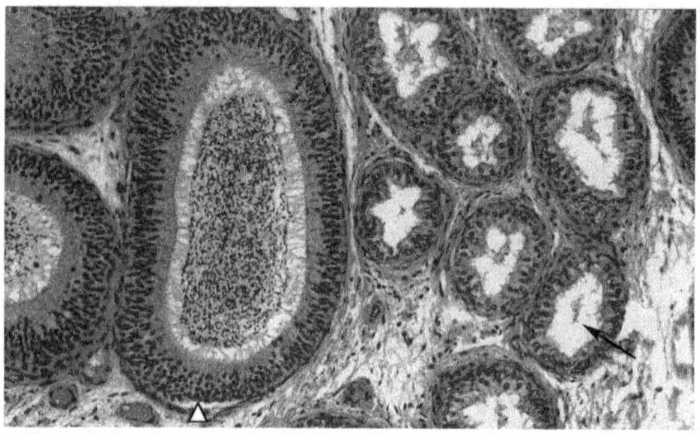

图 02.17.11　人附睾

HE 染色，低倍

↑ 输出小管；△ 附睾管

02.17.082　输出小管圆锥　conus vasculosus

输出小管进入附睾头后迂回盘曲，并为白膜和血管膜包绕，呈圆锥状。

02.17.083　附睾管　epididymal duct

连接在输出小管与输精管之间的长达 6m 的高度弯曲的管道，组成附睾体和尾。腔面为假复层柱状上皮，其游离面有静纤毛，管腔整齐（图 02.17.11）。

02.17.084　［附睾管］主细胞　principal cell

附睾管上皮中数量最多的细胞，其游离面有静纤毛。有吞饮、重吸收和分泌功能。

02.17.085　［附睾管］基细胞　basal cell

附睾管上皮中相邻主细胞基部之间的扁平细胞。

02.17.086　顶细胞　apical cell

主要见于附睾头部附睾管上皮中的狭长细胞，游离面有少量微绒毛，胞质内含有大量线粒体。

02.17.087　窄细胞　narrow cell

附睾管上皮中呈高柱状，较其他细胞窄的细胞。胞核长而致密，近细胞游离缘，细胞基部窄，贴于基膜上。

02.17.088　［附睾管］亮细胞　clear cell

附睾管上皮中顶部胞质内充满大小不等的囊泡和空泡等的细胞，有很强的吞饮功能。

02.17.089　晕细胞　halo cell

位于附睾管上皮基部、周围有一圈透亮的环状区域的细胞。目前认为晕细胞是附睾上皮内的辅助性 T 细胞、细胞毒性 T 细胞或巨噬细胞，可能参与附睾局部的免疫屏障，能阻止精子抗原与循环血液接触。

02.17.090　前列腺凝固体　prostatic concretion

前列腺腺泡内的圆形嗜酸性板层状小体，由前列腺分泌物浓缩而成，随年龄的增长而增多，钙化后形成前列腺结石（图 02.17.12）。

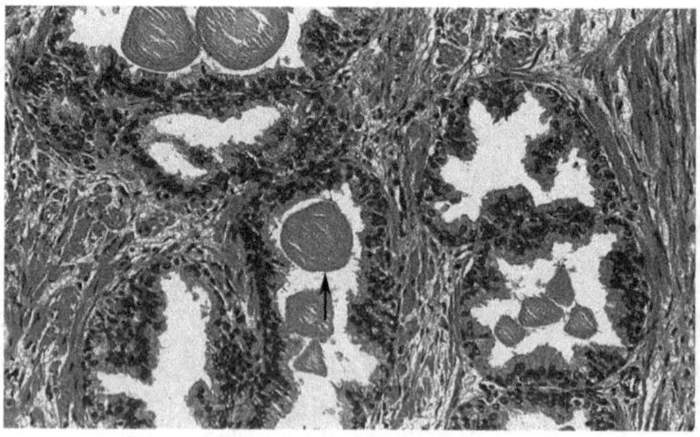

图 02.17.12　人前列腺

HE 染色，高倍

↑ 前列腺凝固体

02.17.091　精液　semen

由精子和精浆组成的乳白色液体。正常男性平均每次射出精液量为 3~3.5ml，含精子 1 亿 ~2 亿 /ml。如精液量少于 1ml，或精子密度低于 10×10^6/ml，或畸形精子超过 40%，或精子活力低下，均可影响生育力。

02.17.092 精浆 seminal plasma

由睾丸液、附睾液及附属性腺分泌物组成的液体，占射出精液量的95%，其中含丰富的柠檬酸、酸性磷酸酶、果糖、前列腺素等，与精子的活力、运动力和受精能力密切相关。

02.17.093 勃起组织 erectile tissue

以大量不规则的彼此通连的血窦为主的海绵状组织，血窦之间是富含平滑肌纤维的结缔组织小梁。

02.17.094 海绵体 corpus cavernosum

主要由勃起组织构成，外包以致密结缔组织构成的白膜。

02.17.095 包皮腺 preputial gland

又称泰森腺。位于包皮内面、阴茎颈和阴茎头冠部的高度分化的小皮脂腺，分泌物为淡黄色脂肪样物，有异臭，参与包皮垢形成。

02.17.096 泰森腺 Tyson's gland

见 02.17.095 包皮腺。

（第四军医大学　张远强）

02.18　女性生殖系统

02.18.001 表面上皮 superficial epithelium

覆盖于卵巢表面的单层扁平或立方上皮。

02.18.002 卵巢皮质 ovarian cortex

卵巢实质的周围部分，青春期后由不同发育阶段的卵泡及结缔组织构成。

02.18.003 卵巢髓质 ovarian medulla

卵巢中央的疏松结缔组织，内含丰富的血管和弹性纤维。

02.18.004 卵原细胞 oogonium

由原始生殖细胞分化而来的最幼稚的女性生殖细胞，仅存在于胚胎时期的卵泡内。

02.18.005 卵母细胞 oocyte

在卵子发生过程中进行减数分裂的女性生殖细胞。分为初级卵母细胞和次级卵母细胞。

02.18.006 初级卵母细胞 primary oocyte

卵原细胞经过有丝分裂形成的卵母细胞，存在时间较长，细胞逐渐增大，直径可达125~150μm，胞核大而圆，核仁大而明显，染色体核型为46，XX（图02.18.01）。

02.18.007 核旁复合体 paranuclear complex

初级卵母细胞的细胞器在核的一端聚集形成的结构，其中央是中心体，周围环绕着内质网和高尔基复合体，外周有许多线粒体。随着卵泡的生长，核旁复合体消失，细胞器分散存在。

02.18.008 环层板 annulate lamella

卵母细胞胞质中成层排列的滑面内质网，有时可呈同心圆状，存在于核旁复合体附近或其内，可能与胞核和胞质间的物质转运有关。

02.18.009 次级卵母细胞 secondary oocyte

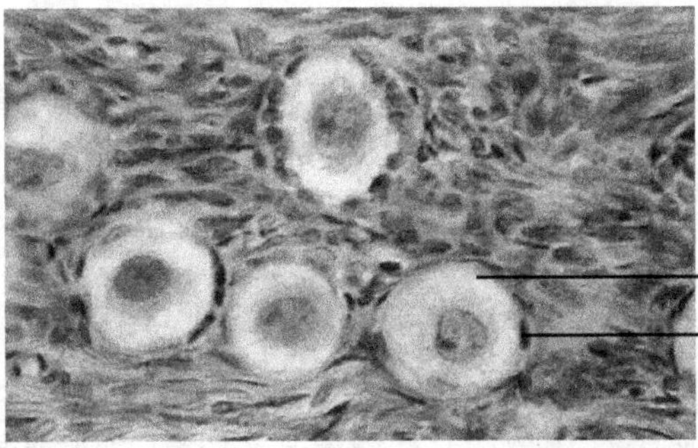

图 02.18.01　原始卵泡

HE 染色，高倍

初级卵母细胞完成第一次成熟分裂后形成的卵母细胞，染色体核型为23，X。次级卵母细胞形成后迅速开始第二次成熟分裂，并停留于分裂中期，只有受精后才完成第二次成熟分裂，成为受精卵。

02.18.010　卵子　ovum

成熟的女性生殖细胞，为单倍体细胞，可与精子结合成受精卵。

02.18.011　卵子发生　oogenesis

卵原细胞经过初级卵母细胞和次级卵母细胞而生成卵子的过程。

02.18.012　卵泡　ovarian follicle

卵巢皮质中由一个卵母细胞和包绕在其周围的许多卵泡细胞所组成的泡状结构。可分为原始卵泡、生长卵泡和成熟卵泡3个阶段。

02.18.013　卵泡细胞　follicular cell

又称［卵泡］颗粒细胞。卵泡中围绕在卵母细胞周围的一层或多层细胞。初为单层扁平细胞，以后逐渐生长，变为单层立方、柱状，进而细胞分裂增值，形成复层。卵泡细胞与膜细胞合作分泌雌激素（图02.18.01~图02.18.04）。

02.18.014　［卵泡］颗粒细胞　granulosa cell

见02.18.013卵泡细胞。

02.18.015　原始卵泡　primordial follicle

处于静止状态的卵泡，其中央有一个大的初级卵母细胞，外周有一层扁平的卵泡细胞。位于卵巢皮质浅层，体积小（图02.18.01）。

02.18.016　生长卵泡　growing follicle

青春期后开始生长发育的卵泡，包括初级卵泡和次级卵泡。

02.18.017　初级卵泡　primary follicle

生长发育早期的生长卵泡。其初级卵母细胞体积增大，细胞器增多；卵泡细胞由单层变为复层。初级卵母细胞与卵胞细胞之间出现透明带，卵泡外围结缔组织形成卵泡膜（图02.18.02）。

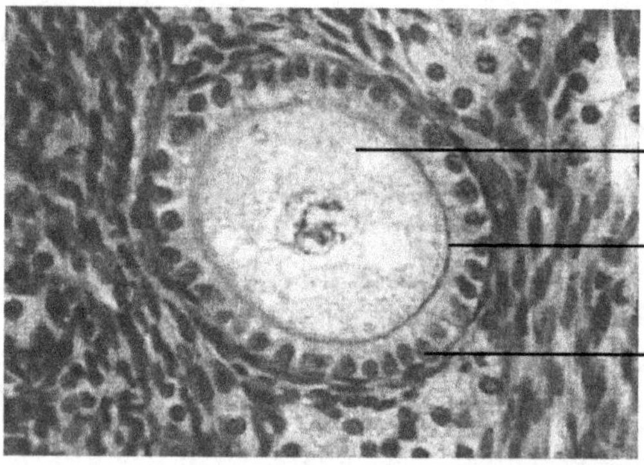

图02.18.02　初级卵泡

HE染色，高倍

02.18.018　透明带　zona pellucida

初级卵母细胞与卵胞细胞之间出现的一层均质状、折光性强的嗜酸性膜，至少由ZP1、ZP2、ZP3 3种糖蛋白构成，与受精的种属特异性和单精受精有关（图02.18.02、图02.18.03）。

02.18.019　考尔－埃克斯纳小体　Call-Exner body

复层卵泡细胞之间的含有液体的圆形囊泡，其腔面有一层基膜，周围环绕紧密排列的卵泡细胞。其数量随卵泡生长而增多，参与卵泡液的形成。卵巢颗粒细胞肿瘤与考尔－埃克斯纳小体的分化有关。

02.18.020　卵膜　oolemma

包裹卵子的非细胞性被膜的总称，如哺乳动物的透明带，有保护卵子的作用。

02.18.021　卵质　ooplasm

卵子或卵母细胞的细胞质。

02.18.022　次级卵泡　secondary follicle

又称囊状卵泡。卵泡细胞间出现液腔的生长卵泡，腔内充满卵泡液（图02.18.04）。

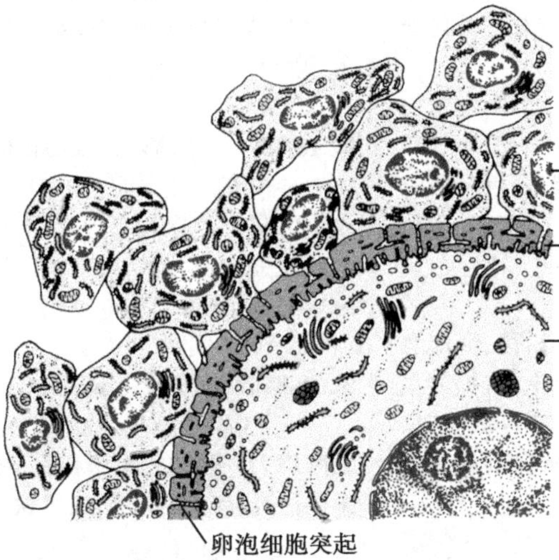

图 02.18.03　初级卵母细胞与卵胞细胞超微结构模式图

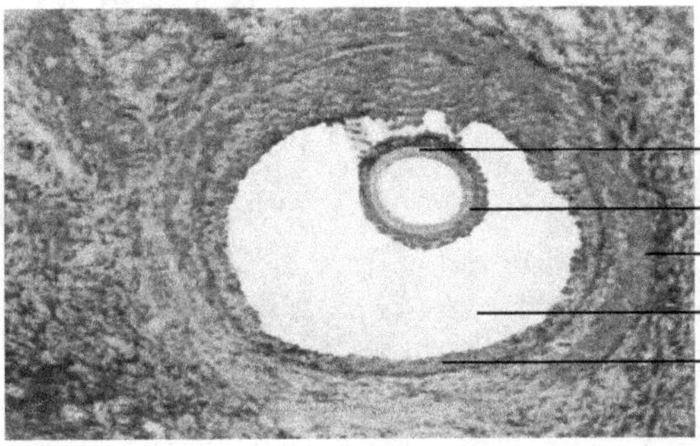

图 02.18.04　次级卵泡

HE 染色，低倍

02.18.023　囊状卵泡　vesicular follicle，antral follicle

见 02.18.022 次级卵泡。

02.18.024　卵泡腔　follicular cavity，follicular antrum

卵泡细胞分裂增殖到 6~12 层时，卵泡细胞间出现大小不等的液腔，继而汇合成一个大的腔，其中充满卵泡液（图 02.18.04）。

02.18.025　卵泡液　follicular fluid

卵泡腔中所含的液体，由卵泡细胞分泌及血浆渗入而成，含有垂体分泌的促性腺激素、卵巢分泌的类固醇激素和多种生物活性物质等。

02.18.026　卵丘　cumulus oophorus

在次级卵泡和成熟卵泡中，由初级卵母细胞或次级卵母细胞及其周围的卵泡细胞突入卵泡腔形成的圆形隆起。

02.18.027　放射冠　corona radiate

卵丘中紧靠透明带的一层呈放射状排列的高柱状卵泡细胞（图 02.18.04）。

02.18.028　颗粒层　stratum granulosum

卵泡腔周围密集排列的数层卵泡细胞，构成卵泡壁（图 02.18.04）。

02.18.029　卵泡膜　follicular theca

卵泡周围特化的结缔组织，与颗粒层之间以基膜相隔。初级卵泡周围的卵泡膜为一层，到次级卵泡时分化为内、外两层（图 02.18.04）。

02.18.030　内膜层　theca interna

卵泡膜的内层，含有较多的细胞和丰富的毛细血管，具有分泌雌激素和营养作用。

02.18.031　膜细胞　theca cell

内膜层中呈梭形或多边形的细胞,具有类固醇激素分泌细胞的超微结构特点,与卵泡细胞合作分泌雌激素。

02.18.032　外膜层　theca externa

卵泡膜的外层,纤维较多,含有少量平滑肌,具有保护作用。

02.18.033　成熟卵泡　mature follicle

又称赫拉夫卵泡。卵泡发育的最后阶段,卵泡腔很大,颗粒层变薄,卵泡直径可达 2cm 以上,占据卵巢皮质全层并突出于卵巢表面。在排卵前 36~48 小时,初级卵母细胞完成第一次成熟分裂,形成次级卵母细胞(图 02.18.05)。

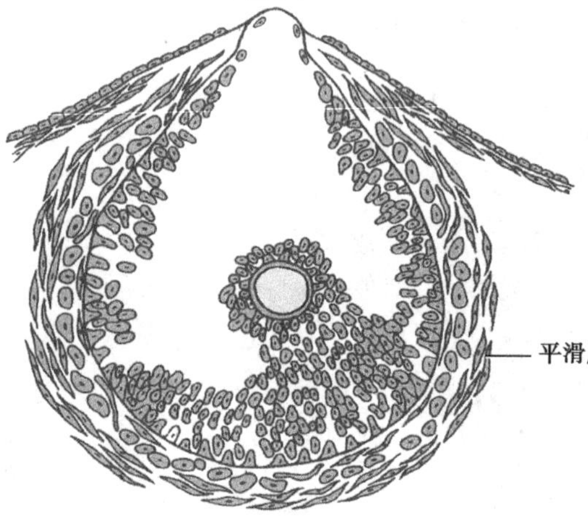

图 02.18.05　成熟卵泡排卵前模式图

02.18.034　赫拉夫卵泡　Graafian follicle

见 02.18.033 成熟卵泡。

02.18.035　卵泡小斑　follicular stigma

卵巢表面上由于成熟卵泡突出压迫,使局部卵泡壁、白膜和表面上皮变薄、缺血而形成的透明小区。是排卵时卵泡破裂之处(图 02.18.05)。

02.18.036　极体　polar body

卵母细胞成熟分裂时形成的含一半染色体而几乎不含细胞质的小细胞。

02.18.037　第一极体　first polar body

初级卵母细胞完成第一次成熟分裂后产生的极体。

02.18.038　第二极体　second polar body

次级卵母细胞完成第二次成熟分裂及第一极体分裂所产生的极体。

02.18.039　闭锁卵泡　atretic follicle

退化的卵泡,可发生在卵泡发育的任何阶段。表现为卵母细胞形态不规则,染色质固缩,死亡消失;卵泡细胞变小而分散,或变为间质腺;透明带皱缩,卵泡腔塌陷等(图 02.18.06)。

02.18.040　间质腺　interstitial gland

又称闭锁黄体。次级卵泡和成熟卵泡闭锁后,膜细胞增大并被结缔组织和血管分隔成的不规则细胞团索,可分泌雌激素(图 02.18.06)。

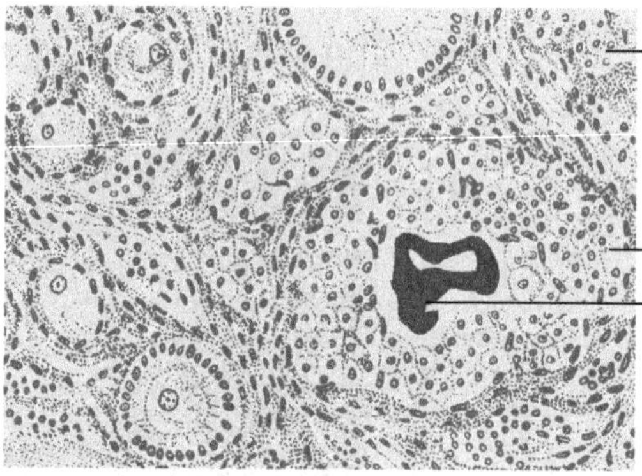

图 02.18.06　生长卵泡的闭锁

02.18.041　闭锁黄体　atretic corpus luteum

见 02.18.040 间质腺。

02.18.042　血体　corpus hemorrhagicum

又称红体。卵巢排卵后,卵巢内残存的卵泡壁塌陷,血管破裂,血液流入腔内所形成的结构。

02.18.043　红体　corpus rubrum

见 02.18.042 血体。

02.18.044　黄体　corpus luteum

排卵后,残留于卵巢内的卵泡壁连同卵泡膜向卵泡腔塌陷,在 LH 的作用下逐渐发育成的体积大而富含血管的内分泌细胞团,新鲜时呈黄色,含颗粒黄体细胞和膜黄体细胞(图 02.18.07)。

02.18.045　颗粒黄体细胞　granulosa lutein cell

黄体中由颗粒层卵泡细胞衍化而来的体积较大、染色较浅、位于黄体中央的内分泌细胞,分泌孕激素(图 02.18.07)。

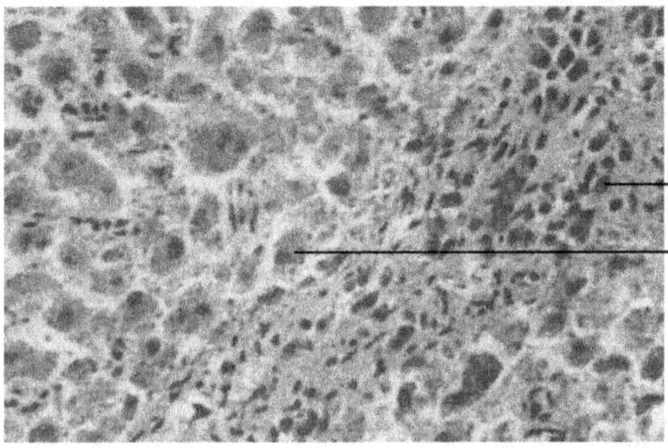

图 02.18.07　黄体
HE 染色，高倍

02.18.046　膜黄体细胞　theca lutein cell
黄体中由卵泡膜膜细胞衍化而来的体积较小、染色较深、位于黄体周边或呈条索状伸入深部的内分泌细胞，分泌雌激素（图 02.18.07）。

02.18.047　月经黄体　corpus luteum of menstruation
由于排出的卵未受精而仅维持两周左右即退化的黄体，有使月经周期进入分泌期的作用。

02.18.048　妊娠黄体　corpus luteum of pregnancy
由于卵受精而继续发育增大、可维持 4~6 个月的黄体，有维持妊娠的作用。

02.18.049　白体　corpus albicans
黄体退化并逐渐被增生的结缔组织取代而形成的白色瘢痕，数月到数年后吸收消失。

02.18.050　门细胞　hilus cell
卵巢门近系膜处的上皮样细胞，其结构与睾丸间质细胞类似，可分泌雄激素。门细胞增生或肿瘤患者可出现男性化症状。

02.18.051　卵巢周期　ovarian cycle
从青春期开始到绝经期前，卵巢在形态上和功能上发生规律性重复性变化。

02.18.052　输卵管壁　wall of oviduct
输卵管壁由内向外分为黏膜、肌层和浆膜 3 层，其黏膜上皮为单层纤毛柱状上皮，在卵巢激素的刺激下发生周期性变化，黏膜形成许多纵行而分支的皱襞；肌层为内环、外纵两层平滑肌（图 02.18.08）。

02.18.053　子宫壁　uterus
子宫壁很厚，由内向外分子宫内膜、子宫肌层和子宫外膜 3 层（图 02.18.09）。

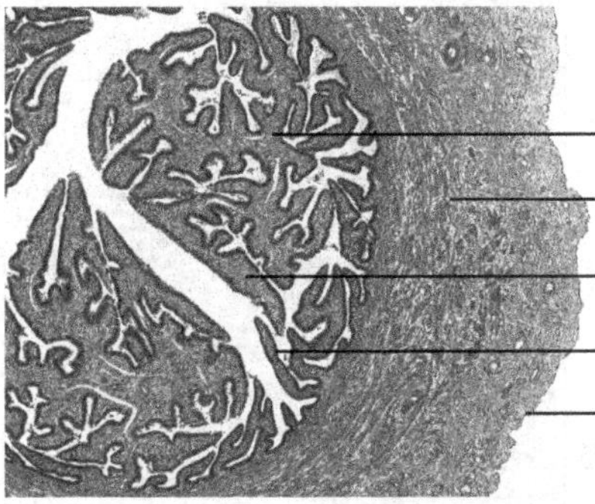

图 02.18.08　输卵管壶腹部横切面
HE 染色，低倍

02.18.054　子宫外膜　perimetrium
子宫壁的外层，在子宫的体部和底部为浆膜，颈部为纤维膜（图 02.18.09）。

02.18.055　子宫肌层　myometrium
子宫壁的中层，很厚，由成束的平滑肌组成，肌束之间以结缔组织分隔（图 02.18.09）。

02.18.056　黏膜下[肌]层　submucous layer
靠近子宫内膜的子宫肌膜，由纵行平滑肌束组成（图 02.18.09）。

02.18.057　血管[肌]层　vascular layer
靠近黏膜下[肌]层的较厚的子宫肌膜，由环形和斜行肌束组成，其中含有许多较大的血管。

02.18.058　血管上[肌]层　supravascular layer
血管[肌]层外侧富含血管的子宫肌膜，以环形肌和纵行肌为主。

02.18.059　浆膜下[肌]层　subserous layer
靠近子宫外膜的子宫肌膜，由纵行平滑肌束组成

（图 02.18.09）。

02.18.060　子宫内膜　endometrium

子宫壁的内层，由单层柱状上皮和固有层构成。上皮由较少的纤毛细胞和较多的分泌细胞组成，固有层较厚，含子宫腺、螺旋动脉和大量基质细胞等（图 02.18.09）。

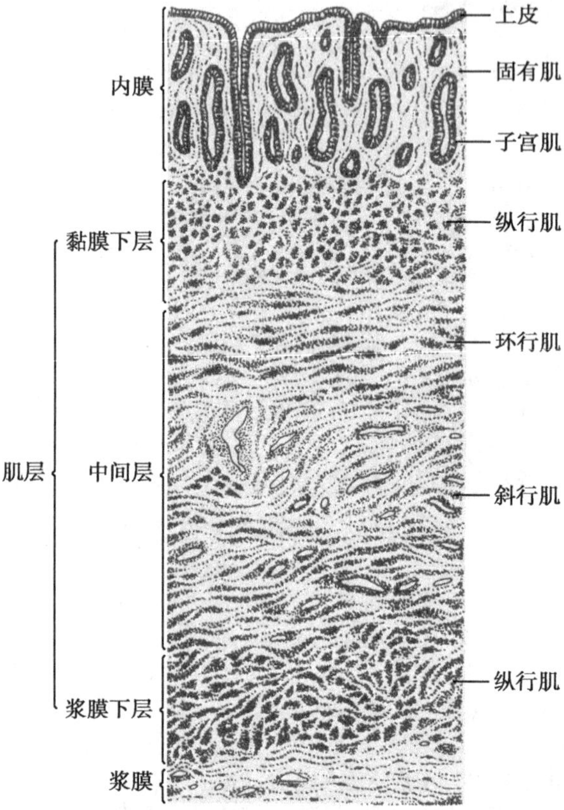

图 02.18.09　子宫壁切面

02.18.061　子宫内膜基质　endometrial stroma

子宫内膜固有层的结缔组织，其中除含有较多的网状纤维、淋巴细胞、巨噬细胞、肥大细胞、浆细胞等外，还有大量基质细胞和丰富的血管。

02.18.062　［子宫内膜］基质细胞　stroma cell

子宫内膜固有层中分化程度较低的梭形或星形细胞，其胞核大而圆，胞质较少，可分泌基质和纤维，并随妊娠和月经周期变化而增生、分化。

02.18.063　子宫腺　uterine gland

由子宫内膜上皮向固有层内凹陷形成的单管状腺，近肌层处可有分支。腺上皮主要为分泌细胞，纤毛细胞少，在月经周期的分泌期以顶浆分泌方式分泌糖原等物质（图 02.18.09、图 02.18.10）。

02.18.064　［子宫内膜］功能层　functional layer

子宫内膜的浅层，较厚，青春期开始到绝经期发生周期性剥脱与增生，受精卵也在此层植入。

02.18.065　［子宫内膜］致密层　compact layer

子宫内膜功能层的浅层，由表面上皮及其下方的薄层基质构成。

02.18.066　［子宫内膜］海绵层　spongy layer

子宫内膜功能层的深层，较厚，含子宫腺的直部。

02.18.067　［子宫内膜］基底层　basal layer

子宫内膜的深层，在月经期和分娩时均不脱落，并具有较强的增生和修复能力，可以产生新的功能层。

02.18.068　螺旋动脉　spiral artery

子宫动脉分支的主干，进入子宫内膜功能层后呈螺旋状走行，在卵巢激素的调节下，随月经周期而变化（图 02.18.10）。

02.18.069　月经周期　menstrual cycle

自青春期开始，子宫体和底部的子宫内膜功能层在卵巢分泌的性激素作用下，每隔 28 天左右发生一次内膜增生、分泌和剥脱出血（图 02.18.11）。

02.18.070　月经期　menstrual phase

月经周期的第 1~4 天。主要特征为子宫内膜功能层萎缩坏死、剥脱，血管破裂，血液连同内膜组织块一起经阴道排出（图 02.18.11）。

02.18.071　增生期　proliferative phase

又称卵泡期。月经周期的第 5~14 天。主要特征为子宫内膜基质细胞增生、分泌基质和纤维，功能层修复、增厚；子宫腺增多；螺旋动脉伸长、弯曲（图 02.18.11）。

02.18.072　卵泡期　follicular phase

见 02.18.071 增生期。

02.18.073　分泌期　secretory phase

又称黄体期。月经周期的第 15~28 天。主要特征为子宫内膜功能层进一步增厚；子宫腺进一步变长、弯曲，腺腔扩大，充满分泌物；螺旋动脉增长弯曲，伸至内膜浅层（图 02.18.11）。

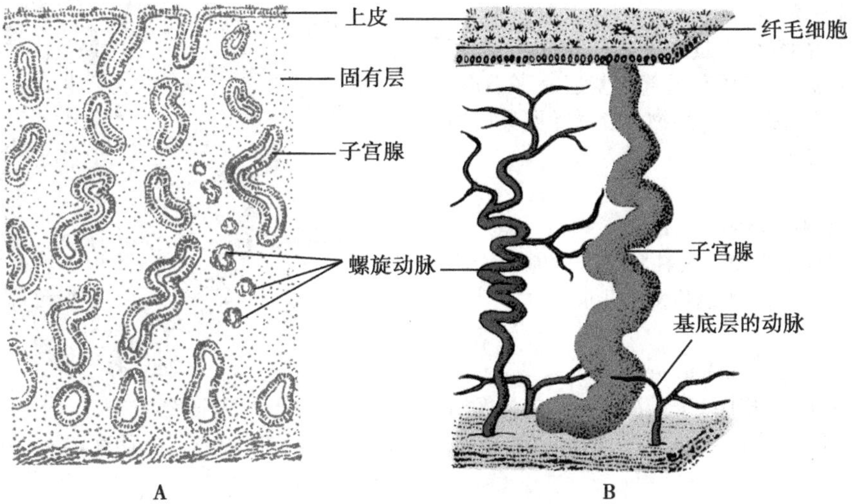

图 02.18.10　子宫内膜

A. 子宫内膜切面；B. 子宫腺和螺旋动脉

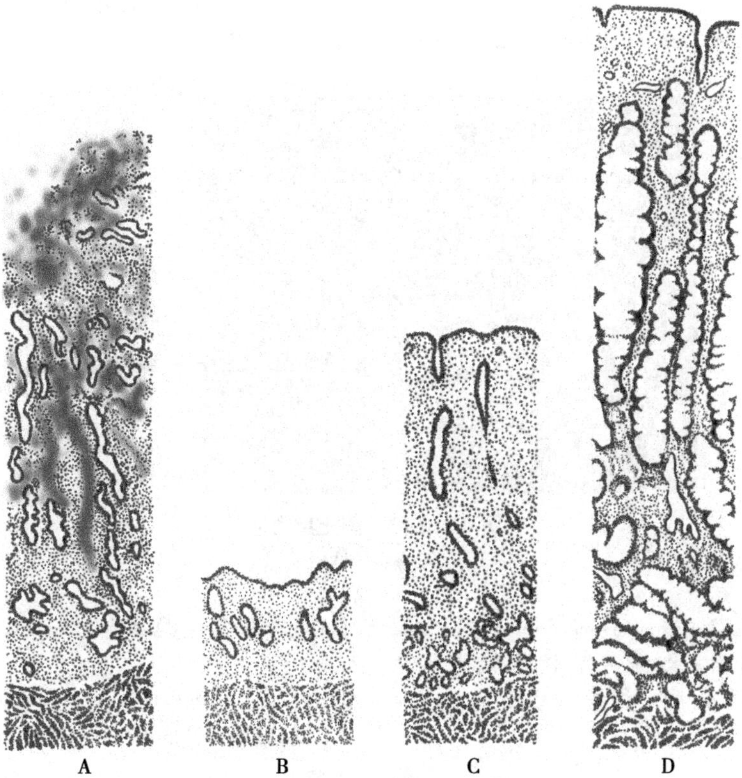

图 02.18.11　子宫内膜周期性变化示意图

A. 月经期；B. 增生早期；C. 增生晚期；D. 分泌期

02.18.074　黄体期　luteal phase

见 02.18.073 分泌期。

02.18.075　前蜕膜细胞　predecidual cell

分泌期基质细胞分裂分化形成的胞质内充满糖原和脂滴的细胞，妊娠后可继续发育为蜕膜细胞。

02.18.076　内膜颗粒细胞　endometrial granulocyte

子宫内膜基质细胞分化而来的小而圆、胞质含嗜焰红颗粒的细胞，主要见于分泌期，可分泌松弛素。

02.18.077　宫颈内膜　endocervix

子宫颈部的黏膜，由上皮和固有层构成，子宫颈管为单层柱状上皮，子宫颈阴道部为复层扁平上皮。宫颈内膜无周期性剥脱，但分泌物的性质随卵巢周期而变化（图 02.18.12）。

02.18.078　储备细胞　reserve cell

散在分布于宫颈内膜上皮柱状细胞和基膜之间的细胞，分化程度较低，有增殖修复功能。

02.18.079　棕榈襞　plica palmatae

宫颈内膜前、后壁正中线上的纵襞及其向外发出的许多不规则的斜行皱襞。

02.18.080　子宫颈腺　cervical gland

子宫颈内膜相邻皱襞之间的裂隙形成的腺样隐窝，形似分支管状腺（图 02.18.12）。

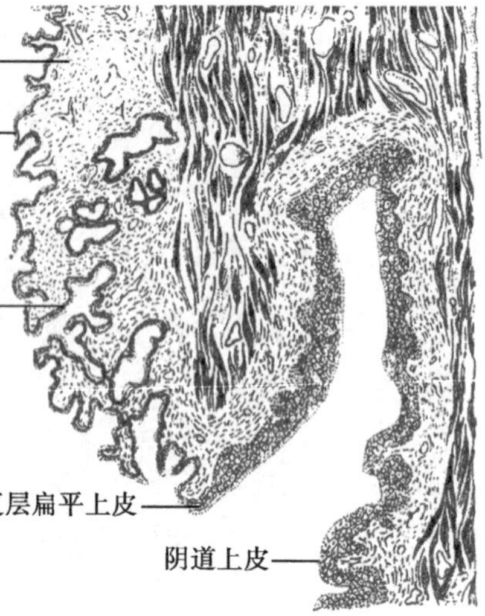

图 02.18.12　子宫颈及阴道切面图

02.18.081　静止期乳腺　mammary gland in resting state

性成熟未孕女性的乳腺，其结构特点是导管和腺体均不发达，腺泡少而小，脂肪组织和结缔组织丰富（图 02.18.13）。

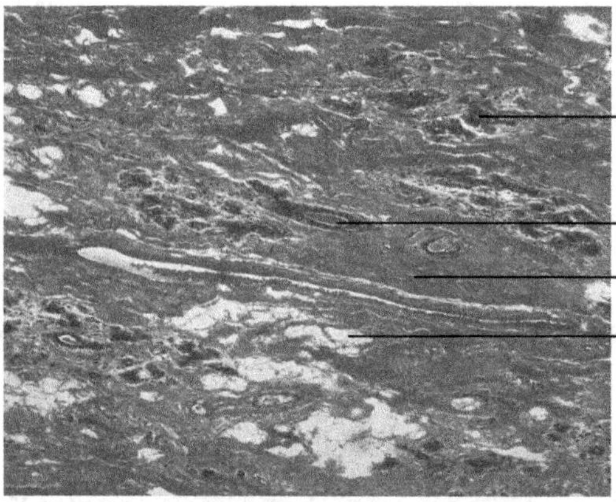

图 02.18.13　静止期乳腺

HE 染色，低倍

02.18.082　妊娠期乳腺　mammary gland in pregnant state

妊娠期在雌激素和孕激素作用下，乳腺导管和腺泡增生，腺泡增大，脂肪组织和结缔组织减少（图 02.18.14）。

02.18.083　授乳期乳腺　lactating mammary gland

产后哺乳期的乳腺，结构与妊娠期乳腺相似，结缔组织更少，腺体发育更好，腺泡腔增大，腺泡处于不同的分泌时期（图 02.18.15）。

02.18.084　初乳　colostrum

妊娠后期乳腺的分泌物，其中含有脂滴、乳蛋白、乳糖和抗体等，还常含有初乳小体。

02.18.085　初乳小体　colostrum corpuscle

初乳中所含的吞噬了脂滴的巨噬细胞。

02.18.086　乳晕腺　areolar gland

又称蒙格马利腺。存在于乳晕皮肤、结构介于汗腺和乳腺之间的腺体，能分泌脂类物质。

02.18.087　蒙格马利腺　Montgomery's gland

见 02.18.086 乳晕腺。

（第四军医大学　张远强）

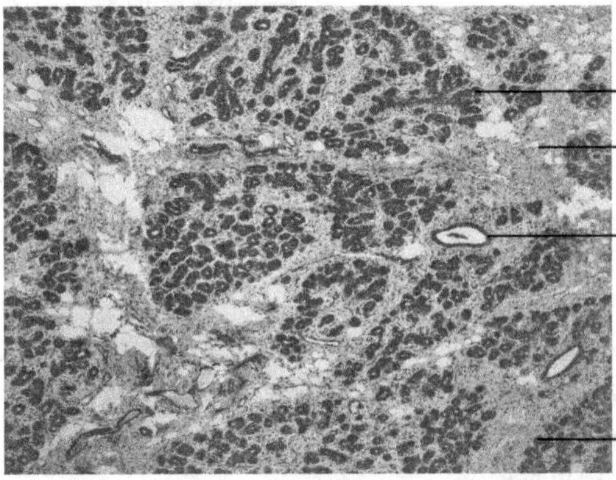

图 02.18.14　妊娠期乳腺

HE 染色，低倍

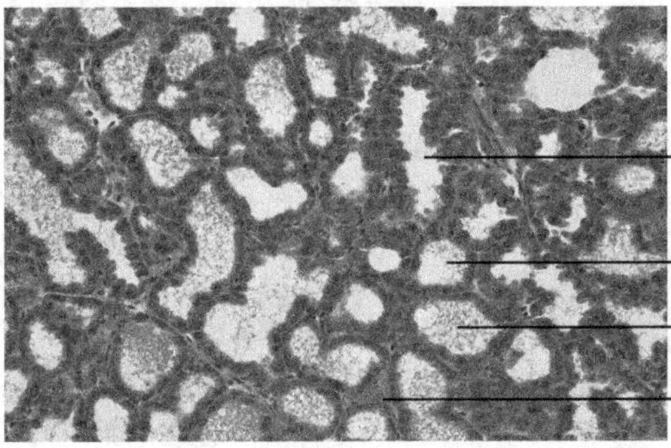

图 02.18.15　授乳期乳腺

HE 染色，高倍

02.19　眼　和　耳

02.19.001　角膜上皮　corneal epithelium

角膜前表面的非角化复层扁平上皮，由 5~6 层排列整齐的细胞构成，表面有泪液膜覆盖，表层细胞表面有微绒毛和微皱褶，有固定泪液膜并从中吸取营养的作用，上皮基底面平坦，无黑素细胞。

02.19.002　翼状细胞　wing cell

角膜上皮中间的 2~3 层细胞，细胞两侧向外延伸，形似鸟翅，细胞间桥粒和紧密连接较多，细胞内张力丝丰富，并有膜被颗粒。

02.19.003　前界层　anterior limiting lamina

又称鲍曼膜。角膜上皮与角膜基质之间一层较厚、内含胶原原纤维的透明均质层，可防止感染扩散。损伤后不能再生。

02.19.004　鲍曼膜　Bowman's membrane

见 02.19.003 前界层。

02.19.005　角膜基质　corneal stroma

又称角膜固有层。角膜中间最厚的一层，由规则致密结缔组织构成，不含血管，其中胶原原纤维平行排列成板层，板层之间有角膜细胞，相邻板层互相垂直。

02.19.006　角膜固有层　substantia propria of cornea, mesocornea

见 02.19.005 角膜基质。

02.19.007　角膜细胞　keratocyte, corneal cell

角膜基质中位于胶原原纤维板层之间的有细长突起的成纤维细胞，可形成纤维和基质，参与角膜创伤的修复。

02.19.008 后界层 posterior limiting lamina

又称德塞梅膜。角膜基质与角膜内皮之间、由角膜内皮分泌的透明均质膜，比前界层薄，由胶原原纤维和基质构成。

02.19.009 德塞梅膜 Descemet's membrane

见 02.19.008 后界层。

02.19.010 哈索尔－亨勒小体 Hassall–Henle corpuscle

角膜边缘处的后界层局部增厚并向前房突出形成的圆顶状隆起，内含散乱排列的胶原原纤维，表面覆以薄层内皮细胞，属生理性变化。如整个后界层隆起则为病理现象。

02.19.011 角膜内皮 corneal endothelium

角膜内表面的单层扁平上皮，游离面有微绒毛，与房水接触；基底面有质膜内褶，胞质含线粒体、高尔基复合体等；细胞间有连接复合体。具有合成蛋白质、物质交换、从角膜基质转运水分至前房以维持基质水分恒定等功能。

02.19.012 巩膜上层 episclera, episcleral layer

巩膜的外层，由富含血管的疏松结缔组织构成，与眼眶周围脂肪组织相贴。

02.19.013 巩膜固有层 sclera proper, substantia propria of sclera

巩膜中间最厚的一层，白色，不透明，由含粗大胶原纤维和少量弹性纤维、成纤维细胞的不规则致密结缔组织构成，有保护和支持眼球形状和眼内结构等作用。

02.19.014 棕黑层 lamina fusca

巩膜的内层，与脉络膜相贴，由薄层细小的胶原纤维、弹性纤维、黑素细胞、成纤维细胞等构成，呈棕黑色。

02.19.015 巩膜细胞 scleral cell

巩膜固有层纤维束之间的成纤维细胞。

02.19.016 巩膜上间隙 episcleral space

又称特农间隙。巩膜上层与巩膜固有层之间的空隙，与眶周脂肪一起可使眼球在眼眶内灵活转动。

02.19.017 特农间隙 Tenon's space

见 02.19.016 巩膜上间隙。

02.19.018 筛板 cribriform plate, lamina cribrosa

巩膜后部在视神经穿出眼球部位形成的多孔薄板样结构，筛孔内有视神经纤维束和视网膜中央动、静脉通过。

02.19.019 外巩膜沟 external scleral sulcus

角膜与巩膜交界处的外表面稍向内凹陷所形成的浅沟。

02.19.020 内巩膜沟 internal scleral sulcus

角膜与巩膜交界处的内表面稍向外凹陷所形成的浅沟。

02.19.021 施瓦尔布线 Schwalbe's line

角巩膜缘处角膜后界层终止并稍膨大形成的结节状细线，前房镜检查时呈白色线条，为前房角的前界，也是眼球前部手术的解剖标志。

02.19.022 巩膜距 scleral spur

在内巩膜沟的后缘，巩膜略向前内侧突出形成的环形嵴状突起，小梁网和睫状肌分别附着于巩膜距的前、后端。

02.19.023 巩膜静脉窦 scleral venous sinus

又称施莱姆管。角巩膜缘内的一个不规则的环形管状窦隙，窦腔充满房水，管壁由内皮、不连续的基膜和薄层结缔组织构成，是房水排出的重要结构。

02.19.024 施莱姆管 Schlemm's canal

见 02.19.023 巩膜静脉窦。

02.19.025 收集小管 collecting vessel

巩膜静脉窦外侧壁发出的 20~30 条小管，将房水导入巩膜内静脉丛。

02.19.026 房水静脉 aqueous vein

巩膜静脉窦外侧壁发出的最长的一条收集小管，可直接将房水导入巩膜上静脉丛，最后汇入睫状前静脉。

02.19.027 小梁网 trabecular meshwork

巩膜静脉窦内侧的三角形筛网状结构，由角巩膜缘的后界层到巩膜距，内侧与前房角相邻，是房水排出的重要结构，并对房水有过滤净化作用。可分 3 部分：小管旁结缔组织、角巩膜网和色素网。

02.19.028 小管旁结缔组织 juxtacanalicular connective tissue

小梁网的外侧份，紧贴巩膜静脉窦内侧面，由几层小梁网细胞及其分泌的基质组成，对房水有过滤作用。

02.19.029　角巩膜网　corneoscleral meshwork

小梁网中间的大部分，由许多具有卵圆形或菱形小孔的环行结缔组织薄板或分支吻合的小梁及其间的间隙构成，薄板和小梁的轴心为胶原纤维，表面覆以内皮细胞或称小梁网细胞。

02.19.030　色素网　uveal meshwork

小梁网较小的内侧份，结构与角巩膜网相似，两者合称滤帘。

02.19.031　小梁网细胞　trabecular meshwork cell

小梁网中宽而扁平、有突起的细胞，存在于小管旁结缔组织中，或覆盖在小梁表面，可产生细胞外基质，吞噬房水中的红细胞、晶状体和睫状小带的碎片等，是房水的净化过滤器。

02.19.032　小梁间隙　trabecular space

小梁网的小梁之间的间隙，内含房水，与前房角相通。

02.19.033　［虹膜］前缘层　anterior border layer

虹膜的前表面，由一层不连续的扁平成纤维细胞、色素细胞和少量胶原纤维构成，表面不平坦，有皱襞和凹陷。

02.19.034　虹膜基质　iris stroma

血管膜的虹膜部分，含色素细胞、成纤维细胞、肥大细胞、胶原原纤维、无定形基质和血管等。

02.19.035　虹膜上皮　iris epithelium

覆盖在虹膜基质后面的两层色素上皮细胞，前层分化为肌上皮细胞，后层为立方形或低柱状色素上皮细胞。虹膜上皮属视网膜盲部。

02.19.036　虹膜色素上皮　iris pigment epithelium

虹膜后表面的一层立方形或低柱状富含黑素颗粒的色素上皮细胞，其基底面朝向眼后房，有薄层基膜附着，顶部与瞳孔开大肌相贴。

02.19.037　睫状体基质　ciliary stroma

为富含血管和色素细胞的结缔组织，属血管膜的睫状体部分，主要分布于睫状体内侧份和睫状突内，睫状肌纤维间仅有少量基质。

02.19.038　睫状体上皮　ciliary epithelium

覆盖在睫状体表面的两层上皮细胞，外层为色素细胞，内层为非色素细胞，两层细胞的顶部彼此相对，之间有缝隙连接和中间连接，可视为功能合胞体，具有物质转运作用。睫状体上皮属视网膜盲部（图 02.19.01）。

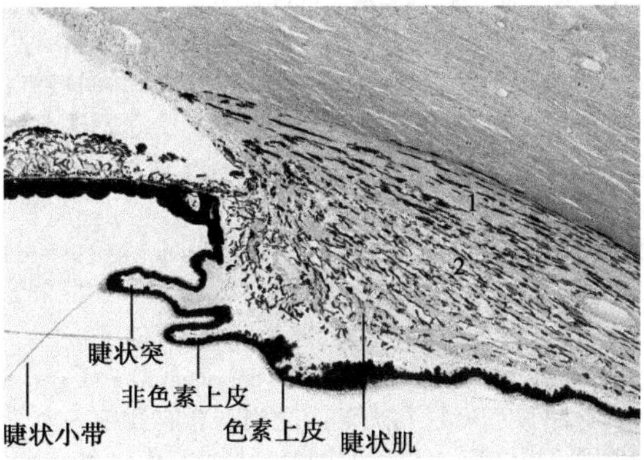

图 02.19.01　人睫状体

HE 染色，低倍

02.19.039　［睫状体］色素上皮　pigmented epithelium

睫状体上皮外层的单层立方形、含大量黑素颗粒的细胞，在锯齿缘处与视网膜色素上皮相延续；与睫状体基质间有基膜，基膜与脉络膜的玻璃膜相延续（图 02.19.01）。

02.19.040　［睫状体］非色素上皮　nonpigmented epithelium

睫状体上皮内层的单层立方或矮柱状细胞，有发达的高尔基复合体、内质网和线粒体等，不含或仅含少量色素颗粒，基膜朝向后房和玻璃体。有分泌房水、参与形成睫状小带和玻璃体等功能（图 02.19.01）。

02.19.041　睫状通道　ciliary channel

睫状体上皮两层细胞之间的狭小缝隙，来自胚胎期视杯边缘部内、外层细胞间的腔隙。

02.19.042　睫状小管　ciliary canaliculus

睫状体非色素上皮细胞之间的狭小缝隙，睫状体血管渗透形成的房水可能通过该小管进入后房。

02.19.043　脉络膜周间隙　perichoroidal space

巩膜与脉络膜之间的潜在性间隙，其中有汇流的眼内液，可能是房水引流的另一途径，还有睫状神经和睫后动脉通过。

02.19.044　脉络膜上层　suprachoroid layer, suprachoroid lamina

脉络膜的最外层，由交织成疏松网状的纤细胶原纤维和弹性纤维、成纤维细胞、黑素细胞、散在的平滑肌细胞等构成。

02.19.045　脉络膜固有层　choroid proper

又称[脉络膜]血管层。脉络膜上层内侧富含小血管的疏松结缔组织，血管来自睫后动脉和涡静脉，还有黑素细胞、巨噬细胞、神经节细胞、少量平滑肌细胞等。

02.19.046　[脉络膜]血管层　vessel layer

见 02.19.045 脉络膜固有层。

02.19.047　脉络膜毛细血管层　choriocapillary layer

脉络膜固有层与玻璃膜之间富含有孔毛细血管的薄层疏松结缔组织，为视网膜的外层提供氧和营养。

02.19.048　[脉络膜]玻璃膜　vitreous membrane, lamina vitrea

又称布鲁赫膜。脉络膜与视网膜之间的薄层均质嗜酸性膜，电镜下由外向内可分为 5 层：脉络膜毛细血管内皮基板、纤细的胶原纤维层、弹性纤维网层、胶原纤维层和视网膜色素上皮基板。

02.19.049　布鲁赫膜　Bruch's membrane

见 02.19.048[脉络膜]玻璃膜。

02.19.050　玻璃疣　drusen

脉络膜的玻璃膜内基膜样物质不正常聚集，在其与视网膜色素上皮相邻一面形成的小结节，呈嗜酸性和 PAS 反应阳性，常见于老年人。

02.19.051　感光细胞　photoreceptor cell

又称视细胞。视网膜内接受光刺激的特殊双极神经元，分为视杆细胞和视锥细胞，其胞体在外核层；内侧突伸入外网层，与双极细胞、水平细胞等形成突触；外侧突伸向色素上皮层，被偏于一侧的狭窄部分分为内节和外节，内节为蛋白质合成部位，外节为感光部位。

02.19.052　视细胞　visual cell

见 02.19.051 感光细胞。

02.19.053　外节　outer segment

感光细胞外侧突狭窄处远侧的部分，内有许多平行排列的镶嵌有感光色素的膜盘，是感光细胞感光的部位。

02.19.054　内节　inner segment

感光细胞外侧突狭窄处与胞体之间的部分，比外节长而粗，富含细胞器，为外节提供蛋白质和能量。由外向内可分为椭圆体和肌样部。

02.19.055　椭圆体　ellipsoid

内节的远侧部，含许多线粒体和糖原，为光传导提供能量。其远端外周形成一膜状延伸，部分地掩盖外节基部。

02.19.056　肌样部　myoid

内节的近侧部，含高尔基复合体、粗面内质网、游离核糖体、微管等，与蛋白质合成和小泡运输有关。

02.19.057　连接纤毛　connecting cilium

感光细胞内节和外节相连处的由 9+0 微管组成的微管束，底部有基体，纤毛小根从基体伸向内节远侧部的线粒体之间。是将外节电变化传向内节的重要结构。

02.19.058　外纤维　outer fiber

感光细胞外侧突的连于内节与胞体之间的部分，类似树突，含微管和线粒体等，其长度随感光细胞在视网膜的位置不同而异。

02.19.059　内纤维　inner fiber

感光细胞的内侧突，类似轴突，含线粒体、小泡、神经丝和微管等，参与形成外网层，末端膨大，与双极细胞等形成突触。

02.19.060　膜盘　membranous disc

感光细胞外节基部近连接纤毛一侧胞膜不断内陷折叠形成的平行排列的扁囊结构，其脂质双层膜上镶嵌有感光色素。顶部膜盘脱落，被色素上皮细胞吞噬，外节基部又不断产生新的膜盘予以补充、更新。

02.19.061　感光色素　photopigment

又称视色素。以生色团作为辅基的色素蛋白，由 11- 顺视黄醛和视蛋白组成，是感光的物质基础。不同感光色素的辅基均为 11- 顺视黄醛，其差别在于视蛋白分子结构的不同。

02.19.062　视色素　visual pigment

见 02.19.061 感光色素。

02.19.063　视紫红质　rhodopsin

镶嵌在视杆细胞外节膜盘上的感光色素，对弱光敏感。在弱光作用下，11-顺视黄醛转变为全反视黄醛，与视蛋白分离，并触发视蛋白构型改变，从而使视杆细胞超极化而发生兴奋。

02.19.064 视紫蓝质 iodopsin

镶嵌在视锥细胞外节膜盘上的感光色素，感受强光和色觉。人类有3种视锥细胞，分别含红敏、蓝敏和绿敏的视紫蓝质，其光化学反应与视紫红质相似。

02.19.065 黑视蛋白 melanopsin

一种新发现的感光色素，主要存在于视网膜节细胞内，对光的敏感性较低，接受光刺激后可使节细胞去极化，产生动作电位。

02.19.066 视杆细胞 rod cell

外侧突呈圆柱状的感光细胞，数量多，约12 000万个，分布于黄斑以外的视网膜内，胞核较小，染色深，外节中的膜盘除基部少数与细胞膜相连外，大部分与细胞膜完全分离，膜盘上镶有视紫红质，感受弱光。

02.19.067 视杆 rod

视杆细胞的圆柱状外侧突。

02.19.068 杆小球 rod spherule

视杆细胞内侧突末端的球状膨大，含突触小泡和突触带，其基部凹陷，有多个双极细胞树突和水平细胞突起插入并形成突触。

02.19.069 视锥细胞 cone cell

外侧突呈圆锥状的感光细胞，数量少，约700万个，主要分布于中央凹，越向周边，数目逐渐减少，胞核大，染色浅，其外节中的每个膜盘均与细胞膜相连续，膜盘上镶有视紫蓝质，感受强光与色觉。

02.19.070 视锥 cone

视锥细胞的圆锥状外侧突。

02.19.071 锥小足 cone pedicle

视锥细胞内侧突末端的足状膨大，其底部形成许多凹陷，含突触小泡和突触带，与多个双极细胞树突和水平细胞突起形成突触。

02.19.072 视网膜双极细胞 retinal bipolar cell

视网膜中连接感光细胞与节细胞的双极中间神经元，胞体位于内核层，树突伸入外网层，与感光细胞内侧突形成突触，轴突伸入内网层，与节细胞树突形成突触。

02.19.073 侏儒双极细胞 midget bipolar cell

只与一个视锥细胞和一个侏儒节细胞形成一对一突触连接的双极细胞，多位于视网膜中央凹处。

02.19.074 杆状双极细胞 rod bipolar cell

树突分支多、与多个视杆细胞和弥散节细胞形成突触连接的双极细胞。

02.19.075 扁平双极细胞 flat bipolar cell

与多个视锥细胞和各种节细胞形成突触连接的双极细胞。

02.19.076 视网膜节细胞 retinal ganglion cell

视网膜节细胞层中胞体较大、轴突长并穿出眼球形成视神经的多极神经元，是视网膜唯一的传入神经元，其树突伸入内网层，与双极细胞轴突、无长突细胞和网间细胞突起形成突触。

02.19.077 侏儒节细胞 midget ganglion cell

胞体较小、通过侏儒双极细胞与视锥细胞形成一对一突触连接的节细胞。

02.19.078 弥散节细胞 diffuse ganglion cell

树突呈丛状、与多个双极细胞形成突触连接的节细胞。

02.19.079 黑视蛋白节细胞 melanopsin-containing ganglion cell

含黑视蛋白、可直接感光的视网膜节细胞，可根据环境光亮程度，给大脑传递信息，与昼夜节律等非视觉成像功能有关，参与睡眠、激素分泌、体温和血压等的调节。

02.19.080 视网膜水平细胞 retinal horizontal cell

视网膜中的一种多极中间神经元，胞体位于内核层外侧份，突起呈水平走向伸入外网层，与感光细胞和双极细胞形成多种突触，构成局部环路，调节二者之间的信息传递。

02.19.081 视网膜无长突细胞 retinal amacrine cell

视网膜中的一种局部环路神经元，胞体较大，位于内核层内侧份，突起兼有树突和轴突的特点，伸向内网层，与双极细胞轴突、节细胞树突和网间细胞突起形成突触。

02.19.082　视网膜网间细胞　retinal interplexiform cell

视网膜中的一种中间神经元,胞体位于无长突细胞之间,突起在内、外网层广泛伸展,与无长突细胞、水平细胞和双极细胞形成突触,将信息从内网层传至外网层,是视网膜内信息传递的一条离心性反馈通路。

02.19.083　视网膜放射状胶质细胞　retinal radial neuroglial cell

又称米勒细胞。视网膜特有的一种起支持、营养、保护、绝缘等作用的胶质细胞,狭长不规则,贯穿视网膜神经部。细胞核位于内核层,内侧突末端膨大分支,在神经纤维层内表面相互连接形成内界膜;外侧突顶端与感光细胞内节间有连接复合体,共同构成外界膜。

02.19.084　米勒细胞　Müller's cell

见 02.19.083 视网膜放射状胶质细胞。

02.19.085　[视网膜]色素上皮层　pigment epithelium layer

视网膜最外一层立方或低柱状细胞,相邻细胞顶部有连接复合体,基底部附着于基膜,质膜内褶发达,游离面有许多突起伸入感光细胞外节之间,胞质内含大量色素颗粒和吞噬体,有吞噬脱落膜盘、吸收过强光线和储存维生素 A 等功能。

02.19.086　视杆视锥层　layer of rods and cones

由感光细胞的视杆和视锥所形成的一层结构,位于色素上皮层的内侧。

02.19.087　[视网膜]外界膜　outer limiting membrane

放射状胶质细胞外侧突顶端之间及其与感光细胞内节之间通过连接复合体相互连接形成的一层膜状结构。

02.19.088　[视网膜]外核层　outer nuclear layer

由感光细胞胞体聚集所形成的一层结构,位于外界膜的内侧。

02.19.089　[视网膜]外网层　outer plexiform layer

由感光细胞内侧突、双极细胞树突及水平细胞突起所形成的一层结构,位于外核层的内侧。

02.19.090　[视网膜]内核层　inner nuclear layer

由双极细胞、水平细胞、无长突细胞、网间细胞和放射状胶质细胞的胞体聚集所形成的一层结构,位于外网层的内侧。

02.19.091　[视网膜]内网层　inner plexiform layer

由双极细胞轴突、无长突细胞和网间细胞突起以及节细胞树突所形成的一层结构,在内核层的内侧。

02.19.092　[视网膜]节细胞层　layer of ganglion cells

由视网膜节细胞胞体聚集形成的一层结构,在内网层的内侧,中央凹边缘处排列成 5~7 层,其余部位多为单层。

02.19.093　视神经纤维层　layer of optic fibers

由节细胞轴突在节细胞层内侧汇集所形成的一层神经纤维。

02.19.094　[视网膜]内界膜　inner limiting membrane

由放射状胶质细胞内侧突末端在神经纤维层内表面相互连接形成的胶质膜。

02.19.095　乳头黄斑束　papillomacular bundle

由黄斑区节细胞发出的轴突所形成的视神经纤维。

02.19.096　血 - 视网膜屏障　blood-retina barrier

阻止视网膜和脉络膜血管内大分子物质进入视网膜的结构,包括视网膜毛细血管内皮及其基膜、包裹在毛细血管周围的放射状胶质细胞突起、视网膜色素上皮细胞之间的紧密连接等。

02.19.097　血 - 房水屏障　blood-aqueous barrier

由睫状突内的有孔毛细血管内皮及其基膜、少量结缔组织、睫状体上皮之间的紧密连接及其内、外基膜组成,可阻止血液中大分子物质进入房水。

02.19.098　晶状体缝　lens suture

晶状体纤维末端在前、后两极之间彼此接合处形成的不规则接缝线,在胎儿呈“Y”形,在成人为不规则形。

02.19.099　魏格尔玻璃体被囊韧带　Weigert hyaloid capsule ligament

玻璃体前面与晶状体囊后壁相附着处的结缔组织纤维,将玻璃体与晶状体连接在一起。

02.19.100　玻璃体皮质　vitreous cortex

结构浓密的玻璃体周围部分,厚 100~300μm,含较多的与表面平行的胶原原纤维和透明质酸，还有成纤维细胞和玻璃体细胞。

02.19.101 玻璃体细胞 hyalocyte

又称透明细胞。玻璃体中的一种圆形或有突起的细胞，胞体含发达的粗面内质网和高尔基复合体、分泌颗粒和空泡等，可分泌透明质酸和胶原。

02.19.102 玻璃体液化 synchesis, liquefaction of vitreous

玻璃体从半固体凝胶状变为溶胶状，是老年性变化，也可因外伤、出血或炎症等引起。玻璃体液化流失后不能再生。

02.19.103 睑缘腺 sebaceous gland of eyelash

又称蔡斯腺。睫毛根部的皮脂腺，急性感染可形成外睑腺炎。

02.19.104 蔡斯腺 Zeis'gland

见 02.19.103 睑缘腺。

02.19.105 睫[毛]腺 ciliary gland, apocrine gland of eyelash

又称莫尔腺。睑缘处腺腔较大的顶泌汗腺，导管开口于睑缘腺导管或睫毛毛囊，或直接开口于眼睑表面。

02.19.106 莫尔腺 Moll's gland

见 02.19.105 睫[毛]腺。

02.19.107 睑板 tarsal plate

眼睑中由致密结缔组织构成的板状结构，类似软骨，外形与眼睑相适应，是眼睑的支架。

02.19.108 睑板腺 tarsal gland

又称迈博姆腺。睑板内的数十个皮脂腺，腺体与睑缘垂直排列成单行，主导管开口于睑缘内侧。分泌的皮脂可润滑睑缘、保护角膜、防止结膜粘连和泪液外溢。急性感染可形成内睑腺炎，导管阻塞、分泌物潴留则形成睑板腺囊肿。

02.19.109 迈博姆腺 Meibomian gland

见 02.19.108 睑板腺。

02.19.110 结膜上皮 conjunctival epithelium

结膜表面的复层柱状上皮，有 3~5 层细胞，夹有杯状细胞，近角巩膜缘和睑缘处变为复层扁平上皮。

02.19.111 泪腺 lacrimal gland

位于眼眶上壁外侧泪腺窝内的分泌泪液的浆液性复管泡状腺，腺上皮与基膜间有肌上皮细胞，有 8~12 条导管开口于结膜上穹的外侧部。分泌的泪液有湿润、清洁角膜及一定的杀菌、溶菌作用。

02.19.112 [泪腺]眶部 orbital part of lacrimal gland

位于泪腺窝内的上部泪腺，较大，状如杏仁。

02.19.113 [泪腺]睑部 palpebral part of lacrimal gland

位于上睑深面、紧靠结膜上穹的下部泪腺，较小。

02.19.114 泪腺排泄小管 excretory ductule of lacrimal gland

开口于结膜上穹窿外侧部的泪腺排泄管。

02.19.115 副泪腺 accessory lacrimal gland

又称结膜腺。位于结膜内、其分泌物与泪液相似的腺体。

02.19.116 结膜腺 conjunctival gland

见 02.19.115 副泪腺。

02.19.117 沃尔弗林腺 Wolfring's gland

上睑板上缘附近的副泪腺，开口于睑结膜表面。

02.19.118 克劳泽腺 Krause's gland

结膜穹窿附近的副泪腺，数量多，开口于穹窿部结膜表面。

02.19.119 亨勒腺 Henle's gland

靠近穹窿的睑结膜上皮凹陷形成的隐窝状副泪腺，分泌黏液。

02.19.120 曼茨腺 Manz's gland

球结膜上皮凹陷形成的隐窝状副泪腺，分泌黏液。

02.19.121 泪液膜 tear film

覆盖于角膜和结膜前面的液体薄膜，厚约 0.5μm，由外向内分脂类层、泪液层（最厚）和黏液层，可保持角膜和结膜的湿润和光滑。

02.19.122 耵聍腺 ceruminous gland

外耳道软骨部皮肤中的顶泌汗腺，为螺旋形单管状腺，分泌黄褐色黏稠液体，有润滑外耳道皮肤的作用。

02.19.123　耵聍　cerumen

外耳道耵聍腺和皮脂腺的分泌物与脱落上皮细胞混合形成的黏稠物，可防止异物或昆虫进入外耳道深部。如耵聍阻塞外耳道可影响听力。

02.19.124　壶腹嵴　ampullary crest, crista ampullaris

膜壶腹外侧壁黏膜增厚突向管腔形成的横行隆起，由支持细胞和毛细胞组成，表面有壶腹帽。属位觉感受器，感受头部旋转运动的开始和终止时的刺激。

02.19.125　壶腹沟　ampullary groove, sulcus ampullaris

位于与壶腹嵴相对应的膜壶腹外表面的一条横行沟，是神经进入壶腹嵴的部位。

02.19.126　［位觉感受器］支持细胞　supporting cell

壶腹嵴和位觉斑的高柱状细胞，胞核位于基底部，胞质含发达的高尔基复合体和分泌颗粒，细胞游离面有微绒毛，侧面以连接复合体相互连接或与邻近毛细胞连接，有支持、营养毛细胞和分泌黏多糖等作用。

02.19.127　［位觉感受器］毛细胞　hair cell

壶腹嵴和位觉斑中接受位觉刺激的感觉上皮细胞，位于支持细胞之间，细胞顶部有一根动纤毛和许多静纤毛，基底部有突触带，与前庭神经周围支末梢形成突触。体位变化时内淋巴的流动引起静纤毛的弯曲、静止时重力对毛细胞的作用均使毛细胞发生兴奋，经前庭神经将神经冲动传向中枢。

02.19.128　Ⅰ型毛细胞　type Ⅰ hair cell

形态呈烧瓶状的毛细胞，基底部不附于基膜，胞核圆形，位于细胞基部，前庭神经周围支末梢呈高脚酒杯状包绕细胞基底部，形成突触连接。

02.19.129　Ⅱ型毛细胞　type Ⅱ hair cell

形态呈长圆柱状的毛细胞，胞核圆或卵圆形，位于细胞不同水平，前庭神经周围支末梢呈扣状包绕细胞基底部，形成突触连接。

02.19.130　［毛细胞］静纤毛　stereocilium

位觉感受器毛细胞游离面上长而直的特殊微绒毛，内含纵行微丝，静纤毛按其长短顺次排列成阶梯状。

02.19.131　［毛细胞］动纤毛　kinocilium

位觉感受器毛细胞游离面上最长静纤毛一侧的一根长而稍粗、具有典型 9+2 微管结构的纤毛，与顶部胞质中的基体相连接。

02.19.132　小皮板　cuticular plate

位听感受器的毛细胞、某些支持细胞顶部的胞质致密区域，宽 1~2μm，富含肌动蛋白。静纤毛中的微丝向下伸入小皮板的网孔内，与顶部胞质内的终末网相连。

02.19.133　壶腹帽　cupula ampullaris, cupula of ampullary crest

又称壶腹顶，终帽。支持细胞分泌的覆盖在壶腹嵴表面呈圆锥形的胶状物质，其中有细丝交织成网，还有从底部伸到顶部并开口的小管，毛细胞的纤毛伸入小管内。

02.19.134　终帽　cupula terminalis

见 02.19.133 壶腹帽。

02.19.135　半月平面　planum semilunatum

壶腹嵴两侧壁基部由上皮细胞组成的半月形区域，包括柱状或立方形的移行细胞、逐渐变扁平的暗细胞和明细胞，其中的移行细胞和暗细胞与内淋巴的分泌和离子转运有关。

02.19.136　位觉斑　macula acoustica

椭圆囊壁和球囊壁局部黏膜特化形成的较平坦的隆起，由支持细胞和毛细胞组成，表面有耳石膜覆盖。是位觉感受器，感受直线运动开始和终止以及头部静止时的刺激。

02.19.137　椭圆囊斑　macula utriculi

椭圆囊外侧壁上的位觉斑，面积约为 3.75mm^2，其长轴呈水平位。感受身体直线变速运动和重力的变化，其神经冲动沿前庭神经的椭圆囊支传入。

02.19.138　球囊斑　macula sacculi

球囊内侧壁上的位觉斑，面积约为 2.2mm^2，其长轴呈垂直位，与椭圆囊斑互成 90°。感受头部静止的位置觉和直线变速运动的刺激，其神经冲动沿前庭神经的球囊支传入。

02.19.139　微纹　striola

位觉斑表面上的一条线样区域，其两侧毛细胞的纤毛呈极化分布。如在豚鼠的椭圆囊斑，微纹两侧毛细胞的动纤毛紧邻微纹；而在球囊斑，微纹两侧毛细胞的动纤毛位于远离微纹的一侧，静纤毛则紧邻微纹。

位觉斑毛细胞两种纤毛在微纹两侧的不同排列，可能与其感受不同方向的位觉有关。

02.19.140　耳石膜　otolithic membrane

又称位砂膜，听斑。支持细胞分泌的被覆在位觉斑表面的均质性蛋白样胶质膜，膜表面有细小的结晶体即耳石，其下为含酸性黏多糖和黏蛋白的胶质层和顶下网状层，毛细胞的纤毛伸至胶质层，但不与耳石接触。

02.19.141　位砂膜　statoconic membrane

见 02.19.140 耳石膜。

02.19.142　听斑　acoustic macula

见 02.19.140 耳石膜。

02.19.143　耳石　otolith，otoconium

又称位砂。耳石膜上由支持细胞分泌的细小结晶体，直径约 15μm，是碳酸钙结晶与酸性黏多糖和蛋白质组成的混合物。新鲜的耳石呈白色透明状，人类耳石在电镜下呈锯齿状边缘。

02.19.144　位砂　statoconium

见 02.19.143 耳石。

02.19.145　膜螺旋板　membranous spiral lamina

又称基底膜。连接于骨螺旋板与骨蜗管外侧壁螺旋韧带的基底膜嵴之间的膜性结构，两面均被覆有上皮，膜蜗管面上皮分化为螺旋器，鼓室阶面为一层扁平的间皮，中间为固有层，其中含胶原细丝。蜗顶部的基底膜最宽，蜗底部的较窄（图 02.19.02）。

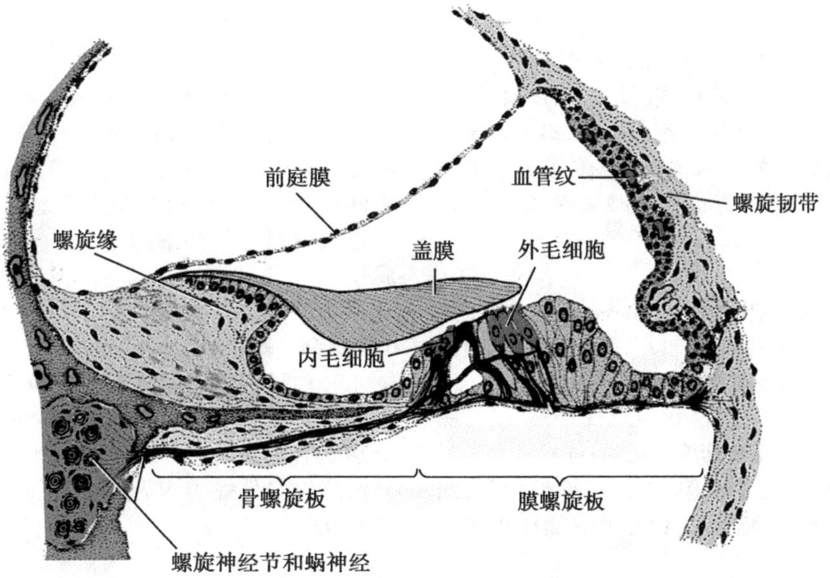

图 02.19.02　蜗管结构模式图

02.19.146　［耳蜗］基底膜　basilar membrane

见 02.19.145 膜螺旋板。

02.19.147　基底膜嵴　crista basilaris

螺旋韧带根部向膜蜗管内延伸的部分，与基底膜连续，螺旋韧带表面的血管纹终止于此。

02.19.148　［基底膜］弓状部　pars arcuata

基底膜的内 1/3 部分，位于鼓室唇到外柱细胞之间。此部的胶原细丝单个存在，呈规则的辐射状排列。

02.19.149　［基底膜］梳状部　pars pectinata

基底膜的外 2/3 部分，位于外柱细胞到基底膜嵴之间。此部的胶原细丝汇集成束，粗细不等，相互平行排列。

02.19.150　听弦　auditory string

基底膜中从骨螺旋板向外呈放射状排列的胶原细丝束，约 24 000 根。蜗顶的听弦较长，蜗底的听弦较短，分别与低频和高频声波共振。

02.19.151　前庭膜　vestibular membrane

又称赖斯纳膜。从骨螺旋板起始部向骨蜗管外上壁伸出的斜行薄膜状结构，分隔前庭阶和膜蜗管，膜的两面覆有单层扁平上皮，中间层含少量细丝、毛细血管和黑素细胞等(图 02.19.02)。

02.19.152　赖斯纳膜　Reissner's membrane

见 02.19.151 前庭膜。

02.19.153　螺旋韧带　spiral ligament

骨蜗管外侧壁的骨膜增厚部分,其外层较致密,内层较疏松,含有多突起的结缔组织细胞、黑素细胞和血管等(图 02.19.02)。

02.19.154　血管纹　stria vascularis

覆盖在螺旋韧带表面的含连续毛细血管的复层上皮,由浅层的边缘细胞、中层的中间细胞和深层的基底细胞构成,细胞之间有紧密连接,上皮无基膜。血管纹与内淋巴的分泌和吸收有关,参与离子和水的运输(图 02.19.02)。

02.19.155　[血管纹]边缘细胞　marginal cell

血管纹上皮浅层的细胞,数量多,胞核扁平,胞体较小,伸出许多突起包绕毛细血管,游离面有微绒毛,基底面有质膜内褶和线粒体,细胞间有紧密连接。有活跃的离子转运功能,分泌含高浓度 K^+ 的内淋巴。

02.19.156　[血管纹]中间细胞　intermediate cell

血管纹上皮中层的细胞,较小,胞核圆形,胞质淡染,突起较少,包绕毛细血管。

02.19.157　[血管纹]基底细胞　basal cell

血管纹上皮深层的细胞,与螺旋韧带相邻,细胞较扁平,染色淡,细胞器少,细胞间有紧密连接和桥粒。

02.19.158　血－迷路屏障　blood-labyrinth barrier

由血管纹内的连续毛细血管内皮、内皮基膜、血管纹上皮细胞间的紧密连接构成,可阻挡血液中大分子物质进入膜蜗管,保持内淋巴成分的相对稳定。

02.19.159　螺旋隆凸　spiral prominence

靠近基底膜嵴处的螺旋韧带表面黏膜的隆起,因其下方结缔组织中含有一条静脉而形成。该处的立方上皮与螺旋器上皮相连续。

02.19.160　螺旋缘　spiral limbus

与前庭膜连接处的骨螺旋板的骨外膜增厚并向膜蜗管内突出形成的结构,表面覆以单层扁平上皮(图 02.19.02)。

02.19.161　前庭唇　vestibular lip

螺旋缘向膜蜗管突出的部分,表面覆以单层扁平上皮。

02.19.162　鼓室唇　tympanic lip

螺旋缘向鼓室阶突出的部分,表面被覆薄层间充质细胞,并与鼓室阶的单层扁平上皮相连续。

02.19.163　听齿　auditory tooth

又称胡施克听齿。螺旋缘中的结缔组织纤维垂直排列所形成的齿样突起,表面覆以单层扁平上皮。听齿之间有凹陷,凹陷内有齿间细胞。

02.19.164　胡施克听齿　auditory tooth of Huschke

见 02.19.163 听齿。

02.19.165　齿间细胞　interdental cell

听齿之间凹陷内的特殊结缔组织细胞,排列成行,细胞呈"T"形,垂直部呈柱状,水平部为细胞的多角形突起,相邻细胞突起间以连接复合体互连成一层完整的细胞层。齿间细胞可分泌盖膜成分。

02.19.166　螺旋器　spiral organ

又称科蒂器。膜螺旋板的膜蜗管面上皮特化形成的听觉感受器,由支持细胞和毛细胞构成,位于膜蜗管的基底膜和骨螺旋板的鼓室唇上、内螺旋沟外缘与外螺旋沟内缘之间,表面覆以盖膜(图 02.19.02)。

02.19.167　科蒂器　organ of Corti

见 02.19.166 螺旋器。

02.19.168　[螺旋器]支持细胞　supporting cell

螺旋器中支持和营养毛细胞的细胞,有柱细胞、指细胞、边缘细胞等多种类型,其形态和位置各不相同。细胞间间隙较大,含科蒂淋巴(图 02.19.03)。

02.19.169　柱细胞　pillar cell

螺旋器中的一种支持细胞,排成内、外两行,分别为内柱细胞和外柱细胞。细胞基部宽大,附于基底膜上,以桥粒相互连接成板状,含圆形胞核;顶部较大,以紧密连接相互嵌合;中间部较细,相互分开;胞质内含密集的张力原纤维,向上附于小皮板(图 02.19.03)。

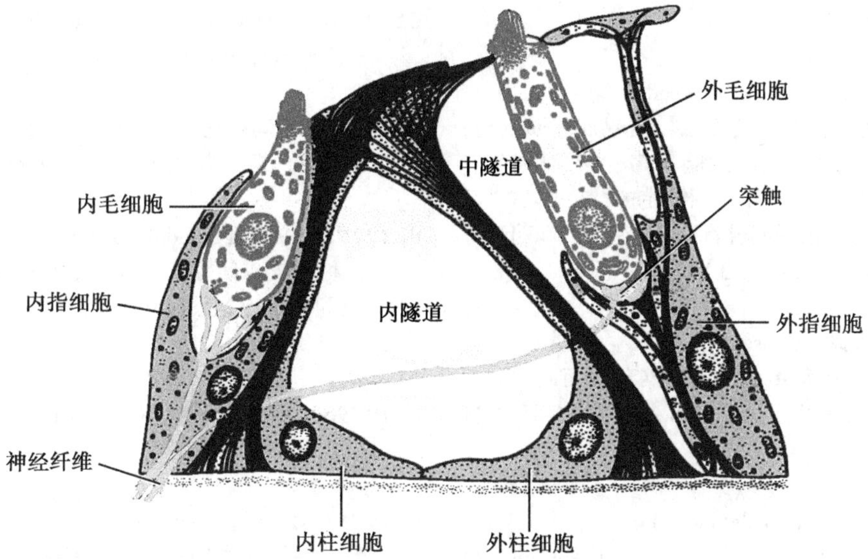

图 02.19.03　螺旋器模式图

02.19.170　内柱细胞　inner pillar cell

靠近骨螺旋板一侧的柱细胞，较短，张力原纤维排列较松散而弯曲（图 02.19.03）。

02.19.171　外柱细胞　outer pillar cell

远离骨螺旋板一侧的柱细胞，较内柱细胞长，张力原纤维排列较紧密而平直（图 02.19.03）。

02.19.172　内隧道　inner tunnel

又称科蒂隧道。内柱细胞和外柱细胞中间分开形成的三角形隧道，内壁呈墙壁状，外壁呈栅栏状，含科蒂淋巴，并有神经纤维穿过（图 02.19.03）。

02.19.173　科蒂隧道　Corti's tunnel

见 02.19.172 内隧道。

02.19.174　指细胞　phalangeal cell

螺旋器中的一种支持细胞，呈高柱状，基底面贴附于基底膜，胞质含张力原纤维、少量粗面内质网和线粒体，基部含圆形胞核，顶部伸出指状突起支持和包围毛细胞（图 02.19.03）。

02.19.175　内指细胞　inner phalangeal cell

位于内柱细胞内侧的一排指细胞，支持内毛细胞（图 02.19.03）。

02.19.176　外指细胞　outer phalangeal cell

又称戴特斯细胞。位于外柱细胞外侧的 3~5 排指细胞，支持外毛细胞（图 02.19.03）。

02.19.177　戴特斯细胞　Deiters' cell

见 02.19.176 外指细胞。

02.19.178　［螺旋器］边缘细胞　border cell

螺旋器中的一种支持细胞，呈高柱状，位于螺旋器内、外边缘，分内缘细胞和外缘细胞。

02.19.179　内缘细胞　inner border cell

内指细胞与内沟细胞之间的高柱状细胞，排成数行，细胞表面有密集的微绒毛，胞质含嗜锇颗粒，线粒体丰富。

02.19.180　外缘细胞　outer border cell

又称汉森细胞。外指细胞与外沟细胞之间的高柱状细胞，排成数行，细胞上宽下窄，游离面有许多长微绒毛，胞质可见吞饮小泡。

02.19.181　汉森细胞　Hensen's cell

见 02.19.180 外缘细胞。

02.19.182　［螺旋器］毛细胞　hair cell

螺旋器中感受听觉的感觉上皮细胞，分内毛细胞和外毛细胞。细胞游离面有许多静纤毛，按长短依次排成阶梯状；基底部含圆形胞核，有突触带，与螺旋神经节细胞的树突末梢形成突触（图 02.19.03）。

02.19.183　内毛细胞　inner hair cell

由内指细胞支持的一行毛细胞，呈长颈瓶形，游离面有 30~60 根短而宽的静纤毛，排列成“V”形或弧线形（图 02.19.03）。

02.19.184　外毛细胞　outer hair cell

由外指细胞支持的毛细胞，在蜗底排成3行，中间4行，蜗顶可达5行。细胞呈高柱状，游离面有120~140根细而长的静纤毛，排列成“W”形或“V”形。外毛细胞对声波敏感性高，也易受噪声和药物等的影响而受损害（图 02.19.03）。

02.19.185　汉森体　Hensen's body

外毛细胞核上部由多层内质网环绕而成的同心圆样结构，此处也有大量糖原分布，是能量贮存和供应的场所。

02.19.186　网状膜　reticular membrane

螺旋器中柱细胞、毛细胞和指细胞顶部的小皮板连成一片所形成的网状结构，内含肌动蛋白，毛细胞的听毛从网孔中穿出。

02.19.187　盖膜　tectorial membrane

从前庭唇伸出的一片狭长柔软的胶质膜，由胶样基质和细纤维构成，悬浮于内螺旋沟和螺旋器上方，与毛细胞的听毛接触。盖膜由螺旋缘的齿间细胞分泌而成（图 02.19.02）。

02.19.188　听毛　trichobothrium, auditory hair

螺旋器毛细胞游离面的静纤毛，与盖膜接触。声波经外耳和中耳传至前庭阶和鼓室阶外淋巴使之振动，膜蜗管内淋巴随之振动，使基底膜中相应听弦发生共振，听毛与盖膜接触并弯曲，毛细胞兴奋，神经冲动经蜗神经传至大脑颞叶听皮质。

02.19.189　外螺旋沟　external spiral sulcus

螺旋隆凸与螺旋器之间的凹陷。

02.19.190　外沟细胞　external sulcus cell

又称克劳迪厄斯细胞。被覆在外螺旋沟表面的一层立方形或扁平细胞，游离面有少量微绒毛，与液体吸收和吞饮有关。

02.19.191　克劳迪厄斯细胞　Claudius' cell

见 02.19.190 外沟细胞。

02.19.192　伯特歇尔细胞　Boettcher's cell

一层靠近基底膜上的嗜酸性立方形细胞，常被外沟细胞包围，其细胞顶部不与内淋巴接触。

02.19.193　内螺旋沟　inner spiral sulcus

前庭唇与螺旋器之间的凹陷。

02.19.194　内沟细胞　inner sulcus cell

被覆在内螺旋沟表面的一层立方形或扁平细胞。

02.19.195　中隧道　middle tunnel

又称尼埃尔间隙。外柱细胞与外毛细胞之间的腔隙，含科蒂淋巴，通过外柱细胞之间的裂隙与内隧道交通（图 02.19.03）。

02.19.196　尼埃尔间隙　Nuel's space

见 02.19.195 中隧道。

02.19.197　外隧道　outer tunnel

最外一排外指细胞和外毛细胞与外缘细胞之间的腔隙，含科蒂淋巴，与中隧道交通。

02.19.198　迷路液　labyrinth fluid

又称内耳淋巴液。流动于内耳迷路中的液体，具有营养内耳，维持内耳膜迷路各类细胞的正常形态、空间位置和生理功能，以及传递位置刺激和声波等作用。包括外淋巴、内淋巴和科蒂淋巴，三者互不交通。

02.19.199　内耳淋巴液　lymph of internal ear

见 02.19.198 迷路液。

02.19.200　外淋巴　perilymph

流动于骨迷路与膜迷路之间的外淋巴隙内的液体，成分与脑脊液相似，高钠低钾，钙离子浓度高。外淋巴来自脑脊液或骨膜毛细血管的渗透，经由蜗水管流入蛛网膜下隙。

02.19.201　内淋巴　endolymph

流动于膜迷路中的液体，成分与细胞内液相似，钾多钠少，钙离子浓度较低。膜蜗管内淋巴由血管纹分泌或前庭膜滤过形成，球囊、椭圆囊和膜半规管内淋巴可能由位觉斑和壶腹嵴周边的某些细胞分泌，通过内淋巴管和内淋巴囊导入硬膜下隙。

02.19.202　科蒂淋巴　Corti lymph

流动于螺旋器的内隧道、中隧道、外隧道以及支持细胞之间腔隙的细胞外液，成分与外淋巴类似，钠多钾少。上述部位的科蒂淋巴相互交通。

（西安交通大学　宋天保　第四军医大学　李金莲）

03 胚胎学

03.01 绪　　论

03.01.001　胚胎学　embryology

研究生物个体的胚胎发生过程、规律及其调控机制的科学。其研究内容主要包括精子和卵子的发生、成熟和受精，胚胎发生、胚胎和母体的关系，出生缺陷等。

03.01.002　人体胚胎学　human embryology

研究人体胚胎的发生过程、规律和机制的胚胎学分支学科，是基础医学的一门主要学科，与临床医学的某些学科如外科学、产科学、儿科学等有着密切的关系。

03.01.003　医用胚胎学　medical embryology

又称医学胚胎学。研究人体的发生及其临床意义的胚胎学分支学科，特别注重形态结构发生与组织器官功能的关系，结构变异对生理功能的影响，以及出生缺陷的原因、分类、机制和预防等。

03.01.004　描述胚胎学　descriptive embryology

用解剖学和组织学方法对胚胎发育的形态演变过程进行观察和描述的胚胎学分支学科，是胚胎学研究的基本方法，为胚胎学积累了丰富的基础知识。

03.01.005　比较胚胎学　comparative embryology

用比较的方法研究多种动物胚胎发育过程中形态变化的异同的胚胎学分支学科，通过比较胚胎学研究，可探讨成体形态各异的两个类群的亲缘关系，并为生物进化提供依据。

03.01.006　实验胚胎学　experimental embryology

应用实验方法如胚胎切割、细胞移植、核素标记、体外培养等研究胚胎各部分的发育过程及其相互关系的胚胎学分支学科，其研究结果对探讨胚胎发育规律和机制具有重大影响。

03.01.007　化学胚胎学　chemical embryology

用化学和生物化学方法研究胚胎发育过程中各种化学物质的变化、新陈代谢特点、能量消长变化等，以及它们与胚胎形态演变的关系，从而探讨胚胎发育的化学基础的胚胎学分支学科。

03.01.008　分子胚胎学　molecular embryology

应用现代分子生物学理论和方法研究胚胎发生过程中遗传基因表达的时空顺序及其相互影响，从而探讨胚胎发生的分子机制的胚胎学分支学科。

03.01.009　应用胚胎学　applied embryology

将现代胚胎学知识应用于医学、农牧业等实践的胚胎学分支学科，即通过对排卵、精子和卵子运输、受精、植入、母体和胎儿关系、胚胎循环等环节的干预，开展人类的计划生育和不孕不育的治疗、培育优良家畜品种、拯救濒危动物等。

03.01.010　发育生物学　developmental biology

研究生物个体从精子和卵子的发生、受精、胚胎发育、出生后生长发育直到衰老、死亡的规律及其调控机制的科学，是分子胚胎学和实验胚胎学、细胞生物学、分子遗传学等学科交叉渗透而形成的新兴学科。

03.01.011　胚胎发生　embryogenesis

又称胚胎发育，出生前发育。从受精卵形成至足月胎儿的发育过程。人的胚胎发生在子宫内，经历 266 天，可分为 3 期，即胚前期（受精后 2 周）、胚期（受精后第 3~8 周）和胎期（受精后第 9~38 周）。

03.01.012　胚胎发育　embryonic development

见 03.01.011 胚胎发生。

03.01.013　出生前发育　prenatal development

见 03.01.011 胚胎发生。

03.01.014　出生后发育　postnatal development

生物个体出生以后继续生长发育的过程，人的出生后发育包括新生儿期、婴儿期、儿童期、青春期、成年期及衰老和死亡。

03.01.015　个体发生　ontogeny, ontogenesis

又称个体发育。一个生物体从受精卵形成，经过细胞分裂、组织分化和器官形成，直到发育为成熟个体、最后衰老死亡的全过程。人的个体发生包括胚胎发生和出生后发育两个阶段。

03.01.016　种系发生　phylogeny, phylogenesis

又称系统发生，系统发育。一个生物物种形成和进化的过程，包括从原核细胞到真核细胞、从单细胞生物到多细胞生物、从简单到复杂、从低等到高等的全部发展历史。种系发生的研究，既可探索物种的起源，也可发现各个物种之间的亲缘关系。

03.01.017　重演律　recapitulation law

又称重演论，生物发生律。一种关于生物发生的学说，认为个体发生是种系发生的简短而迅速的重演，即某种生物的个体发生重演其祖先的主要进化历程和重要变异。重演律强调了个体发生和种系发生的辩证统一关系，对了解各生物类群的亲缘关系、确定动物的分类位置等有重要意义。

03.01.018　重演论　recapitulation theory

见 03.01.017 重演律。

03.01.019　生物发生律　biogenetic law

见 03.01.017 重演律。

03.01.020　先成论　preformation theory

又称预成论。一种关于胚胎发生的早期观点，认为在精子或卵子内预先存在有微小个体，生殖或发育只不过是该微小个体的继续长大。认为微小个体存在于卵子的称卵源论，而认为微小个体存在于精子的称精源论（图 03.01.01）。

03.01.021　套装论　encasement theory

一种关于胚胎发生的早期观点，认为在精子或卵子内预成的微小个体中还存在着下一代的微小个体，一代一代地套在里面，而生殖不过是这一套套的胚胎从成体中脱离出来。

03.01.022　后成论　epigenesis theory

又称渐成论。目前普遍接受的关于胚胎发生的观点，认为精子或卵子内没有预先存在的微小个体或其组织、器官，胚胎的各种器官结构都是在发育过程中从无到有、从简单到复杂逐渐形成的。

03.01.023　胚层学说　germ layer theory

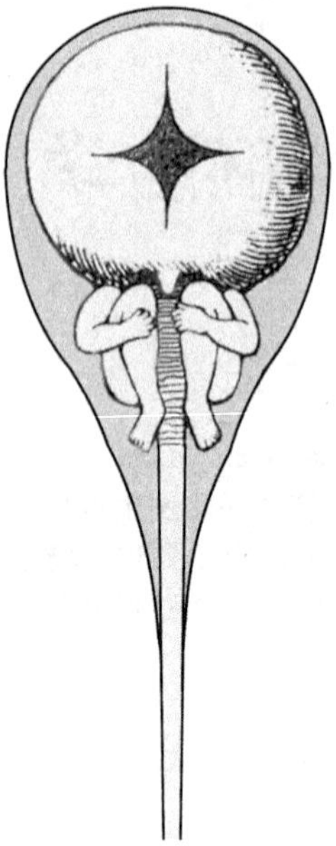

图 03.01.01　先成论者想象中精子内的微小人体

认为动物的发育必须经过胚层时期的胚胎发生观点，即各种动物在发育过程中，首先由合子分裂、增殖产生 3 个胚层，进而由这 3 个胚层再形成胚胎的各种组织器官。

03.01.024　贝尔法则　Baer's law

由贝尔的研究结果提出的脊椎动物胚胎发育规律，认为各种脊椎动物胚胎发育早期经过相似的阶段，在发育过程中，一般性状先出现，特殊性状后出现，从一般性状中发展出特殊性状，即随着发育的进行首先出现门的性状，再出现纲、目、科的性状，最后才出现属和种的特征。

03.01.025　生殖质　germ plasm

存在于某些动物（如线虫、果蝇、爪蟾等）卵子的卵质特殊区域、决定原始生殖细胞形成和发育的特化细胞质成分，是由蛋白质和 RNA 组成的颗粒状结构。生殖质是新一代生殖细胞的发源地，是维持种系延续的基础。

03.01.026　生殖　reproduction

生物产生新个体以繁衍种族的过程，是生物界普遍存在的一种生命现象，也是生命的基本特征之一。生殖分有性生殖和无性生殖两种。

03.01.027　有性生殖　sexual reproduction

由亲本产生的两性生殖细胞（配子）结合形成受精卵（合子），再由受精卵发育成为新个体的生殖方式，这是生物界中普遍的生殖方式。有性生殖产生的个体与无性生殖的相比具有更多的基因组合、更大的生活力和变异性。

03.01.028　无性生殖　asexual reproduction

不需两性生殖细胞的结合，而是通过母体细胞的分裂增殖、出芽等直接产生新个体的生殖方式。无性生殖在植物比较普遍，但在高等动物比较困难。

03.01.029　孤雌生殖　parthenogenesis

又称单性生殖。卵不经过受精而发育成正常新个体的生殖方式，多见于一些昆虫。孤雌生殖产生的个体多数为单倍体，或者是进行重组之后的 2 倍体（如卵细胞与极体的融合、极体与极体的融合等）。

03.01.030　单性生殖　unisexual reproduction

见 03.01.029 孤雌生殖。

03.01.031　性周期　sex cycle, sexual cycle

从性成熟到性功能衰退的生命阶段中，未孕雌性哺乳动物和人类女性在性激素调控下，其性行为及生殖系统的结构和功能上的规律性重复变化。雌性灵长类（包括人类）性周期的显著特点是月经来潮，故其性周期也称月经周期。

03.01.032　生殖周期　reproductive cycle

在有性生殖过程中，由两性生殖细胞结合（受精）经妊娠至新个体出生所延续的时间，此期间雌性生殖器官发生周期性结构和生理变化。

03.01.033　预定［胚］区　presumptive area, prospective region

在正常胚胎发生中，预期将形成某一组织结构或器官的胚胎区域。该名词通常用于器官原基形态可分辨之前的发育阶段。

03.01.034　预定潜能　prospective potency

在所有可能的情况下，胚胎的某个胚区所能形成的全部组织、器官，即所具有的发育可能性的总和；或未分化细胞所能分化出的全部细胞类型。

03.01.035　预定命运　prospective fate, presumptive fate

在正常胚胎发生中，某个胚区预期所能形成的特定组织、器官，或未分化细胞预期的分化方向和可分化出的细胞类型。预定命运通常小于预定潜能，并可因条件的变化而改变。

03.01.036　命运图　fate map

用活体染色或核素标记每个卵裂球并追踪其发育过程，在早期胚胎表面划定的显示每一区域细胞发育趋向的分布图。命运图可反映和比较不同动物各个胚区细胞的运动趋势，但并不表示各区细胞分化命运已经确定（图 03.01.02）。

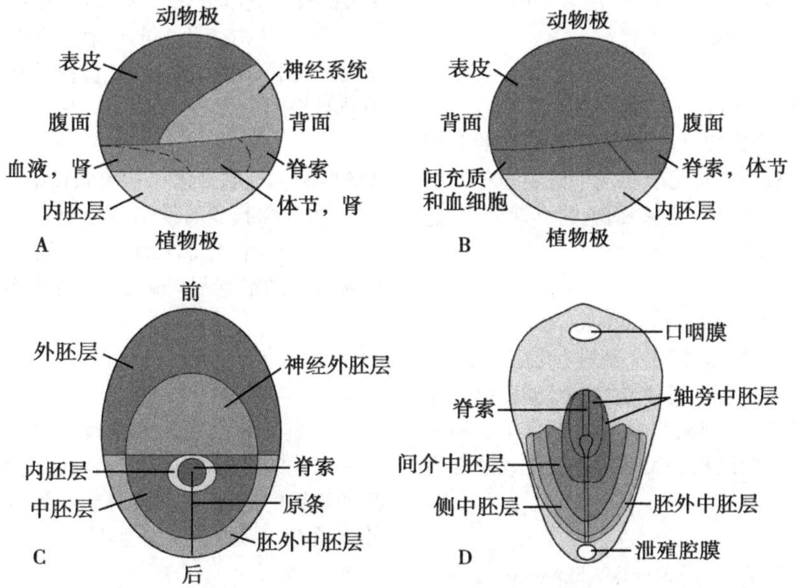

图 03.01.02　命运图和特化图

A. 爪蟾晚期囊胚命运图（侧面观）；B. 爪蟾晚期囊胚特化图（侧面观）；

C. 小鼠晚期原肠胚命运图（背面观）；D. 人上胚层命运图（背面观）

03.01.037　特化图　specification map

通过将囊胚切成小块，分别在不含诱导物的简单培养基中培养各区小块，观察其形成的组织，从而绘制出的各区细胞分化情况的分布图。特化图与命运图在外胚层和中胚层区域差别较大，而在内胚层二者相似（图 03.01.02）。

03.01.038　决定　determination

细胞在出现分化表型之前所发生的决定细胞分化方向的稳定而不可逆的内在变化过程，其主要标志是细胞内开始合成特殊蛋白质（如酶、受体等）。胚胎细胞一旦决定后，即按特定方向进行分化发育。

03.01.039　转决定　transdetermination

在某些因子的作用下，胚胎细胞不按已决定的分化方向发育，而生长出不同于预期的成体结构的现象，其主要特点为转决定时是一群细胞而非单一细胞发生变化。转决定是从一种遗传状态转变为另一种遗传状态，是遗传性突变的结果。

03.01.040　胞质决定子　cytoplasmic determinant

又称形态发生决定子。在某些动物的早期胚胎细胞中，决定细胞发育命运的特殊的细胞质成分，如某些 mRNA 和激活某些基因转录的物质等。胞质决定子在卵成熟时已产生，受精后则发生重新排列，并分配到不同的卵裂球内，决定它们以后的分化方向。

03.01.041　形态发生决定子　morphogenetic determinant

见 03.01.040 胞质决定子。

03.01.042　细胞质定域　cytoplasmic localization

受精卵细胞质的物质分布及其在子细胞的分配是不均等的，故卵裂过程中，胞质决定子被定位于某些子细胞胞质的特定区域，决定这些细胞的早期分化，这种现象称为细胞质定域。

03.01.043　镶嵌型发育　mosaic development

早期胚胎细胞依赖胞质决定子进行自主分化的胚胎发育方式，如果去除早期胚胎的某个卵裂球，胚胎将发育为一个不完整的个体，而缺失的部分正是所移走的卵裂球所能形成的结构。大多数无脊椎动物侧重于这种发育方式。

03.01.044　调整型发育　regulatory development

依赖相邻细胞的相互作用的胚胎发育方式，如果去除早期胚胎的一个卵裂球，胚胎剩余部分则可改变自身的正常发育命运，以填补移去的卵裂球，使胚胎仍然发育为一个完整的个体。脊椎动物主要采取调整型发育。

03.01.045　分化　differentiation

细胞和组织间在形态结构和生理功能上发生稳定而明显的差异的过程，分化是通过细胞内一定基因在一定时期选择性表达、从而合成专一性蛋白质而实现的。

03.01.046　依赖性分化　dependent differentiation

又称相关分化。在胚胎发育过程中，由胚体不同部分相互作用，即由诱导者或其他外部因素如激素的作用所引起的分化。如脊索上方的外胚层分化为神经板受脊索的作用，如果脊索未发生或不能作用于外胚层，则外胚层不能分化为神经板。

03.01.047　非依赖性分化　independent differentiation

又称自主分化。由细胞本身的内在因素，即由遗传决定的基因的程序性表达所引起的分化，与周围的细胞无关。

03.01.048　相关分化　correlative differentiation

见 03.01.046 依赖性分化。

03.01.049　自主分化　self-differentiation

见 03.01.047 非依赖性分化。

03.01.050　化学分化　chemo-differentiation

形态结构变化之前细胞内物质代谢率变化并合成特异性化学物质如核酸、蛋白质和酶等的过程，化学分化是细胞分化的关键。

03.01.051　细胞分化　cell differentiation

胚胎细胞或幼稚细胞转变为具有特殊形态结构、生理功能和生化特性的专一化细胞的过程，是含有相同基因组的细胞不同基因表达的结果。

03.01.052　组织分化　histo-differentiation, tissue differentiation

又称组织发生。多细胞生物的胚胎发生过程中，从未分化的细胞群形成具有特定的形态结构和生理功能的组织的过程，其前提是构成该组织的细胞的分化，并伴随有细胞外基质的变化。

03.01.053　去分化　dedifferentiation

又称脱分化。已经分化的细胞在特定条件下或特定环境下，失去其特有的形态结构和生理功能、又返回到未分化状态的过程。去分化往往随之又发生再分化。

03.01.054　再分化　redifferentiation

已经分化的细胞去分化后，在一定的条件下再次转变成原先的分化细胞的过程。如肝损伤后，大多数肝细胞可去分化，并分裂产生新的肝细胞。

03.01.055　转分化　transdifferentiation

一种类型的已分化细胞去分化后，再转变成另一种类型的分化细胞的过程。如水母横纹肌细胞经转分化可形成神经细胞、平滑肌细胞、上皮细胞等。

03.01.056　分化抑制　differentiation inhibition

已经分化的细胞通过产生特异性抑制物（抑素）而抑制邻近细胞进行同类分化的现象，这是对细胞分化的反馈性负调节，防止形成过多的分化细胞或出现重复结构。

03.01.057　发育潜能　developmental potential

又称分化潜能。未分化细胞转变为各种具有特殊结构和功能的成熟细胞的能力，按其发育潜能大小可将细胞分为全能细胞、多能细胞、单能细胞和终末细胞。

03.01.058　分化潜能　differentiation potential

见 03.01.057 发育潜能。

03.01.059　全能细胞　totipotent cell

在一定的条件下，能分化形成机体各种类型细胞并发育成为完整个体的细胞，如多数植物细胞、动物的受精卵和早期卵裂球等。

03.01.060　多能细胞　pluripotent cell

能分化形成多种类型细胞的未分化细胞，如造血干细胞可分化为各种血细胞、骨髓间充质干细胞可分化为软骨细胞、骨细胞、脂肪细胞等。

03.01.061　单能细胞　unipotent cell

只能分化形成一种特定类型细胞的未分化细胞，如表皮基底层的表皮干细胞，肌组织中的成肌细胞等。

03.01.062　发育［潜能］梯度　developmental potential gradient

在胚胎发育过程中，细胞或细胞群体的分化潜能逐渐限制而变窄的现象，即逐渐由全能性局限为多能性、由多能性局限为单能性，最后失去分化潜能成为具有特定结构和功能的成熟细胞。

03.01.063　胚胎癌细胞　embryonal carcinoma cell, EC cell

又称畸胎瘤干细胞，简称 EC 细胞。从恶性畸胎瘤分离出的多能干细胞，是首次建立的胚胎性的干细胞，可被诱导分化，但其核型多不正常，具有肿瘤细胞特性，故应用较少。

03.01.064　胚胎干细胞　embryonic stem cell, ES cell

简称 ES 细胞。从动物和人胚泡的内细胞团分离培养出的具有全能性的细胞，具有稳定的二倍体核型和形成生殖嵌合体的能力，可分化为机体各种组织细胞。

03.01.065　胚胎生殖细胞　embryonic germ cell, EG cell

简称 EG 细胞。从胚胎生殖腺嵴的原始生殖细胞获得的具有与 ES 细胞相同全能性的干细胞。由于 ES 细胞和 EG 细胞都是胚胎起源的干细胞，故统称为胚胎干细胞。

03.01.066　类胚体　embryoid body

又称拟胚体。胚胎干细胞在特定培养条件下，增殖分化形成的具有 3 个胚层来源的组织，类似早期胚胎的组织块，可用以鉴定某细胞是否具有全（多）能性，或用以研究各胚层细胞的分化及其基因表达程序和调控因子等。

03.01.067　组织干细胞　tissue stem cell

存在于各种成熟组织中的干细胞，不但可分化为其所在组织的细胞，在一定条件下也具有向其他组织类型细胞分化的潜能。如造血干细胞、骨髓间充质干细胞、神经干细胞等。

03.01.068　干细胞工程　stem cell engineering

干细胞理论和技术与材料工程学相结合的新兴学科，通过对干细胞进行培养扩增、基因修饰、诱导分化等处理，产生人们需要的功能细胞，或通过组织工程构建特定的组织器官，移植给相关患者，以达到治疗的目的。

03.01.069　主导基因　master gene

在胚胎发育中起主要的和关键性作用的基因，可调控其他胚胎发育相关基因的程序性表达。如在胚胎体轴尤其是前后（头尾）轴发育中的 *Hox* 基因、骨骼肌发生中的 *MyoD1* 基因、睾丸发生中的 *SRY* 基因等。

03.01.070　差异基因表达　differential gene expression

在胚胎发生过程中，各种基因在不同的发育阶段、不同的胚胎区域和不同类型的组织细胞中选择性表达，从而使胚胎得以正常发育。

03.01.071　同源异型框　homeobox

简称同源框。存在于同源异型基因中的一段高度保守的DNA序列，由约180个碱基对组成，编码蛋白质中的含60个氨基酸残基的结构域，后者可与DNA结合，调节其转录。

03.01.072　同源异型基因　homeotic gene

一类含有同源异型框的基因，其编码的蛋白质几乎都是转录因子，对早期胚胎发育有重要的调控作用。例如果蝇的*Hom-C*基因家族，哺乳动物的*Hox*基因家族，非*Hox*同源异型基因*Msx*、*Mox*、*Dlx*、*Otx*、*Cdx*、*Emx*、*bicoid*、*Goosecoid*等。

03.01.073　*Hox*基因　*Hox* gene

哺乳动物中与果蝇*Hom-C*基因同源的同源异型基因，在小鼠称为*Hox*基因，在人类称为*HOX*基因，包括A、B、C、D 4个基因簇，38个基因，每簇中的基因编号1~13，1为靠近头部的基因，13为靠近尾部的基因。*Hox*基因与胚胎神经系统、体节和肢体等的发育有关（图03.01.03）。

03.01.074　同形组　paralogous group

又称共生同源基因组。各*Hox*基因簇中处于同一相对位置上，即编号相同的基因，如*Hox-A4*、*Hox-B4*、*Hox-C4*和*Hox-D4*为一同形组（图03.01.03）。

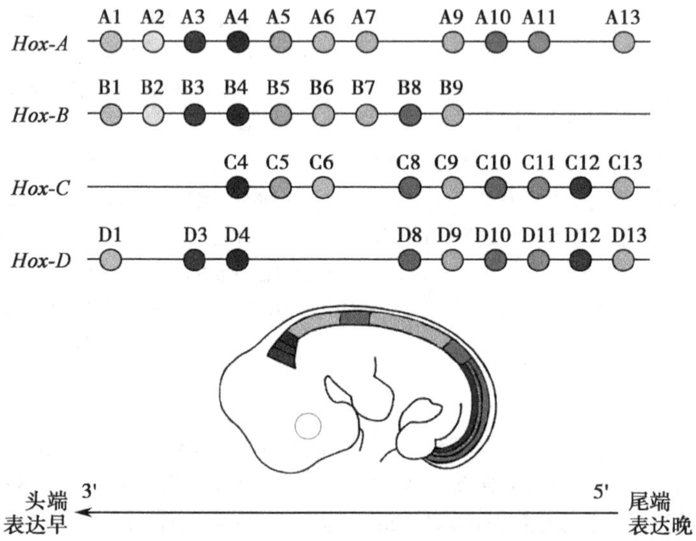

图03.01.03　*Hox*基因的同形组和共线性

03.01.075　共线性　colinearity *Hox*

基因家族中的每个基因从3' 端到5' 端的线性排列顺序与其沿胚胎头尾轴的表达顺序一致的特性，即一个基因在基因簇中越靠近3' 端，它在胚胎中的表达就越靠近头部，表达时间早，而越靠近5' 端的基因其表达越靠近尾部，表达时间晚（图03.01.03）。

03.01.076　生长　growth

生物个体或其组成结构的体积增大，生长主要通过细胞数目增多和细胞体积增大来实现，另外还有细胞外基质的生成，而其分子生物学基础是核酸、蛋白质和其他物质的合成。生长过程同时伴随着细胞分化和组织器官功能的建立。

03.01.077　增殖性生长　multiplicative growth

由细胞分裂、细胞数目增多而引发的生长，这种生长主要见于胚胎发育的早期。

03.01.078　增大性生长　auxetic growth

由细胞体积增大而引发的生长，这种生长主要见于胚胎发育的后期，如心肌纤维和神经细胞的长大。但对于器官来说，增大性生长往往是与增殖性生长同步进行的。

03.01.079　添加性生长　accretionary growth

由细胞外基质的积累增多而引发的生长。由于细胞外基质是细胞的产物，是细胞质的延伸，故添加性生长也可分属于增大性生长。

03.01.080　超常增生　hyperplasia

又称过度增生。组织或器官内细胞的数目非正常增加，引起该组织或器官的体积增大，但细胞的结构和排列正常。超常增生常导致组织或器官的功能增强，如先天性肾上腺皮质增生症。

03.01.081　低常增生　hypoplasia

又称增生不全、发育不全。由于所含细胞的数量显著少于正常而导致的组织或器官的发育缺陷或发育不完全，并影响其功能。如视神经内轴突减少引起的视神经发育不良，严重者可影响视力。

03.01.082　胚胎滞育　embryonic diapause

由不利因素如环境温度和光照变化、母体营养物质减少、性激素水平低下、子宫内膜未能同步发育、胚泡植入延迟等导致的早期胚胎发育暂停，主要是胚胎细胞的有丝分裂明显减少或停止。不利因素去除后，胚胎可继续发育。

03.01.083　细胞行为　cell behavior

细胞作为一个整体单位在胚胎发育中的各种活动的总称，主要包括细胞增殖、细胞运动、细胞黏附、细胞类聚和细胞死亡等。细胞行为是胚胎形态发生的基础。

03.01.084　细胞类聚　cell sorting

同类细胞间相互识别并相互黏附从而形成细胞群体的过程。细胞类聚是细胞识别和黏附的结果，又是组织分化的前提。

03.01.085　细胞运动　cell movement

又称细胞迁移。单个细胞或细胞群体从胚胎一个部位移动到另一个部位的过程。单个细胞如神经嵴细胞等多以阿米巴样运动迁移，细胞群体如内、外胚层细胞多呈片层状运动。细胞运动主要通过细胞内微丝和微管引起的细胞形态改变而实现，对三胚层发生、原肠胚形成和器官原基的出现等形态发生过程都有着重要作用。

03.01.086　细胞迁移　cell migration

见 03.01.085 细胞运动。

03.01.087　外包　epiboly

以整片细胞（如外胚层细胞）为单位沿胚胎表面扩展，包裹胚体深层细胞的细胞运动方式。

03.01.088　内陷　invagination

胚胎外层细胞成片地同时向胚胎内部陷入，在胚胎表面形成凹陷的细胞运动方式。

03.01.089　内卷　involution

胚胎表面的细胞（如内胚层细胞）通过连续的细胞运动而向内卷入，覆盖胚体内表面的细胞运动方式。

03.01.090　内移　ingression

单个细胞从胚胎表面向内移入的细胞运动方式，如上胚层细胞通过原条迁移进入上、下胚层之间而产生内胚层和中胚层。

03.01.091　分层　delamination

单一的细胞层分为 2 个或多个平行的细胞片层的细胞运动方式。

03.01.092　接触引导　contact guidance

细胞在与其周围环境中的其他细胞或细胞外基质接触时所发生的定向运动。接触引导是细胞沿正确路线迁移而完成细胞重排和形态发生的重要机制之一。

03.01.093　接触抑制　contact inhibition

运动中的细胞与其他细胞或组织成分接触后停止运动或改变运动方向的现象，也是细胞沿正确路线迁移的一种机制。另外，细胞在生长过程中达到相互接触时停止分裂的现象，以防止细胞的无限增殖。

03.01.094　细胞死亡　cell death

细胞生命活动的终止，即细胞因衰老或受严重损伤而发生的代谢停止、结构破坏和功能丧失等不可逆性变化。细胞死亡可分为细胞坏死、程序性细胞死亡、自噬性细胞死亡等类型。

03.01.095　程序性细胞死亡　programmed cell death

又称生理性细胞死亡。胚胎发育过程中受预定程序控制的、有一定时空规律的自主性细胞死亡，在胚胎的形态发生如消化管管腔的重建、手指和足趾的形成、尾的消失等过程中发挥重要作用。

03.01.096　生理性细胞死亡　physiological cell death

见 03.01.095 程序性细胞死亡。

03.01.097　诱导学说　induction theory

揭示胚胎发生过程中不同细胞和组织分化之间的相互依存关系（诱导）的理论，认为胚胎诱导是细胞和组织分化发育的重要机制，脊椎动物器官的形成是一系列连续的胚胎诱导的结果。

03.01.098　胚胎诱导　embryonic induction

在胚胎发育过程中，两个相邻的细胞群体或胚胎组织通过相互作用，引起一个细胞群体或两个细胞群体都发生定向分化的过程。诱导作用发生在胚胎发育的特定时期和特定组织之间，是胚胎有序发育的机制之一。

03.01.099　相互诱导　reciprocal induction

在胚胎诱导中，两个细胞群或两种胚胎组织相互作用，结果引起二者都发生分化的现象。如在后肾发生中，输尿管芽诱导生后肾组织分化发育为肾小管，而生后肾组织刺激输尿管芽的生长和分支。

03.01.100　渐成级联　epigenetic cascade

在胚胎发育过程中，上皮和间充质之间按一定时空顺序的反复相互作用，即上皮将信号传给其下的间充质，然后另一信号又从有了一定分化发育的间充质返回上皮，刺激上皮的进一步分化，如此反复循环。这种发育方式调节组织和器官的协调、精细发育。

03.01.101　诱导者　inducer, inductor

又称诱导物，诱导组织。在胚胎诱导过程中，发出和传递细胞信息或生物刺激的细胞群体或组织。

03.01.102　诱导组织　inducer tissue

见 03.01.101 诱导者。

03.01.103　反应者　responder

又称反应物，反应组织。在胚胎诱导过程中，接受信息或刺激并发生相应分化反应的细胞群体或组织。

03.01.104　反应组织　responding tissue

见 03.01.103 反应者。

03.01.105　感受性　competence

胚胎组织和细胞对诱导信号的反应能力，这种能力可以看作是分化潜能的一个方面，受遗传因素控制，也与环境因子、细胞周期等有关。

03.01.106　权能期　period of competence

诱导组织的诱导作用和反应组织的反应能力（感受性）只存在于特定的胚胎发育阶段或时期，这段限定的时期即为权能期。

03.01.107　初级胚胎诱导　primary embryonic induction

在胚胎发育早期，由组织者或非依赖性分化细胞所引起的诱导过程。例如两栖类的胚孔背唇（组织者）诱导背部中胚层和神经管的形成，哺乳动物脊索中胚层刺激其上方外胚层形成神经管的诱导过程。

03.01.108　次级胚胎诱导　secondary embryonic induction

以初级胚胎诱导的产物为诱导者进行的胚胎诱导。如初级诱导形成的神经管的前端发育为前脑，而前脑两侧突出形成的视泡诱导与其相邻的外胚层分化发育为晶状体。

03.01.109　三级胚胎诱导　tertiary embryonic induction

以次级胚胎诱导的产物为诱导者进行的胚胎诱导。在眼的发育中，作为次级诱导产物的晶状体又诱导与之接触的外胚层分化发育为角膜，是三级胚胎诱导的例子。

03.01.110　指令性诱导　instructive induction

诱导组织发出的信息启动反应组织特定基因表达，使之分化发育为诱导组织所指定的组织结构的一类诱导。多见于发育早期，反应组织的分化命运尚未决定。如视泡诱导与其相对的表面外胚层分化为晶状体，没有视泡则不会有晶状体发生，而将视泡移植到头部其他部位表面外胚层下方，也可诱导出晶状体。

03.01.111　允诺性诱导　permissive induction

已经完成分化决定的反应组织只有在诱导组织的作用下才能继续分化形成特定组织结构的一类诱导，多出现在发育晚期。可分为特异型与非特异型两种。

03.01.112　特异型允诺性诱导　specific type of permissive induction

诱导信号或刺激具有特异性的允诺性诱导。如唾液腺原基中间充质对上皮的诱导属于特异型允诺性诱导，因为除唾液腺原基中的间充质以外，其他原基如肺等的间充质与唾液腺上皮混合培养，不能形成唾液腺结构。

03.01.113　非特异型允诺性诱导　nonspecific type of permissive induction

诱导信号或刺激无特异性的允诺性诱导。如输尿管芽诱导生后肾组织分化为肾小管属于非特异型允诺性诱导，因为脑和脊髓、唾液腺等处的间充质也可诱导生后肾组织发生肾小管。

03.01.114　接触性诱导　contact induction

通过诱导组织与反应组织的细胞的直接接触而引起的诱导，细胞接触可能是简单的表面接触或细胞间的缝隙连接。后肾发生中输尿管芽与生后肾组织间即是通过接触性诱导而相互诱导的。

03.01.115　非接触性诱导　noncontact induction

两种组织之间并非通过细胞的直接接触，而是通过诱导组织分泌某种可扩散的化学物质而引起的诱导，是一种较接触性诱导更为广泛的胚胎诱导方式。

03.01.116　可扩散诱导因子　diffusible inducing factor

由诱导组织产生并扩散至反应组织、从而诱导反应组织分化发育的化学物质，可分为 3 类，即细胞黏附分子、细胞外基质分子和生长因子，这些分子与反应组织细胞上的相应受体结合而发挥作用。

03.01.117　组织者　organizer

在胚胎发育过程中，能诱导周围胚胎组织形成高度有序和相对完整的胚胎结构的特殊胚胎区域，常是诱导信号的起源地，如两栖类的胚孔背唇、鱼类的胚盾、鸟类的亨森结、哺乳类的原结等。

03.01.118　组织中心　organization center

又称组织者中心。产生和发出发育信号、确定整个胚胎或胚胎的某部分发育的胚胎区域，如组织者是背部中胚层和神经管乃至整个胚胎发育的组织中心，肢芽后缘的极化活性区是四肢发育的组织中心，中脑与后脑间的峡部是中脑和后脑发育的组织中心。

03.01.119　组织者中心　organizer center

见 03.01.118 组织中心。

03.01.120　位置信息　positional information

使细胞获得在某一特定范围内的特定位置的化学物质或因素（如特异性蛋白质和 mRNA），常以梯度的形式出现，它决定细胞分化的方向或调整细胞运动的路径，是模式形成的基础。

03.01.121　位置值　positional value

又称位置身份。胚胎的体轴建立后，每个细胞在每条轴上的位置即被确定，这种位置是由一个或两个形态发生素浓度梯度规定的，称为位置值，它使细胞分化发育为与该位置相应的特定结构。

03.01.122　位置身份　positional identity

见 03.01.121 位置值。

03.01.123　模式形成　pattern formation

又称图式形成。在胚胎发育过程中，胚胎细胞在空间上有序排布以确定特定结构的框架或蓝图的过程。如在四肢发生中，各种细胞通过有序分化和排列，确定肢体、指趾、骨骼、肌肉等的形成部位及其相互关系。模式形成是形态发生的基础。

03.01.124　形态发生　morphogenesis

在胚胎发育中，各种具有一定形态结构的组织、器官按一定的空间和时间规律形成和发育的过程，它是胚胎细胞的各种活动如细胞增殖、细胞分化、细胞形态和大小改变、细胞识别和黏附、细胞类聚、细胞运动和细胞凋亡等的综合结果。

03.01.125　形态发生场　morphogenetic field

又称发生场，胚胎场。胚胎发生过程中，能发育形成特定胚胎结构或器官的细胞群所在的胚胎区域，是位置信息发挥作用的场所。其中形态发生素形成不同的空间浓度，各种细胞获得分化发育的位置信息，并相互作用，共同协作，从而完成模式形成和形态发生，形成特定的组织和器官。

03.01.126　发生场　developmental field

见 03.01.125 形态发生场。

03.01.127　胚胎场　embryonic field

见 03.01.125 形态发生场。

03.01.128　形态发生素　morphogen

携带决定细胞分化方向相关信息的可扩散的化学物质，是决定细胞发育的基因的表达产物，常以连续的浓度梯度分布在一定胚区，对该胚区的细胞分化和形态发生起决定性作用。

03.01.129　形态发生素梯度　morphogen gradient

形态发生素从其产生的源头扩散，浓度连续降低，在一定的胚胎区域所形成的浓度梯度。在该区域的不同细胞，根据其所处部位的形态发生素的浓度值决定其分化方向。

03.01.130　组织发生　histogenesis

见 03.01.052 组织分化。

03.01.131　器官发生　organogenesis

胚胎的三胚层建立后，由 3 个胚层通过细胞重排和相互作用，逐渐形成各个器官的原基，并继续发育为成熟器官的过程。

03.01.132　器官形成区　organ forming area

预期要形成某个特定器官的胚胎区域。在原基出现之前，某器官的预定形成区往往也具有形成该器官以外的其他器官的能力。

03.01.133　卡内基分期　Carnegie stages

又称斯特里特发育分期。由卡内基学院的斯特里特等人建立的、依据胚胎外形特征（而不是其胚龄和大小）对脊椎动物早期胚胎发育进行分期的模式，将1~60天龄胚胎分为1~23期。由于动物种间和同种个体间差异，不同胚龄或大小的胚胎可能分为同一期。

03.01.134　斯特里特发育分期　Streeter developmental horizons

见03.01.133卡内基分期。

03.01.135　胚胎　embryo

从受精到出生之前发育中的人体的统称，可分为胚和胎。

03.01.136　胚　embryo

从受精到第8周末的发育中的人体，由受精卵经卵裂、桑葚胚、胚泡、植入、二胚层胚盘、三胚层胚盘、器官原基形成和胚体外形变化等发育阶段，逐渐形成人的雏形。

03.01.137　胎［儿］　fetus

从受精后第9周到出生前的发育中的人体，随着胎儿的长大，各个器官、系统逐渐形成，并出现不同程度的功能活动。但胎儿出生后仍继续生长发育，方至成熟。

03.01.138　围生期　perinatal stage, perinatal period

又称围产期。从受精后的第26周到胎儿出生后的第1周末的一段时期。围生期的母体、胎儿和新生儿很容易受胎内、分娩过程和产后各种因素影响而患病，甚至死亡，故围生期及围生期保健在临床上非常重要。

03.01.139　出生缺陷　birth defect

又称先天性异常。在遗传因素和（或）环境因素的影响下，胚胎发育紊乱，从而引起的形态结构、功能、代谢、精神、行为、遗传等方面的异常的统称。出生缺陷可在出生时即存在，或在出生后一段时间才出现，是造成婴幼儿残疾和死亡的重要原因。

03.01.140　先天性异常　congenital anomaly

见03.01.139出生缺陷。

03.01.141　先天畸形　congenital malformation

由于胚胎发育紊乱所引起的在胎儿出生时或出生后不久可见的形态结构异常，是最常见的一类出生缺陷。形态结构的异常可通过组织器官的异常分化和发育、发育阻断和变形等引起。

03.01.142　发育不良　dysplasia

由组织发生或器官发生过程异常而引起形态结构缺陷，可累及器官的一部分、整个器官或身体的大部分，如房间隔缺损、唇裂、脊柱裂、先天性外胚层发育不良等。

03.01.143　发育阻断　disruption

胚胎原本正常发育，但由于外在因素（如羊膜带、血栓、环境致畸因子等）破坏或干扰而引起形态结构缺陷，如羊膜带缠绕肢体、阻断其血流而引起的断肢、断指等。

03.01.144　变形　deformation

由机械压力作用于正常结构而引起器官或身体某部的形态、位置等的异常，多发生于发育晚期，预后较好。如羊水过少导致子宫壁压迫胎儿引起的先天性髋关节脱位、畸形脚等。

03.01.145　畸形学　teratology

研究出生缺陷包括先天畸形的原因、发生过程和机制、分类等的科学，是胚胎学的分支学科，为预防、诊断和治疗出生缺陷提供理论基础。

03.01.146　异常形态学　dysmorphology

临床遗传学的一个分支学科，旨在研究人类形态结构缺陷的各种组合类型或模式（如各种综合征），更好地理解其病因和病理过程，为临床诊断提供理论依据。

03.01.147　畸形发生　teratogenesis

在胚胎发育中，出生缺陷或先天畸形的形成过程。畸形发生可能涉及整个或局部胚胎，一个器官或器官的局部；可能由组织分化不良、发育过度、吸收过度或不全、超数、异位、发育滞留、重复等原因造成。

03.01.148　致畸因子　teratogenic agent

又称致畸原。能诱发先天畸形的各种物质或因素，如风疹病毒、巨细胞病毒、单纯疱疹病毒、弓形体、梅毒螺旋体等生物性因素，射线、机械压迫和损伤等物理性因素，某些多环芳香碳氢化合物、亚硝基化合物、烷基和苯类化合物、重金属铅、镉、汞、砷等化学性因素，反应停、氨基蝶呤、链霉素、性激素制剂等药物，以及酗酒、大量吸烟、缺氧、严重营养不良等其他因素。

03.01.149　致畸原　teratogen

见 03.01.148 致畸因子。

03.01.150　环境致畸因子　environmental teratogenic agent

又称环境致畸原。影响胚胎发育的环境包括母体的外环境、母体的内环境和胚胎的微环境，这 3 个层次的环境中能引起先天畸形的因素统称为环境致畸因子，它们直接或间接作用于胚胎而致畸。

03.01.151　环境致畸原　environmental teratogen

见 03.01.150 环境致畸因子。

03.01.152　致畸易感性　susceptibility to teratogenic agent

胚胎对致畸因子的敏感程度，不仅决定于致畸因子的性质和胚胎的遗传构成，也与胚胎所处的发育阶段和细胞行为有关。如胚期细胞行为复杂、分化明显，致畸易感性高；而胎儿期主要是器官生长和功能建立，故致畸易感性较低。

03.01.153　畸形易发性　susceptibility to teratogenesis

胚胎发生畸形的易发几率，与胚胎的发育阶段等有关。在胚前期，如致畸因子作用强，胚胎即死亡，如其作用弱则少数受损死亡细胞可被其他细胞代偿；在胎儿期，受致畸因子作用主要出现显微损伤或功能缺陷，这两期一般均很少发生畸形，即畸形易发性低。而胚期畸形易发性高（见 03.01.154 致畸敏感期）。

03.01.154　致畸敏感期　susceptible period to teratogenic agent

对致畸因子的作用最敏感、受其作用最易发生畸形的胚胎发育阶段，一般指受精后的第 3~8 周，即胚期。因为此期细胞增生、分化活跃，器官原基正在发生，易受干扰而发生畸形。但不同器官、不同致畸因子的致畸敏感期也有所不同。

03.01.155　遗传度　heritability

在遗传因素和环境因素相互作用引起的先天畸形中，衡量遗传因素在畸形发生中所起作用大小的一种指标。遗传度越高，表明遗传因素的作用越大。如先天性心脏病的遗传度为 35%，而腭裂的为 76%，说明遗传因素对腭裂的影响比对先天性心脏病更大。

03.01.156　单发畸形　single malformation

在一个个体上单独存在一种畸形，占先天畸形的 60%左右，常为多基因遗传，且受环境因素影响。如无脑畸形、唇裂、腭裂等。

03.01.157　多发畸形　multiple malformation

在一个个体上同时发生 2 种或 2 种以上先天畸形，这些畸形可随机出现，也可按一定规律出现，形成综合征、序列征、联合征等（图 03.01.04）。

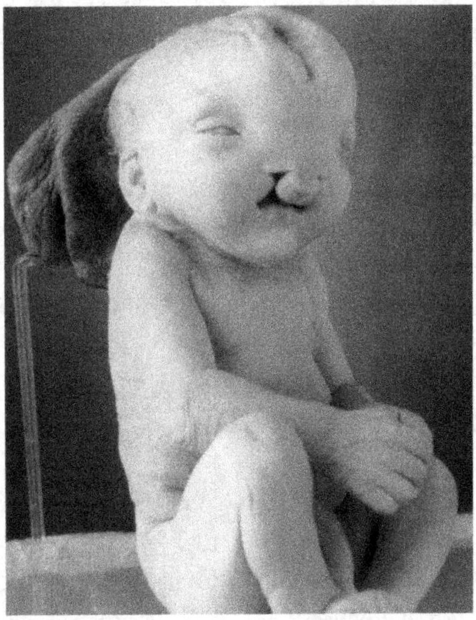

图 03.01.04　多发畸形

03.01.158　综合征　syndrome

由同一已知病因引起的、以恒定的组合出现的一组原发畸形。如唐氏综合征、爱德华综合征、特纳综合征等。

03.01.159　序列征　sequence

由一个原发畸形引起一系列病理发生相互关联的畸形。如在罗班序列征，其原发异常为下颌骨发育不良（小下颌），导致舌位置上抬后移（舌后坠），舌后坠又影响外侧腭突的愈合，形成宽大的“U”形腭裂。

03.01.160　畸形序列征　malformation sequence

由单一畸形通过器官本身的异常发育机制引起一系列继发性畸形的序列征，如前脑无裂畸形序列征、尿直肠隔畸形序列征等。

03.01.161　变形序列征　deformation sequence

由单一畸形通过变形机制引起一系列畸形的序列征，如罗班序列征、波特序列征等。

03.01.162　阻断序列征　disruption sequence

由单一畸形通过发育阻断机制引起一系列畸形

的序列征，如羊膜带序列征、波伦序列征等。

03.01.163　联合征　association

2个或多个畸形经常联合出现的多发畸形，其共同出现不如综合征那样恒定，但也不是偶然巧合。联合征病因不明，均以畸形的英文名首字母缩写组合命名，如VACTERAL联合征、MURCS联合征等。联合征的重要性在于如出现其中的某个畸形时，要注意检查发现其他畸形。

03.01.164　唐氏综合征　Down's syndrome

又称先天愚型，21-三体综合征。由于第21对染色体增加1条而引起的多发性先天畸形，包括智力低下，特殊面容如短头、鼻梁低平、睑裂外角上斜、内眦赘皮、伸舌等，猿掌，小指向内弯曲，先天性心脏病等。

03.01.165　21-三体综合征　trisomy 21

见03.01.164唐氏综合征。

03.01.166　爱德华综合征　Edward's syndrome

又称18-三体综合征。由于第18对染色体增加1条而引起的多发性先天畸形，包括胎儿整体发育不良、智力低下、小头、前额窄、小颌、低位畸形耳等，患儿多在出生后1年内死亡。

03.01.167　18-三体综合征　trisomy 18

见03.01.166爱德华综合征。

03.01.168　帕陶综合征　Patau's syndrome

又称13-三体综合征，无嗅脑畸形。由于第13对染色体增加1条而引起的多发性先天畸形，表现为无嗅脑、严重智力低下、小眼、唇裂和腭裂、斜坡状额、多指、脚底呈冰刀样等，90%的患儿在出生后半年内死亡。

03.01.169　13-三体综合征　trisomy 13

见03.01.168帕陶综合征。

03.01.170　无嗅脑畸形　arhinencephaly

见03.01.168帕陶综合征。

03.01.171　猫叫综合征　cri du chat syndrome

由于5号染色体短臂末端断裂缺失而引起的多发性先天畸形，包括猫叫样哭声、小头、智力低下、眼距宽、眼裂下斜、耳位低、先天性心脏病等，生活能力差，常早亡。

03.01.172　胎儿酒精综合征　fetal alcohol syndrome

孕妇过量饮酒致使胎儿慢性酒精中毒引起的多发畸形，包括发育迟缓、智力低下、小头、眼异常（小眼、眼裂短、眼距小等）、小颌、四肢和关节异常、先天性心脏病等。

03.01.173　前脑无裂畸形序列征　holoprosencephaly sequence

由于前脑未分裂而引起的大脑半球部分或完全不分开、大脑镰缺如、单一脑室，以及面部的一些相关畸形如单眼、鼻骨缺如等。

03.01.174　尿直肠隔畸形序列征　urorectal septum malformation sequence

尿直肠隔发育不良未完全分隔泄殖腔或未与泄殖腔膜融合引起的无尿道和阴道开口、肛门闭锁、膀胱-阴道-直肠瘘、外生殖器异常且性别不清，以及囊性肾或无肾、肺发育不全、气管-食管瘘、心脏畸形、单脐动脉等，大部分胎儿出生后即死亡。

03.01.175　波特序列征　Potter's sequence

又称羊水过少序列征。羊水的慢性渗出或胎儿尿液排出障碍等原因导致羊水过少，使胎儿受压迫，出现面部被压扁的特殊面容、髋关节脱位、畸形脚、肺发育不全等，新生儿常死于呼吸衰竭。

03.01.176　羊水过少序列征　oligohydramnios sequence

见03.01.175波特序列征。

03.01.177　羊膜带序列征　amniotic band sequence

由于胚胎早期羊膜破裂形成纤维带缠绕胎儿不同部位尤其是肢体、不同程度阻断其血流影响其发育而形成的一组畸形，如肢体和指（趾）的不对称缩窄环、断肢、断指（趾）、不规则唇裂和腭裂等。

03.01.178　波伦序列征　Poland's sequence

由于锁骨下动脉发育不全、血流受阻所引起的同侧胸大肌发育不全、乳腺组织缺如、同侧桡尺骨及肱骨发育不良、并指及其他手畸形等一系列畸形。多见于男性和右侧。

03.01.179　VACTERAL联合征　VACTERAL association

椎体和血管畸形（V）、肛门直肠闭锁（A）、先天性心脏病（C）、气管-食管闭锁（TE）、肾畸形（R）和（A）肢体畸形（L）等联合出现的多发畸形。

03.01.180　MURCS 联合征　MURCS association

米勒管(MU)、肾(R)和颈胸椎(CS)等发育异常联合出现的多发畸形,包括无阴道、无子宫或子宫发育不良、肾发育不全或异位、颈椎和胸椎(C_5~T_1)畸形、身材矮小等。

03.01.181　先天性水俣病　congenital Minamata disease

有机汞引起的以神经精神异常为主的出生缺陷,因首先在日本九州的水俣湾确定而得名。患儿多表现为精神迟钝,肌肉萎缩,语言、吞咽和步行困难,可出现癫痫发作。

03.01.182　畸胎瘤　teratoma

胚胎细胞非正常发育形成的含3个胚层的异常分化组织如皮肤、毛发、牙、骨、肌肉、胃肠上皮等和未分化细胞杂乱聚集的畸形胎块。其来源可能为迷走的原始生殖细胞、上胚层细胞、未完全消失的原条等。

03.01.183　畸胎癌　teratocarcinoma

能无限生长的恶性畸胎瘤,含不易定型和分辨的未成熟组织,常由神经组织和上皮组织的异常增殖形成。

03.01.184　胚胎瘤　embryoma, embryonal tumor

来源于胚胎细胞或组织的肿瘤的统称,如神经母细胞瘤、肾胚胎瘤(Wilms 瘤)、肝胚胎瘤等。

03.01.185　甲胎蛋白　α-fetal protein, AFP

胎儿肝细胞合成分泌的一种糖蛋白,在神经管缺陷时,可由开放的神经管进入羊水,还可经羊水进入母体血液循环,故测定羊水或孕妇血清中 AFP 即可在产前诊断神经管缺陷。AFP 也是一种肿瘤标志物,用以诊断原发性肝癌。

03.01.186　羊膜囊穿刺　amniocentesis

在超声波引导下用针管经腹壁插入孕妇子宫内,吸出羊膜囊中的羊水进行产前诊断的技术。羊水上清液可进行甲胎蛋白、激素、酶等的生化测定,沉淀细胞可进行染色体或基因分析,以诊断先天畸形或先天性遗传病和代谢病。羊膜囊穿刺常在妊娠第15~17周进行,有引起流产的危险。

03.01.187　绒毛膜活检　chorionic villus sampling, chorionic villi biopsy, CVB

在超声波引导下经腹壁或子宫颈穿刺,取出胎盘内的绒毛组织进行产前诊断的技术。对取出的绒毛组织可直接或经细胞培养后,进行染色体或基因分析,以诊断先天性遗传病和代谢病。常在妊娠前3个月内进行,越晚进行则引起流产的危险越大。

03.01.188　胎儿镜检查　fetoscopy

超声波定位后用纤维内镜经母体腹壁穿刺、经子宫壁进入羊膜腔、对胎儿进行检查和处理的技术,用以观察胎儿外形、性别,抽取脐血或取材活检,还可直接对胎儿进行子宫内治疗如输血、注射药物、手术等。

03.01.189　胎儿外科学　fetal surgery

在胎儿出生前,应用胎儿镜技术等进行子宫内诊断和手术治疗的新兴学科,已经成功地对多种胎儿畸形如胎儿水肿、脑积水、肾积水、乳糜胸、先天性膈疝等进行了子宫内手术治疗,取得了较好的临床效果。

03.01.190　生殖工程　reproductive engineering

又称辅助生殖技术。依据生殖规律,干预和改善人的自然生殖过程的科学技术的总称,如对配子发生、排放、运行与获能的调控,精子、卵和胚胎的优选和建库,人工授精,体外受精,胚胎培养和移植,卵质内单精子注射等。

03.01.191　辅助生殖技术　assisted reproductive technology, ART

见 03.01.190 生殖工程。

03.01.192　胚胎工程　embryo engineering

对动物的早期胚胎或配子进行某种人为的操作和处理,然后让其在母体继续发育,获得人们所需要的成体动物的新技术,如胚胎干细胞培养和转基因、胚胎分割、体细胞核移植等。胚胎工程在畜牧业和制药业等领域具有广泛的应用前景。

03.01.193　精子穿卵试验　sperm penetration of egg assay, SPA

人精子穿入去透明带的金黄地鼠卵子的试验,是一项可靠的男性精子功能检测技术。

03.01.194　人工授精　artificial insemination, AI

用人工方法收集精液并将其注入女性生殖管道使女子受孕的一种辅助生殖技术,注入的部位可为阴道、子宫颈管、子宫腔和输卵管。根据精子的来源,AI 可分为夫精人工授精和供精人工授精。

03.01.195　夫精人工授精　artificial insemination by husband, AIH

用丈夫的精液进行的人工授精。应用于男性性功能障碍、轻度弱精症，女性子宫内膜异位症（轻、中度）、宫颈性不孕等。

03.01.196　供精人工授精　artificial insemination by donor, AID

用供精者的精液进行的人工授精。适用于男性无精子症、严重的少精子症、弱精子症和畸形精子症，男方有不宜生育的严重遗传性疾病等。

03.01.197　宫腔内人工授精　intrauterine insemination, IUI

把精液注入子宫腔内的人工授精，是应用最多的人工授精方法。

03.01.198　体外受精　in vitro fertilization, IVF

收集精子和卵子，将其置于一定的环境中培养，使精子获能并与成熟卵子结合成为受精卵的技术（图03.01.05）。

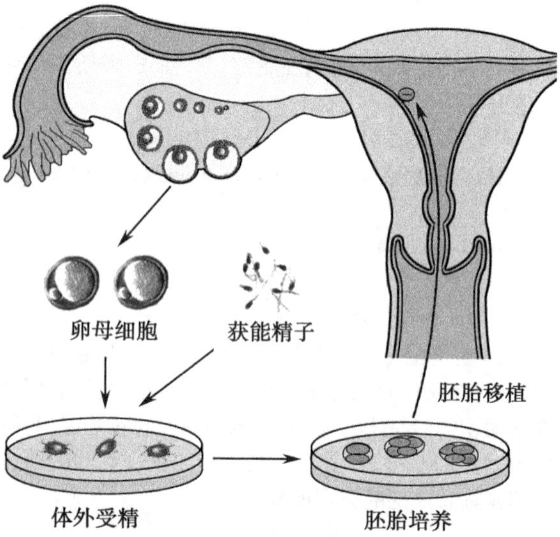

图 03.01.05　体外受精－胚胎移植示意图

03.01.199　胚胎培养　embryo culture

把体外受精的受精卵转移到一定的培养液继续培养，使之发育形成早期胚胎的过程（图 03.01.05）。

03.01.200　胚胎移植　embryo transfer, ET

把体外培养的早期胚胎放置到母体子宫腔使之继续发育的技术。体外受精与胚胎移植技术结合（IVF-ET）产生了第一代试管婴儿（图 03.01.05）。

03.01.201　试管婴儿　test tube baby

应用辅助生殖技术使卵子和精子在体外受精，并短期培养，再将早期胚胎移植到母体子宫腔内使其继续发育成熟而诞生的婴儿（图 03.01.05）。

03.01.202　阴道内培养　intravaginal culture, IVC

将卵子与处理过的精子加入培养液中，密封后置于母体阴道内，经一段时间培养使其受精并发育，然后取出胚胎用于移植的技术。

03.01.203　配子输卵管内移植　gamete intrafallopian transfer, GIFT

通过腹腔镜或腹部小切口把获能精子和成熟卵子直接放进输卵管壶腹内，使其在体内自然受精并继续发育，是一种简单、经济、成功率较高的辅助生殖技术。

03.01.204　合子输卵管内移植　zygote intrafallopian transfer, ZIFT

用人工方法把体外受精的受精卵直接输送到输卵管内使其继续发育的技术。

03.01.205　胚胎输卵管内移植　tubal embryo transfer, TET

把用体外受精－胚胎培养技术获得的早期胚胎直接输送到输卵管内使其继续发育的技术。

03.01.206　冷藏精液　cryopreserved semen

又称精子库。用低温冷冻技术保存的精液，需要时可复温融化用于人工授精或体外受精。冷藏精液有利于生殖保险（储存精子以备自身后用）、男性不育的治疗（为不育夫妇提供精子）和优生等。

03.01.207　精子库　sperm bank

见 03.01.206 冷藏精液。

03.01.208　冷藏胚胎　cryopreserved embryo

又称胚胎库。用低温冷冻技术保存的早期胚胎。冷藏胚胎可供以后移植用，可增加体外受精的累积妊娠率，并节省费用。

03.01.209　胚胎库　embryo bank

见 03.01.208 冷藏胚胎。

03.01.210　冷藏卵子　cryopreserved egg

又称卵子库。用低温冷冻技术保存的健康卵子，用于自身卵子的储存以备后用，以及为不能产生正常卵子的不孕夫妇提供卵子。

03.01.211　卵子库　egg bank

见 03.01.210 冷藏卵子。

03.01.212　供卵　donor egg

由有正常生育能力的志愿者卵巢采集的卵子，与不孕妇女的丈夫的精子体外受精后，再将早期胚胎移植到不孕妇女的子宫内培育成胎儿。

03.01.213　代孕　surrogacy

将不孕夫妇的精子和卵子经过体外受精技术所形成的早期胚胎移植到另一女性子宫内使其发育直到分娩的过程，其优点是孩子的遗传基因和血缘关系都与需求方一致，与代孕者没有关系。

03.01.214　卵质内单精子注射　intracytoplasmic sperm injection, ICSI

把优选的单个精子注入卵子的细胞质内使之受精的技术，适用于因重度少精子症、弱精子症和畸形精子症引起的男性不育。ICSI 与胚胎移植技术结合（ICSI-ET）产生了第二代试管婴儿。

03.01.215　植入前遗传学诊断　preimplantation genetic diagnosis, PGD

对体外受精获得的早期胚胎进行遗传学检测以选用无遗传性缺陷的早期胚胎进行移植的技术，适用于有遗传性疾病、可能生育异常婴儿的高风险人群。PGD 与胚胎移植技术结合（PGD-ET）产生了第三代试管婴儿。

03.01.216　胚胎分割　embryo splitting, embryo bisection

通过显微操作把一个早期胚胎分成若干份，每一份经胚胎移植后均发育成一个个体，从而获得同卵双胎或多胎动物的技术。胚胎分割可成倍地增加胚胎数和产仔数，大量繁殖优良家畜。

03.01.217　细胞核移植　nuclear transfer, nuclear transplantation

简称核移植。把胚胎细胞或体细胞的细胞核移入去核卵母细胞或受精卵中，经体外或体内（输卵管或子宫）培养，然后将重构胚移植入代孕母体子宫，直到动物出生。目前常用体细胞核移植进行动物克隆或人类的治疗性克隆（图 03.01.06）。

03.01.218　连续细胞核移植　serial nuclear transfer

将核移植所得的重构胚培养至桑葚胚或囊胚，取其细胞作为核供体再次进行核移植，可以显著提高克隆成活率。

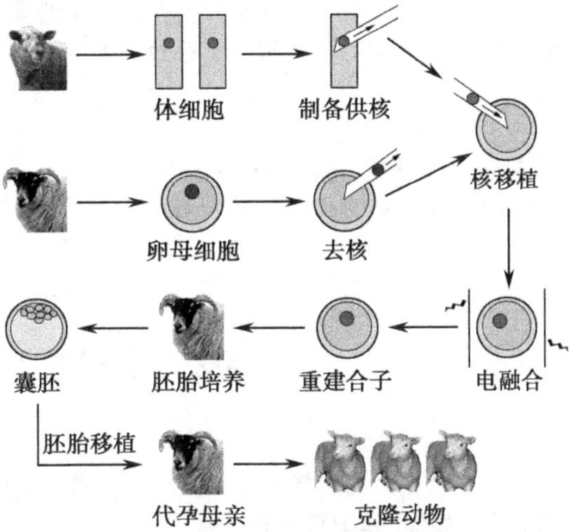

图 03.01.06　细胞核移植（动物克隆）示意图

03.01.219　重构胚　reconstructed embryo

通过细胞核移植技术所获得的、具有发育成为完整个体的能力的胚胎。

03.01.220　动物克隆　animal cloning

应用胚胎分割或细胞核移植技术进行动物繁殖的技术。前者较为简单，但克隆动物的数量有限；后者的设备和技术要求高，但可在短时间内产生大量克隆动物（图 03.01.06）。

03.01.221　克隆动物　cloned animal

应用动物克隆技术尤其是体细胞核移植而获得的与核供体动物基因型完全相同、个体遗传性状也完全一致的一群动物，或其中的一个个体。

03.01.222　转基因动物　transgenic animal

以实验方法将外源基因导入受精卵或卵裂球，使之在基因组内稳定整合，从而产生的具有外源基因表型并能遗传给后代的一类动物。转基因动物可用于基因表达调控研究、改良动物品种、制作人类疾病模型、生产某些药物等。

03.01.223　生殖性克隆　reproductive cloning

以生殖为目的的克隆，即用体细胞核移植技术制造完整的克隆人。由于伦理学、社会学及生物学等方面的原因而被禁止。

03.01.224　治疗性克隆　therapeutic cloning

以医疗为目的的克隆，即把患者自身体细胞核移入到去核卵母细胞中，经体外培养到囊胚，然后从中分离胚胎干细胞，使之定向分化为特定细胞，或构建特定组织器官，用于临床上的替代治疗。治疗性克隆不但避免了移植排斥，而且解决了移植物来源困难等问题。

03.01.225　再生医学　regenerative medicine

通过研究机体的正常组织特征和功能、创伤修复、再生和干细胞分化机制，寻找有效的生物治疗方法，促进机体自我修复和再生，或构建新的组织和器官，以改善或恢复损伤组织和器官的功能的科学，是生命科学、材料科学、工程学和计算机科学等交叉融合的新兴学科。

（西安交通大学　宋天保）

03.02　配子发生、受精和胚前期发育

03.02.001　配子　gamete

具有受精能力的成熟生殖细胞。包括男性生殖细胞精子和女性生殖细胞卵子。

03.02.002　配子发生　gametogenesis

精原细胞和卵原细胞经增殖、生长和成熟过程而分别生成精子和卵子的过程。引发染色体数目减半的减数分裂是这一过程的关键（图 03.02.01、图 03.02.02）。

03.02.003　精子释放　spermiation

嵌合在生精小管壁上的支持细胞中的精子释放入管腔的过程。释出的精子，其结构已经成熟，但其功能尚不成熟。经过在附睾中的成熟发育后才成为有受精能力的精子。

03.02.004　排卵　ovulation

处于第二次成熟分裂中期的次级卵母细胞从卵巢表面排至腹膜腔的过程。在月经周期为 28 天左右时，排卵一般发生于月经周期的 14 天左右（图 03.02.03）。

03.02.005　精子获能　sperm capacitation

当精子通过女性生殖管道而受到管道中某些化学因子的作用时，获得释放顶体酶、穿入卵子而使其受精的能力的过程。

03.02.006　去获能　decapacitation

在男性生殖管道和精浆中存在某些化学因子，获能的精子在接触这些因子后可失去受精能力，这一过程称去获能。

03.02.007　顶体反应　acrosome reaction

当获能精子遇到卵细胞周围的放射冠时，便释放顶体酶，溶解放射冠颗粒细胞之间的基质，穿越放射冠，接触透明带，再次释放顶体酶并穿越透明带，这一过程称为顶体反应（图 03.02.04）。

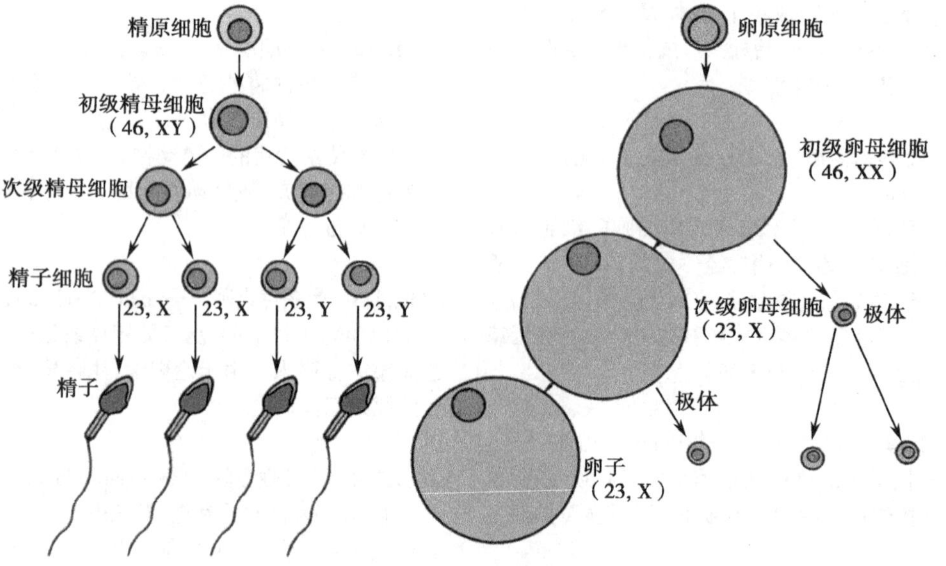

图 03.02.01　精子和卵子发生示意图

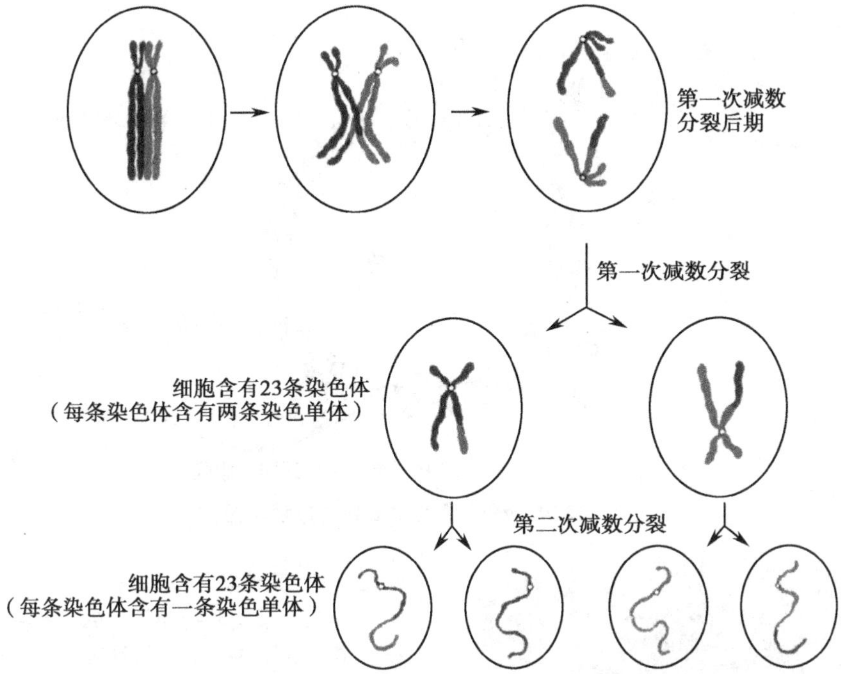

图 03.02.02　生殖细胞减数分裂示意图

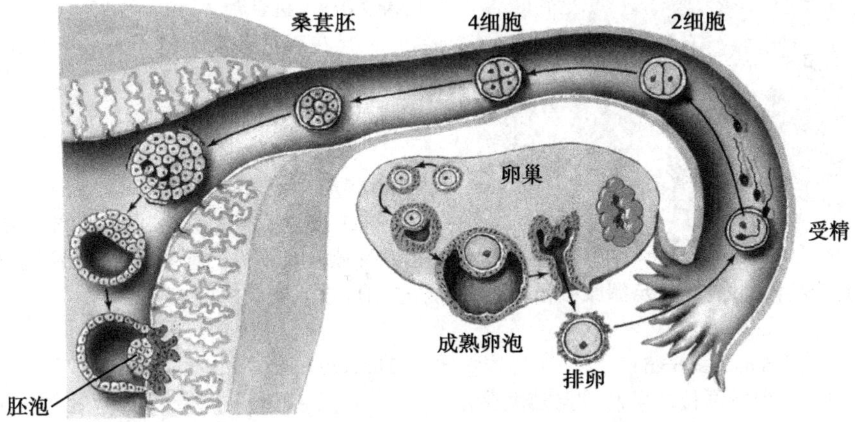

图 03.02.03　排卵、受精、卵裂与植入示意图

03.02.008　受精　fertilization

精子和卵子结合成受精卵的过程。是新个体发育的开端。通常发生于排卵后的 12 小时内，在输卵管的壶腹部（图 03.02.03~ 图 03.02.05）。

03.02.009　单精受精　monospermy fertilization

又称“单精入卵”。只有一个精子进入卵子并完成受精过程。人类的受精过程即为单精受精（图 03.02.04）。

03.02.010　卵皮质颗粒　ovum cortical granule

靠近卵细胞膜的卵质内的一些颗粒，内含多种化学物质，与受精过程密切相关。

03.02.011　皮质反应　cortical reaction

当精子进入卵浆时，卵浆中的皮质颗粒溶解，溶解物与卵细胞膜融合，部分溶解物进入透明带而形成透明带膜的过程。这一皮质反应过程可有效防止多精入卵。

03.02.012　受精膜　fertilization membrane

精子入卵后皮质颗粒的溶解物融入卵细胞膜后而成的膜，具有防止第 2 个精子穿入的作用，可有效保证单精入卵。

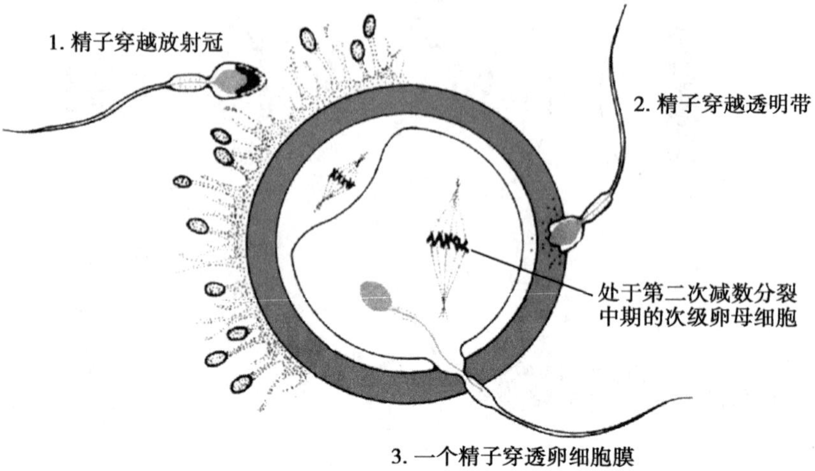

图 03.02.04　精子穿入卵细胞的过程示意图

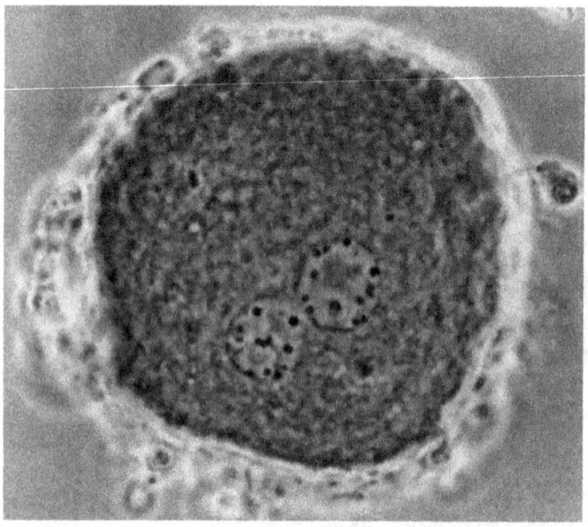

图 03.02.05　受精过程的原核期，示卵原核和精原核

03.02.013　透明带膜　zona membrane

又称“透明膜”。皮质颗粒的溶解物与透明带融合后形成的膜，具有防止第 2 个精子穿过的功能。

03.02.014　透明带反应　zona reaction

精子穿入卵浆后，皮质颗粒的溶解物进入透明带，透明带随之发生一系列化学变化，形成透明带膜的过程。

03.02.015　卵周隙　perivitelline space

受精膜与透明带膜之间的间隙，受精卵可在其中作旋转运动。

03.02.016　顶体酶　acrosomal enzyme

顶体中所含多种酶的总称，如透明质酸酶、类胰蛋白酶等。顶体酶的有序释放与精子穿越重重障碍进入卵细胞密切相关。

03.02.017　受精素　fertilizin

存在于某些动物卵膜上的一种糖蛋白分子，对存在于精子表面的抗受精素具有趋化作用，且与受精的物种专一性有关。

03.02.018　抗受精素　antifertilizin

存在于某些动物精子头部侧方表面的一种酸性蛋白分子，可与存在于卵膜上的相应受精素发生凝集沉淀反应和趋化反应。

03.02.019　受精锥　fertilization cone

在某些动物的受精过程中，精子与卵子黏附的部位，卵膜及其下方的卵质向外突出形成的锥状突起，精子由此进入卵质中。

03.02.020　原核　pronucleus

在受精过程中，精子入卵后，激发次级卵母细胞迅速完成了第二次成熟分裂，形成了单倍体的卵细胞核；进入卵质中的精子核膨大。此时的两个细胞核统称为原核（图 03.02.05）。

03.02.021　雌原核　female pronucleus

又称“卵原核”。在受精过程的原核期，来自卵子的细胞核，含 23 条染色体，为单倍体核（图 03.02.05）。

03.02.022　卵原核　ovum pronucleus

见 03.02.021 雌原核。

03.02.023　雄原核　male pronucleus

又称“精原核”。在受精过程的原核期，来自精子的细胞核，含 23 条染色体，为单倍体核（图 03.02.05）。

03.02.024 精原核 sperm pronucleus

见 03.02.023 雄原核。

03.02.025 受精卵 fertilized ovum

雌雄两个单倍体原核相互靠拢并融合后，细胞恢复为二倍体细胞，受精过程完成，新形成的细胞即为受精卵。

03.02.026 合子 zygote

雄性配子与雌性配子结合后的细胞的统称。在人类，合子即为受精卵。

03.02.027 胚前期 preembryonic period

胚体原基即三胚层胚盘出现之前的一段胚胎发育时间，约为受精后的前两周。

03.02.028 卵裂 cleavage

受精之后连续而迅速的细胞分裂。人卵属少黄均黄卵，卵裂为全等或均等分裂。其分裂形式为有丝分裂（图 03.02.06）。

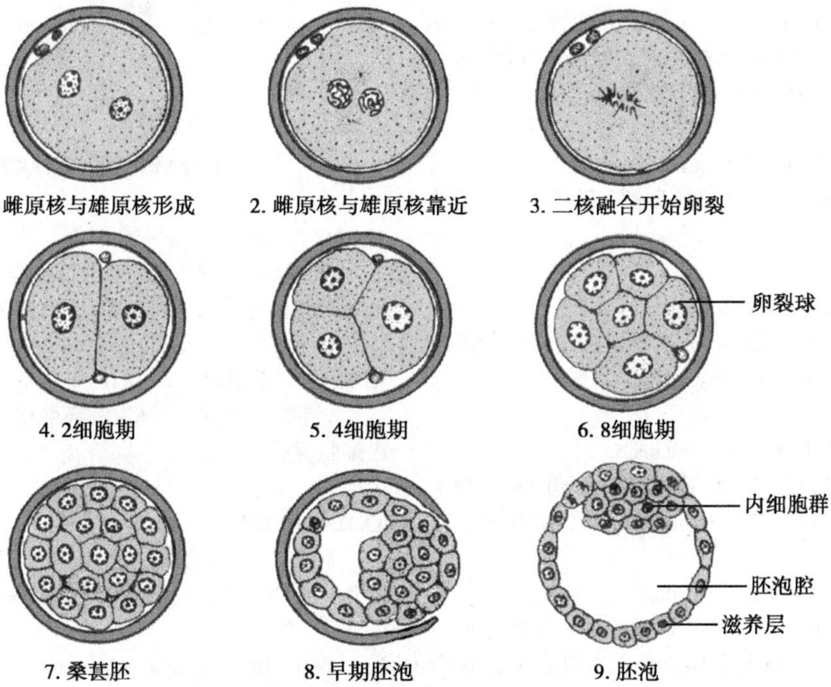

图 03.02.06 卵裂和卵泡形成示意图

03.02.029 卵裂球 blastomere

卵裂产生的细胞称卵裂球。随着卵裂球数目的增多，卵裂球之间的差异也越来越明显，即出现分化（图 03.02.06）。

03.02.030 孕体 conceptus

受精卵分裂分化所产生的早胚结构的统称，包括胚体及其附属结构。

03.02.031 桑葚胚 morula

受精后第 2~3 天，卵裂球达 12~16 个，外包透明带，形似桑葚果，故名桑葚胚（图 03.02.06）。

03.02.032 桑葚胚形成 morulation

受精卵连续卵裂，卵裂球迅速增多，体积越来越小，核质比越来越大，细胞紧密排列而形成桑葚胚的过程。

03.02.033 桑葚胚期 morula stage

桑葚胚的形成是胚胎早期发育的一个标志性事件，它标志着人胚已由单细胞期进入了多细胞期，并且出现了细胞分化，故称桑葚胚期。

03.02.034 胚泡 blastocyst

受精后第 4 天左右，卵裂球增至 100 个左右，中央出现一腔，周围由扁平的滋养层细胞包绕，腔的一端有一团内细胞群细胞，这一囊泡状胚为胚泡（图 03.02.06）。

03.02.035 胚泡腔 blastocyst cavity

又称“囊胚腔”。胚泡中由滋养层包绕的一个腔，腔的一端有内细胞群，腔内盛有来自滋养层细胞和子宫腔渗入的液体（图 03.02.06、图 03.02.07）。

03.02.036　囊胚腔　blastocoele

见 03.02.035 胚泡腔。

03.02.037　滋养层　trophoblast

包绕胚泡腔的一层扁平细胞，胚泡通过这层细胞从子宫腔吸取营养物质（图 03.02.06）。

03.02.038　滋养层细胞　trophoblast cell

由桑葚胚中位于周边的细胞分化而来，呈扁平状，单层排列，环绕在胚泡腔和内细胞群的外周，具有从子宫腔吸取营养的功能（图 03.02.06）。

03.02.039　胚泡形成　blastocyst formation

由桑葚胚通过细胞增殖（卵裂）和细胞分化而形成胚泡的过程。

03.02.040　子宫乳　uterine milk

又称"胚泡营养素"。子宫腔中由子宫腺分泌的营养物质，供胚泡营养所需。

03.02.041　内细胞群　inner cell mass

又称"内细胞团"。位于胚泡腔一端的一群椭圆形或多边形细胞，是未来胚体的原基（图 03.02.06）。

03.02.042　胚泡期　blastocyst stage

又称"囊胚期"。胚胎早期发育的一个标志性阶段，标志着此时的卵裂球已明显分化为两类细胞，即专司营养的滋养层细胞和未来形成胚体的成胚细胞。

03.02.043　囊胚期　blastula stage

见 03.02.042 胚泡期。

03.02.044　成胚细胞　embryoblast

又称"胚胎干细胞"。胚泡中的内细胞群细胞，是胚体的原基细胞，可分化为胚体的各种组织细胞。

03.02.045　囊胚　blastula

结构及其形成过程与胚泡相同，也是由滋养层、内细胞群和囊胚腔构成的一个囊泡状胚，只是胚泡常用于胎生动物，而囊胚常用于卵生动物，但应用中两者的界限并不严格。

03.02.046　［胚］极滋养层　polar trophoblast

又称"胚端滋养层"。位于胚泡内细胞群一端的滋养层，覆盖在内细胞群表面，其胞体略大于其他部位的滋养层细胞，当胚泡植入时，此处最先与子宫内膜的表面上皮黏附，并分泌溶组织酶（图 03.02.07）。

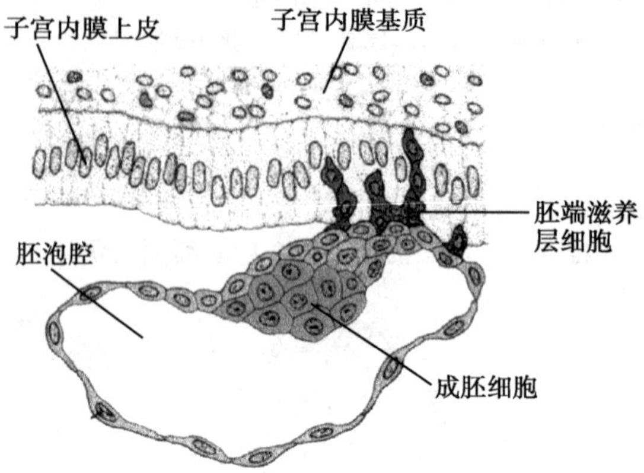

图 03.02.07　胚泡开始植入

03.02.047　胚极　embryonic pole

俗称"动物极"。胚泡内细胞群所在的一端。在植入时此极先进入子宫内膜（图 03.02.07）。

03.02.048　对胚极　abembryonic pole

俗称"植物极"。胚泡的胚极相对的一极，即没有内细胞群的一极。

03.02.049　着床　nidation

胚泡在子宫腔内定位、识别、与子宫内膜上皮黏附和融合的过程，是胚泡植入过程的一个重要阶段。

03.02.050　植入　implantation

胚泡的胚极与子宫内膜表面上皮黏附后，极滋养层细胞分泌溶组织酶，穿越上皮，进入并包埋于子宫内膜基质中的过程。植入是妊娠的开始（图 03.02.07）。

03.02.051　植入窗　window for implantation

胚泡植入前子宫内膜在激素调节下发生一系列形态学、细胞化学和组织化学的变化，以满足胚泡植入的最佳条件，这些变化所延续的时间即为植入窗，只有在这一限定的时间内胚泡才能植入。

03.02.052　凝栓　coagulation plug

当胚泡完全进入子宫内膜的基质后，封闭植入口处的表面上皮缺口的纤维蛋白凝集块（图 03.02.08）。

03.02.053　异位植入　ectopic implantation

植入通常发生在子宫的前壁和后壁，如果发生在子宫之外的某些部位，即为异位植入。

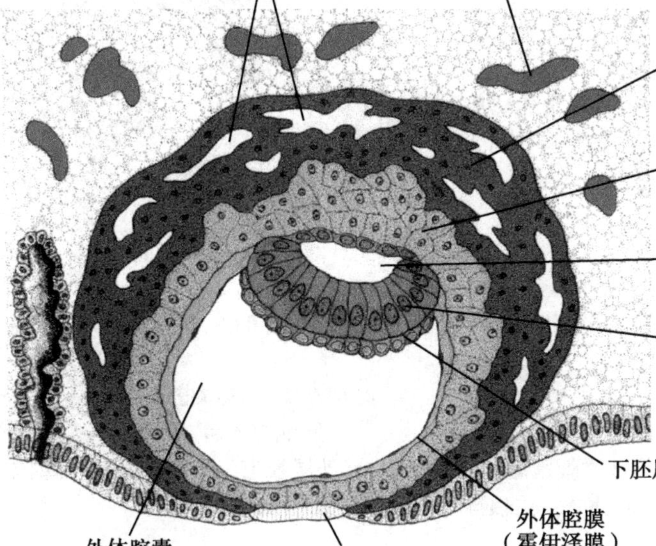

图 03.02.08　9 天人胚泡植入即将完成

03.02.054　受孕　conception, pregnancy

又称“妊娠”，俗称“怀孕”。自胚泡植入至胎儿娩出的过程。

03.02.055　宫外孕　ectopic pregnancy

又称“异位妊娠”。胚泡异位植入的妊娠，多发生于输卵管。

03.02.056　输卵管妊娠　tubal pregnancy

最常见的一种宫外孕，多发生于输卵管的壶腹部，激素调节紊乱和输卵管慢性炎症是引起输卵管妊娠的常见原因。多数在 2 个月左右胚胎死亡，如果破裂，可引发严重内出血。

03.02.057　腹腔妊娠　abdominal pregnancy

发生于腹腔的妊娠，多发生于子宫 - 直肠窝区，其他如网膜、肠壁或腹腔脏器浆膜等处也偶有发生。腹腔妊娠的胚胎有的早期死亡吸收，有的发育较大时破裂，可引起大出血。

03.02.058　原发性腹腔妊娠　primary abdominal pregnancy

卵巢排出的卵未进入输卵管，留在了腹膜腔并受精而发生的腹腔妊娠。

03.02.059　继发性腹腔妊娠　secondary abdominal pregnancy

胚泡先是植入输卵管，早期破裂后又继发植入腹腔而发生的腹腔妊娠。

03.02.060　宫颈妊娠　cervical pregnancy

植入发生在子宫颈的妊娠，胚胎多早期死亡。

03.02.061　卵巢妊娠　ovarian pregnancy

植入发生在卵巢表面的妊娠，少见。如果卵未从卵巢排出，原位受精并发育，称原发性卵巢妊娠；也有输卵管妊娠早期破裂再植入卵巢表面，称继发性卵巢妊娠。

03.02.062　前置胎盘　placenta praevia

胚泡植入在子宫颈内口附近，并在此处形成的胎盘。常常在分娩时引起胎盘早期剥离、大出血和胎儿窒息。

03.02.063　同期复孕　superfecundation

同一雌体与不同雄性个体交配并受精，所形成的两个或多个胚泡同期植入并发育成双胎或多胎的现象。

03.02.064　异期复孕　superfetation

两个或多个卵在不同时间排出、不同时间受精、不同时间植入并发育为双胎或多胎的现象。

03.02.065　假孕　pseudopregnancy

又称“假妊娠”。由于暗示、精神高度关注和企盼或药物诱导而诱发的妊娠样生理变化，一旦诱发条件消除，妊娠样生理变化也随之消退。

03.02.066　蜕膜反应　decidua reaction

胚泡植入引发子宫内膜一系列变化的统称。包括：内膜增厚、血管增生、腺体分泌旺盛、基质细胞肥大并富含糖原颗粒和脂滴等。

03.02.067　蜕膜　decidua

经过蜕膜反应之后的子宫内膜。较分泌期的子宫内膜更厚，血管更丰富，腺体更多更弯曲，分泌更旺盛，基质细胞也变成了蜕膜细胞。

03.02.068　蜕膜细胞　decidua cell

在蜕膜反应中，子宫内膜的基质细胞胞体增大，胞质中含有丰富的糖原颗粒和脂滴，称蜕膜细胞。

03.02.069　包蜕膜　decidua capsularis

位于植入胚泡浅层和侧面的蜕膜（图 03.02.09）。

03.02.070　底蜕膜　decidua basalis

位于植入胚泡深面的蜕膜，未来参与胎盘的形成（图 03.02.09）。

03.02.071　壁蜕膜　decidua parietalis

胚泡植入区之外各部位的蜕膜（图 03.02.09）。

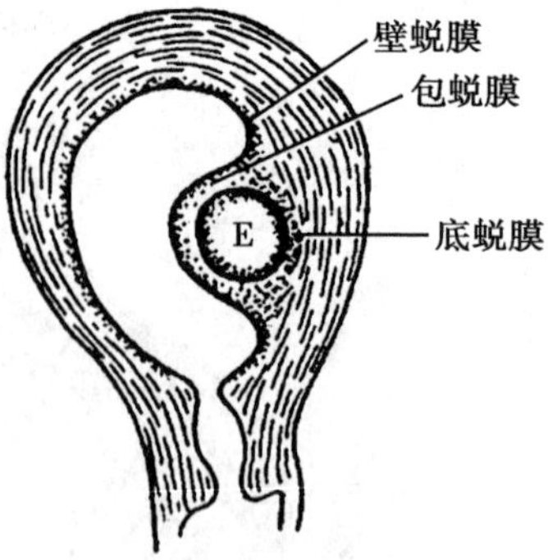

图 03.02.09　胚胎与子宫蜕膜的关系

03.02.072　合体滋养层　syncytiotrophoblast

胚泡植入后，滋养层细胞迅速增生并分为内外两层，外层细胞无细胞界线，呈合胞体样，构成合体滋养层（图 03.02.08）。

03.02.073　细胞滋养层　cytotrophoblast

胚泡植入后，滋养层迅速增生分为两层，内层细胞呈扁立方形，细胞界线清楚，呈单层排列，有很强的分裂增殖能力，构成细胞滋养层（图 03.02.08）。

03.02.074　滋养层陷窝　trophoblastic lacuna

随着胚胎的发育，合体滋养层逐渐增厚，其内部出现的一些与蜕膜中母体血窦相通的裂隙（图 03.02.08、图 03.02.10、图 03.02.11）。

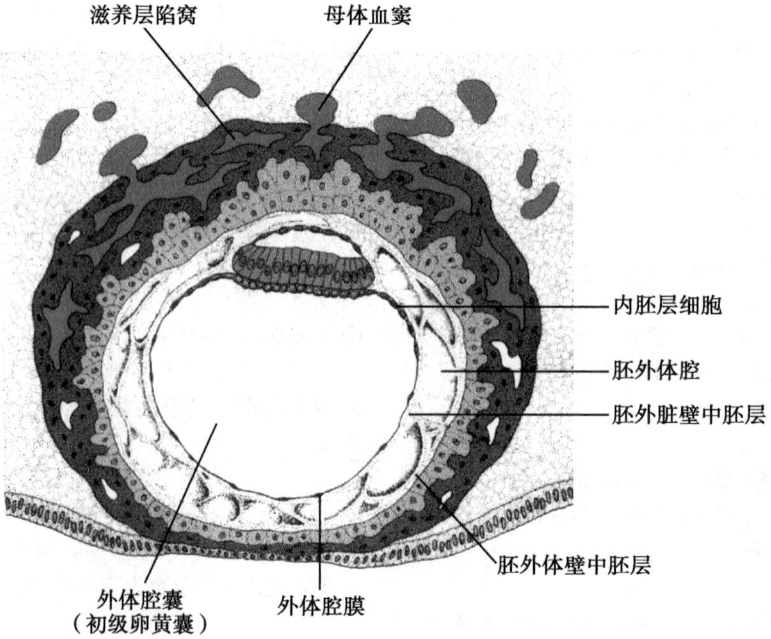

图 03.02.10　12 天人胚泡已完全进入子宫内膜

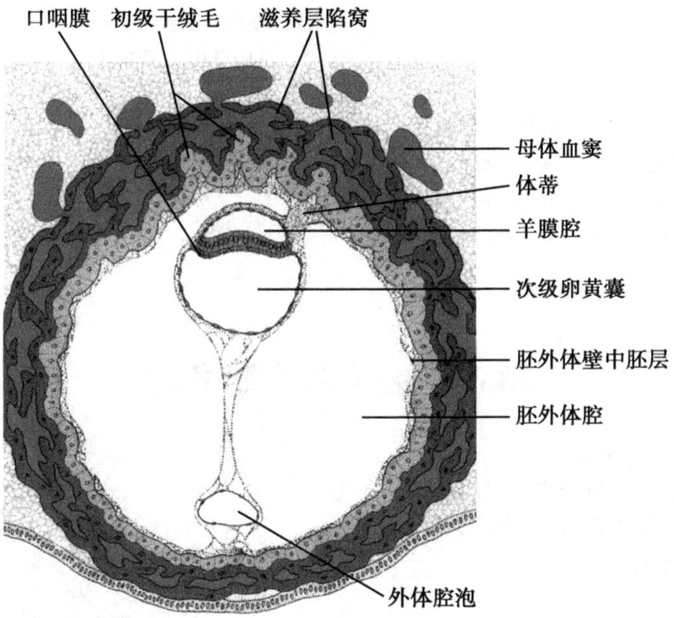

图 03.02.11　第 14 天的人胚泡

03.02.075　初级绒毛　primary villus

随着滋养层的增生，滋养层向蜕膜中形成的一些绒毛状突起，又称初级干绒毛（图 03.02.11）。

03.02.076　胚层　germ layer

胚泡内细胞群的成胚细胞在梯度分化过程中，同一个分化梯度的细胞排列成的细胞层，如早期的上胚层和下胚层，之后的内胚层、中胚层和外胚层。

03.02.077　上胚层　epiblast

胚泡植入后，内细胞群迅速增生并分化为上下两层细胞，上层细胞呈柱状，单层排列为上胚层（图 03.02.08）。

03.02.078　下胚层　hypoblast

胚泡植入后由内细胞群分化而来的一层立方形细胞，位于上胚层下方（图 03.02.08）。

03.02.079　胚盘　germ disc

胚胎早期发育的原基，呈椭圆盘状，由二胚层胚盘发育为三胚层胚盘，并由此分化为人体的各种组织器官。

03.02.080　二胚层胚盘　bilaminar germ disc

由上胚层和下胚层构成的胚盘，由内细胞群分化而来，出现于受精后第 8 天左右（图 03.02.08）。

03.02.081　霍伊泽膜　Heuser membrane

又称"外体腔膜"。二胚层胚盘形成后，下胚层周缘的细胞增生并沿细胞滋养层的内表面向下延伸而形成的一层扁平细胞。在胚盘腹侧遇合后构成初级卵黄囊的壁（图 03.02.10）。

03.02.082　外体腔膜　exocoelomic membrane

见 03.02.081 霍伊泽膜。

03.02.083　胚外中胚层　extraembryonic mesoderm

位于细胞滋养层与外体腔膜及羊膜上皮之间的一层星形细胞，其来源尚不清楚，有人认为来自上胚层，有人认为来自外体腔膜，也有人认为来自细胞滋养层（图 03.02.10）。

03.02.084　胚外体腔　extraembryonic coelom

随着胚外中胚层的增生变厚，内部出现了若干小的腔隙，后融合为一个大腔，即胚外体腔（图 03.02.10、图 03.02.11）。

03.02.085　胚外体壁中胚层　extraembryonic somatopleuric mesoderm

胚外体腔的出现，将胚外中胚层分成了内外两份。外侧份贴附在细胞滋养层的内表面和羊膜上皮的外表面，称胚外体壁中胚层，又称胚外中胚层壁层（图 03.02.10、图 03.02.11）。

03.02.086　胚外脏壁中胚层　extraembryonic splanchnopleuric mesoderm

覆盖在卵黄囊外表面的一层胚外中胚层（图

03.02.10、图 03.02.11）。

03.02.087　体蒂　body stalk

又称“连接蒂”。随着胚外体腔的扩大，胚盘连同其背侧的羊膜囊和腹侧的卵黄囊大部被胚外体腔所环绕，只有在胚盘一端还保留有一束胚外中胚层组织连接于滋养层上，这束胚外中胚层组织称为体蒂（图 03.02.11）。

03.02.088　连接蒂　connecting stalk

见 03.02.087 体蒂。

03.02.089　外体腔囊　exocoelomic sac

由外体腔膜与下胚层包绕胚泡腔构成的一个囊状结构，又称初级卵黄囊（图 03.02.08）。

（山东大学　高英茂）

03.03　胚期和胎期发育

03.03.001　胚期　embryonic period

受精后的 15 天左右，3 个胚层先后出现并开始分化，至 56 天时，各种器官原基形成，胚胎已初具人形，这一时期的胚胎发育称胚期。

03.03.002　原条　primitive streak

约在受精后的第 15 天，上胚层细胞增生并向二胚层胚盘尾端中线迁移，在中轴线上聚集而成的一纵行细胞柱。原条的出现标志着 3 个胚层形成的开始，也决定了胚盘的中轴及其头尾方向（图 03.03.01、图 03.03.02）。

03.03.003　原结　primitive node

原条头端的结节状膨大，与三胚层的发生和脊索的形成相关（图 03.03.01、图 03.03.02）。

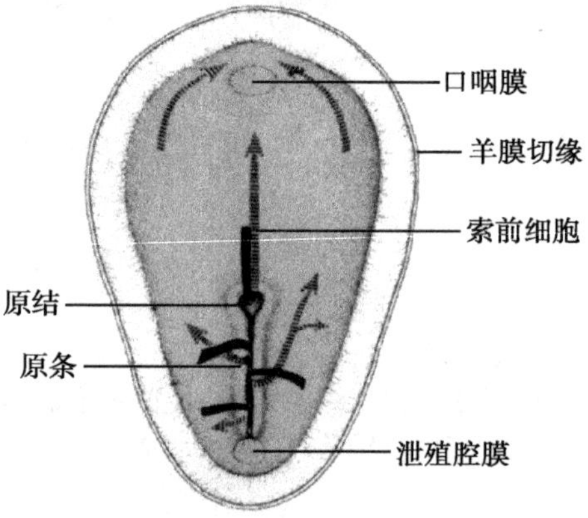

图 03.03.01　细胞迁移形成三胚层胚盘示意图（背面观）

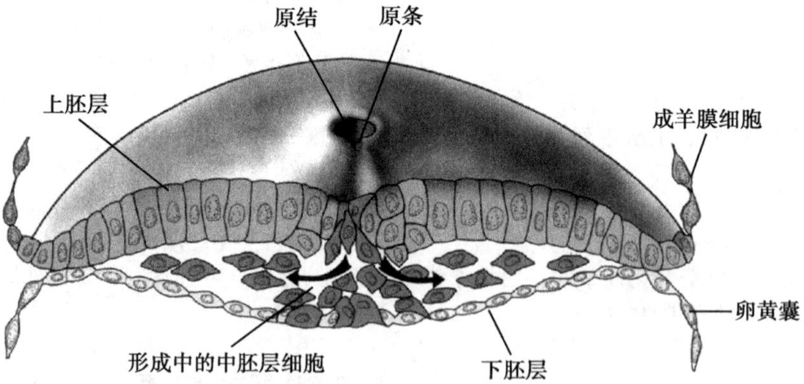

图 03.03.02　细胞迁移形成三胚层胚盘示意图（冠状切面观）

03.03.004　原窝　primitive pit

又称“原凹”。原结背侧的一个凹窝，与脊索管和脊索的形成有关。

03.03.005　原沟　primitive groove

原条背侧的一个浅沟，增生的上胚层细胞由此下陷迁入原条。

03.03.006　头突　head process

又称“脊索突”。增生的上胚层细胞经原结向头端迁移而形成的一个细胞柱。与脊索的发生密切相关。

03.03.007　脊索突　notochordal process

见 03.03.006 头突。

03.03.008　脊索管　notochordal tube

在脊索突从原结向头端延伸的同时，原结背侧的原凹也向脊索突深陷，最终使实芯的脊索突变成了空芯的脊索管。

03.03.009　神经肠管　neurenteric canal

脊索管的腹侧壁与其下方的原肠内胚层融合并溶解所形成的通道。脊索管在腹侧与形成中的原始肠管相通，在背侧通过原凹与形成中的神经管相通。

03.03.010　脊索　notochord

胚胎第22~24天，脊索管通连原肠的开口被原肠上皮封闭，脊索管的背侧壁形成一条位于中胚层中轴线上的细胞索，即脊索。脊索的出现诱导了神经管和脊柱的发生，其退化后的遗迹为髓核。

03.03.011　内胚层　endoderm

增生的上胚层细胞经原条迁入下胚层而形成的一层扁圆细胞，原下胚层细胞退化消失。内胚层主要分化为消化管和呼吸管道的黏膜上皮及其壁内的腺体，肝、胆、胰的上皮组织，咽鼓管及鼓室的铺衬上皮，胸腺、甲状腺、甲状旁腺中的上皮组织，膀胱、尿道、前列腺、尿道球腺中的上皮组织等（图03.03.02、图03.03.03）。

03.03.012　胚外内胚层　extraembryonic endoderm

下胚层周缘细胞增生并向腹侧延伸而形成的卵黄囊壁上的一层扁平细胞（图03.03.02）。

03.03.013　外胚层　ectoderm

上胚层细胞增生迁移而生成内胚层和中胚层后，原位的上胚层细胞形成的结构。外胚层主要分化为神经组织、表皮及其衍生结构、眼耳鼻中的感觉上皮、脑垂体、牙釉质、口腔及肛门处的黏膜上皮（图03.03.02、图03.03.03）。

03.03.014　神经外胚层　neural ectoderm

分化为神经板、最终分化为神经组织的一部分外胚层。

03.03.015　中外胚层　mesectoderm

来自神经嵴头段的神经外胚层细胞。具有中胚层细胞的分化潜力，可分化为中胚层来源的组织，如头颈部的部分肌肉、结缔组织、软骨及大血管根部的一些肌肉、结缔组织等。

03.03.016　中胚层　mesoderm

又称"胚内中胚层"。增生的上胚层细胞经原条原结迁入上下胚层之间而形成的一层多边形细胞。中胚层可通过轴旁中胚层、侧中胚层和间介中胚层分化为相应的组织结构，心脏、血管和淋巴管也来自中胚层（图03.03.02）。

03.03.017　胚内中胚层　intraembryonic mesoderm

见03.03.016中胚层。

03.03.018　三胚层胚盘　trilaminar germ disc

由内、中、外3个胚层构成的椭圆形盘状结构，其背侧有羊膜囊，腹侧有卵黄囊，尾端借体蒂连于绒毛膜上。人体的各种组织器官均来自三胚层胚盘（图03.03.02）。

03.03.019　索前板　prochordal plate

增生的上胚层细胞在形成中胚层的过程中，经原条向头侧迁移的中胚层细胞绕过了脊索突头侧的一个圆形区，因而此区成为一个内外胚层紧密相贴的细胞板。

03.03.020　口咽膜　oropharyngeal membrane, buccopharyngeal membrane

由三胚层胚盘脊索突头侧的索前板演变而来，外胚层与内胚层直接相贴而成的膜，中间无中胚层。此膜是原始口与咽之间的隔膜，膜破裂消失后，口咽才得以相通（图03.03.01）。

03.03.021　泄殖腔膜　cloacal membrane

三胚层胚盘原条尾侧的一个圆形区域，此处的外胚层与内胚层直接相贴，中间无中胚层。此膜随着泄殖腔的分隔而形成尿生殖窦膜和肛膜（图03.03.01）。

03.03.022　原肠胚　gastrula

具有内、中、外3个胚层和原条、原结、脊索等中轴结构的胚胎。

03.03.023　原肠胚形成　gastrulation

三胚层的形成过程，是胚胎发育过程中的一个非常重要而复杂的过程。

03.03.024　原肠胚期　gastrula stage, gastrula period

原肠胚形成后的时期，约在胚胎发育的第3周，这是胚胎早期发育的一个重要时期。

03.03.025　神经胚　neurula

神经管和神经嵴出现之后的胚胎。标志着中枢神经系统和周围神经系统的原基已经形成。

03.03.026　神经胚形成　neurulation

神经胚的形成过程，即由神经上皮形成神经板，再经神经沟而形成神经管和神经嵴的过程。

03.03.027　神经胚期　neurula stage, neurula period

神经胚形成后的时间段，始自胚胎第 19 天左右，神经板出现；止自胚胎第 27 天左右，后神经孔闭合，神经管和神经嵴完全形成。

03.03.028　轴旁中胚层　paraxial mesoderm

胚盘中轴线两侧的中胚层细胞增生而形成的两条增厚的中胚层细胞带。先后形成 42~44 对体节，再由体节分化出脊椎骨、真皮和皮下结缔组织、四肢和体壁上的骨骼肌等（图 03.03.03）。

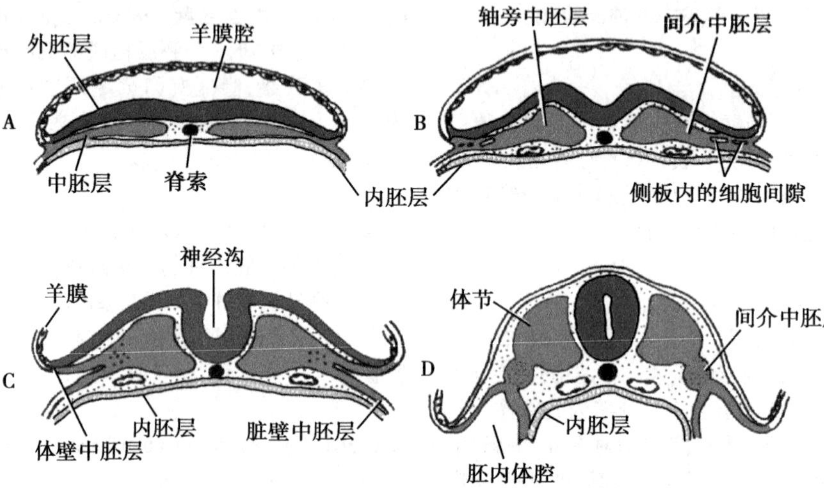

图 03.03.03　胚体横切面，示中胚层的早期分化

03.03.029　侧中胚层　lateral mesoderm

又称“侧板”。胚盘侧缘处的中胚层组织。后由胚内体腔分隔为体壁中胚层和脏壁中胚层。（图 03.03.03）。

03.03.030　间介中胚层　intermediate mesoderm

位于轴旁中胚层与侧中胚层之间的中胚层组织。泌尿系统和生殖系统的主要器官及结构均来自间介中胚层（图 03.03.03）。

03.03.031　胚内体腔　intraembryonic coelom

又称“原始体腔”。侧中胚层内出现若干小腔隙，继而融合形成的倒“U”形管腔，与胚外体腔相通，最终衍化为心包腔、胸膜腔和腹膜腔（图 03.03.03）。

03.03.032　原始体腔　primitive body cavity

见 03.03.031 胚内体腔。

03.03.033　脏壁中胚层　splanchnic mesoderm

胚内体腔的出现，将侧中胚层分隔为内外两层，内层称脏壁中胚层，覆盖在内胚层的表面，并与卵黄囊表面的胚外脏壁中胚层相延续。后分化为消化管壁上的平滑肌、结缔组织和腹膜、胸膜、心包膜的脏层（图 03.03.03）。

03.03.034　体壁中胚层　somatic mesoderm

胚内体腔的出现，将侧中胚层分隔为内外两层，外层称体壁中胚层，贴附在外胚层的内表面，并与羊膜囊外面的胚外体壁中胚层相延续。后分化为腹壁和外侧体壁上的肌肉、结缔组织和腹膜、胸膜、心包膜的壁层（图 03.03.03）。

03.03.035　体节球　somitomere

胚胎第 17 天左右，轴旁中胚层细胞节段性局部增生，形成的若干呈放射状排列的细胞团。头区的体节球细胞逐渐分散分布，形成头部的间充质；枕区之后的体节球则衍化为体节。

03.03.036　体节　somite

胚体中轴线两侧呈节段性排列的细胞团，来自轴旁中胚层的体节球，由头侧至尾侧先后出现 42~44 对，枕区有 4 对枕节，颈区有 8 对颈节，胸区有 12 对胸节，腰区有 5 对腰节，尾部有 5 对骶节和 8~10 对尾节。体节呈三角形，中间有一腔，其壁由生骨节、生皮节和生骨节构成（图 03.03.04、图 03.03.05）。

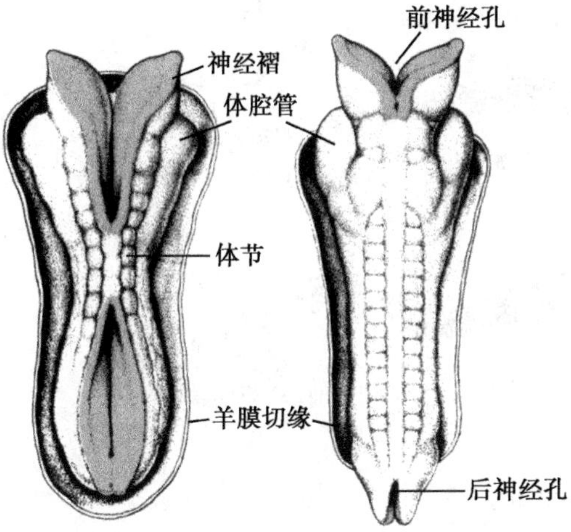

图 03.03.04　体节和神经管的形成

03.03.037　体节腔　somitic cavity

曾称“肌节腔”。体节中央的腔，呈三角形或不规则形（图 03.03.04）。

03.03.038　生骨节　sclerotome

又称“巩节”。由体节的内侧壁和腹侧壁构成，后分化为脊椎骨（图 03.03.04）。

03.03.039　生皮节　dermatome

由体节的外侧壁构成，后分化为真皮和皮下结缔组织（图 03.03.04）。

03.03.040　生肌节　myotome

生皮节分化之前，在体节外侧壁内面形成的一层新细胞，后分化为四肢和躯体的骨骼肌（图 03.03.04）。

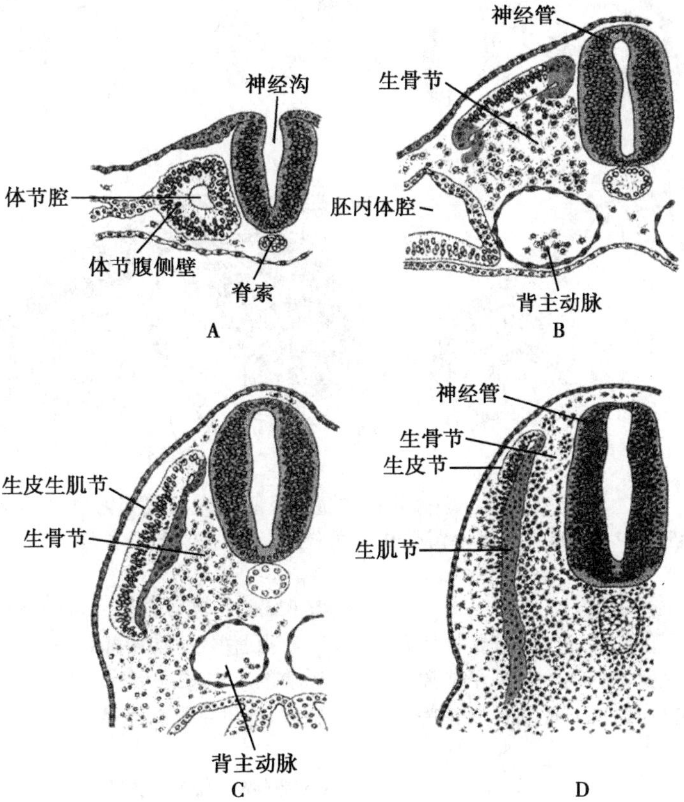

图 03.03.05　体节的形成和分化

03.03.041　皮肌节　dermomyotome

生皮节和生肌节均出现于体节的外侧壁，而且在生皮节分化之前生肌节就已出现，两者紧密相贴，故合称皮肌节（图 03.03.04）。

03.03.042　间充质　mesenchyme

胚胎早期广泛存在于胚体中的一类胚胎性结缔组织，但只有细胞，无纤维。其细胞称间充质细胞，呈星形，多突起，突起间有桥粒相连，构成细胞网，可分化为各种结缔组织细胞、内皮细胞、平滑肌细胞，成肌细胞等。

03.03.043　盘状胚　discoid embryo

受精后第 3 周之前的胚为盘状胚，由内、中、外 3 个胚层构成（图 03.03.06）。

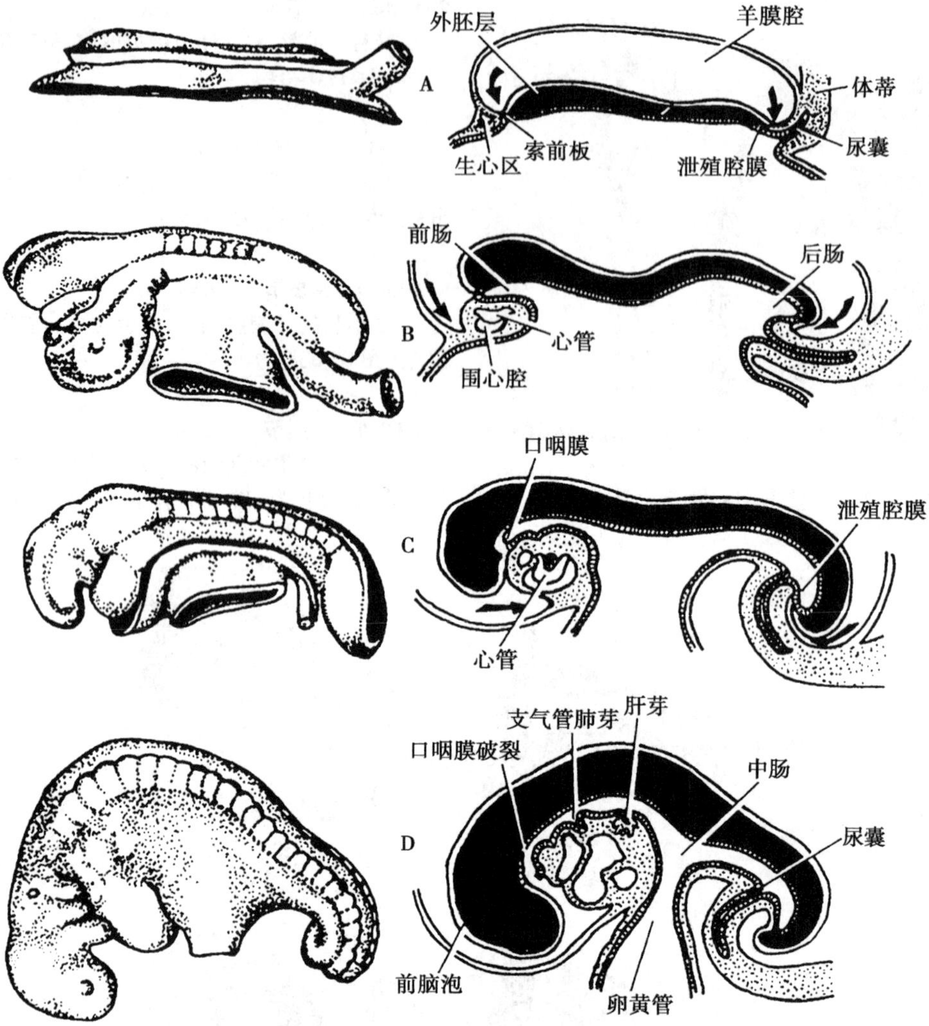

图 03.03.06　胚体外形的演变及胚体内相应变化

A. 体节前胚；B. 7 体节胚；C. 14 体节胚；D. 4 周末胚左列为整体外观，右列为相应矢状断面观

03.03.044　筒状胚　tubular embryo

又称“柱状胚”。胚胎第 20 天左右，盘状胚开始向腹侧卷褶，逐渐由盘状变为筒状，内胚层形成原始消化管，中胚层和外胚层包在其外面，此时的胚称筒状胚（图 03.03.06）。

03.03.045　头褶　cephalic fold, head fold

盘状胚的头侧缘向腹侧包卷形成的褶（图 03.03.06）。

03.03.046　尾褶　caudal fold, tail fold

盘状胚的尾侧缘向腹侧包卷形成的褶（图 03.03.06）。

03.03.047　侧褶　lateral fold

盘状胚的侧缘向腹侧包卷形成的褶（图 03.03.06）。

03.03.048　器官原基　organ primordium

胚胎的各器官都是由无到有、由简单到复杂逐渐形成的。在器官形成过程中，首先出现一个该器官的雏形，称该器官的原基。

03.03.049　器官发生期　organogenetic period

胚胎第 3 周至第 8 周，各器官原基先后形成并迅速发育的时期。

03.03.050　胚胎龄　embryonic age

胚胎自受精至出生之前的宫内发育时间，通常为 266 天左右。

03.03.051　受精龄　fertilization age

以受精之日作为胚胎龄的起始日，由此计算出的胚胎龄。足月正常分娩的胎儿,其受精龄平均为266天。

03.03.052 月经龄 menstruation age

以孕前最后一次月经的第一天作为胚胎龄的起始日,由此计算出的胚胎龄。足月妊娠正常分娩的胎儿,其月经龄平均为280天。

03.03.053 冠－臀长 crown-rump length, CRL

又称"顶－臀长""坐高"。从胚胎头顶部最高点至臀部最低点的长度,适用于受精龄为第3~8周的胚胎测量(图03.03.07)。

03.03.054 冠－踵长 crown-heel length, CHL

又称"顶－跟长""立高"。从胚胎头顶部最高点至足跟之长度,适用于受精龄为第9~38周的胎儿测量(图03.03.07)。

03.03.055 [胚]最大长度 greatest length, GL

胚胎的最长径,适用于受精龄为3周之前的胚(图03.03.07)。

(山东大学　高英茂)

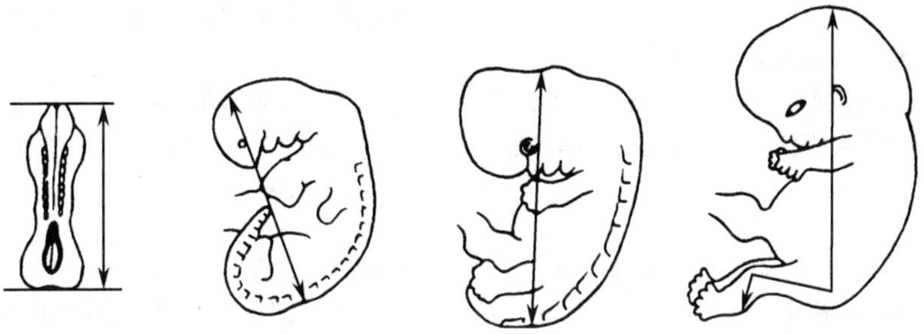

图03.03.07　胚胎长度测量方法示意图

03.04　胎膜、胎盘、双胎、多胎和连体双胎

03.04.001 胎膜 fetal membrane

由胚泡分化来的一些胚体的附属结构,对胚体具有营养、保护、物质交换等重要功能。包括卵黄囊、羊膜囊、尿囊、绒毛膜、脐带等。

03.04.002 胞衣 afterbirth

又称"衣胞"。胎儿出生时,胎膜和胎盘一并娩出并与新生儿分离,这些分离的附属结构总称胞衣。

03.04.003 初级卵黄囊 primary yolk sac

外体腔膜与下胚层形成的包绕原胚泡腔的囊,又称外体腔囊。人胚的卵黄囊已不含卵黄物质,失去了营养功能,只是进化过程的重演(图03.02.08)。

03.04.004 次级卵黄囊 secondary yolk sac

又称"卵黄囊"。初级卵黄囊之后在其原位出现的第二级卵黄囊。下胚层周缘与初级卵黄囊交界处的细胞增生并向腹侧延伸,当其在腹侧遇合后,便形成了次级卵黄囊。此时初级卵黄囊萎缩退化(图03.02.11)。

03.04.005 卵黄囊 yolk sac

见03.04.004次级卵黄囊。

03.04.006 外体腔泡 exocoelomic vesicle

随着次级卵黄囊的形成,初级卵黄囊失去与胚盘的连接并萎缩退化,最终残留多个由外体腔膜和胚外中胚层围成的小泡,位于胚外体腔中(图03.02.11、图03.04.01)。

03.04.007 卵黄蒂 yolk stalk

又称"卵黄管"。连接原始肠管与胚体外卵黄囊的细管。后闭锁退化。纤维化后成为卵黄韧带。

03.04.008 卵黄管 vitelline duct

见03.04.007卵黄蒂。

03.04.009 卵黄韧带 vitelline ligament

又称"脐肠韧带"。约在胚胎发育的5~6周,卵黄管闭锁并纤维化而形成的一条连接脐与中肠的纤维索。

03.04.010　脐肠韧带　omphalomesenteric ligament

见 03.04.009 卵黄韧带。

03.04.011　脐肠瘘　omphalomesenteric fistula

又称"脐瘘"。由未闭锁的卵黄管形成的肠腔与脐之间的一个瘘管，肠管中的内容物会通过此管排至脐外。

03.04.012　脐瘘　umbilical fistula

见 03.04.011 脐肠瘘。

03.04.013　卵黄管囊肿　vitellointestinal cyst

又称"脐肠系膜囊肿"。卵黄管的脐端和肠端都闭锁并纤维化，但其中段局部性未闭锁而形成的膨大。

03.04.014　脐肠系膜囊肿　omphalomesenteric cyst

见 03.04.013 卵黄管囊肿。

03.04.015　麦克尔憩室发生　Meckel diverticulum development

卵黄管的肠端与肠相接处未闭锁，在回肠壁上遗留的一个憩室。

03.04.016　成羊膜细胞　amnioblast

由上胚层分离出的一层扁立方形细胞，由此类细胞增生形成羊膜。也有人认为，成羊膜细胞来自上胚层上方的细胞滋养层（图 03.03.02）。

03.04.017　羊膜　amniotic membrane

最初只是由成羊膜细胞增生而生成的一层羊膜上皮，随着胚外中胚层和血管的出现，羊膜上皮的外面披上了一层富含血管的胚外中胚层组织（图 03.03.02、图 03.02.11）。

03.04.018　羊膜腔　amniotic cavity

由羊膜围成的腔，腔内有羊水。最初的羊膜腔位于胚盘背侧，随着胚盘向腹侧包卷并形成柱状胚，胚胎完全掉入羊膜腔内并生活在羊水中，直至出生（图 03.02.11）。

03.04.019　羊水　amniotic fluid

羊膜腔中的液体，最早由羊膜上皮分泌而来；当羊膜壁上出现血管后，部分羊水来自血管渗透；当胚胎出现吞咽和泌尿功能后，羊水便开始了动态循环。妊娠后期，胎儿的胎脂、脱落上皮、胎便等也进入羊水。足月胎儿的羊水量为 1000ml 左右。

03.04.020　羊膜囊　amnion

最初是由羊膜与上胚层共同形成的一个囊状结构，位于二胚层胚盘上方，囊内盛有羊水。随着胚胎的发育，羊膜由羊膜上皮和富含血管的胚外中胚层构成。当三胚层胚盘形成并向腹侧包卷而形成柱状胚时，羊膜囊也迅速增大（图 03.02.11、图 03.03.06）。

03.04.021　羊水过多　polyhydramnios

羊水量超过 1500ml。羊水过多往往预示胎儿患有上消化道闭锁或神经发育不良而引发的吞咽障碍。

03.04.022　羊水过少　oligohydramnios

羊水量少于 500ml。羊水过少往往预示胎儿肾发育不全或尿路阻塞。

03.04.023　尿囊　allantois

胚盘尾端与卵黄囊交界处向体蒂内突出而形成的一个内胚层盲囊，出现于受精后的第 3 周初，仅存数周即大部退化，只有根部演变为膀胱的一部分，其壁上的尿囊动、静脉演变为脐动、静脉（图 03.03.06）。

03.04.024　脐尿管　urachus

尿囊退化后形成的一细管，近端连于膀胱，远端延伸至脐带。出生前脐尿管闭锁并纤维化，形成脐中韧带。

03.04.025　脐尿瘘　urachal fistula

出生后脐尿管未闭锁而形成的内通膀胱、外开口于肚脐的瘘管，尿液可由膀胱通过此管漏出到脐外。

03.04.026　脐尿管憩室　urachal diverticulum

脐尿管大部闭锁并纤维化，只有连于膀胱的根部未闭锁，形成的膀胱壁上的一个憩室。

03.04.027　脐尿管囊肿　urachal cyst

脐尿管的近端和远端都闭锁并纤维化，但其中段未闭锁而形成的膨大。

03.04.028　脐带　umbilical cord

一端连于胎儿脐环，另一端连于胎盘胎儿面的一圆柱状结构，长 40~60cm，直径约 2cm，外包光滑羊膜，内含黏液性结缔组织、脐动脉、脐静脉和退化后的卵黄囊、尿囊遗迹，是胎儿与母体进行物质转运的唯一运输通道（图 03.03.06、图 03.04.03）。

03.04.029　脐环　umbilical ring

脐带根部与胎儿腹部相连处的环状结构。胚胎早期，脐带刚形成时，脐环很大，随着胚胎发育脐环逐渐缩小。

03.04.030　脐　umbilicus

胎儿出生剪断脐带后，腹部正中留下的一个圆形凹陷小区，是人体的一个标志性表面结构。

03.04.031　脐腔　umbilical coelom

在脐带形成过程中，部分胚外体腔卷入脐带中形成的脐内空腔，后逐渐闭锁。如果胎儿出生后，脐腔仍未闭锁，则会形成脐囊或脐疝。

03.04.032　脐囊　umbilical vesicle

又称"脐泡"。胎儿出生后，脐腔仍未闭锁，腹压增大时部分肠管突入脐腔而形成的脐部囊泡。

03.04.033　绒毛膜　chorion

胚胎与母体进行物质交换的结构，并有内分泌功能，由绒毛膜板和绒毛构成，开始出现于胚胎第 3 周，后演变为丛密绒毛膜和平滑绒毛膜（图 03.04.01）。

03.04.034　绒毛膜板　chorionic plate

滋养层与其内面富含血管的胚外中胚层构成的一层板状结构，包绕整个胚胎并伸出若干绒毛（图 03.04.01）。

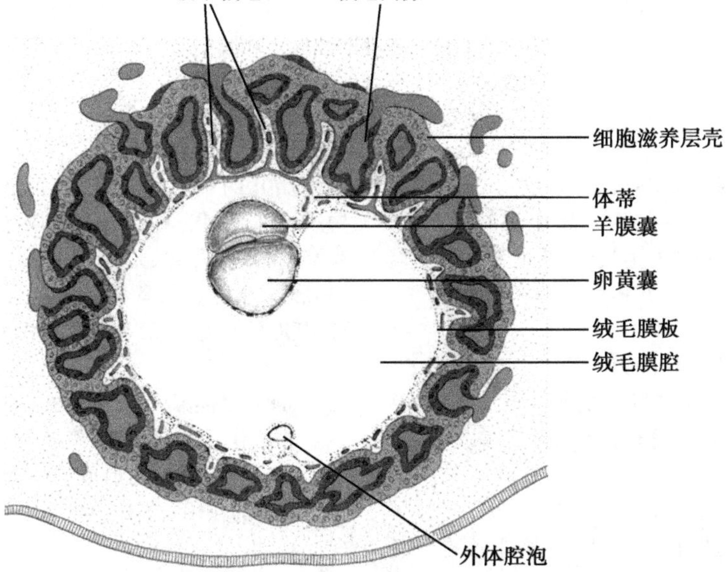

图 03.04.01　第 3 周的人胚，示体节前胚和绒毛膜

03.04.035　［胎盘］绒毛　placental villus

又称"绒毛膜绒毛"。由绒毛膜板向外发出的若干突起，外包合体滋养层和细胞滋养层，内有胚外中胚层和血管。根据其发育阶段和构成成分的不同，分为初级绒毛、次级绒毛和三级绒毛（图 03.04.01）。

03.04.036　绒毛膜绒毛　chorionic villus

见 03.04.035［胎盘］绒毛。

03.04.037　初级绒毛　primary villus

由滋养层向外突出而形成的早期绒毛，外包合体滋养层，内有细胞滋养层，不分支（图 03.04.02）。

03.04.038　次级绒毛　secondary villus

在胚外中胚层出现后，初级绒毛内有胚外中胚层组织伸入，构成次级绒毛（图 03.04.02）。

03.04.039　三级绒毛　tertiary villus

又称"固有胎盘绒毛"。当次级绒毛中出现了血管后，便称为三级绒毛（图 03.04.02）。

03.04.040　游离绒毛　free villus

由三级绒毛生长并发出的分支绒毛，游离于绒毛间隙的母血中。

03.04.041　固定绒毛　anchoring villus

三级绒毛的主干末端与蜕膜组织紧密接触并形成的复杂的连接结构，将绒毛固定于蜕膜上。

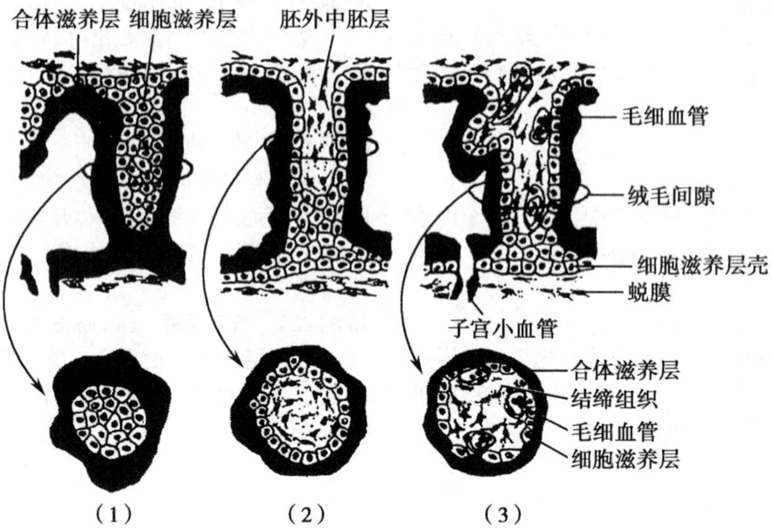

图 03.04.02　干绒毛的结构和演变

（1）初级绒毛；（2）次级绒毛；（3）三级干绒毛

上列为干绒毛纵断面，下列为干绒毛横断面

03.04.042　丛密绒毛膜　chorion frondosum

胚胎第 6 周之前，绒毛膜的表面均分布着绒毛；第 6 周后，伸入底蜕膜的绒毛生长繁茂，这部分绒毛膜称为丛密绒毛膜。

03.04.043　平滑绒毛膜　chorion leave

胎儿第 6 周后，伸入包蜕膜的绒毛逐渐萎缩退化，于是这部分绒毛膜成了没有绒毛的绒毛膜。

03.04.044　绒毛膜囊　chorionic sac

随着胚胎的快速发育，绒毛膜与其外面的底蜕膜、包蜕膜逐渐靠近，最终相互融合，共同形成绒毛膜囊，包绕胚体及其附属结构。

03.04.045　胎盘　placenta

胎儿的重要附属结构，由丛密绒毛膜和底蜕膜构成，呈圆盘状，直径约 15~20cm，厚约 2.5cm，胎儿面光滑，有羊膜覆盖，母体面由不规则走行的沟分隔为 15~25 个小叶。胎盘具有胎儿与母体间物质交换、内分泌和屏障功能（图 03.04.03、图 03.04.04）。

03.04.046　细胞滋养层细胞柱　cytotrophoblast column

在固定绒毛的末端，细胞滋养层细胞穿越合体滋养层长入底蜕膜中而形成的一束细胞，具有将绒毛固定于蜕膜的作用（图 03.04.04）。

03.04.047　细胞滋养层壳　cytotrophoblast shell

细胞滋养层细胞柱末端，细胞增生并沿合体滋养层外表面扩展，于合体滋养层与底蜕膜之间及血池表面形成的一层细胞滋养层（图 03.04.02、图 03.04.04）。

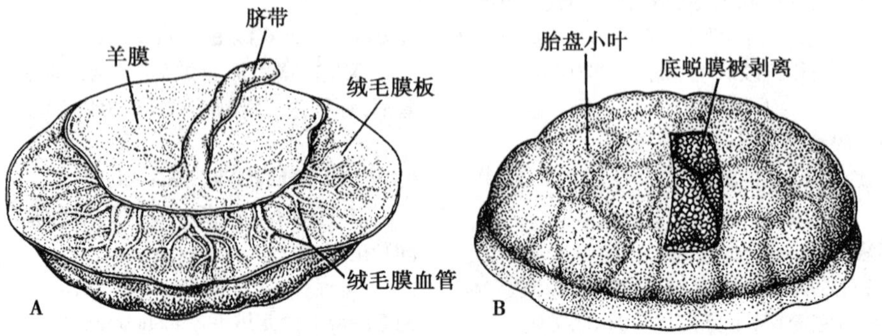

图 03.04.03　足月胎盘

A. 胎盘的胎儿面；B. 胎盘的母体面

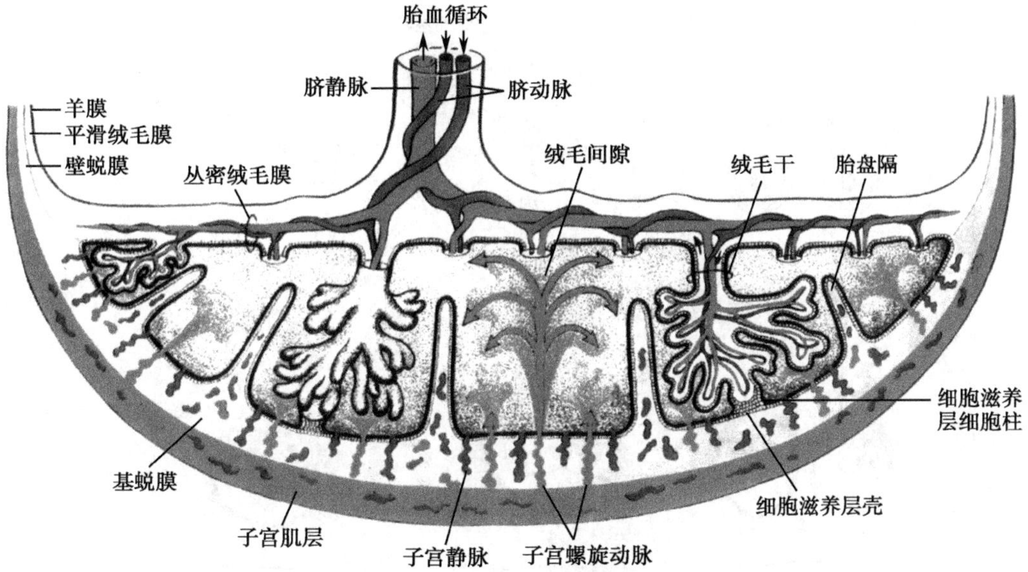

图 03.04.04　胎盘的结构和血液循环模式图

箭头示血流方向，浅灰色示富含营养和 O_2 的血，黑色示含代谢废物与 CO_2 的血

03.04.048　胎盘小叶　cotyledon

由绒毛膜板发出 60 个左右的绒毛并伸入底蜕膜中，1~4 个干绒毛及其分支被蜕膜组织形成的小隔包绕为一个小叶。一个胎盘大约有 15~25 个小叶（图 03.04.03）。

03.04.049　胎盘隔　placental septum

分隔胎盘小叶的隔，由蜕膜组织构成，小叶之间的分隔不完全，相邻小叶可相互沟通（图 03.04.04）。

03.04.050　胎盘膜　placental membrane

又称“胎盘屏障”。在胎盘中，流经绒毛毛细血管的胎儿血液与流经绒毛间隙的母体血液之间隔着的一层组织结构。由绒毛内毛细血管内皮及其基膜、滋养层上皮及其基膜以及两者之间的少量结缔组织构成。具有物质交换和屏障功能。

03.04.051　人绒毛膜促性腺激素　human chorionic gonadotropin，HCG

由合体滋养层分泌的一种糖蛋白激素，可维持妊娠黄体的存在和旺盛的分泌，以维持妊娠的正常进行。受精后第 2 周末开始出现于孕妇血液，第 9~11 周达到高峰，后逐渐降低。临床上常利用检测尿中 HCG 的方法确定是否妊娠。

03.04.052　人胎盘催乳素　human placental lactogen，HPL

由合体滋养层合成和分泌的一种蛋白类激素，其分子结构和生物学作用与人生长激素相似，可促进孕妇乳腺生长发育和胎儿生长，妊娠第 2 个月开始分泌，后持续增多，妊娠末期达高峰。

03.04.053　人胎盘孕激素　human placental progesterone

由合体滋养层合成和分泌的孕激素。妊娠第 4 个月开始分泌，后持续增多，其生物学作用和分子结构与卵巢孕激素相同，可维持妊娠的正常进行。

03.04.054　人胎盘雌激素　human placental estrogen

由合体滋养层合成和分泌的雌激素。妊娠第 4 个月开始分泌，后持续增多，其分子结构和生物学功能与卵巢分泌的雌激素相同，可维持妊娠正常进行。

03.04.055　双胎　twins

又称“孪生”。一次妊娠产出的两个胎儿，可分单卵双胎和双卵双胎（图 03.04.05）。

03.04.056　双卵双胎　dizygotic twins

来自两个受精卵的两个孪生胎儿。两者遗传构成及表型的相近程度与通常的兄弟姊妹相同，两个胎儿具有各自独立的胎盘、羊膜囊和绒毛膜囊，其发生率约为 7‰~11‰，双胎中的 2/3 左右为双卵双胎（图 03.04.05）。

03.04.057　单卵双胎　monozygotic twins

来自一个受精卵的两个孪生胎儿。两个胎儿的遗传构成和表型完全相同，两者的胎盘及胎膜关系视两个胚胎相互分离的时间而定。其发生率约为 3‰~40‰（图 03.04.05）。

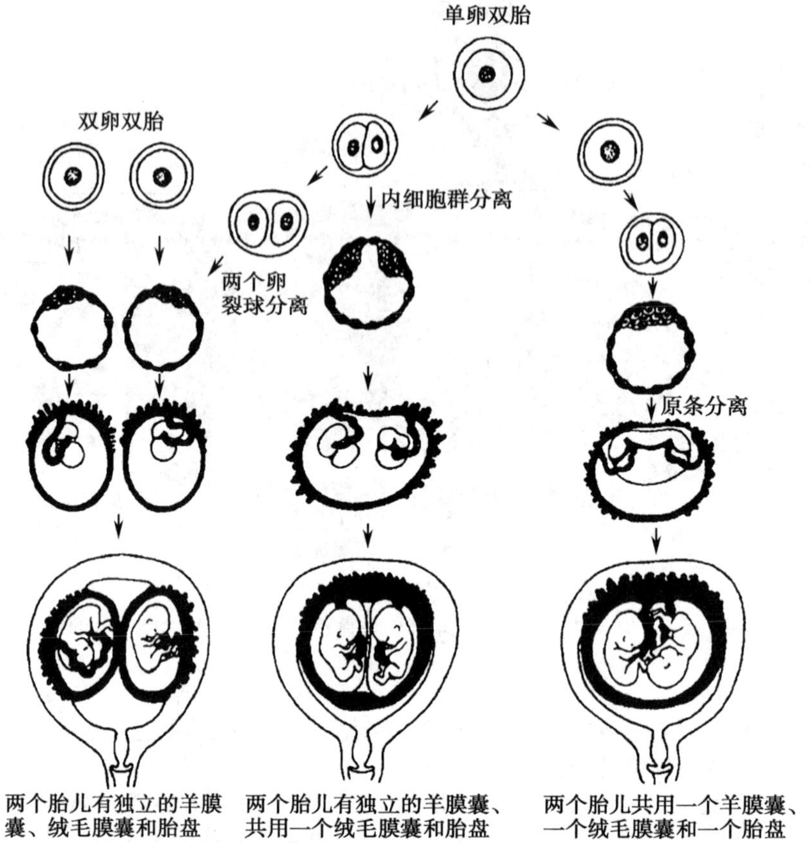

图 03.04.05　双胎的形成类型及其与胎膜胎盘关系模式图

03.04.058　多胎　multiple birth

一次妊娠娩出 3 个以上的胎儿。多胎的发生率很低，死亡率较高。在理论上，多胎也存在多卵多胎、单卵多胎和混合性多胎，但实际上多为多卵多胎。

03.04.059　连体双胎　conjoined twins

两个单卵双胎在发育过程中未能完全分离，躯体的某一部分仍然连在一起的双胎（图 03.04.06）。

03.04.060　胸腹连胎　thoracoventropagus

两个单卵双胎的胸部及腹部未分开（图 03.04.06）。

03.04.061　臀连双胎　pygopagus

两个单卵双胎的臀部相连（图 03.04.06）。

03.04.062　头联双胎　craniopagus，cephalopagus

两个单卵双胎的头部未分开（图 03.04.06）。

03.04.063　寄生胎　parasitus

两个单卵双胎发育不平衡，其中一个发育快，另一个发育慢，发育快者将发育慢者包裹在颅腔、胸腔或腹腔之中的现象（图 03.04.06）。

（山东大学　高英茂）

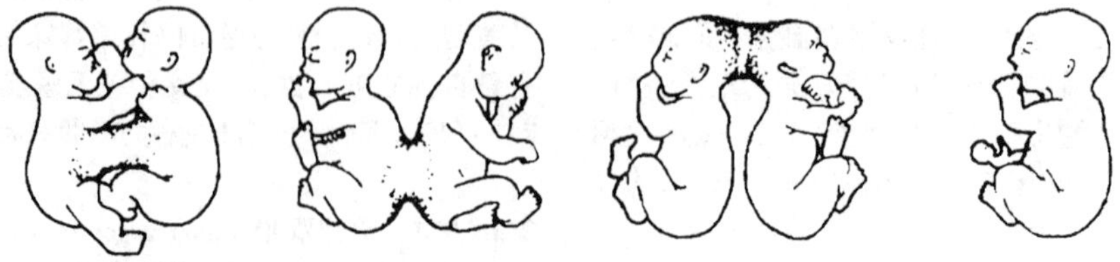

胸腹联胎　臀联胎　头联胎　寄生胎

图 03.04.06　连体双胎

03.05 鳃弓、咽囊的演变和头、颈的发生

03.05.001 鳃弓 branchial arch, pharyngeal arch

胚4周时，原始咽两侧的间充质增生，由头端至尾端先后出现的6对弓状隆起。前4对明显，第5对出现不久即消失，第6对很小，不甚明显。鳃弓背腹走向，左右对称，参与颜面和颈部的形成（图03.05.01）。

03.05.002 鳃沟 branchial cleft, pharyngeal cleft

又称鳃裂，指相邻鳃弓之间的凹沟。鳃沟先后出现5对，分别与内侧的咽囊相对应，参与外耳道及颈部的形成（图03.05.01、图03.05.02）。

03.05.003 鳃裂 branchial cleft

咽囊顶壁与鳃沟底壁融合并穿通形成的咽腔与外界相通的裂隙。鳃裂是水中生活的低等脊索动物（如鱼）呼吸时水流的通路，陆上生活的脊索动物只在胚胎时期出现鳃裂。在人胚，鳃裂即鳃沟，见03.05.002鳃沟。

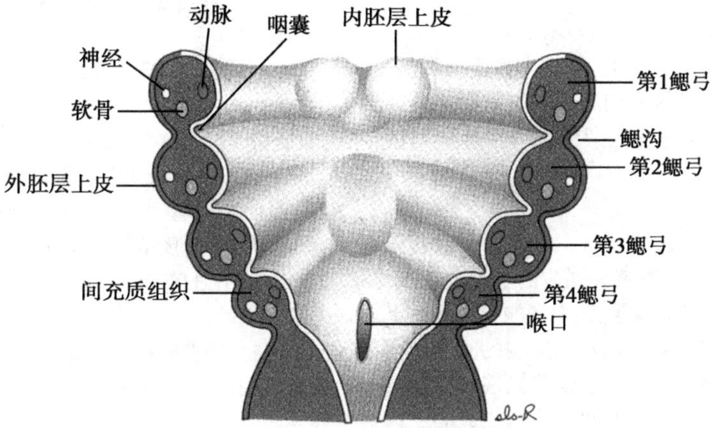

图 03.05.01 咽囊和鳃弓

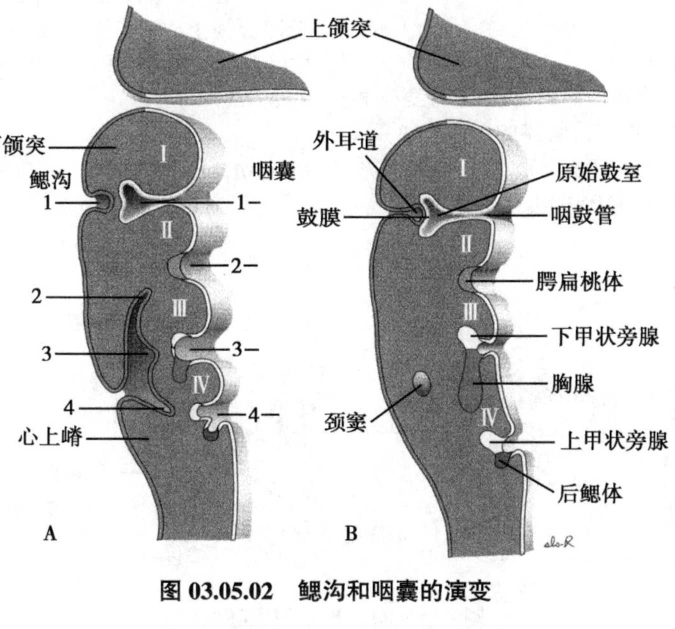

图 03.05.02 鳃沟和咽囊的演变

03.05.004　咽囊　pharyngeal pouch

鳃弓发生时,原始咽侧壁内胚层向外膨出形成的5对囊状突起。其与鳃沟相对应,将演变成中耳鼓室、咽鼓管、胸腺、甲状旁腺等重要器官(图 03.05.01、图 03.05.02)。

03.05.005　鳃膜　branchial membrane

鳃沟底壁的外胚层、咽囊顶壁的内胚层及其之间的少量间充质构成的薄膜。第1对鳃膜将演变成鼓膜(图 03.05.02)。

03.05.006　鳃器　branchial apparatus

鳃弓、鳃沟、鳃膜和咽囊的总称。在鱼类和两栖类,鳃器为呼吸器官的原基;在人胚,其出现是种系发生的重演现象,也是生物进化的佐证之一。

03.05.007　后鳃体　ultimobranchial body

第5对咽囊(也有人认为是第四对咽囊的腹侧)形成的一小团细胞。后鳃体的细胞迁入甲状腺后分化为滤泡旁细胞,也有人认为滤泡旁细胞来自神经嵴细胞(图 03.05.02)。

03.05.008　下颌弓　mandibular arch

第1鳃弓,由头侧的上颌突和尾侧的下颌突组成。上颌突内的间充质将形成上颌骨、颧骨和颞骨鳞部。下颌突内有一根软骨,称 Meckel 软骨,其周围的间充质将形成下颌骨,而该软骨则大部退化,仅背侧端一小部分形成砧骨和锤骨。由第1鳃弓的间充质衍化成的肌肉包括咀嚼肌(颞肌、咬肌和翼状肌)、二腹肌的前腹、下颌舌骨肌、鼓膜张肌和腭帆张肌(图 03.05.03)。

03.05.009　舌骨弓　hyoid arch

第2鳃弓。其中的软骨将形成镫骨、颞骨茎突和茎突舌骨韧带、舌骨的小角和舌骨体的上段。由第2鳃弓衍生的肌肉包括镫骨肌、茎突舌骨肌、二腹肌的后腹、耳肌和面部表情肌(图 03.05.03)。

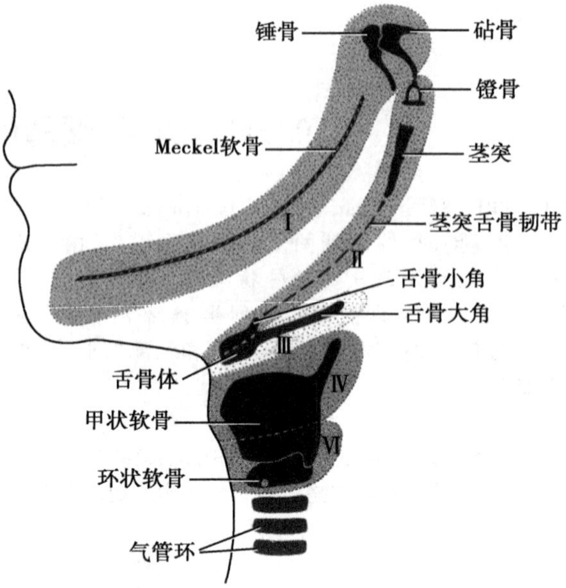

图 03.05.03　各鳃弓来源的骨和软骨

03.05.010　额鼻突　frontonasal process

又称"额鼻隆起"。是由于脑泡发生及其腹侧的间充质局部增生、在胚体头端口咽膜上方形成的一个较大的圆形隆起。该隆起将发育成额与鼻(图 03.05.04、图 03.05.05)。

03.05.011　额鼻隆起　frontonasal prominence

见 03.05.010　额鼻突。

03.05.012　上颌突　maxillary process

又称"上颌隆起"。第1鳃弓发生后不久,其腹侧份即分为上、下两支,上支为上颌突。左右上颌突向中线生长,形成上颌和上唇的外侧部(图 03.05.04、图 03.05.05)。

03.05.013　上颌隆起　maxillary prominence

见 03.05.012 上颌突。

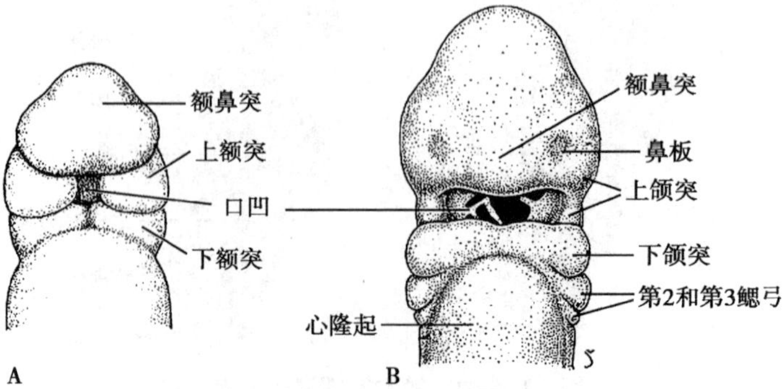

图 03.05.04　第4周人胚头部

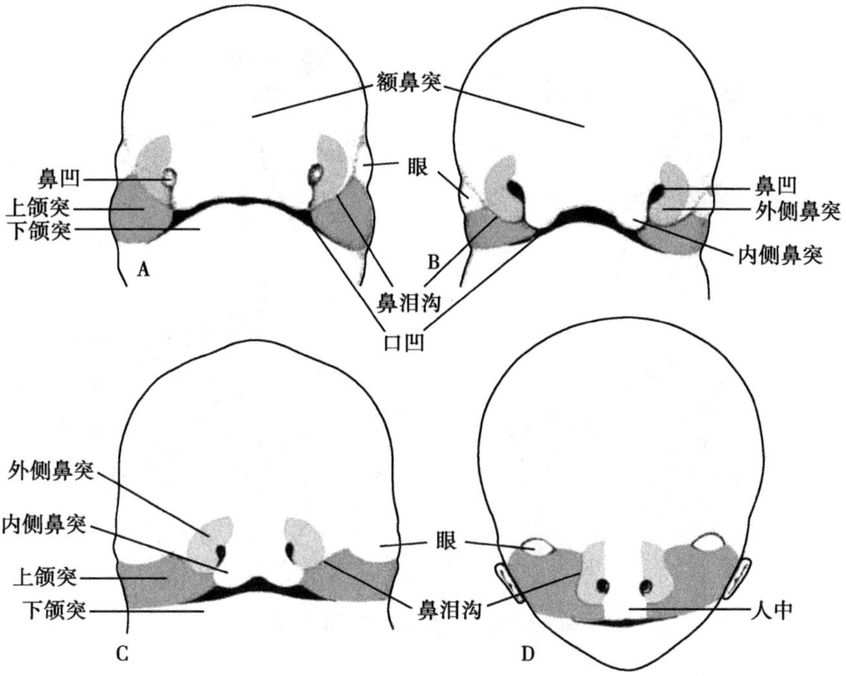

图 03.05.05　颜面的形成过程

03.05.014　下颌突　mandibular prominence, mandibular process

又称“下颌隆起”。第 1 鳃弓腹侧份的下支。胚第 4 周末,左、右下颌突向中线生长并融合,形成下颌和下唇(图 03.05.04、图 03.05.05)。

03.05.015　下颌隆起　mandibular prominence

见 03.05.014 下颌突。

03.05.016　口凹　stomodeum

胚第 4 周初,由左、右两侧的上颌突、下颌突及其上方的额鼻突围成的一个宽大凹陷。口凹即原始口腔,其底为口咽膜,该膜破裂后,口凹即与原始咽相通(图 03.05.04、图 03.05.05)。

03.05.017　鼻板　nasal placode

胚第 5 周,额鼻突下缘两侧局部外胚层增生形成的两个椭圆形增厚区(图 03.05.04)。

03.05.018　鼻窝　nasal pit

胚第 6 周时鼻板中央的凹陷。最初其下方以一细沟与口凹相通,进一步深陷,即为原始鼻腔(图 03.05.05)。

03.05.019　内侧鼻突　median nasal prominence, median nasal process

鼻窝周围的间充质增生,形成一马蹄形隆起,位于鼻窝内侧的隆起即内侧鼻突。左右内侧鼻突向中线生长并相互融合,形成鼻梁、鼻尖、人中和上唇正中部(图 03.05.05)。

03.05.020　外侧鼻突　lateral nasal prominence, lateral nasal process

位于鼻窝外侧的隆起。其与左右上颌突融合后,形成鼻翼和鼻外侧壁大部(图 03.05.05)。

03.05.021　鼻泪沟　nasolacrimal groove

外侧鼻突与上颌突之间的浅沟。其上端膨大,发育成泪囊,底壁外胚层将发育形成鼻泪管(图 03.05.05)。

03.05.022　人中发生　philtrum development

上唇外表面中线处的纵行浅沟,由两内侧鼻突向中线生长并融合而成。该浅沟为人类所特有(图 03.05.05)。

03.05.023　鼻囊　nasal sac

又称“原始鼻腔”。胚第 6 周末,左、右鼻窝向深部扩大并融合形成的一个大腔。第 7 周时,鼻窝底壁破裂,原始鼻腔与原始口腔相通。(图 03.05.06)。

03.05.024　口鼻膜　oronasal membrane

鼻窝底壁分隔原始鼻腔与原始口腔的薄膜。

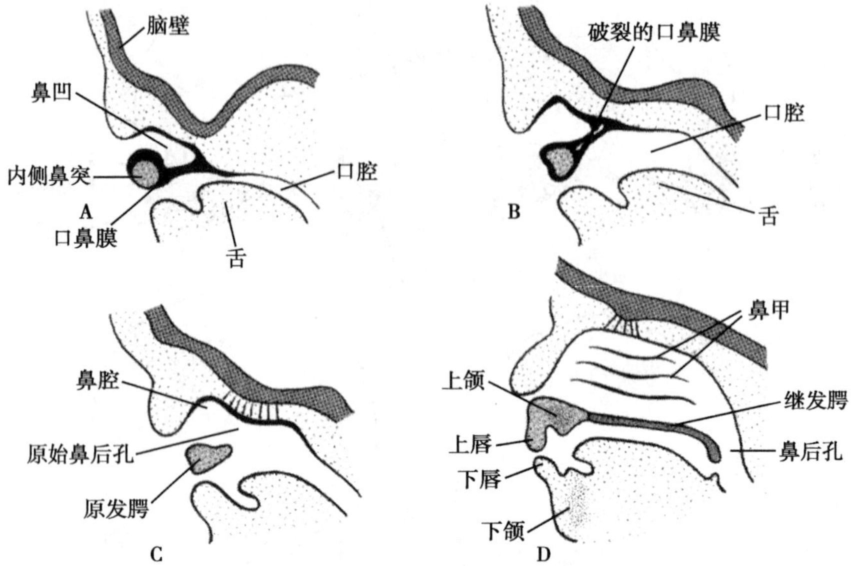

图 03.05.06　鼻腔发育示意图

胚第 7 周，该膜破裂，原始鼻腔与原始口腔相通（图 03.05.06）。

03.05.025　原始鼻后孔　primitive choana

口鼻膜破裂后，原始鼻腔与原始口腔在后部的相通孔道。随着继发腭形成，原始鼻腔与原始口腔被分隔为永久性鼻腔和口腔，该孔后移，成为永久性鼻后孔（图 03.05.06）。

03.05.026　犁鼻器　vomeronasal organ

鼻中隔前部末端两侧基部外胚层下陷形成的一对管状结构，开口于鼻腔或鼻腭管（口腔顶壁）。人类的犁鼻器只存在于胎儿和新生儿中。在某些哺乳动物和低等脊椎动物，犁鼻器则有重要嗅觉功能。

03.05.027　口裂发生　oral fissure development

上、下颌形成后，位于两者间的裂隙。口裂起初宽大，胚胎第 2 个月，上颌突和下颌突的外侧部逐渐融合形成颊，口裂逐渐相对缩小。

03.05.028　正中腭突　median palatine process

又称“初发腭”或“原发腭”。左、右内侧鼻突融合后，其内侧面间充质增生形成的一个突向原始口腔的三角形突起。正中腭突将演变为腭前部的一小部分（图 03.05.06、图 03.05.07）。

03.05.029　初发腭　primary palate

见 03.05.028 正中腭突。

03.05.030　外侧腭突　lateral palatine process

又称“腭板”。胚第 6~7 周，左、右上颌突内侧面间充质增生，向原始口腔内长出的一对扁平突起。两外侧腭突最终在中线融合，形成继发腭，后演变为腭的大部分（图 03.05.06、图 03.05.07）。

03.05.031　腭板　palatine shelf

见 03.05.030 外侧腭突。

03.05.032　继发腭　secondary palate

左右外侧腭突在中线融合后称继发腭，将演变为腭的大部分（图 03.05.06、图 03.05.07）。

03.05.033　切齿孔　incisive foramen

左、右外侧腭突前缘与正中腭突融合后留有的小孔（图 03.05.07）。

03.05.034　鼻腭管　nasopalatine canal

当外侧腭突与正中腭突的边缘融合时，其中线未融合处留有的小管。鼻腭管是犁鼻器通往口腔的管道。

03.05.035　奇结节　tuberculum impar

又称“正中舌隆突”“正中舌芽”。胚第 4 周末，第一对鳃弓腹侧的间充质增生，在咽底中央形成的一个较小的突起。奇结节参与形成盲孔前舌体的一小部分或退化消失（图 03.05.08）。

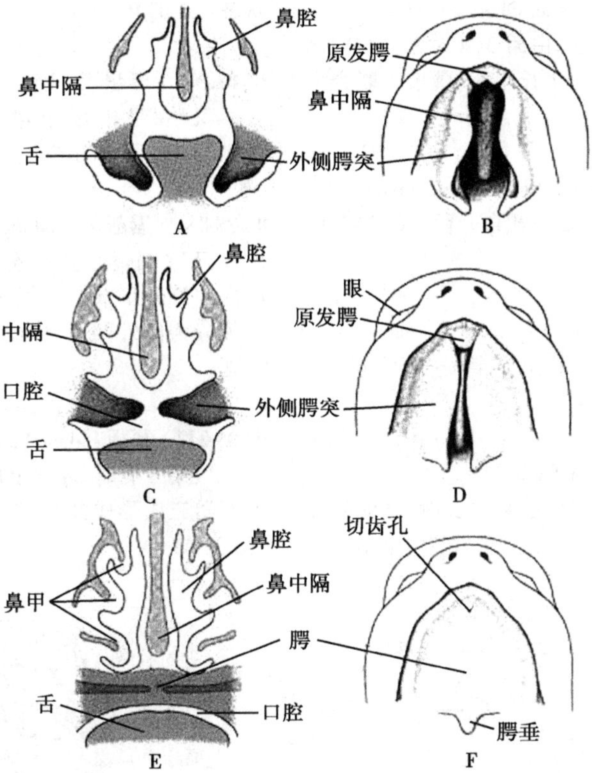

图 03.05.07 腭的发生

A、C、E：头部的额状切面；B、D、F：口腔顶部

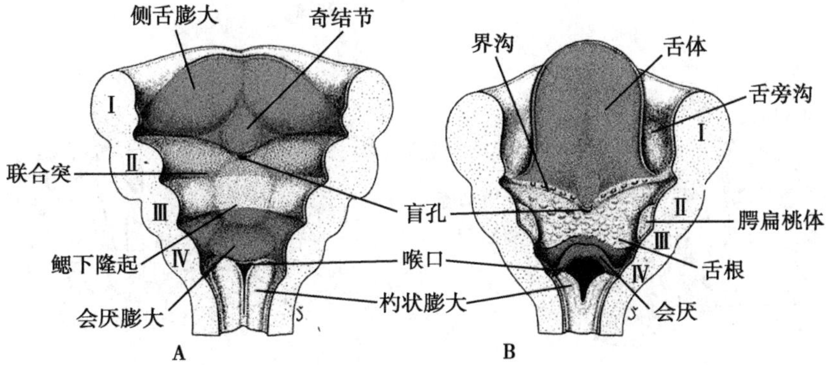

图 03.05.08 舌的发生

03.05.036 正中舌隆突 median tongue swelling

见 03.05.035 奇结节。

03.05.037 正中舌芽 median tongue bud

见 03.05.035 奇结节。

03.05.038 侧舌膨大 lateral lingual swelling

又称“远侧舌芽”。第 1 对鳃弓腹内侧间充质增生、在奇结节前方两侧形成的一对较大的突起。两侧舌膨大生长迅速，越过奇结节并在中线融合，发育成舌体大部分（图 03.05.08）。

03.05.039 远侧舌芽 distal tongue bud

见 03.05.038 侧舌膨大。

03.05.040 联合突 copula

又称“连接体”。位于奇结节背侧的突起，由第 2 对鳃弓腹内侧间充质增生并突向咽腔而成。随着胚胎发育，联合突逐渐退化（图 03.05.08）。

03.05.041　鳃下隆起　hypobranchial eminence

位于联合突背侧的突起，由第 3、4 对鳃弓腹内侧间充质增生而成。其腹侧份生长迅速，覆盖于联合突上方，形成舌根（图 03.05.08）。

03.05.042　界沟发生　terminal sulcus development

舌发生过程中，舌体与舌根融合处留有的“V”形沟（图 03.05.08）。

03.05.043　盲孔发生　foramen cecum development

界沟顶点的浅窝，是甲状舌管的起始端（图 03.05.08）。

03.05.044　舌旁沟　paralingual sulcus

在舌发育过程中，当舌体、舌根扩大时，其前面及两侧形成的马蹄形深沟。该沟使舌在口腔内呈半游离状态（图 03.05.08）。

03.05.045　唇龈板　labiogingival lamina

又称“唇板”。胚第 6 周时，沿上下颌边缘，外胚层上皮增生形成的与颌弯曲一致的“U”形增厚带。

03.05.046　唇龈沟　labiogingival groove

又称“唇沟”。唇板细胞增生、陷入深部的间充质内并裂开形成的与唇板形状相同的深沟。此沟将唇板分为内外两份，内侧份发育为牙龈，外侧份发育为唇。

03.05.047　牙板　dental lamina

胚第 6 周时，牙龈上皮的基底层细胞增生并伸入深部间充质形成的“U”形嵴。其形状与颌外形一致（图 03.05.09）。

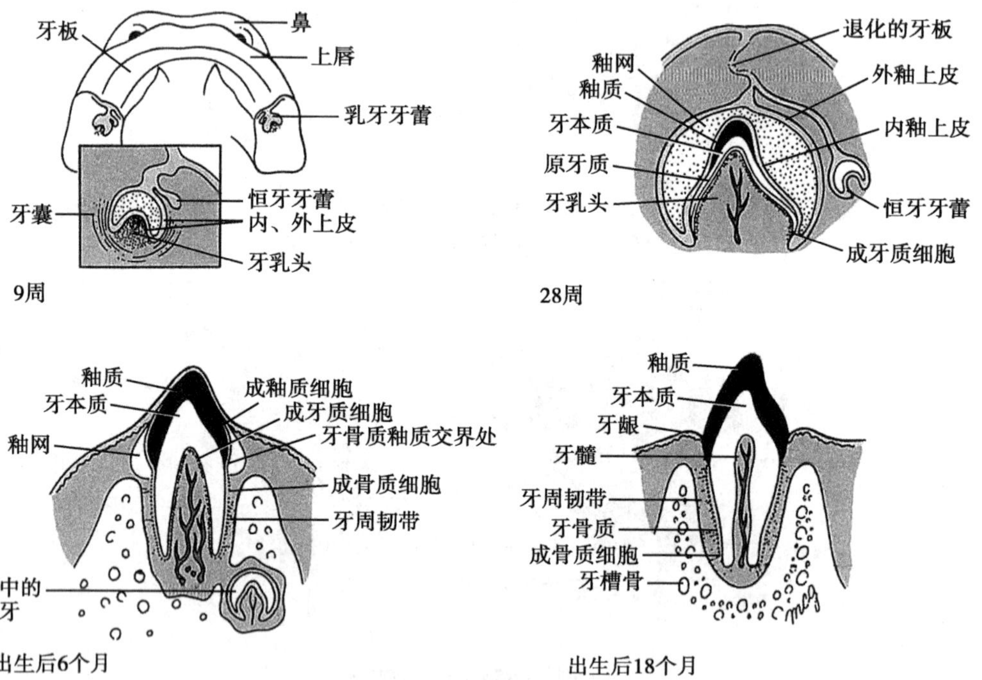

图 03.05.09　牙的发生

03.05.048　牙蕾　tooth bud

胚第 7 周时，牙板上皮细胞增生，向深层间充质内生长形成的球状突起。牙蕾在上、下颌内各形成 10 个，相间排列，是牙的原基（图 03.05.09）。

03.05.049　造釉器　enamel organ

胚第 8 周时，牙蕾远端（底部）凹陷形成的帽状结构，可分化成内釉上皮、外釉上皮及两者间的釉网（图 03.05.09）。

03.05.050　牙乳头　dental papilla

突入牙蕾远端（底部）凹陷内的间充质，后分化为牙本质和牙髓。造釉器和牙乳头两者共同构成乳牙原基（图 03.05.09）。

03.05.051　外釉上皮　outer enamel epithelium

胚第 10 周时，造釉器分化为 3 层细胞，外层即外釉上皮，参与构成牙小皮（图 03.05.09）。

03.05.052　内釉上皮　inner enamel epithelium

造釉器的内层细胞。胚胎 7 个月时，内釉上皮细胞分化为成釉质细胞并开始分泌釉质。釉质位于成釉质细胞与深部的牙本质之间（图 03.05.09）。

03.05.053　釉网　enamel reticulum

又称"星网"。造釉器中层的星形细胞，位于外釉上皮和内釉上皮之间。随着釉质增厚，成釉质细胞渐向浅部迁移，釉网退化消失，外釉上皮与内釉上皮分化成的成釉质细胞相贴（图 03.05.09）。

03.05.054　星网　stellate reticulum

见 03.05.053 釉网。

03.05.055　成釉质细胞　ameloblast

造釉器内釉上皮分化而成的细胞，可分泌釉质，参与牙釉质的形成。釉网退化消失后，其与外釉上皮相贴（图 03.05.09）。

03.05.056　牙小皮　dental cuticle

在牙的发生过程中，成釉质细胞渐向浅层迁移，最终与外釉上皮相贴，形成牙小皮，覆盖在牙釉质表面。胎儿出生时，牙小皮退化消失。

03.05.057　成牙质细胞　odontoblast

胚第 10 周时，牙乳头内靠近内釉上皮的间充质细胞分化成的一层柱状细胞。胚胎 7 个月时，成牙质细胞开始分泌基质，钙化后成为牙本质（图 03.05.09）。

03.05.058　原牙质　predentin

成牙质细胞最初产生的基质，钙化后即为牙本质。

03.05.059　牙囊　dental sac

胚第 8 周时，环绕造釉器及牙乳头周围的间充质形成的结缔组织囊。贴附于牙根部的牙囊将分化为牙骨质和牙周膜（图 03.05.09）。

03.05.060　甲状腺原基　primordium of thyroid gland

人胚第 4 周初，原始咽底壁正中处（相当于第 1 咽囊平面的奇结节尾端）的内胚层细胞增生、突向腹侧而成的结构。该原基向尾端生长，逐渐演变为甲状腺。

03.05.061　甲状腺憩室　thyroid diverticulum

人胚第 4 周，原始咽底壁正中处的内胚层增生、陷入腹侧中胚层内形成的正中憩室。该憩室位于奇结节尾端的沟内，向尾侧生长并分为左右两个芽突，后分化成甲状腺。

03.05.062　甲状舌管　thyroglossal duct

胚第 4 周末，甲状腺憩室形成的管状突继续向尾端生长形成的细长管状结构。最初，该管连于咽底壁和正在发生的甲状腺之间，后逐渐退化。其起始端存留的浅窝为盲孔，尾端的细胞发育成甲状腺。

03.05.063　腭扁桃体原基　primordium of palatine tonsil

第 2 对咽囊的内胚层细胞增殖形成细胞索，伸入周围的间充质，形成腭扁桃体原基（图 03.05.10）。

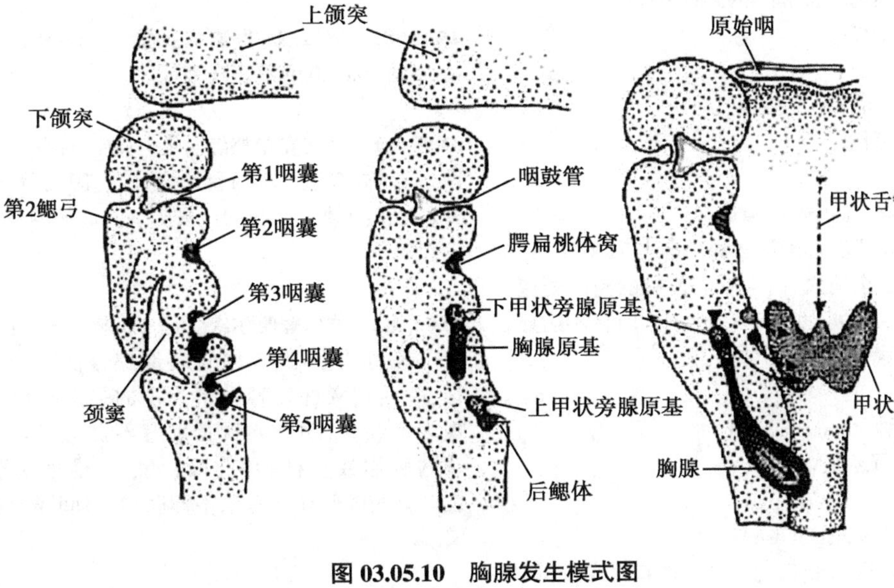

图 03.05.10　胸腺发生模式图

03.05.064　胸腺原基　primordium of thymus

第3对咽囊腹侧份上皮细胞增生形成的一对向尾侧中线生长的细胞索。其尾段在胸骨背侧合并，形成胸腺上皮细胞（图03.05.10）。

03.05.065　甲状旁腺原基　primordium of parathyroid gland

胚胎第5周，第3对咽囊和第4对咽囊背侧壁的细胞增生而成的两对细胞团，后迁移至甲状腺背侧，形成下、上两对甲状旁腺（图03.05.10）。

03.05.066　心隆起　heart bulge

又称"心突"。由于原始心脏的发育和胚盘的卷折，在口咽膜尾端形成的一个隆起，内有正在发育的心脏（图03.05.04、图03.06.01）。

03.05.067　心突　cardiac bulge

见03.05.066心隆起。

03.05.068　心上嵴　epicardial ridge

由心隆起上缘的间充质增生而突向头端的嵴状突起。该突起与向尾端延伸的第2鳃弓融合后形成颈部（图03.05.02）。

03.05.069　颈窦　cervical sinus

又称"外侧颈窦""鳃窦"。在颈部形成过程中，第2鳃弓向尾侧延伸并逐渐覆盖其深部的第3、4、6鳃弓，两者之间的间隙称颈窦。以后，第2鳃弓与其下方的鳃弓融合，颈窦消失，颈部随之形成并逐渐延长（图03.05.02、图03.05.10）。

03.05.070　外侧颈窦　lateral cervical sinus

见03.05.69颈窦。

03.05.071　鳃窦　branchial sinus

见03.05.69颈窦。

03.05.072　颈囊肿　cervical cyst

又称"鳃囊肿"。由于第2鳃弓未与其他鳃弓完全融合，颈窦未完全消失，出生后仍留有的封闭囊泡。可位于胸锁乳突肌前缘的任何部位，出生时多不明显，至青春期逐渐显著，呈卵圆形肿块。

03.05.073　鳃囊肿　branchial cyst

见03.05.72颈囊肿。

03.05.074　鳃瘘　branchial fistula

鳃窦未消失且有开口与咽腔（内口）或颈部体表（外口）相通。仅有内口或外口者称不完全性鳃瘘，内、外口兼有者称完全性鳃瘘。

03.05.075　外胚间充质　ectomesenchyme

来源于神经嵴头段外胚层细胞的头面部间充质。参与头颈部骨、软骨、牙本质和牙髓的形成。

03.05.076　第一鳃弓综合征　first arch syndrome

由于第1鳃弓异常分化而形成的复合畸形，如特雷彻·柯林斯（Treacher Collins）综合征和皮埃尔·罗班（Pierre Robin）综合征。

03.05.077　特雷彻·柯林斯综合征　Treacher Collins syndrome

又称"下颌颜面发育不全"。由染色体异常引起的先天性颅面复合畸形，主要表现为颧骨和下颌骨发育不全、睑裂外侧下倾、下睑缺损和外耳畸形。

03.05.078　下颌颜面发育不全　mandibulofacial dysostosis

见03.05.077特雷彻·柯林斯综合征。

03.05.079　罗班序列征　Robin sequence

又称"皮埃尔·罗班序列征""皮埃尔·罗班综合征"。由小颌、腭裂和舌后坠组成的三联畸形。该畸形的原发缺陷是下颌骨发育不良，使得舌位置后移，不能从两外侧腭突间下降，从而阻碍外侧腭突的融合而导致腭裂。

03.05.080　皮埃尔·罗班序列征　Pierre Robin sequence

见03.05.079罗班序列征。

03.05.081　皮埃尔·罗班综合征　Pierre Robin syndrome

见03.05.079罗班序列征。

03.05.082　迪格奥尔格综合征　DiGeorge syndrome

又称"第三、四咽囊综合征"。因22号染色体长臂（22q11）缺失引起的兼具腭、心、面部畸形的一种多发性畸形。

03.05.083　戈尔登哈尔综合征　Goldenhar syndrome

又称"眼－耳－椎骨畸形综合征"。一种以眼、耳、颜面和脊柱发育异常为主的多发畸形。通常表现为上颌骨、颞骨和颧骨发育不良，无耳或小耳，眼球内肿瘤或皮样囊肿，椎骨融合，椎骨缺损或脊柱裂。有些病例还伴有法洛四联症、室间隔缺损等心脏畸形。

03.05.084　眼－耳－椎骨畸形综合征　oculo-auriculo-vertebral spectrum

见 03.05.083 戈尔登哈尔综合征。

03.05.085　小颌　micrognathia

由于左右下颌突融合后发育不良所致的下颌短小，并有不同程度的后缩，常使咽腔缩小，造成吸气困难。该畸形常与牙齿发育不全，肢体短小等异常并存。

03.05.086　无下颌　agnathus

胚胎时期，左右下颌突未发育所致的异常，常并发并耳、管状鼻、独眼等畸形。

03.05.087　唇裂　cleft lip

多指上唇裂，系因上颌突未与同侧的内侧鼻突正常融合引起的人中外侧的垂直裂隙。根据病变程度可分为完全性和不完全性两种。下唇裂罕见，多因双侧下颌突未在中线融合所致。唇裂多为单侧，也可见于双侧（图 03.05.11A、图 03.05.12）。

03.05.088　单侧唇裂　unilateral cleft lip

因一侧上颌突未与同侧的内侧鼻突融合导致的异常，可以是完全性的，也可是不完全性的（图 03.05.11A、图 03.05.12A）。

03.05.089　双侧唇裂　bilateral cleft lip

左右上颌突均未与同侧的内侧鼻突融合所致的畸形。两侧病变程度可相同，也可不同。严重者双侧下唇和牙槽突一起裂开，上唇中央部悬挂于两鼻孔之间并向前突出。（图 03.05.12B）。

03.05.090　上唇正中裂　median cleft of the upper lip

由于双侧内侧鼻突发育不良并未能在中线融合引发的畸形，常伴有鼻梁正中的裂沟。患者还常伴有大脑正中结构的缺失，严重者可出现左右侧脑室融合（图 03.05.11B）。

03.05.091　面斜裂　oblique facial cleft

上唇外侧与眼内眦之间的裂隙，由上颌突未与同

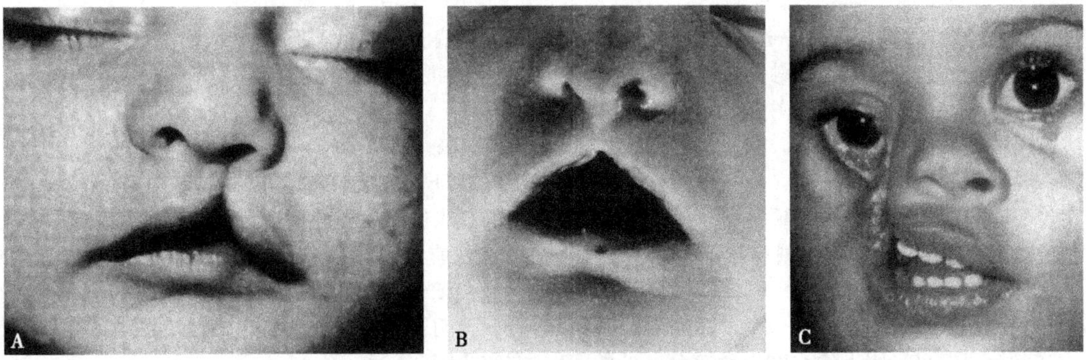

图 03.05.11　唇裂和面斜裂

A. 单侧唇裂；B. 上唇正中裂；C. 面斜裂

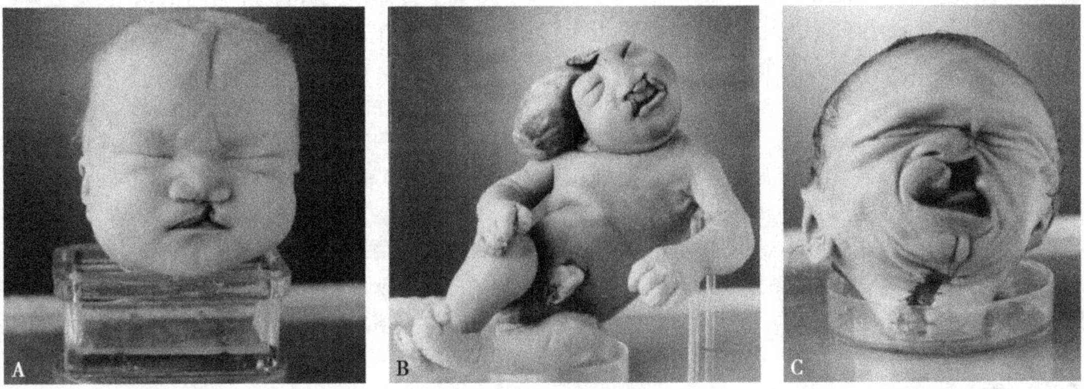

图 03.05.12　唇裂、腭裂

A. 单侧唇裂；B. 双侧唇裂；C. 腭裂伴唇裂

侧的外侧鼻突融合所致。也有的裂隙位于上唇外侧或口角与下睑中部甚至外眦之间。一般为单侧，双侧者极少见（图 03.05.11C）。

03.05.092　前腭裂　anterior cleft palate

在腭形成过程中，由于外侧腭突未能与正中腭突正常融合，导致切齿孔至切齿间留有的斜行裂隙。严重者可伴有上唇裂及上颌裂（图 03.05.13A）。

03.05.093　正中腭裂　median cleft palate

在腭形成过程中，由于左、右外侧腭突未能在中线正常融合引起的切齿孔至腭垂间的矢状裂隙。正中腭裂又称后腭裂（图 03.05.13B）。

03.05.094　全腭裂　complete cleft palate

前腭裂和正中腭裂同时存在的畸形，多伴有唇裂（图 03.05.13C）。

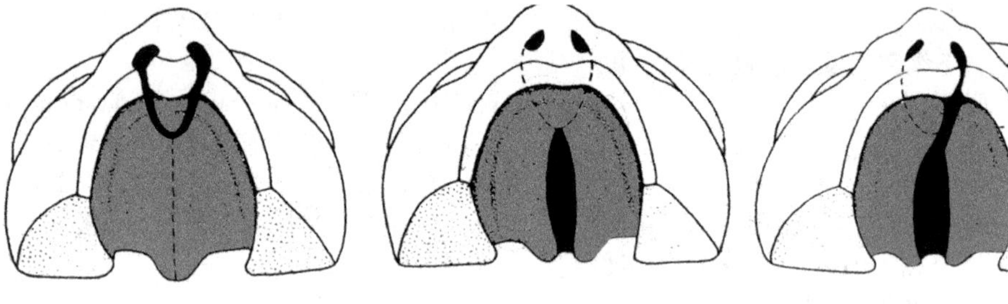

A　　B　　C

图 03.05.13　腭裂

A. 双侧前腭裂；B. 正中腭裂；C. 正中腭裂伴左侧前腭裂和唇裂

03.05.095　舌［下］颌裂　hyomandibular cleft

由于左右下颌突未在中线融合或未完全融合所致的异常。严重者连同下颌骨也在正中裂开。

03.05.096　巨口　macrostomia

大于正常的口裂。系因上颌突和下颌突分叉处的间充质增生受阻、原始口裂两侧角融合不良所致。

03.05.097　小口　microstomia

口裂过小称小口，因上颌突和下颌突分叉处的间充质过度增生、原始口裂两侧角处过度融合所致。

03.05.098　单鼻孔　single nostril

胚第 4 周时，额鼻突下缘中央只发生 1 个鼻板和 1 个鼻窝所致的畸形，患者只有一个鼻孔。

03.05.099　二裂鼻　bifid nose

因左右内侧鼻突未在中线正常融合，致使两鼻孔相距甚远，鼻的表面中央有一较宽的纵裂，把鼻分为左右两部分。纵裂的程度可不同，轻者仅鼻尖分裂为二，重者则从鼻尖直至近鼻根有一道纵沟。该畸形一般无碍于生理功能。

03.05.100　管状鼻　proboscis-like nose

由于额鼻突在发育过程中，其下缘中央或一侧出现一个异位鼻窝，导致鼻呈圆柱状或管状，突出于额部上方、下方或偏于一侧，无鼻孔及鼻翼，内端不与咽相通。该畸形常与独眼并存。胎儿生后一般不能成活（图 03.11.07）。

03.05.101　鼻孔闭锁　atretorrhinia

由于鼻窝上皮增生形成的上皮栓未融解，鼻窝底部的膜未破或后鼻孔周围组织增生过度引起的鼻发育异常。前者引起前鼻孔闭锁，后者导致后鼻孔闭锁。前鼻孔闭锁一般为膜性，可表现为单侧，也可为双侧。后鼻孔闭锁多为膜性，也有的为骨性或混合性，其发生有家族倾向。

03.05.102　巨舌　macroglossia

整个舌体增大，可达正常舌的两倍，常因淋巴管瘤、肌组织增生肥大、舌淀粉样变引起，罕见。

03.05.103　小舌　microglossia

因下颌和颏部发育异常引起的舌体过小。常伴有小颌畸形和颏部萎缩。该畸形不常见。

03.05.104　舌裂　cleft tongue

由于两侧舌膨大在后方没有融合引起舌中线处有一纵沟，该沟通常不延伸至舌尖，一般无碍于生理功能。

03.05.105　二裂舌　bifid tongue

舌体至舌尖分裂为两叶。由于两侧舌膨大完全没有融合所致。该畸形国内少见，据报道南美洲较多。(图 03.05.14)。

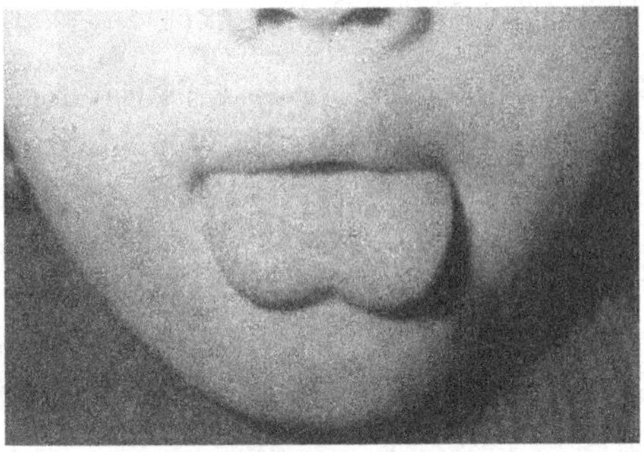

图 03.05.14　二裂舌

03.05.106　三裂舌　trifid tongue

舌分为三叶。由于两侧舌膨大和奇结节均未融合所致。

03.05.107　无舌　aglossia

由于舌原基形成不全或舌发生过程中断引起的异常。此异常极为罕见，致畸原因未明。

03.05.108　舌系带过短　ankyloglossum

又称"结舌"。由于舌腹面应退化的细胞未退化，致出生后舌系带没有退缩到舌根下，导致舌不能伸出口外，舌尖不能上翘，舌的活动受限。该畸形国内少见，据报道北美洲较多，约占婴儿的 1/300。

03.05.109　结舌　tongue tie

见 03.05.108 舌系带过短。

03.05.110　舌下囊肿　ranula

由于舌下腺或下颌下腺的导管发育不良或阻塞引起的囊肿，多位于口腔底部、舌系带的一侧。

03.05.111　无牙　anodontia

又称"无汗性外胚层发育不全综合征"。一种罕见的先天性牙胚发育异常性畸形。常伴有汗腺、毛发等其他外胚层组织发育异常，X 连锁隐性遗传，大部分发生于男性。

03.05.112　无汗性外胚层发育不全综合征　anhidrotic ectodermal dysplasia syndrome

见 03.05.111 无牙。

03.05.113　巨牙　macrodontia

显著大于正常体积的牙。全口巨牙见于垂体功能亢进患者，个别巨牙偶尔可见，原因尚不清楚。

03.05.114　小牙　microdontia

小于正常牙的牙齿，形态常呈圆锥形，多与遗传有关。垂体功能障碍引起的侏儒者具有全口小牙，一般均为个别小牙，如双侧上颌的侧切牙、多生牙。

03.05.115　胎生牙　natal tooth

出生时已萌出的牙，常见于下颌门齿。胎生牙形态常有异常，釉质少，牙质薄，牙根短，附着不牢固，容易脱落。

03.05.116　融合牙　fused tooth

由于牙在发育过程中受压，两个正常牙融合在一起，萌出后较正常牙大。如发生在牙钙化之前，则完全融合，可占据两个牙的位置。如发生在牙冠钙化之后，则形成牙根的融合，牙冠分为 2 个。

03.05.117　釉质发育不全　enamel hypoplasia

造釉器在发育期间受到某些严重的全身疾病的影响，引起的牙釉质钙化不良的现象。轻者釉质呈暗白色不透明，或在牙面上形成一些小凹，重者牙釉质缺损。因硬度较差，患牙易被磨损，也易患龋齿。

03.05.118　釉质珠　enamel pearl

牙釉质包裹少量牙本质而成的小球形团块。由异位的造釉细胞群发育而成，常位于磨牙根分叉处的牙骨质表面。

03.05.119　釉质发生不全　amelogenesis imperfect

一种遗传性先天畸形，由牙釉质母细胞增殖障碍所致，牙齿呈棕黄色。

03.05.120　牙本质发生不全　dentinogenesis imperfect

又称"卡普德庞综合征"。一种常染色体显性遗传病，临床上分为 3 型：Ⅰ型患者除牙本质生成不全外，还伴有成骨不全；Ⅱ型为最常见的遗传性乳光牙本质，无全身骨骼异常；Ⅲ型孤立发生于美国马里兰州隔离民群中。

03.05.121　卡普德庞综合征　Capdepont syndrome

见 03.05.120 牙本质发生不全。

03.05.122　含牙囊肿　dentigerous cyst

环绕着未萌出牙或额外牙的牙冠或附着于牙颈部的囊肿，是最常见的牙源性颌骨囊肿之一。含牙囊肿多发生于下牙，可来自 1 个牙胚(含 1 个牙)，也可来自多个牙胚(含多个牙)。

03.05.123 副胸腺组织 accessory thymic tissue

胸腺原基产生分裂,部分细胞在胸腺正常位置之外形成的胸腺组织。有时分裂出的胸腺组织移位到其他器官中,称副胸腺。此类畸形少见。

03.05.124 额外甲状旁腺 supernumerary parathyroid gland

在甲状旁腺原基迁移过程中,游离出来的小块组织形成的甲状旁腺。其数目可多达 8~12 个,甚至更多。

03.05.125 异位甲状旁腺 ectopic parathyroid gland

由于甲状旁腺原基在下降时受阻引起的甲状旁腺位置异常。异位的甲状旁腺可附着在胸腺组织表面,甚至包裹在胸腺内,也可埋于甲状腺内,还可位于胸骨后或气管食管沟内、食管后。

03.05.126 副甲状腺组织 accessory thyroid tissue

甲状腺原基在下移过程中游离出的部分细胞形成的异位甲状腺组织,可出现在喉、气管、心包等处。

03.05.127 异位甲状腺 ectopic thyroid gland

甲状腺原基未正常下降,滞留于异常部位形成的甲状腺。常见于舌盲孔处的黏膜下、舌肌内、舌骨附近及胸部。

(山东大学 武玉玲)

03.06 消化系统和呼吸系统的发生

03.06.001 原肠 primitive gut

又称原始消化管。人胚发育第 3 周末,由于三胚层胚盘向腹侧卷折,胚体逐渐由扁盘状变为圆柱状。内胚层被卷入胚体内,形成一条纵行的封闭管道,称原肠。原肠头端起自口咽膜,尾端止于泄殖腔膜(图 03.06.01)。

03.06.002 前肠 foregut

原肠从头端至尾端依次分为 3 段,头段的一部分为前肠。前肠将分化为部分口腔底、舌、咽至十二指肠乳头之间的消化管、肝、胆囊、胆管、下颌下腺、舌下腺、胰腺、喉及其以下的呼吸道、肺、胸腺、甲状腺和甲状旁腺等器官(图 03.06.01)。

03.06.003 中肠 midgut

原肠与卵黄囊相连的中段。中肠将分化为自十二指肠乳头至横结肠右 2/3 之间的消化管(图 03.06.01)。

03.06.004 后肠 hindgut

原肠的尾段。后肠将分化为自横结肠左 1/3 至肛管上段的消化管以及膀胱和尿道的大部(图 03.06.01)。

03.06.005 泄殖腔 cloaca

后肠尾端的膨大,其腹侧与尿囊相连,尾端由泄殖腔膜封闭(图 03.06.01)。

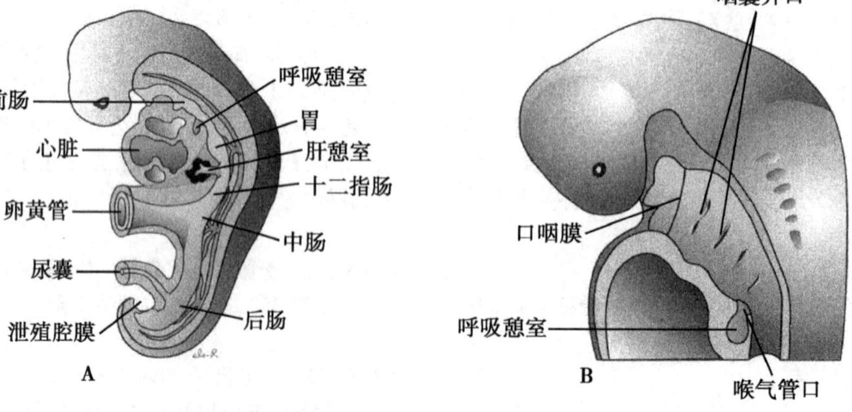

图 03.06.01 原始消化管的形成和早期分化示意图

A. 第 4 周;B. 第 5 周

03.06.006 原始咽 primary pharynx

又称咽肠或咽。原肠头端膨大的部分,起自口咽膜,止于喉气管起始部,呈头端宽、尾端窄的扁漏斗形。

03.06.007 咽肠 pharyngeal gut

见 03.06.006 原始咽。

03.06.008 原始口腔 primitive oral cavity

由口凹深陷而成,参与口腔的形成。

03.06.009 中肠袢 midgut loop

又称"原始肠袢"。人胚发育第 5 周,中肠凸向腹侧的发卡形袢("U"形弯曲),其顶部与卵黄蒂通连。卵黄蒂的头侧段为中肠袢头支,尾侧段为中肠袢尾支(图 03.06.02)。

03.06.010 原始肠袢 primary intestinal loop

见 03.06.009 中肠袢。

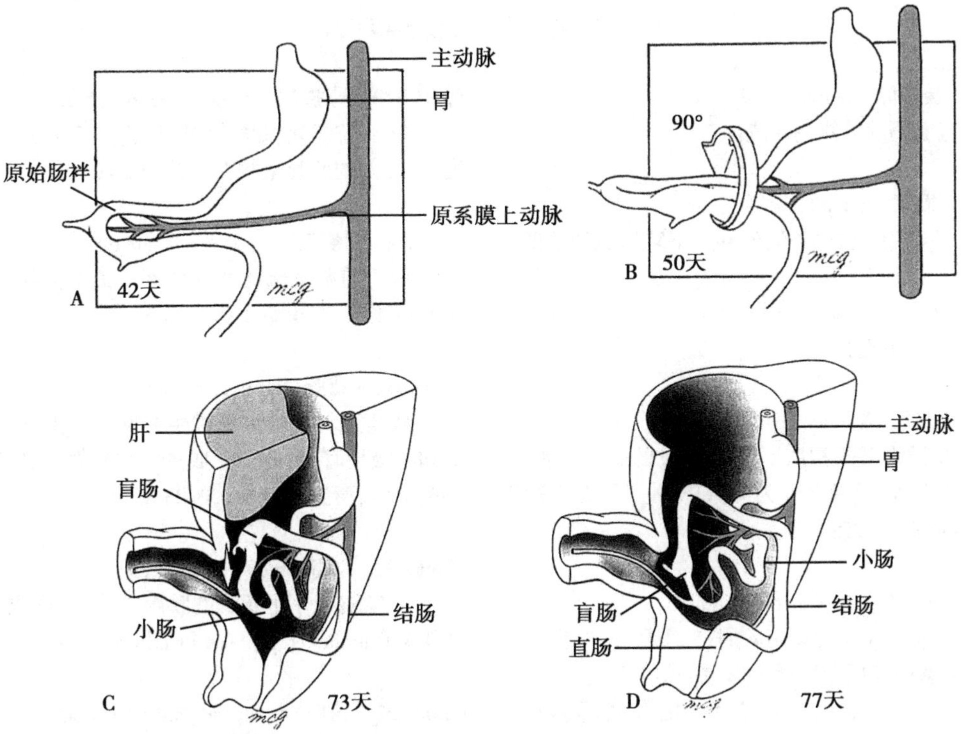

图 03.06.02 中肠袢扭转示意图

03.06.011 中肠袢头支 cephalic limb

见 03.06.009 中肠袢。

03.06.012 中肠袢尾支 caudal limb

见 03.06.009 中肠袢。

03.06.013 生理性脐疝 physiological umbilical herniation

人胚发育第 6 周,由于中肠袢生长迅速,腹腔容积相对较小而导致中肠袢突入脐腔形成的暂时性脐疝。到第 10 周时,肠袢返回腹腔。

03.06.014 盲肠突 caecal swelling

又称为盲肠芽。中肠袢尾支上的囊状突起。是大肠和小肠的分界线,也是盲肠和阑尾的原基。

03.06.015 盲肠芽 caecal bud

见 03.06.014 盲肠突。

03.06.016 尿直肠隔 urorectal septum

人胚发育第 6~7 周,尿囊与后肠交界处的间充质增生形成的突入泄殖腔的镰状隔膜(图 03.06.03)。

03.06.017 肛直肠管 anorectal canal

尿直肠隔将泄殖腔分隔为背侧和腹侧两部分,背侧份称肛直肠管,以后发育成直肠和肛管上段(图 03.06.03)。

03.06.018 肛膜 anal membrane

当泄殖腔被尿直肠隔分隔为背、腹两部分后,泄殖腔膜也被分为背、腹两份,背侧份称肛膜(图 03.06.03)。

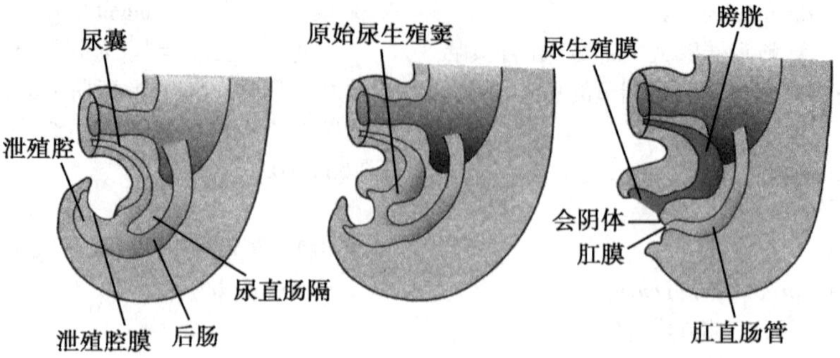

图 03.06.03　泄殖腔的分隔示意图

03.06.019　会阴体　perineal body

由尿直肠隔的尾侧端形成。

03.06.020　肛凹　anal pit

又称“原肛”。肛膜外侧外胚层下陷形成的浅凹。

03.06.021　原肛　proctodeum

见 03.06.020 肛凹。

03.06.022　肛管发生　anal canal development

由肛直肠管下段和肛凹演变而成的管道。前者发育成肛管上段,后者演变为肛管下段。人胚发育第 8 周末,肛膜破裂,二者相通。

03.06.023　肝憩室　hepatic diverticulum

又称肝芽。人胚发育第 4 周初,前肠末端近卵黄囊处的腹侧壁内胚层上皮增生形成的囊状突起。其末端膨大,很快分为头、尾两支,是肝和胆囊的原基(图 03.06.04)。

03.06.024　肝芽　hepatic bud

见 03.06.023 肝憩室。

03.06.025　胆囊憩室　cystic diverticulum

肝憩室的尾支,将分化为胆囊和胆囊管。

03.06.026　原始横隔　primitive septum transversum

在人胚发育过程中,当围心腔转移到前肠腹侧并与初级腹膜腔靠近时,原先位于生心区头端的间充质也随之转移到围心腔的尾端,介于围心腔和初级腹膜腔之间,并增殖变厚,形成原始横隔。

03.06.027　胰芽　pancreatic bud

人胚发育第 4 周末,前肠尾端内胚层细胞增生,在背、腹两侧各形成的憩室样突起,是胰腺的原基。

03.06.028　背胰芽　dorsal pancreatic bud

位于前肠尾端背侧的胰芽。其发生早,位置稍高,与腹侧的肝憩室相对(图 03.06.04)。

03.06.029　腹胰芽　ventral pancreatic bud

位于前肠尾端腹侧的胰芽。其发生晚,紧靠肝憩室的尾侧缘,体积略小(图 03.06.04)。

03.06.030　背胰　dorsal pancreas

背胰芽的上皮细胞增生并反复分支,形成胰腺腺泡和各级导管,由此分化成的胰腺称背胰,以后发育成胰头上份、胰体和胰尾(图 03.06.04)。

03.06.031　腹胰　ventral pancreas

由腹胰芽分化而成的胰腺,以后发育成胰头下份和钩突(uncinated process)(图 03.06.04)。

03.06.032　背胰管　dorsal pancreatic duct

贯穿背胰腺体全长的一条总导管(图 03.06.04)。

03.06.033　腹胰管　ventral pancreatic duct

贯穿腹胰腺体全长的一条总导管(图 03.06.04)。

03.06.034　钩突　uncinated process

见 03.06.031 腹胰。

03.06.035　主胰管　main pancreatic duct

腹胰管与背胰管的远侧段相互融合而成的一条总导管。与胆总管汇合后,共同开口于十二指肠乳头(图 03.06.04)。

03.06.036　副胰管发生　accessory pancreatic duct development

背胰管的近侧段大多退化消失,若不退化,形成副胰管,单独开口于十二指肠(图 03.06.04)。

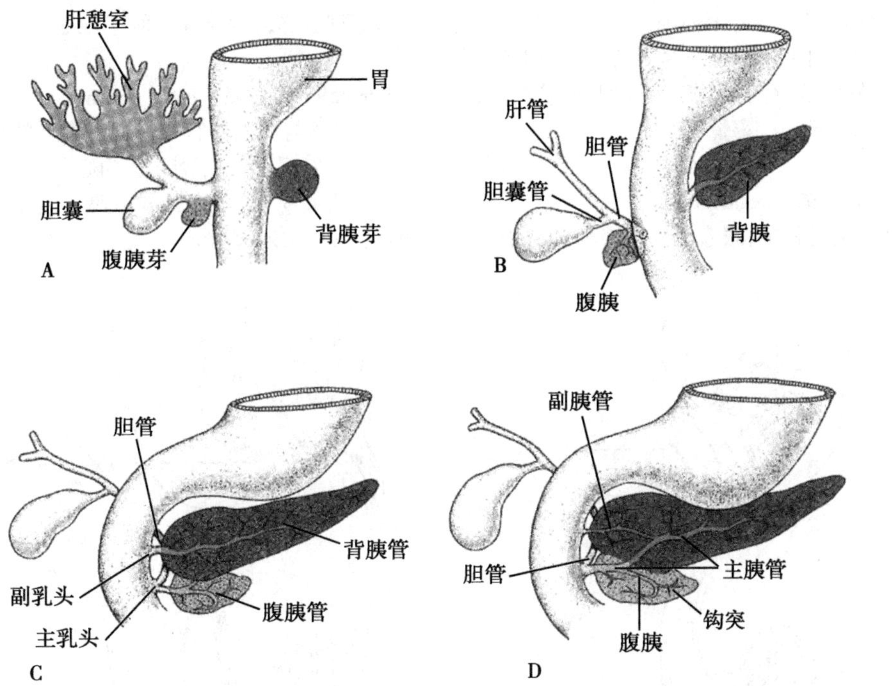

图 03.06.04　肝、胆囊和胰早期（A、B）、晚期（C、D）发生示意图

03.06.037　十二指肠副乳头　minor duodenal papilla

副胰管较短，多开口于十二指肠乳头上方，其开口处即十二指肠副乳头。

03.06.038　食管闭锁　esophageal atresia

食管发生早期，上皮细胞迅速增殖，管腔一度闭锁，以后过度增生的细胞凋亡，使管腔重建。如果重建受阻，就会造成食管管腔消失，即为食管闭锁。食管闭锁可导致羊水过多。

03.06.039　食管狭窄　esophageal stenosis

食管的管腔重建不完全导致的食管管腔细小，多发生于食管中段或下段，狭窄区上端食管膨大，下端细小。

03.06.040　胃蹼　gastric web

又称“胃隔膜”。胃贲门或幽门处黏膜和黏膜下层形成的蹼样隔膜。隔膜使胃局部狭窄，男胎发生率略多于女胎，产生原因不明，约 1/4 患儿伴有胃肠道畸形或心血管畸形。

03.06.041　先天性肥大性幽门狭窄　congenital hypertrophic pyloric stenosis

由于胃幽门括约肌（尤其是环形肌）肥大、增生并突入管腔引起的异常。此异常较常见，可能与遗传有关，发生率为 1‰~3‰，男胎 4 倍于女胎，出生后 2~6 周即出现严重的呕吐现象。

03.06.042　十二指肠狭窄　duodenal stenosis

十二指肠肠腔重建不完全造成的肠腔细小。

03.06.043　十二指肠闭锁　duodenal atresia

十二指肠肠腔重建受阻造成的肠腔消失。

03.06.044　肛门闭锁　imperforate anus

又称“不通肛”。肛膜未破、原肛外胚层增厚或肛凹未形成，均可造成不通肛。多发生于男胎，是一种常见的先天畸形，占活胎的 1/4000（图 03.06.05）。

03.06.045　肛门不发生　anal agenesis

在人胚发育过程中，由于肛凹没有形成，致使直肠成为盲端的畸形。有时肛凹缺陷处可见一小的凹陷或色斑。

03.06.046　膜性闭锁肛　membranous atresia of anus

又称“肛膜闭锁”。由于肛膜未破，肛门与直肠被一层薄膜完全分隔，不能排粪。

03.06.047　不完全肛膜闭锁　incomplete atresia of anal membrane

由于肛膜未完全消失，或因肛门缘有纤维带，使肛门部分闭锁。患儿排便困难，大便积存于直肠壶腹。

03.06.048　肛门狭窄　anal stenosis

又称“微小肛门”。人胚发生过程中，当泄殖腔分隔时，尿直肠隔偏于背侧，使直肠下段和肛管变窄，肛门变小，有时仅能插入一根探针。

03.06.049　直肠闭锁　rectal atresia

在人胚发生过程中，尿直肠隔向背侧偏移而导致的直肠腔消失，常伴有各种直肠瘘。

03.06.050　直肠瘘　rectal fistula

直肠与周围器官相通的管道。常与肛门闭锁、肛门狭窄、肛门不发生等畸形伴随发生，直肠瘘有多种形式，如直肠膀胱瘘、直肠尿道瘘、直肠阴道瘘和直肠会阴瘘（图 03.06.05）。

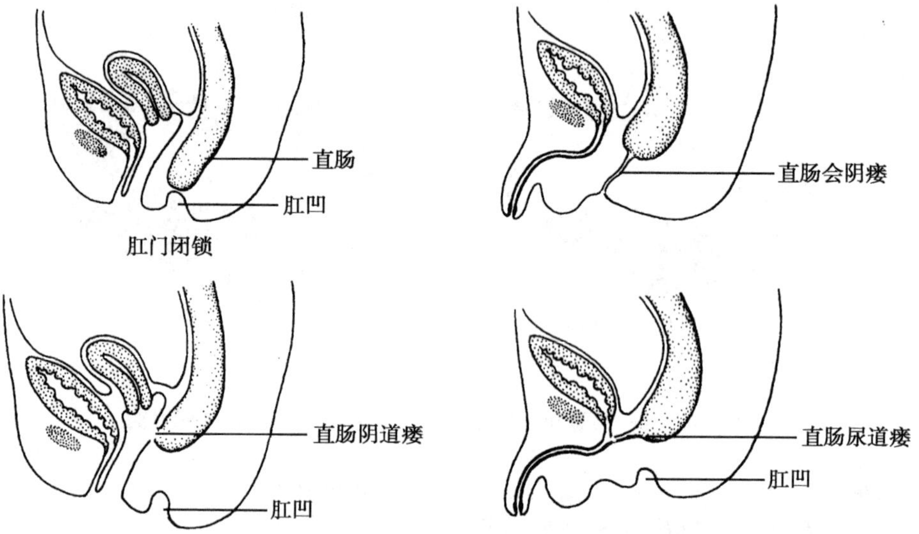

图 03.06.05　肛门闭锁和直肠瘘

03.06.051　消化管重复畸形　duplication of the digestive tract

在人胚发育过程中，若消化管腔内留有一纵行隔膜，将某一段消化管分为并列的两份，则称消化管重复畸形，可发生在肠管的任何部位，常见于回肠。重复段的肠管长短不一，有的仅为一短憩室。

03.06.052　囊状肠重复畸形　cystic intestinal duplication

又称“肠内囊肿”。消化管重复畸形只是局限于肠黏膜下层而形成的一上皮样囊肿，且不与肠腔相通。由于黏膜分泌物等积聚，囊肿可增大。

03.06.053　管状肠重复畸形　tubular intestinal duplication

位于结肠系膜内或直肠后方，与肠管平行，长度不等的肠重复畸形。多数病例与邻近肠管相通并有共用壁，犹如一根肠管从中分隔为两腔，有共同的浆膜与血管供应，一端向正常肠腔开口，常因排空困难而使盲端扩张。

03.06.054　转位不全　arrested rotation

正常情况下，中肠袢在脐腔内逆时针旋转 90°，在其退回腹腔过程中，又逆时针方向旋转 180°，共逆时针旋转 270°，致使肠管在腹腔中得以正常排布。如果未完全旋转 270°，称转位不全，肠管在腹腔中的位置就会不正常。

03.06.055　不转位　nonrotation

由于中肠袢从脐腔退回腹腔时不发生旋转，导致的盲肠和升结肠居腹腔左下部，小肠居腹腔右侧的畸形（图 03.06.06）。

03.06.056　反向转位　reversed rotation

人胚发育过程中，中肠袢在退回腹腔时不是逆时针方向、而是顺时针方向旋转，致使横结肠位于十二指肠之后的畸形，常因横结肠被压迫而产生肠梗阻（图 03.06.06）。

03.06.057　肠系膜上动脉综合征　superior mesenteric artery syndrome, SMA syndrome

又称“良性十二指肠淤滞症”。肠系膜上动脉或其分支压迫十二指肠水平部或升部引起的十二指肠不完全性肠梗阻。

03.06.058　异位盲肠和阑尾　ectopic cecum and appendix

在胚胎发生过程中，由于中肠袢不转位或转位不

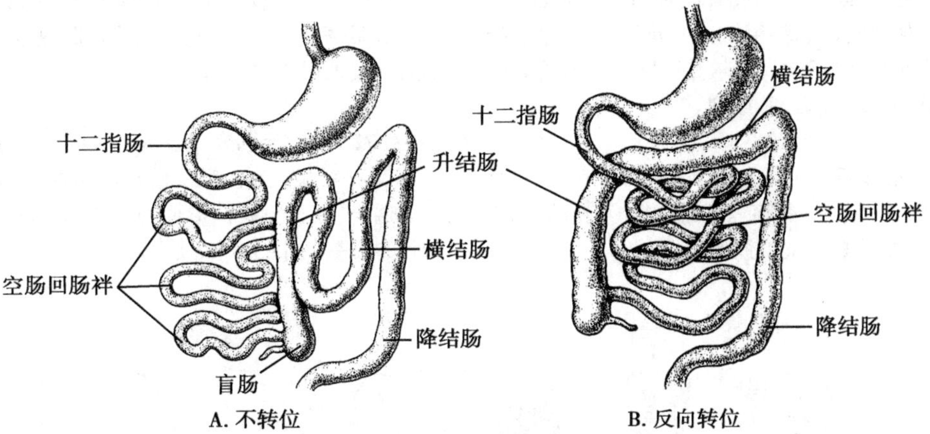

图 03.06.06　中肠袢旋转异常示意图

全、盲肠和阑尾未下降等因素引起的盲肠和阑尾的位置异常。异位盲肠在发生盲肠炎时会引发误诊。

03.06.059　活动盲肠　mobile cecum

升结肠不完全固定，盲肠有一定程度的活动性，发生率约为 10%。活动盲肠易发生扭转。

03.06.060　先天性无神经节性巨结肠　congenital aganglionic megacolon

又称"赫希施斯普龙病（Hirschsprung disease）"。多见于乙状结肠。由于神经嵴细胞未能迁移至该段肠壁中，导致肠壁内副交感神经节细胞缺如，此段肠壁痉挛缩窄，致使近段结肠内容物沉积，久之造成肠壁极度扩张而成为巨结肠。

03.06.061　胎粪　meconium

新生儿在出生 12~24 小时内初次排出的粪便。

03.06.062　胎粪性肠梗阻　meconium ileus

因胎粪稠厚，出生 48 小时后尚未开始排便，出现的一过性低位肠梗阻症状。

03.06.063　腹裂　gastroschisis

当胚盘发生卷折时，由于某种因素影响，其侧褶发育不全，造成左右侧褶不能在腹前正中线相遇融合，从而在脐旁形成的一纵行裂口。腹腔内容物可通过裂口直接突入羊膜腔。突入物多为小肠，其表面无腹膜和羊膜覆盖。

03.06.064　先天性脐疝　congenital umbilical hernia

由于脐腔未闭，胎儿出生后，当腹内压增高时，肠管从脐部膨出形成的疝。

03.06.065　副肝管　accessory hepatic duct

当肝的某一叶或某一段胆管在肝外汇入肝管时，肝外部分的叶胆管或段胆管称副肝管。此种情况多出现在右侧，左侧副肝管很少见。

03.06.066　先天性胆管闭锁　congenital biliary atresia

多因胆管发生时，腔内上皮过度增生闭锁管腔后，管腔重建过程受阻所致的病理现象。

03.06.067　双胆囊　double gallbladder

人胚发育过程中，由于发生两个肝憩室导致出现两个胆囊和两条胆囊管。有的双胆囊只有一条胆囊管，双胆囊之间只有一隔膜分开。

03.06.068　环状胰　anular pancreas

由于腹胰分为两叶并分别向左右不同方向绕至十二指肠背侧与背胰融合，形成的环绕十二指肠的胰腺。此畸形的多数患者无症状，有时会压迫十二指肠，引起不完全肠梗阻（图 03.06.07）。

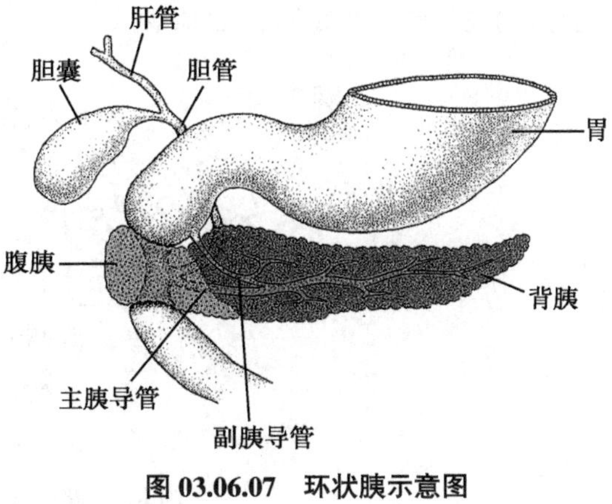

图 03.06.07　环状胰示意图

03.06.069　异位胰组织　heterotopic pancreatic tissue

位于其他器官内的胰组织。可异位于胃、十二指肠或回肠憩室的黏膜下层,偶尔见于肌层。偶见异位于食管、空肠、回肠、胆囊、肺或脾。

03.06.070　异位胰腺　heterotopic pancreas

又称"迷走胰腺""副胰"。胰腺以外生长的、与正常胰腺无解剖联系的孤立的胰腺组织。

03.06.071　喉气管沟　laryngotracheal groove

人胚发育第4周,原始咽尾端腹侧壁内面正中出现的一条纵行浅沟。

03.06.072　喉气管憩室　laryngotracheal diverticulum

又称呼吸憩室。喉气管沟逐渐加深,并从尾端向头端遇合,在食管腹侧形成的一长形盲囊,是喉、气管和肺的原基(图03.06.08)。

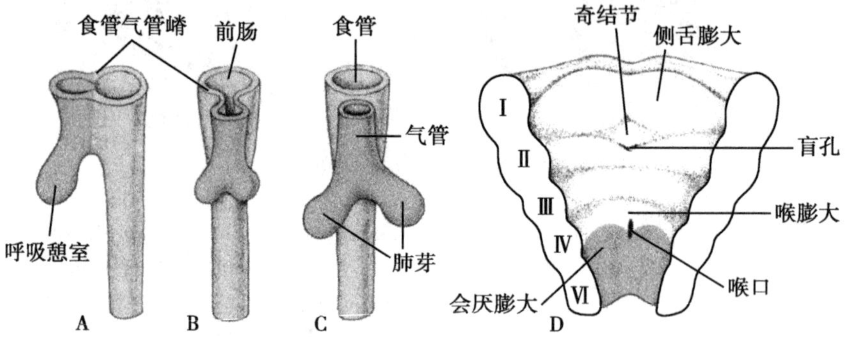

图 03.06.08　喉气管憩室发生和演化示意图

03.06.073　呼吸憩室　respiratory diverticulum

见03.06.072喉气管憩室。

03.06.074　气管食管嵴　tracheoesophageal ridge

喉气管憩室向尾侧生长,在憩室两侧与食管交界处的外表面出现左右两条纵沟,与纵沟相对的内腔面形成的左右两个纵向嵴。

03.06.075　气管食管隔　tracheoesophageal septum

喉气管憩室和食管间的间充质隔。由左、右气管食管嵴相遇并融合而成。

03.06.076　喉气管　laryngotracheal

由于气管食管隔的形成使喉气管憩室变成的一条与食管分离的盲管,是喉和气管的原基。

03.06.077　喉口发生　laryngeal orifice (inlet) development

喉气管通向咽的部分发育为喉,其向咽的开口为喉口。由于喉气管沟的头端及两侧的间充质迅速增生,形成一个会厌隆起和一对杓状隆起,使喉口从纵行裂隙变成"T"形开口。

03.06.078　原始声门　primordial glottis, primitive glottis

由一对朝向舌生长的杓状隆起转化成的"T"形喉口。

03.06.079　肺芽　lung bud

喉气管憩室末端分支形成的左、右两个较大的盲囊,是支气管和肺的原基(图03.06.09)。

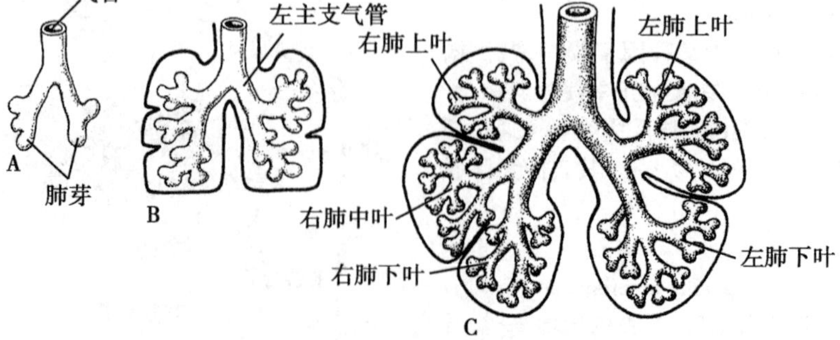

图 03.06.09　支气管与肺发生示意图

03.06.080 假腺期 pseudoglandular period

第16周前胎儿肺组织的发育阶段。此时肺内支气管分支数代,末端膨大形成若干腺泡状结构,间充质增殖把发育中的支气管树分隔成许多小叶。

03.06.081 小管期 canalicular period

第17~24周胎儿肺组织的发育期。此期支气管分支进一步增多,外膜的软骨片明显,黏膜下层混合腺已形成,上皮为假复层纤毛柱状上皮,夹有杯状细胞。

03.06.082 原始肺泡期 primitive alveolar period

又称终末囊泡期。第25周胎儿至新生儿期肺的发育阶段。此时毛细血管快速增殖,原始肺泡的部分上皮分化为扁平的Ⅰ型肺泡细胞和Ⅱ型肺泡细胞。

03.06.083 气管食管瘘 tracheoesophageal fistula

因气管食管隔发育不良,导致气管与食管分隔不完全,两者间有瘘管相通的畸形(图03.06.10)。在瘘管开口的上方或下方,常伴有不同程度的食管闭锁。

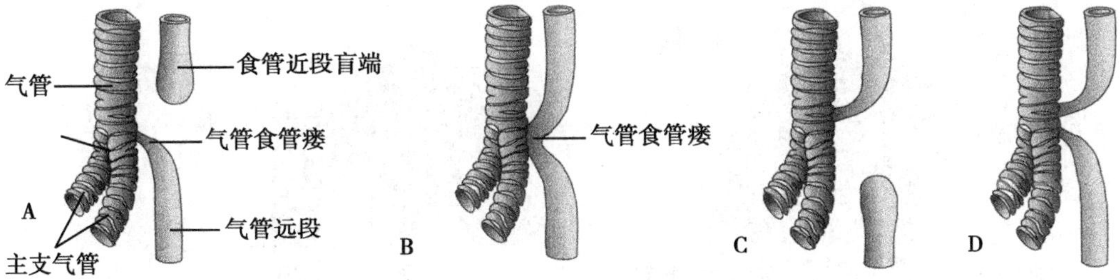

图03.06.10 气管食管瘘示意图

03.06.084 气管狭窄 tracheal stenosis

在气管发生过程中,上皮细胞一度增生过度导致的管腔细小。多发生于气管的下1/3段。

03.06.085 气管闭锁 tracheal atresia

气管发生中过度增生的上皮细胞未凋亡,气管的管腔重建受阻造成的管腔消失。

03.06.086 气管憩室 tracheal diverticulum

又称"副支气管"。多在气管分叉处出现一支气管结构样盲管,有的盲管末端包绕着肺组织,形成气管叶。比较少见。

03.06.087 呼吸窘迫综合征 respiratory distress syndrome

又称"透明膜病"。在人胚发育过程中,由于Ⅱ型肺泡细胞分化不良,不能分泌表面活性物质,致使肺泡表面张力增大,不能随呼吸运动而扩张,导致呼吸极度困难。光镜下,可见肺泡萎缩塌陷,间质水肿,肺泡上皮覆盖一层从血管渗出的血浆蛋白膜。

03.06.088 透明膜病 hyaline membrane disease

见03.06.087 呼吸窘迫综合征。

03.06.089 肺不发生 pulmonary agenesis

喉气管原基的尾端没有分化为左、右肺芽,或左、右肺芽未能继续发育所造成的双侧或单侧肺缺如。

03.06.090 肺发育不全 pulmonary hypoplasia

左、右肺芽虽已形成,但其后的发育过程紊乱,有的造成肺叶、肺段缺失,有的支气管树虽已形成,但不能最终形成肺泡。

03.06.091 先天性肺膨胀不全 congenital atelectasis

出生后肺组织不能充分扩张,气体交换受限。多由人胚发育过程中部分支气管狭窄或扭曲所致。

03.06.092 异位肺叶 ectopic lung lobe

由前肠长出的额外肺芽所形成的呼吸系统之外的肺组织。

03.06.093 先天性肺囊肿 congenital pulmonary cyst

由于部分支气管狭窄或闭锁,远端支气管分泌的黏液不能排出,积聚膨胀而成的囊肿。多由终末细支气管或细支气管融合扩大而成,囊肿大小不一,数目不定,严重者肺呈蜂窝状,常伴发慢性炎症。

(北京大学 唐军民)

03.07 体腔和系膜的发生

03.07.001 围心腔 pericardial coelom

又称“心周腔”。人胚第18~19天，口咽膜头端生心区的中胚层内出现的腔隙。其背外侧与左右体腔管头端相通连，致使胚内体腔呈倒U形。围心腔是倒U形胚内体腔的横行部分，以后发育为心包腔（图03.07.01）。

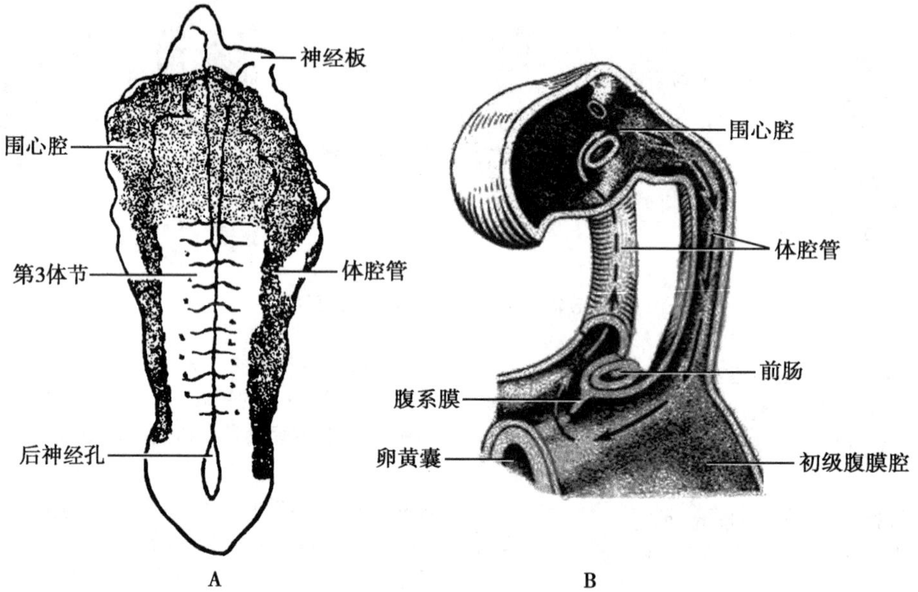

图 03.07.01 原始体腔形成示意图

A. 9个体节期；B. 第4周人胚

03.07.002 体腔管 coelomic duct

又称“胸膜管”。人胚发育第3周末，侧中胚层内出现一些分散的小裂隙。随着胚胎发育，这些小裂隙扩大融合，形成的左、右对称的一对管状体腔。该管随着肺的生长而扩大为初级胸膜腔（图03.07.01）。

03.07.003 胸膜管 pleural canal

见03.07.002体腔管。

03.07.004 胸膜心包管 pleuropericardial canal

原始体腔形成时，左、右体腔管通入围心腔的通道。随着心和大血管、肺和气管、食管等周围器官的生长和增大，该管逐渐变细。至胚第7周，胸心之间的间充质与食管腹侧的间充质（食管系膜）融合，胸膜腔与心包腔完全分开（图03.07.01）。

03.07.005 初级胸膜腔 primary pleural coelom

左右胸膜腔尚未分隔，与心包腔也未分隔时的胸膜腔，由体腔管随着肺的生长扩大而成（图03.07.02）。

03.07.006 胸心包隔膜 pleuropericardial membrane

分隔胸膜腔与心包腔的隔膜，由体壁中的左、右总主静脉向中线移位带动间充质增生而成。在成人，胸心包隔膜形成纤维性心包（图03.07.02）。

03.07.007 初级腹膜腔 primary peritoneal coelom

体腔管的尾端向胚体尾端延伸形成的左、右两个管腔。其在卵黄蒂周围与胚外体腔相通。当肠袢从脐腔退回腹腔后，胚内体腔和胚外体腔完全分开。以后，随着中肠及后肠的腹系膜退化消失，左、右初级腹膜腔遂相通并扩大，发育成腹膜腔（图03.07.01）。

03.07.008 心包腹膜管 pericardioperitoneal canal

在原始横隔背侧，连接心包腔和初级腹膜腔的左、右两段管道。胚第5周，肺开始向尾端和外侧方向生长，伸入该管内，致使管腔变窄，位于前肠的两侧面（图03.07.03）。

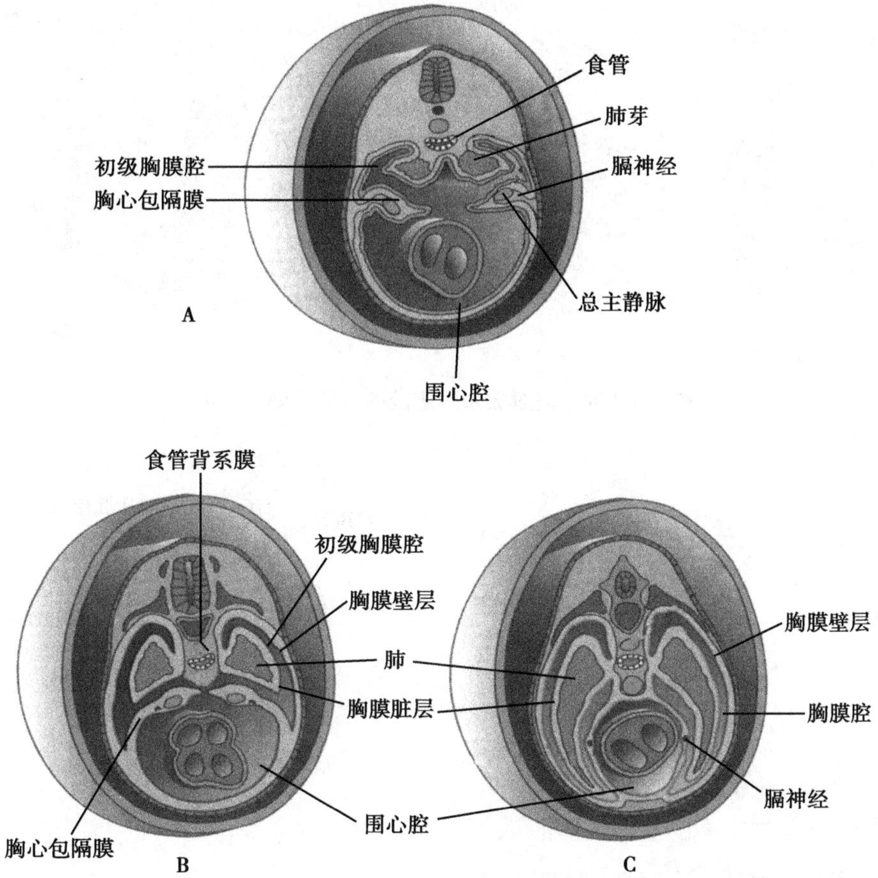

图 03.07.02　心包腔与胸膜腔的分隔

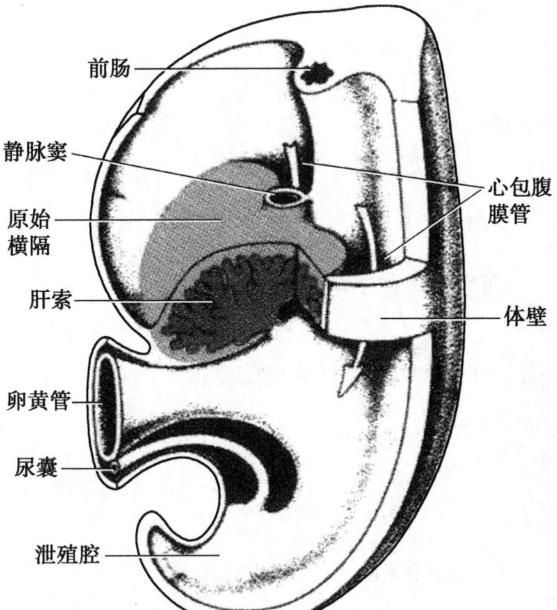

图 03.07.03　5 周胚的一部分，示原始横隔及心包腹膜管

03.07.009　胸腹隔膜　pleuroperitoneal membrane

胚发育第 4 周末，在胸膜腔尾端与腹膜腔交界处，左右各发生的一突向胸腹膜管的新月状间充质皱襞。左右胸腹隔膜及食管背系膜在中线相互融合后构成横隔的后部（图 03.07.04）。

03.07.010　原始系膜　primitive mesentery

当内胚层包卷形成原肠，紧贴内胚层的左、右脏壁中胚层向中线靠拢，包绕原肠，在其背侧和腹侧相贴形成的双层膜状结构。原始系膜将原肠固定在背侧和腹侧体壁之间，其两面均覆有体腔上皮，以后发育成浆膜（图 03.07.05）。

03.07.011　腹系膜　ventral mesentery

位于原肠与腹侧体壁之间的原始系膜。由于咽和食管上段无体腔，故无系膜发生。十二指肠中部以下的腹系膜，在胚发育早期即退化消失，故腹系膜只存在于食管中、下段，胃及十二指肠上段（图 03.07.05、图 03.07.06）。

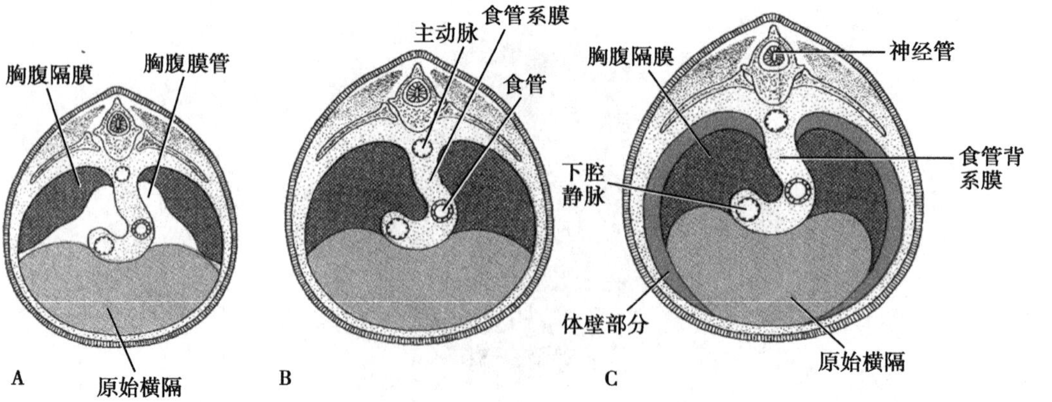

图 03.07.04　胸膜腔及腹膜腔的分隔及膈的形成

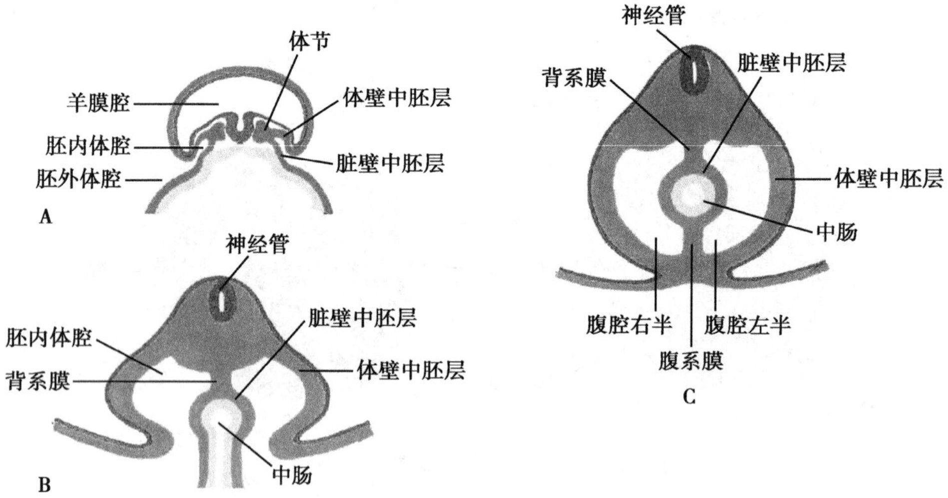

图 03.07.05　原始系膜形成示意图

A. 第 20 天胚胎；B. 第 25 天胚胎；C. 第 28 天胚胎

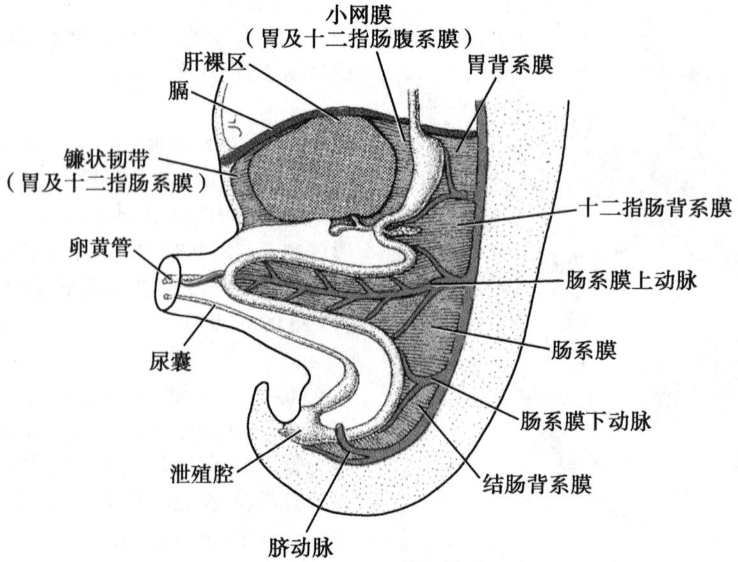

图 03.07.06　原始系膜示意图

03.07.012　背系膜　dorsal mesentery

位于原肠与背侧体壁之间的原始系膜。背系膜包括食管背系膜、胃背系膜、肠背系膜等结构(图 03.07.05、图 03.07.06)。

03.07.013　食管系膜　mesoesophagus

指食管中、下段的腹系膜和背系膜。由于心脏存在于食管腹系膜内,故该系膜又分为心背系膜和心腹系膜。人胚心腹系膜很早即退化消失或并未发生,心背系膜存在一段时间后,其中央部分退化消失。夹于两肺之间的食管腹系膜最终扩展形成纵隔。食管背系膜演变成纵隔的背侧部和膈的一部分(图 03.07.04)。

03.07.014　胃背系膜　dorsal mesogastrium

连于胃背侧与背侧体壁之间的系膜,其演变过程比较复杂。成体的大网膜、胃脾韧带、脾肾韧带等结构均由胃背系膜演变而来(图 03.07.06、图 03.07.07)。

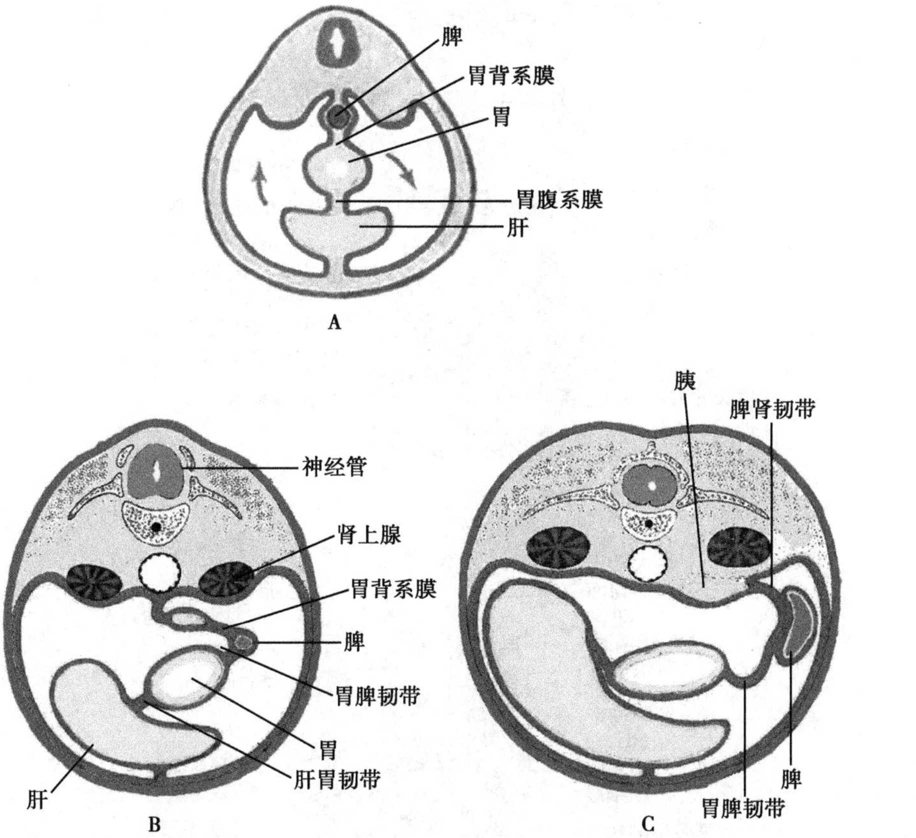

图 03.07.07　胃腹系膜和胃背系膜的演变

03.07.015　网膜囊　omental sac

胚第 4 周时,胃背系膜突向左侧,在胃的背侧形成的一个较大的盲囊。随着胚胎发育,网膜囊形成大网膜和网膜腔(图 03.07.08)。

03.07.016　胃腹系膜　ventral mesogastrium

连于胃腹侧与腹侧体壁之间的系膜,内有肝生长。其中位于肝和腹侧体壁之间的系膜形成镰状韧带,位于肝和胃之间的系膜形成肝胃韧带。在肝裸区边缘,腹系膜返折,形成冠状韧带和左、右三角韧带(图 03.07.07、图 03.07.08)。

03.07.017　十二指肠腹系膜　ventral mesoduodenum

连于十二指肠腹侧上段与腹侧体壁之间的系膜。其中位于肝和十二指肠之间的系膜形成肝十二指肠韧带(图 03.07.06)。

03.07.018　十二指肠背系膜　dorsal mesoduodenum

连于十二指肠背侧与背侧体壁之间的系膜。由于十二指肠不断增长和弯曲,其系膜由正中线移向右侧,并与体后壁融合,因而该系膜大部分消失,十二指肠大部固定于体后壁,成为腹膜外器官(图 03.07.06)。

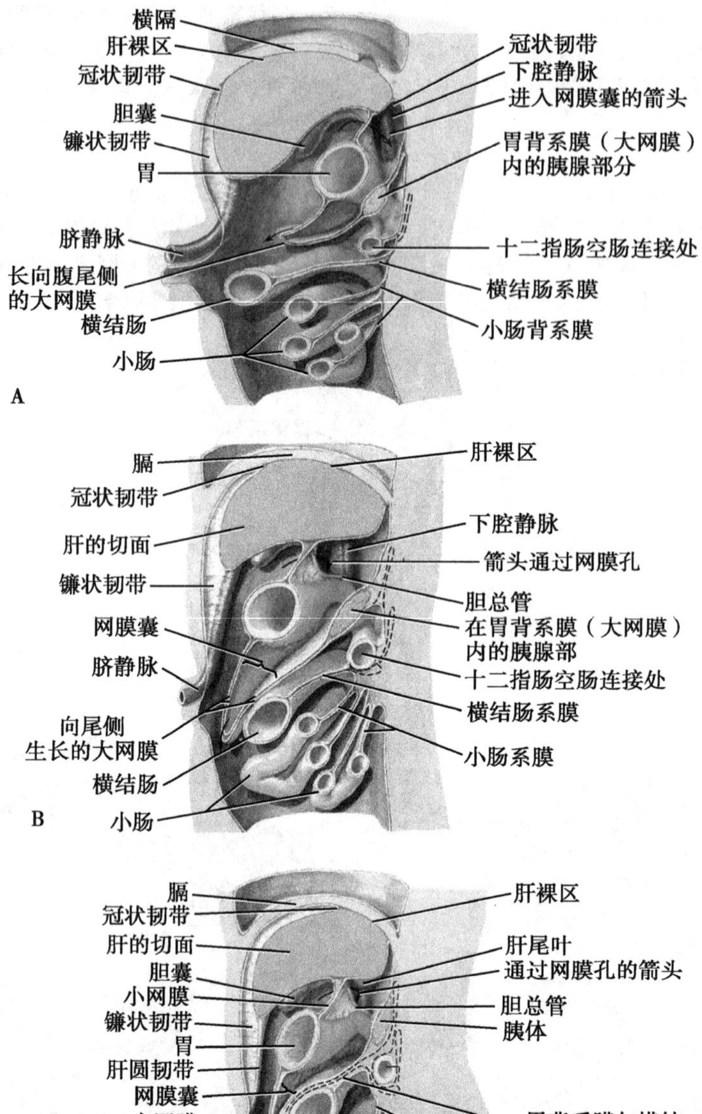

图 03.07.08　大网膜及网膜囊的演变

A. 第 8 周胚胎；B. 第 4 个月胎儿；C. 成人

03.07.019　心下囊　infracardiac bursa

胃背系膜内的间隙汇合并向头端延伸而成的封闭腔。

03.07.020　小网膜　lesser omentum

位于肝和胃、十二指肠之间的系膜。在小网膜中有肝胃韧带、肝十二指肠韧带（图 03.07.06、图 03.07.08）。

03.07.021　大网膜　greater omentum

当胃的纵轴由头尾方向转为由左上斜向右下时，网膜囊也相应地向胚体尾侧继续扩大，越过横结肠腹侧面向下悬垂，呈帷幕状覆盖小肠。网膜囊的背侧壁和腹侧壁分别称背叶和腹叶，二者合称大网膜（图 03.07.08）。

03.07.022　网膜孔　epiploic foramen

网膜囊与腹膜腔交通处，其前界为肝十二指肠韧带，后界为下腔静脉，上界为肝的尾状叶，下界为十二指肠上部（图 03.07.08）。

03.07.023　胸腹隔膜缺失　pleuroperitoneal absence

胸腹膈膜未发生的一种先天畸形，多发生在左侧。由于胸腹隔膜缺失，胃和十二指肠等上腹部脏器可经此缺失处入出胸腔。

03.07.024　胸腹裂孔　pleuroperitoneal foramen

又称“博赫达勒克孔”。在膈的发育过程中，因胸腹隔膜发育障碍，胸腹膜管未完全封闭而形成的较大裂孔。裂孔多见于左侧，腹腔脏器可由此孔突入胸腔。

03.07.025　博赫达勒克孔　Bochdalek foramen

见 03.07.024 胸腹裂孔。

03.07.026　先天性心包缺损　congenital pericardial defect

因胸心包隔膜形成障碍，使心包腔与胸膜腔部分相通所导致的畸形。常见于左侧，可能与左总主静脉比右总主静脉细，产生的胸心包隔膜较小有关。患者心脏搏动时，部分心房可通过此缺损突入胸膜腔。

03.07.027　心包囊肿　pericardial cyst

在围心腔形成时，有的裂隙未与大的围心腔融合而形成的囊肿。囊肿附于心包外层壁，以右侧心包前方多见。囊壁较薄，呈半透明状，囊腔内含清亮的液体。若囊肿腔与心包腔相通，则称心包憩室。患者一般无明显症状，但当囊肿较大时，可压迫心、肺而出现循环或呼吸系统的症状。

03.07.028　先天性膈疝　congenital diaphragmatic hernia

新生儿较常见的畸形之一，多因胚胎发育中膈发育不良或融合不全所致。腹腔脏器经缺损处突入胸膜腔，形成膈疝。根据缺损部位不同，可分为胸腹裂孔疝、食管裂孔疝、胸骨后疝等几种类型（图 03.07.09）。

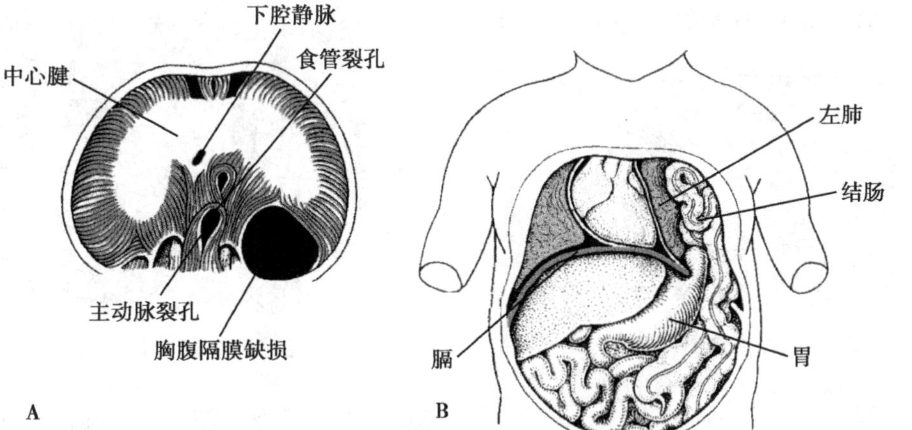

图 03.07.09　先天性膈疝

A. 膈的腹腔面，示胸腹隔膜缺损；B. 腹腔器官疝入左侧胸膜腔，心脏推向右侧，左肺被压缩

03.07.029　胸腹裂孔疝　pleuroperitoneal opening hernia

先天性膈疝中最常见的类型之一，主要由于胸腹隔膜发育障碍，胸腹膜管未完全封闭所致。其疝孔位于膈的背外侧部，常单侧发生，多见于左侧，疝内容物多为小肠、胃、脾、结肠，也可见肝、肾等。在较大的裂孔疝，由于腹腔脏器进入胸膜腔，常引起心脏和纵隔移位、肺发育不良和萎缩（图 03.07.09）。

03.07.030　先天性食管裂孔疝　congenital esophageal hiatal hernia

由于膈脚和膈食管韧带发育不良或松弛，或由食管过短或食管旁隐窝未消失而形成的疝。约占膈疝的 23%，根据发生原因不同，又可分为 3 种：①滑动性食管裂孔疝；②短食管型食管裂孔疝；③食管旁裂孔疝（图 03.07.10）。

03.07.031　滑动性食管裂孔疝　sliding esophageal hiatus hernia

疝内容物可随腹腔压力的升高和降低而上下滑动的食管裂孔疝，约占食管裂孔疝的 70%。

03.07.032　短食管型食管裂孔疝　short esophagus hiatus hernia

由于食管过短致使胃的上部进入胸膜腔而成的食管裂孔疝。这种畸形较少见，常由于胃酸反流，出现反流性食管炎症状，可行手术治疗。

03.07.033　食管旁裂孔疝　paraesophageal hiatus hernia

由于食管两旁的隐窝未封闭，胃大弯或胃底的一部分向上突出形成的食管裂孔疝。这种病例极少见（图 03.07.10）。

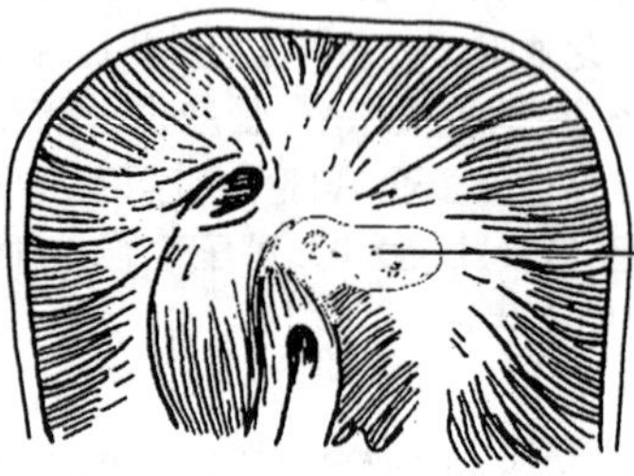

图 03.07.10　先天性食管旁裂孔

03.07.034　胸肋裂孔　sternocostal hiatus

胸、肋骨部膈肌发育不良而形成的裂孔，常位于胸骨后偏右侧。大网膜、横结肠，小肠、胃、肝等腹腔脏器可通过此裂孔进入胸膜腔而形成胸骨后疝（图 03.07.11）。

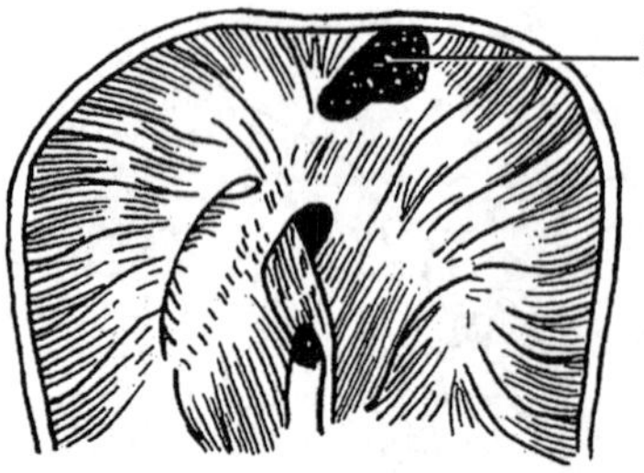

图 03.07.11　先天性胸骨后裂孔

03.07.035　胸骨后疝　retrosternal hernia

由于胸骨后方膈肌发育不全，或未能与肋骨部膈肌相连，造成膈部分缺损，致使腹腔脏器或心脏部分突入胸腔或腹腔所形成的疝。其疝孔即胸肋裂孔。这种异常发病率很低，约占膈疝的 2.6%。

03.07.036　先天性膈膨升　congenital eventration of diaphragm

由于膈的肌层或纤维层发育不良，使膈呈半透明薄膜状，膈顶位置显著升高的现象。多数病例膈膨升仅发生在一侧，一般左侧多于右侧。严重者膈顶可达第 4 到第 2 肋间平面。薄弱的膈也可破裂，使腹腔脏器突入胸膜腔。

03.07.037　副膈　accessory diaphragm

在正常膈的胸腔面，一部分膈组织斜行插入胸膜腔，附着于胸腔侧壁形成的隔膜。副膈的存在将肺分成两部分。该异常多在胸透时被发现（图 03.07.12）。

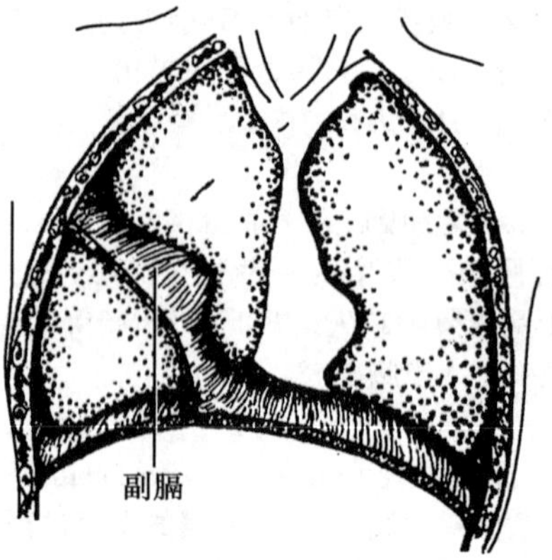

图 03.07.12　副膈

03.07.038　十二指肠旁疝　paraduodenal hernia

由于肠背系膜发育异常，致使十二指肠和空肠交界处的下后方形成隐窝，小肠突入该隐窝导致的疝。疝表面覆有薄层结肠系膜（图 03.07.13）。

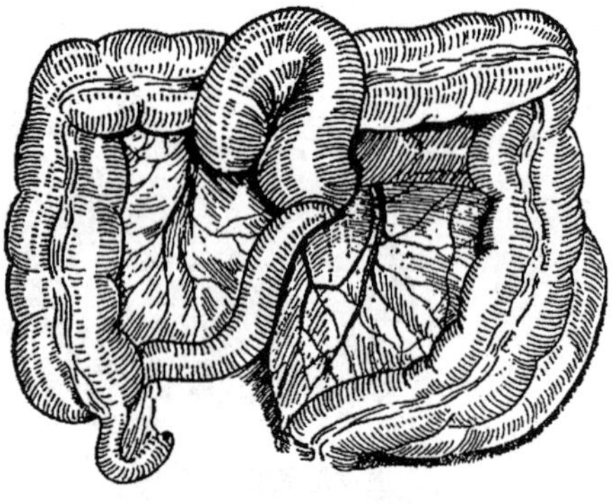

图 03.07.13　十二指肠旁疝

03.07.039　先天性上腹壁疝　congenital epigastric hernia

又称“白线疝”。剑突与脐之间正中线（白线）处的腹壁发育缺陷，腹腔内器官向此部位突入所形成的疝。

03.07.040　肠系膜裂孔疝　mesenteric hiatal hernia

胚胎发育过程中，肠背系膜局部退化消失出现裂孔，肠袢穿过裂孔形成的疝。裂孔多发生于回肠系膜，原因可能为肠背系膜局部缺血坏死而致，或盲肠下降时，回盲系膜延伸过快，两层上皮间由于缺少基质而融合成孔（图 03.07.14）。

03.07.041　活动性结肠　mobile colon

胚胎发育过程中，由于升结肠系膜不同程度地保留，使升结肠活动度增大，称活动性结肠。当肠蠕动异常时，可导致肠扭转甚至梗阻。另外，由于结肠系膜过长，在结肠后方可形成结肠后系膜袋，小肠易突入袋内，形成结肠后疝。

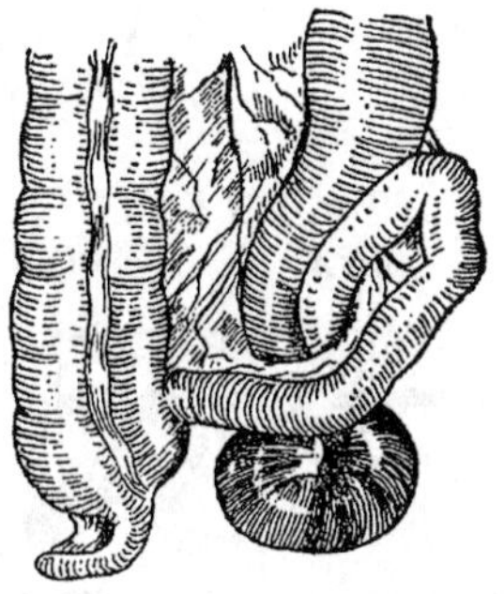

图 03.07.14 肠系膜裂孔疝

03.07.042 系膜囊肿 mesenteric cyst

胚胎发育时，原始淋巴组织在肠系膜内异常增生所形成的囊肿。囊肿位于系膜的两层之间，约有 20% 发生于小肠系膜，30% 发生于结肠系膜。

03.07.043 网膜囊肿 omental cyst

原始淋巴组织在网膜内异常增生所形成的囊肿，其形态、结构及形成过程均与系膜囊肿相似。

03.07.044 脐膨出 omphalocele

胚胎发育至第 10 周时，若肠管未从脐腔返回腹腔，则造成脐带周围的腹壁发育不全，使内脏通过脐环膨出体外，这种异常称脐膨出。膨出物可包括肝、小肠、大肠、胃、脾或膀胱，其表面仅有羊膜覆盖。

（山东大学 武玉玲）

03.08 泌尿系统和生殖系统的发生

03.08.001 肾发生 nephrogenesis

胚胎间介中胚层组织先后发生前肾、中肾和后肾的发育过程。前肾和中肾先后退化，后肾为永久肾（图 03.08.01）。

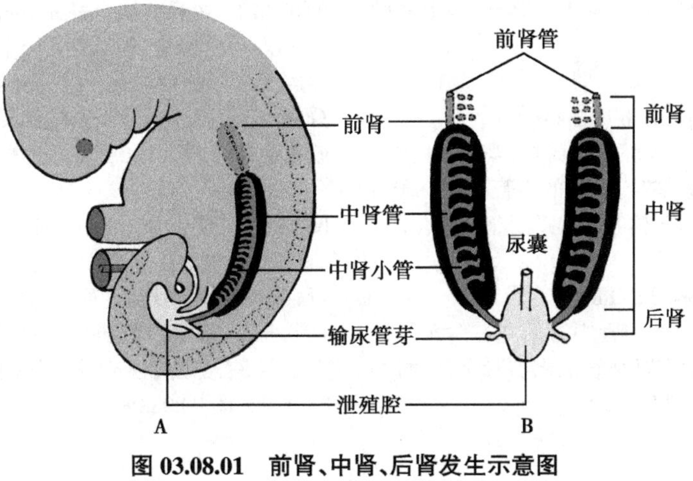

图 03.08.01 前肾、中肾、后肾发生示意图

A. 侧面观；B. 腹面观

03.08.002 生肾节 nephrotome, nephromere

人胚第 3 周时，头侧的间介中胚层增生，呈分节状，是前肾的原基。

03.08.003 生肾索 nephrogenic cord

生肾节以下的间介中胚层不分节，形成从头侧到尾侧的左右两条纵行索状结构，由此发生中肾、后肾、生殖腺和生殖管道。

03.08.004 尿生殖嵴 urogenital ridge

人胚第 4 周末，生肾索组织增生，在胚体后壁中轴线两侧出现的左右对称的一对纵行隆起，是中肾、生殖腺和生殖管道发生的原基。

03.08.005 尿生殖［嵴］系膜 urogenital mesentery

连接尿生殖嵴与背侧体壁之间的间充质组织。

03.08.006 性腺嵴 gonadal ridge

又称“生殖嵴”。人胚第 5 周时，尿生殖嵴被其中央出现的纵沟分为两部分，内侧为生殖嵴，外侧为中肾嵴。性腺嵴是生殖腺发生的原基（图 03.08.02）。

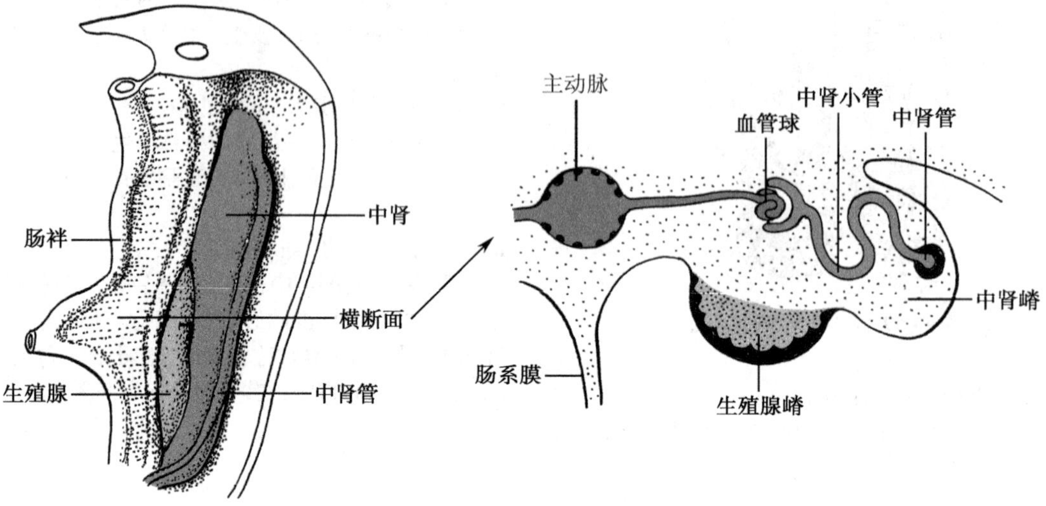

图 03.08.02 中肾的发生

03.08.007 生殖嵴 genital ridge

见 03.08.006 性腺嵴。

03.08.008 中肾嵴 mesonephric ridge

人胚第 5 周时，尿生殖嵴的外侧部分，是中肾的原基（图 03.08.02）。

03.08.009 前肾小管 pronephric tubule

又称"原肾小管"。人胚第 4 周初，第 7~14 体节外侧的生肾节形成的数条横行排列的小管。其一端与前肾管通连，另一端开口于体腔。出现后很快退化。

03.08.010 前肾管 pronephric duct

又称"原肾管"。汇集前肾小管的左右两条纵行管道。前肾小管退化后中肾小管汇入前肾管，此时的前肾管改称中肾管（图 03.08.01）。

03.08.011 前肾 pronephros

又称"原肾"。由胚胎头部生肾节演变而来的包括前肾小管和前肾管的结构。人胚的前肾无泌尿功能。

03.08.012 中肾小管 mesonephric tubule

来自生肾索的许多横行小管，呈"S"形弯曲，一端膨大并凹陷形成杯状的肾小囊，内有来自背主动脉分支的毛细血管球，另一端汇入前肾管，此时的前肾管改称中肾管（图 03.08.01、图 03.08.02、图 03.08.08）。

03.08.013 中肾管 mesonephric duct

又称"沃尔夫管"。汇集中肾小管的左右两条纵行管道，由前肾管演变而来，其尾端通入泄殖腔。在男性胎儿，中肾管以后演变为附睾管、输精管和射精管，在女性胎儿则完全退化（图 03.08.01、图 03.08.02、图 03.08.03、图 03.08.08）。

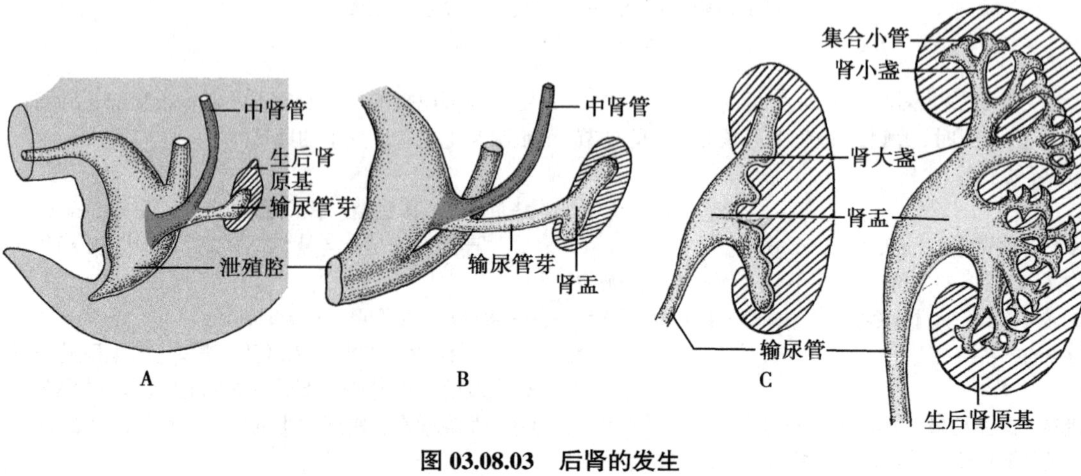

图 03.08.03 后肾的发生

03.08.014　沃尔夫管　Wolffian duct

见 03.08.013 中肾管。

03.08.015　中肾　mesonephros, mesonephridium

胚第 4 周末,发生于前肾尾侧、生肾索内,由中肾小管和中肾管组成的肾。人胚的中肾在后肾出现前有一定泌尿功能(图 03.08.01、图 03.08.02)。

03.08.016　输尿管芽　ureteric bud

又称"输尿管憩室"。中肾管末端近泄殖腔处向背外侧伸出的盲管。输尿管芽的主干形成输尿管,其末端膨大并反复分支,形成肾盂、肾大盏、肾小盏、乳头管和集合小管(图 03.08.03)。

03.08.017　输尿管憩室　ureteric diverticulum

见 03.08.016 输尿管芽。

03.08.018　生后肾原基　metanephrogenic blastema

又称"生后肾组织"。生肾索尾端外侧的一团间介中胚层组织,在输尿管芽的诱导下形成后肾的肾单位(图 03.08.03)。

03.08.019　生后肾组织　metanephrogenic tissue

见 03.08.018 生后肾原基。

03.08.020　后肾组织帽　metanephric tissue cap

在集合小管末端诱导下,生后肾组织增生并呈帽状覆盖每一集合小管的盲端。

03.08.021　后肾　metanephros, metanephridium

人体永久肾。人胚第 5 周初开始发生,起源于生后肾组织和输尿管芽,是人类的终生功能肾(图 03.08.03)。

03.08.022　肾缺如　renal agenesis

又称"肾不发生"。因中肾管未长出输尿管芽或输尿管芽早期退化,不能诱导生后肾原基发生后肾。肾缺如多见于一侧。

03.08.023　肾不发生　agenesis of kidney

见 03.08.22 肾缺如。

03.08.024　无肾小球肾　aglomerular kidney

肾组织内无肾小球的肾,仅见近端小管和集合管。

03.08.025　多囊肾　polycystic kidney

一种肾内出现大小不等囊泡的畸形。主要成因是来自输尿管芽的集合小管未能与来自生后肾组织的肾小管接通,或者是由于集合小管发育异常,管腔阻塞,致使肾单位产生的尿液不能排出(图 03.08.04)。

03.08.026　马蹄肾　horseshoe kidney

肾呈马蹄形。由于后肾发生过程中左右肾的下端互相融合所致,发生率约为 1/600。由于肾上升时被肠系膜下动脉根部所阻,故马蹄肾的位置常常较正常肾为低(图 03.08.04)。

03.08.027　分叶肾　lobulated kidney

肾外观轮廓呈分叶状。由于后肾发育过程中肾叶融合不全所致,表面有多个浅沟,浅沟处有突向肾实质的肾柱。

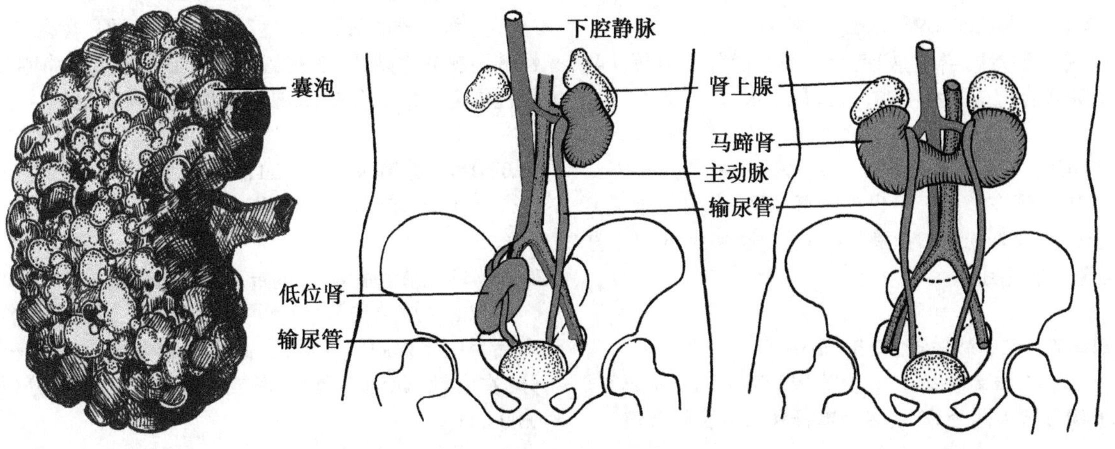

图 03.08.04　肾和输尿管畸形示意图

A. 多囊肾; B. 异位肾; C. 马蹄肾

03.08.028　盘状肾　discoid kidney

后肾发生过程中，左右肾在两极内缘处连接融合，呈盘状。

03.08.029　重［复］肾　double kidney

在同一个肾被膜内有两个肾，并有各自的肾盂、输尿管和血管系统。因输尿管芽远端分为两支所致。

03.08.030　额外肾　supernumerary kidney

除有两个正常肾之外，还有第三个完全独立的、有功能的肾。由于一侧出现两个输尿管芽或输尿管芽近端分为两支所致。

03.08.031　异位肾　ectopic kidney

由于上升过程受阻，出生后未达到正常位置的肾，多位于骨盆腔内。单纯异位肾的发生率约为 1/800（图 03.08.04）。

03.08.032　骨盆肾　pelvic kidney

异位于骨盆腔内的肾。由于肾发生后未能向上移位所致。

03.08.033　交叉异位肾　crossed ectopic kidney

在上升过程中横越中线至对侧而成的肾。交叉异位肾常发育不全，且容易出现尿引流不畅。

03.08.034　双输尿管　double ureter

同一侧发生两个输尿管芽或一个输尿管芽分支，但只形成一个肾，肾内有两个肾盂，各连一条输尿管的现象。两条输尿管分别开口于膀胱，或两条输尿管合并后开口于膀胱。

03.08.035　异位输尿管　ectopic ureter

输尿管走行异常，如走行于下腔静脉后方等。异位输尿管会造成尿流不畅，引起肾积水。

03.08.036　输尿管开口异位　ectopic ureteral orifice

输尿管在膀胱三角以外的部位开口，男性常见开口于尿道前列腺部、精囊等部位，女性常见开口于尿道、前庭部或阴道。

03.08.037　二裂输尿管　bifid ureter

又称“分叉输尿管”。由输尿管芽分支而成，输尿管上端分裂为两个分支，多为单肾和一个膀胱开口。

03.08.038　尿生殖窦　urogenital sinus

人胚 6~7 周，尿囊起始部与后肠之间的间充质增生，形成一镰状隔膜突入泄殖腔把泄殖腔分割为背、腹两份，腹侧份称尿生殖窦。主要分化为膀胱和尿道。

03.08.039　尿生殖膜　urogenital membrane

尿直肠隔向下生长，直达泄殖腔膜，将泄殖腔膜分为背、腹两份，腹侧份称尿生殖膜。

03.08.040　泄殖腔存留　persistent cloaca

泄殖腔未分隔或分隔不全。直肠、阴道、尿道共同开口于同一个腔。

03.08.041　膀胱外翻　ectopia of urinary bladder, extrophy of bladder

以膀胱黏膜裸露为主要特征的综合畸形。主要由于表面外胚层与尿生殖窦之间没有间充质长入，下腹正中部与膀胱前壁的结缔组织及肌组织缺如，致使下腹壁正中部和膀胱前壁变薄而破裂，膀胱黏膜外露。

03.08.042　直肠膀胱瘘　rectovesical fistula

由于泄殖腔分隔不全，直肠与膀胱之间有瘘管相通，瘘管多位于膀胱三角部。

03.08.043　直肠尿道瘘　rectourethral fistula

因尿直肠隔发育不全，直肠与尿道间有瘘管相通，尿道口可有气体和粪便排出。

03.08.044　膀胱阴道瘘　vesicovaginal fistula

膀胱与阴道之间有瘘管相通的畸形，尿液可经过瘘管流入阴道。

03.08.045　尿生殖褶　urogenital fold

又称“尿道褶”。尿生殖膜两侧的两条隆起。男性的两侧尿生殖褶在中线愈合后，形成尿道海绵体部，女性尿生殖褶不合并，形成小阴唇（图 03.08.05）。

03.08.046　尿道褶　urethral fold

见 03.08.045 尿生殖褶。

03.08.047　尿生殖沟　urogenital groove

又称“尿道沟”。位于两尿生殖褶之间的一纵沟，沟底为尿生殖膜。在男性，此沟闭合形成尿道的一部分；在女性，此沟不闭合，形成阴道前庭的一部分（图 03.08.05）。

03.08.048　尿道沟　urethral groove

见 03.08.047 尿生殖沟。

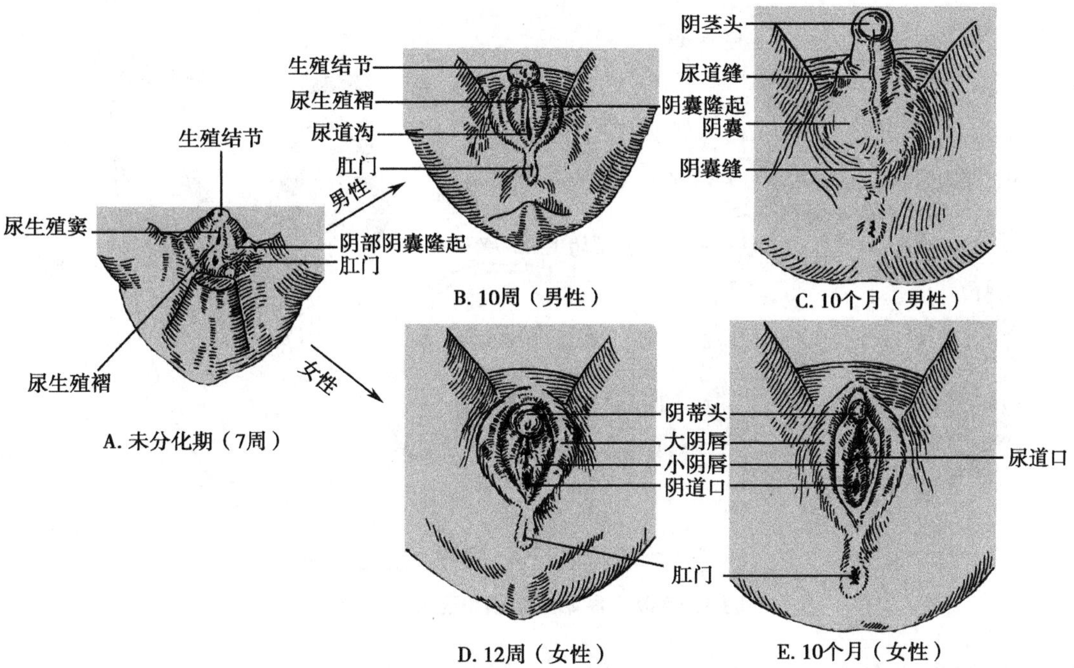

图 03.08.05　外生殖器的发生

03.08.049　尿生殖板　urogenital plate

又称"尿道板"。铺衬于尿道沟表面的一层内胚层上皮板，后发育为尿道海绵体部的上皮和腺体。

03.08.050　尿道板　urethral plate

见 03.08.049 尿生殖板。

03.08.051　尿生殖孔　urogenital opening

尿生殖膜破裂后所形成的尿生殖窦与尿道沟之间的孔道。

03.08.052　尿道上裂　epispadias

尿道开口在阴茎背面，因尿道沟异位于生殖结节颅侧并闭合不全所致，常伴有膀胱外翻。

03.08.053　尿道下裂　hypospadias

两侧尿生殖褶在中线愈合不全，致使尿道开口于阴茎腹侧。

03.08.054　阴茎阴囊尿道下裂　penoscrotal hypospadia

两侧尿道褶和两侧阴囊隆起均未在中线融合所致的尿道下裂，长的尿道裂隙开口于阴茎腹面和阴囊裂口。

03.08.055　会阴尿道下裂　perineal hypospadia

尿道沟的会阴部未闭合，阴囊隆起未在中线融合，呈大阴唇样，致使尿道根部开口于会阴部。

03.08.056　尿道阻塞　urethral obstruction

尿道不通，尿液不能通过尿道排出，多因胚胎早期尿道上皮过度增生后未能凋亡消失所致。

03.08.057　副尿道　paraurethra

双尿道畸形中，一个尿道发育较好，有正常的排尿功能，称主尿道，另一发育较差的尿道称副尿道。

03.08.058　性腺　gonad

尚未发生性别分化的生殖腺，可分化为睾丸或卵巢（图 03.08.06）。

03.08.059　性腺发生　gonadogenesis

由中肾嵴内侧的性腺嵴发育成性腺的过程（图 03.08.06）。

03.08.060　初级性索　primary sex cord

人胚第 6 周时，生殖腺嵴表面上皮长入其下方的间充质形成的许多不规则的上皮细胞索。如果性腺分化为睾丸，初级性索即形成生精小管；如果性腺分化为卵巢，初级性索则退化消失（图 03.08.07）。

03.08.061　原始生殖细胞　primordial germ cell

人胚第 3~4 周时，近尿囊根部的卵黄囊内胚层内出现的大而圆的细胞。原始生殖细胞于第 4 周沿背侧肠系膜迁入生殖腺嵴，后分化为精原细胞或卵原细胞（图 03.08.06、图 03.08.07）。

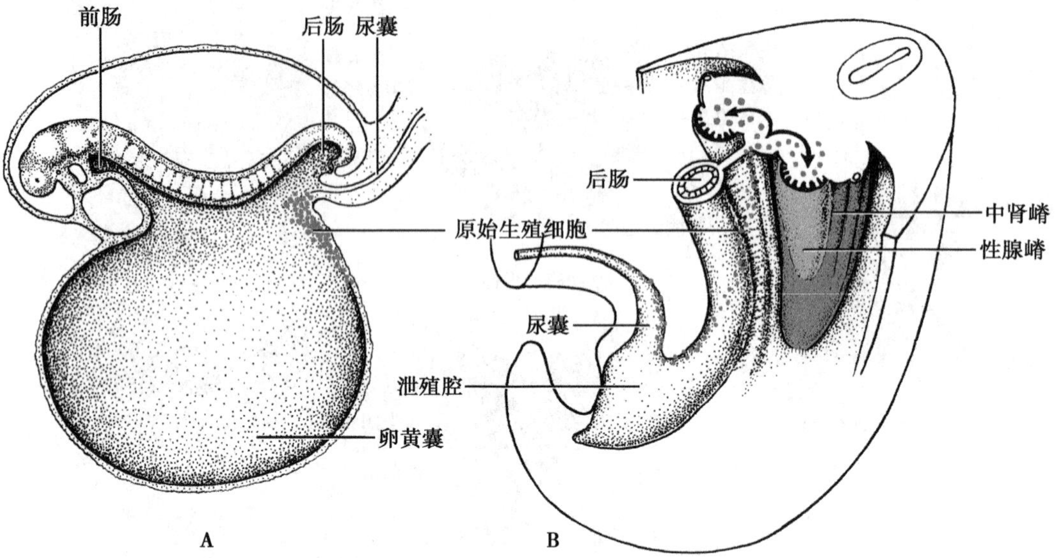

图 03.08.06　原始生殖细胞迁移示意图

03.08.062　睾丸决定因子　testis determination factor, TDF

位于Y染色体短臂性别决定区的编码因子，能调控性腺向睾丸分化。迁入初级性索的原始生殖细胞表达睾丸决定因子，性腺就会向睾丸方向分化；如果迁入的原始生殖细胞无Y染色体，不表达睾丸决定因子，则性腺就会自然地分化为卵巢。

03.08.063　性别　sex, sexuality

男女或雌雄两性的特质区别。主要表现为生殖腺、生殖管道、外生殖器官和第二性征的差异。

03.08.064　性别决定　sex determination

男女性别分化方向的决定，直接受控于性染色体。性染色体为XY的胚胎将分化为男性，为XX的胚胎则分化为女性。

03.08.065　遗传性别　genetic sex

由受精卵的染色体组型所决定的个体性别。46, XY的遗传性别为男性；46, XX的遗传性别为女性。

03.08.066　性别分化　sex differentiation

胚胎发育为男性或女性的过程。胚胎的染色体组型决定了性腺分化为睾丸或卵巢，性腺的分化通过雄性激素的存在与否决定了生殖管道、外生殖器和男女性征的分化（图 03.08.07、图 03.08.08）。

03.08.067　生精小管索　seminiferous cord

又称"睾丸索"。人胚第7周，在睾丸决定因子（TDF）的诱导下初级性索增殖，与表面上皮分离，分化成的长袢状索，后分化为生精小管（图 03.08.07）。

03.08.068　睾丸索　testicular cord

见 03.08.067 生精小管索。

03.08.069　次级性索　secondary sex cord

又称"皮质索"。人胚第8周后，由于缺少睾丸决定因子的诱导，性腺中的初级性索退化消失，性腺的表面上皮又增殖形成的新细胞索。之后，次级性索分离成许多孤立的细胞团，形成原始卵泡（图 03.08.08）。

03.08.070　皮质索　cortical cord

见 03.08.069 次级性索。

03.08.071　睾丸引带　gubernaculum testis, gubernacular cord

胚胎第2个月时，睾丸尾端至阴囊间的一条由中胚层形成的纵索。睾丸引带并不随胚体增长而延长，故随着胚体逐渐长大，引带相对缩短，导致睾丸下降（图 03.08.08）。

03.08.072　鞘突　vaginal process

当睾丸下降时，腹膜随之向腹股沟管内突出形成的盲管。鞘突包绕睾丸，形成鞘膜和鞘膜腔。

03.08.073　异位睾丸　ectopic testis

睾丸下降通过腹股沟管以后偏离正常路径，停留在腹外斜肌腱膜外侧、大腿内侧根部、阴茎背侧，甚至对侧等异常位置。

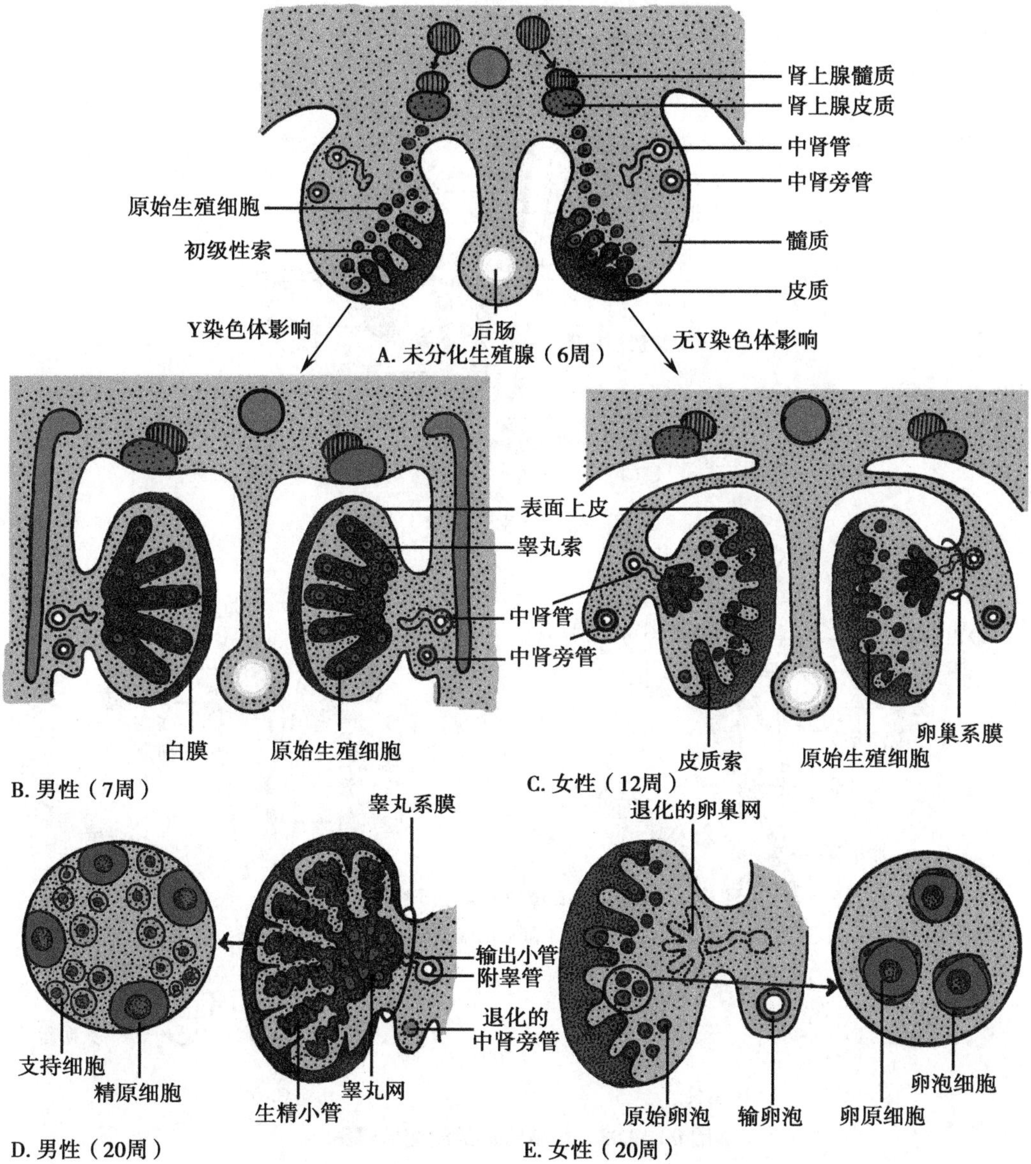

图 03.08.07　生殖腺的发生分化模式图

03.08.074　睾丸交叉异位　crossed testicular ectopia

双侧睾丸带着各自的输精管和精索降入对侧造成的异位畸形。

03.08.075　无睾畸形　anorchidism

由于生殖腺嵴未能发育为睾丸，或胚胎时曾有睾丸发生，后来因某种因素造成睾丸退化、萎缩和吸收所造成的畸形。

03.08.076　隐睾　cryptorchidism，undescended testis

睾丸未降入阴囊而停留在腹腔或腹股沟管内，可发生在一侧或双侧。由于腹腔和腹股沟管的温度高于阴囊，故隐睾会影响精子的发生。双侧隐睾可造成不育。约有 30% 的早产儿及 3% 的新生儿有此畸形。随着婴幼儿的发育，仍有降入阴囊的可能。

03.08.077　旁睾　paradidymis

残留于附睾输出小管尾侧的中肾小管遗迹（图 03.08.08）。

03.08.078　睾丸囊状附件　vesicular appendix of testis

残留于睾丸头侧的中肾旁管遗迹（图 03.08.08）。

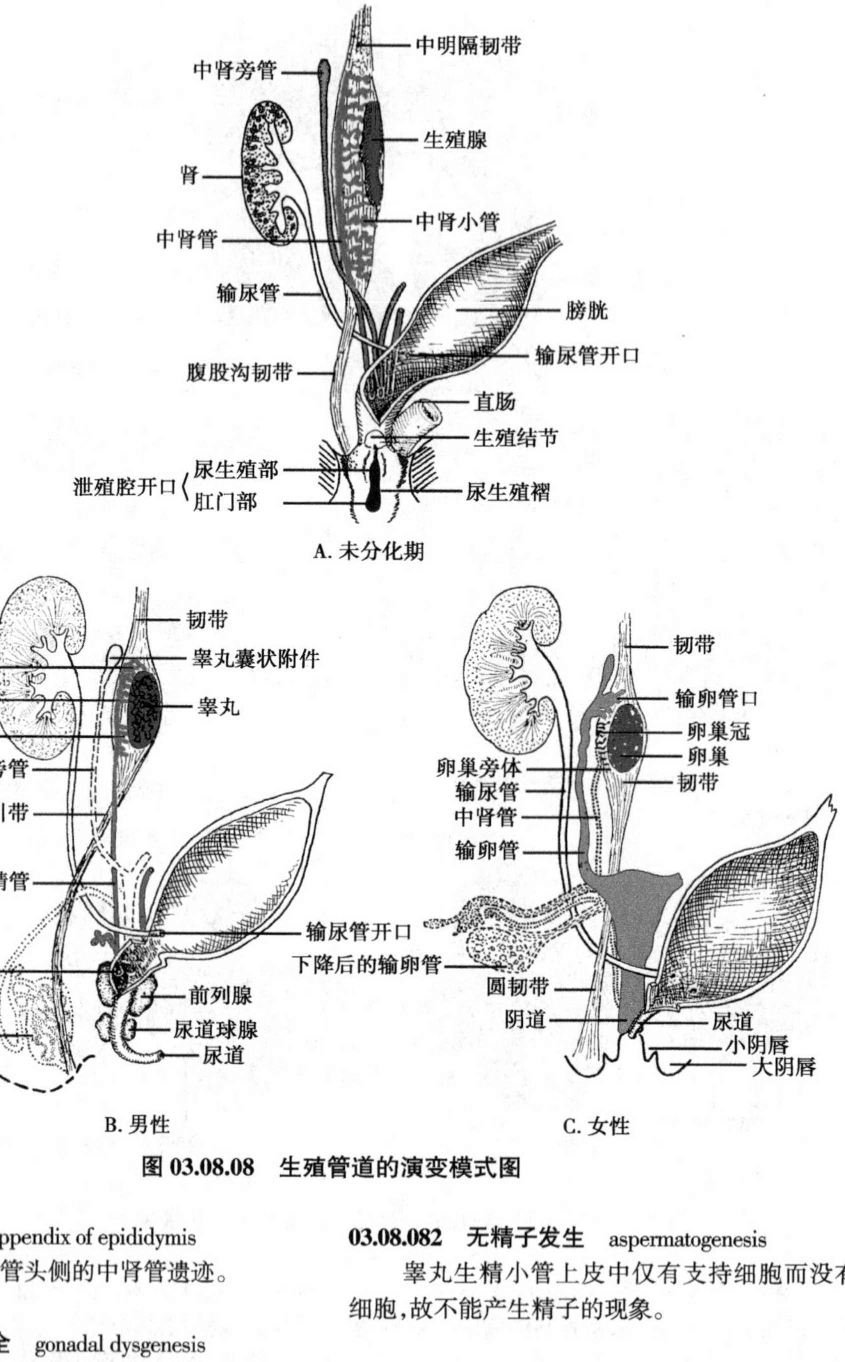

图 03.08.08　生殖管道的演变模式图

03.08.079　附睾附件　appendix of epididymis

残留于附睾输出小管头侧的中肾管遗迹。

03.08.080　性腺发育不全　gonadal dysgenesis

性腺未能正常分化为卵巢或睾丸的一类畸形，如Turner 综合征、Klinefelter 综合征等，其发病原因、发生机制和表现形式多种多样。

03.08.081　睾丸发育不全　testicular dysgenesis, testicular hypoplasia

睾丸未能正常分化发育的一类畸形，如 Klinefelter 综合征。

03.08.082　无精子发生　aspermatogenesis

睾丸生精小管上皮中仅有支持细胞而没有生精细胞，故不能产生精子的现象。

03.08.083　无精子症　azoospermatism

精液中无精子存在的病症，可由多种原因引起。

03.08.084　少精子症　oligospermatism

精液中的精子数量明显低于正常的病症，可由多种原因引起，常伴有精子质量不佳。

03.08.085　鞘突存留　persistent processus vaginalis

出生前后，腹膜腔与睾丸鞘膜腔之间的连接处闭锁。若未闭锁，称鞘突存留，可引发腹股沟疝。

03.08.086　先天性腹股沟疝　congenital inguinal hernia

由于腹膜腔与睾丸鞘膜腔之间的通道未闭合，当腹压增大时，部分肠袢突入鞘膜腔而成的疝（图 03.08.09）。

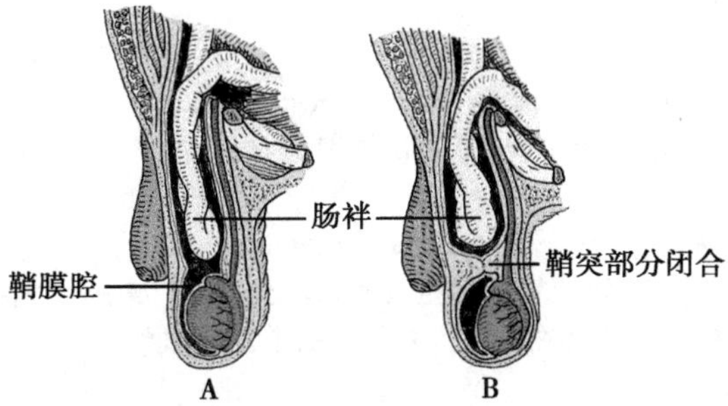

图 03.08.09　先天性腹股沟疝

03.08.087　克兰费尔特综合征　Klinefelter syndrome

又称"先天性睾丸发育不全"。由性染色体构成异常所致的综合征。其染色体组型多为 47，XXY，偶有 48，XXY，患儿睾丸发育不全，生精小管透明样变，乳房女性化，外生殖器发育不良并缺乏第二性征。

03.08.088　先天性睾丸发育不全　congenital testicular dysgenesis

见 03.08.087 克兰费尔特综合征。

03.08.089　特纳综合征　Turner syndrome

又称"先天性卵巢发育不全"。患者染色体核型多为 45，XO，少数为性染色体嵌合型。患者呈女性体态，但卵巢发育不全，身材矮小，蹼状颈，宽胸，外生殖器和乳房呈女性型，但发育不良。

03.08.090　先天性卵巢发育不全　congenital oval dysgenesis

见 03.08.089 特纳综合征。

03.08.091　肾上腺生殖综合征　adrenogenital syndrome

又称"肾上腺性征综合征"。在遗传性别为女性的胚胎，由于其肾上腺内雄性激素合成增加，促使女性胎儿的阴蒂异常增大，近似阴茎，大阴唇增生并部分融合，近似睾丸的综合征。

03.08.092　性嵌合体　sexual mosaic

体内同时具有 46，XX 和 46，XY 两种核型细胞的个体。

03.08.093　两性畸形　hermaphroditism

又称"两性同体"。一个个体的性器官具有男女两种性别特征，分真两性畸形和假两性畸形。

03.08.094　真两性畸形　true hermaphroditism

性嵌合体，其发生率很低。患者体内具有 46，XX 和 46，XY 两种核型的细胞，生殖腺同时具有卵巢和睾丸，或生殖腺内既有卵巢组织，又有睾丸组织；其外生殖器及第二性征介于男女之间。

03.08.095　假两性畸形　pseudohermaphroditism

患者的遗传性别和生殖腺只有一种，但外生殖器介于男女之间的两性畸形，根据其遗传性别和生殖腺类型，分为男性假两性畸形和女性假两性畸形两类。

03.08.096　女性假两性畸形　female pseudohermaphroditism, androgynism

又称"女性假两性同体"。患者的遗传性别为女性（46，XX），生殖腺只有卵巢，但由于肾上腺皮质分泌过多雄激素，致使外生殖器官男性化的异常，常见于肾上腺生殖综合征。

03.08.097　雄激素不敏感综合征　androgen insensitivity syndrome

又称"睾丸女性化综合征"。患者有睾丸，染色体组型为 46，XY，能产生雄激素，但由于体细胞缺乏雄激素受体，中肾管未分化为男性生殖管道，外生殖器及第二性征的表型均为女性的综合征。

03.08.098　睾丸女性化综合征　testicular feminization syndrome

见 03.08.097 雄激素不敏感综合征。

03.08.099　男性假两性畸形　male pseudohermaphroditism

患者的遗传性别为男性（46，XY），生殖腺只有睾丸，但由于体内雄激素产生不足，睾丸和生殖管道发育欠佳，外生殖器不同程度的女性化的异常。

03.08.100　巨生殖器　macrogenitosomia

又称"生殖器巨大畸形"。一种继发性病理变化，主要由早熟、先天性迟钝、侏儒症、垂体功能亢进症、肾上腺皮质功能亢进、睾丸间质细胞瘤等引起的内分泌功能紊乱所致的异常。

03.08.101　中肾旁管　paramesonephric duct

又称"米勒管"。发生于中肾管外侧，先由体腔上皮凹陷形成纵沟，后沟缘愈合成管。如果生殖腺分化为卵巢，中肾旁管的上段演变成输卵管，中段和下段合并后形成子宫和阴道的上部（图 03.08.08）。

03.08.102　米勒管　Müllerian duct

见 03.08.101 中肾旁管。

03.08.103　卵巢冠　epoophoron

又称“旁卵巢”。若生殖腺分化为卵巢，则该个体的中肾管和中肾小管大部分退化，在颅侧部未退化消失的中肾管和中肾小管称为卵巢冠（图 03.08.08）。

03.08.104　旁卵巢　parovarium

见 03.08.103　卵巢冠。

03.08.105　卵巢冠囊状附件　vesicular appendix of epoophoron

位于阔韧带内靠近输卵管或卵巢的囊状结构，部分为中肾管的遗迹，部分源自中肾旁管残迹或间皮化生。

03.08.106　卵巢旁体　paroophoron

位于卵巢旁、残存于输卵管系膜中的中肾管和中肾小管遗迹（图 03.08.08）。

03.08.107　加特纳管　Gartnerian duct

残存于子宫阔韧带或阴道壁内的中肾管遗迹。

03.08.108　子宫阴道原基　uterovaginal primordium

又称“子宫阴道管”。左、右中肾旁管中、下段合并而形成的“Y”形管结构，以后分化为子宫和阴道上部。

03.08.109　子宫阴道管　uterovaginal canal

见 03.08.108　子宫阴道原基。

03.08.110　无子宫　absence of uterus

由中肾旁管未发生或发育不全，或双侧中肾旁管的中下段未能在中线合并导致的子宫缺如。

03.08.111　单角子宫　unicornuate uterus

只有一侧中肾旁管发育，另一侧中肾旁管未发育而形成的子宫，伴有单侧输卵管和单侧宫颈。

03.08.112　双角子宫　bicornuate uterus, uterus bicornis

由于两侧中肾旁管下段合并不全，致子宫上端呈分叉状，形似两个角的子宫（图 03.08.10）。

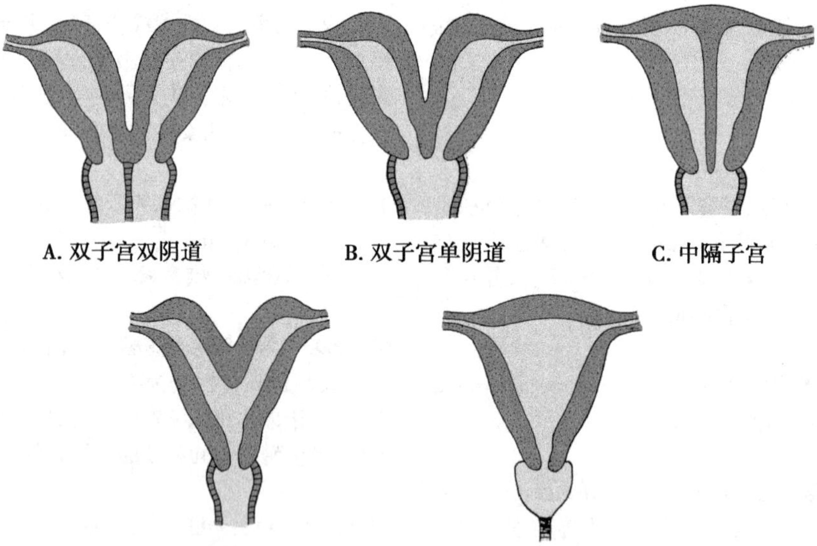

A. 双子宫双阴道　B. 双子宫单阴道　C. 中隔子宫

D. 双角子宫　E. 阴道闭锁

图 03.08.10　子宫、阴道畸形模式图

03.08.113　双子宫　double uterus

由于两侧中肾旁管下段未合并，形成完全分开的两个子宫。双子宫可伴有双阴道或单阴道（图 03.08.10）。

03.08.114　双角单颈子宫　uterus bicornis unicollis

中肾旁管合并不全，形成双角子宫，但尾段完全合并，形成单宫颈，单阴道的现象（图 03.08.10）。

03.08.115　双腔子宫　uterus bilocularis, uterus bipartitus

又称“中隔子宫”。由于两侧中肾旁管下段合并时，两者之间的管壁未消失，子宫中留有一纵隔，形成两个宫腔的子宫（图 03.08.10）。

03.08.116　中隔子宫　uterus septus

见 03.08.115 双腔子宫。

03.08.117　无颈子宫　uterus acollis

子宫发育正常而子宫颈缺如，属罕见的子宫畸形。患者青春期后因性激素影响，可产生周期性腹痛，月经血溢到腹腔。

03.08.118　弓形子宫　uterus arcuatus

由于中肾旁管尾侧轻度合并不全，子宫顶部轻度凹陷形成的子宫。其宫体及子宫颈正常。

03.08.119　心形子宫　uterus cordiformis

子宫顶部的凹陷明显，子宫角突向两侧，形似心脏的子宫。

03.08.120　子宫发育不全　uterine hypoplasia

胚胎发育中，由于激素水平低等原因，左右中肾旁管下段合并而演化为子宫的过程中断，致使子宫发育停留在幼稚阶段的异常。

03.08.121　子宫颈闭锁　atresia of cervix

子宫颈形成后，颈管腔闭锁的现象。多伴有子宫发育不良，其发生原因尚不明确。

03.08.122　输卵管闭锁　atresia of uterine tube

在由中肾旁管上段发育成输卵管的过程中，如果上皮增生过度，就会不同程度地阻塞管腔，形成输卵管全程或局部闭锁的现象。

03.08.123　生殖结节　genital tubercle

人胚第 5 周初，尿生殖膜头侧中胚层增生形成的突起，是阴茎或阴蒂的原基。如果生殖腺分化为睾丸，在睾丸产生的雄激素作用下，生殖结节发育为阴茎；如果生殖腺分化为卵巢，生殖结节略增大，发育成阴蒂（图 03.08.05）。

03.08.124　生殖隆起　genital swelling, torus genitalis

又称“阴唇阴囊隆起”。人胚第 6 周，尿生殖膜两侧、尿生殖褶外侧的中胚层增厚形成的一对较大隆起。可分化为男性的阴囊或女性的大阴唇（图 03.08.05）。

03.08.125　阴唇阴囊隆起　labioscrotal swelling

见 03.08.124 生殖隆起。

03.08.126　阴唇隆起　labial swelling

女性胚胎的生殖隆起。胚胎的生殖腺分化为卵巢，因无雄激素的作用，生殖隆起将演变为大阴唇。

03.08.127　阴囊隆起　scrotal swelling

男性胚胎的生殖隆起。胚胎的生殖腺分化为睾丸，产生雄激素，两侧生殖隆起在中线融合而形成阴囊（图 03.08.05）。

03.08.128　窦结节　sinus tubercle

又称“米勒结节”。左右中肾旁管的下段在中线合并后，尾端突入尿生殖窦背侧壁内所形成的隆起。窦结节增生形成阴道的上部（图 03.08.11）。

03.08.129　米勒结节　Müllerian tubercle

见 03.08.128　窦结节。

03.08.130　窦阴道球　sinovaginal bulb

尿生殖窦背侧壁突向窦结节的一个球状结构，是阴道板的原基。

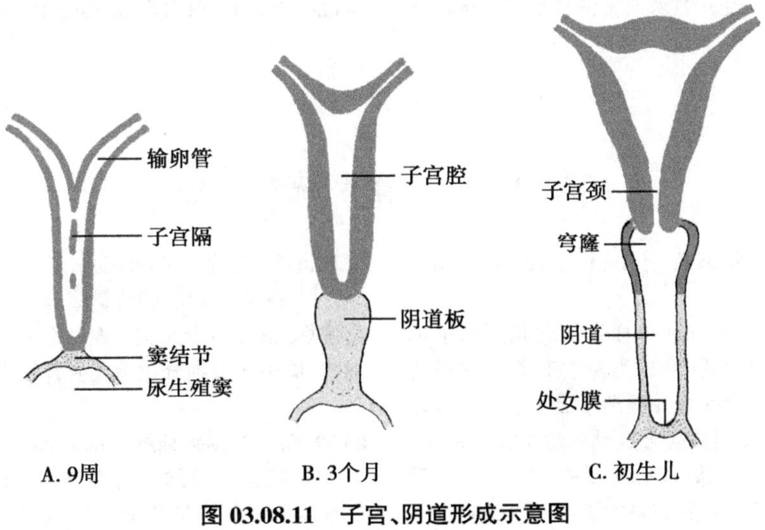

图 03.08.11　子宫、阴道形成示意图

03.08.131 阴道板 vaginal plate
由窦阴道球增大、伸长而成的结构,以后管化形成阴道的下部(图 03.08.11)。

03.08.132 处女膜 hymen
由阴道板管化发育为阴道下段时,其末端所形成的一层薄膜。此膜分隔了阴道腔和尿生殖窦腔,通常在围生期此膜上出现一小孔(图 03.08.11)。

03.08.133 囊状附件 vesicular appendage
位于近输卵管伞部或附睾头侧的囊状结构,为中肾管头端的遗迹。

03.08.134 龟头下裂 glandular hypospadia
发生于龟头下腹部的尿道下裂。

03.08.135 阴茎发育不全 agenesis of penis
生殖结节发育障碍导致的小阴茎畸形。

03.08.136 二裂阴茎 bifid penis
生殖结节分叉而形成的一种阴茎分叉畸形。

03.08.137 双阴茎 double penis
由于发生两个生殖结节并各自发育成一个阴茎所致的畸形。

03.08.138 小阴茎 micropenis
外观正常而长度小于正常阴茎平均值 2.5 个标准差以上的阴茎。由于缺乏男性激素所致。

03.08.139 阴囊后阴茎 retroscrotal penis
由于在外生殖器官发生过程中,左右阴囊隆起在生殖结节前方合并或合并时未向尾侧移动引起的阴茎位于阴囊之后。

03.08.140 双阴道 double vagina
由于两侧中肾旁管尾部未能正常合并,形成两个独立的尾端,分别诱导形成两个阴道板,管道化后成为两个阴道。

03.08.141 无阴道 absence of vagina
因中肾旁管尾端未形成窦结节,也未诱导出窦阴道球,致使未能生成阴道的先天畸形。

03.08.142 阴道闭锁 atresia of vagina, vaginal atresia
在窦结节和阴道板形成阴道的过程中,由于未管化或管化后上皮过度增生,管腔未重新开通引起的畸形(图 03.08.10)。

03.08.143 处女膜无孔 imperforate hymen
又称"处女膜闭锁"。阴道外口处的处女膜未出现小的裂孔。

03.08.144 处女膜闭锁 hymen atresia
见 03.08.143　处女膜无孔。

03.08.145 直肠阴道隔 rectovaginal septum
泄殖腔分隔后,在直肠与阴道之间形成的组织隔。如果此隔不完整,就会发生直肠阴道瘘。

03.08.146 直肠阴道瘘 rectovaginal fistula
直肠阴道隔发育缺陷形成的直肠和阴道之间的瘘管,胎便可自此处进入阴道。瘘管的大小和位置有所不同,常伴有不同程度的直肠或肛管闭锁。

03.08.147 尿道阴道隔 urethrovaginal septum
泄殖腔分隔后,在尿道与阴道之间的组织隔。如果此隔不完整,就会形成尿道阴道瘘。

(山东大学　高英茂)

03.09 心血管系统的发生

03.09.001 原始心血管系统 primitive cardiovascular system
胚胎发育早期胚内和胚外血管彼此相通形成的循环通路。该系统的心脏最初为左右对称的两条心管,第 4 周时,左右心管融合并逐渐形成 4 腔心。其动脉主要有:腹主动脉(很快融合成动脉囊)、背主动脉、卵黄动脉、脐动脉、弓动脉;静脉主要有:前主静脉、后主静脉、总主静脉、卵黄静脉和脐静脉。(图 03.09.01)

03.09.002 血岛 blood island
人胚第 3 周初,卵黄囊壁上的胚外中胚层间充质细胞聚集成的团块状结构。血岛中央的细胞分化为造血干细胞,周边的细胞分化为成血管细胞(图 03.09.02)。

03.09.003 成血管细胞 angioblast
主要指血岛周边的细胞,将分化为内皮细胞,内皮细胞围成的内皮管即原始血管。最初认为,胚内的

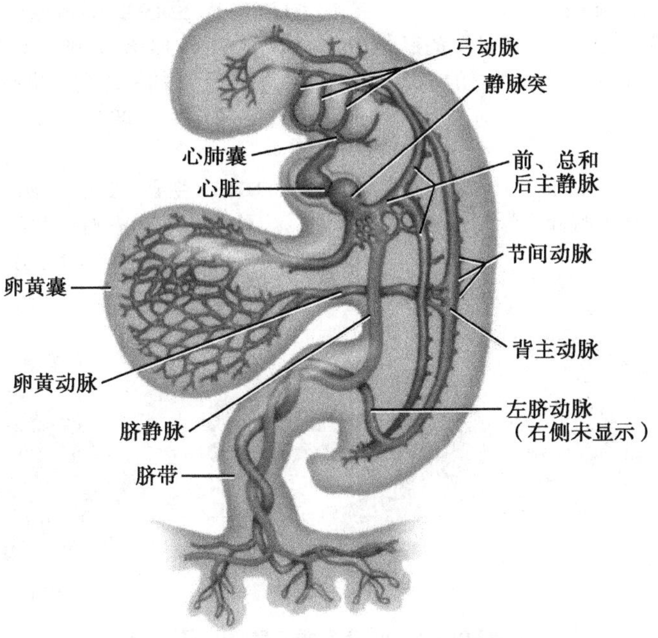

图 03.09.01　胚早期血液循环通路

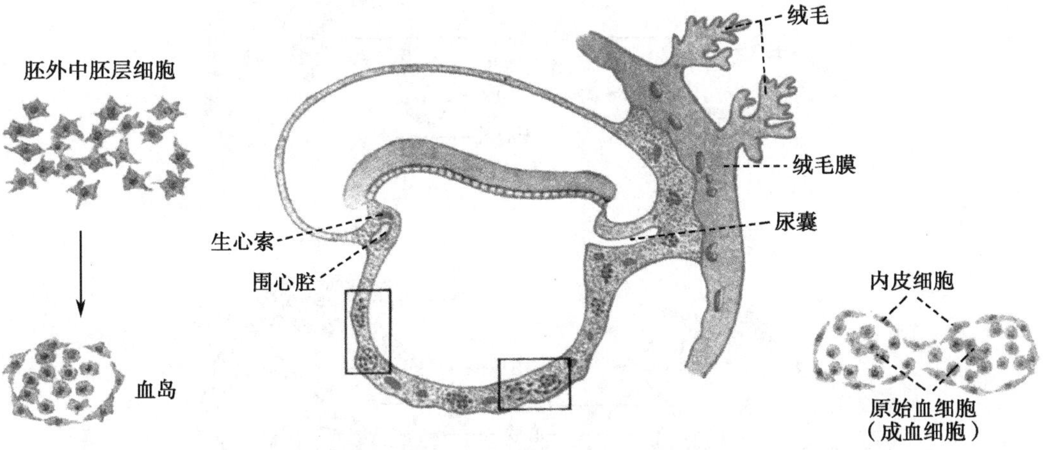

图 03.09.02　血岛和血管的形成

成血管细胞可能由迁移中的胚外成血管细胞衍化而来，也可能由胚内间充质产生。后来的嵌合胚实验证实，除了脊索和索前板外，所有间充质组织均含有内源性的成血管细胞。

03.09.004　成血管层　angioderm

成血管细胞排列形成的层状组织结构。

03.09.005　血管发生　vasculogenesis

在原位发生新血管。如早期卵黄囊出现血管，内皮心管、背主动脉及脐血管的出现。

03.09.006　血管生成　angiogenesis

已存在的血管发芽或分支，进一步生成新血管的过程，多数血管以这种方式发生。如内皮管发生过程中相互融合通连，逐渐形成一个丛状分布的内皮管网，后演变为原始心血管系统。

03.09.007　成血细胞　hemocytoblast

又称“原血细胞”。指血岛中央的游离细胞，分化为原始血细胞，即最早的造血干细胞。这些细胞呈圆形，胞质嗜碱性，形成后即进入胚胎造血的进程（图 03.09.02）。

03.09.008　生血管细胞团　angiogenic cell cluster

由血岛分化而来的成血管细胞，分布在成血细胞周围。这些细胞很快分化为扁平的血管内皮细胞。

03.09.009　成血管组织　angioblastic tissue

将要形成血管的间充质。如卵黄囊壁的胚外中胚层间充质细胞密集形成的许多分散孤立的团块状结构——血岛。

03.09.010　生心区　cardiogenic area

人胚第 3 周，胚盘边缘口咽膜头端的中胚层。是未来心脏发生的部位。

03.09.011　生心板　cardiogenic plate

人胚第 18 天，口咽膜头端的生心区内，中胚层细胞聚集、形成的一对前后纵行、左右并列的细胞索，又称生心索（图 03.09.02~ 图 03.09.04）。

03.09.012　生心中胚层　cardiogenic mesoderm

位于口咽膜头侧的生心区中胚层，是发生心脏的原始部位。人胚第 18 天，出现围心腔，围心腔腹侧的中胚层发育成生心板。

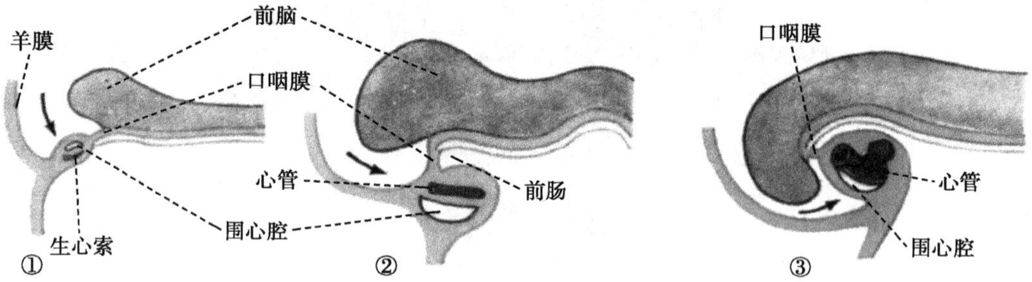

图 03.09.03　心管和围心腔的位置变化

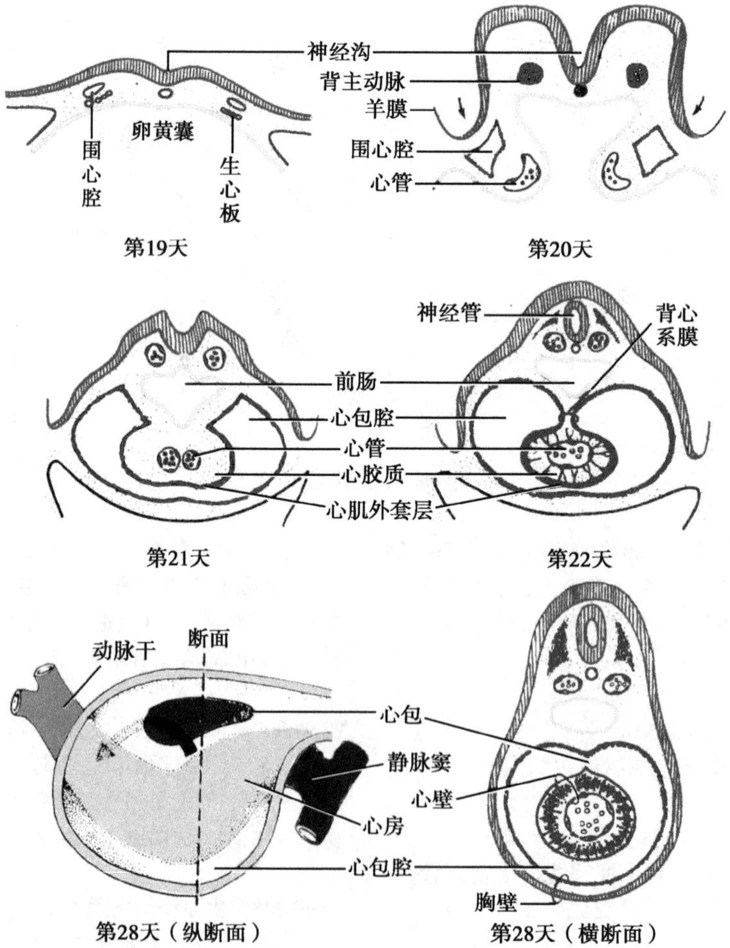

图 03.09.04　心管的发生

03.09.013　心管　cardiac tube

生心板中央变空，形成的一对中空的心内皮管。其头尾纵行，左右并列，随着胚体侧褶形成，融合成一条。心管的头端与动脉相连，尾端与静脉相接，经过一系列形态演变后，发育为成体的心脏（图 03.09.03、图 03.09.04）。

03.09.014　心肌外套层　myoepicardial mantle

心管融合并陷入围心腔时，其周围的间充质增厚形成心肌外套层，将分化为心肌膜和心外膜（图 03.09.04）。

03.09.015　心胶质　cardiac jelly

心内皮与心肌外套层之间的较疏松的胶样结缔组织，将形成内皮下层及心内膜下层的结缔组织（图 03.09.04）。

03.09.016　心肌外膜网　myoepicardial reticulum

心肌外套层外侧的组织，由静脉窦区域的间皮细胞迁移至心脏外表面而成，将来发育成心外膜或心包脏层。

03.09.017　心背系膜　dorsal mesocardium

当心管与其周围的间充质在背侧陷入围心腔后，将心管悬连于围心腔背侧壁上的一束间充质膜。很快，系膜中部退化消失，心管的头端和尾端仍保留该系膜（图 03.09.04）。

03.09.018　心包横窦　transverse pericardial sinus

人胚第 4 周初，心管通过心背系膜悬连于围心腔内，由于系膜的中央部分很快退化消失，心管的背侧则出现一左右贯通的孔道，称心包横窦（图 03.09.04）。

03.09.019　静脉窦　sinus venosus

由于心管各段生长速度不同，先后出现四个膨大，由头端向尾端依次为心球、心室、心房和静脉窦。原始心房尾端的一个膨大即静脉窦。静脉窦有左右两个角，分别有左右总主静脉、卵黄静脉和脐静脉汇入（图 03.09.05）。

03.09.020　心球　bulbus cordis

原始心室头端的一个膨大。随着发育，其近侧段并入原始心室，中段发育为心动脉球，远侧段形成动脉干（图 03.09.05）。

03.09.021　动脉干　truncus arteriosus

心球远侧段的短管状血管。连接心球和动脉囊，

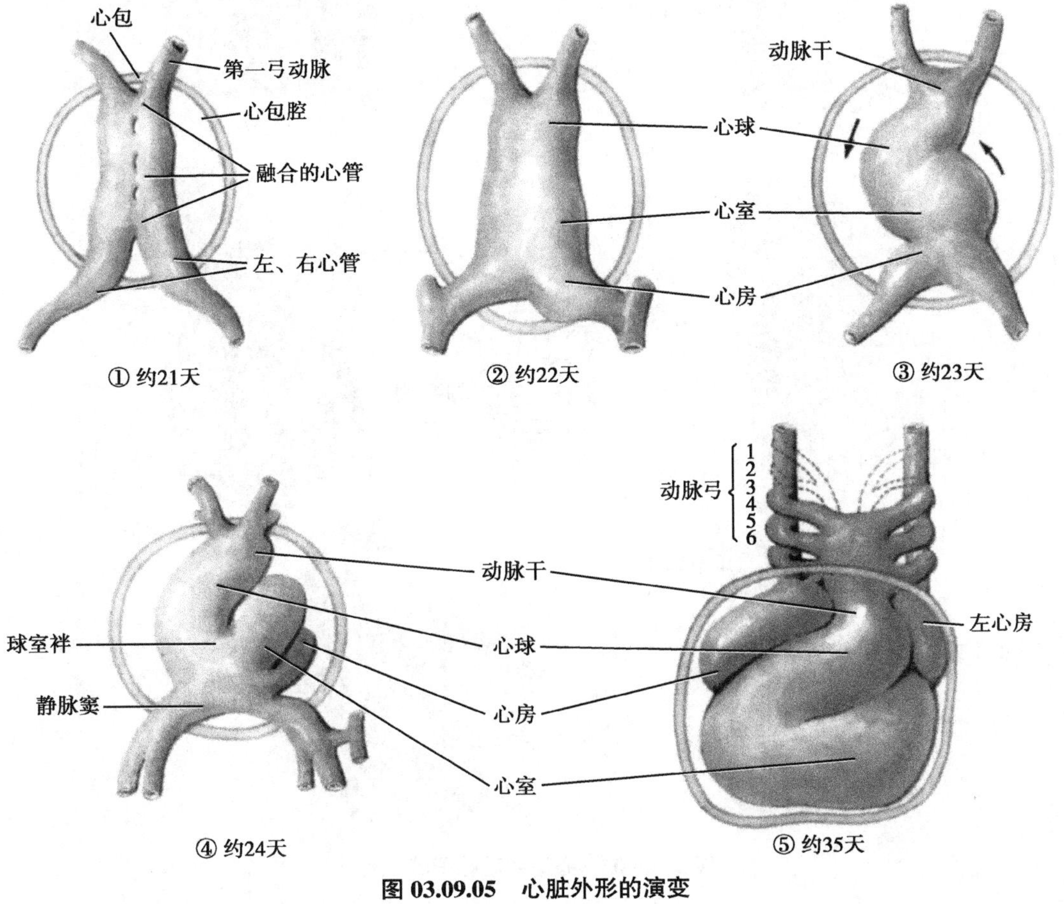

图 03.09.05　心脏外形的演变

后分隔为主动脉干和肺动脉干两部分（图 03.09.04~图 03.09.06）。

03.09.022　球嵴　bulbar ridge

胚第 5 周，心球和动脉干的内膜增生、形成的两条相对生长的螺旋状走行的纵嵴。两嵴相对生长，在中线融合，形成一道隔膜，将心球和动脉干分隔为两部分（图 03.09.06）。

03.09.023　主动脉肺动脉隔　aorticopulmonary septum

左右球嵴融合而成的螺旋状隔膜。此隔将心球和动脉干分隔为互相缠绕的两条管道，即主动脉干和肺动脉干（图 03.09.06）。

03.09.024　主动脉干　truncus aorta

又称"升主动脉"。由主动脉肺动脉隔分隔动脉干和心球形成的主动脉根部。主动脉的血液流入第 1、2、3、4 对弓动脉（图 03.09.06）。

03.09.025　肺动脉干发生　pulmonary trunk development

由主动脉肺动脉隔分隔动脉干和心球形成的肺动脉根部。肺动脉干的血液进入第 6 对弓动脉（图 03.09.06）。

03.09.026　球室袢　bulboventricular loop

人胚第 4 周，由于心球和心室的生长速度比围心腔快，心球和心室向右、腹、尾侧弯曲形成的 U 形袢（图 03.09.05）。

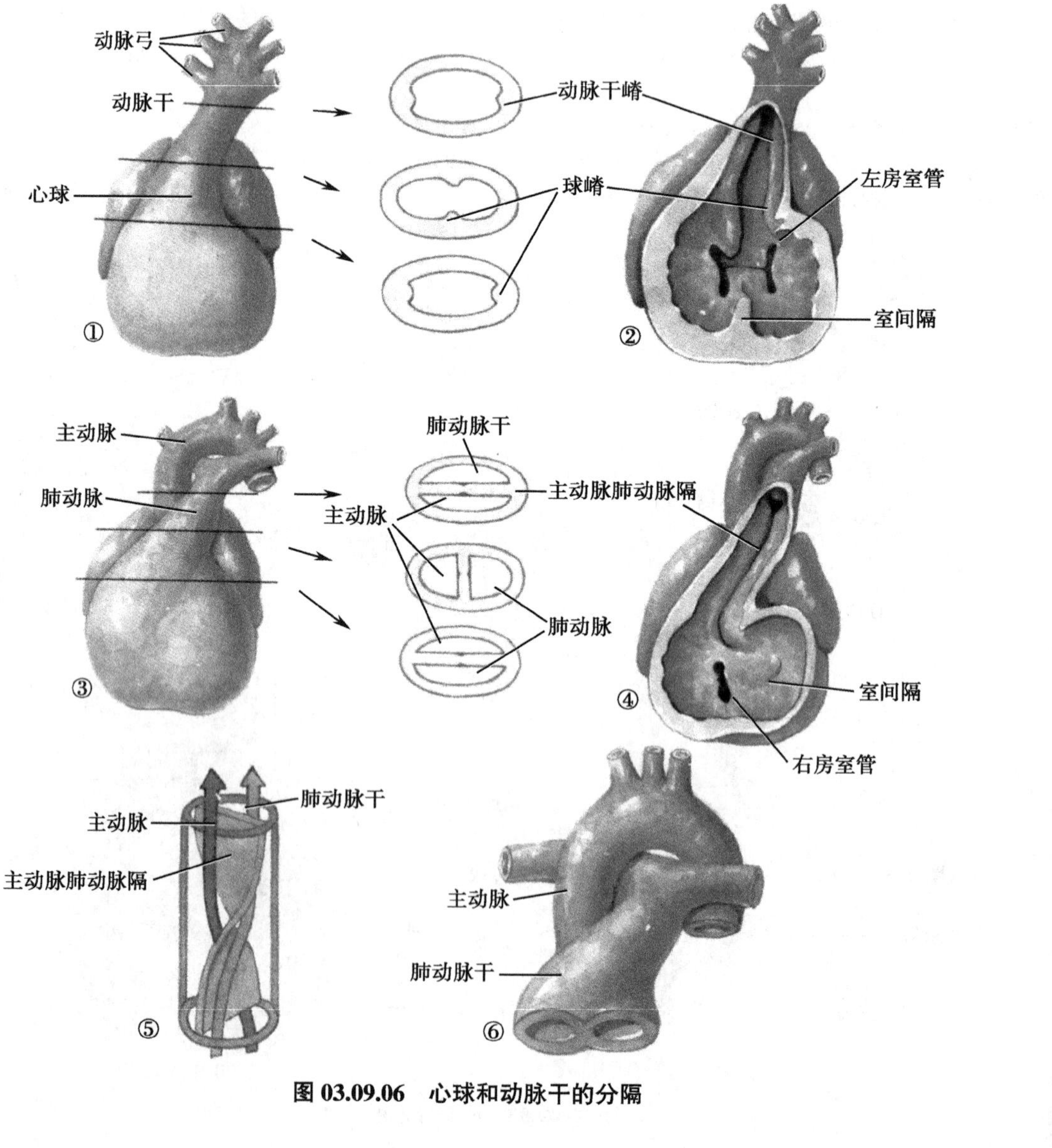

图 03.09.06　心球和动脉干的分隔

03.09.027 球室沟 bulboventricular sulcus

胚约第 4 周时,随着球室袢的出现,在心脏表面(心球和心室之间)相应出现的一道沟。不久,此沟因心球与心室的扩大而变浅。随着心球近侧段发育成右心室,原始心室发育成左心室,此沟成为室间沟。

03.09.028 房室沟 atrioventricular groove

原始心房和心室之间出现的缩窄沟。随着原始心房逐渐移向心室的背侧左上方、并向左右两侧扩展,心房膨出于心球两侧,房室之间的缩窄沟逐渐明显(图 03.09.05)。

03.09.029 房室管 atrioventricular canal

随着房室沟加深,与其相应的心腔内,原始心房和原始心室连接处形成一狭窄通道,称房室管(图 03.09.07)。

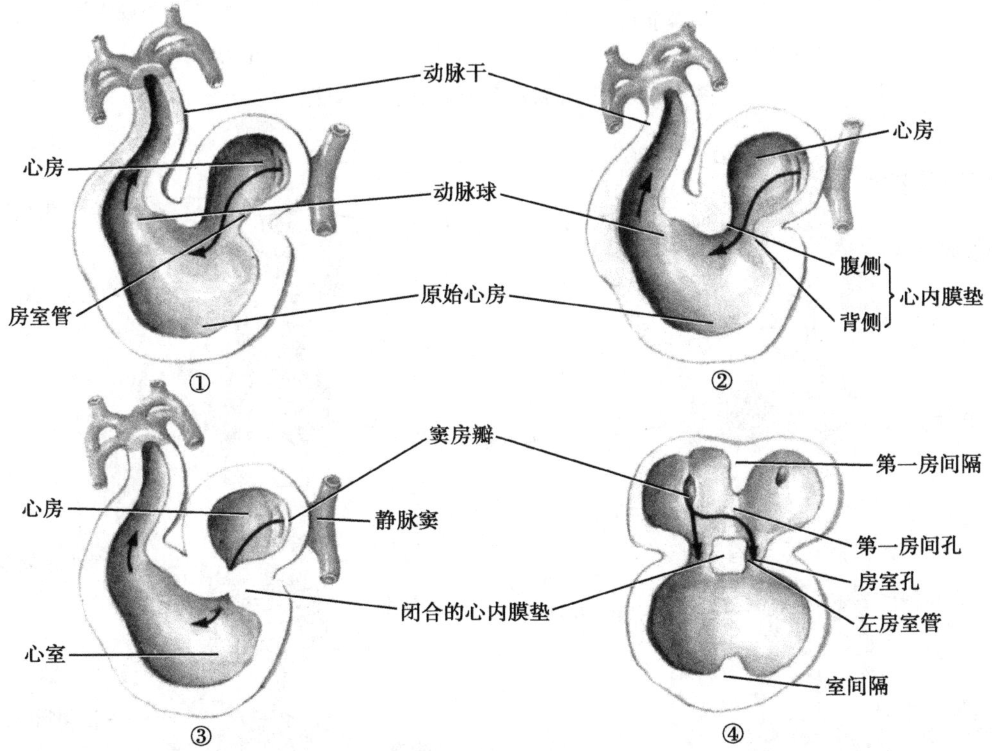

图 03.09.07 房室管的分隔

03.09.030 心内膜垫 endocardial cushion

房室管腹、背侧壁心内膜组织增生形成的一对隆起。心内膜垫彼此相对生长并互相融合,将房室管分隔成左、右两份(图 03.09.07)。

03.09.031 房室孔 atrioventricular orifice

又称"房室口"。背、腹心内膜垫融合将房室管分成左右两份、形成的房室之间的孔道,即左房室孔和右房室孔(图 03.09.07)。

03.09.032 房室瓣 atrioventricular valve

围绕左右房室孔的间充质局部增生并向腔内隆起而成的房室间瓣膜,左侧为二尖瓣,右侧为三尖瓣。

03.09.033 窦房瓣 sinoatrial valve

静脉窦与心房之间的瓣膜。随着静脉窦的演变,窦房瓣大部退化,只留下一部分成为下腔静脉瓣。

03.09.034 窦房孔 sinoatrial orifice

静脉窦向原始心房的开口。随着静脉窦右角增大,此孔移向右侧(图 03.09.08)。

03.09.035 第一房间隔 septum primum

又称"原发隔"。第 4 周末,原始心房背侧壁中部出现的一个半月形的矢状隔膜。此隔将原始心房不完全地分隔为左右心房(图 03.09.09)。

03.09.036 第一房间孔 foramen primum

又称"原发孔"。第一房间隔下缘与心内膜垫之间的一个孔道,沟通左右心房。当第一房间隔下缘与心内膜垫融合后,该孔封闭(图 03.09.09)。

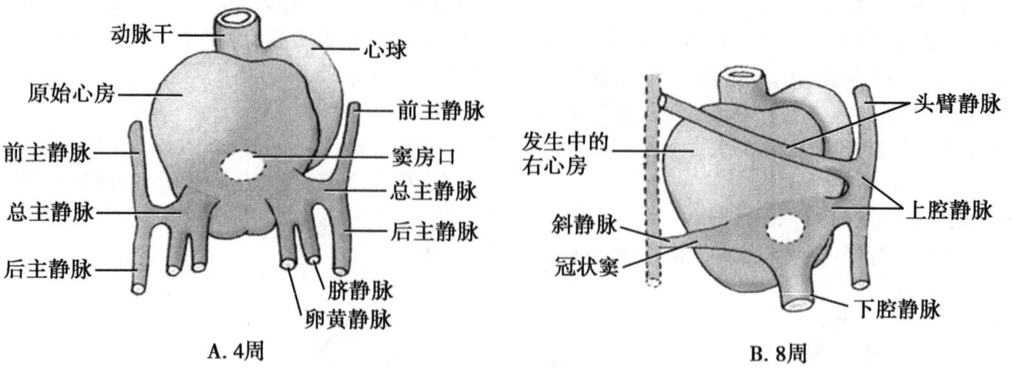

图 03.09.08 原始心房与静脉窦的演变

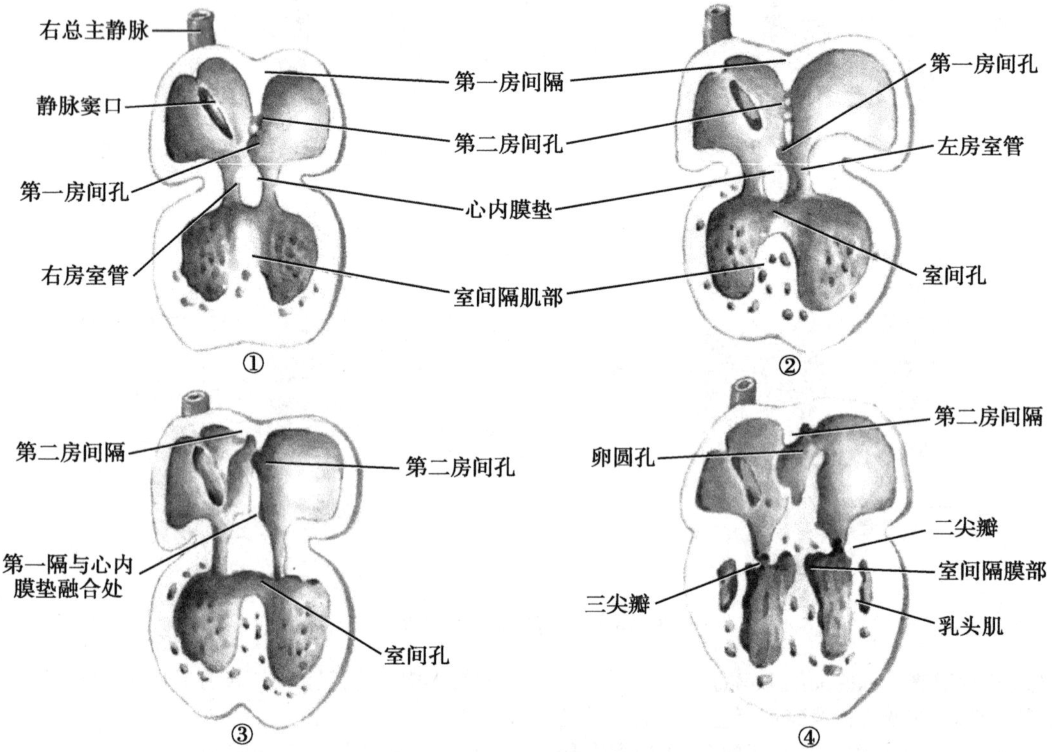

图 03.09.09 心房和心室的分隔

03.09.037 第二房间孔 foramen secundum

又称“继发孔”。第一房间孔封闭之前，第一房间隔上部中央通过细胞凋亡出现许多小孔，若干小孔融合成的一个大孔。胚胎时期，右心房的血液可经此孔进入左心房（图 03.09.09）。

03.09.038 第二房间隔 septum secundum

又称“继发隔”。第5周末，在第一房间隔的右侧，从心房背侧壁长出的一个较厚的新月形隔膜。此隔向心内膜垫方向生长，逐渐遮盖第一房间隔上的第二房间孔（图 03.09.09）。

03.09.039 假隔 septum spurium

房间隔之间的增厚隆起部位，由左右窦房瓣的头侧部融合而成。当右窦角并入右心房壁时，此隔与发育中的房间隔融合。

03.09.040 卵圆孔 foramen ovale

第二房间隔从心房背侧壁向心内膜垫方向生长，当其下缘的两个角与心内膜垫遇合后，其下缘中央凹陷处形成的一个卵圆形的孔。该孔位于第二房间孔尾侧，出生后关闭（图 03.09.09）。

03.09.041　卵圆孔瓣　valve of foramen ovale

卵圆孔左侧的一片瓣膜。由第一房间隔的尾侧部覆盖卵圆孔而成。该瓣膜的存在使出生前血流只能由右心房向左心房流动（图 03.09.09）。

03.09.042　室间沟　interventricular groove

左、右心室之间的表面界沟。由胚早期心球和心室之间的球室沟演变而来。

03.09.043　瓣膜隆起　valve swelling

心内膜局部增生而长出的隆起，后发育为各种心瓣膜。

03.09.044　室间隔发生　interventricular septum development

左、右心室之间的隔膜，由室间隔肌部和膜部构成。该隔膜于第 4 周末开始发生，第 7 周末形成（图 03.09.09）。

03.09.045　室间隔肌部发生　muscular part of interventricular septum development

胚第 4 周末，心室底壁组织向心内膜垫方向凸起形成的一个较厚的半月形肌性隔（图 03.09.09）。

03.09.046　室间孔　interventricular foramen

室间隔肌部不断向心内膜垫方向伸展，其上缘与心内膜垫之间留有的孔，借此孔左右心室相通。该孔封闭后，左右心室完全分开（图 03.09.09）。

03.09.047　室间隔膜部发生　membranous part of interventricular septum development

左右球嵴的下缘、室间隔肌部上缘和心内膜垫中的间充质增生形成的膜性隔。室间隔膜部形成后，室间孔封闭（图 03.09.09）。

03.09.048　背主动脉　dorsal aorta

早期胚体动脉的主干，位于原始消化管的背侧，头端为左右两条，与六条弓动脉相通，尾端左右两条背主动脉汇成一条，沿中轴向胚体尾端走行，且沿途发出许多分支（图 03.09.01）。

03.09.049　［胚］腹主动脉　embryonic ventral aorta

位于前肠腹侧的 1 对动脉，连于心管头端。当两条心管合并为一条时，两条腹主动脉合并为动脉囊（图 03.09.01）。

03.09.050　卵黄动脉　vitelline artery

由背主动脉腹侧发出、分布于卵黄囊的数对动脉。当背主动脉合并为一条降主动脉时，成对的卵黄动脉合并为降主动脉的三个分支：腹腔动脉、肠系膜上动脉及肠系膜下动脉（图 03.09.01）。

03.09.051　脐动脉　umbilical artery

由背主动脉发出、其末端分布于胎盘绒毛膜的 1 对动脉。出生前，脐动脉将胎儿的代谢废物运送至胎盘，与母体进行物质交换，故脐动脉中的血液为静脉血。出生后，其近段保留为膀胱上动脉，远端萎缩退化为脐外侧韧带（图 03.09.01、图 03.09.10）。

03.09.052　弓动脉　aortic arch

位于早期胚胎头端两侧，分别穿行于相应鳃弓内的动脉。弓动脉相继发生 6 对，起自动脉囊，与同侧的背主动脉相连。随着胚胎发育，第 1、2、5 对弓动脉退化、消失；第 3、4、6 对弓动脉将演化成人体内重要的动脉血管（图 03.09.01）。

03.09.053　动脉囊　aortic sac

弓动脉的起始部，由胚早期心管头端的腹主动脉合并而成。动脉囊参与形成主动脉弓近侧段、头臂动脉及颈总动脉的一部分（图 03.09.01）。

03.09.054　节间动脉　intersegmental artery

由背主动脉发出，依次分布于相应体节间的动脉。节间动脉约 30 对，为早期胚体循环的主要动脉血管（图 03.09.01）。

03.09.055　前主静脉　anterior cardinal vein

收集早期胚胎头颈和上肢血液的静脉，左右两条，与后主静脉汇合为总主静脉。前主静脉头段与硬膜静脉窦形成有关，中段形成颈内静脉与头臂静脉，尾段参与形成上腔静脉（图 03.09.01）。

03.09.056　后主静脉　posterior cardinal vein

主要收集早期胚胎中肾、腹部和下肢血液的静脉，左右两条，与前主静脉汇合为总主静脉。后主静脉大部分退化，代其行使功能的血管是下腔静脉（图 03.09.01）。

03.09.057　总主静脉　common cardinal vein

又称“居维叶管”。由两侧的前、后主静脉分别汇合而成，开口于静脉窦的左、右角。后左总主静脉成为心房斜静脉，右总主静脉参与形成上腔静脉（图 03.09.01）。

03.09.058　居维叶管　duct of Cuvier

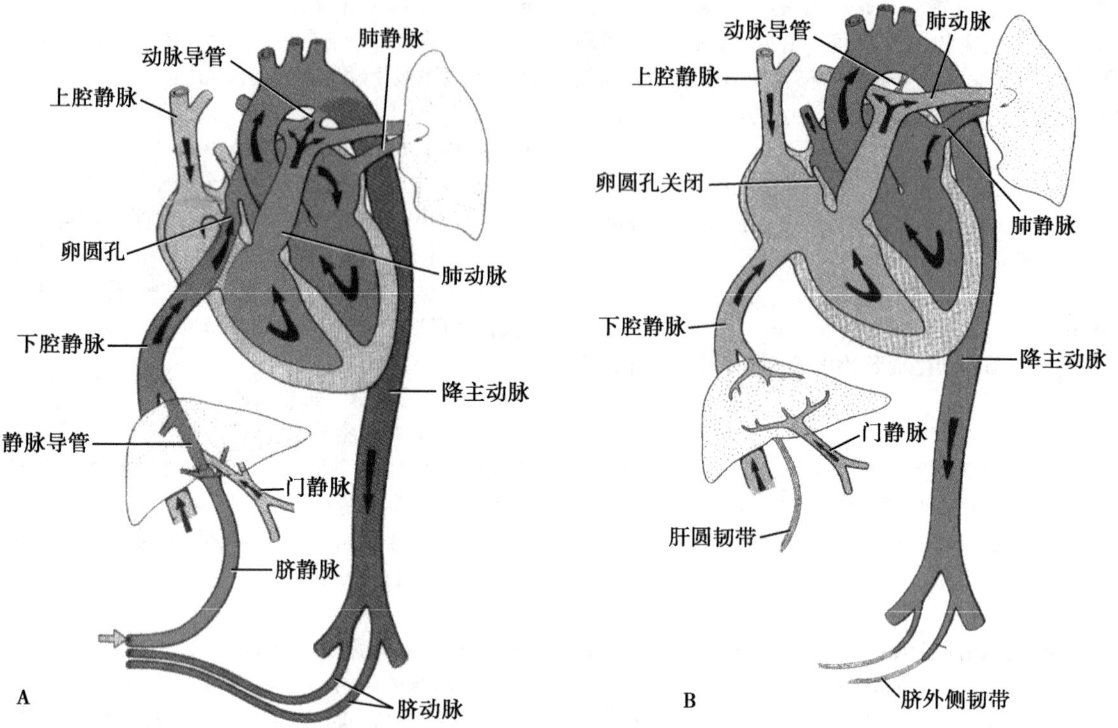

图 03.09.10 胎儿血液循环及其生后改变

A. 出生前胎血循环途径；B. 出生后血循环改变 箭头示血液方向

见 03.05.57 总主静脉。

03.09.059 上主静脉 supracardinal vein

主要回收早期胚胎背侧体壁血液的左右两条静脉。随着发育，左右上主静脉有的部位退化，有的则参与演变成体内重要的静脉血管。

03.09.060 下主静脉 subcardinal vein

最早出现于中肾，主要回收早期胚胎中肾及生殖腺血液的静脉。后发育成成体的左肾静脉干、左肾上腺静脉、左卵巢或左睾丸静脉以及下腔静脉肾前段。

03.09.061 卵黄静脉 vitelline vein

来自卵黄囊、回流入静脉窦的 1 对静脉血管。随着胚胎发育，卵黄静脉分成了三段：肝内的一段形成肝血窦，近心段的左侧支消失，右侧支形成肝静脉和下腔静脉近心段，远心段形成门静脉（图 03.09.01）。

03.09.062 脐静脉 umbilical vein

来自胎盘绒毛膜，回流入静脉窦的 1 对静脉血管。随着胚胎发育，右脐静脉萎缩退化，左脐静脉则更为发达。脐静脉中流动的血液为含氧量高的动脉血。胎儿出生后，脐静脉闭锁，成为肝圆韧带（图 03.09.01、图 03.09.10）。

03.09.063 静脉导管 ductus venosus

胎儿肝内的一段静脉管道，其远端与脐静脉相通连，近端汇入下腔静脉。胎儿出生后，静脉导管闭锁，形成静脉韧带（图 03.09.10）。

03.09.064 静脉韧带发生 ligamentum venosum development

由静脉导管闭锁而成的韧带，位于肝下面的静脉韧带裂内，门静脉左支和下腔静脉之间。

03.09.065 颈淋巴囊 jugular lymph sac

位于胚胎颈部的一对淋巴囊。其发生较早，约在人胚第 5 周出现，后分化为颈部淋巴结，并逐渐延伸为头、颈部的淋巴管及原始胸导管。

03.09.066 髂淋巴囊 iliac lymph sac

位于胚胎髂腰部的一对淋巴囊。其发生较晚，约在人胚第 2 个月末，发生在髂静脉和后主静脉连合处，后分化为髂腰部淋巴结。髂淋巴囊沿髂静脉延伸到下肢和盆、腹部，形成直肠、会阴等处的淋巴管。

03.09.067 腹膜后淋巴囊 retroperitoneal lymph sac

位于胚胎腹膜后部的一个淋巴囊。胚第 2 个月末发生在腹后壁的肠系膜根部，后分化为腹膜后淋巴结，并沿肠系膜根部延伸到除直肠以外的胃肠道淋巴管。

03.09.068 肺动脉闭锁 pulmonary artery atresia

由动脉干分隔紊乱所致的肺动脉管腔消失。闭锁处多位于动脉出口处、左右肺动脉分叉处或肺动脉干处，有的室间隔完整，有的伴有室间隔缺损，患儿出生后不能长期存活。

03.09.069 肺动脉狭窄 pulmonary artery stenosis

多因主动脉肺动脉隔形成时偏向肺动脉一侧引起的肺动脉管腔细小。该畸形常同时伴有室间隔缺损，也常伴肺动脉瓣狭窄，其结果是造成右心室肥大。

03.09.070 动脉导管未闭 patent ductus arteriosus

出生后动脉导管应闭锁而未闭锁引起的畸形。未闭的主要原因可能是动脉导管过于粗大或出生后动脉导管肌不能收缩。由于动脉导管未闭，主动脉的血流向右分流，常引起肺动脉高压、右心室肥大等，影响患儿发育和活动，并可发生心力衰竭（图 03.09.10）。

03.09.071 内脏反位 situs inversus viscerum

心、肺、胃、肠、肝、脾、胆囊、肾等内脏器官的解剖位置与正常人完全相反的一种畸形。

03.09.072 主动脉狭窄 aorta stenosis

因主动脉肺动脉隔形成时偏向主动脉一侧引起的主动脉管腔细小。多发生于左心室出口及主动脉起始部。主动脉局部发生狭窄，常发生在动脉导管与主动脉相连处的头端或尾端。

03.09.073 主动脉瓣狭窄 aorta valve stenosis

主动脉瓣口小于正常的先天畸形。可发生于胚胎期或生后，其结果造成左心室肥大和心脏杂音的产生。正常主动脉瓣口面积超过 3.0cm^2，当瓣口面积减小至 1.5cm^2 时为轻度狭窄，减小至 1.0cm^2 时为中度狭窄，小于 1.0cm^2 时为重度狭窄。

03.09.074 右位心 dextrocardia

心位于胸腔右侧，由胚胎时期心管向左弯曲所致。整个心脏与正常位心脏呈镜像改变。若无相连血管的畸形，心脏可完全正常。但右位心常伴有结构的异常。肠扭转反位，亦可造成右位心。

03.09.075 体外心 ectopia cordis

心全部或部分暴露于胸壁外的一种先天畸形。由于胸骨和心包发育受阻，未能在中线融合所致。体外心较少见，多伴有其他畸形。

03.09.076 房间隔缺损 atrial septal defect

由房间隔发育异常而引发的左右心房相通的畸形。主要为卵圆孔未闭，可由下列原因产生：①卵圆孔瓣上出现许多穿孔；②第一房间隔在形成第二房间孔时过度吸收，导致卵圆孔瓣太小，不能完全遮盖卵圆孔；③第二房间隔发育异常，形成过大的卵圆孔，不能完全被卵圆孔瓣遮盖；④第一房间隔过度吸收，同时第二房间隔又形成过大的卵圆孔，导致更大的房间隔缺损。此外，心内膜垫发育不全，第一房间隔不能与其融合，也可造成房间隔缺损（图 03.09.11）。

03.09.077 室间隔缺损 ventricular septal defect

由室间隔发育不全而引发的左右心室相通的畸形。室间隔膜部缺损多见，常因心内膜垫的组织增生

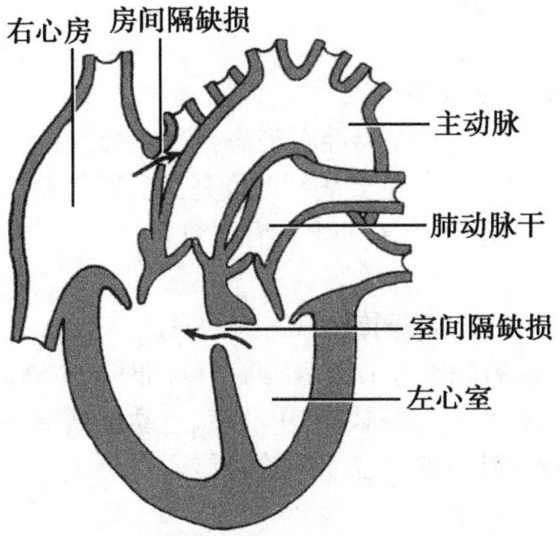

A. 房间隔与室间隔缺损伴有大动脉易位

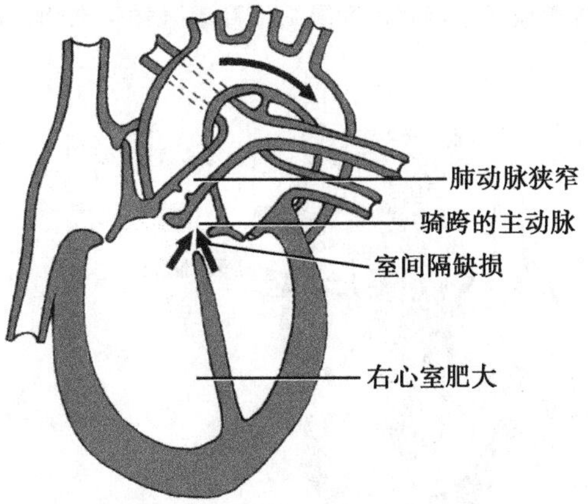

B. 法洛四联症

图 03.09.11 心脏先天性畸形

和延伸不良，不能与球嵴及室间隔肌部融合所致。肌部缺损少见（图 03.09.11）。

03.09.078　膜性室间隔缺损　membranous septal defect

由于心内膜垫、球嵴或室间隔肌部上缘的间充质增生障碍所致的室间隔膜部发育不全，致使左右心室相通的畸形（图 03.09.11）。

03.09.079　肌性室间隔缺损　muscular septal defect

由于心肌组织发育障碍或心肌组织过度吸收，造成室间隔肌部出现一或多个孔道，使左、右心室相通的畸形。缺损可发生在室间隔肌部的任何部位，但以心尖部常见。

03.09.080　室间隔缺如　absence of the interventricular septum

由于室间隔不发育致使室间隔缺失。该异常形成单心室，导致心脏成为两个心房一个心室的三腔心。

03.09.081　动脉干永存　persistent truncus arteriosus

由于球嵴发育缺陷，未能将动脉干分隔成主动脉和肺动脉而保留至成体的情况。永存的动脉干只有一组半月瓣，跨于两心室之上。

03.09.082　主动脉肺动脉隔缺损　aortopulmonary septal defect

一种较少见的先天性大血管畸形，由球嵴发育障碍所致。缺损常位于主动脉瓣附近，使升主动脉与肺动脉干之间形成圆形或卵圆形孔。

03.09.083　大血管错位　transposition of great vessels

由于分隔心球和动脉干的螺旋形隔反方向进行或直行，造成主动脉由右心室发出，肺动脉由左心室发出的现象。常伴有室间隔缺损和动脉导管未闭（图 03.09.12）。

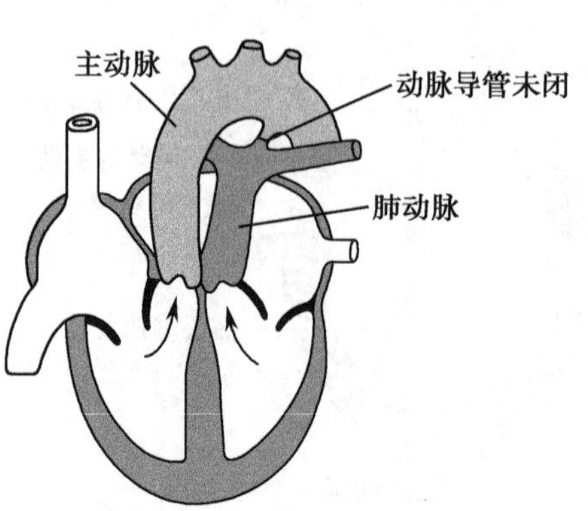

图 03.09.12　大血管错位

03.09.084　动脉干分隔不均　unequal division of truncus arteriosus

心血管系统的常见畸形。由于动脉干分隔时不均等，以致形成一侧动脉粗大，另一侧动脉狭小，造成肺动脉或主动脉狭窄。常伴有室间隔膜部缺损，较大的动脉（主动脉或肺动脉）骑跨在缺损部。

03.09.085　房室管永存　persistent atrioventricular canal

房室管的心内膜垫发育不全或不发生，致使房室管未能分隔为左右两个房室孔的现象。

03.09.086　右主动脉弓　right aortic arch

在弓动脉演化过程中，右侧第 4 弓动脉及其相连的背主动脉均保留，而左侧相应部分的血管消失，形成的主动脉弓位于右侧的现象。

03.09.087　双主动脉弓　double aortic arch

由于右侧第 7 节间动脉以下至左右背主动脉融合处的背主动脉未退化，双侧第 4 弓动脉及与其相连的背主动脉均存留并发育所致的畸形。其升主动脉正常存在，在心包膜外分为左、右两支主动脉弓，常包绕和压迫气管和食管，影响呼吸和吞咽。

03.09.088　法洛四联症　tetralogy of Fallot

由动脉干与心球分隔不均引起的包括肺动脉狭窄、室间隔缺损、主动脉骑跨和右心室肥大 4 种异常的先天性心血管畸形。肺动脉狭窄造成右心室肥大，粗大的主动脉向右侧偏移而骑跨在室间隔缺损处（图 03.09.11）。

03.09.089　法洛三联症　trilogy of Fallot

包括先天性肺动脉狭窄、房间隔缺损、右心室肥大 3 种异常的先天畸形。由于肺动脉瓣狭窄，右心室和右心房压力明显增高，引起血液通过缺损的房间隔由右向左分流。

03.09.090　三尖瓣闭锁　tricuspid atresia

一种发绀型先天性心脏病，发病率约占先天性心脏病的 1%~5%。主要病理改变是三尖瓣闭锁，房间隔缺损，左心室肥大，右心室发育不良。

03.09.091　二尖瓣闭锁　mitral atresia

少见的先天性心脏病，约半数同时有主动脉瓣闭锁，可伴有心室间隔缺损、单心室、主动脉缩窄、大血管错位、肺动脉口狭窄或闭锁等畸形。

03.09.092　卵圆孔未闭　patent oval foramen

正常情况下，胎儿出生后由于肺呼吸功能和正常肺循环的建立，卵圆孔逐渐闭合成为卵圆窝。如果出生后始终未能闭合，称卵圆孔未闭，是房间隔缺损的常见原因。

03.09.093　两腔心　bilocular heart

在心形成过程中，房间隔和室间隔完全缺如，使心停留在一房一室两腔阶段。

03.09.094　三腔心　trilocular heart

房间隔或室间隔未发生形成的一房两室或两房一室心。

03.09.095　无心畸形　acardia

心管没有发生或已发生但未继续发育所致的心缺如。

（山东大学　武玉玲）

03.10　神经系统及其相关内分泌腺的发生

03.10.001　神经板　neural plate

在脊索突和脊索的诱导下，胚盘背侧中线的外胚层增厚，形成的一个头端宽尾端窄的椭圆形细胞板，是神经系统的原基，后分化为中枢和周围神经系统（图03.10.01）。

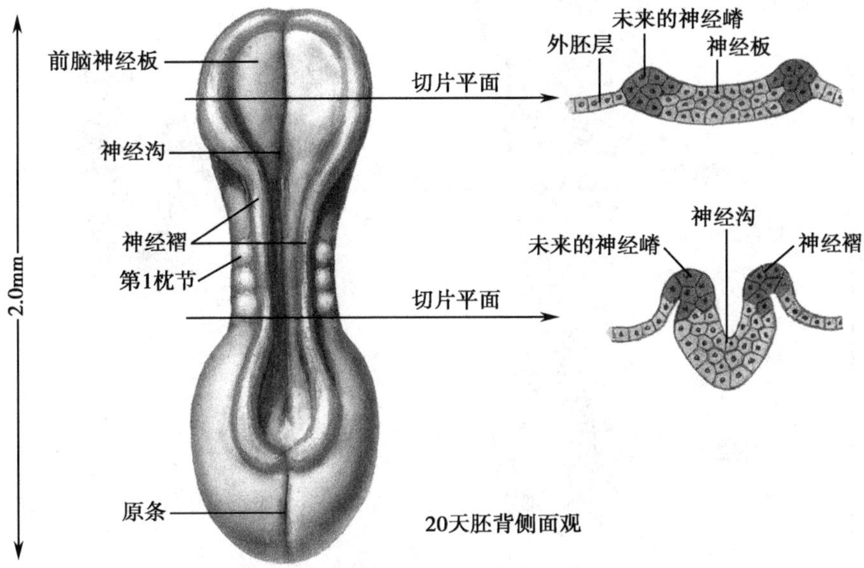

图 03.10.01　神经板和神经沟的发生

03.10.002　神经沟　neural groove

神经板中央沿长轴下陷形成的一条纵行沟（图03.10.01、图 03.10.03、图 03.03.03、图 03.03.05）。

03.10.003　神经褶　neural fold

神经沟两侧边缘的隆起（图 03.10.01、图 03.10.03、图 03.03.04、图 03.03.05）。

03.10.004　神经管　neural tube

神经沟在枕节平面开始闭合，闭合向头尾两端进展，第 4 周末神经沟完全封闭形成的一条神经上皮管。其头段将分化为脑，尾段将分化为脊髓（图 03.10.02）。

03.10.005　前神经孔　anterior neuropore

胚胎第 24 天时，神经管的头端和尾端仍未闭合，各留有一孔，使神经管与羊膜腔相通。其头端的孔为前神经孔，于胚胎第 25 天闭合（图 03.10.02、图 03.03.04）。

03.10.006　后神经孔　posterior neuropore

神经管尾端未完全封闭留下的孔，于胚胎第 27 天闭合（图 03.10.02、图 03.03.04、图 03.10.03）。

03.10.007　神经嵴　neural crest

不参与神经管形成的神经板外侧缘的细胞在神经管背外侧形成的两条纵行细胞索。是周围神经系

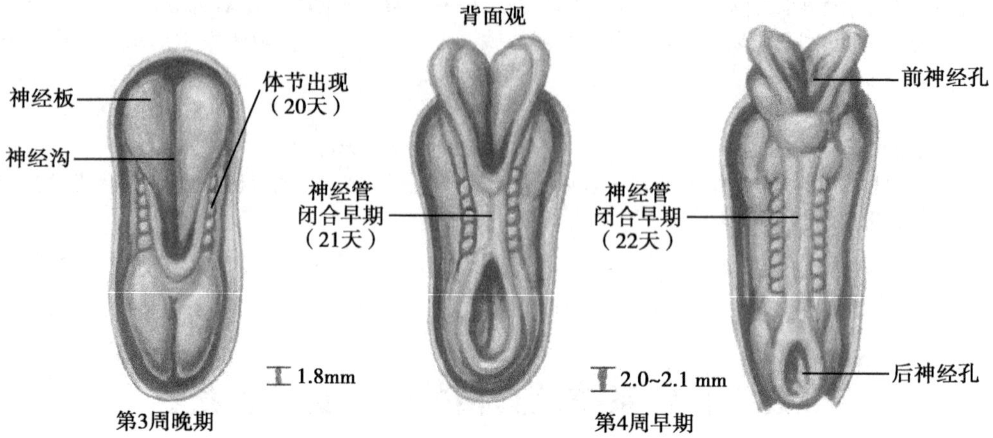

图 03.10.02　神经管的形成

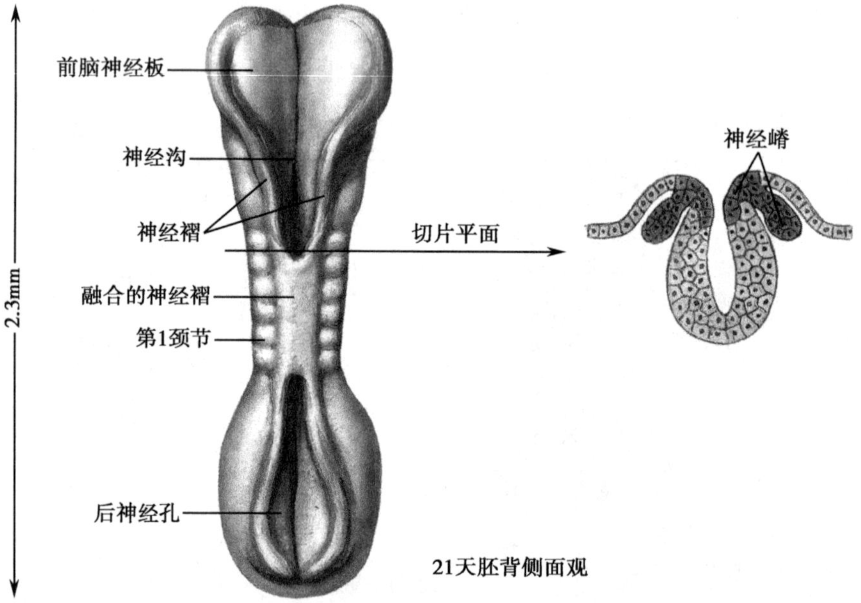

图 03.10.03　神经嵴的发生

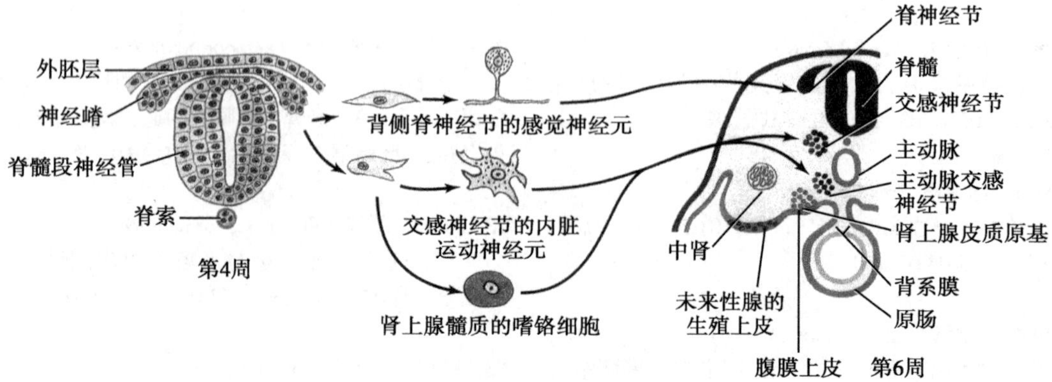

图 03.10.04　神经嵴的分化

统的原基，还可分化为神经组织之外的多种细胞（图 03.10.03、图 03.10.04）。

03.10.008　脑泡　brain vesicle

胚胎第 4 周末，神经管头端形成的前、中、后 3 个膨大，分别称为前脑泡、中脑泡和后脑泡。

03.10.009　前脑泡　forebrain vesicle

神经管前端的一个脑泡。其向两侧膨出，形成左右端脑，后演化为左右大脑半球，其尾端则形成间脑（图 03.10.05~ 图 03.10.07）。

03.10.010　中脑泡　midbrain vesicle

前脑泡尾侧的一个脑泡。较小，变化不大，后演化为中脑（图 03.10.05~ 图 03.10.07）。

03.10.011　后脑泡　hindbrain vesicle

又称"菱脑泡"。最尾端的一个脑泡。其头侧部演化为后脑，尾侧部演化为末脑。后脑又演化为脑桥和小脑，末脑又演化为延髓（图 03.10.05~ 图 03.10.07）。

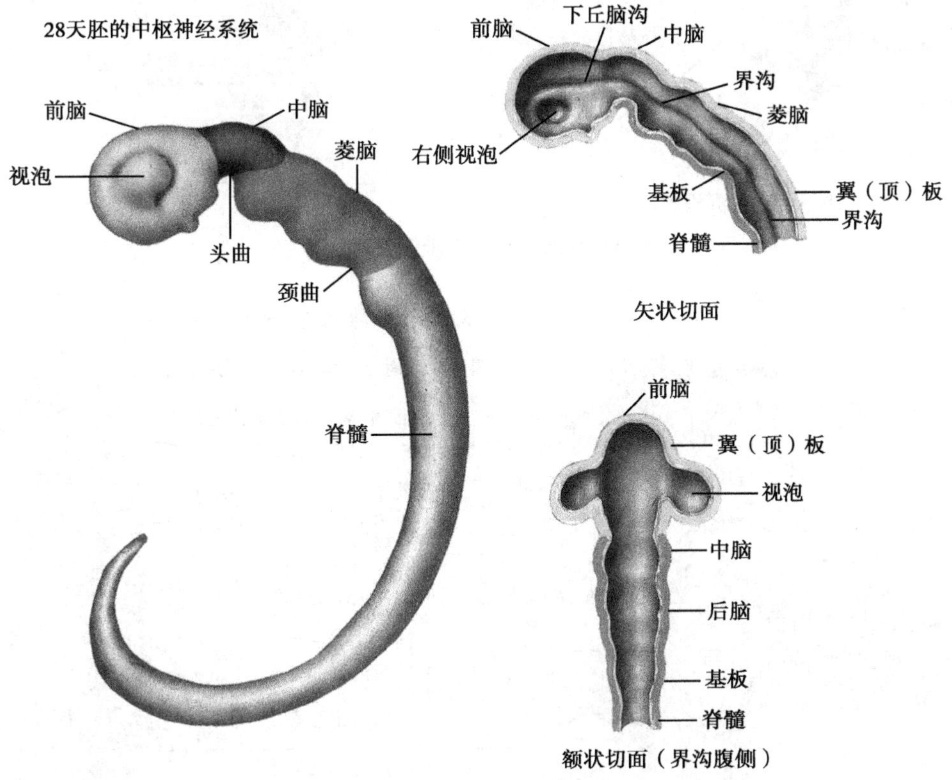

图 03.10.05　脑泡和脑曲的形成

03.10.012　菱脑泡　rhombencephalon vesicle

见 03.10.011 后脑泡。

03.10.013　端脑　telencephalon

由前脑泡向两侧膨出而成的结构，后演化为左右大脑半球（图 03.10.06、图 03.10.07）。

03.10.014　菱脑峡　rhombencephalic isthmus

中脑泡与后脑泡之间的缩窄区。

03.10.015　间脑　diencephalon

由前脑泡尾端分化而成、位于左右两个端脑之间的结构。间脑可分为 5 部：背部丘脑、上丘脑、下丘脑、后丘脑和底丘脑（图 03.10.06、图 03.10.07）。

03.10.016　后脑　metencephalon

由菱脑泡的头侧部演变而来的结构。后演变为脑桥和小脑（图 03.10.06、图 03.10.07）。

03.10.017　末脑　myelencephalon

由菱脑泡尾侧部演变而来的结构。后演变为延髓（图 03.10.06、图 03.10.07）。

03.10.018　神经上皮　neuroepithelium

构成神经板的单层柱状上皮和神经管的假复层柱状上皮，后分化为神经组织中的各种神经细胞和星

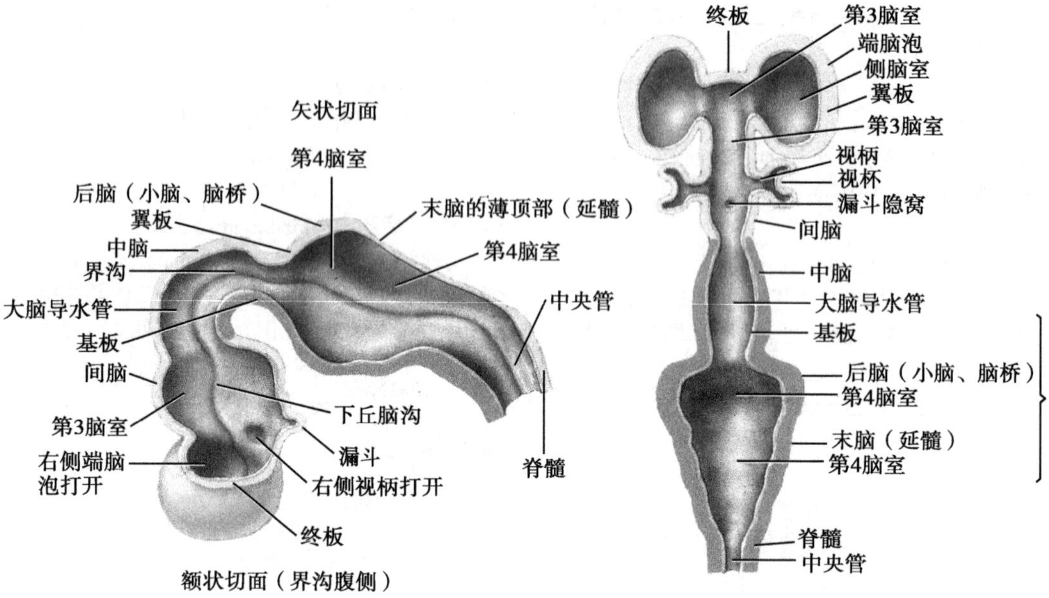

图 03.10.06　脑泡初步分化和脑室

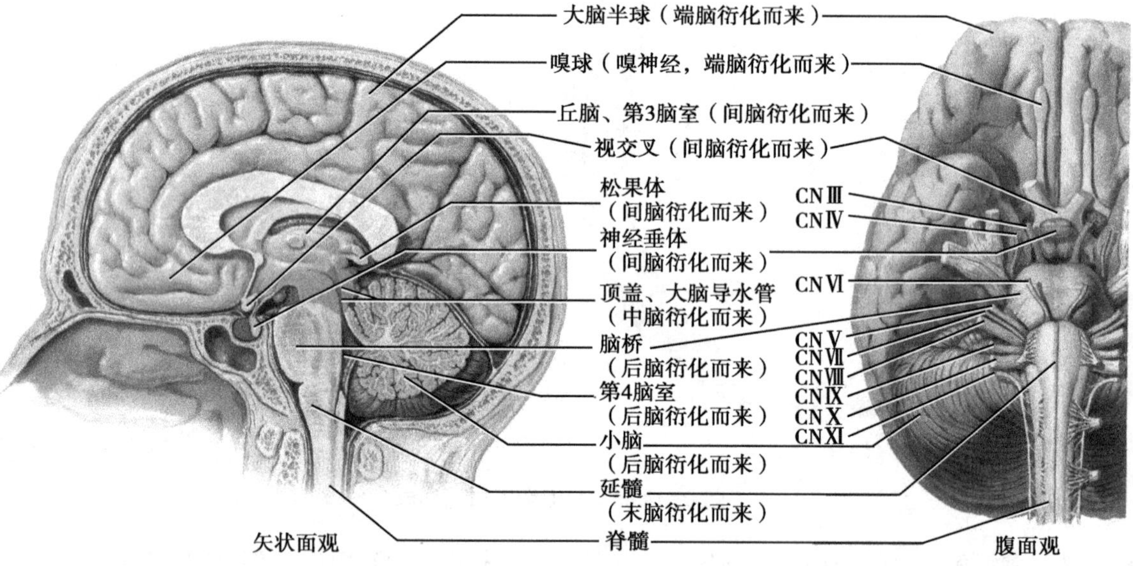

图 03.10.07　脑泡的最终分化

形胶质细胞、少突胶质细胞等多种神经胶质细胞（图 03.10.08）。

03.10.019　成［神经］胶质细胞　glioblast, spongioblast

由神经上皮细胞不断分裂分化而成，可分化为星形胶质细胞和少突胶质细胞的前体细胞（图 03.10.08）。

03.10.020　成神经细胞　neuroblast

由神经上皮细胞不断分裂分化而成，后分化为神经细胞的前体细胞（图 03.10.08）。

03.10.021　无极成神经细胞　apolar neuroblast

成神经细胞分化为神经细胞过程中的一种过渡类型的细胞，是神经细胞的前体细胞。胞体圆球形，无突起（图 03.10.08）。

03.10.022　双极成神经细胞　bipolar neuroblast

由成神经细胞到神经细胞分化过程中的一个分化阶段上的细胞，由细胞体和两个突起构成（图 03.10.08）。

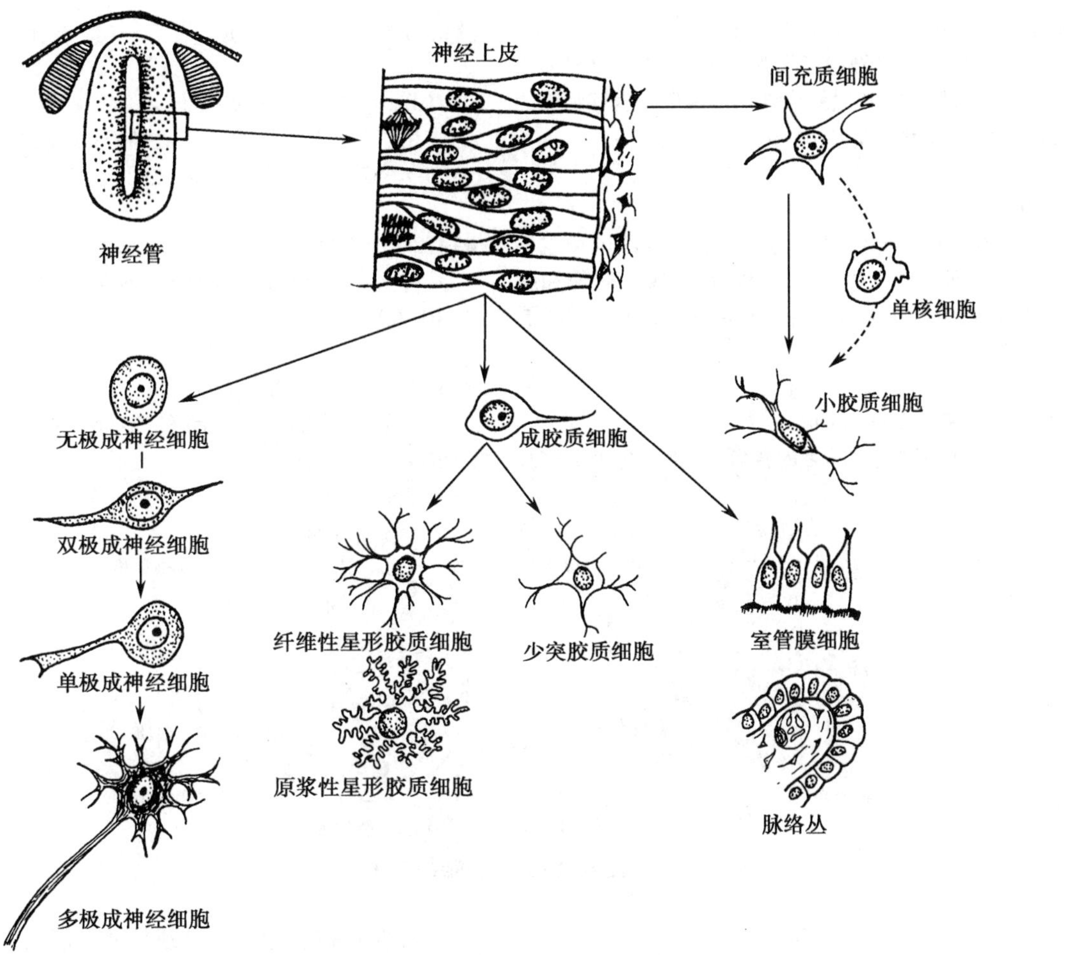

图 03.10.08　神经上皮的分化

03.10.023　多极成神经细胞　multipolar neuroblast

由双极成神经细胞分化形成、有一个长原始轴突及若干短原始树突的神经前体细胞（图 03.10.08）。

03.10.024　室管膜层　ependymal layer

神经管壁中的神经上皮分化并迁移后，管腔表面的一层立方形或矮柱状细胞，不再分化为神经细胞或神经胶质细胞。

03.10.025　套层　mantle layer

在神经上皮分化过程中，成神经细胞迁至神经上皮外层构成的一个细胞层。后分化为脊髓灰质、脑皮质和神经核（图 03.10.09、图 03.10.10）。

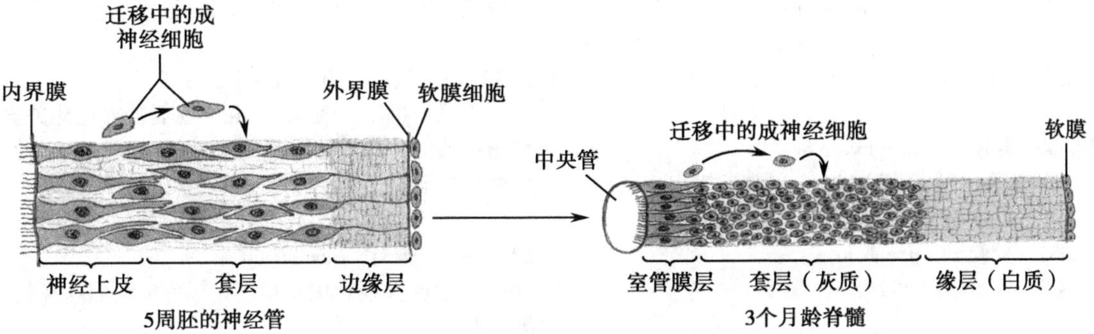

图 03.10.09　神经管壁中细胞的迁移和分层

03.10.026　边缘层　marginal layer

套层的成神经细胞起初为圆形，后长出突起伸入套层外周而形成的一层纤维结构。后形成脊髓和脑的白质（图 03.10.09、图 03.10.10）。

03.10.027　基板　basal plate

神经管的两侧壁由于套层中成神经细胞和成神经胶质细胞的增生而迅速增厚，并形成背侧份和腹侧份，腹侧份称基板，将分化为脊髓灰质的前角（图 03.10.10）。

03.10.028　翼板　alar plate

神经管两侧壁增厚后的背侧部，将分化为脊髓灰质的后角（图 03.10.10）。

03.10.029　界沟　sulcus limitans

由于基板和翼板的增厚，在神经管内表面二者之间出现的一道纵沟，是基板和翼板之间的界沟（图 03.10.10）。

03.10.030　顶板　roof plate

神经管的顶壁。薄而窄，不含成神经细胞（图 03.10.10）。

03.10.031　底板　floor plate

神经管的底壁。薄而窄，不含成神经细胞（图 03.10.10）。

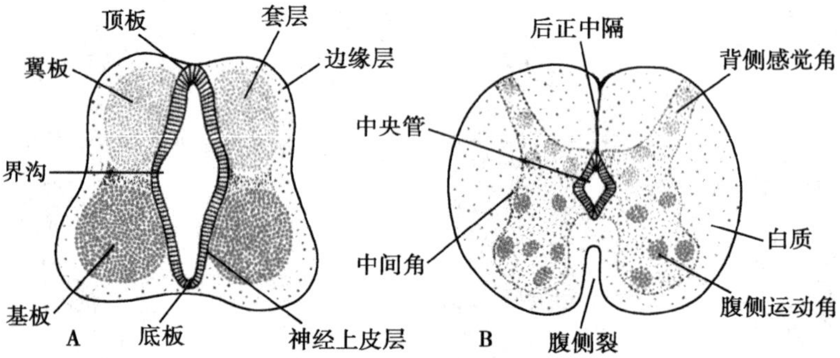

图 03.10.10　脊髓的分化

03.10.032　颈曲　cervical flexure

随着 3 个脑泡和脊髓的出现，在脑与脊髓之间出现的一个凸向背侧的弯曲（图 03.10.05）。

03.10.033　头曲　cephalic flexure

又称"中脑曲"。与颈曲形成的同时，在中脑部出现的一个凸向背侧的弯曲（图 03.10.05）。

03.10.034　中脑曲　mesencephalic flexure

见 03.10.033　头曲。

03.10.035　脑桥曲　pontine flexure

头曲和颈曲出现后，在脑桥处又出现的一个凸向腹侧的弯曲，曲度较小，不太明显（图 03.10.05）。

03.10.036　菱脑沟　rhombic groove

胚第 4 周出现于菱脑基板上的数条横沟。

03.10.037　菱脑节　rhombomere，neuromere

菱脑沟之间的神经组织。

03.10.038　拉特克囊　Rathke pouch

胚胎 4 周时，原始口腔顶部外胚层上皮细胞增生、向顶部突出形成的一个囊状结构。以后分化为腺垂体（图 03.10.11）。

03.10.039　神经垂体芽　neurohypophyseal bud

在拉特克囊发生的同时，间脑底壁向下凹陷形成的一个漏斗状结构，为神经垂体原基（图 03.10.11）。

03.10.040　颅咽管　basipharyngeal canal，craniopharyngeal canal

由拉特克囊根部萎缩而成的细管状结构。其上连颅底的腺垂体，下连原始咽，以后退化消失。

03.10.041　颅咽管瘤　craniopharyngioma

又称"拉特克囊瘤"。由于颅咽管未退化并异常增殖所致的肿瘤。常伴有垂体功能低下或伴有下丘脑病变综合征。

03.10.042　菱唇　rhombic lip

由后脑翼板背侧部增生扩展而成的唇状结构，小脑起源于此。

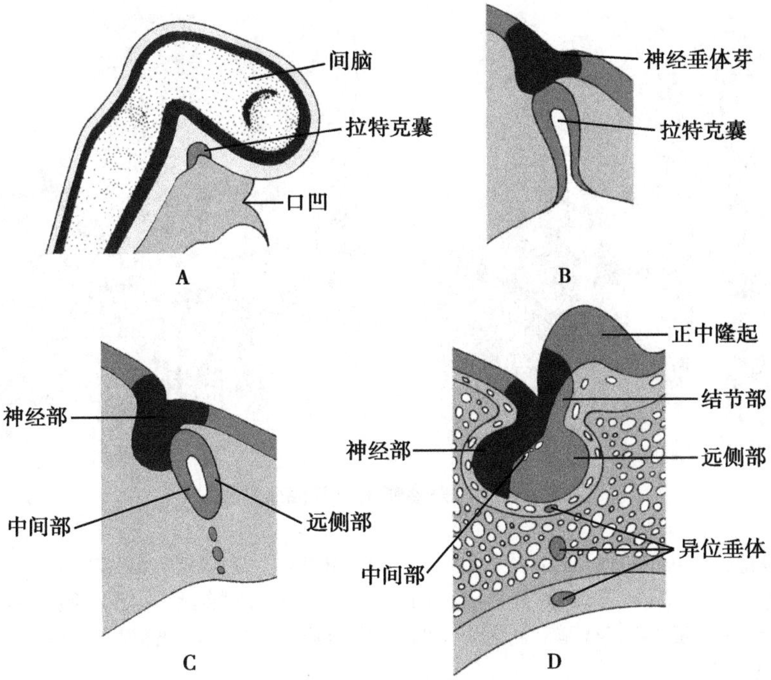

图 03.10.11　垂体的发生

03.10.043　小脑板　cerebellar plate

左右两侧菱唇在中线融合形成的板状结构。后分化为小脑半球和蚓部。

03.10.044　原始脑[脊]膜　primitive meninx

神经管周围的间充质形成的一层包绕神经管的间充质膜,后发育为脑(脊)膜。

03.10.045　内脑[脊]膜　endomeninx

原始脑膜分化为两层,内侧为内脑(脊)膜,将来分化为软脑膜。

03.10.046　外脑[脊]膜　exomeninx

原始脑膜分化为两层,外层为外脑(脊)膜,将来分化为硬脑膜。

03.10.047　脑旁体　paraphysis

间脑顶板在室间孔尾侧附近伸出的一个突起,与松果体的发生有关。

03.10.048　原始皮质　primitive cortex, archicortex

端脑套层的成神经细胞迁移至表层而构成的原始大脑皮质。

03.10.049　原皮质　archipallium

又称“古皮质”。最早出现的由成熟神经细胞构成的脑皮质,包括海马和齿状回的原基。

03.10.050　旧皮质　palaeopallium

继原皮质之后出现的脑皮质。胚胎第7周,纹状体外侧大量成神经细胞聚集分化而成的梨状皮质。

03.10.051　新皮质　neopallium, neocortex

旧皮质出现不久,成神经细胞迁移到表层并分化为神经细胞,形成的新的皮质,也最靠近表层。新皮质出现最晚,面积最大。

03.10.052　无脑畸形　anencephaly

由于头侧的神经沟未闭,致使前脑原基发育异常所致的畸形。常伴有颅顶骨发育不全。

03.10.053　脑积水　hydrocephalus

由脑室系统发育障碍、脑脊液生成和吸收失去平衡引起的一种脑部畸形。由中脑导水管和室间孔狭窄或闭锁引起者最常见。

03.10.054　脊膜膨出　meningocele

由神经管闭合不全引发的脊膜从椎管缺损处突出。患处常形成一个大小不等的皮肤囊袋,囊内有脊膜和脑脊液(图 03.10.12)。

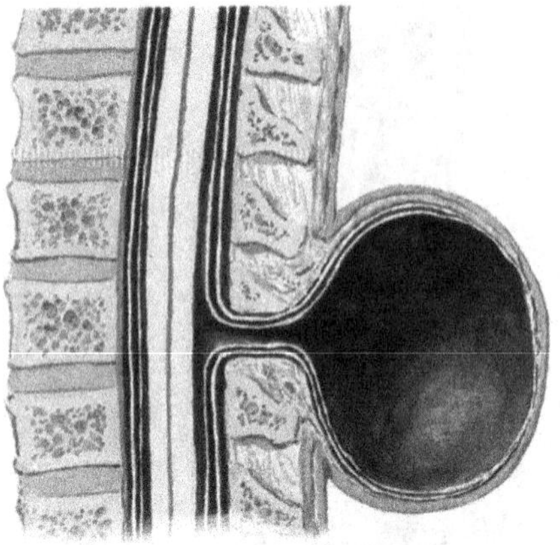

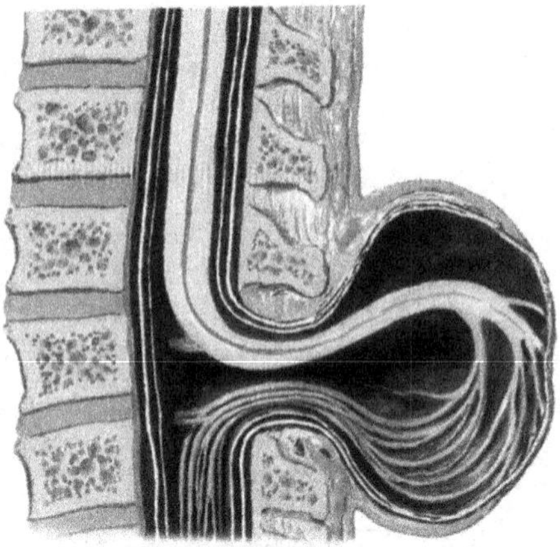

图 03.10.12　脊膜膨出和脊髓脊膜膨出

03.10.055　脊髓脊膜膨出　meningomyelocele

较常见的一类神经管畸形，从骨缺损处突出的皮囊袋中既有脊膜和脑脊液，又有脊髓和神经根（图 03.10.12）。

03.10.056　脊髓裂　myeloschisis

一种罕见的重度脊柱裂。由于尾侧的神经沟未闭，大范围的椎弓未发育，表面皮肤裂开，脊髓发育不全并直接暴露于体表。

03.10.057　新小脑发育不全　neocerebellar agenesis

小脑发育不成熟。表现为小脑半球扁平，体积缩小，而蚓部和绒球发育良好，相对增大。

03.10.058　脊髓纵裂　diastematomyelia，diastomyelia

脊髓或终丝在矢状面上阶段性裂开，是脊髓发育缺陷所致的一种罕见畸形。多伴有背部皮肤异常、先天性脊柱侧弯、脊髓脊膜膨出等。

03.10.059　脑膜脑膨出　meningoencephalocele

由于颅骨发育不全，部分脑组织和脑膜膨出，多发生在枕部。枕鳞未发生，缺口常与枕骨大孔相通。

03.10.060　积水性脑膜脑膨出　meningohydroencephalocele

囊内有积水的脑膜脑膨出。

03.10.061　露脑　exencephaly

无脑畸形常伴有颅顶骨发育不全，使发育不全的脑大部分暴露在颅外。

03.10.062　交感成神经细胞　sympathetic neuroblast

由神经嵴细胞分化为交感神经细胞过程中的一种过渡型细胞，是交感神经的前体细胞。

03.10.063　脑过小　microencephaly

脑组织发育障碍、脑体积过小，颅腔和头颅也相应小，智力发育不良。

03.10.064　前嗜铬组织　prechromaffin tissue

胚胎第 6 周时，神经嵴细胞迁移至肾上腺皮质内侧，继而迁入皮质深层并分化为前嗜铬细胞，形成前嗜铬组织。

03.10.065　胎性皮质　fetal cortex

又称“X 带”。肾上腺皮质的原基。胚胎 5 周时，生殖嵴和肠背系膜之间的腹膜上皮增厚，向下伸入其深面的间充质组织，形成若干细胞索，索之间有丰富的血管。

03.10.066　X 带　X-zone

见 03.10.065 胎性皮质。

03.10.067　先天性肾上腺皮质增生症　congenital adrenal cortical hyperplasia

一组常染色体隐性遗传性疾病，由于皮质激素合成有关酶缺陷，皮质激素合成受阻；同时，由于垂体促肾上腺皮质激素（ACTH）反馈性分泌增加，导致肾上腺皮质细胞增生，出现相应临床症状。

03.10.068　肾上腺发育不全　adrenal hypoplasia

由于胚胎时期下丘脑发育不良、垂体缺如，促肾上腺皮质激素（ACTH）缺乏或分泌不足所致的肾上腺胎性皮质退化引起的异常。

03.10.069　副肾上腺　accessory suprarenal gland, accessory adrenal gland

位于主肾上腺附近、多数仅有皮质而无髓质的细胞团块。

03.10.070　肾上腺异位　ectopic suprarenal gland, ectopic adrenal gland

出现在肾被膜下方及其他非正常部位的肾上腺。

03.10.071　肾上腺并合　suprarenal coalescence

左右肾上腺合二为一，是左右肾融合畸形中常伴有的一种异常。

（山东大学　高英茂）

03.11　眼和耳的发生

03.11.001　视沟　optic groove, optic sulcus

人胚第4周，神经管头端尚未闭合前，在左右神经褶内面各出现的一浅沟。此处是眼的发生部位（图03.11.01）。

03.11.002　视泡　optic vesicle

视沟继续下陷，当神经管前端闭合成前脑时，其向外膨出形成的泡状结构。视泡远端膨大，贴近表面外胚层，并诱导其增厚（图03.11.01、图03.11.02）。

03.11.003　视杯　optic cup

视泡与前脑泡相通，其与前脑连接的根部缩窄，远端膨大并向内凹陷形成的双层杯状结构。视杯的两层细胞将分化成视网膜。其外层分化为色素上皮层，内层增厚，为神经层（图03.11.02）。

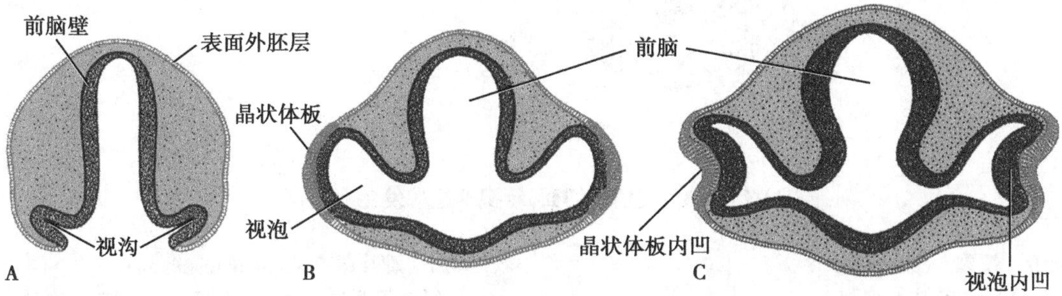

图 03.11.01　视沟、视泡和晶状体板的发生

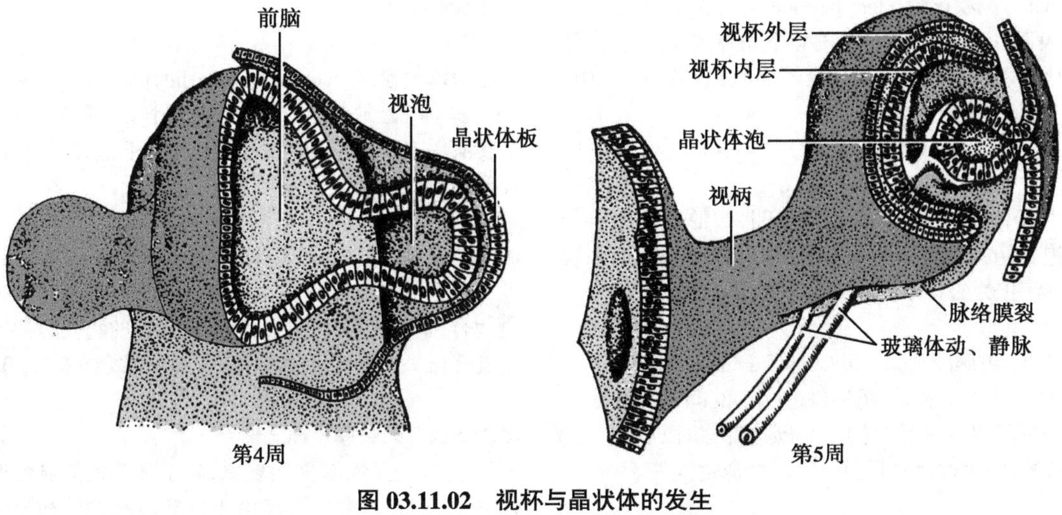

图 03.11.02　视杯与晶状体的发生

03.11.004　视柄　optic stalk

视泡近端变细的部分。其与前脑分化成的间脑相连，将来形成视神经（图 03.11.02~ 图 03.11.04）。

03.11.005　视网膜内间隙　intraretinal space

视网膜色素上皮层与视细胞层之间的间隙。此间隙最初为视泡腔。随着发育，此腔变窄，最后消失。视网膜剥离即为此间隙开放所致（图 03.11.04）。

03.11.006　脉络膜裂　choroid fissure，optic fissure

又称"视裂"。视杯及视柄下方向内凹陷形成的一条纵沟。其内含间充质和玻璃体动、静脉，脉络膜裂不久即封闭，其内的血管近段成为视网膜中央动脉和静脉，远段穿越玻璃体的部分则退化（图 03.11.02、图 03.11.03）。

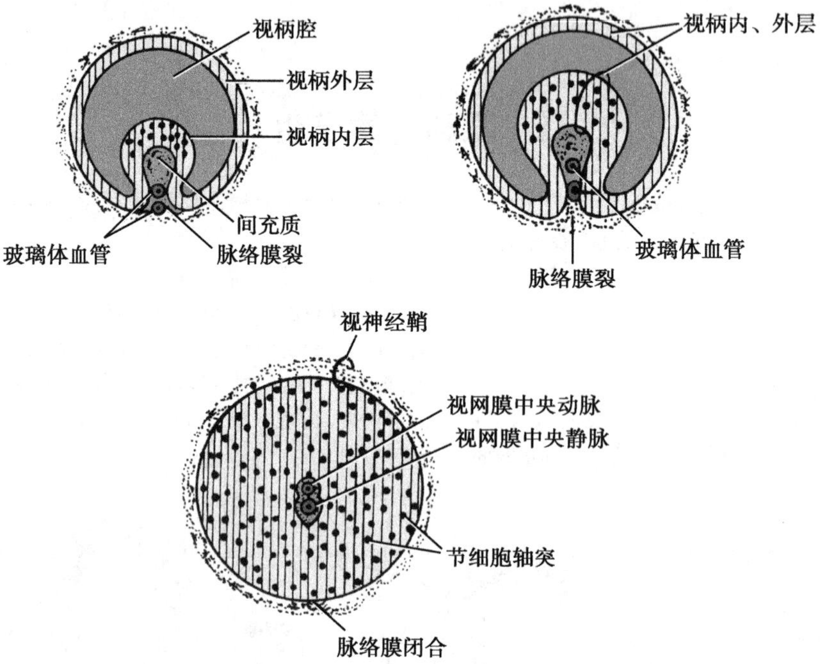

图 03.11.03　视柄横切面，示视神经的发生

03.11.007　视裂　optic fissure

见 03.11.006 脉络膜裂。

03.11.008　晶状体板　lens placode

表面外胚层在视泡的诱导下增厚形成的板样结构。该板不断发育，最终演变成晶状体（图 03.11.01、图 03.11.02、图 03.11.04）。

03.11.009　晶状体泡　lens vesicle

晶状体板内陷，形成晶状体凹，凹的边缘愈合形成的泡状结构。晶状体泡与表面外胚层脱离，陷入视杯中并演化为晶状体（图 03.11.02、图 03.11.04）。

03.11.010　虹膜瞳孔膜　iridopupillary membrane

位于晶状体前面、视杯口边缘部的间充质增生形成封闭视杯口的膜状结构。其周边部厚，以后演化为虹膜基质，中央部薄，封闭视杯口，后退化消失。

03.11.011　瞳孔膜　pupillary membrane

虹膜瞳孔膜中央较薄的部分。最初，此膜封闭视杯口，出生前退化消失。如不消失则成先天异常（图 03.11.04）。

03.11.012　睑裂　coloboma of eyelid，palpebral coloboma

又称"睑缺损"。由眼睑发育不全所致的畸形，与遗传有关。该异常以睑裂狭小、上睑下垂、内眦反向赘皮和内眦间距增宽为主要特征。

03.11.013　虹膜裂　coloboma of iris，coloboma iridis

又称"虹膜缺损"。由于视柄下方的脉络膜裂未完全闭合，造成虹膜下方缺损，致使圆形的瞳孔呈梨形或钥匙孔样。严重者常伴有眼的其他异常（图 03.11.05）。

03.11.014　无虹膜　aniridia

虹膜先天性缺失的现象，属于常染色体显性遗传性异常，多为双侧。可能由于视杯前缘生长和分化障

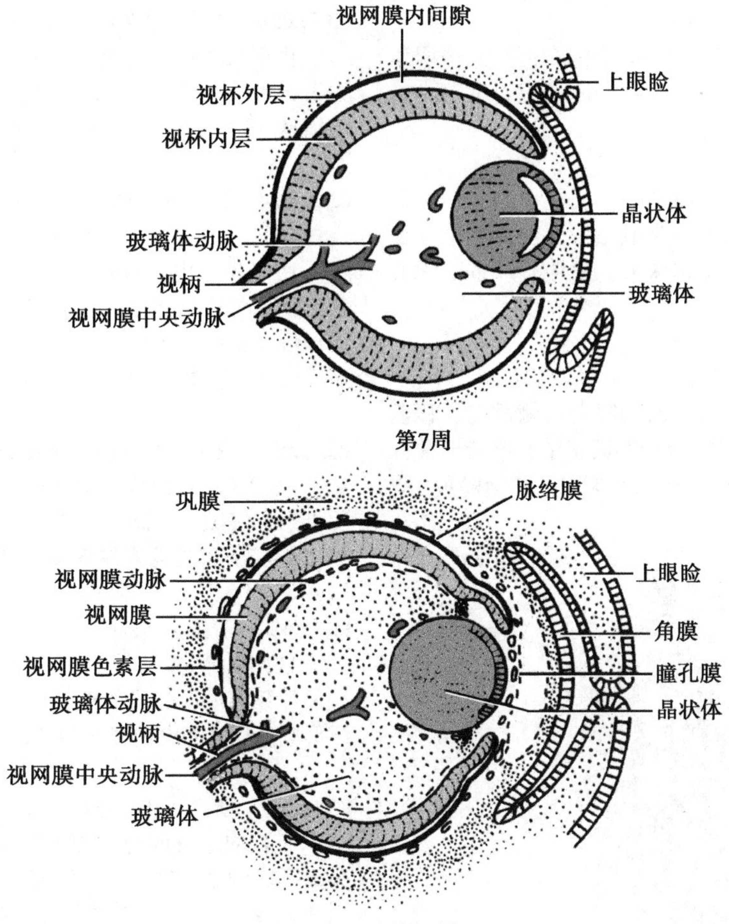

图 03.11.04　眼球与眼睑的发生

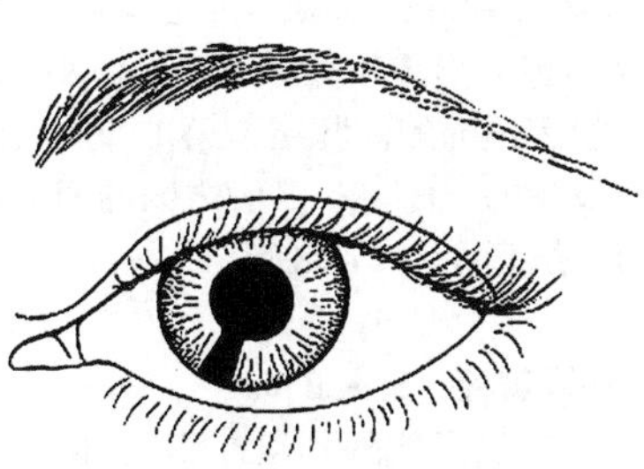

图 03.11.05　虹膜裂示意图

碍,致使虹膜不能发育所致。其前房角处常能查到残留的虹膜根部。

03.11.015　虹膜瞳孔膜存留　persistent iridopupillary membrane

虹膜瞳孔膜未退化,完全遮盖在晶状体前面。该异常严重影响视力,患者无瞳孔反射活动。

03.11.016　瞳孔膜存留　persistent pupillary membrane

瞳孔膜未能完全退化消失的现象。在晶状体前方瞳孔处存留薄膜或蛛网状细丝,轻度存留通常不影响视力和瞳孔活动(图 03.11.06)。

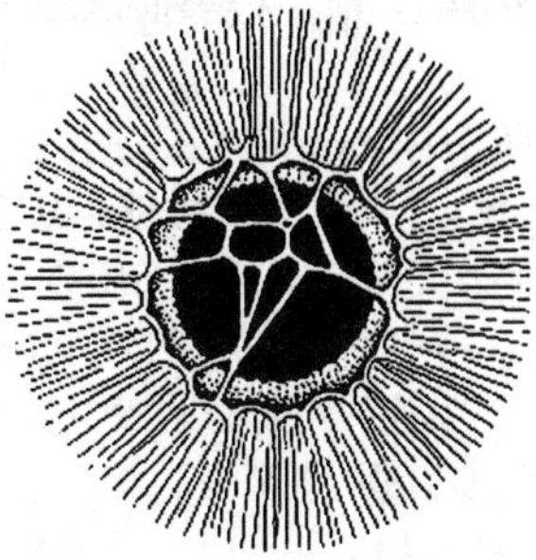

图 03.11.06　瞳孔膜存留示意图

03.11.017　无晶状体　aphakia

晶状体先天性缺失。因晶状体板或晶状体泡没发生或晶状体形成后退化、变性所致,常伴有小眼球或角膜异常。

03.11.018　小眼　microphthalmia

由于眼发育障碍所致的眼眶内容物形态、体积和结构异常。严重者不仅眼内容物小，眼睑也常狭小或粘连。

03.11.019　无眼　anophthalmia

由于视杯原基没有发生或已发生但未能继续发育所致的所有眼组织结构缺失。常伴有严重的颅脑异常。

03.11.020　独眼　cyclopia

由左右眼原基融合或两侧眼向内侧过度迁移至一个眶腔所致的单个眼，位于颜面正中。该畸形常在眼的上方有一管形鼻，也常伴有鼻缺失和脑畸形（图 03.11.07）。

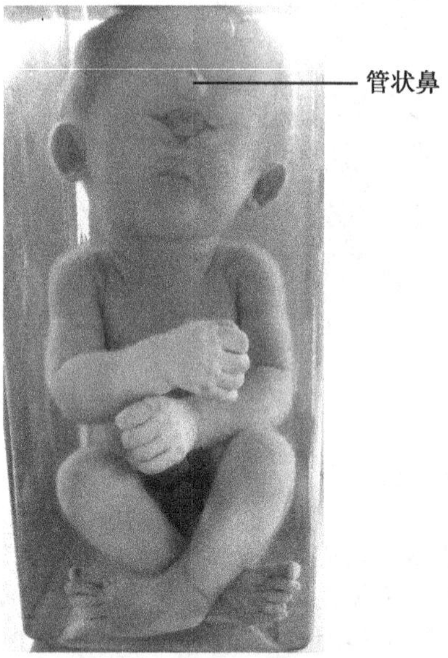

图 03.11.07　人胎独眼标本

03.11.021　隐眼　cryptophthalmos，cryptophthalmia

由于眼睑没发生，致前额皮肤继续生长，跨过眼前方，使眼球完全被皮肤遮盖而无睑裂。属常染色体隐性遗传疾病。有的患儿仅有眼球遗迹或完全无眼球。有眼球者因为得不到光的刺激，患儿的视力会随着年龄增长而逐步衰退，直至失明。

03.11.022　囊状眼　cystic eye

由于视杯两层未能贴附甚至停滞在视泡阶段，视泡腔中充满液体，使眼球呈大小不一的囊状，称囊状眼。囊小者肉眼检查时不易发现，常误认为无眼；大者常引起眼睑膨出。可发生于单眼或双眼，也常与脉络膜裂未闭等畸形并存。

03.11.023　先天性青光眼　congenital glaucoma

由于巩膜静脉窦或小梁网发育障碍，使房角结构先天异常所致的病症。患儿房水排出受阻，导致眼内压增高，眼球胀大，角膜突出，大如牛眼。

03.11.024　先天性视网膜剥离　congenital detachment of retina

由于视杯内、外两层上皮发育不同步，视网膜色素上皮层与视细胞层未直接相贴，视网膜内间隙完全或部分存留所致的畸形。有时，视杯两层上皮先黏合而后又分离。常伴有眼及头部的其他畸形。

03.11.025　先天性白内障　congenital cataract

晶状体的透明度先天性异常。多为遗传性，也可因母亲在妊娠早期感染风疹病毒、母体甲状腺功能低下、营养不良和维生素缺乏等引起。

03.11.026　听板　otic placode

胚第 4 周初，前神经孔尚未闭合前，菱脑两侧的表面外胚层增厚形成的板状结构。听板不断发育，最终形成内耳的上皮（图 03.11.08）。

03.11.027　听泡　otic vesicle，otocyst

听板向下方间充质内下陷闭合后与表面外胚层分离形成的囊状结构。听泡起初为梨形，后演变成内耳膜迷路（图 03.11.08、图 03.11.09）。

03.11.028　咽鼓管鼓室隐窝　tubotympanic recess

第 1 咽囊向背外侧扩展，其远端膨大而成的结构。隐窝末端扩大形成原始鼓室，第 1 咽囊近侧端形成咽鼓管。隐窝顶部的内胚层与第 1 鳃沟底部的外胚层分别形成鼓膜内、外上皮，二者之间的间充质形成鼓膜内的结缔组织（图 03.11.08）。

03.11.029　外耳道栓　meatal plug

第 1 鳃沟内陷形成外耳道外侧段，管道的底部外胚层细胞增生形成的实心上皮板为外耳道栓。以后，外耳道栓中央部分细胞退化吸收，演化为外耳道内侧段（图 03.11.08）。

03.11.030　耳丘　auricular hillock

又称“耳结节”。胚 6 周时，第 1 鳃沟周围的间充质增生形成的 6 个结节状隆起。后围绕外耳道口演变成耳廓（图 03.11.10）。

03.11.031　耳结节　auricular tubercle

见 03.11.030 耳丘。

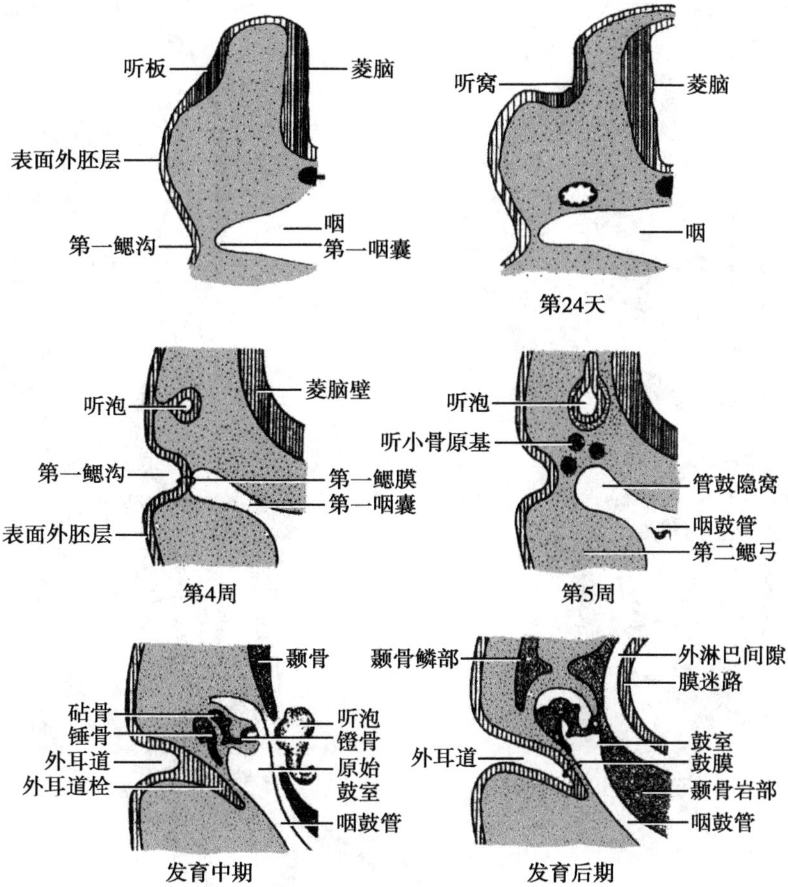

图 03.11.08　耳的发生

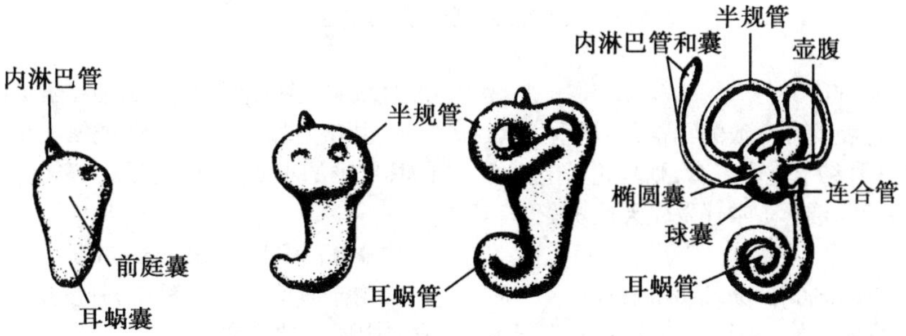

图 03.11.09　听泡的发育

03.11.032　外耳道闭锁　atresia of external acoustic meatus

由于第1、第2鳃弓或第1鳃沟发育不全,导致外耳道完全或部分不通所致的异常。闭锁常发生在外耳道近表面部分,被骨或纤维结缔组织阻塞。可伴有因第1咽囊发育不全所致的鼓室、咽鼓管甚至乳突畸形。

03.11.033　先天性耳聋　congenital deafness

有遗传性和非遗传性两种。遗传性耳聋属常染色体隐性遗传疾病,主要由不同程度的内耳发育不全、耳蜗神经发育不良、听小骨发育缺陷与外耳道闭锁所致。非遗传性耳聋与药物中毒、感染、新生儿溶血性黄疸等因素有关。

03.11.034　无耳畸形　anotia

由于耳结节未发生或停滞在早期阶段导致的无耳廓。完全无耳廓者少见,多为具有一些发育不良的耳结节。可发生于单侧或双侧,常伴有外耳道或中耳的畸形。

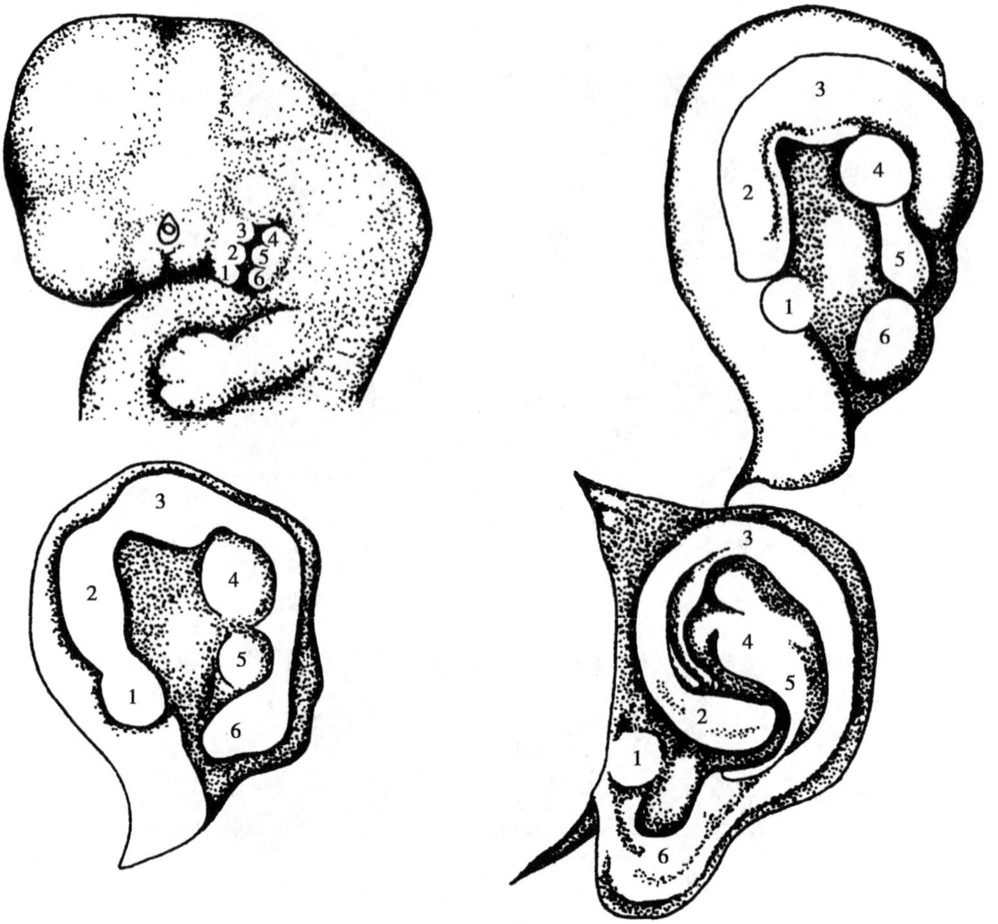

图 03.11.10　耳廓的发生

1~6 示耳丘 6 个结节状隆起的发生与演变

03.11.035　大耳　macrotia

耳廓的一部分过度发育所致的异常，如耳垂过大、耳屏过大等。若第 3 耳结节过度发育，则耳轮后上方特别高，称为尖形耳或三角形耳。常伴发先天性耳聋。

03.11.036　小耳　microtia, hypoplasia of auricle

又称"耳廓发育不全"。为第 1、2 鳃弓发育异常引起的耳廓部分缺如，如无耳垂、无耳屏等异常。

03.11.037　副耳廓　accessory auricle

又称"耳廓附件"。由于耳结节发生过多而在耳廓前长出的半月形片状结构或是一小丘样肉赘，内含有不规则的软骨。副耳廓多位于耳屏前方，也可位于颈部。

03.11.038　耳廓附件　auricular appendage

见 03.11.037 副耳廓。

03.11.039　先天性耳凹　congenital auricular pit

由 6 个耳丘融合不良或第 1 鳃沟封闭不全所致的耳周围的小凹陷、小孔、或小瘢痕。

03.11.040　耳窦　auricular sinus

由于耳廓形成过程中，外胚层发生的凹陷隐埋在皮肤内所致的异常。

03.11.041　先天性耳前瘘　congenital preauricular fistula

由 6 个耳丘融合不良或第 1 鳃沟封闭不全所致的先天性耳畸形，主要表现为耳前有瘘孔。该异常常发生于耳屏前方，平时可无症状，继发感染时则局部红肿疼痛，反复感染破溃后可形成瘢痕。

03.11.042　先天性镫骨固定　congenital fixation of stapes

由于镫骨底发育异常所致的镫骨不能活动。该异常中断了听骨链的传递，引起听力下降或耳聋。

（山东大学　武玉玲）

03.12 骨骼、肌肉和四肢的发生

03.12.001 脑颅 neurocranium

又称"神经颅"。由保护脑和感觉器官的一系列骨片组合而成的骨框,可分为软骨性脑颅和膜性脑颅。

03.12.002 面颅 viscerocranium

是呼吸器和消化器起始部的支架,主要由第一和第二对鳃弓来源的骨构成。

03.12.003 软骨性脑颅 cartilaginous neurocranium

又称"软骨性神经颅"。以软骨内成骨发育而成的颅底诸骨。这些骨的骨化由枕骨开始,以后依次为蝶骨和筛骨。

03.12.004 膜性脑颅 membranous neurocranium

又称"膜性神经颅"。以膜内成骨而形成的颅顶的扁骨,包括额骨、顶骨、颞骨鳞状部和枕骨鳞状部(图 03.12.01)。

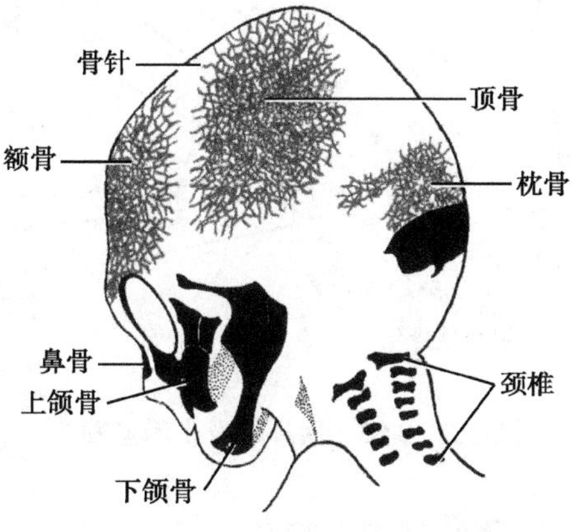

图 03.12.01 膜性脑颅的发生示意图

03.12.005 咽颅 splanchnocranium

又称脏颅。支持消化管头端的一组骨片,来源于鳃弓中胚层,主要演变为上、下颌骨和咽后部诸骨。可分为软骨性脏颅和膜性脏颅。

03.12.006 脏颅 viscerocranium

见 03.12.005 咽颅。

03.12.007 软骨性脏颅 cartilaginous viscerocranium

又称软骨性咽颅。由软骨衍化为骨的脏颅。包括来源于第 1 对鳃弓的锤骨和砧骨,来源于第 2 对鳃弓的镫骨和颞骨的茎突,舌骨小角和舌骨体上部,来源于第 3 对鳃弓的舌骨大角和舌骨体下部,来源于第 4 对鳃弓的一部分甲状软骨和楔状软骨。

03.12.008 膜性脏颅 membranous viscerocranium

又称膜性咽颅。以膜内成骨方式发育而成的脏颅。包括来源于第 1 对鳃弓的上颌骨、颧骨和颞骨鳞部、下颌骨和颞下颌关节的关节盘。

03.12.009 膜颅 desmocranium

在软骨性和膜性脑颅、咽颅形成之前,由中胚层间充质构成的颅。

03.12.010 麦克尔软骨 Meckel's cartilage

来自第 1 鳃弓尾侧的下颌突软骨(图 03.12.03)。

03.12.011 赖歇特软骨 Reichert's cartilage

又称舌骨弓软骨。来自第 2 鳃弓的软骨。该软骨形成镫骨、颞骨茎突,其腹部形成舌骨小角和舌骨体的上部。

03.12.012 索旁软骨 parachordal cartilage

人胚发育第 7 周,由脊索两旁间充质形成的左右一对软骨条。其向尾端延伸与枕骨的软骨融合,形成的软骨团块参与枕骨的形成,并形成枕骨大孔的骨性周缘(图 03.12.02)。

03.12.013 索前软骨 prechordal cartilage

又称颅梁软骨。在索旁软骨形成的同时,脊索头端出现的左右二条软骨条。其前端与鼻软骨囊并合形成筛板(图 03.12.02)。

03.12.014 颅梁软骨 trabeculae cranial cartilage

见 03.12.013 索前软骨。

03.12.015 垂体软骨 hypophyseal cartilage

又称为脊索软骨。位于颅梁软骨后端、索旁软骨前方、围绕垂体发育的软骨。垂体软骨左右合并形成蝶骨体(图 03.12.02)。

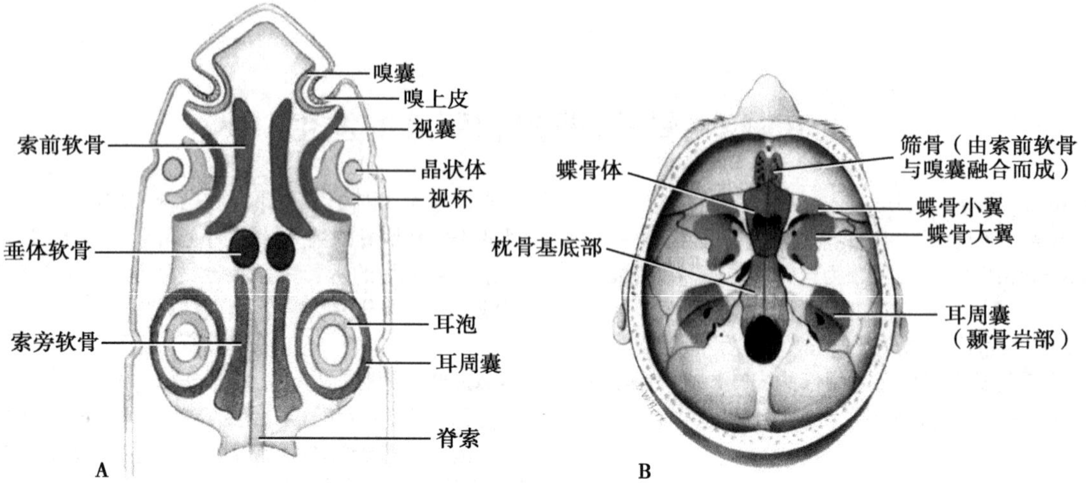

图 03.12.02　软骨性脑颅的发生示意图

03.12.016　顶索软骨　acrochordal cartilage

由垂体软骨与其后方的索旁软骨及其前方的颅梁软骨融合而成的软骨。

03.12.017　正中软骨板　median plate of cartilage

枕骨底部前方的垂体软骨和颅梁软骨融合，分别形成蝶骨体和筛骨后，在颅底中央形成的一个从鼻区至枕骨大孔前缘的软骨板。

03.12.018　眶翼软骨　ala orbitalis cartilage

位于蝶鞍前方，参与形成蝶骨小翼的软骨。

03.12.019　颞翼软骨　ala temporalis cartilage

位于蝶鞍前方，参与形成蝶骨大翼的软骨。颞翼软骨以后还参与形成颞骨。

03.12.020　耳囊　otic capsule

听泡周围的间充质聚集并分化成的软骨性囊。耳囊围绕着听泡发育，后形成颞骨岩部的骨迷路。

03.12.021　耳囊软骨　otic capsule cartilage

由听泡周围的间充质分化而成的囊状软骨，当听泡分化为膜迷路时，该软骨便骨化为骨迷路（图 03.12.02）。

03.12.022　眼囊软骨　optic capsule cartilage

包围在眼球后方的软骨。眼囊软骨并不参与头骨的形成，而发展为眼球的巩膜软骨。

03.12.023　鼻囊软骨　nasal（olfactory）capsule cartilage

包围鼻腔的软骨。

03.12.024　骨针　bone spicule

扁平膜性骨内的细小骨质（图 03.12.03）。

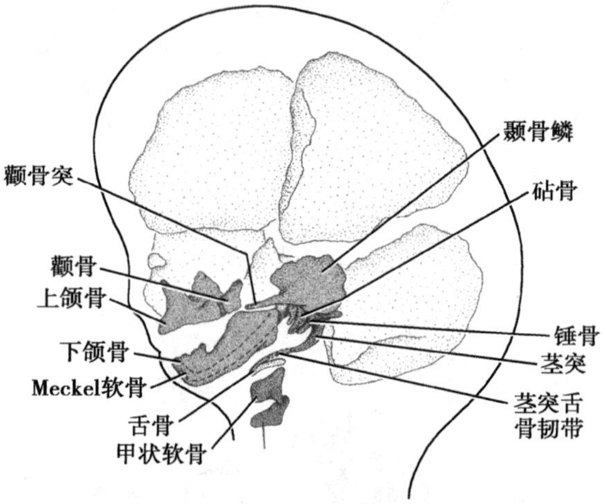

图 03.12.03　面颅的发生示意图

03.12.025　颅缝　cranial suture

颅顶各相邻扁骨之间填充着结缔组织的缝隙（图 03.12.04）。

03.12.026　颅囟　fontanelle

两个以上颅扁骨之间填充着结缔组织的宽大缝隙。颅囟共有 6 个，即 1 个前囟、1 个后囟、2 个前外侧囟和 2 个后外侧囟，胎儿出生后先后封闭，形成骨缝（图 03.12.04）。

03.12.027　前外侧囟　anterolateral fontanelle

又称蝶囟。位于额骨、顶骨、颞骨和蝶骨大翼相接处的囟门，生后 2~3 个月内闭合。

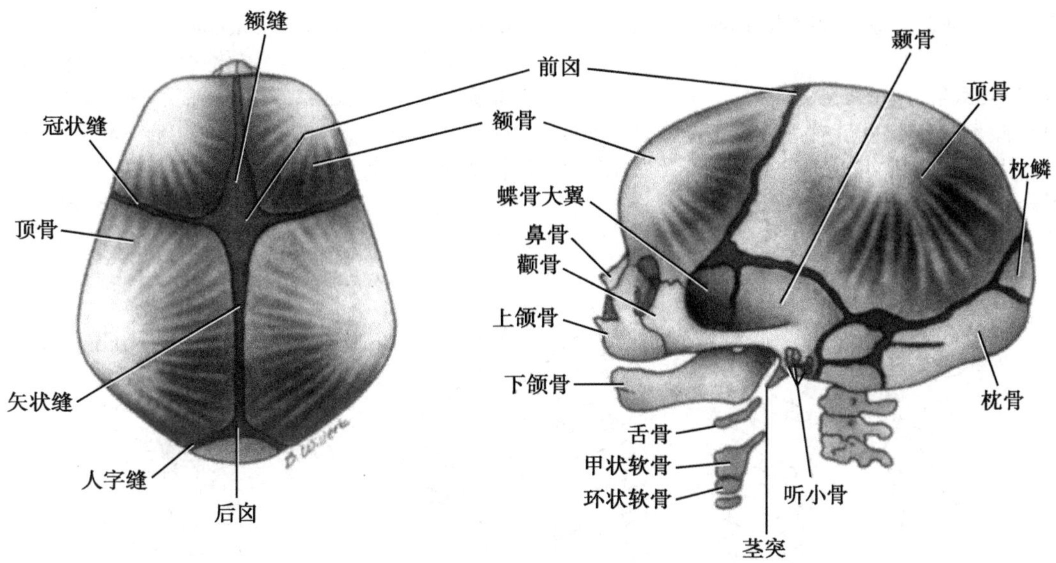

出生后3个月

图 03.12.04 颅缝和颅囟示意图

03.12.028 蝶囟 sphenoid fontanelle

见 03.12.027 前外侧囟。

03.12.029 后外侧囟 posterolateral fontanelle

又称乳突囟。位于顶骨、枕骨和颞骨相接处的囟门,出生后 1 岁闭合。

03.12.030 乳突囟 mastoid fontanelle

见 03.12.029 后外侧囟。

03.12.031 软骨发育不全 achondroplasia, chondrodysplasia

小儿最常见的一种先天畸形,其软骨性骨化缺陷,而膜性骨化正常,故其扁骨发育正常,长骨发育异常。

03.12.032 前软骨椎体 precartilaginous vertebra

生骨节尾侧份细胞致密化,并向尾侧增殖,并穿越节间组织与下一生骨节的头侧份合并而成的结构,位于体节之间(图 03.12.05)。

03.12.033 肋突 costal process

神经管周围的生骨节细胞在胸段椎弓的腹外侧形成的结构,将来发育形成肋骨。

03.12.034 初级弯曲 primary curve

胎儿出生前,脊柱形成的两个弯曲,即胸曲和骶曲。

03.12.035 次级弯曲 secondary curve

胎儿出生后,脊柱相继出现的两个弯曲,即小儿

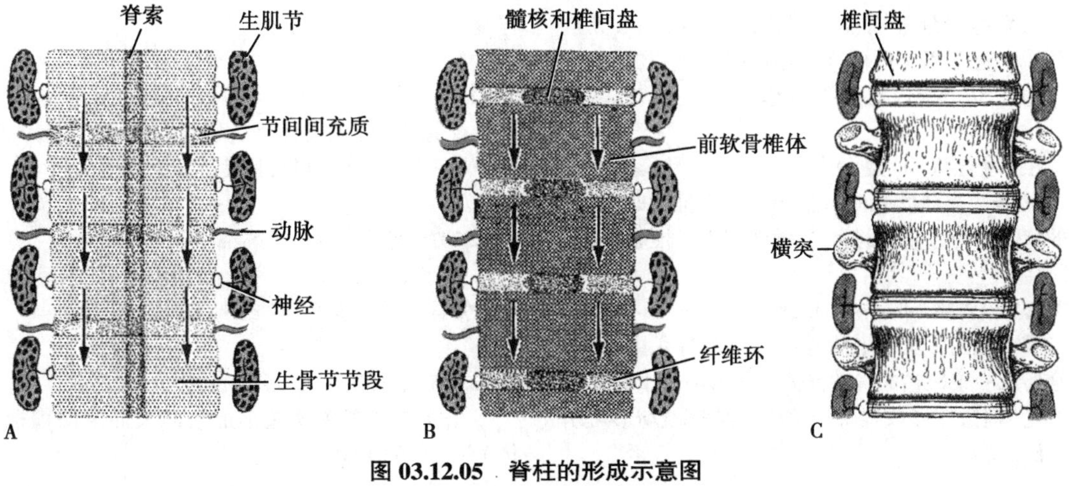

图 03.12.05 脊柱的形成示意图

能抬头时出现的颈曲,学走路时出现的腰曲。

03.12.036　胸骨带　sternal band

体壁腹侧的体壁中胚层间充质细胞在中线两侧各形成的两条细胞带。以后两条胸骨带开始在中线融合。融合从头端逐渐向尾端扩展,自上而下分别形成胸骨柄、胸骨体和剑突(图 03.12.06)。

03.12.037　短颈畸形　brevicollis

又称"克利佩尔－费尔综合征"。以短颈、低发际和颈部的运动受限等为主要特征的先天畸形。大多数病例中,颈椎的数量少于正常人、形态异常;某些病例中,在颈部缺乏颈椎分节,相互融合在一起。这种畸形可与其他畸形相伴随。属常染色体显性遗传,女性占多数。

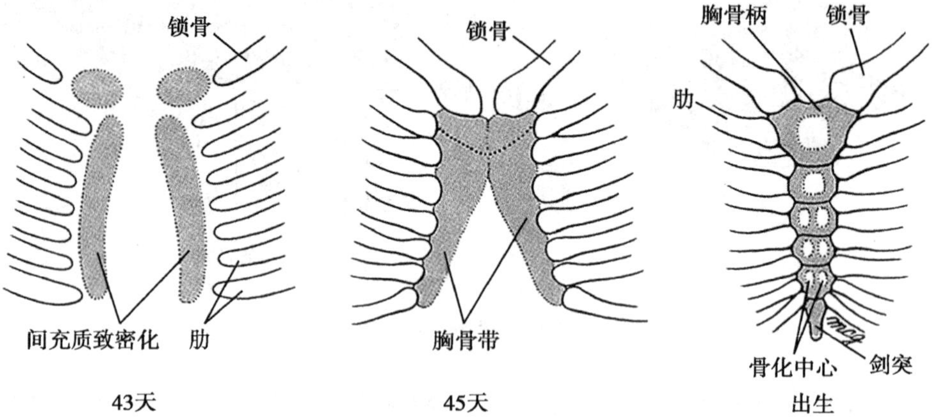

图 03.12.06　肋骨和胸骨的发生示意图

03.12.038　脊柱裂　rachischisis, spina bifida

因椎弓不完全合并或不合并导致的椎管裂开。可发生于脊柱各段,常见于腰骶部,并伴有脊膜、脊髓从裂口处突出,其严重程度不同。

03.12.039　隐性脊柱裂　spina bifida occulta

仅一个或少数几个椎弓未能在中线愈合所致的轻度脊柱裂。椎骨缺损处表面的皮肤完整。有的患者,缺损处表面皮肤上有一撮毛发,并有一凹窝。

03.12.040　副肋　accessory rib

由于椎骨的肋突没有退化并继续发育形成的额外肋。常发生于颈部或腰部,多见于腰部,一般无症状。颈肋附着于第 7 颈椎,可压迫臂神经丛或锁骨下动脉,造成相应的神经与血管症状。

03.12.041　融合肋　fused rib

当两条或多条肋骨同时起源于一个椎体时,两条肋骨的背侧部合并而成的肋,通常伴有半脊椎畸形。

03.12.042　半脊椎　hemivertebra

正常情况下,发育中的椎体有两个骨化中心,两者融合形成一个完整的骨性椎体。若其中一个骨化中心未发生,则只能形成椎骨的一半。半脊椎畸形可引起脊柱侧凸。

03.12.043　脊柱侧凸　scoliosis

由于椎体发育异常,脊柱的某一段持久地偏离身体中线、向侧方凸出的畸形。

03.12.044　胸骨裂　cleft sternum

胸骨完全纵裂为二,或仅在上端或下端出现裂隙。由胚胎时期左右胸骨带未在中线融合,或融合不全所致,可伴有胸腔脏器的膨出。

03.12.045　无颅盖　acrania

由于神经管头端在胚第 4 周未能闭合,致使颅盖骨不能形成所致的畸形。常伴有无脑畸形和脊柱裂。

03.12.046　颅缝早闭　craniosynostosis

又称"颅缝先天骨化""颅狭小畸形"。由一个或几个颅缝过早关闭引起,其发生原因不明。

03.12.047　颅裂　cranioschisis

由于前神经孔未闭合,颅顶没有形成而致的畸形。常伴有脑膜膨出和(或)脑膨出。

03.12.048　舟状颅　scaphocephaly

由于矢状缝关闭过早形成的长而窄的楔形(舟状)头(图 03.12.07)。

03.12.049　尖颅　acrocephaly

又称塔状颅。冠状缝关闭过早造成的尖而高的塔状头颅（图 03.12.07）。

03.12.050　塔状颅　tower skull

见 03.12.049 尖颅。

03.12.051　斜形头　plagiocephaly

单侧冠状缝或人字缝关闭过早，头颅扭曲而不对称的头部畸形（图 03.12.07）。

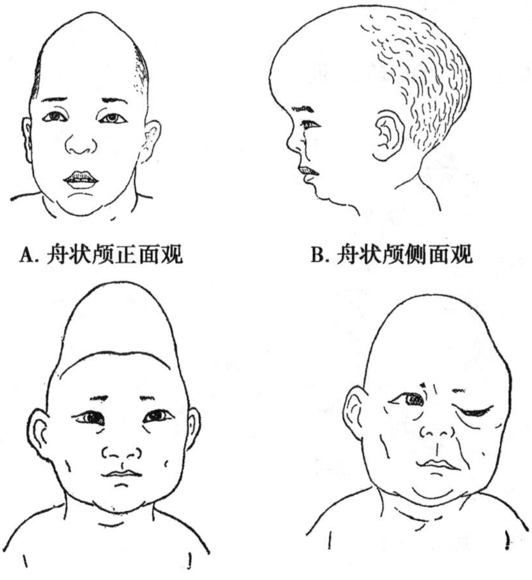

A. 舟状颅正面观　B. 舟状颅侧面观

C. 尖颅　D. 斜颅

图 03.12.07　头颅畸形示意图

03.12.052　克鲁宗综合征　Crouzon's syndrome

一种颅缝早闭综合征，不仅矢状缝和冠状缝早闭，同时有前囟和额缝的早闭，并伴有宽位眼、上颌骨发育不全和低位耳。

03.12.053　宽位眼　hypertelorism

两眼距离过远，眼距过宽的先天异常。

03.12.054　小头畸形　microcephaly

由于脑发育不良引起头颅小于常人的畸形。患儿囟门提早闭合，因脑发育受阻，常伴有严重的智力障碍。

03.12.055　阿诺尔德－基亚里综合征　Arnold-Chiari syndrome

又称"基底压迹综合征"。由于颅后凹发育太小，菱脑向下移位，使脑脊液不能通过第 4 脑室孔；小脑及延髓细长而扁平，并经枕骨大孔呈舌状突入脊髓管的先天畸形，常伴有脊柱裂、脊膜脊髓膨出及脑积水。

03.12.056　颅面骨结合　craniofacial synostosis

又称"颅面骨结合骨性连接"。由于颅面部的骨缝过早关闭所造成的颜面发育异常。

03.12.057　尖头并指（趾）　acrocephalosyndactyly

又称阿佩尔综合征。一种非遗传性的先天畸形，患儿冠状缝过早关闭，上颌骨发育不全，尖头，并伴有并指（趾）。

03.12.058　阿佩尔综合征　Apert's syndrome

见 03.12.057 尖头并指（趾）。

03.12.059　肌原细胞　myogenous cell

又称"成肌细胞"。源于生肌节、呈长梭形的肌前体细胞。

03.12.060　成肌细胞　myoblast

见 03.12.059 肌原细胞。

03.12.061　肌管　myotube

部分成肌细胞由数个融合在一起构成的呈管状的合体细胞。

03.12.062　鳃弓肌　branchial muscle

由鳃弓中胚层分化来的肌肉。人胚第 6 周末，间充质细胞分化为成肌细胞，随后向不同方向迁移演变为颌、脸、咽和喉区的肌细胞。

03.12.063　轴上肌　epiaxial muscle

又称上胚节。人胚第 5 周末，生肌节间充质细胞增殖并向背腹两个方向迁移，小部分向背侧迁移形成轴上肌。轴上肌进一步分化为深层的内、外侧肌群，主要构成脊柱的肌肉（图 03.12.08、图 03.12.09）。

03.12.064　上胚节　epimere

见 03.12.063 轴上肌。

03.12.065　轴下肌　hypaxial muscle

又称下胚节（图 03.12.08、图 03.12.09）。人胚第 5 周末，生肌节纵裂为二，生肌节细胞大部分向腹侧迁移形成轴下肌，以后向腹侧延伸分化为腹内侧肌群、腹外侧肌群和腹侧肌群。

03.12.066　下胚节　hypomere

见 03.12.065 轴下肌。

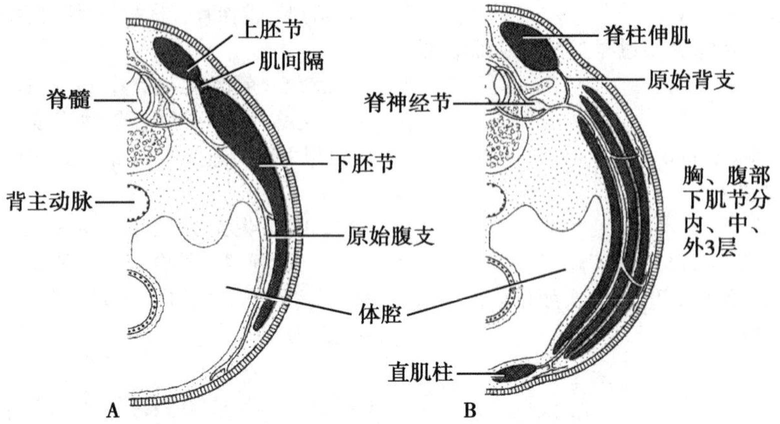

图 03.12.08　5 周人胚胸部横断面，示生肌节的演变

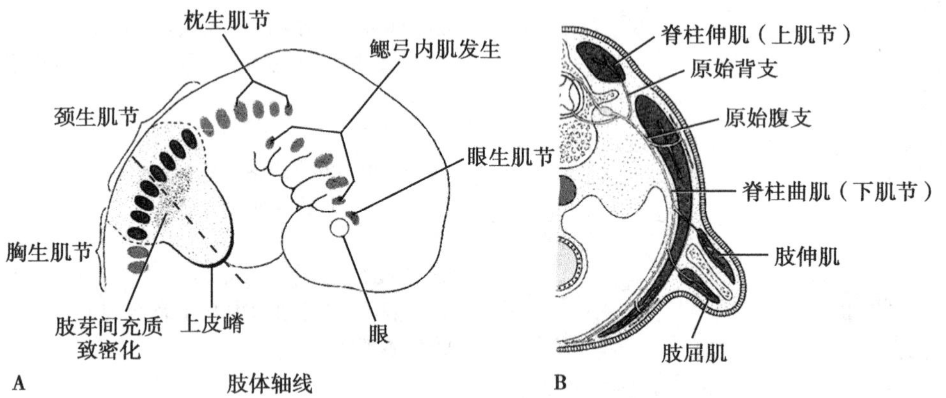

图 03.12.09　四肢肌肉的发生示意图

03.12.067　尿生殖窦括约肌　urogenital sinus sphincter

当泄殖腔分隔为肛直肠管和尿生殖窦时，此处的肌组织也分为两部分，分别围绕在肛门区和尿生殖区，后者的内层肌构成尿生殖窦括约肌，后演化为尿道括约肌和球海绵体肌。

03.12.068　肢芽　limb bud

人胚第 4 周末，由于体壁中胚层局部增殖，胚体左右外侧壁上先后出现的两对小突起，后分化为上、下肢。肢芽包括上肢芽和下肢芽，由深部的中胚层芯和表面外胚层帽构成（图 03.12.10、图 03.12.11）。

03.12.069　鳍状肢芽　flipper-like limb bud

在人体四肢发育早期，上肢芽和下肢芽逐渐增长变粗，其末端呈鳍状。

03.12.070　软骨性指(趾)放射线　cartilaginous finger (toe) ray

在外胚层嵴的诱导下，手板和足板内的间充质分别形成的 5 条软骨性指（趾）状结构。随着指（趾）放射线之间组织内细胞的凋亡，逐渐形成相互分离的指（趾）。

03.12.071　桨状手板　paddle-shaped hand plate

上肢芽远端变扁，形似桨状。

03.12.072　桨状足板　paddle-shaped foot plate

下肢芽远端变扁，形似桨状。

03.12.073　蹼状趾　webbed toe

手、足发育过程中的一个中间阶段。由桨状手板和桨状足板演变而成，呈蹼状。

03.12.074　进展带　progress zone

在外胚层嵴的诱导下，其周围保持着未分化和可快速增殖特性的间充质。随着肢芽的发育，进展带不断扩展，先后分化为四肢的近侧端和远侧端（图 03.12.10、图 03.12.11）。

03.12.075　无肢畸形　amelia

一个肢体或几个肢体完全缺失，多由肢芽发生受阻所致。

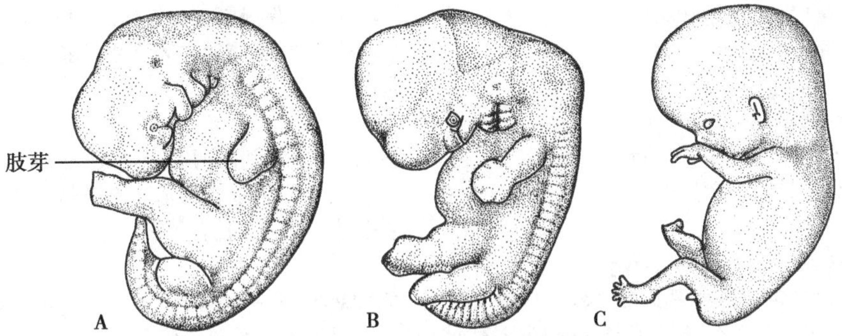

图 03.12.10　四肢的发生模式图

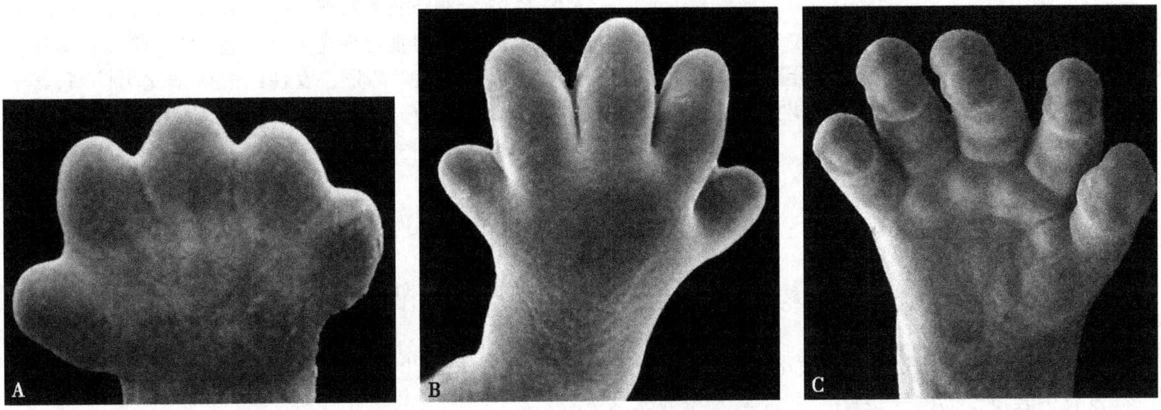

图 03.12.11　人胚胎手外形的发生演变

03.12.076　残肢畸形　meromelia

又称“四肢不全畸形”。一个肢体或多个肢体的部分缺失。由于肢芽的发育和分化停顿或紊乱所致（图 03.12.12）。

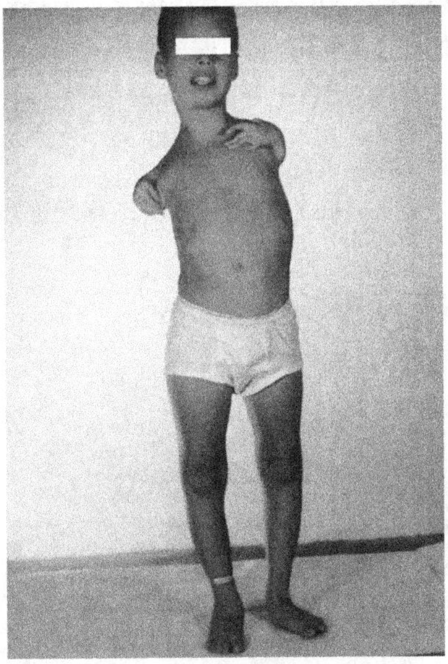

图 03.12.12　海豹肢畸形

03.12.077　半肢畸形　hemimelia

由于一侧肢芽未发生所致的只出现一侧上肢或下肢的先天畸形。

03.12.078　短肢畸形　phocomelia

又称“海豹肢”。由上下肢发育过程受阻所致的四肢短小畸形，其手或足直接连于躯干（图 03.12.12）。

03.12.079　并肢畸形　sirenomelia

俗称“鱼样畸形”。两下肢相互融合并发育不良的畸形，由胚体尾端中胚层发育不良所致。常伴有腰骶椎异常、肾缺如、不通肛、生殖腺发育不良等异常。

03.12.080　先天性裂手和裂足　congenital cleft hand and cleft foot

又称“龙虾爪畸形”。手或足的第 2 和第 4 掌骨之间断开，其间的第 3 掌骨缺如，拇指（跗趾）和示指（趾）以及第 4 指（趾）和第 5 指（趾）常融合，形似虾爪。该畸形少见，有显性遗传性。

03.12.081　龙虾爪畸形　lobster-claw deformity

见 03.12.080 先天性裂手和裂足。

03.12.082　小形指（趾）　microdactyly

指（趾）发育过小的一种畸形。

03.12.083　短指（趾）　brachydactyly

各节指（趾）骨短，常常与体形矮小伴随发生。常有第18染色体三体或基因突变。

03.12.084　多指（趾）畸形　polydactyly

指（趾）发育异常形成的额外指（趾），常附着在拇指（踇趾）或小指（趾）上，多不完整，并缺少固有肌肉，因而无功能。

03.12.085　并指（趾）　syndactyly

两个或多个指（趾）之间不分离。蹼状指（趾）时期的部分指（趾）间的蹼样膜未凋亡消失所致，常见于第3、4指之间和第2、3趾之间。

03.12.086　复拇指　duplication of the thumb

附着在拇指上的额外指，多不完整，并缺少固有肌肉，因而无功能。

03.12.087　马蹄内翻足　talipes equinovarus

足底向内翻转畸形。是肢体常见的异常，男性发生率是女性的2倍。

03.12.088　马蹄外翻足　talipes equinovalgus

足底向外翻转的畸形。

03.12.089　先天性髋关节脱臼　congenital dislocation of hip

由髋臼和股骨头先天性发育不良、髋关节囊异常松弛所致的先天畸形。女性的发生率比男性高，其中有15%为臀位分娩。

（北京大学　唐军民）

03.13　皮肤及其衍生结构的发生

03.13.001　周皮　periderm, epitrichium

发育中表皮表面的一层暂时的、不参与形成永久表皮的扁平细胞，细胞表面有泡状突出，具有保护未角化表皮以及向羊水分泌和从羊水摄取物质等功能。当其深层细胞角化形成表皮角质层时，周皮逐渐脱落入羊水中，并加入胎脂（图03.13.01）。

03.13.002　中间层　intermediate layer

发育中表皮的周皮与基底层之间的一到数层多边形细胞，来自基底层细胞的增殖，细胞逐渐上移并角化，形成表皮的棘层、颗粒层、透明层和角质层（图03.13.01）。

03.13.003　初级表皮嵴　primary epidermal ridge

胚胎第3~4个月间，在真皮乳头发生时，乳头之间的表皮也增生，向真皮内突入形成的索状表皮组织。

03.13.004　次级表皮嵴　secondary epidermal ridge

胚胎第5个月时，随着皮肤的发育、扩大，初级表皮嵴之间的表皮增生区再次形成的向真皮内突入的索状表皮组织。

03.13.005　成黑素细胞　melanoblast

神经嵴细胞迁移到发育中的真皮而分化形成的黑素细胞的前体细胞，成黑素细胞再迁移到真皮－表皮连接处分化为黑素细胞（图03.13.01）。

03.13.006　毛芽　hair bud

又称毛胚。胚胎表皮基底层细胞局部增殖向下

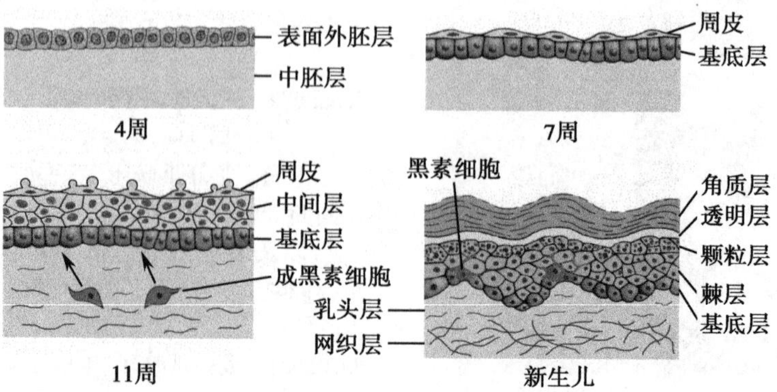

图03.13.01　皮肤发育示意图

突入间充质内的一团细胞，是毛、毛囊以及与毛囊相关的皮脂腺和顶泌汗腺的原基。

03.13.007　毛胚　hair germ

见 03.13.006 毛芽。

03.13.008　毛栓　hair peg

毛芽细胞继续增殖，以倾斜的方向向下生长，形成深入真皮的上皮细胞柱，以后发育为毛囊的上皮根鞘，毛栓周围间充质分化为毛囊的结缔组织鞘（图 03.13.02）。

03.13.009　球状毛栓　bulbous hair peg

终端膨大形成毛球的毛栓，其底部凹陷，包绕一群间充质细胞即毛乳头原基形成毛乳头。在此时期，毛栓钝角侧长出 2 个膨大，上面的膨大是皮脂腺原基，下面的膨大为立毛肌附着处。有些部位如腋窝，在皮脂腺原基上方还长出一个膨大，是顶泌汗腺的原基（图 03.13.02）。

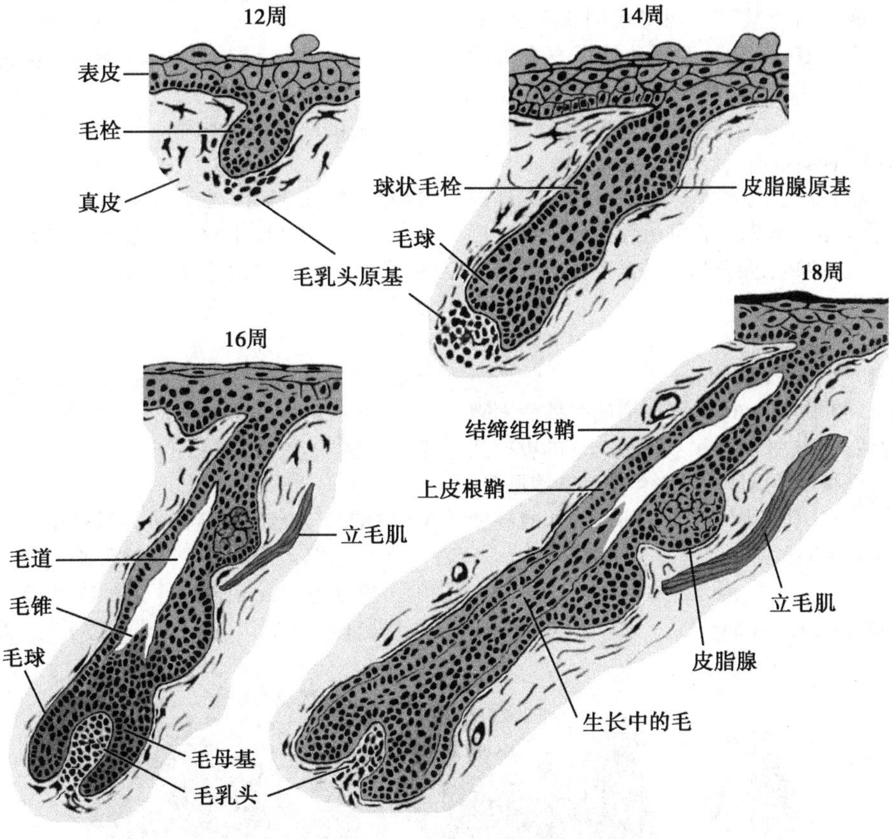

图 03.13.02　毛和皮脂腺发育示意图

03.13.010　生毛基　germinal hair matrix

又称毛母基。围绕毛乳头的毛球上皮，其中的细胞称生毛基细胞或毛母基细胞，增殖分化形成毛（图 03.13.02）。

03.13.011　毛锥　hair cone

生毛基细胞不断增殖、上移而形成的一尖端向上的锥形幼稚细胞团，毛锥细胞以后变扁平并发生角化，分化为毛的髓质、皮质和毛小皮（图 03.13.02）。

03.13.012　毛道　hair tract

毛锥最初向上生长、中央变空而形成的通道，毛锥细胞继续从生毛基细胞产生，并增殖分化为毛，沿此通道向上生长到达皮肤表面（图 03.13.02）。

03.13.013　生角质区　keratogenous zone

又称成角质区。毛囊上从毛球上部到皮脂腺发生处的区域，毛锥细胞增殖上移在此区逐渐发生角化形成毛。

03.13.014　胎毛　lanugo [hair]

胎儿体表细短柔软而色浅的毛，无髓质，在身体一定部位排列成束。出生前不久，除头皮、眼眉和睫毛以外，其余胎毛脱落，被毫毛取代；脱落的胎毛进入羊水，或参与形成胎脂。

03.13.015　胎脂　vernix caseosa

覆盖在胎儿皮肤表面的灰白色油脂样物，由脱落的周皮和表皮细胞、羊膜细胞、胎毛等与皮脂腺分泌的皮脂所组成。胎脂可保护胎儿皮肤免受羊水浸渍，其油滑特性也有利于胎儿分娩。

03.13.016　原始甲床　[primary] nail field

又称甲野。指(趾)尖端表皮增厚、向末节背侧表面迁移并嵌入后甲襞下方而形成的扁平区域，大约出现在胚胎第10~14周。趾甲比指甲发育约晚4周。

03.13.017　假甲　false nail

约在胚胎第4个月，原始甲床中央区域出现局部角化，形成所谓假甲。当真正的甲由后甲襞的生发层细胞(甲母基细胞)增生、角化形成并向原始甲床推进时，假甲逐渐消失。

03.13.018　乳腺嵴　mammary ridge

又称乳线。胚胎第4~5周，胚体两侧腹外侧面表皮增厚形成的两条从未来腋窝区到腹股沟区的纵行凸起。第6周时，乳腺嵴的胸段局部增生成为乳腺原基，其余部分消失。在人类不同种族，乳腺在胸部的高度略有不同(图03.13.03)。

03.13.019　乳线　mammary line

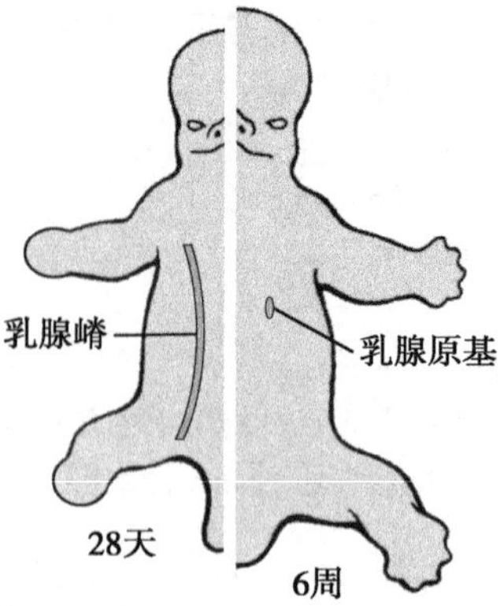

图 03.13.03　乳腺原基发生示意图

见03.13.018乳腺嵴。

03.13.020　乳腺芽　mammary bud

乳腺嵴胸段上皮细胞增殖并向下突入间充质内形成的实心上皮细胞团和细胞柱，是乳腺的原基(图03.13.04)。

03.13.021　初级乳腺芽　primary mammary bud

胚胎第7~8周时形成的最初的乳腺芽，在发育的第3个月前生长缓慢(图03.13.04)。

03.13.022　次级乳腺芽　secondary mammary bud

胚胎第4个月以后，初级乳腺芽分支向周围伸出的上皮细胞条索，在第5个月时达20~25条，在胎儿后3个月逐渐变长、出现管腔，形成输乳管(图03.13.04)。

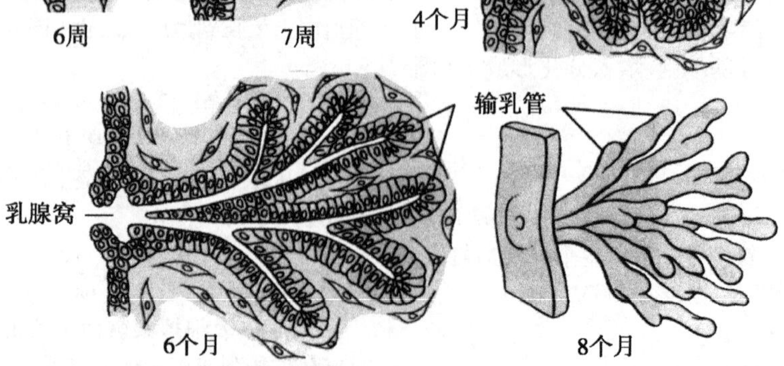

图 03.13.04　乳腺发育示意图

03.13.023 乳腺窝 mammary pit

妊娠晚期,乳腺原基最初发生处的表皮下陷形成的浅凹,输乳管开口于此。出生前后,由于其下方的结缔组织增殖,乳腺窝逐渐突出,形成乳头(图 03.13.04)。

03.13.024 魔乳 witch milk

两性新生儿乳腺所分泌的一种稀薄的黄色初乳样液体,是由于妊娠最后 3 个月内,胎儿乳腺组织受通过胎盘而来的母体雌性激素的刺激而处于分泌状态的缘故。

03.13.025 先天性外胚层发育不良 congenital ectodermal dysplasia

一组罕见的遗传性疾病,由于外胚层发育障碍引起牙、毛、甲等的完全或部分缺失及皮肤受累。可分有汗型和无(少)汗型,后者多见。

03.13.026 有汗型先天性外胚层发育不良 hidrotic congenital ectodermal dysplasia

汗液分泌正常的先天性外胚层发育不良,常染色体显性遗传,表现为无毛发或毛发稀少,甲缩小、变薄或缺如,掌跖过度角化,牙发育不良或缺牙等,但出汗正常。

03.13.027 无(少)汗型先天性外胚层发育不良 anhidrotic (hypohidrotic) congenital ectodermal dysplasia

伴有汗腺发育不良的先天性外胚层发育不良,X 连锁隐性遗传,大部分发生于男性,表现为无汗或少汗,毛发稀少,牙、甲发育不良,常伴有特殊面容如前额突出、鼻梁塌陷,还可有口腔和呼吸道腺体缺乏等。

03.13.028 缺指(趾)外胚层发育不良唇腭裂综合征 ectrodactyly-ectodermal dysplasia-clefting syndrome

一种常染色体显性遗传性疾病,外胚层和中胚层发育障碍,表现为皮肤和毛发颜色变浅、头发和眉毛稀少、睫毛缺失、指甲退化、牙发育不全或变小、缺指(趾)、唇裂和腭裂等。

03.13.029 大疱性表皮松解症 epidermolysis bullosa

罕见的遗传性皮肤病,生后不久由于轻微摩擦,表皮颗粒层与基底层分离而使皮肤反复出现多发性充满液体的大疱。常伴有指甲松动脱落,口腔黏膜溃疡等。

03.13.030 皮样囊肿 dermoid cyst

胚体表面的沟、裂或窦关闭时表皮细胞埋藏于真皮之中形成的囊肿,囊壁由表皮衬里,囊肿内含脱落的角化物、皮脂和毛发等。常见于头部和躯干中线,眼周围更多见。

03.13.031 藏毛囊肿 piliferous cyst

含有毛的皮样囊肿,好发于骶尾部。

03.13.032 过度角化[症] hyperkeratosis

表皮角化过速或角质细胞未正常脱落使角质层增厚。

03.13.033 鱼鳞病 ichthyosis

又称鳞癣。表皮过度角化引起的一组皮肤病,表现为局部或全身表皮角质层增厚,使皮肤干燥变硬,并出现颜色深暗的鳞片和裂缝。

03.13.034 片层状鱼鳞病 lamellar ichthyosis

皮肤有很厚的板层状角质层和裂缝的鱼鳞病,是一种常染色体隐性遗传病,常伴有毛发稀少和汗腺发育障碍。

03.13.035 花斑胎 harlequin fetus

严重的片层状鱼鳞病,皮肤有很厚的角质板和裂缝,尤以四肢伸侧的鳞片大而明显,常伴有毛囊角化及眼睑和口唇外翻。患儿常在出生后一周内死亡。

03.13.036 胶膜状婴儿 collodion baby

出生时体表被覆一层厚而发亮、呈火棉胶样膜的婴儿。这层膜或茧可能是周皮未脱落影响角质层剥脱而形成的,可人工除去或在出生后数周内自行脱落。

03.13.037 先天性角化不良 congenital dyskeratosis

表皮角化障碍引起的无甲或甲发育不良、口腔白斑、皮肤网状色素沉着等,是一种罕见的 X 连锁遗传病,多见于男性,患儿可伴有严重的再生障碍性贫血。

03.13.038 色素痣 pigmented nevus, nevus

简称痣。黑素细胞在真皮浅层或真皮 - 表皮交界处呈局灶性聚集而使皮肤上形成的从浅褐色到黑色的扁平斑、隆起或小突起。越深层的痣,细胞内黑素的含量越少。

03.13.039 蒙古斑 Mongolian spot

又称胎斑,骶斑。由于黑素细胞在真皮深层聚集而出现于新生儿骶尾部及下背部皮肤的蓝灰色斑,是由于神经嵴细胞未迁移到真皮 - 表皮交界处形成的。多见于黄种人的新生儿,通常在学龄前逐渐消退。

03.13.040　骶斑　sacral spot

又称臀斑。见 03.13.039 蒙古斑。

03.13.041　太田痣　nevus of Ota

又称眼皮肤黑素细胞增生病。一种以眼周区面部皮肤的灰、蓝、棕色斑点组成的斑，边界不清，同侧巩膜、结膜等可有蓝染或褐色斑点，好发于有色人种，多见于女性。为常染色体显性遗传病，与黑素细胞在真皮中聚集且不均匀分布有关。

03.13.042　眼皮肤黑素细胞增生病　oculodermal melanocytosis

见 03.13.041 太田痣。

03.13.043　咖啡牛奶色斑　cafe-au-lait spot

皮肤上边界清楚的淡棕色至深棕色斑，可发生于身体任何部位，为先天性遗传性色素沉着异常，其表皮黑素细胞和角质形成细胞内的黑素颗粒巨大，数量增多，但黑素细胞数量正常。如斑的数量较多、直径较大时应怀疑神经纤维瘤病。

03.13.044　神经纤维瘤病　neurofibromatosis

一种常染色体显性遗传或自发性突变引起的疾病，表现为出生后 2 年内皮肤咖啡牛奶色斑增大、增多，至儿童期在斑处发生真皮内瘤块，表面呈柔软的结节状隆起，由施万细胞增生形成，常与神经纤维贴附。可合并其他肿瘤，如中枢神经系统胶质瘤、听神经瘤等。

03.13.045　白化病　albinism

全身皮肤、毛发、眼虹膜和视网膜等的黑素缺乏或减少，皮肤和毛发呈白色，虹膜呈红色。为常染色体隐性遗传病，由于缺乏合成黑素的酪氨酸酶，或由于黑素合成过程中的加工、运输等异常而引起。

03.13.046　斑驳病　piebaldism

一种常染色体显性遗传病，表现为皮肤和毛发的斑片状黑素缺乏而呈白色，为局部白化病，常发生于腹侧，如前额中部的皮肤和头发、面部中央和胸腹部。

03.13.047　血管瘤　hemangioma, angioma

一类由残留的胚胎成血管细胞增生而形成的红色斑或肿块，多发于头面部，有些可随年龄增长而消退或加重。

03.13.048　毛细血管瘤　capillary hemangioma

由未成熟毛细血管增生、扩张并充满血液形成的血管瘤，包括焰色痣和草莓状血管瘤。

03.13.049　焰色痣　nevus flammeus

又称鲜红斑痣，葡萄酒色斑，葡萄酒色血管瘤。由于真皮乳头内毛细血管增生、扩张形成的不规则形、边界清楚、不突出于皮肤表面的红色斑，常见于枕部、面部、颈部及四肢一侧。随年龄增长而颜色加深，并可隆起呈结节状。

03.13.050　葡萄酒色斑　port-wine stain

见 03.13.049 焰色痣。

03.13.051　葡萄酒色血管瘤　port-wine hemangioma

见 03.13.049 焰色痣。

03.13.052　斯特奇－韦伯综合征　Sturge-Weber syndrome

又称脑三叉神经血管瘤病。位于面部三叉神经第 1 支或第 2 支分布区域的葡萄酒色斑，累及眼睑、结膜、虹膜、脉络膜及视网膜，合并软脑膜血管瘤。为先天性遗传性疾病，易造成继发性青光眼或视网膜剥离。

03.13.053　脑三叉神经血管瘤病　encephalotrigeminal angiomatosis

见 03.13.052 斯特奇－韦伯综合征。

03.13.054　草莓状血管瘤　strawberry hemangioma

真皮和皮下组织中毛细血管增生、扩张形成的高出皮面、界限清楚的暗红色结节状血管瘤，形似草莓。好发于头面部，也见于身体其他部位。

03.13.055　海绵状血管瘤　cavernous hemangioma

由真皮、皮下组织或深部组织如肌肉、内脏、骨骼等内畸形的海绵状静脉性血窦增生、扩张、充满血液而形成的血管瘤。位置较浅者常呈深蓝紫色柔软隆起，多发生于面部。

03.13.056　胎记　birthmark

出生时或出生后不久皮肤上出现的各种不同颜色的持久性斑块的总称，一般分为色素型（如蒙古斑、咖啡牛奶色斑等）和血管型（如鲜红斑痣、草莓状血管瘤等）。其发生率约为 10%，大部分不影响健康，有些则合并其他器官异常，需积极处理。

03.13.057　囊状水瘤　cystic hygroma

又称囊状淋巴管瘤。单个或分叶状充满液体的较大囊肿，囊壁以内皮细胞衬里，可能由异常的颈淋巴囊或未能与淋巴管道相通的淋巴间隙转变而来。常见于颈部下外侧、腋部、胸壁和腹股沟等处。

03.13.058　囊状淋巴管瘤　cystic lymphangioma

见 03.13.057 囊状水瘤。

03.13.059　多毛症　hypertrichosis

毛囊发生过多、或围生期本应消失的毛继续存在并发育所引起的粗毛增多。全身性多毛包括面部及大部分体表均出现粗毛；局部多毛常发生于肩、背部，骶部隐性脊柱裂处等部位。

03.13.060　无毛症　atrichosis，atrichia

毛囊未发育或未能形成毛引起的毛发缺如。可单独发生，也可合并皮肤与牙的其他异常，是先天性外胚层发育不良的表现之一。

03.13.061　先天性无发　congenital alopecia

又称先天性全秃。头部毛囊未发育或未能形成毛发引起的全秃，很罕见。

03.13.062　稀毛症　hypotrichosis

毛囊数目减少引起的毛发比正常稀少。

03.13.063　扭毛　pili torti

又称毛发扭曲。毛干多处有扭转弯曲的毛，是一种常染色体显性遗传性毛发生长异常，可伴有其他外胚层发育缺陷，如扭曲甲等。

03.13.064　毛发囊肿　pilar cyst，trichilemmal cyst

毛囊发育异常引起的单个或多个充满角化物的囊肿，囊壁由类似毛囊外根鞘上皮构成。多为常染色体显性遗传，常见于头皮。

03.13.065　多发性皮脂囊肿　steatocystoma multiplex

又称皮脂囊肿病。皮肤表面多个含乳酪样物的圆形囊肿，囊壁常与皮脂腺相贴。为常染色体显性遗传病，多见于腋部、胸骨区、上臂部等。

03.13.066　皮脂囊肿病　steatomatosis

见 03.13.065 多发性皮脂囊肿。

03.13.067　无甲　anonychia

原始甲床未形成或后甲襞未能形成甲板引起的一或多个指（趾）甲缺如。极其罕见，常与毛的先天性缺如或稀少、牙的异常等并存。

03.13.068　多乳房　multimammas，polymastia

胸部正常位置以外的乳腺嵴残留或异位的乳腺组织发育形成的额外乳房，常见于正常乳房的下方，青春期和妊娠期变得更为明显。约出现于 1% 的女性，并有遗传倾向。

03.13.069　无乳房　amastia

由于乳腺嵴未发育或完全消失、或乳腺芽未形成引起的单侧或双侧乳腺缺如，极其罕见。

03.13.070　乳房发育不良　aplasia of breast

又称小乳房。青春期后女性单侧或双侧乳腺发育较差而明显小于正常，通常合并胸大肌的发育不良。

03.13.071　小乳房　micromastia

见 03.13.070 乳房发育不良。

03.13.072　巨乳房　macromastia

未孕女性在青春期双侧乳房的弥漫性增大，可能与内分泌紊乱有关。

03.13.073　男性女型乳房　gynecomastia

男性乳腺组织过度发育引起的单侧或双侧乳房增大，类似女性乳房，可能与体内激素失衡特别是睾酮与雌二醇的比例降低有关。多见于克兰费尔特综合征。

03.13.074　多乳头　supernumerary nipple，polythelia

胸部正常位置以外的一到数个乳头。额外乳头多见于紧靠正常乳房的下方，也可出现于沿胚胎乳腺嵴的其他区域（如腋部、腹壁、腹股沟处），由乳腺嵴残留而成；偶尔见于乳腺嵴范围以外的区域，是乳腺组织移位引起的。多乳头也见于男性，易被误认为痣（图 03.13.05）。

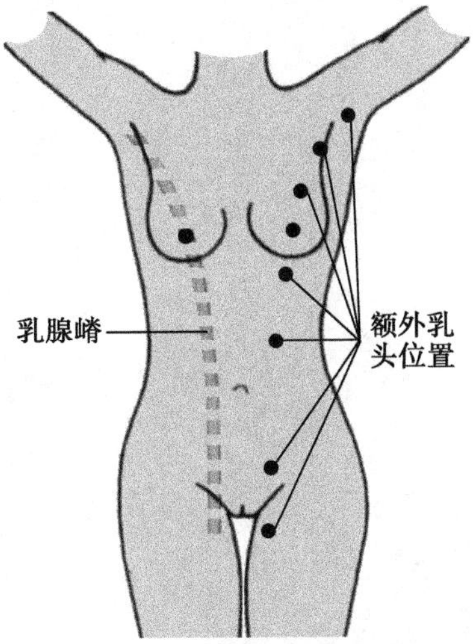

图 03.13.05　额外乳头常见位置示意图

03.13.075　无乳头　athelia

由于乳腺嵴未发育或完全消失、或乳腺芽未形成引起的单侧或双侧乳头缺如，通常与无乳房同时存在。

03.13.076　乳头内陷　inverted nipple

乳腺发育晚期，中胚层组织未长入乳头区，使乳头未能突出于皮肤表面以上，仍停留于原来的凹陷状态，可造成日后哺乳困难。

03.13.077　先天性皮肤发育不全　aplasia cutis congenita

皮肤未发生引起的出生时局部皮肤缺损，常发生在头皮，形成溃疡，溃疡处无表皮和真皮，皮下脂肪暴露于外。溃疡一般在数月后形成瘢痕。

03.13.078　皮肤松弛症　cutis laxa, dermatochalasis

真皮弹性纤维减少和变性引起的皮肤松弛呈垂帘状，不能回缩。是一种常染色体遗传病，常见于眼睑、颈部侧面和躯干皱褶处。常伴有肺和胃肠道弹性纤维改变，可引起肺气肿、内脏憩室、腹股沟疝等。

03.13.079　新生儿硬皮症　sclerema neonatorum

新生儿出生后数日内皮下脂肪硬化引起的全身皮肤变硬、紧绷，呈蜡样外观，触之较凉，患儿常因难以保持体温和出现发绀而在数日内死亡。与患儿脂肪细胞内饱和脂肪酸与不饱和脂肪酸的比例过分增大，从而改变了脂肪的物理性状有关。

03.13.080　新生儿皮下脂肪坏死　subcutaneous fat necrosis of newborn

新生儿出生后数日内局部皮肤形成结节，有的结节可排出油脂样物。皮肤结节一般在数周或数月后自然消失。

03.13.081　胎儿水肿　hydrops fetalis

新生儿全身性皮下组织水肿，常合并腹水、胸水、心包积液等。常见原因是Rh同族免疫，或患儿有先天性心脏病、肺囊性腺瘤样异常、肾及尿路异常、低白蛋白血症、贫血等，死亡率很高。

（西安交通大学　宋天保）

索引

英中文索引

A

B

C

D

E

F

G

H

I

J

K

L

M

N

O

P

Q

R

S

T

U

V

W

X

Y

Z

中英文索引

A

B

C

D

E

F

G

H

J

K

L

M

N

P

Q

R

S

T

W

X

Y

Z